論證方藥指針

조 현 모
대전대학교 한의과대학 졸업
대전대학교 한의과대학원 석사학위 취득
대전대학교 한의과대학원 박사학위 취득
충청남도 한의사협회 보험이사 역임
대전대학교 한의과대학 본초학교실 외래교수 역임
현 천안 제중한방병원 병원장
저서: 『脉學眞要』(공편저, 법인문화사, 2014)
『비내시경과 CT로 본 한방 코치료』(주민출판사, 2004)
『한방비내시경학』(공저, 주민출판사, 2008)
『동의보감으로 보는 감정치유기법』

논증방약지침

초판 인쇄 / 2018년 4월 21일
초판 발행 / 2018년 5월 01일
편 저 자 / 조현모
펴 낸 이 / 김 근 중
펴 낸 곳 / 법인문화사
110-100 서울특별시 종로구 경교장1길 15 3층
전 화 : 720-8004
팩시 밀리 : 736-2325
등록 번호 : 제2-459호(1988. 1. 22.)

ISBN 978-89-7896-195-0-93510
책값은 뒷표지에 표시되어 있습니다.
※ 낙장이나 파본은 교환해 드립니다.
※ 이 책은 편저자와 협의에 의거하여 인지를 생략합니다.
http://www.bubinbooks.co.kr E-mail:bubinbooks@bubinbooks.co.kr

이 도서의 국립중앙도서관 출판예정도서목록(CIP)은 서지정보유통지원시스템 홈페이지(http://seoji.nl.go.kr)와 국가자료공동목록시스템(http://www.nl.go.kr/kolisnet)에서 이용하실 수 있습니다. (CIP제어번호: CIP2018010973)

논증방약지침

조현모 편저

법인문화사

推薦辭

診療의 바른 가치는 무엇인가? 하고 自問해 봅니다.

醫師는 당연히 治療하는 者이고 仁術을 베푸는 자라고 생각하며 지금까지 診療해 왔습니다. 그러나 과연 나의 處方이 그들의 疾病을 치료했다고 확신할 수 있으며 症狀이 없어진 것이 나의 能力인가 되묻게 됩니다. 지나고 나서 더 나은 처방이 생각나기도 하고 다른 길의 치료법을 발견하게 되기도 합니다.

『醫學入門』·『東醫寶鑑』·『方藥合編』 등 先學들이 남겨 놓은 수많은 한의학적 자료와 밀물처럼 들어오는 서양의학, 식품영양학, 이화학, 그리고 온갖 특허에 이르기까지 방대한 자료에서 더 나은 방법을 찾아주는 검색엔진이 아닌가하는 생각마저 듭니다.

治療하는 者로서 우월적 자만심을 가졌었고 내 얄팍한 지식이 날 때부터 가지고 있던 것인양 했던 부분이 분명히 있었습니다.

診療의 바른 가치는 처방을 내고 치료를 해서 질병을 정복하는 것이 아니고 그들이 원하는 방향으로 고통을 덜어줄 방법을 함께 찾아주는 것이라고 생각합니다.

50이 넘어서야 이해되는 말들이 있다고 합니다.

診療의 바른 가치가 저에게는 知天命이 넘어서야 마음으로 이해가 되었습니다.

天命이라고까지 할 수 있을지 모르지만 남들이 당연히 여길 것을 이렇듯 깊게 思惟합니다.

診療의 가치를 心得하는데 시간이 많이 걸렸습니다.

이해는 할 수 있으나 외워 새로이 알기는 어려운 나이가 되니 또 다른 중요한 가치에 대해 생각하게 됩니다. 남기고 이어가는 繼承입니다. 診療의 바른 가치만큼 중요하게 느낍니다.

인류에게는 생물학적 번식과 더불어 문화유산의 繼承도 매우 중요합니다. 한의학계에서 더욱 그러하지요.

지금의 제 나이 즈음에 부친은 첫 손주를 보셨고 스승님이신 겸재 정동주 선생님은 첫 제자를 가르침을 주어 臨床街에 내셨습니다.

그로부터 27년이 지났습니다. 鼻炎을 시작으로 難治病에 沒頭하며 精進과 成就의 시기를 보냈습니다. 醫家는 平生의 業이라지만 문득 멈추고 뒤를 돌아보게 됩니다. 남기고 이어가는 일을 해야 하는 때라고 느낍니다.

고등학생인 작은 녀석이 지나가는 말로 "한의사라는 직업은 어때요?" 하는 말에
'네가 하고 싶다면 반대하지 않는다.' 고 심드렁하게 대답하고 나서 생각이 꼬리를 뭅니다.

家業을 잇겠다는 자식이 없어서 醫業을 當代에 접으려던 제가 갑자기 월말 가계부 쓰는 주부마냥 분주히 머리를 굴리게 됩니다.

後代가 醫業을 繼承하려 한다면 醫家로서 어떤 指針을 주어야 할지 생각해 보게 됩니다.

선배로서 어떤 모습을 보여주고 어떤 책을 권해주고 어떤 스승을 만나게 해줘야 하나 생각하니 막연합니다.

이 책의 編著者인 조현모 박사가 先親께 받은 指針도 이런 고민을 통해 전해진 것이겠죠?

그런 指針을 필요로 하는 韓醫學徒에게 조 박사는 繼承의 가치를 실천하고자 이 책을 執筆하지 않았나 생각합니다.

이런 막막한 길에 있을 때 저에게 겸재 선생님이 指針이 되어 주셨음을 생각하니 스승님의 은혜가 더욱 크게 느껴집니다.

젊어서 합기도 9段의 맹위를 떨치시던 모습은 희미해 졌지만 다행히 스승님께는 많은 제자가 있어 외롭지 않으시고 더욱이 겸재 진단학회 후배인 조현모 박사가 오랜 시간 스승님을 모셔 주어 고맙고 든든했었습니다.

올해 八旬을 맞이하시고 病魔와 싸워 이겨내시느라 많이 수척해 지신 스승님을 바라보면서 故 안병국 선생님이 오버랩 됩니다.

스승님의 恩師이신 故 안병국 선생님은 古典 醫書 解讀의 최고 권위자로 『國譯編註 醫學入門』의 譯者로 유명하십니다.

미루어 짐작컨대, 스승님이 『醫學入門』을 가르치시고 『黃帝內經』 등 原典 醫史學에 精通하신 것도 이런 繼承의 價値에 의한 것으로 이 것이 겸재 진단학회까지 이어져 전통의 큰 강을 만들었다고 생각합니다.

제가 「黃帝內經 靈樞 九鍼十二原 第一」을 學位論文으로 쓰게 된 것도 같은 흐름입니다.
스승님께서 恩師이신 안병국 선생님과 복국을 드시면서 뒤로 돌아 앉아 담배를 태우시던 모습을 옆에서 지켜보고 재밌어 했던 학창시절의 기억이 있습니다.

壯年이 된 제가 年老하신 스승님과 수육 한 점에 소주를 고개 돌려 마시는 지금의 모습과 데자뷰 됩니다.

지금은 제가 앉았던 자리에 제 자식또래의 학생들이 스승님께 가르침을 받으면서 저를 바라보고 있습니다.

조현모 박사가 책의 推薦辭를 부탁하면서 학생들은 漢文이 많은 것을 좋아하지 않으니 漢文이 적고 내용도 가볍게 하여 주길 부탁합니다.

안병국 선생님이 '專攻文盲' 이라시면서 漢文을 모르는 기존 한의사를 꾸짖던 모습과 다른 모습, 같은 마음이라고 봅니다.

그 부탁의 말은 專門書이어서 漢文이 많고 딱딱할 수밖에 없는 내용에 後學이 쉽게 접근하기를 원하는 編著者의 따뜻한 마음에서 온 것입니다.

겸재 선생님과 안병국 선생님으로부터 繼承된 가치를 실현해 後學에게 전해주고 싶은 編著者의 정성이 느껴지고 방대한 量만큼 고생하며 밤을 지새웠을 그의 노력에 고개가 숙여집니다.

한의대 학생과 면허증에서 잉크 냄새나는 후배들이 내 자식이라면 이 책을 고르게 할까? 하고 생각하면서 방대한 내용을 읽어 봤습니다.

『東醫寶鑑』의 순서에 맞춰『方藥合編』의 처방과『醫學入門』의 이론이 접목되어 있어 낯설지 않고 한 번에 세 편의 原典을 볼 수 있어 좋습니다.

처방을 사용하게 된 生·病理의 論證에 더해서 加減法을 補强해 정확한 指針을 세우려는 체계로 저술하여 後學이 臨床에서 사용할 때 오류를 범하지 않게 하려함이 돋보입니다.

文化遺産으로서 韓醫學의 보고인『東醫寶鑑』의 編成을 틀로 삼고 현대 臨床家에서 오랫동안 효율적으로 사용해 왔지만 要約辭典 같았던『方藥合編』을 한층 深奧하게 풀어 놓았고 스승님의 脈診에 기초한 診斷 등의『醫學入門』理論配置까지 합쳐져 方藥은 이것으로 정리하면 되겠다는 생각이 들게 하는 구성입니다.

본인도 方藥 기초 전반을 정리해보는 기회가 되어 編著者에게 도리어 고마운 마음이 듭니다.

겸재 정동주 교수님의 사랑과 가르침으로 養成된 180여 後學은 徒弟式 수업의 효과로 정교한 진단을 하게 되었고 醫學入門 脈診의 습득은 正統 韓醫學을 추구하는 한의사로의 길을 안내하였습니다.

한의학을 科學化한다는 핑계로 專攻에 대한 이해가 缺如된 채, 理化學的이고 西洋醫學的인 이론에 빠져 허우적대는 기존 한의사들에게 警鐘을 울려야할 때입니다.

後學에게도 잘못된 신호를 주고 있기 때문입니다.

과학화 된 지식도 正統 韓醫學에 대한 基礎가 있어야 본 뜻이 살아 病者를 구할 수 있는 법입니다.

이 책은 그런 어려움에 처해 있는 많은 학생, 후배 한의사에게 바른 길을 안내해주는 가이드가 될 것입니다.

2018년 1월 31일 아침, 커피향 피어나는 수원 보성한의원 진료실에서
원당(元堂) 이만희 씀

推薦辭

학창시절부터 개원의가 된 지금까지도 항상 마음 한 편에 남아있는 소망이자 고민이 있는데, 바로 좀 더 훌륭한 임상 실력을 갖추지 못한 자책감 내지는 좀 더 나은 임상을 향한 욕심입니다. 이런 소박한 욕심과 자책감이 뒤섞인 마음으로, 누천년을 이어져 내려와 현대 한의학 이론의 근간이 된 여러 원전(原典)과 의서(醫書)들부터 시작하여, 현대 생리·병리학 이론과 연구결과에 기반을 둔 최신 논문들을 들여다보기도 하고, 앞서 나간 선배님들의 훌륭한 가르침을 받기도 하였습니다.

그렇게 공부하고 임상하는 과정에서 어떤 날은 고방가(古方家)들의 책에서 임상 한의학에 대한 믿음과 위안을 얻기도 하고, 어떤 날은 다양한 처방과 본초를 종횡무진하는 후세방(後世方)의 세계에서 안목을 넓히고 게으름을 반성하고, 어떤 날은 현대 의학적으로 재해석된 한의학 내용을 바탕으로 임상에 임하여 성과를 낸 여러 韓·中·日의 논문을 보면서 감탄하고 분발하는 마음을 갖기도 하였습니다.

부단히 한의학 공부를 했음에도 불구하고 막상 임상에 처음 부딪혀보면 그 동안 공부했던 이론들을 어떻게 실제에 적용할 것인지 막막할 때가 있습니다. 또한 수 년 간의 임상을 통해 어느 정도 옥석을 가렸음에도 불구하고, 복잡다단한 임상을 슬기롭게 헤쳐 나갈 수 있는 운용의 묘를 얻지 못하여 매번 환자를 두고 치료에 임할 때마다 고민한 적이 참 많았습니다. 어디서부터 풀어나가야 할지 몰라 막막한 순간마다 찾아보게 되고, 매번 볼 때마다 새로운 기분이 드는 책들이 있는데, 그 중 하나가 『방약합편(方藥合編)』입니다.

『방약합편』은 허준(許浚) 선생님의 『동의보감(東醫寶鑑)』은 물론이고 공정현(龔廷賢)의 『만병회춘(萬病回春)』, 장개빈(張介賓)의 『경악전서(景岳全書)』 등 당대의 여러 의서(醫書)들의 내용을 정리하고 처방을 수록하여 임상에서 활용하기 용이하게끔 정리한 책입니다. 혜암(惠庵) 황도연(黃度淵) 선생님이 집필하고, 그의 아들 황필수가 정리 편집하여 간행된 이래로, 많은 한의사들이 임상에서 활용하는 책 중 하나이며, 이를 바탕으로 하는 새로운 처방과 주석, 임상 활용례 등을 포함한 다양한 책과 논문이 현재까지도 나오고 있습니다.

『방약합편』이 오늘날까지도 많은 사랑을 받는 이유는 여러 가지가 있겠지만, 여러 의서(醫書)들의 복잡다단했던 병증 분류를 간명히 하고 그에 따른 처방을 제시함은 물론, 아울러 그 처방의 가감법까지 수록하여 임상에서 즉각적으로 활용할 수 있도록 구성하였기 때문이 아닐까 생각합니다.

그러나 여러 책을 인용하는 과정에서 생긴 오류와 생략되고 미비한 설명 탓에 어느 정도 수준의 의론(醫論)이 정립되지 않은 상태에서는, 어떤 맥락에서 이러한 처방 활용이 나왔는지 파악하고, 그 원래의 취지를 온전히 이해하기 어려운 점이 있는 것 또한 사실입니다. 그리하여 학문과 임상이 여물지 않은 초심자는 물론이고, 어느 정도 숙련된 임상가들 또한 매번 『동의보감』·『만병회춘』·『경악전서』·『의학입문』 등 여러 의서(醫書)의 내용을 일일이 다시 살피고 이해하는데 많은 시간과 노력을 들이지 않을 수 없었습니다.

이번에 새로 출간된 『논증방약지침(論證方藥指針)』은 이러한 『방약합편』의 구성과 내용의

미비한 점을 보완하여, 보다 쉽게 임상에 활용할 수 있도록 합리적인 편제로 새로 정리하고 그에 따른 이론과 처방은 물론 다양한 가감례까지 제시한 책입니다.

약간 무리한 축약이 있었던 『방약합편』 편차를 다시 좀 더 임상에 부합하고 우리에게 친숙한 『동의보감』의 편차대로 구성을 하였습니다. 또한 『방약합편』에서 좀 미비했던 해당 편차에 관한 의론(醫論)은 『동의보감』과 『의학입문』의 내용을 직접 인용하여 각 병증에 대한 설명과 그에 따른 변증에 관한 내용까지 일목요연하게 볼 수 있도록 정리해두었습니다.

각 편차마다 제시된 처방은 『방약합편』 상중하통(上中下統) 어디에 수록된 처방인지 뿐만 아니라, 법인문화사에서 출판한 『동의보감』과 『의학입문』을 기준으로 그 처방이 인용한 페이지까지 넣어서 언제든지 찾아보기 편하도록 하였으며, 『방약합편』의 가감만이 아니라 『만병회춘』의 내용을 인용하여, 실제적으로 처방을 활용의 폭을 넓힐 수 있도록 만전을 기했습니다. 여기에 덧붙여 각 질환들에 해당하는 맥(脈)을 『의학입문』 잡병편(雜病篇)의 맥(脈)을 바탕으로 제시해서 진단에 참고가 될 수 있게끔 책을 구성하였습니다.

이러한 책의 구성 덕분에 매번 여러 의서(醫書)들을 뒤적거리는 수고로움이 적어졌을 뿐만 아니라, 『동의보감』·『의학입문』·『만병회춘』의 의론(醫論)과 활용을 상호 비교하여 고찰해볼 수 있어서 학문적으로나 임상적으로나 여러모로 늘 곁에 두고 활용할 수 있는 책이 나오게 되었습니다.

이 책의 저자인 조현모(趙賢模) 원장님은 3대째 내려오는 의업을 이어받아 20여년간 임상을 이어나가고 있는 임상가입니다. 또한, 脈學의 대가이신 정동주 선생님께 사사받아 입문맥진(入門脈診)과 처방을 연결시킨 『맥학진요(脉學眞要)』의 저자이며, 한방 비염치료에 많은 영향을 끼친 『비내시경과 CT로 본 한방 코치료』·『한방비내시경학』 등의 저자이기도 합니다. 단순히 옛 것에만 머물지 않고 오늘날의 임상에 맞게, 그러나 전통 한의학 원전에도 소홀하지 않은 저자의 신념에 따라 나온 『논증방약지침(論證方藥指針)』은 초심자들에게, 그리고 나아가 모든 임상 한의사들에게 많은 도움이 되리라 감히 확신합니다.

『의학입문(醫學入門)』에 "*勉之勉之* 醫囊無底(부지런히 힘써야 할 것이니, 의학이라는 주머니는 바닥이 없구나.)"라는 말이 있습니다. 참으로 깊고 끝없는 한의학의 세계에서 중심을 잡고 보다 나은 임상을 하고자 이 책 저 책을 찾아다니며 고민해 본 사람은 이 말에 깊이 공감하리라 생각합니다. 많은 의서(醫書)들 중에서 옥석을 가리고, 오늘도 환자들의 질병을 치료하는데 힘쓰시는 한의사 분들에게 이 책이 좋은 길라잡이가 되었으면 합니다.

2018년 1월 17일
천안 임제당 한의원 원장 임동균

논증방약지침 발간을 맞이하여

벌써 햇수로는 3년이 되었습니다. 조현모 병원장님의 방약합편 강의를 시작으로 한의학 가르침을 받기 시작한 지요.

의과 대학을 졸업하고 미국에서 내과를 전공하려나 여러 가지 이유로 국내로 돌아와 한의과 대학에 편입하고, 공부하고, 한의사 면허증 따기까지는 별 무리가 없었습니다.

그러나 한의과 대학에서 배운 지식을 가지고 실제 임상에서 적용하려니, 너무도 아는 바가 적었고, 가르침을 주시는 분도 없었습니다. 간혹 회자되던 강의를 들어봐도 제가 받아들이기 어렵거나, 임상적 검증이 아쉽거나 하여, 한의사 면허증은 있으되 한의사로서의 진료는 혹시나 환자에게 해를 끼치지 않을까 하는 걱정에 하지 못하고, 한의사 면허증을 소위 장롱면허로 썩히면서 시간을 보내고 있었습니다.

그러던 중 동시면허자이면서 한의학적인 진료에 더 무게를 두고 계시던 선배원장님께 조현모 병원장님의 강의를 소개 받게 되었지만, 선뜻 이 길에 들어서기에는 그 전에 받았던 상처가 너무도 컸습니다.

그래도 한의사로서의 진료에 목이 많이 말랐던 터라 '한번만 더 속아보자'라는 심정으로 방약합편 강의를 듣기 시작했을 때, 한의학적 지식이 너무 백지장 같던 터라 강의는 어려웠지만, 한의학적 이론 체계를 논리적으로 앞뒤 들어맞도록 설명해 주시고, 본초와 방제에 있어서 현재 쓰이는 처방들의 이론적 토대가 되는 옛 처방들에 대한 설명과 현재의 실정에 맞도록 최적화되어 나오는 처방들을 설명해 주실 때 큰 희열을 느꼈습니다. 특히 한의학적 이론의 정의나, 증상의 고전의 은유적 표현을 현재에 맞게 잘 풀어주셔서, 책을 읽기는 읽어도 손에 잡히는 모습이 없어 어려움을 겪던 공부에 앞길을 열어주셨습니다.

한 강의를 세 차례 이상씩 들어가며 한의학 정수로 한 계단 한 계단 올라가는 과정은 고통스러웠지만 즐거운 길이었습니다. 생리·병리·본초·방제를 아우르는 이 강의를 들으면서 '앞으로 이 강의를 뛰어넘는 강의가 나올 수 있을까?'라는 생각이 들 정도로 탄탄한 완성도를 느꼈습니다. 특히 3년이 넘는 기간 동안의 연속된 강의에서, 임상적으로 발전되어 나가는 처방의 발굴과 변화를 보면서, 한의학이 과거에 묶여있는 의학이 아니라 현대적으로 새롭게 해석되고 나아가는 학문임을 피부로 느끼게 해 주셨습니다.

이제 어느 정도 기초가 잡힌 상태에서 동의보감, 동의새임상처방 등의 강의를 들으면 훨씬 수월함을 느끼면서도, 잡힐 듯 잡히지 않는 부분이 있다면 같은 목차의 방약합편 강의록을 다시 열면서 기초를 다잡아가고 있습니다.

이제 『방약합편』 강의의 정수가 책으로 편찬되어 나오고, 그 초고를 다시 읽어가면서 초심에서 느꼈던 어려움과 희열 중, 저보다 더 기초가 좋으실 다른 한의사 선생님들께서는 희열을 더 많이 느끼시길 바랍니다. 특히 수천 개에 달하는 친절한 각주는 어렵게 느껴져 왔던 한의학을 잘못 된 해석에 빠지지 않고, 바른 해석을 통해 발전해 나갈 수 있는 길이 되어 주기에 조현모 병원장님의 후학을 위한 노고에 많은 고마움을 느끼게 됩니다. 저 또한 숲 속으로 뛰어 들어 가다가 나무만 보일 때 숲 전체를 다시 한 번 보게 해주는 지침서로써 이 책을 간직할 것입니다.

2018년 1월 12일 정신이 번쩍 뜨일 정도로 추운 동월에
제중한방병원 진료실에서 심준수 원장이 이 글을 올립니다.

推薦辭

『方藥合編』은 구한말부터 시작해서 21세기에 이르는 지금까지 가장 많은 판매부수를 자랑하는 韓醫學 서적 중에 하나입니다. 하지만 『方藥合編』을 제대로 활용하고 있는 韓醫師들은 생각보다 많지 않을 것입니다. 雜病提綱·活套針線의 내용을 쭉 훑어본다고 해도, 찾아온 患者의 약을 골라주기가 생각보다 쉽지 않습니다. 活套針線의 내용은 病證 별로 너무 간략하게 나누어져 있고, 또 병렬식으로 나열된 處方 중 무엇을 고를지, 處方을 골라도 다시 뒤쪽의 醫方活套에서 處方을 찾고, 가감을 고민해야합니다. 그래서 『方藥合編』은 일단 사놓고 유명한 처방들의 처방 구성을 찾아보거나, 그도 아니면 그냥 책장을 장식하는 책 중에 하나일 겁니다. 그런 현실에서 『論證方藥指針』은 『方藥合編』을 제대로 활용하게 해줄 指針書 역할을 충분히 해내리라 기대가 됩니다.

개인적으로 공중보건의를 지나 부원장 시절 湯藥을 먹겠다고 하는 환자를 보는 것이 참 고역이었습니다. 대표 원장님이 계신데 굳이 부원장인 저에게 약을 먹겠다고 하면, 그 날은 處方 고민에 이 책 저책 뒤적이고, 그것도 모자라 인터넷에 떠도는 강의록을 찾아가며 處方을 밤새 고민했었습니다. 학부 때, 공보의 때 공부를 안 한 것도 아닌데, 處方을 하려고 하면 이상하게 기준을 잡기가 힘들었습니다. 결국 불안한 마음에 이약 저 약을 추가하다보면 이도 저도 아닌 處方이 되어 있고, 탈도 안 나지만 그렇게 효과도 안 나는 잡탕약이 되는 경우가 많았습니다. 그렇게 경험이 쌓여도 실력으로 이어지지 않아 답답하던 차에 조현모 원장님을 뵈었습니다.

조현모 원장님과의 인연은 『醫學入門』 脈學 강의로부터 시작되었습니다. 『醫學入門』의 諸脈體狀·諸脈主病 정도에서 머무르지 않고, 相兼主病, 臟腑六脈診法에 이르기까지 방대한 분량의 강의는 脈診뿐만이 아니라 韓醫學 전반을 이해하는데 큰 도움이 되었습니다. 方藥合編을 다시 보게 된 것도 이때부터입니다. 脈學 강의 中에 脈과 證에 대한 설명과 함께 그에 맞는 處方들을 『方藥合編』을 위주로 찾아주셨습니다. 그렇게 『方藥合編』의 處方에는 조금 익숙해졌지만, 부족함을 많이 느꼈고, 『方藥合編』을 제대로 한번 공부해보고자 하는 韓醫師 선생님들이 생겨 강의를 요청 드렸습니다. 1차로 『方藥合編』의 雜病提綱으로 한번 굵직하게 살폈습니다. 病證 별로 처음에 어떤 처방으로 시작을 하는지, 안 되었을 때 두 번째로 선택할 수 있는 처방은 무엇인지 알려 주셨습니다. 그때 처음으로 南山堂 『方藥合編』의 오탈자 교정을 받을 수 있었습니다. 『醫學入門』·『萬病回春』에서 『東醫寶鑑』으로 넘어갈 때 處方 구성의 변화가 대부분 중국 처방의 國內化였다면, 『東醫寶鑑』에서 『方藥合編』으로 넘어갈 때의 處方 구성 변화는 빠트린 내용이 있어 교정이 필요했습니다.

1차 雜病提綱 강의 후 2차 活套針線으로 다시 한 번 자세히 處方들을 살폈습니다. 活套針線의 간단한 분류에 살을 붙여가며 강의해주셨습니다. 실제 임상에서는 어떻게 쓰이며, 이거는 실제로 효과가 있더라, 이거는 생각만큼 효과가 없더라 등의 케이스도 들을 수 있었습니다. 그렇게 『方藥合編』의 처방들을 실제 임상에서는 어떻게 쓰는지, 어떤 환자 어떤 병증이 와도 처방은 골라잡을 수 있게, 누가 와도 "아! 그럴 때 쓰는 이런 처방이 있다."고 말할 정도는 어느 정도 만들어주신 것 같습니다.

이후 3차로 論證方藥指針 강의에서는 雜病提綱·活套針線의 분류에 구애받지 않고, 『醫學入門』과 『東醫寶鑑』의 醫論를 담아 韓方生理·病理의 전반을 이해할 수 있는 시간이었습니다. 本書는 3차의 論證方藥指針 강의를 바탕으로 하여 한권의 책에 『萬病回春』·『醫學入門』·『東醫寶鑑』의 醫論과 『方藥合編』의 處方까지 한 번에 볼 수 있게 구성되었습니다. 또한 각 處方마다 『東醫寶鑑』·『醫學入門』·『方藥合編』의 페이지가 같이 적혀있어 여러 권의 책을 뒤적일 필요 없이, 한권으로 여러 醫家들의 醫論과 處方을 공부할 수 있습니다. 시간이 부족한 분들은 각 병증마다 발췌를 하여 읽는 것도 좋지만, 韓方 生理와 病理, 그리고 處方에 대해 제대로 공부하고자 하는 분들은 처음부터 차분히 一讀하는 것을 추천 드립니다.

2018년 2월 수원 중국한의원 이훈석 올림

韓醫學의 一以貫之, 『논증방약지침』의 출간을 축하드리며

이번에 『논증방약지침』이 출간된다는 소식을 듣고 조현모 원장님의 강의를 들으며 책 출간을 기다리던 나날이 떠오르면서 감회가 새롭습니다.

수년 전, 한의학에 대한 확신과 자부심을 가지고 한의원을 시작했지만 시간이 흐를수록 망망대해에 돛단배 하나 띄우고 정 처 없이 흘러가는 뱃사공마냥 뭔지 모를 막연한 두려움과 제 진료에 대한 부끄러움으로 한의학에 흥미를 잃어가고 있을 때쯤 우연히 조현모 원장님의 강의를 알게 되었습니다. 처음 강의를 듣는 3시간 동안 느꼈던, 조금씩 숨통이 트이면서 뭔가 체증이 확 내려가는 것과 같은 상쾌함과 희열을 지금도 잊을 수 없습니다. 그 날 이후로 공부를 계속 해봐야겠다는 생각이 들어 꾸준히 조현모 원장님의 강의를 들었습니다. 주말에 강의를 듣고 그 다음 주에 바로 임상에 활용할 수 있으면서 진료가 더욱 재미있어지고 한의학에 대한 확신이 더욱 강해졌습니다. 그런 강의의 진수를 모은 책인 '논증방약지침'이 드디어 출간된다니 설렘과 기대감이 큽니다.

『논증방약지침』은 『의학입문』을 法으로 삼고 『동의보감』으로 處方하라는 선현의 가르침을 제대로 따른 책이라 생각됩니다.
한의학도라면 『의학입문』·『동의보감』·『방약합편』을 한번 씩은 들여다보게 됩니다. 그러나 그 방대함에 꾸준히 그리고 끝까지 공부하는 것은 결코 쉬운 일이 아닙니다. 다행히 논증방약지침은 이러한 고충을 덜 수 있게 해주는 책입니다.

구체적으로 책을 들여다보면, 『동의보감』의 편차대로 구성되어 병증별로 찾아보기 수월하며, 의론(醫論) 또한 『의학입문』과 『동의보감』의 내용을 직접 인용하면서도 눈에 쉽게 읽히도록 편집되어 있습니다. 또한 각 편차별로 수록된 처방은 『방약합편』의 상중하통(上中下統) 번호 및 법인문화사에서 출판한 『의학입문』과 『동의보감』의 페이지까지 기입되어 있어 공부하는데 있어서 편의를 더 합니다.

게다가 활투(活套)란의 첫머리에는 『방약합편』을 보다보면 무심코 넘길 수 있는 각 처방별로 제시된 한·양방 병명을 포함한 적응증을 수록하여 임상에 요긴하게 활용토록 하였습니다. 또한 『만병회춘』의 내용을 인용하여 보다 폭넓게 공부할 수 있다는 장점이 있습니다. 이렇듯 『의학입문』·『동의보감』·『방약합편』 및 『만병회춘』을 두루 섭렵하여 방대한 내용을 일목요연하게 정리한 덕에 논증방약지침이라는 책 한권만으로도 따로 이 들 책을 복잡하게 찾아볼 필요 없이 충분히 깊게 공부할 수 있게 되었습니다.

무엇보다 철저히 원전을 기본으로 하였기에 임상하면서 다소 부족할 수 있는 기초를 쌓으면서도 동시에 『논증방약지침』이라는 이름답게 바로 임상에 적용할 수 있는 실용적인 책이라 생각됩니다. 즉, 한의학의 정통성을 잃지 않고 원전에 근거하여 임상에까지 활용 가능한, 한의학을 一以貫之한 책이라 생각됩니다. 이만큼 원장실 책상위에 두고 수시로 찾아볼 수 있고 진료에 도움이 될 필수 임상매뉴얼이 될 것입니다. 또한 너무 방대하여 어디서부터 공부를 시작해야할지 막막한 한의대생들에게도 좋은 텍스트가 될 것입니다.

아직 임상연차가 짧지만 진료를 할수록 느끼는 점은 사람과 질병에 대해 아는 만큼 보이고 아는 만큼 확신이 선다는 점입니다. 또 이 확신이 강해질수록 의사로서의 자부심도 커가는 것 같습니다. 이 시작점에서 이번에 출간되는 '논증방약지침'이 기본의서로서 많은 도움이 되리라 생각됩니다.

마지막으로 진료와 강의로 바쁜 와중에도 후학들을 위해 좋은 책을 내주신 조현모 원장님께 감사드리며, 오늘도 환자의 건강을 위해 힘쓰시는 한의사분들에게 이 책이 좋은 지침서가 되기를 희망합니다.

2018년 1월
지방의 작은 한의원에서
고 유 리

조현모 원장님의 끝없는 한의학 여정을 바라보면서

조현모 원장님을 처음 뵌 건 지금으로부터 5년전, 2013년이었습니다. 당시 졸업 후 임상에 나온 지가 채 1년이 안되었고 진료를 하기에 지금보다 여러모로 부족한 것이 많았습니다. 1년 여간 부원장 생활을 하면서, 또 당시 있던 한의원 대표원장님의 진료를 지켜보면서 진맥을 공부하고 싶었습니다. 마침 천안에서 『의학입문』 맥진강의를 한다는 글을 보고 찾아가면서 배움이 시작되었습니다. 원장님께서는 몇 달간 매 주 일요일 2시간씩 소중한 시간을 내주셔서 값진 강의를 해주셨습니다. 강의 내용도 매우 좋았습니다. 하지만 더 대단한건 귀한 시간을 할애하시며 댓가 없이 동료한의사들에게 본인의 지식을 나누어주는 모습이었습니다. '멀리서 천안까지 왔는데 차비라도 건져 가야하지 않냐' 하시며 여러 좋은 처방도 알려주셨던 게 기억이 납니다.

아울러 원장님께서는 강의하는 것 자체를 즐거워하셨습니다. 정말로 한의학 공부를 좋아하시는구나! 충분히 느낄 수 있었고 저도 그 코드가 맞았는지 원장님이랑 『의학입문』 조문만 보고 즐겁게 공부한 기억이 납니다. 당시에는 맥상을 찾는 손의 감각이라든지, 병과 조문을 연결하는 일이 어려워 많이 못 배운 것 같았습니다. 하지만, 책이라는 기준을 세워놓고 계속 외우다보니 오늘날 진료하는데 많은 도움이 되었습니다. 아직 원장님 진맥 실력에 백분지일도 흡수하지 못한 그 때의 제 학습능력이 아쉽지만 그래도 매우 유용했던 시간들이었습니다.

이후 1년여 정도 지나 서울에서 열린 방약합편 강의로 다시 만났습니다. 교재는 남산당 『방약합편』 달랑 한권이었지만, 깊이 있는 지식과 수많은 임상 경험으로 매주 3시간을 가득 채웠습니다. 처방 구성을 찾는 책으로만 알던 방약합편은 임상의 지침서로 바뀌어갔습니다. 다양한 병증을 구체화하고 목차에 맞게 정리할 수 있었고, 그에 따른 처방을 잡병제강과 활투침선의 기준으로 연결시킬 수 있었습니다.
그리고 원장님께서는 『방약합편』에 『의학입문』·『만병회춘』·『동의보감』으로 내려오는 법과 처방의 변천사까지 담아서 재해석하시면서 논증방약지침 초안을 만드셔서 강의를 진행하였습니다.

『동의보감』 강의·입문본초 강의·동의새임상처방 강의를 추가 진행하면서 초고를 더욱 세밀하게 만드셨을 겁니다. 원장님께는 강의가 동료 한의사들에게 본인의 지식을 공유하는데 그치는 게 아닌 것 같습니다. 머릿속 지식을 본인의 언어로 풀어내시고 본인께서도 다시 되새기면서 이 책을 만들기 위한 과정의 일환이었던 것 같습니다.

공중보건의 때 운 좋게 원장님 진료를 참관한 적이 있습니다. 말 그대로 어깨 넘어 원장님 진료를 보았지요. 원장님의 진단은 명료하고 처방과 가미는 책에 근거해 솔직하였습니다. 뭇 한의사들이 강의 내용과 원전은 원론에 그칠 뿐이고 실제 한의원에서 쓰는 처방은 다른 것 같다는 의심을 할 것 같습니다. 하지만 제가 실제 본 원장님은 강의 때 알려준 내용 그대로 실제 임상에서 똑같이 하고 있었습니다. 그 모습을 보고 더욱 믿음과 자신감을 갖고 『논증방약지침』을 계속 공부했던 것 같습니다. 또한, 이보다 놀라웠던 점은 많은 환자들을 진료하시고 진료 중 사이사이 남는 시간에 쉬시는 게 아니라 늘 책을 쓰시고 『의학입문』이나 『동의보감』을 다시 읽으셨습니다. 정말 원장님께서는 공부를 좋아하는 사람이라는 걸 다시 느낄 수 있었고, 그렇게 여러 번 보신책도 점점 정밀하게 다듬고 반복 학습하신다는 걸 배웠습니다.

원장님 진료모습에 감명을 받고 '내가 의업을 시작하여 혹시 운영이 어렵더라도 공부할게 많고, 공부하는 즐거움을 알았으니 진료실에 앉아있는 것이 괴롭진 않겠다.'라는 생각을 하였습니다. 그 자신감으로 무모하지만 개원을 할 수가 있었습니다. 돌이켜보면 5년여 동안 꾸준히 인도해주시는 스승님을 모실 수 있어 제겐 매우 행운이었습니다. 행동이 따르지 못해 따로 원장님을 찾아뵙고 정말로 감사하다는 속마음을 말씀 못 드렸습니다만, 이렇게 추천사에 부쳐 감사의 말씀을 전할 수 있어 매우 기쁩니다. 5년여 간 원장님께서는 한결같으셨고 앞으로도 원장님의 한의학 여정은 계속 진행될 것 같습니다. 때로는 열정적인 강의와 공부로 건강을 해치지 않을까 걱정이 됩니다만, 그 여정에 이렇게 강의와 책으로 디딤돌 하나씩 남기고 가시면 따라가는 후학들에게 큰 지침이 될 것 같습니다.

다시 한 번 정말 불초제자에게 추천사 지면을 할애해주셔서 감사드립니다. 혹시나 책의 흠으로 남지 않을까 걱정입니다. 아울러 동문수학하고 있는 원장님들에게도 매번 배우고 있습니다. 감사합니다.

2018년 1월 21일 강릉에서 심석인 올림.

序 文

『방약합편』은 한방에 있어서 가장 필수적인 책입니다. 편저자는 대전대학교 한의과대학에 합격자 발표가 난 다음 날부터 선고에게 『방약합편』을 배우기 시작을 했습니다. 그 당시에는 지금과 같이 여러 판본이 있지 않았고 남산당 판본으로 해서 배우기 시작을 했습니다.

학교에 처음 가서 도서전시회 때에 빨간 색의 포켓형 남산당 『방약합편』을 보고 "와! 이렇게도 책이 나오는 구나!"라고 생각을 하여 바로 책을 구입을 한 기억이 있습니다. 그 당시에 옆에 있던 선배님으로부터 예과 1학년이 벌써 『방약합편』 산다고 꾸지람을 들은 적이 있었습니다. 아마, 그 당시에도 『방약합편』은 나중에 학년이 높아져서 처방을 찾아보는 정도의 책으로 전락을 하지 않았을까 합니다. 그 뒤로 지금은 다 떨어진 책이 되었지만, 주머니에 그 빨간 『방약합편』을 항상 들고 다닌 기억이 있습니다.

이 『방약합편』은 임상가에게 있어서는 바로 실전에 사용을 할 수가 있는 편람이 되는 것이고, 처음 한의학을 입문을 하는 사람에게 있어서는 교과서적인 역할을 담당을 하는 책입니다. 다만, 이 책의 단점은 너무나 많이 요약이 되었기 때문에 공부를 한 만큼 보인다는 문제가 있습니다.

그렇기 때문에 『의학입문』과 『동의보감』을 공부하면서 같이 보는 『방약합편』은 정말 무릎을 탁 치게 할 정도의 감탄을 하게 되어 있지만, 기본적인 소양이 부족한 경우에는 단지 처방을 찾아보는 책으로 전락을 하게 되고, 더군다나 요즘은 핸드폰 검색 기능의 발달로 인해 그 마저도 핸드폰으로 검색을 하게 되어 『방약합편』의 존재가치가 더 떨어지는 것이 현실이 아닌가 합니다.

2014년도에 『맥학진요』를 출판을 하기 위하여 그 전부터 여러 한의사선생님들과 맥공부를 진행을 하던 중, 어느 분이 "조현모 원장님은 사실 『방약합편』이 진짜라고 하던데요. 『방약합편』 강의를 해 주실 수가 있는지요?"라는 말을 듣고 『방약합편』 강의를 시작하게 되었습니다.

『방약합편』은 지금은 단순하게 처방을 찾아보는 책으로 전락이 되었지만, 그 안에는 참으로 심오한 뜻을 담고 있습니다. 그렇기 때문에 제가 어렸을 때에 신고로부터 배운 방식을 그대로 해서 강의를 시작하게 되었습니다. 즉, 『방약합편』은 의학입문의 法과 『동의보감』의 方을 따른 편차를 이용을 하면서, 임상가에서 단지 이 책만 있으면 임상을 하는 데에 별다른 무리가 없게 하기 위해서 본초와 기타 약을 만드는 방법이나, 복약의 방법까지도 다 기재가 되어 있는 책입니다.

남산당 『방약합편』 51페이지 상단의 잡병제강은 바로 『의학입문』의 잡병제강을 인용을 한 것입니다. 이렇게 하여 『의학입문』으로 치료의 大法을 삼은 것입니다. 『의학입문』의 法은 풍한서습조화의 六氣에 내상과 외감, 그리고 조리비위의 등등으로 하여 옛날 어르신들이 항상 말씀을 하기를 醫法은 『의학입문』으로 세우고 處方은 『동의보감』으로 하라는 뜻으로 이해를 하면 됩니다.

그 다음으로 남산당 『방약합편』 61페이지부터는 『의학입문』의 脈이 인용이 되고 있습니다. 다만, 『의학입문』의 맥이 너무 많다보니 대략적으로 장부본맥과 잡병맥·옹저맥, 등등으로 하여 死脈으로 해서 마무리를 하고 있습니다. 이것은 항상 處方을 할 때에 반드시 앞에서 언급된 잡병의 제강으로 執證을 하고, 뒤에 이어서 脈으로 확진을 하라는 뜻으로 이해를 하면 됩니다.

이제 남산당 『방약합편』은 두 갈래 길을 가게 됩니다. 상단에서는 약성강령으로 하여 기본적인 본초의 이해와 가감법을 비롯해서 구급법 등이 기재가 되어 있고, 그것이 끝나게 되면 그 유명한 『방약합편』 약성가가 기재되어 있습니다.

아래로는 바로 활투침선이라는 편차가 준비가 되어 있습니다. 활투침선이라는 것은 바로 환자가 왔을 때에 사용을 하는 활용법으로 기준선이 된다는 말입니다. 이것이 바로 『동의보감』의 法을 따라서 분류를 한 것입니다. 다만, 『동의보감』의 처방이 4천개가 넘는 것에 반하여 방약합편의 처방은 467개 정도로 되어 있기 때문에 『동의보감』의 처방을 다 기재를 할 수가 없는 까닭으로 같은 범주로 사용이 되는 처방들을 위주로 하여, 사용을 하는 데에 있어서 부작용이 심할 수가 있는 처방을 제외하고 기재를 한 것이 특징입니다.

이것이 바로 옛날 어르신들이 말씀하시는 處方은 『동의보감』으로 하라는 것입니다. 하지만, 그 편차에 있어서 풍·한·서·습·조·화로 진행을 하는 『의학입문』의 法을 따르다 보니, 중간에 『의학입문』에서 상세히 다루지 않는 外形에서 편차의 혼란을 겪을 수밖에 없었습니다. 더욱이 『동의보감』의 편차와 『의학입문』의 편차가 일치가 되지 않는 부분에서는 더욱 그러한 현상이 두드러지게 되어서 독자들로 하여금 읽기에 불편한 바가 있을 수밖에 없었습니다.

하지만, 그나마도 근래의 한의사들의 경우에는 방약합편을 단순하게 처방 찾아보는 책으로만 이해를 하고 있었기 때문에 이 주옥같은 활투침선을 버리고 다니는 일이 허다하게 된 것입니다.

활투침선을 마치고 나면 본격적으로 처방이 나오는데 그것이 바로 의방활투입니다. 상통은 총 123方으로 구성이 되어 있어, 주로 補益을 하는 處方으로 구성이 되어 있습니다. 중통은 181方으로 구성이 되어 있어, 주로 和解를 하는 處方으로 구성이 되어 있습니다. 하통은 163方으로 구성이 되어 있어, 주로 攻伐을 하는 處方으로 구성이 되어 있습니다. 이와 같이 총 467방으로 구성이 되어 있습니다.

상통의 말미에는 제창문, 해독문, 잡방문, 제조문을 연속으로 기재를 하고 있습니다. 중통의 말미에는 살인을 하는 것으로 먹지 말아야 하는 것들, 병에 해로워서 먹지 말아야 하는 것들, 제약의 금기, 제조문들을 연속으로 기재를 하고 있습니다. 하통의 말미에는 복약의 금기와 임신의 금기, 痘瘡에 모름지기 먹어야 하는 것들, 음식의 금기와 제조문들을 연속으로 기재를 하고 있습니다. 이러한 것은 그 당시에 의사들이 단순하게 질병만을 고치는 것이 아니라 사회 속에 참여를 하면서 다양한 활동을 해야 하는 것을 보여주고 있습니다.

여러 제조문에 나오는 것들은 이용하면 다른 한약재들의 수치방법에 대해서 숙달을 하게 됩니다. 다만, 그 뒤에 나오는 증보방의 경우에는 사실 황도연 선생님의 뜻이 아닌 경우가 많으니 굳이 뒤의 증보방에 대해서는 언급을 하지 않았습니다.

『방약합편』의 467方은 대개 심각한 부작용이 발생을 하는 藥들이나, 평소에 구하기 힘든 약재들에 대해서는 수록을 하지 않은 특징이 있습니다. 그리고 『동의보감』이 『의학입문』과 『만병회춘』의 처방들까지를 수록한 것에 반하여, 『동의보감』의 이후에 나온 경악선생님의 처방이 없기 때문에 『방약합편』에서는 『경악전서』의 처방이 수록이 된 것이 가장 주목할 만한 것이라고 할 수가 있습니다.

이제 2014년부터 2017년까지 장장 4년에 걸쳐서 4회 정도 진행을 한 『방약합편』 강의를 토대로 하여 『논증방약지침』이라는 책을 출판을 하게 되었습니다.

『論證方藥指針(논증방약지침)』에서 論證(논증)이라는 것은 『방약합편』의 구성상 지면의 부족 때문에 해당 질환에 대한 생리·병리의 설명이 부족할 수밖에 없기 때문에 그것을 보충하기 위해서 해당 병명이 나오게 되면 그 병명에 따른 이론적인 배경을 의학입문을 인용하여 앞에 서술을 한 것을 말을 합니다.

『論證方藥指針』에서 方藥(방약)이라는 것은 처방과 약재를 말하는 것으로 활투침선을 기준으로 하여 해당 부분에 『동의보감』의 설명을 인용을 함으로 해서 왜 이런 處方과 加減法이 나오는가에 대한 것을 말하는 것입니다. 다만, 기존에 『방약합편』의 활투침선은 가감법이 기재가 되어 있지 않기 때문에 요행히 활투침선의 중요함을 알아서 공부를 한 다음에 해당 병명에 적용이 되는 처방을 선택하였다고 하더라도 좋은 효과가 나지 않는 것은 그 가감법이 누락된 원인인 경우가 많습니다.

이에 『論證方藥指針』에서의 指針(지침)이라는 것은 임상적인 가이드를 말하는 것으로 앞에 『의학입문』의 이론과 『동의보감』의 처방을 기본으로 하여 활투침선으로 정리가 된 것을 어떻게 하여 임상에 활용을 하는가를 보여주는 것입니다.

이처럼 『논증방약지침』만 있으면 굳이 어렵게 『의학입문』이나 『동의보감』을 같이 찾아보는 번거로움을 없앨 수가 있고, 해당 처방의 변천사를 알 수가 있으면서, 마지막으로 해당 처방이 정확하게 작용을 하려면 어떤 가감을 같이 해야 하는지를 알 수가 있습니다.

이 책은 단지 『방약합편』을 풀어 놓은 책이 아니라, 각주를 보면 3대를 내려온 경험과 실제 10만 케이스가 넘는 환자들을 보면서 책과 같이 느낀 점들에 대해서 기록을 많이 해 놓았기 때문에 임상가에서 이 책을 보면 임상에 접근하는데 크게 도움이 되리라고 생각합니다. 조금 더 좋은 책을 만들고자, 같이 진료를 하시는 심준수 원장님의 조언에 따라서 형이상학적으로 되어 있는 한의학 용어를 현재 임상에 맞는 특징을 표현을 하여 각 병증들을 쉽게 분별을 할 수가 있도록 한 것이 특징입니다.

또한, 근래에 한의사들이 漢字를 싫어하기 때문에 가능한 어려운 한자는 독음을 달아 놓았고, 밑에 각주에 한자의 뜻을 알려 두었기 때문에 본 편저자가 학부 때에 『의학입문』·『동의보감』을 공부하면서 한의학 사전과 字典을 같이 들고 다녔던 불편함을 없애고자 하였습니다.

그리고 요즘 젊은 한의사들과 이야기를 하다보면 『동의보감』에 나오는 상병을 곡해를 하는 경우가 많아서, 해당되는 한방 상병이 양방 상병과 유사한 것은 양방의 설명을 같이 각주에 달아 놓았습니다.

이와 같이 하다 보니 각주가 3799개나 되어서 좀 번잡하기는 하지만, 모쪼록 한의학 서적이 많이 읽혀야 한다는 편저자의 마음이라고 생각하시고 이해를 부탁드립니다. 그렇기 때문에 가능하면 각주를 꼭 한번은 읽어 보시면 임상에 도움이 되는 내용도 많으니, 그냥 지나치지 않았으면 하는 바람입니다.

2018년 5월 13일은 은사님이신 겸재 정동주 교수님의 산수연(팔순)을 맞이하는 스승의 날 행사일입니다. 다행스럽게도 이 날을 기념으로 해서 졸저인 『논증방약지침』이라는 책을 만들게 되어 은사님께 증정을 하게 되니 참으로 감격스러운 날입니다. 180여 분이 되는 겸재학회 회원님들과 같이 이 뜻 깊은 날은 같이 하게 되어서 회장을 맡고 있는 입장에서 참으로 감사드립니다.

더욱이 이 겸재학회를 탄생하게 해 주신 원당 이만희 선배님께도 지면을 빌려서 감사드립니다. 그리고, 은사님의 고희연때에 회장님을 맡으셔서 고생하신 최환수 선배님께도 감사드립니다. 마지막으로 제가 회장을 맡기 직전까지 혼자 힘으로 겸재학회를 이끌어주신 허진 선배님께도 감사를 드립니다.

또한, 2008년도에 리먼브라더스 사태로 인해서 개인적으로 무척 힘든 시절을 보내던 중에 저랑 같이 공부를 하면서 제가 세상으로 나오게 끔 해 주신 김정수 원장님을 비롯한 이훈석 원장님, 임정희 원장님, 박철환 원장님, 심석인 원장님, 원재선 원장님께 감사드립니다.

4년 동안 같이 『방약합편』을 공부해 주신 고유리 원장님, 임동균 원장님, 김경환 원장님, 하지원 원장님, 박선민 원장님, 안재홍 원장님을 비롯한 145분의 완강자 원장님들께도 역시 감사를 드립니다.

2017년부터 본원에서 양방진료를 맡아주셔서 저의 진료부담을 많이 덜어주신 한의사이자 양방 면허를 같이 가지고 계신 심준수 원장님께 더욱 감사를 드립니다. 심준수 원장님은 지금도 본원 처방들을 정리를 하고 계시기 때문에 앞으로 더욱 좋은 처방들이 나오지 않을까 합니다. 또한, 마지막까지 오탈자 교정을 해 주신 이강주 원장님, 김철영 원장님께도 감사를 드립니다.

작금의 한의학은 참으로 힘든 시기입니다. 한의학은 자연철학과 경험의학이 같이 결부가 되어 이루어진 학문체계입니다. 이미 옛날부터 임상에 있어서 많은 성과를 이루었으나, 현대로 내려오면서부터 오늘날의 똑똑한 한의사들이 한의학적인 이론과 경험이 명확하지 않다고 하여 억지로 양방적인 것과 결부를 한다거나, 아니면 한의학 자체를 부정하는 경우가 많습니다.

남산당 『방약합편』을 보면 적응증이라는 것이 기재되어 있습니다. 그 적응증은 그 당시의 기라성 같은 한의사분들이 임상에 활용을 해서 나온 결과물입니다. 소시호탕을 사용을 하여 발생을 하는 부작용으로 많은 분들이 간수치의 상승을 이야기 합니다. 그런데 불환금정기산의 조문을 살펴보면 맨 끝에 적응증에 시호제의 부작용을 치료하는 것으로 기재되어 있습니다. 역시, 육미지황탕을 사용해서 발생을 하는 부작용에는 오적산을 사용하는 것으로 기재되어 있습니다. 또한 그 당시에 의료전달 체계상 어쩔 수가 없이 한방에서도 희귀난치질환을 치료할 수밖에 없는 상황이기 때문에 자반증의 경우에는 소풍활혈탕으로 치료한다고 기재되어 있습니다.

이처럼 다양한 임상경험을 가지고 있는 우리의 보물과 같은 한의학이 지금처럼 괄시를 받아서는 안 됩니다. 다만, 우리와 같은 임상가들은 우선 환자만 잘 고치면 됩니다. 기초의학을 하시는 분들은 기초의학을 잘 하면 되고, 서지학자들은 그 이론의 바탕을 잘 연구하면 됩니다. 우리와 같은 임상가들은 우선 치료율을 높이는 처방들을 잘 찾아서 가감을 잘 하고 임상에 잘 적용을 하면 됩니다.

한의학! 별거 없습니다. 일단 잘 고치면 된다고 생각합니다. 그리고 그 다음의 문제는 다른 뛰어난 분들이 정리를 하시면 됩니다. 모쪼록 이 『논증방약지침』을 공부하시고 임상에 많은 도움이 되시길 바랍니다.

감사합니다.

끝으로 이 책이 출판되게 노력해주신 법인문화사 김근중 사장님과 장재석 선생님·김선창 선생께 큰 감사를 드립니다. 법인문화사에서 이미 출판이 된 『의학입문』과 『동의보감』의 처방 색인을 같이 넣어 주시는 수고를 해 줌으로 해서 『논증방약지침』의 수준이 더 높아졌습니다. 감사드립니다.

2018년 1월 30일 화요일, 천안 두정동 제중한방병원 진료실에서 枳園(지원) 趙賢模가 쓰다.

일러두기

1) 『논증방약지침』은 서지학적인 연구나 고증에 초점을 맞추기 보다는 임상에 도움에 되는 의안을 제시하는 것에 중점을 두었다.

2) 국한문 혼용을 기본원칙으로 하였다.

3) 한의학 기본용어와 어려운 한자는 각주에 네이버 검색을 통하여 인용을 하였기 때문에 이 책을 공부하기 위해서 특별히 한의학 사전이나, 자전을 같이 들고 다닐 필요가 없게 끔 하였다. 또한 읽기 불편한 한자는 漢字(한자)의 형식을 빌렸다. 다만, 처방이름은 한글로 표시를 하지 않았다.

4) 한방 상병에 대해서 유사한 병들은 역시 각주에 네이버 검색을 통하여 인용을 하였기 때문에 근래 젊은 한의사들이 『동의보감』 시절의 한방 상병에 익숙하지 않아서 잘못 이해를 하는 병들은 비슷한 양방 상병을 찾아서 기재를 하였으니, 임상에 적용을 할 때에 실수가 없게 하고자 한 것이다.

5) 형이상학적인 병증에 대해서 가능한 임상에 적용하기 쉽게 각주에 넣었다. 예를 들면, 한습으로 인한 복통인 경우에는 한은 복통, 습은 설사와 같은 방법으로 임상적으로 감별을 하기 위한 중요 감별점을 기재하였으니, 막연하게 기허, 혈허로 하지 않아 임상에 적용하기 쉽게 하였다.

6) 각 병증은 『동의보감』의 순서에 따라서 재배열을 하였다. 다만, 『방약합편』에 기재가 되지 않은 병증은 누락을 하였다. 그리고 구급법등 지금의 임상현실에 맞지 않는 것도 역시 누락을 하였다.

7) 각 병증에 따라서 처음에 나오는 내용은 『의학입문』에 따라서 인용을 하였으나, 중간에 『의학입문』의 내용에 없는 것이 나오는 것은 본 편저자가 3대를 걸친 경험과 10만 명이 넘는 임상례를 통해서 나온 내용이니 참고하면 좋다.

8) 각 병증에 따라서 뒤에 나오는 내용은 『방약합편』의 내용에 따라서 『동의보감』의 해당되는 부분을 인용을 하였다. 다만, 『동의보감』에 없는 내용이 『방약합편』에 나오는 것은 각주에 그 이유를 설명을 하고 처방만 기재를 하였고, 역시 『방약합편』에는 해당 질환과 처방만 나오는 것을 그 부분에 대한 『동의보감』의 내용을 인용하였으니, 처방이 불일치하는 것은 후에 황도연 선생님이 『동의보감』의 처방을 다 수록하지 않고, 임상에 적용을 하기 편한 처방으로 대체를 한 것이기 때문이다.

9) 이 과정을 거치면서 앞에서 이미 기술한 『의학입문』의 내용과 뒤에 처방에 따른 이론적인 부분을 설명을 한 『동의보감』의 내용이 어느 정도 겹치는 부분이 있지만, 이 부분을 상세히 보다보면 『의학입문』의 내용을 『동의보감』에서 인용을 하면서 어느 정도 첨삭을 한 것을 발견을 할 수가 있다. 이에 따른 설명도 역시 각주를 통해서 달아 놓았다.

10) 역시 『방약합편』에서 『의학입문』·『동의보감』·『만병회춘』의 내용을 인용을 하면서 오류가 발생이 된 부분에 대해서는 각주에 그 오류를 같이 달아 놓았으니, 임상에 적용을 할 때에 九味羌活湯이나 蔘歸益元湯·導痰湯 等의 處方을 사용할 때에 주의해서 사용을 하기 바란다.

11) 처방의 변천사를 보기 위해서 『방약합편』에서 인용된 처방들은 그 방해에 역시 해당 처방의 변천사에 대해서 필요한 부분들은 인용을 해 놓았고, 그 가감법이 미약한 것들은 『의학입문』·『만병회춘』·『동의보감』을 인용해서 더욱 부가적으로 설명을 해 놓았으니, 임상에서 정확한 처방을 선택을 하고도 올바른 가감을 하지 못해서 좋은 효과가 나지 못하는 것을 방지하고자 한 이유이다.

12) 항상 『방약합편』의 처방은 인용할 때에 그 적응증을 같이 수록을 해 놓았으니, 참고를 하여 임상에 적용을 하면 더욱 좋다.

13) 『의학입문』의 법과 『동의보감』의 방으로 해서 『방약합편』에서 기재를 해 놓았으나, 현재 임상에서 사용을 할 때에 더 좋은 방법이 있다면 역시 그것을 각주에 기재를 해 놓았다.

14) 『방약합편』의 처방을 기재하는 경우에 『방약합편』의 상중하통과 그 처방이 기존에 법인문화사에 출판이 된 책에 수록이 되어 있다면, 그 페이지를 같이 기재를 하였기 때문에 추후에 법인문화사의 책을 같이 공부할 기회가 있다면 도움이 되도록 하였다.

15) 약간 아쉬운 점은 지면의 부족으로 인하여 직접 해당 처방들의 용약편을 다 기재를 하지 못한 것이지만, 이 책은 예과 학부부터 어느 정도 수준에 이른 한의사들이 다 같이 『방약합편』을 공부하면서 불편함이 없고자 하는 목적이기 때문에 해당 처방의 본초구성은 방약합편을 같이 보아서 처방을 하면 될 것이다.

16) 이 책은 남산당 판본의 『방약합편』(남산당, 2011)을 기본으로 하여 법인문화사의 『개정증보 신대역 편주 의학입문』(법인문화사, 2017), 『신증보 대역 동의보감』(법인문화사, 2017 최종증보), 『만병회춘』(법인문화사, 2007)을 같이 인용을 하였다.

차 례

內景篇

身形

1. 養老와 益壽

(1) 老人病의 概要

① 老人은 血液이 衰하지 않은 것이 없다.

② 兩腎의 中間에 白膜의 안으로 一點의 動氣가 있으니, 크기가 마치 젓가락의 머리와 같다.[1)]

③ 變化를 鼓舞(고무)를 하고 몸을 돌며 크게 간직을 한다.

④ 三焦를 薰蒸(훈증)을 하고 水穀(수곡)을 消化를 시킨다.

⑤ 밖으로 六淫(육음)을 制御를 하고, 안으로 萬가지의 걱정을 勘當을 하며, 晝夜로 쉬는 것이 없다.

⑥ 年老를 하게 되면, 精血이 모두 耗散이 되니, 平常時에 七竅(칠규)가 항상 되는 것에 反對[2)]로 한다.

(2) 老人七反證[3)]

① 소리쳐 우는데 눈물이 없고, 웃으면 마치 비가 내리는 것 같다.

② 코는 재채기를 하지 않는데, 콧물이 난다.

③ 귀는 소리가 없는데, 매미가 운다.

④ 飮食을 먹는데 입이 마르고, 잠을 자는데 침을 흘린다.

⑤ 小便은 不利를 하는데, 스스로 나온다.

⑥ 大便은 不通을 하는데, 或은 泄瀉(설사)를 한다.

⑦ 낮에는 사람을 두고 조는데, 밤에는 홀로 누워서 생생하다.

---

1) 命門火를 說明하는 것이다. 본래 實體가 없다고 하지만, 지금과 같이 實體가 있는 것으로 說明을 하기도 한다. 뒤에 나오는 것은 命門火의 作用을 말한다. 결국 命門의 火가 衰를 하게 되는 것이 바로 老人病을 말하는 것이다.

2) 恒常되는 것에 反對로 하는 것이 老人七反證이다.

3) 老人이 되면 平常時와 反對가 되는 行動을 하는 것을 말한다.

⑧ 이것은 老人의 病이다.

⑶ 老人病의 治療原則

① 溫和한 丸·散[4]으로 可히 扶養(부양)[5]을 하고 培養(배양)[6]을 할 수가 있다.

② 外邪가 있어도 任意대로 크게 汗·吐·下를 하는 것을 忌를 하니, 마땅히 平和를 하는 藥으로 調節을 하는 것이다.[7]

③ 이것은 衰老한 경우에도 任意대로 峻補(준보)[8]가 마땅하지 않는 것을 말하는 것이다.

⑷ 老人病의 處方

① 養性延年의 處方

ⓐ 古方에는 固眞飮子·神仙訓老丸·遇仙益壽丹·秤金丹으로 한다.

ⓑ 七仙丹, 및 諸虛門의 養性[9]을 하고 延年을 하는 藥을, 대개 可히 選擇을 하여 사용을 할 수가 있다.

ⓒ 養性을 해서 壽命을 늘려주는 藥은 瓊玉膏·三精丸·延年益壽不老丹·五老還童丹·延齡固本丹·斑龍丸·二黃元·玄菟固本丸·固本酒로 한다.[10]

ⓓ 대개, 壽命을 늘려주고 益壽를 하는 것이다.

ⓔ 服藥을 싫어하는 경우에는 단지 마땅히 먹는 것으로 治療할 수가 있다.[11]

❶ 경옥고(瓊玉膏)(➡方藥合編·上61, 東醫寶鑑 207·228·466, 醫學入門 2814)

活套 : ① 精을 메우고 骨髓를 補를 하며 머리를 검게 하고 齒牙를 生하게 하며 萬神을 모두 充足을 시키고 百病을 없앤다.

② 一方에는 加 琥珀·沈香 各五錢을 하였다.

③ 加 天門冬·麥門冬·枸杞子 各一斤을 하면 益壽永眞膏라고 이름을 한다.

④ 一方에는 加 天門冬·麥門冬·地骨皮 各八兩을 하였다.

⑤ 糖尿가 있는 患者들에게는 注意를 하여야 한다. 일단 작은 分量부터 始作을 하여 血糖에 큰 영향을 끼치지 않으면 그 다음에 長服을 하여야 한다.

---

4) 옛날에는 湯藥을 사용하게 되는 것을 蕩滌이라고 하여 강한 藥으로 理解를 했다. 그렇기 때문에 丸散劑를 說明을 한 것이다. 꾸준히 服用을 하는 것으로 해서 丸藥을 이용하기도 한다. 지금은 그냥 湯藥으로 急한 대로 藥을 사용하고 꾸준히 관리를 하는 경우에는 丸藥을 같이 사용을 하는 것이 좋다.

5) 스스로의 힘으로 살아 갈 수 없는 사람의 생활(生活)을 돌봄. 도와 기름

6) ①식물(植物)이나 미생물(微生物) 따위를 인공적(人工的)으로 가꾸어 기름 ②인격(人格), 사상(思想), 역량(力量) 따위가 발전(發展)하도록 가르쳐 기름

7) 小柴胡湯을 말하는 것이 아니라, 老人의 補養藥을 말하는 것이다.

8) 너무 强한 補劑를 말한다. 대개 附子를 말한다.

9) 하늘이 사람에게 준 것을 命이라고 하고 사람이 하늘에게 받은 것을 性이라고 한다. 그렇기 때문에 일반적으로 韓醫學에서는 命을 기르는 處方이 별로 없고 性을 기르는 것으로 한다.

10) 함부로 壽命을 늘리는 것이 아니라 養性을 하는 것을 바탕으로 하여 壽命을 늘리는 方法을 하는 것이다.

11) 『醫學入門』의 食治方이 대개 이것과 같은 것이다.

❷ 반룡환(斑龍[12]丸)(➡方藥合編·上62, 東醫寶鑑 209, 醫學入門 2804)

活套 : ① 延年을 하고 益壽를 하게 한다.

② 『醫學入門』에서는 鹿茸이 들어가 있는데 『東醫寶鑑』에서부터 빠졌다.

2. 老人病의 病機

○ 老人病의 病機는 ㉮ 火動과 風痰, ㉯ 年老, ㉰ 脾虛(비허)로 因한 積滯(적체)가 일반적이다.

(1) 火動과 風痰

① 老人病의 病機

ⓐ 火가 動을 하거나 風痰이 百病을 누른다.

ⓑ 陽이 虛를 하고 氣가 盛을 하면, 兩手의 脈이 크게 緊數(긴삭)을 하고 飮食을 倍로 먹으며 臉이 紅을 하면서 神이 健壯하게 된다.[13]

ⓒ 비록, 때로 煩躁(번조)와 膈熱(격열)이 있고 大便이 閉結을 하게 된다.

ⓓ 그러나, 平和한 湯藥으로 消解를 하여야 되니, 절대 苦寒한 藥을 사용해서 疎瀉(소사)를 하면 안 된다.

② 老人病의 火證·風證·痰證

ⓐ 火證과 風證

㉠ 火證이나 風證은 戰掉를 하고 氣亂을 하는데, 눈을 반듯하게 하고 입을 다물면서 筋이 急한 경우에는 通聖散으로 한다[14].

ⓑ 痰證과 痰病[15]

㉠ 痰證은 二陳湯·三子養親湯·淸氣化痰丸·節齋化痰丸으로 한다.

㉡ 痰病에는 마땅히 六君子湯·三子養親湯·潤下丸·二賢散으로 한다.

(2) 年老한 경우

① 年老로 因한 病은 ⓐ 小便의 異常, ⓑ 大便의 異常, 그리고 ⓒ 筋骨의 無力으로 나눈다.

---

12) 斑龍은 무늬가 있는 龍이라는 것으로 사슴을 말한다.

13) 老人은 命門의 火가 衰를 하기 때문에 자연스럽게 食慾이 떨어지게 된다. 老人의 食慾이 過亢이 되는 것은 陰虛火動이다.

14) 요즘 말하는 파킨슨질환으로 理解를 하면 된다. 실제, 파킨슨 질환에 便秘가 있는 경우라면 防風通聖散을 그냥 사용을 해도 되고, 便秘가 없는 경우라면 酒製通聖散으로 사용을 하면 된다. 다만, 파킨슨 疾患의 경우에는 잘 낫는 病이 아니기 때문에 관리 목적으로 하는 것이고, 防風通聖散의 경우에도 1-2劑 까지는 나름대로 有意한 效果가 있지만, 더 사용을 하게 되면 별다른 效果가 없다.

15) 나이가 들어 循環의 문제로 자꾸 가래가 끼는 證狀을 말한다.

ⓐ 그 中에 小便의 異常은 小便이 短少를 하는 것과 小便이 頻數을 하는 것으로 나눈다.

② 年老의 病

ⓐ 小便의 異常[16)]

㉠ 무릇, 年老한 경우에 小便이 短少를 하는 것을 느끼면, 즉 이것이 病이 進行이 되는 것이다. 마땅히 却病延壽湯으로 한다.

㉡ 小便이 頻數한 경우에는 腎氣丸에 去 澤瀉를 하고, 加 茯神·益智仁·五味子으로 한다.[17)]

ⓑ 大便이 燥한 경우에는 搜風順氣丸·蘇麻粥으로 한다.[18)]

ⓒ 陰虛로 筋骨이 痿弱을 하고 足膝이 無力을 하는 경우에는 加味補陰丸으로 한다.

❶ 신기환(腎氣丸)(➡方藥合編·上40, 東醫寶鑑 1243, 醫學入門 2800 六味地黃丸)

活套 : ① 腎水의 不足을 다스린다.

② 五味子를 四兩을 加한 것을 腎氣丸이라고 한다. 이는 肺의 源泉을 滋養하여 腎水를 나게 하는 것이다.

③ 遺尿(유뇨)가 無度를 하는 경우에는 澤瀉를 빼고, 益智仁을 加한다.

④ 老人, 및 孕婦(잉부)의 轉胞(전포)에는 澤瀉를 倍로 한다.

⑤ 冷淋(냉림)으로 먼저 추워서 떨고 泄을 하지 못하는 데는 八味元이 좋다.

⑥ 또한, 二十貼으로 分作을 하여 쓰기도 한다.

(3) 脾虛(비허)로 積滯(적체)가 많은 경우에[19)]

① 역시, 脾虛(비허)로 積滯(적체)가 많은 것이 있다.

② 만약, 이것이 從來에 虛를 하여 陽氣가 없다가, 한편으로 虛乏을 하는 사람은 온전히 湯劑를 斟酌을 하여 사용을 한다[20)].

③ 마땅히, 溫補를 하고 調停을 하는 藥을 加한 다음에 粥으로 길러야 한다.

④ 治療에는 마땅히 補中益氣湯·橘半枳朮丸·竹瀝枳朮丸·平胃散으로 한다.

⑤ 病을 한 後에 虛弱한 경우에는 마땅히 增損白朮散으로 한다.

---

16) 요즘 말하는 전립선비대를 意味한다. 전립선의 비대가 되어서 小便이 不利한 것이 나타나면 이제 老人으로 進行을 하는 것이다.

17) 小便이 頻數한 경우에 六味地黃湯을 바로 사용하게 되면, 도리어 더 많이 지리는 現狀이 發生이 된다. 그렇기 때문에 澤瀉를 去한 것이다. 또한, 나이가 든 것이기 때문에 安神을 위하여 茯神·益智仁을 같이 한 것이다. 본래, 腎氣丸에는 五味子가 들어가 있지만, 『醫學入門』의 腎氣丸은 六味地黃丸을 말하는 경우가 많기 때문에 다시금 五味子를 加한 것이다.

18) 대개 老人의 경우에는 精血이 不足하기 때문에 便秘가 發生을 하는 것이 正常이다. 老人이 泄瀉를 하는 것은 危險하다. 그렇기 때문에 老人의 便秘는 濟川煎이나 潤血飮으로 하지, 함부로 承氣湯을 사용해서는 안 된다.

19) 대개의 老人은 항상 消化가 잘 안 된다. 消化가 잘 안 되는 것이 쌓이면 積滯가 된다.

20) 老人의 消化不良은 함부로 消導之劑를 사용하는 것이 아니라 陽氣를 回復을 시키면 자연스럽게 食事量이 늘게 된다.

3. 老人病의 治法

① 年老한 사람은, 비록 外感이 있더라도 절대 苦寒한 藥과 크게 汗·吐·下를 하는 藥을 忌를 하여야 한다.

② 마땅히 平和의 藥으로 調治를 하여야 한다.

4. 養老의 脈

① 老人의 경우에는 反을 하는 脈이 좋다.

② 細·濡·澁한 脈이 常이 된다.

③ 滑大를 하면 氣痰이고, 風熱을 하면 緊逼(긴핍)[21]을 한다.

④ 男子가 六十四歲가 되면 尺部가 旺盛한 것이 좋고, 女子는 四十九歲가 되면 寸部가 旺盛한 것이 좋다.

⑤ 濡를 하면 氣虛가 되고, 澁을 하면 血虛가 되는데, 細·濡·澁을 하면 오래 살고, 弦·緊·洪을 하면 病이 많다.

⑥ 甚하면 즉, 쉬기도 한다.

21) 緊急한 脈을 말한다.

精

1. 夢·遺[22)]

(1) 遺精의 原因

ⓐ 遺精과 泄精은 心에 屬한다.
ⓑ 夢泄은 心에 屬한다.
ⓒ 夢泄은 역시 鬱에 屬한다.
ⓓ 精滑과 精脫은 虛에 屬한다.
ⓔ 濕痰이 새어들면 遺精이 된다.

(2) 遺精의 證狀과 治療[23)]

① 夢·遺의 病은 대개 心에 屬하니 心火를 安定시켜야 한다.
ⓐ 夢·遺의 病은 온전히 心에 屬한다.
ⓑ 交感의 精은 비록 항상 一點이 있더라도 白膜으로 쌓여서 腎에 貯藏이 되는 것이다.
ⓒ 元精이 이와 같은 精으로 根本이 된다고 하는 것은 實은 心에 있는 것이다.
ⓓ 낮에 생각한 것이 있으면, 밤에 꿈을 꾸면서 精이 나오는 것이다.
ⓔ 治療하는 것에는 마땅히 黃連淸心飮으로 한다.
ⓕ 或은 十味溫膽湯·妙香散·定志丸으로 한다.

② 秘精을 하여야 한다.
ⓐ 丹溪(단계)가 이르기를, 閉藏을 主하는 것은 腎이다.
ⓑ 疏泄을 司令하는 것은 肝이다.
ⓒ 二臟[24)]은 대개 相火가 있고, 그것은 위로 聯系(연계)가 되어 心에 屬한다.
ⓓ 心은 君火이다.
ⓔ 物에 感觸[25)]된 바가 있으면 즉, 쉽게 動을 한다.
ⓕ 心이 動을 하면 相火가 역시 動을 한다.
ⓖ 動하면 즉, 精이 스스로 走를 하게 되고, 相火가 翕然(흡연)[26)]히 일어나게 된다.

---

22) 夢精에 비해서 遺精이 더 甚한 證狀이다.
23) 遺精의 治法은 하나가 아니다. 많은 原因에 따라서 發生을 하기 때문에 접근 방법이 달라야 한다.
24) 肝·腎의 相火를 말한다.
25) 色慾을 動하게 하는 것을 말한다. 대부분 肝腎으로 作用을 하기 때문에 肝은 色을 主管하고 腎은 소리를 主管을 하여, 보는 것과 듣는 것으로 色慾이 動하게 된다.
26) 말이나 행동이 일치되는 모양. 합치하다. 일치하다. 조화되다.

ⓗ 비록, 交會[27]를 하지 않더라도 역시 암암리에 흘러서 疎泄을 하게 된다.

ⓘ 이른바, 聖人이 단지 사람을 가르치기를 收心[28]을 하고 養心[29]을 하라고 하였으니, 그 뜻이 微妙한 것이다.

ⓙ 秘精을 하는 경우에는 마땅히 金鎖思仙丹·大鳳髓丹·秘眞丸·玉露丸·金鎖丹으로 한다.

(3) 心腎이 俱虛를 하면 漏精을 한다.

① 精의 主宰는 心에 있고, 精을 貯藏을 하는 것은 腎에 있다.

② 心腎의 氣가 虛하여 管攝[30]을 할 수가 없다.

ⓐ 因하여 小便으로 나오게 되는 것을, 가로되 尿精[31]이라고 한다.

ⓑ 因하여 見·聞[32]으로 나오는 것을, 가로되 漏精이라고 한다.

③ 처음에는 因하여 君火가 安寧이 되지 못하고, 오래되면 즉 相火가 擅權(천권)[33]을 하게 되니 精元이 하나로 走를 하게 되어 不固를 하게 된다[34].

④ 甚하면 즉, 밤에 失을 하여 連連을 하게 되고 낮에도 역시 滑流를 하여 그치지 않게 된다[35].

⑤ 마땅히 坎离丸·黃連淸心飮으로 한다.

2. 夢遺의 病機[36]

○ 夢遺의 病機는 ㉮ 火動, ㉯ 虛와 濕痰, ㉰ 濕熱(습열), ㉱ 諸虛가 原因이다.

(1) 火動

---

27) 性交를 말함.

28) 心에서 收澁을 하는 것은 蓮子肉으로 한다. 腎에서 收澁을 하는 것은 芡仁으로 한다.

29) 대개 安神을 하는 藥과 心을 潤澤하게 하는 藥으로 한다.

30) 管攝 : 임무나 일 등을 겸하여 주관하는 것을 말함. [유사어] 겸관(兼管). 겸장(兼掌).

31) 옛날에는 蛋白尿와 遺精을 正確하게 鑑別을 하는 것이 어려웠다. 그렇기 때문에 遺精과 白濁(백탁)을 같은 범주에 놓고 分類를 많이 하였다.

32) 淫亂한 것을 보거나 듣는 것으로 精液이 나오는 것을 말한다. 보는 것은 肝이 主管을 하니 肝에 相火가 있는 것을 말하는 것이다. 듣는 것은 腎이 主管을 하니 腎에 相火가 있는 것을 말하는 것이다.

33) 擅權(천권) : 권력(權力)을 마음대로 부리는 일

34) 遺精을 말한다.

35) 夢精을 말한다.

36) 『東醫寶鑑』의 編次가 대개 이런 方式이다. 이미 ① 淸心火, ② 秘精, ③ 心腎俱虛로 分類를 하여 놓고 나서 다시금 ① 火動, ② 虛와 濕痰, ③ 濕熱, ④ 諸虛로 分類를 하였다. 그렇기 때문에 공부를 하는 後學이 어느 것을 選擇을 해야 하는지 昏亂스럽게 하였다.

① 夢遺에 火動으로 因한 臨床例는 六種이 있다. ㉮ 相火, ㉯ 火盛, ㉰ 夢遺, ㉱ 凝滯(응체), ㉲ 君火, ㉳ 莖中痒(경중양)[37]이다.

ⓐ 相火[38]가 한번 動을 하면 金[39]과 같은 精이 나온다. 人身의 精은 金銀寶貨와 같이 貴하다.

㉠ 처음에는 君火가 便하지 못한 것인데, 오래되면 즉 相火가 권력을 멋대로 부려서 精元이 한번 달리면 不固를 하게 된다.[40]

㉡ 甚하면, 즉 夜間에 連連하게 새는 것이고, 낮에도 역시 滑流를 하여 그치지 않는 것이다.[41]

㉢ 마땅히 先坎離丸으로 한다.

ⓑ 火가 盛을 하면 精液의 가운데에 붉은 실이 있으니, 小便을 桶으로 받아서 가라앉혀 보면, 문득 보인다.[42]

㉠ 後에 아이를 낳아서 一歲가 되면, 몸에 紅絲瘤(홍사류)[43]가 나오면 救할 수가 없다.

㉡ 마땅히 補陰丸·腎氣丸으로 한다.

ⓒ 꿈으로 遺精이 되는 것이 없다는 것을 믿을 수가 없으니, 머리에 생각만 해도 精이 動을 하여 먼저 나오게 된다.

㉠ 氣는 마땅히 降하는 것이고 精은 마땅히 升하는 것이다.

㉡ 慾心이 한번 動을 하면 精이 생각을 따라서 去를 한다.

ⓓ 凝滯(응체)가 오래되면 즉 莖中이 가렵고 아프니, 항상 마치 小便을 누려하는 것과 같다.

㉠ 或은 小便을 따라서 나온다.

㉡ 或은 小便을 따르지 않고 스스로 흐르는 경우가 있다.

㉢ 遺精이라고 말을 하는데, 夢遺에 비해서 더욱 甚하다.

㉣ 마땅히 萆薢分淸飮[44]으로 한다.

---

37) 莖中痒痛은 여러 條文에서 보인다. 敗精으로 因한 경우에는 이 條文의 것을 利用을 하고 다른 경우에 發生을 하는 莖中痒痛은 다른 條文의 것으로 參考를 하면 된다.

38) 대개, 肝腎의 相火를 말한다.

39) 貴하다는 뜻이다.

40) 遺精을 말한다.

41) 遺精이 夢精보다 甚한 것을 說明하고 있다.

42) 대개 原因이 五石의 類를 服用한 것이다.

43) ① 갓난아이에게서 머리와 젖가슴 등에 생긴 류(瘤). 어혈이 몰려서 생기는 것이 많다. 처음에는 행인(杏仁)만한 것이 나서 점점 커져 갓난아이 주먹만 하게 된다. 빛은 검붉고 약간 단단하며 편평하게 부어오르고 아픔은 심하지 않다. 어혈을 없애고 아픔을 완화시키는 방법으로 국소에 소어지통고약(消瘀止痛膏藥)을 바르고 피나 고름이 있으면 빼 준다. ② 갓난아이에게 생긴 단독(丹毒)을 말한다. 홍사류(紅絲瘤)라고도 한다. 『東醫寶鑑』에는 100일도 못 되는 갓난아이에게 생긴 단독을 태류라고 하였다. **[네이버 지식백과]** 태류 [胎瘤] (한의학대사전, 2001. 6. 15., 도서출판 정담)

ⓜ 或은 八物湯[45]·眞珠粉丸으로 한다.

ⓔ 처음에는 因하여 君火가 安寧이 되지 못하고, 오래되면 즉 相火가 擅權(천권)[46]을 하게 되니 精元이 하나로 走를 하게 되어 不固를 하게 된다.

㉠ 甚하면 즉 밤에 失하여 連連을 하게 되고, 낮에도 역시 滑流를 하여 그치지 않게 된다.

㉡ 마땅히 坎离丸[47]·黃連淸心飮[48]으로 한다.

ⓕ 張子和가 가로되, 莖中에 作痛을 하고 痛證이 極을 하면 즉 가렵다.

㉠ 或은 陰莖이 挺縱(정종)[49]을 하여 거두어지지를 않는다.

㉡ 或은 白物이 마치 精과 같은 것이 出을 하는데, 小便을 따라서 나오는 것은 房室에 勞傷을 하거나, 또한 邪術로 그렇게 된 바이다.

㉢ 마땅히 心火를 降을 하게 하는 藥으로 下를 한다.

㉣ 마땅히 瀉心湯·淸心蓮子飮으로 한다.

❶ 황련청심음(黃連淸心飮)(➡方藥合編·中80, 東醫寶鑑 222, 醫學入門 2720)

活套 : ① 君火가 이미 動을 하고 相火가 따라서, 精이 泄을 하는 것을 治療한다.

❷ 고암심신환(古庵心腎丸)(➡方藥合編·上36, 東醫寶鑑 1239, 醫學入門 2806)

活套 : ① 腎虛로 熱이 있는 것을 治療한다.
② 怔忡(정충)·盜汗(도한)·遺精을 治療한다.
③ 熱이 없는 경우에는 去 黃連·黃柏을 한다.
④ 虛가 甚한 경우에는 倍 熟地黃·鹿茸을 하고, 加 人蔘을 한다.
⑤ 或은 二十貼으로 하여 사용한다.
⑥ 究原心腎丸과 같이 比較하면 더욱 좋다.

❸ 청심연자음(淸心蓮子飮)(➡方藥合編·中64, 東醫寶鑑 1390, 醫學入門 164)

活套 : ① 性的神經衰弱·夢精·無精·腎臟炎·膀胱炎·糖尿病·腎結核·慢性淋疾·白帶下·口內炎·陰痿證·尿不利·尿意頻數·遺尿를 治療한다.
② 心火의 上炎으로 口乾을 하고 煩渴(번갈)을 하며 小便이 赤澁(적삽)을 하는 것을 治療한다.
③ 또한, 小便을 따라서 白物이 마치 精과 같은 것이 나오는 것을 治療한다.
④ 마땅히 心火를 降을 하여야 한다.
⑤ 역시, 赤白濁(백탁)을 治療한다.
⑥ 이것은 식사를 하지 못하면서 渴證(갈증)이 나는 것을 治療한다.
⑦ 식사를 하면서 渴證(갈증)이 나는 것은 人蔘白虎湯으로 한다.
⑧ 上實下虛가 있어야 한다.

---

44) 濕熱로 因한 것을 治療한다.
45) 虛한 것을 治療한다.
46) 擅權 : 권력(權力)을 마음대로 부리는 일
47) 心腎이 俱虛한 것을 治療한다.
48) 淸心火를 한다.
49) 性器가 늘어지는 것을 말한다.

(2) 虛와 濕痰

① 夢遺가 오래된 것은 虛한 것이니, 虛를 하게 되면 火가 上升을 하게 된다.

② 역시, 心火가 正常的인 作用을 하지 못하게 되면, 자연히 脾에 濕熱(습열)이 發生을 하게 되어 下注를 한다.

③ 이것으로 土克水를 하게 되니, 濕熱(습열)로 因한 夢遺가 發生을 한다.

④ 이때에는 脾胃의 虛·實에 따라 區分을 한다.

⑤ 날이 오래되면 虛를 하고 寒은 없다.[50)]

⑥ 水가 虧損(휴손)이 되면 火가 더욱 燥를 하게 되니 滋陰降火湯으로 한다.

⑦ 脾胃의 濕熱(습열)도 역시 서로 侵犯을 한다.

⑧ 君火가 權을 相失을 하면 相火가 脾를 타서 濕과 熱이 合하게 된다.

⑨ 脾土가 전부 死陰이 되어 運行을 하지 못하고 飮食이 쉽게 侵犯을 한다.

ⓐ 마땅히 樗柏丸[51)]으로 한다.

ⓑ 濕痰이 스며들어 遺精이 된다.

㉠ 마땅히 加味二陳湯[52)]을 服用을 한다.

㉡ 또한, 樗根白皮丸을 服用을 한다.

ⓒ 脾가 虛弱한 경우에는 三灰樗柏丸·猪肚丸으로 한다.

❶ 가미이진탕(加味二陳湯)(➡方藥合編·下53, 東醫寶鑑 228·361·365·703·1272)

活套 : ① 濕痰이 滲入을 하여 遺精이 되는 것을 다스린다.

(3) 濕熱

① 본래, 心腎이 不交를 하는 것이 아니고, 과연 飮食과 厚味(후미)로 因한 경우에는 이에 濕熱(습열)이 안으로 鬱滯(울체)가 되고 中氣가 不淸한 것이다.

② 精으로 化한 것이, 역시 대개 濁氣(탁기)가 腎中으로 들어가서 水가 安靜이 되지 않은 것이기 때문에 遺精이 되고 滑脫이 되는 것이다.

③ 마땅히 補陰을 하는 藥의 가운데에 加 人蔘·升麻·柴胡를 하여 胃中의 淸氣를 올려주는

---

50) 일반적으로 虛證과 寒證을 混同을 하기 쉽다. 虛하다고 하여 다 寒證이 아니기 때문에 이 부분을 正確하게 鑑別을 하여야 한다. 만약 濕熱이 下注를 한 경우에 寒證으로 보아 단순하게 興陽을 하게 되면 夢遺가 더 甚하게 된다.

51) 黃柏을 牛乳에 浸을 한 다음에 鹽水酒炒를 한 大補丸으로 하는 것도 좋다.

52) 加味二陳湯은 處方이 많으니 注意해서 選擇을 해야 한다. 지금은 『方藥合編』의 下統 53에 있는 加味二陳湯을 말한다.

것이다.
④ 문득, 마땅히 飮食을 節制를 하여 命의 根을 堅固히 하는 것이다.
⑤ 精이라는 글자는 米와 靑을 合한 것이니, 穀(곡)의 淸氣에서 發生을 하는 것이고 養生하는 사람이 먹는 것이다.
⑥ 精滑은 오로지 濕熱(습열)이 主한다.
⑦ 黃柏·知母·牡蠣·蛤粉을 사용한다.[53)]

❶ 사령산(四苓散)(➡方藥合編·下10, 東醫寶鑑 510, 醫學入門 3090)
活套 : ① 火瀉와 熱瀉를 治療한다.
② 五苓散에 桂를 去한 것이다.
③ 遺精·白濁(백탁)의 處方에는 대개 利水를 하는 藥을 많이 사용을 한다.

❷ 대분청음(大分淸飮)(➡方藥合編·下81, 景岳全書 964·971)
活套 : ① 積熱이 閉結이 되어 小便이 不利를 하고 黃疸(황달)과 尿血, 및 淋閉가 된 것을 다스린다.
② 木通과 車前子를 빼고, 薏苡仁과 厚朴을 加한 것을 小分淸飮이라고 하며, 濕滯로 保養을 받아들이지 못하는 것을 다스린다.

⑷ 諸虛

○ 諸虛(제허)의 경우에는 ㉮ 나이가 많아서 陽이 虛한 경우, ㉯ 先天的으로 稟賦(품부)를 받은 것이 虛한 경우, ㉰ 차가운 藥을 너무 많이 服用을 한 경우로 나눈다.

① 年高陽虛
ⓐ 진실로 나이가 많아서 陽이 虛脫한 경우가 있다.
㉠ 四十의 以後에 勞役으로 氣血을 傷을 하여 固守를 할 수 없는 경우에는 養榮湯[54)]의 加減에 單樗皮丸[55)]을 먹는다.
㉡ 或은 小兎絲子丸으로 한다.

ⓑ 가령, 어린 나이에 色慾이 過度를 하여 陽이 脫을 하는 경우에는 究原心腎丸·靑娥丸·黑錫丹·縮泉丸·金鎖正元丹으로 한다.[56)]
ⓒ 氣脫한 경우에는 神芎湯으로 한다.

② 先天不足

---

53) 臨床的으로는 下焦의 濕熱은 樗根白皮도 效果가 좋다. 知母黃柏을 사용하는 경우에는 반드시 鹽水酒炒를 해야 하고 一錢의 以上을 사용하지 않는 것이 좋다.
54) 臨床的으로는 固眞飮子와 人蔘養榮湯을 合方을 한 固眞養榮湯으로 한다.
55) 역시 大補丸으로 하는 것도 좋다. 堅固하게 하여야 遺精이 되지 않는다.
56) 『萬病回春』에서는 어린 나이에 자위행위를 많이 하거나 일찍 性생활을 하여 損傷이 된 경우에는 六味地黃湯으로 한다고 되어 있다.

ⓐ 젊었을 때에 色慾이 過多를 하여 陽이 脫하고 遺精과 泄精을 하는 경우에는 마땅히 金鎖正元丹·秘眞丹으로 한다.

③ 過服冷藥

ⓐ 사람이 虛를 하여 泄精을 하고 脈이 弦大(현대)를 하였는데, 여러 藥을 먹어서 效果가 없었다.

ⓑ 後에 사용을 하는데 五倍子를 一兩으로 하고 白茯苓을 二兩을 하여, 丸으로 服用을 하였는데 잘 나았다.

ⓒ 五倍子는 澁脫을 하는 功이 龍骨·蛤粉보다 敏捷하다.

❶ 우귀음(右歸飮)(➡方藥合編·上64, 景岳全書 956)

活套 : ① 이것은 火를 補益을 하는 藥인데, 陽이 衰弱을 하게 되고 陰이 勝을 하는 것을 다스린다.

② 氣虛에는 人蔘과 白朮을 加한다.

③ 假熱에는 澤瀉를 加를 하던지, 冷水에 浸을 하여 冷服을 한다.

④ 人蔘과 當歸를 加한 것을 補元煎이라고 한다.

❷ 팔미환(八味丸)(➡方藥合編·上40, 東醫寶鑑 408, 醫學入門 2800)

活套 : ① 卽, 腎氣丸에 加 附子·桂心 各 一兩을 한 것이다.

② 老年에 水火가 모두 虧損(휴손)이 되고 下元이 冷憊(냉비)를 하며, 臍腹(제복)痛과 腰痛이 있고 밤에 小便을 많이 보러가며 다리에 힘이 안 들어가고 몸이 倦怠(권태)로우며 얼굴이 黃色이고, 或은 검은 것을 治療한다.

③ 또는, 虛勞不足으로 渴한 것으로 飮水를 하려고 하고 小便이 不利를 하는 一切의 濕熱(습열)에 等證을 아울러 모두 治療한다.

④ 命門의 火衰로 土를 生을 할 수가 없어 脾胃의 虛寒에 이르게 하여 飮食을 먹을 생각이 적고 大便이 實을 하지 않으며, 或은 下元이 冷憊(냉비)를 하고 臍腹(제복)이 疼痛을 하며 밤에 小便을 자주 보는 것을 治療한다.

⑤ 經에 이르기를, 火의 源을 益하게 하여 陰翳를 消를 한다고 하였으니, 즉 이 處方이다. 命門火의 不足으로 因한 陽虛를 治療한다.

3. 固精[57]

○ 固精에는 ㉠ 精滑을 治療할 目的의 固精, ㉡ 항상 接觸을 하거나 생각만으로도 精이 나오는 每觸遺精, ㉢ 脊熱로 因하여 腎이 精을 堅固히 할 수가 없는 脊熱遺精(척열유정)으로 나눈다.

(1) 固精의 通用

57) 夢精과 遺精에 비해서 甚하지 않은 證狀을 말한다.

① 精이 가득하여 넘쳐서 淋瀝(임력)을 한다는 것은 전혀 없다.

② 또한, 이르기를 壯年이 오랫동안 女子를 거느리지 않아서 精이 가득하게 되어 넘쳐서 나온다고 하는 경우가 있으니, 실제로 可히 웃을 만하다.

③ 사람의 臟腑(장부)는 오직 氣와 血이다.

④ 腎은 즉 그 안에서 主宰를 하는 것이니, 形體와 흔적이 없이 可히 볼 수가 있는 것이다.

⑤ 精은 이에 한 때에 交感을 하여 三焦의 火를 吸攝(흡섭)[58]을 하여 이루어지는 것이니[59], 어찌 먼저 그 中에 쌓인다고 하겠는가?

⑤ 오직, 色을 節制를 하고 氣血이 점차 盛을 한 다음에야 精이 淸薄[60]을 하지 않은 것이 理致이다.

⑥ 그것이 女子를 거느리지 않는데 精이 淚出(루출)이 되고, 或은 淫事(음사)를 들으며, 或은 美色을 보고, 或은 思想이 無窮(무궁)을 하는데 이루는 바를 얻지 못하며, 或은 일찍이 入房을 太甚하게 하여 宗筋이 弛縱(이종)을 하고 筋痿(근위)가 發生을 하며 精이 스스로 나오는 경우에는 白淫(백음)[61]이라고 이름을 한다.

⑦ 대개, 腎은 天一을 藏을 하고 아끼는 것을 일로 삼으니, 지극한 뜻으로 안을 治療하면 즉, 精이 온전하게 堅固하게 되니 밖으로 淫亂한 생각을 버려야 한다.

⑧ 入房을 크게 甚하게 하여 마땅히 滲漏(삼루)를 하면서 不振[62]을 하게 되면 單黃柏丸[63]이 가장 妙하다.

⑨ 秘精을 하는 경우에는 마땅히 金鎖思仙丹·大鳳髓丹·秘眞丸·玉露丸·金鎖丹으로 한다.

❶ 비원전(秘元煎)(➡ 方藥合編 上63, 景岳全書 978)

活套 : ① 遺精과 帶濁(대탁)을 다스린다.

② 虛[64]에는 黃芪를 加한다.

③ 熱이 있으면 苦蔘[65]을 加 한다.

④ 食後에 오래 있다가 服用을 한다.

(2) 每觸遺精

① 性行爲에서 接觸을 하는 卽時로 遺精이 되는 早漏(조루)의 경우를 말한다.[66]

---

58) 잡아당기는 것을 말함.

59) 精은 命門에 貯藏이 되어 있다가 射精을 할 때에 三焦의 火가 들어와서 射精이 되는 것을 말한다.

60) 너무 射精을 자주하게 되면 도리어 精子數가 줄어들게 되어 淸薄을 하게 된다.

61) 男子는 白淫이라고 하고, 女子는 白崩이라고 한다. 治療가 쉽지 않다.

62) 勃起不全을 말한다. 遺精을 하는 경우에는 대개 勃起不全이 같이 온다. 이런 경우에는 우선 勃起를 먼저 回復을 하고 그 동안에는 射精을 하지 말게 하는 것이 重要하다. 勃起가 된 다음에 遺精을 治療해야 한다.

63) 臨床에서 사용할 경우에는 大補丸으로 하여 사용을 하는 것이 여러모로 作用點이 많아서 더욱 좋다.

64) 自汗出과 眩暈의 證狀이 있는 것을 말한다.

65) 下焦의 濕熱은 樗根白皮로 하는 것이 더욱 좋다. 苦蔘은 湯藥에 넣으면 먹기가 어렵다.

66) 當門破라고 한다.

❶ 귀비탕(歸脾湯)(➡方藥合編·上66, 東醫寶鑑 268, 醫學入門 163·3115)

活套 : ① 憂思로 心脾를 勞傷을 하여 健忘을 하고 怔忡(정충)을 하는 것을 治療한다.

② 또한, 매번 感觸이 되면 遺精을 하는 것을 治療한다.

(3) 脊熱夢遺[67]

① 脊熱(척열)로 因하여 夢遺가 되는 경우를 말한다.

❶ 우황청심환(牛黃淸心丸)(➡方藥合編·中7, 東醫寶鑑 282·1014 牛黃淸心元, 醫學入門 2576)

活套 : ① 自律神經失調症·不眠症·神經性心悸亢進症·驚風·精神不安症·狂亂을 治療한다.

② 또한, 脊心熱로 因한 夢遺를 治療한다.[68]

4. 白淫(백음)[69]

①『內經』에 이르기를, 思想이 無窮(무궁)을 하고 願하는 바를 얻지를 못하거나, 或은 入房이 太甚을 하면 宗筋이 弛緩(이완)을 하고 發을 하여 筋痿(근위)가 된다. 또한, 白淫(백음)이 된다고 하였다.

② 張子和가 가로되, 莖中에 作痛을 하고 痛證이 極하면 즉 가렵다. 或은 陰莖이 挺縱(정종)을 하여 거두어지지를 않고, 或은 白物이 마치 精과 같은 것이 出을 하는데 小便을 따라서 나오는 것은 房室에 勞傷을 하거나, 또한 邪術[70]로 그렇게 된 바라고 하였다.

③ 마땅히 心火를 降하게 하는 藥으로 下를 한다.

④ 마땅히 瀉心湯·淸心蓮子飮으로 한다.

❶ 청심연자음(淸心蓮子飮)(➡方藥合編·中64, 東醫寶鑑 1390, 醫學入門 164)

活套 : ① 性的神經衰弱·夢精·無精·腎臟炎·膀胱炎·糖尿病·腎結核·慢性淋疾·白帶下·口內炎·陰痿證·尿不利·尿意頻數·遺尿를 治療한다.

② 心火의 上炎으로 口乾하고 煩渴(번갈)을 하며 小便이 赤澁(적삽)한 것을 治療한다.

③ 또한, 小便을 따라서 白物이 마치 精과 같은 것이 나오는 것을 治療한다.

④ 마땅히 心火를 降을 하여야 한다.

⑤ 역시, 赤白濁(백탁)을 治療한다.

⑥ 이것은 식사를 하지 못하면서 渴證(갈증)이 나는 것을 治療한다.

---

67) 본래『東醫寶鑑』에서는 牛黃淸心丸이 아닌 淸心丸이 記載되어 있다. 아마『東醫寶鑑』을 引用하다가 黃度淵 선생님이 실수를 하신 것 같다. 그렇기 때문에『方藥合編』의 牛黃淸心丸에는 脊熱로 因한 夢遺를 治療하는 것으로 記載되어 있다.

68) 본래는 淸心丸이다. 厚黃栢 一兩, 爲末, 龍腦 一錢, 右蜜丸, 梧子大, 每十五丸, 空心, 麥門湯呑下. 經絡이 熱을 하여 夢泄을 하고 心熱로 恍惚을 하는 것을 治療하는 處方이다.

69) 음경 속에서 흰 물이 나오는 병(病). 수음, 과색, 임질(淋疾・痳疾), 포경, 신경(神經) 쇠약(衰弱) 따위로 말미암아 생김. 이 정도까지 進行이 되면 쉽지가 않다.

70) 정상적인 性행위가 아닌 것을 말한다.

⑦ 식사를 하면서 渴證(갈증)이 나는 것은 人蔘白虎湯으로 한다.

5. 夢遺의 脈

① 遺精·白濁(백탁)[71]은 미땅히 尺部에서 徵驗(징험)이 나타난다.

② 結·芤·動·緊은 遺精과 白濁(백탁)의 的證(적증)[72]이다.

③ 微濇을 하면 精이 傷한 것이고, 洪數(홍삭)을 하면 火가 逼迫을 한 것이다.

④ 역시, 心虛가 있으니 左寸이 短小[73]를 한다.

⑤ 脈이 遲를 하면 可히 살게 되는데, 急疾(급질)을 하면 문득 夭折(요절)을 한다.

⑥ 急疾(급질)한 것으로 虛浮를 하면서 때때로 遺精이 있는 경우에는 죽는다.

---

71) 韓方에서는 精液과 蛋白質을 구분을 할 方法이 없기 때문에 옛날에는 遺精과 蛋白尿를 같은 범주에 놓고 遺精白濁으로 하여 같은 條文에 놓고 治療를 하였다.

72) ①정확(正確)한 증거(證據) ②확실(確實)한 증거(證據)

73) 小脈은 細脈을 말한다.

氣

1. 氣病의 原因

(1) 七氣와 九氣

① 여러 氣는 대개 火로 因해서 만들어 진다.

② 七氣는 喜·怒·憂·思·悲·恐·驚이다.

③ 또한, 말을 하기를 九氣라고 하는 것은 外感의 寒·熱을 끼고 말하는 것이다.

④ 人身에 陰陽의 正氣는 呼吸으로 升降을 하고 榮衛(영위)를 流行을 하여 臟腑(장부)를 生을 하고 기른다.

(2) 氣病의 上·中·下[74)]

① 오직, 七情의 火炎이 肺를 傷하여 맑은 氣를 막게 되면

ⓐ 上焦(상초)가 거두지 않게 된다.

ⓑ 中焦(중초)가 運行하지 않게 된다.

ⓒ 下焦(하초)가 흘러나오지 않는다.

② 氣가 濁하게 되어 火가 盛을 하고 津液(진액)을 薰蒸(훈증)을 하여 痰이 된다.

③ 痰이 鬱을 하게 되면 積이 된다.[75)]

(3) 上焦·下焦의 病[76)]

① 처음 일어날 때에는 마땅히 四七湯·七氣湯[77)]의 辛溫으로 消散을 한다.

② 조금 오래되면,

ⓐ 二陳湯에 加 黃芩·黃連·山梔를 한다.

ⓑ 或은 當歸龍薈丸·木香檳榔丸으로 한다.

ⓒ 辛涼으로 꺾는 것이다.

---

74) 氣病은 워낙 多樣하게 反應이 나타나기 때문에 氣病의 原因을 찾는 것 보다는 그 結果를 찾는 것이 더욱 急하다. 그 뒤에 氣病의 原因이 되는 七情氣鬱의 虛實을 判斷하여 마무리를 하는 것이 좋다.

75) 결국, 氣病으로 痰이 發生을 하여 鬱이 되고, 그것으로 積이 된다.

76) 上焦는 일반적으로 梅核氣로 나타나고, 下焦는 過敏性大腸으로 나타난다.

77) 四七湯은 上焦를 爲主로 보는 것이고, 七氣湯은 下焦를 爲主로 보는 것이다.

③ 가장 忌를 하는 것은, 辛香한 것으로 火를 도와서 氣를 耗散을 하는 藥이다.

④ 비록, 木香이 역시 上升을 하는 데에 좋으나, 반드시 知母·黃柏을 加를 하여야 한다.

⑤ 丹溪(단계)가 이르기를, 上升하는 氣는 肝으로부터 나오는데, 중간에 相火를 끼면 그 熱이 매우 甚하게 되니, 스스로 그것이 冷한 것으로 느껴지나, 진실로 冷한 것은 아니라고 하였다.

(4) 中焦의 病[78)]

① 간간히 生冷으로 傷을 하는 것과, 七情傷이 內로 發顯을 하는 것이 있다.[79)]

ⓐ 飮食生冷

㉠ 飮食의 生冷으로 傷한 것을 끼게 되어 嘔逆과 積痛(적통)이 있는 경우에는

㉡ 治中湯에 加 木香을 한다.

㉢ 或은 蟠葱散·丁香脾積丸으로 한다.

ⓑ 七情

㉠ 或은 七情을 한 後에 過度하게 배가 부르고 大實痛이 있는 경우에는 煮黃丸으로 한다.

㉡ 七情으로 지나치게 배가 고파서 胃脘痛이 있는 경우에는 四君子湯에 加 木香을 한다.

(5) 外氣相兼[80)]

① 寒

ⓐ 寒을 끼면 즉, 腠理(주리)가 緻密(치밀)하게 되어 氣가 中에 收斂(수렴)을 하니 五積散[81)]으로 한다.[82)]

ⓑ 入裏(입리)를 하면 四逆湯으로 한다.[83)]

② 風[84)]

---

78) 中焦의 氣病은 대개 헛배가 부르고 가스가 차면서 가슴이 답답한 것으로 나타난다.

79) 본래 飮食傷과 七情傷이 中焦에 나타나는 病은 區分이 쉽지가 않다. 둘 다 먹는 것을 싫어하는 共通點이 있다. 다만, 七情傷의 경우에는 억지로 먹으면 먹을 수가 있으나, 飮食傷의 경우에는 전혀 먹지를 못한다.

80) 九氣에 寒熱이 포함이 되는 것과 같이 氣病은 外感에도 영향을 많이 받는다.

81) 五積散은 理中湯과 平胃散을 合한 것으로 始作을 한다. 小便이 더욱 不便하면 藿香正氣散으로 하고, 大便이 더욱 不便하면 不換金正氣散으로 한다.

82) 外寒이 나타나게 되면 그 腠理가 緊張을 하여 收縮을 하고 緻密하게 되기 때문에 氣가 밖으로 원활하게 나가지 못하는 것을 말한다.

83) 寒이 直中을 한 것을 말한다.

84) 風을 하면 脇痛이 同伴이 된다.

ⓐ 風을 끼게 되면 分心氣飮으로 한다.

③ 風寒[85]

ⓑ 風寒을 끼어서 腦를 犯하게 되면 羌活附子湯으로 한다.

④ 寒濕[86]

ⓐ 寒濕을 끼면 五苓散[87]으로 한다.

ⓑ 무릇, 이러한 熱劑(열제)는 口는 生冷한 것으로 傷하고, 몸에 寒氣를 받은 以後에야 감히 사용할 수가 있다는 것을 明白하게 알아야 하니 역시 變法[88]이다.

ⓒ 高陽生은 오로지 生冷한 氣만을 이야기 하였으니 얽매인 것이다.

⑤ 暑熱[89]

ⓐ 暑熱을 끼게 되면 즉, 腠理(주리)가 열려서 밖으로 땀이 나오게 된다.

ⓑ 黃連香薷散에 加 蓼根(료근)[90]으로 한다.[91]

ⓒ 或은 淸暑益氣湯[92]에 加 木香을 한다.

2. 七氣의 虛·實[93]

(1) 七氣의 虛

① 기쁘고, 즐거우며, 무섭고, 두려우며, 놀라고, 성이 나며, 勞役을 하고, 움직이는 것은 眞元을 흩어 버리는 것이다.

② 기쁘면 心을 動을 하니, 氣가 흩어져서 收斂(수렴)을 하지 못하고, 지나치면 健忘을 하

---

85) 風寒으로 腦를 犯하게 되면 齒牙까지 시리고 아픈 경우가 많다.

86) 일반적으로 寒으로 오면 腹痛이 되고, 濕으로 오면 泄瀉를 하는 特徵이 있다.

87) 五苓散의 妙味 : 五苓散은 能히 여러 氣를 升降을 하고 三焦를 通利를 하게 하니, 비단 특별히 分利를 하는 것만은 아니다.

88) 治療方法에는 正法과 變法이 있다. 正法은 오래 사용해도 無妨하지만, 變法은 可能하면 病에 的中이 되어서 改善된 것이 確認이 되면 멈추는 것이 좋다.

89) 暑熱의 基本은 口渴引飮이다.

90) Actinidia polygama, Persicaria hydropiper, Persicaria conspicua. 눈을 밝게 하고 속을 따뜻하게 하며 수기(水氣)를 내리고 통증을 완화하는 효능이 있는 약재임

91) 外感의 暑症을 治療한다. .

92) 暑熱로 泄瀉를 하는 것을 治療한다.

93) 같은 七情의 氣鬱이라고 하더라도 實證의 경우에 蔘·芪로 補하는 藥을 사용하게 되면 더욱 停滯가 되어 副作用이 甚하다. 예를 들면 實證의 氣鬱에 歸脾湯을 사용하면 더욱 心煩과 胸悶이 나타나는 것과 마찬가지이다. 역시 虛證의 氣鬱에 溫膽湯을 사용하게 되면 속이 쓰리는 副作用이 있는 것도 이와 같다. 그렇기 때문에 氣病의 治療는 우선 發生部位에 따라서 上·中·下와 內·外로 區分을 하고 그 다음에 氣病의 原因에 따라서 虛實을 반드시 鑑別을 하여야 한다.

게 되니 歸脾湯[94]으로 한다.

③ 무서우면 腎을 傷을 하니, 精이 怯을 하여 오르지 못하고, 지나치면 즉 下焦(하초)가 脹滿(창만)을 하게 되니 三和散[95]·補中益氣湯[96]으로 한다.

④ 놀라면 膽을 傷을 하니, 神이 어지럽고 安定이 되지 못하고, 지나치면 怔忡(정충)이 있고 뜻을 잃게 되니 妙香散[97]·十味溫膽湯[98]으로 한다.

⑤ 이 세 가지의 경우는 모두 眞元을 耗散을 하게 하니 不足의 證(증)에 많이 보인다.

⑥ 또한, 勞役을 하면 즉 喘息(천식)과 汗出[99]이 있어 역시 氣로 하여금 흩어지게 하니, 더욱 補益을 하는 것이 마땅하다.

(2) 七氣의 實

① 화내고, 苦惱를 하며, 걱정을 하고, 시름을 하며, 비통을 하고, 슬프며, 생각을 많이 하고, 근심이 있으며, 나태하고, 고요하면 結滯(결체)가 된다.

② 怒가 肝을 傷을 하면 氣가 逆上[100]을 하는데, 지나치면 즉 嘔逆이 있다.

ⓐ 枳梗二陳湯[101]·紺珠正氣天香湯[102]으로 한다.

ⓑ 熱한 경우에는 柴陳湯[103]으로 한다.

③ 걱정은 肺를 傷하는데 그 氣가 모인다. 지나치면 즉 喘促(천촉)이 있다.

ⓐ 蘇子降氣湯[104]·分氣紫蘇飮[105]으로 한다.

ⓑ 噎膈[106]의 경우에는 잠시 五膈寬中散을 사용한다.

④ 슬픔으로 心包 및 肺系를 傷을 하면, 그 氣가 急[107]을 하고, 지나치면 즉 狂을 하게 된다.

ⓐ 枳殼煮散[108]·升陽順氣湯[109]으로 한다.

---

94) 心火를 脾臟으로 들어가게 하는 것이다. 대표적인 作用은 酸棗仁·龍眼肉으로 한다.
95) 虛中에 實證으로 腹部에 가스가 차는 것을 治療한다.
96) 虛中에 虛證으로 氣가 下陷을 하여 아랫배가 가스가 차는 것을 治療한다.
97) 虛中에 虛證을 治療한다. 사실 臨床에서는 麝香의 量이 많아서 사용이 不可能하다.
98) 虛中에 實證을 治療한다.
99) 自汗出·眩暈·氣短이 대표적인 氣虛證이다.
100) 옆구리 쪽으로 해서 가슴으로 올라가는 식으로 逆上을 한다.
101) 주로 胸滿을 治療한다.
102) 대개 九氣作痛을 治療하는데 腹痛까지도 治療한다. 臨床的으로는 金定濟 선생님의 正氣湯이 더욱 좋다.
103) 小柴胡湯이 있어 熱을 瀉한다. 痰熱로 胸이 痞滿한 것을 治療한다.
104) 下氣를 目的으로 한다.
105) 나중에는 分心氣飮으로 處方이 變하게 된다. 大小便이 不利한 것을 治療한다.
106) 딸꾹질을 말한다.
107) 呼吸이 喘促하게 된다.

⑤ 생각을 하면 脾가 傷을 하는데, 그 氣가 結을 하고, 지나치면 痞滿(비만)이 된다.

ⓐ 退熱淸氣湯[110)]·溫膽湯[111)]·木香化滯湯·木香枳朮丸으로 한다.

⑥ 이 네 가지는 대개 冷의 邪氣가 鬱結(울결)된 것이니, 有餘(유여)한 證에 많이 보인다.

⑦ 또한, 게으르면 氣가 滯(체)를 하니 역시 氣로 하여금 結滯(결체)를 하게 된다.

ⓐ 가벼운 경우에는 움직이면 즉 낫는다.[112)]

ⓑ 重한 경우에는 橘皮一物湯으로 한다.

(3) 七氣의 虛實[113)]

① 結을 하게 되면 積聚(적취)가 되고, 흩어지면 中이 虛하게 된다.

ⓐ 氣가 結을 하면 五積·六聚·癥瘕·疝氣·大實痛의 等病이 된다.

㉠ 잠시 鹽煎散을 사용한다.

㉡ 阿魏撞氣丸·木香分氣丸·大黃備急丸으로 한다.

ⓑ 氣가 흩어지면 中이 虛하게 되니, 倦怠(권태)로 無力을 하고 短氣를 하여 숨을 쉬기가 不足하게 된다.

㉠ 마땅히 調中益氣湯[114)]·人蔘養榮湯[115)]으로 한다.

㉡ 自汗으로 喘急(천급)[116)]을 하는 경우에는 養正丹으로 한다.

(4) 氣無補法[117)]

---

108) 實中에 實을 治療한다. 悲憂로 肝을 傷한 것으로 因하여 兩腋의 骨이 쑤시고 筋脈이 拘急하며 腰脚이 重滯하고 股脇이 牽痛하며 四肢가 不擧하고 점차 背膂가 攣急하는 것을 治療한다. 크게 膝痛을 治療한다.

109) 實中에 虛를 治療한다. 忿怒로 傷肝을 하고 思慮로 傷脾를 하며 悲哀로 傷肺를 하여 各經의 火가 動한 것에 이르게 한 것을 治療한다.

110) 痞滿에 熱이 同伴이 되는 경우를 治療한다. 氣逆으로 身熱을 하고 中脘이 痞滿한 것을 治療한다. 溫膽湯에는 柴胡가 없지만, 加味溫膽湯에는 柴胡가 있기 때문에 加味溫膽湯으로 하면 두 가지의 경우를 모두 治療할 수가 있다.

111) 溫膽湯을 바로 사용하게 되면 속이 쓰리는 것이 誘發되는 경우가 많다. 可能하면 加味溫膽湯으로 하는 것이 無難하다.

112) 精神的인 氣鬱은 肉體的으로 풀어주는 것이 좋다. 땀을 흘릴 정도의 動作을 해야 氣鬱이 풀어진다.

113) 크게 구분을 하자면, 歸脾湯과 溫膽湯으로 區分이 된다. 虛實을 반대로 하게 되면 문제가 發生이 된다.

114) 補中益氣湯의 變方이다. 일반적으로 氣分의 氣病을 풀어준다.

115) 血分의 氣病을 풀어준다. 金基澤 선생님의 人蔘養榮湯이 더욱 좋다.

116) 自汗出·眩暈·短氣가 일반적인 氣虛의 證狀이지만, 만약 喘急에 이르게 되면 急證이 된다.

117) 사실, 氣는 補法이라는 表現보다는 調氣라는 表現이나 益氣라는 表現이 더욱 맞기는 하다.

① 俗에 이르기를 氣는 補法이 없다고 한다.
② 그러나, 氣가 虛를 하면 움직이지 못하니, 邪氣가 붙어서 病이 되었는데 氣를 補하지 않는다면 어찌 行을 하겠는가?

③ 또한, 喘息(천식)이나 咳嗽(해수)로 숨소리가 울리는 경우에
ⓐ 枳殼·桔梗·乾薑·橘皮·蘇葉·桂枝로 그 氣를 調節을 한다.
ⓑ 南星·半夏·細辛으로 그 痰을 通하게 한다.
ⓒ 그럼에도 불구하고 終乃에 밑으로 내려오지 않는 경우에는 氣를 貯藏하는 곳이 없어서 收斂(수렴)을 하지 못하는 것이다.
ⓓ 반드시 補骨脂로 補腎을 하면 즉, 氣가 비로소 鼓舞(고무)을 하기 始作을 한다.
ⓔ 經에 이르기를, 結滯(결체)된 것은 行을 하게하고[118], 흩어지게 된 것은 補益[119]을 하라는 것이 이것이다.

3. 氣病의 種類

(1) 氣病의 內·外

① 氣病의 特徵은 走注刺痛과 眩暈·呑酸·噎膈이 된다.

② 이것이 內·外로 作用을 한다.
ⓐ 평소에 積이 없는 경우에는, 濁氣(탁기)가 榮衛(영위)로 들어가게 되면 즉, 어깨·등·사지로 攻擊을 하여 刺痛을 하게 된다.

ⓑ 積이 있는 경우에는, 濁氣(탁기)가 胸·腹·腸胃·脇肋에 가득하게 된다.
㉠ 한 곳에 定着을 하면 즉, 眩暈·嘔吐·呑酸·噎膈·痞痹·泄瀉·心腹絞痛을 하게 된다.
㉡ 流氣飮子로 主한다.
㉢ 或은 木香勻氣散·梔薑飮·古萸連丸·梔萸丸·淸膈蒼莎丸을 選擇을 하여 사용을 한다.

(2) 氣病의 上·中·下

① 氣病은 上·中·下의 三焦로 病이 發生을 하게 된다.
② 三焦는 水氣의 通路이기 때문에 大·小便의 不利로 病證을 判斷하게 된다.[120]

---

118) 實證의 治法을 말한다.
119) 虛證의 補法을 말한다.
120) 氣病의 始作은 大小便이 시원하지 않은 것으로 判斷을 한다.

③ 三焦의 病證은 胸痞로 痹腫(비종)을 하고 二便이 難을 한다.

ⓐ 胸膈이 痞塞(비색)을 하면 枳梗湯[121]으로 한다.

ⓑ 胸痹(흉비)로 氣가 막히면 枳橘湯으로 한다.

ⓒ 浮腫을 하면 木香流氣飮으로 한다.

ⓓ 大便이 難을 하면 三和散[122]·四磨湯[123]·秘傳降氣湯[124]으로 한다.

ⓔ 燥한 경우에는 麻子仁丸으로 한다.

ⓕ 熱을 하면 小承氣湯으로 한다.

ⓖ 가령, 壯盛을 하여 氣가 막히고 가슴이 그득하며 百藥이 效果가 없는 경우에는 五香連翹湯으로 한다.

ⓗ 小便이 閉한 경우에는 五苓散으로 한다.

4. 氣病의 相兼

① 氣病은 홀로 가지 않으니, 血을 兼하는 경우도 있고 痰을 兼하는 경우도 있다.

② 血을 兼하고 痰을 兼하면 마땅히 鑑別을 하여야 한다.

ⓐ 血이 凝(응)을 하면 氣도 역시 滯를 한다.

㉠ 四物湯에 加 香附子·側柏葉[125]으로 한다.

㉡ 瘀血[126]을 낀 경우에는 加 桃仁·紅花를 한다.

㉢ 或은 復元通氣散으로 한다.

③ 痰이 막히면 氣가 逆을 한다.

㉠ 順氣導痰湯[127]·蘇子降氣湯[128]으로 한다.

㉡ 甚하면 稀涎散으로 微微하게 吐를 하게 한다.

5. 氣病의 治療

121) 桔梗枳殼湯이다. 모든 氣病으로 가슴이 답답한 경우에 基本方이다. 다만, 虛證에서는 사용을 할 수가 없다.
122) 腹滿으로 가스가 차는 것을 治療한다.
123) 氣滯로 因한 便秘를 治療한다.
124) 肺氣를 이용을 하여 大腸氣를 治療하고자 하는 것이다.
125) 血이 凝을 하면 도리어 出血을 하는 경우가 있기 때문에 側柏葉을 加한 것이다.
126) 大便이 黑한 것으로 判斷을 한다.
127) 痰을 爲主로 보는 것이다.
128) 下氣를 위한 것이다.

(1) 氣病治療의 原則

① 痰積(담적)을 治療할 때에는 적고 많은 것을 나누어서 하는데, 火를 내리고 心臟[129]을 맑게 하는 것이 가장 妙한 글이다.

② 內傷과 外傷을 不問을 하고, 오래 된 것은 대개 鬱熱(울열)이 滯를 하여 痰積(담적)이 된다.

③ 하물며, 七情의 火는 날마다 오르고, 五味의 偏僻(편벽)됨은 날마다 쌓인다.

④ 이것으로 丹溪(단계)와 河間이 힘써 主力한 것이 火이다.

⑤ 비록 그러하나, 七情은 모두 心에서 發을 하고, 七氣는 모두 一氣에 隷屬(예속)이 된다.

⑥ 氣는 陽이다. 움직이면 즉, 火가 된다.

⑦ 그렇기 때문에 降火·化痰·消積으로 나누어서 治療를 하는데, 그 稟賦(품부)한 것이 厚하고 薄한 것에 따라서 加減을 한다.[130]

ⓐ 대개, 氣虛[131]는 四君子湯으로 한다.

ⓑ 氣實[132]을 하면 古烏附湯을 爲主를 한다.

ⓒ 火[133]가 많으면 黃連解毒湯을 合을 하는데, 加 知母·枳殼을 한다.

ⓓ 痰[134]이 많으면 二陳湯을 合한다.

ⓔ 積[135]이 많으면 平胃散을 合한다.

ⓕ 痛이 있으면 加 玄胡索·靑皮·莪朮을 한다.

ⓖ 寒[136]을 하면 加 官桂·吳茱萸를 한다.

ⓗ 便이 막히면 加 木香·檳榔을 한다.

ⓘ 男子의 血虛 및 婦人의 胎産과 氣疾에는 四物湯을 合한다.

(2) 氣滯

① 氣滯로 因한 新·久의 差異

ⓐ 氣滯로 不行을 하는 것은 新·久의 나눔이 있으니, 濕熱(습열)·痰積(담적)이 그 原因이다.[137]

---

129) 말은 七氣·九氣로 하는데 실제 心臟에서 나오는 것이니 一氣라고 해도 無妨하다.

130) 氣病治療의 大原則은 ① 上中下와 內外로 位置를 確認한다. ② 氣病의 原因이 되는 虛實을 判斷을 한다. ③ 마지막으로 사람의 虛實을 判斷한다. 이러한 原則을 지켜야 治療에 失手가 없다.

131) 自汗出·眩暈·短氣로 確認을 한다.

132) 胸滿과 呼吸喘促으로 確認을 한다.

133) 口渴·心煩·顴紅으로 確認을 한다.

134) 小便의 異常으로 確認을 한다.

135) 大便의 異常으로 確認을 한다.

136) 臍下의 動氣와 上衝으로 確認을 한다.

137) 오래 되면 火가 發生을 하여 濕熱과 痰積으로 進行이 된다.

ⓑ 蒼天[138]의 氣는 淸淨을 하고 不息을 하는데, 變을 하면 雲霧가 되고 雷雨가 되는 것은, 山澤의 濕熱(습열)이 薰蒸(훈증)을 한 것이다.

ⓒ 人身의 元氣와 血이 循環을 하는 것이 無端을 하기 때문에, 그것이 臟腑(장부)의 사이를 衝擊을 주거나 橫行을 하게 되면, 疼痛이 되고 積聚(적취)가 되며 痃癖(현벽)이 된다.

ⓓ 胸臆의 上으로 壅逆(옹역)을 하게 되면, 心腹이 刺痛을 하는 等證이 된다.

ⓔ 七情·飮食으로 因하여 鬱이 되면, 濕熱(습열)이 되고 痰과 積이 된다.

ⓕ 처음 일어날 때에는, 마땅히 辛溫으로 開鬱·行氣·豁痰·消積을 한다.

ⓖ 오래되면 즉, 辛寒으로 降火를 해서 뿌리를 없앤다.

② 上·中·下와 內·外의 氣滯로 因한 病

ⓐ 胸膈에 滯를 하면 痞滿(비만)이 된다.

ⓑ 下焦(하초)에 滯를 하면 秘結이 된다.

㉮ 上焦(상초)의 氣滯

ⓐ 上膈에 氣滯가 되면, 嘔가 되고 咳가 되며 痞滿(비만)이 된다.

㉠ 枳橘湯·枳梗湯·橘皮一物湯·枳實韭白湯·沈香降氣湯·古烏附湯으로 한다.

ⓑ 濕熱(습열)인 경우에는 淸膈蒼莎丸으로 한다.

ⓒ 實熱인 경우에는 解毒湯에 加 知母·枳殼을 한다.

ⓓ 痰火인 경우에는 瓜蔞實丸으로 한다.

ⓔ 食積인 경우에는 枳朮丸에 加 木香 二錢으로 한다.

㉯ 下焦(하초)의 氣滯

ⓐ 氣가 下焦(하초)에 滯를 하는 경우로 腰痛이 되고 腸이 밑으로 빠지는 경우에는

㉠ 七氣湯에 加 橘核[139]을 한다.

㉡ 或은 木香勻氣散에 靑娥丸을 呑을 한다.

ⓑ 便秘인 경우에는 四磨湯·六磨湯·木香順氣丸·木香檳榔丸으로 한다.

㉰ 中焦(중초)의 氣滯

ⓐ 中에 滯를 하면 刺痛이 있는데, 或은 周身으로 한다.[140]

---

138) 맑은 하늘을 말함.

139) 疝痛을 治療하는 것이다. 臨床에서 사용을 하기 쉽지 않으니, 小茴香으로 하여도 無妨하다. 虛熱이 있는 경우에는 沙蔘으로 한다.

140) 平素에 腹結이 있거나, 消化器疾患을 앓는 경우에는 心腹痛으로 하고, 없는 경우에는 周身痛으로 한다.

ⓑ 氣가 中에 滯하면, 즉 心腹·脇肋이 刺痛을 한다.
ⓒ 伏梁으로 痞塊(비괴)인 경우에는 神保丸·一塊氣丸·木香分氣丸·阿魏撞氣丸·古枳巴丸으로 한다.
ⓓ 濕熱(습열)인 경우에는 古萸連丸·萸連梔石丸으로 한다.

㉣ 外로 氣滯를 하는 경우에
ⓐ 氣가 밖으로 滯한 경우에는 즉, 周身이 刺痛을 한다.
ⓑ 流氣飮子로 主한다.

㉤ 氣滯로 因한 浮腫[141]에
ⓐ 或은 手足에 浮腫이 있는 경우에는
㉠ 三和散에 合 五苓散으로 한다.[142]
㉡ 或은 五皮散에 加 桂·青木香丸으로 한다.

③ 氣가 降을 하면 火가 스스로 降을 한다.
ⓐ 散火를 하고 破氣를 하는 것은 비록 古法이다.
ⓑ 古法은 散火의 法이다.
ⓒ 먼저, 반드시 破氣를 하는데 氣가 降을 하게 되면, 火가 스스로 降하는 것이다.
ⓓ 그러나, 枳殼·青皮는 破滯의 要藥이지만 多服을 하면 사람의 眞氣를 損傷을 시키게 된다.
ⓔ 虛한 경우에는 愼重하게 사용을 하여야 한다.

④ 男子에 氣病의 治療과 婦人에 氣病으로 誤認될 姙娠의 例
ⓐ 男子의 氣病에, 養血을 하고 補虛를 하는 것은 婦人과 같다.
㉠ 男子의 虛勞로 因한 失血, 및 婦人의 産月을 한 後에 氣로 因한 경우에는 四物湯에 加 木香·檳榔을 한다.
㉡ 陰虛로 氣滯한 경우에는 去 木香·檳榔을 하고, 加 玄蔘·黃柏을 한다.[143]
㉢ 或은 炒黑山梔의 一味를 薑汁을 넣어서 煎服(전복)을 하면, 五臟의 結滯(결체)를 열어주고 少陰[144]의 血을 益히게 히는데 기장 妙히디.

ⓑ 婦人이 平時에 성격이 急한데, 月事를 할 때에 行을 하지 않고, 氣가 胸膈에 막혀서 惡心과 嘔吐를 하면서 온전히 먹지를 못하며, 만약 먹으면 즉 痰을 吐를 한다.

---

141) 氣滯가 發生이 되면 자연스럽게 三焦의 運行이 원활하지 못하니, 大小便이 不利한 證狀이 나타나고 이어서 몸이 붓게 된다.
142) 요즘은 五苓正氣散으로 한다.
143) 陰虛로 氣滯가 되면 자연스럽게 火動이 된다.
144) 心臟을 말한다.

㉠ 或은 한 덩어리가 있어서 胸과 咽喉(인후)를 막아 아프고, 或은 한 덩어리가 계란과 같아 心下를 築觸(축촉)[145]을 하고 疼痛을 하며, 或은 腹中에 덩어리 같은 물건이 움직이고 腰背로 攻刺를 하며, 때로 烘熱(홍열)이 發生을 하고 四肢가 乏力을 하며 다리로 걸을 수가 없고, 小便이 白濁(백탁)을 하며 帶下가 있고, 날이 갈수록 瘦弱을 하여 온전히 虛勞와 같은데, 만약에 穀食(곡식)을 먹을 수가 없고 도리어 과일이나 雜物을 좋아하는 경우에는 姙娠을 한 것이다.

㉡ 産前에는 安胎를 할 것이고, 産後에는 調氣를 하여야 하는데 모두 四物湯[146]으로 爲主를 한다.

(3) 七氣

① 七氣라고 하는 것은 喜·怒·悲·思·憂·驚·恐이다.

② 或은 寒·熱·恚·怒·喜·憂·愁라고 하는데 대개 通[147]하는 것이다.

③ 直指에 가로되, 사람은 七情이 있고, 病은 七情에서 發生을 한다.

④ 氣가 結을 하면 즉 痰이 發生을 하고, 痰이 盛을 하면 즉 氣가 더욱 結滯(결체)가 된다.

⑤ 그렇기 때문에, 調氣를 하는 데에 반드시 먼저 豁痰(활담)을 한다.

⑥ 가령, 七氣湯은 半夏로 主治를 하는데, 官桂로 佐를 하는 것은 대개 良法이라고 하였다.

⑦ 또한, 가로되 七氣가 相干[148]을 하면, 痰涎(담연)이 凝結을 하여 마치 絮와 같고, 마치 膜과 같은데, 甚하면 마치 梅核(매핵)과 같아 咽喉(인후)의 사이에 窒碍(질애)[149]를 한다. 喀을 하나 不出을 하고, 嚥을 하나 내려가지 않는다.

⑧ 或은 中滿을 하여 먹는 것을 어렵게 하고, 或은 上氣로 喘急(천급)을 한다고 하였다.

⑨ 가로되 氣隔이라고 하고, 가로되 氣滯라고 하며, 가로되 氣秘라고 하고, 가로되 氣中이라고 한다.

⑩ 五積·六聚에 이르게 하고, 疝·癖·癥·瘕에 이르게 하며, 心腹의 塊痛에 이르게 한다.

⑪ 發作을 하면 죽으려고 하고 멈추지 않아 이르지 않는 곳이 없다.

⑫ 마땅히 七氣湯[150]·四七湯[151]·分心氣飮[152]·香橘湯으로 한다.

❶ 사칠탕(四七湯)(➡方藥合編·中82, 東醫寶鑑 239, 醫學入門 158·3107)

活套 : ① 七情이 凝結이 되어서, 마치 모양이 솜뭉치나 梅核(매핵)과 같은 것이 吐를 하려고 해도 나오지 않고 삼키려고 해도 삼켜지지 않으며, 胸痞가 있는 것을 治療한다.

---

145) 치밀어 오르면서 感觸을 하는 것을 말한다.
146) 臨床에서는 芎歸湯으로 한다.
147) 七氣는 결국 心에서 나와 一氣라고 하기 때문에 通한다는 表現을 한 것이다.
148) 서로 干涉을 하는 것을 말한다.
149) 막혀서 障碍가 있는 것을 말한다.
150) 七氣의 下를 治療한다.
151) 七氣의 上을 治療한다.
152) 七氣로 因한 大小便의 不利를 治療한다.

❷ 칠기탕(七氣湯)(➡方藥合編·中81, 東醫寶鑑 239, 醫學入門 159·3107)

活套 : ① 七情의 鬱結(울결)로 因하여 心腹이 絞痛(교통)을 하는 것을 다스린다.

❸ 분심기음(分心氣飮)(➡方藥合編·中83, 東醫寶鑑 240, 醫學入門 159·3109)

活套 : ① 呑酸噯氣·惡心·嘔吐吃逆·心頭昏眩·四肢倦怠·顔色萎黃·口苦舌乾·食慾不振·神經衰弱·浮腫·腹膜炎·不食病·乳房痛을 治療한다.

② 七情의 痞滯를 治療하는데, 大·小便을 通利를 하게하고 淸을 하게 하면서 爽快하게 疏通을 하게 한다.

③ 大·小便의 不利가 없으면 크게 효과가 없다.

❹ 사마탕(四磨湯)(➡方藥合編·下104, 東醫寶鑑 541·1311, 醫學入門 2773)

活套 : ① 氣滯의 便秘를 治療한다.

② 加 大黃·枳殼을 하면, 六磨湯이라 이름을 하는데 熱秘를 治療한다.

③ 血燥(혈조)에 合 四物湯을 하면, 역시 産後의 便秘를 治療한다.

④ 寒結에는 加 薑·附를 한다.

⑷ 九氣

① 일반적으로는 七氣에 寒·熱을 加한 것을 말한다.

② 또한, 九氣[153]가 있는데 ㉮ 一은 가로되 膈氣라고 하고, ㉯ 二는 가로되 風氣라고 하며, ㉰ 三은 가로되 寒氣라고 하고, ㉱ 四는 가로되 熱氣라고 하며, ㉲ 五는 가로되 憂氣라고 하고, ㉳ 六은 가로되 喜氣라고 하며, ㉴ 七은 가로되 驚氣라고 하고, ㉵ 八은 가로되 怒氣라고 하며, ㉶ 九는 가로되 山嵐瘴氣라고 한다.

③ 積聚(적취)가 마치 盃와 같고, 心腹이 刺痛을 하며, 發을 하게 되면 즉 죽으려고 한다.

④ 마땅히 神仙九氣湯·正氣天香湯[154]으로 한다.

⑤ 九氣의 治法

㉮ 高를 하는 경우에는 抑을 하게 한다.

㉯ 下를 하는 경우에는 擧를 하게 한다.

㉰ 寒을 하는 경우에는 熱을 하게 한다.

㉱ 熱을 하는 경우에는 寒을 하게 한다.

㉲ 驚을 하는 경우에는 平을 하게 한다.

㉳ 怒를 하는 경우에는 溫을 하게 한다.

㉴ 結을 하는 경우에는 散을 하게 한다.

㉵ 喜를 하는 경우에는 恐한 것으로 勝을 하게 한다.

㉶ 悲를 하는 경우에는 喜한 것으로 勝을 하게 한다.

---

153) 지금 말하는 九氣는 臨床的으로 별로 사용되지 않는 分類이다.

154) 九氣作痛의 內外를 다 같이 治療한다.

❶ 감주정기천향탕(紺珠正氣天香湯)(➡ 方藥合編·中84, 醫學入門 3109)

活套 : ① 神經性腹痛·急性腹痛·氣鬱·精力減退을 治療한다.

② 九氣로 因한 痛證을 治療하는데, 역시 婦人의 氣痛도 治療한다.

(5) 中氣[155]

① 中氣의 證狀과 治療

ⓐ 本事에 가로되, 무릇 사람은 갑작스럽게 喜를 하면 陽을 傷하고, 갑작스럽게 怒를 하면 陰을 傷하며, 憂愁로 怫意를 하여 氣가 다하면 厥逆(궐역)을 하니, 문득 涎이 潮를 하는 것을 느끼고 昏塞(혼색)을 하며 牙關(아관)이 緊急을 한다.

ⓑ 만약, 대개 中風으로 보아서 用藥을 하면 많은 경우에 殺人에 이르게 된다.

ⓒ 만약, 이러한 證이 있으면 急히 蘇合香元을 化를 하여 灌을 한다.

ⓓ 깨어난 다음에 證을 따라서 調治를 한다.

② 中風과 中氣의 差異[156]

ⓐ 方氏가 가로되, 中風은 많은 경우가 治療를 할 수가 없는데, 中氣는 잠시 지나서 문득 깨어난다. 그 緣故는 어째서인가?

ⓑ 무릇, 中風과 中氣는 하나의 原流이다.

㉠ 대개, 忿怒로 말미암아 이른 바이다.

㉡ 사람의 五志는 오직 怒가 甚한 것이다.

㉢ 그런 까닭으로 病이 暴急한 것이다.

㉣ 대개, 少壯의 사람은 氣血이 아직은 虛를 하지 않고 眞水가 아직은 枯竭(고갈)이 되지 않았으니, 火가 水를 두려워하여 上升을 할 수가 없다.

㉤ 그런 까닭으로 身이 凉을 하고 痰涎(담연)이 없는 것이며, 잠시 지나서 문득 깨어나는 것이다.

㉥ 老衰한 사람은 氣血이 모두 虛를 하고 眞水가 이미 枯竭(고갈)을 하였으니, 火가 두려워할 것이 없어 얻어 이것으로 上升을 한다.

㉥ 그런 까닭으로 身이 溫을 하고 痰涎(담연)이 있으며 많은 경우가 治療를 할 수 없다.

③ 中氣의 虛·實에 따른 治療

ⓐ 入門에 가로되, 中氣로 虛한 경우에는 八味順氣散[157]으로 하고, 實한 경우에는 四七湯으로 한다고 하였다.

155) 스트레스성으로 因한 卒然昏到를 말한다. 깨어나서 偏癱痹등의 後遺障碍가 없는 것이 特徵이다.
156) 요즘은 頭部 MRI의 발달로 中氣證이라도 한번은 MRI를 하는 것이 현명한 方法이다.
157) 학생 때에 잘 외워지지가 않아서 人蔘이 들어가면 補虛를 하기 때문에 人蔘順氣散으로 외웠던 記憶이 있다.

ⓑ 回春에 가로되, 中氣라는 것은 다른 사람과 더불어 서로 싸우다가 갑작스럽게 怒를 하여, 氣가 逆을 하고 昏倒(혼도)를 하는 것이다.
㉠ 먼저 薑湯을 灌을 하는 것을 사용하여 救한다.
㉡ 甦生(소생)을 한 後에는 木香順氣散을 사용을 한다.

ⓒ 『醫鑑』에 가로되, 『內經』에 가로되 緣故가 없이 말을 못하고, 脈이 이르지 않는 경우에는 治療를 하지 않아도 스스로 낫는다고 하였다.
㉠ 이르기를, 氣가 暴厥(폭궐)한 것이라고 한다.
㉡ 氣가 回復이 되면 즉, 낫는다.
㉢ 이와 같은 것을 살펴서 비록 藥을 服用을 하지 않더라도 역시 可하다.[158)]

❶ 팔미순기산(八味順氣散)(➡方藥合編·中85, 東醫寶鑑 241·1029, 醫學入門 2574)
活套 : ① 中氣로 虛한 것을 治療한다.

❷ 성향정기산(星香正氣散)(➡方藥合編·中4)
活套 : ① 卒中風으로 人事不省을 하다가 좀 깨어나고 關節(관절)을 움직일 수 있게 된 後에 이 藥을 服用을 하여 氣를 調理를 한다.
② 壽世保元에는 當歸·防風이 加味가 되어 있다.
③ 食厥에는 山査·神麯·檳榔·枳實을 加 한다.
④ 暑厥에는 香薷·白扁豆·黃連을 加 한다.
⑤ 風厥에는 淸心元을 調服한다.
⑥ 氣厥에는 蘇合元을 調服한다.

(6) 上氣·逆氣

① 上氣라고 하는 것은 呼는 多하고 吸은 少하며 氣息이 促急(촉급)을 하는 것이다.[159)]
② 마땅히 蘇子降氣湯[160)]·秘傳降氣湯[161)]·至聖來復丹·沈香降氣湯·快氣湯으로 한다.

❶ 자음강화탕(滋陰降火湯)(➡方藥合編·中42, 東醫寶鑑 408·1176, 醫學入門 3100)
活套 : ① 肺結核·乾性肋膜炎·急性氣管支炎·糖尿病·性的神經衰弱·膀胱尿道炎·腎盂炎·腎結核·淋疾·盜汗·嗄聲·失聲·咳喘을 治療한다.
② 陰虛火動으로 盜汗(도한)을 하고 午熱이 있으며 咳嗽를 하고 痰이 盛을 하며 喀血을 하고 살이 마르는 것을 治療한다.
③ 咳嗽(해수)가 甚한 경우에는 加 貝母·桑白皮를 한다.

---

158) 後遺障碍가 남지 않는다는 것이고, 대개 中氣를 앓은 사람은 자주 中氣를 앓게 된다. 그 原因에 따라서 치료를 하여 再發을 하지 않도록 하여야 한다.
159) 과호흡상태를 말한다.
160) 肺氣를 이용하여 治療를 한다.
161) 大腸氣를 이용하여 治療를 한다.

❷ 팔물탕(八物湯)(➡方藥合編·上32, 東醫寶鑑 1236, 醫學入門 3036)

活套 : ① 貧血·胃弱·食慾不振·全身衰弱·不姙症·病後衰弱을 治療한다.
② 虛勞로 氣血이 兩虛한 것을 治療하는데 能히 陰陽을 調和한다.
③ 氣血兩虛를 治療한다. 一名은 八珍湯이라 한다.
④ 汗多인 경우에는 加 桂枝·黃芪·防風을 한다.
⑤ 頭痛에는 加 天麻·細辛을 한다.

❸ 소자강기탕(蘇子降氣湯)(➡方藥合編·中87, 東醫寶鑑 242, 醫學入門 3111)

活套 : ① 上氣로 喘促(천촉)을 하는 것을 治療한다.
② 氣虛에는 加 人蔘 三·五錢, 麥門冬 二錢, 五味子 一錢을 한다.
③ 陰虛에는 加 熟地黃 五·七錢을 한다.

(7) 短氣

① 仲景의 法

ⓐ 仲景이 가로되, 平人이 寒熱을 하고 短氣로 숨을 쉬는 데에 不足한 경우에는 實한 것이다.

ⓑ 또한, 가로되 短氣에 微飮이 있으면, 마땅히 小便을 따라서 去를 하여야 한다.
㉠ 苓桂朮甘湯으로 去한다.
㉡ 腎氣丸도 역시 主한다.

② 東垣의 法

ⓐ 東垣이 가로되, 氣短으로 小便이 利를 하는 경우에는 四君子湯에 去 茯苓을 하고, 加 黃芪를 하여 補를 한다.

③ 入門의 法

ⓐ 入門에 가로되, 氣短은 呼吸이 서로 接續을 하지 못하는 것이 이것이다.
㉠ 結胸의 경우가 있다.
㉡ 停水로 怔忡(정충)을 하는 경우가 있다.
㉢ 風濕이 相搏을 하는 경우가 있다.
㉣ 平素에 弱하여 氣가 虛한 경우가 있다.

ⓑ 대저, 心腹이 脹滿(창만)을 하는 경우에는 實한 것으로 邪가 裏에 있다.
ⓒ 心腹이 濡滿을 하는 경우에는 虛한 것으로 邪가 表에 있다.
ⓓ 入門에 가로되, 氣가 散을 하면, 즉 中이 虛를 하니 倦怠(권태)를 하고 無力을 하며 短氣로 숨을 쉬기가 어렵다.

ⓔ 마땅히 調中益氣湯[162]·人蔘養榮湯[163]으로 한다[164].

❶ 신기환(腎氣丸)(➡方藥合編·上40, 東醫寶鑑 1243, 醫學入門 2800 六味地黃丸)

活套 : ① 腎水의 不足을 다스린다. 五味子 四兩을 加한 것을 腎氣丸이라고 한다. 이는 肺의 源泉을 滋養하여 腎水를 나게 하는 것이다.

② 陰虛浮腫(음허부종)에는 牛膝·車前子를 加하여 쓰는데 金櫃腎氣丸이라고 한다.

③ 또한, 二十貼으로 分作을 하여 쓰기도 한다.

❷ 인삼양영탕(人蔘養榮湯)(➡方藥合編·上35, 東醫寶鑑 1238, 醫學入門 161·3122)

活套 : ① 病後衰弱·産後衰弱·結核病弱·虛弱善氣症·自汗症·食慾不振·下痢傾向·元氣不足·貧血·疲勞·手術後無氣力을 治療한다.

② 虛損으로 氣血이 不足을 하고 氣短를 하며 少食을 하고 寒熱을 하면서 自汗이 있는 것을 治療한다.

(8) 少氣[165]

① 綱目에 이르기를, 少氣는 氣가 少를 하여 말을 하기에 不足한 것이다.

② 『內經』에 가로되, 怯然(겁연)[166]을 하고 少氣를 하는 것은, 이것은 水道가 不行을 하여 形氣가 消索[167]을 하는 것이다.

ⓐ 말을 하는데 微[168]하게하고, 終日토록 이에 말을 反復을 하는 경우에는 脫氣를 하는 것이다.

ⓑ 마땅히 生脈散[169]·人蔘膏·獨蔘湯·黃芪湯으로 한다.

③ 易老가 가로되, 眞氣가 虛弱을 하고 脈이 弱을 하며 懶言(나언)을 하는 경우에는 四君子湯·人蔘黃芪湯·益氣丸으로 한다.

④ 東垣이 이르기를, 脾胃를 內傷을 하여 中氣가 虛少한 것에 이른 경우에는 마땅히 補中益氣湯[170]·益胃升陽湯[171]으로 한다.

---

162) 補中益氣湯의 變方이다. 氣分의 短氣를 治療한다.
163) 血分의 短氣를 治療한다.
164) 이미 七氣의 虛證에 나오는 說明이나. 즉, 韓醫學에서는 疾病을 우선으로 본 것이 아니라 證狀에 따라서 處方을 위주로 하면서 疾病에 맞추는 方法을 많이 하고 있다. 그렇기 때문에 한 處方으로 여러 가지 疾患을 治療하기도 하고 역시 여러 가지 處方으로 한 疾患을 治療하기도 하는 것이다.
165) 少氣의 治療는 氣化를 원활하게 하는 것을 목표로 하는데 茯苓이 있는 四君子湯과 茯苓이 없는 補中益氣湯으로 區分을 한다.
166) 怯 : 1. 겁내다, 무서워하다, 두려워하다 2. 겁많다 3. 약하다(弱--), 비겁하다(卑怯--), 무서움을 잘 타다 4. 피하다(避--), 회피하다(回避--) 5. 겁쟁이 6. 병(病)의 이름
167) 消索 : 1.소실되다. 흩어지다. 2.부족하다. 달리다.
168) 말을 微弱하게 한다는 것이다.
169) 우선은 脈을 살리고자 하는 것이다.
170) 少氣의 氣病을 治療한다.
171) 少氣의 血病을 治療한다.

❶ 사군자탕(四君子湯)(➡方藥合編·上64, 東醫寶鑑 244, 醫學入門 157·1550·3033·3165)

活套 : ① 食慾不振·胃下垂·胃腸虛弱症·痔出血·他藥으로 無效한 半身不隨·貧血·心腹脹滿·腸鳴下痢·嘔吐吃逆·脾衰肺損·體瘦面黃·胃遺瘍·小兒吐乳를 治療한다.

② 眞氣가 虛弱한 것을 補한다.

③ 氣短과 氣少한 것을 治療한다.

④ 虛損에는 加 當歸·黃芪를 하는데 人蔘黃芪湯이라고 이름을 한다.

❷ 보중익기탕(補中益氣湯)(➡方藥合編·上22, 東醫寶鑑 1201, 醫學入門 162·1870·1881·2729·3057)

活套 : ① 疲勞狀態·肺結核·肋膜炎·腹膜炎·夏瘦·痔疾·脫肛·感氣·말라리아狀熱·胃下垂·子宮下垂·盜汗·自汗을 治療한다.

② 勞役이 太甚을 하거나, 或은 飮食이 失節을 하여 身熱을 하고 自汗을 하는 것을 治療한다.

❸ 익위승양탕(益胃升陽湯)(➡方藥合編·上23, 東醫寶鑑 444·1202, 醫學入門 1880·3059)

活套 : ① 經水不調·血脫後脈弱食少·水泄日二三行·陽虛·便血·元氣不足을 治療한다.

② 內傷의 諸證을 治療한다.

③ 대개 血脫에 益氣를 하는 것은 옛 聖人의 法이다.

④ 먼저 胃氣를 이롭게 하여 生發을 하는 氣를 돕는데 이 藥으로 主한다.

❹ 생맥산(生脈散)(➡方藥合編·上12, 東醫寶鑑 1137, 醫學入門 2649)

活套 : ① 여름철의 補氣劑·口渴·脈微弱·咳嗽를 治療한다.

② 暑月에 常服을 하는데 끓인 물 대신 마신다.

③ 加 黃芪·甘草를 各一錢을 하고, 或은 加 生黃柏을 二分을 하면 사람으로 하여금 氣力을 湧出하게 한다.

④ 加 香薷·白扁豆를 하면 더욱 좋다.

⑤ 或은 醍醐湯과 合하면 역시 可하다.

❺ 정원음(貞元飮)(➡ 方藥合編 上49, 景岳全書 960)

活套 : ① 마치 喘息(천식)처럼 氣短해서 呼吸이 危險스러울 정도로 促急(촉급)한 것을 다스린다.

② 婦人의 血海가 항상 虧損(휴손)이 되는 사람에게 이 症勢가 가장 많다.

③ 氣虛에는 人蔘을 加한다.

④ 手足의 厥冷(궐랭)에는 官桂와 附子를 加한다.

⑤ 일반적으로는 氣分藥을 먼저 사용을 하고 效果가 없는 경우에 血分藥을 사용하는 것이 원칙이지만, 이 경우에는 血分藥을 먼저 사용을 하고 안 되면 擧元煎으로 하는 것이다.

❻ 거원전(擧元煎)(➡ 方藥合編 上65, 景岳全書 960)

活套 : ① 氣虛로 下陷(하함)을 한 것으로 因한 血崩·血脫을 다스린다.

② 當歸나 熟地黃으로 듣지 않을 때에 쓴다.[172]

(9) 氣滯[173]

172) 貞元飮을 말한다. 일반적으로 貞元飮을 사용하였으나 낫지 않는 경우에는 血分의 病이 아니고 氣分의 病이기 때문에 擧元煎으로 한다.

173) 너무 움직이지 않아서 氣滯가 發生을 한 것이다.

① 入門에 가로되, 逸을 하면 즉 氣가 滯를 한다.
② 역시, 하여금 氣가 結을 한다.
③ 輕한 경우에는 움직이면 즉 낫는다.[174)]
④ 重한 경우에는 橘皮一物湯으로 한다.

❶ 귤피일물탕(橘皮一物湯)(➡方藥合編·中86, 東醫寶鑑 239, 醫學入門 2747)
活套 : ① 氣結을 다스리는데 新水로 煎服(전복)을 한다.

(10) 氣痛[175)]

① 氣痛의 內·外
ⓐ 入門에 가로되, 人身의 元氣는 血과 더불어 循環을 하는데, 저것이 臟腑(장부)의 사이를 橫行[176)]을 하게 되면 疼痛·積聚·痃癖이 된다.
㉠ 胸臆의 上에 壅逆(옹역)을 하게 되면, 痞滿(비만)을 하고 刺痛을 하는 等證이 된다.
㉡ 많은 것이 飮食과 七情으로 因하여 鬱을 하여 痰飮이 된다.[177)]
ⓑ 氣가 外로 滯를 하면 즉, 周身이 刺痛을 하고, 或은 浮腫을 한다. 마땅히 流氣飮子·木香流氣飮·三和散·五皮散으로 한다.

② 氣痛의 新·久
ⓐ 처음에 일어나는 경우에는, 마땅히 辛溫으로 開鬱을 하고 行氣를 하며 豁痰(활담)을 하고 消積을 한다.
ⓑ 오래되면 즉, 辛寒으로 降火를 하여 根을 除去를 한다.

③ 氣痛의 上·中·下
ⓐ 氣가 上焦(상초)에 滯를 하면, 心胸이 痞痛을 한다. 마땅히 枳橘湯·桔梗枳殼湯·清膈蒼莎丸으로 한다.
ⓑ 氣가 中焦(중초)에 滯를 하면, 腹脇이 刺痛을 한다. 마땅히 神保元·木香破氣散·撞氣阿魏丸으로 한다.
ⓒ 氣가 下焦(하초)에 滯를 하면, 腰痛과 疝瘕가 된다. 마땅히 蟠蔥散·四磨湯·木香順氣丸·木香檳榔丸으로 한다.

④ 무릇 氣痛에는 마땅히 烏沈湯·復元通氣散·神仙沈麝元·一粒金丹·小烏沈湯으로 한다.[178)]

---

174) 땀이 날 정도로 움직여야 한다.
175) 역시, 九氣作痛을 말하는 것으로 上·中·下와 內外로 區分을 하는 것이 重要하다.
176) 거리낌 없이 멋대로 행동(行動)함. 모로 감
177) 飮食傷의 경우에는 덩어리가 있고, 噯氣呑酸이나 如腐敗卵을 하게 된다. 이것으로 구분을 한다. 七情의 氣鬱로 인한 痰飮은 위와 같은 證狀이 없고, 단지 心煩·胸悶·善太息이 있다.
178) 內外를 같이 보는 것으로는 正氣天香湯이 제일 無難하다. 臨床的으로는 金定濟 선생님의 正氣湯이

❶ 길경탕(桔梗湯)(➡方藥合編·中128, 東醫寶鑑 705·706·1074·1292·1486, 醫學入門 3159)

活套 : ① 肺膿瘍·肺壞疽을 治療한다.

② 肺癰(폐옹)을 治療한다.

③ 지금은 桔梗湯이 아닌 桔梗枳殼湯으로 해야 한다. 일반적으로 桔梗枳殼湯은 枳梗湯이라고 많이 이야기를 한다. 黃道淵 선생님께서 잘못 引用을 하신 거 같다.

❷ 삼화산(三和散)(➡方藥合編·中88, 東醫寶鑑 247, 醫學入門 2220·3112·3138)

活套 : ① 腸疝痛·筋痙攣·腰痛·헤르니아·陰囊攣痛·二便不通·脚氣·便秘·浮腫을 治療한다.

② 諸氣의 鬱滯(울체)로 或은 脹을 하고, 或은 痛을 하는 것을 治療한다.

❸ 신보환(神保丸)(➡方藥合編·下54, 東醫寶鑑 246·781 神保元, 醫學入門 159·2748)

活套 : ① 諸氣로 注痛[179]을 하는 것을 治療한다.

② 心膈痛·腹脇痛·腎氣痛을 治療한다.

③ 臨床에서 사용하기 쉽지 않은 處方이다.

❹ 반총산(蟠葱散)(➡方藥合編·下136, 東醫寶鑑 865, 醫學入門 160·3083)

活套 : ① 脾胃가 虛冷을 하여 心腹이 刺痛을 하는 것이 胸脇에까지 連結이 되는 것을 治療한다.

② 膀胱·小腸·腎氣로 作痛하는 것을 治療한다.

③ 臨床的으로 모든 下腹痛의 實證에 사용을 한다. 虛證인 경우라면 煖肝煎에 合 芍藥甘草湯으로 하고, 急한 痛證이 아니라면 五積散도 無妨하다.

(11) 氣鬱[180]

① 丹溪(단계)가 가로되, 氣가 처음 病이 되는 것은 그 端緖(단서)가 매우 微妙하다.

ⓐ 或은 七情으로 原因을 한다.

ⓑ 或은 六氣에 感觸된 것으로 因한다.

ⓒ 或은 飮食으로 因한다.

② 津液(진액)이 不行을 하고 淸濁이 相干을 하며, 氣로부터 積이 되고 積으로부터 痰이 된다.

③ 氣가 鬱이 되면, 或은 痞를 하고, 或은 痛을 한다.

④ 正傳에 가로되, 氣가 鬱을 하여 濕이 滯를 하고, 濕이 滯를 하여 熱이 된다.

⑤ 그렇기 때문에 氣鬱의 病은 浮腫과 脹滿(창만)을 兼하는 경우가 많다.

⑥ 入門에 가로되, 鬱은 病이 結滯(결체)가 되어 흩어지지 않는 것이다.

⑦ 氣가 鬱하여 흩어지지 않으면, 二陳湯을 끓인 물에 交感丹을 呑下를 한다.

⑧ 또한, 가로되 血이 凝을 하고 氣가 滯를 하면 마땅히 復元通氣散으로 한다.

더욱 좋다.

179) 주심통(疰心痛)의 다른 이름.

180) 일반적으로 氣滯는 痛證이 많이 나타나고 氣鬱은 痰證이 많이 나타난다.

⑨ 痰壅으로 氣滯를 하면 마땅히 順氣導痰湯으로 한다.

⑩ 氣鬱에는 마땅히 交感丹·木香匀氣散·木香調氣散·上下分消導氣湯[181])으로 한다.

⑪ 鬱이 兼하여 腫脹이 된 경우에는 마땅히 流氣飮子[182])·木香流氣飮·沈香降氣湯·五皮散으로 한다.

❶ 교감단(交感丹)(➡方藥合編·中89, 東醫寶鑑 249, 醫學入門 161·2746)

活套 : ① 諸氣의 怫鬱을 治療하는데 能히 水升火降을 한다.

② 加 香附子·茯神·甘草 各一錢을 하면 이름을 하기를 降氣湯이라고 한다.

❷ 이진탕(二陳湯)(➡方藥合編·中99, 東醫寶鑑 370·1639, 醫學入門 3036·3168)

活套 : ① 惡阻·嘔吐·眩暈·宿醉·頭痛·惡心·食傷·腦溢血·胃病·心悸亢進·消化不良·咳痰를 治療한다.

② 痰飮을 通治한다.

③ 氣鬱에는 二陳湯을 끓인 물에 交感丹을 呑한다.

⑿ 痛治

① 氣病의 男女[183])

ⓐ 正傳에 가로되, 男子는 陽에 屬하여 氣를 얻으면 쉽게 흩어지고, 女子는 陰에 屬하여 氣를 만나면 鬱滯(울체)가 많다.

ⓑ 이것으로 男子의 氣病은 항상 적고, 女子의 氣病은 항상 많다.

ⓒ 그렇기 때문에 治法에 가로되, 女子는 마땅히 그 血을 調理를 하여 그 氣를 耗散을 시키고, 男子는 마땅히 그 氣를 調理를 하여 그 血을 養을 한다고 하였다.

② 七情火의 虛實과 痰火相兼

ⓐ 入門에 가로되, 七情은 一心에서 總括(총괄)을 하여 發動을 하고, 七氣는 一氣에서 總括(총괄)을 하여 隸屬(예속)이 된다.

ⓑ 氣는 陽이다. 動을 하면 즉 火가 된다.

ⓒ 그렇기 때문에 降火를 하고 化痰을 하며 消積을 하는 것으로 나누어서 治療를 한다.

ⓓ 대개, 氣虛를 하면 四君子湯으로 하고, 氣實을 하면 小烏沈湯으로 한다.[184])

ⓔ 火가 많으면 黃連解毒湯을 合方을 한다.[185])

ⓕ 痰이 많으면 二陳湯을 合方을 한다.

ⓖ 積이 많으면 平胃散을 合方을 한다.

---

181) 分心氣飮은 단지 三焦를 通行하는 것이다. 그것으로 되지 않는 경우에는 이미 痰證이 發生을 한 것이니 上下分消導氣湯으로 한다.

182) 流氣飮子는 九氣作痛에도 사용이 可能하다.

183) 男子의 氣病은 대개 陽氣만 回復이 되면 改善이 된다.

184) 『醫學入門』에서는 "대개, 氣虛는 四君子湯으로 한다. 氣實을 하면 古烏附湯을 爲主를 한다."로 記載되어 있다. 『醫學入門』에서는 烏附湯으로 되어 있는데, 『東醫寶鑑』에서는 小烏沈湯으로 記載가 되었다. 古烏附湯은 烏藥·香附子·甘草로 構成이 된 處方인데, 烏沈湯은 거기에 沈香이 더 들어간 處方이다.

185) 火가 많으면 黃連解毒湯을 合을 하는데, 加 知母·枳殼을 한다.

③ 氣不鼓舞(기불고무)[186]

ⓐ 丹溪(단계)가 가로되, 오랫동안 氣證을 앓았는데, 氣가 鼓舞(고무)를 하지 못하여 오랫동안 藥을 服用을 하여도 效果가 없는 경우에는 破古紙를 君으로 하면 즉 效果가 있다.

㉠ 그 處方은 破古紙炒를 一兩으로 하고 茴香炒·乳香을 各五錢으로 하여 末로 하며 蜜丸으로 하는데 梧子大로 하고 空心에 白湯으로 五十丸을 먹는다.

ⓑ 方氏가 가로되, 氣病에 氣藥을 사용하여 效果가 없는 경우에는 氣가 藏을 하는 바가 거두지 못하는 것이다.

㉠ 대개, 肺는 氣를 主하고, 腎은 氣를 藏한다.

㉡ 青木香元·木香順氣丸으로 한다.

㉢ 대개, 破古紙를 사용하는 것은 氣로 하여금 升降을 하게 하여 腎臟(신장)으로 돌아가게 하는 것이다.

④ 氣病의 痛治

ⓐ 入門에 가로되, 氣病에는 通用을 하는데 二陳湯으로 한다.

㉠ 上焦(상초)의 氣滯에는 加 枳殼·桔梗·香附子·縮砂를 한다.

㉡ 中焦(중초)의 氣滯에는 加 厚朴·枳實·三稜·莪朮을 한다.

㉢ 下焦(하초)의 氣滯에는 加 青皮·木香·檳榔을 한다.

㉣ 氣刺痛에는 加 枳殼을 한다.

㉤ 氣實에는 加 烏藥·香附子를 한다.

㉥ 氣虛에는 加 蔘·朮·木香을 한다.

㉦ 怒로 因한 경우에는 加 山梔·香附子를 한다. 怒로 肝火를 動한 경우에는 加 柴胡를 한다.

㉧ 喜한 것으로 心火를 動한 경우에는 加 黃連을 한다.

㉨ 思로 脾火를 動한 경우에는 加 芍藥을 한다.

㉩ 悲로 肺火를 動한 경우에는 加 黃芩을 한다. 恐으로 腎火를 動한 경우에는 加 黃柏을 한다.

㉪ 痞滿(비만)한 경우에는 加 黃連·枳實을 한다.

㉫ 痰이 盛한 경우에는 加 瓜蔞仁을 한다.

㉬ 脇痛에는 加 青皮·柴胡·芍藥·草龍膽을 한다.

㉭ 鬱이 되어서 풀리지 않는 경우에는 交感丹을 끓여 먹는다.

ⓑ 氣病의 本草

㉠ 丹溪(단계)가 가로되, 木香은 中·下焦(하초)의 氣를 行하게 한다.

---

186) 『醫學入門』의 氣無補法에서 나오는 말이다.

㉡ 香附는 滯氣를 快하게 한다.
㉢ 陳皮는 逆氣를 泄하게 한다.
㉣ 紫蘇는 表氣는 泄하게 한다.
㉤ 厚朴은 衛氣를 泄하게 한다.
㉥ 檳榔은 至高의 氣를 泄하게 한다.
㉦ 藿香은 胃氣를 上行을 하게 한다.
㉧ 沈香은 眞氣를 升降을 하게 한다.
㉨ 龍腦·麝香은 眞氣를 흩어지게 한다.
㉩ 무릇, 이것은 대개 泄氣를 하는 標이고, 氣의 本을 治療할 수는 없다.

ⓒ 通用으로는 二陳湯으로 한다.

❶ 소합향원(蘇合香元)(➡方藥合編·中90, 東醫寶鑑 251, 醫學入門 2834 蘇合香丸)
活套 : ① 一切의 氣疾을 治療한다.

6. 氣病의 脈

① 脈을 잡을 때에 沈을 하게 되면 문득 氣病인 것을 알게 된다.
② 沈이 極을 하게 되면, 즉 伏을 하게 되는데 澁弱을 하면 難治이다.
③ 그 사이에 或은 沈滑을 하면, 氣와 더불어 痰飮이다.
④ 滑은 多血少氣를 하고, 澁은 少血多氣를 한다.
⑤ 尺脈이 澁緊(색긴)을 하면 血實氣虛이고, 尺脈이 細微를 하면 氣血이 모두 虛한 것이다.
⑥ 脈이 細를 하면서 代를 하면 氣가 衰한 것이다.
⑦ 絶을 하면 氣가 絶하려고 하는 것이다.
⑧ 伏澁(복색)[187]을 하면 難治이니, 끊어지려고 하는 것이다.

187) 伏澁吐逆神思多를 말한다.

神

1. 驚·悸와 怔忡

① 心悸(심계)·怔忡(정충)은 病의 甚한 상태로 傳變을 하는 것이다.[188]

② 우선, 膽虛(담허)로 因하여 자주 두려워하거나 놀라게 되면, 心悸(심계)가 發生을 하는 것이다.

③ 心悸(심계)가 發生을 하는 것을 적극적으로 治療를 하지 못하면 怔忡(정충)이 發生을 한다.

④ 이것을 역시 잘 治療를 하지 못하면 健忘으로 進行이 된다.

(1) 膽虛로 因한 恐·驚

① 子和가 가로되, 肝은 血을 藏을 한다.

ⓐ 血이 不足을 하면 즉, 恐을 한다.

ⓑ 대개, 肝膽이 實을 하면 즉, 怒를 하고 勇敢하게 된다.

ⓒ 虛를 하면 즉, 잘 恐을 하고 勇敢하지 못하게 된다.

② 綱目에 가로되, 恐은 驚과 더불어 서로 類似하다.

ⓐ 그러나, 驚은 스스로 알지 못하는 것이고, 恐은 스스로 아는 것이다.

ⓑ 대개, 驚이라는 것은 소리를 듣고 이에 驚을 하는 것이다.

ⓒ 恐은 마치 다른 사람이 捕縛을 하러 오는 狀과 같이 스스로 아는 것이고, 또한 홀로 스스로 坐臥(좌와)[189]를 할 수가 없으며, 반드시 모름지기 다름 사람과 같이 同伴을 하여야만 바야흐로 恐懼(공구)[190]를 하지 않는 것이니, 或은 밤에 반드시 燈을 비추어야 하고, 燈燭이 없으면 역시 恐懼(공구)를 하는 것이 이것이다.

❶ 인숙산(仁熟散)(➡方藥合編·上44, 東醫寶鑑 413, 醫學入門 2793)

活套 : ① 노이로제·神經衰弱을 治療한다.

② 心·膽虛(담허)로 恐畏를 하여 홀로 잠을 잘 수가 없는 것을 治療한다.

(2) 驚悸(경계)

188) 心悸를 治療하지 않으면 怔忡이 되고, 怔忡을 治療하지 않으면 健忘이 된다. 대개『東醫寶鑑』의 分類體系는 이런 식으로 病이 進行이 되는 과정으로 보아 配列을 하는 경우가 많다.

189) 잠을 자는 것을 말한다.

190) 몹시 두려워함

① 三因에 가로되, 驚悸(경계)는 事物에 크게 놀란 바가 있어 이루어진 것이다.
ⓐ 이름을 하여 가로되 心驚·膽慴(담섭)이라고 한다.
ⓑ 病이 心·膽經(담경)에 있고, 그 脈이 大動을 한다.
ⓒ 마땅히 朱砂安神丸·鎭心丹·加味溫膽湯[191]으로 한다.

② 綱日에 가로되, 驚은 心이 갑자기 動을 하여 便安하지 않은 것이다.
ⓐ 悸는 心이 跳動(도동)을 하여 怕[192]驚을 하는 것이다.

③ 仲景이 가로되, 心悸(심계)는 火가 水를 두려워 한 것이다.
ⓐ 오직, 腎이 그 心을 欺罔(기망)을 하였기 때문에 悸가 된다.
ⓑ 傷寒에 飮水를 많이 하면, 반드시 心下가 悸를 한다.

④ 丹溪(단계)가 가로되, 驚悸(경계)는 때가 있어 發作을 하는 것이다.
ⓐ 血虛한 경우에는 마땅히 朱砂安神丸으로 한다.
ⓑ 痰이 있는 경우에는 마땅히 加味定志丸[193]으로 한다.
ⓒ 대개, 血虛와 더불어 痰에 屬하는 것이 많다.
ⓓ 瘦人은 이것이 血虛가 많고, 肥人은 이것이 痰飮이 많다. 때로 心跳를 느끼는 것은 역시 이것은 血虛이다.
ⓔ 驚悸(경계)로 惕惕[194]을 하면, 스스로 安靜이 안 되는 것이 마치 다른 사람이 捕縛을 하러 오는 것과 같을 것을 怔忡(정충)이라고 말을 한다.

ⓕ 思慮를 過度하게 하고, 또는 크게 놀라거나 크게 두려워하여 心虛로 停痰이 있고, 或은 귀로 큰 소리를 듣고 눈으로 異物을 보며, 위험에 臨을 하거나 일에 닥쳐서 문득 驚悸(경계)를 느끼고, 甚하면 즉 心臟이 跳動(도동)을 하여 厥(궐)이 되려고 하며, 脈이 弦濡(현유)를 하는 경우는 虛한 것이다.
㉠ 血虛인 경우에는 四物湯·茯神湯·妙香散·朱砂安神丸으로 한다.
㉡ 氣血이 모두 虛한 경우에는 人蔘養榮湯·養心湯으로 한다.
㉢ 때로 發作을 하고 때로 그치는 하는 경우에는 痰이다. 二陳湯에 加 白朮·黃連·遠志·竹瀝·薑汁을 한다.

⑤ 入門에 가로되, 驚悸(경계)는 因하여 思慮를 過度하게 하고, 또는 크게 놀라거나 크게 두려워하여 만들어진 것이다. 甚하면 즉, 心臟이 跳動(도동)을 하여 厥(궐)이 되려고 한다.

---

191) 臟腑相通에 의하여 心病을 膽으로 治療하는 것이다.
192) 1.무서워하다. 두려워하다. 2.근심하다. 염려하다. 걱정하다. 걱정이 되다.
193) 痰迷心膈을 하여 驚悸·怔忡을 하는 것을 治療한다.
194) 두려워하다. 무서워하다.

ⓐ 마땅히 淸心補血湯·辰砂妙香散으로 한다.
ⓑ 氣血이 久虛한 경우에는 養心湯으로 한다.
ⓒ 때로 發作을 하고 때로 그치는 경우에는 痰이 火로 因하여 動한 것이다.
㉠ 二陳湯에 加 枳實·麥門冬·竹茹·黃連·梔子·人蔘·白朮·當歸·烏梅·薑三片·棗一枚를 하여 끓인 다음에 竹瀝을 三匙를 넣고 朱砂末을 三分을 하여 調服을 한다.195)

⑥ 驚悸(경계)는 마땅히 補血을 하고 安神을 한다.
ⓐ 마땅히 靜神丹·寧志元·養血安神湯·朱砂膏로 한다.

⑦ 만약 氣가 鬱滯(울체)가 되어서 驚悸(경계)를 하는 경우에는 마땅히 交感丹·加味四七湯으로 한다.

❶ 가미온담탕(加味溫膽湯)(➡方藥合編·中91, 東醫寶鑑 264·317)
活套 : ① 心臟肥大 및 擴大·心房炎·心臟瓣膜症을 治療한다.
② 心·膽의 虛怯으로 觸事에 易驚을 하는 것을 治療한다.
③ 氣鬱인 경우에는 加 蘇葉을 한다.
④ 不眠인 경우에는 加 當歸·酸棗仁을 한다.

❷ 가미사칠탕(加味四七湯)(➡方藥合編·下70, 東醫寶鑑 265·360·702)
活套 : ① 痰氣가 鬱結(울결)을 하여 咽喉(인후)의 사이에 窒碍(질애)를 하고, 喀을 하여도 出을 하지 않고 嚥을 하여도 下를 하지 않는 것을 이르기를 梅核(매핵)氣라고 하니 이것을 治療한다.

❸ 오령산(五苓散)(➡方藥合編·下10, 東醫寶鑑 1099·1165, 醫學入門 152·1550·1833·3089)
活套 : ① 感冒·腸炎 等 熱病으로 인한 口渴·胃炎·浮腫·吐乳·淚囊炎·癲癎·陰囊水腫·龜頭赤腫·中暑·神經痛·宿醉·急性吐瀉病·消化不良·네프로제·胃擴張·胃아토니·糖尿病·急性膀胱炎·結膜炎·心臟病·頭痛·急性腎炎·排尿異常·浮腫·肥胖症·惡阻·夜盲症·尿毒症·小便不利·低血壓症·眩暈·血管神經浮腫을 治療한다.
② 太陽病이 入裏를 하여 煩渴(번갈)을 하고 小便이 不利를 하는 것을 治療한다.
③ 去 桂를 하고, 加 人蔘을 하면 春澤湯이라 이름을 한다.
④ 暑熱로 煩渴(번갈)하는 것을 治療한다.
⑤ 加 辰砂 五分을 하면 辰砂五苓散이라 이름을 한다. 傷寒의 發熱과 譫語(섬어) 및 產後의 虛煩을 治療한다.

❹ 궁하탕(芎夏湯)(➡方藥合編·中100, 東醫寶鑑 370)
活套 : ① 逐水(축수)를 하고 飮을 이롭게 하는데 通用을 한다.
② 痰牽에는 加 白芥子·香附子를 한다.
③ 冷痰에는 加 乾薑·肉桂·小茴香을 한다.
④ 咳嗽(해수)에는 加 貝母·杏仁을 한다.

(3) 怔忡

195) "二陳湯에 加 白朮·黃連·遠志·竹瀝·薑汁을 한다."와 같이 비교하면 더욱 좋다.

① 戴氏가 가로되, 怔忡(정충)은 心中이 跳動(도동)을 하고 不安을 한 것이다.
② 惕惕然[196]을 하여, 마치 다른 사람이 장차 捕縛을 하려는 것과 같은 것이 이것이다.
③ 대개, 因한 것이 富貴에 汲汲[197]을 하고 貧賤(빈천)에 戚戚[198]을 하여 願하는 바를 이루지 못하여 된 것이다.

④ 怔忡(정충)은 驚悸(경계)가 오래되어서 된 것이다.
ⓐ 痰이 아래에 있고 火가 위에 있기 때문이다. 溫膽湯에 加 黃連·山梔·當歸·貝母를 한다.
ⓑ 氣鬱인 경우에는 四七湯에 加 茯神·遠志·竹瀝·薑汁을 한다. 或은 十味溫膽湯·金箔鎭心丸으로 한다.
ⓒ 停飮으로 胸中에 漉漉[199]을 하여 소리가 나고, 怏怏[200]을 하면서 不安한 경우에는 二陳湯에 加 茯神·檳榔·麥門冬·沈香을 한다. 或은 朱雀丸으로 한다.
ⓓ 心下에 水氣가 있어 怔忪을 하는 경우에는 마땅히 五苓散·芎夏湯으로 한다.
㉠ 水飮으로 證이 되는 것은 頭眩을 하고 心悸(심계)가 있다.

⑤ 怔忡(정충)은 역시 가로되, 怔忪이라고 한다. 驚悸(경계)와 더불어 같이 보아야 한다.
⑥ 마땅히 益榮湯·茯苓飮子·安神補心湯·薑朮湯·朱雀丸·四物安神湯·朱砂寧志丸·加味寧神丸·天王補心丹으로 한다.

❶ 사물안신탕(四物安神湯)(➡方藥合編·中92, 東醫寶鑑 267)

活套 : ① 心中에 血이 없어 마치 물고기가 물이 없는 것과 같이 怔忡(정충)을 하고 跳動(도동)을 하는 것을 治療한다.

❷ 십전대보탕(十全大補湯)(➡方藥合編·上33, 東醫寶鑑 1237, 醫學入門 161·3122)

活套 : ① 體力補强·營養補給·貧血衰弱·精力減退·視力減退·失血·産後·手術後·肺結核·카리에스·痔瘻·瘰癧·白血病·脫肛·精神衰弱·遺精·全身衰弱·結核性關節炎·淋巴腺炎·骨結核症·關節炎·佝僂病·倦怠感·氣血虛·多汗症·瘧疾·不姙症·産後脚氣·腎結核·心臟瓣膜症·顔色異常·眼昏·月經異常·胃 및 十二指腸潰瘍·耳鳴·脊髓炎·骨髓炎·齒槽膿漏·脫疽·胞狀鬼胎·肛門周圍炎을 治療한다.
② 一切의 虛損에 대개 可히 證狀을 따라서 加減을 한다.

❸ 이음전(理陰煎)(➡方藥合編·上11, 景岳全書 974·1220)

活套 : ① 脾와 腎의 虛를 나스리는 데 溫潤하게 한나.
② 즉, 理中湯의 變方이다.
③ 脈이 數을 하고 不洪을 하면 柴胡를 加한다.
④ 寒凝에는 麻黃을 加 한다.
⑤ 脈이 細를 하고 惡寒이 나면 細辛을 加한다.

196) 1.무서워하다. 두려워하다. 2.근심하다. 염려하다. 걱정하다. 걱정이 되다.
197) 1.급급하다. 절박하다. 다급하다. 긴박하다. 2.절실히 추구하다. 간절히 추구하다.
198) 1.서로 친밀한 모양. 2.근심하고 두려워하는 모양. 3.마음이 움직이는 모양.
199) 젖은 모양. 흐르는 모양. 윤택한 모양.
200) 불만족스럽거나 즐겁지 않은 모양.

⑥ 症勢가 甚하면 附子를 加 한다. 或은 柴胡를 아울러 加하여 돕게 한다.
⑦ 泄瀉(설사)에는 當歸를 빼고, 吳茱萸·破古紙·肉豆蔻·附子를 加 한다.
⑧ 滯氣에는 陳皮·香附子를 加 한다.
⑨ 陰虛火盛에는 去 乾薑·肉桂를 하고, 人蔘을 加 한다.
⑩ 人蔘·附子를 加한 것은 六味回陽飮이라고 한다.

❹ 소요산(逍遙散)(➡方藥合編·中166, 東醫寶鑑 1682, 醫學入門 166·3133)
活套 : ① 血道症·月經不調·不眠症·神經衰弱을 治療한다.
② 月經의 不調 및 血虛로 五心이 煩熱(번열)을 하고 寒熱이 마치 瘧疾(학질)과 같은 것을 治療한다.
③ 血熱에는 加 鱉甲을 하면 더욱 좋다.

2. 健忘

① 健忘이 있는 경우에는 資質이 鈍한 것이 아니고, 精神이 短少를 하고 痰이 서로 攻擊을 하는 것이다.
② 怔忡(정충)이 오래되면 즉, 健忘이 된다.

③ 三證이 비록 淺深(천심)이 있으나 다음과 같다.
ⓐ 대개, 心脾의 血少로 神이 虧損(휴손)이 되고, 淸氣가 不足을 하며, 痰火와 濁氣(탁기)가 上攻을 한 것이다. 引神歸舍丹으로 主한다.
ⓑ 역시, 稟賦(품부)를 받은 것에 陰魄(음백)이 不足을 하여 잘 잊는 경우에는 氣血을 大補를 하여야 하니, 定志丸을 사용한다.
ⓒ 가령, 年老를 하여 神이 衰한 경우에는 加減固本丸으로 한다.

④ 三證에 通用으로는 歸脾湯을 사용한다.
⑤ 仁熟散·夢受天王補心丹·壽星丸·蔘棗丸으로 한다.
⑥ 健忘에는 마땅히 加味茯苓湯·聰明湯·歸脾湯·加減補心湯·天王補心丹·降心丹·壯元丸·加味壽星元·朱子讀書丸으로 한다.

❶ 귀비탕(歸脾湯)(➡方藥合編·上66, 東醫寶鑑 268, 醫學入門 163·3115)
活套 : ① 憂思로 心脾를 勞傷을 하여 健忘을 하고 怔忡(정충)을 하는 것을 治療한다.
② 氣가 升降을 하지 못하는 경우에는 加 便香附子를 한다.
③ 不眠에는 加 熟地黃 五·七錢을 한다.

3. 驚悸·怔忡·健忘의 脈

① 驚悸(경계)·怔忡(정충)은 寸이 動을 하면서 弱을 한다.
② 寸이 緊을 하고 胃가 浮를 하면 悸病이 이에 만들어 지는 것이다.
③ 飮食·痰火는 伏·動·滑을 하는 脈이다.
④ 浮·微·弦·濡한 것은 근심과 놀란 것으로 허물이 된 것이다.
⑤ 健忘은 神이 虧損(휴손)이 된 것이니, 心脈이 虛浮를 하고 薄을 한다.
⑥ 寸口가 動을 하면서 弱을 하면, 動은 驚이고 弱은 悸이다.
⑦ 寸口脈이 緊을 하고 趺陽脈이 浮를 하면 胃氣가 虛한 것이니, 이것으로 驚悸(경계)가 되는 것이다.
⑧ 趺陽脈이 微를 하면서 浮를 하면 胃氣가 虛한 것이다.
⑨ 微를 하면 먹을 수가 없다.
⑩ 이러한 恐懼(공구)의 脈은 憂가 迫[201]을 하여 된 바이다.

4. 癲癎

(1) 癎과 癲狂의 差異

① 癲癎(전간)의 定義
ⓐ 癎과 癲狂(전광)은 서로 類似하다.
ⓑ 그러나, 癎病은 때로 發作을 하고 때로 그치니, 邪가 五臟으로 흐른 것이다.
ⓒ 癲狂(전광)은 오래도록 낫지 않는 것으로, 邪가 온전히 心으로 들어간 것이다.

② 癲癎(전간)의 原因
ⓐ 癎에는 陰·陽이 있으나, 단지 이것은 痰이다.
ⓑ 內傷이 가장 많고, 外感이 極히 적다.
ⓒ 대개, 飮食으로 傷을 하여 쌓이면, 痰火가 되어서 上으로 心竅(심규)를 迷惑을 하게 한다.
ⓓ 驚·恐과 憂·怒를 하게 되면, 즉 火가 盛을 하여 神이 집을 지키지 못하게 되어 집이 비게 되니, 痰이 막히는 것이다.

③ 丹溪(단계)의 法

201) 1. 핍박하다(逼迫--) 2. 닥치다 3. 줄어들다 4. 가까이하다

ⓐ 丹溪(단계)가 이르기를, 癎은 痰으로 因하여 心竅(심규)를 막은 것이다.
ⓑ 發作을 하면, 즉 머리가 돌면서 卒然으로 昏到(혼도)를 하고, 手足이 搐搦(휵닉)을 하며, 口眼이 서로 당기고, 胸背가 强急을 하며, 叫號를 하면서 痰을 吐하는데, 食頃이 되면 이에 깨어난다.

④ 癲癎(전간)의 易治와 難治
ⓐ 病에 몸이 먼저 熱을 하고 脈이 浮를 하여 表에 있는 경우에는 陽癎이니, 六腑에 屬(속)하고 易治이다.
ⓑ 病에 몸이 冷을 하고 脈이 沈을 하여 裏에 있는 경우에는 陰癎이니, 五臟에 屬(속)하고 難治이다.
ⓒ 만약, 神이 脫을 하고 눈이 얼빠진 것과 같아, 마치 愚痴[202](우치)와 같은 경우에는 不治이다.

(2) 三癎과 五癎

① 때로 배우는 데에 하필 五·三[203]을 硏究하겠는가?

② 癎이 오래되면 반드시 五臟[204]으로 들어가게 된다.
ⓐ 肝癎은 얼굴이 푸르고 머리를 흔들며 잘 놀라고 發作을 할 때에 닭이 우는 소리가 난다.
ⓑ 心癎은 얼굴이 붉고 입을 벌리며 머리를 흔들고 말이 우는 소리가 난다.
ⓒ 脾癎은 얼굴이 누렇고 下痢를 하면서 吐舌을 하고 양이 우는 소리가 난다.
ⓓ 肺癎은 얼굴이 하얗고 吐沫을 하며 腹脹이 있고 소가 우는 소리가 난다.
ⓔ 腎癎은 얼굴이 검고 直視를 하며 돼지가 우는 소리가 난다.

③ 이것은 五癎이니, 病의 證狀으로 種類를 배열한 것일 따름이다.
④ 그 實은 痰·火·驚의 세 가지일 따름이다.
⑤ 小兒의 風·驚·食의 三癎은 小兒門을 參考한다.[205]

(3) 癎에서의 肥人과 瘦人의 差異

○ 痰이 火와 驚을 다소나마 낀 것이다.

① 肥人

202) 우둔하고 미련하다.
203) 三癎이나 五癎을 말한다.
204) 실제 臨床에서 癎疾患者를 보면 반드시 짐승의 울음소리로 하는 경우는 많지 않다.
205) 韓醫學에서는 小兒의 경우는 驚風으로 보고, 成人의 경우를 癎疾로 理解를 한다.

ⓐ 肥人은 痰이 많으니, 發動이 되면 즉 소리가 나고 涎沫(연말)을 吐를 한다.
㉠ 風痰은 星香散에 加 全蝎 三枚를 해서 薑·棗服을 한다. 或은 追風祛痰丸·五生丸으로 한다.
㉡ 驚痰은 紫石散·驚氣丸·抱龍丸·三癎丸·引神歸舍丹·壽星丸으로 한다.
㉢ 怒로 因한 경우에는 順氣導痰湯에 加 石菖蒲·辰砂를 한다.
㉣ 憂·思로 因한 경우에는 妙香散으로 한다.
㉤ 食痰에는 醒脾散으로 한다.

② 瘦人
ⓐ 瘦人은 火가 盛을 하여 얼굴이 붉은 경우에는 防風當歸飮으로 한다.
㉠ 或은 小調中湯에 加 南星을 한다.
㉡ 或은 滾痰丸·瀉靑丸·牛黃淸心丸·龍腦安神丸·千金龍膽湯으로 한다.

ⓑ 痰火가 모두 盛한 경우에는 猪心丸을 溫酒로 服用을 한다.
㉠ 위로 吐를 하고 아래로 泄瀉(설사)를 하는 경우에는 頑痰(완담)을 去하는데, 老痰에 더욱 妙하다.

ⓒ 通用으로는 斷癎丹·活虎丹·蝙蝠散·控涎丹·紫金錠으로 한다.

⑷ 癎의 治法

① 調中을 하고 補北을 하며 南方을 瀉를 하여야 한다.
ⓐ 癎은 본래 痰熱이 驚을 낀 것이니, 마땅히 寒藥으로 淸心을 하고 降火를 하며 化痰을 爲主로 한다.

ⓑ 그렇기 때문에 古法에 二陳湯에 加 瓜蔞仁·南星·黃連을 使用을 하여 探吐를 한다.
㉠ 吐를 한 後에는 반드시 朱砂安神丸을 服用을 하여 南方의 火를 내린다.
㉡ 當歸龍薈丸으로 東方의 木을 平하게 한다.

ⓒ 그러니, 化痰을 하는 경우에는 반드시 順氣를 우선하고, 順氣를 하는 경우에는 반드시 調中을 먼저 하는 것이다.
ⓓ 頑痰(완담)이 膠固(교고)한 경우에는 辛溫의 熱藥으로 佐를 삼지 않으면, 어찌 開導를 하겠는가?
ⓔ 이것으로 古方에서 驚癎을 治療할 때에는 대개 溫劑가 있는 것이다.
ⓕ 또한, 가령 錢仲陽이 小兒의 癎을 治療할 때에, 吐·瀉 및 차가운 藥을 過度하게 服用을 한 다음에 몸이 冷을 하고 눈을 감으며 먹지를 않으려고 하는 경우에는, 後에 益黃散을 사용해서 補中을 하여 식사를 하게하고, 다음에는 腎氣丸을 사용해서 北方의 腎水를 補를 하

여 能히 말을 하게하였다.

ⓖ 이것은 從權[206]으로 癎疾의 壞證을 救한 것이니, 역시 可히 法을 이루었다고 할 것이다.

② 胎癎에는 마땅히 燒丹丸으로 한다.

③ 陰癎과 陽癎

ⓐ 身이 熱을 하고 脈이 浮를 하는 경우에는 陽癎이 된다. 마땅히 妙香丸으로 한다.

ⓑ 身이 凉을 하고 脈이 沈을 하는 경우에는 陰癎이 된다. 마땅히 五生丸으로 한다.

④ 肥白人과 黑瘦人

ⓐ 肥人은 痰이 많으니, 마땅히 追風祛痰丸·加味壽星元·引神歸舍丹으로 한다.

ⓑ 瘦人은 火가 盛을 하니, 마땅히 金箔鎭心丸·龍腦安神丸으로 한다.

⑤ 痰迷心竅(담미심규)를 한 경우에는 마땅히 金箔鎭心丸·控涎丸으로 한다.

⑥ 痰火가 모두 盛을 하는 경우에는 마땅히 甘遂散으로 吐·下를 한다.

⑦ 驚으로 因한 경우에는 마땅히 驚氣元·抱膽丸으로 한다.

⑧ 怒로 因한 경우에는 마땅히 寧神導痰湯·當歸龍薈丸으로 한다.

⑨ 心臟의 虛損으로 氣血이 不足한 경우에는 마땅히 滋陰寧神湯·淸心溫膽湯·歸神丹으로 한다.

⑩ 婦人은 마땅히 加味逍遙散·朱砂膏로 한다.

⑪ 五癎의 通治는 마땅히 龍腦安神丸·五癎丸·六珍丹·錢氏五色丸·育魂丹·丑寶丸·鴆頭丸·活虎丹·蝙蝠散·礬丹丸으로 한다.

⑫ 癎이 나은 뒤에, 다시 發作을 하는 경우에는 마땅히 斷癎丹으로 한다.

❶ 추풍거담환(追風祛痰丸)(➡方藥合編·下55, 東醫寶鑑 272, 醫學入門 2786)

活套 : ① 風痰으로 因한 癎疾 發作을 다스린다.

❷ 용뇌안신환(龍腦安神丸)(➡方藥合編·下57, 東醫寶鑑 272, 醫學入門 2907)

活套 : ① 新·舊·遠·近을 不問을 하고 다섯 가지의 癲癎(전간)을 다스린다.

② 白茯苓을 대신하여 白茯神을 쓰는 處方도 있다.

206) 그때그때의 형편(形便)에 따라 알맞게 변통(變通)함.

5. 癲狂

(1) 痰迷心竅(담미심규)

① 癲狂(전광)은 痰火로 心堂을 막은 것이니, 모두 喜·怒가 연관이 된 것으로 크게 상서롭지 않다.

② 素問註에 이르기를, 多喜를 하는 것은 癲이고, 多怒를 하는 것은 狂이 된다. 喜는 心에 屬하고, 怒는 肝에 屬하는데, 二經은 모두 火가 有餘(유여)한 곳이다.

③ 그러나, 喜를 하면 즉 氣가 흩어지니, 필경 謀慮(모려)를 하는 것을 이루지 못하고 鬱結(울결)이 되어 뜻을 얻지 못하는 경우에 많이 있다.

④ 대개 痰迷心竅(담미심규)를 한 경우에는 葉氏淸心丸·金箔鎭心丸·朱砂安神丸으로 한다.

⑤ 心風癲인 경우

ⓐ 牛黃淸心丸·追風祛痰丸으로 한다.

ⓑ 虛한 경우에는 加 紫河車 一具를 풀[207]로 쑤어서 한다.

⑥ 怒傷肝인 경우에는 寧神導痰湯·瀉靑丸·當歸龍薈丸으로 한다.

⑦ 驚으로 因한 경우에는 抱膽丸·驚氣丸으로 한다.

⑧ 丹溪(단계)가 이르기를, 五志의 火는 鬱을 하게 되면 痰이 되어, 癲이 되고 狂이 되니 마땅히 人事로 制壓을 한다고 하였다.[208]

ⓐ 가령, 喜傷心의 경우에는, 怒로 풀어주고 恐으로 勝을 하게 한다.

ⓑ 憂傷肺의 경우에는, 喜로 勝을 하게하고 怒로 풀어준다.

(2) 陽明熱結

① 陽明의 熱結은 膏粱珍味로 因한 것이다.

② 陽明의 發狂은 傷寒의 雜證에 보인다.

---

207) 먹는 풀을 말한다. 죽보다 더 묽게 하는 것이다.

208) 五志相勝治法을 말한다. 丹溪가 가로되 五志의 火는 鬱을 하여 痰이 이루어지니 癲狂이 된다. 마땅히 人事로 制壓을 한다. ⓐ 가령 怒가 肝을 傷한 경우에는 憂로 勝을 하고 恐으로 解를 한다. ⓑ 喜가 心을 傷한 경우에는 恐으로 勝을 하고 怒로 解를 한다. ⓒ 思가 脾를 傷한 경우에는 怒로 勝을 하고 喜로 解를 한다. ⓓ 憂가 肺를 傷한 경우에는 喜로 勝을 하고 思로 解를 한다. ⓔ 恐이 腎을 傷한 경우에는 思로 勝을 하고 憂로 解를 한다. ⓕ 驚이 膽을 傷한 경우에는 憂로 勝을 하고 恐으로 解를 한다. ⓖ 悲가 心包를 傷한 경우에는 恐으로 勝을 하고 怒로 解를 한다. ⓗ 이 法은 오직 賢한 경우라야 能히 하는 것이다.

ⓐ 胃·大腸의 實熱과 燥火가 中에 鬱結(울결)이 되어서 大便이 막힌 경우에는 凉膈散에 加大黃으로 하여 下法을 사용한다.
ⓑ 膏粱(고량)과 醉飽를 한 後에 發狂을 하는 경우에는, 단지 鹽湯(염탕)으로 痰을 吐를 하게 되면 즉 낫는다. 或은 小調中湯으로 한다.
ⓒ 芳草와 石藥을 服用을 하여 熱氣가 날래서 發狂을 하는 경우에는 三黃石膏湯에 加 黃連·甘草·靑黛·板藍根을 한다. 或은 紫金錠으로 한다.

(3) 重陰·重陽

① 癲狂(전광)의 定義
ⓐ 重陰과 重陽으로 謾議[209]를 하는 경우도 있다.
ⓑ 『難經』에 이르기를, 重陰을 하면 癲이고, 重陽을 하면 狂이라고 하였다.
ⓒ 河間은 癲과 狂은 하나이니, 대개 痰火에 屬한다고 하여 重陰의 說은 틀렸다고 하였다.
ⓓ 그러나, 世間에 發狂을 하는 경우에 한번은 妄言을 하고 妄語를 하지만 오래 되도록 癲이 되지 않는 경우가 있다.
ⓔ 또한, 痴迷로 顚倒(전도)[210]를 하는 것이 마침내 오래 되어도 狂으로 發作을 하지 않는 경우도 있다.
ⓕ 그렇기 때문에 河間은 合을 하여 하나라고 앞에 한 것이다. 『難經』은 뒤에 分析을 한 것이다.

② 癲이라는 것은 平常과 다른 것이다.
ⓐ 平日에는 能히 말을 하다가 癲이 되면 沈黙을 하고, 平日에는 말을 하지 않다가 癲이 되면 呻吟(신음)을 하는데, 甚하면 즉 僵仆[211](강부)로 直視를 하게 되고 마음이 항상 便安하지 않은 것이다.
ⓑ 이것은 陰虛로 血少를 하여 心火가 便安하지 않은 것이니 大調中湯으로 主한다.

③ 癲狂(전광)의 治療
ⓐ 狂을 하면 즉 오로지 痰을 내리고 火를 降을 하게 한다.
ⓑ 癲을 하면 兼을 하여 安神을 하고 凉血을 한다.

ⓒ 해가 지나서 心經에 損이 있는 경우에는 不治이다.
㉠ 不時에 昏倒(혼도)를 하는 경우에는 滋陰寧神湯으로 한다.
㉡ 語言에 論理가 없는 경우에는 定志丸으로 한다.
㉢ 悲哭을 하면서 呻吟을 하는 경우에는 燒蠶退·破古紙를 酒調를 하여 二錢을 蓖麻仁煎湯으

209) 기만을 하여 의논을 하는 것이다. 요즘 말하면 뇌내망상이라고 한다.
210) ①엎어져서 넘어짐 ②위와 아래를 바꾸어서 거꾸로 함
211) 엎어져 넘어짐.

로 服用을 하는데, 常服을 하면 可히 뿌리를 끊을 수가 있다.

ⓓ 狂이라는 것은 凶狂을 한다는 것이다.
㉠ 輕한 경우에는, 스스로 높이고 스스로 옳다고 하며 노래를 부르기 좋아하고 춤을 추기를 좋아한다.
㉡ 甚하면, 즉 옷을 벗고 뛰면서 담장을 뛰이 넘고 집 위로 올라가며, 甚하면 즉 머리를 풀고 크게 소리치며 물불을 가리지 않고, 또한 쉽게 殺人을 한다.
㉢ 이것은 心火가 홀로 盛을 하여 陽氣가 有餘(유여)를 하고 神이 집을 지키지 못하며 痰火가 壅盛(옹성)을 하여 그런 것이다.
㉣ 小調中湯·三黃丸·控涎丹·單苦蔘丸으로 한다.

(4) 癲狂에 『東醫寶鑑』의 治法

① 癲은 顚倒(전도)를 하고 錯亂을 하는 것이다.

② 癎에 하고, 狂에 하여 대개 兼하는 病이다.[212)]
ⓐ 火가 盛한 癲狂(전광)은 마땅히 當歸承氣湯·三黃瀉心湯·黃連瀉心湯·牛黃瀉心湯으로 한다.
ⓑ 風痰이 迷心을 하여 癲狂(전광)을 하는 것은 마땅히 鐵粉散·鬱金丸·通洗散으로 한다.
ⓒ 驚으로 因하여 傷心을 하고 亡魂을 하며 失魄을 하여 癲狂(전광)이 되는 것은 마땅히 鎭心丹·抱膽丸·葉氏雄朱丸·一醉膏로 한다.
ⓓ 勞神[213)]이 過度를 하여 甚하면 癲狂(전광)에 이르는 것은 마땅히 辰砂寧志丸·寧志化痰湯·養血淸心湯·牛車肉으로 한다.
ⓔ 癲狂(전광)으로 睡臥(수와)를 하지 못하는 경우에는 마땅히 寧志膏·辰砂散으로 한다.

❶ 당귀승기탕(當歸承氣湯)(➡方藥合編·下58, 東醫寶鑑 277·304·1157)
活套 : ① 燥症을 다스리는 上藥이다.
② 또한, 血結로 因한 便閉도 다스린다.

❷ 도인승기탕(桃仁承氣湯)(➡方藥合編·下13, 東醫寶鑑 1105, 醫學入門 1740·3054)
活套 : ① 月經不調·月經困難·婦人病·蕁痲疹·急性大腸炎·膀胱炎·膀胱結石·喘息·血道症히스테리·打撲症·眩暈·齒痛·肩凝·腰痛·坐骨神經痛·眼病·痔疾·肛門周圍炎·月經痛·帶下·腦出血·高血壓症·動脈硬化症·赤痢·不姙症·凍傷·便秘·肥滿症·무좀·濕疹·腎結石·流産癖·人孔流産後遺症·子宮內膜炎·子宮下垂 및 脫肛·子宮後屈·齒槽膿漏·脫疽·胎盤殘留·胞狀鬼胎·黃疸·出血·스피로헤타병·後陣痛을 治療한다.
② 膀胱(방광)에 血이 結滯(결체)가 되고 小腹이 急結을 하며 便이 黑을 하고 譫語(섬어)를 하는 것을 治療한다.

---

212) 그렇기 때문에 癲狂이라는 표현을 하고, 역시 癲癎이라는 표현을 하여 도리어 공부를 할 때에 어렵게 하였다. 즉, 단순한 미친 것인지, 아니면 癎疾로 因한 것인지에 대해서 옛날에는 模糊하게 分類를 하게 된 것이다.
213) 勞心焦思를 말한다.

③ 물로 끓인 다음에 芒硝를 넣어서 溫服을 한다.
④ 腸胃에 熱結로 便秘가 있는 경우에는 檳榔·郁李仁末을 調服을 한다.
⑤ 癲狂(전광)으로 實熱이 있는 경우에는 靑礞石으로 調服을 한다.

❸ 방풍통성산(防風通聖散)(➡方藥合編·下4, 東醫寶鑑 1027·1180, 醫學入門 151·1549·1723·3066)

活套 : ① 腦出血·高血壓症·動脈硬化症·便秘症·酒皶鼻·痔疾·皮膚病·蓄膿症·眼病·糖尿病·喘息·肥滿症·脚氣·丹毒·禿頭·脂肪肝·慢性腎炎을 治療한다.
② 여러 風熱을 治療한다.
③ 或은 熱結로 二便이 不通을 하는 것을 治療한다.
④ 滑石·芒硝를 去하고, 아울러서 酒炒를 하면 酒製通聖散으로 이름을 한다.

❹ 우황청심환(牛黃淸心丸)(➡方藥合編·中7, 東醫寶鑑 282·1014 牛黃淸心元, 醫學入門 2576)

活套 : ① 自律神經失調症·不眠症·神經性心悸亢進症·驚風·精神不安症·狂亂을 治療한다.
② 卒中風으로 人事不省을 하고 痰涎(담연)이 壅塞을 하여 精神이 昏憒를 하고 言語가 乾澁하며 口眼喎斜(구안와사)가 있고 手足이 不遂하는 等證을 治療한다.

6. 癲·癎·狂의 脈

① 癲癎(전간)의 脈은 陽證이면 浮를 하고, 陰證이면 沈을 한다.
② 數을 하면 熱이고, 滑을 하면 痰인데, 狂은 心에서 發을 하는 것이고, 驚風은 肝에서 發을 하는 것이니, 癎은 弦急(현급)한 것을 찾을 수 있다.
③ 浮를 하면 病이 腑에 있어서 淺한 것이고, 沈을 하면 病이 臟에 있어 深한 것이다.
④ 陽證은 脈이 반드시 浮長을 하고, 陰證은 脈이 반드시 沈細를 한다.
⑤ 虛弦(허현)을 하면 驚이 되고 風癎이 된다.
⑥ 沈數을 하면 熱이 된다.
⑦ 滑脈이 빠르면 痰이 된다.
⑧ 脈이 滑大를 하는 것은 病이 腑에 있는 것이니 즉 쉽게 낫고, 脈이 沈澁(침삽)을 하는 것은 臟으로 들어간 것이니 難治이다.
⑨ 叔和가 말하기를 恍惚(황홀)의 病은 癲狂(전광)이니, 그 脈이 實牢(실노)를 하여 保安을 하는 것은 吉하다.
⑩ 寸·關·尺部가 이처럼 沈細를 하는 때에 사람을 救했다는 것을 들어 본 적이 없다.
⑪ 이른바 實牢라는 것은 즉, 滑大를 한다는 것이다.

血

1. 血病

(1) 血病의 逆順

① 여러 血病은 먼저 모름지기 각 經絡을 나누어야 한다. 거스르면 즉 上行을 하는 것이고, 順을 하면 下行을 하는 것이다.

② 血病의 病理

ⓐ 血은 이에 水穀(수곡)의 精이 變을 하여 이루어진 것이다.

㉠ 脾에서 生化를 한다.

㉡ 心에서 生息을 한다.

㉢ 肝에서 貯藏이 된다.

㉣ 肺에서 퍼진다.

㉤ 腎에서 베풀어진다.

㉥ 臟腑(장부)의 脈絡과 耳·目·手·足이 이것을 밑천으로 하여 運用이 된다.

ⓑ 그러나, 陰道는 쉽게 虧損(휴손)이 되니, 한번 感觸을 하여 傷을 하고, 調理를 하는 것이 마땅함을 잃으면 陽盛을 하고 陰虛를 하여 經絡이 어지러워져서 妄行을 하게 된다.

ⓒ 火를 타면 즉 上升을 하고, 濕을 끼면 즉 下行을 한다. 이것으로 上의 淸道로 넘치게 되면 코를 따라서 나오게 되니 衄血(뉵혈)이 된다.

ⓓ 濁道[214]에 留滯를 하면 胃脘을 따라서 나오게 되니 咳血(해혈)·唾血(타혈)을 하게 된다.

ⓔ 腸의 사이로 들어가게 되면 下部를 따라서 나오게 되니 血痢(혈리)가 된다.

ⓕ 腸胃에 結滯(결체)가 되면 積을 이루게 되고 血瘕(혈하)가 된다.

③ 血病의 經絡的 區分

ⓐ 經으로 나누어서 말을 하면 吐血은 胃이다.

ⓑ 咳血(해혈)·唾血(타혈)·衄血(뉵혈)은 肺이다.

ⓒ 痰에 血을 낀 것은 脾이다.

ⓓ 血絲를 咯하는 것은 腎이다.

ⓔ 溺血(뇨혈)[215]은 小腸·膀胱(방광)이다.

---

214) 음식물이 지나가는 通路이다.

215) 血尿를 말한다. 溺은 小便을 말하는 때에는 오줌, 소변(小便) (뇨) b. (오줌을)누다 (뇨)라고 하여

ⓕ 下血은 大腸이다.
ⓖ 牙宣은 胃, 或은 腎虛의 炎이다.
ⓗ 血이 땀구멍을 따라서 나오는 경우에는 肌衄이라고 말을 한다.
ⓘ 혀를 따라서 나오는 경우에는 舌衄이라고 말을 하니 心과 肝이다.
ⓙ 委中穴을 따라서 나오는 것을 膕血이라고 말을 하니 腎과 膀胱(방광)이다.

④ 대개 逆行을 하는 것은 難治이고, 順行을 하는 것은 易治이다.

(2) 血病의 外證

① 外證은 潮熱[216]이 있고, 夜間에 도리어 重하다.
② 潮熱이 없는 경우에는 輕한 것이고, 潮熱이 있는 경우에는 重한 것이다.
③ 潮熱이 盛을 하고 脈이 大한 경우에는 죽는다.
④ 그러나, 瘀血도 역시 能히 潮熱을 만드니, 낮에는 輕을 하고 밤에는 重을 하는 것은 血이 陰에 屬한 것이다.
⑤ 가령, 九竅에 出血이 있고 몸에 熱이 있으면서 눕지 못하는 경우에는 즉시 죽는다.

(3) 血病의 治療原則

① 사람의 虛·實을 헤아려야 하는데 氣는 모름지기 맑게 해야 한다.[217]
② 血은 氣를 따라 行을 하는데, 氣가 行을 하면 즉 行을 하고, 氣가 멈추면 즉 멈춘다.

③ 氣가 溫을 하면 즉 滑利를 하고, 氣가 寒을 하면 즉 凝滯(응체)가 된다.
ⓐ 淸氣凉血
㉠ 그렇기 때문에, 凉血하는 경우에는 반드시 먼저 氣를 맑게 한다.
㉡ 血이 어떤 經絡에서 나오는지를 알면, 즉 그 經絡의 氣를 맑게 해주는 藥을 사용을 한다.
㉢ 氣가 凉을 하면 즉 血이 스스로 歸隊(귀대)를 하게 된다.

ⓑ 去瘀止血
㉠ 만약에 瘀血이 凝滯(응체)가 된 것이 있으면, 또한 마땅히 먼저 瘀血을 去한 이후에 氣를 調節을 하면, 즉 그 血이 스스로 멈추게 된다.

뇨라고 읽으면 된다.
216) 일정(一定)한 간격(間隔)을 두고 정기적(定期的)으로 일어나는 신열(身熱)이다. 惡寒發熱이나 寒熱往來와 반드시 區分을 하여야 한다. 일반적으로 모든 血證에는 潮熱이 나오면 쉽지 않다.
217) 淸氣를 하게 되면 자연스럽게 血管이 收縮을 하게 되어서 止血이 쉽게 된다.

ⓒ 溫補收斂[218]

㉠ 或은 元氣가 본래 虛를 하고, 또한 生冷과 勞役으로 因하여 胃가 損傷이 되어 失血이 되는 경우에는 문득 마땅히 溫補를 하고 收斂(수렴)을 하여 내려야 한다.

㉡ 淸凉한 藥을 절대 忌를 하니, 도리어 胸膈에 停痰이 만들어져 흩어지지 않게 된다.

㉢ 헤아려야 한다.

(4) 血病의 外感과 內傷

① 外感

ⓐ 外感의 積瘀(적어)[219]가 있는 경우에는 마땅히 凉血을 하고 散火를 하는 藥을 사용을 한다.

ⓑ 外感에 四氣의 邪氣가 經絡에 傳을 하였을 때에, 誤汗·誤下를 하여 邪氣가 經絡을 逼迫을 하게 되면 血이 亡靈되게 行을 하게 된다.

㉮ 風證[220]

㉠ 風證으로 色이 푸르고 코피가 많이 나오는 경우에는 金沸草散에 去 麻黃을 하고, 加 桔梗·枇杷葉·桑白皮를 한다.

㉡ 或은 蔘蘇飮에 加 黃芩을 한다.

㉯ 寒證

㉠ 寒證으로 色이 어둡고 코피가 똑똑 떨어지는 경우에는 九味羌活湯·麻黃升麻湯으로 한다.

㉰ 暑證

㉠ 暑熱이 血을 逼迫을 하여 色이 붉고 甚하면 검은 경우에는 茅花煎湯에 五苓散을 調服을 한다.

㉡ 暑毒이 心을 攻擊을 하여 嘔血이 되는 경우에는 枇杷葉散에 去 丁香을 하고, 加 黃連을 한다.

㉱ 濕證

㉠ 濕證으로 色이 마치 끄름과 같고 下血이 많은 경우에는 胃風湯·當歸和血散으로 한다.

㉡ 時毒[221]으로 身熱이 있으면서 膿血(농혈)을 吐를 하는 경우에는 陽毒升麻湯으로 한다.

---

218) 初期에는 거의 사용을 하지 않는다.

219) 대개 血은 그냥 나오는 것이 없고 積瘀가 있어야 나오게 된다. 그렇기 때문에 韓醫學에서는 단순하게 收澁을 하여 止血을 하는 方法을 많이 하지는 않고 그 안에 대개 祛瘀를 하여 止血을 하는 方法으로 하게 된다.

220) 外感에 맞추어서 出血의 色을 이야기 하는 것은 무리가 많다. 다른 證狀으로 確認을 하는 것이 더욱 현명한 方法이다.

㉮ 積熱

㉠ 積熱이 飮酒와 구어 먹거나 불에 말려 먹는 것으로 因하여, 三焦에 熱이 蓄積이 된 경우에는 黃連解毒湯·黃連枳殼二味湯·龍腦鷄蘇散·四生丸·大金花丸·槐角丸으로 한다.

㉯ 瘀血

㉠ 瘀血이 打撲損傷으로 因하여 胸膈에 막혀서 모인 경우에는 犀角地黃湯[222]·桃仁承氣湯[223]으로 한다.

② 內傷[224]

㉠ 內傷에 滋陰을 하고 溫補를 하면 火가 스스로 便安하게 된다.

㉮ 內傷七情

ⓐ 內傷의 七情으로 갑작스럽게 기뻐하여 心을 動을 하면 血을 主할 수가 없다.

ⓑ 갑작스럽게 怒를 하여 肝을 傷을 하면 血을 貯藏을 할 수가 없다.

ⓒ 근심이 쌓여서 肺를 傷을 하고, 지나치게 생각을 해서 脾를 傷하며, 뜻을 잃어 腎을 傷하는 것이 대개 能히 血을 動을 하게 된다.

ⓓ 治療를 하는 것에 마땅히 開痰을 하고 行氣를 한다.

ⓔ 二陳湯에 加 酒紅花·升麻·當歸·黃連을 한다.

㉠ 虛한 경우에는 加 蔘·朮을 하고, 또한 附子 一片을 한다.

㉡ 熱한 경우에는 加 山梔·牧丹皮·茜草·生地·木香을 한다.

㉢ 氣가 急한 경우에는 加 瓜蔞仁·桔梗으로 한다.

ⓕ 勞心으로 無汗한 경우에는 茯苓補心湯으로 한다. 有汗한 경우에는 歸脾湯으로 한다[225].

ⓖ 平素에 鬱이 있는 경우에는 淸肝解鬱湯으로 한다.

ⓗ 氣가 壅塞을 하는 경우에는 蘇子降氣湯으로 한다.

ⓘ 가령, 失血을 한 後에 七情을 받은 경우에는 四物湯에 加 木香·檳榔을 한다.

㉠ 陰虛한 경우에는 去 木香·檳榔을 하고, 加 玄蔘·黃柏·枳殼을 한다.

---

221) 대두온(大頭瘟)을 말한다. 時行을 하는 熱病이다.
222) 上焦의 瘀血을 治療한다. 水漱不欲嚥이 特徵이다.
223) 下焦의 瘀血을 治療한다. 少腹急結·大便黑이 特徵이다.
224) 內傷은 內傷七情·飮食生冷·內傷勞役의 세 種類가 있다.
225) 黃芪의 有無로 有汗과 無汗을 比較한다.

㉯ 飮食生冷

ⓐ 飮食의 生冷으로 因한 內傷으로, 胃의 淸道[226]가 滯를 하여 氣가 濁하고 血이 어지러운 경우에는 理中湯에 加 乾葛·川芎을 한다.

ⓑ 衄血(뉵혈)을 治療할 때에는 能히 陰·陽을 나누고 血脈을 定하여야 한다.

ⓒ 冷한 것으로 昏倒(혼도)를 하는 경우에는 加 肉桂·附子를 한다.

ⓓ 술에 傷을 하여 吐血을 하는 경우에는 四君子湯에 加 乾葛·川芎·山梔를 한다.

㉰ 內傷勞役

ⓐ 內傷勞役으로 因한 것은 다음과 같다.

㉠ 氣가 虛하여 火가 盛을 하는 경우에는 單人蔘湯으로 하거나, 或은 四君子湯에 加 蒲黃·人乳·藕節을 한다.

㉡ 힘을 써서 吐血을 하는 경우에는 豬肝을 白芨末에 버무려서 먹거나, 或은 花蕊石散으로 한다.

㉢ 內傷으로 氣가 흩어져서 땀이 나면서 옷을 더럽히고, 甚하면 마치 핏덩어리로 더럽혀진 것과 같은 경우에는 黃芪健中湯으로 한다. 或은 男胎兒의 머리카락을 태워서 마신다.

㉣ 膕血은 十全大補湯으로 한다.

㉤ 思慮와 色慾의 內傷으로 血이 衰를 하고 火燥를 하는 경우에는 滋陰降火湯[227]·加味逍遙散[228]·節齋四物湯[229]·腎氣丸[230]으로 한다.

(5) 血病에 治療의 大要

① 血은 百病의 胎가 된다.

ⓐ 男·女도 血로 病이 된다.

ⓑ 사람들이 百病이 氣에서 生을 하는 것을 알지만, 血이 百病의 胎가 되는 것을 알지 못한다.

ⓒ 무릇 寒熱·踡攣·痹痛·癮疹·瘙痒·善忘·善狂·驚惕·迷悶·痞塊·疼痛·癃閉·遺尿의 等에 證狀 및 婦人의 經閉·崩中·帶下가 모두 血病이다.

ⓓ 通用으로는 四物湯으로 한다.

② 血病治療

ⓐ 凉血을 할 때에

㉠ 心이면 加 黃連으로 하고, 小腸이면 山梔仁·木通으로 한다.

---

226) 飮食物의 濁한 것이 아닌, 精華가 움직이는 通路를 말한다.
227) 滋陰降火湯은 陰虛로 因한 火動을 治療한다.
228) 加味逍遙散은 潮熱이 있는 경우에 사용을 한다.
229) 節齋四物湯은 血虛를 治療한다.
230) 腎氣丸은 陰虛를 治療한다.

㉡ 肺는 加 黃芩으로 하고, 大腸이면 實芩으로 한다.
㉢ 肝은 加 條芩으로 하고, 膽은 加 黃連으로 한다.
㉣ 腎·膀胱(방광)은 加 黃柏으로 한다.
㉤ 脾는 加 生地黃으로 하고, 胃는 加 大黃으로 한다.
㉥ 三焦는 加 地骨皮로 하고, 心包絡은 加 牧丹皮로 한다.

ⓑ 淸氣를 할 때에
㉠ 心과 胞絡(포락)에는 加 麥門冬으로 한다.
㉡ 肺는 加 枳殼으로 한다.
㉢ 肝은 加 靑皮·柴胡로 한다.
㉣ 脾는 加 白芍藥으로 하고, 胃는 加 石膏·乾葛으로 한다.
㉤ 大腸과 三焦는 加 連翹로 한다.
㉥ 小腸은 赤茯苓으로 하고, 膀胱(방광)은 滑石·琥珀으로 한다.

ⓒ 瘀血은 加 紅花·桃仁·韭汁을 하는데, 童便으로 行하게 한다.
ⓓ 血이 오는 것이 갑작스러우면 加 薄荷·玄蔘으로 하여 흩어 버린다.
ⓔ 血이 그치지 않는 경우에는 加 蒲黃·京墨·茅根으로 한다.
ⓕ 오랫동안 그치지 않는 경우에는 加 升麻를 하여 血을 당겨 歸經을 하게 한다.
ⓖ 血이 그친 後에는 加 乾薑을 炒黑을 하여 血을 당겨 根源에 돌아오게 한다.
ⓗ 血虛에는 加 龜板을 한다.
ⓘ 血燥(혈조)에는 加 人乳를 한다.

③ 脾胃를 保全을 하면 可히 長生을 할 수가 있다.
ⓐ 血病에는 매번 胃藥이 收斂(수렴)을 하는 功效가 있으니, 胃氣가 한번 回復이 되면 그 血이 스스로 그친다.
ⓑ 가령, 嘔吐를 한 後에 發熱, 및 傷寒의 汗·下를 한 後에 發熱을 하는 경우에도, 단지 胃氣를 調和롭게 하면 자연히 熱이 물러나게 된다.
ⓒ 可히 脾胃가 能히 氣血을 統率을 할 수 있는 것이다.

2. 衄血

(1) 衄血(뉵혈)의 原因

① 衄血(뉵혈)은 熱이 肺와 胃로 넘친 것이다.

② 肺는 鼻에 開竅(개규)를 하고 鼻는 腦에 通하니, 血이 上으로 腦에 넘치게 되면, 또한 淸道를 行하게 되어 鼻를 따라서 나오는 까닭이다.

③ 兼하여 陽明의 熱이 鬱滯(울체)가 되어서 上으로 行을 하게 되면, 즉 口·鼻가 모두 血이 나온다.

④ 大熱로 衄血(뉵혈)을 하는 경우에는 萱草[231]를 사용하는데, 根을 去하고 搗汁을 하여 한잔으로 하고 生薑汁을 半盞(반잔)으로 잘 섞어서 服用을 한다.

(2) 衄血(뉵혈)의 治法

① 凉血과 行血

ⓐ 凉血을 하고 行血을 하는 것은 古人의 方法이다.

ⓑ 凉血과 行血의 初起와 久病의 治法

㉠ 처음에는 마땅히 黃芩湯에 加 鬱金을 한다. 或은 茅花·冬青子로 그치게 한다.

㉡ 오래되면 마땅히 淸肺生脈飮·茜梅丸·古天地膠으로 한다.

ⓒ 鬱의 治法

㉠ 鬱이 있는 경우에는 古莎芎散으로 한다.

㉡ 鼻에 留滯가 오래되어 衄血(뉵혈)이 되는 경우에는 防風散으로 한다.

㉢ 或은 犀角地黃湯으로 한다.

ⓓ 鼻粘膜의 乾燥로 因한 衄血(뉵혈)의 治法

㉠ 가령, 鼻가 乾燥한 경우에는 麻油로 点滴을 하여 넣어서 潤澤(윤택)하게 해야 한다.[232]

ⓔ 衄血(뉵혈)로 血暈(혈훈)이 되려고 하는 경우의 治法

㉠ 무릇, 衄血(뉵혈)을 갑자기 그치려고 하면 안 되지만, 많이 나오면 暈이 될까 두려우니, 急히 百草霜末을 三錢을 사용하여 水煎服을 하고 이에 一捻[233]으로 鼻中에 불어 넣는다.

---

231) 원추리. 백합과의 여러해살이풀
232) 紫雲膏를 발라주는 方法도 있다.
233) 1. 비틀다, 비꼬다(끈 따위를 비비 틀어서 꼬다) 2. 꼬다, 드리다 3. 집다, 붙잡다

ⓛ 或은 人中白末湯에 調服[234]을 하고, 더욱 髮炭 一錢, 麝香 一字를 加를 하며 이에 약간을 사용을 하여 搐鼻(휵비)[235]를 사용하면 바로 그친다.
ⓒ 或은 장차 患者의 머리카락을 半으로 벌려서 濕紙에 井水를 적신 다음에 정수리 위에 붙이면 역시 좋다.

ⓕ 가령, 吐·衄이 크게 甚하여 그치지 않는 경우에는 그 血暈(혈훈)을 防止를 하여야 하니, 茅根을 燒烟(소연)을 한 다음에 醋를 뿌려서 鼻로 하여금 냄새를 맡게 해서 그 기세를 억눌러야 한다.
ⓖ 或은 驀然(맥연)[236]하게 물로 얼굴에 뿌려서 놀라게 하면 즉 그친다.
ⓛ 이 方法은 비단 衄血(뉵혈)에만 하는 것이 아니라, 위로 吐를 하고 아래로 下를 하여 九竅에 出血이 나오는 경우에도 역시 效果가 있다.
ⓒ 그친 後에는 證狀과 虛實에 따라서 調理를 한다.

② 開鬱과 潤燥
ⓐ 諸般의 血藥으로 그치지 않는 경우에는, 반드시 氣鬱로 血이 貯藏이 되지 못하여 그런 것이다.
ⓑ 凉血을 하고 散火를 하는 藥으로 效果가 없는 경우에는 古莎芎散[237]으로 한다.
ⓒ 燥한 경우에는 單天門冬膏로 한다.

③ 衄血(뉵혈)의 痛治
ⓐ 鼻는 腦에 通을 하니, 血이 腦로 上溢을 하면 그런 까닭으로 鼻를 따라서 出을 한다.
ⓑ 兼하여 陽明에 熱鬱이 되면, 즉 口·鼻가 모두 出을 하는 것이다.
ⓒ 또한, 가로되 衄血(뉵혈)은 肺에서 出을 한다.
ⓓ 마땅히 莎芎散·三黃補血湯·鷄蘇散·陶氏生地芩連湯·保命生地黃散·淸衄湯·解鬱湯으로 한다.
ⓔ 丹溪(단계)가 가로되, 衄血(뉵혈)은 凉血과 行血을 爲主로 한다. 犀角地黃湯에 鬱金을 넣고, 加 片芩·升麻를 한다.

❶ 사궁산(莎芎散)(➡方藥合編·下59, 東醫寶鑑 293·728, 醫學入門 2645)
活套 : ① 衄血(뉵혈)을 다스린다.

❷ 박하전원(薄荷煎元)(➡方藥合編·下126)
活套 : ① 風熱을 없애고 痰涎(담연)을 삭혀서, 咽喉(인후)가 막힌 것을 通利를 하게하며, 머리와 눈을 맑게 하고 衄血(뉵혈)과 大·小便의 便血을 다스린다.
② 內局方에는 白荳蔲가 있다.

---

234) 타서 服用을 하는 것을 말한다.
235) 搐鼻法을 말한다. 콧구멍에 약을 불어 넣는 것이다.
236) 驀然 ; 돌진하는 모양; 또, 갑자기 일어나는 모양.
237) 古莎芎散은 지금의 莎芎散이다. 『醫學入門』에서는 '古'字를 앞에 붙이는 경우가 많다.

❸ 서각지황탕(犀角地黃湯)(➡方藥合編·下60, 東醫寶鑑 293, 醫學入門 1740·3113)

活套 : ① 衄血(뉵혈)과 吐血이 그치지 않고, 또한 上焦의 瘀血로 面이 黃을 하며 大便이 黑을 하는 것을 治療한다. 能히 瘀血을 消化한다.

② 回春에서는 加 黃芩·黃連·當歸를 하였다.

3. 吐血[238)]

(1) 吐血의 原因

① 吐血은 胃에 屬하는데 陰·陽을 나눈다.

② 陽이 盛을 하면 몸에 熱이 나고, 陰이 盛을 하면 몸이 차갑다.

③ 內傷과 外感, 및 飮食·房勞·墜閃으로 五臟에 損傷이 된 것이 있어 血이 膈間에 모여서 胃脘을 따라서 나오는 경우에는 즉 嘔吐가 된다.

④ 코를 따라 나오는 경우에는 즉 衄血(뉵혈)이 된다.

⑤ 陽이 盛을 하면 身熱을 하고 渴證(갈증)이 많으며, 陰이 盛을 하면 身凉을 하고 渴證(갈증)이 없다.

⑥ 그러나, 血은 陰이니, 몸이 凉한 경우에는 쉽게 낫는다.[239)]

(2) 吐血의 種類

① 陽證吐血[240)]

ⓐ 陽이 많으면 積熱이 있고 아울러 怒火가 있다.

㉠ 陽이 盛을 하면 辛熱한 飮食을 먹은 것으로 因한 경우가 많으니, 肺와 胃가 傷을 하여 嘔吐를 할 때에 피가 나온다. 大薊飮子로 主한다.

㉡ 술로 因한 경우에는 古葛連丸·小調中湯으로 한다.

㉢ 膿血(농혈)을 吐하는 경우에는 肺疽(폐저)라고 이름을 한다. 桔梗湯으로 한다.

㉣ 大怒로 氣가 逆을 하여 上衝을 하는 것이 暴甚한 경우에는 四物湯에 加 蘇子·陳皮·沈香·童便을 한다. 或은 茅根煎湯에 沈香을 갈아서 服用을 한다.

㉤ 五志의 火가 動을 하여 熱한 경우에는 解鬱湯으로 한다.

㉥ 만약, 血이 모여서 膈間에 가득하면서 吐를 하는 경우에는 蘇子降氣湯에 加 人蔘·阿膠[241)]

---

238) 식도정맥류로 因한 吐血은 갑작스럽고 多量으로 出血이 된다. 吐血의 경우에는 기왕력을 반드시 確認하여야 한다.

239) 出血이 있으면 체온이 떨어지게 된다. 그러나, 出血이 있으면서 體溫이 上升을 하는 경우에는 敗血症과 같은 惡症이 된다.

240) 陽證의 吐血은 積熱吐血·積血吐血로 區分을 하였다.

241) 阿膠는 山東阿膠가 좋다.

를 한다.

ⓢ 或은 갑작스럽게 紫黑으로 덩어리를 이룬 것을 吐를 하는 경우에는 瘀血이다. 비록 많다고 하더라도 역시 無妨하니 四物湯에 合 解毒湯[242]으로 調理를 한다.

ⓞ 胸中에 氣가 막힌 것을 느끼는 경우에는 桃仁承氣湯으로 下를 한다.[243]

ⓙ 虛한 경우에는 保命散으로 한다.

㉮ 積熱吐血

ⓐ 술로 因한 경우에는 古葛連丸·小調中湯으로 한다.

ⓑ 만약, 血이 모여서 膈間[244]에 가득하면서 吐하는 경우에는 蘇子降氣湯에 加 人蔘·阿膠를 한다.

❶ 소조중탕(小調中湯)(➡方藥合編·下68, 東醫寶鑑 358, 醫學入門 3117)

活套 : ① 一切의 痰火 및 諸般의 怪病에 脾胃를 잘 調理를 하는데 神效하다.

② 加 人蔘·白朮·白茯苓·當歸·川芎·生地黃·白芍藥을 하면 大調中湯이라고 이름을 하니 卽 八物湯을 合한 것이다.

③ 虛를 하면서 痰火가 있는 것을 治療한다.

④ 또한, 積熱과 吐血을 治療한다.

⑤ 매번 五錢을 煎服(전복)을 한다.

⑥ 陰虛에 痰火가 있으면 合 六味元을 한다.

⑦ 血虛에 痰火가 있으면 合 四物湯을 하거나, 或은 合 歸脾湯을 한다.

⑧ 一切의 痰火에는 合 導痰湯을 한다.

❷ 소자강기탕(蘇子降氣湯)(➡方藥合編·中87, 東醫寶鑑 242, 醫學入門 3111)

活套 : ① 上氣로 喘促(천촉)을 하는 것을 治療한다.

② 氣虛에는 加 人蔘 三·五錢, 麥門冬 二錢, 五味子 一錢을 한다.

③ 陰虛에는 加 熟地黃 五·七錢을 한다.

㉯ 積血吐血

ⓐ 或은 갑작스럽게 紫黑으로 덩어리를 이룬 것을 吐를 하는 경우에는 瘀血이다.

ⓑ 비록 많다고 하더라도 역시 無妨하니, 四物湯에 合 解毒湯[245]으로 調理를 한다.

ⓒ 胸中에 氣가 막힌 것을 느끼는 경우에는 桃仁承氣湯으로 下를 한다.

ⓓ 五志의 火가 動을 하여 熱한 경우에는 解鬱湯으로 한다.

ⓔ 虛한 경우에는 保命散으로 한다.

❶ 칠생탕(七生湯)(➡方藥合編·下61, 東醫寶鑑 297)

活套 : ① 血이 입과 코로 샘처럼 흘러, 다른 여러 가지 藥으로는 效力이 없는 것을 다스린다.

---

242) 일반적으로 解毒四物湯이라고 이름을 한다.
243) 小腹에 急結이 있고 大便이 黑한 다음에 사용을 한다.
244) 胸膈을 말한다.
245) 黃連解毒湯을 말한다.

② 生薊汁을 加하면 더욱 좋다.

❷ 도인승기탕(桃仁承氣湯)(➡方藥合編·下13, 東醫寶鑑 1105, 醫學入門 1740·3054)

活套 : ① 月經不調·月經困難·婦人病·尋麻疹·急性大腸炎·膀胱炎·膀胱結石·喘息·血道症히스테리·打撲症·眩暈·齒痛·肩凝·腰痛·坐骨神經痛·眼病·痔疾·肛門周圍炎·月經痛·帶下·腦出血·高血壓症·動脈硬化症·赤痢·不姙症·凍傷·便秘·肥滿症·무좀·濕疹·腎結石·流産癖·人孔流産後遺症·子宮內膜炎·子宮下垂 및 脫肛·子宮後屈·齒槽膿漏·脫疽·胎盤殘留·胞狀鬼胎·黃疸·出血·스피로헤타병·後陣痛을 治療한다.

② 膀胱(방광)에 血이 結滯(결체)가 되고 小腹이 急結을 하며 便이 黑을 하고 譫語(섬어)를 하는 것을 治療한다.

③ 물로 끓인 다음에 芒硝를 넣어서 溫服을 한다.

④ 腸胃에 熱結을 한 것으로 便秘가 있는 경우에는 檳榔·郁李仁末을 調服을 한다.

② 陰證吐血[246)]

ⓐ 陰은 心力을 사용하거나 갑자기 勞傷을 한 것이다.

ⓑ 勞傷으로 氣虛를 하는데 寒을 낀 경우에는, 陰陽이 서로 지켜주지 못하여 血도 역시 錯行(착행)[247)]을 하게 되니, 이른바 陽虛를 하면 陰이 반드시 走를 한다고 하는 것이 이것이다.

ⓒ 外證은 반드시 虛冷의 狀이 있으니, 法에 마땅히 溫中을 하여 血로 하여금 스스로 經絡에 들어가게 하는 것이다.

㉠ 陰이 盛을 하는 경우에는 勞力으로 傷氣를 한 것으로 因한 것이 많다.

㉡ 鮮紅色의 吐血을 하고 心腹이 絞痛(교통)을 하며 自汗을 하는 경우에는 四君子湯에 加 黃芪·柴胡·山藥·百合·前胡를 하여 薑·棗煎[248)]을 한 다음에 服用을 한다. 或은 蓮心·糯米를 等分을 하여 末로 한 다음에 溫酒로 타서 먹는다.

㉢ 가령, 胃虛로 먹은 것을 消化를 시키지 못하고, 그 氣가 逆上을 하여 吐·衄이 있는 경우에는 理中湯에 加 木香을 한다.

㉣ 胃寒으로 血을 約束을 하지 못하는 경우에는 甘草乾薑湯으로 한다. 或은 七氣湯에 加 川芎을 한다.

㉤ 自汗이 있는 경우에는 小建中湯·古桂附湯으로 한다.

㉥ 下虛가 極을 하여 氣壅을 하고 喘嗽를 하며 血이 鼓舞(고무)를 하지 못하는 경우에는 黑錫丹·金液丹으로 한다.

㉦ 勞力으로 肺를 傷을 하여 唾를 하는 中에 血이 있고, 咽喉(인후)가 不利를 하는 경우에는 鷄蘇散으로 한다.

㉧ 勞心이 過度를 하여 血을 統率할 수가 없어, 도리어 上으로 올라가서 사람으로 하여금 煩

246) 陰證吐血은 陽虛吐血·陰虛吐血·勞傷吐血로 區分을 한다.

247) 광원에 대하여 움직이면서 빛이 오는 방향을 관측하면, 정지하여 관측할 때와는 다른 방향을 얻게 되는 일. 어그러져서 행하는 것을 말한다.

248) 生薑·大棗를 넣고 끓이는 것을 말하는데 이것 때문에 대개 薑三·棗二가 나온 것이다.

悶을 하게하고 倦怠(권태)롭게 하는 경우에는 茯苓補心湯[249]·歸脾湯[250]으로 한다.

ⓩ 古方에 血을 治療할 때에 茯苓과 茯神을 많이 사용해서 佐로 한 것은 心이 血을 主하기 때문이다.

ⓒ 色을 생각하여 억지로 入房을 하여, 心·腎을 勞傷을 하고 陰虛火動(음허화동)이 된 경우에는 加減四物湯으로 한다.

ⓓ 무릇, 血이 上竅로 浮越을 하는 것은, 대개 陽이 盛을 하고 陰이 虛한 것으로 올라가는 것만 있고 내려가는 것이 없으니, 모두 補陰을 하고 抑陽을 하는 것이 마땅하다.

ⓔ 氣가 降하면 즉, 血이 스스로 經으로 들어가는 것이다. 陰이 盛을 하고 陽이 虛한 경우는 간간히 있을 따름이다.

ⓕ 가령, 心肺의 脈이 破裂을 하여 血이 마치 湧泉을 하는 것 같이 口·鼻에서 모두 나오는 경우에는 不治이다.

㉮ 陽虛吐血

ⓐ 傷胃로 吐血을 하는 경우에는 마땅히 理中湯에 加 川芎·乾葛을 한다.

ⓑ 가령, 胃虛로 먹은 것을 消化를 시키지 못하고, 그 氣가 逆上을 하여 吐·衄이 있는 경우에는 理中湯에 加 木香을 한다.

ⓒ 胃寒으로 血을 約束을 하지 못하는 경우에는 甘草乾薑湯으로 한다.

㉠ 或은 七氣湯에 加 川芎을 한다.

㉡ 自汗이 있는 경우에는 小建中湯·古桂附湯으로 한다.

ⓓ 下虛가 極을 하여 氣壅을 하고 喘嗽를 하며 血이 鼓舞(고무)를 하지 못하는 경우에는 黑錫丹·金液丹으로 한다.

❶ 이중탕(理中湯)(➡方藥合編·上6, 東醫寶鑑 1069, 醫學入門 1842·3055)

活套 : ① 胃아토니·胃下垂·胃擴張·胃酸過多·減酸症·胃潰瘍·蛔蟲·急性慢性 胃카타르·胃腸性神經衰弱·肺結核·肋間神經痛·萎縮腎·帶下·陰症急性吐瀉病·四肢神經痛·自家中毒症을 治療한다.

② 太陰의 腹痛으로 自利를 하는데 不渴을 하는 것을 治療하는 處方이다.

③ 加 陳皮·靑皮를 하면 治中湯이라 이름을 한다.

④ 小建中湯을 合하면 建理湯으로 이름을 하는데, 虛冷으로 積氣가 上攻하는 것을 治療한다.

⑤ 氣虛에는 倍 蔘을 하여 五·七錢까지 한다.

㉯ 陰虛吐血

ⓐ 陰虛吐血은 心力을 사용하거나 갑자기 勞傷을 한 것이다.

---

249) 無汗인 경우에 사용을 한다.
250) 有汗인 경우에 사용을 한다.

ⓑ 陰이 盛한 경우에

㉠ 勞力으로 傷氣를 한 것으로 因한 것이 많다.

㉡ 鮮紅色의 吐血을 하고 心腹이 絞痛(교통)을 하며 自汗을 하는 경우에는 四君子湯에 加 黃芪·柴胡·山藥·百合·前胡를 하여 薑棗煎으로 服用을 한다.

㉢ 或은 蓮心·糯米를 等分을 하여 末로 한 다음에 溫酒로 타서 먹는다.

ⓒ 勞傷으로 氣虛를 하는데 寒을 낀 경우에는, 陰陽이 서로 지켜주지 못하여 血도 역시 錯行(착행)을 하게 되니, 이른바 陽虛를 하면 陰이 반드시 走를 한다고 하는 것이 이것이다.

ⓓ 外證은 반드시 虛冷의 狀이 있으니, 法에 마땅히 溫中을 하여 血로 하여금 스스로 經絡에 들어가게 하는 것이다.

ⓔ 色을 생각하여 억지로 入房을 하여, 心腎을 勞傷을 하고 陰虛火動이 된 경우에는 加減四物湯으로 한다.

ⓕ 무릇, 血이 上竅로 浮越을 하는 것은, 대개 陽이 盛을 하고 陰이 虛한 것으로 올라가는 것만 있고 내려가는 것이 없으니, 모두 補陰을 하고 抑陽을 하는 것이 마땅하다.

ⓖ 氣가 降하면 즉, 血이 스스로 經으로 들어가는 것이다.

ⓗ 陰이 盛을 하고 陽이 虛한 경우는 간간히 있을 따름이다.[251)]

❶ 삼령백출산(蔘苓白朮散)(➡方藥合編·上25, 東醫寶鑑 1217, 醫學入門 3104)

活套 : ① 胃腸虛弱·食慾不振·全身倦怠·嘔吐下痢·胃部肥滿·心悸·崩漏·帶下·腸結核·慢性胃腸炎을 治療한다.

② 大病을 한 後에 脾胃를 調理한다.

③ 痞滿(비만)에는 去 薏苡仁을 하고, 加 陳皮·白荳蔲를 한다.

④ 下血의 날짜가 오래된 경우에는 加 地楡炒黑·荊芥炒黑·乾薑炒黑·烏梅를 한다.

⑤ 氣陷(기함)에는 加 升麻·防風을 한다.

❷ 사군자탕(四君子湯)(➡方藥合編·上64, 東醫寶鑑 244, 醫學入門 157·1550·3033·3165)

活套 : ① 食慾不振·胃下垂·胃腸虛弱症·痔出血·他藥으로 無效한 半身不隨·貧血·心腹脹滿·腸鳴下痢·嘔吐吃逆·脾衰肺損·體瘦面黃·胃遺瘍·小兒吐乳를 治療한다.

② 眞氣가 虛弱한 것을 補한다.

③ 氣短과 氣少한 것을 治療한다.

④ 虛損에는 加 當歸·黃芪를 하는데, 人蔘黃芪湯이라고 이름을 한다.

⑤ 合 四物湯을 하면, 八物湯이라 이름을 한다.

⑥ 또한 加 黃芪·肉桂 各一錢을 하면, 十全大補湯이라 이름을 한다.

⑦ 加 陳皮를 하면, 異功散이라 이름을 한다.

⑧ 加 陳皮·半夏를 하면, 六君子湯이라 이름을 한다.

❸ 진음전(鎭陰煎)(➡方藥合編·上67, 景岳全書 976)

活套 : ① 陰虛格陽으로 因하여 眞陽이 지켜지지 않아, 血이 수시로 넘쳐서 大吐를 하고, 大衄을 하는 것

---

251) 陰은 항상 부족할 수밖에 없기 때문이다.

을 다스린다.
② 脈이 細를 하고 四肢가 冷을 하는 格陽을 다스린다. 喉痹와 上熱을 하는 경우에는 冷服을 한다.
③ 嘔吐를 兼하였으면 炒黃한 乾薑을 加한다.
④ 氣脫이 빨라지면 人蔘을 많이 加한다.

㉰ 勞傷吐血

ⓐ 勞心이 過度를 하여 血을 統率할 수가 없어, 도리어 위로 올라가서 사람으로 하여금 煩悶을 하고 倦怠(권태)롭게 하는 경우에는 茯苓補心湯·歸脾湯으로 한다.[252)]

ⓑ 古方에 血을 治療할 때에 茯苓과 茯神을 많이 사용해서 佐로 한 것은 心이 血을 主하기 때문이다.

❶ 복령보심탕(茯苓補心湯)(➡方藥合編·中93, 東醫寶鑑 296·344, 醫學入門 3139)
活套 : ① 妄想症·히스테리·不安을 治療한다.
② 勞心으로 吐血하는 것을 治療하는 것이다.
③ 莎芎散과 合하면 더욱 妙하다.
④ 熱이 있는 경우에는 沙蔘으로 바꾸고, 加 生地黃·黃芩·黃連의 類를 한다.

❷ 귀비탕(歸脾湯)(➡方藥合編·上66, 東醫寶鑑 268, 醫學入門 163·3115)
活套 : ① 憂思로 心脾를 勞傷을 하여 健忘을 하고 怔忡(정충)을 하는 것을 治療한다.
② 氣가 升降을 하지 못하는 경우에는 加 便香附子를 한다.
③ 虛火로 吐血을 하는 경우에는 加 熟地黃 五·七錢, 乾薑炒黑 一·二錢을 한다.
④ 崩帶가 日久를 하면 倍蔘을 하고, 加 地楡·荊芥·防風·升麻의 類를 한다.
⑤ 不眠에는 加 熟地黃 五·七錢을 한다.

③ 痰證吐血[253)]

㉮ 痰中帶血

ⓐ 먼저 痰이 있는데, 血을 낀 경우에는 대개 痰熱이다.
㉠ 먼저 痰嗽(담수)가 있고, 後에 血이 보이는 경우에는 痰火와 積熱이 많으니, 化痰을 하고 降火를 하는 것이 急하고, 순전히 血藥을 사용하는 것은 안 된다.
㉡ 痰을 泥滯를 할까 두려워서이다.
㉢ 山梔地黃湯으로 한다.

ⓑ 痰에 血을 낀 경우에는 胃中에 淸血이 熱로 薰蒸(훈증)을 하여 나오는 것이 많다.
㉠ 重한 경우에는 山梔로 한다.
㉡ 輕한 경우에는 藍實로 한다.

---

252) 汗出의 有無로 茯苓補心湯과 歸脾湯을 區分을 한다.
253) 痰證의 吐血은 痰中帶血과 血中帶痰으로 나눈다.

㉯ 血中帶痰

ⓐ 먼저 血이 나오고, 뒤에 痰이 나오는 경우에는 虛火로 그런 것이다.

ⓑ 먼저 血이 보이고, 뒤에 痰嗽(담수)가 있는 것은 陰虛火動이 많다.

ⓒ 四物湯에 加 貝母·天花粉으로 化痰을 하고, 山梔·牧丹皮·麥門冬으로 降火를 한다.

ⓓ 대개 吐血은 火病이니, 비록 痰을 兼하였다고 하더라도 역시, 단지 火를 治療하면 즉 멈춘다.

(3) 吐血의 治法

① 陽은 熱을 하니 養血과 行氣를 하고, 陰은 虛를 하니 補澁을 하게 하면 스스로 돌아가 貯藏이 된다.

② 무릇, 血은 홀로 行을 하고 홀로 그칠 수가 없다.

③ 대개, 血이 오는 것이 아직은 많지 않다면, 반드시 胸膈에 瘀滯(어체)가 있는 것이니, 먼저 消瘀(소어)를 하고, 이후에 凉을 하게하여 그치게 하는 것이다.

④ 그러나, 血은 熱을 하면 즉 行을 하니, 마땅히 苦寒으로 凉血을 하는 것이 君이 되고, 辛味로 行氣를 하고 開鬱을 하는 것이 臣이 되며, 升提를 하여 다시금 그 位置로 回復을 하게 하는 것이 佐가 되니, 酸·澁으로 그 源을 止塞을 하게하고 甘·溫으로 그 後를 收補를 하는 것이다.

ⓐ 凉血에는 犀角地黃湯·黃連解毒湯·陶氏生地芩連湯·四生丸으로 한다.

ⓑ 行氣에는 枳梗湯·二陳湯·枳橘湯·古烏附湯으로 한다.

ⓒ 滋補를 하는 경우에

㉠ 血虛를 하면 加減四物湯으로 한다.

㉡ 昏暈을 하면 古芎歸湯으로 한다.

㉢ 氣虛를 하면 單人蔘湯·扶脾生脈散·淸肺生脈飮으로 한다.

㉣ 虛가 甚한 경우에는 十全大補湯으로 한다.

ⓓ 止澁을 하는 경우에

㉠ 古蔘柏糊·狗膽丸·單京墨丸으로 한다.

㉡ 或은 單用으로 炒乾薑을 末로 하여 童便[254]에 타서 服用을 하면 止血를 하고 降火를 能히 잘 한다.

ⓔ 오래된 경우에는 升提를 하여야 하니 三黃補血湯으로 한다.

---

254) 下氣를 하기 때문에 吐血의 妙藥이 된다.

ⓕ 뿌리를 끊는 경우에는 天門冬丸·大阿膠丸·女貞丹으로 한다.

ⓖ 血을 그 源으로 歸還을 하게 하려면 蔘苓白朮散·四君子湯·腎氣丸·瓊玉膏으로 한다.

⑤ 抑論

ⓐ 血疾의 陰火에 잘못을 하여 陽의 燥熱한 藥을 사용하게 되면, 血枯로 瘦怯을 하고 勞瘵가 이루어진다.

ⓑ 勞傷인 경우에 寒藥을 잘못 사용하면, 즉 胸滿을 하고 膈痛을 하게 되어 血이 더욱 鬱을 하게 된다.[255)]

ⓒ 墮墜와 閃挫인 경우에 잘못하여 補澁을 行[256)]을 하게 되면, 瘀血이 胃에 쌓이게 되어 心下가 脹滿(창만)을 하고 飮食이 들어가면 즉 吐를 하게 되니, 血逆이라 이름을 한다.

ⓓ 古法에 二陳湯에 去 茯苓·甘草를 하고, 加 赤芍藥을 等分을 하여 救하였다.

ⓔ 이 血疾은 調理를 하기가 어려우니 가장 마땅히 斟酌을 하여야 한다.

(4) 吐血[257)]의 通治

① 椀이 되어서 소리가 있는 것은 嘔血이 된다.

② 或은 盆이 되어 소리가 없는 것은 吐血이 된다.

③ 嘔·吐血은 胃에서 出한다.

ⓐ 實한 경우에는 犀角地黃湯으로 한다.

ⓑ 虛한 경우에는 小建中湯에 加 黃連으로 主한다.

④ 傷胃로 吐血을 하는 경우에는 마땅히 理中湯에 加 川芎·乾葛을 한다.

⑤ 肺疽(폐저)로 吐血을 하는 경우에는 마땅히 葛黃丸으로 한다.[258)]

⑥ 內衄으로 吐血을 하는 경우에

ⓐ 實한 경우에는 三黃瀉心湯에 加 生地黃을 한다.

ⓑ 虛한 경우에는 茯苓補心湯·人蔘救肺散[259)]으로 한다.

⑦ 吐血은 마땅히 大薊飮子·蓮心散·是齋白朮散·天門冬湯으로 한다.

---

255) 갑자기 寒한 藥을 사용하게 되면 凝滯가 되기 때문이다.

256) 治法을 修行한다는 것이다.

257) 소리로 嘔血과 吐血을 區分을 하는 方法은 食傷의 嘔吐를 가지고 와서 說明을 하는 것이다. 도리어 小量의 出血을 嘔血이라고 하고, 多量의 出血을 吐血이라고 하는 區分이 더욱 현명하다.

258) 膿血을 吐하는 경우에는 肺疽라고 이름을 한다. 桔梗湯으로 한다. 臨床的으로는 桔梗湯이 더욱 좋다.

259) 一名은 救脈散이라고 한다. 虛勞로 因한 吐血을 治療한다. 본래 無汗의 경우에는 茯苓補心湯으로 하고 有汗의 경우에는 歸脾湯으로 한다. 人蔘救肺散은 黃芪가 들어가 있는 補中益氣湯의 變方이다. 즉, 有汗의 경우에도 瘀血이 있고 熱이 있는 경우라면 人蔘救肺散으로 하는 것이 좋다.

⑧ 口·鼻가 모두 出을 하는 경우[260)]에는 마땅히 四生丸·蚌霜散·黑神散·側柏散·藕汁散·七生湯·清熱解毒湯·花蘂石散·五神湯·狗膽丸으로 한다.

4. 咳血·嗽血·唾血·喀血

(1) 咳血(해혈)[261)]

① 咳가 있는 경우에는 肺에 屬하는 것이니, 삼키지 못할까 두렵다.

② 火가 升을 하여 痰이 盛을 하고 몸에 熱이 있는 경우에는 龍腦鷄蘇丸·鷄蘇散·滋陰降火湯·古百花膏·黃連阿膠丸으로 한다.

③ 咳가 甚하여 出血을 하는 것이다.

④ 本은 肺에 있다.

⑤ 龍腦鷄蘇丸·鷄蘇散·玄霜膏로 한다.

(2) 嗽血(수혈)

① 痰嗽(담수)에 血을 낀 경우에는 脾經에 根本을 둔 것이다.

ⓐ 虛한 경우에는 六君子湯에 加 桑白皮·黃芩·枳殼·五味子를 한다.

ⓑ 火[262)]가 있는 경우에는 加減逍遙散으로 한다.

(3) 唾血(타혈)

① 血이 唾를 따라서 나오는 것은 腎으로부터 오는 것이다. 滋陰降火湯으로 한다.

② 唾의 中에 紅絲가 있는 것은, 이에 이것은 肺痿(폐위)이다. 難治이다.

(4) 喀血(각혈)[263)]

① 喀을 하는데 血屑이 나오는 것을 喀血이라고 한다.

ⓐ 或은 붉은 細絲가 마치 線과 같은 것을 끼고 있는 경우가 있다.

ⓑ 血이 咽의 下에 있어서 喀을 하여도 나오지 않는 것이, 甚하게 喀을 하면 나오는 것은

---

260) 口는 陽明이 주관을 하고, 鼻는 太陰이 주관을 한다. 둘 다 모두 金을 가지고 있기 때문에 火克金으로 하여 口鼻에 出血이 있는 것이다.

261) 嘔吐의 경우와 마찬가지로 咳嗽血도 咳嗽를 기본으로 하여 區分을 한 것이다. 咳嗽血의 區分에 있어서는 痰이 가장 중요한 鑑別點이 된다.

262) 心煩·胸悶·潮熱이 가장 重要한 鑑別點이 된다.

263) '칵'의 소리는 내면서 나오는 것을 喀血이라고 한다.

이것은 精血이 枯渴된 것이다.

ⓒ 四物湯에 加 竹瀝·薑汁·童便·靑黛를 한다.

ⓓ 或은 如聖餠子·地黃膏·滋陰降火湯·保命生地黃散으로 한다.

ⓔ 蓄血이 上에 있어 淸道를 막고 잘 잊어 먹는 경우에는 犀角地黃湯[264]으로 한다.

(5) 肺痿(폐위)

① 瘀血은 肺火가 모여서 서로 부딪치는 것이다.

② 唾의 中에 紅線이 있는 것은 이에 肺痿(폐위)로 難治이다.

(6) 咳·嗽·唾·咯血에 『東醫寶鑑』의 治法

① 이것은 肺腎의 眞藏이 傷한 것이니, 滋陰降火를 하는 것이 偏見이 아니다.

② 먼저 紅[265]을 본 然後에 痰을 보는 경우에는, 이것은 陰虛火動이 많다. 痰이 밑으로 下降을 하지 못한 경우에는 四物湯에 加 貝母·天花粉으로 化痰을 하고, 山梔·麥門冬·牧丹皮로 降火를 한다.

③ 먼저 痰嗽(담수)를 한 다음에 紅이 보이는 것은, 이것은 痰火로 積熱을 하는 것이 많다. 痰火를 내리는 것이 急하다. 마땅히 山梔地黃湯으로 한다.

④ 먼저 吐痰을 한 後에 血이 보이는 것은 이것은 積熱이다. 마땅히 淸肺湯으로 한다.

⑤ 먼저 吐血을 한 後에 痰이 보이는 것은 이것은 陰虛이다. 마땅히 滋陰降火湯[266]으로 한다.

⑥ 痰嗽(담수)로 涎을 하는데 血이 出을 하는 것을 끼는 것은, 이것은 胃口의 熱이 血을 蒸을 하여 出을 하는 것이다. 重한 경우에는 山梔(산치)를 하고, 輕한 경우에는 藍實(람실)을 한다.

⑦ 咳·嗽·唾·咯血은 마땅히 龍腦鷄蘇丸·河間生地黃散·淸火滋陰湯·淸咳湯·淸咯湯·淸唾湯·坎離膏·玄霜雪梨膏·恩袍散으로 한다.

❶ 자음강화탕(滋陰降火湯)(➡方藥合編·中42, 東醫寶鑑 408·1176, 醫學入門 3100)

活套 : ① 肺結核·乾性肋膜炎·急性氣管支炎·糖尿病·性的神經衰弱·膀胱尿道炎·腎盂炎·腎結核·淋疾·盜汗·嗄聲·失聲·咳喘을 治療한다.

② 陰虛火動으로 盜汗(도한)을 하고 午熱이 있으며 咳嗽(해수)를 하고 痰이 盛하며 咯血을 하고 살이 마르는 것을 治療한다.

③ 咳嗽(해수)가 甚한 경우에는 加 貝母·桑白皮를 한다.

❷ 팔물탕(八物湯)(➡方藥合編·上32, 東醫寶鑑 1236, 醫學入門 3036)

---

264) 下에 있어서 小腹이 急結을 하고 大便이 黑을 하는 경우에는 桃仁承氣湯으로 한다.
265) 血을 말한다.
266) 潮熱·顴紅이 鑑別點이다.

活套 : ① 貧血·胃弱·食慾不振·全身衰弱·不姙症·病後衰弱을 治療한다.
② 虛勞로 氣血이 兩虛한 것을 治療하는데 能히 陰陽을 調和를 한다.
③ 氣血이 兩虛를 治療한다. 一名은 八珍湯이라 한다.

❸ 육군자탕(六君子湯)(➡方藥合編·上69, 東醫寶鑑 369, 醫學入門 3034)

活套 : ① 胃弱·胃液分泌過多·胃下垂·胃炎·胃癌·胃潰瘍·脚氣·佝僂病·潰瘍性大腸炎·腺病質·手足冷·食慾不振·十二指腸潰瘍·胃酸過多 및 不足症·胃 아토니를 治療한다. 虛弱體質改善을 한다.
② 氣虛로 因한 痰盛을 治療한다.
③ 虛冷한 경우에는 加 薑·桂를 한다.
④ 땀이 많은 경우에는 加 桂枝·黃芪를 한다.
⑤ 血이 燥한 경우에는 加 熟地黃·當歸·白芍藥을 한다.
⑥ 咳嗽(해수)를 하는 경우에는 加 貝母·五味子를 한다.
⑦ 氣滯에는 加 香附子·木香을 한다.
⑧ 挾感에는 加 香附子·乾葛을 한다.
⑨ 挾食에는 加 神麯·砂仁·枳實을 한다.

❹ 가미소요산(加味逍遙散)(➡方藥合編·下62, 東醫寶鑑 299·1683, 醫學入門 3133)

活套 : ① 痰中에 血이 보이는 것을 다스린다.
② 有火에도 맞춰서 쓴다.

5. 尿血[267)]

(1) 尿血의 定義

① 溺[268)]血은 순전히 血이 나오는 것으로 아프지는 않다.
② 血이 精竅(정규)[269)]를 따라서 나오는 것이니, 이에 心의 熱이 小腸으로 移動을 한 것이다.
③ 四物湯에 加 山梔·黃芩·黃連을 한다.
④ 單髮灰散에 麝香을 半釐를 넣어서 淡苦酒[270)]湯으로 타서 먹는다.
⑤ 單苦賣菜[271)]飮·單琥珀散으로 한다.

(2) 尿血의 治療

① 實證

267) 현미경적인 血尿까지 尿血의 범주에 넣어 治療를 한다.
268) '뇨'로 읽는다.
269) 生殖器를 말한다.
270) 식초를 말한다.
271) Ixeris denticulata의 전초로서 열을 내리고 독을 풀며 종기를 줄여주고 뭉친것을 풀어주는 효능이 있는 약재임

ⓐ 暴熱과 實熱은 利를 하는 것이 마땅하다. 갑작스럽게 熱이 올라오는 경우에는 山梔[272)]의 一味를 水煎을 하여 服用을 한다.

ⓑ 實熱인 경우에는 承氣湯에 加 當歸를 하여 下를 하게 한다.
㉠ 或은 小薊飮子로 한다.
㉡ 後에 四物湯에 加 山梔로 調理를 한다.

ⓒ 心經에 熱이 있는 경우에는 導赤散으로 한다.
ⓓ 暑熱인 경우에는 益元散을 升麻煎湯으로 타서 먹는다.
㉠ 或은 五苓散으로 한다.[273)]

② 虛證
ⓐ 虛損과 房勞가 兼하여 날이 오래된 경우에는 滋陰과 補腎을 하면 더욱 疑心할 것이 없다.

ⓑ 오래도록 虛한 경우에
㉠ 四物湯에 加 山梔·牛膝을 한다.
㉡ 或은 單牛膝膏으로 한다.

ⓒ 房勞로 精을 傷하여 火가 動을 하고 溺血이 되는 경우에
㉠ 膠艾四物湯[274)]·腎氣丸[275)]·小兎絲子丸으로 한다.
㉡ 虛가 甚하고 病이 오래된 경우에는 鹿角膠丸·秋石固眞丸·金櫻膏으로 한다.
㉢ 痛證을 참을 수가 없는 경우[276)]에는 單豆豉를 一撮을 煎湯을 하여 溫服을 하면 매우 效果가 있다.

ⓓ 이 疾患은 날이 오래되면 中이 마르게 되니, 淸心을 하고 靜養을 하지 않으면 救할 수가 없다.

③ 尿血의 通治
ⓐ 小便에 出血을 하는데 아프지 않는 경우에는, 尿血이 되고 淋이 아니다.

---

272) 일반적으로 牛膝은 補虛를 같이 하기 때문에 單用으로 山梔만을 사용하는 것보다는 臨床的으로는 牛膝과 같이 하는 것이 좋다. 이때에는 川牛膝보다는 도리어 懷牛膝이 좋다.
273) 단순하게 熱이 있어 煩渴이 있는 경우라면 益元散으로 하고 虛證으로 水逆證이 있다면 五苓散으로 한다. 다만, 暑病에는 四苓散으로 하는 것이 좋다.
274) 女子인 경우에 사용을 한다.
275) 男子인 경우에 사용을 한다.
276) 본래 血淋은 痛證이 있고, 血尿는 痛證이 없다. 지금은 火가 動한 것으로 痛證이 誘發되는 것이다. 대개, 小便을 볼 때에 뜨끈한 느낌이 있으면서 痛證이 誘發된다.

ⓑ 문득, 血이 精竅(정규)[277]의 中을 따라서 오는 것이니, 이에 心의 熱이 小腸에 轉移가 된 것이다.

㉠ 四物湯에 加 山梔·滑石·牛膝·黃芩·黃連을 한다.[278]

㉡ 或은 髮灰散·琥珀散으로 한다.

ⓒ 小便의 出血은 이에 心의 伏熱이 小腸에 있는 것이다. 八正散[279]에 加 麥門冬을 하여 煎服(전복)을 한다.

ⓓ 尿血은 마땅히 淸腸湯·淸熱滋陰湯·小薊飮子·薑蜜湯으로 한다. 或은 四物湯에 合 五苓散을 煎服(전복)을 한다.

ⓔ 酒傷으로 因한 尿血은 茯苓調血湯으로 한다.

ⓕ 色傷으로 因한 尿血은 鹿角膠丸·腎氣丸으로 한다.

ⓖ 老人은 六味地黃丸으로 한다.

ⓗ 婦人은 當歸散으로 한다.

ⓘ 小兒는 立效散으로 한다.

ⓙ 實熱이 있는 경우에는 當歸承氣湯으로 下를 한다.

❶ 사물탕(四物湯)(➡ 方藥合編·上68, 東醫寶鑑 308, 醫學入門 1550·3035·3166)

活套 : ① 生理不順·血脚氣·乾性皮膚病·貧血·腹痛·子宮出血·腹塊·胎動不安·産後惡露不下·下腹緊痛·肝斑·頭痛·無力體質·便秘·四肢煩熱·腎結石症·腎結核·乳汁缺乏症·紫斑症을 治療한다.

② 血病을 通治하는 藥이다.

❷ 도적산(導赤散)(➡ 方藥合編·下78, 東醫寶鑑 391·421, 醫學入門 164·3131)

活套 : ① 小腸의 熱로 小便이 不利를 하는 것을 治療한다.

② 合 四苓散을 하면, 이름을 하기를 移熱湯이라고 한다. 口糜가 心胃의 壅熱로 口瘡을 하는 것을 治療한다.

③ 一方은 竹葉이 있고, 燈心이 없다.

④ 熱이 甚한 경우에는 加 黃芩·黃連·麥門冬을 한다.

❸ 팔정산(八正散)(➡ 方藥合編·下79, 東醫寶鑑 475, 醫學入門 164·3130)

活套 : ① 膀胱炎·尿道炎·小便不通을 治療한다.

② 膀胱(방광)의 積熱로 小便이 癃閉를 하면서 不通을 하는 것을 治療한다.

❹ 청장탕(淸腸湯)(➡ 方藥合編·下63, 東醫寶鑑 301)

活套 : ① 尿血을 다스린다.

② 空心에 服用을 한다.

❺ 신기환(腎氣丸)(➡ 方藥合編·上40, 東醫寶鑑 1243, 醫學入門 2800 六味地黃丸)

---

277) 生殖器를 말한다.
278) 臨床的으로는 四物湯에 加 山梔子炒黑·牛膝 各一錢으로 한다.
279) 大便이 實한 경우라야 사용이 可能하다.

活套 : ① 腎水의 不足을 다스린다. 五味子 四兩을 加한 것을 腎氣丸이라고 한다. 이는 肺의 源泉을 滋養을 하여 腎水를 나게 하는 것이다.
② 冷淋(냉림)으로 먼저 추워서 떨고 泄하지 못하는 경우에는 八味元이 좋다.
③ 또한, 二十貼으로 分作을 하여 쓰기도 한다.

❻ 육미지황원(六味地黃元)(➡方藥合編·上40, 東醫寶鑑 1242, 醫學入門 2800 六味地黃丸)
活套 : ① 諸腎疾患·膀胱疾患·佝僂病·바세도우氏病·白內障·便秘·四肢煩熱·肺結核을 治療한다.
② 腎水의 不足을 治療한다.

❼ 익원산(益元散)(➡方藥合編·下16, 東醫寶鑑 1139·1263, 醫學入門 1724)
活套 : ① 一名은 六一散이다. 一名은 天水散이다.
② 中暑로 吐瀉를 하고 下利를 하는 것을 治療한다.
③ 渴證(갈증)을 그치게 하고 煩을 없앤다.
④ 百藥과 酒·食의 邪毒을 풀어준다.

6. 便血[280)]

(1) 便血의 外感과 內傷

① 便血은 모름지기 먼저 內·外를 나누어야 한다.
ⓐ 外感으로부터 얻은 것을 腸風이라고 말을 하니, 感觸[281)]을 한 것을 따라서 보이는 것을 따른다.
㉠ 色이 鮮明한 것으로 大便을 보기 前이 많으니, 大腸의 氣分으로부터 온 것이다.

ⓑ 內傷으로부터 얻은 경우에는 臟毒이라고 말을 하니, 積이 오래되어서 오는 것이다.
㉠ 色이 어둡고 大便을 본 後가 많으니, 小腸의 血分으로부터 온 것이다.

ⓒ 또한, 大便의 前·後를 區分을 하지 않고 오는 경우에는 氣·血이 모두 病이 든 것이다.[282)]

(2) 便血의 原因

① 대개, 七情·六淫(육음)과 飮食이 不節을 하고 起居에 때를 하지 않은 것으로 한다.
② 或은 濕한 곳에 앉거나 누운 것으로 한다.
③ 或은 醉飽한 다음에 行房을 한 것으로 한다.

---

280) 臨床에서는 우선 痔疾의 有無를 살피고, 그 다음에 지속적인 出血인 경우에는 대장내시경을 권유하여 新生物의 有無를 確認하여야 한다.
281) 外部의 六氣에 感觸을 하는 것을 말한다.
282) 張仲景祖師부터 先便後血, 先血後便을 이야기 했으나, 臨床에서 現實的으로 이렇게 區分을 하는 것은 쉽지 않다. 다만, 鮮明한지 어두운지를 가지고 區分을 하는 것이 더욱 좋다.

④ 或은 生冷으로 停寒을 한 것으로 한다.
⑤ 或은 酒麵으로 積熱이 되어서 榮血이 失道를 한 것에 이르러서 大腸으로 滲入을 한 것이다.

⑶ 便血의 機轉

① 經에 이르기를, 結陰을 하면 便血이 되는데, 一陰이 結을 하면 一升이 나오고, 二陰이 結을 하면 二升이 나오며, 三陰이 結을 하면 三升이 나온다고 하였다.
② 대개, 邪가 五臟을 犯을 하게 되면 즉, 三陰脈絡이 不和를 하여 結聚가 되는데, 血이 이것으로 因하여 停留가 되어 넘치면 즉, 大腸으로 滲入을 하게 된다.
③ 陰은 陰寒을 말하는 것이 아니다.
④ 鍼經에 이르기를, 陽絡이 傷을 하면 즉, 血이 밖으로 넘쳐서 吐衄이 된다.
⑤ 陰絡이 傷을 하면 즉, 안으로 넘쳐서 便溺가 된다고 하였다.

⑷ 便血의 外感

① 風이면 묽게 나오고, 熱이면 붉은데, 甚하면 즉 검게 된다. 寒을 하면 어둡고, 毒이 있으면 濁을 하는데, 濕이면 아프지 않다. 이것은 外感에 屬하는 것이다.
ⓐ 風인 경우에는 色이 푸른데, 或은 순전히 淸血이 나오게 된다.
㉠ 實한 경우에는 人蔘敗毒散에 加 槐花·荊芥를 한다.
㉡ 虛한 경우에는 不換金正氣散으로 한다.
㉢ 久虛한 경우에는 胃風湯·古樗蔘散·苦蔘丸·結陰丹으로 한다.

ⓑ 熱한 경우에는 鮮紅色이니, 黃芩·秦艽·槐角·升麻·靑黛를 等分을 하여 水煎으로 服用을 한다. 酒蒸黃連丸·香連丸·蒼地丸·龜柏丸으로 한다.
㉠ 風을 낀 경우에는 臟頭丸으로 한다.
㉡ 暑月에는 黃連香薷散으로 한다.
㉢ 熱이 甚하면, 즉 검게 되니 解毒湯에 合 四物湯을 하고 加 大黃을 한다.
㉣ 瘀血이 있는 경우에는 桃仁承氣湯으로 한다.

ⓒ 寒한 경우에는 色이 어두우니, 平胃散에 合 理中湯을 하고, 加 葛根·升麻·益智仁·神麯·當歸·地楡를 하여 薑·棗로 煎服(전복)을 한다.

ⓓ 濕한 경우에는 바로 나오고 아프지 않으니 白柏丸으로 한다.
㉠ 濕에 熱을 兼한 경우에는 古連殼丸으로 한다.

ⓔ 毒인 경우에는 病邪가 쌓인 것이 오래되어서 色이 濁을 하고 後重이 있으며 쑤시고 빠지는 것 같은 경우에

㉠ 四物湯에 加 木香·檳榔을 한다.

㉡ 或은 四味香連丸으로 한다.

ⓕ 濕癖은 血箭으로 나오는데 가장 없애기가 어렵다.

㉠ 原因은 傷風으로 胃를 犯을 하여 飱泄(손설)을 하는데, 오래되어 濕毒이 澼을 이루면 大腸으로 注入되어 少陰으로 傳하게 되니 腸癖이라고 이름을 하고, 世俗에서는 血箭이라 부른다.

㉡ 그 便血이 迦出을 하는데 힘이 있는 것으로 因하여 마치 화살을 쏘는 것처럼 멀리 나간다고 하는 것으로 한다.

㉢ 또한, 蔀[283]처럼 四方으로 흩어지면서 漏下를 하는 경우도 있다.

㉣ 처음 일어날 때에는 濕熱(습열)이나, 或은 長夏를 當하여 나타난다. 當歸和血散·凉血地黃湯에 加 木香·檳榔으로 한다.

㉤ 오래되어 色이 紫黑인 경우에는 濕毒이 甚한 것으로 한다. 升陽除濕和血湯·升陽補胃湯으로 한다.

㉥ 或은 補中益氣湯에 去 柴胡·陳皮를 하고, 加 黃芩·黃連·川芎·槐角·枳殼을 한다.

(5) 便血의 內傷

① 內傷의 食積인 경우에는 糟粕[284](조박)이 混在가 되어 나온다. 內傷의 飮食의 경우에는 배가 반드시 脹滿(창만)을 하고 糟粕(조박)이 血과 더불어 같이 나온다.

ⓐ 平胃散에 加 槐角·枳殼·當歸·烏梅·甘草를 한다. 或은 通玄二八丹으로 한다.

ⓑ 虛한 경우에는 六君子湯에 加 川芎·當歸·神麯을 한다. 或은 六神丸으로 한다.

② 勞傷이면 氣陷(기함)[285]을 하고, 鬱悶을 하면 拘碍(구애)[286]가 된다.

ⓐ 內傷과 勞傷으로 元氣가 下陷(하함)한 경우에는 補中益氣湯으로 한다. 脫肛인 경우에는 楡砂湯으로 한다.

ⓑ 內傷으로 中氣가 虛弱한 경우에는 四君子湯으로 한다. 或은 單人蔘湯에 加 炒乾薑을 少許를 한다. 古卷柏散·古烏荊丸·剪紅丸으로 한다.

ⓒ 陽虛가 甚한 경우에는 礬附丹으로 한다.

ⓓ 內傷의 陰虛로 血이 弱한 경우에는 四物湯에 加 乾薑·龜柏丸·活龜丸·腎氣丸으로 한다.

ⓔ 內傷의 脈絡으로 下血을 하는 경우에는 古連殼丸으로 한다.

---

283) 1. 싸락풀 2. 갯보리(볏과에 속한 여러해살이풀)
284) 1.술지게미. 비지. 2.쓸모없는 것. 가치가 없는 것. 찌꺼기. 반대말:精华(jīnghuá)
285) 肛門이 빠진다는 뜻이다.
286) 쉽게 나오지 않는다는 말이다.

ⓕ 虛한 경우에는 十全大補湯으로 主한다.

ⓖ 內傷의 憂思로 怔忡(정충)을 하고 잠을 적게 자며 땀이 있는 경우에는 歸脾湯으로 한다.

ⓗ 或은 寒熱로 脇痛이 있으면서 小腹이 悶墜를 하고 拘急을 하는 경우에는 逍遙散으로 한다. 六君子湯에 모두 加 柴胡·山梔를 한다. 或은 木香을 조금 넣는다.

(6) 便과 血의 先後

① 以上에서, 大便이 나오기 前에는 모두 加 吳茱萸를 한다.

② 大便이 나온 後에는 모두 黃連을 加한다.

③ 二味는 모름지기 熱湯에 같이 浸을 하여 축축하게 버무린 다음, 다시 끓는 물에 半日의 동안 넣어서 藥氣가 서로 和合하게 한 다음, 바야흐로 炒를 하여 각기 가려낸다.

④ 만약, 生用을 하면 즉 偏僻(편벽)되게 寒을 하고 偏僻(편벽)되게 熱을 한다.

(7) 便血의 新久에 따른 分類

① 처음에 일어날 때에는 和血을 하고 風濕을 祛한다. 當歸和血散으로 한다. 或은 凉血地黃湯으로 한다.

ⓐ 實한 경우에는 槐角丸·黃連阿膠丸으로 한다.

ⓑ 虛한 경우에는 加味槐角丸·四物坎離丸으로 한다.

ⓒ 通用으로는 四物湯으로 한다.

㉠ 祛風(거풍)에는 加 柏葉·防風·荊芥·秦艽·槐花·蟬皮·黃芩·地楡·枳殼·甘草를 한다.

㉡ 오래된 경우에는 加 升麻·柴胡로 升提를 한다.

㉢ 解毒에는 加 槐花·柏葉·荊芥·枳殼·黃芩·黃連을 한다.

㉣ 近血에는 加 檳榔·枳實·槐花·條芩으로 大腸의 火를 瀉한다.

㉤ 遠血에는 加 木香·吳茱萸炒黃連으로 小腸의 火를 瀉한다.

㉥ 熱한 경우에는 加 山梔·槐花·黃連을 한다.

㉦ 크게 나와서 그치지 않은 경우에는 血見愁[287]를 약간 넣어 薑汁에 和服[288]을 한다.

㉧ 虛한 경우에는 加 炒乾薑을 한다.

㉨ 濕熱(습열)인 경우에는 加 蒼朮·秦艽·黃芩·芍藥을 한다.

㉩ 氣를 낀 경우에는 加 香附子·枳殼을 한다. 或은 單香附丸으로 한다.

---

287) 천초근을 말한다. 천초에 얽힌 이야기로 사람의 피가 변해서 되었다는 이야기가 있는데 이 때문에 풀의 귀신이라는 뜻의 수(蒐)라는 이름으로 전해지고 있다. 또한 동방에는 약재가 적고 서방에는 많다 하여 서초(西草)라는 말이 천(茜)으로 되었다고 전해진다. 또한 이 약초가 무성한 모양을 천(茜)이라고 하며 하나씩 뽑아낸 것을 여(茹), 줄지어 베어 놓은 것을 려(蘆)라고 하여 여려(茹蘆)라는 명칭도 생기게 되었다.

288) 물, 술, 미음 따위에 가루약을 타서 먹는 일.

ⓓ 또한, 古芎歸湯은 調血의 上品이다.
㉠ 熱에는 加 茯苓·槐花를 한다.
㉡ 冷하면 加 茯苓·木香을 한다.

ⓔ 무릇, 大·小便血에는 모두 순전히 凉한 藥을 사용하는 것이 不可하니, 마땅히 辛味를 佐로 하고, 兼하여 升擧 및 酒炒藥을 사용한다.

ⓕ 婦人의 胎前에 疾患이 있는 경우에는 古芩朮湯·古芎歸湯·六一散의 세 處方을 合해서 服用을 한다.
㉠ 産後에 疾患이 있는 경우에는 補中益氣湯에 加 吳茱萸·黃連을 한다.
㉡ 或은 八物湯으로 한다.
㉢ 證狀에 따라서 選擇을 하여 사용을 한다.

② 오래되면 단지 補脾와 澀劑를 갖추어 사용한다.
ⓐ 補劑는 補中益氣湯·蔘苓白朮散·厚朴煎으로 한다.
ⓑ 精·氣·血은 대개 穀氣에서 發生을 하기 때문에, 胃氣가 한번 回復을 하면 血이 스스로 軌度를 따르게 된다.
ⓒ 補를 받지 못하는 경우에는 마땅히 澀劑를 한다. 香梅丸·腸風黑散으로 한다.

ⓓ 單方
㉠ 大便이 나오기 前에 出血이 있으면 酸石榴皮를 末로 하여 一錢을 荔枝煎湯으로 服用을 한다.
㉡ 大便이 나온 後에 出血은 艾葉을 末로 해서 生薑汁으로 服用을 한다.
㉢ 或은 乾柿를 燒灰를 하여 末로 한 다음에 米飮으로 服用을 하면 역시 좋다.

ⓔ 抑考
㉠ 腸風·臟毒은 血이 腸臟[289]으로부터 나오는 것이다.
㉡ 蟲痔의 血은 肛門의 주변에서 조그만 구멍이 생겨서 마치 血線처럼 射出을 하는 것으로 한다.
㉢ 대개, 肛門이 卽 脫出을 하면 썩은 血이 浸淫을 하고 化를 하여 蟲䘌이 되며 腸口를 蝕傷을 하게 되고 滴血[290]이 淋瀝(임력)을 하게 된다.
㉣ 마땅히 蕪荑·艾葉·苦楝根의 等으로 化蟲을 하는 것과, 或은 鰻鱺[291]骨을 燒炭를 하여 薰蒸(훈증)을 하고 안으로는 黑玉丹을 服用을 한다.

---

289) ① 장 ② 속마음 ③ 창자 ④ 내심
290) 떨어지는 피를 말함.
291) 뱀장어를 말함.

(8) 便血에 『東醫寶鑑』의 治法

① 『內經』에 가로되, 結陰을 하면 便血이 一升을 하고, 再結을 하면 二升을 하며, 三結을 하면 三升을 한다.

② 釋에 가로되, 結陰의 病은 陰氣가 內結을 하여 밖으로 行을 하는 것을 얻지 못하는 것이니, 血이 稟賦(품부)를 받은 바가 없어 腸胃로 滲入을 하는 것이다. 그렇기 때문에 便血을 한다.

ⓐ 그 脈이 虛澁한 것이 이것이다.

ⓑ 因하여 血이 結을 하여 不行을 하기 때문에 下를 하는 것이다.

ⓒ 平胃地楡湯·結陰丹으로 主한다.

③ 仲景의 法[292]이

ⓐ 먼저 便을 하고 後에 血이 나오는 것은 遠血이다. 黃土湯으로 主한다.

ⓑ 먼저 血이 나오고 後에 便이 나오는 것은 近血이다. 赤小豆當歸散으로 主한다.

④ 便血에는 마땅히 胃風湯·淸腸湯·楡砂湯·地楡散·連殼丸·加減四物湯·槐花散으로 한다.

ⓐ 實熱이 있는 경우에는 當歸承氣湯으로 한다.

ⓑ 날이 오래된 便血로 元氣가 下陷(하함)을 하는 경우에는 厚朴煎[293]·補中益氣湯[294]으로 한다.

ⓒ 內傷의 飮食인 경우에는 平胃散에 加 枳殼·槐花·當歸·烏梅를 한다.[295]

ⓓ 酒毒으로 因한 便血은 酒蒸黃連丸으로 한다.

❶ 평위산(平胃散)(➡方藥合編·下22, 東醫寶鑑 417·1204, 醫學入門 157·1550·3103)

活套 : ① 急性·慢性胃카타르·過食으로 因한 喘息·胃擴張症·腹鳴·食毒·食傷·胃弱·陰痿·齒痛·胎盤殘留·呑酸症을 治療한다.

② 和脾를 하고 健胃를 하는데 胃氣가 和平하게 되면 즉 服用을 그쳐야 하니, 항상 服用을 해서는 안 된다

③ 便血에는 加 山楂 二錢, 當歸·枳殼·地楡 各一錢, 荊芥 七分을 한다.

---

292) 血을 遠·近으로 區分하는 方法은 鮮血인지 아닌지로 하는 것이 현명한 方法이다. 大便의 先·後로 하는 것은 현실적으로 區分하기가 어렵다.

293) 虛中에 實證을 治療한다. 본래 厚朴은 脹滿이 있을 때에 사용을 한다. 그렇기 때문에 實證의 경우에 사용을 하여야 한다. 사용을 하기를 厚朴으로 腸胃를 厚하게 하고 麥芽로 酒食을 消하게 하며 白朮로 導水를 하면 血이 스스로 만들어지지 않으니 奇效가 많이 있는 것이다.

294) 虛證을 治療한다.

295) 便血에는 加 山楂 二錢, 當歸·枳殼·地楡 各一錢, 荊芥 七分을 한다.

❷ 불환금정기산(不換金正氣散)(➡方藥合編·中15, 東醫寶鑑 1078, 醫學入門 1722·3078)

活套 : ① 肝디스토마·感冒·急性胃炎·柴胡劑의 異常反應 外에도 食毒·食中毒·自家中毒·便血·脚氣를 治療한다.

② 傷寒의 陰證으로 頭身痛이 있고 寒熱이 있는 것을 治療한다.

❸ 평위지유탕(平胃地楡湯)(➡方藥合編·下64, 東醫寶鑑 302)

活套 : ① 結陰으로 因한 便血을 治療한다.

② 陰氣가 內結을 하여 腸間에 滲入을 한 것을 治療한다.

❹ 후박전(厚朴煎)(➡方藥合編·下65, 東醫寶鑑 304, 醫學入門 2756)

活套 : ① 便血과 또한, 여러 下血을 治療한다.

② 대개, 脾胃는 본래 血이 없는데 氣가 虛한 것으로 因하여 腸이 薄을 하여 榮衛(영위)로부터 滲入을 하고 下를 한다.

❺ 주증황련환(酒蒸黃連丸)(➡方藥合編·下17, 東醫寶鑑 304·1142·1197, 醫學入門 2757)

活套 : ① 伏暑로 해가 깊은 것을 治療한다.

❻ 보중익기탕(補中益氣湯)(➡方藥合編·上22, 東醫寶鑑 1201, 醫學入門 162·1870·1881·2729·3057)

活套 : ① 疲勞狀態·肺結核·肋膜炎·腹膜炎·夏瘦·痔疾·脫肛·感氣·말라리아狀熱·胃下垂·子宮下垂·盜汗·自汗을 治療한다.

② 勞役이 太甚을 하거나 或은 飮食이 失節을 하여 身熱을 하고 自汗을 하는 것을 治療한다.

❼ 익위승양탕(益胃升陽湯)(➡方藥合編·上23, 東醫寶鑑 444·1202, 醫學入門 1880·3059)

活套 : ① 經水不調·血脫後脈弱食少·水泄日二三行·陽虛·便血·元氣不足을 治療한다.

② 內傷의 諸證(제증)을 治療한다.

③ 대개, 血脫에 益氣를 하는 것은 옛 聖人의 法이다.

④ 먼저 胃氣를 이롭게 하여 生發을 하는 氣를 돕는데 이 藥으로 主한다.

⑤ 崩帶가 오래된 경우에는 倍 人蔘을 하여 三·五錢으로 하고, 或은 加 熟地黃·乾薑炒黑·荊芥炒黑·地楡의 類를 한다.

⑥ 역시, 날이 오래된 便血이 過多를 하여 元氣가 下陷(하함)을 하는 것을 治療한다.

7. 血汗[296)]

(1) 血汗의 原因과 治療

① 『醫學入門』에서는, 血이 땀구멍을 따라서 나오는 경우에는 肌衄이라고 말을 한다.

---

296) 濃度의 차이가 있을 뿐이기 때문에 黃汗과 같이 보아서 治療한다. 다만, 心氣의 不足인 경우만 區分을 하면 된다.

②『內經』에 이르기를, 少陰이 이르게 되면 衄衊[297]이 된다고 하였다.
ⓐ 註釋에 이르기를, 衊이라는 것은 血汗이라고 하였다.

③ 河間이 이르기를, 膽이 熱을 받아서 血이 妄行을 하면 衄衊이 되고, 아울러 血汗이 된다.
ⓐ 마땅히 定命散으로 한다고 하였다.

④ 三因에 이르기를, 病이 없는 경우에 땀이 나오면서 옷에 染色이 되는데, 甚하면 마치 胚[298]染[299]과 같으니, 이름을 하기를 血汗이라고 한다. 역시 말하기를 紅汗이라고 한다.

⑤ 크게 기쁘면 心을 傷을 하는데, 喜를 하면 즉 氣가 흩어지게 되니, 血이 氣를 따라서 行을 하는 것이다.
ⓐ 黃芪健中湯으로 한다.[300]
ⓑ 兼하여 妙香散을 服用을 하는데, 金銀器에 小麥과 麥門冬을 煎湯을 하여 調下를 한다.

⑥ 또한, 姙産婦의 血汗에는 마땅히 葎草[301]汁方으로 한다.

❶ 황기건중탕(黃芪健中湯)(➡方藥合編·上45)
活套 : ① 小建中湯에 自汗이 있는 경우 加 黃芪를 하는데, 이것을 黃芪健中湯이라고 이름을 한다.

8. 齒·舌衄

(1) 齒衄

① 牙縫에 血이 흐르는 것이다. 牙宣의 原因은 단지 두 가지이다. 風熱과 虛이다.
ⓐ 風熱로 因한 경우에는 消風散에 加 芒硝를 하여, 内服을 하고 밖으로 닦는다.

ⓑ 虛에는 腎虛와 陰虛가 있다.
㉠ 腎虛로 炎上을 하는 것은 四物湯에 加 升麻를 한다. 或은 牧丹皮·知母·黃柏으로 한다.

---

297) 衊 : 1. 업신여기다 2. 욕되게 하다 3. 모독하다(冒瀆--) 4. 더럽히다 5. 멸하다(滅--)(=滅) 6. 코피를 흘리다 7. 깎다 8. 버리다 9. 없다 10. 잘다 11. 속이다 12. (사리에)어둡다 13. 더러운 피
298) 배(胚). 배아. 눈. 움. 싹.
299) 1.염색하다. 물들이다. 2.물들다. 3.전염되다. 감염되다. 걸리다.
300) 黃汗이나 血汗이나 우선 止汗을 目的으로 한다. 그렇기 때문에 黃芪健中湯으로 한다.
301) 葎草 : 환삼덩굴. 뽕나뭇과의 한해살이 덩굴풀

㉡ 陰虛로 氣鬱이 있는 경우에는 四物湯에 加 香附·側柏葉·牛膝로 하고, 밖으로는 綠袍散을 붙인다.
㉢ 或은 香鹽散으로 항상 닦는다.

② 變하여 骨蝕風(골식풍)이 되어서 出血이 있고, 骨이 露出이 되는 경우에는 玉池散으로 한다.
③ 疳䘌으로 出血이 많은 경우에는 生竹茹를 二兩을 하여 醋에 끓여서 머금는다.

(2) 舌衄

① 舌을 따라서 나오는 경우에는 舌衄이라고 말을 하니 心과 肝이다.

(3) 齒·舌衄에 『東醫寶鑑』의 治法

① 齒衄
ⓐ 入門에 가로되, 血이 齒齦[302](치은)을 따라서 出을 하는 것을 이르기를 齒衄이라고 한다.
ⓑ 또한, 가로되 牙床은 胃에 屬하고, 牙齒는 腎에 屬한다.
ⓒ 가령, 陽明이 少陰으로 傳入을 하면 二經이 서로 아우르니, 血이 牙縫에서 出을 하는데 마치 吐를 하는 것과 같은 것을, 사람들이 그것이 牙血이 되는 것을 알지 못한다.
ⓓ 凉水로 漱口를 하면 즉, 血이 그쳤다가 조금 지나서 또 오는 것이 이것이다.
ⓔ 外用으로는 綠袍散으로 한다.
ⓕ 內服으로는 解毒湯에 合 犀角地黃湯으로 한다. 或은 生地芩連湯으로 한다.
ⓖ 齒衄에는 마땅히 荊塊散·鬱金散·小薊散으로 한다.

② 舌衄
ⓐ 入門에 가로되, 血이 舌을 따라 나오는 것을 이르기를 舌衄이라고 한다.
ⓑ 마땅히 文蛤散으로 한다.
ⓒ 또한, 處方은 蒲黃炒를 末로 하고 糝을 하면 즉 그친다.
ⓓ 또한, 槐花炒를 末로 하여 糝을 한다.
ⓔ 또한, 赤小豆 一升을 搗碎(도쇄)[303]를 하고 물로 和하여 汁을 取하고 服用을 한다.
ⓕ 또한, 處方은 髮灰를 二錢하고 醋를 二合을 하여 調服을 하거나, 또한 糝을 한다.

❶ 녹포산(綠袍散)(➡方藥合編·下66, 東醫寶鑑 304·675, 醫學入門 1768)
活套 : ① 齒齦(치은)의 出血이 멎지 않는 것을 다스린다.

---
302) 달리 아은(牙齦)이라고도 일컬음. 잇몸. 이뿌리를 싸고 있는 점막을 말한다.
303) 달리 도(搗)·도란(搗爛)이라고도 함. 한약 가공 방법의 하나. 굳은 한약재의 유효 성분이 잘 우러나도록 하기 위하여 일정한 기계적 압력으로 눌러 부스러뜨리는 것을 말한다.

② 위의 藥味들을 作末을 하여 齒齦(치은)에 바르면 곧 血이 멎는다.

❷ 조위승기탕(調胃承氣湯)(➡方藥合編·下8, 東醫寶鑑 1081, 醫學入門 1550·1830)

活套 : ① 끓여서 服用하는 方法은 大承氣湯과 같다.

② 傷寒의 裏證으로 大便이 硬을 하고 小便이 赤을 하며 譫語(섬어)[304]로 燥熱을 하는 것을 治療한다.

❸ 우황고(牛黃膏)(➡方藥合編·下162, 東醫寶鑑 1668)

活套 : ① 産後의 熱入血室을 治療한나.

② 痘疹을 한 後에 瘡疹(창진)과 眼疾, 또한 遺熱에 아울러 可하다.

❹ 팔미환(八味丸)(➡方藥合編·上40, 東醫寶鑑 408, 醫學入門 2800)

活套 : ① 卽, 腎氣丸에 加 附子·桂心 各 一兩을 한 것이다.

② 命門火의 不足으로 因한 陽虛를 治療한다.

9. 膕中出血

① 膕中에 出血이 그치지 않는 것은 이에 血虛이다. 마땅히 十全大補湯으로 한다.

❶ 십전대보탕(十全大補湯)(➡方藥合編·上33, 東醫寶鑑 1237, 醫學入門 161·3122)

活套 : ① 體力補强·營養補給·貧血衰弱·精力減退·視力減退·失血·産後·手術後·肺結核·카리에스·痔瘻·瘰癧·白血病·脫肛·精神衰弱·遺精·全身衰弱·結核性關節炎·淋巴腺炎·骨結核症·關節炎·佝僂病·倦怠感·氣血虛·多汗症·瘧疾·不姙症·産後脚氣·腎結核·心臟瓣膜症·顔色異常·眼昏·月經異常·胃 및 十二指腸潰瘍·耳鳴·脊髓炎·骨髓炎·齒槽膿漏·脫疽·胞狀鬼胎·肛門周圍炎을 治療한다.

② 一切의 虛損에 대개 可히 證狀을 따라서 加減을 한다.

10. 九竅出血

① 가령, 九竅에 出血이 있고 몸에 熱이 있으면서 눕지 못하는 경우에는 즉시 죽는다.

② 사람이 갑자기 놀라면 즉, 九竅에 血이 대개 溢出을 한다.

③ 이르기를 九竅出血이라고 한다.

④ 九竅의 出血은 마땅히 側柏散으로 한다.

⑤ 또한, 百草霜·油髮灰[305]·龍骨末을 或은 吹入을 하고, 或은 糝을 한다.

---

304) ①헛소리 ②잠꼬대

305) Homo sapiens sapiens의 머리카락 태운 재. 어혈(瘀血)을 없애고 지혈(止血)하는 효능이 있는 약재임

11. 失血眩暈

① 海藏이 가로되, 一切의 去血이 過多를 하면 즉 반드시 眩暈(현훈)과 悶絶에 이르게 된다.
② 무릇, 崩中에 去血이 多를 하고, 牙齒를 拔하는 데에 去血이 多를 하며, 金瘡에 去血이 多를 하고, 産後에 去血이 多를 하는 것은 대개 이 證이 있다.
③ 마땅히 大劑의 芎歸湯을 煎服(전복)을 하여 救한다.
④ 失血이 많아서 眩暈(현훈)으로 不省을 하면 마땅히 生地芩連湯으로 救한다.
⑤ 또한, 全生活血湯도 역시 좋다.
⑥ 血暈(혈훈)은 대개 去血이 過多를 하여 虛를 한 것으로 暈이 이루어진 것이니 脈이 微澁을 한다.
⑦ 急히 芎歸湯을 사용하여 救하고, 이어서 加味四物湯을 사용한다.

❶ 고궁귀탕(古芎歸湯)(➡方藥合編·上112, 醫學入門 2890)
活套 : ① 陣痛과 催産에 사용한다.
② 産前·産後의 여러 疾患을 治療한다.
③ 또한, 血暈(혈훈)으로 人事不省을 하고 橫生을 하며 逆産을 治療하고 死胎가 不下를 하는 것을 治療하며 血崩이 그치지 않는 것을 治療한다.

❷ 전생활혈탕(全生活血湯)(➡方藥合編·中156, 東醫寶鑑 445)
活套 : ① 子宮出血로 因한 頭痛과 人事不省을 治療한다.
② 崩漏가 過多를 하여 昏冒를 하고 不省을 하는 것을 治療한다.
③ 이것은 補血을 하고 養血을 하며 生血을 하고 益陽을 하여 手足의 厥陰(궐음)을 補하는 것이다.

12. 通治

① 一切의 失血에, 여러 病은 通用을 하는데 四物湯·補榮湯·保命生地黃散·淸熱滋陰湯·坎離膏·固榮散·血餘散·側柏湯·童子尿으로 한다.

❶ 사물탕(四物湯)(➡方藥合編·上68, 東醫寶鑑 308, 醫學入門 1550·3035·3166)
活套 : ① 生理不順·血脚氣·乾性皮膚炎·貧血·腹痛·子宮出血·腹塊·胎動不安·産後惡露不下·下腹緊痛·肝斑·頭痛·無力體質·便秘·四肢煩熱·腎結石症·腎結核·乳汁缺乏症·紫斑症을 治療한다.
② 血病을 通治하는 藥이다.

夢[306]

(1) 不寐에는 二種이 있다.

① 大病을 한 後에 虛弱을 하거나, 또한 年高한 사람이 陽이 衰를 하여 不寐를 하는 경우에는 六君子湯에 加 炒酸棗仁·黃芪를 한다.

② 가령, 痰이 膽經(담경)에 있어 神이 舍[307]로 돌아가지 않고 不寐를 하는 경우에는 溫膽湯에 加 南星·山棗仁炒를 한다.

(2) 傷寒의 法에는 二種이 있다.

① 大病을 한 後에 虛煩으로 不眠을 하는 것은 溫膽湯으로 主한다. 甚한 경우에는 益元散에 加 朱砂·牛黃을 하여 服用을 한다.

② 단지 홀로 熱이 있는 것은 虛煩이다.

③ 起臥[308]가 不安을 하고 睡가 不穩을 하는 것은 이르기를 煩이라고 한다. 마땅히 竹葉石膏湯·酸棗仁湯으로 한다.

(3) 通治

① 虛煩으로 因한 不睡에는 마땅히 寧志膏·酸棗仁湯·高枕無憂散·珍珠母元·獨活湯으로 한다.

② 勞心으로 膽이 冷을 하여 夜臥[309]에 不睡를 하는 경우에

ⓐ 定志元에 加 山棗仁炒·柏子仁炒를 하고, 朱砂·乳香으로 옷을 입혀 薑湯으로 五十丸을 下를 한다.

ⓑ 加味溫膽湯도 역시 主한다.

(4) 癲狂(전광)으로 不睡를 하는 경우에는 癲狂(전광)의 條文을 參照한다.

(5) 傷寒으로 不睡를 하는 경우에는 傷寒의 條文을 參照한다.

---

306) 꿈을 많이 꾸는 경우에는 일단 잠을 잘 자는 方法으로 治療를 한다.
307) 1.집. 가옥. 2.저의 집. 3.객사(客舍). 객관.
308) 잠을 깨고 잠을 자는 것을 말한다.
309) 臥는 대개 잠을 말한다.

❶ 온담탕(溫膽湯)(➡方藥合編·中94, 東醫寶鑑 317, 醫學入門 1808)

活套 : ① 不眠症·神經衰弱·노이로제·精神不安·健忘症·惡夢·心悸亢進을 治療한다.

② 心膽의 虛怯으로 夢寐가 不祥을 하고 虛煩으로 不眠을 하는 것을 治療한다.

③ 血虛에는 合 歸脾湯을 한다.

❷ 귀비탕(歸脾湯)(➡方藥合編·上66, 東醫寶鑑 268, 醫學入門 163·3115)

活套 : ① 憂思로 心脾를 勞傷을 하여 健忘을 하고 怔忡(정충)을 하는 것을 治療한다.

② 氣가 升降을 하지 못하는 경우에는 加 便香附子를 한다.

③ 不眠에는 加 熟地黃 五·七錢을 한다.

❸ 육군자탕(六君子湯)(➡方藥合編·上69, 東醫寶鑑 369, 醫學入門 3034)

活套 : ① 胃弱·胃液分泌過多·胃下垂·胃炎·胃癌·胃潰瘍·脚氣·佝僂病·潰瘍性大腸炎·腺病質·手足冷·食慾不振·十二指腸潰瘍·胃酸過多 및 不足症·胃 아토니를 治療한다. 虛弱體質을 改善을 한다.

② 氣虛로 因한 痰盛을 治療한다.

③ 氣滯에는 加 香附子·木香을 한다.

聲音310)

1. 風寒失音311)

① 갑작스럽게 失音을 한 것은 마땅히 荊蘇湯·人蔘荊芥散·射干湯으로 한다.

② 風冷으로 갑작스럽게 失音을 하는 경우에는 紫蘇葉·荊芥穗를 各一兩으로 하고, 搗를 하여 汁을 取하며, 술을 넣어 서로 和를 하고 溫服으로 半盞(반잔)을 한다.

❶ 삼소음(蔘蘇飮)(➡方藥合編·中26, 東醫寶鑑 1079, 醫學入門 1742·3046)

活套 : ① 感冒·氣管支炎·惡阻·氣鬱·肺炎·酒毒을 治療한다.

② 風寒으로 感觸이 되어 傷한 것으로 頭痛을 하고 發熱을 하며 咳嗽(해수)를 하는 것을 治療한다.

③ 또한, 內因의 七情으로 痰盛을 하고 潮熱을 하는 것을 治療한다.

④ 痰盛에는 加 三子를 한다.

⑤ 肺熱에는 換 沙蔘을 하고, 加 桑白皮·麥門冬을 한다.

⑥ 虛冷에는 倍 蔘을 하고, 加 桂枝를 한다.

❷ 소청룡탕(小靑龍湯)(➡方藥合編·中27, 東醫寶鑑 1079, 醫學入門 1733·3047)

活套 : ① 氣管支炎·喘息·肺炎·百日咳·腎炎·네프로제·膀胱炎·胃酸過多症·感冒·關節炎·結膜炎·浮腫·濕性筋膜炎·濕疹·痲疹·排尿異常·알레르기性 鼻炎·트라코마·肺氣腫·呼吸困難을 治療한다.

② 傷寒의 表證이 풀리지 않아 心下에 水氣가 있는 것으로 因하여, 乾嘔로 氣逆을 하고 發熱로 咳喘을 하는 것을 治療한다.

③ 이것을 服用을 하고 渴證(갈증)이 있는 경우에는 裏氣가 溫하게 되어 水가 흩어지려고 하는 것이다.

❸ 삼요탕(三拗湯)(➡方藥合編·中48, 東醫寶鑑 1293, 醫學入門 158)

活套 : ① 風寒에 感觸이 되어 咳嗽(해수)가 있고 鼻塞으로 聲重을 하며 失音을 하는 것을 治療한다.

② 加 荊芥·桔梗 各一錢을 하면 五拗湯이라 한다.

③ 熱이 있으면 黃芩을 加 한다.

④ 表鬱이 있으면 蘇葉을 加 한다.

❹ 이진탕(二陳湯)(➡方藥合編·中99, 東醫寶鑑 370·1639, 醫學入門 3036·3168)

活套 : ① 惡阻·嘔吐·眩暈·宿醉·頭痛·惡心·食傷·腦溢血·胃病·心悸亢進·消化不良·咳痰를 治療한다.

② 痰飮을 通治한다.

❺ 금수육군전(金水六君煎)(➡方藥合編·上51, 景岳全書 963)

活套 : ① 肺와 腎이 虛寒을 하고 水泛을 한 것 때문에 痰이 된 것과 咳嗽(해수)·喘急(천급)의 等을 다스린다.

② 大便이 滑을 하면 當歸를 빼고. 山藥을 넣는다.

---

310) 『東醫寶鑑』에서는 言語와 聲音을 따로 分類를 했는데 『方藥合編』에서는 같이 分類를 하였다.
311) 感氣로 因하여 失音을 한 것이다. 반드시 목안을 살펴보아서 炎症의 有無를 確認하여야 한다.

③ 痰에는 白芥子를 加한다.
④ 陰寒에는 細辛 五分을 加한다.
⑤ 寒熱에는 柴胡를 加한다.
⑥ 氣虛에는 人蔘과 胡桃를 加한다.
⑦ 痰盛에는 貝母와 杏仁을 加한다.
⑧ 冷에는 乾薑과 肉桂를 加한다.
⑨ 氣가 回復이 되지 않으면 破古紙와 五味子를 加한다.
⑩ 燥痰에는 瓜蔞仁을 加한다.

❻ 형소탕(荊蘇湯)(➡方藥合編·中95, 東醫寶鑑 326)
活套 : ① 風寒에 感觸을 하여 갑자기 말을 하지 못하거나 또는 失音을 하는 것을 治療하는 데에 通用을 한다.
② 咽痛에는 去 桂를 하고, 加 桔梗·甘草를 한다.

2. 色傷[312)]

❶ 팔미환(八味丸)(➡方藥合編·上40, 東醫寶鑑 408, 醫學入門 2800)
活套 : ① 卽, 腎氣丸에 加 附子·桂心 各 一兩을 한 것이다.
② 命門火의 不足으로 因한 陽虛를 治療한다.
③ 또한, 老年에 水·火가 모두 虧損(휴손)이 되고 腎氣가 虛乏을 하며 下元이 冷憊를 하고 腰痛이 있으며 脚軟을 하고 밤에 頻尿가 많으며 얼굴이 검고 입이 마르며 耳가 焦枯하는 것을 治療한다.

3. 病後

① 病으로 吐·瀉를 하고, 또한 大病을 한 後에 비록 聲은 있으나, 言을 할 수가 없는 경우에는, 또한 能히 藥을 먹일 수가 있다.
② 이것은 失音이 아니고, 이에 腎怯이다.
③ 上으로 陽에 接續을 할 수가 없기 때문이다.
④ 마땅히 補腎을 하는 地黃元[313)]으로 主한다.
⑤ 失音은 이에 風寒에 感觸이 되어 갑자기 病이 될 따름이다.

❶ 신기환(腎氣丸)(➡方藥合編·上40, 東醫寶鑑 1243, 醫學入門 2800 六味地黃丸)
活套 : ① 腎水의 不足을 다스린다.
② 五味子 四兩을 加한 것을 腎氣丸이라고 한다. 이는 肺의 源泉을 滋養하여 腎水를 나게 하는 것이다.
③ 또한, 二十貼으로 分作해서 쓰기도 한다.

---

312) 過度한 性행위를 한 다음에 腎의 水氣가 올라가지 못하여 發生을 한다.
313) 六味地黃元을 말한다.

④ 傷寒이 過經을 하여 虛熱이 不退를 하고 口가 燥를 하며 舌이 마르고 脈이 虛한 症勢의 等에는 人蔘을 倍로 하고, 麥門冬·橘皮의 따위를 加한다.

4. 中風失音[314)]

① 中風의 사람이 飮食과 坐臥[315)](좌와)는 如常을 하는데, 단지 失音으로 不語를 하는 것을 俗에서 부르기를 癋風이라고 한다.

② 小續命湯에 去 附子를 하고, 加 石菖蒲 一錢을 한다.

③ 或은 訶子淸音湯도 역시 可하다.

❶ 소속명탕(小續命湯)(➡方藥合編·中1, 東醫寶鑑 1011, 醫學入門 3063)

活套 : ① 腦溢血·腦充血·小便失禁·浮腫을 治療한다.

② 一切의 風이 初中에 無汗을 하고 表가 實한 것을 治療한다.

③ 一方에는 防己·附子가 없고, 當歸·石膏가 있다.

④ 熱이 있는 경우에는 附子를 去하고, 白附子를 사용한다.

⑤ 六經이 섞여 있으면서 肢節이 痲木을 하는 경우에는 加 羌活·連翹를 한다.

⑥ 手足이 拘攣(구련)하는 경우에는 加 薏苡仁 一兩을 한다.

⑦ 中風의 初證에 外感과 挾滯를 많이 낀 경우에는 星香正氣散 一·二貼을 먼저 사용한 후에 그 虛·實을 살펴서 이것을 사용한다.

5. 産後失音

① 産後에 失音을 하고 言이 不出을 하는 경우에는 마땅히 茯苓補心湯으로 한다.

❶ 복령보심탕(茯苓補心湯)(➡方藥合編·中93, 東醫寶鑑 296·344, 醫學入門 3139)

活套 : ① 妄想症·히스테리·不安을 治療한다.

② 勞心으로 吐血을 하는 것을 治療하는 것이다.

③ 莎芎散과 合하면 더욱 妙하다.

④ 熱이 있는 경우에는 沙蔘으로 바꾸고, 加 生地黃·黃芩·黃連의 類를 한다.

---

314) 中風의 失音은 神昏不語와 惺惺不語로 나눈다. 쉽게 말하면 혼수상태라 말을 못하는 것과 精神은 멀쩡한데 말을 못하는 것을 말한다.

315) 睡眠과 起床을 하는 것을 말한다.

6. 老人 및 虛人

❶ 십전대보탕(十全大補湯)(➡方藥合編·上33, 東醫寶鑑 1237, 醫學入門 161·3122)

活套 : ① 體力補强·營養補給·貧血衰弱·精力減退·視力減退·失血·產後·手術後·肺結核·카리에스·痔瘻·瘰癧·白血病·脫肛·精神衰弱·遺精·全身衰弱·結核性關節炎·淋巴腺炎·骨結核症·關節炎·佝僂病·倦怠感·氣血虛·多汗症·瘧疾·不姙症·產後脚氣·腎結核·心臟瓣膜症·顔色異常·眼昏·月經異常·胃 및 十二指腸潰瘍·耳鳴·脊髓炎·骨髓炎·齒槽膿漏·脫疽·胞狀鬼胎·肛門周圍炎을 治療한다.

② 一切의 虛損에 대개 可히 證狀을 따라서 加減을 한다.

津液

1. 自汗

(1)『醫學入門』의 法

① 氣虛

ⓐ 自汗은 侵侵[316]을 하여 氣虛에 屬한다.

ⓑ 汗이라는 것은 元陽의 津液(진액)이다.

ⓒ 飮食·驚恐과 房勞의 行動으로 땀이 나는 경우에는 多汗이라 말을 한다.

ⓓ 자거나 깨고, 아침·저녁을 不問을 하여 侵侵하게 땀이 나오는 것을 自汗이라고 말을 하니, 이에 陽氣가 衛護를 하기에 不足한 것이다.

㉠ 發熱이 나는 경우에는 補中益氣湯에 加 麻黃根·浮小麥을 한다.

㉡ 그러나, 柴胡·升麻는 모두 마땅히 蜜水로 炒過를 하여 그 升發을 하는 性을 없애야 한다.

㉢ 또한, 蔘·芪를 끌어당겨 肌表에 이르고자 하기 때문에 빼서는 안 된다.

㉣ 厥이 發生을 하는 경우에는 古芪附湯·順元散으로 한다.

㉤ 그 사이에 氣·血이 모두 虛한 경우에는 黃芪健中湯으로 한다.

② 濕痰[317]

ⓐ 역시, 濕痰이나 外邪가 처음 들어왔을 때도 있다.

㉠ 痰證은 自汗이 있으면서 頭眩을 하고 嘔逆을 한다. 마땅히 川芎·白朮·陳皮·甘草를 水煎을 하여 服用을 한다.

㉡ 多汗으로 몸이 軟한 경우에는 濕이다.

㉢ 心은 熱을 主하고 脾는 濕을 主한다.

㉣ 濕熱(습열)이 서로 얽히면, 마치 땅이 濕을 하면 蒸氣가 올라가 雲霧가 되어서 비가 되는 것과 같다.

㉤ 각 臟은 대개 땀이 나게 되는데, 홀로 心과 脾·胃는 濕熱(습열)이 主가 될 따름이다.

㉥ 마땅히 調衛湯·玉屛風散으로 한다.

㉦ 火炎이 上蒸을 하여 胃濕으로 땀이 나는 경우에는 凉膈散으로 한다.[318]

㉧ 胃에 熱이 있는 경우에는 二甘湯으로 한다.

---

316) 차츰, 조금씩
317) 실제 臨床에서 보면 이렇게 뚱뚱해서 땀이 많은 경우가 대부분이다.
318) 便秘가 있어야 사용이 可能하다.

ⓙ 이것으로 自汗도 역시 實證이 있다는 것을 알 수가 있다.
ⓚ 그렇기 때문에 外感의 初證에도 역시 自汗이 있는 것이다.

③ 外邪[319)]

ⓐ 風證에는 桂枝湯에 加 附子를 한다.
ⓑ 寒證은 古桂附湯으로 한다.
ⓒ 暑證은 五苓散으로 한다.
ⓓ 風濕이 相搏을 하는 경우에는 防己黃芪湯으로 한다.

④ 自汗의 治法

ⓐ 무릇, 自汗이 오래되어 蔘·芪·附子로 效果를 보지 못하는 경우에는 마땅히 心血을 滋養을 하여야 한다.
ⓑ 或은 땀이 마른 다음에 바로 熱[320)]이 나는 경우에는 반드시 外感의 風이니, 마땅히 蔘蘇飮으로 하여야 하나, 病이 그치면 服用을 中止를 하여야 한다.
ⓒ 이것이 反治이다.

(2)『東醫寶鑑』의 法

① 自汗이라는 것은 無時로 濈濈然을 하게 出을 하는데, 動[321)]을 하면 甚한 것이다.

ⓐ 陽虛에 屬한다.
ⓑ 胃氣가 司爚을 하는 바이다.
ⓒ 治法은 마땅히 補養을 하고 調胃를 한다.

② 靈樞에 가로되, 衛氣는 腠理(주리)를 肥하게 하고, 開闔[322)](개합)을 司爚[323)]을 하는 바이다. 衛氣가 虛하면 즉, 腠理(주리)가 疎를 하게 된다. 開闔(개합)이 司爚을 하는 것이 없으면 汗이 많아진다.

ⓐ 自汗을 하고 身이 軟을 하는 경우에는 濕이다.
㉠ 心은 熱을 主하고, 脾는 濕을 主한다.
㉡ 濕熱(습열)이 相搏[324)](상박)을 하면, 마치 땅의 蒸氣가 雲雨[325)]와 霧露[326)]가 되는 것과 같다.

---

319) 外感으로 因한 自汗出을 말한다.
320) 일반적으로 潮熱로 나타난다.
321) 活動을 하는 것을 말한다.
322) 1. 열고 닫는 것
323) ①군대(軍隊)나 함선(艦船) 따위를 지휘(指揮), 감독(監督)함.
324) 서로 얽히는 것을 말함.
325) ①구름과 비 ②대업(大業)을 이룰 기회(機會) ③남녀(男女) 간(間)의 육체적(肉體的)인 어울림
326) [명사] 안개와 이슬을 아울러 이르는 말.

㉢ 마땅히 調衛湯·玉屛風散으로 한다.
㉣ 胃熱인 경우에는 二甘湯으로 한다.
ⓑ 自汗은 氣虛에 屬하고, 濕에 屬하며, 痰에 屬한다.
㉠ 氣虛한 경우에는 사용을 하는데 人蔘·黃芪를 加하고, 桂枝를 약간 加한다.
㉡ 眞陽이 虛를 하면 즉 附子를 조금 사용을 하는데 童便으로 煮를 한다.
ⓒ 무릇, 內傷 및 一切에 虛損의 證으로 自汗이 그치지 않는 경우에는 모두 補中益氣湯에 附子327)를 약간 加하고, 麻黃根·浮小麥을 하면, 그 效果가 마치 神效하다.
㉠ 단지 柴胡·升麻는 모두 같이 蜜水로 製를 하고 炒를 하여 사용한다.
㉡ 이것으로 升發을 하고 勇悍을 하는 性을 없애는 것이다.
㉢ 또한, 蔘·芪의 等藥을 당겨서 肌表에 이르게 하는 것이다.

③ 自汗治療의 三法과 通用
ⓐ 仲景의 桂枝湯은 外感의 風邪로 自汗을 治療하는 聖藥이다.
ⓑ 黃芪健中湯은 外感의 氣虛로 自汗을 治療하는 聖藥이다.
ⓒ 補中益氣湯은 內傷의 氣虛로 自汗을 治療하는 妙方이다.

④ 自汗의 通用은 黃芪湯·黃芪六一湯·蔘歸腰子·牡蠣散·小建中湯·蔘芪湯·雙和湯·桂附湯·朮苓湯·鎭液丹·蔘附湯·芪附湯으로 한다.

❶ 옥병풍산(玉屛風散)(➡方藥合編·中96, 東醫寶鑑 340, 醫學入門 165)
活套 : ① 陰虛로 自汗이 되는 경우에는 地黃湯을 合方을 해서 쓴다.
② 氣虛해서 自汗이 되는 경우에는 補中益氣湯을 合方을 한다.
③ 浮小麥을 加하면 더욱 좋다.

❷ 보중익기탕(補中益氣湯)(➡方藥合編·上22, 東醫寶鑑 1201, 醫學入門 162·1870·1881·2729·3057)
活套 : ① 疲勞狀態·肺結核·肋膜炎·腹膜炎·夏瘦·痔疾·脫肛·感氣·말라리아狀 熱·胃下垂·子宮下垂·盜汗·自汗을 治療한다.
② 勞役이 太甚을 하거나, 或은 飮食이 失節을 하여 身熱을 하고 自汗을 하는 것을 治療한다.
③ 自汗에는 加 附子·麻黃根·浮小麥을 한다.
④ 自汗에는 加 桂枝 二錢, 防風 一錢, 浮小麥·烏梅를 한다.

❸ 소건중탕(小建中湯)(➡方藥合編·上45, 東醫寶鑑 341·1248, 醫學入門 1843·3056)
活套 : ① 腺病質·神經衰弱·心悸亢進症·扁桃腺肥大症·아데노이드·瘰癧·肺門淋巴腺腫脹·結核性腹膜炎·胃아토니·胃下垂·胃酸過多症·胃潰瘍·胃癌·消化不良·腹痛·黃疸·脫腸·脫肛·夜尿症·喘息·鼻血·夜啼·脚氣·低血壓症·高血壓症·紫斑病·眼底出血·프리크텐性結膜炎·關節炎·貧血·肺結核·結核性諸疾患·虛弱兒感冒를 治療한다.
② 虛勞로 裏急을 하고 腹痛이 있으며 夢遺가 있고 咽乾을 하는 것을 治療한다.
③ 自汗에는 加 黃芪를 하여, 이름을 하기를 黃芪健中湯이라 한다.

---

327) 본래 『醫學入門』에서는 附子를 넣지 않았다. 『方藥合編』에서는 『東醫寶鑑』의 法을 引用을 하여 附子를 넣었다.

④ 血虛하면 加 當歸를 하여, 이름을 하기를 當歸建中湯이라 한다.
⑤ 合 理中湯을 하여 이름을 하기를 建理湯이라 하는데, 虛冷으로 因한 腹痛을 治療한다.

❹ 팔물탕(八物湯)(➡方藥合編·上32, 東醫寶鑑 1236, 醫學入門 3036)
活套 : ① 貧血·胃弱·食慾不振·全身衰弱·不姙症·病後衰弱을 治療한다.
② 虛勞로 氣血이 兩虛한 것을 治療하는데 能히 陰陽을 調和를 한다.
③ 氣血의 兩虛를 治療한다. 一名은 八珍湯이라 한다.
④ 汗多인 경우에는 加 桂枝·黃芪·防風을 한다.

❺ 인삼양영탕(人蔘養榮湯)(➡方藥合編·上35, 東醫寶鑑 1238, 醫學入門 161·3122)
活套 : ① 病後衰弱·產後衰弱·結核病弱·虛弱善氣症·自汗症·食慾不振·下痢傾向·元氣不足·貧血·疲勞·手術後無氣力을 治療한다.
② 虛損으로 氣血이 不足을 하고 氣短를 하며 少食을 하고 寒熱을 하면서 自汗이 있는 것을 治療한다.

2. 盜汗

(1)『醫學入門』의 法

① 盜汗(도한)은 온전히 陰分이 弱한 것이니, 腎火·脾濕·心勞로 수고로운 것이다.
ⓐ 잠에 들면 땀이 나는데, 깨면 점차 그친다.
ⓑ 대개, 잠이 들면 즉 胃氣가 裏分으로 行을 하여 表가 虛하게 되는 것이고, 깨면 즉 氣가 表分으로 흩어져서 땀이 그치는 것이다.

② 心火가 炎盛을 하여 肺가 衛護를 하는 것을 잃게 된 경우에는 當歸六黃湯으로 한다.
③ 陰虛火動의 경우에는 四物湯에 加 知母·黃柏을 한다. 兼하여 氣虛한 경우에는 加 蔘·芪·白朮을 한다.
④ 腎火가 動을 하는 것이 甚한 경우에는 正氣湯으로 한다.
⑤ 脾濕인 경우에는 四製白朮散으로 한다.
⑥ 肝이 熱한 경우에는 防風·草龍膽을 末로 하여 米飮으로 調服을 한다.
⑦ 心虛한 경우에는 人蔘·當歸 各二錢半에 먼저 猪心血을 煮湯을 하여 맑게 내린 다음에 汁으로 藥을 끓여서 服用을 한다.

⑧ 思慮가 過度를 하여 心孔에 홀로 땀이 나는 경우에는 艾湯으로 茯苓末을 一錢을 調下를 한다.
ⓐ 或은 靑桑에 第二番의 葉을 이슬이 맺힌 채로 採取를 하여, 陰乾을 한 다음에 火焙를 하고 末로 하며 米飮으로 調服을 한다.
ⓑ 或은 古芷芎散으로 한다.

⑨ 通用으로는 黃芪六一湯에 加 浮小麥·牡蠣·麻黃根을 한다.

⑩ 外用

ⓐ 五倍子·白礬을 末로 하여 津液[328](진액)으로 개어서, 臍中에 바르고 一宿을 하면 즉 그친다.

ⓑ 或은 牡蠣·麥麩·麻黃根·藁本·糯米·防風·白芷를 等分을 하여 末로 한 다음에 온 몸을 두드린다.

(2)『東醫寶鑑』의 法

① 盜汗(도한)이라는 것은 寐中[329]에 온 몸이 마치 沐浴을 한 것과 같은데, 깨어나면 바야흐로 아는 것이다.

ⓐ 陰虛로 榮血이 主하는 바에 屬한다.

ⓑ 마땅히 滋陰降火를 한다.

② 盜汗(도한)은 이에 陰虛와 血虛로 火가 있는 것이다.

ⓐ 當歸六黃湯이 매우 妙하다.

ⓑ 또한, 四物湯에 加 知母·黃柏을 한다.

ⓒ 兼하여 氣虛에는 加 蔘·朮·黃芪를 한다.

③ 盜汗(도한)에 腎火가 動하는 것이 甚한 경우에는 마땅히 正氣湯으로 한다.

④ 脾濕이 盛한 경우에는 마땅히 四製白朮散으로 한다.

⑤ 肝熱인 경우에는 마땅히 龍膽散으로 한다.

⑥ 잠을 자려고 눈을 감으면 즉, 汗이 出을 하는 경우에는 膽에 熱이 있는 것이다. 마땅히 小柴胡湯으로 한다.

⑦ 通用으로는 當歸地黃湯·牡蠣散·蔘芪湯으로 한다.

❶ 당귀육황탕(當歸六黃湯)(➡方藥合編·下67, 東醫寶鑑 342, 醫學入門 3128)

活套 : ① 盜汗(도한)을 그치게 하는 聖藥이다.

② 黃芩·黃連·黃柏은 降火를 하는 藥이고, 生地·熟地·當歸는 補陰을 하는 藥이며, 黃芪는 止汗을 하는 藥이다.

③ 黃芪는 表氣를 實하게 하고, 當歸·生熟地黃은 陰血을 補를 하며, 黃芩·黃連·黃柏은 안의 火를 去하기 때문에 效果가 있는 것이다.

④ 血虛에 火가 있는 경우에 사용하는데, 氣虛를 하면 加 蔘·朮을 한다.

---

328) 대부분 침(唾液)을 말하는 경우가 많다.

329) 잠을 자는 中이라는 뜻이다.

❷ 소시호탕(小柴胡湯)(➡方藥合編·中25, 東醫寶鑑 1068, 醫學入門 153·1549·1835·3050)

活套 : ① 感冒·肺結核·膽囊炎·肝炎·말라리아·扁桃腺炎·中耳炎·乳房炎·氣管支喘息·肺炎·肋膜炎·淋巴炎·耳下腺炎·瘰癧·頸腺炎·黃疸·膽石·胃炎·胃痛·神經質·노이로제·癲癎·產褥熱·百日咳·眼科疾患을 治療한다.

② 少陽의 半表裏로 往來寒熱을 治療한다.

③ 一名은 三禁湯이다.

❸ 육미지황원(六味地黃元)(➡方藥合編·上40, 東醫寶鑑 1242, 醫學入門 2800 六味地黃丸)

活套 : ① 諸腎疾患·膀胱疾患·佝僂病·바세도우氏病·白內障·便秘·四肢煩熱·肺結核을 治療한다.

② 腎水不足을 治療한다.

③ 臨床에서는 六味地黃元을 가지고 盜汗(도한)을 治療하는 경우는 거의 없다.

❹ 십전대보탕(十全大補湯)(➡方藥合編·上33, 東醫寶鑑 1237, 醫學入門 161·3122)

活套 : ① 體力補强·營養補給·貧血衰弱·精力減退·視力減退·失血·產後·手術後·肺結核·카리에스·痔瘻·瘰癧·白血病·脫肛·精神衰弱·遺精·全身衰弱·結核性關節炎·淋巴腺炎·骨結核症·關節炎·佝僂病·倦怠感·氣血虛·多汗症·瘧疾·不妊症·產後脚氣·腎結核·心臟瓣膜症·顔色異常·眼昏·月經異常·胃 및 十二指腸潰瘍·耳鳴·脊髓炎·骨髓炎·齒槽膿漏·脫疽·胞狀鬼胎·肛門周圍炎을 治療한다.

② 一切의 虛損에 대개 可히 證狀을 따라서 加減을 한다.

3. 汗의 脈法

① 汗의 脈은 浮虛를 하는데, 或은 濡를 하고, 或은 澁을 한다.

② 自汗은 寸에 있는 경우가 많고, 盜汗(도한)은 尺에 있는 경우가 많다.

③ 男女의 平人에 脈이 虛·弱·微·細를 하면 반드시 盜汗(도한)이 있다.

痰飮[330]

1. 痰病

(1) 痰病의 區分

① 痰은 新·久와 內·外의 邪로 나눈다.

ⓐ 痰은 이에 津液(진액)과 血로 이루어지는데, 氣를 따라 升降을 한다[331].

ⓑ 氣血이 調和로우면 즉, 흘러서 모이지 않으나 內·外의 傷에 感觸이 되면 즉 壅逆(옹역)을 하여 疾患이 된다[332].

② 痰病이 新·久에 따른 痰의 變化

ⓐ 新病이면서 가벼운 경우에는, 形色이 青白을 하고 稀薄을 하며 氣味도 역시 淡白을 한다.

ⓑ 오래되고 重한 경우에는, 누렇고 濁한 것이 끈끈하게 凝結이 되어서 뱉어도 나오지 않고, 점차 나쁜 맛으로 되어 시게 되고 비리게 되며, 누리게 되고 짜게 되며 쓰게 된다.

③ 痰病이 新·久에 따른 證狀의 變化[333]

ⓐ 痰證이 처음 일어날 때에는 頭痛이 있고 發熱이 있어 外感의 表證과 類似하다.

ⓑ 오래 되면 즉, 潮熱과 咳嗽(해수)가 밤에 重을 하여 內傷의 陰火와 類似하다.

ⓒ 또한, 痰飮이 流注를 하면 肢節이 疼痛을 하여 風證과 類似하다.

④ 그러나, 痰證은 가슴이 그득하고 먹는 것이 감소하며, 肌肉의 色은 예전과 같으나, 脈이 滑을 하면서 不勻을 하여 一定하지 않은 것이 差異가 있을 따름이다.

(2) 痰病의 證狀에 따른 分類

○ 여러 經絡에 浮溢을 하면 主病이 아득하다.

○ 사람이 氣血이 病이 되는 것은 알지만, 痰의 病이 더욱 많은 것을 알지 못한다.

① 濕痰

ⓐ 脾에서 發生을 하니 四肢가 倦怠(권태)로운 것이 많다.

---

330) 『東醫寶鑑』에서는 痰飮條文의 다음에 五臟六府가 있으나, 『方藥合編』에서는 五臟六府를 省略하고 바로 蟲으로 分類를 하였다.

331) 이때의 痰은 正常的인 痰을 말한다. 즉, 生理的인 痰이다.

332) 이때부터 病理的인 痰이다.

333) 이것 때문에 臨床에서 痰病을 다른 病으로 誤診을 하여 治療하는 경우가 많다.

ⓑ 或은 腹痛·脹滿(창만)을 하고 泄瀉(설사)를 하니, 濕痰이라 이름을 한다.

② 食痰

ⓐ 만약, 食積과 瘀血을 끼면 窠囊[334]과 痞塊(비괴)에 이르게 된다.

ⓑ 또한, 食痰이라 이름을 한다.

③ 火痰

ⓐ 胃脘에 머물게 되면, 嘔吐를 하고 呑酸을 하며 嘈雜이 많게 되는데, 上衝을 하면 頭面이 그을린 것 같이 熱하게 된다.

ⓑ 火痰이라 이름을 한다.

④ 酒痰

ⓐ 만약에 飮酒로 因하여 乾嘔나 트림이 있고 팔과 肋骨이 아프다.

ⓑ 또한, 酒痰이라 이름을 한다.

⑤ 燥痰·老痰·鬱痰[335]

ⓐ 肺에 오르게 되면 털이 마르고 얼굴이 白色으로 마치 마른 뼈와 같으며 咽乾을 하고 口燥를 하며 咳嗽(해수)를 하고 喘促(천촉)을 한다.

ⓑ 燥痰이라고 이름을 하는데, 오래되면 老痰·鬱痰이 된다.

⑥ 氣痰[336]

ⓐ 七情痰이 咽膈(인격)에 滯를 하면 胸脇이 痞滿(비만)을 하게 된다.

ⓑ 氣痰이라 이름을 한다.

⑦ 熱痰[337]

ⓐ 心臟을 迷惑을 하게 하면 怔忡(정충)과 癲狂(전광)이 있고, 奇怪한 것을 꿈을 꾼다.

ⓑ 熱痰이라 이름을 한다.

⑧ 風痰[338]

ⓐ 肝에 動을 하면, 眩暈(현훈)와 頭風이 많은데 眼目이 떨리면서 어둡고 빽빽하며, 耳輪이

---

334) 옴폭하게 생긴 주머니 모양의 것임. 食痰과 酒痰만이 痞塊를 形成을 한다.

335) 세 가지 痰의 共通點은 痰이 자연스럽게 排出이 되지 않는다는 것이다.

336) 일반적으로 梅核氣라고 한다. 咽喉·七情·痰의 條文에 같은 病으로 여러 번 記載가 되어있다.

337) 熱痰은 火痰과 區分을 하는 것이 쉽지 않다. 그렇기 때문에 『東醫寶鑑』에서는 熱痰은 즉 火痰이라고 한 것이다. 다만, 火痰은 氣가 上衝을 하는 것이 있고, 痰이 적다.

338) 風痰은 대부분 中風條文의 疾患과 비슷하다. 다만, 머리 MRI상으로 별다른 異常所見이 없는 경우를 말한다.

가렵고, 脇肋이 脹痛을 하며, 左癱右瘓을 하고, 痲木과 蹉跛을 하는 奇異한 證이 있다.
ⓑ 風痰이라고 이름을 한다.

⑨ 寒痰·虛痰[339]
ⓐ 腎에 모이면 발과 무릎이 시고, 힘이 안 들어가며, 허리와 등이 뻣뻣하게 아프고, 사지와 마디가 冷痹가 있으며 뼈가 아프다.
ⓑ 寒痰이라 이름을 한다. 또한, 虛痰이라 이름을 한다.

⑩ 기타의 痰證
ⓐ 무릇, 온 몸이 濈濈하게 벌레가 다니는 것 같다.
ⓑ 或은 몸 안에 結核이 있는데, 붉게 되지도 않고 붓지도 않는다.
ⓒ 或은 頸項에 結核이 마치 瘰癧과 같으나 瘰癧은 아니다.
ⓓ 或은 전염성 喉痹와 같다.
ⓔ 或은 胸腹 사이에 마치 두 기운이 서로 쥐어짜는 것 같으면서 목이 막혀 煩悶을 한다.
ⓕ 或은 등의 가운데에 항상 一點이 마치 얼음처럼 차고 아프다.
ⓖ 或은 心下가 얼음처럼 차고 때로 아프다.
ⓗ 或은 四肢가 붓고 단단한데, 아픈 것 같으나 아프지 않다.
ⓘ 或은 骨節이 찌르듯이 아픈데, 일정한 곳이 없다.
ⓙ 或은 차가운 침을 吐를 하는데, 푸른 물이나 검은 汁과 같다.
ⓚ 或은 大·小便에 膿이 있다.
ⓛ 或은 關格으로 不通을 하여 勞瘵의 荏苒[340]에 이르게 한다.

⑪ 婦人과 小兒의 痰證
ⓐ 婦人의 經閉와 小兒의 搐搦[341](휵닉)은, 대개 모름지기 먼저 敗痰[342]을 去한 然後에 調理를 해야 한다.

⑫ 鬪家의 瘀血로 因한 痰證
ⓐ 가령, 鬪家에서 胸骨이 跌撲[343](질박)으로 損傷을 받아서 刺痛이 그치지 않는 경우에 散血을 하는 藥을 사용하여도 功이 없을 경우에는, 이어서 자기 小便을 마시게 하여 잠시 후에 痰을 吐를 하면, 그 痛症이 바로 그치게 된다.
ⓑ 百病이 痰을 兼하는 것이 이와 같다.

---

339) 대개는 寒痰으로 말을 한다.
340) 荏苒 : 차츰차츰 세월(歲月)이 지나감. 사물(事物)이 점진적(漸進的)으로 변화(變化)함
341) 펴지고 오그라지기를 그치지 않는 것이 계종인데 속칭 휵닉(**搐搦**)이라 한다.
342) 生理的이지 않은 病理的인 痰을 말한다.
343) 넘어지거나 부딪쳐서 상한 것. 타박과 같은 뜻으로도 쓰인다.

(3) 痰病의 色에 따른 分類[344)]

○ 風痰은 青色이고 寒痰은 黑色이며 濕痰은 白色이다.

① 風痰

ⓐ 風痰은 外感의 賊邪이다.

ⓑ 或은 腎이 말라서 木이 動을 한 것이다.

ⓒ 或은 內風의 鬱熱(울열)이니, 色이 푸르고 빛난다.

㉠ 風虛에는 三生飮·古龍虎丹으로 한다.

㉡ 風熱에는 小省風湯·搜風化痰丸·四神丹·竹瀝膏으로 한다.

② 寒痰

ⓐ 寒痰은 形寒飮冷으로 因한 것이다.

ⓑ 色은 짙은 青·黑色으로 마치 재와 같다.

ⓒ 침을 잘 뱉는다.

ⓓ 或은 喘息(천식)이 있다.

㉠ 가벼운 경우에는 五積散·藿香正氣散으로 한다.

㉡ 重한 경우에는 溫中化痰丸·古半硫丸으로 한다.

③ 濕痰

ⓐ 濕痰은 或은 外感의 濕으로 滯를 한 것이다.

ⓑ 或은 痰飮이 흩어지지 않은 것이다.

㉠ 白色으로 喘急(천급)이 있는 경우에는 千緡湯[345)]으로 한다.

㉡ 心痛의 경우에는 單半夏丸으로 하거나, 或은 神朮丸으로 한다.

㉢ 濕熱(습열)로 黃色인 경우에는 中和丸·清膈蒼莎丸으로 한다.

㉣ 裏에 있는 경우에는 青礞石丸으로 한다.

④ 熱痰

ⓐ 熱痰은 黃色인데, 甚하면 즉 붉은 色을 띤다.

ⓑ 熱痰은 厚味[346)](후미)의 積熱로 因한 것이다.

ⓒ 或은 外感에 잘못하여 溫藥을 사용한 것이다.

---

344) 臨床에서 痰의 色에 따른 分類는 사실 無意味하다.
345) 痰이 盛한 경우에는 千緡導痰湯으로 한다.
346) 膏粱珍味를 말한다.

ⓓ 黃色인데, 甚하게 되면 血을 끼거나, 或은 紫色이 된다.
㉠ 淸氣化痰丸을 煎服(전복)을 한다.
㉡ 大金花丸·滾痰丸으로 한다.

(4) 痰病의 형태적 分類

○ 火痰·鬱痰이면 끈적거리고, 氣痰은 마치 솜이 낀 것 같다.
① 火痰
ⓐ 火痰은 飮食과 衣服이 지나치게 두터워서, 火가 津液(진액)을 쪄서 痰이 稠濁을 하게 된 것이다.
ⓑ 二陳湯에 加 黃芩·黃連·山梔를 한다.
ⓒ 或은 抑上丸·潤下丸으로 한다.

② 鬱痰[347]
ⓐ 鬱痰은, 즉 火痰이 心肺에서 鬱滯(울체)된 것이 오래된 경우에는 胸膈에 凝滯(응체)가 되어 끈끈하여 뱉어지기가 어려운 것이다.
ⓑ 南星·半夏와 같은 燥한 藥은 忌하고, 마땅히 鬱滯(울체)를 열고 火를 내리며 金을 맑게 하고 肺를 潤澤(윤택)을 하게 하여 緩慢하게 治療를 하여야 한다.
ⓒ 節齋化痰丸·謝傳淸金丸·單貝母丸·霞天膏로 한다.

③ 氣痰
ⓐ 氣痰은 七情의 鬱이 盛을 하여, 뱉으려고 해도 나오지 않고 삼키려고 해도 내려가지 않아, 形狀이 마치 찢어진 솜과 같거나, 或은 마치 梅核(매핵)과 같다.
ⓑ 四七湯으로 한다.
ⓒ 오래된 경우에는 蘇子로 바꾸고 黃芩·山梔·海石[348]을 加한다.
ⓓ 三仙丸·千金指迷丸으로 한다.

(5) 痰病의 積塊에 따른 分類

① 食痰은 痞塊(비괴)가 있고, 酒痰은 臂와 같은 痞塊(비괴)가 있는데 脇痛이 더 있다.
ⓐ 食痰은 飮食이 不化를 하여 痞塊(비괴)를 結成을 한다. 橘半枳朮丸으로 한다.
ⓑ 痰이 壅塞을 하여 喘急(천급)이 있는 경우에는 瓜蔞實丸을 山楂·麥芽煎湯으로 먹는다.

---

347) 臨床的으로 鬱痰은 역시 氣痰과 類似한 점이 많다.
348) Pumex, Costazia aculeata, Costazia costazii은 속돌로 폐(肺)의 열(熱)을 꺼주고 단단히 뭉친 것을 풀어주며 통림(通淋)하고 화(火)를 내려주며 기(氣)를 내리고, 목예(目翳)를 없애고, 노담(老痰)을 제거하는 효능이 있는 약재임. **[네이버 지식백과]** 해석 [海石] (한국전통지식포탈)

ⓒ 陰虛의 경우에는 黃白丸[349]으로 한다.
ⓓ 水에 傷을 하여 心中이 堅固하고 큰 것이 마치 盞과 같은 경우에는 氣分이라 이름을 한다. 枳朮丸의 材料를 煎湯을 하여 服用을 한다.
ⓔ 痰癖은 단단한 것이 마치 盞과 같고, 때로 물소리가 있으니 神保丸으로 한다.

② 酒痰은 小調中湯·香附瓜蔞靑黛丸으로 한다.

2. 飮病

(1) 痰·飮·涎의 區分

① 痰飮은 다섯 가지가 있으나, 原因은 단지 하나이다.

② 汗·吐·下·溫法을 사용할 때에 差異가 나면 안 된다.
ⓐ 痰은 胞絡(포락)에 엎드려 있다가, 肺竅로부터 기침을 하면 나온다.
ⓑ 涎은 脾源에 엎드려 있다가, 口角으로부터 흘러나온다.
ⓒ 飮은 胃部에서 發生을 하여, 胃脘을 따라서 吐出을 한다.

(2) 飮病

① 五飮을 六證이라 한 것은 留飮과 伏飮을 合하여 하나로 한 것이다.
② 대개, 물 및 茶나 술을 마신 것이 停滯가 되어 쌓인 것으로 原因을 하였는데, 다시금 外邪의 生冷을 더하고 七情이 相搏을 하게 되어, 痰을 이룬 것은 즉 酒痰이다.
③ 오래되어 濕이 勝을 하는 경우에는 傷寒의 水證과 더불어 크게 같다.
④ 脈이 弦滑을 하거나, 或은 伏한 것이 많고 눈 밑의 皮膚가 재와 같이 검다.

(3) 飮病의 種類

① 痰飮
ⓐ 痰飮은 水가 腸胃에 停滯가 되면 배에서 '漉漉[350]'을 하는 소리가 들리고, 사람으로 하여금 갑작스럽게 살이 찌거나 갑작스럽게 마르게 된다.

② 懸飮

---

349) 『醫學入門』 : 黃連·瓜蔞仁·白朮·神麯·麥芽 各一兩, 川芎 七錢, 靑黛 五錢, 人中白 三錢, 爲末, 薑汁浸蒸餠爲丸服. 方解 : 陰虛로 因한 食積과 痰火를 治療한다.
350) 젖은 모양. 흐르는 모양. 윤택한 모양.

ⓐ 懸飮은 물이 옆구리로 흘러간 것으로 咳唾를 하게 되면 아프고, 懸懸[351)]하게 물을 생각한다.

③ 溢飮
ⓐ 溢飮은 물이 四肢로 흐르는 것으로 身體가 무겁게 아프다.

④ 支飮
ⓐ 支飮은 물이 膈上에 停滯가 된 것으로, 딸꾹질이 나오고 기대어 숨을 쉬며 短氣를 한다.

⑤ 留飮
ⓐ 留飮은 물이 心下에 停滯가 된 것으로, 등이 차가운 것이 마치 손바닥만 한 것이다.
ⓑ 或은 短氣가 있으면서 갈증이 있고, 四肢가 마디를 따라서 쑤시고 아픈데 옆구리 통증이 缺盆까지 당기며, 咳嗽(해수)를 하면 뒤틀리면서 甚하게 된다.

⑥ 伏飮
ⓐ 伏飮은 물이 停滯가 되어 膈이 그득하게 되고 嘔吐와 喘咳(천해)가 있으며 發熱과 惡寒이 있고 허리와 등이 아프며 눈물이 나고, 或은 몸이 두렵고 떨리게 된다.

3. 痰飮病에 汗·吐·下의 治法

(1) 仲景의 法[352)]

① 仲景이 여러 痰을 治療를 할 때에 거죽의 안과 膜의 밖에 있어 表分에 있는 경우에는 大·小青龍湯으로 發汗을 하였다.
② 胸膈에 있는 경우에는 瓜蒂散으로 吐를 하게 하였다.
③ 四肢와 經絡, 그리고 脇肋에 있는 경우에는 五苓散으로 分利를 하였다.
④ 腸胃의 裏分에 있는 경우에는 十棗湯으로 下를 하였다.
⑤ 이것은 대개 表를 治療하는 覇道[353)]이다.

(2) 入門의 法

① 가볍게 發汗을 하는 것은 蔘蘇飮으로 한다.
② 吐를 하는 것은 二陳湯에 加 防風·桔梗을 하여 探吐를 한다.

---

351) 마음에 걸림.
352) 臨床에서 쉽게 사용할 것은 아니다.
353) 인의를 무시(無視)하고 무력(武力)이나 꾀써 나라를 다스리는 일. 공리만을 탐내는 일.

③ 分利의 경우에는 五飮湯으로 한다.
④ 下劑는 開結枳朮丸으로 한다.
⑤ 中間에 간간히 小半夏湯·古葶棗散·枳朮丸·溫中化痰丸·淸氣化痰丸·半夏溫肺湯으로 한다.
⑥ 虛實을 따라서 加減을 할 것이고, 반드시 크게 얽매일 것은 아니다.

4. 痰飮病의 治法大要

(1) 痰飮의 治法

① 恒常된 法은 順氣와 分導이다.
② 옛 法은 順氣를 우선을 하고, 分導를 다음으로 한다고 하였다.

③ 그러나, 氣가 升을 하면 火에 屬한다.
ⓐ 氣로 因하여 動을 하는 것을 痰氣라고 말을 하니, 順氣導痰湯으로 한다.
ⓑ 火로 因하여 動을 하는 것을 痰火라고 말을 하니, 淸熱導痰湯으로 한다.
ⓒ 濕으로 因하여 動을 하는 것을 濕痰라고 말을 하니, 導痰湯으로 主한다.

(2) 二陳湯의 法

① 通用으로는 二陳湯으로 한다.
② 能히 大便을 潤을 하게하고, 小便을 長을 하게 하는 것이다.[354]

③ 더욱 分導[355]의 要藥이다.
ⓐ 風에는 加 南星·皂角·白附子·竹瀝을 한다.
ⓑ 寒에는 倍 半夏하고, 加 薑·附·薑汁을 한다.
ⓒ 火에는 加 石膏·靑黛를 한다.
ⓓ 濕에는 加 蒼朮·白朮을 한다.
ⓔ 燥에는 加 瓜蔞仁·杏仁을 한다.
ⓕ 老痰과 鬱痰에는 加 海石·芒硝·瓜蔞仁을 한다.
ⓖ 食積에는 加 山楂·神麯·麥芽를 한다.
ⓗ 停水에는 加 檳榔을 한다.
ⓘ 痰이 脇下에 있는 경우에는 加 白芥子를 하여 行을 하게 한다.

---

354) 대개는 二陳湯을 사용하게 되면 小便으로 確認을 한다. 다만, 一定한 정도의 以上으로 해서 痰이 나오면 도리어 小便이 잘 나오지 않게 된다.
355) 大便과 小便을 나누는 것을 말한다.

ⓙ 痰이 四肢에 있는 경우에
㉠ 加 竹瀝을 한다.
㉡ 痰이 經絡에 있는 경우에는, 이것으로 探吐를 한다.

ⓚ 痰이 皮裏膜外에 있는 경우에
㉠ 加 白芥子·竹瀝·薑汁을 한다.
㉡ 氣가 實한 경우에는 荊瀝으로 한다.

(3) 痰의 治法

① 아래로 떨어뜨리고 中을 溫하게 하며 肺家를 潤澤(윤택)하게 한다.

② 痰은 腎에서 根源을 하고 脾에서 動을 하며 肺에서 喀을 하는데, 水升火降을 하여 脾胃가 調和로우면 痰이 어찌 發生을 하겠는가?
ⓐ 陽虛로 腎이 寒을 하여 邪水를 收拾[356]을 할 수 없으면, 冷痰이 위로 넘치게 되니, 或은 어둡고 어지러우며 밤에 喘으로 上氣를 하게 되면 八味丸·三味安腎丸·黑錫丹으로 鎭壓(진압)을 하여 떨어뜨려야 한다.
ⓑ 가령, 痰이 막혀서 厥이 發生을 하는 경우에는 蘇子降氣湯·三生飮·古硫汞丹으로 한다.
ⓒ 脾가 虛를 하여 運化를 할 수 없는 경우에는 마땅히 補中燥濕을 하여야 하니 六君子湯에 加 竹瀝·薑汁을 한다.
ⓓ 勞役으로 脾를 傷을 하여 升降이 失調를 하는 경우에는 補中益氣湯에 加 半夏·竹瀝·薑汁을 한다.

ⓔ 陰虛로 腎火가 炎上을 하여 肺가 燥한 경우에
㉠ 二陳湯에 合 四物湯을 하는데, 去 川芎·半夏를 하고, 加 貝母·麥門冬·瓜蔞仁·桔梗을 하여 潤을 하게 하면서 내려야 한다.
㉡ 或은 腎氣丸·三一腎氣丸[357]으로 한다.

(4) 痰無補法

① 語에 말을 하기를, 痰은 補法이 없다고 하였다.

---

356) 1.거두다. 정리하다. 정돈하다. 치우다. 수습하다. 꾸리다.
357) 대개는 三一腎氣丸으로 하는 것이 좋다. 古方에 가령 腎氣丸·固本丸·補陰丸은 모두 滋陰하고 補血하는 藥이다. 그러나 固本丸은 胸滿하고 痰이 있는 경우에는 忌한다. 補陰丸은 脾虛로 濕이 있는 경우에는 忌한다. 오직 腎氣丸은 전적으로 補腎滋陰하면서도 兼하여 痰濕을 이롭게 하니 가장 적당하다. 그러나 品味의 數가 적어서 그 變化를 다하기가 不足하다. 지금에 장차 세 處方을 合하여 하나로 하였으니 이름을 하여 말하기를 三一腎氣丸이라 한다. 그 사이에 補瀉를 兼하였으니 可하다고 본다.

② 老痰이 凝滯(응체)가 되어 阿膠처럼 堅固를 한 경우에는, 잠시 溫藥으로 引導를 하지 않는다면 반드시 拒格(거격)[358]의 疾患이 發生을 할 것이다.
③ 風寒의 痰氣가 안으로 鬱滯(울체)가 되어 감히 溫散을 할 수가 없으면, 역시 어찌 結滯(결체)를 열 수가 있는가?
④ 이것은 대개 補法이 없다는 것에 지나치게 얽매인 것이다.
⑤ 무릇, 痰喘으로 소리가 높고 脈이 흩어지며 땀이 나는 것이 기름과 같고 몸이 얼음처럼 찬 경우에는 죽는다.

5. 痰病에 『東醫寶鑑』의 治法

(1) 風痰

① 風痰은 癱瘓의 奇證에 많다.
② 頭風과 眩暈(현훈)이 있고, 暗風과 悶亂[359]이 있다.
③ 或은 搐搦(휵닉)으로 悶亂을 한다.
④ 마땅히 青州白丸子·導痰湯으로 한다.

❶ 도담탕(導痰湯)(➡方藥合編·下3, 東醫寶鑑 357·1025, 醫學入門 2574)
活套 : ① 痰盛을 治療하는 基本 處方이다.
② 中風을 治療하는데 痰이 盛을 하여 言語가 乾澁을 하고 眩暈(현훈)이 있는 것을 治療하는 處方이다.
③ 加 黃芩·黃連을 하면, 淸熱導痰湯이라고 한다.
④ 加 羌活·白朮을 하면, 祛風導痰湯이라고 한다.
⑤ 加 遠志·石菖蒲·黃連·黃芩·朱砂를 하면, 寧神導痰湯이라고 한다.
⑥ 加 人蔘·石菖蒲·竹茹를 하면, 滌痰湯이라고 한다.
⑦ 氣虛에 加 白朮·全蝎·白附子를 하고, 人蔘을 倍로 넣으면, 導痰君子湯이라고 한다.

❷ 소청룡탕(小青龍湯)(➡方藥合編·中27, 東醫寶鑑 1079, 醫學入門 1733·3047)
活套 : ① 氣管支炎·喘息·肺炎·百日咳·腎炎·네프로제·膀胱炎·胃酸過多症·感冒·關節炎·結膜炎·浮腫·濕性筋膜炎·濕疹·痲疹·排尿異常·알레르기性 鼻炎·트라코마·肺氣腫·呼吸困難을 治療한다.
② 傷寒의 表證이 풀리지 않아 心下에 水氣가 있는 것으로 原因을 하여, 乾嘔로 氣逆을 하고, 發熱로 咳喘를 하는 것을 治療한다.
③ 이것을 服用을 하고 渴證(갈증)이 있는 경우에는 裏氣가 溫하게 되어 水가 흩어지려고 하는 것이다.

(2) 寒痰[360]

358) 서로 거부하여 밀어내는 작용임.
359) 가슴이 답답하면서 불안한 병증.
360) 『醫學入門』에서는 虛痰으로 같이 보았다.

① 寒痰은 즉, 冷痰이다.

② 骨痺를 하고 四肢가 不擧를 하며 氣刺痛을 하고 煩熱(번열)이 없으며 凝結을 하고 淸冷을 한다.

③ 마땅히 溫中化痰丸·溫胃化痰丸·新法半夏湯으로 한다.

❶ 이중탕(理中湯)(➡方藥合編·上6, 東醫寶鑑 1069, 醫學入門 1842·3055)

活套 : ① 胃아토니·胃下垂·胃擴張·胃酸過多·減酸症·胃潰瘍·蛔蟲·急性慢性 胃카타르·胃腸性神經衰弱·肺結核·肋間神經痛·萎縮腎·帶下·陰症의 急性吐瀉病·四肢神經痛·自家中毒症을 治療한다.

② 太陰의 腹痛으로 自利를 하고 不渴을 하는 것을 治療하는 處方이다.

③ 加 陳皮·靑皮를 하면, 治中湯이라 이름을 한다.

❷ 화위이진전(和胃二陳煎)(➡方藥合編·中98)

活套 : ① 胃寒으로 生痰을 하고 惡心을 하며 嘔吐를 하고 噯氣를 하는 것을 治療한다.

❸ 이진탕(二陳湯)(➡方藥合編·中99, 東醫寶鑑 370·1639, 醫學入門 3036·3168)

活套 : ① 惡阻·嘔吐·眩暈·宿醉·頭痛·惡心·食傷·腦溢血·胃病·心悸亢進·消化不良·咳痰을 治療한다.

② 痰飮을 通治한다.

❹ 오적산(五積散)(➡方藥合編·中13, 東醫寶鑑 1077, 醫學入門 153·3076)

活套 : ① 坐骨神經痛·帶下·生理不順·慢性胃腸炎·慢性心臟病·류마티스·腰痛·神經痛·疝氣·胃카타르·婦人病·流行性感氣·脚氣·貧血·小腹冷感·小兒痲痺·食傷·心臟性喘息·心臟瓣膜症·子宮癌·虛弱體質·六味地黃元의 異常反應時를 治療한다.

② 風寒으로 感傷을 하여 頭痛을 하고 身疼을 하며 四肢가 逆冷을 하고 胸腹이 作痛을 하며 嘔吐를 하고 泄瀉(설사)를 하는 것을 治療한다.

③ 或은 內傷의 生冷과 外感의 風寒을 아울러 대개 治療를 한다.

④ 白芷·桂皮를 除하고, 아울러 炒를 하면 즉 熟料五積散이라 이름을 한다.

❺ 반하온폐탕(半夏溫肺湯)(➡方藥合編·中97, 東醫寶鑑 367·1294, 醫學入門 3080)

活套 : ① 中脘에 痰水가 있어서 淸水를 吐하고 脈이 沈·細·弦·遲을 한 것을 治療한다.

② 이것은 胃가 虛冷한 것이다.

❻ 팔미환(八味丸)(➡方藥合編·上40, 東醫寶鑑 408, 醫學入門 2800)

活套 : ① 卽, 腎氣丸에 加 附子·桂心 各 一兩을 한 것이다.

② 老年에 水火가 모두 虧損(휴손)이 되고 下元이 冷憊(냉비)를 하며 臍腹(제복)痛과 腰痛이 있고 밤에 小便을 많이 보러가며 다리에 힘이 안 들어가고 몸이 倦怠(권태)로우며 얼굴이 黃色이고 或은 검은 것을 治療한다.

③ 또는, 虛勞의 不足으로 渴을 하여 飮水를 하고자 하고 小便이 不利를 하는 一切의 濕熱(습열)의 等證을 아울러 모두 治療한다.

(3) 濕痰

① 몸이 무겁고 軟을 하며 倦怠(권태)롭고 困[361]弱을 한다.[362]

② 마땅히 神朮丸·山精丸·三仙丸으로 한다.

③ 或은 二陳湯에 加 蒼朮·白朮을 한다.

❶ 이진탕(二陳湯)(➡方藥合編·中99, 東醫寶鑑 370·1639, 醫學入門 3036·3168)

活套 : ① 惡阻·嘔吐·眩暈·宿醉·頭痛·惡心·食傷·腦溢血·胃病·心悸亢進·消化不良·咳痰를 治療한다.

② 痰飮을 通治한다.

(4) 熱痰[363]

① 熱痰은 黃色이 이것이다.

② 熱痰은 즉, 火痰이다.

③ 煩熱(번열)과 燥結이 많고, 頭面이 烘熱(홍열)을 한다.

④ 或은 眼이 爛을 하고 喉가 閉를 하며 癲狂(전광)을 하고 嘈雜을 하며 懊憹와 怔忡(정충)을 한다.

⑤ 마땅히 淸氣化痰丸·加味潤下丸·小調中湯·大調中湯·黃芩利膈丸·理中豁痰湯·淸熱導痰湯으로 한다.

❶ 소조중탕(小調中湯)(➡方藥合編·下68, 東醫寶鑑 358, 醫學入門 3117)

活套 : ① 一切의 痰火, 및 諸般의 怪病에 脾胃를 잘 調理를 하는데 神效하다.

② 加 人蔘·白朮·白茯苓·當歸·川芎·生地黃·白芍藥을 하면 大調中湯이라고 이름을 하니, 즉 八物湯을 合한 것이다. 虛를 하면서 痰火가 있는 것을 治療한다.

③ 또한, 積熱과 吐血을 治療한다. 매번 五錢을 煎服(전복)을 한다.

④ 陰虛에 痰火가 있으면 合 六味元을 한다.

⑤ 血虛에 痰火가 있으면 合 四物湯을 하거나, 或은 合 歸脾湯을 한다.

⑥ 一切의 痰火에는 合 導痰湯을 한다.

❷ 대조중탕(大調中湯)(➡方藥合編·下68, 東醫寶鑑 359, 醫學入門 3118)

活套 : ① 小調中湯에 人蔘·白朮·茯苓·川芎·當歸·生地·白芍을 加한 것이 大調中湯이다.

② 즉, 八物湯에 加 黃連·瓜蔞仁·半夏를 한 것이다.

③ 虛를 하면서 痰火를 낀 경우에 사용한다.

(5) 鬱痰

① 鬱痰은 老痰·燥痰과 더불어 같다.

② 즉, 火痰이 心肺의 사이에서 鬱滯(울체)가 되어 오래되면, 즉 胸膈에 凝滯(응체)가 되고 稠粘[364]을 하여 咯을 하기가 어렵다.[365]

---

361) 1. 곤하다(困--: 기운 없이 나른하다) 2. 졸리다 3. 지치다 4. 괴로움을 겪다,

362) 濕痰은 脾에서 發生을 하기 때문이다.

363) 『醫學入門』에서는 熱痰과 火痰을 따로 分類를 하였으나, 『東醫寶鑑』에서는 같이 보았다. 사실 臨床的으로는 같이 보아도 된다.

③ 毛가 焦를 하는 경우가 많고 色이 白한 것이 마치 枯骨과 같으며 咽乾을 하고 口燥를 하며 咳嗽(해수)로 喘促(천촉)을 한다.

④ 마땅히 節齋化痰丸·抑痰丸·霞天膏·淸火豁痰丸·加減二陳湯·瓜蔞枳實湯으로 한다.

❶ 과루지실탕(瓜蔞枳實湯)(➡方藥合編·下69, 東醫寶鑑 360·1046)

活套 : ① 痰結로 胸滿을 하고 氣急을 하는 것을 治療하는 處方이다.

❷ 사칠탕(四七湯)(➡方藥合編·中82, 東醫寶鑑 239, 醫學入門 158·3107)

活套 : ① 七情이 凝結이 되어, 마치 모양이 솜뭉치나 梅核(매핵)과 같은 것이 吐를 하려고 해도 나오지 않고, 삼키려고 해도 삼켜지지 않으며, 胸痞가 있는 것을 治療한다.

(6) 氣痰

① 七情의 鬱結(울결)로 痰이 咽喉(인후)에 結滯(결체)를 하여 形이 마치 敗絮와 같고, 或은 梅核(매핵)과 같아서 咯을 하나 不出을 하고 嚥을 하나 不下를 하며 胸膈이 痞悶(비민)한 것을 治療한다.

② 마땅히 淸火豁痰丸·五粉丸·加味四七湯·潤下丸·二賢散·前胡半夏湯·加味二陳湯으로 한다.

❶ 가미사칠탕(加味四七湯)(➡方藥合編·下70, 東醫寶鑑 265·360·702)

活套 : ① 痰氣가 鬱結(울결)을 하여 咽喉(인후)의 사이에 窒碍(질애)를 하고, 咯을 하여도 出을 하지 않고 嚥을 하여도 下를 하지 않는 것을 이르기를 梅核(매핵)氣라고 하는 것을 治療한다.

❷ 십육미유기음(十六味流氣飮)(➡方藥合編·中140, 東醫寶鑑 1488, 醫學入門 3156)

活套 : ① 奶巖을 治療한다.

② 加 靑皮를 一錢을 한다.

(7) 食痰

① 食痰은 즉, 食積의 痰이다.

② 飮食이 不消를 하는 것으로 因하거나, 或은 瘀血을 挾을 하여 窠囊[366]에 이르게 되고 많은 경우에 癖塊와 痞滿(비만)이 된다.

③ 마땅히 靑礞石丸·黃瓜蔞丸·正傳加味二陳湯으로 한다.

❶ 정전가미이진탕(正傳加味二陳湯)(➡方藥合編·下71, 東醫寶鑑 362)

活套 : ① 食·積·痰을 治療한다.

② 導痰을 하고 補脾를 하며 消食을 하고 行氣를 한다.

---

364) 가래, 침, 담(痰) 또는 거품이 섞인 끈적하고 마른 느침이 나는 것을 말한다.

365) 이 證狀 때문에 氣痰과 鑑別이 쉽지 않다. 七情의 상태를 確認해야 한다.

366) 옴폭하게 생긴 주머니 모양의 것임.

(8) 酒痰

① 飮酒를 한 것이 不消를 하거나, 或은 酒를 한 後에 茶水를 많이 마신 것으로 因하여, 단지 술만 마시면 다음날 또한 吐를 하고 飮食이 맛이 없으며 酸水[367]를 嘔吐를 한다.

② 마땅히 瑞竹堂化痰丸·香附瓜蔞靑黛丸·小調中湯·滌痰散으로 한다.

③ 또한, 對金飮子에 加 半夏·乾葛을 各一錢을 하여 煎服(전복)을 한다.

❶ 소조중탕(小調中湯)(➡方藥合編·下68, 東醫寶鑑 358, 醫學入門 3117)

活套 : ① 一切의 痰火 및 諸般의 怪病에 脾胃를 잘 調理를 하는데 神效하다.

② 加 人蔘·白朮·白茯苓·當歸·川芎·生地黃·白芍藥을 하면 大調中湯이라고 이름을 하니 卽 八物湯을 合한 것이다.

③ 虛를 하면서 痰火가 있는 것을 治療한다.

④ 또한, 積熱과 吐血을 治療한다.

⑤ 매번 五錢을 煎服(전복)을 한다.

⑥ 陰虛에 痰火가 있으면 合 六味元을 한다.

⑦ 血虛에 痰火가 있으면 合 四物湯을 하거나, 或은 合 歸脾湯을 한다.

⑧ 一切의 痰火에는 合 導痰湯을 한다.

❷ 대금음자(對金飮子)(➡方藥合編·下28, 東醫寶鑑 1197, 醫學入門 153·3087)

活套 : ① 酒食傷을 治療한다.

② 加 乾葛 二錢, 赤茯苓·砂仁·神麯 各一錢을 하면 더욱 좋다.

③ 冷한 경우에는 加 良薑 二錢·草豆蔻 一錢을 하면 역시 좋다.

(9) 驚痰

① 驚한 것으로 因하여 痰이 結滯(결체)가 되어, 塊를 이루고 胸腹에 있어 發作을 하면 跳[368]動(도동)을 하고 痛을 참을 수가 없는 것이다.

② 或은 癲癎(전간)이 된다.

③ 婦人에게 많이 있다.

④ 마땅히 妙應丹·滾痰丸으로 한다.

❶ 곤담환(滾痰丸)(➡方藥合編·下75, 東醫寶鑑 371, 醫學入門 159·2763)

活套 : ① 濕熱(습열)의 痰積(담적)으로 變하여 百病이 發生을 하는 것을 治療한다.

---

367) 胃酸을 말한다.

368) 1.뛰다. 도약하다. 깡충 뛰다. 2.(심장·눈꺼풀 등이) 두근거리다. 뛰다. 고동치다.

6. 痰飮流注에 『東醫寶鑑』의 治法

① 무릇, 사람이 홀연히 胸·背·手·脚·腰·跨가 隱痛이 있으면서 참을 수가 없고, 筋骨과 連結이 되어서 牽引을 하여 釣痛을 하며, 坐臥[369](좌와)가 不寧을 하고, 때때로 走易[370]을 하면서 不定을 한다.

ⓐ 俗醫들이 깨닫지 못하고 이르기를 走注라고 한다. 사용하기를 風藥과 또한 鍼灸를 하는데 대개 無益을 하였다.

ⓑ 또한, 疑心을 하기를 風毒이 結聚가 되었다고 하고, 癰疽(옹저)로 하고자 하여, 藥貼을 어지럽게 하니 역시 틀린 것이다.

ⓒ 이것은 이에 痰涎(담연)이 心膈의 上·下에 엎드려 있어 變을 하여 이러한 疾病이 된 것이다.

② 或은 하여금 사람으로 頭痛으로 들 수가 없게 한다.

③ 或은 神意[371]가 昏倦[372]을 하여 잠을 많이 자게 한다.

④ 或은 飮食에 맛이 없고 痰唾가 稠粘[373]을 하며 夜間에 喉中에 마치 톱을 써는 소리가 나고 잠을 자는데 침을 많이 흘리며 手脚이 冷痺가 있고 氣脈[374]이 不通을 한다.

⑤ 癱瘓으로 잘못 誤認을 하면 틀린 것이다.

ⓐ 무릇, 이런 疾患이 있으면 단지 控涎丹을 服用을 하면, 그 疾患이 마치 없어진 것과 같다.

ⓑ 濕痰이 流注를 하여 上行으로 臂를 攻擊을 하니 臂를 들 수가 없거나, 或은 左·右로 轉移를 하는 경우에는 消痰茯苓丸으로 主한다.

❶ 공연단(控涎丹)(➡方藥合編·下72, 東醫寶鑑 364, 醫學入門 165·2764)

活套 : ① 痰飮이 流注하여 作痛을 하는 것을 다스린다.

② 一名은 妙應丹이다.

❷ 반혼탕(返魂湯)(➡方藥合編·中154, 東醫寶鑑 1497·1507 榮衛(영위)返魂湯, 醫學入門 2998)

活套 : ① 中惡·卒死를 다스린다.

---

369) 睡眠과 起床을 말함.
370) 달리고 變하는 것을 말함.
371) 신의 뜻. 신의 의지(意志)
372) 정신이 희미하고 팔다리가 노작지근해지는 것.
373) 가래, 침, 담(痰) 또는 거품이 섞인 끈적하고 마른 느침이 나는 병증
374) ①피가 통(通)하는 줄기 ②연락(連絡)

7. 痰厥에 『東醫寶鑑』의 治法

① 痰厥은 대개 內虛로 因하여 寒을 받고 痰氣가 阻塞[375]을 하여, 手足이 厥冷(궐냉)를 하고 麻痹가 있으며 暈倒를 하는 것이다.

② 脈이 沈細를 한다.

③ 마땅히 服用을 하기를 加味二陳湯·淸火化痰湯·鶴頂丹으로 한다.

④ 小兒方의 奪命散도 역시 可하다.

❶ 성향정기산(星香正氣散)

活套 : ① 卒中風으로 人事不省을 하다가 좀 깨어나고 關節(관절)을 움직일 수 있게 된 後에, 이 藥을 服用을 하여 氣를 調理를 한다.

② 壽世保元에는 當歸·防風이 加味되어 있다.

③ 食厥에는 山査·神麯·檳榔·枳實을 加한다.

④ 暑厥에는 香薷·白扁豆·黃連을 加한다.

⑤ 風厥에는 淸心元을 調服한다.

⑥ 氣厥에는 蘇合元을 調服한다.

❷ 소자강기탕(蘇子降氣湯)(➡方藥合編·中87, 東醫寶鑑 242, 醫學入門 3111)

活套 : ① 上氣로 喘促(천촉)을 하는 것을 治療한다.

② 氣虛에는 加 人蔘 三·五錢, 麥門冬 二錢, 五味子 一錢을 한다.

③ 陰虛에는 加 熟地黃 五·七錢을 한다.

8. 痰塊에 『東醫寶鑑』의 治法

① 人身의 上·中·下에 塊가 있어 마치 腫毒과 같고 皮裏膜의 外에 많다.

ⓐ 이것은 濕痰이 流注한 것으로 因한 것이니, 核을 만들고 흩어지지 않는다.

ⓑ 그 사람이 平日에 어떤 물건을 먹는 것을 좋아하는지 물어서 吐·下를 한 後에, 바야흐로 消痰을 하고 散核을 하는 藥을 사용한다.

ⓒ 二陳湯에 加 大黃·連翹·柴胡·桔梗·白芥子·黃連薑汁炒를 끓인 물에 竹瀝을 넣는다.

ⓓ 많이 服用을 하면 저절로 없어진다.

② 痰飮이 流注를 하여 胸·背·頭·項·腋·跨·腰·腿·手·足으로 하고 結聚[376]를 하여 腫硬[377]을 한다.

---

375) 1.막히다. 2.가로막다. 두절되다. 반대말:暢通(chàngtōng)

376) 모여서 뭉친 것.

377) 종기나 부은 것이 딱딱해진 것.

ⓐ 或은 痛을 하고, 或은 不通을 하는데, 按을 하여도 血潮가 없다.[378]
ⓑ 비록, 或은 微紅을 하는 것이 있다고 하더라도 역시 淡薄을 하여 熱이 없고 堅한 것이 마치 石과 같다.
ⓒ 破를 하면 膿이 없고, 或은 薄血이 있거나, 或은 淸水가 있고, 或은 紫汁이 있다.
ⓓ 또한, 壞肉[379]이 마치 敗絮[380]와 같은 것이 있고, 或은 마치 瘰癧과 같은 것이 있어 皮肉의 사이에 마치 鷄卵과 같은 것이 있어 可히 移動을 하고 軟活을 하여 硬을 하지 않는다.
ⓔ 오직, 咽喉(인후)에 痰이 結滯(결체)가 된 것을 느끼고, 寒이 되며 熱이 되는 경우에는 마땅히 返魂湯에 加 南星·半夏를 한다.

③ 遍身[381]에 塊가 있는 것은 이것은 痰이 流注를 하는 경우가 많다. 마땅히 加味小胃丹·竹瀝達痰丸으로 한다.

④ 痰塊는 마땅히 開氣消痰湯으로 한다.
ⓐ 또한, 天南星·草烏를 等分을 하고 末로 한 다음에 薑汁으로 버무려서 마치 膏와 같이 하고 核上에 붙이면 바로 없어진다.

⑤ 渾身[382]에 腫塊가 있어, 或은 骨體가 串[383]痛을 하는 것은 모두 이것은 濕痰이 經絡에 流注를 하는 것이다.
⑥ 通用으로는 二陳湯의 加減으로 한다.

❶ 죽력달담환(竹瀝達痰丸)(➡方藥合編·下73, 東醫寶鑑 366, 醫學入門 2763)
活套 : ① 痰을 移動을 시켜서 大便을 따라서 나오게 하고, 元氣는 損傷치 않는다.

❷ 개기소담탕(開氣消痰湯)(➡方藥合編·下74, 東醫寶鑑 366·1534)
活套 : ① 胸中의 胃脘으로부터 咽門에 이르기까지 狹窄(협착)이 되어 疼痛을 하고, 또한 手足이 모두 核이 있어 마치 胡桃와 같을 것을 治療한다.

378) 血潮가 있으면 腫氣이다.
379) 달리 괴육(壞肉)이라고도 부름. 창양(瘡瘍) 속에 있는 썩은 살을 말한다. ※ 창양 내 괴사 조직을 의미한다.
380) 너무 오래 묵어서 못 쓰게 된 솜
381) 온몸. 전신.
382) 혼신; 몸 전체; 온몸.
383) 1.꿰다. 비슷한말:贯(guàn) 2.잘못 연결하다. 뒤섞이다. 헛갈리다.

9. 痰飮通治

① 痰飮病의 通治는 二陳湯·茯苓半夏湯·芎夏湯·蠲飮枳實丸·千金指迷丸·敵痰丸·小胃丹으로 한다.

② 痰飮의 冷證은 마땅히 五飮湯·破痰消飮元으로 한다.

③ 濕熱(습열)의 熱飮은 마땅히 滾痰丸·木香和中丸으로 한다.

④ 食積의 痰飮은 마땅히 淸氣化痰丸으로 한다.

⑤ 虛人과 老人의 痰飮은 마땅히 竹瀝枳朮丸·霞天膏으로 한다.

❶ 이진탕(二陳湯)(➡方藥合編·中99, 東醫寶鑑 370·1639, 醫學入門 3036·3168)

活套 : ① 惡阻·嘔吐·眩暈·宿醉·頭痛·惡心·食傷·腦溢血·胃病·心悸亢進·消化不良·咳痰를 治療한다.

② 痰飮을 通治한다.

❷ 궁하탕(芎夏湯)(➡方藥合編·中100, 東醫寶鑑 370)

活套 : ① 逐水(축수)를 하고 飮을 이롭게 하는데 通用을 한다.

② 痰牽에는 加 白芥子·香附子를 한다.

③ 冷痰에는 加 乾薑·肉桂·小茴香을 한다.

④ 咳嗽(해수)에는 加 貝母·杏仁을 한다.

❸ 육군자탕(六君子湯)(➡方藥合編·上69, 東醫寶鑑 369, 醫學入門 3034)

活套 : ① 胃弱·胃液分泌過多·胃下垂·胃炎·胃癌·胃潰瘍·脚氣·佝僂病·潰瘍性大腸炎·腺病質·手足冷·食慾不振·十二指腸潰瘍·胃酸過多 및 不足症·胃 아토니를 治療한다. 虛弱體質改善을 한다.

② 氣虛로 因한 痰盛을 治療한다.

③ 虛冷한 경우에는 加 薑·桂를 한다.

④ 땀이 많은 경우에는 加 桂枝·黃芪를 한다.

⑤ 血이 燥한 경우에는 加 熟地黃·當歸·白芍藥을 한다.

⑥ 咳嗽(해수)를 하는 경우에는 加 貝母·五味子를 한다.

⑦ 氣滯에는 加 香附子·木香을 한다.

⑧ 挾感에는 加 香附子·乾葛을 한다.

⑨ 挾食에는 加 神麯·砂仁·枳實을 한다.

⑩ 浮腫에는 合 四苓散을 한다.

❹ 곤담환(滾痰丸)(➡方藥合編·下75, 東醫寶鑑 371, 醫學入門 159·2763)

活套 : ① 濕熱(습열)의 痰積(담적)으로 變하여 百病이 發生을 하는 것을 治療한다.

❺ 도담탕(導痰湯)(➡方藥合編·下3, 東醫寶鑑 357·1025, 醫學入門 2574)

活套 : ① 痰盛을 治療하는 基本 處方이다.

② 中風을 治療를 하는데 痰이 盛을 하여 言語가 乾澁을 하고 眩暈(현훈)이 있는 것을 治療하는 處方이다.

③ 加 黃芩·黃連을 하면 淸熱導痰湯이라고 한다.

④ 加 羌活·白朮을 하면 祛風導痰湯이라고 한다.

⑤ 加 遠志·石菖蒲·黃連·黃芩·朱砂를 하면 寧神導痰湯이라고 한다.
⑥ 加 人蔘·石菖蒲·竹茹를 하면 滌痰湯이라고 한다.
⑦ 氣虛에 加 白朮·全蝎·白附子를 하고, 人蔘을 倍로 넣으면 導痰君子湯이라고 한다.

❻ 소청룡탕(小靑龍湯)(➡方藥合編·中27, 東醫寶鑑 1079, 醫學入門 1733·3047)

活套 : ① 氣管支炎·喘息·肺炎·百日咳·腎炎·네프로제·膀胱炎·胃酸過多症·感冒·關節炎·結膜炎·浮腫·濕性筋膜炎·濕疹·痲疹·排尿異常·알레르기性 鼻炎·트라코마·肺氣腫·呼吸困難을 治療한다.
② 傷寒의 表證이 풀리지 않아 心下에 水氣가 있는 것으로 因하여 乾嘔로 氣逆을 하고 發熱로 咳喘를 하는 것을 治療한다.
③ 이것을 服用을 하고 渴證(갈증)이 있는 경우에는 裏氣가 溫하게 되어 水가 흩어지려고 하는 것이다.

10. 痰飮病의 脈

① 한쪽만 弦脈이 나오면 痰飮인데, 或은 沈·弦·滑을 한다.
② 간혹, 結·濇·伏脈이 나오는 것은 痰飮으로 中이 막힌 것이다.
③ 痰飮의 脈은 대개 弦脈이거나, 微·沈·滑을 兼하게 된다.
④ 오직, 肺의 痰飮이면 喘이 있으면서 弦을 하지 않는다.
⑤ 만약, 雙絃이 나타나면 이것은 寒飮이다.
⑥ 간혹, 大下를 한 後에는 虛脈이 잘 보인다.
⑦ 만약, 浮·弦·大·實을 하면 膈에 稠痰이 있는 것이니, 吐를 하는 것이 마땅하다.
⑧ 오랜 病에 結脈을 얻거나, 或은 濇을 하고 或은 伏을 한 경우에는 痰飮이 阿膠처럼 堅固하여 가운데가 阻滯(조체)가 되고 脈道가 막혀 그치게 되기 때문이다.

蟲[384]

1. 蟲의 種類

① 九蟲은 대개 原因이 臟氣가 弱하여 濕熱(습열)이 薰蒸(훈증)을 하고 痰瘀(담어)로 發生을 한 것이다.

② 諸蟲은 대개 飮食이 不節을 한 것으로 因하거나, 或은 飢飽가 失宜를 하고, 或은 비린내 나는 鱠와 炙煿을 過食을 하며, 或은 자라와 비름을 같이 먹으면, 中脘에 氣가 虛하게 되어 不運을 하게 되고 積이 되는데, 積이 오래되면 熱로 되어 濕熱(습열)이 薰蒸(훈증)을 하면, 痰과 瘀血이 凝結이 되어 五行의 氣를 따라서 變化가 되니, 諸般의 奇怪한 形體가 되어 마치 腐草[385]의 螢[386]과 같은 것이 이것이다.

③ 九蟲은 다음과 같다.

ⓐ 一은 伏蟲이라고 말을 하니, 길이가 四寸의 정도가 되어 여러 蟲의 中에 가장 우두머리이다.[387]

ⓑ 二는 蛔蟲이라 말을 하니, 길이가 尺의 정도 되는데 心臟을 貫通을 하면 사람을 죽인다.

ⓒ 三은 白蟲이라고 하는데, 길이가 一寸이 되고 母子가 相生을 하며 그 形이 轉大를 하면서 長을 하게 되면 역시 能히 사람을 죽인다.

ⓓ 四는 肉蟲이니, 모양이 마치 문드러진 살구와 같다.

ⓔ 五는 肺蟲이니, 그 모양이 마치 누에와 같다.

ⓕ 六은 蝟[388]蟲이니, 그 모양이 마치 蝦蟆[389]와 같다.

ⓖ 七은 弱蟲이니, 또한 膈蟲이라 이름을 한다. 모양은 마치 瓜瓣[390]과 같다.

ⓗ 八은 赤蟲이니, 모양이 마치 生肉과 같다.

ⓘ 九는 蟯蟲이니, 모양이 마치 菜蟲과 같은데 모양이 지극히 細微를 한다.

---

384) 嘔吐涎沫을 하고 식사에 따라서 멈추는 것이 특징이다. 다만, 요즘은 거의 없다.
385) 썩은 풀.
386) 1. 반딧불이(반딧불잇과의 딱정벌레) 2. 개똥벌레(반딧불이)
387) 原文에서는 長으로 說明을 하고 있으나, 蛔蟲이 一尺으로 길이가 더 길기 때문에 우두머리라고 解釋을 하였다.
388) 1. 고슴도치(고슴도칫과의 동물) 2. 고슴도치의 털
389) 청개구리
390) 첨과자(瓜子)를 말한다.

2. 蟲病의 種類와 그에 따른 原因

① 心煩을 하고 咳嗽(해수)를 하며 嘔唾를 많이 한다.

ⓐ 肉蟲은 사람으로 하여금 心煩을 하고 滿悶을 하게 한다.

ⓑ 肺蟲은 사람으로 하여금 咳嗽(해수)를 하게 한다.

ⓒ 蛕蟲은 사람으로 하여금 嘔吐와 呃逆[391]을 하고 噦[392]를 잘하게 하며 嘈雜을 하게 하는데, 진흙·숯·生米·茶·소금·生薑·椒 等의 物件을 먹는 것을 좋아한다.

ⓓ 弱蟲은 사람으로 하여금 침을 잘 뱉게 한다.

② 瘡癰(창옹)과 痔漏가 있으며 腸鳴이 있다.

ⓐ 蟯蟲은 廣腸[393]에 居를 하니 많으면 즉 痔가 되고, 極烈하게 되면 癩가 發生을 한다. 癰疽(옹저)·疥·癬은 대개 蟲으로 害가 된다.

ⓑ 赤蟲은 사람으로 하여금 腸鳴을 하게 한다.

③ 또한, 蠢[394]動物에 感觸을 하면, 心腹이 刺痛을 하는데 藥이 靈驗을 하지 않다. 或은 山의 濕地에서 蛇虺[395]나 水蛭이 精을 흘린 것을, 잘못하여 그 물을 먹거나, 或은 草·木·果品에 벌레가 그 毒을 모아 놓은 것을, 잘못 먹게 되면 心腹이 刺痛을 하는 것에 이르고, 或은 腰脇이 당기는 것이 때로는 發作을 하며 때로는 그치는데, 여러 藥이 效果가 없는 경우에는 이에 蟲證이다. 雄砂丸으로 그치게 한다.

④ 婦人은 鬼胎[396]가 되고, 小兒는 血鱉[397]이 된다.

ⓐ 婦人은 經閉가 되고 배가 커지는데, 거의 한달 사이에 문득 能히 動作을 하지만 이에 그 기간이 지나도 出産을 하지 않고, 或은 腹痛이 있는데, 이것은 반드시 蟲證이다.

㉠ 雄砂丸으로 한다.

㉡ 或은 萬應丸으로 主한다.

---

391) ① 딸꾹질. 위기(胃氣)가 위로 치밀어 목구멍에서 짧게 연속적으로 나는 특수한 소리이다.

392) 1. 천천히 가는 모양 a. 새소리 (얼) b. 말방울 소리 (얼) c. 딸꾹질 (얼) d. 토할 것 같으면서 토해지지 않는 일 (얼) e. 밝은 모양 (얼) f. 새가 울다 (얼) g. 딸꾹질하다 (얼)

393) S자상 결장(結腸)과 직장(直腸)을 말한다.

394) 1. 꾸물거리다 2. 꿈틀거리다 3. 어리석다 4. 불손하다(不遜--) 5. 조잡하다(粗雜--)

395) 뱀과 살무사, 곧 남을 해롭게 하는 자를 비유하여 이르는 말.

396) 포상기태를 말한다. 자궁 내 임신의 과정 중에 영양막 세포가 비정상적으로 증식하는 질환으로, 태아조직은 없거나 있더라도 기형의 형태이며 생존이 불가능한 상태이다. 옛날에는 이것을 鬼胎라고 하였다.

397) 형태는 지렁이와 같거나 또는 자라와도 비슷한 것을 혈별(血鱉)이라 부르는데 小兒에게 가장 많이 생긴다.

ⓑ 血鱉은 小兒가 가장 많은데, 大人도 간간히 있다. 대개, 鱉[398]이라는 것은 瘀가 쌓인 것으로 因하여 이루어지기 때문이다.
㉠ 追蟲打鱉丸으로 한다.
㉡ 감히 下를 할 수가 없는 경우에는 釣蟲黑白丸도 역시 좋다.
㉢ 그러나, 벌레가 낚아진 다음에는 모름지기 調脾를 하고 和胃를 하는 藥을 服用을 하여야 한다.

⑤ 眼·鼻의 밑으로 검게 되고 게의 집게처럼 되는 것이 分明하다.[399]
ⓐ 무릇, 蟲證은 眼眶[400]과 코 밑으로 青·黑色이 되는데, 面色이 痿黃을 하고 臉上으로 몇 개의 血絲가 생기는 것이 마치 게의 집게처럼 되는 것이 分明하다.
ⓑ 飮食을 먹지를 못하고 肌肉이 發生을 하지를 않으며,[401] 沈重을 하고 寒熱이 發生을 한다.
ⓒ 만약, 일찍 治療를 하지 않으면 서로 生을 하여 그치지 않으니, 心을 貫通을 하면 사람을 죽게 한다.

3. 蟲病에 『東醫寶鑑』의 治法

(1) 蛔厥

① 心疼이 安靜이 되고 다시금 煩을 하며 잠시 後에 다시 그치고, 먹는 것을 얻으면 嘔를 하고 다시금 煩을 하며, 蛔蟲을 吐를 하는 것은 蛔厥이 된다.
② 蛔厥은 마땅히 吐蛔를 하는데, 病者는 安靜이 되어 다시금 때로 煩을 하는 것은 이것은 臟寒이 된다.
③ 蛔가 上으로 하여 膈으로 들어간 것이다.
④ 그렇기 때문에 煩을 한다. 잠시 後에 다시금 그친다.

⑤ 먹는 것을 얻고 嘔를 하고 또한 煩을 하는 것은, 蛔가 음식냄새를 맡고 出을 하는 것이다.
ⓐ 그 사람이 마땅히 스스로 吐蛔를 하는 경우에는 烏梅丸으로 主한다.
ⓑ 病人이 寒이 있는데 다시금 發汗을 하면 胃中이 冷하고 반드시 吐蛔를 한다. 먼저 理中湯에 烏梅를 三箇를 넣어 煎服(전복)을 하고, 다음에는 烏梅丸을 服用을 한다.

---
398) 1. 자라(자랏과의 동물) 2. 고사리(양치식물 고사릿과의 여러해살이풀)
399) 옛날에는 얼굴에 버짐이 피는 것으로 鑑別을 하였다.
400) 눈자위. 눈알의 언저리
401) 살이 찌지 않는 것을 말한다.

⑥ 蛔厥이라는 것은 胃寒으로 發生을 하는 바이다.

ⓐ 經에 가로되, 蛔는 長蟲이다.

ⓑ 胃中이 冷을 하면 즉, 蛔를 吐를 한다.

ⓒ 冷藥을 사용하는 것이 不可하다.

ⓓ 미땅히 理中湯에 加 炒川椒·檳榔을 하여 끓인 물에, 烏梅丸을 呑下를 하면 가장 效果가 있다.

❶ 오매환(烏梅丸)(➡方藥合編·中101, 東醫寶鑑 459·527, 醫學入門 1789)

活套 : ① 蛔厥로 因한 心腹痛을 다스린다.

❷ 건리탕(建理湯)(➡方藥合編·上6)

活套: ① 脾胃의 虛冷을 治療한다.
② 或은 積聚(적취)의 氣가 上攻을 하여 心腹이 刺痛을 하는 것을 治療한다.
③ 이에 養脾를 하고 培元을 하는 藥劑이다.

❸ 안회이중탕(安蛔理中湯)(➡方藥合編·上70, 醫學入門 1789)

活套 : ① 脾虛(비허)로 因한 蟲痛을 治療한다.
② 虛冷한 경우에는 倍 蔘·薑을 하고, 加 桂心을 한다.
③ 或은 加 龍眼肉 三·五錢을 한다.

❹ 삼원음(蔘圓飮)(➡方藥合編·上84)

活套 : ① 蛔厥로 因한 心腹痛을 治療한다.
② 이미 溫劑를 試驗을 하였는데 痛證의 勢가 그치지 않는 경우에는 즉, 이것으로 潤을 하게 한다.
③ 或은 加 桂心 一·二錢을 한다.

❺ 이중탕(理中湯)(➡方藥合編·上6, 東醫寶鑑 1069, 醫學入門 1842·3055)

活套 : ① 胃아토니·胃下垂·胃擴張·胃酸過多·減酸症·胃潰瘍·蛔蟲·急性慢性 胃카타르·胃腸性神經衰弱·肺結核·肋間神經痛·萎縮腎·帶下·陰症急性吐瀉病·四肢神經痛·自家中毒症을 治療한다.
② 太陰의 腹痛으로 自利를 하고 不渴을 하는 것을 治療하는 處方이다.
③ 蛔積에는 加 桂·附·花椒·烏梅를 한다.

❻ 온장환(溫臟丸)(➡方藥合編·中上102, 景岳全書 978)

活套 : ① 蟲積을 이미 쫓았으나, 다시 發生을 하는 것을 治療한다.
② 臟氣가 虛寒한 것으로 因한 경우가 많다.
③ 마땅히 脾胃를 溫建하게 한다.
④ 臟이 寒한 경우에는 加 附子를 한다.
⑤ 臟이 熱한 경우에는 加 黃連을 한다.
⑥ 加 桂心·烏梅를 하면 역시 可하다.

❼ 연진탕(楝陳湯)(➡方藥合編·下76)

活套 : ① 小兒의 蛔蟲으로 因한 腹痛과 惡心·嘔吐를 治療한다.

(2) 胸痛

① 經에 이르기를, 蟲이 心을 貫通을 하면 즉 殺人을 한다.

ⓐ 試驗을 하고자 한다면, 心腹이 大通을 하고 참을 수가 없으며, 或은 淸水와 黃綠의 水를 吐를 하고 涎沫(연말)을 出을 하며, 或은 蟲을 出을 하고, 發作을 하는 데에 休·止[402]가 있다.

ⓑ 마땅히 蕪荑散·化蟲丸·追蟲取積散으로 한다.

② 蛔厥로 因한 心痛에는 마땅히 安蟲散·化蟲散·追蟲取積散으로 한다.

③ 蟲이 낫지 않으면, 즉 子母가 相生을 하고 休止를 하는 것이 있지 않다.

④ 小兒가 口·鼻의 中에 黑色의 蟲이 出을 하는 경우에는 不治이다.

❶ 수념산(手拈散)(➡方藥合編·中130, 東醫寶鑑 725, 醫學入門 160·3082)

活套: ① 九種의 心痛을 治療한다.

② 또한, 心脾痛을 治療한다.

③ 蛔厥에는 加 山楂·桂心·烏梅·花椒를 한다.

❷ 후박온중탕(厚朴溫中湯)(➡方藥合編·中143, 東醫寶鑑 758, 醫學入門 2665)

活套: ① 客寒이 犯胃를 하여 心腹이 虛冷을 하고 脹痛을 하는 것을 治療한다.

② 蛔가 動을 하는 경우에는 加 山楂·檳榔·使君子·烏梅·花椒를 한다.

❸ 인삼양위탕(人蔘養胃湯)(➡方藥合編·中16, 東醫寶鑑 1077, 醫學入門 1742·3086)

活套 : ① 胃腸性感氣·急慢性胃腸炎·夏節食傷·瘧疾·腸티푸스를 治療한다.

② 傷寒의 陰證을 治療한다.

③ 蛔積에는 加 山査肉·檳榔·使君子·胡椒의 類로 한다.

4. 蟲病의 脈

① 尺部의 脈이 沈을 하면서 滑을 하면, 蟲으로 傷한 것일까 두렵다.

② 緊急을 하면 治療를 하기가 어렵고, 虛·小를 하면 어찌 妨害가 있겠는가?

③ 尺脈이 沈滑을 하면 寸白蟲이고, 洪大를 하면 蛔蟲이다.

---

402) 대개 먹는 것에 따라서 休止期가 있다.

小便

1. 小便不利[403]

(1) 小便不利와 小便不通[404]

① 小便不通과 不利의 定義

ⓐ 小便이 不通을 하는 것은 본래 實熱이다.

ⓑ 經에 이르기를, 膀胱(방광)이 不利를 하는 것은 癃[405]이 된다고 하였다.[406]

ⓒ 그 鼻頭의 色이 黃한 경우를 徵候[407]로 하면, 小便이 반드시 難하다.

② 原因

ⓐ 腎은 水를 主하는데, 膀胱(방광)에 貯藏이 되고 小腸으로 泄을 하기 때문에 實로 相通하는 것이다.

ⓑ 그러나, 腎은 心에 應을 하게 되니, 心火가 盛을 하면 즉, 小腸의 熱이 結滯(결체)가 된다.

㉠ 熱이 微를 하면 즉, 小便이 難을 하면서 겨우 있게 된다.

㉡ 熱이 甚을 하면 즉, 小便이 閉를 하여 절대 없게 된다.[408]

③ 小便不利의 治法과 治方

ⓐ 마땅히 淸熱을 하고 生津을 하는 것을 爲主로 한다.

ⓑ 單朴硝散·五苓散으로 한다.

㉠ 臍下가 脹을 하는 경우에는 加 琥珀을 한다.

㉡ 或은 單琥珀을 末로 하여 蜜丸을 한 다음에 人蔘茯苓煎湯으로 服用을 한다.

㉢ 或은 生車前子를 찧어서 自然汁에 꿀을 한 숟가락을 넣어서 調服을 한다.

ⓒ 大便을 利를 하게 하여 行을 한 다음이라야 小便이 利를 하는 경우에는 八正散에 加 木香을 한다.

---

403) 小便이 不利하는 경우에는 대개 小便이 不禁을 하는 것과 같이 오는 경우가 많다. 나이를 살펴서 老人의 경우라면 小便不禁을 꼭 確認해야 한다.

404) 小便의 不通과 小便의 不利는 熱이 盛한 것과 微한 것으로 區分을 하는 것이지 實熱과 虛寒으로 區分을 하는 것이 아니다.

405) 1. 느른하다(맥이 풀리거나 고단하여 몹시 기운이 없다) 2. 위독하다(危篤--) 3. 늙다 4. 곱사등이(등이 굽고 큰 혹 같은 것이 불쑥 나온 사람). 癃閉를 말한다.

406) 小便不利는 결국 癃閉로 進行이 되는 경우가 많다.

407) 어떤 일이 일어날 조짐(兆朕)

408) 小便不利가 甚하게 되면 小便이 癃閉가 되는 것이다.

ⓓ 熱이 盛을 하여 莖中에 澁痛이 있는 경우에
㉠ 導赤散에 加 山梔·大黃을 한다.
㉡ 或은 麻子仁丸·冷熱熨法으로 한다.

(2) 小便不通[409]의 原因

○ 虛인 경우가 있고, 痰인 경우가 있으며, 氣結인 경우가 있다.

① 虛損

ⓐ 虛損으로 病이 오래 되어 自汗이 있고 五內[410]가 枯燥를 하며, 또는 諸瘡이나 失血이 過多인 경우에는 人蔘養榮湯으로 한다.
ⓑ 精이 竭을 하여 아프지는 않은데, 莖[411]이 가려운 경우에는 八味丸으로 한다.[412]
ⓒ 胃가 弱하여 水道를 通調를 하지 못한 것으로 膀胱(방광)으로 下輸를 하지 못하거나, 또는 氣虛인 경우에는 四君子湯에 加 黃芪·升麻를 한다.
ⓓ 脾가 枯를 하고 亡血이 있으며, 또한 勞傷으로 血虛한 경우에는 四物湯으로 한다.
ⓔ 氣血이 久虛한 경우에는 八物湯으로 한다.

② 痰涎(담연)

ⓐ 痰涎(담연)이 阻滯(조체)를 하여 氣道가 不通을 하는 경우에는 導痰湯에 加 升麻를 한다.

③ 氣結

ⓐ 忿怒로 氣結을 하여 閉遏[413]을 하고 不通을 하는 경우에
㉠ 二陳湯에 加 木香·香附子·木通을 한다.
㉡ 모두 먼저 一盞을 服用을 하고 後에 찌꺼기를 끓여서 探吐를 하여 그 氣를 끌어 올리는데, 氣가 升을 하면 즉 水가 스스로 내려오는 것이다.

ⓑ 實熱에는 砂糖[414]湯에 牽牛末을 一·二錢을 타서 探吐[415]를 한다.

---

409) 小便不通의 경우에는 應急이면 양방에서 빨리 빼 내는 것이 急하다. 함부로 시간을 끌게 되면 危險하다.
410) 五臟의 內를 말한다.
411) 莖中痒痛을 말한다.
412) 莖中痒痛은 앞의 精門과 같이 보아야 한다.
413) 막혀서 장애가 있는 것을 말한다.
414) ①사탕수수나 사탕무를 원료(原料)로 하는 대표적(代表的)인 감미료.
415) 소독한 거위털이나 오리털로 인후부를 자극하여 구토하게 하는 토법(吐法)의 하나임.

(3) 治法大要

① 일반적으로 赤澁(적삽)을 하는 경우에는 淸心을 하는 것이 마땅하다.

ⓐ 上熱인 경우에는 導赤散에 加 黃連·燈心을 한다.

ⓑ 下虛인 경우에는 滋腎丸[416]으로 한다.

ⓒ 上盛下虛인 경우에는 淸心蓮子飮으로 한다.

② 胞痹와 腸痹는 分利를 하는 것이 要訣이다.

ⓐ 胞痹

㉠ 즉, 寒淋이니 小便을 볼 때에 아픈 것이 臍腹(제복)을 당기고, 위로는 淸涕[417]가 있으면 腎著湯으로 한다.

㉡ 熱한 경우에는 瀉腎湯으로 한다.

ⓑ 腸痹는 이에 飧泄(손설)로 小便이 閉澁을 하고 津液(진액)이 偏僻(편벽)되게 大便으로만 나가니, 마땅히 分利[418]를 하여야 할 따름이다.

(4) 小便不利에 『東醫寶鑑』의 治法

① 小便澁

ⓐ 陰이 虛를 하면, 즉 小便이 難을 한다.

㉠ 小便이 澁한 것은 血이 火로 因하여 爍[419]을 하고, 下焦(하초)에 血이 없어 氣가 엉어 降을 하지 못하여 滲泄의 令을 行을 할 수가 없는 것이다.

㉡ 마땅히 補陰을 하고 降火를 한다.

㉢ 四物湯에 加 知母·黃柏을 한다.

ⓑ 下焦(하초)에 血이 없으면, 小便이 澁數을 하고 黃을 한다.

㉠ 四物湯에 加 知母·黃柏·牛膝·甘草稍를 한다.

ⓒ 小便이 難한 것은, 出을 하는 것이 不快한 것이다.

㉠ 經에 가로되, 陽이 陰分으로 入을 하면, 즉 膀胱(방광)이 熱을 하고 小便이 難을 한다고 하였다.

㉡ 오직 陰分이 虛를 하고 陽熱이 乘을 하는 것이다.

---

416) 五苓散과는 渴症의 有無로 判斷을 한다. 무릇 病이 上焦의 氣分에 있으면 즉 渴證이 나고, 下焦의 血分에 있으면 즉 渴證이 나지 않는다. 血中에 濕이 있기 때문에 渴證이 없는 것이다. 滋腎丸은 渴證이 없으면서 小便이 막힌 것을 治療한다.

417) 맑은 콧물을 말한다.

418) 일반적으로 分利는 五苓散으로 한다.

419) 1. 빛나다 2. 태우다 3. 녹이다, 녹다 4. (태워서)끓다 5. 덥다, 뜨겁다 6. 꺼지다, 끄다.

㉢ 만약, 小便이 黃赤을 하면 즉 萬全木通散으로 利를 한다.

② 小便이 數을 하나 不利를 하는 경우는 세 가지가 있다.

ⓐ 가령, 大便이 泄瀉(설사)를 하고 津液(진액)이 澁少(삽소)를 한 것이 하나이다. 마땅히 利를 할 따름이다.[420]

ⓑ 가령, 熱이 下焦(하초)를 얽으면 津液(진액)이 行을 할 수가 없는 것이 둘이다. 반드시 滲瀉를 하여야 이에 낫는다.

ⓒ 가령, 脾胃의 氣가 澁을 하여 水道를 通調[421]를 할 수가 없고, 아래로 膀胱(방광)에 傳輸를 할 수가 없어 化를 할 수가 없는 것이 셋이다. 可히 順氣를 하고 하여금 施化를 하여 出을 하게 한다. 마땅히 茯苓琥珀散으로 한다.

③ 上이 盛을 하고 下가 虛를 하며, 小便이 赤澁(적삽)을 하고 或은 淋이 되려고 하는 경우에는 마땅히 淸心蓮子飮[422]·導赤散으로 한다.

④ 腎虛로 小便이 數을 하고 瀝을 하여, 마치 滲을 하는 모양과 같은 경우에는 마땅히 平補元으로 한다.

❶ 만전목통산(萬全木通散)(➡方藥合編·下77, 東醫寶鑑 474, 醫學入門 1783)

活套 : ① 陰이 虛를 하여 陽이 湊를 하는 바가 되면 膀胱(방광)에 積熱이 있는 것이다. 그렇기 때문에 小便이 難을 하고 黃을 하는 것을 治療한다.

② 『方藥合編』에서는 萬全木通湯으로 記載되어 있다.

❷ 도적산(導赤散)(➡方藥合編·下78, 東醫寶鑑 391·421, 醫學入門 164·3131)

活套 : ① 小腸의 熱로 小便이 不利를 하는 것을 治療한다.

② 合 四苓散을 하면, 이름을 하기를 移熱湯이라고 한다.

③ 口糜가 心胃의 壅熱로 口瘡을 하는 것을 治療한다.

④ 一方은 竹葉이 있고, 燈心이 없다.

⑤ 熱이 甚한 경우에는 加 黃芩·黃連·麥門冬을 한다.

❸ 청심연자음(淸心蓮子飮)(➡方藥合編·中64, 東醫寶鑑 1390, 醫學入門 164)

活套 : ① 性的神經衰弱·夢精·無精·腎臟炎·膀胱炎·糖尿病·腎結核·慢性淋疾·白帶下·口內炎·陰痿證·尿不利·尿意頻數·遺尿를 治療한다.

② 心火의 上炎으로 口乾을 하고 煩渴(번갈)을 하며 小便이 赤澁(적삽)을 한 것을 治療한다.

③ 또한, 小便을 따라서 白物이 마치 精과 같은 것이 나오는 것을 治療한다.

④ 마땅히 心火를 降을 하여야 한다.

⑤ 역시, 赤白濁(백탁)을 治療한다.

⑥ 이것은 식사를 하지 못하면서 渴證(갈증)이 나는 것을 治療한다.

⑦ 식사를 하면서 渴證(갈증)이 나는 것은 人蔘白虎湯으로 한다.

---

420) 小便을 이롭게 한다는 것이다.
421) 三焦의 氣를 疏通을 하여 水와 氣를 調節을 하는 것을 말한다.
422) 上盛下虛인 경우에 사용을 한다.

❹ 사물탕(四物湯)(➡方藥合編·上68, 東醫寶鑑 308, 醫學入門 1550·3035·3166)

活套 : ① 生理不順·血脚氣·乾性皮膚病·貧血·腹痛·子宮出血·腹塊·胎動不安·産後惡露不下·下腹緊痛·肝斑·頭痛·無力體質·便秘·四肢煩熱·腎結石症·腎結核·乳汁缺乏症·紫斑症을 治療한다.

② 血病을 通治하는 藥이다.

(5) 小便不通에 『東醫寶鑑』의 治法

① 胞가 膀胱(방광)에 熱을 轉移를 하면 즉, 癃[423]·尿血이 된다.

② 膀胱(방광)이 不利를 하는 것을 癃이라고 한다. 八正散에 加 木香으로 主를 한다.

③ 癃閉는 合하여 말을 하면 하나의 病이고, 나누어 말을 하면 暴·久의 다름이 있다.

ⓐ 대개 閉라는 것은 暴病이다.

㉠ 尿가 点滴[424]을 하여 나오지 않은 것이다.

㉡ 俗에 부르기를 小便이 不通이라고 하는 것이 이것이다.

ⓑ 癃이라는 것은 久病이다.

㉠ 尿가 澁을 하고 淋瀝(임력)을 하며 点滴으로 出을 하고 一日에 數十次를 하거나, 或은 百次를 하니 이름을 하여 淋病이라고 하는 것이 이것이다.

④ 小便이 不通을 하는 것은 氣血의 다름이 있다.

ⓐ 가령, 渴證(갈증)이 나고 小便이 不通을 하는 경우에는, 熱이 上焦(상초)의 氣分에 있는 것이다. 마땅히 淸肺散으로 한다.

ⓑ 가령, 渴證(갈증)이 없고 小便이 不通한 경우에는, 熱이 下焦(하초)의 血分에 있는 것이다. 마땅히 滋腎丸[425]으로 한다.

⑤ 小便이 不通을 하는데 臍下의 狀이 마치 椀[426]을 覆을 한 것과 같고, 痛悶[427]을 하여 難堪(난감)한 경우에는 治法이 두 가지가 있다.[428]

ⓐ 가령, 氣가 化를 하지 못하여 不通을 하면, 즉 陳皮茯苓湯에 木香·沈香末을 二錢으로 하여 다서 空心에 服用을 하고 兼하여 吐法을 사용하여 升提를 한다.

ⓑ 가령, 血이 下에 汚濁을 하여 不通을 하면, 즉 桃仁承氣湯의 類로 破를 한다.[429]

---

423) 癃閉를 말한다.

424) 1.아주 작다[조금이다·미소하다]. 자질구레하다. 소소하다. 2.사소한 것.

425) 渴症이 있는 경우에는 五苓散으로 한다. 다만, 上焦의 氣分인 경우에는 淸肺散으로 한다. 渴證이 나면서 小便이 閉한 것을 治療한다.

426) 1. 주발(周鉢: 놋쇠로 만든 밥그릇) 2. 바리(놋쇠로 만든 여자의 밥그릇)

427) 아프고 번민한 증상임

428) 이런 경우에는 급히 小便을 먼저 빼는 것이 急하다.

429) 小腹이 急結한 상태이다. 이런 경우에는 폴리로 小便을 빼고 나면 콜라 빛의 色으로 나오는 경우도

⑥ 무릇, 熱을 하면 즉 不通을 하고, 冷을 하면 즉 不禁을 한다.[430]

ⓐ 그 熱이 盛한 경우에는 小便이 閉를 하고 절대 없다.

ⓑ 그 熱이 微한 경우에는 小便이 어렵기는 하지만 겨우 있다.[431]

⑦ 小便이 不通을 하는 것은, 이에 血이 澁을 하여 氣가 通을 하지 않고 竅[432]가 澁을 한 것에 이른 것이다. 導氣除燥湯으로 한다.

⑧ 小便이 不通을 하는 경우에는 마땅히 五苓散·導赤元·地膚子湯·宣氣散·通關丸·猪苓湯·加味五苓散·透天散으로 한다.

❶ 팔물탕(八物湯)(➡方藥合編·上32, 東醫寶鑑 1236, 醫學入門 3036)

活套 : ① 貧血·胃弱·食慾不振·全身衰弱·不姙症·病後衰弱을 治療한다.
② 虛勞로 氣血이 兩虛한 것을 治療하는데 能히 陰陽을 調和를 한다.
③ 氣血의 兩虛를 治療한다. 一名은 八珍湯이라 한다.
④ 虛淋에는 加 黃芪·虎杖根[433]·黃芩·牛膝을 한다.

❷ 자신환(滋腎丸)(➡方藥合編·下80, 東醫寶鑑 476, 醫學入門 2715)

活套 : ① 渴을 하지 않으면서 小便이 不通을 하는 것을 다스린다.

❸ 이진탕(二陳湯)(➡方藥合編·中99, 東醫寶鑑 370·1639, 醫學入門 3036·3168)

活套 : ① 惡阻·嘔吐·眩暈·宿醉·頭痛·惡心·食傷·腦溢血·胃病·心悸亢進·消化不良·咳痰를 治療한다.
② 痰飮을 通治한다.

❹ 도담탕(導痰湯)(➡方藥合編·下3, 東醫寶鑑 357·1025, 醫學入門 2574)

活套 : ① 痰盛을 治療하는 基本 處方이다.
② 中風을 治療하는데 痰이 盛을 하여 言語가 乾澁을 하고 眩暈(현훈)이 있는 것을 治療하는 處方이다.
③ 加 黃芩·黃連을 하면 淸熱導痰湯이다.
④ 加 羌活·白朮을 하면 祛風導痰湯이다.
⑤ 加 遠志·石菖蒲·黃連·黃芩·朱砂를 하면 寧神導痰湯이다.
⑥ 加 人蔘·石菖蒲·竹茹를 하면 滌痰湯이다.
⑦ 氣虛에 加 白朮·全蝎·白附子를 하고 人蔘을 倍로 넣으면 導痰君子湯이라고 한다.

❺ 우공산(禹功散)(➡方藥合編·下82, 東醫寶鑑 1003)

活套 : ① 小便不通을 治療한다.
② 百法으로 奏效[434]를 할 수가 없는 경우에, 이것을 服用을 하면 낫지 않는 것이 없다.

있다.

430) 熱이 甚하면 不通을 한다. 熱이 微하면 不利를 한다. 虛寒을 하면 不禁을 한다. 다만, 老人의 경우에는 不利와 不禁을 명확하게 說明을 하지 못하여 反對의 藥을 사용하게 되는 경우가 있으니, 반드시 注意를 해야 한다.

431) 小便이 겨우 나온다는 뜻이다.

432) 小便이 나오는 곳을 말한다.

433) 실제 淋疾에도 많이 사용을 한다.

③ 때에 얽매이지 않고 服用을 한다.
④ 조금 지나서 鷄翎[435]으로 痰을 探을 하여 吐를 한다.
⑤ 比喩를 하자면 滴水를 하는 그릇에 그 上竅를 막으면 즉 澁을 하고, 拔[436]을 하면 즉 水가 通을 하여 流洩[437]을 하는 것과 같다.

❻ 삼출음(蔘朮飮)(➡方藥合編·上115, 東醫寶鑑 479·1659)
活套 : ① 婦人의 轉脬로 小便이 不通하는 것을 治療한다.
② 一方은 葵子·梔子炒·滑石을 各五錢으로 하고 木通 三錢을 剉를 하여 一貼으로 하며 水煎을 하여 空心에 服用을 한다.
③ 밖으로는 葵子·梔子·滑石을 細末을 하고 田螺肉을 搗를 한 다음에 膏를 하여 넣거나, 或은 生葱汁으로 버무려서 臍中에 붙이면 바로 通을 한다.

❼ 육미지황원(六味地黃元)(➡方藥合編·上40, 東醫寶鑑 1242, 醫學入門 2800 六味地黃丸)
活套 : ① 諸腎疾患·膀胱疾患·佝僂病·바세도우氏病·白內障·便秘·四肢煩熱·肺結核을 治療한다.
② 腎水의 不足을 治療한다.
③ 陰虛로 浮腫을 하면 加 牛膝·車前子를 하면 金匱腎氣丸이라 이름을 한다.
④ 遺尿(유뇨)가 無度한 경우에는 去 澤을 하고 加 益智仁을 한다.
⑤ 老人과 또한 孕婦(잉부)의 轉脬에는 倍 澤瀉를 한다.
⑥ 冷淋(냉림)은 먼저 寒戰을 하고 얻어 洩을 하지 못하는 것이다. 마땅히 八味元으로 한다.
⑦ 用法은 左를 末로 하여 蜜丸으로 梧子大로 하고 空心에 溫酒나, 或은 鹽湯(염탕)으로 五·七十丸을 먹는다.
⑧ 역시, 分作을 하여 二十貼으로 사용을 한다.
⑨ 陰虛로 浮腫하는 경우에는 熟地를 減을 하고, 加 牛膝·車前子·桂·附를 한다.

❽ 팔미환(八味丸)(➡方藥合編·上40, 東醫寶鑑 408, 醫學入門 2800)
活套 : ① 卽, 腎氣丸에 加 附子·桂心 各 一兩을 한 것이다.
② 老年에 水火가 모두 虧損(휴손)이 되고, 下元이 冷憊(냉비)를 하며 臍腹(제복)痛과 腰痛이 있고 밤에 小便을 많이 보러가며, 다리에 힘이 안 들어가고 몸이 倦怠(권태)로우며 얼굴이 黃色이고, 或은 검은 것을 治療한다.
③ 또는, 虛勞의 不足으로 渴을 하여 飮水를 하고자 하고 小便이 不利를 하는 一切의 濕熱(습열)에 等證을 아울러 모두 治療한다.

❾ 팔정산(八正散)(➡方藥合編·下79, 東醫寶鑑 475, 醫學入門 164·3130)
活套 : ① 膀胱炎·尿道炎·小便不通을 治療한다.
② 膀胱(방광)의 積熱로 小便이 癃閉를 하면서 不通을 하는 것을 治療한다.

❿ 도적산(導赤散)(➡方藥合編·下78, 東醫寶鑑 391·421, 醫學入門 164·3131)
活套 : ① 小腸의 熱로 小便이 不利를 하는 것을 治療한다.
② 合 四苓散을 하면 이름을 하기를 移熱湯이라고 한다.

---

434) 奏效 : ①효력(效力)이 나타남 ②일이 성취(成就)됨
435) 닭의 깃털을 말함.
436) 1. 뽑다, 빼다 2. 쳐서 빼앗다, 공략하다 3. 빼어나다, 특출하다(特出--) 4. 뛰어나다.
437) 1.(액체를) 배출하다. 흘려보내다. 빼다. (기체가) 배출되다. 새다. 빠지다.

③ 口糜가 心胃의 壅熱로 口瘡을 하는 것을 治療한다.
④ 一方은 竹葉이 있고, 燈心이 없다.
⑤ 熱이 甚한 경우에는 加 黃芩·黃連·麥門冬을 한다.

⓫ 대분청음(大分淸飮)(➡方藥合編·下81, 景岳全書 964·971)
活套 : ① 積熱이 閉結가 되어 小便이 不利를 하고 黃疸(황달)과 尿血, 및 淋閉된 것을 다스린다.
② 木通과 車前子를 빼고, 薏苡仁과 厚朴을 加한 것을 小分淸飮이라고 한다.
③ 濕滯로 保養을 받아들이지 못하는 것을 다스린다.

⓬ 보중익기탕(補中益氣湯)(➡方藥合編·上22, 東醫寶鑑 1201, 醫學入門 162·1870·1881·2729·3057)
活套 : ① 疲勞狀態·肺結核·肋膜炎·腹膜炎·夏瘦·痔疾·脫肛·感氣·말라리아狀熱·胃下垂·子宮下垂·盜汗·自汗을 治療한다.
② 勞役이 太甚하거나, 或은 飮食이 失節을 하여 身熱을 하고 自汗을 하는 것을 治療한다.
③ 遺尿(유뇨)에는 加 山藥·五味子를 한다.
④ 氣虛로 尿澁인 경우에는 加 檳榔·木香을 하는데, 或은 加 車前子·澤瀉를 한다.

⓭ 자음강화탕(滋陰降火湯)(➡方藥合編·中42, 東醫寶鑑 408·1176, 醫學入門 3100)
活套 : ① 肺結核·乾性肋膜炎·急性氣管支炎·糖尿病·性的神經衰弱·膀胱尿道炎·腎盂炎·腎結核·淋疾·盜汗·嗄聲·失聲·咳喘을 治療한다.
② 陰虛火動으로 盜汗(도한)을 하고 午熱이 있으며 咳嗽(해수)를 하고 痰이 盛을 하며 喀血을 하고 살이 마르는 것을 治療한다.
③ 咳嗽(해수)가 甚한 경우에는 加 貝母·桑白皮를 한다.

⓮ 신보환(神保丸)(➡方藥合編·下54, 東醫寶鑑 246·781 神保元, 醫學入門 159·2748)
活套: ① 諸氣로 因한 注[438]痛을 治療한다.
② 또한, 心膈痛·腹脇痛·腎氣痛을 治療한다.

(6) 小便不通의 脈

① 小便不通의 脈은 浮弦을 하면서 澁을 하는데, 芤를 하면 즉 便이 紅을 하고, 數을 하면 黃·赤色이 된다.
② 便難이 癃閉가 되면 實脈이 左尺에 보인다.
③ 小便이 不利를 하고 나오기 어려우면 癃閉가 되는데, 이것은 膀胱(방광)의 熱이 極한 것이기 때문에 脈이 實한 것이다.

438) 1.주입하다. 쏟다. 붓다. 2.(정신이나 시선 등을) 한 곳에 집중하다[모으다].

2. 關格[439]

(1) 關格의 定義

① 關은 小便이 不通을 하는 것이고, 格은 吐逆을 하는 것이다.

② 經에 이르기를, 人迎脈이 氣口脈보다 四倍의 以上인 경우에 格이라고 이름을 하고, 氣口脈이 人迎脈보다 四倍의 以上인 경우에 關이라고 이름을 한다고 하였다.

(2) 關格의 病機와 治法

① 關格의 病機

ⓐ 위로는 寒을 하고, 아래로는 熱을 하며, 中焦(중초)는 막힌다.

ⓑ 關은 이에 陽이 밑으로 하지 않아서, 胸中에 寒이 있어서 막혀 들어가지 않는 것이다.

ⓒ 格은 이에 陰이 위로 하지 않아서, 熱이 下焦(하초)에 있어 막혀서 나오지 않는 것이다.

ⓓ 上·下가 不通을 하고 三焦가 撩亂[440]을 하며 中氣가 不足을 하고 陰陽이 서로 榮華롭지 않게 되는 것이다.

ⓔ 그렇기 때문에 關을 하고, 또한 格을 하는 것이다.

② 關格의 治法

ⓐ 中이 虛한 경우에는 補中益氣湯에 加 檳榔으로 升降을 한다.

ⓑ 中이 虛를 하여 痰이 많은 경우에는 六君子湯에 去 朮을 하고, 加 柏子仁 및 麝香을 少許를 한다.

ⓒ 虛가 甚하여 吐·利가 모두 안 되는 경우에는 旣濟丸으로 한다.

(3) 關格에 『東醫寶鑑』의 治法

① 大·小便이 不通을 하는 것을 역시 이르기를 陰陽關格이라고 한다.

② 이에 三焦가 約을 하여 病이 된 것이다.

③ 무릇, 大·小便이 不通을 하는 것을 『內經』에서 이르기를 三焦가 約을 한다고 하였다.

④ 約이라는 것은 行을 하지 않는 것이다.

ⓐ 長流水[441]로 八正散을 煎을 하여 服用을 한다.

---

439) 初學者들이 霍亂과 많이 混同을 한다. 霍亂은 대개 吐瀉가 있는 것이고, 關格은 먹지를 못하여 吐를 하고 小便이 나오지 않는 것을 말한다. 일반적으로 關格은 위험한 상황이다. 急히 전원을 하여 小便을 排出하게 하는 것이 關鍵이 된다.

440) 분분하다. 분잡하다. 어지럽게 여 있는 모양.

441) 小便을 잘 나오게 하기 위한 方法이다. 예를 들어 옛날에는 嘔吐를 하는 경우에 藥을 달이는 물을

ⓑ 關格에는 芒硝湯·大承氣湯으로 한다.
ⓒ 中이 虛한 경우에는 補中益氣湯에 加 檳榔을 하여 升降을 시킨다.
ⓓ 痰이 格을 하는 경우에는 枳縮二陳湯으로 한다.

(4) 格의 治療

① 그 氣를 吐提를 하는 것은 痰을 吐를 하는 것이 아니다.

② 關格과 噎[442]은 약간 다르니, 胃中에 氣가 障碍가 있는 것을 느껴서 升을 하려고 하지만 升을 하지 못하고, 降을 하려고 하지만 降을 하지 못하며, 식사를 하려고 하지만 먹지를 못하는 것이다.

③ 마땅히 二陳湯에 加 木通을 하여 그 橫格[443]을 하는 氣를 吐를 하게 하는데, 있는 痰까지 吐를 하게 할 필요는 없다.[444]

❶ 지축이진탕(枳縮二陳湯)(➡方藥合編·下83, 東醫寶鑑 480)

活套 : ① 關格으로 因하여 上·下가 不通을 하는 것을 다스린다. 이는 痰이 中焦(중초)에 隔한 것이 있는 경우이다.
② 『萬病回春』이나 『東醫寶鑑』이 同一하게 枳實을 一錢으로 하였는데, 갑자기 『方藥合編』에서 二錢으로 增量을 하였다. 一錢이 맞다.

(5) 關의 治療

① 或은 下焦(하초)를 治療하는 경우에는 固執(고집)하지 말아야 한다.

② 옛날에 이르기를, 關格이 되면 죽는 것이 아침·저녁으로 된다. 그러나 下焦(하초)를 治療하면 可히 낫는다고 하였다.

③ 經에 이르기를, 少陽이 이르게 되면 嘔·湧이 넘치고, 먹는 것이 내려가지 않는다고 하였다.

ⓐ 火가 逆上을 하면 嘔吐가 되는 것이지, 膈上에서 發生을 하는 것은 아닌 것을 말하는 것이다.
ⓑ 홀로 關이 되는 것이고, 格은 아니다.
ⓒ 大承氣湯으로 下를 한다.

④ 만약, 단지 吐를 하고, 小便이 나오지 않는 경우에는 胃苓湯으로 한다.

받을 때에 물을 거스르지 않고 물을 받는 식으로 하였다.

442) 1. 목메다 2. 근심하다(속을 태우거나 우울해하다) 3. 가로막다 4. 덮어서 막다 5. 울음소리

443) 가로막힘

444) 臨床에서는 吐法을 사용하기는 쉽지 않다. '욱'하는 정도로만 하는 것이지 실제 痰이 다 나오도록 吐를 하는 것은 아니다.

⑤ 膏粱(고량)의 積熱이 있어 北方의 眞水를 損傷을 하는 경우에는 滋腎丸으로 主한다.

⑥ 淡滲로 利水를 하는 藥을 사용하는 것을 忌를 하니, 앞에 淋證에 詳細히 하였다.

⑦ 무릇, 關格에 頭汗이 있는 경우에는 죽는다.

❶ 팔정산(八正散)(➡方藥合編·下79, 東醫寶鑑 475, 醫學入門 164·3130)

活套 : ① 膀胱(방광)炎·尿道炎·小便不通을 治療한다.

② 膀胱(방광)의 積熱로 小便이 癃閉를 하면서 不通을 하는 것을 治療한다.

3. 小便不禁445)

(1) 小便不禁의 定義

① 小便不禁이라는 것은 自覺을 하지 못하는 것이다.

② 赤色이면 熱이 되고, 白色이면 虛가 된다.

(2) 小便不禁의 虛實에 따른 分類

① 熱446)

ⓐ 實熱이면 이에 膀胱(방광)의 火가 動을 하는 것이니, 四苓散에 合 三黃湯을 하고 加 五味子·山茱萸를 少許를 한다.

ⓑ 虛熱인 경우에는 四苓散에 合 四物湯을 하고, 加 山梔·升麻를 한다.

② 虛447)

ⓐ 虛는 이에 腎과 膀胱(방광)의 氣虛이다.

㉠ 十全大補湯에 加 益智仁을 한다.

㉡ 或은 縮泉丸·大兎絲子丸·二苓丸으로 한다.

ⓑ 밤이 되면 陰이 盛을 하여 더욱 많아지고, 內虛로 自汗을 하는 경우에는 秘元丹으로 한다.448)

ⓒ 內虛로 濕熱(습열)이 있는 경우에

---

445) 小便이 不禁을 하다고 호소를 하는 경우에는 대개 老人이 많다. 하지만, 이 경우에는 小便이 不利하면서 小便이 不禁을 한다고 하는 경우가 많기 때문에 選擇을 잘 하여야 한다.

446) 대부분 尿路感染으로 因하여 發生을 한다.

447) 臨床에서는 이런 경우가 가장 많다.

448) 이 경우에는 저녁에 藥을 服用을 하면 안 되고 또한, 山茱萸와 같은 補陰을 하는 藥材를 피해야 한다. 만약, 山茱萸를 넣을 경우라면 午前·午後로 藥을 服用하게 하고 저녁이 되면 藥을 服用을 해서는 안 된다.

㉠ 腎氣丸[449]으로 한다.
㉡ 八味丸에 減 澤瀉·附子를 하고, 加 五味子·杜仲·破古紙를 하며 倍 山茱萸를 한다.

ⓓ 內虛로 寒冷을 하는 경우에
㉠ 古桂附湯으로 한다.
㉡ 大兎絲子丸에 加 肉桂를 한다.

(3) 小便不禁의 樣相

① 勞傷
ⓐ 心脾勞인 경우에는 頻繁[450]을 하면서 적게 나온다.
㉠ 가볍게 不禁을 하는 것이 勞心으로 因한 경우에는 妙香散·桑螵蛸散으로 한다.

ⓑ 勞役으로 脾를 傷한 경우에는 補中益氣湯으로 한다.
ⓒ 脾約證은 傷寒에 보인다.

② 不約
ⓐ 不約의 證狀
㉠ 不約을 하고 遺尿(유뇨)가 많으며, 或은 餘瀝[451]이 있다.
㉡ 下虛로 內損을 하면, 즉 膀胱(방광)이 不約을 하는 것으로 便尿가 스스로 遺를 하거나, 或은 小便을 본 다음에 餘瀝이 있는 것은, 대개 火가 盛을 하여 水가 安寧을 얻지 못한 것이다.

ⓑ 不約의 治療
㉠ 治療를 하는 데에 마땅히 膀胱(방광)의 陰血을 補를 하고 火邪를 瀉를 하는 것을 爲主로 하며, 牡蠣·山茱萸[452]·五味子의 類를 佐로 하는데, 溫藥을 사용해서는 안 된다.
㉡ 古方에 補陰丸이 가장 妙하다.

③ 婦人과 小兒
ⓐ 婦人이 産後에 胞를 傷을 하거나, 小兒의 胞가 冷을 하는 경우에는 鷄胜脛散으로 主한다.

(4) 小便不禁에 『東醫寶鑑』의 治法

449) 六味地黃湯의 類를 사용하면 初期에 小便을 더 많이 지리게 된다. 반드시 이 부분을 이야기를 미리 해 주어야 한다.
450) 일이 매우 잦음. 도수(度數)가 번거러울 정도(程度)로 잦고 복잡(複雜)함.
451) 소변을 다 눈 뒤에 소변이 방울방울 떨어지는 것.
452) 山茱萸를 넣으면 初期에 小便量이 많아진 다음에 不約을 治療하게 된다. 미리 이 부분을 說明해 주어야 한다.

① 膀胱(방광)虛

ⓐ 遺溺는 尿가 出을 하는 것을 스스로 知覺을 하지 못하는 것이다.

ⓑ 膀胱(방광)이 不約을 하면 遺溺가 된다.

ⓒ 經에 가로되, 下가 虛를 하면 遺溺[453]가 된다고 하였다.

ⓓ 下가 虛하다는 것은, 이르기를 膀胱(방광)의 下焦(하초)가 虛하다는 것이다.

ⓔ 仲景의 法

㉠ 下焦(하초)가 竭을 하면 즉 遺溺를 하고 失便을 하니, 그 氣가 虛하여 스스로 禁制[454]를 할 수가 없는 것이다.

㉡ 下焦(하초)가 虛를 하여 不歸를 하면 遺溲[455]가 된다고 하였다. 世上에서 桑螵蛸·鷄肶胵의 類를 사용하는 것이 이것이다.

② 肺氣虛

ⓐ 小便이 遺失[456]을 하는 것은 肺氣가 虛한 것이다.

ⓑ 마땅히 安臥[457]를 하고 養氣를 하는데, 勞役을 禁한다. 蔘·芪로 補를 한다.

ⓒ 낫지 않으면 마땅히 熱이 있는 것을 責을 하여야 하니 黃柏·生地黃으로 한다.

ⓓ 小便이 不禁을 하는데, 色이 赤을 하는 것은 熱이 되고, 色이 白을 하는 것은 虛가 된다.

③ 陰挺[458](음정)으로 因한 痿痹

ⓐ 小便이 無度를 하고, 或은 淋瀝(임력)으로 不禁을 하는 것은, 이에 陰挺(음정)으로 痿痹를 하는 것이다.

ⓑ 六味地黃丸에 去 澤瀉를 하고, 加 益智仁을 한다.

④ 熱과 虛

ⓐ 小便이 不禁을 하는 것은 熱에 屬하고 虛에 屬한다.

ⓑ 熱한 경우에는 五苓散[459]에 合 解毒湯[460]을 한다.

ⓒ 虛한 경우에는 五苓散에 合 四物湯을 하고, 加 山茱萸·五味子를 한다.

ⓓ 下虛로 內損을 하고 不禁을 하는 경우에는 마땅히 膀胱(방광)의 陰血을 補를 하고 火邪를 瀉를 하는 것으로 爲主를 한다.

---

453) 小便인 경우에는 '뇨'로 읽는다.
454) 어떤 행위(行爲) 또는 일을 못하게 말림
455) 1.(대소변을) 보다. 싸다. 누다. 2.소변을 보다. 오줌을 누다.
456) 자기도 모르는 사이에 대소변이 조금씩 새어나오는 병증임
457) 臥는 대개 잠을 말한다.
458) 음핵(陰核)
459) 熱하다고 하면 굳이 桂枝를 固執할 것은 아니다.
460) 黃連解毒湯을 말한다.

㉠ 加減八味丸·六味地黃元에 加 知母·黃柏[461]·五味子를 한다.
㉡ 補陰丸이 가장 妙하다.

⑤ 虛冷
ⓐ 虛冷으로 不禁을 하고 밤이 되면 더욱 많아지는 경우에는 마땅히 縮泉元·秘元丹으로 한다.
ⓑ 老人과 虛人의 경우에는 마땅히 五子元·家韭子元·蔘芪湯으로 한다.
ⓒ 小兒의 遺溺[462]는 마땅히 鷄腸散·鷄肶胵散으로 한다.
ⓓ 通用은 大兎絲子元·茸香元·旣濟丸으로 한다.

❶ 축천환(縮泉丸)(➡方藥合編·中103, 東醫寶鑑 483 縮泉元, 醫學入門 2727)
活套 : ① 脬氣의 不足으로 小便이 頻數을 하여 一日에 百餘次를 하는 것을 治療한다.

❷ 삼기탕(蔘芪湯)(➡方藥合編·上71, 東醫寶鑑 341·343·484·897)
活套 : ① 氣虛로 遺溺를 하는 것을 治療하는 處方이다.
② 老人은 加 附子를 한다.

❸ 보중익기탕(補中益氣湯)(➡方藥合編·上22, 東醫寶鑑 1201, 醫學入門 162·1870·1881·2729·3057)
活套 : ① 疲勞狀態·肺結核·肋膜炎·腹膜炎·夏瘦·痔疾·脫肛·感氣·말라리아狀 熱·胃下垂·子宮下垂·盜汗·自汗을 治療한다.
② 勞役이 太甚을 하거나 或은 飮食이 失節을 하여 身熱을 하고 自汗을 하는 것을 治療한다.
③ 遺尿(유뇨)에는 加 山藥·五味子를 한다.
④ 氣虛로 尿澁을 하는 경우에는 加 檳榔·木香을 하는데, 或은 加 車前子·澤瀉를 한다.

❹ 육미지황원(六味地黃元)(➡方藥合編·上40, 東醫寶鑑 1242, 醫學入門 2800 六味地黃丸)
活套 : ① 諸腎疾患·膀胱疾患·佝僂病·바세도우氏病·白內障·便秘·四肢煩熱·肺結核을 治療한다.
② 腎水不足을 治療한다.
③ 陰虛로 浮腫을 하면 加 牛膝·車前子를 하면 金匱腎氣丸이라 이름을 한다.
④ 遺尿(유뇨)가 無度한 경우에는 去 澤을 하고 加 益智仁을 한다.
⑤ 老人과 또한 孕婦(잉부)의 轉脬에는 倍 澤瀉를 한다.
⑥ 冷淋(냉림)은 먼저 寒戰을 하고 不得洩을 하는 것이다. 마땅히 八味元이다.
⑦ 用法은 左를 末로 하여 蜜丸으로 梧子大로 하고 空心에 溫酒나, 或은 鹽湯(염탕)으로 五·七十丸을 먹는다.
⑧ 역시, 分作을 하여 二十貼으로 사용을 한다.
⑨ 陰虛로 浮腫하는 경우에는 熟地를 減을 하고, 加 牛膝·車前子·桂·附를 한다.

❺ 이중탕(理中湯)(➡方藥合編·上6, 東醫寶鑑 1069, 醫學入門 1842·3055)
活套 : ① 胃아토니·胃下垂·胃擴張·胃酸過多·減酸症·胃潰瘍·蛔蟲·急性慢性 胃카타르·胃腸性神經衰弱·肺結核·肋間神經痛·萎縮腎·帶下·陰症急性吐瀉病·四肢神經痛·自家中毒症을 治療한다.

---
461) 知母·黃柏은 鹽水酒炒를 하고 三分으로 사용을 한다.
462) 遺尿를 말한다.

② 太陰의 腹痛으로 自利를 하고 不渴을 하는 것을 治療하는 處方이다.
③ 五苓散을 合하면, 理苓湯이라 이름을 하는데 陽虛浮腫을 治療한다.

❻ 귀비탕(歸脾湯)(➡方藥合編·上66, 東醫寶鑑 268, 醫學入門 163·3115)
活套 : ① 憂思로 心脾를 勞傷을 하여 健忘을 하고 怔忡(정충)을 하는 것을 治療한다.
② 氣가 升降을 하지 못하는 경우에는 加 便香附子를 한다.
③ 不眠에는 加 熟地黃 五·七錢을 한다.

❼ 우귀음(右歸飮)(➡方藥合編·上46, 景岳全書 956)
活套 : ① 이것은 火를 補益을 하는 藥인데, 陽이 衰弱을 하게 되고 陰이 勝을 하는 것을 다스린다.
② 氣虛에는 人蔘과 白朮을 加한다.
③ 假熱에는 澤瀉를 加하거나, 冷水로 浸을 하여 冷服을 한다.
④ 人蔘과 當歸를 加한 것을 補元煎이라고 한다.

❽ 팔미환(八味丸)(➡方藥合編·上40, 東醫寶鑑 408, 醫學入門 2800)
活套 : ① 卽, 腎氣丸에 加 附子·桂心 各 一兩을 한 것이다.
② 老年에 水·火가 모두 虧損(휴손)이 되고 下元이 冷憊(냉비)를 하며 臍腹(제복)痛과 腰痛이 있고 밤에 小便을 많이 보러가며 다리에 힘이 안 들어가고 몸이 倦怠(권태)로우며 얼굴이 黃色이고 或은 검은 것을 治療한다.
③ 또는, 虛勞의 不足으로 渴을 하여 飮水를 하려고 하고 小便이 不利를 하는 一切의 濕熱(습열)에 等證을 아울러 모두 治療한다.

❾ 계장산(鷄腸散)(➡方藥合編·中104, 世醫得效方 遺尿(유뇨), 證治準繩 類方, 赤水玄珠 秘結門)
活套 : ① 小兒의 遺尿(유뇨)가 脬寒·陽虛로 因한 것을 다스린다.

4. 淋病[463)]

(1) 五淋[464)]

① 五淋은 氣淋·血淋·石淋·膏淋·勞淋이다.

② 淋은 小便이 澁痛을 하고 나오려고 하는데 나오지 않고, 나오지 않았으나 또 나오려고 하는 것이, 방울방울 떨어지면서 그치지 않는 것이다.

---

463) 임균 감염증(임질)은 성관계를 통해 임균에 감염되어 발생하는 남성 및 여성 생식기의 감염증이다. 성행위를 통해 감염된 임균은 남성과 여성 비뇨생식기에 염증을 일으킨다. 남성과 여성은 다소 다른 증상과 경과를 나타난다. **[네이버 지식백과]** 임균 감염증 [gonococcal infection] (서울대학교병원 의학정보, 서울대학교병원)

464) 小便을 볼 때에 痛證이 있는 경우에는 性생활에 대한 부분을 꼭 確認을 해야 한다. 그리고 단순하게 小便이 不利를 하는 것을 진료기록부에 淋病으로 記載를 하면 안 된다. 임균 감염증은 임균의 감염에 의해 발생하며 성관계를 통하여 전파된다. 따라서 성관계가 활발한 젊은 연령층에서 잘 발생한다. 소아가 임균 감염증에 걸리면 성적 학대의 가능성을 고려해 보아야 한다.

③ 淋은 대개 熱에 屬한다.

④ 간간히 冷이 있는 경우에
ⓐ 外因으로 當風을 하여 冷을 取한 것이다.
ⓑ 冒暑로 濕熱(습열)이 鬱滯(울체)가 된다.
ⓒ 胞內가 痿痹를 하고, 腎이 應을 하여 사용할 수가 없는 것이다.

⑤ 內因의 七情으로 心腎의 氣가 鬱滯(울체)가 되고 小腸·膀胱(방광)이 不利를 하거나, 或은 忿怒와 房勞, 그리고 小便을 참고 酒·肉으로 濕熱(습열)이 膀胱(방광)과 腎으로 下流를 하여 肝經을 干涉을 하고 廷孔[465]에 鬱結(울결)이 된 것이다.
ⓐ 처음에는 즉, 勞淋·血淋이 된다.
ⓑ 오래 되면 火가 타버려서 砂淋·石淋이 되는데, 마치 탕 항아리를 오래 끓이면 거친 돌가루 같은 것이 發生을 하는 것과 같다.

(2) 五淋의 分類

① 氣淋
ⓐ 氣淋은 澀滯를 하고 餘瀝이 不盡을 하니 沈香散으로 한다.
ⓑ 或은 益元散에 加 茴香·木香·檳榔을 한다.

② 血淋
ⓐ 血淋은 澁痛이 있는데, 熱을 만나면 즉 發生을 한다.
㉠ 白薇·赤芍을 等分을 하여 末로 한 다음에 二錢을 술에 타서 服用을 한다.
㉡ 或은 犀角地黃湯·單車前子飮·四物湯 加 知母·黃柏으로 한다.
㉢ 選擇을 하여 사용을 한다.

ⓑ 色이 鮮明한 경우에는 心과 小腸의 虛熱이다.
㉠ 導赤散에 去 甘草를 하고, 加 黃芩을 한다.

ⓒ 色이 마치 豆汁과 같은 경우에는 腎과 膀胱(방광)의 火이다. 五淋散으로 한다.
ⓓ 또한, 一種으로 小便에 血이 보이면서 아프지 않는 경우에는 尿血이지 淋病이 아니다.
ⓔ 四物湯에 加 山梔·滑石·牛膝을 한다. 或은 單苦蕒菜[466]飮·單琥珀散으로 한다.

---

465) 生殖器를 말한다.
466) Ixeris denticulata의 전초로서 열을 내리고 독을 풀며 종기를 줄여주고 뭉친것을 풀어주는 효능이 있는 약재임

③ 石淋[467)]

ⓐ 石淋은 小便에 砂石이 있고 莖이 强을 하며 아픈 것이 甚한 것이다.

ⓑ 單牛膝膏로 한다.

ⓒ 單鱉甲을 末로 하여 술에 타서 服用을 한다.

④ 膏淋[468)]

ⓐ 膏淋은 血이 凝固가 된 것이 마치 膏와 같다.

ⓑ 黑豆 一百二十粒과 甘草 一寸을 水煎을 하여 익을 때쯤에 滑石末 一錢을 空心에 타서 服用을 한다.

ⓒ 或은 海金砂[469)]散으로 한다.

⑤ 勞淋

ⓐ 勞淋은 痛證이 氣衝[470)]까지 당기는데, 勞를 하게 되면 發生을 하고 밑으로 빠지는 痛證이 꽁무니까지 있다.

㉠ 透膈散으로 한다.

ⓑ 勞傷인 경우에는 四物湯에 加 知母·黃柏·滑石·琥珀을 한다.

ⓒ 虛가 甚한 경우에는 鹿角霜丸으로 한다.

ⓓ 熱痳과 暴淋은 痛證이 甚하다.

㉠ 八正散[471)]으로 한다.

㉡ 或은 五苓散[472)]에 合 敗毒散[473)]으로 한다.

㉢ 加味石膏湯으로 한다.

ⓔ 急한 痛證의 경우에는 六一散을 二錢에 加 木香·檳榔·小茴香 各 一錢을 하여 末로 하여 服用을 한다.

---

467) 結石으로 인한 것을 말한다.

468) 소변에 농혈이 나오는 것부터는 임질을 의심해야 한다. 남성의 경우 급성 요도염이 가장 흔하다. 이 경우 임균에 감염된 지 2~7일 정도 후에 배뇨통을 동반한 농성(고름 성분) 분비물이 요도를 통해 배출된다. 여성의 임균 감염증은 감염 후 대체로 10일 내에 자궁경부염의 형태로 나타난다. 질을 통해 농성 분비물이 배출되고 요도염이 동반되었을 경우에는 배뇨통, 빈뇨, 긴박뇨(소변을 보고 싶은 마음이 긴박하게 들면서 소변을 보러 가는 도중 배뇨를 함)가 나타날 수 있다. **[네이버 지식백과]** 임균 감염증 [gonococcal infection] (서울대학교병원 의학정보, 서울대학교병원)

469) ①실고사리 ②실고사리의 포자(胞子). 성질(性質)은 차며 빛은 엷은 황색(黃色)임.

470) 혈자리 이름으로 배꼽아래 5촌에서 양옆으로 2촌씩 떨어진 곳으로 산기(疝氣), 소변불통(小便不通), 월경부조(月經不調)를 치료하는 데에 쓰이는 혈임.

471) 便秘가 있어야 사용이 可能하다.

472) 熱이 甚한 경우라면 桂枝를 固執할 것은 아니다.

473) 人蔘敗毒散을 말한다.

ⓕ 冷淋(냉림)은 반드시 먼저 惡寒과 戰慄이 있은 後에, 小便이 澁을 하고 數을 하며 竅中이 腫痛을 한다. 生附散·二木散으로 한다.

(3) 上·下焦와 氣血의 差異

① 渴證(갈증)이 있는 것과 渴證(갈증)이 없는 것과의 사이에 대한 差異는 毫釐[474](호리)와 같다.

㉮ 熱이 上焦(상초)의 氣分에 있어 渴證(갈증)이 나는 경우에

ⓐ 小便이 不利를 하는 경우에는 肺中에 伏熱이 있어, 水가 아래로 내려오지 못하는 것이다.

ⓑ 마땅히 氣가 薄한 淡滲을 하는 藥으로 淸金을 하고 瀉火를 하여, 이에 水의 上元을 滋養을 하는 것이다. 淸肺飮子[475]로 한다.

㉯ 熱이 下焦(하초)의 血分에 있어 渴證(갈증)이 나지 않는 경우에

ⓐ 小便이 不利를 하는 경우에는 腎과 膀胱(방광)에 陰이 없어 陽氣가 不化를 하는 것이니 水는 마르고 火는 升을 하는 것이다.

ⓑ 마땅히 氣·味가 모두 陰한 藥으로 熱을 除하고, 막힌 것을 瀉를 하여 水의 下源[476]을 滋養을 하는 것이다.

ⓒ 滋腎丸·腎氣丸으로 한다.

ⓓ 앞의 消渴[477]은 渴證(갈증)을 爲主로 하여 氣血을 나누었다. 그렇기 때문에 血分에도 역시 渴證(갈증)이 있는 경우가 있다.

ⓔ 이것은 淋을 爲主로 하여 氣血을 나누었다. 그렇기 때문에 血分에도 渴證(갈증)이 없는 경우가 있다.

ⓕ 그러나, 渴證(갈증)이 있으면서 多汗을 하여 亡津[478]을 하는 경우에는 또한 可히 가볍게 滲法[479]을 할 수가 없다.

(4) 淋病의 治法大要

① 淸熱을 하고 小便을 利를 하게 한다.

ⓐ 淸熱을 하고 便을 이롭게 하면 사람마다 낫는다.

ⓑ 暑淋·熱淋·血淋을 治療를 하는데 山梔仁의 一味로 하면 滿足을 한다.

---

474) ①자 또는 저울 눈의 호(毫)와 이(釐) ②매우 적은 분량(分量)

475) 가령, 渴證이 나고 小便이 不通을 하는 경우에는, 熱이 上焦의 氣分에 있는 것이다. 마땅히 淸肺散으로 한다. 『醫學入門』의 淸肺飮子는 邪가 上焦의 氣分에 있어 渴證이 나면서 尿澁하고 不利하는 것을 治療한다. 『東醫寶鑑』의 淸肺飮子는 鼻紅이 肺風瘡으로 因한 것을 治療하는 處方이다. 『醫學入門』의 淸肺飮子와 『東醫寶鑑』의 淸肺散은 같은 意味의 處方이다.

476) 腎水를 말한다.

477) 다만, 消渴에서는 小便이 不利를 하는 證狀이 없다.

478) 망진액(亡津液)의 다른 이름.

479) 그나마 없는 津液을 脫하기 때문이다.

ⓒ 무릇, 淋證에 發汗을 하면 즉 죽는다.[480]

② 開鬱·行氣·滋陰·破血을 한다.
ⓐ 開鬱을 하고 行氣를 하며 滋陰을 하고 破血을 하는 것은 東垣의 高名한 方法이다.

ⓑ 膏淋·砂淋·石淋을 治療할 때
㉠ 鬱金·琥珀으로 開鬱을 한다.
㉡ 青皮·木香으로 行氣를 한다.
㉢ 蒲黃·牛膝로 破血을 한다.
㉣ 黃柏·生地로 滋陰을 한다.

ⓒ 東垣의 用藥凡例에 青皮는 疏肝을 하고, 黃柏은 滋腎을 한다고 하였다.
ⓓ 대개, 小腹과 小便은 이에 肝腎의 部位이다.

(5) 淋病의 臟腑에 따른 治法大要

① 小腸
ⓐ 小腸[481]은 澁·脹을 하고, 脾經은 濁을 한다.

ⓑ 小腹이 脹滿(창만)한 것이 甚한 경우에는 瀉腎湯·火府丹으로 한다.
㉠ 무릇, 小腸에 氣가 있으면 즉 脹을 한다.
㉡ 血이 있으면 즉 澁을 한다.
㉢ 熱이 있으면 즉 痛을 한다.

ⓒ 또한, 土가 燥를 하면 水가 濁을 하게 되니, 四君子湯에 加 滑石·澤瀉·麥門冬·淡竹葉으로 한다.
ⓓ 痛한 경우에는 六君子湯에 加 知母·黃柏·石葦[482]·琥珀으로 한다.

② 肝家
ⓐ 肝家로 하면 莖과 脇의 刺痛이 마치 칼로 찌르는 것 같다.

ⓑ 肝經의 氣滯로 熱이 있는 경우에

480) 淋病에도 熱이 發生을 하기 때문에 그 熱을 내릴 目的으로 發汗을 하게 되면 津液이 더욱 損傷이 되어서 죽는 것이다. 傷寒의 不可發汗을 參考하면 된다.
481) 韓醫學에서는 膀胱과 小腸을 같은 범주에 놓고 理解를 한다. 둘 다 津液을 主管하기 때문이다.
482) 석위 *Pyrrosia lingua* (Thunberg) Farwell, 애기석위 *Pyrrosia petiolosa* Ching 또는 세뿔석위 *Pyrrosia tricuspis* Tagawa (고란초과 Polypodiaceae)의 잎이다. 일명 석란(石欄)이라고도 한다.

㉠ 甘草稍[483] 五錢, 靑皮·黃柏·澤瀉 各 一錢을 水煎으로 하여 服用을 한다.

㉡ 或은 三味葶藶散으로 한다.

ⓒ 莖痛으로 脇이 당기는 경우에는 蔘苓琥珀湯으로 한다.

ⓓ 腸痛으로 腰背가 당기는 경우에는 磁石湯으로 한다.

ⓔ 虛한 경우에는 淸肝解鬱湯·淸肝益榮湯으로 한다.

③ 腎

ⓐ 腎이 虧損(휴손)된 경우에는 惡症이니, 精이 敗[484]竭을 하는 것이다.

ⓑ 腎虛로 淋瀝(임력)을 하고 莖中이 澁痛을 하는 경우에는 加減八味丸으로 補陰을 한다.[485]

ⓒ 小便이 頻을 하면서 黃한 경우에는 四物湯에 加 蔘·朮·麥門冬·五味子를 하여 肺·腎을 滋養을 한다.

ⓓ 小便이 短을 하면서 黃한 경우에는 補中益氣湯에 加 麥門冬·五味子·山藥을 하여 脾腎을 補를 한다.

ⓔ 熱이 膀胱(방광)에 結滯(결체)가 된 경우에는 五淋散으로 淸熱을 한다.

ⓕ 脾·肺氣가 燥를 하는 경우에는 芩·梔의 二味로 肺를 靑을 하게 한다.

ⓖ 만약, 膀胱(방광)의 陰虛로 陽이 生을 할 것이 없는 경우에는 滋腎丸[486]으로 한다.

ⓗ 膀胱(방광)의 陽虛로 陰이 化를 할 것이 없는 경우에는 腎氣丸으로 한다.

ⓘ 精이 敗竭한 경우

㉠ 童男의 경우에는 精이 그득하지 않았는데 女子를 부린 것이다.

㉡ 老人의 경우에는 陰이 이미 萎縮이 되었는데 色을 생각을 하여 그 精을 내린 것이다.[487]

㉢ 즉, 精이 나오지 않으면 안으로 敗를 하게 되어 莖中이 痛澁을 하면서 淋이 된다.

㉣ 八味丸料에 加 車前子·牛膝을 煎服(전복)을 한다.

㉤ 만약, 精이 이미 竭을 하는데 다시 耗散을 하면, 즉 大·小便을 보려고 하는 中에 牽疼을 하는데 疼이 더욱 甚하면 즉 더욱 大·小便을 보려고 한다.[488]

㉥ 더욱 便을 보려고 하면, 즉 痛證이 더욱 甚하게 되니 附子를 倍로 하여 救하여야 한다.

㉦ 무릇, 이것은 마땅히 化源[489]을 滋養을 하여야 하는 것이다.

---

483) 臨床에서 甘草梢를 求하기가 어렵다. 그냥 甘草로 해도 無妨하다.

484) 1. 패하다(敗--), 지다 2. 무너지다 3. 부수다 4. 깨뜨리다 5. 헐어지다 6. 깨어지다 7. 썩다 8. 떨어지다 9. 해치다(害--) 10. 기근(飢饉·饑饉) 11. 재앙(災殃), 재화(災禍) 12. 흉년(凶年)

485) 莖中痒痛은 역시 앞의 精門과 같이 보아야 한다.

486) 渴症이 없어야 사용이 가능하다.

487) 勃起가 안 되었는데 억지로 性행위를 하려고 한 것이다.

488) 尿路쪽에 炎症이 發生이 되어 그 炎症이 자꾸 刺戟을 하게 된 것으로 그것 때문에 小便을 자주 보고 싶은 생각이 들게 되나, 막상 小便을 보러 가면 나올 것이 없는 경우이다. 그래서 억지로 小便을 보려고 하니 더욱 痛證이 甚하게 된다.

◎ 잘못하여 知·柏의 淡滲을 하는 等의 藥劑를 사용하면, 이미 眞陽을 瀉를 하고 다시금 眞陰을 損傷을 하게 되는 것이다.[490]

④ 脾胃

ⓐ 中이 虛하면 膀胱(방광)을 이롭게 하기가 총체적으로 어렵다.

ⓑ 中氣가 이미 弱을 하여 隧道[491]를 運通[492]을 힐 수가 없어 膀胱(빙굉)으로 下輸[493]를 할 수가 없는 경우에는 補中益氣湯으로 한다.

ⓒ 무릇, 汗多로 亡津을 하고 瀉가 오래되어 胃가 乾을 하며 諸瘡으로 失血을 하는 경우에는, 모두 滋補가 마땅하고 過하게 小便을 이롭게 하는 것은 不可하다.

(6) 五淋에 『東醫寶鑑』의 治法

ⓐ 淋病은 五種이 있다.

㉠ 一은 가로되, 勞淋이라고 한다.

㉡ 二는 가로되, 血淋이라고 한다.

㉢ 三은 가로되, 熱淋이라고 한다.

㉣ 四는 가로되, 氣淋이라고 한다.

㉤ 五는 가로되, 石淋이라고 한다.

① 熱淋

ⓐ 熱淋은 小便에 熱이 있고 赤色이며 淋瀝(임력)으로 不快를 하고 臍下가 急痛을 한다.

ⓑ 暴淋은 痛證이 甚하고 尿가 赤을 하며 淋瀝(임력)을 한다. 마땅히 八正散·導赤元으로 한다.

ⓒ 滋腎丸을 百丸으로 하고, 이것으로 梔子導赤散을 끓인 물에 呑下[494]를 하는데 空心[495]으로 한다.

ⓓ 益元散을 二錢으로 하고, 加 木香·檳榔·茴香을 各一錢으로 하며, 末로 하여 空心에 白湯으로 點服을 한다.

❶ 대분청음(大分淸飮)(➡方藥合編·下81, 景岳全書 964·971)

---

489) 덕화(德化)의 근본(根本). 교화(敎化)의 근원(根源). 달리 생화지원(生化之源) · 화생지원(化生之源)이라고도 부름. ① 발생 변화의 근원이라는 말. ② 비위(脾胃)를 말한다.

490) 특히, 젊은 경우에 너무 많이 오래 사용을 하면 나중에 일찍 발기부전에 이르게 되고, 老人의 虛寒한 경우에는 小便을 지리는 경우가 發生이 된다. 꼭 사용을 한다면 三分정도로 하고 반드시 鹽水酒炒를 하여야 한다.

491) 평지나 산, 바다, 강 따위의 밑바닥을 뚫어서 굴로 만든 철도(鐵道)나 도로. 小便이 나오는 길을 말한다.

492) 運行을 하여 通하게 하는 것을 말한다.

493) 1.패하다. 지다. 잃다. 2.운송하다. 전송하다. 나르다. 운반하다.

494) 알약이나 가루약 따위를 삼켜서 넘김

495) 배 속이 비어 있는 상태(狀態). 또는 그 배 속

活套 : ① 積熱이 閉結이 되어 小便이 不利를 하고 黃疸(황달)과 尿血, 및 淋閉된 것을 다스린다.
② 木通과 車前子를 빼고, 薏苡仁과 厚朴을 加한 것을 小分淸飮이라고 한다.
③ 濕滯로 保養을 받아들이지 못하는 것을 다스린다.

❷ 팔정산(八正散)(➡方藥合編·下79, 東醫寶鑑 475, 醫學入門 164·3130)
活套 : ① 膀胱炎·尿道炎·小便不通을 治療한다.
② 膀胱(방광)의 積熱로 小便이 癃閉를 하면서 不通을 하는 것을 治療한다.

❸ 도적산(導赤散)(➡方藥合編·下78, 東醫寶鑑 391·421, 醫學入門 164·3131)
活套 : ① 小腸의 熱로 小便이 不利를 하는 것을 治療한다.
② 合 四苓散을 하면, 이름을 하기를 移熱湯이라고 한다.
③ 口糜가 心胃의 壅熱로 口瘡을 하는 것을 治療한다.
④ 一方은 竹葉이 있고 燈心이 없다.
⑤ 熱이 甚한 경우에는 加 黃芩·黃連·麥門冬을 한다.

❹ 청심연자음(淸心蓮子飮)(➡方藥合編·中64, 東醫寶鑑 1390, 醫學入門 164)
活套 : ① 性的神經衰弱·夢精·無精·腎臟炎·膀胱炎·糖尿病·腎結核·慢性淋疾·白帶下·口內炎·陰痿證·尿不利·尿意頻數·遺尿를 治療한다.
② 心火의 上炎으로 口乾을 하고 煩渴(번갈)을 하며 小便이 赤澁(적삽)을 한 것을 治療한다.
③ 또한, 小便을 따라서 白物이 마치 精과 같은 것이 나오는 것을 治療한다.
④ 마땅히 心火를 降을 하여야 한다.
⑤ 역시 赤·白濁(백탁)을 治療한다.
⑥ 이것은 식사를 하지 못하면서 渴證(갈증)이 나는 것을 治療한다.
⑦ 식사를 하면서 渴證(갈증)이 나는 것은 人蔘白虎湯으로 한다.

② 血淋

ⓐ 血淋은 小便이 나오지 않으면서, 때로 下血을 하고 疼痛[496]으로 滿急[497]을 한 것이다.
㉠ 熱을 만나면 發作을 하고, 甚하면 즉 尿血을 하며 熱이 結滯(결체)가 되면 莖痛이 있다.
㉡ 마땅히 四物湯에 加 知母·黃柏·澤瀉·赤茯苓을 한다.

ⓑ 色이 鮮明한 경우에는 心과 더불어 小腸의 虛熱이다. 導赤散에 去 甘草를 하고, 加 黃芩을 한다.
ⓒ 色이 마치 黑豆汁과 같은 경우에는 腎과 膀胱(방광)의 火이다. 마땅히 五淋散으로 한다.
ⓓ 血淋은 마땅히 增味導赤散·金黃湯·小薊飮子로 한다.
ⓔ 死血[498]로 淋이 되는 경우에는 牛膝膏가 가장 妙하다.

❶ 증미도적산(增味導赤散)(➡方藥合編·下85, 東醫寶鑑 487)
活套 : ① 血淋으로 澁痛을 하는 것을 治療한다.

496) 痛證이 없으면 血尿라고 한다.
497) 그득하여 急해지는 것을 말한다.
498) 상처(傷處)에 뭉쳐서 통(通)하지 못하고 괴어 있는 시커먼 피

② 或은 加 澤瀉를 하거나, 或은 麝香을 타서 服用을 한다.

❷ 사물탕(四物湯)(➡方藥合編·上68, 東醫寶鑑 308, 醫學入門 1550·3035·3166)

活套 : ① 生理不順·血脚氣·乾性皮膚病·貧血·腹痛·子宮出血·腹塊·胎動不安·産後惡露不下·下腹緊痛·肝斑·頭痛·無力體質·便秘·四肢煩熱·腎結石症·腎結核·乳汁缺乏症·紫斑症을 治療한다.
② 血病을 通治하는 藥이다.

❸ 익원산(益元散)(➡方藥合編·下16, 東醫寶鑑 1139·1263, 醫學入門 1724)

活套 : ① 一名은 六一散이다. 一名은 天水散이다.
② 中暑로 吐瀉를 하고 下利를 하는 것을 治療한다.
③ 渴證(갈증)을 그치게 하고 煩을 없앤다.
④ 百藥과 酒食의 邪毒을 풀어준다.

❹ 팔물탕(八物湯)(➡方藥合編·上32, 東醫寶鑑 1236, 醫學入門 3036)

活套: ① 貧血·胃弱·食慾不振·全身衰弱·不姙症·病後衰弱을 治療한다.
② 虛勞로 氣血이 兩虛한 것을 治療하는데 能히 陰陽을 調和한다.
③ 氣血의 兩虛를 治療한다. 一名은 八珍湯이라 한다.
④ 虛淋에는 加 黃芪·虎杖根·黃芩·牛膝을 한다.

❺ 보중익기탕(補中益氣湯)(➡方藥合編·上22, 東醫寶鑑 1201, 醫學入門 162·1870·1881·2729·3057)

活套 : ① 疲勞狀態·肺結核·肋膜炎·腹膜炎·夏瘦·痔疾·脫肛·感氣·말라리아狀 熱·胃下垂·子宮下垂·盜汗·自汗을 治療한다.
② 勞役이 太甚하거나 或은 飮食이 失節을 하여 身熱을 하고 自汗을 하는 것을 治療한다.
③ 遺尿(유뇨)에는 加 山藥·五味子를 한다.
④ 氣虛로 尿澁을 하는 경우에는 加 檳榔·木香을 하는데, 或은 加 車前子·澤瀉를 한다.

❻ 팔미환(八味丸)(➡方藥合編·上40, 東醫寶鑑 408, 醫學入門 2800)

活套 : ① 卽, 腎氣丸에 加 附子·桂心 各 一兩을 한 것이다.
② 老年에 水·火가 모두 虧損(휴손)이 되고 下元이 冷憊(냉비)를 하며 臍腹(제복)痛과 腰痛이 있고 밤에 小便을 많이 보러가며, 다리에 힘이 안 들어가고 몸이 倦怠(권태)로우며 얼굴이 黃色이고 或은 검은 것을 治療한다.
③ 또는, 虛勞의 不足으로 渴을 하여 飮水를 하고자 하고 小便이 不利를 하는 一切의 濕熱(습열)에 等證을 아울러 모두 治療한다.

③ 勞淋

ⓐ 勞淋은 苦倦[499]으로 虛損을 하고 小便이 不出을 하며 小腹이 急痛을 하는 것이다.

ⓑ 勞淋은 房勞를 만나면, 즉 發作을 하는 것이다.

ⓒ 痛이 당겨 氣衝[500]으로 하고 痛이 墜[501]를 하는 것이 尻[502]에 미친다.

---

499) 勞倦으로 고달픈 것을 말한다.

500) 혈자리 이름으로 배꼽아래 5촌에서 양옆으로 2촌씩 떨어진 곳으로 산기(疝氣), 소변불통(小便不通), 월경부조(月經不調)를 치료하는 데에 쓰이는 혈임.

㉠ 勞傷으로 虛損을 하면, 즉 發作을 하는 경우에는 마땅히 四物湯에 加 知母·黃柏·滑石·琥珀을 한다.

㉡ 酒·慾으로 過傷을 하여 膀胱(방광)의 氣가 虛損을 하고 滯를 하면 淋이 된다. 마땅히 補中益氣湯으로 하여 眞氣를 升補를 한다.

㉢ 縱慾[503]으로 强留[504]를 하고 不泄[505]을 하면 陰精이 滲下를 하고 淋이 된다. 마땅히 益元固眞湯으로 한다.

④ 氣淋

ⓐ 氣淋은 小便이 澀滯를 하여, 항상 餘瀝이 있고 다하지 않으며 小腹이 脹滿(창만)을 한 것이다.

㉠ 마땅히 沈香散·通秘散으로 한다.

㉡ 或은 益元散에 加 木香·檳榔·小茴香을 末로 하여 위 法과 같이 點服[506]을 한다.

ⓑ 氣虛로 淋이 되는 경우에는 八物湯에 加 黃芪·虎杖根·黃芩·牛膝을 煎服(전복)을 한다.

⑤ 石淋

ⓐ 石淋은 莖中이 痛을 하고 尿가 나올 수가 없으며, 안으로 小腹을 당기고 脹滿(창만)을 하면서 急痛을 하고 尿에 砂石이 내려오며 사람으로 하여금 悶絶을 하게 한다.

ⓑ 沙淋은 凝脂를 하여 쉽게 흩어진다.[507]

ⓒ 石淋은 結塊를 하여 없어지기가 어렵다.

㉠ 石淋을 攻擊을 하여 治療를 하는 경우에는 枳殼散 즉, 六一枳殼散으로 끓인 물에 來復丹을 삼키면 妙하다.

㉡ 오래 服用을 하면 關絡이 開通을 하여 홀연히 大便이 通泄을 하고 石塊가 스스로 小便을 따라서 出을 한다.

ⓓ 益元散은 偏僻(편벽)되게 石淋을 主한다.

ⓔ 石淋에는 마땅히 石燕丸·滑石散·硼砂散으로 한다.

(7) 淋病에 『東醫寶鑑』의 治法

---

501) 1.떨어지다. 추락하다. 낙하하다. 비슷한말:落(luò)陨(yǔn)堕(duò)
502) 둔부. 볼기. 궁둥이. 엉덩이.
503) 性慾을 방자하게 한 것이다.
504) 射精을 억지로 참는 것을 말한다.
505) 射精을 하지 않는 것을 말한다.
506) [명사] 1. 가루약을 물이나 술, 미음 따위에 타서 마심. 2. 약을 여러 번에 나누어 조금씩 먹음.
507) 石淋보다 砂淋은 病이 가벼운 것을 말한다.

① 淋病의 原因

ⓐ 淋證에 感觸이 되는 바는 하나가 아니다.

㉠ 或은 房勞로 因한다. 대개 房勞인 경우에는 陰虛火動인 것이다.

㉡ 或은 忿怒로 因한다. 忿怒의 경우에는 氣動으로 火가 發生을 한 것이다.

㉢ 或은 醇酒(순주)와 厚味(후미)로 因한다. 醇酒(순주)[508]와 厚味(후미)인 경우에는 釀[509]으로 濕熱(습열)이 된 것이다.

ⓑ 積熱이 이미 오래 되고 熱이 下焦(하초)에 結滯(결체)가 되면, 그런 까닭으로 淋瀝(임력)이 되어 作痛을 한다.

② 淋病의 證狀

ⓐ 처음에는 즉 熱淋과 血淋이 되는데, 오래 되면 즉 水液을 煎熬를 하고 稠濁을 하여 마치 膏와 같고 마치 砂와 같으며 마치 石과 같다.

③ 淋病의 治法

ⓐ 무릇, 散熱을 하고 小便을 이롭게 하면, 단지 能히 熱淋과 血淋을 治療할 따름이다.

ⓑ 그 膏淋·沙淋·石淋은 반드시 모름지기 開鬱을 하고 行氣를 하며 破血을 하고 滋陰을 해야 바야흐로 可하다.

④ 淋病의 治方

ⓐ 古方에서는 鬱金·琥珀을 사용하여 開鬱을 하였다.

ⓑ 青皮·木香으로 行氣를 하였다.

ⓒ 蒲黃·牛膝로 破血을 하였다.

ⓓ 黃柏·生地黃으로 滋陰을 하였다.

ⓔ 東垣은 小腹痛을 治療를 하는데, 青皮와 黃柏을 사용하였다.

㉠ 무릇 青皮는 疏肝을 하고, 黃柏은 滋腎을 한다.

㉡ 대개, 小腹은 이에 肝·腎의 部位이다.

⑤ 淋病의 處方

ⓐ 여러 淋證의 通用은 瀉腎湯·鬱金黃連丸·三因琥珀散·石葦散·五淋散·通草湯·琥珀散·二神散·必效散·海金砂散·澹寮五淋散으로 한다.

ⓑ 婦人은 白茅湯으로 한다.

---

508) 순주(醇酎). 다른 재료가 전혀 섞이지 않은 전국술, 또는 건더기술로 무회주(無灰酒)를 말하는데, 아주 좋은 술을 뜻하기도 함. 비유하여 소인(小人)의 간사한 말이나 행동을 말하기도 함.

509) 1. 술을 빚다 2. 양조하다 3. 꿀을 만들다 4. 점차 생기다 5. 조성해 내다

ⓒ 小兒는 藥毒으로 淋이 만들어 진다.

❶ 오림산(五淋散)(➡方藥合編·下84, 東醫寶鑑 491, 醫學入門 3102)

活套 : ① 膀胱炎·尿道炎·淋疾·腎石症을 治療한다.

② 五淋을 治療한다.

③ 或은 加 牛膝을 한다.

④ 甚하지 않으면 去 梔子를 한다.

❷ 사령산(四苓散)(➡方藥合編·下10, 東醫寶鑑 510, 醫學入門 3090)

活套 : ① 火瀉와 熱瀉를 治療한다.

② 五苓散에 桂를 去한 것이다.

③ 자세한 것은 五苓散에 있다. 일반적으로 五苓散을 사용하는 證狀에 熱이 同伴이 되면 肉桂를 去한다.

(8) 淋病의 脈

① 淋病의 脈은 細數을 하면 無妨하다.

② 少陰이 微를 하는 것은 膀胱(방광)의 氣化가 막힌 것이다.

③ 女人에게 보이면 陰中에 瘡이 發生을 하는 것인데, 大實을 하면 잘 낫고 虛濇을 하면 죽게 된다.

④ 大實을 하면 살고, 虛細를 하면서 濇을 하면 죽게 된다.

5. 赤白濁[510)]

(1) 濕熱(습열)의 微·甚

① 赤·白濁(백탁)은 男女가 같으니, 대개 濕熱(습열)로 因한다.

② 脾胃의 濕熱(습열)로 中焦(중초)가 맑지 않게 되면, 濁氣(탁기)가 膀胱(방광)으로 滲入을 하게 되어 濁을 하게 된다.

③ 마치 여름철에 하늘이 熱을 하면 萬木의 津液(진액)이 흐르는 것과 같다.

ⓐ 赤한 경우는 血分에 濕熱(습열)이 甚한 것이니, 心과 小腸이 主한다.

㉠ 導赤散으로 한다.

㉡ 四物二陳湯에 加 樗白皮·青黛·滑石을 한다.

ⓑ 白한 경우에는 氣分의 濕熱(습열)이 微한 것이니, 肺와 大腸이 主한다.

㉠ 淸心蓮子飮[511)]으로 한다.

---

510) 遺精과 白濁을 같은 범주로 보아 理解를 하면 된다.

511) 上實下虛가 있어야 사용을 한다. 즉, 口渴과 心煩이 있어야 한다.

ⓒ 或은 五積散[512])에 合 四君子湯으로 한다.

(2) 肥人·瘦人의 差異

○ 濕痰과 濕火의 理致는 하나로 같다.

① 肥人

ⓐ 肥人은 濕痰이 많다.

ⓑ 二陳湯에 加 蒼朮·白朮을 한다.
㉠ 赤濁에는 加 白芍藥을 한다.
㉡ 氣虛에는 加 蔘·芪를 한다.
㉢ 傷暑에는 加 澤瀉·麥門冬·人蔘을 한다.
㉣ 傷風에는 加 防風을 한다.
㉤ 寒을 낀 경우에는 加 乾薑·肉桂를 한다. 甚하면 加 附子를 한다.
㉥ 熱이 있으면 加 知母·黃柏·山梔를 한다. 或은 星·半·蛤粉으로 한다.
㉦ 七情으로 因하여 痰이 發生을 하는 경우에는 四七湯으로 한다.

② 瘦人
ⓐ 瘦人은 濕火가 많다.
㉠ 加味逍遙散[513])으로 한다.
㉡ 四物湯에 加 知母·黃柏을 한다.
㉢ 或은 眞珠粉丸·樗柏丸으로 한다.

ⓑ 虛에 痰火를 낀 경우에는 腎氣丸·補陰丸으로 한다.
ⓒ 순전히 寒藥을 사용해서 血을 傷하는 것은 不可하고, 역시 僭濫(참람)[514])한 藥을 사용하여 火를 돕는 것도 不可하다.
ⓓ 대개, 寒을 하면 즉 堅固하게 凝滯(응체)가 되고, 熱을 하면 즉 流通을 하니 모두 마땅히 淸上을 하고 固下를 하는 것이다.

(3) 赤白濁(백탁)의 虛

① 간간히 虛勞로 下部가 冷한 경우가 있다.
② 思慮로 勞心를 하여 虛한 경우에는 妙香散·十味溫膽湯·金蓮丸으로 한다.

---

512) 『醫學入門』에서는 五積散으로 되어 있으나, 文意上으로는 五苓散으로 되어야 할 것 같다.
513) 潮熱이 있는 경우에 사용을 한다.
514) (하는 짓이)분수(分數)에 지나침

③ 房勞로 傷腎을 하여 虛한 경우에는 萆薢分淸飮[515]·小兎絲子丸·腎氣丸[516]·八味丸으로 한다.

④ 心腎이 모두 虛를 하여 火가 없는 경우에는 還少丹으로 한다.

⑤ 虛冷으로 小腹이 아프면서 참을 수가 없는 경우에는 酒煮當歸丸으로 한다.

(4) 赤白濁(백탁)의 治療

① 小便이 濁한 것은 主로 濕熱(습열)이나, 痰도 있고, 虛도 있다.

ⓐ 赤한 것은 血에 屬하고, 白한 것은 氣에 屬한다.

ⓑ 痢疾(이질)과 帶下와 더불어 같은 治療를 한다.[517]

② 肥白人과 黑瘦人

ⓐ 赤白濁(백탁)에 肥人은 濕痰이 많다.

㉠ 二陳湯에 加 蒼朮·白朮·升麻·柴胡로 한다.

㉡ 或은 星半蛤粉丸으로 한다.

ⓑ 瘦人은 이것은 虛火이다.

㉠ 四物湯에 加 知母·黃柏을 한다.

㉡ 或은 眞珠粉丸·樗柏丸으로 한다.

③ 赤白濁(백탁)의 其他

ⓐ 思慮로 勞心을 하는 경우에는 辰砂妙香散·金蓮丸으로 한다.

ⓑ 房勞로 傷腎을 하는 경우에는 萆薢分淸飮·小兎絲子元으로 한다.

ⓒ 脾精이 收斂(수렴)을 하지 못하여 漏濁[518]을 하는 경우에는 마땅히 蒼朮難名丹·四炒固眞丹·蠟苓元으로 한다.

ⓓ 胃氣가 下陷(하함)을 한 경우에는 마땅히 補中益氣湯으로 한다.

ⓔ 무릇, 便이 濁한 경우에는 반드시 兼하여 加減珍珠粉丸을 服用을 한다.

④ 赤白濁(백탁)의 治法

ⓐ 治法은 마땅히 燥濕을 하고 降火를 하며, 아울러 兼하여 升擧를 한다. 二陳湯에 加 二朮·升麻·柴胡·白芍藥[519]을 한다.

㉠ 白濁(백탁)은 마땅히 四君子湯에 合 五苓散[520]을 하여 煎服(전복)을 한다. 또한, 秘精元·

---

515) 下虛로 濕熱이 下注를 한 경우에 사용을 한다.
516) 正常的인 腎虛를 治療한다.
517) 痢疾이나 帶下가 모두 赤白濁처럼 赤白으로 區分을 하기 때문에 이렇게 말을 하는 것이다.
518) 遺精·白濁을 말한다.
519) 『醫學入門』에서는 白芍藥이 없다.

固本元·芈苓丸·導赤湯이 대개 마땅하다.
㉡ 赤濁은 마땅히 加味淸心飮·淸心蓮子飮으로 한다.
㉢ 赤白濁의 通用은 芡實元·妙應丸·辰砂妙香散·水火分淸飮·桑螵蛸散으로 한다.
㉣ 赤白濁으로 小腹이 疼痛을 하여 참을 수가 없는 경우에는 마땅히 寒으로 治療를 한다. 東垣酒煮當歸丸이 가장 妙하다.

ⓑ 오래되면 升提를 하는데 胃宮을 收斂(수렴)을 하여야 한다.
㉠ 土가 乾燥를 하면 물이 맑아진다.
㉡ 생각도 역시 脾를 傷하게 된다.
㉢ 精은 穀(곡)에서 發生을 하게 된다.
㉣ 그렇기 때문에 오래되면 즉 마땅히 胃를 升을 하게하고 脾를 補를 하여야 한다.
㉤ 二陳湯에 加 升麻·柴胡를 하여 胃氣를 上升을 시킨다.

ⓒ 평소에 痰火가 있어, 痰火를 升動을 시키는 것이 두렵고 胸滿을 하는 경우에는, 다시금 枳殼·香附子·神麯·白朮을 加한다.
㉠ 或은 이것을 사용하여 吐를 하여 升提를 시킨다.

ⓓ 가령, 虛勞인 경우에는 補中益氣湯으로 한다.
ⓔ 脾濕으로 收斂(수렴)이 되지 못하는 경우에는 蒼朮難名丹·四炒固眞丹·白朮膏·威喜丸으로 한다.
ⓕ 오래도록 甚한 경우에는 古龍蠣丸·石蓮散·遠志丸으로 한다.

❶ 비해분청음(萆薢分淸飮)(➡方藥合編·中105, 東醫寶鑑 493, 醫學入門 3094)
活套 : ① 小便이 白濁(백탁)을 하는데 凝結이 마치 풀과 같은 것을 治療한다.

❷ 청심연자음(淸心蓮子飮)(➡方藥合編·中64, 東醫寶鑑 1390, 醫學入門 164)
活套 : ① 性的神經衰弱·夢精·無精·腎臟炎·膀胱炎·糖尿病·腎結核·慢性淋疾·白帶下·口內炎·陰痿證·尿不利·尿意頻數·遺尿를 治療한다.
② 心火의 上炎으로 口乾을 하고 煩渴(번갈)을 하며 小便이 赤澁(적삽)을 한 것을 治療한다.
③ 또한, 小便을 따라서 白物이 마치 精과 같은 것이 나오는 것을 治療한다.
④ 마땅히 心火를 降을 하여야 한다.
⑤ 역시, 赤白濁(백탁)을 治療한다.
⑥ 이것은 식사를 하지 못하면서 渴證(갈증)이 나는 것을 治療한다.
⑦ 식사를 하면서 渴證(갈증)이 나는 것은 人蔘白虎湯으로 한다.

❸ 이진탕(二陳湯)(➡方藥合編·中99, 東醫寶鑑 370·1639, 醫學入門 3036·3168)
活套 : ① 惡阻·嘔吐·眩暈·宿醉·頭痛·惡心·食傷·腦溢血·胃病·心悸亢進·消化不良·咳痰를 治療한다.

---

520) 『醫學入門』에서는 五積散에 合 四君子湯으로 하였으나, 『東醫寶鑑』의 法이 맞다.

② 痰飮을 通治한다.

❹ 사물탕(四物湯)(➡方藥合編·上68, 東醫寶鑑 308, 醫學入門 1550·3035·3166)

活套 : ① 生理不順·血脚氣·乾性皮膚病·貧血·腹痛·子宮出血·腹塊·胎動不安·産後惡露不下·下腹緊痛·肝斑·頭痛·無力體質·便秘·四肢煩熱·腎結石症·腎結核·乳汁缺乏症·紫斑症을 治療한다.

② 血病을 通治하는 藥이다.

(5) 赤白濁[521]의 脈

① 遺精과 白濁(백탁)은 마땅히 尺部에서 徵驗(징험)[522]이 나타난다.

② 結·芤·動·緊은 遺精과 白濁(백탁)의 的證(적증)[523]이다.

③ 微澁을 하면 精이 傷한 것이고, 洪數(홍삭)을 하면 火가 逼迫(핍박)[524]을 한 것이다.

④ 역시, 心虛가 있으니 左寸이 短小[525]를 한다.

⑤ 脈이 遲를 하면 可히 살게 되는데, 急疾(급질)을 하면 문득 夭折(요절)을 한다.

⑥ 急疾(급질)로 虛浮를 하면서 때때로 遺精이 있는 경우에는 죽는다.

⑦ 兩尺脈이 洪數(홍삭)을 하면 반드시 便이 濁을 하고 遺精이 된다.

⑧ 心脈이 短少를 하면 心虛로 因한 것이니, 반드시 遺精·白濁(백탁)이 된다.

6. 交腸症[526]

① 交腸은 마치 痢疾(이질)과 같으니 어떤 緣由로 이름을 한 것인가?

② 交腸瀉는 大·小便이 位置가 바뀌어서 나오는 것이다.

ⓐ 이것은 氣가 옛길을 循環을 하지 않아 淸濁이 섞인 것으로 因하니, 마땅히 陰陽을 分利를 하여 氣로 하여금 각기 그 位置를 便安하게 따르게 하여야 한다.

ⓑ 胃苓湯·木香勻氣散·腎氣丸으로 한다.

③ 痢疾(이질)과 같으나 痢疾(이질)이 아니고, 寒熱이 不調한 證狀이 있는 것은, 或은 中에 熱이 쌓여서 冷物과 冷藥으로 얼려 버렸거나, 或은 中에 冷이 쌓여서 熱物이나 熱藥으로 鎭壓(진압)을 하였기 때문에, 熱과 冷이 얽혀서 泄瀉(설사)가 된 것이다.

ⓐ 或은 澁을 하고, 或은 溏을 하며, 裏急後重[527]이 있는 경우에는 戊己丸·香連丸으로 한다.

---

521) 遺精과 赤白濁은 脈도 같이 分類를 한다.
522) ①어떤 징후(徵候)나 또는 징조(徵兆)를 경험(經驗)함 ②경험(經驗)에 비추어 앎.
523) ①정확(正確)한 증거(證據) ②확실(確實)한 증거(證據)
524) 핍박하다. 옥죄어 재촉하다.
525) 小는 細脈을 말한다.
526) 대변을 볼 때에 소변이 항문으로 나오고, 소변을 볼 때에 대변이 요도(尿道)로 나오는 병증

ⓑ 或은 理中湯에 加 黃連·木香을 한다.

④ 婦人이 小便의 中에 大便이 出하는 것을 이름을 하기를 交腸症이라고 한다.
ⓐ 五苓散[528]을 服用을 하면 效果가 있다.
ⓑ 가령, 效果가 없는 경우에는 舊幞頭(구복두)[529]를 燒灰를 하여 술에 타서 服用을 한다.

⑤ 한 婦人이 病이 나은 後에 小便에서 屎[530]가 나왔다.
ⓐ 이것은 陰陽이 傳送을 하는 것을 잃은 것이다.
ⓑ 이름을 하기를 大·小腸이 交를 한 것이라고 한다.
ⓒ 먼저, 五苓散을 二劑를 服用을 하고, 또한 補中益氣湯을 사용하여 나았다.

⑥ 한 婦人이 性品이 술을 즐겨하여 痛飮[531]을 하더라도 醉하지를 않았다.
ⓐ 홀연히 糟粕(조박)이 前竅로 出을 하고, 溲尿가 後竅로 出을 하였다.
ⓑ 六脈이 대개 沈·澁을 하였다.
ⓒ 四物湯[532]에 加 海金砂·木香·檳榔·木通·桃仁을 하여 服用을 하였는데 나았다.
ⓓ 이 사람은 술을 많이 먹어서 氣가 升을 하고 降을 하지 못하여 陽이 極히 虛를 한 것이다.
ⓔ 또한, 술로 濕積이 오래 되어 熱이 發生을 한 것이니, 그 血을 煎熬를 하여 陰도 역시 크게 虛한 것이다.
ⓕ 陰陽이 모두 虛를 하는데 잠시 살아 있는 것은, 그 形이 實을 하고 酒의 中에 穀氣가 아직은 남아 있기 때문이다.
ⓖ 三月의 後에 반드시 죽는다고 하였는데 과연 그렇게 되었다.

❶ 오령산(五苓散)(➡方藥合編·下10, 東醫寶鑑 1099·1165, 醫學入門 152·1550·1833·3089)

活套 : ① 活套 : 感冒·腸炎 等 熱病으로 인한 口渴·胃炎·浮腫·吐乳·淚囊炎·癲癇·陰囊水腫·龜頭赤腫·中暑·神經痛·宿醉·急性吐瀉病·消化不良·네프로제·胃擴張·胃아토니·糖尿病·急性膀胱炎·結膜炎·心臟病·頭痛·急性腎炎·排尿異常·浮腫·肥胖症·惡阻·夜盲症·尿毒症·小便不利·低血壓症·眩暈·血管神經浮腫을 治療한다.
② 太陽病이 入裏를 하여 煩渴(번갈)을 하고 小便이 不利를 한 것을 治療한다.
③ 去 桂를 하고, 加 人蔘을 하면 春澤湯이라 이름을 한다. 暑熱로 煩渴(번갈)하는 것을 治療한다.
④ 加 辰砂 五分을 하면 辰砂五苓散이라 이름을 한다. 傷寒의 發熱과 譫語(섬어) 및 産後의 虛煩을 治療한

527) 대개 裏急後重이 있어야 痢疾을 疑心을 한다. 交腸症에 裏急後重이 있기 때문에 痢疾인 것과 같으나 痢疾이 아니라고 하는 것이다.
528) 일단은 分利水道를 目的으로 하여 五苓散을 사용하는 것이 原則이다.
529) 사모(紗帽) 같이 두 단(段)으로 되고 뒤쪽의 좌우(左右)에 날개가 달렸으며 각이 지고 위가 평평(平平)한 관(冠).
530) 大便을 말한다.
531) 痛飮 : 술을 흠뻑 많이 마심
532) 본래 五苓散으로 하여야 하지만, 酒傷이 甚해서 四物湯으로 먼저 한 것이다. 五苓散을 먼저 하고 뒤에 補中益氣湯에 加 葛根으로 調理를 하는 것이 더 좋지 않았을까 하는 생각을 한다.

다.
⑤ 去 桂를 하면 四苓散이라 이름을 하는데 火泄을 治療한다.
⑥ 合 四君子湯을 하면 君苓湯이라 이름을 한다. 陰虛浮腫[533]을 治療한다.
⑦ 暑泄에는 加 香薷·白扁豆·陳皮·白檀香·烏梅의 類를 한다.
⑧ 濕瀉에는 合 平胃散을 하면, 胃苓湯이라 이름을 하는데 或은 平苓湯이라 稱을 한다.

❷ 사물탕(四物湯)(➡方藥合編·上68, 東醫寶鑑 308, 醫學入門 1550·3035·3166)
活套 : ① 生理不順·血脚氣·乾性皮膚病·貧血·腹痛·子宮出血·腹塊·胎動不安·産後惡露不下·下腹緊痛·肝斑·頭痛·無力體質·便秘·四肢煩熱·腎結石症·腎結核·乳汁缺乏症·紫斑症을 治療한다.
② 血病을 通治하는 藥이다.

❸ 보중익기탕(補中益氣湯)(➡方藥合編·上22, 東醫寶鑑 1201, 醫學入門 162·1870·1881·2729·3057)
活套 : ① 疲勞狀態·肺結核·肋膜炎·腹膜炎·夏瘦·痔疾·脫肛·感氣·말라리아狀 熱·胃下垂·子宮下垂·盜汗·自汗을 治療한다.
② 勞役이 太甚을 하거나, 或은 飮食이 失節을 하여 身熱을 하고 自汗을 하는 것을 治療한다.
③ 遺尿(유뇨)에는 加 山藥·五味子를 한다.
④ 氣虛로 尿澁인 경우에는 加 檳榔·木香을 하는데 或은 加 車前子·澤瀉를 한다.

7. 飮卽小便[534]

① 『內經』에 이르기를, 飮이 胃로 들어가면, 精氣가 浮溢을 하게 되어 脾氣가 精을 흩어주고 上으로 肺로 돌아가게 된다.
② 病人은 飮[535]이 胃로 들어가면 갑자기 臍下에 이르는 것을 느끼게 되어 문득 小便을 보려고 하는 것이니, 精氣가 脾로 運輸[536]가 되지 않은 것으로 말미암아 肺로 돌아가지 못하는 것이다.
③ 그렇기 때문에 心火가 上攻을 하여 口燥·咽乾에 이르게 된 것이다.
④ 마땅히 補中益氣湯으로 한다.

❶ 보중익기탕(補中益氣湯)(➡方藥合編·上22, 東醫寶鑑 1201, 醫學入門 162·1870·1881·2729·3057)
活套 : ① 疲勞狀態·肺結核·肋膜炎·腹膜炎·夏瘦·痔疾·脫肛·感氣·말라리아狀 熱·胃下垂·子宮下垂·盜汗·自汗을 治療한다.
② 勞役이 太甚을 하거나, 或은 飮食이 失節을 하여 身熱을 하고 自汗을 하는 것을 治療한다.

---

533) 『方藥合編』에서는 君苓湯을 陰虛浮腫을 治療한다고 하였으나 氣虛浮腫을 治療하는 것이다. 廉泰煥 선생님의 東醫處方大典을 參考하면 된다.
534) 少陰人 女子들에게 많이 보인다. 『東醫寶鑑』의 해당 페이지를 표시해 놓고 患者가 來院을 하면 보여주면서 臨床을 하면 더욱 좋다.
535) 마시는 것을 말한다.
536) 운반(運搬)이나 운송(運送)보다 규모(規模)가 크게 화물(貨物)이나 여객(旅客) 등(等)을 나름

③ 遺尿(유뇨)에는 加 山藥·五味子를 한다.

④ 氣虛로 尿澁을 하는 경우에는 加 檳榔·木香을 하는데, 或은 加 車前子·澤瀉를 한다.

大便

1. 泄瀉

(1) 五瀉

① 五瀉는 모름지기 小便이 赤을 하는지 淸을 하는지를 알아야 한다[537]. 다섯 가지 泄瀉(설사)가 있다.

ⓐ 濡瀉(유사)는 즉, 濕瀉이다.

ⓑ 腸垢(장구)는 즉, 熱瀉이다.

ⓒ 鴨溏(압당)은 즉, 寒瀉이다.

ⓓ 虛瀉는 滑瀉(활사)이다.

② 泄瀉(설사)의 寒·熱

ⓐ 熱한 경우

㉠ 小便이 赤澁(적삽)을 한다.

㉡ 煩渴(번갈)이 있다.

㉢ 腹中에 熱이 있다.

㉣ 穀(곡)이 或은 不化[538]를 하는데 色이 變을 하여 靑·黃을 하고, 或은 紅·赤·黑을 한다.

㉤ 몸이 能히 動作을 한다.

㉥ 聲響(성향)[539]이 밝으며 手足이 溫하다.

ⓑ 寒한 경우

㉠ 小便이 淸白을 한다.

㉡ 渴證(갈증)이 없다.

㉢ 腹中이 冷을 한다.

㉣ 完穀(곡)으로 色이 역시 變을 하지 않고 變을 하여도 역시 白色이다.

㉤ 몸이 움직일 때에 나른하다.

㉥ 눈동자가 明了(명료)하지 않다.

㉦ 飮食이 내려가지 않는다.

---

537) 대개 赤澁과 淸白으로 寒熱을 區分한다고 하지만, 臨床에서는 小便이 淸을 하고 長을 하게 나오는 泄瀉는 대개 며칠 내로 改善이 된다.

538) 暴注下迫은 대개 火에 屬하기 때문에 火로 因하여 갑작스럽게 나오는 泄瀉의 경우에는 完穀으로 不化가 된 것이 나오는 泄瀉가 있다. 그렇기 때문에 虛寒한 것으로 因하여 나오는 完穀下利와 鑑別을 하여야 한다.

539) 소리의 울림

③ 機要에 이르기를, 暴瀉(폭사)는 陽이 아니고, 久瀉(구사)는 陰이 아니라고 하였으니, 正히 傷寒이 처음에는 寒이었다가 끝에는 熱이 되는 것과 마찬가지이다.540)

(2) 外感泄

① 濕瀉541)

ⓐ 濕瀉는 몸이 무겁고 마치 물을 쏟듯이 泄瀉(설사)가 나온다.

ⓑ 濕瀉는 마치 물이 밑으로 쏟아지듯이 나오고 腸鳴이 있고 몸이 무거우며 배가 아프지 않다.

㉠ 外濕의 경우에는 胃苓湯·除濕湯으로 한다. 或은 朮附湯에 加 茯苓을 한다.

㉡ 內濕인 경우에는 白朮芍藥湯·白朮茯苓湯·二白丸으로 한다.

㉢ 風濕이 서로 얽힌 경우에는 麴芎丸으로 한다.

㉣ 痛證이 甚한 경우542)에는 治痛瀉方543)으로 한다.

② 風瀉544)

ⓐ 風을 끼게 되면 完穀(곡)545)이 나오고, 寒은 急痛이 있다.

ⓑ 風瀉는 惡風을 하고 自汗을 하는데, 或은 淸血을 끼기도 하니, 즉 太陰의 飧泄(손설)546)이다.

ⓒ 도리어 그 먹은 原物547)이 나오는 것이다.

ⓓ 봄에 風·寒에 傷을 하고 여름에 冷·濕에 感觸548)이 되어 發動을 한 것이기 때문에 그 泄瀉(설사)가 暴急을 한다.

ⓔ 한 地方의 長幼가 비슷하여, 溫澁(온삽)을 하는 것이 不可하니 痢疾(이질)이나 脹滿(창만)으로 變하게 된다.549)

---

540) 暴注下迫은 皆屬于火라고 한 것에 따른 反論이다. 暴瀉와 消化가 되지 않은 泄瀉를 하는 경우에는 무조건 寒이라고 하거나 무조건 熱이라고 해서는 안 된다. 다른 證狀들을 같이 보아서 判斷을 하여야 한다.

541) 濕瀉의 基本은 身重面垢이다.

542) 본래 濕瀉는 痛證이 별로 없으나, 만약 風이 들어가서 大腸으로 들어가게 되면 腹痛이 誘發이 된다.

543) 치통사방(治痛瀉方)『醫學入門』: 白朮 三錢, 白芍藥 二錢, 陳皮 一錢半, 防風 一錢, 水煎, 或爲丸服. 方解 : 가령 久瀉인 경우에는 加 升麻 六分을 한다.

544) 濕瀉의 基本은 惡風自汗이다. 이것이 血虛를 同伴하게 되면 出血이 된다.

545) 消化가 안 된 飮食物을 말한다. 風邪로 因한 完穀下利와 寒邪로 因한 完穀下利의 區分은 痛證의 有無로 鑑別을 한다. 역시 暴注下迫의 火로 因한 泄瀉도 完穀下利가 있으니 3가지를 반드시 鑑別을 하여야 한다.

546) 역시 完穀下利의 다른 表現이다. 저녁에 밥을 먹은 것이 아침에 消化가 되지 않고 나온다고 하여 飧泄이라고 한다. 옛날에는 물을 말아 먹은 밥과 같이 나온다고 표현을 하기도 하였다.

547) 消化가 되지 않은 채로의 飮食物을 말한다.

548) ①감응(感應)하여 접촉(接觸)함 ②외계(外界)의 자극(刺戟)에 닿는 느낌

ⓕ 요지컨대, 四季에 脾가 風濕을 받으면, 역시 飧泄(손설)이라고 이름을 한다.
㉠ 봄에는 古蒼防湯·蒼芎湯으로 한다.
㉡ 여름에는 二香散으로 한다.
㉢ 가을에는 神朮散으로 한다.
㉣ 겨울에는 不換金正氣散으로 약간 發汗을 한다.[550]
㉤ 조금 오래된 경우에는 三白湯[551]·麴芎丸으로 한다.
㉥ 血虛를 낀 경우에는 胃風湯으로 한다.[552]

③ 寒瀉[553]

ⓐ 寒瀉는 惡寒을 하고 身痛을 하면서 腹脹이 있고 切痛[554]을 하며 雷鳴이 있고 鴨溏(압당)이 있으면서 淸冷을 하고 完穀[555]이 不化를 한다.
㉠ 甚하면 즉 脾가 敗를 하고 肢冷을 한다.
㉡ 理中湯에 茯苓을 倍加를 하고, 厚朴을 加한다.
㉢ 治中湯에 加 砂仁을 한다.
㉣ 或은 大已寒丸으로 한다.

ⓑ 또한, 一種의 臟冷瀉(장랭사)가 있으니, 熱手로 만지면 즉 緩慢하게 되는 경우에는 四柱散·古薑附湯으로 한다.

④ 暑瀉[556]·熱瀉

ⓐ 몸에 熱이 있고 煩渴(번갈)이 있으면 暑證이 分明하다.

ⓑ 暑瀉는 마치 물과 같고 煩渴(번갈)이 있고 小便이 赤을 하면서 갑작스럽게 泄瀉(설사)를 한다.
㉠ 實한 경우에는 胃苓湯에 加 黃連·車前子를 한다. 或은 桂苓甘露飮으로 한다.
㉡ 虛한 경우에는 六和湯·淸暑益氣湯으로 한다.
㉢ 潮熱이 있는 경우에는 柴苓湯·升麻葛根湯으로 한다.
㉣ 날이 오래되면 香連丸·黃連阿膠丸·來復丹으로 한다.

---

549) 한 地方의 사람들이 비슷한 것을 앓는 경우에는 傳染性이나 水因性으로 因한 경우가 많다.
550) 不換金正氣散도 蒼朮 때문에 微汗을 하게 된다.
551) 水液을 補充하기 위한 處方이다.
552) 黑豆汁과 같은 泄瀉를 하는 것을 말한다.
553) 寒邪의 基本은 身痛惡寒이다.
554) 風으로 인한 完穀下利는 切痛이 없다.
555) 完穀下利에 있어서 風瀉와의 鑑別은 腹痛의 有無로 한다. 火瀉와의 鑑別은 肛門의 灼熱感이 있으면 火瀉가 되고, 灼熱感이 없으면 寒邪가 된다.
556) 暑瀉의 基本은 煩渴引飮이다.

(3) 內傷泄

① 食積泄[557]

ⓐ 內傷의 飮食이면 아프고, 또한 냄새가 난다.

ⓑ 食積은 痛證이 甚한데, 泄瀉(설사)를 한 後에는 痛證이 減少를 하고, 냄새가 마치 품다가 썩은 계란과 같으며, 트림을 하는데 쉰내가 나니, 모름지기 먼저 傷한 물건을 消尅[558]을 하여야 한다.

㉠ 冷食으로 傷한 경우에는 感應丸으로 한다.

㉮ 或은 平胃散에 加 香附子·砂仁·草果·山楂·麥芽를 한다.

㉡ 熱食, 및 술에 傷한 경우에는 二黃丸에 加 神麯을 한다.

㉢ 술에 傷을 하여 새벽에 泄瀉(설사)를 하는 경우에는 理中湯에 加 生薑·乾薑을 한다.

㉮ 或은 香茸丸으로 한다.

㉯ 熱한 경우에는 酒蒸黃連丸으로 한다.

㉣ 麵에 傷한 경우에는 人蔘養胃湯에 加 蘿菖子를 한다.

㉤ 水飮에 傷을 하는 경우에는 五苓散·溫六丸으로 한다.

② 七情泄[559]

ⓐ 痞脹으로 不順을 하는 것은 七情에 屬한다.

ⓑ 七情瀉는 배가 항상 虛痞(허비)[560]를 하고 大便이 나오려 하지만 나오지 않고, 나와도 便安하게 通을 하지 않는다.

ⓒ 藿香正氣散에 加 丁香·砂仁·良薑을 한다.

ⓓ 或은 木香勻氣散·七氣湯·古萸連丸으로 한다.

ⓔ 그 氣를 調節을 하면 泄瀉(설사)가 스스로 그치게 된다.

③ 痰瀉[561]

ⓐ 痰瀉는 많다가 적다가 하는데, 火는 갑작스럽게 速을 한다.[562]

ⓑ 痰瀉는 或은 泄瀉(설사)를 하나가 泄瀉(설사)를 하지 않고, 或은 많다가 或은 적으니, 이것은 痰이 肺中으로 흘러서 大腸이 不固를 하게 된 것이다.[563]

---

557) 食積泄의 基本은 如腐敗卵聲이다.

558) 消化를 시켜서 내보내는 것을 말한다.

559) 七情泄의 기본은 헛배가 부른 것이다.

560) 쉽게 말하면 헛배가 부른다는 것이다. 韓醫學은 대개 중국말이기 때문에 이것을 어떻게 患者의 말로 理解를 하여야 하는 것이 重要한 것이 된다.

561) 痰瀉의 基本은 일정한 것이 없이 이랬다가 저랬다가 하는 것이다.

562) 단순한 痰瀉는 많았다가 적었다가 하거나, 그쳤다가 다시 시작을 하는 경우가 많은데 痰火로 進行이 되면 泄瀉를 하는 것이 暴急하게 된다.

ⓒ 二陳湯에 加 白朮·神麯을 한다.
㉠ 實한 경우에는 海靑丸으로 한다.
㉡ 虛한 경우에는 六君子湯으로 한다.

④ 火瀉[564)]

ⓐ 火瀉에서, 實火는 口渴로 喜冷을 하고, 痛이 一陣을 하면 瀉가 一陣을 하며, 肛門이 焦痛[565)]을 하고, 그것이 올 때에 갑작스럽고 速을 하며 稠粘[566)]을 한다.
㉠ 五苓散에 去 桂를 하고, 加 黃連·芍藥을 한다.
㉡ 或은 黃芩湯에 加 木通을 한다.
㉢ 六一散으로 한다.
㉣ 兼하여 嘔吐를 하는 경우에는 薑汁으로 한다.

ⓑ 또한, 火性은 急을 하니, 或은 米穀이 不化를 하는 경우에는 薑汁炒黃連으로 丸을 하여 服用을 한다.
ⓒ 虛火로 氣虛를 하여 水穀(수곡)을 泌別을 할 수가 없는 경우에는 衛生湯으로 한다.
ⓓ 陰虛火動으로 凝聚(응취)[567)]가 안 되는 경우에는 三白湯으로 收斂(수렴)을 한다.
ⓔ 오래된 경우에는 升陰丸으로 한다.

⑤ 虛瀉

ⓐ 虛瀉는 厥冷(궐랭)을 하고 寒이 있으면 얼굴이 파란 경우가 많다.

ⓑ 虛瀉는 困倦으로 無力을 하니 脾虛(비허)를 하여 飮食으로 傷한 것이다.
㉠ 飮食을 만나면 泄瀉(설사)를 하는 경우에는 四君子湯에 加 木香·砂仁·蓮肉·陳糯米로 末을 하여 砂糖湯에 調服을 한다.
㉡ 오래된 경우에는 단지 升麻·白芍藥을 加한다. 或은 平胃蒜肚丸으로 한다.

ⓒ 飮食이 停蓄(정축)이 되어 數日동안 이에 泄瀉(설사)를 하고 腹脹이 있는 경우에는 瀼瀉(양사)[568)]라고 이름을 한다. 枳朮丸·沒石子丸으로 한다.
ⓓ 煩渴(번갈)이 있고, 或은 兼하여 嘔를 하는 경우에는 錢氏白朮散·蔘苓白朮散[569)]으로 한

563) 그렇기 때문에 일반적인 方法으로 治療를 하여 泄瀉가 멈추지 않는 경우에는 秘傳降氣湯을 이용하는 方法이 있다.
564) 火瀉의 基本은 肛門에 灼熱痛이 있는 것이다.
565) 타는 것과 같이 아픈 것을 말한다. 灼熱痛이 대부분이다.
566) 실타래가 엉킨 듯 서로 한데 붙었다는 말이다. 끈끈하다는 표현이다.
567) 大便이 풀어지게 나온다는 것이다.
568) 積이 있고 거품이 나오듯이 泄瀉를 하기 때문에 痢疾로 區分을 하기도 한다.
569) 蔘苓白朮散은 어느 정도 虛證에 많이 들어간 다음에 사용을 한다.

다.

ⓔ 먹는 것이 줄고 腸鳴이 있으며, 四肢가 困倦을 하는 경우에는 升陽除濕湯으로 한다.

ⓕ 낮에는 그치는데 밤에 泄瀉(설사)를 하는 경우에는 啓脾丸으로 한다.

ⓖ 또한, 脾瀉가 오래되어 腎으로 傳을 하면 腸澼[570]이 되는데, 해가 지나도록 낫지 않는 경우에는 調中健脾丸으로 한다.

ⓗ 또한, 老人의 脾腎虛로 因한 泄瀉(설사)에는 吳茱萸를 鹽水(염수)로 浸透를 하여 豶猪(분저)에 臟頭의 一截(일절)을 먼저 脂膜을 씻어 버리고, 이에 吳茱萸를 안에 넣으며 양쪽 머리를 묶어서 蒸을 하고 나서 문드러지게 搗碎(도쇄)를 하여 綠豆大의 만큼으로 丸을 한 다음에, 매번 五十丸씩 米飮으로 먹으면 膀胱(방광)을 暖을 하게하고 水道를 淸을 하게하며 大腸을 堅固하게 하고 飮食을 먹게 한다.

ⓘ 腎虛가 色慾으로 傷한 바가 되면, 泄瀉(설사)가 많고 足이 冷을 하는데, 오래되면 살이 빠지고 五更에 臍下가 絞痛(교통)을 하거나, 或은 단지 약간 소리가 나고 溏瀉를 한 차례 하는 경우에는 古味萸散·二神丸·四神丸으로 한다.

ⓙ 陽虛한 경우에는 三味安腎丸·金鎖正元丹·養氣丹으로 한다.

ⓚ 陰虛한 경우에는 腎氣丸[571]으로 한다.

ⓛ 肝虛로 忿怒를 하여 傷한 경우에, 木이 脾土를 剋을 하면 門戶가 동여매지 못하게 되니, 厥을 하면서 얼굴이 푸르게 된다.

㉠ 當歸厚朴湯으로 한다.

㉡ 或은 熟料五積散에 去 麻黃[572]을 한다.

ⓜ 땀이 많은 경우에는 黃芪健中湯으로 한다.

ⓝ 무릇, 泄瀉(설사)를 하는데 脈이 細를 하고 皮가 寒을 하며 前後로 泄痢를 하고 飮食을 먹을 수가 없는 것이면, 이것을 五虛라고 이름을 하니 不治이다.

⑥ 滑瀉[573](활사)

ⓐ 滑瀉(활사)는 그치지 않으니, 氣가 下陷(하함)을 하고 脫[574]을 하게 된다.

ⓑ 泄瀉(설사)가 오랫동안 그치지 않고, 大孔이 마치 竹筒처럼 반듯하게 나오면서 禁을 할 수가 없고 氣가 下陷(하함)을 하는 경우에

㉠ 升陽補胃湯으로 한다.

㉡ 補中益氣湯에 加 白芍藥[575]을 한다.

---

570) 泄瀉를 하는 中에 腹部에 積聚가 있는 것을 腸澼이라고 한다.
571) 굳이 泄瀉에 腎氣丸을 사용하는 경우라면 理陰煎으로 하는 것이 더욱 좋다.
572) 五積散은 內傷에 사용하는 경우에는 去 麻黃을 한다.
573) 滑瀉의 基本은 滑脫이다.
574) 脫肛을 말한다.

ⓒ 風이 있는 경우에는 小白朮湯으로 한다.

ⓓ 熱을 낀 경우에
㉠ 訶子散·沒石子丸으로 한다.
㉡ 或은 古萸連丸을 罌粟殼煎湯으로 먹는다.

ⓔ 氣가 脫을 하려고 하는 경우에
㉠ 眞人養臟湯에 加 附子를 한다.
㉡ 或은 四柱散·大斷下丸·古蔻附丸·香茸丸으로 한다.

ⓕ 婦人은 四製香附丸으로 한다.
ⓖ 또한, 大腸이 滑瀉(활사)를 하는데 小便으로 精이 나오는 경우에는 萬全丸으로 한다.

(4) 泄瀉(설사)에 『東醫寶鑑』의 治法

① 泄瀉(설사)의 治法
ⓐ 風은 마땅히 약간 發汗을 하고, 寒은 溫澁(온삽)을 하게 한다.
ⓑ 虛는 補를 하고, 積은 消를 하며, 濕은 滲을 하면서 升을 하게 한다.

ⓒ 무릇, 瀉(사)는 대개 濕을 兼한다.
㉠ 처음에는 마땅히 中焦(중초)를 分利를 하고, 下焦(하초)를 滲利를 하여야 한다.
㉡ 오래되면 즉 升提를 하는데, 반드시 滑脫을 하여 不禁을 한 然後에야 藥을 써서 澁[576]을 하게 하여야 한다.

ⓓ 그 間에 風이 勝을 하면, 兼하여 解表를 하여야 한다.
ⓔ 寒이 勝을 하면, 兼하여 溫中을 하여야 한다.
ⓕ 滑脫을 하면 澁하게 하여 멈추게 하여야 한다.
ⓖ 虛弱을 하면 補益을 하여야 한다.
ⓗ 食積이면 消導를 하여야 한다.
ⓘ 濕을 하면, 즉 滲濕을 하여야 한다.
ⓙ 陷을 하면, 즉 升擧를 하여야 한다.
ⓚ 證을 따라서 變用[577]을 하는데, 또한 順序에 얽매여서는 안 된다.

---

575) 補中益氣湯에 加 白芍藥·訶子·肉豆蔻를 한다. 다만, 訶子皮는 初期에는 사용을 하지 않는다.
576) 대개 訶子皮를 말한다.
577) 變法을 말한다. 쉽게 말하면 活用法이라고 해도 된다.

② 泄瀉(설사)와 痢疾(이질)

ⓐ 痢와 크게 같다.[578]

㉠ 또한, 補虛를 하는 경우에는 순전히 甘溫한 것을 사용해서는 안 되니, 너무 甘을 하면 濕이 發生을 한다.[579]

㉡ 淸熱을 할 때에는 너무 苦味를 사용해서는 안 되니, 苦를 하면 즉 脾를 傷한다.[580]

㉢ 매번 淡劑로 利竅를 하는 것이 妙한 것이다.[581]

ⓑ 『難經』을 抑考를 해 보건대

㉠ 胃泄은 飮食이 不化를 하고 色이 黃을 한다.[582]

㉡ 脾泄은 脹滿(창만)으로 嘔逆이 있는데 泄瀉(설사)를 말하는 것이다.

㉢ 大腸泄은 먹는 것이 그치면 窘迫을 하고 色이 白色을 하며 腸鳴으로 切痛을 한다.

㉣ 小腸泄은 小便이 찔끔거리는데, 便에 膿血(농혈)이 있고 小腹이 아프다.

㉤ 大瘕泄은 裏急後重을 하고 여러 번 화장실을 가지만 便을 볼 수가 없으며 莖中痛[583]이 있으면서 小便이 澁을 하니 痢疾(이질)을 말하는 것이다.[584]

ⓒ 泄瀉(설사)와 痢疾(이질)을 보면 역시 오직 膿血(농혈)과 便의 差異이다.

㉠ 傷寒의 三陽·三陰이 傳變을 하여 自利를 하는 것을 除外를 하고, 雜病은 濕熱(습열)과 食積이 根本이 되는데 대개 腸胃를 責[585]을 한다.

㉡ 대개, 泄瀉(설사)[586]·瘧·痢는 모두 暑月에 飮食으로 因한 까닭이다.

ⓓ 輕한 경우에는 문득 泄瀉(설사)를 하고, 重한 경우에는 停留가 되어서 瘧·痢[587]가 된다.

㉠ 痰이 胸脇을 衝을 하게 되면 瘧이 된다.

㉡ 腸胃에 積滯(적체)가 되면 痢疾(이질)이 된다.

ⓔ 『局方』에서는 『難經』의 五瀉로 나누었는데 牽强附會에 빠지는 것을 免하지 못하였다.

---

578) 泄瀉가 오래되면 痢疾이 된다. 지금 말하는 세균성 痢疾이 아니다. 泄瀉는 물건이 잘 나오기 때문에 太陰의 病이라고 하고 痢疾은 물건이 잘 나오지 않기 때문에 少陰의 病이라고 한다. 그렇기 때문에 泄瀉는 濕病이라고 하고 痢疾은 火病이라고 하는 것이다.

579) 그렇기 때문에 옛날 어르신들 중에는 泄瀉를 하면 아예 甘草를 빼고 處方을 하는 경우도 있으나 굳이 그렇게까지 할 것은 아니다.

580) 黃芩정도가 가장 無難하다.

581) 五苓散으로 分利水道를 하는 方法이 가장 기본적인 方法이다.

582) 어두운 색으로 나오는 경우에는 滯物이 아직 많이 남은 것이기 때문에 더 泄瀉를 하게 된다. 대개 泄瀉의 色이 黃色이고 小便이 잘 나오게 되면 얼마 지나지 않아서 泄瀉가 멈추게 된다.

583) 莖中痒痛을 말한다.

584) 腸澼과 마찬가지로 積聚가 있는 경우가 많다. 痢疾로 始作이 되면 裏急後重이 發生을 한다. 裏急後重과 努責이 泄瀉와 痢疾의 중요 鑑別點이 된다.

585) 1.요구하다. 책임지우다. 2.나무라다. 비난하다. 책망하다. 꾸짖다.

586) 옛날에는 냉장고가 발달이 되지 않았기 때문에 음식물의 酸敗로 인하여 여름에 食滯로 因한 泄瀉가 많았다.

587) 暑病의 가장 基本이 瘧疾과 痢疾이다. 暑病이 上으로 하면 瘧疾이 되고, 下로 하면 痢疾이 된다.

③ 泄瀉(설사)에는 五種이 있다. 胃泄·脾泄·大腸泄·小腸泄·大瘕泄이 있다.

ⓐ 胃泄은 飮食이 不化를 한 것이니 色이 黃을 한다. 마땅히 胃風湯[588]으로 한다.

ⓑ 脾泄은 腹脹으로 脹滿(창만)을 하고 泄注[589](설주)를 하는 것이다. 먹으면 즉 吐逆을 한다. 마땅히 胃苓湯으로 한다.

ⓒ 大腸泄은 먹는 것을 마치게 되면 窘迫을 하고 大便의 色이 白을 하며 腸鳴으로 切痛을 하는 것이다. 마땅히 五苓散으로 한다.

ⓓ 小腸泄은 溲가 澁을 하고 膿血(농혈)[590]의 便이 나오며 小腹痛이 있다. 마땅히 芍藥湯으로 한다.

ⓔ 大瘕泄은 裏急後重을 하고 여러 번 화장실에 가지만 便을 볼 수가 없으며 莖中에 痛이 있는 것이다. 마땅히 大黃湯으로 한다.

④ 泄瀉(설사)에는 여러 證狀이 있다.[591]

ⓐ濕泄(습설), ⓑ濡泄, ⓒ風泄, ⓓ寒泄, ⓔ暑泄, ⓕ火泄, ⓖ熱泄, ⓗ虛泄, ⓘ滑泄, ⓙ飧泄(손설), ⓚ酒泄, ⓛ痰泄, ⓜ食積泄, ⓝ脾泄, ⓞ腎泄, ⓟ脾腎泄, ⓠ瀼泄(양설), ⓡ暴泄, ⓢ洞泄(통설), ⓣ久泄의 等이 있다.

㉮ 滯泄

ⓐ 食滯로 因한 泄瀉(설사)이다.『東醫寶鑑』의 分類에 따르면 食積泄로 보아도 無妨하다.

ⓑ 泄瀉(설사)를 하고 腹痛이 甚을 하는데, 泄瀉(설사)를 하고 나면 痛證이 減少를 하고, 냄새가 마치 썩은 계란을 품은 것과 같다.

㉠ 噯氣를 하면 酸을 하는 것이 나온다.[592]

㉡ 平胃散에 加 香附子·砂仁·草果·山楂·麥芽를 하여 煎服(전복)을 한다.

ⓒ 腹痛이 甚을 하고 泄瀉(설사)를 하는데, 泄瀉(설사)를 한 後에 痛이 減少가 되며 脈이 弦을 하고 滑을 한다.

㉠ 마땅히 香砂平胃散에 去 枳實을 하고, 加 白朮·白茯苓을 한다.

ⓓ 食積으로 傷을 하여 泄瀉(설사)를 하는 경우에는 糞이 白[593]한 것으로 可히 徵驗[594](징

---

588) 胃風湯은 泄瀉의 色이 黑豆汁과 같은 것을 治療한다. 뒤에 脾泄을 治療하는 것에 胃苓湯이 나왔지만, 胃泄이라고 하여 굳이 胃風湯으로 하는 것보다는 飮食이 不化를 한 경우라면 胃苓湯으로 하는 것도 좋다. 血虛를 낀 경우에는 胃風湯으로 한다. 즉 腸風으로 下血이 있는 경우에 사용을 하는 것이 좋다.

589) **泄注는** 病名이다. 泄下를 하는 것이 마치 水注를 하는 狀과 같다.

590) 膿血이 나오는 것부터 痢疾의 始作이라고 보면 된다.

591) 도리어 너무 詳細한 分類를 한 것이다. 臨床的으로 區分을 하기 쉽지 않거나 비슷한 分類가 많다.

592) 모든 食積證의 基本이다.

험)을 한다.

㉠ 무릇, 積滯(적체)로 泄瀉(설사)를 하는 경우에는 腹이 반드시 耕痛(경통)[595]을 하고 바야흐로 泄瀉(설사)를 하는 것이 이것이다.

㉡ 或은 肚腹(두복)[596]이 滿을 하고, 按을 하면 堅을 하는 것이 역시 이것이다.

㉢ 마땅히 神麯·麥芽·山楂의 類를 사용하여 이것으로 消化를 시킨다.

ⓔ 飮食이 停滯된 것이 數日이 지나서, 이에 泄瀉(설사)를 하는 것을 이름을 하여 가로되 瀼泄(양설)라고 한다. 마땅히 枳朮丸으로 한다.

❶ 인삼양위탕(人蔘養胃湯)(➡方藥合編·中16, 東醫寶鑑 1077, 醫學入門 1742·3086)

活套 : ① 胃腸性感氣·急慢性胃腸炎·夏節食傷·瘧疾·腸티푸스를 治療한다.

② 傷寒의 陰證을 治療한다.

③ 또한, 風寒으로 外傷을 한 것과 生冷으로 內傷을 한 것으로 憎寒·壯熱을 하고 頭痛·身疼이 있는 것을 治療한다.

④ 陳皮·厚朴·半夏를 俗方에서는 모두 一錢으로 해서 사용을 한다.

⑤ 滯한 경우에는 加 山楂 二錢, 神麯·檳榔 各一錢, 枳實 七分을 한다.

⑥ 外感의 경우에는 加 葛根·便香附子 各一錢, 蘇葉 七分을 한다.

⑦ 泄瀉(설사)에는 加 澤瀉·車前子·豬苓의 類를 한다.

❷ 위령탕(胃苓湯)(➡方藥合編·下86, 東醫寶鑑 506, 醫學入門 3021)

活套 : ① 泄瀉(설사)를 멎게 하고 小便을 잘 나오게 한다.

② 속에 滯物이 있어 發生을 하는 泄瀉(설사)를 治療한다.

③ 脾胃가 不和를 한 것으로 腹痛으로 泄瀉(설사)를 하고 水穀(수곡)이 不化를 하며 陰陽[597]이 不分을 하는 것을 治療한다.

④ 水瀉에는 加 滑石을 한다.

⑤ 暴利로 赤白이 相雜을 하며 腹痛이 있고 裏急後重을 하는 경우에는 去 桂枝를 하고, 加 木香·檳榔·黃連을 하여 水煎으로 服用을 한다.

⑥ 久瀉(구사)는 加 升麻를 한다.

⑦ 濕이 勝한 경우에는 加 防風·升麻를 한다.

⑧ 食積에는 加 神麯·麥芽·山楂를 한다.

⑨ 氣虛에는 加 蔘·朮을 한다.

⑩ 脾胃에 濕이 盛을 하여 腹痛으로 泄瀉(설사)를 하고 水穀(수곡)이 不化를 하는 것을 治療한다.

⑪ 暑에는 加 香薷·白扁豆를 한다.

⑫ 滑脫에는 加 肉荳蔻·車前子를 한다.

⑬ 挾滯에는 加 神麯·檳榔·砂仁을 한다.

---

593) 痢疾의 膿血과 大別을 하기 위해서 糞白이라는 表現을 하는 것이다. 대개 大便이 白色으로 나오는 경우에는 肝의 損傷으로 因한 경우에만 가능하다.

594) ①어떤 징후(徵候)나 또는 징조(徵兆)를 경험(經驗)함 ②경험(經驗)에 비추어 앎.

595) 밭을 가는 것과 같이 아픈 것을 말한다.

596) 심장 밑에서 배꼽 위까지의 하복부를 말함.

597) 大·小便을 말한다.

⑭ 『醫學入門』에서는 平胃散에 合 四苓散을 하라고 하였는데, 『萬病回春』의 以後로는 다 肉桂를 넣었다. 굳이 熱이 있는 상황에서는 肉桂를 加할 것은 아니다. 熱이 없는 경우에만 肉桂를 加하는 것이 옳다.

❸ 평위산(平胃散)(➡方藥合編·下22, 東醫寶鑑 417·1204, 醫學入門 157·1550·3103)

活套 : ① 急性·慢性胃카타르·過食으로 因한 喘息·胃擴張症·腹鳴·食毒·食傷·胃弱·陰痿·齒痛·胎盤殘留·呑酸症을 治療한다.

② 和脾를 하고 健胃를 하는데 胃氣가 和平을 하게 되면, 즉 服用을 그쳐야 하니 항상 服用을 해서는 안된다.

③ 加 白茯苓·丁香·白朮을 하면 調胃散이라 이름을 한다.

④ 加 乾薑을 하면 厚朴湯이라 이름을 한다.

⑤ 合 五苓散을 하면 胃苓湯이라 이름을 한다.

⑥ 加 藿香·半夏를 하면 不換金正氣散이라 이름을 한다.

⑦ 加 神麯·麥芽를 하면 加味平胃散이라 이름을 한다.

⑧ 食滯에는 加 山楂·神麯·麥芽·檳榔·枳實·蘿葍子·砂仁·草果의 類를 한다.

⑨ 暑滯에는 合 香薷散을 하면 香平散이라 이름을 한다.

⑩ 滯痢에는 加 枳殼·檳榔·黃連 各一錢, 木香 五分을 한다.

⑪ 만약, 泄瀉(설사)를 하는 경우에는 合 四苓湯을 한 다음에 加 燈心·車前子의 類를 하는데 마땅함을 따라서 加減을 한다.

❹ 곽향정기산(藿香正氣散)(➡方藥合編·中14, 東醫寶鑑 1077, 醫學入門 153·1723·3078)

活套 : ① 中暑·胃腸炎·夏節感氣·吐瀉·泄瀉·産前産後의 神經性腹痛·小兒의 食滯로 因한 기침·眼疾·齒痛·咽喉痛을 治療한다.

② 傷寒의 陰證으로 頭痛을 하고 身疼을 하는 것을 治療한다.

③ 만약, 表·裏證이 나누어지지 않은 경우에는 이 藥으로 經絡을 導引을 하여 變動이 없게 해야 한다.

④ 茯苓·厚朴·陳皮·半夏를 아울러서 一錢으로 하면 더욱 妙하다.

⑤ 暑에는 加 香薷 二錢, 白扁豆 一錢을 하면 茹藿湯이라 한다.

⑥ 食傷으로 挾滯한 경우에는 加 山査肉·神麯·檳榔·枳實·砂仁을 한다.

⑦ 外感에는 加 乾葛·便香附子·羌活을 한다.

⑧ 頭痛에는 加 川芎을 한다.

⑨ 肢節痛에는 加 木瓜를 한다.

⑩ 惡寒에는 加 桂枝를 한다.

⑪ 浮腫에는 四苓散을 合하면 藿苓湯이라 한다.

㉯ 濕泄(습설)

ⓐ 濕泄(습설)은 즉, 濡泄이다.

㉠ 역시, 이름을 하기를 洞泄[598]이라고 한다.

㉡ 그 證狀은 마치 물을 쏟는 것과 같고 腸鳴이 있으며 身重을 하고 腹이 不痛[599]을 한다.

㉢ 寒濕으로 脾胃를 傷한 경우에는 水穀(수곡)을 腐熟(부숙)[600]을 할 수가 없다.

---

598) 한 번에 쫙 하고 나오기 때문에 洞泄이라고 한다.

599) 濕瀉의 基本은 몸이 무겁고 腹痛이 없는 것이다. 腹痛이 誘發되는 경우에는 대개 風·寒·熱을 兼한 경우가 많다.

㉣ 그렇기 때문에 洞泄로 마치 물과 같다.
㉤ 이르기를 濡泄이라고 한다.
㉥ 胃苓湯에 加 草豆蔻[601]로 主를 한다.

ⓑ 濕瀉로 身痛[602]을 하는 경우에는 五苓散에 加 羌活[603]·蒼朮[604]을 한다.
ⓒ 무릇, 물과 같은 泄瀉(설사)를 하는데 腹이 不痛을 하는 것은 이것이 濕泄(습설)이나. 마땅히 麯芎丸으로 한다.
ⓓ 크게 渴證(갈증)으로 引飮[605]을 하고, 因하여 水穀(수곡)이 一時에 아울러 下를 한다. 마땅히 五苓散으로 한다.
ⓔ 洞泄은 마땅히 瀉濕湯·衛生湯·萬病五苓散으로 한다.

❶ 위풍탕(胃風湯)(➡方藥合編·中106, 東醫寶鑑 506, 醫學入門 1550·3115)
活套 : ① 潰瘍性大腸炎·慢性腸炎·直腸炎·下痢·直腸癌을 治療한다.
② 腸風과 濕毒의 泄瀉(설사)를 治療한다.
③ 瀉下를 하는 것이 마치 黑豆汁과 같은 것을 治療한다.
④ 또한, 春에 風으로 傷을 하여 夏에 이르러서 갑작스럽게 泄瀉(설사)를 하는 것을 治療한다.
⑤ 陰毒으로 因한 下血에는 加 地楡·烏梅·荊芥를 한다.

❷ 위령탕(胃苓湯)(➡方藥合編·下86, 東醫寶鑑 506, 醫學入門 3021)
活套 : ① 脾胃에 濕이 盛을 하여 泄瀉(설사)와 腹痛이 나는 것을 다스린다.

❸ 삼백탕(三白湯)(➡方藥合編·中107, 東醫寶鑑 507, 醫學入門 1737)
活套 : ① 一切의 泄瀉(설사)를 治療한다.
② 이 三白은 泄瀉(설사)에 쓰는 중요한 藥이다.
③ 加 陳皮를 하면 燥濕湯이라 이름을 한다.
④ 熱이 있는 경우에는 加 黃連을 한다.
⑤ 冷한 경우에는 加 乾薑을 한다.
⑥ 濕으로 滯한 경우에는 加 豬苓·澤瀉를 한다.
⑦ 暑에는 加 香薷·白扁豆를 한다.
⑧ 食滯에는 加 陳皮·神麯·檳榔·木香을 한다.

❹ 만병오령산(萬病五苓散)(➡方藥合編·下90, 東醫寶鑑 508)
活套 : ① 濕으로 因하여 泄瀉(설사)를 하는데, 배는 아프지 않고 脈이 細를 하는 것을 다스린다.

❺ 사습탕(瀉濕湯)(➡方藥合編·中108, 東醫寶鑑 508)

---

600) [명사] 썩어서 익음. 또는 썩혀서 익힘.
601) 草豆蔻는 胃腸管을 覺醒시킨다. 白荳蔻는 大腸의 寒濕을 治療한다. 肉荳蔻는 命門의 火를 돕는다. 이 세 가지의 荳蔻를 잘 鑑別하여 사용하는 것이 좋다.
602) 濕은 본래 身痛이 없고 身重이 있다. 身痛이 있는 것은 風濕이 相搏을 한 것이다.
603) 風을 治療한다.
604) 濕을 治療한다.
605) 口渴引飮은 본래 暑瀉의 特徵이다. 지금은 濕熱로 본 것이다.

活套 : ① 洞泄을 治療한다.
② 暑에는 加 香薷·白扁豆를 한다.
③ 尿가 不利를 하는 경우에는 加 猪苓·澤瀉·燈心·車前子를 한다.
④ 氣虛한 경우에는 加 蔘 三·五錢을 한다.

❻ 오령산(五苓散)(➡方藥合編·下10, 東醫寶鑑 1099·1165, 醫學入門 152·1550·1833·3089)

活套 : ① 感冒·腸炎 等 熱病으로 인한 口渴·胃炎·浮腫·吐乳·涙囊炎·癲癎·陰囊水腫·龜頭赤腫·中暑·神經痛·宿醉·急性吐瀉病·消化不良·네프로제·胃擴張·胃아토니·糖尿病·急性膀胱炎·結膜炎·心臟病·頭痛·急性腎炎·排尿異常·浮腫·肥胖症·惡阻·夜盲症·尿毒症·小便不利·低血壓症·眩暈·血管神經浮腫을 治療한다.
② 太陽病이 入裏를 하여 煩渴(번갈)을 하고 小便이 不利를 하는 것을 治療한다.
③ 去 桂를 하고, 加 人蔘을 하면 春澤湯이라 이름을 한다.
④ 暑熱로 煩渴(번갈)을 하는 것을 治療한다.
⑤ 濕으로 因한 泄瀉(설사)에는 加 羌活·蒼朮을 한다.
⑥ 去 桂를 하면, 四苓散이라 이름을 하는데 火泄을 治療한다.
⑦ 合 四君子湯을 하면, 君苓湯이라 이름을 한다. 陰虛浮腫[606]을 治療한다.
⑧ 暑泄에는 加 香薷·白扁豆·陳皮·白檀香·烏梅의 類를 한다.
⑨ 濕瀉에는 合 平胃散을 하면 胃苓湯이라 이름을 하는데, 或은 平苓湯이라 稱을 한다.

㉰ 寒泄

ⓐ 惡寒을 하고 身重을 하며 腹脹으로 切痛을 하고 雷鳴을 하며 鴨溏(압당)을 하고 淸冷으로 完穀이 不化를 한다.
㉠ 마땅히 理中湯에 加 赤茯苓·厚朴을 한다.
㉡ 或은 治中湯에 加 縮砂를 한다.

ⓑ 挾寒으로 自利를 하는데 渴證(갈증)이 없는 것을 가로되 鴨溏(압당)이라고 한다.
㉠ 역시, 가로되 鶩溏이라고 한다.
㉡ 靑·白을 下를 하는 바가 마치 鴨[607]屎의 狀과 같은 것이다.
㉢ 寒泄을 一名은 鶩[608]溏이라고 한다.
㉣ 大便이 마치 물과 같다.
㉤ 마땅히 附子溫中湯으로 한다.
㉥ 或은 平胃散에 合 理中湯으로 한다.

ⓒ 寒泄은 마땅히 四柱散·六柱散으로 한다.

ⓓ 寒泄은 모름지기 早晩[609]에 服藥을 한다.

---

606) 『方藥合編』에서는 君苓湯을 陰虛浮腫을 治療한다고 하였으나 氣虛浮腫을 治療하는 것이다. 廉泰煥 선생님의 『東醫處方大典』을 參考하면 된다.
607) 1. 오리(오릿과의 새) 2. 집오리(오릿과의 새) 3. 여종 4. 하비(下婢)
608) 1. 집오리(오릿과의 새) 2. 순일하다(純---: 다른 것이 섞이지 않고 순수하다)

㉠ 대개, 平朝610)에 煖藥을 服用을 하면 夜에 이르면 藥力이 이미 다하여, 一夜의 陰氣를 맞설 것이 없기 때문이다. 그런 까닭으로 效果가 없다.
㉡ 그렇기 때문에 臨臥(임와)611)에 再服을 하는 것이 可하다.

❶ 사주산(四柱散)(➡方藥合編·上72, 東醫寶鑑 509, 醫學入門 156·2802)
活套 : ① 元臟이 虛寒을 하여 大便이 滑泄을 하는 것을 治療한다.
② 加 訶子·肉豆蔻를 하면, 이름을 하기를 六柱散이라고 한다.

❷ 육주산(六柱散)(➡方藥合編·上72, 東醫寶鑑 509)
活套 : ① 元臟이 虛冷을 하여 臍腹(제복)痛이 있고 泄瀉(설사)가 그치지 않는 것을 治療한다.

❸ 이중탕(理中湯)(➡方藥合編·上6, 東醫寶鑑 1069, 醫學入門 1842·3055)
活套 : ① 胃아토니·胃下垂·胃擴張·胃酸過多·減酸症·胃潰瘍·蛔蟲·急性慢性 胃카타르·胃腸性神經衰弱·肺結核·肋間神經痛·萎縮腎·帶下·陰症急性吐瀉病·四肢神經痛·自家中毒症을 治療한다.
② 太陰의 腹痛으로 自利를 하는데 不渴을 하는 것을 治療하는 處方이다.
③ 加 陳皮·靑皮를 하면 治中湯이라 이름을 한다.
④ 小建中湯을 合하면 建理湯으로 이름을 하는데, 虛冷으로 積氣가 上攻을 하는 것을 治療한다.
⑤ 五苓散을 合하면 理苓湯이라 이름을 하는데 陽虛浮腫을 治療한다.
⑥ 氣虛에는 倍 蔘을 하여 五·七錢까지 한다.
⑦ 泄瀉(설사)에는 加 肉荳蔻·車前子를 한다.

❹ 치중탕(治中湯)(➡方藥合編·上6, 東醫寶鑑 1070, 醫學入門 1843)
活套 : ① 太陰의 傷寒으로 手足이 溫을 하고 自利를 하면서 渴證(갈증)이 없고 咽乾을 하며 腹滿을 하고 痞悶(비민)을 하며 때로 아프면서 脈이 沈細를 하는 것을 治療한다.
② 또한, 食積의 頭痛과 發熱을 하고 惡寒이 있으며 身體가 아프지 않은 等證을 治療한다.
③ 즉, 理中湯에 加 靑皮·陳皮를 等分한 것이다. 太陰의 腹痛을 治療한다.

❺ 춘택탕(春澤湯)(➡方藥合編·下10, 東醫寶鑑 1140)
活套 : ① 暑熱로 煩渴(번갈)을 하고 引飮을 하는 것이 限度가 없는 것을 治療한다.
② 或은 물이 들어가면 바로 吐를 하는 것을 治療한다.
③ 이것은 五苓散에 去 桂枝를 하고, 대신 人蔘을 한 것이다.

㉣ 暑泄

ⓐ 暑泄은 煩渴(번갈)을 하고 尿赤을 하며 暴瀉(폭사)를 하는 것이 마치 물과 같다.
㉠ 마땅히 薷苓湯에 加 白芍藥·車前子를 한다.
㉡ 或은 桂苓甘露飮으로 한다.

ⓑ 夏月에 暴瀉(폭사)를 하는 것이 마치 물과 같고 面垢(면구)를 하며 脈이 虛하고 煩渴(번

609) 이른 저녁을 말한다.
610) 오전 3시부터 5시까지의 동안. 곧 인시(寅時)를 이른다.
611) 잠을 잘 무렵을 말한다.

갈)을 하며 自汗을 하는 경우에 香薷散에 合 異功散을 하고, 加 白芍藥·車前子를 하며 陳米炒를 百粒을 넣고 烏梅를 一箇를 하며 燈心을 一團을 하여 같이 끓여서 服用을 한다.

ⓒ 暑泄에는 마땅히 麴朮元·淸六丸·通靈散·益元散·六和湯·淸暑益氣湯으로 한다.

❶ 여령탕(茹苓湯)(➡方藥合編·中35, 醫學入門 3090)

活套 : ① 暑月의 泄瀉(설사)로 痢疾(이질)이 되려고 하는 것을 治療한다. 香茹散과 四苓散의 合方이다.
② 熱이 없으면 黃連을 去한다.
③ 滯가 있으면 加 陳皮·神麯·檳榔·枳殼을 한다.
④ 痢疾(이질)로 된 경우에는 加 檳榔·枳殼·木香·燈心·車前子의 類를 한다.

❷ 향여산(香茹散)(➡方藥合編·中35, 醫學入門 3083)

活套 : ① 一切의 暑病으로 霍亂으로 吐瀉를 하는 것을 治療한다.
② 暑泄로 脈이 虛하면 合 異功散을 하고, 加 白芍藥·車前子·陳米炒百粒·烏梅·燈心을 하여 酒를 약간 넣은 다음에 冷服을 한다.
③ 暑病의 霍亂에는 合 回生散을 하고, 加 神麯·檳榔·枳實·蘇葉·吳茱萸·木瓜의 類를 한다.
④ 氣虛에는 加 人蔘을 한다.
⑤ 暑熱이 甚한 경우에는 加 黃連을 한다.
⑥ 嘔에는 加 白荳蔻·丁香을 한다.
⑦ 瀉에는 加 豬苓을 한다.
⑧ 口渴에는 加 葛根을 한다.

❸ 청서육화탕(淸暑六和湯)(➡方藥合編·中36, 東醫寶鑑 1141)

活套 : ① 六和湯에 黃連 一錢을 加한 것이다.

❹ 익원산(益元散)(➡方藥合編·下16, 東醫寶鑑 1139·1263, 醫學入門 1724)

活套 : ① 一名은 六一散이다. 一名은 天水散이다.
② 中暑로 吐瀉를 하고 下利를 하는 것을 治療한다.
③ 渴證(갈증)을 그치게 하고 煩을 없앤다.
④ 百藥과 酒食의 邪毒을 풀어준다.

❺ 청서익기탕(淸暑益氣湯)(➡方藥合編·上13, 東醫寶鑑 1138, 醫學入門 1872·3085)

活套 : ① 注夏病·自汗·食慾不振·疲勞를 治療한다.
② 長夏에 四肢가 困倦을 하고 몸에 熱이 있으면서 煩渴(번갈)을 하며 泄痢를 하고 自汗을 하는 것을 治療하는 處方이다.

❻ 승마갈근탕(升麻葛根湯)(➡方藥合編·中22, 東醫寶鑑 1126·1198, 醫學入門 1720·1824·3045)

活套 : ① 感冒·流行性感氣·痲疹·鼻血·眼充血·扁桃腺炎·皮膚病·尋痲疹을 治療한다.
② 溫疫, 및 時令의 感冒를 治療한다.
③ 滯를 낀 경우에는 加 山楂·陳皮·神麯의 類로 한다.
④ 外感을 낀 경우에는 蘇葉·忍冬의 類를 한다.
⑤ 寒熱에는 加 柴胡를 하는데, 熱이 甚한 경우에는 加 黃芩을 한다.

❼ 시령탕(柴苓湯)(➡方藥合編·下14, 東醫寶鑑 1105, 醫學入門 3021)

活套 : ① 感冒·急性胃腸炎·신우염·신염·네프로제·暑疫·말라리아·浮腫·肝硬化症을 治療한다.

② 傷寒의 陽證을 治療한다.

③ 몸이 熱을 하고 脈이 數을 하며 煩渴(번갈)이 있고 自利를 하는 것을 治療한다.

④ 虛熱로 煩渴(번갈)하는 경우에는 倍蔘을 하고 加 麥門冬을 한다.

⑤ 이것은 卽 小柴胡湯에 合 五苓散을 한 것이다. 重數와 加減은 參酌해서 사용을 한다.

㉤ 風泄

ⓐ 風泄은 惡風을 하고 自汗을 하며[612], 或은 淸血[613]을 낀다.

ⓑ 春에 傷風을 하고 夏에 感濕을 한 것으로 말미암아 發動을 한다.

ⓒ 그렇기 때문에 그 瀉가 暴急을 한다.

ⓓ 風邪가 腸胃로 入을 한 것이다.

ⓔ 그렇기 때문에 大便이 모이지 않고 瀉를 한다.

㉠ 瀉를 하면서 便에 淸血을 낀다. 마땅히 胃風湯으로 한다.

㉡ 風邪가 內縮을 한 경우에는 마땅히 桂枝麻黃湯[614]으로 發汗을 한다.

❶ 위풍탕(胃風湯)(➡方藥合編·中106, 東醫寶鑑 506, 醫學入門 1550·3115)

活套: ① 潰瘍性大腸炎·慢性腸炎·直腸炎·下痢·直腸癌을 治療한다.

② 腸風과 濕毒의 泄瀉(설사)를 治療한다.

③ 瀉下를 하는 것이 마치 黑豆汁과 같은 것을 治療한다.

④ 또한, 春에 風으로 傷하여 夏에 이르러서 갑작스럽게 泄瀉(설사)를 하는 것을 治療한다.

⑤ 陰毒으로 因한 下血에는 加 地楡·烏梅·荊芥를 한다.

❷ 사청환(瀉靑丸)(➡方藥合編·下106, 東醫寶鑑 385·1714, 醫學入門 152·2719)

活套 : ① 小兒의 靑便을 治療한다.

② 肝實을 治療한다.

③ 心肝의 熱을 瀉하여 肝風이 스스로 없어지게 하는 경우에는 瀉靑丸으로 하고, 小便을 이롭게 하여 熱이 炎上을 하지 않게 하는 경우에는 導赤散으로 한다.

④ 春에 傷風을 하여 夏에 이르러서 暴瀉(폭사)를 하는 경우에는 三·五丸을 藁本煎湯으로 化를 하고 下를 한다.

㉥ 虛泄

ⓐ 虛泄은 困倦을 하고 無力을 하며 飮食을 만나면 즉 瀉를 한다.

㉠ 或은 腹이 不痛을 한다.[615]

---

612) 風泄의 基本은 惡風自汗이다.
613) 便血을 말한다.
614) 麻黃桂枝湯이 맞다.
615) 虛한 것이 寒을 만나면 腹痛이 發生을 하기 때문에 或은 腹이 不痛을 한다고 한 것이다.

㉡ 四君子湯에 加 木香·縮砂·蓮肉·陳糯米를 末로 하고, 砂糖湯에 調下를 空心에 한다.

ⓑ 飮食이 胃로 들어가면, 즉 下注를 하고, 或은 完穀이 不化를 하는 것은 이것이 虛泄이다. 마땅히 升陽除濕湯[616]으로 한다.

ⓒ 飮食이 胃로 들어가면, 즉 瀉를 하고, 水穀(수곡)이 不化를 하며 脈이 微弱한 경우에는 마땅히 蔘苓蓮朮散[617]으로 한다.

ⓓ 氣虛[618]로 因한 泄瀉(설사)는 四君子湯에 倍 白朮을 하고, 加 黃芪·升麻·柴胡·防風을 하여 提[619]를 하면 낫는다.

ⓔ 虛泄은 養元散·加味四君子湯이 대개 좋다.

❶ 승양제습탕(升陽除濕湯)(➡方藥合編·下88, 東醫寶鑑 444·510, 醫學入門 156·1878)

活套 : ① 氣虛로 因한 泄瀉(설사)와 飮食을 먹을 생각이 없고 困弱으로 無力한 것을 治療한다.

❷ 전씨이공산(錢氏異功散)(➡方藥合編·上19, 東醫寶鑑 1193)

活套 : ① 脾胃가 虛弱한 것으로 飮食이 不進을 하고 心胸이 痞悶(비민)을 하는 것을 治療한다.
② 挾滯에는 加 山楂·神麴·砂仁의 類를 한다.
③ 泄瀉(설사)에는 合 五苓散을 한다.
④ 虛痢에는 加 檳榔·吳茱萸·黃連·桂心의 類를 한다.
⑤ 暑熱에는 加 香薷·白扁豆를 한다.
⑥ 傷寒으로 元氣가 虛弱을 하고 身熱이 있으며 口渴이 있고 脈이 虛를 하는데, 或은 泄瀉(설사)를 하는 경우에는 加 乾葛을 하거나, 或은 倍 人蔘을 한다.

❸ 군령탕(君苓湯)(➡方藥合編·下10)

活套 : ①『方藥合編』의 處方은 五苓散에 合 四君子湯을 한 것이다.
②『方藥合編』에서는 陰虛浮腫을 治療하는 것으로 記載되어 있으나 氣虛浮腫이 맞다.
③『方藥合編』의 又方은 四苓散에 合 六君子湯을 한 것이다. 浮腫을 治療한다.

❹ 사군자탕(四君子湯)(➡方藥合編·上64, 東醫寶鑑 244, 醫學入門 157·1550·3033·3165)

活套 : ① 食慾不振·胃下垂·胃腸虛弱症·痔出血·他藥으로 無效한 半身不隨·貧血·心腹脹滿·腸鳴下痢·嘔吐吃逆·脾衰肺損·體瘦面黃·胃遺瘍·小兒吐乳를 治療한다.
② 眞氣가 虛弱한 것을 補한다.
③ 氣短과 氣少를 하는 것을 治療한다.
④ 虛損에는 加 當歸·黃芪를 하는데 人蔘黃芪湯이라고 이름을 한다.
⑤ 合 四物湯을 하면 八物湯이라 이름을 한다.
⑥ 또한, 加 黃芪·肉桂 各一錢을 하면 十全大補湯이라 이름을 한다.
⑦ 加 陳皮를 하면 異功散이라 이름을 한다.
⑧ 加 陳皮·半夏를 하면 六君子湯이라 이름을 한다.
⑨ 虛泄에는 加 黃芪·升麻·柴胡·防風을 한다.

---

616) 尺部脈이 實緊作泄胃家寒으로 나온다.
617) 氣虛泄瀉를 治療한다.『萬病回春』에서는 虛瀉를 治療하는 蔘苓白朮散으로 되어 있었는데,『東醫寶鑑』에서 蔘苓蓮朮散으로 이름을 바꾸었다.
618) 自汗出과 眩暈이 同伴이 된다.
619) 升提를 말한다. 이 경우에는 補中益氣湯에 合 蔘苓白朮散으로 하는 것도 좋다.

⑩ 冷한 경우에는 加 肉桂·附子를 한다.
⑪ 腫에는 加 豬苓·澤瀉를 한다.
⑫ 暑에는 加 香薷·白扁豆·紫檀香을 한다.
⑬ 虛泄에는 合 五苓散을 한다.

❺ 전씨백출산(錢氏白朮散)(➡方藥合編·上120, 東醫寶鑑 1718 白朮散, 醫學入門 3100)
活套 : ① 一名은 錢氏白朮散이다. 一名은 淸寧散이다.
② 吐瀉가 日久를 하여 津液(진액)이 마르고 煩滿을 하며 引飮을 하고 慢驚(만경)가 되려고 하는 것을 治療한다.
③ 泄瀉(설사)를 하는 경우에는 加 山藥·白扁豆·肉豆蔻를 한다.
④ 大人과 小兒가 泄瀉(설사)로 氣脫한 경우에는 倍蔘을 하는데 三·五·七錢까지 해도 된다.
⑤ 그리고, 加 肉荳蔻·破古紙·金櫻子·吳茱萸의 類를 한다.
⑥ 尿가 不利를 하는 경우에는 加 澤瀉·車前子를 한다.
⑦ 傷寒으로 餘熱이 未淨을 하고 泄瀉(설사)를 하는 데에 역시 마땅하다.

❻ 삼령백출산(蔘苓白朮散)(➡方藥合編·上25, 東醫寶鑑 1217, 醫學入門 3104)
活套 : ① 胃腸虛弱·食慾不振·全身倦怠·嘔吐下痢·胃部肥滿·心悸·崩漏·帶下·腸結核·慢性胃腸炎을 治療한다.
② 大病을 한 後에 脾胃를 調理한다.
③ 痞滿(비만)에는 去 薏苡仁을 하고, 加 陳皮·白荳蔻를 한다.
④ 氣陷(기함)에는 加 升麻·防風을 한다.

㉦ 痰泄

ⓐ 痰泄은 或은 泄瀉(설사)를 하고 或은 泄瀉(설사)를 하지 않으며, 或은 많이 하고 或은 적게 한다.

ⓑ 二陳湯에 加 乾葛·白朮·神麴을 한다.
㉠ 實한 경우에는 海靑丸으로 한다.
㉡ 虛한 경우에는 六君子湯으로 한다.
㉢ 痰泄로 脈이 沈滑을 하는 경우에는 萬病二陳湯으로 한다.

❶ 이진탕(二陳湯)(➡方藥合編·中99, 東醫寶鑑 370·1639, 醫學入門 3036·3168)
活套 : ① 惡阻·嘔吐·眩暈·宿醉·頭痛·惡心·食傷·腦溢血·胃病·心悸亢進·消化不良·咳痰를 治療한다.
② 痰飮을 通治한다.

❷ 육군자탕(六君子湯)(➡方藥合編·上69, 東醫寶鑑 369, 醫學入門 3034)
活套 : ① 胃弱·胃液分泌過多·胃下垂·胃炎·胃癌·胃潰瘍·脚氣·佝僂病·潰瘍性大腸炎·腺病質·手足冷·食慾不振·十二指腸潰瘍·胃酸過多 및 不足症·胃 아토니를 治療한다. 虛弱體質改善을 한다.
② 氣虛로 因한 痰盛을 治療한다.
③ 虛冷한 경우에는 加 薑·桂를 한다.
④ 挾食에는 加 神麴·砂仁·枳實을 한다.
⑥ 浮腫에는 合 四苓散을 한다.

㉵ 滑泄

ⓐ 滑泄은 滑泄로 不禁을 하고 瀉가 오래되어 그치지 않으며, 大孔이 마치 竹筒과 같아 直出을 하는데 禁하는 것이 없고, 氣가 下陷(하함)을 하는 경우에는 補中益氣湯에 加 白芍藥·訶子·肉豆蔻[620]를 한다.

ⓑ 日夜로 無度를 하고 腸胃가 虛滑을 하여 不禁을 하며 脈이 沈細를 하는 경우에는 마땅히 八柱散으로 한다.

ⓒ 滑泄은 마땅히 固腸丸·禹餘粮丸·木香散·實腸散으로 한다.

ⓓ 大腸이 滑泄을 하고 小便에서 精이 出을 하는 경우에는 마땅히 萬全丸으로 한다.

❶ 팔주산(八柱散)(➡方藥合編·上73, 東醫寶鑑 511)

活套 : ①『萬病回春』에서는 八柱湯으로 記載되어 있다.

② 腸胃가 虛寒을 하여 滑瀉(활사)가 不禁을 하는 것을 治療한다.

③ 앞에 理中湯의 加減法을 參照하면 서로 같다.

④ 滑泄이 不禁을 하는 것을 治療한다.

❷ 보중익기탕(補中益氣湯)(➡方藥合編·上22, 東醫寶鑑 1201, 醫學入門 162·1870·1881·2729·3057)

活套 : ① 疲勞狀態·肺結核·肋膜炎·腹膜炎·夏瘦·痔疾·脫肛·感氣·말라리아狀 熱·胃下垂·子宮下垂·盜汗·自汗을 治療한다.

② 勞役이 太甚을 하거나, 或은 飮食이 失節을 하여 身熱을 하고 自汗을 하는 것을 治療한다.

③ 滑泄에는 加 訶子·肉荳蔻를 한다.[621]

㉶ 酒傷晨泄(주상신설)

ⓐ 酒泄은 飮酒를 過度하게 하여 傷한 것으로 酒泄이 된다.

㉠ 骨이 立[622]을 하고 먹을 수가 없다.

㉡ 단지, 一·二盞만 마셔도 해(年)가 지나도 낫지를 않는다.

㉢ 마땅히 香茸丸으로 한다.

ⓑ 酒泄을 앓는 경우에는 飮酒를 한 後에 특히 甚하다.

㉠ 平胃散에 加 丁香·縮砂·乾葛·麥芽·神麯을 하여 末로 하고, 空心에 米飮으로 타서 二錢을 먹으면 바로 낫는다.

ⓒ 傷酒를 하여 晨에 일어나면 반드시 泄瀉(설사)를 한다.

㉠ 마땅히 理中湯에 加 生薑·乾葛을 끓인 물에, 酒蒸黃連丸을 空心에 二錢을 삼켜 먹으면 妙하다.

---

620) 『醫學入門』에서는 補中益氣湯에 加 白芍藥을 한다고 記載되어 있다. 『東醫寶鑑』의 法으로 하여야 한다.

621) 『醫學入門』에서는 補中益氣湯에 加 白芍藥을 한다고 記載되어 있다. 『東醫寶鑑』에서는 加 白芍藥·訶子·肉豆蔻를 한다고 記載되어 있다. 『方藥合編』에서는 加 訶子·肉荳蔻를 한다고 記載되어 있다. 『東醫寶鑑』의 法이 제일 좋다. 아마 泄瀉 때문에 黃道淵 선생님이 白芍藥이 차가워서 去를 한 것 같다.

622) 뼈가 보인다는 것이니 살이 빠지는 것을 말한다.

❶ 이중탕(理中湯)(➡方藥合編·上6, 東醫寶鑑 1069, 醫學入門 1842·3055)

活套 : ① 胃아토니·胃下垂·胃擴張·胃酸過多·減酸症·胃潰瘍·蛔蟲·急性慢性 胃카타르·胃腸性神經衰弱·肺結核·肋間神經痛·萎縮腎·帶下·陰症急性吐瀉病·四肢神經痛·自家中毒症을 治療한다.

② 太陰의 腹痛으로 自利를 하고 不渴을 하는 것을 治療하는 處方이다.

③ 加 陳皮·青皮를 하면 治中湯이라 이름을 한다.

④ 小建中湯을 合하면 建理湯으로 이름을 하는데, 虛冷으로 積氣가 上攻을 하는 것을 治療한다.

⑤ 五苓散을 合하면 理苓湯이라 이름을 하는데 陽虛浮腫을 治療한다.

⑥ 氣虛에는 倍 蔘을 하여 五·七錢까지 한다.

⑦ 泄瀉(설사)에는 加 肉荳蔲·車前子를 한다.

❷ 평위산(平胃散)(➡方藥合編·下22, 東醫寶鑑 417·1204, 醫學入門 157·1550·3103)

活套 : ① 急性·慢性胃카타르·過食으로 因한 喘息·胃擴張症·腹鳴·食毒·食傷·胃弱·陰痿·齒痛·胎盤殘留·呑酸症을 治療한다.

② 和脾를 하고 健胃를 하는데 胃氣가 和平하게 되면, 즉 服用을 그쳐야 하니 항상 服用을 해서는 안 된다.

③ 加 白茯苓·丁香·白朮을 하면 調胃散이라 이름을 한다.

④ 加 乾薑을 하면 厚朴湯이라 이름을 한다.

⑤ 合 五苓散을 하면 胃苓湯이라 이름을 한다.

⑥ 加 藿香·半夏를 하면 不換金正氣散이라 이름을 한다.

⑦ 加 神麯·麥芽를 하면 加味平胃散이라 이름을 한다.

⑧ 食滯에는 加 山楂·神麯·麥芽·檳榔·枳實·蘿葍子·砂仁·草果의 類를 한다.

⑨ 暑滯에는 合 香薷散을 하면 香平散이라 이름을 한다.

⑩ 滯痢에는 加 枳殼·檳榔·黃連 各一錢, 木香 五分을 한다.

⑪ 만약, 泄瀉(설사)를 하는 경우에는 合 四苓湯을 한 다음에 加 燈心·車前子의 類를 하는데 마땅함을 따라서 加減을 한다.

⑫ 冷積에는 加 乾薑·桂枝를 한다.

⑬ 酒滯에는 加 乾葛을 하는데, 或은 葛花·良薑·草豆蔲의 類를 한다.

❸ 주증황련환(酒蒸黃連丸)(➡方藥合編·下17, 東醫寶鑑 304·1142·1197, 醫學入門 2757)

活套 : ① 伏暑로 해(年)가 깊은 것을 治療한다.

㉶ 飧泄(손설)

ⓐ 飧泄(손설)의 定義

㉠ 飧泄(손설)은 米穀이 不化를 하여 泄로 出을 하는 것이다.

㉡ 夕(석)에 먹은 것을 이르기를 飧이라고 한다.

㉢ 먹어서 消化가 되지 않는 것이 더욱 夕에 重하다.[623)]

㉣ 그렇기 때문에 食이 不化한 것이 泄로 出을 하는 것을, 이르기를 飧泄(손설)이라고 한다.

623) 저녁이 되면 陰氣가 盛하기 때문에 消化作用을 하는 陽氣가 活動을 원활하게 하기가 어렵다. 그렇기 때문에 午前에 먹은 것은 消化가 되지만, 일반적으로 저녁에 먹은 것이 消化가 되지 않는다.

ⓑ 飧泄(손설)의 原因

㉠ 『內經』에 가로되, 淸氣가 在下를 하면, 즉 飧泄(손설)이 發生을 한다고 하였다.

㉡ 註에 가로되, 淸氣는 陽氣이다. 陽은 熱이 된다. 熱氣가 下에 있으면, 즉 穀(곡)이 不化를 한다. 그렇기 때문에 飧泄(손설)이 된다.

㉢ 또한, 가로되 오랜 風이 中으로 入을 하면, 즉 腸風[624]과 飧泄(손설)이 된다.

㉣ 무릇, 脾胃에 冲和[625]의 氣가 化[626]를 할 수가 없고, 하여금 物이 完全하게 出을 하는 것을, 이르기를 飧泄(손설)이라고 한다.

㉤ 或은 飮食이 太過를 하고 腸胃가 傷을 받으면, 역시 米穀(곡)이 不化를 하는 것에 이르게 되는데, 俗에 부르기를 水穀(수곡)痢라고 한다.

㉥ 加減木香散으로 主한다.

ⓒ 飧泄(손설)의 治法

㉠ 飧泄(손설)의 證은 奪食[627](탈식)를 하면, 즉 一日이면 可히 그친다.

㉡ 무릇, 奪食(탈식)를 하는 理致는 胃가 弱하여 剋化[628]를 할 수가 없는 것이다.

㉢ 먹으면 즉 泄을 한다. 가령, 먹지를 않았는데 어찌하여 泄瀉(설사)를 하겠는가?

㉣ 더욱 마땅히 藥으로 한다.

㉤ 가령, 養元散·八仙糕의 類이다.

㉥ 元氣를 滋養을 하고 泄瀉(설사)가 점차 그치기를 기다려서 조금씩 먹을 것을 주는데 胃가 勝을 하면 즉 便安하게 된다.

ⓓ 飧泄(손설)은 마땅히 防風芍藥湯·蒼朮防風湯으로 한다.

ⓔ 한 사람이 飧泄(손설)을 앓았는데, 腹中이 雷鳴을 하고 泄注[629](설주)를 하며 米穀(곡)이 不化를 하고 小便이 澀滯를 하였다.

㉠ 桂枝麻黃湯에 加 薑·棗煎(강·조전)을 大劑로 하여 연달아 세 번을 服用을 하였다.

㉡ 汗이 終日토록 出을 하면서 즉시 나았다.

❶ 창출방풍탕(蒼朮防風湯)(➡方藥合編·下89, 東醫寶鑑 513)

活套 : ① 久風으로 因한 飧泄(손설)로 完穀이 出하는 것을 治療한다.

---

624) 下血을 말한다.
625) 성정(性情)이 담백하고 온화하다.
626) 變化를 말하는 것이니, 消化를 시키는 것을 이야기 한다.
627) 밥그릇을 빼앗는 것이니, 요즘 말로 하면 禁食을 말한다. 禁食에는 절대적 禁食과 제한적 禁食이 있다. 절대적 禁食이라는 것은 飮과 食을 다 먹지 못하게 하는 것을 말하는 것이고, 제한적 禁食이라는 것은 몇 가지만 먹지 못하게 하는 것이다. 절대적 禁食을 하게 되면 韓藥의 服用이 어렵기 때문에 제한적 禁食을 하는 것이 韓醫學에서는 좀 便한 方法이다.
628) 消化를 시키는 것을 말한다.
629) **泄注는 病**名이다. 泄下를 하는 것이 마치 水注를 하는 狀과 같다.

㉮ 脾腎泄[630]

ⓐ 晨泄(신설)는 腹痛이 定處가 없으며, 痢와 類似하고 骨이 弱을 하며 面이 黧[631]를 하고 脚下가 때로 冷을 하며 尺脈이 虛弱을 하는 것이 이것이다. 마땅히 破古紙·生乾薑·肉桂·木香·當歸로 主한다.

ⓑ 脾·腎虛로 晨泄(신설)를 하는 경우에는 마땅히 三神丸·調中健脾丸·六神湯·香薑散·木香散으로 한다.

㉠ 脾泄

㊀ 脾泄은 肢體가 重着을 하고 中脘이 妨害가 있으며 面色이 痿黃[632]을 하고 腹肚[633]가 微滿을 한다. 蒼朮·白朮·厚朴·木香·乾薑·生肉豆蔲로 한다.

㊁ 脾泄은 食後에 倒飽(도포)[634]를 하고 瀉가 去를 하면, 즉 寬을 하게 되며 脈이 細를 한다. 마땅히 香砂六君子湯으로 한다.

㊂ 脾泄은 老人의 腎虛로 因한 경우가 많다. 이르기를 水土가 同化[635]를 한다고 한다. 마땅히 吳茱萸湯으로 한다.

㊃ 脾泄이 오래 되면 腎으로 傳을 하여 腸澼(장벽)[636]이 된다. 해(年)가 지나도록 낫지 않는 경우에는 마땅히 調中健脾丸으로 한다.

㊄ 脾泄이 이미 오래 되어 大腸이 不禁을 하면, 이것은 脾氣가 이미 脫을 한 것이다. 마땅히 急히 澁을 하여야 한다. 赤石脂·肉豆蔲·乾薑의 類로 한다.

㊅ 脾泄에는 마땅히 固中丸을 服用을 한다.

㊆ 老人이 奉養을 太過하게 하여 飮食이 脾를 傷을 하면 항상 泄瀉(설사)를 한다. 역시 이것도 脾泄이다. 마땅히 山楂麯朮丸을 사용한다.

㉡ 腎泄

㊀ 腎泄은 一名은 晨泄(신설)이라고 하고, 一名은 瀼泄(양설)[637]이라고 한다.

㊁ 매번 五更에 溏泄을 一次를 한다.

㊂ 이것은 腎虛로 陰氣에 感觸을 하여 그런 것이다. 마땅히 五味子散으로 한다.

---

630) 脾泄과 腎泄을 나누는 것은 身重으로 하여, 身重이 있으면 脾泄이라고 하지만, 腎泄의 경우도 元氣가 떨어져 있기 때문에 無氣力을 호소하는 경우도 있다.

631) 1. 검다 2. 검누렇다 3. 얼룩 4. 반점(斑點) a. 검다 (래) b. 검누렇다 (래) c. 얼룩 (래)...

632) 몸이 야위어 살빛이 누럼.

633) 심장 바로 아래의 배 부분임.

634) 本來의 食後倒飽는 食事를 마친 다음에 卒倒를 하는 것인데 後代로 내려오면서 食困症으로 바뀌게 되었고. 요즘은 밥을 먹으면 가스가 차는 것에 應用을 하고 있다.

635) 火土同胞와 水土同胞의 中에 水土同胞를 말한다.

636) 腹部에 癥瘕積聚가 만들어지는 것을 말한다.

637) 이것이 甚하게 되면 痢疾로 進行을 한다.

㈣ 매일 五更의 初에 洞泄을 하는데 다른 藥을 服用을 하여도 效果가 없다.

Ⓐ 이것을 이름을 하기를 脾腎泄이라고 한다.

Ⓑ 마땅히 二神丸·四神丸으로 한다.

Ⓒ 老人이 脾腎이 虛하여 泄瀉(설사)를 하는 경우에는 마땅히 猪藏丸으로 한다.

㈤ 腎虛로 色慾으로 傷한 바가 되어, 足冷이 많고 오래되면 肉이 削[638]을 하며 五更에 臍下가 絞痛(교통)을 하고, 或은 단지 微響(미향)을 하며 溏泄을 一次를 하는 경우에는 마땅히 二神丸·四神丸·五味子散[639]으로 한다.

❶ 사신환(四神丸)(➡方藥合編·上75, 東醫寶鑑 447·515·865, 醫學入門 152)

活套 : ① 脾腎虛로 因한 泄利와 晨泄(신설)을 治療한다.

② 破古紙를 四兩으로 하고 肉豆蔻를 或은 生으로 하며 或은 煨를 하여 二兩으로 하고 製法은 위와 같이 하면 이름을 하기를 二神丸이라고 한다.

③ 加 木香을 一錢을 하면, 이름을 하기를 三神丸이라고 한다.

❷ 이신환(二神丸)(➡方藥合編·上75, 東醫寶鑑 515·1207, 醫學入門 2668)

活套 : ① 脾胃가 虛弱을 하여 泄瀉(설사)가 그치지 않고 온전히 먹을 생각이 없는 것을 治療한다.

② 脾腎의 虛泄을 治療한다.

③ 二神丸에 加 小茴香·木香을 加하면 四神丸이라고 이름을 한다.[640] 脾腎의 晨泄(신설)를 治療한다.

④ 『東醫寶鑑』의 四神丸은 破古紙酒浸炒 四兩, 肉荳蔻煨·五味子炒 各二兩, 吳茱萸湯泡炒 一兩, 右爲末, 生薑切八兩, 大棗百枚同煮爛, 去薑取棗和丸梧子大, 服如上法으로 記載되어 있다.

❸ 삼신환(三神丸)(➡方藥合編·上75, 東醫寶鑑 440·516·901, 醫學入門 2956)

活套 : ① 脾腎의 虛泄을 治療한다.

❹ 위관전(胃關煎)(➡方藥合編·上76, 景岳全書 975·1220)

活套 : ① 脾腎이 虛寒을 하여 泄瀉(설사)를 하고 腹痛이 있으면서 冷痢를 하는 것을 治療한다.

② 泄瀉(설사)에는 肉豆蔻·破古紙를 加한다.

③ 氣虛에는 人蔘을 加한다.

④ 陽虛에는 附子를 加한다.

⑤ 腹痛에는 木香을 加한다.

⑥ 滑脫에는 烏梅나 或은 五味子를 加한다.

⑦ 肝侮脾에는 肉桂를 加한다.

❺ 신기환(腎氣丸)(➡方藥合編·上40, 東醫寶鑑 1243, 醫學入門 2800 六味地黃丸)

活套 : ① 腎水의 不足을 다스린다. 五味子 四兩을 加한 것을 腎氣丸이라고 한다. 이는 肺의 源泉을 滋養하여 腎水를 나게 하는 것이다.

② 또한, 二十貼으로 分作을 하여 쓰기도 한다.

---

638) 1. 깎다 2. 빼앗다 3. 모질다 4. 약해지다 5. 작다 6. 지근대다.

639) 본래, 二神丸은 破古紙·肉荳蔻로 구성이 되어 있으나, 五味子散의 경우처럼 臨床에서는 破古紙·五味子로 사용을 해도 無妨하다.

640) 이것은 『醫學入門』의 法이다.

❻ 오적산(五積散)(➡方藥合編·中13, 東醫寶鑑 1077, 醫學入門 153·3076)

活套 : ① 坐骨神經痛·帶下·生理不順·慢性胃腸炎·慢性心臟病·류마티스·腰痛·神經痛·疝氣·胃카타르·婦人病·流行性感氣·脚氣·貧血·小腹冷感·小兒痲痹·食傷·心臟性喘息·心臟瓣膜症·子宮癌·虛弱體質·六味地黃元의 異常反應時를 治療한다.

② 風寒으로 感傷을 하여 頭痛을 하고 身疼을 하며 四肢가 逆冷을 하고 胸腹이 作痛을 하며 嘔吐와 泄瀉(설사)를 하는 것을 治療한다.

③ 或은 內傷의 生冷과 外感의 風寒을 아울러 대개 治療를 한다.

④ 白芷·桂皮를 除하고 아울러 炒를 하면, 즉 熟料五積散이라 이름을 한다.

⑤ 外感의 挾滯에는 加 山楂·神麯·檳榔을 한다.

❼ 황기건중탕(黃芪健中湯)(➡方藥合編·上45)

活套 : ① 小建中湯에 自汗이 있는 경우 加 黃芪를 하는데, 이것을 黃芪健中湯이라고 이름을 한다.

(5) 泄瀉(설사)의 脈

① 泄瀉(설사)의 脈은 沈을 한다.

② 沈遲(침지)를 하면 寒이 侵犯을 한 것이고, 沈數을 하면 火熱이며, 沈虛를 하면 滑脫이다.

③ 暑·濕은 緩弱을 하는데 여름에 많다.

④ 微小[641]를 하면 살고, 浮弦을 하면 죽는다.[642]

⑤ 五虛證[643]을 犯을 하게 되면 역시 죽게 된다.

2. 痢疾[644]

(1) 痢疾(이질)의 分類

① 痢疾(이질)은 色[645]과 證을 根據로 寒·熱을 나눈다.

---

641) 小는 細脈을 말한다.

642) 泄瀉를 하게 되면 몸에 水分이 빠져나가기 때문에 沈한 脈이 나오는 것이 正常이다. 도리어 浮弦의 脈이 나오게 되면 腸炎으로 進行이 되어 백혈구 수치가 上升을 하게 된 것으로 패혈증으로 進行이 되는 것이다. 그렇기 때문에 죽는다고 하는 것이다. 대개는 高熱이 同伴이 되는 경우가 많다.

643) 五虛라는 것은 脈이 細하고, 皮가 寒하며, 氣가 少하고, 前後로 泄利를 하며, 飮食이 들어가지 않는 것이 이것이다.

644) 시겔라(Shigella) 균에 감염된 상태를 의미하며, 대장과 소장을 침범하는 급성 감염성 질환으로 제1군 법정 전염병이다. 환자 또는 보균자가 배출한 대변을 통해 구강으로 감염되며, 매우 적은 양(10~100개)의 세균도 감염을 일으킨다. 전 세계적으로 매년 1억 6500만 명의 환자가 발생할 것으로 추정되고(환자 중 69%가 소아), 2000년대 이전에는 이 중 0.5%가 사망하는 것으로 보고되었으나 최근에는 세균성 이질로 인한 사망이 감소하였다. 국내에서는 2000년에 2,462명의 환자가 발생한 이후 발병률이 꾸준히 줄어 2007년에는 131명의 환자가 발생하였다. 발열, 구역, 복통, 그리고 후증(잔변감)을 동반하는 소량의 점성, 혈성 설사가 흔한 증상이다. **[네이버 지식백과]** 세균성 이질 [shigellosis] (서울대학교병원 의학정보, 서울대학교병원)

ⓐ 몸에 熱이 나고 口渴이 있으며 小便이 澁을 하고 大便이 急痛을 하며 色이 붉은 경우에는 熱이 된다.
ⓑ 몸이 차갑고 渴證(갈증)이 없으면서 小便이 淸을 하며 大便이 쉽게 나오면서 白色은 경우에는 寒이 된다.

② 그러나, 痢疾(이질)은 暑[646]로 因한 것이니, 熱한 것이 많고 寒한 것이 적다.
③ 그렇지만 陰陽은 變化를 하니, 赤을 하면서 淡을 하는 것은 寒이 되고, 白을 하면서 稠[647]를 하는 것은 역시 熱이 된다.
④ 반드시 色과 證의 두 가지를 參考한 以後에 寒·熱을 可히 分別을 할 수가 있다.

(2) 痢疾(이질)의 原因

① 總括(총괄)된 原因은 濕火와 氣血이 滯한 것이다.

② 血은 火가 動을 하는 것이고, 濕이 많으면 泄瀉(설사)가 된다.
ⓐ 火가 氣分에 傷을 하면, 즉 氣鬱이 되어서 大腸으로부터 滯를 하여 내려가는 것은 白이 된다.
ⓑ 火가 血分에 傷을 하면, 즉 血瘀가 되어서 小腸으로부터 滲을 하여 내려가는 것은 赤이 된다.
ⓒ 氣·血이 모두 傷을 하면 즉 赤·白이 相兼을 한다.

③ 原因
ⓐ 外感의 暑濕과 內傷의 酒麵과 炙煿(자박)[648]으로 消爍을 하거나, 或은 七情의 氣鬱은 火가 實한 것이 된다.
ⓑ 外感의 寒濕과 內傷의 生冷과 단단한 물건으로 積滯(적체)가 되고, 或은 房欲으로 精血을 損傷을 한 것은 火가 虛한 것이 된다.
ⓒ 대개, 腸胃를 粘溢을 하게 하여 오래 쌓이면 毒이 된다.

④ 經에 이르기를, 飮食이 不節을 하고 起居[649]가 때에 맞지 않아서 陰이 받으면, 즉 五臟으로 들어가니 閉塞이 되어서 아래로 飧泄(손설)과 腸澼(장벽)이 된다.
ⓐ 濕·火가 腸中에 滯를 한 것이기 때문에 滯下라고 이름을 한다고 말하는 것이다.
ⓑ 또한, 痢라고 말하는 것은 利라는 것이니, 法에 마땅히 利下를 할 따름이다.

---

645) 白色은 그냥 痢疾로 보고 赤色은 膿血로 보는 것이 제일 無難한 方法이다.
646) 暑病의 基本은 瘧疾과 痢疾이다.
647) 稠粘을 하는 것을 말한다.
648) 전(煎), 초(炒), 작(炸), 고(烤), 폭(爆)과 같은 종류의 조리 방법임
649) 韓方에서는 起居는 性생활도 같이 포함을 한다.

(3) 痢疾(이질)의 證狀[650]

① 表證

ⓐ 表證은 頭疼이 있고, 或은 渴證(갈증)과 嘔逆이 있다.

ⓑ 처음 일이날 때에 發熱·惡寒이 있고 頭疼·身痛이 있는 것은 表證을 끼고 있는 것으로 한다.

㉠ 熱한 경우에는 九味羌活湯으로 한다.

㉡ 寒한 경우에는 不換金正氣散으로 한다.

㉢ 煩渴(번갈)은 暑證에 많으니 茹苓湯·六一散·梅蜜飮으로 한다.

㉣ 虛한 경우에는 錢氏白朮散으로 한다.

㉤ 嘔吐를 하면서 寒熱이 있는 경우에는 半表에 屬하니 柴苓湯으로 한다.

㉥ 頑痰(완담)이 膈에 있는 경우에는 芩連二陳湯에 加 防風·桔梗蘆[651]를 하여 探吐[652]를 한다.

㉦ 胃火가 衝上을 하는 경우에는 淸六丸으로 한다.

㉧ 毒이 滯를 하여 上攻을 하는 경우에는 平胃散에 加 黃連·木香·檳榔을 한다.

㉨ 虛嘔로 먹는 것이 적은 경우에는 四君子湯에 加 陳皮·厚朴·麥門冬·竹茹를 한다. 或은 溫六丸으로 한다.

㉩ 오래 되어 陰虛한 경우에는 八物湯에 合 二陳湯을 하고, 加 枳殼·桔梗을 한다.

ⓒ 嘔吐를 하면서 전혀 먹지 못하는 경우에는 噤口[653]라고 말을 하는데, 胃火가 甚한 것으로 한다.

㉠ 大虛를 하고 大熱을 하는 것은 香連丸에 加 蓮肉을 각기 하나 반(一半)을 末로 하여 米飮으로 먹는다.

㉡ 또한, 人蔘 四錢, 薑炒黃連 二錢을 진하게 다려서 종일토록 細細[654]히 삼키는데, 만약 吐를 하면 다시 服用을 한다. 그러나 한 모금이라도 넘어가면 목이 문득 열린다.

㉢ 毒이 心肺를 薰을 하는 경우에는 敗毒散에 加 蓮肉·陳米를 한다.

㉣ 或은 單蓮肉은 留心을 한 채로 末로 하여, 매번 二錢을 陳皮煎湯으로 服用을 한다.

ⓓ 外用으로는 大田螺[655]를 두 개에 麝香을 약간 넣어서 搗碎(도쇄)를 한 다음에, 臍中에

---

650) 裏急後重과 努責이 있어야 비로소 痢疾이라고 한다.
651) 蘆頭를 사용하는 것은 대개 探吐를 하고자 하는 것이다.
652) 소독한 거위털이나 오리털로 인후부를 자극하여 구토하게 하는 토법(吐法)의 하나임.
653) 韓醫學은 口腔으로 해서 藥을 投與하기 때문에, 우선 입을 못 열고 식사나 藥을 服用하지 못하는 경우에는 다 危險한 證狀이 된다.
654) ①아주 자세(仔細)함 ②너무 잘아서 보잘것없음 ③매우 가늠

펴 놓고 太乙膏로 붙이면 熱을 당겨서 下行을 한다.
ⓔ 간혹 利藥을 過度하게 服用을 하거나, 脾胃가 虛한 경우에는 蔘苓白朮散에 去 山藥[656]을 하고, 加 菖蒲를 한다.

② 裏證
ⓐ 裏急을 하고 腹痛이 있으며 後重感이 있어 빠지는 것이 있다.
ⓑ 火의 性은 急速하게 아래로 내려가는데, 或은 化[657]를 하고, 或은 不化를 한다.
ⓒ 食物과 瘀穢(어예)가 나오려고 하는데, 氣가 도리에 滯[658]를 하여 머무르게 된다.
ⓓ 이런 까닭으로 便을 보려고 하지만 便을 못보고, 腹痛이 있으며 窘迫[659]을 하고 大腸을 拘急을 하게 무거우면서 아래로 빠지는 것 같으며, 甚하면 즉 肛門에 痛證이 있다.
ⓔ 마땅히 木香·檳榔으로 通氣를 하고, 大黃으로 降火를 하며, 黃芩·黃連으로 解毒을 하고, 當歸·芍藥으로 和血을 하며, 枳殼·陳皮로 行滯를 한다.
ⓕ 經에 이르기를, 和血을 하면 즉 便膿이 스스로 낫고, 行氣를 하면 後重이 스스로 除去가 된다고 하였다.
ⓖ 간혹 虛火인 경우에는 蔘·朮·歸·芎으로 補를 한다.
ⓗ 寒이 凝滯(응체)된 경우에는 乾薑·肉桂로 溫하게 한다.
ⓘ 또한, 平素에 積聚(적취)가 있는데 一臟의 氣가 發動을 한 것으로 因하여, 만나서 腸胃를 干涉(간섭)[660]을 하고 犯을 하여 痢가 되는 경우에는, 모름지기 어떤 臟을 서로 乘을 하였는가를 살펴서 平坦(평탄)[661]하게 治療를 하여야 한다.

(4) 痢疾(이질)의 種類

① 熱痢
ⓐ 熱을 하면 赤을 하고 紫黑을 하는데, 寒을 하면 白을 하고 淸을 한다. 熱이 偏僻(편벽)되면 순전히 赤色인데 暑證에 보인다.
㉠ 輕한 경우에는 黃芩湯으로 한다.
㉡ 重한 경우에는 導滯湯으로 한다.
㉢ 날이 오래되면 黃連阿膠湯으로 한다.
㉣ 熱이 쌓여서 紫黑色이 되는 경우에는 瘀血인데, 腹痛·後重[662]으로 異常을 하면 桃仁承氣

---

655) 우렁이. 우렁잇과의 고둥을 통틀어 이르는 말.
656) 일반적으로 泄瀉를 하는 경우에는 當歸를 去하고 便이 잘 나오지 않는 경우에는 山藥을 去한다.
657) 消化가 된 것을 말한다.
658) 이것 때문에 이질치료의 원칙은 이를 하게 하는 것이니, 마땅히 木香·檳榔으로 通氣를 하고, 大黃으로 降火를 하며, 黃芩·黃連으로 解毒을 하고, 當歸·芍藥으로 和血을 하며, 枳殼·陳皮로 行滯를 한다.
659) 1.매우 난처[곤란]하다. 2.매우 궁핍[곤궁]하다.
660) 1.간섭하다. 2.관계. 간섭. 비슷한말:干预(gānyù)
661) ①지면(地面)이 평평(平平)함 ②마음이 편하고 고요함 ③일이 순조(順調)롭게 됨
662) 裏急後重을 말한다.

湯으로 下를 한다.
㉤ 或은 잘못 溫法을 사용하여서 血瘀에 이른 경우에는 犀角地黃湯에 加 黃連·大黃을 한다. 或은 加味淸六丸으로 한다.
㉥ 날이 오래되면 地楡散·單苦蔘丸·黃連阿膠丸으로 한다.

ⓑ 요지컨대, 여러 痢는 대개 血瘀인데, 오직 검은 것이 瘀血이 甚할 따름으로 한다.

② 寒痢
ⓐ 寒痢는 白色으로 마치 鴨溏(압당)과 같은데 腸鳴과 痛·墜[663]가 甚하지 않다.
㉠ 不換金正氣散에 加 烏梅·陳米를 한다.
㉡ 或은 熟料五積散으로 한다.

ⓑ 肢가 冷을 하고 便이 淸을 하면 古薑附湯·理中湯으로 한다.
ⓒ 날이 오래 되면 黃連補腸湯으로 한다.
ⓓ 冷熱이 不調를 하고 赤·白이 각기 半·半이면 古薑墨丸으로 한다.
ⓔ 或은 잠시 溏을 하였다가 잠시 澁을 하여, 痢를 한 것 같으나 痢가 아닌 경우에는 古萸連丸으로 한다.

③ 濕痢
ⓐ 濕은 마치 豆汁[664]과 같고, 風은 푸른 것이 이것이다.
ⓑ 濕痢는 腹脹을 하고 身重을 하는데, 아래로 豆汁과 같은 것이 나온다.
ⓒ 或은 赤·黑이 混濁(혼탁)[665]을 하면 危證이다.
ⓓ 當歸和血散·升陽除濕防風湯·升陽益胃湯· 除濕湯·猪苓湯·戊己丸으로 한다.

④ 風痢
ⓐ 風痢는 惡風을 하고 鼻塞을 하며 身痛을 하고 色이 푸른데, 或은 온전히 淸水를 下를 하기도 한다. 古蒼防湯·神朮散으로 한다.
ⓑ 靑色에 白色을 낀 것은 風寒이다. 五積散으로 한다.
ⓒ 紅色[666]을 낀 것은 胃風湯으로 한다.
ⓓ 靑綠이 섞인 色은 風·火·濕에 屬한다.
ⓔ 또한, 五色이 모두 아래로 나오는 것은, 이에 脾胃의 食積, 및 四氣가 서로 아울러서 만들어지는 것이다. 古萸連丸으로 救한다.

---

663) 下墜를 말한다. 즉, 밑으로 빠지는 듯한 것을 말한다.
664) 豆乳色과 같은 것을 말한다.
665) ①(기체(氣體) · 액체(液體) 따위가 불순물(不純物)이 섞이어)맑지 않고 흐림.
666) 腸風下血을 意味한다.

ⓕ 以上은 外感의 痢疾(이질)이다.

⑤ 疫痢(역리)667)

ⓐ 만약, 한 地方에 長幼가 서로 비슷한 경우에는 疫痢(역리)라고 이름을 한다.
ⓑ 敗毒散에 加 陳皮를 한다.
ⓒ 或은 薑茶煎668)으로 豫防을 한다.
ⓓ 문득 運氣를 參考를 하여 調治를 한다.

⑥ 氣痢

ⓐ 七情은 게거품과 같은 것이 나오고, 食積은 黃色으로 한다.
㉠ 氣痢는 게거품 같은 것이 나오는데, 拘急한 것이 홀로 甚하다.
㉡ 流氣飮子·古萸連丸·六磨湯으로 한다.

ⓑ 熱한 경우에
㉠ 解毒湯669)에 加 知母·枳殼으로 한다.
㉡ 或은 木香檳榔丸으로 한다.

ⓒ 冷한 경우에는 木香匀氣散·煮黃丸으로 한다.
ⓓ 小便이 閉를 하는 경우에는 五苓散으로 한다.
ⓔ 오랫동안 낫지 않는 경우에는 氣痢丸으로 한다.

⑦ 赤痢

ⓐ 赤痢는 色이 黃을 하거나, 或은 마치 魚의 腦漿과 같고 腹脹痛이 있으며 먹는 것을 싫어하는 경우에는 保和丸으로 한다.
ⓑ 急痛에는 神保丸으로 한다.
ⓒ 一切의 酒·食으로 因한 積聚(적취)는 或은 黃을 하고, 或은 赤을 한다. 通玄二八丹으로 한다.
ⓓ 酒傷이 甚한 경우에는 酒蒸黃連丸으로 한다.
ⓔ 水로 傷한 것에 腹이 脹痛을 하는 것을 낀 경우에는 溫六丸으로 한다.
ⓕ 몸이 實한 경우에는 導水丸으로 한다.

⑧ 虛痢

---

667) 이것이 수인성 전염병으로 발생을 하는 痢疾을 말한다. 법정전염병이기 때문에 발견을 하는 즉시 보건소에 신고를 하여야 한다.
668) 적백(赤白)과 냉열(冷熱)을 불문하고 전염병으로 인한 설사와 복통(腹痛)을 치료하는 처방임.
669) 黃連解毒湯을 말한다.

ⓐ 虛勞를 하면 滑脫[670]을 하는데 困憊[671]를 하는 것이 많다.

ⓑ 虛痢는 困倦을 하는데, 穀食이 難化[672]를 하고 배가 약간 아픈데, 간혹 크게 아프고 아울러 怒責(노책)이 없다.

ⓒ 血虛[673]는 淡紅을 하는데 通玄二八丹으로 한다.

ⓓ 날이 오래되면 四物湯에 加 升麻·香附子·側柏葉으로 한다.

ⓔ 房勞로 精血을 傷하여 毒이 된 경우에는 腎氣丸으로 한다.

ⓕ 虛勞에 痢를 낀 경우에는 香連猪肚丸으로 한다.

ⓖ 무릇, 痢에 下를 한 뒤에 痛·墜[674](추)가 減少를 하지 않고 虛坐[675]로 努責[676]을 하거나, 或은 오랫동안 낫지 않는 경우에는 陰血이 虛한 것으로 한다.

㉠ 胃風湯에 去 桂를 하고, 熟地[677]를 加한 것으로 主한다.

ⓗ 氣虛하면 色이 白을 하는데, 마치 콧물이나 얼린 阿膠와 같이 나온다.

㉠ 四君子湯·理中湯으로 한다.

㉡ 모두 木香·肉桂·厚朴·茯苓을 加를 하여, 風邪를 흩어주고, 水道를 分利를 하며, 胃脘(위완)[678]을 열어준다.

ⓘ 날이 오래된 경우에는 補中益氣湯으로 한다.

ⓙ 虛가 甚하여 厥逆(궐역)을 하고 脈이 微弱을 하는 경우에는 四順散·黑錫丹으로 한다.

ⓚ 滑利를 하여 不禁을 하고 甚하면 脫肛이 된다.

㉠ 血分이면 四物湯에 加 蔘·朮·地楡·樗白皮를 한다.

㉡ 氣分이면 眞人養臟湯·大斷下丸·靈砂蒼楡湯으로 한다.

⑨ 休息痢

ⓐ 오직, 休息痢가 가장 治療하기가 어렵다.

ⓑ 休息痢는 해(年)가 지나거나 달(月)이 지나도 낫지 않는데, 지나치게 차가운 藥을 服用을 하여 氣血이 虛한 것에 이르게 된 경우에

---

670) 努責으로 因하여 肛門이 脫出이 되는 것을 말한다.
671) ①고달파서 힘이 없음 ②가난함.
672) 消化가 잘 되지 않는 것을 말한다.
673) 虛하면 出을 한다. 그렇기 때문에 出血로 淡紅이 나타나는 것이다.
674) 下墜를 말한다. 밑으로 빠지는 것과 같은 것을 이야기 하는 것이다.
675) 화장실에 헛되이 앉아 있는 것을 말한다. 즉, 화장실을 갔으나 大便이 나오지 않는 것을 말한다.
676) 힘을 많이 주지만 大便이 나오지 않는 것을 말한다.
677) 熟地黃은 少陰의 腹痛을 治療하기 때문에 사용이 되는 것이다.
678) 食道로 理解를 하는 것이 좋다.

㉠ 八物湯에 陳皮·阿膠·黃芩·黃連을 약간 加한다.
㉡ 或은 十全大補湯으로 한다.

ⓒ 脾胃가 虛한 경우에는 補中益氣湯·蔘苓白朮散으로 한다.
ⓓ 腎虛한 경우에는 四神丸·赤石脂丸으로 한다.
ⓔ 잘못 澁한 藥을 服用을 하여 餘毒이 흩어지지 않은 경우에는 古芩朮湯·神效丸·六神丸으로 한다.
ⓕ 積이 있는 경우에는 通玄二八丹으로 한다.
ⓖ 積이 消滅을 하고 毒이 흩어지며 脾胃가 이미 和를 하고 氣血이 장차 回復이 된 연후에는 百中散으로 그치게 한다.
ⓗ 만약, 문득 澁을 하는 것을 일찍 하게 되면, 즉 솜 타래처럼 엉클어지는데 胃가 敗를 하면 救하기가 어렵다.

⑩ 蠱疰痢
ⓐ 蠱疰는 마치 肝과 같으니 治療할 수가 없다.
ⓑ 蠱疰痢는 검은 것이 마치 닭의 肝과 같고 渴證(갈증)이 發生을 하며 五內[679]가 切痛[680]을 한다.
ⓒ 이에 五石湯·丸을 服用을 하여 眞陰을 逼迫[681]을 하고 損傷을 하게 되면, 그 血이 百脈의 經絡으로부터 오게 되니 茜根[682]丸으로 救한다.
ⓓ 역시 溫熱한 藥이 마땅하다.
ⓔ 무릇, 痢疾(이질)이 내려오는 것이 마치 竹筒(죽통)과 같고, 或은 마치 지붕에서 물이 떨어지는 것과 같으며 먼지처럼 썩은 色이 있고, 氣가 短을 하며 呃逆(애역)[683]을 하는 경우에는 不治이다.
ⓕ 或은 순전히 血을 下를 하고 小便이 不通을 하며 입술이 붉고, 下를 한 後에 몸에 熱이 나고 脈이 洪弦(홍현)을 한 경우에는 모두 不治이다.

(5) 痢疾의 治法大要

① 痢疾(이질)에 初期의 治法
ⓐ 처음에는 마땅히 通解[684]를 하고, 或은 分消를 한다.
㉠ 通因에 通用을 하는 것은 下法을 말하는 것이다.

---

679) 五臟의 內를 말한다.
680) 지극(至極)히 원통(寃痛)함.
681) 핍박하다. 옥죄어 재촉하다.
682) 꼭두서니의 뿌리. 열로 말미암은 혈증에 쓰며, 성질(性質)은 참. 천초근
683) ① 딸꾹질. 위기(胃氣)가 위로 치밀어 목구멍에서 짧게 연속적으로 나는 특수한 소리이다. 흘역(吃逆)·해역(咳逆)·흘특(吃忒)·얼역(噦逆)이라고도 한다.
684) 통달하다. 완전히 깨닫다. 이해하다. 지금은 通하게 하여 풀어준다는 것이다.

㉡ 그러나, 汗法이나 吐法도 역시 通이라고 이름을 한다.
㉢ 처음 病이 들어서 元氣가 實한 경우에는 可히 行을 할 수가 있다.

ⓑ 만약, 五·七日이 지나서 脾胃가 虛한 경우에는 단지 마땅히 和解를 하거나, 또한 小便을 分利를 하고, 食積을 消導를 한다.
ⓒ 積이 없으면 痢가 이루어지지 않는다.

② 痢疾(이질)에 오래된 경우의 治法
ⓐ 오래되면, 이에 升澁(승삽)을 하고 脾胃를 補를 한다.
ⓑ 조금 오래되면 氣·血藥의 中에 加 升麻·柴胡·防風·蒼朮로 升提를 한다.
ⓒ 오래도록 甚하면 미치어 罌粟殼·肉荳蔲·龍骨·牡蠣·訶子를 사용해서 澁을 하게하고 斂을 하게 한다.
ⓓ 먹는 것이 줄게 되면 오로지 脾胃를 調節을 하는데 飮食이 나아가게 되면 氣血이 스스로 和를 하게 된다.
ⓔ 대개, 痢는 胃氣로 本을 하기 때문이다.

③ 痢疾(이질)의 雜法
ⓐ 그간에 裏急이 甚하고 表證이 없는 경우에는 즉, 마땅히 通利를 한다.
ⓑ 虛를 하여 감히 痛證을 堪當을 하지 못하는 경우에는 或은 和解를 하고, 或은 즉시 升擧를 한다.
ⓒ 氣陷(기함)으로 下利를 하는 것이 마치 泄瀉(설사)와 같은 경우에는 즉, 잠시 止澁을 한다.

ⓓ 滑脫을 하면서 痛證이 甚한 경우에는 痰火가 盛을 하는 것이다.
㉠ 마땅히 吐를 하고 마땅히 升을 하게 하는데, 消痰을 하고 火가 降을 하면, 大腸이 스스로 收斂(수렴)을 하게 된다.
㉡ 모름지기 脈과 證을 根據로 하여 判斷을 하여야 한다.

④ 痢疾(이질)에 後遺症의 治法
ⓐ 나은 後에 남은 瘀도 도리어 마땅히 豫防을 하여야 한다.
ⓑ 三白湯·六神丸·枳朮丸·太和羹을 選擇을 하여 사용을 한다.

⑤ 腫痛과 鶴膝風의 類가 될까 두렵다.
ⓐ 手足이 붓는 경우가 있고, 遍身에 歷節痛이 있는 경우가 있는데, 모두 남은 瘀가 經絡에 留滯를 한 것이니, 온전히 風藥을 사용을 하여서는 안 된다.
ⓑ 鶴膝風은 大防風湯·五積交加散으로 한다.

ⓒ 다리가 가늘어지는 경우에는 蒼龜丸으로 한다.
ⓓ 詳細한 것은 外科에 있다.

⑹ 痢疾(이질)에 『東醫寶鑑』의 治療

○ 무릇, 痢疾(이질)이라는 것은 대개 榮衛(영위)가 不和를 하는 것으로 말미암아, 腸胃가 虛弱을 하여, 冷·熱의 氣가 虛한 것을 타서 腸胃의 사이에 客을 한 것으로, 泄[685]을 하다가 痢가 되는 것이다.
○ 痢에는 赤痢·白痢·赤白痢·水穀痢·膿血痢·噤口痢·休息痢·風痢·寒痢·濕痢·熱痢·氣痢·虛痢·滑痢·赤痢·久痢·疫痢·蠱疰痢·五色痢가 있다.

① 赤痢

ⓐ 赤痢는 즉, 血痢(혈리)이다. 下痢에 赤[686]이 積을 하고 몸에 熱이 있으면 益元散에 加木通·當歸炒·陳皮·白朮을 煎湯으로 하여 保和丸을 呑下를 한다.
ⓑ 赤痢는 마땅히 導赤地楡湯·加減平胃散·地楡散·固腸丸·淸六丸으로 한다.

❶ 도적지유탕(導赤地楡湯)(➡方藥合編·下91, 東醫寶鑑 519)
活套 : ① 赤痢와 또한, 血痢(혈리)를 治療한다.

❷ 수련환(茱連丸)(➡方藥合編·下92, 東醫寶鑑 521·1211)
活套 : ① 赤痢와 白痢가 아울러 下痢가 되는 것을 다스린다.

② 赤白痢

ⓐ 冷熱이 不調를 하면 赤白이 각각 半이 된다. 마땅히 薑墨丸으로 한다.
ⓑ 때로 溏을 하고 때로 澁을 하여, 痢와 類似하나 痢가 아닌 것 같은 경우에는 마땅히 茱連丸으로 한다.
ⓒ 或은 白을 하고, 或은 赤을 하여 冷熱이 不調를 하는 경우에는 마땅히 小駐車元으로 한다.
ⓓ 赤白痢는 마땅히 黃連阿膠元·固腸湯·眞人養臟湯·茱連丸으로 한다.

❶ 진인양장탕(眞人養臟湯)(➡方藥合編·中109, 東醫寶鑑 521, 醫學入門 3088)
活套 : ① 赤白痢, 및 여러 痢疾(이질)을 治療한다. 空心에 溫服을 한다.

❷ 익원산(益元散)(➡方藥合編·下16, 東醫寶鑑 1139·1263, 醫學入門 1724)
活套 : ① 一名은 六一散이다. 一名은 天水散이다.
② 中暑로 吐瀉를 하고 下利를 하는 것을 治療한다.
③ 渴證(갈증)을 그치게 하고 煩을 없앤다. 百藥과 酒食의 邪毒을 풀어준다.

---

685) 水因性 傳染病이 아닌 경우의 痢疾은 대개 泄瀉의 濕이 오래되면 痢疾의 燥로 變하는 것이다.
686) 대부분 血을 말한다. 즉, 瘀血이다. 痢疾은 瘀血·痰·積이 없으면 發生을 하지 않는다.

④ 加 乾薑 五錢을 하면 이름을 하기를 溫六丸이라 한다. 寒으로 因한 吐瀉를 治療한다.

❸ 보화환(保和丸)(➡方藥合編·下39, 東醫寶鑑 1343·1352, 醫學入門 164·2733)

活套 : ① 一切의 飮食으로 傷한 것과 또한 積聚(적취)와 痞塊(비괴)를 治療한다.
② 一方에는 山査肉 五兩, 神麯·半夏 各三兩, 赤茯苓·陳皮·蘿葍子·連翹·麥芽 各一兩으로 되어 있다.
③ 分作을 하여 二十貼으로 해도 역시 좋다.
④ 食鬱에는 加 檳榔 一錢, 木香 五分, 荷葉을 손바다 만 한 것으로 한다.
⑤ 熱이 없는 경우에는 去 黃芩·黃連을 한다.

❹ 육미지황원(六味地黃元)(➡方藥合編·上40, 東醫寶鑑 1242, 醫學入門 2800 六味地黃丸)

活套 : ① 諸腎疾患·膀胱疾患·佝僂病·바세도우氏病·白內障·便秘·四肢煩熱·肺結核을 治療한다.
② 腎水의 不足을 治療한다.
③ 加 五味子 四兩을 하면 腎氣丸이라 이름을 한다. 이것은 이에 肺의 源을 滋養하여 腎水를 生하는 것이다.
④ 加 肉桂·附子炮 各一兩을 하면 八味元이라 이름을 한다. 命門의 陽虛를 治療한다.
⑤ 用法은 左를 末로 하여 蜜丸으로 梧子大로 하고 空心에 溫酒나 或은 鹽湯(염탕)으로 五·七十丸을 먹는다.
⑥ 腎氣丸은 五味子를 俗에 一兩을 한 것이다. 역시 分作을 하여 二十貼으로 사용을 한다.

③ 膿血痢

ⓐ 膿血痢의 上·中·下

㉠ 가령, 煩燥(번조)를 하는데, 或은 먼저 便에 膿血(농혈)이 나온 다음에 血이 보이면 黃連이 아니면 그치지를 않는다. 이것은 上部의 血이다.
㉡ 가령, 惡寒을 하고 脈이 沈을 하며, 或은 腰痛을 하고 臍下가 痛을 하면 黃芩이 아니면 없어지지 않는다. 이것은 中部의 血이다.
㉢ 가령, 惡寒을 하고 脈이 沈을 하며, 먼저 血이 보이고 後에 便의 膿이 있다면 地楡가 아니면 除去가 되지 않는다. 이것은 下部의 血이다.

ⓑ 膿血痢의 火에 대한 治法과 治方

㉠ 膿血(농혈)이 稠粘[687]을 하고 裏急後重을 하는 것은 대개 火에 屬한다.
㉡ 『內經』에 가로되, 溲[688]가 澁을 하고 便이 膿血(농혈)을 하는 경우에는, 氣를 行을 하면 血이 그치는 것을 안다고 하였다.
㉢ 대개, 溲가 澁을 하고 便이 膿血(농혈)을 하는 것은 말하기를 病의 原因이다.
㉣ 氣가 行을 하면 血이 그친다고 하는 것은 말하기를 治法이다.
㉤ 그렇기 때문에 가로되 血이 行을 하면 便의 膿이 스스로 낫는다고 하였고, 調氣를 하면 後重이 스스로 없어진다고 하였다. 芍藥湯[689]으로 主한다.

---

687) 끈끈한 것을 말한다.
688) 小便을 말한다.
689) 작약탕(芍藥湯) 東醫寶鑑 : 白芍藥 二錢, 黃蓮·條芩·當歸尾 各一錢, 大黃 七分, 木香·檳榔·桂心·甘草

ⓑ 洩가 澁을 하고 便이 膿血(농혈)을 하면 마땅히 大黃湯으로 下를 한다. 이것을 이르기를 重劑690)라고 한다.

ⓢ 黃芩芍藥湯으로 和를 한다. 이것을 이르기를 輕劑691)라고 한다.

ⓞ 膿血(농혈)이 稠粘을 하는 것은 대개 火에 屬한다.

ⓙ 무릇, 太陰은 濕으로 瀉692)를 主하고, 少陰은 痢를 主한다.

ⓒ 이것은 먼저 泄을 하여 津液(진액)을 亡한 것이니, 火가 燥에 就693)를 한다.

ⓚ 腎은 燥를 惡를 하니, 下焦(하초)의 血分에 居를 하는데 그것이 邪를 받은 것이다.

ⓣ 그렇기 때문에 便에 膿血(농혈)을 한다. 이른바 瀉는 脾에 屬하고, 痢는 腎에 屬한다고 하는 것이다.

ⓟ 熱이 積을 하여 紫·黑色으로 하는 경우에는 瘀血이다. 腹痛이 있고 後重694)으로 異常을 하면 桃仁承氣湯으로 下를 한다.

ⓗ 要知를 하건데, 여러 痢疾(이질)은 대개 瘀血이다. 오직 黑한 것은 瘀가 甚한 것일 따름이다.

ⓒ 膿血痢는 마땅히 桃花湯·導氣湯·黃連阿膠湯·導滯湯·地楡散·解毒金花散·芍藥柏皮丸·赤石脂丸·人蔘散으로 한다.

❶ 황금작약탕(黃芩芍藥湯)(➡方藥合編·下93, 東醫寶鑑 522, 醫學入門 1756 黃芩湯)

活套 : ① 急性의 腸炎을 治療한다.

② 下痢로 膿血(농혈)을 하는 것을 治療하는데, 몸에 熱이 있고 腹痛이 있으면서 脈이 洪數(홍삭)을 하는 것을 治療한다.

③ 腹痛이 甚한 경우에는 加 桂心을 三分을 한다.

④ 暑에는 加 香薷·白扁豆·黃連을 한다.

⑤ 尿가 澁한 경우에는 加 猪苓·澤瀉·燈心의 類를 한다.

❷ 도체탕(導滯湯)(➡方藥合編·下94, 東醫寶鑑 523, 醫學入門 156·2653·3087)

活套 : ① 赤痢의 初期를 治療한다.

② 下痢에 膿血(농혈)이 나오고 裏急으로 後重한 것이 晝夜로 無度한 症勢를 다스린다.

③ 空心에 服用을 한다.

❸ 도인승기탕(桃仁承氣湯)(➡方藥合編·下13, 東醫寶鑑 1105, 醫學入門 1740·3054)

活套 : ① 月經不調·月經困難·婦人病·蕁麻疹·急性大腸炎·膀胱炎·膀胱結石·喘息·血道症히스테리·打撲症·眩暈·

各五分, 右剉, 作一貼, 水煎服. 方解 : 痢疾로 洩가 澁을 하고 便에 膿血이 있는 것을 治療한다. 하여금 血을 行하게 하면 즉 便의 膿血이 스스로 낫는다. 調氣를 하면 즉 後重이 스스로 除去가 된다. 이 藥이 이것인 것이다.

690) 重한 경우에 사용을 한다.

691) 輕한 경우에 사용을 한다.

692) 泄瀉를 말한다.

693) 1. 나아가다 2. 이루다 3. 좇다, 따르다 4. 마치다, 끝내다 5. (길을)떠나다 6. (한바퀴)돌다.

694) 裏急後重을 말한다.

齒痛·肩凝·腰痛·坐骨神經痛·眼病·痔疾·肛門周圍炎·月經痛·帶下·腦出血·高血壓症·動脈硬化症·赤痢·不姙症·凍傷·便秘·肥滿症·무좀·濕疹·腎結石·流産癖·人孔流産後遺症·子宮內膜炎·子宮下垂 및 脫肛·子宮後屈·齒槽膿漏·脫疽·胎盤殘留·胞狀鬼胎·黃疸·出血·스피로헤타병·後陣痛을 治療한다.

② 膀胱(방광)에 血이 結滯(결체)가 되고 小腹이 急結을 하며 便이 黑을 하고 譫語(섬어)를 하는 것을 治療한다. 물로 끓인 다음에 芒硝를 넣어서 溫服을 한다.

③ 腸胃로 熱結을 하여 便秘가 있는 경우에는 檳榔·郁李仁末을 調服을 한다.

④ 噤口痢

ⓐ 痢疾(이질)로 因하여 飮食을 納[695]을 할 수가 없는 경우에, 世俗에서 이르기를 噤口痢라고 한다.

ⓑ 가령, 頭疼을 하고 心煩을 하며 手足이 溫熱을 하는 것은, 이것은 이에 毒氣가 心肺로 上衝을 한 것이다. 敗毒散을 五錢을 하고 蓮肉을 一錢을 하며 陳米를 百粒을 하고 薑三·棗二를 하여 煎服(전복)을 한다.

ⓒ 가령, 苦澁한 凉藥을 지나치게 마셔서 음식 냄새를 맡으면 먼저 嘔를 하는 경우에는, 山藥을 剉[696]를 하는데 마치 小豆와 같이 하고, 銀石器에 一半은 炒를 하고 一半을 生으로 사용하여 末로 하고, 米飮으로 타서 먹으면 바로 效驗이 있다.

ⓓ 噤口痢는 胃口에 熱이 甚하기 때문이다. 마땅히 蔘連湯·掩臍法으로 한다.

㉠ 사람이 이것을 알지 못하고 溫熱의 藥과 또한, 甘味를 많이 사용을 한다.

㉡ 이것은 火로 火를 救濟를 하는 것이고, 滯한 것으로 더욱 滯를 하게 하는 것이다.

ⓔ 下痢에 噤口를 하면서 먹지를 못하는 것은 역시 脾虛(비허)로 말미암은 것이다.

㉠ 마땅히 蔘苓白朮散에 去 山藥을 하고, 加 石菖蒲를 하여 末로 하며, 粳米飮으로 二錢을 調下를 한다.

㉡ 或은 人蔘·赤茯苓·石蓮子에 약간의 菖蒲를 煎服(전복)을 하면 胸이 漸次로 한번 열리게 되니, 자연히 먹을 것을 생각하게 된다.

ⓕ 무릇, 痢를 治療하는 경우에 일찍 罌粟殼을 사용하면, 즉 하여금 毒氣가 心絡을 閉塞을 하고 하여금 噤口를 하여 먹지를 못한다.

㉠ 마땅히 米를 煮를 하고 稀粥[697]으로 하여 따뜻하게 먹으면 풀린다.

ⓖ 噤口痢는 마땅히 倉廩湯·開噤湯·石蓮散·解噤丸·納臍膏으로 한다.

❶ 창름탕(倉廩湯)(➡方藥合編·下95, 東醫寶鑑 524)

活套 : ① 噤口痢로 心煩을 하고 手足에 熱이 있으며 頭痛을 하는 것을 治療한다.

---

695) 음식이 넘어가는 것을 말함.
696) 1. 꺾다 2. 저미다(여러 개의 작은 조각으로 얇게 베어 내다) 3. 부수다 4. 깎다.
697) 묽게 쑨 죽(粥). 묽은 죽(粥)

② 이것은 이에 毒氣가 心肺로 上衝을 하고, 이것으로 嘔를 하면서 먹지를 못하는 것이다.
③ 加 黃芩·檳榔을 하면 더욱 妙하다.

❷ 삼령백출산(蔘苓白朮散)(➡方藥合編·上25, 東醫寶鑑 1217, 醫學入門 3104)
活套 : ① 胃腸虛弱·食慾不振·全身倦怠·嘔吐下痢·胃部肥滿·心悸·崩漏·帶下·腸結核·慢性胃腸炎을 治療한다.
② 大病의 後에 脾胃를 調理한다.
③ 痞滿(비만)에는 去 薏苡仁을 하고, 加 陳皮·白荳蔲를 한다.
④ 下血의 날짜가 오래된 경우에는 加 地楡炒黑·荊芥炒黑·乾薑炒黑·烏梅를 한다.
⑤ 氣陷(기함)에는 加 升麻·防風을 한다.

⑤ 風痢

ⓐ 風痢는 惡風을 하고 鼻塞을 하며 身重을 하고 靑色을 하나, 或은 온전히 淸水를 下를 한다. 마땅히 蒼朮防風湯으로 한다.

ⓑ 風痢가 下를 하는 바는 痢와 類似하나 痢와 같지 않고, 血과 類似하나 血과 같지 않다. 마땅히 倉廩湯으로 한다.

ⓒ 風痢에는 마땅히 胃風湯·露宿湯으로 한다.

❶ 창름탕(倉廩湯)(➡方藥合編·下95, 東醫寶鑑 524)
活套 : ① 噤口痢로 心煩을 하고 手足에 熱이 있으며 頭痛을 하는 것을 治療한다.
② 이것은 이에 毒氣가 心肺로 上衝을 하고 이것으로 嘔를 하면서 먹지를 못하는 것이다.
③ 加 黃芩·檳榔을 하면 더욱 妙하다.

❷ 위풍탕(胃風湯)(➡方藥合編·中106, 東醫寶鑑 506, 醫學入門 1550·3115)
活套: ① 潰瘍性大腸炎·慢性腸炎·直腸炎·下痢·直腸癌을 治療한다.
② 腸風과 濕毒의 泄瀉(설사)를 治療한다.
③ 瀉下를 하는 것이 마치 黑豆汁과 같은 것을 治療한다.
④ 또한, 春에 風으로 傷을 하여 夏에 이르러서 갑작스럽게 泄瀉(설사)를 하는 것을 治療한다.
⑤ 陰毒으로 因한 下血에는 加 地楡·烏梅·荊芥를 한다.

⑥ 休息痢

ⓐ 무릇, 痢疾(이질)이 잠시 發作을 하고 잠시 그치는 것을, 이름을 하기를 休息痢라고 한다.

ⓑ 休息痢는 해(年)가 지나도록 낫지를 않는 것이니, 이것으로 氣血이 虛를 하는 것에 이르러서 收斂(수렴)을 하지 않는 것이다.

㉠ 八物湯에 加 陳皮·阿膠珠·黃連·黃芩을 각기 少許를 한다.

ⓒ 脾胃가 虛한 경우에는 補中益氣湯·蔘苓白朮散으로 한다.

ⓓ 休息痢는 마땅히 加味養臟湯·三根飮·訶梨勒丸·神效丸으로 한다.

❶ 팔물탕(八物湯)(➡方藥合編·上32, 東醫寶鑑 1236, 醫學入門 3036)
活套 : ① 貧血·胃弱·食慾不振·全身衰弱·不姙症·病後衰弱을 治療한다.

② 虛勞로 氣血이 兩虛한 것을 治療하는데 能히 陰陽을 調和한다.
③ 氣血兩虛를 治療한다. 一名은 八珍湯이라 한다.

❷ 보중익기탕(補中益氣湯)(➡方藥合編·上22, 東醫寶鑑 1201, 醫學入門 162·1870·1881·2729·3057)

活套 : ① 疲勞狀態·肺結核·肋膜炎·腹膜炎·夏瘦·痔疾·脫肛·感氣·말라리아狀 熱·胃下垂·子宮下垂·盜汗·自汗을 治療한다.
② 勞役이 太甚을 하거나, 或은 飮食이 失節을 하여 身熱을 하고 自汗을 하는 것을 治療한다.
③ 久痢로 變을 하여 물로 나오는 경우에는 加 附子를 한다.
④ 痢疾(이질)을 한 後에 噦[698]가 있는 경우에는 加 附子·竹茹·生薑을 한다.
⑤ 滑泄에는 加 訶子·肉荳蔲를 한다.
⑥ 虛痢로 下重을 하는 경우에는 加 檳榔·木香·黃連을 하는데, 或은 加 吳茱萸를 한다.
⑦ 腹痛에는 加 桂心을 한다. 熱이 있는 경우에는 加 大黃을 해서 약간 利를 한다.

❸ 삼령백출산(蔘苓白朮散)(➡方藥合編·上25, 東醫寶鑑 1217, 醫學入門 3104)

活套 : ① 胃腸虛弱·食慾不振·全身倦怠·嘔吐下痢·胃部肥滿·心悸·崩漏·帶下·腸結核·慢性胃腸炎을 治療한다.
② 大病을 한 後에 調理脾胃를 한다.
③ 痞滿(비만)에는 去 薏苡仁을 하고, 加 陳皮·白荳蔲를 한다.
④ 下血의 날짜가 오래된 경우에는 加 地楡炒黑·荊芥炒黑·乾薑炒黑·烏梅를 한다.
⑤ 氣陷(기함)에는 加 升麻·防風을 한다.

❹ 진인양장탕(眞人養臟湯)(➡方藥合編·中109, 東醫寶鑑 521, 醫學入門 3088)

活套 : ① 赤白痢 및 여러 痢疾(이질)을 治療한다.

⑦ 寒痢

ⓐ 寒痢는 白色으로 마치 鴨溏(압당)과 같고 腸鳴을 하며 痛·墜(추)[699]가 甚하지 않다. 마땅히 理中湯에 加 訶子·肉豆蔲를 한다.
ⓑ 날이 오랜 경우에는 黃連補腸湯으로 한다.
ⓒ 寒痢는 마땅히 赤石脂散으로 한다.

❶ 이중탕(理中湯)(➡方藥合編·上6, 東醫寶鑑 1069, 醫學入門 1842·3055)

活套 : ① 胃아토니·胃下垂·胃擴張·胃酸過多·減酸症·胃潰瘍·蛔蟲·急性慢性 胃카타르·胃腸性神經衰弱·肺結核·肋間神經痛·萎縮腎·帶下·陰症急性吐瀉病·四肢神經痛·自家中毒症을 治療한다.
② 太陰의 腹痛으로 自利를 하고 不渴을 하는 것을 治療하는 處方이다
③ 加 陳皮·靑皮를 하면 治中湯이라 이름을 한다.
④ 小建中湯을 合하면 建理湯으로 이름을 하는데, 虛冷으로 積氣가 上攻하는 것을 治療한다.
⑤ 泄瀉(설사)에는 加 肉荳蔲·車前子를 한다.

❷ 불환금정기산(不換金正氣散)(➡方藥合編·中15, 東醫寶鑑 1078, 醫學入門 1722·3078)

活套 : ① 肝디스토마·感冒·急性胃炎·柴胡劑의 異常反應 外에도 食毒·食中毒·自家中毒·便血·脚氣를 治療한

---

698) 1. 천천히 가는 모양 a. 새소리 (얼) b. 말방울 소리 (얼) c. 딸꾹질 (얼) d. 토할 것 같으면서 토해지지 않는 일 (얼) e. 밝은 모양 (얼) f. 새가 울다 (얼) g. 딸꾹질하다 (얼)
699) 下墜를 말한다.

다.
② 傷寒의 陰證으로 頭身痛이 있고 寒熱이 있는 것을 治療한다.
③ 外感 및 挾滯를 한 경우에는 모두 藿香正氣散의 治法에 依해서 治療한다.

❸ 오적산(五積散)(➡方藥合編·中13, 東醫寶鑑 1077, 醫學入門 153·3076)

活套 : ① 坐骨神經痛·帶下·生理不順·慢性胃腸炎·慢性心臟病·류마티스·腰痛·神經痛·疝氣·胃카타르·婦人病·流行性感氣·脚氣·貧血·小腹冷感·小兒痲痺·食傷·心臟性喘息·心臟瓣膜症·子宮癌·虛弱體質·六味地黃元의 異常反應時를 治療한다.
② 風寒으로 感傷을 하여 頭痛을 하고 身疼을 하며 四肢가 逆冷을 하고 胸腹이 作痛을 하며 嘔吐를 하고 泄瀉(설사)를 하는 것을 治療한다.
③ 或은 內傷의 生冷과 外感의 風寒을 아울러 대개 治療를 한다.

⑧ 濕痢

ⓐ 濕痢는 腹脹을 하고 身重을 하며 下를 하는 것이 마치 黑豆汁과 같으며, 或은 赤·黑으로 混濁을 한다.
㉠ 이것은 危證이다.
㉡ 마땅히 當歸和血散·加味除濕湯·戊己丸으로 한다.

ⓑ 下痢를 하는 것이 마치 豆汁과 같은 경우에는 濕이다.
ⓒ 대개, 脾胃는 水穀(수곡)의 海이니, 항상 四臟을 兼을 한다.
ⓓ 그렇기 때문에 五色이 相雜을 하는 것이 있다.
ⓔ 마땅히 먼저 通利를 하니, 이것은 迎[700]을 하고 奪을 하는 뜻이다.

❶ 당귀화혈산(當歸和血散)(➡方藥合編·下142, 東醫寶鑑 891, 醫學入門 3116)

活套: ① 腸風으로 射血을 하는 것과 濕毒으로 下血을 하는 것을 治療한다.
② 水煎服(전복)을 해도 좋다.

⑨ 熱痢

ⓐ 熱痢는 暑痢와 더불어 같다.
㉠ 크게 무릇 痢疾(이질)은 伏暑로 하여 얻는 것이 많다.
㉡ 단지, 背가 寒을 하고 面이 垢를 하거나, 或은 面이 마치 油를 바른 것과 같고 齒는 乾을 하며 煩寃[701]을 하고 煩渴(번갈)로 引飮을 한다.
㉢ 대개 暑證이다.
㉣ 가볍게 附子 等의 熱藥을 사용하는 것은 마땅하지 않다.
㉤ 마땅히 酒蒸黃連丸으로 한다.

700) 맞이한다는 것으로 瀉法을 말한다.
701) 번민(煩悶)과 같은 뜻으로 쓰인다.

ⓑ 그 冷·熱이 腸胃의 사이에 蘊[702]積(온적)을 하여 垢膩(구니)[703]를 하는 것으로 滑泄을 하는 경우에는, 이름을 하기를 腸垢(장구)라고 한다.

㉠ 즉, 熱痢이다.

㉡ 偏僻(편벽)되게 熱을 하면 순전히 赤色이다.

㉢ 暑證이 보이는 경우에 輕한 경우에는 黃芩芍藥湯으로 한다.

㉣ 重한 경우에는 導滯湯[704]으로 한다.

㉤ 日久[705]를 하는 경우에는 黃連阿膠湯으로 한다.

ⓒ 熱을 끼고 下痢를 하는 경우에는 身熱을 하고 口渴을 하며 小便이 澁少(삽소)를 하고 大便이 急痛을 하며 下를 하는 바가 黃赤色이다.

㉠ 熱痢는 黃芩芍藥湯이 가장 妙하다.

ⓓ 下痢를 하는데, 壯熱을 하는 경우에는 모름지기 倉廩湯을 사용한다.

ⓔ 下痢를 하는데, 물을 마시려고 하는 경우에는 熱이 있기 때문이다.

㉠ 마땅히 白頭翁湯으로 한다.

ⓕ 熱痢는 마땅히 烏梅丸·寧胃散에 加 當歸를 한다.

❶ 창름탕(倉廩湯)(➡方藥合編·下95, 東醫寶鑑 524)

活套 : ① 噤口痢로 心煩을 하고 手足에 熱이 있으며 頭痛을 하는 것을 治療한다.

② 이것은 이에 毒氣가 心·肺로 上衝을 하고, 이것으로 嘔를 하면서 먹지를 못하는 것이다.

③ 加 黃芩·檳榔을 하면 더욱 妙하다.

❷ 도체탕(導滯湯)(➡方藥合編·下94, 東醫寶鑑 523, 醫學入門 156·2653·3087)

活套 : ① 赤痢의 初期를 治療한다.

② 下痢에 膿血(농혈)이 나오고 裏急으로 後重을 한 것이 晝·夜로 無度[706]한 症勢를 다스린다.

③ 空心[707]에 服用을 한다.

❸ 주증황련환(酒蒸黃連丸)(➡方藥合編·下17, 東醫寶鑑 304·1142·1197, 醫學入門 2757)

活套 : ① 伏暑로 해(年)가 깊은 것을 治療한다.

❹ 황금작약탕(黃芩芍藥湯)(➡方藥合編·下93, 東醫寶鑑 522, 醫學入門 1756 黃芩湯)

活套 : ① 急性腸炎을 治療한다.

② 下痢로 膿血(농혈)을 하는 것을 治療하는데, 몸에 熱이 있고 腹痛이 있으면서 脈이 洪數(홍삭)을 하는 것을 治療한다.

---

702) 1. 쌓다 2. 저축하다(貯蓄--) 3. 간직하다, 감추다 4. 너그럽다, 포용하다(包容--)

703) 때가 두꺼운 것을 말한다.

704) 重한 경우에는 大黃이 들어가야 한다.

705) 시일이 오래 지나다. 시일이 경과하다.

706) 한도(限度)가 없음.

707) 배 속이 비어 있는 상태(狀態). 또는 그 배 속

③ 腹痛이 甚한 경우에는 加 桂心을 三分을 한다.
④ 暑에는 加 香薷·白扁豆·黃連을 한다.
⑤ 尿가 澁한 경우에는 加 猪苓·澤瀉·燈心의 類를 한다.

⑩ 氣痢

ⓐ 氣痢는 狀이 마치 蟹渤(해발)[708]과 같고 拘急이 홀로 甚하다. 마땅히 茱連丸·氣痢丸·牛乳湯으로 한다.

❶ 수련환(茱連丸)(➡方藥合編·下92, 東醫寶鑑 521·1211)
活套 : ① 赤痢와 白痢가 아울러 下痢되는 것을 다스린다.

❷ 육마탕(六磨湯)(➡方藥合編·下104, 東醫寶鑑 541·1311, 醫學入門 2773)
活套 : ① 氣滯로 腹이 急을 하고 大便이 秘澁(비삽)을 하는 것을 治療한다.
② 大便이 秘澁(비삽)을 하는 것에 熱이 있는 것을 治療한다.
③ 熱秘를 治療한다.

⑪ 虛痢

ⓐ 氣가 弱하고 困倦을 하며 穀食이 消化가 되지 않고 腹이 微痛을 하거나, 或은 大痛을 하는데 아울러 努責[709]이 없다.
ⓑ 滑利와 더불어 虛痢는 같은 것이다.

ⓒ 虛滑로 不禁을 하고 甚하면, 즉 氣血이 모두 脫을 한다.
㉠ 血虛를 하면 四物湯에 加 人蔘·白朮·地楡·樗白皮로 한다.
㉡ 氣虛를 하면 眞人養臟湯으로 한다.
㉢ 氣虛로 色이 白한 것이 마치 鼻涕나 凍膠와 같은 경우에는 理中湯에 加 木香·肉桂·厚朴·赤茯苓으로 한다.

ⓓ 가령, 勞力으로 困倦을 하여 스스로 氣가 少한 것을 느끼고 먹는 것을 싫어하는 경우에는 이것은 虛證을 낀 것이다.
㉠ 마땅히 氣血을 補를 하는 藥을 사용하는데, 虛가 돌아가면 痢가 스스로 그친다.
㉡ 痢疾(이질)이 日久를 하여 氣血이 虛弱을 하면 마땅히 八物湯·補中益氣湯을 사용한다.
㉢ 痢疾(이질)이 오래된 경우에는 下를 하는 것이 不可하니 胃가 虛하기 때문이다.
㉣ 調中理氣湯·加味香連丸을 選擇을 하여 使用을 한다.

ⓔ 久痢에 五虛證[710]이 있어 危困한 경우에는 마땅히 大斷下丸으로 한다.

---

708) 게의 거품을 말한다.
709) 화장실에 가서 힘을 주기는 하는데 大便이 나오지 않는 것을 말한다.
710) 泄瀉를 하는데 脈이 細를 하고 皮가 寒을 하며 前後로 泄痢를 하고 飮食을 먹을 수가 없는 것이면,

ⓕ 虛寒痢로 脫肛을 하는 경우에는 마땅히 訶子皮[711]散으로 한다.

ⓖ 五虛라는 것은 脈이 細를 하고, 皮가 寒을 하며, 氣가 少를 하고, 前後로 泄利를 하며, 飮食이 들어가지 않는 것이 이것이다.

ⓗ 가령, 漿粥(장죽)[712]이 胃로 들어가서 泄注(설주)[713]가 그치는 경우에는, 즉 虛한 경우라도 살게 된다.

❶ 조중이기탕(調中理氣湯)(➡方藥合編·下96, 東醫寶鑑 528)

活套 : ① 虛痢로 因하여 氣가 弱해진 것을 다스린다.

② 暑氣가 있으면 香薷와 白扁豆를 加 한다.

③ 小便이 不利를 하면 豬苓·澤瀉·燈心을 加 한다.

④ 熱이 있으면 黃連을 加 한다.

⑤ 腹痛이 나면 桂心과 吳茱萸를 加 한다.

⑥ 또한, 姙娠婦의 痢疾(이질)도 다스린다.

❷ 보중익기탕(補中益氣湯)(➡方藥合編·上22, 東醫寶鑑 1201, 醫學入門 162·1870·1881·2729·3057)

活套 : ① 疲勞狀態·肺結核·肋膜炎·腹膜炎·夏瘦·痔疾·脫肛·感氣·말라리아狀 熱·胃下垂·子宮下垂·盜汗·自汗을 治療한다.

② 勞役이 太甚을 하거나, 或은 飮食이 失節을 하여 身熱을 하고 自汗하는 것을 治療한다.

③ 久痢로 變을 하여 물로 나오는 경우에는 加 附子를 한다.

⑤ 痢疾(이질)을 한 後에 噦가 있는 경우에는 加 附子·竹茹·生薑을 한다.

⑥ 滑泄에는 加 訶子·肉荳蔲를 한다.

⑦ 虛痢로 下重하는 경우에는 加 檳榔·木香·黃連을 하는데, 或은 加 吳茱萸를 한다.

⑧ 腹痛에는 加 桂心을 한다.

⑨ 熱이 있는 경우에는 加 大黃을 해서 약간 利를 한다.

❸ 전씨백출산(錢氏白朮散)(➡方藥合編·上120, 東醫寶鑑 1718 白朮散, 醫學入門 3100)

活套 : ① 一名은 錢氏白朮散이다. 一名은 淸寧散이다.

② 吐瀉가 日久를 하여 津液(진액)이 마르고 煩滿을 하며 引飮을 하고 慢驚(만경)이 되려고 하는 것을 治療한다.

③ 泄瀉(설사)를 하는 경우에는 加 山藥·白扁豆·肉豆蔲를 한다.

④ 매번 二錢을 水煎을 하여 任意대로 服用을 한다. 或은 木香·甘草를 各五分으로 減하여 煎服(전복)을 하여도 可하다.

⑤ 大人과 小兒가 泄瀉(설사)로 氣脫한 경우에는 倍蔘을 하는데, 三·五·七錢까지 해도 된다.

⑥ 그리고, 加 肉荳蔲·破古紙·金櫻子·吳茱萸의 類를 한다.

❹ 이중탕(理中湯)(➡方藥合編·上6, 東醫寶鑑 1069, 醫學入門 1842·3055)

이것을 五虛라고 이름을 하니 不治이다.

711) 訶子는 初期에 함부로 사용을 하면 안 된다.

712) 두부장(豆腐漿: 신선한 것) 적량, 갱미(粳米) 80~120g, 사탕가루 적량. [기타] 체질이 허약한 노인, 영양이 나쁜 데, 동맥경화증, 고혈압에 쓴다. 관상동맥경화증 예방약으로도 쓸 수 있다. 먼저 두부장과 멥쌀로 죽을 쑨 다음 사탕가루를 넣고 다시 끓여 아침과 저녁에 따뜻하게 해서 먹는다. **[네이버 지식백과]** 첨장죽 [甛漿粥] (한의학대사전, 2001. 6. 15., 도서출판 정담)

713) 泄注는 병명이다. 泄下를 하는 것이 마치 水가 注를 하는 狀과 같다.

活套 : ① 胃아토니·胃下垂·胃擴張·胃酸過多·減酸症·胃潰瘍·蛔蟲·急性慢性 胃카타르·胃腸性神經衰弱·肺結核·肋間神經痛·萎縮腎·帶下·陰症急性吐瀉病·四肢神經痛·自家中毒症을 治療한다.
② 太陰의 腹痛으로 自利를 하고 不渴을 하는 것을 治療하는 處方이다.
③ 加 陳皮·青皮를 하면 治中湯이라 이름을 한다.
④ 小建中湯을 合하면 建理湯으로 이름을 하는데, 虛冷으로 積氣가 上攻을 하는 것을 治療한다.
⑤ 氣虛에는 倍 蔘을 하여 五·七錢까지 한다.
⑥ 泄瀉(설사)에는 加 肉荳蔲·車前子를 한다.

❺ 진인양장탕(眞人養臟湯)(➡方藥合編·中109, 東醫寶鑑 521, 醫學入門 3088)

活套 : ① 赤白痢 및 여러 痢疾(이질)을 治療한다.

❻ 사물탕(四物湯)(➡方藥合編·上68, 東醫寶鑑 308, 醫學入門 1550·3035·3166)

活套 : ① 生理不順·血脚氣·乾性皮膚病·貧血·腹痛·子宮出血·腹塊·胎動不安·産後惡露不下·下腹緊痛·肝斑·頭痛·無力體質·便秘·四肢煩熱·腎結石症·腎結核·乳汁缺乏症·紫斑症을 治療한다.
② 血病을 通治하는 藥이다.

⑫ 冷痢[714]

ⓐ 오래 된 積滯(적체)로 아랫배가 痠痛[715]을 하거나 不快한 것을 冷痢라고 한다.

❶ 위관전(胃關煎)(➡方藥合編·上76, 景岳全書 975·1220)

活套 : ① 脾腎이 虛寒을 하여 泄瀉(설사)를 하고 腹痛이 있으면서 冷痢를 하는 것을 治療한다.
② 泄瀉(설사)에는 肉豆蔲와 破古紙를 加한다.
③ 氣虛에는 人蔘을 加한다.
④ 陽虛에는 附子를 加한다.
⑤ 腹痛에는 木香을 加한다.
⑥ 滑脫에는 烏梅나, 或은 五味子를 加한다.
⑦ 肝侮脾에는 肉桂를 加한다.

⑬ 久痢

ⓐ 痢疾(이질)이 이미 減少가 된 것이 十에 七·八이고 穢積(예적)이 이미 다하였으나, 糟粕(조박)[716]이 아직은 實[717]하지 않은 것이다.
㉠ 마땅히 炒芍藥·炒白朮·炙甘草·陳皮·茯苓을 煎湯을 해서 固腸丸을 三十粒을 먹는다.
㉡ 그러나, 이 丸은 性이 燥를 하니, 만약 滯氣가 아직 다하지 않으면 遁[718]用을 하는 것이

714) 『方藥合編』에서는 오래 된 積滯로 아랫배가 痠痛을 하거나 不快한 것을 冷痢라고 하였으나, 이런 分類는 『東醫寶鑑』에서는 하지 않았다. 다만, 胃關煎의 活套에 冷痢를 治療하는 것으로 言及이 되어 있어 그렇게 引用을 한 것 같다. 沈寒痼冷을 말하고자 한 것 같으나, 자세한 것은 後에 『景岳全書』를 確認해야 할 것으로 判斷된다.

715) 대개 산동(酸疼)이란 술어로 나옴. 경락이 추철(抽掣)해서 시큰거리는 것이 산(痠)이고, 산이 더 심하고 아픈 게 동(疼)임. 피부의 보통 통증과 구별됨.

716) 1.술지게미. 비지. 2.쓸모없는 것. 가치가 없는 것. 찌꺼기. 반대말:精华(jīnghuá)

717) 大便이 풀어져서 나오는 것을 말한다.

718) 1. 숨다 2. 달아나다 3. 피하다(避−−) 4. 도망치다(逃亡−−) 5. 회피하다(回避−−) a. 뒷걸음질치

不可하다.

ⓑ 久痢로 體가 虛를 하고 氣가 弱을 하며 滑泄이 不止를 하는 경우에
㉠ 마땅히 訶子·肉豆蔻·白礬·半夏의 等에 藥으로 澁을 한다.
㉡ 甚한 경우에는 牡蠣를 添加를 하는데 모름지기 陳皮를 佐로 한다.
㉢ 크게 澁을 하면 역시 能히 疼을 만들까 두려운 것이다.

ⓒ 久痢가 그치지 않는데 理中湯을 服用을 하면 더욱 甚하게 된다.
㉠ 이것은 痢가 下焦(하초)에 있는 것이다.
㉡ 赤石脂禹餘粮湯으로 主를 한다.
㉢ 이것을 사용하여 그 下焦(하초)를 堅固하게 하기 때문이다.
㉣ 理中이라는 것은 中焦(중초)를 이롭게 하는 것이다.[719)]

ⓓ 久痢에는 마땅히 大斷下丸·萬全丸·眞人養臟湯·木香散·實腸散·加減益氣湯·樗白皮散으로 한다.

❶ 실장산(實腸散)(➡方藥合編·上77, 普濟方·泄痢門)
活套 : ① 久痢로 去한 것이 많은 것을 治療한다. 赤·白을 나누지 않고 이 末로 藥을 하여 사용을 하면 黃糞으로 바뀌어서 나온다.
② 『東醫寶鑑』에서는 『萬病回春』의 蓮肉을 漏落했다.
③ 『方藥合編』에서는 『東醫寶鑑』의 法을 따랐다.

❷ 귤피전환(橘皮煎丸)(➡方藥合編·上39, 東醫寶鑑 1241 橘皮煎元, 醫學入門 2810)
活套 : ① 脾와 腎이 다 虛한 것과 오래 된 瘧疾(학질), 그리고 오래 된 痢疾(이질)을 다스린다.
② 陽起石은 燥血의 念慮가 있으니 빼고, 人蔘과 熟地黃을 倍加를 하면 매우 좋다. 이는 남원 사람 '임응회'의 方法이다.
③ 二十貼으로 分作을 하여 사용을 하여도 좋다.

❸ 수자목향고(水煮木香膏)(➡方藥合編·中111, 東醫寶鑑 535)
活套 : ① 一切의 痢疾(이질)을 治療한다.
② 만약, 暑毒에 사용을 하면, 즉 반드시 毒이 腹에 留滯를 하니 脹을 하게 된다.

❹ 보중익기탕(補中益氣湯)(➡方藥合編·上22, 東醫寶鑑 1201, 醫學入門 162·1870·1881·2729·3057)
活套 : ① 疲勞狀態·肺結核·肋膜炎·腹膜炎·夏瘦·痔疾·脫肛·感氣·말라리아狀 熱·胃下垂·子宮下垂·盜汗·自汗을 治療한다.
② 勞役이 太甚을 하거나, 或은 飮食이 失節을 하여 身熱을 하고 自汗을 하는 것을 治療한다.

다 (준) b. 머뭇거리다 (준) c. 서성거리다 (준)

719) 傷寒의 法에서 나오는 경우이다. 理中湯으로 治療를 해서 낫게 되면 中焦의 문제이기 때문에 해결이 된 것이지만, 理中湯으로 해서도 낫지 않으면 그것은 中焦의 문제가 아니기 때문에 下焦의 문제로 보아서 下焦를 收澁을 하는 赤石脂禹余糧湯으로 한다는 것이다.

③ 久痢로 變해서 물로 나오는 경우에는 加 附子를 한다.
④ 痢疾(이질)을 한 後에 噦가 있는 경우에는 加 附子·竹茹·生薑을 한다.
⑤ 滑泄에는 加 訶子·肉荳蔲를 한다.
⑥ 虛痢로 下重하는 경우에는 加 檳榔·木香·黃連을 하는데 或은 加 吳茱萸를 한다.
⑦ 腹痛에는 加 桂心을 한다.
⑧ 熱이 있는 경우에는 加 大黃을 해서 약간 利를 한다.

⑭ 積痢

ⓐ 積痢는 色이 黃을 한다. 或은 마치 魚腦漿과 같고 腹이 脹痛을 하며 惡食[720]을 한다.
ⓑ 積이 없으면 痢가 이루어지지 않는다.
ⓒ 痢는 積滯(적체)에서 出을 하는데 積은 積物이다.
ⓓ 滯는 氣가 滯를 한 것이다.
ⓔ 物이 積한 것이 出을 하려고 하는데, 氣가 滯를 하고 더불어 出을 할 수가 없는 것이다.
ⓕ 그런 까닭으로 下墜를 하고 裏急을 하는 것이다.
ⓖ 잠시 일어나고 잠시 그치며 日夜[721]에 무릇 百餘度를 한다.
㉠ 사람이 이 證狀이 있으면, 色의 赤白을 論하지 않고, 脈의 大小를 論하지 않는다.
㉡ 하나로 대개 通利를 하여 行을 하게 한다.
ⓗ 飮食으로 傷飽[722]를 한 경우에는 注下[723]를 하는 것이 酸臭가 난다.
ⓘ 여러 積이 있는 경우에는 肚가 熱을 하고 纏痛[724]을 하는 것으로 미루어 본다.
ⓙ 積滯(적체)로 傷한 경우에는 糞이 白한 것으로 徵驗[725]이 있다.
ⓚ 食積痢는 마땅히 保和丸·感應元·蘇感元·生熟飮子로 한다.

❶ 감응환(感應丸)(➡方藥合編·下97, 醫學入門 164·2656)

活套 : ① 赤痢·久痢·赤白痢·膿血利 및 內傷의 生冷·霍亂·嘔吐의 等을 다스린다.

❷ 소감원(蘇感元)(➡方藥合編·下98, 東醫寶鑑 529)

活套 : ① 赤痢로 腹內가 緊痛을 하는 것을 다스린다.

❸ 만억환(萬億丸)(➡方藥合編·下99)

活套 : ① 大人과 小人의 食滯를 治療하는데 不可한 바가 없다. 瘧痢도 역시 可하다.

❹ 생숙음자(生熟飮子)(➡方藥合編·中110, 東醫寶鑑 529)

活套 : ① 大人의 瀉痢를 治療하고, 또한 小兒의 虛積痢가 日夜[726]로 無度[727]한 것을 治療한다.

---

720) ①거칠고 맛없는 음식(飮食) ②거친 음식(飮食)을 먹음. 여기에서는 먹는 것을 싫어하는 것이다.
721) 밤낮(으로). 주야(로).
722) 많이 먹어서 傷한 것이다.
723) 설사. 물을 쏟는 것 같이 설사하는 것. 곧, 수양변설사(水樣便泄瀉)를 말한다.
724) 꼬이듯이 아픈 것을 말한다.
725) ①어떤 징후(徵候)나 또는 징조(徵兆)를 경험(經驗)함 ②경험(經驗)에 비추어 앎
726) 밤낮(으로). 주야(로).
727) 정해진 일정한 법도(法度 ,규격 등에 관한 제도制度)가 없음.

② 小兒는 一·二合을 服用을 한다.

❺ 보화환(保和丸)(➡方藥合編·下39, 東醫寶鑑 1343·1352, 醫學入門 164·2733)

活套 : ① 一切 飮食으로 傷한 것과 또한 積聚(적취)와 痞塊(비괴)를 治療한다.

② 一方에는 山查肉 五兩, 神麯·半夏 各三兩, 赤茯苓·陳皮·蘿葍子·連翹·麥芽 各一兩으로 되어 있다.

③ 分作을 하여 二十貼으로 해도 역시 좋다.

④ 食鬱에는 加 檳榔 一錢, 木香 五分, 荷葉을 손비닥 만 한 것으로 한다.

⑤ 熱이 없는 경우에는 去 黃芩·黃連을 한다.

❻ 신보환(神保丸)(➡方藥合編·下54, 東醫寶鑑 246·781 神保元, 醫學入門 159·2748)

活套: ① 諸氣로 注痛[728]을 하는 것을 治療한다.

② 또한, 心膈痛과 腹脇痛, 그리고 腎氣痛을 治療한다.

⑮ 疫·蠱·五色痢

ⓐ 疫痢(역리)는 一方이나 一家의 안에 上·下가 서로 傳染을 하여 長·幼가 서로 類似한 것이다.

㉠ 이것은 疫毒痢[729]이다.

㉡ 마땅히 運氣의 相勝을 살펴서 이것으로 治療를 하여야 한다.

㉢ 一方의 長幼가 서로 類似한 것을 疫痢(역리)라고 한다.

㉣ 人蔘敗毒散에 加 陳皮·白芍藥을 끓여서 服用을 한다. 或은 薑茶湯[730]으로 하여 豫防을 한다.

ⓑ 蠱疰痢는 오랜 痢疾(이질)이 낫지를 않고 毒氣가 臟腑(장부)를 蝕(식)을 한 것으로, 下血을 하는 것이 마치 鷄肝과 같으며 膿·瘀가 섞이는 것을 이름을 하여 가로되 蠱疰痢라고 한다.

㉠ 蠱疰痢는 黑血을 下를 하는 것이 마치 鷄肝과 같으며, 渴證(갈증)이 發生을 하고 五内[731]가 切痛[732]을 한다.

㉡ 이것은 五石湯·丸을 服用을 한 것으로 因한 것이다.

㉢ 그 血이 百脈의 經絡으로부터 오는 것이니 茜根丸으로 救한다.

㉣ 蠱疰痢는 마땅히 羚羊角元·薑墨丸으로 한다.

ⓒ 五色痢는 痢疾(이질)에 五色이 같이 下를 하는 것이니, 이에 脾胃의 食積과 또한 四氣가 서로 아우른 것이다.

㉠ 茱連丸으로 救한다.

---

728) 주심통(疰心痛)의 다른 이름.
729) 水因性傳染病의 痢疾을 말한다.
730) 生薑 春茶 各等分 痢疾 腹痛을 다스린다.
731) 五臟의 内를 말한다.
732) 몹시 아픈 것을 말하는 것임.

㉡ 脾胃는 水穀(수곡)의 海이다.
㉢ 받지 않는 물건이 없다.
㉣ 항상 四臟을 兼한다.
㉤ 그렇기 때문에 痢에 五色이 相雜을 하는 것이 있다.
㉥ 마땅히 먼저 通利를 한다.
㉦ 濕毒이 이미 盛을 하여 下痢를 하고 腹痛을 하는데 大便이 마치 膿血(농혈)과 같고, 或은 마치 爛肉[733]汁과 같다.
㉧ 마땅히 地楡散·黃連阿膠湯으로 한다.
㉨ 五色痢는 마땅히 秘方養藏湯·絲瓜散·神效蔘香散으로 한다.

❶ 강다전(薑茶煎)(➡方藥合編·下100, 醫學入門 2658)
活套 : ① 痢疾(이질)로 因한 腹痛을 治療한다.
② 後重에는 檳榔·木香을 하거나, 或은 黑丑末로 타서 服用을 한다.

❷ 인삼패독산(人蔘敗毒散)(➡方藥合編·中19, 東醫寶鑑 1079, 醫學入門 1743·2933·3050)
活套 : ① 諸瘡·感冒·毒感을 治療한다.
② 傷寒의 時氣로 發熱과 頭痛을 하고 項强이 있으며 肢體가 煩疼을 하는 것을 治療한다.

⑯ 痢疾(이질)腹痛
ⓐ 下痢로 腹痛을 하는 것은 肺經의 氣가 大腸의 사이에서 鬱滯(울체)가 된 것이다.
㉠ 實한 경우에는 下를 한다.
㉡ 虛한 경우에는 苦梗[734]으로 發을 한다.
㉢ 下痢로 因한 腹痛에는 蔘·芪를 使用하는 것이 不可하다.[735]

ⓑ 무릇, 痢疾(이질)로 因한 腹痛에는 白芍藥·甘草로 君을 하고, 當歸·白朮로 佐를 하며, 惡寒을 하는 경우에는 加 桂를 하고, 惡熱을 하는 경우에는 加 黃柏을 한다.

ⓒ 或은 粥을 먹는다.
㉠ 또한, 肉을 조금 먹은 다음에 痛證이 많이 만들어지는 경우에는 마땅히 白朮·陳皮煎湯으로 服用을 하고, 또한 마땅히 奪食(탈식)을 한다.
㉡ 奪食(탈식)[736]을 하는 것은 그 粥食을 減을 하는 것이고, 그 肉味를 끊는 것이다.

ⓓ 下痢로 膿血(농혈)을 하고 腹痛이 그치지 않는 경우에는 調胃承氣湯에 加 薑·棗를 하여 煎服(전복)을 한다.

---

733) 연조직(軟組織)이 헤지거나 짓무르는 것을 말한다.
734) 苦梗 : 도라지. 초롱꽃과의 여러해살이풀
735) 痛證이 甚한 경우에 蔘芪로 막으면 더욱 滯하게 되어 痛證이 甚해진다.
736) 밥을 먹지 않게 하는 것이다.

ⓔ 泄訖[737]에는 五苓散을 끓인 물로 益元散을 타서 먹는다.

ⓕ 痢疾(이질)로 因한 腹痛에는 마땅히 香連丸·薑茶湯·神效月桃散으로 한다.

❶ 향련환(香連丸)(➡方藥合編·下101, 東醫寶鑑 532, 醫學入門 2654)

活套 : ① 赤白으로 膿血(농혈)을 下利를 하며 脹痛이 있는 것을 治療한다.

② 또한, 여러 痢疾(이질)을 治療한다.

③ 氣虛에는 加 人蔘을 하고, 腹痛에는 加 桂心을 한다.

⑰ 通治

ⓐ 痢疾(이질)의 여러 證狀은 臍腹(제복)이 絞痛(교통)[738]을 한다.

ⓑ 或은 鮮血을 下를 한다.

㉠ 或은 瘀血을 下를 한다.

㉡ 或은 紫黑血을 下를 한다.

㉢ 或은 白膿을 下를 한다.

㉣ 或은 赤白이 相雜을 한다.

㉤ 或은 마치 黑豆汁과 같다.

㉥ 或은 마치 魚腦와 같다.

㉦ 或은 마치 茅屋[739]의 漏水와 같다.

ⓒ 대개 裏急後重을 하고 頻繁(빈번)하게 화장실을 가며 日夜로 無度를 한다.

ⓓ 通用으로는 水煮木香膏·六神丸·香連丸·加味香連丸·白朮安胃散·百中散·和中飮·易簡斷下湯·寧胃散·求命延年丸으로 한다.

ⓔ 瘧을 앓은 다음에 發生을 하는 痢疾(이질)은 黃連木香湯으로 한다.

❶ 육신환(六神丸)(➡方藥合編·下102, 東醫寶鑑 535, 醫學入門 2655)

活套 : ① 모든 痢疾(이질)을 다스리는 要緊한 藥이다.

❷ 창름탕(倉廩湯)(➡方藥合編·下95, 東醫寶鑑 524)

活套 : ① 噤口痢로 心煩을 하고 手足에 熱이 있으며 頭痛을 하는 것을 治療한다.

② 이것은 이에 毒氣가 心肺로 上衝을 하고, 이것으로 嘔를 하면서 먹지를 못하는 것이다.

③ 加 黃芩·檳榔을 하면 더욱 妙하다.

❸ 대승기탕(大承氣湯)(➡方藥合編·下8, 東醫寶鑑 1081, 醫學入門 1549·1829·3053)

方解 : ① 傷寒의 裏證으로 大熱·大實·大滿을 하여 마땅히 急히 下法을 사용해야 하는 경우에 마땅하다.

❹ 조위승기탕(調胃承氣湯)(➡方藥合編·下8, 東醫寶鑑 1081, 醫學入門 1550·1830)

---

737) 訖 : 1. 이르다, 도달하다(到達--) 2. 마치다 3. 그만두다

738) [명사] 비트는 것처럼 몹시 아픈 증상.

739) 띠풀로 엮은 집. 초가집(草家-)

方解 : ① 傷寒의 裏證으로 大便이 硬을 하고 小便이 赤을 하며 譫語(섬어)를 하고 燥熱을 하는 것을 治療한다.

(7) 痢疾(이질)의 脈

① 痢疾(이질)의 脈은 滑을 하는 것이 많은데, 누르면 虛를 하고 絶을 한다.
② 尺脈이 微를 하면 陰이 없는 것으로, 濇脈이 나오면 血이 적은 것이다.
③ 沈細를 하면 살고, 洪弦(홍현)을 하면 죽게 된다.
④ 腸澼·下痢는 비록 身熱을 忌를 한다고 하더라도, 역시 厥冷(궐냉)한 것도 忌를 하게 된다.

3. 燥結[740]

(1) 燥結의 定義

① 燥結의 두 글자로 역시 分辨을 한다.

② 燥에는 ㉮ 風燥, ㉯ 熱燥, ㉰ 火燥, ㉱ 氣血虛燥가 있다. 燥門에 詳細하다.
ⓐ 結에 能食을 하고 脈이 實數을 하는 경우에는 陽結이다.
ⓑ 不能食을 하고 脈이 弦微를 하는 경우에는 陰結이다.

③ 역시 나이가 많고 氣血이 虛를 하여 結한 경우도 있다.

(2) 燥結의 種類

① 濕이 鬱을 하게 되면 脹滿(창만)을 하고 熱은 때가 있다. 濕熱(습열)이 怫鬱을 하게 되면 心腹[741]이 脹滿(창만)을 한다.
ⓐ 무릇, 燥結에 때가 있는 경우에는 實이 된다.

ⓑ 때가 없는 경우에는 虛가 된다.
㉠ 蟲積이 있는 경우에는 檳榔丸으로 한다.

---

740) 洋方에서는 편하게 便秘라고 하지만, 韓醫學에서는 大腸의 津液이 不足한 것을 燥라고 하고 結滯가 되어 움직이지 않는 것을 結이라고 한다. 즉, 便秘의 治療에 있어서 大腸의 津液을 넣어주는 것과 腸운동을 시켜주는 것을 같이 보아야 한다.
741) 명치 아래를 뜻하는 용어임.

㉡ 藥·石毒으로 大·小便이 閉를 하고 氣脹으로 마치 북(鼓)과 같은 경우에는 三化湯에 合 三黃湯으로 한다.
㉢ 飮食毒인 경우에는 香連丸으로 한다.
㉣ 胃火인 경우에는 白虎湯으로 한다.

② 津液(진액)이 적고 臟이 寒을 하며 七情이 있으면 習慣的[742]이 된다.
ⓐ 津液(진액)이 적은 것이 發汗을 하고, 利·小便을 過度하게 하며, 또는 産後에 失血의 等의 證狀으로 血液이 마른 경우에
㉠ 五仁丸·腎氣丸·大補陰丸으로 한다.
㉡ 或은 導滯通幽湯에 加 檳榔·條芩·陳皮를 한다.

ⓑ 氣虛인 경우에는 蔘仁丸·補中益氣湯[743]으로 한다.
ⓒ 七情을 낀 경우에는 古蓯沈丸으로 한다.

ⓓ 臟이 寒을 하면 즉 氣가 澁을 하고, 臟이 冷을 하면 血이 마른다.
㉠ 癥瘕의 冷氣로 結滯(결체)한 경우에는 古半硫丸·古薑附湯으로 한다.
㉡ 五積散[744]을 冰冷을 하게 投與를 한다.
㉢ 그 病이 비록 마땅히 陽藥을 服用을 하여야 한다.
㉣ 만약, 大便이 不通을 하는 경우에는 역시 마땅히 잠시라도 潤劑를 사용을 하여 약간 大便을 通을 하게 한 것으로 閉結을 하지 않게 해야 한다.

ⓔ 七情으로 氣가 막히고 後重이 있으며 窘迫을 하는 경우에는 三和散[745]·六磨湯으로 한다.
ⓕ 가령, 脈이 浮를 하고 낮에 便이 難을 하는 경우에는 陳皮·杏仁을 等分을 하여 蜜丸으로 服用을 한다.
ⓖ 脈이 沈을 하고 밤에 便이 難을 하는 경우에는 桃仁으로 바꾼다.[746]
ⓗ 痰이 滯를 하여 不通을 하는 경우에는 二陳湯[747]에 加 枳殼·檳榔을 한다.

742) 요즘은 婦人들이 아침에 남편을 직장에 보내고 학생들 등교를 시키느라고 卯時에 大便을 봐야 할 시간을 놓치게 되어 이것으로 습관성 便秘로 되는 경우가 많다.
743) 아무리 氣虛라고 해도 補中益氣湯은 便秘의 副作用이 있는 處方이다. 枳實·白芍藥 等의 藥을 加하여야 한다.
744) 이것 때문에 본래 溫裏를 하는 五積散이지만, 五積散을 投與하면 간혹 泄瀉를 하는 경우가 있다.
745) 가스가 많이 차는 경우에 사용을 한다.
746) 일반적으로 大便은 卯時에 많이 보게 된다. 즉, 午前에 보게 되기 때문에 지금 氣·血分으로 나누기 위해서 桃仁·杏仁을 이야기 하고 있지만, 氣分·血分에 局限이 되는 것이다. 이것을 밤낮으로 나누어서 大便을 보지 못하는 것을 說明하는 것은 무리가 많다.
747) 이것 때문에 二陳湯은 본래 小便을 잘 나오게 하고, 平胃散은 大便을 잘 나오게 하는 藥임에도 불구하고 二陳湯을 投與한 다음에 大便이 잘 나오는 경우도 있다.

③ 宿食[748]으로 便秘가 發生을 하고 喘滿[749]하는 경우에는 寒熱을 살펴야 한다.
ⓐ 熱物에 傷한 경우에는 二黃丸으로 한다.
ⓑ 寒物에 傷한 경우에는 丁香脾積丸으로 한다.
ⓒ 通用으로는 大黃備急丸으로 한다.
ⓓ 脾胃에 伏火가 있는 경우에는 潤腸丸으로 한다.

(3) 燥結과 肺氣

① 肺氣를 流行을 하게 하는 것을 게으르게 해서는 안 된다[750].
ⓐ 肺와 大腸은 表·裏가 되기 때문이다.
ⓑ 枳梗湯에 加 蘇葉을 한다.
ⓒ 或은 蘇子降氣湯으로 한다.
ⓓ 或은 蘇子·麻仁을 끓여서 粥으로 먹는다.

② 또한, 가령 脾約證인 경우에는, 胃가 强을 하고 脾가 弱을 한 것으로 津液(진액)을 約束[751]을 하여 四方으로 퍼지지 못하고 단지 膀胱(방광)으로 輸送(전송)[752]을 한 것이다.
ⓐ 그렇기 때문에 小便은 數을 하고 大便은 難을 하는 것이다.
ⓑ 이것이 脾約丸을 만든 由來이다.

ⓒ 그러나, 脾는 陰虛에 屬하고 火가 蓄盛을 하면 金이 耗散을 하게 되니, 즉 肺가 傳化[753]를 失常[754]한 것으로 더욱 마땅히 滋陰을 하고 養血을 하여야 한다.
㉠ 西北의 사람으로 壯實한 경우에는 脾約丸으로 開結을 하는 것이 可하다.
㉡ 東南의 사람으로 氣血이 虛한 경우에는 潤燥를 爲主로 한다.

③ 通用으로는 冷熱熨法·掩臍法·麻油導法으로 한다.

(4) 燥結의 治法大要

① 燥는 潤(윤)을 하게하고, 結은 通을 하게 하면 後患[755]이 없다.

---

748) ①먹은 뒤 밤이 지나도 삭지 않는 음식물(飮食物) ②잠자는 일과 먹는 일
749) 急證이다. 급히 灌腸을 하여야 한다.
750) 그렇기 때문에 便秘를 治療하는 藥에 陳皮를 넣는 것이 좋다.
751) ①언약(言約)하여 정(定)함 ②서로 언약(言約)한 내용(內容). 지금은 묶여 있어서 밖으로 퍼지지 못하는 것을 말한다.
752) 기차(汽車), 자동차(自動車) 등(等)의 운송(運送) 수단(手段)으로 물건(物件)을 실어 보냄.
753) 음식물을 소화하여 영양 물질은 흡수하고 쓸모가 없는 것은 몸 밖으로 내보내는 생리적 과정을 이르는 말. 옛 의학서에 위(胃)·소장(小腸)·대장(大腸)·삼초(三焦)·방광(膀胱)은 전화하는 부(腑)라고 하였다. **[네이버 지식백과]** 전화 [傳化] (한의학대사전, 2001. 6. 15., 도서출판 정담)
754) 비정상(적)이다. 정상적인 상태가 아니다. 정상적이지 못하다.

② 燥는 少陰의 津液(진액)이 不足한 것에 屬하니, 辛味로 潤을 하게 한다.

③ 結은 太陰에 燥糞이 있는 것에 屬하니, 苦味로 瀉를 하게 한다.

④ 무릇, 結을 한 後에 이에 潤血을 하고 生津을 하는 藥을 服用을 하여야, 그것이 다시 結을 하고 다시 通을 하여 도리어 元氣를 傷을 하게 하는 것을 免할 수가 있다.

(5) 燥結에 『東醫寶鑑』의 治法

① 腎은 五液을 主한다.

ⓐ 津液(진액)이 潤을 하면, 즉 大便이 如常[756]을 한다.

ⓑ 만약, 飢飽와 勞役을 하거나, 或은 辛熱한 것을 먹어서 火邪가 血中에 伏을 하게 되면, 眞陰을 耗散을 하게 되고 津液(진액)이 虧少를 하게 된다.

ⓒ 그렇기 때문에 大便이 燥結을 하는 것이다.

ⓓ 또한, 年老로 氣가 虛를 하고 津液(진액)이 不足을 하여 結을 하는 경우가 있다.

ⓔ 經에 가로되, 腎은 燥를 惡하니, 急히 辛한 것을 먹어서 潤을 하게 하라는 것이 이것이다.

② 脈에 陽結과 陰結이 있는 것은 어떻게 나누는가?

ⓐ 가로되, 脈이 浮를 하고 數을 하며 能히 먹고 大便을 보지 못하는 것은 이것은 實이 된다.

㉠ 이름을 하여 가로되 陽結이라고 한다.

㉡ 十七日[757]을 期約[758]을 하여 마땅히 極烈하게 된다.

ⓑ 脈이 沈을 하고 遲를 하며 能히 먹지를 못하고 身體가 重을 하며 大便이 도리어 硬을 하게 된다.

㉠ 이름을 하여 가로되 陰結이라고 한다.

㉡ 十四日[759]을 期約을 하여 마땅히 極烈하게 된다.

③ 熱燥·風燥·陽結·陰結이 있다.

ⓐ 經에 가로되, 結한 것은 散을 한다고 하였다.

ⓑ 治法은 陽結인 경우에는 散을 한다.

㉠ 陽結은 마땅히 大黃牽牛散으로 한다.

---

755) 어떤 일로 말미암아 뒷날에 생기는 걱정과 근심.
756) 평소와 같다. 여전하다. 흔히 있다.
757) 臨床的으로는 날짜에 큰 意味는 없다.
758) 시간(時間)을 정(定)하고 약속(約束)함
759) 臨床的으로는 날짜에 큰 意味는 없다.

ⓒ 陰結인 경우에는 溫을 한다.
㉠ 陰結은 마땅히 半硫丸으로 한다.

④ 燥結이라는 것은 大便이 秘澁(비삽)을 하여 不通을 하는 것이다.
ⓐ 燥는 少陰에 屬하여 津液(진액)이 不足한 것이니 辛한 것으로 潤을 하게 한다.
ⓑ 結은 太陰에 屬하여 燥糞이 있는 것이니 苦한 것으로 泄을 하게 한다.

⑤ 臟腑(장부)의 秘는 하나로 대개 論을 하는 것이 不可하다.
ⓐ 實秘
㉠ 實秘는 物760)이다.
㉡ 胃가 實을 하고 秘를 하는 경우에는 能히 飮食을 하고 小便이 赤을 한다.
㉢ 脾約丸·七宣丸으로 主한다.

ⓑ 虛秘
㉠ 虛秘는 氣761)이다.
㉡ 胃가 虛를 하여 秘를 하는 경우에는 飮食을 먹을 수가 없고 小便이 淸利를 한다.
㉢ 厚朴湯으로 主한다.

⑥ 秘結의 證은 虛한 것이 있고 實한 것이 있다.
ⓐ 實
㉠ 즉, 마땅히 腸胃를 蕩滌762)을 하고 開結을 하며 軟堅(연견)을 한다.
㉡ 가령, 大黃·芒硝·枳實·厚朴이니 承氣湯의 類가 이것이다.

ⓑ 虛
㉠ 즉, 陰血을 滋養을 하여 潤燥를 하고 散結을 한다.
㉡ 當歸·地黃·桃仁·麻仁·條芩이니 滋潤湯의 類가 이것이다.

⑦ 氣分과 血分의 나눔이 있다.763)
ⓐ 桃仁과 杏仁은 모두 大便의 秘를 治療한다. 마땅히 氣血로 나누어야 한다.
㉠ 晝를 하면, 즉 便이 難行을 하는 것은 陽氣이다. 마땅히 杏仁을 사용한다.
㉡ 夜를 하면, 즉 便이 難行을 하는 것은 陰血이다. 마땅히 桃仁을 사용한다.

---

760) 燥屎가 있다는 것이다.
761) 腸운동이 이루어지지 않는다는 것이다.
762) 더러운 것을 없애서 깨끗하게 하는 것.
763) 氣分과 血分을 晝夜로 나눈 것은 사실 牽强附會가 많다. 難經을 비롯해서 대부분, 大便은 아침에 일어나서 보는 것으로 되어 있기 때문에 밤에 大便을 보는 경우는 많지 않다.

ⓑ 老·虛人의 大便燥秘
㉠ 脈이 浮를 하면 氣에 있는 것이니 杏仁·陳皮를 한다.
㉡ 脈이 沈을 하면 血에 있는 것이니 桃仁·陳皮를 한다.
㉢ 모두, 陳皮[764]를 使用을 하는 까닭은 手陽明은 手太陰과 더불어 모두 表裏가 되기 때문이다.

⑧ 氣燥·血燥·風燥·氣澁
ⓐ 血燥(혈조)는 桃仁·酒大黃으로 通하게 한다.
ⓑ 氣燥는 杏仁·枳實로 通하게 한다.
ⓒ 風燥는 麻子仁에 加 大黃을 하여 利를 한다.
ⓓ 氣가 澁을 하여 不通을 하는 경우에는 郁李仁·皂角仁으로 潤을 하게 한다.

⑨ 便閉

❶ 통유탕(通幽湯)(➡方藥合編·下103, 東醫寶鑑 540)
活套 : ① 幽門의 不通으로 大便이 難한 것을 治療한다.
② 檳榔을 細末을 하여 五分으로 타서 服用을 한다.
③ 或은 郁李仁을 하거나, 或은 黑丑頭末로 타서 服用을 하는 것도 역시 可하다.

❷ 삼화산(三和散)(➡方藥合編·中88, 東醫寶鑑 247, 醫學入門 2220·3112·3138)
活套 : ① 腸疝痛·筋痙攣·腰痛·헤르니아·陰囊攣痛·二便不通·脚氣·便秘·浮腫을 治療한다.
② 諸氣의 鬱滯(울체)로 或은 脹을 하고, 或은 痛을 하는 것을 治療한다.

⑩ 血結閉
ⓐ 血燥(혈조)는 마땅히 潤腸丸·潤麻丸·蓯沈丸·五仁丸·小麻仁丸·通幽湯·和血潤腸湯·當歸潤燥湯으로 한다.

❶ 도인승기탕(桃仁承氣湯)(➡方藥合編·下13, 東醫寶鑑 1105, 醫學入門 1740·3054)
活套 : ① 月經不調·月經困難·婦人病·蕁麻疹·急性大腸炎·膀胱炎·膀胱結石·喘息·血道症히스테리·打撲症·眩暈·齒痛·肩凝·腰痛·坐骨神經痛·眼病·痔疾·肛門周圍炎·月經痛·帶下·腦出血·高血壓症·動脈硬化症·赤痢·不姙症·凍傷·便秘·肥滿症·무좀·濕疹·腎結石·流產癖·人孔流產後遺症·子宮內膜炎·子宮下垂 및 脫肛·子宮後屈·齒槽膿漏·脫疽·胎盤殘留·胞狀鬼胎·黃疸·出血·스피로헤타병·後陣痛을 治療한다.
② 膀胱(방광)에 血이 結滯(결체)가 되어 小腹이 急結을 하고 便이 黑을 하며 譫語(섬어)를 하는 것을 治療한다.
③ 물로 끓인 다음에 芒硝를 넣어서 溫服을 한다.
④ 腸胃에 熱結이 된 것으로 便秘가 있는 경우에는 檳榔·郁李仁末을 타서 服用을 한다.

---

764) 甚한 경우에는 下氣를 위하여 木香·檳榔을 같이 하는 경우도 있다.

❷ 당귀승기탕(當歸承氣湯)(➡方藥合編·下58, 東醫寶鑑 277·304·1157)

活套 : ① 燥症을 다스리는 上藥이다.

② 또한, 血結로 因한 便閉도 다스린다.

⑪ 氣結閉

ⓐ 氣滯는 蔘仁丸·搜風潤腸丸·三和湯·四磨湯·六磨湯으로 한다.

❶ 사마탕(四磨湯)(➡方藥合編·下104, 東醫寶鑑 541·1311, 醫學入門 2773)

活套 : ① 氣滯로 因한 便秘를 治療한다.

② 加 大黃·枳殼을 하면, 六磨湯이라고 이름을 하는데 熱秘를 治療한다.

③ 血燥(혈조)에는 合 四物湯을 하면, 역시 産後의 便秘를 治療한다.

④ 寒結에는 加 薑·附를 한다.

❷ 길경지각탕(桔梗枳殼湯)(➡方藥合編·中134, 東醫寶鑑 738)

活套 : ① 痞氣로 胸滿을 하고 不利를 하며 煩悶으로 죽으려고 하는 것과 寒熱을 莫論하고 通用한다.

② 또한, 傷寒의 結胸으로 胸滿을 하고 죽으려고 하는 것에 服用을 하면 神效하다.

⑫ 熱閉

❶ 방풍통성산(防風通聖散)(➡方藥合編·下4, 東醫寶鑑 1027·1180, 醫學入門 151·1549·1723·3066)

活套 : ① 腦出血·高血壓症·動脈硬化症·便秘症·酒皻鼻·痔疾·皮膚病·蓄膿症·眼病·糖尿病·喘息·肥滿症·脚氣·丹毒·禿頭·脂肪肝·慢性腎炎을 治療한다.

② 여러 風熱을 治療한다.

③ 或은 瘡疹(창진)으로 黑陷을 治療하고, 或은 風熱로 因한 瘡疥를 治療한다. 머리에 白屑(백설)이 있고 面鼻가 紫黑을 하며 肺風瘡과 大風癩疾을 治療한다. 或은 熱結로 二便이 不通을 하는 것을 治療한다.

④ 아울러 酒毒을 풀어준다.

⑤ 滑石·芒硝를 去하고 아울러서 酒炒를 하면 酒製通聖散으로 이름을 한다.

❷ 사물탕(四物湯)(➡方藥合編·上68, 東醫寶鑑 308, 醫學入門 1550·3035·3166)

活套 : ① 生理不順·血脚氣·乾性皮膚病·貧血·腹痛·子宮出血·腹塊·胎動不安·産後惡露不下·下腹緊痛·肝斑·頭痛·無力體質·便秘·四肢煩熱·腎結石症·腎結核·乳汁缺乏症·紫斑症을 治療한다.

② 血病을 通治하는 藥이다.

⑬ 二便閉

❶ 방풍통성산(防風通聖散)(➡方藥合編·下4, 東醫寶鑑 1027·1180, 醫學入門 151·1549·1723·3066)

活套 : ① 腦出血·高血壓症·動脈硬化症·便秘症·酒皻鼻·痔疾·皮膚病·蓄膿症·眼病·糖尿病·喘息·肥滿症·脚氣·丹毒·禿頭·脂肪肝·慢性腎炎을 治療한다.

② 여러 風熱을 治療한다.

③ 或은 熱結로 二便이 不通하는 것을 治療한다.

④ 아울러 酒毒을 풀어준다.

⑤ 滑石·芒硝를 去하고 아울러서 酒炒를 하면 酒製通聖散으로 이름을 한다.

❷ 양격산(凉膈散)(➡方藥合編·下21, 東醫寶鑑 1167, 醫學入門 1549·1550·1551·3130)

活套 : ① 急性熱病·口內炎·안기나·頭瘡·皮膚病·吐血·鼻血·腦症·디프테리아를 治療한다.

② 積熱로 因한 煩燥(번조)를 治療하고 口舌에 生瘡을 하는 것을 治療하며 腸胃에 燥澁을 하는 것을 治療하고 便尿가 秘結을 하는 것을 治療한다.

⑭ 老人秘

ⓐ 老人의 臟腑(장부)는 秘澁(비삽)을 하여도, 大黃을 사용하는 것이 不可하다.

ⓑ 老人은 津液(진액)이 少한 것으로 緣由[765]를 하여, 그런 까닭으로 秘澁(비삽)을 하는 것이다.

ⓒ 만약, 大黃을 服用을 하여 瀉를 하면 津液(진액)이 대개 去를 하니, 바로 모름지기 다시금 前보다 秘가 甚하게 된다.

ⓓ 단지, 可히 大腸을 滋潤을 하는 藥을 服用을 한다.

ⓔ 더욱 槐花煎湯을 사용하여 肛門을 淋洗[766]를 하면 역시 效果가 있다.

ⓕ 老人의 秘結은 마땅히 搜風順氣丸·小皀角元·二仁元·橘杏丸·黃芪湯·膠蜜湯·蘇麻粥·三因粥으로 한다.

ⓖ 항상 乳酪·血峪·脂麻汁을 먹으면 效驗이 있다.

❶ 제천전(濟川煎)(➡方藥合編·上78, 景岳全書 961)

活套 : ① 病으로 因하여 虛損에 빠져서 發生한 便秘를 治療한다.

② 氣虛한 경우에는 加 人蔘을 한다.

③ 火가 있는 경우에는 加 黃芩을 한다.

④ 腎虛한 경우에는 加 熟地黃을 한다.

❷ 윤혈음(潤血飮)(➡方藥合編·上79)

活套 : ① 老·虛人의 便秘를 治療한다.

② 濟川煎과 비교하여 공부하면 좋다.

❸ 교밀탕(膠蜜湯)(➡方藥合編·上80, 東醫寶鑑 542)

活套 : ① 老人과 虛人의 大便이 秘澁(비삽)한 것을 治療한다.

(6) 燥結의 脈

① 燥結의 脈은 沈伏을 하는 것을 疑心할 것이 없다.

② 熱結을 하면 沈數을 하고, 虛結을 하면 沈遲(침지)를 한다.

② 만약, 風燥라면 右尺이 浮肥(부비)[767]를 한다.

---

765) ①말미암아 옴. 까닭 ②어떤 의사(意思) 표시(表示)를 하게 되는 동기(動機)
766) 한약 달인 물을 헌데에 끼얹으면서 씻어 내는 것.
767) 浮脈이 두껍게 나오는 것을 말함.

③ 老人과 虛人의 便이 結[768]한 경우에 雀啄脈[769]이 나오면 不治이다.

768) 氣虛便秘 : 腸이 虛弱해서 운동을 못하여 便秘가 많다. 濟川煎이나 潤血飲을 應用을 한다.
769) 십괴맥(十怪脈)의 하나. 급삭(急數)하고 박동이 일정하지 않으며 멎었다가 다시 뛰었다를 반복하는 맥상(脈狀).

頭

頭風

1. 頭風의 定義

① 頭風은 頭皮에 감각이상이 나오는 것이다. 머리에 뭔가 덮여있는 느낌으로 탁탁 치면, 내 살이 아닌 것 같은 감각이상이 主症狀이다.

② 痲痹가 되거나, 거죽의 감각이 없고, C.T나 MRI를 찍어 봐도 별다른 異常이 없다.

2. 頭風의 證狀과 種類

(1) 頭風의 證狀

① 頭風은 項强770)이 있는데 偏頭風과 正頭風으로 나눈다.

② 平素에 痰이 있는 경우에, 或은 빗질을 하거나 沐浴을 한 다음에 차갑게 하고 또한, 醉하고 배불리 먹어 드러누우면 賊風이 腦로 들어가고 項으로 들어가며 귀로 들어가고 코로 들어간다.

(2) 頭風의 或證

○ 頸項의 以上으로부터 귀·눈·입·코·眉稜(미릉)의 사이에 한곳이 내 몸 같지 않은 것이 있으면, 대개 그것이 進行되는 것이다.

① 頭皮가 浮頑771)을 하는데 自覺을 하지 못하는 경우가 있고, 口舌이 맛을 알지 못한다.

② 或은 귀가 안 들린다.

③ 或은 눈이 아프다.

④ 或은 眉稜骨의 위·아래가 찌르듯이 아프다.

⑤ 或은 코 속으로 극렬한 香氣가 나거나, 甚한 惡臭가 난다.

⑥ 或은 단지 하품을 하면서 眩冒의 證狀이 나타난다.

---

770) 風池·風府를 이용하여 들어간 것이라고 認識을 한다.

771) 1.통째의. 온전한. 2.미련하다. 어리석다. 우둔하다. 3.짓궂다. 장난이 심하다. 지금은 완고하게 떠 있는 느낌이다.

⑦ 甚하면 즉, 項이 强硬을 하게 되고 身體가 拘急을 한다.
⑧ 마땅히 川芎茶調散[772]으로 한다. 或은 祛風通氣散[773]으로 主한다.
⑨ 이것은 正頭風이다.

(3) 正頭風과 偏頭風

① 左側으로 偏僻(편벽)되게 아픈 것은 血虛가 많은데, 或은 火가 있고, 或은 風熱이 있다.
② 右側으로 偏僻(편벽)되게 아픈 것은 氣虛가 많은데, 或은 鬱滯(울체)가 있고, 或은 痰이 있으며, 或은 風濕이 있다.
③ 要約을 하여 보면, 正頭風은 항상 左右의 病邪를 같이 兼을 한다.
④ 무릇, 頭痛이 오래되면 風이 된다.

3. 頭風의 原因的 分類

(1) 濕兼과 熱兼

○ 濕을 兼을 하기도 하고, 熱을 兼을 하기도 하는데, 陰을 따뜻하게 安定을 시켜야 한다.
① 風濕으로 腫痛을 하는 것이 肩背와 連結이 되어 있고, 或은 陰濕한 비(雨)를 만나면 즉 甚하게 되는 경우에는 羌活勝濕湯으로 한다.

② 風熱로 頭痛과 頭重이 있고 머리가 커지는 것 같으며, 熱을 만나면 發作을 하는 경우에는 消風散에 荊芥·防風을 倍로 한다.
ⓐ 熱이 甚하면, 二陳湯에 加 荊芥·防風·薄荷를 한다.
ⓑ 便閉가 있으면 문득, 大黃을 加하여 약간 泄瀉(설사)를 하게 한다.
ⓒ 熱이 微弱을 하면 二陳湯에 加 酒芩·防風·川芎·白芷를 한다.

(2) 濕痰證

① 濕痰은 痛證이 右側으로 緻密(치밀)[774]하게 많다.
② 濕痰이 發作하면 즉, 痛證이 緻密(치밀)을 하여 쉼이 없다.
③ 二陳湯에 加 南星·蒼朮·川芎, 및 細辛[775]을 약간 넣는다.

(3) 虛證

---

772) 頭痛을 爲主로 하는 경우이다.
773) 痙攣이나 異常感覺을 爲主로 한 것이다.
774) 頭痛의 間隔이 緻密하다는 것이다.
775) 이런 경우에는 나머지는 各一錢으로 하고 細辛은 五分으로 한다는 것이다.

○ 血虛는 오후 늦게 甚하게 되는데, 左側으로 病이 된다.

① 血虛한 경우에는 낮에는 輕을 하고, 저녁에는 重을 한다.
ⓐ 古芎歸湯으로 한다.
ⓑ 或은 四物湯에 加 荊芥·防風·白芷·薄荷로 한다.

② 만약, 氣虛한 경우에는 낮에 重하고 저녁에 輕하니, 右側에 많이 屬한다.
ⓐ 마땅히 補中益氣湯에 加 川芎·細辛[776]으로 한다.

③ 陽虛가 甚한 경우에는 單白芷丸을 蔘附煎湯으로 먹는다.

(4) 火鬱證

① 오래도록 甚한 경우에는 火鬱이니, 綿으로 겹쳐 두르게 된다.
ⓐ 頭風이 發作을 할 때에 悶痛[777]을 하면, 반드시 綿으로 띠를 둘러서 싸매려고 하는 경우에는 熱鬱이다.
ⓑ 마땅히 養血을 하고 瀉火를 하는 것으로 爲主로 하고, 辛溫으로 散表을 하는 것을 佐로 하여 從治를 한다.
ⓒ 二陳湯에 加 酒炒黃芩, 및 荊芥·薄荷·川芎·石膏·細辛을 한다.
ⓓ 或은 消風百解散·防風通聖散으로 한다.

② 三陽의 熱鬱이 있으니, 頭痛으로 敢히 빛을 볼 수가 없고, 정수리에 얼음을 놓으려고 하는 것을 좋아하는 경우에는 마땅히 辛凉으로 하고, 汗·吐·下의 三法을 아울러 竝行[778]을 하면 이에 낫는다.

③ 또한, 偏頭痛이 해(年)가 오래되고 便이 燥를 하며 目赤이 있고 眩暈(현훈)이 있는 경우에는, 이에 肺가 肝을 乘한 것이다.
ⓐ 氣가 鬱滯(울체)가 되고 血이 壅滯(옹체)가 되어 그런 것이다.
ⓑ 마땅히 大承氣湯으로 下를 한다.

④ 外用으로는 大黃·芒硝를 末로 하여 우물 바닥의 진흙으로 버무려서 양쪽에 太陽穴의 위에 붙이면 이에 낫는다.

---

776) 蔓荊子 一錢을 추가 하는 것이 더욱 좋다. 補中益氣湯에 去 甘草를 하고 加 白芍藥, 蔓荊子, 川芎, 細辛을 한 것이 바로 順氣和中湯이다.
777) 답답하면서 아픔.
778) ①나란히 같이 감 ②두 가지 일을 한꺼번에 아울러 행(行)함

(5) 外感相兼과 七情相兼

① 外感으로 서로 兼을 하여도 無妨하다.

② 平素에 頭風을 앓고 있는데, 外感으로 因하여 發作을 하는 경우에는, 惡寒이 있고 頭面에 땀이 많다.

③ 마땅히 偏頭風과 正頭風을 나누어서 오로지 頭風으로 治療하면, 外感이 스스로 풀리게 된다.

④ 가령, 頭風이 發作을 하고 바야흐로 나은 以後에 外感의 自汗이 있는 경우에는 加味烏荊丸으로 한다.

⑤ 七情으로 因하여 發作을 하는 경우에는 吐逆이 많고, 惡寒과 發熱이 있다. 蔘蘇飮으로 主한다.

⑥ 寒熱이 없는 경우에는 二陳湯에 加 烏藥·川芎으로 한다.

4. 頭風[779]의 治法

① 熱한 경우에는 消風散으로 한다.

② 冷한 경우에는 追風散으로 한다.

③ 通用으로는 川芎茶調散·祛風通氣散[780]으로 한다.

④ 頭風이 發作을 하는 때에, 悶痛을 하면 반드시 綿[781]帖[782]으로 包裹[783]를 하려고 하는 것은 熱鬱이다.

ⓐ 二陳湯에 加 酒芩·荊芥·川芎·薄荷·石膏·細辛으로 한다.

ⓑ 或은 消風百解散으로 한다.

⑤ 頭風에는 마땅히 白芷散·天香散·加減芎辛湯·菊花茶調散으로 한다.

⑥ 婦人의 頭風[784]에는 養血祛風湯으로 한다.

❶ 소풍산(消風散)(➡方藥合編·中112, 東醫寶鑑 560·1516, 醫學入門 3067)

活套 : ① 諸風이 上攻을 하여 頭目이 昏眩(혼현)을 하고 鼻塞을 하며 耳鳴이 있고 皮膚가 麻痒을 하는 것

779) 臨床에서는 頭風을 頭痛·眩暈과 같은 범주에서 接近을 해도 無妨하다.
780) 祛風通氣散과 같은 處方이다.
781) 1. 솜 2. 솜옷 3. 이어지다 4. 끊어지지 않다 5. 잇닿다(서로 이어져 맞닿다), 연속하다(連續--)...
782) 두루마리
783) 물건(物件)을 꾸리어 싸는 일
784) 項强이 同伴이 된다.

을 治療한다.

② 또한, 婦人의 血風으로 頭皮가 腫痒(종양)하는 것을 治療한다.

③ 眼이 赤을 하고 腫痛을 하며 瞖를 生하는 경우에는 合 四物湯을 하고, 대신 沙蔘을 넣으며, 加 杞·菊·靑葙子·木賊의 類를 한다.

④ 頭風에는 加 天麻·藁本을 한다.

⑤ 耳痛에는 加 蔓荊子·菖蒲·細辛을 한다.

⑥ 用法은 或은 末로 하여 매번 二錢을 茶淸으로 下를 한다.

❷ 양혈거풍탕(養血祛風湯)(➡方藥合編·中113, 東醫寶鑑 560)

活套 : ① 婦人의 頭風을 治療한다. 十에 그 半은 매번 發作을 하면 반드시 眩이 된다. 이것은 肝이 虛하여 風이 侵襲한 것이다.

眩暈[785]

1. 眩暈(현훈)의 定義

(1) 眩暈(현훈)[786]의 定議

① 頭眩은 넘어지려고 하는 것이니, 肥瘦(비수)를 分別을 하여야 한다.
② 或은 眩暈(현훈)라고 하고, 或은 眩冒(현모)라고 한다.
③ 眩은 그것이 검어지는 것을 말한다.
④ 暈은 그것이 돌아가는 것을 말한다.
⑤ 冒는 그것이 어지러워지는 것을 말한다.
⑥ 眩·暈·冒는 하나인 것이다.

(2) 眩暈(현훈)의 虛實[787]

① 虛한 경우에는 內·外의 邪가 虛한 것을 틈을 타서, 表로 들어와서 上으로 攻擊(공격)을 하는 것이다.
② 實한 경우에는 內·外의 邪가 위로 結滯(결체)가 되고, 아래로 虛한 것이다.

(3) 眩暈(현훈)의 肥白人과 黑瘦人

① 대개, 肥白人은 濕痰이 위에서 滯한 경우가 많으니, 火가 아래에서 올라오면 痰이 火로 因하여 上衝을 한다.

---

785) 어지럼증은 두통과 더불어 신경과를 방문하는 환자가 호소하는 가장 흔한 증상 중 하나이며 대부분 경과가 양호하다. 그러나 간혹 어지럼증 자체가 중요한 신경학적 질환의 한 증상일 수 있으므로 원인 질환에 대한 정확한 진단이 필수적이다. **[네이버 지식백과]** 어지럼증 [dizziness] (서울대학교병원 의학정보, 서울대학교병원)

786) 어지럼증의 원인을 밝히기 위한 가장 좋은 방법은 어지럼증 발생 직후에 진료를 받는 것이다. 이는 만성 어지럼증에서는 그 징후가 잘 나타나지 않기 때문이며 따라서 다양한 검사를 통하여 전정계의 이상 증상을 찾아내어야 한다. 특히 환자에게 어지럼증을 유발하는 특정한 상황이 있다면 검사를 통해 이를 모방하는 상황을 재현하여 현훈의 양상을 관찰한다. **[네이버 지식백과]** 어지럼증 [dizziness] (서울대학교병원 의학정보, 서울대학교병원)

787) 모든 어지럼증은 크게 생리적 어지럼증과 병적 어지럼증으로 나눌 수 있다. 생리적 어지럼증이란 환자가 기존에 특별히 앓고 있던 질환이나 심각한 질병의 증상으로 나타나는 어지럼증이 아닌 것을 의미한다. 즉, 생리적 어지럼증은 높은 곳에 올라갔을 때 느끼는 어지럼증이나 멀미와 같이 정상 감각계와 운동계가 과도한 외부 자극에 의해 흥분했을 때 나타나는 증상이다. 이에 비해 병적 어지럼증은 전정기관을 침범하는 전정 어지럼증과 전정계 이외의 부분의 병에 의한 비전정 어지럼증으로 나눌 수 있다. 또한 전정 어지럼증은 내이(속귀)에서 기인하는 것과 뇌 등의 중추신경계에서 비롯되는 어지럼증으로 분류된다. **[네이버 지식백과]** 어지럼증 [dizziness] (서울대학교병원 의학정보, 서울대학교병원)

ⓐ 이른바, 痰이 없으면 眩이 생기지 않는다는 것이 이것이다.
ⓑ 治療하는 데에는 마땅히 痰으로 爲主로 하고, 兼하여 補氣와 降火를 하여야 한다.

② 瘦人은 腎水가 虧少한 것이 많으니, 相火가 上炎을 하여 眩暈(현훈)이 된다.
ⓐ 이른바, 風이 勝을 하면 땅이 움직이는 것이니, 火가 風을 얻으면 즉 타오르면서 도는 것이 이것이다.
ⓑ 治療하는 데에는 마땅히 滋陰으로 降火를 하고 化痰으로 抑肝을 하는 것이다.

③ 이것은 肥瘦(비수)로 爲主로 한 것이니, 역시 丹溪(단계)의 常法788)이다. 뒤에도 이와 같다.

2. 眩暈(현훈)의 證狀

① 눈에 꽃이 피고 어두우며 검어지면서 집이 돌고 날라 가는 것 같다.
ⓐ 經에 이르기를 徇蒙(순몽)招尤(초우)라고 했다.
ⓑ 徇蒙(순몽)이라는 것은 마치 그 머리를 물건으로 씌운 것 같다는 것이다.
ⓒ 招尤(초우)라는 것은 搖動789)을 치면서 安定이 되지 않은 것이다.
ⓓ 가령, 배나 수레 위에 서 있는 것 같이, 일어나면 넘어지려고 하고 눈이 어두우며 귀가 먹고 집이 빙글 도는 것 같으며 甚하면 즉 卒倒를 하고 人事不省이 되니, 이에 肝에서 主하는 것이다.

② 또한, 이르기를 여러 脈이 대개는 눈에 連結이 되어 있다고 하였다.790)
ⓐ 臟·腑·筋·骨에 氣의 精이 脈과 아울러서 連繫791)가 되고 위로는 腦에 屬하여 뒤로 項中으로 나온다.
ⓑ 그렇기 때문에 邪氣가 項으로 的中이 되고, 因하여 그 몸이 虛한 것을 만나게 되면, 그것이 들어가는 것이 깊게 되니 즉, 眼系792)를 따라서 腦로 들어가게 되면 즉 腦가 돌게 된다.
ⓒ 腦가 돌면 즉, 目系를 당겨 急하게 되니 眩을 하게 되는 것이다.

---

788) ①항상(恒常) 변(變)하지 않는 법 ②통상(通常)의 방법(方法)
789) 흔들리어 움직임.
790) 요즘은 귀에 관련이 되어 어지러움증을 많이 이야기 하는데, 韓醫學에서는 눈에 관련을 두어 이야기를 하였다.
791) ①이어서 매는 일 ②관련(關聯)하여 관계(關係)를 맺는 것. 또는, 그러한 관계(關係)
792) 달리 안계(**眼系**)·목본(目本)이라고도 함. 눈알과 뇌를 연결시키는 맥락(脈絡)을 말한다. ※ 시신경과 혈관이 속한다고 본다.

3. 眩暈(현훈)의 種類

(1) 眩暈(현훈)의 內傷

① 虛弱을 하고 老年이 되면 陽氣가 빠지거나 浮越을 하는 것이다.

ⓐ 內傷의 勞役으로 氣가 虛를 하여 上升을 할 수가 없거나, 或은 汗多로 亡陽을 하게 되면, 마땅히 補中益氣湯으로 한다.

ⓑ 色慾으로 腎을 傷하여 氣가 逆을 하여 鼓舞(고무)를 할 수가 없으면, 四君子湯에 加 天麻·防風을 하거나, 或은 十全大補湯·腎氣丸에 加 鹿茸을 한다.

ⓒ 血虛가 産後로 因하거나, 金瘡 및 吐血, 그리고 亡陽으로 孤陽이 浮越을 한 경우에는 古芎歸湯에 加 炒乾薑을 하고, 瘀血이 가슴에 凝滯(응체)된 경우에는 童便을 加한다.

ⓓ 老年으로 매일 아침에 일어나면 眩暈(현훈)이 있다가, 잠시 지나면 스스로 安定이 되는 것은 風痰과 虛火가 있어서 그런 것으로, 과연 陽虛와 連繫가 된 것이니, 順元散에 黑錫丹으로 鎭壓(진압)을 하면 된다.[793)]

ⓔ 玉機에 이르기를, 丹藥과 金石은 火를 돕게 되고, 香氣가 진한 것은 氣를 흩어지게 하여, 飛越을 하는 害에 이르게 되는 경우가 많으니, 어찌 能히 그 不歸를 하는 氣를 鎭壓(진압)한다고 하겠는가?

(2) 火證·痰證·氣證

① 火痰은 어지러움이 甚하다.

ⓐ 火가 그 痰을 動을 하게 하여 어지러움이 甚한 경우에는 二陳湯에 加 黃芩·黃連·蒼朮·羌活을 한다.

ⓑ 火가 盛을 하고, 壯實을 하여 陽明에 屬하는 경우에는 單大黃을 酒炒를 하여 末로 한 다음에 맑은 茶로 먹는다. 或은 古荊黃湯에 加 防風을 等分을 한다.

ⓒ 太陽과 少陽에 屬한 경우에는 酒芩과 白芷를 等分으로 末로 하여 맑은 茶로 마신다.

ⓓ 虛火에는 半夏白朮天麻湯으로 한다.

② 氣는 眉稜骨痛[794)]이 甚하다.

ⓐ 七情으로 臟氣가 平하지 못하고 痰迷心竅(담미심규)를 하여 眩暈(현훈)이 있고 眉稜骨痛이 있어 눈을 뜰 수가 없는 경우에는 七氣湯·玉液湯·補虛飮으로 한다.

(3) 眩暈(현훈)의 外感

793) 임상에서는 順元散이나 黑錫丹을 사용하기가 어렵기 때문에 十全大補湯의 加減으로 한다.
794) 眉稜骨痛으로 鑑別을 한다고 하지만, 七情은 대개 胸悶을 같이 가지고 있어야 한다.

① 風寒

ⓐ 風이면 즉, 項强이 있다.

㉠ 外因의 風은 脈이 浮를 하고 땀이 있으며 項强이 있고 熱이 있는 경우에는 川芎茶調散으로 한다.

㉮ 或은 蔘蘇飮에 加 南星·黃芩으로 한다.

㉡ 熱이 甚한 경우에는 川芎石膏散으로 한다.

㉢ 虛한 경우에는 山茱萸散으로 한다.

㉮ 或은 四物湯에 加 秦艽·羌活로 한다.

㉯ 通用으로는 單白芷丸으로 한다.

㉣ 또한, 大風으로 眩暈(현훈)이 있고 手足이 痲痹가 있으며 胃脘에 痛證이 發生한 것은, 이에 風·寒·濕의 三痹가 合해서 이른 것이다.

㉮ 반드시 停飮이 上에 있는 것으로 마땅히 헤아려서 吐를 하게 한다.

ⓑ 寒이면 拘攣(구련)으로 因한 痛證이 있다.

㉠ 寒은 脈이 緊을 하고 無汗을 하며 四肢가 拘急을 하고 筋攣(근련)이 있으며 머리가 掣痛[795]이 있으니, 五積散으로 한다.

㉡ 따뜻한 손으로 누르기를 좋아하는 경우에는 附子理中湯·三五七散[796]으로 한다.

ⓒ 暑는 煩渴(번갈)이 있다.

㉠ 暑는 脈이 虛하고 煩渴(번갈)을 하니 十味香茹散으로 한다.

㉡ 或은 二陳湯에 加 黃連·山梔·川芎으로 한다.

ⓓ 濕은 무겁게 늘어진다.

㉠ 濕은 脈이 細하고 머리가 무겁고 吐逆을 한다.

㉮ 芎朮湯·芎朮除眩湯으로 한다.

㉯ 或은 腎著湯에 加 川芎으로 한다.

㉡ 風濕은 玉壺丸으로 한다.

---

795) [명사] 경련이 일어 끌어당기는 듯이 아픈 증상.

796) 頭痛이 齒牙까지 連結이 되는 것이 있다.

4. 入門의 治法

(1) 外感과 內傷의 治法

① 外感이면 和解를 하고 痰火를 맑게 한다.

ⓐ 外感인 경우에는 解肌를 하고 化痰을 할 것이다.

ⓑ 汗·下의 法을 妄靈되게 施行을 하면 안 된다.

② 內虛면 本을 堅固하게 하면 表는 스스로 移動을 한다.

ⓐ 內因의 경우에는 補益을 헤아려서 베풀어야 한다.

③ 무릇, 肝脈이 溢大[797]를 하면 반드시 眩暈(현훈)이 있으니, 마땅히 豫防을 하여야 한다.

(2) 丹溪(단계)의 法

① 옛날에 丹溪(단계)는 婦人의 帶下[798]와 頭眩을 治療하는데, 전적으로 帶下를 治療하여 眩暈(현훈)이 스스로 便安하게 하였다.

② 대개 頭眩·頭痛·咳嗽는 病의 表이다.

③ 經에 이르기를 病을 治療하려면 반드시 그 本을 求하라고 하였다.

(3) 通用

① 通用으로는 二陳湯으로 한다.

ⓐ 七情에는 加 丁香·砂仁·白朮을 한다.

ⓑ 風痰에는 加 天麻·白附子·荊芥·防風을 한다.

ⓒ 寒痰은 加 乾薑·良薑을 한다.

ⓓ 熱痰은 解毒湯을 合한다.

ⓔ 濕痰은 芎辛湯을 合한다.

ⓕ 停水로 心悸(심계)가 있으면 五苓散을 合한다.

ⓖ 酒食傷인 경우에는 加 乾生薑을 한다.

ⓗ 胸中에 宿痰이 있고 눈이 澁을 하며 손이 마비가 있고 머리가 빠지며 健忘이 있는 경우에는, 本方을 사용해서 吐를 하는데, 吐를 한 다음에는 마땅히 清上을 하게하는 辛凉한 藥으로 調理를 한다.

ⓘ 氣虛에는 人蔘과 黃芪를 倍로 한다.

---

797) 左關部에서 左寸部로 넘치는 脈象을 말한다.

798) 婦人의 경우에는 子宮疾患을 우선으로 본다.

ⓙ 血虛에는 川芎·當歸를 倍로 한다.
ⓚ 痰이 盛한 경우에는 竹瀝·薑汁을 加한다.

② 火가 盛한 경우에는 童便을 加한다.
③ 가령, 眩暈(현훈)으로 氣가 가슴으로 上衝을 하고 戰慄이 있으면서 動搖를 하는 경우에는 단지 苓桂朮甘湯[799]의 加減이 마땅하다.
④ 무릇, 眩暈(현훈)에서 말이 어지럽고 땀이 많으면서 下利가 있고, 때때로 스스로 昏冒를 하는 경우에는 虛가 極한 것으로 不治이다.[800]

5.『東醫寶鑑』의 治法

① 眩暈(현훈)에는 風이 있고, 熱이 있으며, 痰이 있고, 氣가 있으며, 虛가 있고, 濕이 있다.
② 眩暈(현훈)은 中風이 漸次로 하는 것이다.
③ 肥白人은 四君子湯에 加 半夏·陳皮를 하고, 川芎·荊芥를 약간 加를 하여, 頭目을 淸하게 한다.
④ 黑瘦人은 二陳湯에 合 四物湯을 하고, 加 片芩·薄荷를 하며, 竹瀝·薑汁·童便을 넣어 服用을 한다.

(1) 痰暈

① 痰이 盛을 하면 嘔吐를 하고 頭重을 하여 들 수가 없다.
② 眩을 하면서 悸를 하는 것이, 이것은 飮이다. 마땅히 半夏茯苓湯[801]·澤瀉湯[802]으로 한다.
③ 痰暈에는 마땅히 白附子丸·天麻半夏湯·人蔘前胡湯·淸暈化痰湯[803]으로 한다.

❶ 반하백출천마탕(半夏白朮天麻湯)(➡方藥合編·中115, 東醫寶鑑 569, 醫學入門 2582)

活套 : ① 脾胃의 虛弱으로 因한 痰厥을 治療한다.
② 頭痛이 마치 깨질 것 같고, 몸이 무거운 것이 마치 山과 같으며, 四肢가 厥冷(궐랭)을 하고 嘔吐와 眩暈(현훈)이 있는 것을 治療한다.
③ 氣虛하거나 또한 老人의 경우에는 人蔘을 君으로 하면 역시 可하다.

❷ 청훈화담탕(淸暈化痰湯)(➡方藥合編·中114, 東醫寶鑑 563)

---

799) 痰飮이 胸中에 있어서 나타나는 證狀이기 때문에 眩暈을 하면서 역시 心悸·怔忡이 同伴이 되는 경우가 많다.
800) 五虛證으로 進行이 되는 것이다. 泄瀉를 하는데 脈이 細를 하고 皮가 寒을 하며 前後로 泄痢를 하고 飮食을 먹을 수가 없는 것이면, 이것을 五虛라고 이름을 하니 不治이다.
801) 頭汗出을 우선으로 한다.
802) 眩暈을 우선으로 한다.
803) 風痰을 위주로 한다.

活套 : ① 風·火·痰으로 因한 眩暈(현훈)을 治療한다.

(2) 虛暈

① 內傷으로 氣가 虛하면서 暈을 하는 경우에는 마땅히 補中益氣湯으로 한다.
② 失血이 過多하여 暈을 하는 경우에는 마땅히 芎歸湯으로 한다.
③ 老人이 매번 아침에 일어나면서 眩暈(현훈)을 하고 잠시 後에 스스로 鎭定이 되는 것은, 이것은 陽虛이다. 마땅히 黑錫丹으로 한다.
④ 腎虛로 氣가 鼓舞(고무)를 하지 못하는 경우에는 마땅히 十全大補湯으로 한다.[804)]
⑤ 虛暈은 마땅히 香橘飮·滋陰健脾湯[805)]으로 한다.

① 氣暈

❶ 보중익기탕(補中益氣湯)(➡方藥合編·上22, 東醫寶鑑 1201, 醫學入門 162·1870·1881·2729·3057)

活套 : ① 疲勞狀態·肺結核·肋膜炎·腹膜炎·夏瘦·痔疾·脫肛·感氣·말라리아狀熱·胃下垂·子宮下垂·盜汗·自汗을 治療한다.
② 勞役이 太甚을 하거나, 或은 飮食이 失節을 하여 身熱을 하고 自汗을 하는 것을 治療한다.

❷ 자음건비탕(滋陰健脾湯)(➡方藥合編·上81, 東醫寶鑑 564)

活套 : ① 이것은 氣血이 虛損을 하고 痰이 있어서 眩暈(현훈)이 發生하는 것을 治療하는 仙劑이다.
② 일에 臨하여 마음이 편안하지 못하고 眩暈(현훈)이 있으면서 嘈雜이 있으니, 이것은 心脾가 虛怯한 것이다.
③ 이 處方은 氣血의 虛損으로 痰飮이 있어서 眩暈(현훈)이 되는 것을 治療하는 仙劑이다.
④ 氣虛인 경우에는 倍로 人蔘을 三·五錢으로 한다.
⑤ 頭風에는 加 天麻·防風·荊芥을 한다.
⑥ 自汗에는 加 桂枝·黃芪를 한다.

② 血暈(혈훈)

❶ 고궁귀탕(古芎歸湯)(➡方藥合編·上112, 醫學入門 2890)

活套 : ① 一切의 去血이 過多를 하여 眩暈(현훈)이 있고 悶絶[806)]을 하며 人事不省이 되는 경우에 여러 차례 연달아 服用을 하면 즉 甦生(소생)을 한다.

③ 老人暈

❶ 십전대보탕(十全大補湯)(➡方藥合編·上33, 東醫寶鑑 1237, 醫學入門 161·3122)

活套 : ① 體力補强·營養補給·貧血衰弱·精力減退·視力減退·失血·産後·手術後·肺結核·카리에스·痔瘻·瘰癧·白血

---

804) 通順散·黑錫丹으로 한 것을 뒤에 十全大補湯으로 바꾼 것이다. 臨床的으로는 이것이 더욱 좋다.
805) 心悸·怔忡이 있어야 사용을 한다.
806) 지나치게 번민(煩悶)하여 정신(精神)을 잃고 까무러침.

病·脫肛·精神衰弱·遺精·全身衰弱·結核性關節炎·淋巴腺炎·骨結核症·關節炎·佝僂病·倦怠感·氣血虛·多汗症·瘻疾·不姙症·産後脚氣·腎結核·心臟瓣膜症·顔色異常·眼昏·月經異常·胃 및 十二指腸潰瘍·耳鳴·脊髓炎·骨髓炎·齒槽膿漏·脫疽·胞狀鬼胎·肛門周圍炎을 治療한다.
② 一切의 虛損에 대개 可히 證狀을 따라서 加減을 한다.

(3) 氣暈

① 七情이 過度를 하여 傷을 하게 되면, 氣가 鬱滯(울체)가 되어 涎이 發生을 하게 된다.

② 痰涎(담연)이 心竅(심규)를 막게 되어 眩暈(현훈)이 發生을 하는데 眉稜骨痛이 있고, 눈을 뜰 수가 없다.

③ 마땅히 玉液湯·補虛飮으로 한다.

❶ 칠기탕(七氣湯)(➡方藥合編·中81, 東醫寶鑑 239, 醫學入門 159·3107)
活套 : ① 七情의 鬱이 發生을 하여 五臟의 陰陽이 乖戾[807]를 하는 것에 이르러 吐·利가 交代로 發作을 하고 寒熱이 있으며 痞滿(비만)을 하고 噎塞[808]을 하는 것을 治療한다.
② 七情의 鬱結(울결)로 心腹이 絞痛(교통)을 하는 것을 治療한다.
③ 본래 『醫學入門』의 七氣湯은 지금의 七氣湯과는 다르고 一方으로 표시되어 있다. 『醫學入門』의 一方은 七情의 鬱結(울결)이 中에 結滯(결체)가 되어 心腹이 絞痛(교통)을 하고 大便이 虛痞(허비)를 하는 等證을 治療한다.
④ 네 가지 藥物로 七氣를 治療하는 四七湯과 같이 공부를 하면 더욱 좋다.
⑤ 지금 사용되는 七氣湯의 妙味는 肉桂로 大腸의 燥寒을 풀어주는 데에 있다.

(4) 熱暈

① 火熱이 上攻을 하여 煩渴引飮을 하는 것이다.

② 或은 暑月에 熱이 盛한 경우에는 마땅히 大黃散·荊黃湯으로 한다.

❶ 방풍통성산(防風通聖散)(➡方藥合編·下4, 東醫寶鑑 1027·1180, 醫學入門 151·1549·1723·3066)
活套 : ① 腦出血·高血壓症·動脈硬化症·便秘症·酒齇鼻·痔疾·皮膚病·蓄膿症·眼病·糖尿病·喘息·肥滿症·脚氣·丹毒·禿頭·脂肪肝·慢性腎炎을 治療한다.
② 여러 風熱을 治療한다.
③ 滑石·芒硝를 去하고 아울러서 酒炒를 하면, 酒製通聖散으로 이름을 한다.

(5) 風暈

① 傷風으로 因한 眩暈(현훈)으로 惡風을 하고 自汗을 한다.

② 或은 平素에 頭風이 있어 發作을 하는 경우에는 川芎散·芎藭散으로 한다.

---

807) 사리(事理)에 어그러져 온당(穩當)하지 않음.
808) 달리 격열(膈噎)·열색(**噎塞**)·격기(膈氣)라고도 일컬음. 음식이 목구멍으로 잘 넘어가지 못하거나 넘어갔다 해도 위에까지 내려가지 못하고 이내 토하는 병증.

(6) 濕暈

① 冒雨로 傷濕을 하여 鼻塞을 하고 聲重을 하면서 眩暈(현훈)이 있는 경우에는 마땅히 芎朮湯으로 한다.

6. 頭目不淸利

① 頭目이 맑지 못한 것은 이것은 風·濕·熱로 말미암아 痰涎(담연)이 淸明의 府[809]에 鬱滯(울체)가 된 것이다.

② 그렇기 때문에 頭目이 맑고 爽快하게 되지 않은 것이다.

③ 마땅히 川芎丸·防風散·川芎散·沃雪湯·淸神養榮湯으로 한다.

7. 眩暈(현훈)의 脈

① 風·寒·暑·濕의 氣鬱이 涎을 發生을 하는데, 下가 虛를 하고 上이 實을 하면 대개 頭痛과 眩暈(현훈)이다.

② 風이 原因이면 浮를 하고, 寒이 原因이면 緊을 하며, 濕이 原因이면 細를 하고, 暑가 原因이면 虛를 한다.

③ 痰이 原因이면 弦을 하면서 滑을 하고, 瘀血이 原因이면 芤를 하면서 澁을 한다.

④ 數大를 한 것은 火邪이고, 虛大를 하면 오래되어 極한 것이다.

⑤ 우선, 氣痰을 이롭게 하고 다음으로 脈證을 따라야 한다.

---

809) 頭部를 말한다.

頭痛810)

1. 頭痛811)의 區分

① 厥頭痛은 장차 內外를 區分을 해야 한다.

② 眞頭痛은 腦巓과 泥丸까지 당기고 다 아픈데, 手足이 冷한 것이 關節(관절)까지 이르게 되면 죽는다.

③ 厥이라고 하는 것은 거스른다는 것이다.

④ 邪氣가 陽經을 逆上을 하여 아픈 것이다.

⑤ 甚하면 즉 厥이 되니, 모름지기 內·外의 두 가지 原因을 나누어서 治療해야 한다.

2. 頭痛의 種類812)

(1) 外感

○ 外感은 惡寒·發熱이 있으니, 表家로 論을 하여야 한다.

○ 外感의 頭痛은 반드시 惡寒과 發熱이 있으니, 마땅히 輕重으로 나누어서 解表를 해야 한다.

① 風證

---

810) 疾病의 分類上으로 頭痛과 眩暈을 나누지만, 실제 臨床에서는 같이 보고 治療를 한다. 다만, 頭痛은 經絡의 흐름이 거슬러서 나타나는 경우가 많다. 그렇기 때문에 『醫學入門』에서는 頭痛을 厥頭痛으로 區分을 한 것이다.

811) 두통은 사실상 모든 사람들이 일생 동안 한두 번 이상은 경험하는 증상이다. 두통은 환자에 따라 표현하는 방식이 다르며, 이차적 원인이 발견되지 않는 일차성 두통의 경우 의사의 임상적인 진단 이외에 특이적인 진단 방법이 없으므로 진단과 치료에 다소 어려움이 있다. 적절한 치료를 한다면 두통이 일상 생활에 미치는 영향을 차단할 수 으며, 대부분의 일차성 두통은 심각한 신경학적 후유증을 남기지 않고 치료된다. **[네이버 지식백과]** 두통 [headache] (서울대학교병원 의학정보, 서울대학교병원)

812) 1) 과거에 경험한 적이 없는 두통이 갑자기 시작한 경우
2) 어린이, 중년 이후의 성인, 암환자, 면역억제상태환자, 임신부에게 새로 발생한 두통
3) 운동, 성교, 숨을 참고 힘을 주는 행위, 누웠을 때보다 서 있을 때 악화되는 두통
4) 평소 두통이 있던 환자라도, 두통의 빈도가 갑작스럽게 증가하거나 강도가 심해지고 두통의 양상이 이전과 다르게 변화한 경우
5) 의식 소실이나 간질 발작이 두통과 동반된 경우
6) 두통이 발생한 반대쪽 신체에 마비, 감각 저하 등이 나타난 경우
7) 안구 주위나 두개골 위에서 잡음이 들리는 경우
8) 동반되는 증상이 일반적인 전조가 있는 편두통인 조짐편두통에 부합하지 않는 경우에는 반드시 두부 MRI와 혈액검사등을 시행하여야 한다. **[네이버 지식백과]** 두통 [headache] (서울대학교병원 의학정보, 서울대학교병원)

ⓐ 風證[813)]인 경우에는 芎芷香蘇散·消風散으로 한다.
ⓑ 風熱인 경우에는 川芎石膏散으로 한다.
ⓒ 風寒인 경우에는 三五七散으로 한다.

ⓓ 風寒이 腦로 들어가서 齒牙까지 연달아서 아픈 경우에는 芎辛湯으로 한다.
㉠ 或은 羌活黑附湯에 去 附子·黃柏을 하고 加 桂枝를 한다.

ⓔ 腦風으로 項背가 怯寒하고 腦戶가 지극히 추운 경우에는 麻黃·細辛·全蝎·藿香을 各 五分으로 末을 한 다음에 荊芥를 끓인 술이나, 或은 茶로 마신다.

② 寒證
ⓐ 寒證[814)]인 경우에는 蓮鬚葱白湯·葛根葱白湯으로 한다.

③ 暑證
ⓐ 暑證[815)]인 경우에는 香茹散에 加 茵蔯·葱白을 하거나, 或은 大半夏湯을 薑汁으로 丸을 만들어서 服用을 한다.

④ 濕證
ⓐ 濕證[816)]에는 芎朮湯으로 한다.
ⓑ 濕熱(습열)로 心煩을 하고 痛證이 귀에서 일어나는 경우에는 古防風湯에 加 酒芩·蒼朮·蒼耳子·細辛으로 末을 하여 맑은 茶에 薑汁을 약간 넣어서 服用을 한다.
ⓒ 熱이 많은 경우에는 酒芩을 末로 하여 맑은 茶로 服用을 한다.

⑤ 六經頭痛[817)]
○ 通用으로는 二陳湯에 加 川芎·白芷를 爲主로 한다.
ⓐ 太陽인 경우에는 惡風寒을 하고 脈이 浮緊을 하니, 加 羌活·麻黃·川芎을 한다.

ⓑ 陽明인 경우에는 自汗이 있고 發熱惡寒이 있으면서 脈이 浮緩長을 하니, 加 升麻·葛根·白芷를 한다.
㉠ 渴症이 있는 경우에는 마땅히 白虎湯을 合하고, 加 吳茱萸·白芷를 한다.

ⓒ 少陽인 경우에는 寒熱이 往來를 하고 脈이 弦을 하니, 加 柴胡·黃芩을 한다.

---

813) 惡風·自汗이 가장 대표적인 證狀이다.
814) 惡寒·身痛이 가장 대표적인 證狀이다.
815) 煩渴引飮이 가장 대표적인 證狀이다.
816) 身重·大便溏·小便澀이 가장 대표적인 證狀이다.
817) 頭痛의 部位와 證狀을 같이 보아서 判斷을 한다.

㉠ 가령, 三陽이 胸膈에 宿痰이 있어 痛證이 오래도록 그치지 않고 사람으로 하여금 눈이 멀게 하면 마땅히 川芎茶調散을 合方을 하여 探吐를 한다.

ⓓ 太陰인 경우에는 몸이 무겁고 腹痛이 있으면서 脈이 沈을 하며 반드시 痰이 있으니, 加 蒼朮·南星을 한다.

ⓔ 少陰인 경우에는 寒厥이 있고 脈이 沈細를 하니, 加 附子·細辛을 한다.

ⓕ 厥陰(궐음)인 경우에는 吐沫을 하고 厥冷(궐랭)이 있으면서 脈이 浮緩을 하니, 加 吳茱萸를 한다.

㉠ 頭·頂·項·背가 모두 아픈 경우에는 마땅히 羌吳湯으로 한다.

⑥ 頭痛의 肥白人과 黑瘦人의 差異

○ 通用은 二陳湯으로 한다.

ⓐ 肥人은 加 二朮을 한다.

ⓑ 瘦人은 加 酒芩을 한다.

⑦ 頭痛의 其他

ⓐ 風熱을 하면, 加 蔓荊子·川芎·酒芩을 한다.

ⓑ 頭痛이 甚하면, 加 細辛을 한다.

ⓒ 巓頂痛(전정통)을 하면, 加 藁本·升麻·防風을 한다.

(2) 內傷

① 氣虛·氣滯

ⓐ 內傷의 氣虛나 氣滯인 경우에는 太陽穴의 부위가 아프다.

㉠ 內傷의 氣虛로 相火가 上衝을 하고 耳鳴이 있으며 九竅가 不利를 하면서 양쪽 太陽穴이 아픈 경우에는 마땅히 補中益氣湯에 倍 川芎을 하고, 加 知母·蔓荊子를 한다.[818)]

㉡ 或은 四君子湯으로 한다.

ⓑ 大病을 한 後에, 또는 여러 虛로 因하여 아픈 경우에는 四柱散에 茶를 한 손을 加한다.

② 血虛

ⓐ 血虛인 경우에는 魚尾가 위로 치켜 올라간다.

㉠ 古芎歸湯으로 한다.

---

818) 補中益氣湯에 去 甘草, 加 白芍藥·川芎·蔓荊子·細辛으로 한다. 지금은 虛火가 上衝을 하기 때문에 知母를 加한 것이다.

㉡ 或은 四物湯에 加 黃芩·羌活·柴胡·蔓荊子를 한다.
ⓑ 氣血이 모두 虛한 경우에는 調中益氣湯[819]에 加 川芎·細辛을 한다.
ⓒ 火를 낀 경우에는 安神湯으로 한다.

③ 腎虛
ⓐ 腎虛인 경우에는 巓頂痛(전정통)이 있고, 七情인 경우에는 嘔吐[820]가 있다.
ⓑ 腎厥은 下虛上盛한 것으로 巓頂痛(전정통)이 참을 수가 없다.
ⓒ 脈을 들면 弦하게 나오고, 누르면 緊하게 나온다.
ⓓ 마땅히 玉眞丸으로 한다.

④ 七情
ⓐ 七情의 氣厥인 경우에는 心腹이 脹滿(창만)하고 酸水를 嘔吐를 한다. 마땅히 古芎烏散·胡蘆巴散으로 한다.
ⓑ 痰을 낀 경우에는 如聖餠子으로 한다.
ⓒ 머리와 가슴이 교대로 아프면 古藁蒼湯으로 한다.

⑤ 痰火
○ 痰火와 食積은 대개 같은 原因이다.

ⓐ 痰厥은 머리가 돌고 눈이 검어지며 말이 혼란스럽고 미식거리며 눈을 감으려고 하고 四肢가 冷하게 된다.
㉠ 마땅히 半夏白朮天麻湯으로 한다.
㉡ 導痰湯에 加 芎·辛을 한다.[821]
㉢ 三生丸으로 한다.

ⓑ 痰火는 痛證이 마치 깨질 듯이 한다.
㉠ 二陳湯에 加 黃芩·黃連을 한다.
㉡ 或은 淸空膏·淸上瀉火湯으로 한다.

ⓒ 가령, 壯實을 한 경우에는 大黃酒炒를 한 것을 末로 하여 맑은 茶로 마신다.[822]
ⓓ 痰飮이 滯를 하여 아픈 경우에는 神芎丸으로 한다.
ⓔ 伏痰이 있는 경우에는 瓜蒂散으로 吐한다.
ⓕ 積聚(적취)로 痛證이 있는 경우에는 大黃備急丸으로 한다.

---

819) 補中益氣湯의 變方이다.
820) 心煩과 胸悶을 같이 同伴을 한다.
821) 芎辛導痰湯을 말한다.
822) 大黃散·荊黃湯을 말한다.

⑥ 其他의 頭痛

ⓐ 무릇 頭痛이 數日이 되어 먹지 못하고 百藥이 效果가 없는 경우에는 二氣丹으로 한다.

ⓑ 熱이 없는 경우에는 黑錫丹으로 한다.

ⓒ 항상 點頭散을 服用을 하면 뿌리를 除去할 수가 있다.

ⓓ 살펴 보건데 頭目이 不淸을 하고 아픈 것 같기도 하며 안 아픈 것 같기도 하면 蔘蘇飮으로 主한다.[823)]

ⓔ 風熱이 있는 경우에는 徹淸膏를 黃芩·黃連을 끓인 물로 마신다.

ⓕ 沐浴을 한 後에 아픈 경우에는 單白芷丸으로 한다.

3.『東醫寶鑑』의 治法

(1) 偏頭痛

① 偏頭痛의 左右

ⓐ 偏頭痛은 머리의 半邊이 아픈 것이 이것이다.

ⓑ 가령, 머리의 半이 寒痛이 있는 경우에는 偏頭痛이다.

ⓒ 偏頭痛이 右에 있는 것은 痰에 屬하고 熱에 屬한다.

㉠ 痰에는 蒼朮·半夏를 사용을 한다.

㉡ 熱에는 酒製片芩을 사용한다.

ⓓ 左에 있는 것은 風에 屬하고 血虛에 屬한다.

㉠ 風에는 荊芥·薄荷를 사용을 한다.

㉡ 血虛에는 川芎·當歸·芍藥·酒黃柏을 사용을 한다.

ⓔ 偏頭痛이 右에 있는 경우에는 二陳湯에 加 川芎·白芷·防風·荊芥·薄荷·升麻를 한다.

ⓕ 左에 있는 경우에는 二陳湯에 合 四物湯을 하고 加 防風·荊芥·薄荷·細辛·蔓荊子·柴胡·酒芩을 한다.

② 偏頭痛이 甚한 경우에

ⓐ 頭風證이 甚한 경우로 오래되면 즉 目昏이 되고 偏頭痛이 되는 경우에는 少陽相火에 屬한다.

---

823) 마땅히 川芎丸·防風散·川芎散·沃雪湯·淸神養榮湯으로 한다. 蔘蘇飮을 選擇하는 경우에는 潮熱이 있어야 한다.

ⓑ 오래 되면, 目束[824]이 小하게 되고 大便이 秘澁(비삽)을 하게 된다.
㉠ 대개 마땅히 出血을 하고 크게 下를 한다.

③ 偏頭痛이 오래된 경우에
ⓐ 偏頭痛이 해(年)가 오래되어 大便이 燥를 하고 目赤이 있으며 眩暈(현훈)이 있는 경우에는, 이것은 肺가 肝을 乘을 하여 氣가 鬱을 하고 血이 壅滯(옹체)가 되어서 그런 것이다.
㉠ 마땅히 大承氣湯으로 下를 한다.

ⓑ 外用으로는 大黃·芒硝를 末로 하여 井底의 泥로 버무려서 양쪽 太陽穴에 붙이면 이에 낫는다.

④ 偏頭痛의 通用
ⓐ 足少陽의 脈은 目의 銳眥[825]에서 起를 하는데 위로 頭角에 抵[826]를 한다.
ⓑ 그 病은 頭角額痛이 있으니 이것이 偏頭痛이다.
ⓒ 偏頭痛은 마땅히 川芎茶調散·一字輕金散·川芎散·芎犀元·搐鼻法으로 한다.

❶ 청상견통탕(淸上蠲痛湯)(➡方藥合編·中116)
活套 : ① 一切의 頭痛을 治療하는데 新·久와 左·右에 대개 效果가 있다.

❷ 이진탕(二陳湯)(➡方藥合編·中99, 東醫寶鑑 370·1639, 醫學入門 3036·3168)
活套 : ① 惡阻·嘔吐·眩暈·宿醉·頭痛·惡心·食傷·腦溢血·胃病·心悸亢進·消化不良·咳痰를 治療한다.
② 痰飮을 通治한다.
③ 左頭痛은 血虛에 屬하는데, 아침에는 輕한데 저녁에는 重하니, 四物湯을 合하고, 加 荊芥·薄荷·細辛·蔓荊子·柴胡·黃芩을 한다.
④ 偏頭痛이 右에 있는 경우에는 二陳湯에 加 川芎·白芷·防風·荊芥·薄荷·升麻를 한다.

❸ 사물탕(四物湯)(➡方藥合編·上68, 東醫寶鑑 308, 醫學入門 1550·3035·3166)
活套 : ① 生理不順·血脚氣·乾性皮膚炎·貧血·腹痛·子宮出血·腹塊·胎動不安·産後惡露不下·下腹緊痛·肝斑·頭痛·無力體質·便秘·四肢煩熱·腎結石症·腎結核·乳汁缺乏症·紫斑症을 治療한다.
② 血病을 通治하는 藥이다.

❹ 대승기탕(大承氣湯)(➡方藥合編·下8, 東醫寶鑑 1081, 醫學入門 1549·1829·3053)
活套 : ① 傷寒의 裏證으로 大熱·大實·大滿을 하여 마땅히 急히 下法을 사용해야 하는 경우에 마땅하다.

(2) 正頭痛

824) 1.묶다. 매다. 동이다. 2.묶음. 다발. 단. 3.속박하다. 제한하다. 단속하다.
825) 외자(外眥)의 다른 이름.
826) 1. 막다, 배척하다(排斥--) 2. 거스르다 3. 겨루다, 들이받다 4. 이르다

○ 『東醫寶鑑』의 分類에는 頭痛을 ① 風寒頭痛, ② 濕熱(습열)頭痛, ③ 厥逆頭痛, ④ 痰厥頭痛, ⑤ 氣厥頭痛, ⑥ 熱厥頭痛, ⑦ 濕厥頭痛으로 分類를 하였다.

○ 그리고, 不治證인 眞頭痛과 內傷門의 醉後頭痛을 더 하였다.

○ 그 뒤에 다시 六經의 頭痛으로 分類를 하였다.

① 風寒頭痛

ⓐ 風寒이 上[827]을 傷하여 邪氣가 外를 따라서 들어오고 經絡에 客을 하게 되면 하여금 사람으로 振寒을 하고 頭痛을 하게 한다.

ⓑ 或은 風寒의 邪가 陽經에 伏留[828]를 하게 되어 偏·正頭痛이 되는 것이다.

ⓒ 마땅히 三五七散·芎辛湯·芎芷香蘇散·如聖餠子로 한다.

❶ 궁지향소산(芎芷香蘇散)(➡方藥合編·中17, 東醫寶鑑 1079)

方解 : ① 傷寒傷風의 表證으로 頭項强을 하고 百節痛을 하는 것을 治療한다.

② 陰陽이 아직 나누어지지 않은 경우에 대개 服用을 할 수가 있다.

③ 일반적으로 處方에 加味를 하는 경우에 특별히 引經을 원하지 않는 경우에는 各一錢으로 하는 것이 좋다.

② 濕熱頭痛

ⓐ 心煩을 하면서 頭痛이 있는 것이다.

ⓑ 病이 膈中에 있으면 이에 濕熱(습열)의 頭痛이다.

ⓒ 마땅히 淸空膏·小靑空膏로 한다.

ⓓ 또한, 吐法을 사용한다.

❶ 방풍통성산(防風通聖散)(➡方藥合編·下4, 東醫寶鑑 1027·1180, 醫學入門 151·1549·1723·3066)

活套 : ① 腦出血·高血壓症·動脈硬化症·便秘症·酒齇鼻·痔疾·皮膚病·蓄膿症·眼病·糖尿病·喘息·肥滿症·脚氣·丹毒·禿頭·脂肪肝·慢性腎炎을 治療한다.

② 여러 風熱을 治療한다.

③ 滑石·芒硝를 去하고 아울러서 酒炒를 하면, 酒製通聖散으로 이름을 한다.

③ 厥逆頭痛

ⓐ 大寒을 犯한 바가 있어 當하여 안으로 骨髓에 이른 것이다.

㉠ 髓는 腦로 爲主를 한다.

㉡ 腦가 逆을 하였다.

㉢ 그렇기 때문에 하여금 頭痛을 하고 齒도 역시 痛한 것이니 이에 厥逆(궐역)頭痛이다.

㉣ 마땅히 羌活附子湯으로 한다.

---

827) 頭部를 말한다.

828) 엎드려서 留滯를 하는 것을 말한다.

ⓑ 厥이라는 것은 逆이다.
㉠ 邪氣가 陽經으로 逆上을 하여 만들어진 것이다.
㉡ 甚하면 즉 厥을 發生을 하게 된다.
㉢ 頭痛이 있고 齒도 역시 痛을 한다.
㉣ 마땅히 白附子散으로 한다.

ⓒ 厥頭痛은 즉 腎厥이다.
㉠ 巓頂痛(전정통)을 참을 수가 없는 것이다.
㉡ 마땅히 玉眞丸으로 한다.

④ 痰厥頭痛

❶ 반하백출천마탕(半夏白朮天麻湯)(➡方藥合編·中115, 東醫寶鑑 569, 醫學入門 2582)
活套 : ① 脾胃의 虛弱으로 因한 痰厥을 治療한다.
② 頭痛이 마치 깨질 것 같고, 몸이 무거운 것이 마치 山과 같으며 四肢가 厥冷(궐랭)하고 嘔吐와 眩暈(현훈)이 있는 것을 治療한다.
③ 氣虛를 하거나, 또한 老人의 경우에는 人蔘을 君으로 하면 역시 可하다.

❷ 궁신도담탕(芎辛導痰湯)(➡方藥合編·下105, 東醫寶鑑 570)
活套 : ① 痰厥頭痛을 治療한다.
② 매번 發作을 하는 때에 兩脇이 靑黃을 하고 眩運을 하면서 눈을 뜨려고 하지 않으며 兀兀을 하고 吐를 하려고 하는 것을 治療한다.
③ 熱痰으로 脈이 滑實한 경우에는 加 黃芩·黃連을 한다.
④ 痛을 참을 수가 없는 경우에는 加 全蝎·乳香末 各三分을 調服을 한다.

❸ 이진탕(二陳湯)(➡方藥合編·中99, 東醫寶鑑 370·1639, 醫學入門 3036·3168)
活套 : ① 惡阻·嘔吐·眩暈·宿醉·頭痛·惡心·食傷·腦溢血·胃病·心悸亢進·消化不良·咳痰를 治療한다.
② 痰飮을 通治한다.
③ 左頭痛은 血虛에 屬하는데, 아침에는 輕을 하는데 저녁에는 重을 하니, 四物湯을 合하고 加 荊芥·薄荷·細辛·蔓荊子·柴胡·黃芩을 한다.

❹ 육안전(六安煎)(➡方藥合編·中47, 景岳全書 963)
活套 : ① 風寒으로 因한 咳嗽(해수)와 痰滯, 그리고 氣逆을 治療한다.
② 冬月에는 加 麻黃·桂枝를 한다.
③ 頭痛에는 加 川芎·白芷·葛根·荊芥를 한다.
④ 寒熱에는 加 柴胡·蘇葉을 한다.

⑤ 氣厥頭痛[829)]
ⓐ 氣血이 虛하면 邪氣가 逆上을 하여 頭痛이 된다.

829) 氣血虛를 氣厥頭痛이라고 말을 한다. 厥逆頭痛과 鑑別을 하여야 한다.

ⓑ 頭痛과 耳鳴이 있고 九竅가 不利를 하며 兩太陽穴의 痛證이 甚한 것은 이에 氣虛頭痛이다.

㉠ 마땅히 順氣和中湯·黃芪益氣湯으로 한다.

ⓒ 血虛頭痛은 魚尾로부터 上攻을 하여 痛이 된다.

㉠ 마땅히 當歸補血湯·加味四物湯으로 한다.

㉡ 眉尖의 後로 髮際와 가까운 곳을 가로되 魚尾라고 한다.

㉢ 氣血이 모두 虛한 頭痛에는 마땅히 加味調中益氣湯·安神湯으로 한다.

ⓓ 大病을 한 後에 氣가 虛하여 頭痛을 하는 경우에는 四柱散에 加 茶 一撮을 하고 煎服(전복)을 한다.

ⓔ 가령, 氣가 上으로 하여 下로 하지 않는 경우에는 厥을 하면서 痛證이 되니 마땅히 芎烏散[830]으로 한다.

ⓐ 氣虛頭痛

❶ 순기화중탕(順氣和中湯)(➡方藥合編·中117, 東醫寶鑑 570·1280)

活套 : ① 氣虛頭痛을 治療한다.

② 痛이 甚한 경우에는 乳香末을 三分으로 調服[831]을 한다.

ⓑ 血虛頭痛

❶ 당귀보혈탕(當歸補血湯)(➡方藥合編·中118, 東醫寶鑑 571·1175·1208·1213)

活套 : ①『方藥合編』의 當歸補血湯은 肌熱이 있고 大渴이 있으며 目赤이 있고 脈이 洪大를 하면서 虛하고 무겁게 누르면 無力한 證을 治療한다.

② 白虎湯과 類似하나 오직 脈이 長實을 하지 않으니, 잘못 服用을 하면 반드시 죽는다.

③ 一名은 歸芪湯이다.

④ 或은 蔘·熟·桂·附의 類를 마땅함을 따라서 加減을 하고, 黃連으로 약간 加하여 引經을 한다.

⑤『方藥合編』의 又方은 血虛로 因한 頭痛을 治療한다. 지금은 方藥合編의 中統에 있는 것을 사용해야 한다.

⑥ 熱厥頭痛

ⓐ 頭痛으로 煩熱(번열)이 있는 것을 治療한다.

ⓑ 비록, 冬天[832]의 大寒이라도 도리어 風寒을 좋아하여 그 痛이 잠시 멈추었다가, 약간 煖한 곳에 오거나, 或은 煙火[833]를 보게 되면 즉 그 痛이 다시 만들어지는 것을 治療한다.

830) 氣에 感觸이 된 것으로 因하여 發生한 頭疼과 婦人의 氣盛으로 因한 頭疼을 治療한다.

831) 타서 服用을 하는 것을 말한다.

832) ①겨울 하늘 ②겨울 날씨

ⓒ 마땅히 淸上瀉火湯·防風散으로 한다.

❶ 청상사화탕(淸上瀉火湯)(➡方藥合編·中120, 東醫寶鑑 571, 醫學入門 2581)
活套 : ① 熱厥頭痛을 治療한다.

⑦ 濕厥頭痛
ⓐ 冒雨[834]를 하여 傷濕을 하고 頭重을 하는데 眩·痛을 하고 陰雨[835]를 만나면 즉 甚해지는 것이다.
ⓑ 마땅히 芎辛湯·芎朮除眩湯으로 한다.

⑧ 頭痛當分六經
ⓐ 무릇 頭痛은 대개 風藥으로 治療를 하는 것은 高巓(고전)의 上에 있어서 오직 風으로 하여야 可히 이를 수가 있다.
ⓑ 그렇기 때문에 그 大體를 總括(총괄)하여 말한 것이다.

ⓒ 그러나, 역시 三陰三陽의 差異가 있다.
㉠ 太陽頭痛은 惡風寒을 하며 脈이 浮緊을 한다. 마땅히 羌活·獨活·麻黃·川芎의 類로 한다.
㉡ 少陽頭痛은 往來寒熱을 하며 脈이 弦하고 細를 한다. 마땅히 柴胡·黃芩의 類로 한다.
㉢ 陽明頭痛은 自汗을 하고 發熱을 하며 脈이 緩을 하고 長·實을 한다. 마땅히 乾葛·升麻·石膏·白芷의 類로 한다.
㉣ 太陰頭痛은 반드시 痰이 있고 몸이 重을 하며 脈이 沈緩을 한다. 마땅히 蒼朮·半夏·南星의 類로 한다.
㉤ 少陰頭痛은 三陰三陽의 經이 流行을 하지 않으니, 足이 寒을 하고 氣가 逆을 하여 寒厥이 된다. 그 脈은 沈細를 한다. 麻黃附子細辛湯으로 한다.
㉥ 厥陰(궐음)頭痛은 或은 痰沫을 吐하고 厥冷(궐랭)을 한다. 그 脈은 浮緩을 한다. 吳茱萸湯으로 한다.
㉦ 三陽合病으로 因한 頭痛은 마땅히 三陽湯으로 한다.
㉧ 三陽의 熱鬱로 因한 頭痛은 감히 日光을 보지 못하고 頂上에 얼음을 두려워한다. 마땅히 汗·吐·下의 三法을 아울러 行을 하여야 이에 낫는다.

4. 頭痛의 脈

① 頭痛의 脈은 寸이 弦을 하는데, 浮를 하면 風이고 緊을 하면 寒이다. 熱은 반드시 洪數(홍삭)을 하고, 濕은 細를 하면서 堅을 한다.

833) 사람의 집에서 불 때는 연기(煙氣)
834) 비를 무릅쓰다. 비를 맞다.
835) 오랫동안 계속(繼續)해 내리는 음산(陰散)한 비

② 氣虛頭痛은 비록 弦을 하지만 濇을 끼고, 痰厥은 즉 滑을 하는데, 腎厥은 堅實을 한다.

③ 六經脈證은 傷寒과 같으니, 病機를 보면 된다.

④『脈訣』에 이르기를, 頭痛에 短濇脈이 應을 하면 모름지기 죽게 된다고 하였다.

⑤ 浮滑은 風痰이니, 대개 쉽게 낫는다.

眉稜骨痛

1. 眉稜骨痛[836)]

① 眉稜骨(미릉골)과 目眶痛이 있고, 或은 밝은 것을 싫어하는 경우에는 痰과 風熱이 아니면 甚하지 않다.

② 風痰으로 眉心이 아픈 경우에는 二陳湯에 靑州白丸子를 먹는다.

③ 眉稜骨痛이 눈과 연계되어 뜨지 못하고, 낮에는 安定이 되다가 밤에 極烈하게 되며, 몸이 무거운 경우에는 導痰湯[837)]으로 한다.

④ 濕痰으로 眉眶骨이 아프고, 몸이 무거운 경우에는 芎辛湯에 合 導痰湯을 하고, 加 川烏·白朮을 한다.

⑤ 寒濕인 경우에는 芎辛湯에 加 川烏·附子·乾薑·肉桂·南星을 한다.

⑥ 風熱로 眉稜骨痛이 甚한 경우에는 古防風湯에 加 酒黃芩을 한다.

ⓐ 風虛인 경우에는 加 川烏·草烏·細辛으로 한다.

ⓑ 或은 金棗丹으로 한다.

⑦ 血이 虛하여 風을 끼고 밝은 것을 싫어하며 眉眶痛이 甚한 경우에는 生熟地黃丸으로 하거나, 或은 四物湯에 加 羌活·防風을 한다.

⑧ 氣虛로 風을 낀 경우에는 安神湯으로 한다.

⑨ 通用으로는 謝傳點眼丹·搐鼻藥으로 한다.

2. 眉稜骨痛의 治法

① 眉心과 아울러 眉梁骨痛인 경우에는 痰이다.

② 二陳湯을 끓인 물로 靑州白丸子를 삼켜 넘긴다.

❶ 이진탕(二陳湯)(➡方藥合編·中99, 東醫寶鑑 370·1639, 醫學入門 3036·3168)

活套 : ① 惡阻·嘔吐·眩暈·宿醉·頭痛·惡心·食傷·腦溢血·胃病·心悸亢進·消化不良·咳痰를 治療한다.

② 痰飮을 通治한다.

③ 左頭痛은 血虛에 屬하는데, 아침에는 輕을 하는데 저녁에는 重을 하니, 四物湯을 合하고, 加 荊芥·薄荷·細辛·蔓荊子·柴胡·黃芩을 한다.

④ 氣鬱에는 二陳湯을 끓인 물에 交感丹을 呑을 한다.

---

836) 대부분 七情을 많이 同伴을 한다.

837) 臨床的으로는 芎辛導痰湯으로 한다.

頭生白屑838)

① 頭에 白屑(백설)이 생기는 것은 肺의 證이다.

② 肺는 皮毛를 主한다.

③ 그렇기 때문에 風熱로 因하여 頭皮가 燥痒을 하게 되면 白屑(백설)이 發生을 한다.

④ 消風散으로 主한다.

❶ 소풍산(消風散)(➡方藥合編·中112, 東醫寶鑑 560·1516, 醫學入門 3067)

活套 : ① 諸風이 上攻을 하여 頭目이 昏眩(혼현)을 하고 鼻塞을 하며 耳鳴이 있고 皮膚가 痲痒을 하는 것을 治療한다.

② 또한 婦人의 血風으로 頭皮가 腫痒(종양)을 하는 것을 治療한다.

③ 眼이 赤하고 腫痛을 하며 生瞖를 하는 경우에는, 合 四物湯을 하고, 대신 沙蔘을 넣으며, 加 杞·菊·靑葙子·木賊의 類를 한다.

④ 頭風에는 加 天麻·藁本을 한다.

⑤ 耳痛에는 加 蔓荊子·菖蒲·細辛을 한다.

⑥ 用法은 或은 末로 하여 每 二錢을 茶淸으로 下를 한다.

838) 肺熱이 있는 경우에는 瀉白散으로 한다. 風熱이 甚한 경우에는 防風通聖散으로 하는데 便秘가 없다면 酒製通聖散으로 한다.

面

1. 面腫의 虛實

① 面風에 虛證이면 먹는데, 熱證이면 먹지를 못한다.[839]

② 面腫은 이에 食後에 冒風을 한 까닭이다.

③ 能히 식사를 하는 경우에는 風虛이니, 얼굴에 痲木感이 있고 牙關(아관)이 急搐을 한다. 升麻胃風湯으로 한다.

④ 식사를 못하는 경우에는 風熱이니, 얼굴과 입술이 검어지고 心懸이 如饑를 한다. 防風通聖散으로 한다.

⑤ 內傷으로 氣促을 하는 경우에는 升麻順氣湯[840]으로 한다.

2. 頰腮腫

① 頰과 腮가 같은 것이니, 虛와 實을 나누어야 한다.

② 面腫·搭頰·搭腮(탑시)은 이에 能食을 하는 것은 風虛이고, 不食한 것은 風熱이다.[841]

③ 搭頰(탑협)으로 齒牙가 연달아 붓고 出血이 있는 것은 胃火이다.

ⓐ 淸胃散으로 한다.

④ 搭腮(탑시)가 膏粱(고량)積熱로 因한 경우에는 升麻·黃連·連翹·牛蒡子·白芷를 等分을 하여 水煎을 한 다음에 服用을 한다.

⑤ 귀(耳)의 위로 連結이 되는 경우에는 加 羌活을 한다.

ⓐ 귀(耳)의 밑으로 連結이 되는 경우에는 加 柴胡를 한다.

⑥ 內虛로 먹는 것이 적은 경우에는 補中益氣湯으로 한다.

⑦ 귀(耳)의 뒤로 약간 붓는 경우에는 腎虛이다.

ⓐ 腎氣丸料를 水煎을 하여 服用을 한다.

---

839) 面腫에서 雜病은 能食과 不能食으로 虛實을 判斷하는 것이 重要하다.

840) 憂思와 飮食이 失節하여 面色이 黧黑을 하고 心懸如饑를 하여 식사를 하려고 하지 않고 氣가 短을 하고 喘促을 하는 것을 治療한다.

841) 傷寒에서는 虛寒을 하면 먹지를 못하고 風熱이 있으면 먹는다. 이처럼 傷寒과 雜病의 病機는 반대로 進行을 하는 경우가 있으니, 대개 모든 病을 傷寒으로 治療하려고 하면 안 된다.

3. 面熱과 面寒

① 陽이 盛을 하면 얼굴에 熱이 있고, 陽이 衰를 하면 차갑다.

② 手·足陽明經의 氣가 盛하면 즉, 봄의 앞으로 대개 熱한다.

ⓐ 風熱이 上衝하면 즉, 얼굴이 홀로 熱이 있으니 먼저 調胃承氣湯에 加 黃連·犀角으로 泄瀉(설사)를 두 세 차례를 시킨다.

ⓑ 다음으로 升麻葛根湯에 加 黃連·川芎·荊芥·薄荷로 調理를 한다.[842]

③ 가령, 陽明의 氣가 不足하게 되면 즉, 몸의 앞으로 대개 차갑게 된다.

ⓐ 寒濕이 上逆하면 즉, 얼굴이 도리어 寒을 忍耐(인내)[843]를 하기가 어렵다.

ⓑ 먼저 附子理中湯을 여러 차례 服用을 하고, 다음으로는 升麻葛根湯에 去 芍藥을 하고 加 人蔘·黃芪·附子·益智仁·草豆蔻·白芷·蔥白을 한다.[844]

④ 얼굴이 붓는 경우에는 補胃湯으로 한다.

⑤ 얼굴뼈까지 아픈 경우에는 乾薑散으로 한다.

4. 面生瘡

① 瘡이 나는 것은 모두가 胃家의 疾患이다.

② 무릇 風이 皮膚에 客을 하면 痰이 臟腑(장부)를 적시게 되니 즉, 얼굴이 어두워진다.

ⓐ 脾·肺에 風濕이 熱과 얽히면 瘡이 發生을 하는 것이 紅紫을 하거나 붓는 경우에는 모두 마땅히 金沸草散에 黃芩을 倍로 한다.

ⓑ 或은 升麻胃風湯으로 加減한다.

③ 얼굴 위에 조그마하게 瘡이 나고 항상 黃水가 나오며 눈에 瘡이 있는 경우에는 桃花를 陰乾을 하여 말린 다음에, 뜨거운 물에 타서 服用을 한다.

ⓐ 外用으로는 杏花煎湯으로 씻는다.

④ 가령, 五色의 瘡이 나오는 것은 단지 鹽湯(염탕)에 綿을 담가서 瘡의 위에 올려놓고 하

---

842) 升麻黃連湯이다.
843) 참고 견딤. 감인(堪忍). 내인(耐忍)
844) 升麻附子湯이다.

루에 五·六차례 바꾼다.

⑤ 가령, 粉刺가 發生하는 경우에는 菟絲子를 찧어서 汁을 내어 바른다.
ⓐ 內服으로는 樺皮散[845]으로 한다.

⑥ 얼굴의 거죽에 안으로 아픈 경우에는 何首烏를 末로 하여 薑汁으로 버무려서 붙이고, 帛[846]으로 덮어 安定을 시킨 다음에 신발 바닥을 뜨겁게 구워서 欝法을 한다.

5. 『東醫寶鑑』의 治法

① 面의 病은 오로지 胃에 屬한다.
② 手·足六陽의 經은 비록 대개 頭로 올라가지만, 足陽明胃의 脈은 鼻에서 起를 하고, 頞中(알중)에서 交를 하며, 齒에 들어가 挾口를 하고, 環脣을 하며, 頰車(협거)[847]에 倚[848]를 하고, 上으로 耳前으로 하며, 客主人을 지나쳐 面上에 維[849]絡을 한다.
③ 그렇기 때문에, 얼굴의 病은 온전하게 胃에 屬한다.
④ 그 사이에 或은 風熱이 乘을 하게 되면 즉, 하여금 사람으로 얼굴이 붓게 하고, 或은 面鼻의 色이 紫를 하게하며, 或은 風刺와 癮疹으로 된다.
⑤ 或은 面熱을 하게하고, 或은 面寒을 하게하니 그 經證을 따라서 治療를 하여야 한다.

(1) 面熱

① 한 사람이 面熱의 疾患을 앓았는데, 脈이 洪大를 하고 有力을 하였다.
② 이것은 이에 陽明의 經이 多血多氣한 것이다.
③ 因하여 膏粱(고량)과 積熱로 이른 것이니, 먼저 調胃承氣湯을 七錢에 加 黃連 三錢, 犀角 一錢으로 疎[850]下를 두·세 차례를 하였다.
④ 다음으로 升麻黃連湯[851]으로 治療하였는데 나았다.

❶ 승마황련탕(升麻黃連湯)(➡方藥合編·中121, 東醫寶鑑 582)
活套 : ① 面이 熱한 것은 陽明經의 風熱이다. 面熱을 治療한다.

---

845) 肺臟風毒을 治療한다. 遍身의 瘡疥를 治療하고, 또한 癮疹의 瘙痒을 治療한다. 兼하여 面上의 粉刺와 風刺를 治療한다. 『東醫寶鑑』에서는 面上粉刺를 治療하는 것이 없다.
846) 1. 비단(緋緞), 견직물(絹織物) 2. 명주(明紬: 명주실로 무늬 없이 짠 피륙)
847) 穴자리를 말한다. 족양명위경(足陽明胃經)의 혈자리로 어금니를 꽉 깨물었을때 교근(咬筋) 융기처(隆起處) 13귀혈(鬼穴) 중 하나인 혈자리임.
848) 1. 의지하다(依支--) 2. 기대다 3. 치우치다 4. 기울다 5. 맡기다 6. 믿다.
849) 1. 벼리(그물 코를 꿴 굵은 줄・일이나 글의 뼈대가 되는 줄거리) 2. 바(밧줄)
850) 1.소통시키다. 2.분산하다. 성기게 하다. 흩어 놓다. 3.성글다. 사이가 멀다.
851) 升麻葛根湯의 變方이다.

❷ 조위승기탕(調胃承氣湯)(➡方藥合編·下8, 東醫寶鑑 1081, 醫學入門 1550·1830)

活套 : ① 傷寒의 裏證으로 大便이 硬을 하고 小便이 赤을 하며 譫語(섬어)·燥熱을 하는 것을 治療한다.

② 三承氣는 모름지기 三焦가 病이 받은 것을 나누어서 사용을 해야 한다.

③ 만약, 三焦가 傷한 경우에는 痞滿(비만)과 燥·實·堅이 모두 갖추어진 것이다.

ⓐ 이것은 大承氣를 사용한다.

ⓑ 大黃은 熱을 滌하고, 枳實을 實을 瀉하며, 厚朴은 痞를 消하고, 芒硝는 潤燥를 하고 軟堅(연견)을 한다.

④ 만약, 上焦(상초)가 傷한 경우에는 痞滿(비만)과 實이 있으나 燥堅은 없다.

ⓐ 이것은 小承氣湯을 사용한다.

ⓑ 厚朴은 痞를 消하고, 枳實은 滿을 瀉하며 大黃을 熱을 滌한다.

⑤ 만약, 中焦(중초)가 傷한 경우에는 痞滿(비만)이 없고 燥·實·堅이 있다.

ⓐ 이것은 調胃承氣湯을 사용한다.

ⓑ 大黃은 熱을 滌을 하고 芒硝는 潤燥를 하여 軟堅(연견)을 하며 甘草는 和中을 할 따름이다.

(2) 面寒

① 한명의 老尼[852]가 面寒을 앓았는데 감히 風을 當하여서 行을 하지 못하였다.[853]

② 여러 治療가 效果가 없었다.

③ 이 사람은 年高를 하고 平素에 茶果[854]를 먹어서 陽明의 氣가 上으로 榮華로울 수가 없기 때문이다.[855]

④ 먼저 附子理中湯으로 그 中氣를 溫하게 하고, 다음으로 升麻附子湯[856]으로 治療하였더니 나았다.

❶ 승마부자탕(升麻附子湯)(➡方藥合編·中122, 東醫寶鑑 582)

活套 : ① 面寒은 陽明經이 虛寒한 것이다. 面寒을 治療한다.

② 『東醫寶鑑』에서는 入門에 記載되어 있다고 하지만 『醫學入門』에는 升麻葛根湯의 加減만 記載되어 있다.

③ 升麻葛根湯은 이에 陽明經의 主藥이다.

ⓐ 加 黃連·犀角·白芷·川芎·荊芥·薄荷를 하여 面熱을 治療한다.

ⓑ 加 附子·白芷·黃芪·人蔘·草豆蔻·益智仁을 하여 面寒을 治療한다.

---

852) [명사] 늙은 여승.
853) 쉽게 말하면 찬바람을 쏘이지 못한다는 것이다.
854) 1.차와 과일. 2.다과.
855) 肉食을 하지 않은 것을 말한다.
856) 升麻葛根湯의 變方이다.

④ 面熱과 面寒은 대개 胃에 根本을 하기 때문이다.

⑤ 面寒을 治療한다.
ⓐ 面寒은 胃가 寒한 것이다.
ⓑ 附子理中湯도 역시 可하다.

❷ 부자이중탕(附子理中湯)(➡方藥合編·上9, 東醫寶鑑 1124, 醫學入門 3055)
活套 : ① 中寒證으로 口噤하고 몸이 强直되는 것을 治療한다.
② 一方에는 加 吳茱萸·肉桂·當歸·陳皮·厚朴을 하였다.
③ 理中湯과 建理湯의 等을 參照하여 보아야 한다.

(3) 面浮腫857)

① 陰虛面浮

❶ 위관전(胃關煎)(➡景岳全書 975·1220)
活套 : ① 脾腎이 虛寒하여 泄瀉(설사)를 하고 腹痛이 있으면서 冷痢를 하는 것을 治療한다.

❷ 팔미환(八味丸)(➡方藥合編·上40, 東醫寶鑑 408, 醫學入門 2800)
活套 : ① 命門火의 不足으로 因한 陽虛를 治療한다.
② 또한, 老年에 水火가 모두 虧損(휴손)이 되고, 腎氣가 虛乏을 하며 下元이 冷憊를 하고 腰痛이 있으며 脚軟을 하고 밤에 頻尿가 많으며 얼굴이 검고 입이 마르며 耳가 焦枯하는 것을 治療한다.

❸ 삼령백출산(蔘苓白朮散)(➡方藥合編·上25, 東醫寶鑑 1217, 醫學入門 3104)
活套 : ① 胃腸虛弱·食慾不振·全身倦怠·嘔吐下痢·胃部肥滿·心悸·崩漏·帶下·腸結核·慢性胃腸炎을 治療한다.
② 大病을 한 後에 調理脾胃를 한다.
③ 痞滿(비만)에는 去 薏苡仁을 하고, 加 陳皮·白荳蔲를 한다.
④ 下血의 날짜가 오래된 경우에는 加 地楡炒黑·荊芥炒黑·乾薑炒黑·烏梅를 한다.
⑤ 氣陷(기함)에는 加 升麻·防風을 한다.

❹ 귀비탕(歸脾湯)(➡方藥合編·上66, 東醫寶鑑 268, 醫學入門 163·3115)
活套 : ① 脾經에 血이 不足을 하여 잠을 자지 못하고 發熱이 있으며 盜汗(도한)이 있는 것을 治療한다.
② 或은 思慮로 脾를 傷하여 能히 攝血을 할 수가 없고 妄行을 하는 데에 이르게 한 것을 治療한다.
③ 或은 心脾가 傷을 하여 아프고 血虛로 發熱을 하는 것을 治療한다.
④ 或은 肢體가 痛證이 있고 日晡에 熱이 있으며 안으로 熱이 나는 것을 治療한다.
⑤ 或은 瘰癧이 流注를 하여 흩어지지도 않고 潰斂을 하지도 않는 것을 治療한다.
⑥ 憂思로 心脾를 勞傷을 하고 健忘·怔忡(정충)을 하는 것을 治療한다.

② 實熱面浮

857) 식사를 잘하지 못하는 경우에는 虛浮이고, 식사를 잘하는 경우에는 實浮이다.

❶ 백호탕(白虎湯)(➡方藥合編·下7, 東醫寶鑑 1066, 醫學入門 1550·1839·3048)

活套 : ① 熱性病·糖尿病·狂躁症·皮膚瘙痒症·冷症·丹毒·瘧疾·四肢倦怠·遺尿症·齒痛·火傷·黃疸·出血性 스피로헤타病을 治療한다.

② 陽明經病으로 汗多를 하고 煩渴(번갈)을 하며 脈이 洪大를 한 것을 治療한다.

③ 加 人蔘 一錢을 하면, 이름을 하기를 人蔘白虎湯이라고 한다.

④ 加 蒼朮 一錢을 하면, 이름을 하기를 蒼朮白虎湯이라고 한다.

❷ 대분청음(大分淸飮)(➡方藥合編·下81, 景岳全書 964·971)

方解 : ① 積熱로 因한 閉結을 治療한다.

② 小水[858]가 不利를 하고 黃疸(황달)과 尿血, 그리고 淋閉를 治療한다.

③ 疸에는 加 茵蔯을 한다.

④ 去 木通·車前子를 하고, 加 薏苡仁·厚朴을 한 것을 이름을 하기를 小分淸飮이라고 한다.

⑤ 濕熱(습열)이 滯하여 補를 받을 수가 없는 것을 治療한다.

③ 胃風

ⓐ 胃風은 얼굴이 붓는다.

㉠ 얼굴이 붓는 것을 風이라고 한다.

㉡ 처음 飮食을 먹고 나서 風凉이 乘을 하여 이른 것이다.

㉢ 그 證은 飮食이 不下를 하고 形은 瘦를 하는데, 腹은 大를 하고 惡風을 하며 頭에 땀이 많고 膈塞[859]을 하여 不通을 한다.

㉣ 脈은 右關이 弦을 하고 緩을 하는데, 浮한 것을 끼고 있다.

ⓑ 虛風은 痲木을 하고 牙關(아관)이 緊急을 하며 目內로 瞤動을 한다.

㉠ 胃中에 風이 있으면 홀로 얼굴이 붓는다.

㉡ 마땅히 升痲胃風湯으로 한다.

ⓒ 한 사람이 鼻額角痛을 앓는데 或은 痲痹로 不仁을 하고 脣口와 頰車(협거), 그리고 髮際가 牙와 連結이 되어 腫痛을 하며 입을 벌릴 수가 없었다.

㉠ 脣口와 頰車(협거)가 항상 마치 糊糊[860]을 한 것과 같고 손을 대면 즉 痛證이 있다.

㉡ 이것은 陽明의 經絡이 風熱의 毒氣를 받아서 그런 것이다.

㉢ 마땅히 犀角升痲湯[861]으로 한다.

---

858) 小便을 말한다.

859) 橫膈膜이 막히는 것을 말한다.

860) 풀칠을 하는 것과 같음.

861) 中風과 口眼喎斜도 같이 治療한다. 『東醫寶鑑』에서는 2가지 處方이 記載되어 있다. ①『東醫寶鑑』: 犀角 一錢半, 升痲 一錢二分半, 防風·羌活 各一錢, 川芎·白附子·白芷·黃芩 各七分半, 甘草 五分, 右剉, 作一貼, 水煎服, 食後. ②『東醫寶鑑』又方 : 犀角 一錢半, 升痲·羌活·防風 各一錢, 川芎·白附子·白芷·黃芩·甘草 各五分, 右剉, 作一貼, 水煎, 食後, 臨臥 各一服.

❶ 승마위풍탕(升麻胃風湯)(➡方藥合編·中123, 東醫寶鑑 584, 醫學入門 2586·3069)

活套 : ① 虛風으로 能食을 하고 痲木이 있으며 牙關(아관)이 緊搐을 하고 目內가 蠕[862]瞤[863](연순)을 하며 胃風으로 面腫하는 것을 治療한다.

❷ 서각승마탕(犀角升麻湯)(➡方藥合編·中9, 東醫寶鑑 584·1022, 醫學入門 3073)

活套 : ① 中風을 治療한다.

② 鼻額間痛과 脣口와 頰車(협거), 그리고 髮際(발제)가 모두 아프고 입을 벌릴 수가 없는 것을 治療하는데, 左側의 額과 頰의 위로 마치 풀을 붙인 것처럼 緊急을 하고 손을 대면 아픈 것을 治療한다.

③ 이것은 足陽明經에 風을 받아서 毒血이 凝滯(응체)가 되어서 그런 것이다.

④ 또한, 內外의 風熱로 因한 齒齦이 腫痛을 하는 것을 治療한다.

⑤ 血虛로 因한 火炎에는 加 熟地黃 四·五錢, 當歸 一錢을 한다.

⑥ 熱實에는 加 石膏를 한다.

⑦ 面腫 및 丹毒을 아울러서 可히 治療를 할 수가 있다.

❸ 소풍산(消風散)(➡方藥合編·中112, 東醫寶鑑 560·1516, 醫學入門 3067)

活套 : ① 諸風이 上攻을 하여 頭目이 昏眩(혼현)을 하고 鼻塞을 하며 耳鳴이 있고 皮膚가 痲痒을 하는 것을 治療한다.

② 또한, 婦人의 血風으로 頭皮가 腫痒(종양)하는 것을 治療한다.

③ 眼이 赤을 하고 腫痛을 하며 瞖를 發生을 하는 경우에는 合 四物湯을 하고, 대신 沙蔘을 넣으며, 加 杞·菊·靑葙子·木賊의 類를 한다.

④ 頭風에는 加 天麻·藁本을 한다.

⑤ 耳痛에는 加 蔓荊子·菖蒲·細辛을 한다.

⑥ 用法은 或은 末로 하여 매번 二錢을 茶淸으로 下를 한다.

❹ 형방패독산(荊防敗毒散)(➡方藥合編·中19, 東醫寶鑑 1439, 醫學入門 3021)

活套 : ① 瘟疫과 大頭瘟을 治療한다.

❺ 청위산(淸胃散)(➡方藥合編·下120, 東醫寶鑑 684, 醫學入門 3113)

活套 : ① 胃熱로 上下의 齒痛을 참을 수가 없고 頭腦까지 당기면서 滿面에 發熱이 있으며 그 痛證이 차가운 것을 좋아하고 뜨거운 것을 싫어하는 것을 治療한다.

② 약간 차갑게 하여 服用을 하는데 老人과 虛人은 服用을 할 수가 없다.

(4) 面戴陽[864]

① 傷寒에 少陰證으로 面戴陽인 경우에는 下가 虛하기 때문이다.

② 마땅히 通脈四逆湯에 加 蔥白 九莖으로 煎服(전복)을 한다.

③ 面이 赤色인 것은 陽氣가 表에서 怫鬱을 한 것이다.

---

862) 1. 꿈틀거리다 2. 벌레의 움직이는 모양

863) 1.눈꺼풀이 떨리다. 2.근육이 경련을 일으키다. 쥐가 나다.

864) 面戴陽症은 본래 傷寒에 記載되어야 한다. 지금은 面戴陽을 面의 條文에 記載를 하였지만, 『東醫寶鑑』에도 역시 傷寒에 또 다시 記載가 되어 있다.

④ 그렇기 때문에 蔥白으로 陽氣를 通하게 한다.

❶ 사역탕(四逆湯)(➡方藥合編·上8, 東醫寶鑑 1073, 醫學入門 1844·3054)

活套 : ① 急性吐瀉病·陰症感冒·急性慢性腸炎·下痢·吃逆·心臟衰弱을 治療한다.
② 三陰脈이 遲하고 身痛이 있는 경우에 아울러 사용을 한다.
③ 또한, 四肢의 逆冷을 治療한다.

(5) 風刺[865]

① 風刺·粉刺·皯黷·痤疿·酒皶·肺風瘡은 대개 面上의 病이다.
② 面에 熱毒·瘡癤·痄疿는 마땅히 柏連散·硫黃膏·白附子散·清上防風湯[866]으로 한다.
③ 面에 一切의 風刺와 粉刺, 그리고 雀卵·皯黷·黶子는 마땅히 玉容散·連翹散·紅玉散·玉容西施散·黃帝塗容金面方·玉容膏으로 한다.

❶ 옥용서시산(玉容西施散)(➡方藥合編·雜方, 東醫寶鑑 587)

方解 : ①『東醫寶鑑』에서는 玉容西施散으로 記載되어 있고『方藥合編』에서는 西施玉容散으로 記載되어 있다.
② 面上의 一切 酒刺와 風刺를 治療한다.

865) 얼굴에 여드름 같은 것이 돋는 피부병.
866) 가장 基本方이다. 다만, 臨床에서 竹瀝을 調服을 시키기가 어렵기 때문에 竹茹 一錢으로 하여도 無妨하다.

眼[867]

1. 眼

○ 눈병(眼病)은 모름지기 表·裏를 나누어야 한다.

(1) 外因

① 外因은 風이 腦戶로 들어가고 濕이 머리 위로 적셔주며 熱이 冷을 逼迫(핍박)[868]을 하여 睛中(정중)으로 들어 간 것이다.

② 或은 연기와 불에 오래 있은 것이다.

③ 或은 食後에 불을 향한 것이다.

④ 或은 醉한 다음에 落枕[869]을 하여 血이 滯를 하고 痰이 막힌 것이다.

⑤ 或은 모래와 먼지를 뒤집어 쓴 것이다.

⑥ 或은 찔리고 맞고 끓는 물과 불에 대인 것은, 대개 눈을 傷을 하는 標가 된다.

(2) 內因

① 內因은 다음과 같다.

② 五辛·炙煿·煎·酒·麵·濕熱·痰火로 因한 것이다.

③ 房室로 精을 損傷한 것이다.

④ 勞役으로 傷氣를 한 것이다.

⑤ 눈물·콧물·머리를 찔려서 피를 傷을 한 것이다.

⑥ 갑작스럽게 기쁘고 갑작스럽게 怒를 하며 갑작스럽게 놀라는 것이다.

⑦ 눈(眼)을 지극하게 하여 멀리 보고 밤에 책의 작은 글씨를 보며 鏤刻(루각)[870]을 한 것이다.

⑧ 도박이나 바둑으로 神을 傷을 하는 것은 대개 눈(眼)을 傷을 하는 本이다.

(3) 治法大要

---

867) 眼病은 危亦林의 『世醫得效方』에서 72種으로 分類한 이래로 너무 細密하게 分類를 하였다. 특히 臨床에서는 이런 다양한 疾患으로 來院을 하는 경우가 없지만, 眼科를 專門으로 하는 경우에는 꼭 차분히 공부를 해 보는 것이 좋다. 특히 眼耳鼻咽喉科의 경우에는 『萬病回春』에서 이론체계가 확립이 된 경우가 많기 때문에 가능하면 『萬病回春』을 꼭 읽어 보는 것이 좋다.

868) 핍박하다. 옥죄어 재촉하다.

869) 달리 실침(失枕) · 실경(失頸)이라고도 일컬음. 목이 아파서 잘 놀리지 못하는 증. 낙침은 잘 때 머리 위치가 편안치 못하였거나 풍한사(風寒邪)가 경락에 침입했을 때와 외상으로 생긴다.

870) ①금속(金屬)이나 나무에 글씨나 그림 등(等)을 아로새김 ②문장(文章)이나 말을 고치고 다듬음

① 처음 일어날 때에는 腑에 있고 表에 있으니, 마땅히 風을 없애고 熱을 흩어준다.

② 오래 되면 즉, 臟으로 들어가서 裏가 되니, 마땅히 養血을 하고 安神을 한다.

③ 그러나, 內因은 처음에 즉시 裏로 들어가고, 外因은 오래되어도 역시 表를 끼고 있는 것을 깨우쳐야 한다.

2. 五輪과 八廓[871]

① 五輪과 八廓은 역시 이런 理致이다.

ⓐ 表證은 三陽의 部分에 많이 屬하고, 裏證은 三陰의 部分에 많이 屬한다.

ⓑ 要知를 하건데, 肝으로 爲主를 하니, 表裏·虛實은 五行에 生剋의 理致에 지나지 않는다.

② 八廓은 반드시 크게 얽매일 것은 아니다.

③ 옛날에는 七十二證으로 設定하였는데, 지금은 안에 纂注(찬주)[872]를 하면서 다시금 重複을 하여 便覽[873]을 하지 않았다.

3. 五輪의 病

(1) 白睛과 烏珠

① 白睛[874]

○ 白睛은 肺에 屬하고 氣의 精이니 氣輪이라고 말한다.

ⓐ 氣證은 七情의 氣滯가 되면 즉, 血이 凝滯(응체)가 되어 紅膜이 엷은 것이 마치 우산 종이와 같아지고, 날이 오래되면 白膜으로 變하게 되는 경우에는 難治이다.

ⓑ 熱證은 白睛이 潤濕을 하고 浮를 하면서 붉으며 붓고 根이 많이 겹치는 경우이다.

㉠ 紅花翳가 發生을 하고 痛證이 있으며 껄끄러우며 눈물이 있고 해가 지날수록 烏珠가 碧[875]色으로 變을 하며 눈에 가득하게 마치 기름이 뭉친 것 같고 마치 실 같은 것이 赤色으로 가로질러서 간다.

㉡ 마땅히 四物湯에 去 川芎을 하고, 土當歸[876]로 바꾸며, 加 甘草를 한다.

---

871) 五輪은 그나마 五行으로 分類를 하여 臨床에 도움이 되지만, 八廓의 경우에는 단순하게 순서를 붙이기 위한 것이므로 크게 意味를 둘 것은 아니다.

872) 주석들을 모아서(纂) 정리하고 거기에 다시 주석을 다는 행위.

873) 보기에 편리(便利)하도록 간명(簡明)하게 만든 책(冊). 핸드북,

874) 白睛의 病은 風證·熱證·虛證으로 區分을 한다.

875) 1. 푸르다 2. 푸른빛 3. 푸른 옥(玉) 4. 푸른 물

876) ①땅두릅 ②멧두릅의 뿌리, 강청(羌靑), 토당귀(**土當歸**), 독활(獨活)이라고도 한다. 國産當歸라고 하는 경우가 있는데 李梴선생님은 중국 사람이라 國産當歸를 土當歸라고 하지 않았을 것이다.

ⓒ 虛證은 白睛의 上으로 枯槁[877]를 하고 氣가 沈을 하면서 濁하다.

② 烏珠[878]

○ 烏珠는 肝에 屬하고 筋의 精이니 風輪이라고 말한다.

ⓐ 風證은 兩瞼으로 들어가서 가운데로 자리 잡지를 못하여 마치 轆轤轉關[879]과 같은 경우에는 難治이다.

ⓑ 熱證은 눈에 붉은 해 무리 같은 것이 떠 있으면서 물이 나오는데, 重한 경우에는 烏珠가 홀연히 마치 鍼으로 찌르듯이 아프고 양쪽 눈이 緊急을 한다.

㉠ 或은 突出이 되는 것이 콩만 해서 마치 게의 눈과 같은 경우에는 點眼[880]을 忌한다.

㉡ 或은 翳膜(예막)이 생겨서 마치 旋螺殼의 끝처럼 돌기가 있다.

㉢ 或은 마치 톱니와 같이 주위로 翳膜(예막)이 생기고 마치 대추 꽃이 4~5개를 합한 것 같으며 赤色으로 刺痛이 있다.

㉣ 或은 翳膜(예막)이 생기는데 四邊이 다 白色이고 중간에 一點의 黃心이 있다.

㉤ 或은 翳膜(예막)이 發生을 하는 것이 마치 玉色과 같고 겉으로 나오면서 가득하게 되는데 아프지 않은 경우에는 鍼으로 긁는 것을 忌한다.

㉥ 或은 靑色의 翳膜(예막)이 생기는데 兩眥가 껄끄럽게 아프다.

㉦ 或은 翳膜(예막)이 마치 얼음 色처럼 緊實을 하고 주변에 보이는 것이 옆에서 瞳仁으로 侵犯을 하게 된다.

ⓒ 虛證

㉠ 가벼운 경우에는 마르고 누렇게 눈에 黑睛을 돌게 된다.

㉡ 重한 경우에는 烏珠上에 一點의 동그란 翳膜(예막)이 있는데 낮에 보이는 것이 약간 적고 陰處[881]에서 보이는 것은 약간 크다.

㉢ 或은 一點의 黑瞖가 마치 작은 콩과 같고, 疼痛이 있으면서 눈물이 나오는 경우에는 點眼을 忌한다.

---

877) ①초목(草木)이 말라 물기가 없음 ②야위어서 파리함

878) 烏珠의 病은 風證·熱證·虛證으로 크게 區分을 한다.

879) 달리 녹로자전(轆轤自轉)이라고도 일컬음. 외장(外障) 눈병의 하나. 눈알이 불수의적으로 운동하는 병증을 말한다. 간경(肝經)에 사열(邪熱)이 몰려 있는데다 다시 풍사(風邪)의 침입을 받았을 때 생긴다. 이 밖에 선천성으로 오거나 일부 귓병, 또는 뇌질환 때 생긴다. 눈알은 불수의적으로 왼쪽이나 오른쪽으로, 또는 위아래로 움직이고 다른 증상은 없다. 때로 열이 나고 머리가 아프며 이명(耳鳴)이 있고 어지러우며 메스껍고 토하기도 한다. **[네이버 지식백과]** 녹로전관 [轆轤轉關] (한의학대사전, 2001. 6. 15., 도서출판 정담)

880) ①눈에 안약을 떨어 뜨려 넣음 ②점정(點睛) ③점불정(點佛睛)

881) ① 전음(前陰) 부위. ② 어두운 곳, 그늘진 곳.

ⓓ 또한, 肝虛로 雀目이 있어서 낮에는 밝은데 밤에는 어두워지는 것은, 이에 稟賦(품부)를 받은 것이 血虛에 火가 있는 것이다.
㉠ 해(年)가 오래된 경우에는 눈이 멀게 된다.

ⓔ 黃風雀目의 경우에는 木이 衰하고 土가 盛한 것이다.
㉠ 종래에는 마땅히 變을 하여 누렇게 부어서 죽게 된다.
㉡ 마땅히 平胃散으로 土氣를 平을 하게하고, 四物湯으로 肝虛를 補를 하여야 한다.

ⓕ 오래도록 瞳子의 色이 마치 金과 같은 것은 不治이다.

ⓖ 不治證은 다음과 같다.
㉠ 翳膜(예막)의 上으로 가로지르는 것이 마치 劍脊(검척)[882]과 같고 下面은 微微하지만 깊게 薄을 하고 붉지도 않으며 아프지도 한다.
㉡ 或은 浮瞖가 마치 물이 빛나는 것처럼 白色인 것이 烏珠를 두르는데, 처음에 생길 때에는 外眥의 머리에서부터 烏珠上까지 이르게 되는데, 아프거나 가렵지 않고 血色이 서로 밀려들지 않는다.
㉢ 或은 翳膜(예막)이 마치 凝固(응고)된 기름과 같고 한편으로는 厚를 하고 한편으로는 薄을 하여 形體가 마치 이글어진 달과 같고 色光이 있어 缺點이 없는 것이다.
㉣ 或은 翳膜(예막)이 생긴 것이 여러 해(年)가 지나서 마치 銀비녀와 같은데 비녀가 烏珠로 들어간 것이다.
㉤ 或은 다른 病으로 因하여 翳膜(예막)이 發生을 하는데 처음에는 甚하게 微微를 하다가 나중에는 瞳子를 둘러서 모두 白色으로 되는 것이다.

(2) 內眥·外眥[883]

○ 心과 小腸은 內外의 눈가이다.
○ 안쪽 눈가는 心에 屬하고, 바깥쪽 눈가는 小腸에 屬한다.
○ 血의 精이니, 血輪이라고 말을 한다.

① 熱證
ⓐ 輕한 경우에는 赤脈이 눈가를 얽게 된다.
ⓑ 重한 경우에는 赤脈이 점점 눈동자를 侵犯을 하게 된다.

ⓒ 或은 눈가의 머리에 結聚를 하여 瘡이 發生을 하고 濃汁과 涎水가 流出이 되는데 睛에

---

882) 劍의 날등을 말한다.
883) 內外眥의 病은 熱證·氣證으로 區分을 한다.

붙어서 위·아래로 끈적이게 된다.
㉠ 이에 風熱이 눈꺼풀 사이에 留滯가 된 것이다.
㉡ 마땅히 白薇丸으로 한다.

② 氣證은 怒肉攀睛[884]이다.
ⓐ 或은 먼저 여러 해 동안 붉게 문드러지게 되니 肝熱이 上衝을 하기 때문이다.
ⓑ 或은 힘을 써서 勞動을 하여 肝氣를 傷을 하여 이루어진 것이다.

ⓒ 或은 아프고, 或은 가려우며, 양 눈가에 努肉이 나오게 된다.
㉠ 心氣가 불편하고 憂思가 그치지 않으면 마침내 눈동자에 달라붙게 된다.

ⓓ 或은 筋膜에서 일어나기도 한다.
㉠ 마땅히 大黃·黃芩·防風·薄荷를 等分을 하여 꿀에 넣어서 끓여서 服用을 한다.
㉡ 或은 定心丸으로 한다.

(3) 眼瞼[885]

○ 上下의 兩瞼은 脾와 胃이다.
○ 肉의 精으로 肉輪이라고 말한다.
○ 또한, 위에 눈꺼풀의 안쪽의 銳眥에서 足太陽이 聯系(연계)가 되어 脈이 일어난다.

① 風證
ⓐ 輕한 경우에는 눈꺼풀이 팽팽하고 緊急을 한다.
ⓑ 重한 경우에는 위·아래 눈꺼풀이 마치 붉은 것을 칠한 것과 같고 瘡이 發生을 한다.
ⓒ 오래되면 즉, 翳膜(예막)이 發生을 하니 이에 風熱이다.
ⓓ 或은 눈 거죽에 마치 阿膠와 같이 응어리가 지고, 붓는 것이 마치 桃李와 같으며, 때로 뜨거운 눈물이 나오는 것은 이에 風毒이다.
㉠ 마땅히 花草膏로 點眼을 한다.

ⓔ 또한, 爛弦風[886]은 가려움이 甚하고 양쪽 손등으로 문지르는데, 날(日)이 오래되면 양 눈꺼풀이 붉게 문드러지고 粘液이 붙어 있어 해(年)가 지나도 便安하지 않다.
㉠ 마땅히 三稜鍼[887]으로 눈자위의 밖을 刺鍼을 하여 濕熱(습열)을 瀉를 한다.
㉡ 안으로는 消風散을 桑白皮를 끓인 물에 타서 服用을 한다.

---

884) 이런 것들이 다 72種의 眼病이다. 病名을 解釋하지는 않는다.
885) 眼瞼의 病은 風證·熱證으로 區分을 한다.
886) 검현적란(瞼弦赤爛)의 다른 이름.
887) 침의(鍼醫)가 쓰는 세모진 침. 사열(瀉熱)·출혈(出血)·발설(發泄)·고질(痼疾) 등(等)에 쓰임.

ⓕ 또한, 倒睫拳毛[888]로 눈물이 涓涓하게 나오고 翳膜(예막)이 점차 發生을 하여 잠시 나왔다가 잠시 發生을 하고, 해(年)가 지나도록 편안하지 않으며 눈 거죽이 점차 急하게 되어 마치 鍼으로 찌르는 것 같은 痛證이 있고, 눈동자가 편안하지 않은 것은, 이에 脾가 風熱을 받은 것이다.

㉠ 마땅히 內熱을 去하고 火邪를 물리쳐서 눈 거죽이 느슨해지면, 즉 털이 나오고 翳膜(예막)이 물러나게 된다.

㉡ 外用의 手法은 눈꺼풀을 안에서 밖으로 向하게 뒤집어서 三稜鍼으로 橫刺[889]를 하고, 왼쪽 손으로 그 鍼鋒을 맞이하여 出血을 시킨다.

㉢ 그 다음에 다시 木鼈子[890]를 사용하여 찧어 문드러지게 하고, 綿으로 쌓아서 막대처럼 만들어서, 왼쪽에 病이 있으면 우측에 넣고, 우측에 病이 있으면 왼쪽의 콧속에 넣으면, 그 털이 스스로 나뉘게 된다.

㉣ 마땅히 瀉肝散으로 하고, 뒤에 五退散을 服用을 한다.

㉤ 또한, 위아래 눈꺼풀이 모두 뒤집어 나오거나, 或은 한쪽 눈꺼풀이 밖으로 나온 것은 이에 脾의 風熱이다.

② 熱證

ⓐ 輕한 경우에는 눈꺼풀이 紅赤을 하고 단단하며 눈이 쑤시고 눈물이 나오면서 빛을 싫어한다.

ⓑ 重한 경우에는 양 눈꺼풀의 上·下에 처음에는 마치 쌀알 같은 것이 일어나는데 或은 赤色이고, 或은 白色이며 疼痛과 堅硬이 甚하지 않으면, 이에 肝에 瘀血이 壅滯(옹체)가 된 것이다.

㉠ 마땅히 加味荊黃湯으로 한다.

ⓒ 또한, 눈꺼풀 안에 鷄冠蜆肉[891]이 發生을 하고, 或은 푸르고 或은 검어 가로 막아서 눈이 아프니, 이에 脾의 風熱이다.

㉠ 모름지기 뒤집어서 보아야 한다.

㉡ 觀音草[892]를 가시고 배일 사법고 微微하게 점점 毫釐(호리)[893]만큼을 긁어낸다.

---

888) 달리 권곡(卷曲) · 첩모도입(睫毛倒入) · 권모도첩(卷毛倒睫) · 권모도삽(卷毛倒揷)이라고도 일컬음. 외장(外障) 눈병의 하나. 속눈썹의 배열이 불규칙하며 그 일부가 흑정(黑睛 · 각막)에 닿는 것을 말한다. 풍열사(風熱邪)가 눈에 침입하거나 몸 안의 습열사(濕熱邪)가 눈에 작용하여 생긴다. 이 밖에 트라코마, 검현적란[瞼弦赤爛 · 안검연염(眼瞼緣炎)] 및 외상 등으로 흉터가 생겼을 때 온다. 속눈썹이 흑정을 자극하므로 눈이 깔깔하고 아프며 눈물이 나오고 눈부심이 있다. [네이버 지식백과] 도첩권모[倒睫拳毛] (한의학대사전, 2001, 도서출판 정담)

889) 달리 연피자(沿皮刺)라고도 일컬음. 침을 놓는 방법의 하나. 침을 가로 찌르는 방법이다.

890) 호로과의 여러해살이 덩굴식물 목별자 Momordica cochinchinensis 의 종자이며, 옹저(癰疽), 치질(痔疾), 풍습(風濕)으로 인한 사지마비(四肢痲痺), 근육이 땡기고 아픈데 쓰이는 약재임

891) 외장(外障)눈병의 하나로 눈꺼풀 안쪽 면에 종물(腫物)이 자라나는 병증임.

㉢ 出血이 있으면 金匙를 가지고 風毒을 治療하는 藥物을 눌러서 씻게 하는데 누르면 그치게 된다.
㉣ 긁은 이후에는 無時[894]로 장차 藥物을 點入을 하면 다시 붓지 않는다.

(4) 瞳孔[895]

○ 腎水는 一點의 검은 瞳孔이다.
○ 骨의 精으로 水輪이라고 말을 한다.

① 虛證은 瞳孔이 散大를 하고 보이는 물건이 정확하지 않다.
ⓐ 火가 盛하면 瞳孔이 타고 누렇다.
ⓑ 虛冷을 하면, 즉 瞳孔이 靑綠色인데, 약간 피곤하면 아프다.

② 熱證은 瞳孔이 안으로 용솟음치는 것 같다.
ⓐ 輕한 경우에는 마치 눈병을 앓지 않은 사람 같다.
㉠ 그러나, 약간 머리가 돌고 꽃이 보인다.
㉡ 或은 힘을 쓰면 도는 것에 더하여 昏蒙(혼몽)하게 된다.
㉢ 或은 머리가 돌면서 서로 당기고 瞳孔과 鼻膈이 다 아프며 때로 紅白色이나 或은 검은 색의 꽃이 일어나면서 吐逆을 한다.
ㄱ. 肝熱이면 즉, 먼저 왼쪽으로 한다.
ㄴ. 肺熱이면 즉, 먼저 우측으로 한다.
ㄷ. 肝·肺가 熱을 하면 즉, 左右가 같이 發病을 한다.

ⓑ 重을 하면 翳膜(예막)이 瞳孔에서 생기는데, 위로 마치 기름이 凝固된 색과 같고 깔끄러우면서 아프고 눈물이 없다.
㉠ 或은 滑瞖가 마치 水銀의 구슬과 같고, 약간의 黃色을 머금으며 瞳孔을 둘러서 가린다.
㉡ 或은 散翳는 形體가 마치 물고기 비늘의 點과 같다.
㉢ 或은 눈꺼풀 밑으로 쌀알 같은 것이 일어나면서 문드러지고 瞳孔이 痛證이 甚하며 또한, 白翳가 돌듯이 감는데 瞳孔에 點點한 것이 마치 白花鱗이 일어나는 것과 같은 것은 대개 肝·肺가 서로 風熱을 傳한 것이다.
㉣ 또한, 黑水의 上에 가로질러 깊게 靑色으로 瑕[896]盤이 있는데, 沈沈하게 깊게 들어가고 痛證이 甚한 것은 이에 腎臟(신장)의 風熱이다.

---

892) 용담과에 속하는 다년생 초본식물. 조선시대의 이두향명으로는 관음초(觀音草)라 하였으며, 『東醫寶鑑』에는 '과남풀'·'관음풀'로 기재되어 있다.
893) ①자 또는 저울 눈의 호(毫)와 이(釐) ②매우 적은 분량(分量)
894) 주로 '무시로', '무시에'로 쓰이어, '일정(一定)한 때가 아닌 아무 때'의 뜻.
895) 瞳孔의 病은 虛證·風證·熱證이다.
896) 1. 허물 2. 티(조그마한 흠) 3. 옥의 티(조그마한 흠) 4. 틈, 틈새 5. 멀다 6. 어찌

ⓜ 或은 血이 瞳孔으로 灌注(관주)가 되면서 翳膜(예막)이 없고, 그 痛證이 마치 찌르는 것 같은 것은, 이에 肝血이 돌아 갈 것이 없는 것이다. 마땅히 通血丸으로 한다.

ⓑ 또한, 瞳孔이 물건으로 얻어맞거나 놀라고 아파서 昏暗을 하는 것은 눈자위에 瘀血이 停留한 것이다. 마땅히 地黃膏를 붙인다. 다음으로는 決明散을 服用을 한다.

ⓢ 가령, 맞거나 찔려서 翳膜(예막)이 생긴 다음에 오랜 시간이 지난 다음에 다시금 물건에 맞아서 더욱 昏暗한 것이 甚하게 되는 경우에는 難治이니 經效散으로 救한다.

ⓞ 또한, 날아다니는 실과 모래와 먼지가 눈으로 들어가서 瞳孔이 不安하면, 단지 瞿麥을 末로 하여 거위침으로 반죽하여 붙인다. 或은 새 붓을 京墨[897]에 담가서 點眼을 한다.

ⓙ 또한, 湯泡火로 데어서 붓고 아픈 경우에는 冷藥으로 즉시 點眼을 하면 안 되고, 하루가 지나기를 기다려서 五行湯으로 따뜻하게 씻고, 또한 地黃膏를 붙인다.

③ 風證은 즉 瞳孔이 靑色이고, 或은 瞳孔이 눈가와 연달아서 머리가 다 가렵고 눈을 감을 수가 없다.

ⓐ 이에 膽이 風熱을 얻은 것으로 마땅히 防風一字散으로 한다.

④ 不治證은 다음과 같다.

ⓐ 瞳孔이 마르고 결함이 생기며 아프고 깔끄러우며 눈물이 없다.

ⓑ 或은 흰 것이 黑水의 아래에 貯藏(저장)이 되어 있는데, 해(太陽)를 向하여 細密하게 보면 바야흐로 보인다.

ⓒ 或은 양쪽 눈이 서로 傳을 하면서 쑤시고 아픈데, 낮에는 輕하고 밤에는 重하게 된다.

ⓓ 或은 內障에 五色이 서로 兼을 하는데 頭痛이 있고, 눈물이 없으며, 낮에도 마치 暗室에 앉아 있는 것 같다.

ⓔ 或은 腦頭風이 있는데 熱毒氣가 눈동자로 치고 들어가서 瞳孔을 牽引을 한다.

ⓕ 或은 微를 하고 或은 大를 하는데 보이지 않는다.

4. 八廓의 病

○ 八廓은 位置에 의하여 이름을 짓기 시작한 것이다.

① 乾은 天廓이 되어 位置는 兩邊에 白睛의 中間으로, 肺와 大腸에 屬한다.

② 坎은 水廓이 되어 瞳子에 位置하고, 腎에 屬한다.

③ 艮은 山廓이 되어 神光에 位置하고, 膽에 屬한다.

④ 震은 雷廓이 되어 白睛의 上에 位置하고 小眥로 向하니, 小腸에 屬한다.

⑤ 巽은 風廓이 되어 烏珠에 瞳人의 外에 位置하고, 肝에 屬한다.

---

897) 먹. 사심혈(瀉心血), 청폐(淸肺), 평간(平肝), 소종(消腫), 생기(生肌), 양혈(凉血), 지혈(止血), 청심경혈열(淸心經血熱)하는 효능이 있는 약재임

⑥ 離는 火廓이 되어 大小眥에 位置하고, 心과 命門에 屬한다.
⑦ 坤은 地廓이 되어 上下瞼에 位置하고, 脾·胃에 屬한다.
⑧ 兌는 澤廓이 되어 白睛의 아래에 位置하고 大眥로 向하니 膀胱(방광)에 屬한다.

5. 婦人과 小兒의 病

○ 婦人과 小兒가 크게 같을 따름이다.

(1) 婦人

① 婦人은 活血을 爲主로 하는데, 오직 姙娠婦는 麝香[898]으로 點眼을 하는 것을 忌한다.

(2) 小兒

① 小兒가 눈병(眼疾)을 앓을 때에는 胎毒 및 食毒으로 因한 것이 많다.
ⓐ 안으로는 敗毒散으로 服用을 한다.
ⓑ 밖으로는 解毒湯으로 씻는다.
ⓒ 절대 긁어내거나 鍼灸를 하면 안 된다.

② 小兒가 처음에 태어나서 胎風이 있어 양쪽 눈이 붉고 눈자위 주변으로 붉게 문드러지는 것이 三·四年 동안 낫지 않는 경우에는 마땅히 消風散을 桑白皮를 끓인 물로 먹는다.
③ 또한, 小兒通睛[899]은 동쪽을 보려고 하면 즉 서쪽을 본다.
④ 만약에 머리와 뇌를 흔들면 즉 눈동자가 바야흐로 구르는 것은, 이것은 肝에서 驚風을 받은 것이다. 마땅히 牛黃丸으로 한다.
⑤ 또한, 小兒의 眼胞에 斑瘡을 앓는 것은 熱氣가 上衝을 하여 눈동자로 들어간 것이니, 疼痛을 하고 눈물이 나오는데, 翳膜(예막)이 마치 銀片과 같고 붓고 깔끄러우며 뜨지를 못하는 것은 마땅히 柴胡散·神醫散으로 한다.
⑥ 또한, 小兒가 눈꺼풀의 中에 처음에는 麻仁과 같은 것이 發生을 하다가 눈이 점차 콩과 같아지고 눈꺼풀 내에 매달려 늘어지는 것이 있으니, 이에 風熱이 脾를 攻擊하는 것으로 마땅히 五退散으로 加減을 한다.
⑦ 또한, 小兒의 疳眼은 처음 일어날 때에는 깔끄럽고 가렵다가 오래되면 瘡이 있고 翳가 發生을 하여 붓고 아프니, 이에 肝風이 上衝을 한 것이다.

---

898) 麝香이 禁忌藥이기 때문이다.
899) 소아에서 한쪽 눈 또는 두 눈의 검은자위가 주 시점에서 한쪽으로 치우친 사시(斜視). 어릴 때 앓아서 경공(驚恐)을 감수하거나, 맹렬한 격진(擊振)을 받아서 일어남. 안쪽으로 기울 때가 많음. 보통 사시가 되는 눈은 시력이 나쁨. **[네이버 지식백과]** 소아통정 [小兒通睛] (한국전통지식포탈)

⑧ 或은 痢疾을 한 後에 虛熱이 上攻을 한 경우에는 點眼을 모두 忌하니, 마땅히 還睛散으로 한다.
⑨ 痘瘡眼은 痘疹에 詳細히 나와 있다.

⑩ 小兒의 不治證
ⓐ 胎中에서 風을 받아서 五臟이 不和를 하고 黃汁을 嘔吐를 하며 양쪽 눈이 靑盲으로 밝지 않다.
ⓑ 또한, 처음에 나서는 보는 것이 가깝고 눈동자를 돌리는 것이 快活[900]을 하지 않은 것은 四·五歲가 되면서 瞳人이 희게 結滯(결체)가 되고 昏蒙(혼몽)을 하면서 보지를 못한다.

6. 暴病

○ 갑작스럽게 붓고 아프고 깔끄럽고 가렵다.
○ 痛은 熱이고, 痒은 風이며, 澁은 毒이다.

(1) 原因

① 或은 飮食의 積熱이다.
② 或은 天行赤目으로 長幼[901]가 서로 비슷하다.
③ 或은 傷寒을 한 後에 餘熱로 血熱痃壅에 이르게 되면 즉, 눈이 갑작스럽게 붉어지고 붓는다.

(2) 治療

① 凉藥으로 사용해서는 안 되니, 因하여 內障이 이루어진다.
ⓐ 역시, 溫藥을 잘못 사용해서 熱을 돕는 것도 不可하다.
ⓑ 어둡고 깔끄러우며 눈곱이 많이 끼고 눈물이 나게 되어 努肉攀睛의 等證이 생긴다.
ⓒ 이것으로 外障이 發生을 한다.
ⓓ 決明散으로 主한다.

② 또한, 잠을 자다가 눈이 붉어지고 붓는 것을 느꼈는데, 조금 지난 후에 별일이 없는 경우에는 血이 다시 四肢에 흩어진 것이다. 地黃粥이 마땅하다.
③ 또한, 或은 책을 읽거나 바느질을 過度하게 한 다음에 아픈 경우에는 肝勞라고 이름을 하니, 단지 반드시 눈을 감고 調理를 하여야 한다.[902]

---

900) 마음씨나 성질(性質) 또는 행동(行動)이 씩씩하고 활발(活潑)함
901) 어른과 어린아이를 한데 아울러서 일컬음.

④ 또한, 惡祟에 的中이 되어 갑자기 아픈 것이 마치 鍼으로 찌르는 것 같고, 或은 마치 불로 굽는 것 같아 太陽穴까지 아프며, 아침에는 가벼운데 밤에 무거운 것은 마땅히 決明散으로 한다.

7. 瞖膜의 病

(1) 表證

○ 瞖膜(예막)이 있고 눈곱이 있으며 어두운 것은 모두가 表이다.
① 갑작스럽게 붉어진 다음에 熱이 肺經으로 흐르는데, 가벼우면 즉 朦朧(몽롱)을 할 따름이다. 약간 重을 하면 雲翳(운예)가 發生을 한다.
② 가령, 黃膜이 아래에서부터 생겨서 위로 검은 눈동자에 上衝을 하고 아프며 깔끄럽고 눈을 뜨기 어려운 것은, 이에 脾에서 風食毒을 받은 것이니, 可히 治療를 할 수가 있다.
③ 가령, 赤膜이 위에서부터 發生을 하여 아래로 검은 눈동자를 가려서 덮으면 垂簾(수렴)膜903)이라고 이름을 하니, 이에 客熱이 上衝을 한 것으로 難治이다.
④ 또한, 重하면 즉 瞖膜(예막)이 發生을 하는데 모양이 마치 珍珠(진주)와 같고, 부서진 쌀과 같아 紅色이 아래에서부터 위로 하는 것은 쉽게 治療가 된다.

⑤ 모양이 마치 梅花의 잎과 같아서 白綠(백록)904)이 위로부터 아래로 내려오는 경우에는 難治이다.
ⓐ 治法은 마땅히 瞖膜(예막)을 去한 다음에 以後에 淸熱을 한다.
ⓑ 만약에 먼저 熱을 去하면 즉, 瞖膜(예막)이 어렵게 없어진다.

⑥ 눈곱이 많고 눈물이 뜨거우면서 交流를 하여 양 눈꺼풀이 붉어지는 경우에는 肝熱이 甚한 것에 屬한다.
⑦ 或은 바람을 맞아 눈물이 나오는 것은 熱이 甚한 것으로 因하여 물로 化를 하여 制御905)를 하는 것이다.
⑧ 또한, 肺가 風寒을 받았는데 風冷을 만나면 즉, 눈물이 흐르는 것이 甚해지는 경우에는 白殭蠶散으로 한다.
⑨ 風淚가 그치지 아니하는 경우에는 食後에 當歸龍薈丸을 여러 알을 먹는다.

---

902) 눈을 감으면 血이 肝으로 들어가서 쉬게 되니, 肝이 回復이 되는 것이다.
903) 트라코마의 독소가 각막(角膜)을 침범(侵犯)하여 눈망울이 흐려지는 눈병
904) 흰빛을 띤 녹색(綠色)
905) ①통제(統制)하여 복종(服從)시킴

⑩ 눈이 어두워지는 것은 熱鬱이다.
ⓐ 甚하면 즉, 평상시의 대낮에도 보이지 않는다.
ⓑ 그렇기 때문에 傷寒病에 熱이 極을 하게 되면 즉, 눈이 멀어서 사람을 알아보지 못한다.

⑪ 눈이 약간 어두운 경우에는 가깝게 이르게 하면 흔들려서 물건을 구분하기 어렵다.
⑫ 或은 마치 垂簾(수렴)[906]을 隔[907]을 하고 보는 것 같다.
⑬ 或은 보이는 것에 마치 파리날개 같은 것이 있다.
⑭ 或은 검은 꽃이 보이는 것은 대개 눈의 玄府[908]가 閉密(폐밀)을 하여 榮衛(영위)·精神이 升降을 하지 못하게 하는 것에 이른 것이다.
⑮ 만약, 風疹[909]을 앓는 경우에는 반드시 눈이 어두워지는 것에 이르니, 그 風을 攻擊(공격)하면 즉 어두운 것이 스스로 없어진다.

⑯ 抑論(억론)을 하건데, 다음과 같이 정리를 할 수가 있다.
ⓐ 脾家가 毒을 받으면 즉, 눈에 흰자위가 역시 붓게 된다.
ⓑ 神이 勞를 하면 즉, 눈동자가 역시 아프다.
ⓒ 心이 熱을 하면 즉, 血이 瞳孔으로 들어가게 된다.
ⓓ 傷風을 하면 즉, 눈물이 역시 나오게 된다.
ⓔ 虛煩을 하면 즉, 눈이 역시 어두워진다.
ⓕ 勞力을 하면 즉, 눈자위가 역시 붉어진다.
ⓖ 瘡이 發生을 하는 것은, 이에 風熱이 肺를 侵犯한 것이다.
ⓗ 黃色은 이에 脾가 酒傷을 當한 것이니 가장 활발하게 變을 한다.

(2) 裏證

○ 裏가 虛하면 昏昧[910]를 하는데 밝은 것을 가장 싫어한다.
① 上虛는 肝虛에 屬하는데 반드시 頭暈·目眩·耳聾이 있다.
② 下虛는 腎虛에 屬하는데 반드시 眼火·睛痛·耳鳴이 있다.
③ 어둡고 꽃이 피는 것은 氣에 傷한 것이다.

---

906) ①발을 늘임. 또는 늘인 발 ②수렴청정(垂簾聽政)
907) 1. 사이가 뜨다, 사이를 떼다 2. 막다, 막히다 3. 가리다, 숨기다 4. 멀리하다,
908) 달리 원부(元府)라고도 일컬음. 땀구멍을 말한다. 지금은 그냥 玄妙한 府로 解釋을 해도 無妨하다.
909) 풍진은 풍진 바이러스에 의한 감염으로 발생하며 귀 뒤, 목 뒤의 림프절 비대와 통증으로 시작되고 이어 얼굴과 몸에 발진(연분홍색의 홍반성 구진)이 나타난다. 발진이 있는 동안 미열이 동반되며 전염력이 높은 감염성 질환이다. 2군 법정 전염병으로 지정되어 있으며 환자 및 의사는 해당 보건소에 즉시 신고해야 한다. 임신 초기에 임부가 감염되면 태아에게 선천성 풍진 증후군이 나타나 눈, 귀, 심장, 신경계의 이상을 일으킬 수 있다. **[네이버 지식백과]** 풍진 [rubella] (서울대학교병원 의학정보, 서울대학교병원)
910) 어둡고 어리석어서 아무 것도 모름

④ 昏暗[911)]한 것은 血에 傷한 것이다.

⑤ 熱證도 역시 밝은 것을 싫어하고 해(日)를 무서워한다.

⑥ 단지, 內虛는 온전히 陽光[912)]을 감히 가까이 할 수가 없다.

8. 內障의 病

○ 內障은 黑花가 피고 瞳孔이 커지고 아득해 진다.

① 內障은 昏蒙(혼몽)하게 되는데, 밖에는 瞖膜(예막)이 없다.

② 因하여 腦脂(뇌지)가 아래로 凝固(응고)가 된 것이고, 눈 검은 동자가 白色으로 變을 한다.

③ 或은 마치 金色과 같다.

④ 或은 菉豆色과 같다.

⑤ 或은 구름이나 연기 같다.

⑥ 或은 五色이 보이니 外障에 비하여 더욱 어렵다.

⑦ 가령, 腦脂가 凝結되어 瞳孔이 도리어 뒤집어 진 경우에는 不治이다.

⑧ 검은 꽃이 피는 경우에는 腎虛이다.

⑨ 五色花는 腎虛로 客熱한 것이다.

⑩ 青色花는 膽虛(담허)이다.

⑪ 紅色花는 火盛이다.

⑫ 散杳[913)]라는 것은 瞳孔이 散大하게 되어 물건이 보이는 것이 아득하고 어둡다는 것이다.

9. 遠視와 近視[914)]

① 近視는 陰虛이고, 遠視는 陽虛이다.

② 能히 가까운 것을 보는데 먼 것을 볼 수 없는 경우와 하나를 보고 두 개로 보이는 것은 肝腎虛이다.

ⓐ 마땅히 腎氣丸·地芝丸으로 한다.

ⓑ 或은 降火를 하는 藥을 加한다.

---

911) 캄캄하게 어두움. 어리석고 못나서 일에 어두움.

912) ① 봄날의 따뜻한 햇볕

913) 눈동자가 크게 확대되고[散大] 사물이 어둡게 보이는 것[杳冥]이다.

914) 『醫學入門』과 『萬病回春』이 近視와 遠視에 대해서 반대로 說明을 하고 있다. 지금은 『醫學入門』의 法이다. 『東醫寶鑑』은 『萬病回春』의 法을 따랐다.

③ 能히 먼 것을 보는데 가까운 것을 볼 수 없는 경우에는 心虛에 屬하니 定心丸으로 한다.

10. 眼病의 其他 疾患

① 눈물이 차갑고 눈동자가 쑤시고 아득하게 보이는 경우가 많다.
② 肝虛로 客熱이 있는 경우가 있다.
③ 迎風冷淚[915]가 있는 경우에는 歸癸湯·古木賊散으로 한다.

④ 눈동자가 쑤시는데
ⓐ 火가 있는 경우에는 滋腎丸으로 한다.
ⓑ 火가 없는 경우에는 杞苓丸으로 한다.

11. 眼病의 內因과 外因

(1) 外感

① 外因은 風·熱·濕[916]에 痰을 낀 것이다.

② 風이면 즉, 눈꺼풀이 하얗고 양쪽 눈이 拘急을 하며 牽引을 하면서 喎斜(와사)가 있고 가려우면서 푸른 눈물이 나온다.
ⓐ 肝風毒이면 菊花散으로 한다.
ⓑ 腎風毒이면 白蒺藜散·明目流氣飮·拔雲散·白殭蠶散·防風一字散·犀角飮을 選擇을 하여 사용한다.

③ 熱이면 즉, 烏珠가 돌출이 되고 眼胞가 단단하며 붓고 붉어지며 刺痛이 있으니 洗肝散·洗心散·還睛散·通肝散·瀉肝散·決明散·羚羊角散·蔓荊散·加味荊黃散·瀉青丸·凉膽丸·墮翳丸을 選擇해서 사용을 한다.
④ 濕은 즉, 먹는 것이 줄고 몸이 권태로우며 地氣가 冒明을 할 때에 마치 雲霧가 해를 가린 것 같고, 或은 홀연히 보이지 않으며, 或은 약간 보이지만 밝지 않는 경우에는 鹽朮散·單蒼朮膏으로 한다.

---

915) 간(肝)과 신(腎)이 둘 다 허(虛)하여 바람을 맞으면 혈(血)과 정(精)이 이지러져 소모되므로 차가운 눈물을 자주 흘리는 병증임
916) 일반적으로 寒은 바로 眼病을 誘發하지는 않는다.

⑤ 濕熱(습열)이 甚한 경우에는 神芎丸으로 한다.

⑥ 갑작스럽게 추우면 즉, 눈이 감기고 밝지 않은 것은 대개 熱로 그런 것이다.
ⓐ 人蔘敗毒散으로 한다.
ⓑ 쑤시는 경우에는 升麻葛根湯으로 한다.

⑦ 眼科를 歷代로 考察해 보니, 寒은 없고 虛가 있으니, 어찌 寒으로 血이 凝滯(응체)가 되면 上攻을 하지 못하겠는가?
ⓐ 痰을 낀 경우에는 즉, 痛證이 甚하니 小省風湯·南星丸으로 한다.

(2) 內傷

① 內傷은 氣血과 精神이 少한 것이다.

② 七情
ⓐ 內傷의 七情으로 氣가 壅滯(옹체)되면 朦朧(몽롱)하게 된다.
㉠ 眼胞가 붓고 軟을 하며 酸澁을 하고 약간 赤色을 하는 경우에는 木香流氣飮에 加 川芎·蒺藜를 한다.

ⓑ 風과 氣가 서로 얽혀서 가렵고 깔끄러우며 混濁을 하고 눈물이 많은 경우에는 羌活石膏散으로 한다.
ⓒ 過度하게 생각을 하고 勞神한 것으로 因한 것은 大志丸·育神夜光丸으로 한다.
ⓓ 놀라고 두려운 것으로 因한 경우에는 定心丸으로 한다.
ⓔ 怒로 因한 경우에는 當歸龍薈丸으로 한다.

③ 飮食勞倦
ⓐ 內傷의 飮食·勞倦으로 胃氣가 損傷이 되어 下陷(하함)을 하고 火가 盛을 하여 血脈이 沸騰(비등)[917]을 하는 경우에는 益氣聰明湯·磁砂丸·還睛丸으로 한다.
ⓑ 氣弱이 甚한 경우에는 單人蔘膏·補中益氣湯으로 한다.
ⓒ 가령, 脾胃熱에 兼해서 宿食이 있는 경우에는 秦艽·大黃을 末로 하여 砂糖에 타서 服用을 하고 약간 利를 하게 한다.
ⓓ 脾胃가 濕으로 傷하여 內·外障이 있는 경우에는 椒目散·鹽朮散으로 한다.
ⓔ 熱酒에 傷하여 胃氣가 汚濁을 하고 血이 죽어서 눈이 먼 경우에는 蘇木煎湯에 人蔘末을 調服을 한다.
ⓕ 코와 連結을 하여 手掌이 紫黑色인 경우에는 四物湯에 加 桃仁·紅花·蘇木을 한 煎湯에 人

917) ①액체(液體)가 끓어 오름 ②물 끓듯 떠들썩하여짐.

蔘末을 타서 服用을 한다.

④ 房勞

ⓐ 內傷의 色慾으로 腎氣가 虛한 경우에는 補腎丸으로 한다.

⑤ 虛證

ⓐ 腎精이 虛한 경우에는 益陰腎氣丸으로 한다.
ⓑ 肝血虛인 경우에는 養肝丸·生熟地黃丸으로 한다.
ⓒ 肝腎이 虛한 경우에는 駐景丸으로 한다.

⑥ 結論

ⓐ 五臟·六腑의 精華(정화)가 대개 脾에서 禀賦(품부)를 받아서 눈으로 注入이 된다.
㉠ 그렇기 때문에 脾胃를 調理하면 즉, 氣가 上升을 하고 神이 맑아진다.

ⓑ 또한, 肝의 系는 모두 눈에서 總括(총괄)를 하여 光彩(광채)를 비추지만, 실제로는 腎精과 心神이 主하는 것이다.
㉠ 그렇기 때문에 精氣를 補하고 安神을 하는 것이 이에 눈의 根本을 治療하는 것이다.

(3) 外感挾內傷

① 風熱에 虛를 兼한 것도 역시 있다.
ⓐ 熱이 오래되고 다시 風冷으로 乘한 바가 되면 즉, 眼中이 붉지 않으나 膨膨(팽팽)하고 붉으며 또한, 문드러진다.
ⓑ 만약, 風과 熱이 아우르면 즉, 內·外가 浮하게 붉으면서 가려운 것이 甚하다.

② 表證

ⓐ 대개 表病에 肥人은 風熱이 많다. 防風·黃芩으로 火를 瀉하는 것을 君으로 한다.
㉠ 黃連·當歸로 養血을 하는 것을 臣으로 한다.
㉡ 柴胡·升麻·白芷로 消腫·止痛을 하는 것을 使로 한다.
㉢ 白睛이 紅한 경우에는 加 白荳蔲를 조금 한다.

ⓑ 瘦人은 血虛이니, 마땅히 四物龍膽湯으로 한다.
㉠ 或은 加 羌活·蔓荊子·荊芥·玄蔘·梔子·菊花로 佐를 한다.

③ 裏證

ⓐ 裏證은 肥人은 風虛가 많으니 防風一字散·四生散·補肝散·還睛丸으로 한다.

ⓑ 瘦人은 血虛에 風을 낀 경우에는 通血丸·明目地黃丸·滋陰地黃丸·熟地黃丸으로 한다.

④ 通用으로는 養肝丸으로 한다.
⑤ 오래도록 甚한 경우에는 退翳丸·活命羊肝丸으로 한다.

12. 眼病의 病機

○ 古人은 단지 火의 一字를 消를 한다고 하였다.
○ 눈은 虛·實에 지나지 않을 따름이다.

(1) 五臟의 火

① 白輪이 赤色으로 變하는 것은, 火가 肺를 乘한 것이다.
② 肉輪이 붉게 붓는 것은, 火가 脾를 乘한 것이다.
③ 黑珠에 五色의 花翳가 생기는 것은, 腎의 虛火인 것이다.
④ 神光의 푸르고 검은 눈동자에 翳膜(예막)이 덮히는 것은, 肝의 虛火이다.
⑤ 赤脈의 瘀血이 눈을 뚫고 깔끄럽고 아픈 것은, 心火가 스스로 甚한 것이다.

(2) 老少의 차이

① 그렇기 때문에 童子는 水가 위에 있으니 보는 것이 明了[918]를 하고, 老人은 火가 위에 있으니 보이는 것이 昏冒(혼모)를 한다.

(3) 實火·虛火의 差異

① 實火는 氣가 有餘(유여)하니 마땅히 앞의 風熱藥의 中에 加 枳殼·杏仁으로 破氣를 한다.
② 虛火로 血이 不足하면 마땅히 앞의 養陰을 하는 藥의 中에 加 知母·黃柏으로 降火를 한다. 黑睛에 翳膜(예막)이 있는 경우에는 倍로 한다.
③ 대개 有餘(유여)의 火를 흩어버리는 것이 破氣에 있는 것이고, 不足의 火를 내리는 것이 養陰에 있는 것이다.

(4) 水火의 差異

① 陽衰火少
ⓐ 陽이 衰하고 火가 少하면 문득 마땅히 溫하게 하여야 한다.

---

918) 1.분명하다. 명백하다. 명료하다. 2.분명하게 알다. 명백히 이해하다.

ⓑ 或은 勞欲이 過度를 하고, 或은 凉藥을 過多하게 사용을 하여 渾身의 手足이 痲木에 이르며 九竅가 不利를 하고 양쪽 눈이 緊急을 하며 靑白의 瞖膜(예막)이 大眥에 보이고 물건을 보는 것이 無力한 경우에는 마땅히 補陽湯·黃芪湯으로 한다. 或은 加 黃柏을 한다.
ⓒ 或은 菊睛丸으로 한다.

② 壯水之源 以制陽光
ⓐ 經에 이르기를, 水의 源을 壯하게 하여 陽光을 鎭壓(진압)을 하라고 하였으니, 滋陰이 이것이다.
ⓑ 火의 主를 壯을 하게하여 陰翳[919]를 消滅을 하라는 것은 養陽이 이것이다.
ⓒ 사람들이 陰陽을 나누지 않고, 오로지 龍腦와 같이 辛香한 石藥을 바르거나, 點眼을 하니, 辛散으로 陰을 損傷시키는 것을 알지 못하는 것이다. 슬프도다!

13. 眼病의 外治

○ 外治로 點眼을 하고 씻는 것도 손의 奧妙(오묘)한 것이 必要하다.

(1) 點眼

① 갑작스럽게 붉게 붓고, 血이 壅滯(옹체)가 되어 氣가 凝滯(응체)된 경우에는, 한 때에 연달아서 三·五次를 點眼을 하는 것도 역시 可하다.

(2) 洗眼

① 가령, 氣血이 조금 虛한 경우에는 마땅히 服藥을 하여 그 根源을 막은 다음에 藥物로 씻어야 한다.
② 雲膜이 생긴 경우에야 바야흐로 點眼이 可能하다.
③ 만약, 瞖膜(예막)이 없는 경우에는 오래 된 경우라도 단지 可히 씻어만 주면 可하다.
④ 도리어 지나치게 차가운 藥을 服用을 하고 차갑게 씻는 것을 忌를 한다.
⑤ 血이 冷하게 되면 눈이 물로 變하게 된다.

(3) 鍼刀

① 鍼刀로 火烙[920]을 하는 경우에는 옛사람은 사용을 忌하였다.

---

919) 하늘에 구름이 덮여 어두움
920) 심리를 받는 죄수들에게 가해진 고문의 하나. 불에 달군 쇠로 살을 지지던 고문으로 난장(亂杖)·주리[周牢]·압슬(壓膝) 등과 함께 혹독한 고문에 해당하였음. [참고어]낙형(烙刑). 지금은 불로 지지는 것을 말한다.

② 오직, 太陽經의 熱로 偸鍼(투침)[921]이나 뾰루지가 생긴 경우에야 可히 刺絡을 하여 血을 뺀다.
③ 가령, 翳膜(예막)을 문드러지게 하려고 茜草根을 炒炭을 하여 燈心草로 찍어서 點眼을 하였는데, 잠시 지나서 갑작스럽게 크게 아픈 경우에는 白節草[922]로 긁어 버려야 한다.
④ 가령, 기타에 金針으로 瞳人을 돌려 빼는 것과 같은 방법은 따로 一家에서 傳授가 되는 것이다.

14. 眼病의 『東醫寶鑑』 治法

(1) 內障[923]

① 內障은 肝의 病이다.
② 內障이란 睛의 裏에 昏暗한 것이 있어 앓지 않는 눈과 더불어 서로 비슷하지만, 오직 瞳仁의 안으로 隱隱한 靑白이 있는 것이다.
③ 隱隱한 靑白이 없는 경우도 역시 있다.
④ 內障에는 圓瞖·氷瞖·滑瞖·澁瞖·散瞖·橫開瞖·浮瞖·沈瞖·偃月瞖·棗花瞖·黃心瞖·黑花瞖·胎患·五風變·腦頭風·驚振·綠風·烏風·黑風·靑風·肝虛雀目·高風雀目·肝虛目暗으로 共히 二十三種이다.
⑤ 色慾으로 損傷이 되어 腎精이 虛한 경우에는 마땅히 益陰腎氣丸으로 한다.
⑥ 肝血이 虛한 경우에는 羊肝丸·生熟地黃丸으로 한다.
⑦ 肝과 腎이 모두 虛한 경우에는 마땅히 駐景元·加減駐景元·明目壯水丸으로 한다.
⑧ 血이 不足하고 神이 疲勞를 하며 腎이 虛한 경우에는 마땅히 滋陰地黃丸·滋腎明目湯으로 한다.
⑨ 內障은 마땅히 補肝散·退翳丸·羊肝元·本事方羊肝元·補腎丸·杞苓丸·五退散·密蒙花散·冲和養胃湯·當歸湯·還睛丸·撥雲退瞖還睛丸으로 한다.

❶ 보중익기탕(補中益氣湯)(➡方藥合編·上22, 東醫寶鑑 1201, 醫學入門 162·1870·1881·2729·3057)
活套 : ① 疲勞狀態·肺結核·肋膜炎·腹膜炎·夏瘦·痔疾·脫肛·感氣·말라리아狀熱·胃下垂·子宮下垂·盜汗·自汗을 治療한다.
② 勞役이 太甚을 하거나, 或은 飮食이 失節을 하여 身熱을 하고 自汗을 하는 것을 治療한다.

❷ 십전대보탕(十全大補湯)(➡方藥合編·上33, 東醫寶鑑 1237, 醫學入門 161·3122)
活套 : ① 體力補强·營養補給·貧血衰弱·精力減退·視力減退·失血·産後·手術後·肺結核·카리에스·痔瘻·瘰癧·白血

---

921) 다래끼. 속눈썹의 뿌리에 균이 들어가 눈시울이 발갛게 붓고 곪아서 생기는 작은 부스럼
922) 基源이 不明이다.
923) 『方藥合編』에서는 內障의 疾患을 內傷의 虛證으로 보아서 補中益氣湯·十全大補湯으로 治療를 하였다.

病·脫肛·精神衰弱·遺精·全身衰弱·結核性關節炎·淋巴腺炎·骨結核症·關節炎·佝僂病·倦怠感·氣血虛·多汗症·瘧疾·不姙症·産後脚氣·腎結核·心臟瓣膜症·顔色異常·眼昏·月經異常·胃 및 十二指腸潰瘍·耳鳴·脊髓炎·骨髓炎·齒槽膿漏·脫疽·胞狀鬼胎·肛門周圍炎을 治療한다.
② 一切의 虛損에 대개 可히 證狀을 따라서 加減을 한다.

(2) 外障

① 外障은 肺의 病이다.
② 睛의 外에 있어 睛을 가리는 것이다.
③ 外障에는 肝臟積熱·混睛·怒肉攀睛·兩瞼粘睛·膜入水輪·釘瞖根深·黑翳如珠·花翳白陷·水瑕深翳·玉翳浮滿·順逆生瞖·鷄冠蜆肉·瞼生風粟·胞肉膠凝·漏睛膿出·蟹睛疼痛·突起睛高·風起喎偏·倒睫拳毛·風牽瞼出·神崇疼痛·旋螺尖起·鶻眼凝睛·轆轤轉關·被物撞打·撞刺生翳·血灌瞳仁·眯目飛塵飛絲·天行赤目·暴赤眼後生瞖·胎風赤爛·風赤瘡疾·衝風淚出·暴風客熱·瞼硬睛痛·痛如鍼刺·痒極難任·瞳仁乾缺·黃膜上衝·赤膜下垂·小眥赤脈·偸鍼·小兒通睛·小兒胎中生贅·小兒靑盲이 있다.

④ 무릇, 赤脈瞖가 처음에 위로부터 아래로 하는 것은 太陽에 屬하고 表를 主한다.
반드시 眉稜骨痛이 있다.
ⓐ 或은 腦項痛이 있고, 或은 半邊의 頭腫痛이 있다.
ⓑ 治法은 마땅히 溫을 하게하고 散을 하게 한다.
ⓒ 溫을 하는 것은 즉, 臘茶飮으로 한다.
ⓓ 發[924]을 하는 것은 즉, 夏枯草散·選奇湯의 類로 한다.

⑤ 赤脈瞖가 처음에 아래로부터 위로 하고, 或은 內眥로부터 外로 出하는 것은 대개 陽明에 屬하고 裏를 主한다.
ⓐ 그렇기 때문에 그 證이 熱이 많다.
ⓑ 或은 便이 實하다.
ⓒ 治法은 마땅히 下를 하고 寒을 하게 한다.
ⓓ 下를 하는 것은 즉, 明目流氣飮·全氏瀉靑丸·局方溫白元에 加 黃連·黃柏의 類로 하는데, 여러 번 使用을 하여 여러 번 效果가 있었다.
ⓔ 寒을 하게 하면 즉, 一味黃連·羊肝元의 類로 한다.

⑥ 赤脈瞖가 처음에 外眥로부터 안으로 들어오는 것은 少陽이 되고, 半表半裏를 主한다.
ⓐ 治法은 마땅히 和解를 한다.
ⓑ 神仙退翳丸의 類로 한다.

924) 發散을 말한다.

❶ 사청환(瀉青丸)(➡方藥合編·下106, 東醫寶鑑 385·1714, 醫學入門 152·2719)

活套 : ① 小兒의 青便을 治療한다.

② 肝實을 治療한다.

③ 痘毒과 驚搐(경휵)을 治療한다.

④ 心肝의 熱을 瀉하여 肝風이 스스로 없어지게 하는 경우에는 瀉青丸으로 하고, 小便을 이롭게 하여 熱이 炎上하지 않게 하는 경우에는 導赤散으로 한다.

⑤ 痘疹의 後에 餘毒이 있어서 눈으로 들어가 翳膜(예막)이 생기는 경우에 크게 效果가 있다.

⑥ 매번, 一·二丸을 竹葉煎湯으로 化를 하여 砂糖으로 調服을 한다.

❷ 사물용담탕(四物龍膽湯)(➡方藥合編·下109, 東醫寶鑑 613)

活套 : ① 目赤으로 腫痛하는 것과 갑작스럽게 雲翳(운예)가 發生하는 것을 治療한다.

② 或은 加 草決明·石決明·目赤·青箱子·甘菊·黃連의 類를 한다.

❸ 석결명산(石決明散)(➡方藥合編·下107, 東醫寶鑑 612·631, 醫學入門 2590)

活套 : ① 肝熱을 治療한다. 眼이 赤腫을 하고 生瞖를 하는 것을 治療한다.

② 或은 脾熱로 瞼內에 鷄冠蜆肉이 되고 蟹睛疼痛이 되며, 或은 旋螺尖起가 되는 것을 治療한다.

❹ 소풍산(消風散)(➡方藥合編·中112, 東醫寶鑑 560·1516, 醫學入門 3067)

活套 : ① 諸風이 上攻을 하여 頭目이 昏眩(혼현)을 하고 鼻塞을 하며 耳鳴이 있고 皮膚가 痲痒을 하는 것을 治療한다.

② 또한, 婦人의 血風으로 頭皮가 腫痒(종양)을 하는 것을 治療한다.

③ 眼이 赤을 하고 腫痛을 하며 生瞖를 하는 경우에는 合 四物湯을 하고, 대신 沙蔘을 넣으며, 加 杞·菊·青箱子·木賊의 類를 한다.

④ 頭風에는 加 天麻·藁本을 한다.

⑤ 用法은 或은 末로 하여 每 二錢을 茶清으로 下를 한다.

❺ 세간명목탕(洗肝明目湯)(➡方藥合編·下108, 東醫寶鑑 612)

活套 : ① 一切의 風熱로 眼目이 赤腫으로 疼痛을 하는 것을 治療한다.

② 과연, 肝臟의 風熱로 脈이 數實을 한 然後에야 使用을 한다.

③ 虛한 경우에는 대개 사용을 하는 것이 不可하다.

❻ 백강잠산(白殭蠶散)925)(➡方藥合編·下110, 東醫寶鑑 616, 醫學入門 2588)

活套 : ① 肺虛로 風冷을 만나서 눈물이 나는데 겨울에 더욱 甚한 것을 治療한다.

② 或은 갑작스럽게 風熱로 傷하여 白睛이 黑珠를 덮고 眼瞼이 부으며 아프고 가려운 것을 治療한다.

③ 肺虛로 風을 만나서 冷淚가 나오는 것을 治療한다.

(3) 眼疼

① 眼疼은 두 가지가 있다.

ⓐ 하나는 이르기를, 目眥와 白眼이 疼한 것이다.

---

925) 白殭蠶 또는 白僵蠶이라고 한다.

㉠ 目眥와 白眼은 陽에 屬한다.
㉡ 그렇기 때문에 晝가 되면 疼이 甚하다.
㉢ 苦寒한 藥을 點眼을 하면 즉 效果가 있다.
㉣ 經에 이른바, 白眼과 赤脈은 陽에 法을 한다고 하였기 때문이다.

ⓑ 둘은 이르기를, 目珠와 黑眼이 疼한 것이다.
㉠ 目珠와 黑眼의 疼은 陰에 屬한다.
㉡ 그렇기 때문에 夜가 되면 疼이 甚하다.
㉢ 苦寒한 藥으로 點眼을 하면 도리어 極烈하게 된다.
㉣ 經에 이른바, 瞳子와 黑眼은 陰에 法을 한다고 하였기 때문이다.

② 한 사람이 目珠가 疼하는데 眉稜(미릉)과 額角(액각)이 連結이 되면서 대개 痛하였다.
ⓐ 夜가 되면 즉 甚하였는데, 苦寒한 藥으로 點眼을 하였으나 즉 도리어 甚하게 되었다.
ⓑ 여러 藥이 效果가 없었는데, 厥陰(궐음)과 少陽을 灸를 하니 즉 痛이 그쳤다.
ⓒ 半月이 되어서 다시금 發作을 하였다.
ⓓ 이에 夏枯草散을 茶淸으로 타서 먹었다.
ⓔ 처음 服用을 하였는데 痛證이 太半은 減少를 하였다.
ⓕ 四·五日에는 좋게 나았다.
ⓖ 後에 試驗을 해 보았는데 역시 效驗이 있었다.

③ 目赤을 하면서 아픈 것은 肝의 實熱이다.
ⓐ 睛이 疼하여 참을 수가 없는 경우에는 當歸·防風·細辛·薄荷를 等分하여 末로 하고 매번 二錢을 麥門冬湯으로 타서 먹는다.
ⓑ 하루에 세 번을 한다.

④ 黑睛이 疼한 경우에는 知母·黃柏으로 腎火를 瀉를 하고, 當歸로 陰水를 기른다.

⑤ 目이 赤痛을 하고 脈이 實大하며 便秘가 있는 경우에는 瀉靑丸·洗肝散으로 약간 利를 하면 즉 낫는다.
ⓐ 或은 救苦湯으로 한다.

⑥ 湯火傷으로 眼이 腫痛을 하는데 冷藥으로 點眼을 할 수가 없는 경우에는 五行湯으로 溫洗를 하고 地黃膏를 붙인다.

⑦ 만약, 讀書를 하고 鍼刺[926]를 過度하게 하여 眼痛이 있는 경우에는 이름을 하여 가로되

肝勞라고 한다.

ⓐ 단지, 모름지기 눈을 감고 調護[927]를 한다[928].

❶ 하고초산(夏枯草散)(➡方藥合編·下111, 東醫寶鑑 611·622·1527)

活套 : ① 一名은 補肝散이다.

② 肝虛로 目睛이 疼을 하고 冷淚를 治療한다.

(4) 眼昏

① 五臟의 精明은 目에 모인다.

② 目精이 온전하면 즉, 目이 밝다.

③ 眼昏의 경우에는 마땅히 駐景元·加減駐景元·滋陰地黃元·加味磁朱丸·四物五子元·蔓菁子丸·還睛丸으로 한다.

④ 傷寒의 熱病을 한 後에 目昏을 하거나, 或은 翳膜(예막)이 생기는 경우에는 마땅히 石決明散을 服用을 하고 春雪膏를 點眼을 한다.

⑤ 婦人의 眼昏에는 마땅히 抑青明目湯으로 한다.

❶ 가미자주환(加味磁朱丸)(➡方藥合編·下112, 東醫寶鑑 623)

活套 : ① 眼昏을 治療한다.

② 오래 服用을 하면 能히 明目을 한다.

③ 磁石은 水를 法하여 腎으로 入하고, 朱砂는 火를 法하여 心으로 入하며, 沈香은 水·火를 升降을 한다.

(5) 洗眼[929]

① 洗眼에는 마땅히 湯泡散·洗眼湯·驅風散·廣大重明湯·五行湯·秦皮散으로 한다.

❶ 세안탕(洗眼湯)(➡方藥合編·下113, 東醫寶鑑 632)

方解 : ① 갑작스러운 赤眼을 治療한다.

② 加 生地黃을 하면 더욱 좋다.

(6) 點眼

① 무릇 點眼과 洗眼의 法은 만약에 갑작스럽게 붉게 붓고 血이 壅滯(옹체)가 되며 氣가

---

926) 바느질을 말한다.

927) ①매만져 보호(保護)함 ②고려(高麗) 때 동궁(東宮)의 한 벼슬. 충렬왕(忠烈王) 3에 베풀었음

928) 눈을 감으면 血이 肝으로 돌아오기 때문이다.

929) 洗眼과 點眼을 하는 경우에는 汚染된 煎湯液으로 因한 感染의 위험 때문에 可能하면 하지 않는 것이 좋다. 經驗上으로는 黃連解毒湯을 증류약으로 하여 點眼을 하였는데 效果가 좋았다. 다만, 感染이나 其他의 문제로 인하여 요즘은 하지 않고 있다.

凝滯(응체)된 경우에는 한 때에 연달아서 三·五次를 點眼을 한다.
② 가령, 氣血이 조금 虛한 경우에는 마땅히 服藥을 하여 그 根源을 막은 다음에 藥物로 씻어야 한다.
③ 雲膜이 생긴 경우에야 바야흐로 點眼이 可能하다.
④ 만약, 翳膜(예막)이 없는 경우에는 오래 된 경우라도, 단지 可히 씻어만 주면 可를 하는데, 도리어 지나치게 차가운 藥을 服用을 하고 차갑게 씻는 것을 忌를 하였다.
⑤ 鍼刀로 火烙을 하는 것에 이르러서는 옛사람은 사용을 忌를 하였다.
⑥ 가령, 기타의 金篦[930]으로 긁고 헤치는 것은 따로 一家에서 傳授가 되는 것이니, 함부로 妄靈되게 施術을 해서는 안 된다.

❶ 산호자금고(珊瑚紫金膏)(➡方藥合編 上 雜方門)
方解 : ① 遠視와 近時를 治療하고 內障과 靑盲을 治療하며 雲翳(운예)를 治療한다.
② 肝腎에 虛邪의 等證에 點眼을 하면 다 낫는다.
③ 能히 七十二種의 眼疾을 治療한다.

❷ 칠침고(七鍼膏)(➡方藥合編 上 雜方門)
方解 : ① 一切의 瞖膜(예막)을 治療한다.
② 外眼眶과 內眼角을 문지르고 약간 감고 잠시 있으면 즉각 功效를 본다.

(7) 通治[931]

① 內·外障의 여러 證을 通治하는 데에 마땅히 還睛丸·神仙退雲丸·撥雲退瞖還睛丸·固本還睛丸·大明復光散·石膏羌活散·速效散·石決明散·加減撥雲散·通聖散加減法으로 한다.
② 무릇 補腎을 하고 眼을 治療하는 藥은 반드시 모름지기 五更의 初에 한다.
③ 腎氣가 열리고 아직 말을 하기 전에 服用을 하여야 이에 效果가 있다.

❶ 사물탕(四物湯)(➡方藥合編·上68, 東醫寶鑑 308, 醫學入門 1550·3035·3166)
活套 : ① 生理不順·血脚氣·乾性皮膚炎·貧血·腹痛·子宮出血·腹塊·胎動不安·産後惡露不下·下腹緊痛·肝斑·頭痛·無力體質·便秘·四肢煩熱·腎結石症·腎結核·乳汁缺乏症·紫斑症을 治療한다.
② 血病을 通治하는 藥이다.

15. 眼病의 脈

① 눈병(眼病)은 본래 火의 病이니, 心肝의 脈이 洪數(홍삭)을 하는데, 右側의 寸關(촌관)에도 보이면 肝火가 上衝을 한 것이다.
② 左寸의 脈이 洪數(홍삭)을 하면 心火가 炎한 것이고, 關脈이 弦을 하면서 洪을 하면 肝

930) 금비녀
931) 藥을 服用하고 泄瀉만 하지 않는다면, 洗肝明目湯이 가장 無難한 通治方이다.

火가 盛한 것이다.

③ 右寸關(촌관)이 모두 弦을 하면서 洪을 하면, 肝木이 相火의 세력을 끼고 자기가 이기지 못하는 金으로 와서 侮를 하며 본인이 이기는 土를 制壓을 하는 것이다.

耳[932]

1. 耳聾

(1) 耳聾의 槪要

① 耳聾은 虛와 熱인데 新久를 나누어야 한다.

② 急性의 耳聾은 少陽과 陽明의 火가 많기 때문이다.
ⓐ 마땅히 風熱을 흩어주고 鬱痰을 열어주는 藥으로 한다.

③ 오래 된 耳聾은 虛가 많은데 腎이 항상 不足하기 때문이다.
ⓐ 마땅히 滋補를 하면서 兼하여 通竅를 하는 藥으로 한다.

④ 脈證은 腎으로 爲主를 하는데, 遲濡를 하면 虛가 되고, 浮動을 하면 火가 되며, 浮大를 하면 風이 되고, 沈澁(침삽)을 하면 氣가 되며, 數實을 하면 熱이 된다.

(2) 耳聾의 病因病理

1) 耳聾의 左右

① 양쪽은 胃經이고, 左側은 怒火이며, 右側은 相火이다.
② 진한 맛은 胃火를 動을 하니 즉, 左右側이 같이 耳聾이 된다.
③ 忿怒를 하면 痰火를 動을 하니 즉, 左側 耳聾이 된다.[933]
④ 色慾은 相火를 動을 하니 즉, 右側 耳聾이 된다.[934]
⑤ 세 가지의 中에 忿怒가 가장 많다.

2) 痰火와 風濕

① 痰火와 風濕은 氣가 막힌 것이니, 可히 通을 하여야 한다.

② 痰火

932) 耳鼻咽喉科는 『醫學入門』의 內容이 좀 不實하다. 『萬病回春』을 비롯하여 『東醫寶鑑』으로 定理를 하는 것이 좋다.
933) 대개 女子들이 많다.
934) 대개 男子들이 많다.

ⓐ 痰火는 膏粱(고량)으로 因하여 胃熱이 上升을 한 것으로 양쪽 귀가 매미가 우는 것 같다.
ⓑ 熱鬱이 甚하면 즉, 氣가 막혀서 점점 멀게 되고 眼中에 火가 흘러 다니니 마땅히 二陳湯에 加 黃柏·木通·萹蓄·瞿麥[935]을 한다.

ⓒ 술(酒)로 因한 경우에는 通聖散[936]에 加 南星·枳殼·大黃[937]을 한다.
㉠ 或은 滾痰丸으로 한다.

③ 風聾·濕聾
ⓐ 風聾(풍롱)은 風邪가 귀로 들어간 것이면, 반드시 안에서 가렵고, 或은 頭痛을 兼을 한다.
ⓑ 風熱이 或은 鬱로 因한 경우에는 防風通聖散인데 먼저 장차 大黃을 酒煨를 하고 또 酒炒를 세 번한 다음에, 그 뒤에 나머지 藥을 넣고 모두 酒炒를 한 다음에 服用을 한다.
ⓒ 風이 壅滯(옹체)가 되고 連結이 되어서 頭目이 맑지 못한 경우는 淸神散으로 한다.
ⓓ 風虛는 排風湯·桂香飮·芎芷散으로 한다.

ⓔ 濕聾은 빗물로 因하여 侵襲이 되어 적셔진 것이니, 반드시 안에 붓고 아프다.
㉠ 凉膈散에 加 羌活·防風을 하는데 모두 酒炒를 하여 사용한다.
㉡ 或은 五苓散에 加 陳皮·枳殼·蘇葉·生薑을 한다.

ⓕ 濕痰은 神芎丸으로 한다.
ⓖ 濕熱(습열)에 氣를 낀 경우에는 木香檳榔丸으로 한다.

④ 氣聾

ⓐ 氣聾은 臟氣가 厥冷(궐랭)한 것으로 因하여 위로 壅滯(옹체)가 되어 귀에 들어가서 막히고 通을 하지 않는 것이니, 반드시 眩暈(현훈)[938]이 兼을 한다.
㉠ 實한 사람이 怒로 因한 경우에는 當歸龍薈丸으로 한다.
㉡ 虛한 사람이 생각을 많이 한 것으로 因한 경우에는 妙香散으로 한다.

ⓒ 걱정으로 氣滯를 한 경우에는 流氣飮子에 加 石菖蒲를 한다.
ⓓ 上盛下虛한 경우에는 秘傳降氣湯에 加 石菖蒲를 한다.

---

935) 小便을 通해서 밖으로 排出을 하고자 하는 것이다.
936) 防風通聖散을 말한다.
937) 防風通聖散에는 이미 大黃이 있다. 이런 경우에는 大黃을 2배로 넣는다.
938) 自汗出도 같이 오는 경우가 많다.

(3) 虛聾

① 虛勞로 精氣가 脫한 것은 救하기가 어렵다.

② 虛聾은 오랜 泄瀉(설사)로 因하거나, 或은 大病을 한 後에 風邪가 虛를 타서 귀로 들어가고 氣와 서로 얽어져서 嘈嘈[939]를 하면서 우는 것이다.

ⓐ 或은 때로 눈에 黑花가 있다.

③ 陰虛한 경우에는 四物湯에 加 知母·黃柏·石菖蒲·遠志를 한다.

ⓐ 或은 腎氣丸에 加 磁石·破古紙·菟絲子·黃柏을 한다.

④ 陽虛한 경우에는 八味丸·益腎散·磁石湯으로 한다.

⑤ 勞聾은 混婚(혼혼)[940]을 하면서 聵聵(외외)[941]를 하고 瘦瘁(수췌)를 하며 氣力이 떨어진다.

ⓐ 勞力으로 因하여 脫氣를 한 경우에는 補中益氣湯에 加 石菖蒲를 한다.

ⓑ 火가 있는 경우에는 加 知母·黃柏·白茯苓을 한다.

⑥ 房勞로 因하여 脫精을 한 경우에는 人蔘養榮湯에 加 知母·黃柏을 한다.

ⓐ 或은 補骨脂丸으로 한다.

⑦ 가령, 久聾이 腎虛와 氣虛로 因하여 전혀 못 듣는 경우에는 難治이다.

2. 耳鳴

① 耳鳴은 이에 聾(롱)으로 進行이 되는 것이다.

② 오직 氣가 막힌 경우에는 울지 않고 바로 聾(롱)이 發生이 된다.

③ 風熱로 우는 경우에는 解毒湯[942]에 加 生地黃·知母를 한다.

ⓐ 或은 通聖散[943]으로 한다.

---

939) ①지껄이는 소리가 작음 ②(급(急)히 내리는 빗소리와 같이)소리가 급(急)함

940) 혼종혼인(混宗婚姻)의 준말

941) 1. 귀머거리(청각에 이상이 생겨 소리를 듣지 못하는 사람) 2. 배내 귀머거리(청각에 이상이 생겨 소리를 듣지 못하는 사람)

942) 黃連解毒湯을 말한다.

943) 防風通聖散을 말한다.

④ 痰火로 耳鳴이 甚한 경우에는 當歸龍薈丸으로 한다.

⑤ 濕을 낀 경우에는 神芎丸으로 한다.
ⓐ 或은 青木香丸으로 한다.

⑥ 腎虛로 약간 울게 되면 滋腎丸으로 한다.
⑦ 氣虛에는 四君子湯으로 한다.
⑧ 血虛는 四物湯으로 한다.
⑨ 陰虛에는 虎潛丸으로 한다.

3. 聤耳와 膿耳[944)]

○ 聤耳나 膿耳는 대개 風熱이 들어간 것이다.

(1) 聤耳

① 聤耳는 원래 기름과 液이 있는데, 風熱이 얽어지게 되면 結核이 된다.
② 耳鳴으로 膿이 되려고 하는 경우에는 생 돼지기름·지룡·솥 검댕을 等分을 하여 薑汁으로 丸을 빚어 대추씨 만하게 한 다음에 綿에 싸서 귀에 넣고 젖게 되면 빼낸다.
③ 重한 경우에는 內服으로는 柴胡聰耳湯으로 한다.

(2) 膿耳

① 膿耳는 風熱이 上攻을 하여 膿이 흘러나오는 것이다.
ⓐ 外用으로는 枯白礬을 五分으로 하고 陳皮·臙脂[945)]를 모두 燒炭(소탄)을 한 것을 二分으로 하며 麝香을 五厘를 末로 하여 귀에 불어 넣는다[946)].
ⓑ 重한 경우에는 內服으로는 犀角飲子로 한다.

② 귀가 쑤시는 것이 마치 벌레가 지나가는 것 같은 경우에는 風이 盛한 것이다.
ⓐ 마르면서 아픈 경우에는 風熱이거나, 或은 虛火에 屬한다.
ⓑ 血水가 있는 경우에는 風濕이다.
ⓒ 外用으로는 蛇退를 燒存性[947)]으로 하여 末로 한 다음에 불어 넣는다.

---

944) 聤耳와 膿耳를 반드시 귀 안을 확인 하여야 한다. 외이도염과 고막염을 구분을 하여야 하고, 귀지로 막힌 것도 확인을 하여야 한다.
945) ①잇꽃의 꽃잎으로 만든 붉은 물건(物件). 그림 그리는 데나 여자(女子)가 화장(化粧)할 때에 씀 ②중국(中國)에서 전래(傳來)한 산뜻하고 아름다운 붉은빛의 염료(染料)
946) 귓병(耳病)에는 가루를 불어 넣는 方法과 液體를 넣는 方法은 반드시 피해야 한다.

ⓓ 或은 枯白礬末도 역시 좋다.

③ 쑤시는 것이 甚하면 吳茱萸·烏頭尖·大黃을 찧어서 문드러지게 한 다음에 足掌心에 싸 멘다.
ⓐ 重한 경우에 內服으로는 東垣鼠粘子湯으로 한다.

4. 耳病의 治法大要

(1) 調氣開關

① 大要는 調氣와 더불어 開關을 하여야 한다.
ⓐ 腎水는 귀로 開竅(개규)를 하여 能히 소리를 듣는다.
ⓑ 水는 金에서 發生을 한다.
ⓒ 肺는 氣를 主한다.
ⓓ 一身의 氣가 귀에 貫通을 하기 때문에 能히 소리를 들을 수가 있다.
ⓔ 무릇, 여러 膿을 治療할 때에는 반드시 調氣開鬱을 먼저 해야 한다.

② 간간히 磁石羊腎丸을 사용하여 開竅(개규)를 한다.
ⓐ 耳聾은 대개 痰火가 鬱結(울결)된 것 때문이니 磁石으로 鎭壓(진압)을 하고 草烏·肉桂·川椒·細辛·石菖蒲의 辛散으로 流通을 하지 않으면 老痰과 鬱火가 어떤 이유로 열리겠는가?
ⓑ 그러나, 역시 怯劑이니 然後에 通聖散[948]으로 和를 하면 可하다.

(2) 耳病의 外治[949]

① 外治로 갑작스럽게 耳聾이 온 것을 역시 可히 뚫을 수가 있다.
② 갑작스럽게 耳聾이 온 경우에는 甘遂로 丸을 만들어서 귀를 막는다. 內服으로는 單甘草湯으로 한다.
③ 조금 오래된 경우에는 松香 五錢을 녹여서 巴豆 20개를 넣은 다음에 蔥白으로 찧어서 丸을 만들고 綿에 쌓아서 귀(耳)를 막는데 左耳聾에는 右側을 막고, 右耳聾에는 左側을 막으며, 양쪽 耳聾에는 차례로 막는다.
④ 귀가 凍傷이 걸렸을 때에는 橄欖의 씨를 燒炭을 한 다음에 기름에 버무려서 붙인다.
⑤ 가령, 문드러지는 경우에는 貝母末을 붙인다.

---

947) 한약 법제 방법의 하나. 한약재의 약성이 남게 태우는 것을 말한다. 즉 겉은 숯처럼 거멓지만 속은 누런 기운이 있도록 태우는 것이다. 불에 직접 대고 태우거나 간접적으로 태우는 방법이 있다.
948) 防風通聖散이다.
949) 耳病은 可能하면 外治를 하지 않는 것이 좋다.

⑥ 白蟲이 귀로 들어간 경우에는 맑은 기름을 넣고 입으로 吸氣를 하면 오래되면 스스로 나온다.

⑦ 가령, 蜒蚰(연유)[950]가 귀로 들어간 경우에는 信花[951]·雄黃 各 一錢을 末로 하여 먼저 一字를 귓속에 넣는다.
ⓐ 다음에 고양이 小便을 넣는다.
ⓑ 고양이 小便을 取하는 방법은 生薑으로 이빨을 문지르면 저절로 나온다.
ⓒ 또 다른 處方은 거문고 弦의 한 줄에서 장차 弦의 머리에 약간 부드러운 것 二分을 끈끈한 阿膠에 담가서 귀에 넣으면 붙어서 나온다.

⑧ 무릇, 누울 때에는 두터운 것으로 덮어서 귀의 氣를 막아서는 안 된다.
ⓐ 오래되면 즉 通하지 않게 된다.
ⓑ 그렇기 때문에 養生하는 경우에 항상 耳廓을 摩擦(마찰)을 하여 耳聾을 防止하는 것이다.

5. 耳病의『東醫寶鑑』治法

(1) 耳聾

① 耳聾은 대개 熱에 屬한다.
② 그러나, 左耳聾이 있고 右耳聾이 있으며 左右의 耳가 모두 聾한 것이 있으니, 나누지 않으면 안 된다.
③ 세 가지를 總括(총괄)하여 말을 하기를 忿怒로 耳聾에 이르는 경우가 많으니, 厥陰(궐음)·少陽의 火가 많기 때문이다.
④ 새롭게 생긴 耳聾은 熱이 많고, 오래 된 耳聾은 虛가 많다.

⑤ 耳聾에는 風聾·濕聾·虛聾·勞聾·厥聾·卒聾이 있다.
ⓐ 무릇, 左耳聾은 足少陽의 火이다.
㉠ 忿怒한 사람에게 많이 있다.
㉡ 龍薈丸으로 主한다.
㉢ 左耳聾은 婦人에게 많이 있으니, 그것이 忿怒가 많이 때문이다.
㉣ 左耳聾은 마땅히 龍膽湯으로 한다.

---
950) 민달팽이. 괄태충. 활유.
951) 信石이다. 즉, 砒霜이다.

ⓑ 右耳聾은 足太陽의 火이다.
㉠ 色慾이 있는 사람에게 많이 있다.
㉡ 六味地黃丸으로 主한다.
㉢ 右耳聾은 男子에게 많으니, 그것이 色慾이 많기 때문이다.
㉣ 右耳聾은 마땅히 滋陰地黃湯으로 한다.

ⓒ 左右가 모두 聾한 경우에는 足陽明의 火이다.
㉠ 醇酒[952]와 厚味(후미)를 먹는 사람에게 많이 있다.
㉡ 通聖散[953]·滾痰丸으로 主한다.
㉢ 左·右가 모두 聾을 하는 것은 膏粱(고량)을 먹는 사람에게 많으니, 그것이 肥甘을 하기 때문이다.
㉣ 左右가 모두 聾을 하는 것은 마땅히 酒製通聖散·清聰化痰丸으로 한다.

❶ 자석양신환(磁石羊腎丸)(➡方藥合編·上82, 東醫寶鑑 645, 醫學入門 2609)
活套 : ① 諸般의 耳聾을 治療한다.
② 虛를 補하고 開竅(개규)를 하며 行鬱을 하고 散風을 하면서 去濕을 한다.

❷ 소풍산(消風散)(➡方藥合編·中112, 東醫寶鑑 560·1516, 醫學入門 3067)
活套 : ① 諸風이 上攻을 하여 頭目이 昏眩(혼현)을 하고 鼻塞을 하며 耳鳴이 있고 皮膚가 痲痒을 하는 것을 治療한다.
② 또한, 婦人의 血風으로 頭皮가 腫痒(종양)하는 것을 治療한다.
③ 眼이 赤하고 腫痛을 하며 生瞖를 하는 경우에는 合 四物湯을 하고, 대신 沙蔘을 넣으며, 加 杞·菊·青葙子·木賊의 類를 한다.
④ 頭風에는 加 天麻·藁本을 한다.
⑤ 耳痛에는 加 蔓荊子·菖蒲·細辛을 한다.
⑥ 用法은 或은 末로 하여 每 二錢을 茶淸으로 下를 한다.

(2) 耳鳴

① 虛鳴
ⓐ 耳가 風邪를 感觸을 하여 氣와 더불어 相擊을 하면 그 聲이 嘈嘈[954]를 한다. 마땅히 芎芷散으로 한다.

ⓑ 或은 腎氣가 不足하고 宗脈[955]이 虛하여 風邪가 耳로 들어가면 鳴이 된다.

---

952) (다른 것을 섞지 않아 맛이) 깔끔하고 진한 술.
953) 防風通聖散이다.
954) ①지껴이는 소리가 작음 ②(급(急)히 내리는 빗소리와 같이)소리가 급(急)함.
955) 여러 경맥이 모인 곳. 옛 의학서에 눈과 귀는 종맥이 모이는 곳이라고 하였다.

㉠ 먼저 五苓散에 加 枳殼·橘皮·紫蘇·生薑을 같이 끓인 다음에 青木香丸을 삼켜서 邪를 흩어 주고, 消風을 하며, 下氣를 한다.
㉡ 이어서 芎歸飮으로 和養을 한다.

② 風熱과 酒熱로 耳鳴을 하는 경우에는 通聖散에 加 枳殼·柴胡·南星·桔梗·青皮·荊芥酒炒製를 하여 煎服(전복)을 한다.
③ 痰火가 上升을 하여 兩耳가 蟬鳴(선명)을 하고 점차 耳聾이 되려고 하는 경우에는, 마땅히 加減龍薈丸·鍼砂酒·通明利氣湯956)·復聰湯으로 한다.

④ 耳鳴은 대개 腎精이 不足을 하여 陰虛火動을 한 것이다.
ⓐ 痰火인 경우에는 鳴이 甚하고, 腎虛인 경우에는 鳴이 微하다.
ⓑ 마땅히 補腎丸·黃芪丸·大補丸·滋腎通氣湯957)으로 한다.
ⓒ 或은 六味地黃丸에 全蝎 四十九枚를 炒黃을 하여 末로 하고 매번 二錢을 溫酒로 調和를 하여 百丸을 삼킨다.
ⓓ 耳內가 鬨鬨然958)한 것이 陰虛이다.

❶ 방풍통성산(防風通聖散)(➡方藥合編·下4, 東醫寶鑑 1027·1180, 醫學入門 151·1549·1723·3066)
活套 : ① 腦出血·高血壓症·動脈硬化症·便秘症·酒皶鼻·痔疾·皮膚病·蓄膿症·眼病·糖尿病·喘息·肥滿症·脚氣·丹毒·禿頭·脂肪肝·慢性腎炎을 治療한다.
② 여러 風熱을 治療한다.
③ 或은 瘡疹(창진)으로 黑陷을 治療하고, 或은 風熱로 因한 瘡疥를 治療한다.
④ 머리에 白屑(백설)이 있고 面鼻가 紫黑을 하며 肺風瘡과 大風癩疾을 治療한다.
⑤ 或은 熱結로 二便이 不通을 하는 것을 治療한다.
⑥ 아울러 酒毒을 풀어준다.
⑦ 滑石·芒硝를 去하고 아울러서 酒炒를 하면 酒製通聖散으로 이름을 한다.

(3) 聤耳·膿耳

① 聤耳
ⓐ 耳는 宗脈이 모이는 바이고 腎氣가 通하는 바이며 足少陰의 經이다.
㉠ 만약, 勞로 氣血을 傷하게 되어 熱氣가 虛를 타고 그 經에 들어가 熱氣가 모이게 되면 즉, 膿이 發生을 하여 耳를 막게 된다.
㉡ 이르기를 聤耳라고 한다.

ⓑ 사람의 耳中에는 津液(진액)이 있다.

---

956) 기도청력의 低下에 많이 사용을 한다.
957) 滋腎通耳湯으로 處方은 되어 있다. 골도청력의 低下에 많이 사용을 한다. 쉽지 않다.
958) 1. 싸우다 2. 떠들다 a. 싸우다 (홍) b. 떠들다 (항)

㉠ 만약, 風熱이 얽어져서 津液(진액)이 結硬을 하여 核이 되고 耳를 막아 역시 하여금 暴聾이 되게 하는 것을 聤耳라고 한다.

② 熱氣가 虛를 타서 脈을 따라서 耳에 入하고 熱이 모여서 흩어지지 않게 되면 濃汁이 出하게 된다.
ⓐ 이르기를 膿耳라고 한다.

❶ 만형자산(蔓荊子散)(➡方藥合編·中125, 東醫寶鑑 650)
活套 : ① 上焦熱로 耳內에 膿이 發生을 하여, 或은 耳鳴을 하면서 聾을 하는 것을 治療한다.
② 腎經의 風熱이 있어 耳中에 熱痛이 있으며 濃汁이 出을 하고, 或은 鳴을 하며, 或은 聾을 하는 것을 治療한다.

❷ 형개연교탕(荊芥蓮翹湯)(➡方藥合編·中126, 萬病回春 620·631)
活套 : ①『萬病回春』의 荊芥蓮翹湯은 兩耳가 腫痛을 하는데 腎經에 風熱이 있는 것을 治療하는 處方이다.
②『萬病回春』의 又方은 鼻淵을 治療하는 處方이다.
③『東醫寶鑑』도『萬病回春』의 法을 따랐다.
④ 다만, 重量은 兩耳腫痛을 治療할 경우에는 各七分에 甘草 五分의 配合으로 하였고, 鼻淵을 治療할 경우에는 各五分에 甘草 三分의 配合으로 하였다.
⑤『方藥合編』은 各七分의 法을 따랐다.

6. 耳病의 脈

① 귓병은 腎虛이니, 그 脈이 遲를 하고 濡를 한다.
② 浮大를 하면 風이 되고, 洪을 하면 火賊이 動을 하는 것이다.
③ 沈濇을 하면 氣가 凝滯(응체)가 된 것이고, 數實을 하면 熱로 막힌 것이다.
④ 이것이 久聾이 되면, 오로지 腎을 責하게 된다.
⑤ 갑작스러운 病이면 浮洪이 되는데, 兩尺이 서로 같고, 간혹 兩尺이 數을 하면 陰虛로 火가 上衝한 것이다.
⑥ 만약, 左寸이 洪數(홍삭)을 하면 心火가 炎을 한 것이다. 兩尺이 洪數(홍삭)을 하면 相火가 炎을 한 것이다. 그 사람이 반드시 夢遺·耳鳴이 있고, 간혹 聾이 있다.

鼻

1. 鼻塞

① 鼻塞은 모름지기 新久를 물어 알아야 한다.
② 코(鼻)는 肺에 開竅(개규)를 하는데, 香臭를 能히 하는 것은 心이다.
③ 人身의 水升火降과 榮衛(영위)가 調和로우면 즉, 코가 呼吸을 司令[959]하는데 往來가 쉬지 않게 될 따름이다.
④ 한때에 或은 寒으로 皮毛를 傷하면 즉, 鼻塞으로 不利를 하게 되고, 火로 淸道를 鬱을 하게하면 즉 香臭가 不和를 하게 된다.

⑤ 新病인 경우에는, 風寒을 만나서 感觸이 되면 鼻塞으로 聲重을 하고 콧물이 흐르며 噴嚏를 하니, 마땅히 風寒으로 治療를 하여야 한다.
ⓐ 九味羌活湯[960]·蔘蘇飮[961]·消風百解散으로 한다.

⑥ 오래되면 즉, 약간 風寒에 感觸[962]이 되어 코가 막히는 等의 證狀이 문득 發生을 하는데, 이것은 肺에 火邪가 潛伏(잠복)을 하고 있어 鬱이 甚하면 즉, 熱을 좋아하고 寒을 싫어한다.

ⓐ 그렇기 때문에 약간 感冒가 있으면 內火가 문득 發生을 하니, 마땅히 淸金降火를 하면서 兼하여 通氣를 하는 藥으로 한다.
㉠ 凉膈散에 加 荊芥·白芷를 한다.
㉡ 或은 川芎石膏散으로 한다.

ⓑ 또한, 반드시 外感이 아니더라도 四時에 코가 막히고 乾燥를 하며 香臭를 맡지 못하는 것은 마땅히 淸金·降火·消痰을 하는 藥으로 한다.
㉠ 淸氣化痰丸·上淸丸으로 한다.

⑦ 古方에서 鼻塞이 甚한 경우에는 御寒湯·澄茄丸으로 한다.
⑧ 香臭를 알지 못하는 경우에는 通氣湯으로 한다.
⑨ 안에 단단한 물건이 있는 경우에는 單南星飮으로 하는데 腦[963]에 蓽撥餠을 붙인다.

---

959) ①군대(軍隊)나 함선(艦船) 따위를 지휘(指揮), 감독(監督)함 ②사령관(司令官)
960) 頭痛이 우선인 경우에 사용을 한다.
961) 咳嗽가 우선인 경우에 사용을 한다. 白芷 一錢을 追加하는 것이 더욱 좋다.
962) ①감응(感應)하여 접촉(接觸)함 ②외계(外界)의 자극(刺戟)에 닿는 느낌
963) 대부분 印堂에 한다.

⑩ 外用으로는 石菖蒲·皂角을 等分을 하여 末로 한 다음에 綿[964]으로 싸서 코에 넣고 잠시 위로 눕는다.

⑪ 虛寒한 경우에는 通草丸[965]으로 한다.

2. 鼻鼽·鼻衄·鼻淵

○ 오래되면 鼻鼽·鼻衄·鼻淵으로 콧물이 흐른다.

○ 코는 이에 淸氣가 出入을 하는 通路이다.

○ 淸氣는 胃中에 生發하는 氣이다.

○ 코가 막힌 것이 오래되면 氣가 막혀서 돌지를 못하니, 腦에 熱이 鬱滯(울체)가 되고 淸濁이 昏亂(혼란)하게 되어서 鼽가 되고 衄이 되며 淵이 된다.

(1) 鼻鼽[966]

① 鼽라는 것은 코에서 맑은 콧물이 흐르는 것으로 熱이 微弱한 것이다.

② 二陳湯에 加 川芎·當歸·細辛·白芷·防風·羌活·桔梗을 等分을 하여 薑煎을 한 다음에 薄荷를 조금 넣는다.

③ 오랫동안 그치지 않는 경우에는 芷荑散에 去 薄荷를 하고, 加 荊芥·黃芩·神麯·南星·半夏를 等分한 다음에 食後에 煎服(전복)한다.

④ 外用으로는 辛夷膏로 한다.

(2) 鼻淵[967]

① 淵이라는 것은 코에서 濁涕(탁체)가 흐르는 것으로 熱이 盛한 것이다.

② 金沸草散에 黃芩을 倍로 하고 鳳凰殼[968] 一枚를 燒存性으로 해서 넣어 타서 服用을 한다.

③ 肺風인 경우에는 消風散에 加 髮炭을 한다.

④ 肺火로 因한 콧물이 흐르는데 膿血(농혈)을 咳·吐를 하는 경우에는 桔梗湯·人蔘平肺散으로 한다.

⑤ 膽이 腦로 熱을 傳한 경우에는 濁한 냄새가 나는 콧물이 흐르는데 防風通聖散에 加 薄荷·黃連을 한다.[969] 或은 芷荑散으로 한다.

---

964) 1. 솜 2. 솜옷 3. 이어지다 4. 끊어지지 않다

965) 콧물을 排出하고자 하는 것이다.

966) 말 그대로 맑은 콧물을 말한다. 너무 억지로 알러지성 鼻炎이라고 분류를 할 필요는 없다.

967) 말 그대로 탁한 콧물을 말한다. 일반적으로 蓄膿症이 있는 경우에 탁한 콧물이 나오지만, 蓄膿症이 없어도 탁한 콧물이 나오기도 한다.

968) 달걀의 껍질에 안의 막이다.

⑥ 外用으로는 蒼耳子의 뿌리·줄기·싹·씨를 燒炭를 하여 醋에 버무린 다음에 코 안에 바른다.
⑦ 냄새가 나는 누런 물이 흐르는 것은 甚하면 즉, 腦도 역시 痛證이 있으니 俗名으로는 腦砂라고 한다.
⑧ 벌레가 腦를 먹는 경우에는 絲瓜藤을 뿌리 근처로 五尺을 燒存性으로 末을 하여 술에 타서 服用을 한다.
⑨ 虛한 경우에는 川烏散으로 한다.
⑩ 外用으로는 白牛의 꼬리털과 橙葉을 等分을 하여 末로 하고 코에 불어 넣는다. 혹시, 코피가 나는 경우에는 加 山梔를 하여도 역시 無妨하다.

(3) 鼻衄

① 衄이라는 것은 코에서 맑은 피가 나오는 것이다.
② 鼻淵이 오래 되면 즉, 반드시 衄血(뉵혈)이 되니 防風散으로 主한다.
③ 뒤에 衄血(뉵혈)에 詳細히 나온다.

3. 鼻齄(비사)·鼻痛

(1) 鼻齄(비사)

① 술에 傷하면 酒齄鼻[970]가 되고 熱에 傷하면 아프다.
ⓐ 鼻齄(비사)는 準頭가 붉은 것이다.
ⓑ 甚하면 즉, 紫黑色이 된다.
ⓒ 飮酒로 因하여 血熱이 肺로 들어갔는데 다시금 風寒을 받아서 鬱이 오래 되면 즉, 血이 凝濁(응탁)을 하여 色이 붉게 된다.

② 간혹, 술을 먹지 않는 경우에는 肺風血熱이라 한다.
③ 모두 마땅히 四物湯에 二陳湯을 合하고, 去 半夏를 하며, 加 紅花·黃芩을 하여 물로 끓이는데, 술을 약간 넣고 五靈脂를 末로 하여 服用을 한다. 氣虛에는 加 黃芪를 한다.[971]

④ 항상 마땅히 單山梔丸을 服用을 한다.
ⓐ 或은 黃連阿膠丸으로 한다.

---

969) 이름을 黃連通聖散이라고 한다.
970) 술을 먹지 않는 경우에는 肺風瘡이라고 한다. 하지만, 둘 다 같이 淸血四物湯으로 한다.
971) 즉, 淸血四物湯을 말한다.

⑤ 간간히 升麻和氣飮에 瀉靑丸을 服用을 하여 그 病의 뿌리를 除去를 한다.
⑥ 外用으로는 黃連末·天弔藤을 燒炭(소탄)를 한 것을 桐油[972]에 버무려서 敷를 한다.
ⓐ 或은 硫粉散으로 한다.

(2) 鼻痛

① 鼻痛은 風邪가 코로 들어간 것으로 因하여 正氣와 더불어 서로 얽히고 鼻道가 不通을 하기 때문에 아픈 것이다. 藿香正氣散·祛風通氣散으로 한다.
② 痰火로 衝肺를 한 경우에는 鼻膈이 隱隱하게 아프니, 二陳湯에 加 黃芩·山梔·桔梗·麥門冬을 한다.

4. 鼻瘡·鼻痔(비치)

○ 鼻瘡(비창)과 鼻痔(비치)는 熱로 같이 因한 것이다.
○ 輕을 하면 鼻瘡(비창)이 되고, 重을 하면 鼻痔(비치)가 되는데, 모두 肺가 熱한 것이다.

(1) 鼻中生瘡

① 鼻中에 瘡이 發生을 하는 경우에는 枇杷葉의 煎湯을 식기를 기다린 다음에 消風散으로 타서 服用을 하는데 食後에 服用을 한다.
② 끓인 것·炒한 것·생강·마늘의 熱한 물건을 忌한다.
③ 外用으로는 辛夷를 末로 하여 龍腦·麝香을 조금 넣은 다음에 綿[973]에 싸서 코에 넣는다.

(2) 鼻痔(비치)

① 鼻痔(비치)는 肺氣가 熱極한 것인데 날이 오래되어 濁한 것으로 凝結이 되어 마치 대추 같이 살이 뭉쳐서 鼻孔을 막게 된다.
ⓐ 甚한 경우에는 또한, 鼻癰(비옹)이라고 이름을 한다.
ⓑ 마땅히 防風通聖散에 加 三稜·海藻末을 타서 服用을 한다.

② 外用으로는 辛夷를 君으로 하고 細辛·杏仁을 약간 넣어서 末로 한 다음에, 羊髓와 猪脂를 끓여서 膏를 만들어 식기를 기다린 다음에, 雄黃·白礬·輕粉·麝香을 조금 넣어서 丸으로

972) 유동(油桐)의 씨에서 짜 낸 건성(乾性)의 기름.
973) 1. 솜 2. 솜옷 3. 이어지다 4. 끊어지지 않다 5. 잇닿다(서로 이어져 맞닿다),

한 다음에 綿에 싸서 코를 막는데, 數日이면 즉 떨어진다.
ⓐ 甚한 경우에는 硇砂를 약간 넣는다.
ⓑ 或은 瓜礬散도 역시 효과가 있다.

③ 또한, 食積痰熱로 痔가 發生한 경우에는 單蒼耳丸을 안으로 服用을 하고, 밖으로 붙이는데 가장 食積을 消하는 것이다.
ⓐ 或은 白礬을 二錢으로 하고 細辛을 一錢으로 하며 白芷를 五分으로 사용을 하여 末로 한 다음에 코를 막는다.

5. 鼻病 治法大要

(1) 疏風降火

① 疏風·降火하는 것이 진실로 要點이 되는 法이다.
② 風寒의 外感인 경우에는 溫으로 散하게 한다.
③ 風熱이 있어 안으로부터 鬱滯(울체)가 있거나, 或은 外感이 오래 되면 즉, 鬱이 되어 熱이 된다.
④ 或은 內因으로 飮食이 있고 衣服을 지나치게 덥게 하면 肝熱로 風이 發生을 하니, 역시 코가 막히고 콧물이 흐른다. 마땅히 降火를 하고 淸金을 하여야 한다.

(2) 養血補腎

① 오래 되면, 마땅히 養血을 하고 補腎을 하는 것이 참된 것이다.
ⓐ 무릇, 鼻涕의 鼻鼽·鼻淵에서 鼻鼽가 오래 되고 甚하여 낫지를 않는 경우에는 心血이 虧損(휴손)이 된 것이 아니고 즉, 腎水가 적은 것이다.

② 養血을 하면 血이 生을 하는데 火가 스스로 降하게 된다.

③ 補腎하면 즉, 水가 上升을 하는데 金이 스스로 맑아진다.
ⓐ 비록 鼻瘡(비창)이나 鼻痔(비치)가 오래된 경우에도 역시 마땅하다.

④ 또한, 鼻塞이 오래되어서 낫지 않는 경우에는 반드시 안으로 肺胃를 傷하여 淸氣가 上升을 못하는 것이니, 外感이 아니다.
ⓐ 마땅히 補中益氣湯으로 和를 할 것이다.
ⓑ 이것은 本을 治療하는 것으로 論한 것이다.

6. 鼻病의 『東醫寶鑑』 治法

○ 鼻病은 ①鼻淵, ②鼻鼽, ③鼻衄, ④鼻塞, ⑤鼻痔, ⑥鼻瘡, ⑦鼻痛, ⑧鼻齇, ⑨面鼻紫黑, ⑩鼻涕, ⑪鼻嚔로 構成이 된다.

○ 그런데 臨床的으로는 鼻涕는 결국 鼻流淸涕와 鼻流濁涕로 分類를 하게 되니, 鼻鼽와 鼻淵으로 나누게 되면 하나가 된다.

○ 또한, 鼻鼽의 證狀은 근래의 알러지성 鼻炎과 類似하니 알러지성 비염에는 역시 鼻鼽·鼻涕·鼻嚔가 같이 포함이 되어 하나로 보아 鼻鼽로 分類를 하면 된다.

○ 또한, 面鼻紫黑은 결국 鼻齇)의 類에 屬하기 때문에 臨床的으로 分類를 하자면 ①鼻淵, ②鼻鼽, ③鼻衄, ④鼻塞, ⑤鼻痔, ⑥鼻瘡, ⑦鼻痛, ⑧鼻齇의 八種으로 分類를 하면 된다.

(1) 鼻淵·鼻鼽

① 鼻淵은 濁涕(탁체)가 흘러서 그치지 않는 것이다.

ⓐ 鼻淵에는 마땅히 黃連通聖散·防風湯·蒼耳散·荊芥蓮翹湯[974]으로 한다.

② 鼻鼽는 鼻에서 淸滯가 흐르는 것이다.

ⓐ 鼻流淸涕는 川椒散으로 한다.

ⓑ 鼻鼽는 二陳湯에 加 川芎·當歸·細辛·白芷·防風·羌活·桔梗·薄荷·生薑을 煎服(전복)을 하고[975], 外用으로는 細辛膏로 鼻中을 막는다.

❶ 소풍산(消風散)(➡方藥合編·中112, 東醫寶鑑 560·1516, 醫學入門 3067)

活套 : ① 諸風이 上攻을 하여 頭目이 昏眩(혼현)을 하고 鼻塞을 하며 耳鳴이 있고 皮膚가 痲痒을 하는 것을 治療한다.

② 또한, 婦人의 血風으로 頭皮가 腫痒(종양)을 하는 것을 治療한다.

③ 眼이 赤하고 腫痛을 하며 生瞖를 하는 경우에는 合 四物湯을 하고, 대신 沙蔘을 넣으며, 加 杞·菊·靑葙子·木賊의 類를 한다.

④ 頭風에는 加 天麻·藁本을 한다.

⑤ 耳痛에는 加 蔓荊子·菖蒲·細辛을 한다.

⑥ 用法은 或은 末로 하여 매번 二錢을 茶淸으로 下를 한다.

❷ 시진탕(柴陳湯)(➡方藥合編·中69, 東醫寶鑑 743·1425, 醫學入門 1781)

活套 : ① 痰瘧을 治療한다.

② 역시, 痰熱을 治療한다.

---

974) 荊芥蓮翹湯은 蓄膿症에 사용을 하는 것과 中耳炎에 사용을 하는 것으로 2종류가 있다. 臨床에서 구분을 하여 사용하여야 한다.

975) 本院에서는 加味二陳湯이라고 하여 사용한다. 半夏 二錢, 赤茯苓·陳皮·川芎·當歸·細辛·白芷·防風·羌活·桔梗·薄荷 各一錢, 炙甘草 五分, 生薑 三片.

③ 挾食을 한 경우에는 加 檳榔·草果·神麯의 類를 한다.
④ 暑에는 加 香薷·白扁豆를 한다.

❸ 방풍통성산(防風通聖散)(➡方藥合編·下4, 東醫寶鑑 1027·1180, 醫學入門 151·1549·1723·3066)
活套 : ① 腦出血·高血壓症·動脈硬化症·便秘症·酒齄鼻·痔疾·皮膚病·蓄膿症·眼病·糖尿病·喘息·肥滿症·脚氣·丹毒·禿頭·脂肪肝·慢性腎炎을 治療한다.
② 여러 風熱을 治療한다.
③ 或은 瘡疹(창진)으로 黑陷을 治療하고, 或은 風熱로 因한 瘡疥를 治療한다.
④ 머리에 白屑(백설)이 있고 面鼻가 紫黑을 하며 肺風瘡과 大風癩疾을 治療한다.
⑤ 或은 熱結로 二便이 不通을 하는 것을 治療한다.
⑥ 아울러 酒毒을 풀어준다.
⑦ 滑石·芒硝를 去하고, 아울러서 酒炒를 하면 酒製通聖散으로 이름을 한다.
⑧ 癮疹瘙痒(소양)에는 加 金銀花·玄蔘·蟬退를 한다.

(2) 鼻齄(비사)

① 鼻齄(비사)는 鼻의 準頭가 紅하게 되는 것이다.
ⓐ 甚하게 되면 紫黑色이 된다.
ⓑ 酒客에 많이 있다.
ⓒ 血이 熱한 것으로 因하여 肺에 들어가는데 鬱滯(울체)가 오래되면 즉, 血이 凝濁을 하게 되어서 色이 赤하게 된다.
ⓓ 酒齄는 마땅히 凌宵花散·蔘歸丸으로 한다.

② 或은 飮酒를 하지 않더라도 붉어지는 경우가 있는데 이름을 하여 가로되 肺風瘡이라고 한다.
ⓐ 역시, 이것은 血熱이 肺로 들어간 것이다.
ⓐ 肺風瘡은 마땅히 肺風丸·升麻湯·淸肺飮子으로 한다.

③ 모두 마땅히 淸血四物湯976)에 兼하여 梔子仁丸을 服用을 하고, 外用으로는 硫黃散으로 한다.

❶ 청혈사물탕(淸血四物湯)(➡方藥合編·下115, 東醫寶鑑 661)
活套 : ① 鼻가 赤하게 되는 것은 熱血이 肺로 入한 것이니 酒齄鼻가 된다.
② 가령, 氣가 弱한 경우에는 加 酒浸黃芪를 한다.
③ 酒齄鼻를 治療한다.

(3) 鼻塞977)·鼻痛

976) 五靈脂를 타서 服用하라고 하지만, 臨床에서는 그냥 넣어서 煎湯을 하는 方法이 無難하다.
977) 鼻塞이 되면 자연스럽게 鼻不聞香臭가 된다. 그렇기 때문에 鼻不聞香臭는 鼻塞의 條文에 같이 記載

① 鼻塞

ⓐ 鼻塞은 대개 肺에 屬한다.

㉠ 寒이 皮毛를 傷하게 하면 즉, 鼻塞을 하여 不利를 하게 된다.

㉡ 火가 鬱滯(울체)가 되어 淸道를 막게 되면 즉, 香臭를 알지 못하게 된다.

ⓑ 갑작스럽게 되는 경우에는 우연히 風寒에 感觸이 되어 鼻塞을 하고 聲重을 하며 流涕를 하고 噴嚏를 한다.

㉠ 마땅히 羌活沖和湯[978]·蔘蘇飮[979]으로 한다.

ⓒ 오래되면 즉, 약간 風寒에 感觸이 되더라도 鼻塞이 문득 發生을 한다. 마땅히 淸金을 하고 降火를 한다. 凉膈散에 加 川芎·荊芥·白芷를 한다.

② 鼻塞이 甚한 경우에

ⓐ 鼻塞이 甚한 경우에는 御寒湯·華澄茄丸으로 한다.

ⓑ 香臭를 알지 못하는 경우에는 麗澤通氣湯으로 한다.

ⓒ 內에 硬物이 있는 경우에는 마땅히 南星飮으로 한다.

ⓓ 外用으로는 蓽撥餠을 顖門에 붙인다. 또한, 菖蒲·皂角末을 綿[980]에 싸서 鼻를 막는다.

ⓔ 鼻塞으로 香臭를 맡지 못하는 경우에는 마땅히 溫肺湯·溫胃湯·通竅湯·菖蒲散으로 한다. 또한 一方[981]이 있다.

③ 鼻痛

ⓐ 鼻痛은 風邪가 正氣와 더불어 서로 얽힌 것으로 因하여 鼻道가 不通한 것이다.

㉠ 그렇기 때문에 痛이 된다.

㉡ 마땅히 人蔘順氣散·通氣驅風湯[982]으로 한다.

ⓑ 가령, 痰火가 衝肺를 하여 鼻膈이 隱痛한 경우에는 二陳湯에 加 片芩·梔子·桔梗·麥門冬으로 煎服(전복)을 한다.

❶ 삼소음(蔘蘇飮)(➡方藥合編·中26, 東醫寶鑑 1079, 醫學入門 1742·3046)

活套 : ① 感冒·氣管支炎·惡阻·氣鬱·肺炎·酒毒을 治療한다.

② 風寒으로 感觸이 되어 傷한 것으로 頭痛을 하고 發熱을 하며 咳嗽(해수)를 하는 것을 治療한다.

③ 또한, 內因의 七情으로 痰盛을 하고 潮熱을 하는 것을 治療한다.

되어 있다.

978) 羌活沖和湯은 九味羌活湯이다. 『東醫寶鑑』에서는 防風沖和湯을 九味羌活湯으로 잘못 記載를 하였다.

979) 頭痛이 甚한 경우라면 九味羌活湯으로 하고, 가래가 심한 경우라면 蔘蘇飮으로 한다.

980) 1. 솜 2. 솜옷 3. 이어지다 4. 끊어지지 않다 5. 잇닿다(서로 이어져 맞닿다),

981) 『東醫寶鑑』에 鼻不聞香臭方을 말한다.

982) 『醫學入門』에서는 藿香正氣散·祛風通氣散으로 한다고 記載되어 있다. 祛風通氣散은 『東醫寶鑑』의 通氣驅風湯과 같은 處方이다.

④ 痰盛에는 加 三子를 한다.
⑤ 肺熱에는 換 沙蔘을 하고, 加 桑白皮·麥門冬을 한다.
⑥ 虛冷에는 倍 蔘을 하고, 加 桂枝를 한다.

❷ 이진탕(二陳湯)(➡方藥合編·中99, 東醫寶鑑 370·1639, 醫學入門 3036·3168)

活套 : ① 惡阻·嘔吐·眩暈·宿醉·頭痛·惡心·食傷·腦溢血·胃病·心悸亢進·消化不良·咳痰를 治療한다.
② 痰飮을 通治한다.

❸ 여택통기탕(麗澤通氣湯[983])(➡方藥合編·中127, 東醫寶鑑 658)

活套 : ① 嗅覺痲痹와 蓄膿症을 治療한다.
② 鼻不聞香臭를 治療한다.
③ 대개, 肺經에 風熱이 있는 것이다.

❹ 보중익기탕(補中益氣湯)(➡方藥合編·上22, 東醫寶鑑 1201, 醫學入門 162·1870·1881·2729·3057)

活套 : ① 疲勞狀態·肺結核·肋膜炎·腹膜炎·夏瘦·痔疾·脫肛·感氣·말라리아狀熱·胃下垂·子宮下垂·盜汗·自汗을 治療한다.
② 鼻塞에는 加 麥門冬·山梔를 한다.

(4) 鼻痔·鼻瘡[984]

① 鼻痔(비치)

ⓐ 鼻痔(비치)는 肺氣가 熱이 極한 것이 날이 오래되어 凝濁을 하게 되고 結成하여 瘜肉이 되는데 마치 棗大만하다.
㉠ 滯를 하여 鼻竅를 막은 것이다.

ⓑ 甚한 경우에는 역시 이름을 하기를 鼻癰(비옹)이라고 한다.
ⓒ 防風通聖散에 加 三稜·海藻末을 하여 타서 服用을 한다.
ⓓ 外用으로는 辛夷膏로 鼻를 막으면 즉 낫는다.
ⓔ 鼻痔(비치)는 마땅히 瓜丁散·白黃散·羊肺散으로 한다.

② 瘜肉

ⓐ 이것은 厚味(후미)가 壅滯(옹체)를 하여 濕熱(습열)이 肺를 蒸을 한 것이니, 마치 雨霽(우재)[985]의 땅에 돌연히 芝[986]菌[987](지균)이 發生을 하는 것과 같다.

ⓑ 瘜肉은 胃中에 食積이 있어서 熱痰이 流注를 한 것이다.

---

983) 이택통기탕으로 發音을 해야 한다.
984) 輕한 것은 鼻瘡(비창)이 되고 重한 것은 鼻痔(비치)가 된다. 대개 肺熱이다.
985) 비가 개다.
986) 1. 지초(芝草: 지칫과의 여러해살이풀) 2. 영지(靈芝: 불로초과의 버섯) 3. 버섯
987) 1. 버섯 2. 세균(細菌), 균(菌) 3. 죽순(竹筍)

㉠ 마땅히 南星·半夏·蒼朮·神麯·細辛·白芷·甘草·酒炒芩·連으로 煎服(전복)을 한다.

ⓒ 外用으로는 瓜礬散으로 하면 스스로 낫는다.
ⓓ 鼻中의 贅肉(췌육)[988]으로 냄새가 나서 가까이 할 수가 없고, 痛證으로 搖(요)를 할 수가 없는 경우에는 白礬末에 硇砂[989]를 약간 加하여, 그 위에 불어 넣으면 시간이 흐른 뒤에 물로 化를 하고 없어진다.
ⓔ 勝濕湯·瀉白散을 投與한다.

③ 鼻瘡(비창)
ⓐ 鼻中에 瘡이 發生을 하는 것은 이에 肺熱이다.
ⓑ 마땅히 黃芩湯·洗肺散으로 한다.
ⓒ 鼻瘡(비창)은 마땅히 瀉白散에 加 酒炒片芩·梔子·桔梗·薄荷를 한다.

❶ 사백산(瀉白散)(➡方藥合編·下33, 東醫寶鑑 402, 醫學入門 3132)
活套 : ① 肺熱·肺壞疽의 初期를 治療한다.
② 肺實을 治療한다.
③ 역시, 乾咳로 水가 마르고 火가 炎上하는 것을 治療한다.
④ 鼻瘡(비창)에는 加 黃芩·梔子·薄荷를 한다.
⑤ 或은 加 桔梗·梔子·知母·貝母·麥門冬·生地黃을 한다.

❷ 승습탕(勝濕湯)(➡方藥合編·上15, 東醫寶鑑 1148)
活套 : ① 濕滯·風濕·鼻中瘜肉·神經痛·류마티스를 治療한다.

❸ 황금탕(黃芩湯)(➡方藥合編·下114, 東醫寶鑑 661·1068·1163·1390·1643, 醫學入門 1756)
活套 : ①『方藥合編』의 黃芩湯은 黃芩芍藥湯으로 記載되어 있다.
②『方藥合編』의 又方은『東醫寶鑑』의 又方으로『萬病回春』의 黃芩湯과 같이 肺火가 盛하여 鼻孔이 乾燥를 하고 或은 生瘡이 있으며 腫痛을 하는 것을 治療하는 處方이다.

❹ 방풍통성산(防風通聖散)(➡方藥合編·下4, 東醫寶鑑 1027·1180, 醫學入門 151·1549·1723·3066)
活套 : ① 腦出血·高血壓症·動脈硬化症·便秘症·酒齇鼻·痔疾·皮膚病·蓄膿症·眼病·糖尿病·喘息·肥滿症·脚氣·丹毒·禿頭·脂肪肝·慢性腎炎을 治療한다.
② 여러 風熱을 治療한다.
③ 或은 瘡疹(창진)으로 黑陷을 治療하고, 或은 風熱로 因한 瘡疥를 治療한다.
④ 머리에 白屑(백설)이 있고 面鼻가 紫黑을 하며 肺風瘡과 大風癩疾을 治療한다.
⑤ 或은 熱結로 二便이 不通을 하는 것을 治療한다.
⑥ 아울러 酒毒을 풀어준다.
⑦ 滑石·芒硝를 去하고 아울러서 酒炒를 하면 酒製通聖散으로 이름을 한다.
⑧ 癮疹瘙痒(소양)에는 加 金銀花·玄蔘·蟬退를 한다.

---

988) 달리 식육(瘜肉)이라고도 부름. 군살. 정상 때에 없는 덧붙이 살이 돋은 것을 말한다.
989) 硇砂가 더욱 좋다. 硇砂는 붉은 것과 흰 것이 있는데 붉은 것은 僞品이다.

7. 鼻病의 脈

① 右寸이 洪數(홍삭)을 하면 鼻衄·鼻齄(비사)이고, 左寸이 浮緩을 하면 風邪로 因한 鼻涕이다. 鼻流淸涕를 말한다.

口舌

1. 口舌의 病因病理

(1) 熱과 虛

① 입병(口病)은 熱이 있는데, 역시 虛가 있다.
② 心은 舌을 主하고, 脾는 脣을 主한다.
③ 口는 그렇기 때문에 心脾의 二氣가 항상 通하는 것이다.

(2) 心勞와 厚味

① 心勞와 厚味(후미)가 病의 뿌리가 된다.
② 心은 安靜을 貴하게 하는데, 七情으로 煩擾(번요)[990]가 過度하게 되면 즉, 心火가 炎盛을 하게 된다.
③ 더하여 飮食의 厚味(후미)로 積熱이 되면, 입(口)에 瘡이 發生을 하고, 或은 냄새가 난다.
④ 勞心을 하는 경우에는 犀角琥珀膏으로 한다.
⑤ 心勞에 厚味(후미)로 입에서 腥臭가 나고 唾涕가 稠粘을 하며 입이 마르고 혀가 乾燥한 경우에는 瀉白散에 加 桔梗·知母·麥門冬·黃芩·五味子를 한다.
⑥ 痰熱이 얕은 경우에는 薄河煎으로 한다.
⑦ 甚한 경우에는 五福化毒丹으로 한다.

(3) 熱極

① 熱이 極하게 偏勝을 하면 입(口)이 糜爛(미란)을 하게 된다.

2. 味의 變[991]

(1) 五臟偏勝

① 熱이 甚한데, 한 臟이 偏勝[992]을 하게 되면 즉, 口味가 항상 됨을 잃게 된다.

---

990) '번요하다(번거롭고 요란스럽다)'의 어근.
991) 味覺이 正常的이지 않게 變하는 것을 말한다.
992) 어느 한쪽이 왕성해진 것을 말한다.

② 肝熱은 口酸을 하면서 쓴데, 小柴胡湯에 加 龍膽草·靑皮·甘草를 한다.
ⓐ 甚한 경우에는 當歸龍薈丸으로 한다.
ⓑ 謀慮(모려)[993]만 하고 決斷을 내리지 못하면 입이 쓰다.
ⓒ 人蔘·遠志·茯神·甘草로 君을 하고, 柴胡·龍膽草로 使를 한다.
ⓓ 甚한 경우에는 腎氣丸으로 한다.

② 心熱이면 口苦를 하고 生瘡을 하는데, 凉膈散·黃連阿膠丸으로 한다.

③ 脾熱은 입이 달고 或은 냄새가 난다.
ⓐ 瀉黃散·四順淸凉飮·甘露飮·三黃丸으로 한다.

④ 肺熱은 입이 맵다.
ⓐ 甘桔湯·瀉白散으로 한다.

⑤ 腎熱은 입이 짜다.
ⓐ 滋腎丸으로 한다.

⑥ 그러나, 肝이 膽으로 傳하면 입이 역시 쓰고, 木이 脾를 타면 입이 역시 시다.
⑦ 胃熱이면, 或은 淡淡을 하고, 或은 달다.
⑧ 腎이 火로 化를 하면 즉, 쓰면서도 달다.

(2) 口中의 五味

① 熱이 勝을 하면 즉, 쓰다.
② 寒이 勝을 하면 즉, 짜다.
③ 宿食이면 즉, 시다.
④ 煩燥(번조)가 있으면 즉, 깔끄럽다.
⑤ 虛를 하면 즉, 淡淡하다.
⑥ 黃疸(황달)이 오면 달다.
⑦ 勞鬱로 肺를 傷을 하면 즉, 口臭가 있다.
⑧ 입(口)이 糜爛(미란)한 것은 膀胱(방광)이 小腸으로 熱을 傳한 것이다.

(3) 口舌病의 治療

993) 어떤 일을 꾀하는 깊은 계략(計略)

① 小便이 澁을 하고 虛熱이 있으면서 口瘡이 있고 糜爛(미란)을 한 경우에는 柴胡·地骨皮를 等分을 하여 水煎을 하고 服用을 한다.
ⓐ 甚한 경우에는 加 硝·黃을 한다.

② 心胃에 壅熱이 있어서 水穀(수곡)이 不化[994]를 하는 경우에는 導赤散에 四苓散을 合한다.
③ 가령, 熱이 盛을 하고 더불어 大·小便이 不通을 하며 배꼽이 아프고 喘急(천급)이 있으며 口瘡이 있으면서 潰爛[995]을 하는 경우에는 瀉白湯으로 한다.
④ 血熱은 鷄蘇丸으로 한다.

3. 口舌病의 虛證

① 中이 虛를 하면 炎上을 하는데 역시 먹지를 못한다.

② 口瘡이 오래도록 낫지 않는데 차가운 藥을 服用하고서 도리어 甚해지는 경우에는, 이에 虛炎이 上攻을 하고 中焦(중초)가 不足을 한 것이다.
ⓐ 理中湯으로 한다.
ⓑ 甚한 경우에는 加 附子를 한다.

③ 下虛가 甚한 경우에는 秘傳降氣湯에 黑錫丹을 二十丸을 삼킨다.

④ 陰虛한 경우에는 四物湯에 加 知母·黃柏을 한다.
ⓐ 或은 補陰丸으로 한다.

⑤ 해(年)가 오래 되었는데도 낫지 않는 경우에는 黑蔘丸으로 한다.

4. 口舌病의 外治

○ 外治는 이에 瘡이 赤色인지 白色인지를 나누어야 한다.

(1) 色에 따른 차이

① 입안에 瘡이 赤色인 경우에는 心熱이니, 枯白礬末을 사용하여 뿌린다. 或은 오랫동안 머

994) 消化가 되지 않는 것을 말한다.
995) 썩어 문드러짐.

금다가 헹구고 다시 머금는다.
② 입안에 瘡이 白色인 경우에는 肺熱이니, 黃柏·蓽撥을 사용하여 等分을 하고 末로 한 다음에 식초에 버무려서 붙이고 물로 헹군다.

③ 口瘡이 赤白인 경우에는 心肺가 모두 熱한 것이다. 玄胡索 一錢, 黃柏·黃連 各 五分, 靑黛·密陀僧 各 二錢을 사용하여 末로 한 다음에 자주 뿌려준다.
ⓐ 或은 單文蛤末도 역시 좋다.
ⓑ 여름철에는 西瓜[996]의 물을 서서히 마신다.

(2) 原因에 따른 차이

① 虛炎으로 口瘡이 있는 경우에는 甘草·乾薑을 잘 섞고 잘게 씹어서 머금는다.
② 上熱下寒인 경우에는 黃連·乾薑을 等分을 하여 머금거나, 또한 服用을 한다.

(3) 症狀에 따른 차이

① 口牙에 疳瘡인 경우에는 山梔를 사용하는데 仁을 去하고, 그 안에 白礬을 넣으며 버드나무 잎에 넣어서 불로 煆한 다음에 末로 하여 입안으로 불어 넣는다.
② 입의 주변에 瘡이 나서 스스로 문드러지는 경우에는 檳榔을 燒炭(燒炭)을 한 다음에 輕粉을 조금 넣어서 말려서 뿌린다.

③ 小兒가 口瘡으로 먹지 못하는 경우에 孤惑證[997]으로 治療를 하면 반드시 죽는다.
ⓐ 白礬을 끓인 물에 다리를 담그고 있으면 반일 정도가 되면 문득 부드러워진다.
ⓑ 다시금 黃柏과 僵蠶으로 末을 하여 붙인다.

④ 口瘡으로 疼痛을 하면 巴豆 半個를 生으로 갈아서 쌀밥에 버무려서 콩 하나 만하게 찧어서 眉間을 相對로 하여 印堂에 붙이는데, 약 半刻의 정도가 되어 붉어지는 것이 느껴지면, 이에 없애는데 水泡가 일어나면 안 된다.
ⓐ 小兒는 半으로 하여 사용한다.

---

996) 수박. 박과의 한해살이 덩굴풀.
997) 호혹증(狐惑證)은 여우가 얼음을 보고 망설이는 것과 같다는 의미로, 팔다리가 무겁고 말없이 자려고 하나 잠들지 못하며 음식냄새를 싫어하며 혀는 희고 이는 검으며 얼굴과 눈이 잠깐 붉었다 잠깐 희었다 잠깐 검었다 하면서 자주 달라지는 증상 등을 보임. **[네이버 지식백과]** 호혹충 [狐惑蟲] (한국전통지식포탈)

5. 口臭[998]

① 더러운 냄새가 나는 것은 향기로운 것을 머금으면 잠시 可히 없앨 수가 있다.

② 虛火가 鬱熱(울열)을 하여 胸中에 쌓이게 되면, 이에 口臭가 만들어 지는데 原因은 앞과 같다.

③ 外用으로는 川芎·白芷를 等分을 하여 蜜丸으로 해서 머금고 녹인다. 或은 香附子도 역시 좋다.

6. 舌病의 病因病理

① 혀(舌)의 病은 內·外因을 可히 詳細하게 하여야 한다.

② 心의 本脈은 舌根에 連結이 되어 있다.

③ 脾의 絡은 혀의 양쪽 방향에 連結이 되어 있다.

④ 肝脈은 陰器를 돌아서 舌本에 絡하고 있다.

⑤ 腎의 津液(진액)은 舌端에서 나온다.

⑥ 五臟이 分布가 되어 있으나, 心이 實로 主한다.

⑦ 그렇기 때문에 여러 經絡이 대개 입에 모인다고 말을 하는 것이다.

⑧ 外因은 뻣뻣하게 되고 짧아지며, 內因은 붓고 길어진다.

(1) 外因

① 風寒으로 傳經이 되면 즉, 舌苔가 白色으로부터 黃하게 되는데 검어지면 죽는다.

② 卒中[999]의 경우에는 혀가 뻣뻣하게 되고 短縮이 오는데 혀가 말리면서 말을 못하는 경우에는 죽는다.

ⓐ 대개 風[1000]에는 小續命湯으로 한다.

ⓑ 寒에는 理中湯으로 한다.

ⓒ 熱에는 甘桔湯에 加 防風·枳殼·黃芩으로 한다.

ⓓ 風·寒·濕으로 舌强이 있는 경우에는 白礬·肉桂의 末을 等分을 하여 舌下에 넣는다. 或은 四卷의 正舌藥[1001]으로 한다.

---

998) 甘露飮으로 많이 한다. 藿香을 끓인 물로 가글을 하고 먹는 것도 좋다.

999) 졸중풍(卒中風)과 같은 뜻으로 쓰인다. 대개 急證을 말하는 것으로 傳經이 되면 緩慢하게 進行이 되고 卒中이 되면 病이 急하게 進行이 된다.

1000) 中風의 神昏不語를 參考하면 된다.

1001) 『東醫寶鑑』과 『方藥合編』의 牽正散이다. 견정산(牽正散) ① 『東醫寶鑑』 : 白附子·白殭蠶·全蝎 並生用, 各等分, 右爲末, 每二錢, 熱酒調下. ② 『方藥合編』 ; 白附子·白殭蠶·全蝎 並生用, 各等分, 右爲末, 每二錢, 熱酒調下.

(2) 內因

① 內因으로 七情의 氣鬱이 있고 腫滿[1002]을 하여 숨을 쉴 수가 없는 경우에는 金沸草散으로 한다.
② 오랫동안 낫지 않는 경우에는 黑蔘丸으로 한다.
③ 外用으로는 古霜鹽散으로 한다.
④ 怒로 因한 경우에는 單綉鐵粉으로 바른다.

7. 木舌과 重舌

(1) 木舌

① 舌腫으로 滿口[1003]를 하여 氣를 吐하지 못하는 경우에는 木舌이라고 이름을 한다.
② 陳茶와 陳白梅에 巴豆 七枚를 같이 찧어서 膏를 만든 다음에, 薄荷의 물로 타서 입안을 씻어 낸 다음에 목구멍으로 내려가면 잠시 후에 즉, 泄瀉(설사)를 한 두 차례 하는데, 그 뒤에 粥으로 補를 한다.
③ 만약, 瘡이 난 것이 腮와 頰으로 연결이 되면서 붓는 경우에는 玄蔘升麻湯으로 한다.

(2) 重舌

① 혀가 부어서 입에 가득하여 목소리를 내지 못하고 飮食을 通을 할 수가 없는 경우에는 重舌이라고 이름을 한다.
② 蒲黃으로 頻繁하게 혀(舌)의 위를 씻어 주면 스스로 물러난다.
③ 가령, 藥을 목으로 삼킬 수가 없는 경우에는 즉 黃連[1004]을 진하게 끓여서 때때로 마시면 心火를 瀉하게 된다.

④ 혀가 부은 것이 마치 돼지 방광과 같은 경우에는, 鍼으로 혀 밑의 양쪽 큰 脈의 옆을 瀉血을 하여 피가 나오면 즉 줄어든다.
ⓐ 절대로 脈中을 刺鍼을 하면 안 되니, 血이 그치지 않게 된다.
㉠ 잘못 刺鍼을 한 경우에는 불로 銅을 달궈서 지지는데, 血이 다시 그치지 않는 경우에는 죽는다.

1002) 舌이 腫滿을 하여 숨을 쉬지 못하는 것이다. 舌病과 咽喉病에는 呼吸이 困難하거나 飮食의 攝取가 안 되는 경우에는 急證이다.
1003) 입(口)에 꽉 찼다는 말이다.
1004) 心脾의 熱을 瀉하는 것은 黃連이 좋다.

ⓑ 或은 食醋(식초)로 숱 검댕을 버무려서 혀의 위 아래로 붙이는데, 떨어지면 다시 붙여서 잠시 지나면 스스로 消滅이 되는데 먹지 못하는 경우에는 반드시 죽는다.

⑤ 舌腫으로 혀(舌)의 밑에 벌레가 있는데, 마치 螻蛄(루고)[1005]나 臥蠶(와잠)과 같아서 머리는 작고 白色의 꼬리가 있는 경우에는 鐵을 달궈서 혀(舌)의 頭上을 消滦을 하면 즉 消滅이 된다.
⑥ 혀(舌)가 길게 되어서 一寸이 넘어가는 경우에는 單氷片末로 붙인다.

8. 五臟病

① 腎虛로 火가 올라가면 淡黑色의 한 두 點이 있으니, 마땅히 生薑과 꿀물로 붉은 것을 닦은 후에, 補腎과 兼하여 痰火를 治療하는 藥을 사용한다.
ⓐ 肺로 痰이 올라오면 脹을 한다.

② 痰熱이 있으면 舌强을 하고 壅腫이 있는데 或은 短하다.
ⓐ 甘露飮으로 한다.

③ 肝이면 衄血(뉵혈)을 하는데 肝熱이면 혀(舌)에서 出血이 있는데 單槐花末로 뿌린다.

④ 心脾는 갈라지면서 瘡이 發生을 한다.
ⓐ 心熱이면 瘡이 發生을 하는데 갈라진다. 單黃連煎湯을 服用을 한다.
ⓑ 脾熱은 舌苔가 乾澁을 하고 마치 눈(雪)과 같다. 薄荷蜜과 冰蘗丸으로 한다.
ⓒ 心脾熱은 升麻葛根湯에 加 薄荷·黃芩·桔梗으로 한다.

9. 口舌脣의『東醫寶鑑』治法

① 肺가 熱을 하면 입이 맵다.
② 心이 熱을 하면 쓰다.
③ 腎이 熱을 하면 입이 짜다.

④ 肝熱에도 입이 쓰다.
ⓐ 小柴胡湯證에 口苦·咽乾·目眩을 한다.
ⓑ 口苦가 心인지 肝인지 區分을 하는 것이 어렵다.

1005) 땅강아지. 땅강아짓과의 곤충(昆蟲)

ⓒ 脈으로 보면 心은 洪數(홍삭)을 하고, 肝은 弦을 하고 數을 한다.
ⓓ 그리고, 시큼하며 쓴맛이 肝熱이다.

⑤ 脾臟에 熱이 있으면 입이 달다.

(1) 口味의 變

① 肝熱口苦

ⓐ 肝이 熱을 膽으로 하면 즉 口가 역시 苦하다. 마땅히 小柴胡湯에 加 麥門冬·酸棗仁·地骨皮·遠志를 한다.
ⓑ 肝氣가 熱하면 즉 膽이 泄하여 口苦를 하고 筋膜이 乾을 한다. 마땅히 龍膽瀉肝湯으로 主한다.
ⓒ 口苦한 경우에는 마땅히 益膽湯으로 한다.

❶ 소시호탕(小柴胡湯)(➡方藥合編·中25, 東醫寶鑑 1068, 醫學入門 153·1549·1835·3050)
活套 : ① 感冒·肺結核·膽囊炎·肝炎·말라리아·扁桃腺炎·中耳炎·乳房炎·氣管支喘息·肺炎·肋膜炎·淋巴炎·耳下腺炎·瘰癧·頸腺炎·黃疸·膽石·胃炎·胃痛·神經質·노이로제·癲癎·産褥熱·百日咳·眼科疾患을 治療한다.
② 少陽의 半表裏로 往來寒熱을 治療한다. 一名은 三禁湯이다.

② 心熱口苦

ⓐ 心이 熱하면 즉, 口苦를 한다. 或은 生瘡을 한다. 마땅히 凉膈散·瀉心湯으로 한다.
ⓑ 肝이 熱을 膽으로 하면 즉, 口가 역시 苦를 한다. 마땅히 小柴胡湯에 加 麥門冬·酸棗仁·地骨皮·遠志를 한다.

❶ 양격산(凉膈散)(➡方藥合編·下21, 東醫寶鑑 1167, 醫學入門 1549·1550·1551·3130)
活套 : ① 急性熱病·口內炎·안기나·頭瘡·皮膚病·吐血·鼻血·腦症·디프테리아를 治療한다.
② 積熱로 煩燥(번조)를 하고 口舌에 生瘡을 하며 腸胃가 燥澁을 하고 便尿의 秘結을 治療한다.
③ 積熱로 因한 齦腫(은종)에는 加 知母·石膏·升麻·大黃을 한다.

③ 脾熱口甘

ⓐ 脾에 熱이 있으면 입맛이 달고, 或은 냄새가 나기도 하는데, 이런 경우에는 瀉黃散·三黃湯을 쓴다.
ⓑ 『內經』에서는 "病이 생겨 입맛이 단 것은 病名을 무엇이라 하는가? 그것은 五臟의 氣가 넘쳐나서 생긴 것이다. '脾癉(비단)'이라 한다."고 하였다.
㉠ 癉이라는 것은 熱이 있다는 말이다.

ⓒ 胃에 熱이 있으면 입맛이 달고, 胃가 虛하면 입맛이 淡淡하다.

④ 肺熱口辛

ⓐ 肺가 熱을 하면 즉, 口가 辛을 한다. 마땅히 甘桔湯·瀉白散으로 한다.

ⓑ 肺가 熱을 하면 喉가 腥을 하는데 마땅히 加減瀉白散으로 한다.

❶ 감길탕(甘桔湯)(➡方藥合編·中128, 東醫寶鑑 705, 醫學入門 1770)

活套 : ① 少陰의 客寒으로 因한 咽痛을 治療한다.

② 鼠粘子·竹茹 各一錢을 加하면 더욱 좋다.

❷ 사백산(瀉白散)(➡方藥合編·下33, 東醫寶鑑 402, 醫學入門 3132)

活套 : ① 肺熱·肺壞疽의 初期를 治療한다.

② 肺實을 治療한다.

③ 역시, 乾咳로 水가 마르고 火가 炎上을 하는 것을 治療한다.

④ 鼻瘡(비창)에는 加 黃芩·梔子·薄荷를 한다.

⑤ 或은 加 桔梗·梔子·知母·貝母·麥門冬·生地黃을 한다.

⑤ 腎熱口鹹

ⓐ 腎에 熱이 있으면 즉, 口鹹을 한다. 마땅히 滋腎丸·滋陰大補丸으로 한다.

❶ 자신환(滋腎丸)(➡方藥合編·下80, 東醫寶鑑 476, 醫學入門 2715)

活套 : ① 渴證(갈증)이 없으면서 小便이 閉한 것을 治療한다.

(2) 口糜

① 口糜는 口瘡으로 糜爛(미란)을 한 것이다.

ⓐ 膀胱(방광)이 小腸으로 熱을 移動을 하면 隔腸[1006]으로 不便을 하여 上으로 口糜가 된다.

ⓑ 마땅히 移熱湯·柴胡地骨皮湯으로 한다.

② 臟腑(장부)의 積熱로 口舌에 生瘡을 하는 경우에는 마땅히 局方凉膈散으로 한다. 回春凉膈散[1007]도 역시 可하다.

③ 口舌에 生瘡을 하는 경우에는 마땅히 玉芝飮子·升麻散으로 한다.

ⓐ 兼하여 龍石散을 使用을 한다.

ⓑ 或은 碧雪[1008]을 糝을 한다.

ⓒ 硼砂元을 含化를 한다.

1006) 韓醫學에서는 小腸과 膀胱이 連結이 되어 小便이 나온다고 하는데 지금은 膀胱의 熱이 小腸으로 移動을 한 것으로 隔腸이 되어서 小便이 나오지 못한다는 것이다.

1007) 본래 凉膈散은 調胃承氣湯의 變方으로 便秘가 없으면 사용을 하기가 어렵다. 이에 『萬病回春』에서는 便秘가 없을 경우에 사용을 하는 凉膈散을 만들었기 때문에 回春凉膈散이라고 한 것이다.

1008) 입안과 혀가 헐면서 혀가 뻣뻣해지고 볼이 부으면서 목구멍이 막히는 것을 치료하는 처방임

④ 해(年)가 오래된 口瘡은 마땅히 黑蔘丸으로 한다.

❶ 이열탕(移熱湯)(➡方藥合編·下78, 東醫寶鑑 668)

方解 : ① 口糜를 治療한다.

② 心胃의 壅熱로 因하여 口瘡으로 糜爛(미란)한 것을 治療한다.

③ 『內經』에 이르기를 膀胱(방광)이 小腸으로 熱이 移動을 하면 上으로 口糜가 된다고 하였다. 술을 잘 마시는 사람은 이러한 疾患이 많다.

④ 一方에는 竹葉이 있고 燈心이 없다. 熱이 甚한 경우에는 加 芩·連·麥門冬을 한다.

❷ 사백산(瀉白散)(➡方藥合編·下33, 東醫寶鑑 402, 醫學入門 3132)

活套 : ① 肺熱·肺壞疽의 初期를 治療한다.

② 肺實을 治療한다.

③ 역시, 乾咳로 水가 마르고 火가 炎上하는 것을 治療한다.

④ 鼻瘡(비창)에는 加 黃芩·梔子·薄荷를 한다.

⑤ 或은 加 桔梗·梔子·知母·貝母·麥門冬·生地黃을 한다.

❸ 회춘양격산(回春涼膈散)(➡方藥合編·下116, 東醫寶鑑 669)

活套 : ① 三焦의 火盛으로 口舌이 生瘡을 한 것을 治療한다.

② 肺胃의 熱이 結滯(결체)가 되어서 發斑을 하는 경우에는 合 升麻葛根湯을 한다.

❹ 우황양격원(牛黃涼膈元)(➡方藥合編·下123, 東醫寶鑑 698)

方解 : ① 咽喉(인후)가 腫痛을 하고 口舌이 生瘡을 하며 頷頰(함협)이 赤腫을 하고 熱痰이 壅塞을 하는 것을 治療한다.

❺ 양격산(涼膈散)(➡方藥合編·下21, 東醫寶鑑 1167, 醫學入門 1549·1550·1551·3130)

活套 : ① 急性熱病·口內炎·안기나·頭瘡·皮膚病·吐血·鼻血·腦症·디프테리아를 治療한다.

② 積熱로 煩燥(번조)를 하고 口舌에 生瘡을 하며 腸胃가 燥澁을 하여 便尿가 秘結을 하는 것을 治療한다. 積熱로 因한 齦腫(은종)에는 加 知母·石膏·升麻·大黃을 한다.

❻ 이중탕(理中湯)(➡方藥合編·上6, 東醫寶鑑 1069, 醫學入門 1842·3055)

活套 : ① 理中湯은 太陰의 腹痛으로 自利를 하고 不渴을 하는 것을 治療하는 處方이다.

❼ 사물탕(四物湯)(➡方藥合編·上68, 東醫寶鑑 308, 醫學入門 1550·3035·3166)

活套 : ① 生理不順·血脚氣·乾性皮膚炎·貧血·腹痛·子宮出血·腹塊·胎動不安·産後惡露不下·下腹緊痛·肝斑·頭痛·無力體質·便秘·四肢煩熱·腎結石症·腎結核·乳汁缺乏症·紫斑症을 治療한다.

② 血病을 通治하는 藥이다.

❽ 보중익기탕(補中益氣湯)(➡方藥合編·上22, 東醫寶鑑 1201, 醫學入門 162·1870·1881·2729·3057)

活套 : ① 疲勞狀態·肺結核·肋膜炎·腹膜炎·夏瘦·痔疾·脫肛·感氣·말라리아狀熱·胃下垂·子宮下垂·盜汗·自汗을 治療한다.

② 勞役이 太甚을 하거나 或은 飮食이 失節을 하여 身熱을 하고 自汗을 하는 것을 治療한다.

(3) 舌腫

① 舌腫으로 입안이 가득하여 氣를 吐할 수가 없는 경우에는 이름을 하여 가로되 木舌이라고 한다.

② 木舌은 心脾의 熱이 壅滯(옹체)된 것이다.

③ 혀(舌)가 부은 것은 黃連湯·淸熱如聖散·琥珀犀角膏·霜鹽散으로 한다.

❶ 황련탕(黃連湯)(➡方藥合編·下117, 東醫寶鑑 671·762·891, 醫學入門 1782)

活套 : ①『方藥合編』의 又方은『萬病回春』의 方이다.
② 心火로 舌上에 瘡이 생기는 것을 治療한다.
③ 或은 舌上이 腫燥를 하고 熱하는 것을 治療한다.
④ 或은 舌尖에 出血이 있는 것을 治療한다.
⑤ 或은 舌硬한 것을 治療한다.
⑥ 熱이 甚한 경우에는 九味淸心元을 二丸으로 調服을 한다.

❷ 청심연자음(淸心蓮子飮)(➡方藥合編·中64, 東醫寶鑑 1390, 醫學入門 164)

活套 : ① 心火의 上炎으로 口乾하고 煩渴(번갈)을 하며 小便이 赤澁(적삽)을 한 것을 治療한다.
② 또한, 小便을 따라서 白物이 마치 精과 같은 것이 나오는 것을 治療한다.
③ 마땅히 心火를 降을 하여야 한다.
④ 역시 赤白濁을 治療한다.
⑤ 이것은 식사를 하지 못하면서 渴證(갈증)이 나는 것을 治療한다.
⑥ 식사를 하면서 渴證(갈증)이 나는 것은 人蔘白虎湯이다.

(4) 重舌

① 舌根에 붙어서 거듭 작은 舌이 發生을 하는 것을 이르기를 重舌이라고 한다.

② 鍼으로 刺를 하여 惡血이 去를 하면 낫는다.

③ 重舌은 心脾의 熱이 盛한 것이다.

④ 마땅히 靑黛散으로 한다.

❶ 청대산(靑黛散)(➡方藥合編·下118, 東醫寶鑑 672·989, 醫學入門 2313)

方解 : ① 重舌을 治療한다.
② 咽瘡으로 腫塞을 한 경우에도 역시 마땅하다.

❷ 용석산(龍石散)(➡方藥合編·下119, 東醫寶鑑 676)

方解 : ① 口舌에 生瘡으로 咽嗌이 腫塞을 한 것을 治療한다.

10. 口舌脣의 脈

① 口舌에 生瘡이 있는 경우에는 脈이 洪을 하는데 疾速을 한다.

② 만약, 脈이 虛한 것이 보이면 中氣가 不足한 것이다.

③ 『脈經』에 이르기를, 左側의 寸이 洪數(홍삭)을 하면 心熱이고, 右側의 寸이 洪數(홍삭)을 하면 肺熱이 있다.

④ 左側의 關이 弦數(현삭)을 하면서 虛를 하면 膽虛(담허)가 甚한 것이고, 洪을 하면서 實을 하면 肝熱이다.

⑤ 右側의 關이 沈實을 하면 脾胃에 實熱이 있는 것이다.

⑥ 洪數(홍삭)을 兼하면 口瘡이 있고, 或은 木舌이나 重舌이 있다.

⑦ 脈이 虛한 경우에는 中氣가 不足한 것이다.

牙齒

1. 牙齒病의 病因病理

① 牙齒는 腎에 屬하는데 胃와 大腸도 屬한다.

ⓐ 牙齒는 骨屬[1009]이기 때문에 腎의 標이다.

ⓑ 精이 완전하면 즉, 齒牙가 堅固하다.

ⓒ 腎이 衰하면 즉 齒牙가 넓어지고, 虛熱이 있으면 즉 齒牙가 움직인다.

② 足陽明胃의 絡脈은 齒牙의 上縫(상봉)으로 들어가서 그쳐서 움직이지 않는다.

ⓐ 차가운 마실 것을 좋아하고, 뜨거운 마실 것을 싫어한다.

③ 手陽明大腸의 絡脈은 齒牙의 下縫(하봉)으로 들어가서 움직이고 쉼이 없다.

ⓐ 뜨거운 마실 것을 좋아하고, 차가운 마실 것을 싫어한다.

2. 牙齒病의 分類

(1) 腎虛

① 腎虛의 경우에는 滋陰을 하고 腸胃를 차갑게 해야 한다.

ⓐ 飮食과 色慾이 過度한 것으로 因한 것이 많다.

ⓑ 八味丸·三味安腎丸·虎潛丸으로 한다.

② 濕熱(습열)이 上攻을 하게 되면 입으로 酸水가 湧出을 하게 되니, 즉 牙床이 맑지 못하게 되어 腫이 되고 痛이 된다.

ⓐ 或은 出血이 있고, 或은 蟲이 發生을 하게 되는데 齒牙가 움직이고 검게 문드러져서 떨어지게 된다.

ⓑ 대저, 齒齦(치은)이 露出(노출)이 되고 움직이는 경우에는 腎元이 虛한 것이다. 마땅히 滋陰을 하고 補腎을 하여야 한다.

ⓒ 惡寒·惡熱이 있으면서 口臭가 더럽게 나는 경우에는 腸胃의 熱이다. 마땅히 涼藥으로 瀉火를 하고 祛風(거풍)을 하여야 하니, 淸胃散으로 한다.

1009) 1.종류. 부류. 유별. 분류. 2.…에 속하다. …의 것이다. 3.친속. 가족. 가속.

(2) 風牙·熱牙

① 입을 열어 보면 風과 熱을 문득 알 수 있다.

② 風牙

ⓐ 腸胃에 원래 風邪가 있는 것으로 因하여, 문득 外風이 齒牙로 侵犯을 하여 들어가서 痛證이 있다.

㉠ 그렇기 때문에 입을 열어서 바람을 들어 마시면 즉, 痛證이 甚하게 된다.

㉡ 獨活散·消風散으로 한다.

ⓑ 風熱이 外風과 內熱이 서로 얽인 것으로 因하여, 齒齦(치은)이 腫痛을 하고 더하여 濃汁으로 惡臭가 나는 경우에는 犀角升麻湯으로 한다.

㉠ 或은 石膏를 一兩으로 하여 火煆(화하)[1010]를 하고 술로 뿌리며 防風·荊芥·細辛·白芷를 各 五分으로 末로 한 다음에 수시로 물에 끓여서 한두 번 服用을 하면 매우 效果가 있다.

ⓒ 風冷이 齒齦(치은)으로 들어가서 붓지 않고 벌레도 없는데 날이 갈수록 점점 動搖를 하는 경우에는 溫風散으로 한다.

③ 熱牙

ⓐ 腸胃의 積熱로 因한 것이니, 입을 열면 더러운 냄새로 가까이 할 수가 없는 경우에는 敗毒散에 加 荊芥·防風·升麻·石膏를 한다.

㉠ 或은 調胃承氣湯을 蜜丸으로 服用을 한다.

ⓑ 가령, 腸胃가 平素에 濕熱(습열)이 쌓인 경우에 風寒과 冷凍飮料를 받아서 齒牙의 사이에 鬱結(울결)이 되어 아픈 경우에는 當歸龍膽散으로 한다.

ⓒ 虛熱이 攻衝[1011]을 하여 齒齦(치은)의 살이 붓고 아프며 口舌에 瘡이 發生을 하는 것이 있는 경우에는 柴胡·地骨皮를 等分을 하고 薄荷를 반 정도로 줄인 다음에 물에 끓여서 뜨겁게 양치를 하고 식으면 吐해 낸다. 或은 服用을 해도 역시 좋다.

ⓓ 해가 되도록 齒痛이 있고 검게 문드러져서 脫落(탈락)을 하는 경우에, 반드시 입으로 차가운 것을 들여 마시면 痛證이 약간 그치는 경우에는 이에 膏粱(고량)에 濕熱(습열)의 火이다.

㉠ 調胃承氣湯에 加 黃連으로 下를 하게 한다.

㉡ 或은 升麻·白芷·防風·荊芥·薄荷·桔梗·甘草를 等分을 하여 水煎을 하고 服用을 한다.

(3) 寒

① 客寒이 腦를 犯을 하면 痛證을 참을 수가 없다.

1010) 불에 달구거나 굽는 것을 가리키는 용어임.
1011) 공격하고 찌르는 것임.

② 寒氣가 腦를 犯을 하고, 또한 風邪가 들어와 侵犯을 하여 腦·項筋痛이 있고 動搖를 하면서 잇몸의 살이 빠지는 경우에는 白芷湯·羌活黑附湯으로 한다.

(4) 毒痰·瘀血

① 기침을 同伴하는 것은 毒과 痰인데, 鑽掣痛(찬체통)1012)이 있는 것은 瘀血이다.

② 痰熱의 毒氣가 攻注1013)를 하여 齒痛이 있는 경우에는 外證으로는 咳唾가 있다.

ⓐ 二陳湯에 加 細辛·枳殼·生薑·大棗·烏梅를 한다.

ⓑ 이에 薑黃·蓽撥을 等分을 하여 煎湯을 하는데 따뜻해지기를 기다려서 혀(舌)로 안을 적시면 침이 스스로 나온다.

③ 瘀血이 風熱로 因하여 頭面으로 上攻을 하고 血과 얽혀서 치아 사이로 하여금 血瘀가 없어지지 않으면 鑽刺(찬자)로 掣痛(체통)1014)이 있다.

ⓐ 甘露飮에 加 升麻를 한다.

ⓑ 或은 犀角地黃湯으로 한다.

3. 齒齦(치은)의 病

① 齒齦(치은)에 黑點이 있는 것은 蟲으로 傷한 것이다.

② 무릇 음식으로 齒牙를 깨끗이 하지 못하면 냄새가 나고 썩은 기운이 가리며 스며드는 것이 오래 되고, 兼하여 風熱이 上攻을 하고 齒齦(치은)에 구멍이 있어 벌레가 생기며 또한, 이빨이 다 썩게 된다.

③ 또한, 그 나머지도 넘게 되니 疳䘌1015)에 이르게 된다.

④ 대개, 그 종류는 殺蟲을 한 以後에 痛證이 그치게 된다.

⑤ 神功丸으로 牙蟲을 取한다.

4. 牙宣1016)

① 牙宣의 原因은 단지 둘이다. 牙縫에 血이 흐르는 것이다.

ⓐ 風熱로 因한 경우에는 消風散에 加 芒硝를 하여 內服을 하고, 밖으로 닦는다.

1012) 뚫는 듯한 痛證을 말한다.

1013) 痛證이 몰려오는 것을 말한다.

1014) [명사] 경련이 일어 끌어당기는 듯이 아픈 증상.

1015) 어린이에게 생기는 감병(疳病)의 한 가지. 잇몸이 헐고 붓고 하는 치은염(齒齦炎)·치은 궤양(潰瘍)·치은 농양(膿瘍) 따위 잇몸에 나는 病을 통틀어 일컬음

1016) 血의 條文에도 牙宣이 있다.

ⓑ 腎虛로 炎上을 하는 것은 四物湯에 加 升麻를 한다. 或은 牧丹皮·知母·黃柏으로 한다.

② 其他

ⓐ 陰虛로 氣鬱이 있는 경우에는 四物湯에 加 香附·側柏葉·牛膝로 하고, 밖으로는 綠袍散을 붙인다.

㉠ 或은 香鹽散으로 항상 닦는다.

㉡ 變하여 骨蝕風(골식풍)이 되어 出血이 있고 骨이 露出이 되는 경우에는 玉池散으로 한다.

ⓑ 疳䘌으로 出血이 많은 경우에는 生竹茹 二兩을 醋에 끓여서 머금는다.

5. 走馬疳[1017]

① 走馬牙疳은 小兒方인 溺白散을 參考를 한다.

6. 牙齒의 外治

① 外治는 반드시 辛溫한 藥을 兼한다.

② 牙痛의 本은 濕熱(습열)로 因한 것인데, 標의 風冷으로 鬱한 것을 받은 것이다.

③ 그렇기 때문에 안으로는 辛凉한 것으로 그 本을 治療하고, 밖으로는 마땅히 辛溫으로 그 標를 治療하는 것이다.

② 通用으로는 擦牙方·謝傳笑去散·腎虛胃熱方·風虫牙疼方·延平方·劫痛方·烏鬚固齒方·消齒壅法·取牙不犯手方을 사용한다.

7. 擦牙

① 擦牙를 하는 경우에는, 먼저 모름지기 牙床을 닦아야 한다.

② 무릇 日蝕·月蝕이 아직 평정이 되지 않은 때에는 飮食을 먹지 말아야 한다.

③ 잘못 먹게 되면 齒牙의 疾患을 앓게 된다.

④ 養生家에서는 새벽에 頭叩齒를 하면 영원히 齒牙의 疾患이 없다고 하였다.

⑤ 이상의 五嶽과 아울러 咽喉(인후)는 雜科라고 말을 한다.

1017) 천연두(天然痘)를 치른 뒤에 나는 병 처음에 입이 헐고 피가 나며, 더러운 냄새가 나다가, 이가 꺼멓게 변(變)하여 빠지기까지 함

8. 牙齒의『東醫寶鑑』治法

① 牙齒의 痛證은 胃中의 濕熱(습열)이 上으로 牙齦(아은)의 사이에 出을 한 것으로 因하여, 適時에 風寒을 받거나, 或은 차가운 것을 마셔서 鬱滯(울체)된 바가 있으면 즉, 濕熱(습열)이 얻어 外達을 할 수가 없다.

ⓐ 그렇기 때문에 痛證이 만들어지는 것이다.

② 寒은 이것이 標이다.

ⓐ 그렇기 때문에 外用으로는 辛溫을 하여 擦漱[1018](찰수)를 하는 藥으로 한다.

③ 熱은 이것이 本이다.

ⓐ 그렇기 때문에 內服으로는 辛凉을 하여 散熱을 하는 藥으로 한다.

④ 齒痛에는 七種이 있다. 風熱痛·風冷痛·熱痛·寒痛·毒痰痛·瘀血痛·蟲蝕痛이다.

(1) 胃熱痛

① 熱痛은 腸胃에 積熱이 있어서 齒齦(치은)이 腫爛[1019]을 하고 口氣가 臭穢(취예)[1020]를 하는 것이다.

② 마땅히, 凉膈散에 加 知母·石膏·升麻로 佐를 하고, 酒蒸大黃으로 君을 하여 머금어 삼키면 즉, 낫는다.

③ 胃熱로 因한 齒痛으로 冷한 것을 좋아하고, 熱한 것을 싫어하는 경우에는 마땅히 淸胃散· 瀉胃湯·滋陰淸胃丸으로 한다.

❶ 청위산(淸胃散)(➡方藥合編·下120, 東醫寶鑑 684, 醫學入門 3113)

活套 : ① 胃熱로 上下의 齒痛을 참을 수가 없고 頭腦까지 당기면서 滿面에 發熱이 있으며 그 痛證이 차가운 것을 좋아하고 뜨거운 것을 싫어하는 것을 治療한다.

② 약간 차갑게 하여 服用을 하는데 老人과 虛人은 服用을 할 수가 없다.

❷ 사위탕(瀉胃湯)(➡方藥合編·下121, 東醫寶鑑 670·685, 醫學入門 2615)

活套 : ① 胃氣의 實熱로 脣口가 乾裂을 하고 便秘로 煩渴(번갈)을 하며 잠을 잘 때에 입에 침이 흐르는 것을 治療한다.

②『萬病回春』의 瀉胃湯은 牙痛을 治療하는 處方이다.

③『東醫寶鑑』의 瀉胃湯은『醫學入門』과 같다. 胃의 實熱로 脣口가 乾裂하고 煩渴(번갈)하면서 便秘가 있는 것을 治療한다.

1018) 1. 양치질하다 2. 빨다(주물러서 때를 없애다), 빨래하다 3. 씻다 4. 헹구다

1019) 피부가 붓고, 부스럼의 상태가 심해져서 형체를 잃고 문드러지는 증상임.

1020) 나쁜 냄새가 나고 더러움

④『東醫寶鑑』의 又方은『萬病回春』과 같다. 牙痛을 治療하는데 神과 같다. 이것은 胃熱로 因한 것이다.
⑤『方藥合編』은『萬病回春』의 法을 따랐다.

(2) 瘀血痛

① 風熱이 齦間을 挾攻을 하면, 하여금 血이 出을 하고 瘀滯(어체)가 없어지지 않으며, 掣痛(체통)[1021]으로 鑽刺(찬자)를 한다.
ⓐ 마땅히 犀角地黃湯으로 한다.
ⓑ 或은 加減甘露飮에 加 升麻를 한다.

② 齒痛과 齲[1022]가 수년 동안 낫지 않는 것은, 마땅히 陽明의 蓄血로 治療한다.
ⓐ 桃仁承氣湯을 細末을 하여 蜜丸으로 하고 梧子大로 服用을 한다.
ⓑ 술을 過多하게 마시는 것을 좋아하는 경우에는 이 疾患이 많이 있다.
ⓒ 여러 번 服用을 해 보았는데 效果가 있었다.

❶ 서각지황탕(犀角地黃湯)(➡方藥合編·下60, 東醫寶鑑 293, 醫學入門 1740·3113)
活套 : ① 衄血(뉵혈)과 吐血이 그치지 않고, 또한 上焦의 瘀血로 面이 黃을 하고 大便이 黑을 하는 것을 治療한다.
② 能히 瘀血을 消化한다.
③ 回春에서는 加 黃芩·黃連·當歸를 하였다.

❷ 도인승기탕(桃仁承氣湯)(➡方藥合編·下13, 東醫寶鑑 1105, 醫學入門 1740·3054)
活套 : ① 月經不調·月經困難·婦人病·蕁麻疹·急性大腸炎·膀胱炎·膀胱結石·喘息·血道症히스테리·打撲症·眩暈·齒痛·肩凝·腰痛·坐骨神經痛·眼病·痔疾·肛門周圍炎·月經痛·帶下·腦出血·高血壓症·動脈硬化症·赤痢·不姙症·凍傷·便秘·肥滿症·무좀·濕疹·腎結石·流産癖·人孔流産後遺症·子宮內膜炎·子宮下垂 및 脫肛·子宮後屈·齒槽膿漏·脫疽·胎盤殘留·胞狀鬼胎·黃疸·出血·스피로헤타병·後陣痛을 治療한다.
② 膀胱(방광)에 血이 結滯(결체)가 되고 小腹이 急結을 하며 便이 黑을 하고 譫語(섬어)를 하는 것을 治療한다.
③ 물로 끓인 다음에 芒硝를 넣어서 溫服을 한다.
④ 腸胃의 熱結로 便秘가 있는 경우에는 檳榔·郁李仁末을 調服한다.

(3) 痰熱痛

①『東醫寶鑑』에서는 毒痰痛으로 記載되어 있다.
ⓐ 熱을 하면 즉 痰이 發生을 한다.
ⓑ 毒氣가 上攻을 하여 經絡으로 灌注(관주)[1023]를 하면, 가장 能히 痛證이 發生을 한다.
ⓒ 外證은 痰이 盛을 하고 咳唾를 한다.

1021) [명사] 경련이 일어 끌어당기는 듯이 아픈 증상.
1022) 1. 충치(蟲齒) 2. 잇병 3. 덧니(배냇니 곁에 포개어 난 이) 4. 이가 아프다
1023) ①물이 흘러 들어감 ②관개(灌漑)

② 마땅히 二陳湯에 加 細辛·枳殼·生薑·大棗·烏梅로 煎服(전복)을 하고, 이에 薑黃·華撥을 等分을 하여 煎湯을 한다.
ⓐ 따뜻해지는 것을 기다려 舌을 浸湯[1024]의 內로 하여 涎이 스스로 流出을 하게 되면 效果가 있다.

❶ 이진탕(二陳湯)(➡方藥合編·中99, 東醫寶鑑 370·1639, 醫學入門 3036·3168)
活套 : ① 惡阻·嘔吐·眩暈·宿醉·頭痛·惡心·食傷·腦溢血·胃病·心悸亢進·消化不良·咳痰를 治療한다.
② 痰飮을 通治한다.

(4) 風熱痛

① 風熱은 外風이 더불어 內熱로 서로 얽혀서 齒齦(치은)이 腫痛을 하고 濃汁이 臭穢(취예)를 하는 것이다.
② 마땅히 犀角升麻湯으로 한다.
③ 兼하여 荊芥湯으로 含을 하여 漱[1025]를 한다.

❶ 서각승마탕(犀角升麻湯)(➡方藥合編·中9, 東醫寶鑑 584·1022, 醫學入門 3073)
活套 : ① 中風을 治療한다.
② 鼻額間痛과 脣口와 頰車(협거), 그리고 髮際(발제)가 모두 아프고 입을 벌릴 수가 없는 것을 治療하는데, 左側의 額과 頰의 위로 마치 풀을 붙인 것처럼 緊急을 하고 손을 대면 아픈 것을 治療한다.
③ 이것은 足陽明經에 風을 받아서 毒血이 凝滯(응체)가 되어서 그런 것이다.
④ 또한, 內外의 風熱로 因한 齒齦腫痛을 治療한다.
⑤ 血虛로 因한 火炎에는 加 熟地黃 四·五錢, 當歸 一錢을 한다.
⑥ 熱實에는 加 石膏를 한다.
⑦ 面腫 및 丹毒을 아울러서 可히 治療를 할 수가 있다.

(5) 齦腫(은종)

❶ 서각승마탕(犀角升麻湯)(➡方藥合編·中9, 東醫寶鑑 584·1022, 醫學入門 3073)
活套 : ① 中風을 治療한다.
② 鼻額間痛과 脣口와 頰車(협거), 그리고 髮際가 모두 아프고 입을 벌릴 수가 없는 것을 治療하는데, 左側의 額과 頰의 위로 마치 풀을 붙인 것처럼 緊急을 하고 손을 대면 아픈 것을 治療한다.
③ 이것은 足陽明經에 風을 받아서 毒血이 凝滯(응체)가 되어서 그런 것이다.
④ 또한, 內外의 風熱로 因한 齒齦腫痛(치은종통)을 治療한다.
⑤ 血虛로 因한 火炎에는 加 熟地黃 四·五錢, 當歸 一錢을 한다.
⑥ 熱實에는 加 石膏를 한다.

1024) 혀(舌)를 담그는 湯을 말한다.
1025) 1. 양치질하다 2. 빨다(주물러서 때를 없애다), 빨래하다 3. 씻다 4. 헹구다

⑦ 面腫 및 丹毒을 아울러서 可히 治療를 할 수가 있다.

❷ 양격산(凉膈散)(➡方藥合編·下21, 東醫寶鑑 1167, 醫學入門 1549·1550·1551·3130)

活套 : ① 急性熱病·口內炎·안기나·頭瘡·皮膚病·吐血·鼻血·腦症·디프테리아를 治療한다.

② 積熱로 因한 煩燥(번조)를 治療하고 口舌에 生瘡을 治療하며 腸胃가 燥澁을 하여 便尿가 秘結을 하는 것을 治療한다.

③ 積熱로 因한 齦腫(은종)에는 加 知母·石膏·升麻·大黃을 한다.

(6) 漱藥

① 齒病에 含漱를 하는 處方은 玉池散·荊芥湯·開笑散·椒鹽散·蜂窩散·牙疼噙漱藥으로 한다.

❶ 옥지산(玉池散)(➡方藥合編·下122, 東醫寶鑑 691, 醫學入門 2621)

活套 : ① 風蟲으로 牙痛이 있고 動搖를 하면서 潰爛(궤란)을 하는 것을 治療한다.

② 或은 變하여 骨糟風이 되어 膿血(농혈)이 나오고 뼈가 드러나는 것을 治療한다.

9. 牙齒의 脈

① 齒痛은 腎虛의 경우에 尺脈이 濡를 하면서 大를 한다.

② 火炎이 있으면 尺脈이 洪을 하여 잇몸이 벌어지고 흔들리면서 썩는다.

③ 右側의 寸關(촌관)이 數을 하거나, 或은 洪을 하면서 弦을 하면, 이것은 腸胃에 風熱이 있어서 多涎을 하는 것이다.

④ 尺이 洪大를 하면서 虛하게 되면 腎虛로 齒痛이 있는 것이다.

⑤ 齒牙가 흔들리면서 踈豁[1026]을 하는 경우에는 相火가 上炎하는 것이다.

⑥ 右側의 寸關(촌관)이 洪數(홍삭)을 하거나, 或은 弦을 하면서 洪을 하는 것은 腸胃의 中에 風熱이 있는 것이다.

1026) 드문드문하여 사이가 넓어짐.

咽喉

1. 咽喉病의 病因病理와 咽喉病 十八種

(1) 咽喉(인후)病 十八種[1027]

① 咽喉(인후)病의 가지가지는 모두 火이다.

② 咽喉(인후)는 氣가 呼吸을 하고 먹는 것이 出入을 하는 곳으로, 이에 人身의 門戶이다.

③ 一十八種은 비록 後世에 억지로 이름을 한 것이라고 하지만, 역시 알지 않으면 안 된다.

④ 一은 左單蛾風이다.

⑤ 二는 右單蛾風이니, 形體가 둥글고 마치 작은 筋頭大와 같고 咽喉(인후)의 關門의 위에 發生을 하는 것은 可히 治療할 수가 있는데, 關의 아래에 생겨서 보이지 않는 경우에는 難治이다.

⑥ 三은 雙蛾風이니, 두 개가 喉間의 關下에 發生을 하는 것은 難治이다.

⑦ 四는 蟬舌風이니, 舌下에 다시금 생겨서 두 개의 舌이 된 것이다.

⑧ 五는 蛾蜞風이니, 牙齦이 腫毒으로 瘡이 된 것이다.

⑨ 六은 木舌風이니, 舌腫이 되어 큰 것이 마치 끓여서 익힌 돼지 혀와 같이 되어서 轉動을 할 수가 없다.

⑩ 七은 舌黃風이니, 舌上이 붓고 아프며 黃色이 된다.

⑪ 八은 魚口風이니, 입이 마치 물고기가 물을 빠는 것과 같으니 不治이다.

⑫ 九는 塞喉風이니, 喉痹로 聚毒을 하여 涎唾(연타)가 끈적거리고 實하면서 寒熱이 發生하는 것으로, 關上인 경우에는 可히 治療할 수가 있으나 關下인 경우에는 難治이다.

⑬ 十은 懸蜞[1028]蠱毒風이니, 上脏(상광)이 붓고 물과 음식이 내려가지 않으며 붓는 형상이 마치 鷄卵과 같다.

⑭ 十一은 搶食風이니, 잉어회를 먹고 惡物로 發泡가 된 것이다.

⑮ 十二는 獵頰風이니, 腮와 頰이 結腫을 하니 牙盡處(아진처)에 腫氣를 破를 하여야 한다.

⑯ 十三은 纏喉風이니, 턱 주변으로부터 赤色으로 둘러지고 寒熱이 發生을 한다.

⑰ 十四는 松子風이니, 입안으로 喉에 가득하게 붉은 것이 마치 돼지의 肝과 같고 張口[1029]를 하며 物件을 吐를 하고 즉, 氣逆으로 關이 막히고 飮食을 먹을 수가 없다.

1027) 대개 이렇게 숫자로 分類를 하는 것은 危亦林의 『世醫得效方』에서 많이 하였다.
1028) 수질(水蛭)의 딴 이름.
1029) 입을 벌리고 있는 것. 『東醫寶鑑』에 폐위(肺痿)로 장구(張口)하는 것은 숨이 차는 것이라고 하였

⑱ 十五는 崩砂甘口風이니, 舌下로부터 牙齦의 위로 붉게 붓고, 입안으로 붓는 것이 마치 끓는 것처럼 뜨거우며, 牙齦이 점차 문드러지고, 역시 能히 齒牙가 脫落을 하게 된다.

⑲ 十六은 連珠風이니, 舌下로부터 일어나는데, 처음에 일어날 때에는 한 개이고, 또 다시 한 개가 일어나는데, 甚한 경우에는 三·五·七·九箇가 連珠처럼 發生을 하여 일어난다.

⑳ 十七은 蜂子毒이니, 瞼腮(검시)가 痒爛(양란)을 하거나, 或은 喉關과 舌下에 붓는 것이 黃色으로 마치 벌과 같다.

㉑ 十八은 走注瘰癧風이니, 頸項의 結核이 五·七箇가 있고, 皮膚가 赤腫을 하면서 寒熱이 發生을 한다.

(2) 咽喉(인후)痛은 火로 歸結된다.[1030]

① 일반적으로 咽瘡痛이 있는 경우에는 虛火가 많다.

ⓐ 아! 種類는 비록 繁雜하지만 같이 火로 歸結이 된다.

ⓑ 대개 少陰君火와 少陽相火의 두 經脈이 아울러 咽喉(인후)에 絡을 한다.

② 君火의 勢는 緩慢하니 즉, 熱結을 하면 疼이 되고 腫이 된다.

③ 相火의 勢는 速하니 즉, 腫이 甚하고 不仁을 하면서 痹가 된다.

ⓐ 痹가 甚하면 不通을 하니 痰이 막혀서 죽게 된다.

(3) 喉痹

① 그렇기 때문에 말하기를 一陰一陽이 結을 하면 즉, 喉痹가 된다고 하였다.

ⓐ 一陰은 肝과 心包를 말함이고, 一陽은 少陽·三焦를 말함이니, 四經[1031]이 다 火가 있는 것이다.

② 火는 痰의 本이 되고, 痰은 火의 標가 된다.

ⓐ 그렇기 때문에 火를 말하는 것은 즉, 痰이 그 中에 있는 것이다.

ⓑ 咽喉(인후)를 말하는 것은 즉, 牙舌도 역시 그 中에 包含이 되는 것이다.[1032]

2. 火의 虛實

○ 火에는 虛實이 있으니 어찌 하는 것인가?

다.

1030) 요즘의 表現으로는 炎症이라고 하면 된다. 다만, 咽喉病에서 입을 못 벌리는 경우에는 急證이다.

1031) 手足厥陰經과 手足少陽經을 말한다.

1032) 口舌과 咽喉로 炎症이 서로 移動을 하기 때문에 咽喉病에는 口舌을 같이 보아야 한다.

(1) 實火

① 實火는 便閉를 하고 胸이 반드시 緊을 한다.

② 實火는 煎炒를 過食을 한 것으로 因하여 蘊熱로 毒이 쌓여서 煩渴(번갈)이 되고 二便이 閉塞을 하는데 風痰이 위로 壅滯(옹체)가 되면 장차 喉痺가 發生을 하니, 먼저 三日은 胸膈이 不利를 하고 脈이 弦을 하면서 數을 한다.

ⓐ 治療에는 마땅히 먼저 風痰을 去한 이후에 熱毒을 풀어야 한다.
ⓑ 凉膈散에 加 黃連·荊芥·石膏를 한다.
ⓒ 或은 古荊黃湯·防風通聖散·三黃丸을 含化를 한다.

③ 또한, 風燥로 咽喉(인후)가 乾枯를 하여 항상 마치 털로 찌르는 것과 같고, 삼킬 때에 咽에 걸리는 것 같은 경우에는 敗毒散에 加 黃芩·半夏를 하고, 倍桔梗·薄荷·生薑을 해서 煎服(전복)을 한다.

ⓐ 痰이 盛한 경우에는 加 石膏를 한다.
ⓑ 무릇 이 藥을 服用을 하는데 子時에 服用을 하면 午時에 攻擊을 하게 되고 午時에 服用을 하면 子時에 攻擊하게 된다.

④ 가령, 嘔吐를 하면서 咯1033)으로 傷을 하는 경우에는 熱物을 먹었거나 穀物에 가시로 澁을 한 것이니, 風熱이 血氣와 아울러서 서로 얽혀 腫痛을 하는 경우에는 消風散에 加 薄荷·玄蔘·全蝎을 한다.

ⓐ 或은 射干湯·牛蒡子湯으로 한다.

⑤ 木舌과 重舌인 경우에는 如聖金錠으로 한다.
⑥ 舌根이 붓는 경우에는 麝香朱砂丸으로 한다.
⑦ 時行1034)을 하는 咽痛의 경우에는 普濟消毒飮으로 한다.

(2) 虛火

① 虛火는 便이 利를 하고 脈도 역시 微를 한다.

② 虛火가 飮酒로 因한 것이면 즉 脾火를 動하고, 忿怒로 因한 것이면 즉 肝火를 動하며, 色慾으로 因한 것이면 즉 腎火를 動하니, 火炎이 上攻을 하고 咽膈(인격)이 乾燥를 하면

1033) 1. 울다 2. 뱉다 3. 토하다(吐--), 게우다 4. 트림 5. 꿩의 울음 소리 a. 토하다(吐--),
1034) [명사] 계절에 따라 발생하는 전염병.

반드시 二便이 如常을 한다.

ⓐ 少陰의 脈이 微한 경우에는 治療함에 마땅히 補虛를 하고 降火를 한다.

ⓑ 血虛한 경우에는 四物湯에 加 桔梗·荊芥·知母·黃柏을 한다.

ⓒ 氣虛한 경우에는 四君子湯에 加 甘草·桔梗·玄蔘·升麻를 하는데, 甚하면 즉 乾薑·附子로 向導[1035]를 하니 서서히 服用을 한다.

③ 가령, 痰이 盛한 경우에는 二陳湯料에 靑魚膽을 한 개를 넣는다.

ⓐ 그 膽을 먼저 陳米의 안에 넣고 陰乾을 하여 末을 한 다음에 薑汁으로 調服을 한다.

ⓑ 역시 可히 探吐를 해도 된다.

ⓒ 或은 千緡湯으로 한다.

④ 일찍이 凉藥을 服用을 하여 自利를 하거나, 或은 聲音이 무너지는 경우에는 秘傳降氣湯으로 救한다.

⑤ 갑작스럽게 風寒에 感觸이 되면 즉, 咽喉(인후)가 緊縮(긴축)이 되어 妨碍(방애)[1036]가 되는 경우에는 柴梗半夏湯·猪膚湯으로 한다.

⑥ 腎傷寒 및 陰證인 경우에는 半桂湯[1037]에 蜜附子를 하여 사용을 한다.

(3) 通用

① 通用으로는 甘桔湯·利膈湯·冰梅丸·琥珀犀角膏로 한다.

② 或은 單百草霜을 末로 하여 蜜丸으로 彈子大로 한 다음에 매번 三丸을 新汲水[1038]로 化服[1039]을 한다.

(4) 咽喉(인후)病 治療의 주의사항

① 무릇, 咽喉(인후)病에는 온전히 차가운 藥을 사용하면 안 된다.

② 草藥으로 效果가 目前에 있어도 上熱이 아직 除去가 되지 않으면, 中寒이 되어 다시 일어나고 毒氣가 虛를 틈타서 腹으로 들어가면, 胸前이 높게 붓고 위로는 喘息(천식)이 되며, 아래로는 泄瀉(설사)를 하고 手足指甲이 靑紫色이 되며 七日의 以後에 온전히 먹지를 못하면 입이 마치 물고기 입처럼 되면서 죽는다.

1035) 중국어[편집]병음(拼音): xiàngdǎo1.길안내, 가이드.동사[편집]2.길안내하다.간체(简体): 向导

1036) 지장을 주다. 방해하다. 저해하다. 비슷한말:阻碍(zǔ'ài)

1037) 本來의 이름은 半夏桂枝湯이다. 『醫學入門』: 半夏·桂枝·甘草 各二錢, 生薑 五片, 水一盞半, 煎至七分, 徐徐嚥之. 方解 : 少陰病에 客寒으로 下利를 하고 脉이 微弱하면서 咽痛이 있는 것을 治療한다. 이것으로 半夏·桂枝의 辛으로는 散寒을 하고 甘草의 甘으로는 正氣를 緩하게 한다.

1038) ① 이른 새벽에 맨 처음 길어 온 우물물을 말한다. 지난날에는 약을 먹거나 달이거나 만들 때에 흔히 신급수를 썼다. ② 정화수(井華水)와 같은 뜻으로도 쓰인다.

1039) 녹여서 服用을 하는 것을 말한다.

3. 咽喉(인후)病 治法大要

(1) 繳[1040]法·吐法

① 繳法과 吐法으로 痰을 끌어당기면 진실로 捷[1041]法(첩법)이다.

② 繳法은 靑魚[1042]膽末로 繳法을 세 차례 하면 紅腫이 즉, 흩어진다.

③ 吐法은 冬月에 靑魚膽에 枯白礬을 안에 넣고, 사용을 할 때에 百草霜[1043]과 硝焰(초염)[1044]을 약간 넣어서 醋에 버무려서 오리털로 藥을 찍어서 痰을 다 吐하게 한다.

④ 가령, 魚膽이 없는 경우에는 白礬을 半斤을 하고 巴豆肉을 十枚를 마를 때까지 같이 하며 巴豆를 除去한 다음에 吐痰을 하게 하면 神效하다.

ⓐ 吐를 한 後에는 金鎖匙[1045]를 불어 넣는다.

⑤ 常服을 하는 것으로는 甘桔湯이 가장 妙하다.

⑥ 가령, 牙關(아관)이 緊急한 경우에는 開關藥을 사용하는데 或은 二仙散으로 한다.

⑦ 人事不省인 경우에는 一字散으로 한다.

(2) 汗法

① 急하고 甚하면 神鍼으로 한번 發을 하여야 한다.

ⓐ 火鬱은 發을 한다고 했으니, 發汗을 의미하나 咽瘡은 發汗을 忌한다.

ⓑ 가장 사람을 잘못되게 하는 것은 아니니, 오직 砭石으로 出血을 하면 즉 汗을 하는 뜻이다.

ⓒ 出血이 많으면 즉 낫는다.

② 鍼으로 瘡이 된 경우에는 薑汁을 끓인 물에 타서 서서히 服用을 한다.

③ 鍼을 두려워하는 경우에도 委曲[1046]하게 하여 鍼을 놓아야 한다.

1040) 1. 주살끈 2. 생사(生絲) a. 주살끈 (작) b. 생사(生絲) (작) c. 얽히다 (교) d. 바치다, 치르다 (교) e. 행전(行纏: 정강이에 감아 무릎 아래 매는 물건) (교)

1041) 1. 빠르다, 날래다 2. 이기다, 승리하다(勝利--) 3. 이루다, 이루어지다

1042) 청어과(靑魚科)의 바닷물고기. 몸길이 35cm로, 등 쪽은 암청색(暗靑色), 배쪽은 은백색(銀白色)임.

1043) 솥 밑에 붙은 검은 그을음. 한방(韓方)에서 지혈제(止血劑), 설사약(泄瀉藥) 따위로 씀

1044) Niter(질산칼륨)으로 연견(軟堅), 산적(散積), 이뇨(利尿), 사하(瀉下), 해독(解毒), 소종(消腫), 파혈(破血), 파적(破積)하는 효능을 가진 약재임

1045) 쥐방울과에 딸린 식물(植物)의 뿌리. 성질(性質)이 차고 주(主)로 인후병(咽喉病)과 토제(吐劑)에 씀.

1046) ①자세(仔細)하고 소상(昭詳)함 ②또는, 그 곡절. 사정(事情)

④ 무릇, 關上에 血泡[1047]가 가장 마땅하다.

ⓐ 關下에 보이지 않는 경우에는 病患으로 하여금 물을 한 입 가득 물게 하여 蘆管[1048]을 날카롭게 깎아서 鼻孔으로 넣어 찔러 出血을 시키면 妙하다.

⑤ 오직, 腎傷寒이나 臍中이 붓는 경우에는 鍼을 忌한다. 蛇床子를 瓶中(병중)에 넣어 태워서 연기가 나게 한 다음에 病患으로 하여금 喉中으로 吸入을 하게 하면 바로 낫는다.

(3) 開關[1049]

① 毒이 結滯(결체)되면 關을 열어야 겨우 可히 救할 수 있다. 雄黃解毒丸·龍腦破毒散·玉鑰匙으로 한다.

② 或은 巴豆를 눌러서 종이 위에 기름이 나오게 하고 기름종이를 말아서 심지를 만들어 불에 붙였다가 불어서 끈 다음에 연기를 코로 薰을 하게 되면 조금 지나서 코와 입으로 流涎을 하게 되고 牙關(아관)이 스스로 열린다.

③ 一方은 巴豆肉을 사용해서 綿[1050]에 싸서 固定(고정)을 시킨 다음에 左右를 따라서 鼻中을 막는데 左右가 모두 있으면 左右를 모두 막으면 바로 열린다.

④ 대개 方中에 巴豆는 走馬喉痹[1051]를 治療를 하는데 熱로 熱을 攻擊을 하는 것이니, 熱을 하면 즉 流通을 하는 뜻이다.

4. 喉病失音

① 喉病으로 失音하는 경우에는 즉, 治療하기가 어렵다.

② 喉痹로 失音을 하는 경우에는 秘傳降氣湯에 去 陳皮를 하고, 加 黃芩을 한다.

③ 風寒으로 失音하는 경우에는 甘桔湯에 加 訶子·木通[1052]을 하고, 生地黃汁으로 潤하게 한다. 或은 訶子散으로 한다.

④ 血虛에 熱을 받아서 咳嗽(해수)를 하면서 목소리가 쉰 경우에는 靑黛·蛤粉을 꿀로 버무려서 含化를 한다. 或은 蜜脂(밀지)[1053]로 끓인다.

⑤ 일반적으로 聲音이 不淸한 경우에는 加味固本丸으로 한다.

1047) 1.피망울. 혈포(血疱). 혈두(血豆). 2.피거품.

1048) [명사] 같은 말 : 갈피리[1](갈대의 줄기나 잎을 말아서 만든 피리).

1049) 咽喉(인후)疾患에서 입(口)이 안 벌어지는 경우에는 간단한 抗生劑로도 안 되는 경우가 많으니 可能하면 전원을 하여야 한다.

1050) 1. 솜 2. 솜옷 3. 이어지다 4. 끊어지지 않다 5. 잇닿다(서로 이어져 맞닿다), 연속하다(連續--)

1051) 후비(喉痹)의 하나. 『東醫寶鑑』에는 갑자기 목구멍이 부어서 막혀 호흡 장애와 음식을 먹지 못하는 위급한 증을 주마후비라고 하였다.

1052) 牛蒡子·竹茹를 하는 경우도 있다.

1053) 蜂胶를 말한다.

⑥ 內傷虛損으로 咽瘡이 있으면서 失音을 하는 경우에는 治療法이 없다.
⑦ 뼈가 걸린 경우에는 朴硝를 末로 하여 龍腦鷄蘇丸의 안에 넣고 丸으로 하는데 彈子大로 하여 머금어서 녹이는데 三·五丸이 지나지 않아서 자연히 消化가 된다.

⑧ 魚骨鯁인 경우에는 板藍根을 먹거나, 或은 核으로 末로 하여 잘 지나가는 물에 타서 服用을 한다.
ⓐ 外用으로는 獺[1054]의 발톱으로 긁으면 스스로 내려간다.

⑨ 나머지는 七卷의 救急方에 詳細하다.

5. 喉病의 『東醫寶鑑』 治法

① 咽喉病에는 單乳蛾·雙乳蛾·單喉閉·雙喉閉·纏喉風·急喉痹·懸癰垂·梅核氣·尸咽·穀賊·骨鯁·咽痛·咽瘡이 있다.
② 咽喉(인후)病에 十八種이 있다는 것은 대개 後世에서 억지로 이름을 한 것이다.
③ 實火에는 淸凉散을 사용하고, 虛火에는 加味四物湯을 사용한다.

(1) 實乳蛾

❶ 양격산(凉膈散)(➡方藥合編·下21, 東醫寶鑑 1167, 醫學入門 1549·1550·1551·3130)
活套 : ① 急性熱病·口內炎·안기나·頭瘡·皮膚病·吐血·鼻血·腦症·디프테리아를 治療한다.
② 積熱로 因한 煩燥(번조)를 治療하고 口舌에 生瘡을 治療하며 腸胃가 燥澁을 하여 便尿가 秘結을 하는 것을 治療한다.
③ 積熱로 因한 齦腫(은종)에는 加 知母·石膏·升麻·大黃을 한다.

❷ 방풍통성산(防風通聖散)(➡方藥合編·下4, 東醫寶鑑 1027·1180, 醫學入門 151·1549·1723·3066)
活套 : ① 腦出血·高血壓症·動脈硬化症·便秘症·酒齄鼻·痔疾·皮膚病·蓄膿症·眼病·糖尿病·喘息·肥滿症·脚氣·丹毒·禿頭·脂肪肝·慢性腎炎을 治療한다.
② 여러 風熱을 治療한다
③ 或은 瘡疹(창진)으로 黑陷을 治療하고, 或은 風熱로 因한 瘡疥를 治療한다.
④ 머리에 白屑(백설)이 있고 面鼻가 紫黑을 하며 肺風瘡과 大風癩疾을 治療한다.
⑤ 或은 熱結로 二便이 不通을 하는 것을 治療한다.
⑥ 아울러 酒毒을 풀어준다.
⑦ 滑石·芒硝를 去하고 아울러서 酒炒를 하면 酒製通聖散으로 이름을 한다.

(2) 虛乳蛾

1054) 1. 수달(족제비과에 속하는 짐승) a. 수달(족제비과에 속하는 짐승) (랄)

❶ 사물탕(四物湯)(➡方藥合編·上68, 東醫寶鑑 308, 醫學入門 1550·3035·3166)

活套 : ① 生理不順·血脚氣·乾性皮膚炎·貧血·腹痛·子宮出血·腹塊·胎動不安·産後惡露不下·下腹緊痛·肝斑·頭痛·無力體質·便秘·四肢煩熱·腎結石症·腎結核·乳汁缺乏症·紫斑症을 治療한다.
② 血病을 通治하는 藥이다.

❷ 천민탕(千緡湯)(➡方藥合編·下35, 東醫寶鑑 1310, 醫學入門 159·2776)

方解 : ① 哮喘으로 잠을 잘 수가 없거나, 或은 風痰이 壅盛(옹성)을 한 것을 治療한다.
② 痰喘을 治療하는데 여러 번 服用을 하면 즉시 安靜이 된다.

(3) 咽腫

❶ 우황양격원(牛黃凉膈元)(➡方藥合編·下123, 東醫寶鑑 698)

方解 : ① 咽喉(인후)가 腫痛을 하고 口舌이 生瘡을 하며 頷頰(함협)이 赤腫을 하고 熱痰이 壅塞을 하는 것을 治療한다.

❷ 청대산(靑黛散)(➡方藥合編·下118, 東醫寶鑑 672·989, 醫學入門 2313)

方解 : ① 重舌을 治療한다.
② 咽瘡으로 腫塞을 한 경우에도 역시 마땅하다.

❸ 용뇌고(龍腦膏)(➡方藥合編·下127, 東醫寶鑑 630·651·699)

方解 : ① 小兒의 胎風赤爛을 治療한다.
② 『東醫寶鑑』의 又方은 귀가 들리지 않는 것을 治療한다.
③ 『東醫寶鑑』 又又方은 喉痹로 腫痛을 하는 것을 治療한다.
④ 『方藥合編』은 『東醫寶鑑』의 又又方을 따랐다. 口舌에 生瘡을 하고 咽嗌이 腫痛을 하는 것을 治療한다.

❹ 용석산(龍石散)(➡方藥合編·下119, 東醫寶鑑 676)

方解 : ① 口舌에 生瘡으로 咽嗌이 腫塞을 하는 것을 治療한다.

❺ 취후산(吹喉散)(➡方藥合編·下124, 東醫寶鑑 699·702·707)

方解 : ① 一切의 咽喉(인후)腫痛을 治療한다.
② 아울러 喉舌이 垂下를 하고 腫痛을 하는 것을 治療한다.
③ 咽喉(인후)가 腫을 하여 閉塞한 것을 治療한다.
④ 懸癰이 下垂를 하고 腫痛하는 것을 治療한다.
⑤ 또한, 一切의 咽喉(인후)에 疾患을 治療한다.

(4) 咽瘡[1055)]

① 咽瘡은 胃脘의 實熱로 上焦를 熏灸(훈구)를 하여 發生을 하는 것으로 白頭[1056)]를 하고 赤根[1057)]을 한다. 마땅히 發聲散으로 한다.

1055) 咽痛보다 甚한 것이 咽瘡이다. 急히 전원을 하는 것이 좋다.
1056) 瘡腫의 頭가 白한 것을 말한다.

② 咽喉(인후)瘡에는 마땅히 利膈湯·牛蒡子湯·淸火補陰湯·加味四物湯·通隘散·佛手散·發聲散·治喉痹生瘡方을 使用한다.

❶ 청화보음탕(淸火補陰湯)(➡方藥合編·中129, 東醫寶鑑 704)

活套 : ① 虛火가 上升을 하여 喉痛을 하고 喉閉를 하며, 或은 生瘡을 하는 것을 治療한다.

② 喉가 乾燥를 하고 痛이 있는 경우에는 四物湯에 加 桔梗·荊芥·黃柏·知母를 煎服(전복)을 하면 바로 그친다.

③ 肺熱에는 加 生白桔梗 一兩을 한다.

(5) 咽痛[1058]

① 咽痛을 이르기를 嗌[1059]痛이라고 하는 것은 咽喉(인후)가 침과 더불어 먹는 것을 삼킬 수가 없어 地氣가 閉塞을 한 것을 이름이다.

② 이르기를 喉痹·咽嗌痛이라고 하는 것은, 이르기를 咽喉(인후)가 모두 病이 들어 天地의 氣가 아울러 閉塞을 한 것이다.

③ 대개, 喉痹가 있는 경우에는 반드시 兼하여 咽嗌痛이 있으나, 病이 咽嗌痛이 있는 경우에는 喉痹를 兼할 수가 없는 것이다.

④ 咽痛이라고 하는 것은 風邪가 喉間에 客을 한 것이고, 氣가 鬱滯(울체)가 되어서 熱을 한 것이다. 그렇기 때문에 咽痛이 된다.

⑤ 咽喉(인후)痛은 上淸元·加減薄荷煎元·龍腦膏·荊黃湯·必用方甘桔湯·金消丸·淸火補陰湯·降雪散으로 한다.

❶ 필용방감길탕(必用方甘桔湯)(➡方藥合編·下125, 東醫寶鑑 704)

方解 : ① 風熱로 咽喉(인후)가 腫痛한 것을 治療한다.

② 風熱로 因한 咽喉(인후)의 腫痛을 治療하고, 또한 喉痹를 治療하는데 神效하다.

❷ 청화보음탕(淸火補陰湯)(➡方藥合編·中129, 東醫寶鑑 704)

活套 : ① 虛火가 上升을 하여 喉痛을 하고 喉閉를 하며, 或은 生瘡을 하는 것을 治療한다.

② 喉가 乾燥를 하고 痛이 있는 경우에는 四物湯에 加 桔梗·荊芥·黃柏·知母를 煎服(전복)을 하면 바로 그친다.

③ 肺熱에는 加 生白桔梗 一兩을 한다.

❸ 형방패독산(荊防敗毒散)(➡方藥合編·中19, 東醫寶鑑 1439, 醫學入門 3021)

活套 : ① 溫疫과 大頭瘟을 治療한다.

❹ 이붕고(梨硼膏)(➡方藥合編·中51)

1057) 瘡腫의 根이 赤한 것을 말한다.

1058) 韓醫學에서는 咽痛과 喉痛을 區分을 하여야 한다.

1059) 1. 목구멍 2. 아첨(阿諂)하는 소리 a. 목이 메다 (애) b. 웃는 소리 (악) c. 웃는 모양.

方解 : ① 天行으로 咳嗽(해수)를 하고 失音을 하며 咽痛을 하는 것을 治療한다.
② 小兒의 咳喘을 治療한다.

❺ 감길탕(甘桔湯)(➡方藥合編·中128, 東醫寶鑑 705, 醫學入門 1770)
活套 : ① 少陰의 客寒으로 因한 咽痛을 治療한다.
② 鼠粘子·竹茹 各一錢을 加하면 더욱 좋다.

(6) 梅核(매핵)[1060]

① 七情의 氣鬱로 痰涎(담연)이 結成을 하고 氣를 따라서 積聚(적취)가 되며 堅大를 한 것이 마치 塊와 같아 心腹[1061]의 사이에 있고, 或은 咽喉(인후)를 막은 것이 마치 梅核(매핵)의 粉[1062]絮[1063](분서)한 모양과 같아, 喀[1064]을 하나 不出을 하고 嚥[1065]을 하나 不下를 하며, 매번 發作을 할 때에 죽으려고 하고 거슬러서 飮食을 妨害를 한다.
ⓐ 마땅히 四七湯으로 한다.

② 梅核(매핵)氣는 咽喉(인후)의 사이에서 窒碍(질애)[1066]를 하는 것이니, 喀을 하나 不出을 하고 嚥을 하나 不下를 하여 마치 梅核(매핵)의 狀과 같은 것이 이것이다.
ⓐ 始作은 喜怒가 太過한 것으로 因하고 積熱이 蘊隆(온륭)[1067]을 하여 이루어진다.
ⓑ 厲[1068]痰이 鬱結(울결)을 하고 이 病에 이른 것일 따름이다.
ⓒ 마땅히 加味四七湯·加味二陳湯으로 한다.

❶ 형소탕(荊蘇湯)(➡方藥合編·中95, 東醫寶鑑 326)
活套 : ① 風寒에 感觸을 하여 갑자기 말을 하지 못하거나, 또는 失音을 하는 것을 治療하는 데에 通用을 한다.
② 咽痛에는 去 桂를 하고, 加 桔梗·甘草를 한다.

❷ 가미사칠탕(加味四七湯)(➡方藥合編·下70, 東醫寶鑑 265·360·702)
活套 : ① 痰氣가 鬱結(울결)을 하여 咽喉(인후)의 사이에 窒碍(질애)를 하고 喀을 하여도 出을 하지 않고 嚥을 하여도 下를 하지 않는 것을 이르기를 梅核氣라고 하는 것을 治療한다.

❸ 사칠탕(四七湯)(➡方藥合編·中82, 東醫寶鑑 239, 醫學入門 158·3107)
活套 : ① 七情이 凝結이 되어 마치 모양이 솜뭉치나 梅核(매핵)과 같은 것이 吐를 하려고 해도 나오지 않고 삼키려고 해도 삼켜지지 않으며 胸痞가 있는 것을 治療한다.

1060) 氣·痰·咽喉의 세 條文을 같이 보아야 한다.
1061) 명치 아래를 뜻하는 용어임.
1062) 1.가루. 분말. 2.(화장용) 분. 3.밀가루.
1063) 1.옛날, 거친 풀솜. 2.솜 같은 것. 3.솜. 탄 솜.
1064) 왝. 칵. 콜록. 쿨룩. (구토나 기침하는 소리)
1065) 1. 삼키다 2. 마시다
1066) 장애가 있다. 막히다.
1067) 모전 (毛傳)>에서는, '온온(蘊蘊)하여 더움'이라 했다.
1068) 1.엄숙하다. 근엄하다. 준엄하다. 2.맹렬하다. 격렬하다. 3.엄하다. 엄격하다.

(7) 陰虛格陽

① 傷寒의 陽毒證이나 陰毒證에 모두 咽痛이 있다.[1069]

② 少陰의 客寒으로 咽痛을 하는 경우에는 마땅히 甘桔湯·桔梗湯·荊芥湯으로 한다.

❶ 진음전(鎭陰煎)(➡方藥合編·上67, 景岳全書 976)

活套 : ① 陰虛로 格陽을 하여 眞陽을 지킬 수가 없어 血이 따라서 넘쳐 크게 吐血을 하고 크게 衄血(뉵혈)을 하는 것에 이르며 脈이 細하고 肢冷을 한 것을 治療한다.

② 가령, 格陽으로 因하여 喉痹로 上熱이 있는 경우에는 冷服을 한다.

③ 兼하여 嘔를 하는 경우에는 加 乾薑炒黃을 한다.

④ 氣脫이 速速을 하는 경우에는 加 蔘을 한다.

(8) 誤呑諸蟲[1070]

① 잘못하여 水蛭을 삼켜 배로 들어간 경우에는 오래되면 반드시 生育을 하여 사람의 肝血을 먹게 된다.

ⓐ 腹痛으로 참을 수가 없으며 面目이 黃瘦를 하게 되어 能히 하여금 사람으로 죽게 된다.

② 田中의 乾泥를 一小塊를 사용하여, 작고 죽은 魚를 三·四箇를 하고 장차 猪脂로 熔匀을 하며 巴豆를 十枚를 사용하여 去皮를 하고 硏을 하며 爛을 하고 泥의 內에 넣어 丸으로 菉豆大로 하고 田中의 冷水로 十丸을 삼켜 먹는다.

ⓐ 잠시 後에 大·小의 水蛭이 대개 下를 한다.

③ 그 다음에 四物湯에 加 黃芪를 하여 煎服(전복)을 하고 調補를 한다.

❶ 사물탕(四物湯)(➡方藥合編·上68, 東醫寶鑑 308, 醫學入門 1550·3035·3166)

活套 : ① 生理不順·血脚氣·乾性皮膚炎·貧血·腹痛·子宮出血·腹塊·胎動不安·産後惡露不下·下腹緊痛·肝斑·頭痛·無力體質·便秘·四肢煩熱·腎結石症·腎結核·乳汁缺乏症·紫斑症을 治療한다.

② 血病을 通治하는 藥이다.

6. 喉病의 脈

① 喉痹의 脈은 양쪽 寸이 洪溢을 하는 것이다.

② 上盛下虛를 하는데 脈이 微伏을 하는 것을 제일 忌를 한다.

③ 尺脈이 微伏을 하는 경우에는 죽게 되고, 滑實을 하는 경우에는 산다.

1069) 傷寒의 陰陽毒은 쉽지 않은 證狀이다.

1070) 『方藥合編』에서는 앞뒤 이야기 다 省略을 하고, 그냥 四物湯만 記載를 하였다. 본래 水蛭을 먹은 것을 治療하고 나서 조리를 하는 처방이다.

外形篇

頸項과 背

1. 頸項의 部位

① 목의 앞을 가로되 頸이라고 한다.
② 뒤를 가로되 項이라고 한다.

2. 傷寒과 雜病의 區分[1071)]

① 傷寒에서 周身의 마디가 아픈 것은, 이에 風寒이 肌骨로 侵入을 한 것이다.
② 雜病에서 周身에 痛證의 경우에는, 이에 風痰이 壅滯(옹체)가 된 것이다.

3. 上體痛[1072)]

① 上體痛인 경우에는 마땅히 祛風熱을 하고 豁痰(활담)을 한다. 二陳湯으로 主한다.
ⓐ 痰熱이 太陽을 客을 하여 頸項이 强을 하고 움직이면 약간 痛證이 있는 경우에는 加 酒芩·羌活·紅花를 한다.
ⓑ 濕痰이 鑽[1073)]注를 하여 肢節痛이 있는 경우에는 加 二朮·威靈仙·乾薑·黃柏·羌活·白芍藥으로 한다.
ⓒ 結陽을 하여 四肢가 붓는 경우에는 倍加 黃芩을 한다.
ⓓ 濕痰이 橫行을 하여 手臂痛이 있는 경우에는 加 南星·蒼朮·酒芩·香附子·威靈仙을 한다.

1071) 筋骨格係의 中에 頸項痛을 傷寒方의 葛根湯으로 하거나 柴葛湯을 하는 경우가 많다. 傷寒의 項强은 風寒邪의 侵犯으로 因한 것이고, 雜病의 項强은 痰飮으로 因한 경우가 많으니, 混同을 하여 사용을 하는 것은 不可하다.
1072) 韓醫學에서는 筋骨格係에 대한 내용이 많지가 않다. 대부분 痰飮이나, 歷節痛風으로 理解를 하여 分類를 하고 있다. 上體痛은 二陳湯을 基本으로 하고, 下體痛은 四物湯을 基本으로 하는 경우가 많다.
1073) 1.(구멍을) 뚫다. 2.깊이 연구하다. 파고들다. 3.침투하다. 들어가다.

ⓔ 어깨가 무거워서 팔을 들어올리기가 어려운 경우에는 加 二朮·羌活·桂枝·威靈仙·黃芩을 한다.

ⓕ 팔에 힘이 안 들어가서 들어올리기가 어려운 경우에는 加 南星·枳實·木香·薑黃을 한다.

② 가령 팔이 아파서 들어 올릴 수가 없거나, 或은 손가락까지 連結이 되고 손바닥이 붓고 아픈 경우에는 舒經湯으로 한다.

③ 어깨가 홀연히 아픈 경우에는 小柴胡湯에 去 半夏를 하고, 加 防風·當歸·生地黃·大黃·黃連·滑石을 한다.

④ 肩背痛이 食積으로 因한 경우에는 單龜板으로 丸을 만들어 薑湯으로 服用을 한다.

⑤ 어깨 다리가 아픈 경우에는 龜板 一兩, 側柏葉·香附子 各 五錢, 白芥子·凌霄花 各 一錢半을 사용해서 末로 한 다음에 술과 풀로 丸을 만들어서, 四物湯에 加 甘草·陳皮를 끓인 물로 服用을 한다.

4. 背의 部位

① 背는 胸中1074)의 府이다.

② 背가 曲을 하고 肩이 隨를 하면, 胸이 장차 壞를 하는 것이다.

5. 背痛1075)

① 背心에 항상 一片의 冷冷한 것이 있는 경우에는 導痰湯에 合 蘇子降氣湯으로 한다.

6. 頸項과 背의 『東醫寶鑑』 治法

(1) 項强1076)

① 諸痓과 項强은 대개 濕에 屬한다.

② 頸項은 이에 足太陽膀胱의 經이다.

③ 足少陰腎經은 膀胱經과 더불어 表裏가 된다.

1074) 胸中에는 心肺가 있으니, 背痛은 臨床的으로 心肺의 氣鬱에서 오는 경우가 더 많다.

1075) 단순한 背心一點痛은 三合湯으로 한다. 다만, 실제 臨床에서는 背痛을 호소하는 경우가 骨多孔症이나, 속이 나쁜 경우가 많기 때문에 麻黃이 들어간 三合湯을 사용하는 것은 부담이 된다.

1076) 項强을 대부분 風證으로 理解를 하지만, 대개 項强은 濕이 太陽經으로 들어간 경우가 더욱 많다.

④ 그렇기 때문에 太陽에 風濕이 感觸이 되면 頸項이 强痛이 되고, 身腰가 反張이 되어 痓가 된다.

⑤ 한 사람이 項强으로 回顧를 할 수가 없고 움직이면 즉, 微痛이 있으며 脈이 弦·數·實을 하였다.
ⓐ 痰熱이 太陽經으로 客하여 된 것으로 治療를 하였다.
ⓑ 二陳湯에 加 酒芩·羌活·紅花를 사용하여 두 번 服用을 하여 나았다.

❶ 회수산(回首散)(➡方藥合編·下128, 東醫寶鑑 716)
活套 : ① 頸項이 强急을 하고 筋痛이 있는 것을 治療한다.
② 或은 목을 삐끗하여 뒷덜미를 돌릴 수가 없는 것을 治療한다.
③ 烏藥順氣散이 基本이기 때문에 속이 불편하거나 不眠이 있는 사람은 사용이 어렵다.

(2) 背痛

① 肩背痛
ⓐ 肩背의 痛은 肺의 分野에 屬한다[1077].
ⓑ 肺病인 경우에는 喘咳(천해)로 逆氣를 하고 肩背痛을 하며 汗出을 한다.
ⓒ 肩背痛의 경우에는 마땅히 通氣防風湯[1078]을 사용한다.
ⓓ 脊痛으로 項强을 하고 腰가 마치 꺾이는 것과 같으며 項이 마치 빠지는 것과 같은 경우에는 마땅히 羌活勝濕湯으로 한다.
ⓔ 背心에 一點의 痛이 있는 경우에는 三合湯으로 한다.
ⓕ 脊骨胛의 眼부위에 痛이 있는 경우에는 마땅히 蒼朮復煎湯으로 한다.

② 背疼[1079]
ⓐ 背疼은 이에 作勞를 하여 된 것이다.
㉠ 技藝를 하는 사람과 더불어 선비나 女子가 刻苦를 하는 경우에도 이러한 疾患을 앓는 경우가 많다.
㉡ 色勞를 하는 경우에도 역시 앓게 된다.
㉢ 오직 膏肓穴에 灸를 하면 妙하다.

ⓑ 한 男子가 背甲의 縫에 一線으로 痛證이 일어나는데, 위로 肩跨(견과)로 올라가서 胸의 앞과 脇의 옆으로 이르러서 그쳤다.

1077) 背는 胸中의 府이다. 胸은 그 안에 心肺를 가지고 있기 때문에 肺의 分野라고 한 것이다.
1078) 太陽經에 寒濕이 的中되어서 發生한 肩臂痛으로 목을 돌릴 수가 없는 것을 治療한다. 또한 말하기를 肩背痛은 이에 風熱이 肺를 乘한 것이니 肺氣의 鬱滯가 甚한 것이다.
1079) 일반적으로 氣鬱이 많은 사람들에게 잘 發生을 한다. 忠淸道 말로는 등이 발린다고 표현을 한다. 대개 消化器가 안 좋은 경우가 많다.

㉠ 그 痛證이 晝·夜로 쉬지를 않았다.

㉡ 그 脈을 보니 弦을 하고 數을 하는데 무겁게 取를 하면 闊大를 하고 左가 右보다 大를 하였다.

㉢ 내 생각으로는 肩胛은 小腸經이다. 胸脇은 膽經(담경)이다.

㉣ 이것은 반드시 思慮로 傷心을 하여, 心臟이 아직 病이 들지 않았으나 小腸이 먼저 病이 든 것이다.

㉤ 그렇기 때문에 痛證이 肩胛으로부터 일어난 것이다.

㉥ 또한, 思慮가 決斷을 내리지 못한 것이다. 이에 膽(담)으로 돌아간 것이다.

㉦ 그렇기 때문에 痛證이 胸脇에서 그친 것이다.

㉧ 이에 小腸의 火가 膽木을 乘한 것이니, 子가 母를 乘한 것이다. 이것은 實邪이다.

㉨ 물어보니 과연 일을 謀慮(모려)[1080]한 것이 이루어지지 못하여 病이 된 것이다.

㉩ 人蔘 四分, 木通 二分을 사용하여 煎湯을 하고 龍薈丸을 삼켰다.

㉪ 여러 차례 服用을 하고 나았다.

❶ 삼합탕(三合湯)(➡方藥合編·下129, 東醫寶鑑 721·1683)

活套 : ① 背心의 一點痛을 治療한다.

② 『東醫寶鑑』에서는 烏藥順氣散에 二陳湯과 香蘇散을 合하고 加 羌活·蒼朮을 한 處方이라고 하였다. 그러나 香蘇散에 이미 蒼朮이 들어가 있다.

③ 그렇기 때문에 『方藥合編』에서는 烏藥順氣散·二陳湯·香蘇散을 合方을 한 것에 加 羌活을 한 것이라고 하였다.

❷ 사물탕(四物湯)(➡方藥合編·上68, 東醫寶鑑 308, 醫學入門 1550·3035·3166)

活套 : ① 生理不順·血脚氣·乾性皮膚炎·貧血·腹痛·子宮出血·腹塊·胎動不安·産後惡露不下·下腹緊痛·肝斑·頭痛·無力體質·便秘·四肢煩熱·腎結石症·腎結核·乳汁缺乏症·紫斑症을 治療한다.

② 血病을 通治하는 藥이다.

③ 脚痛이 血熱로 因한 경우에는 加 知母·黃柏·牛膝을 한다.

❸ 이진탕(二陳湯)(➡方藥合編·中99, 東醫寶鑑 370·1639, 醫學入門 3036·3168)

活套: ① 惡阻·嘔吐·眩暈·宿醉·頭痛·惡心·食傷·腦溢血·胃病·心悸亢進·消化不良·咳痰를 治療한다.

② 痰飮을 通治한다.

(3) 背寒

① 內에 寒痰이 伏을 하면 즉, 寒이 背를 따라서 일어난다.

ⓐ 冷한 것이 마치 손바닥의 크기와 같다.

ⓑ 背心에 恒常되게 一片의 冰冷한 것이 있는 경우에는 痰飮이다.

ⓒ 導痰湯에 合 蘇子降氣湯으로 한다.

1080) 어떤 일을 꾀하는 깊은 계략(計略)

② 背가 惡寒을 하는 것은 이것은 痰飮이다.[1081]

ⓐ 仲景이 이르기를, 心下에 留飮이 있어 그 사람이 背가 惡寒을 하고 冷한 것이 마치 冰과 같은 경우에는 茯苓丸으로 主한다.

③ 背寒에는 陽이 있고, 陰이 있다.

ⓐ 傷寒의 少陰證으로 背가 惡寒을 하는 경우에는 口中이 和를 한다.

ⓑ 陽明證으로 背가 惡寒하는 경우에는 口中이 乾燥하다.

ⓒ 이것이 寒·熱을 分別을 하는 것이다.

❶ 도담탕(導痰湯)(➡方藥合編·下3, 東醫寶鑑 357·1025, 醫學入門 2574)

活套: ① 痰盛을 治療하는 基本 處方이다.

② 中風을 治療하는데 痰이 盛을 하여 言語가 乾澁을 하고 眩暈(현훈)이 있는 것을 治療하는 處方이다.

❷ 소자강기탕(蘇子降氣湯)(➡方藥合編·中87, 東醫寶鑑 242, 醫學入門 3111)

活套 : ① 上氣로 喘促(천촉)하는 것을 治療한다.

② 氣虛에는 加 人蔘 三·五錢, 麥門冬 二錢, 五味子 一錢을 한다.

③ 陰虛에는 加 熟地黃 五·七錢을 한다.

(4) 背熱

① 背熱은 肺에 屬한다. 肺는 上焦에 居한다.

② 그렇기 때문에 熱이 背에 應하는 것이다.

③ 瀉白散으로 한다.

❶ 사백산(瀉白散)(➡方藥合編·下33, 東醫寶鑑 402, 醫學入門 3132)

活套: ① 肺熱·肺壞疽의 初期를 治療한다.

② 肺實을 治療한다. 역시 乾咳로 水가 마르고, 火가 炎上을 하는 것을 治療한다.

7. 痛風[1082]의 脈

① 痛風의 脈은 沈弦(침현)을 하는데, 肝腎이 濕을 받은 것이다.

② 少陰이 弱을 하면서 浮를 하는 것은 風熱이 掣[1083]急을 하는 것이다.

③ 간혹, 濇을 하면서 小[1084]를 하는 것은 술을 먹은 後에 風이 侵襲(침습)을 한 것이다.

1081) 傷寒에서는 少陰의 虛와 陽明의 實로 區分을 한다. 少陰의 虛는 附子湯으로 하고, 陽明의 實은 白虎湯으로 하지만, 실제 臨床은 雜病이기 때문에 痰飮으로 오는 경우가 많다. 蘇子導痰降氣湯으로 한다.

1082) 痛風은 歷節痛風을 말하는 것인데, 『醫學入門』이나 『東醫寶鑑』에서는 筋骨格系에 대한 내용은 대개 痛風으로 分類를 하여 說明을 하고 있다. 그렇기 때문에 痛風의 脈을 넣은 것이다.

1083) 1. 끌다 2. 끌어당기다 3. 뽑다, 잡아당기다 4. 길게 뻗다 5. 지연하다, 연기하다 6. 억누르다 7. 억압되다 8. 바람에 쏠리는 모양 a. 당기다 (철) b. 끌어당기다 (철)

1084) 小脈은 細脈을 말한다.

④ 寸이 沈을 하면서 弦을 하는 것은, 沈은 骨을 主하고, 弦은 筋을 主하며, 沈은 腎이 되고, 弦은 肝이 되니, 汗出이 있은 다음에 물에 들어가서 물로 因하여 心이 傷한 것이다.

⑤ 그렇기 때문에 歷節痛에 黃汗이 나오는 것이다.

⑥ 少陰의 脈이 浮를 하면서 弱을 하는데, 弱하면 즉 血이 不足한 것이니, 浮는 風이 되어서 風血이 相搏[1085]을 하게 되면 즉, 痛症이 마치 찌르는 것 같다.

⑦ 간혹, 尺脈이 濇小(색소)를 하고 短氣·自汗出이 있으면 歷節痛로 屈伸이 不可能하게 된다. 대개 飮酒를 하여 땀이 난 뒤 바람을 맞은 까닭이다.

1085) 싸운다고 해석을 하는 것보다는 얽힌다고 해석을 하는 것이 더욱 좋다.

胸

1. 厥心痛[1086)]

(1) 厥心痛의 定義

① 厥心痛[1087)]은 먼저 오래된 것인지 새로운 病인지를 물어야 한다.

② 眞心痛[1088)]은 內·外邪가 心君을 犯한 것으로 因하니, 一日이면 즉 죽는다.

③ 厥心痛은 內·外邪가 心의 胞絡(포락)을 犯한 것이다. 或은 他臟의 邪가 心의 支脈을 犯한 것이다.

④ 厥이라고 부르는 것은 여러 痛證이 대개 少陰과 厥陰(궐음)의 氣가 거슬러서 上衝을 하고, 또한 痛證이 極烈하게 되면 즉, 厥[1089)]이 發生을 하기 때문이다.

(2) 厥心痛의 新久

① 新病은 몸이 이미 寒을 받았는데, 口로 또한 冷한 것으로 傷하여 元陽을 鬱遏[1090)]을 한 것이다.

ⓐ 마땅히 草豆蔻丸으로 한다.

ⓑ 鷄舌香散으로 溫散을 한다.

ⓒ 或은 神保丸으로 溫利를 한다.

1086) 대개 臨床에서 來院을 하는 胸痛은 消化器疾患으로 因한 역류성 식도염이 많다. 하지만, 左側의 寸部에 濇芤瘀血結成團이 나오거나 沈重前絶瘀血凝이 나오고, 緊脈이 甚하게 나오는 경우에는 心臟疾患을 疑心을 해야 한다. 사실 洋方에서는 니트로글리세린으로 反應하는가의 여부에 따라서 협심증이나 심근경색을 確認하지만, 韓醫學에서는 전원을 해야 할 상황이기 때문에 굳이 협심증이나 심근경색을 確認할 필요는 없고, 急히 전원을 하는 것이 重要하다.

1087) 심장혈관이 동맥경화증, 혈전, 경련수축(연축) 등의 원인에 의해 협착이 되어 심근에 허혈이 생기면서 나타나는 질환. 심장은 크게 3개의 심장혈관(관상동맥; coronary artery)에 의해 산소와 영양분을 받고 활동한다. 동맥경화증, 혈전증, 혈관의 수축 및 연축(spasm) 등의 원인에 의해 3개의 관상동맥 중 어느 한 곳에서라도 급성이나 만성으로 협착(수축 등의 원인에 의해 혈관 등의 통로의 지름이 감소하는 것)이 일어나는 경우, 심장의 전체 또는 일부분에 혈류 공급이 감소하면서 산소 및 영양 공급이 급격하게 줄어들어 심장근육이 이차적으로 허혈 상태에 빠지게 된다. 이러한 상황을 협심증이라고 한다. **[네이버 지식백과]** 협심증 [angina pectoris] (서울대학교병원 의학정보, 서울대학교병원)

1088) 심장은 크게 3개의 심장혈관(관상동맥)에 의해 산소와 영양분을 받고 활동한다. 이 3개의 관상동맥 중 어느 하나라도 혈전증이나 혈관의 빠른 수축(연축) 등에 의해 급성으로 막히는 경우, 심장의 전체 또는 일부분에 산소와 영양 공급이 급격하게 줄어들어서 심장 근육의 조직이나 세포가 죽는(괴사) 상황을 심근경색증이라 한다. **[네이버 지식백과]** 심근경색증 [myocardial infarction] (서울대학교병원 의학정보, 서울대학교병원)

1089) 厥逆을 말한다.

1090) 1. 막다, 저지하다(沮止--) 2. 가리다, 은폐하다(隱蔽--) 3. 끊다, 단절하다(斷切·斷截--)...

② 조금 오래 된 것은 寒이 鬱滯(울체)가 되어 熱이 된 것이다.

ⓐ 或은 七情으로 因한 것이니, 終始에 火이다.

ⓑ 이것은 古方에 苦寒으로 瀉火를 하는 것을 爲主로 하고, 辛熱로 行氣를 하는 것으로 向導[1091]를 하였다.

(3) 厥心痛의 寒熱

① 痛證이 甚하면 厥이 되는데, 두 가지 原因이 있다.

ⓐ 寒厥은 外因의 風寒이 背의 血脈에 客을 하여 背兪(배수)와 心이 당기면서 아픈 것인데, 갑작스럽게 手足이 厥冷(궐랭)하게 되고 冷汗이 나오면서 指甲이 靑하게 되니, 마치 傷寒의 陰厥과 같다. 古薑附湯·三味玄胡散으로 한다.

ⓑ 熱痛은 內因으로 酒食과 積熱이 痰鬱로 되어 厥이 發生하는 것이니, 手足은 비록 冷하지만 몸에 熱이 있다. 古玄金散·三味川楝散·莎芎散으로 한다.

ⓒ 熱痛이 甚하면 즉, 煩燥·吐逆·額汗이 있다. 甚한 경우에는 大承氣湯으로 下를 하고, 後에 枳朮丸을 服用을 한다.

2. 心痛의 種類

○ 九種[1092]이 있다. ㉮ 悸痛, ㉯ 蟲痛, ㉰ 去來痛, ㉱ 疰痛, ㉲ 飮痛, ㉳ 食痛, ㉴ 風痛, ㉵ 冷痛, ㉶ 熱痛이다.

(1) 七情心痛[1093]과 蟲心痛

① 七情은 怔悸가 있고, 蟲痛[1094]은 安靜이 되지 않는다.

ⓐ 悸痛은 內因의 七情이다.

㉠ 輕을 하면 즉, 怔忡(정충)·驚悸(경계)가 있어 似痛·非痛을 한다. 妙香散·四七湯·小草丸으로 한다.

㉡ 熱한 경우에는 連附六一湯이다.

㉢ 重을 하면 즉, 兩目이 赤黃을 하고 手足이 靑한 것이 마디까지 이른다. 즉, 眞痛[1095]이니

1091) 중국어[편집]병음(拼音): xiàngdǎo 1.길안내, 가이드.동사[편집]2.길안내하다.간체(簡体): 向导

1092) 실제 九種으로 分類를 하지만, 臨床에서는 ①外感, ②內傷, ③痰飮 및 其他로 分類를 하는 것이 좋다.

1093) 실제 臨床에서 가장 많이 發生을 하는 胸痛이다. 驚悸怔忡이 있기 때문에 悸心痛이라고 한다.

1094) 옛날과 같이 蟲證이 많지는 않으나, 嘔吐涎沫과 食事에 따른 痛證의 休止與否로 蟲證을 確認을 한다.

1095) 悸心痛을 빨리 治療하지 않으면 결국 협심증이나 심근경색으로 進行이 된다.

不治이다.

② 蟲痛은 濕熱(습열)이 蟲을 發生을 하여 心臟을 攻擊을 하는 것이니, 痛證이 發生을 하는 것이 勘當(감당)을 할 수가 없다.

㉠ 痛證이 鎭靜이 되면 식사를 하고, 배가 고프면 涎沫(연말)을 嘔吐를 한다[1096].

㉡ 靈檳散·烏梅丸·化蝨丸을 選擇을 하여 사용을 한다.

(2) 去來痛[1097]과 疰痛

① 痰火는 來去痛이고, 疰痛은 神昏을 한다.

ⓐ 來去痛은 세 가지가 있다.

㉠ 肺鬱로 因한 痰火가 勞心을 하면 즉, 發熱이 되는 경우에는 梔薑飮·蠟礬丸으로 한다.

㉡ 痰積(담적)은 白螺殼丸으로 한다.

㉢ 痰火는 墜痰丸으로 한다.

② 疰痛[1098]은 갑자기 客忤와 尸疰에 感觸[1099]이 된 것이다.

ⓐ 평소에 虛한 경우에는 腎經의 陰氣가 上攻을 하여 神昏을 하고 卒倒를 한다. 蘇合香丸으로 한다.

ⓑ 痛이 등까지 당기면서 傴僂(구루)[1100]를 하는 경우에는 沈香降氣湯으로 한다.

㉠ 或은 五苓散에 桂를 倍로 하여, 韭汁으로 丸을 한 다음에, 小茴香의 煎湯으로 먹는다.

ⓒ 평소에 實한 경우에는 腎火가 上攻을 한 것으로 한다. 小承氣湯으로 한다.

ⓓ 勞瘵와 尸疰의 경우에는 紫河車丹으로 한다.

(3) 內傷의 心脾痛(飮痛·食痛)

① 內傷의 心脾痛

ⓐ 胃脘·脾痛은 飮食傷이니, 腹脹과 便閉, 그리고 嘔逆이 頻繁하다.

1096) 모든 蟲證의 基本은 嘔吐涎沫이다.

1097) 心血管으로 들어가는 動脈의 硬化는 痰飮과 瘀血로 區分을 한다. 痰飮인 경우에는 대개 瓜蔞枳實湯에 加 蓮花蕊 一錢으로 하고, 瘀血인 경우에는 血府逐瘀湯에 加 蓮花蕊 一錢으로 하는 것이 좋다. 다만, 痰飮인지 瘀血인지를 구분하는 방법이 쉽지 않으니, 瘀血인 경우에는 물을 먹게 되면 딸꾹질을 하는 경우가 있다.

1098) 옛날에는 鬼神이 붙어서 그렇다고 하지만, 실제 내용은 결핵균이나 류마토이드로 理解를 하는 것이 좋다.

1099) ①감응(感應)하여 접촉(接觸)함 ②외계(外界)의 자극(刺戟)에 닿는 느낌

1100) ①곱사등이 ②늙거나 병들거나 하여 등(等)이 앞으로 꼬부라짐

㉠ 胃脘은 當心[1101]을 하여 痛을 하고 脾臟은 連心[1102]을 하여 痛을 한다. 『局方』에 이르기를 즉, 心痛이다.

㉡ 대개 厥痛은 역시 적고, 脾胃痛이 많다.[1103]

㉢ 또한, 七情과 四氣는 脾로 들어간다.

㉣ 蟲痛은 攻脾와 入胃를 한다.

㉤ 痰瘀(담어)는 脾胃가 主하는 것이다.

ⓑ 그러나, 心痛은 思慮로 傷한 것으로 因하고[1104], 脾胃痛은 飮食으로 傷한 것으로 因한다.[1105]

㉠ 胃痛은 잘 목이 메고 兩脇과 咽膈(인격)이 不利를 한다.[1106]

㉡ 脾痛은 舌强을 하고 善嘔를 하면서 腹脹이 있고 二便이 不通을 한다.[1107]

ⓒ 古方에

㉠ 實痛[1108]은 黃連으로 心을 治療를 하고, 山梔(산치)[1109]로 胃를 治療를 한다.

㉡ 虛痛은 蔘·歸·小草[1110]로 心을 治療를 하고, 丁[1111]·砂仁·荳蔲로 胃를 治療를 한다고 하였으나, 역시 아직은 일찍이 混用을 한다.

ⓓ 대개 水飮으로 傷을 하여 涎이 모이고, 心痛이 마치 찌르는 것 같은 경우에는 溫膽湯[1112]에 加 白朮을 한다.

ⓔ 生冷한 것을 먹은 것으로 傷을 하여, 熱食을 만나면 잠시 흩어지는 경우에

㉠ 香蘇散에 加 生薑·石菖蒲·半夏·枳殼으로 한다.[1113]

㉡ 人蔘養胃湯에 加 肉桂·吳茱萸를 한다.[1114]

1101) 명치 밑을 말한다.
1102) 심하가 아닌 관련된 연관통을 말한다.
1103) 그렇기 때문에 대개 心痛을 呼訴하여 來院을 해도 실제 心臟의 문제보다는 消化器의 문제가 더욱 많다.
1104) 그렇기 때문에 七情으로 因하여 發生을 하는 悸心痛을 빨리 治療하지 않으면 제대로 협심증이나 심근경색으로 進行이 된다.
1105) 現實的으로 胃病은 脾로 傳하게 되고, 脾病은 胃로 傳하게 되기 때문에 脾病과 胃病을 온전하게 區分을 하는 것은 쉽지 않다. 脾는 寒濕이고 胃는 燥熱이나, 결국 상호 전달을 하게 되면 濕熱이 된다.
1106) 역류성 식도염과 類似한 證狀이 나타난다.
1107) 본래 腹脹으로 區分을 하지만, 臨床에서 大小便이 不利를 하면 당연히 腹脹이 나타나기 때문에 이것만으로 脾病이라고 確診을 하기에는 무리가 많다.
1108) 心下의 痞滿으로 確診을 한다.
1109) 心下가 虛軟을 한다. 즉, 黃連은 온전한 實證을 治療하고, 梔子는 實한 中에 虛證을 治療한다.
1110) 遠志의 싹이다. 그냥 遠志로 해도 無妨하다.
1111) 丁香이다. 痛證이 甚하지 않으면 木香으로 해도 無妨하다.
1112) 臟腑相通에 의하여 心病은 膽을 治療하는 것이다.
1113) 寒冷의 表鬱을 풀고자 하는 것이다.

㉢ 木香化滯湯·感應丸[1115]으로 한다.

② 治療

ⓐ 무릇 心痛은 數日의 동안 먹지 않아도 無妨한데, 痛이 그쳐서 식사를 放恣(방자)[1116]하게 하면 즉, 發病을 한다.

㉠ 胃火에는 梔薑飮으로 한다.

㉡ 胃寒에는 烏藥沈香湯으로 한다.

㉢ 上熱下寒를 하는 경우에는 古梔附湯으로 한다.

㉣ 脾痛은 海石散·古二胡散으로 한다.

㉤ 風冷은 抽刀散·蟠蔥散[1117]·燒脾散·二炒香良散으로 한다.

㉥ 濕인 경우에는 小胃丹으로 한다.

㉦ 日久를 하는 경우에는 五膈寬中散으로 한다.

㉧ 腹脹에는 厚朴溫中湯[1118]으로 한다.

㉨ 連脇痛에는 復元通氣散으로 한다.

㉩ 痰滯로 因한 便閉에는 順氣導痰湯으로 한다.

㉪ 氣가 모여서 便閉를 하는 경우에는 三和散[1119]·四磨湯[1120]으로 한다.

㉫ 小便이 閉한 경우에는 通靈散으로 한다.

㉬ 또한, 心脾가 모두 아픈 경우에는 手拈散[1121]으로 한다.

⑷ 外感의 心痛 (風心痛·冷心痛·熱心痛)

○ 外感에는 세 가지가 있으니, 風·冷·熱이다.

○ 脇·腰·背로 연결이 되어서 몸을 펴기가 어렵다.

① 風

ⓐ 風은 肝邪가 心을 乘한 것으로 因하여 아프면 즉, 兩脇이 小腹과 陰股(음고)까지 당기는 것이다.

ⓑ 桂枝湯에 加 附子를 하는데, 便閉인 경우에는 꿀을 한 숟가락을 넣어서 같이 끓인다.

ⓒ 或은 分心氣飮[1122]에 加 厚朴·枳殼·蘿菖子·木香을 한다.

1114) 香蘇散을 사용하는 것 보다는 이미 病이 裏分으로 들어간 것이나, 아직은 積으로 進行이 되지 않은 것을 治療한다. 乾薑을 追加하는 것도 좋다.

1115) 오래 되어 積으로 된 것이다.

1116) 어려워하거나 삼가는 태도(態度)가 없이 건방짐.

1117) 急한 痛證의 경우에는 일단 蟠蔥散으로 하는 것이 無難하다.

1118) 寒窓인 경우에 사용을 한다.

1119) 가스가 찬 것을 治療한다.

1120) 실제 大便이 나오지 않는 것을 治療한다.

1121) 心痛인지 脾痛인지 明確하지는 않은데, 일단 鎭痛을 위한 目的으로 사용을 한다.

ⓓ 或은 阿魏撞氣丸으로 한다.

② 冷

○ 冷은 形寒飮冷에 차가운 곳에 누운 것으로 因하여 腎氣가 心을 乘한 것이다.

ⓐ 아프면 즉, 心懸을 하는 것이 마치 饑를 하는 것과 같고 腰痛이 있으며 아래가 무거우면서 泄痢를 한다. 五積散[1123]으로 한다. 便閉에는 加 大黃을 한다.

ⓑ 或은 肺寒이 心을 乘한 것이니, 痛證이 있으면 즉, 短氣를 하고 季肋空이 아프다. 流氣飮子·鹽煎散으로 한다.

ⓒ 或은 脾寒이 心을 乘을 하여 아프면 즉, 腹脹으로 便이 難한 경우에는 藿香正氣散으로 한다.

ⓓ 濕을 낀 경우에는 除濕湯으로 한다.

③ 熱

ⓐ 熱은 心包絡의 暑毒이 心을 乘한 것이니, 痛證이 背兪(배수)[1124]까지 뚫는 것 같고 掌이 熱하다.

㉠ 黃連香薷散에 加 蓼草를 한다.

㉡ 或은 單黃連丸으로 한다.

ⓑ 무릇, 諸經에 心痛이 등(背)까지 당기는 경우에는 風冷에 屬하는 경우가 많다.

ⓒ 여러 腑로 因한 心痛은 俯仰을 하지 못하고 嘔·瀉를 하는데, 熱에 屬하는 경우가 많다.

(5) 기타 虛痛과 實痛, 그리고 瘀血痛

① 虛痛[1125]

ⓐ 氣血의 虛勞는 누르면 즉, 그친다. 虛痛은 누르면 잠시 그친다.

㉠ 平素에 虛한데 勞役을 많이 했거나, 或은 心氣를 攻耗[1126]를 하는 藥을 많이 사용한 경우에는 酸棗仁湯·歸脾湯으로 한다.

㉡ 心에 輔佐할 血이 없는 경우에는 四物湯에 去 熟地를 하고, 加 乾薑을 한다.

㉢ 心氣가 不足한 경우에는 六君子湯에 加 肉桂를 한다.

㉣ 氣血이 모두 虛한 경우에는 古歸朮散으로 한다.

㉤ 痰火와 食積을 낀 경우에는 二六丸으로 한다.

1122) 脇痛을 同伴을 하는 경우에 사용을 한다. 일반적으로 風으로 因한 경우라도 桂枝湯으로 하지 않고 分心氣飮으로 하는 경우가 많다.

1123) 大便이 難한 경우에는 不換金正氣散으로 하고 小便이 難한 경우에는 藿香正氣散으로 한다.

1124) 背兪穴을 말한다.

1125) 悸心痛과 더불어 臨床에서 제일 많이 보는 경우이다.

1126) 攻擊을 하여 耗損을 하는 것을 말한다.

② 實痛

ⓐ 大實한 경우에는 胸이 높아지고, 瘀血은 呃逆이 있다.

㉠ 實痛은 平素에 瘀熱과 頑痰(완담)이 있거나, 或은 煩惱(번뇌)와 怒로 因하여 發生을 하는 경우에는 梔萸丸을 木香·檳榔을 煎湯한 것으로 먹는다.

㉡ 或은 香棱丸으로 한다.

ⓑ 大實痛은 火가 난 後에 飮食을 먹어서 갑작스럽게 아프고 注悶을 하며 心胸이 높게 일어나고 손으로 댈 수가 없으며 便이 막히는 것으로 大陷胸湯으로 한다.

㉠ 或은 煮黃丸으로 下法을 사용한다.

㉡ 後에 古藁蒼湯을 服用을 하여 나머지 邪를 除去를 한다.

③ 瘀血痛

ⓐ 瘀血痛은 飮湯水를 넘기면 딸꾹질을 하는 것이니, 이에 平素에 熱物을 먹어서 血이 胃脘에서 죽은 것이다. 桃仁承氣湯으로 한다.

㉠ 輕한 경우에는 四物湯에 加 桃仁·紅花를 한다. 或은 玄胡索丸·失笑散으로 한다.

㉡ 婦人이 瘀血이 心脾로 들어가서 痛證이 甚한 경우에는 五積散에 加 三稜·莪朮을 한다.

㉮ 生理가 끝나지 않았는데 血이 上衝을 하여 心痛이 있는 경우에는 桃仁·紅花를 한다.

㉯ 生理가 이미 그쳤는데 痛證이 있는 경우에는 七氣湯에 加 當歸를 한다.

㉢ 産後에 痛이 있는 경우에는 桂心湯·木檳湯으로 한다.

3. 心痛의 治法大要

(1) 痰

① 化痰을 하고 消積을 하면 氣가 이미 내려간다.

② 무릇, 痛證은 대개 痰이 胃에 붙은 것이다.

③ 通用으로는 二陳湯으로 한다.

ⓐ 風寒이 처음 일어날 때에 無汗을 하면 加 麻黃을 한다.

㉠ 有汗을 하면 加 桂枝를 한다.

ⓑ 裏寒이면 加 草豆蔻를 한다.

ⓒ 濕을 하면 加 蒼朮·川芎을 한다.

ⓓ 熱을 하면 加 山梔·鍋煤·童便을 한다.
㉠ 或은 炒乾薑을 약간 加를 하여 反佐를 한다.

ⓔ 冷을 하면 加 丁香·良薑을 한다.
ⓕ 氣虛에는 加 蔘·朮을 한다.
ⓖ 血虛에는 加 當歸를 한다.
ⓗ 大虛로 因한 厥冷(궐랭)에는 加 薑·附를 한다.
ⓘ 肝火에는 加 青黛·陳皮·黃連을 한다.
ⓙ 痰飮에는 加 白螺殼·滑石·南星을 한다.
ⓚ 食積에는 加 砂仁·香附子를 한다.
ⓛ 瘀血에는 加 韭汁·桔梗을 한다.
ⓜ 蟲痛에는 加 苦楝根을 한다. 或은 木香·檳榔을 한다.
ⓝ 急痛에는 加 胡椒·炒를 한 斑猫를 약간 사용한다.
ⓞ 痛證으로 참을 수가 없는 경우에는 加 細茶·乳香, 或은 石礞을 한다.
ⓟ 무릇 痛證이 腰背로 攻注를 하고 發厥을 하며 嘔吐를 하면서, 여러 藥이 效果가 없는 경우에는 加 蒼朮·川芎·山梔를 하여 積痰을 사발 정도를 吐해야 이에 낫는다.

(2) 寒·熱·積·瘀血

① 劫[1127]痛의 丸丹[1128]을 可히 먹어도 된다.
ⓐ 寒한 경우에는 九痛丸·却痛散으로 한다.
ⓑ 熱한 경우에는 散痛丸·通靈散으로 한다.
ⓒ 積이 있는 경우에는 神保丸으로 한다.
ⓓ 瘀血은 單乾漆丸으로 한다.
ⓔ 通用으로는 手拈散·如意丹·新聖代鍼散으로 한다.

4. 胸에 『東醫寶鑑』의 治法

(1) 心痛[1129]

1127) 1. 위협하다(威脅--), 으르다(무서운 말이나 행동으로 위협하다) 2. 겁탈하다(劫奪--)
1128) 鎭痛劑를 말한다.
1129) 臨床에서는 九種心痛, 六種心痛으로 나누는 것은 큰 意味가 없다. 다만, 협심증과 심근경색의 眞心痛, 厥心痛을 除外하고 나머지는 ①外感, ②內傷, ③痰飮 및 其他로 하는 것이 더욱 효율적이다.

① 心痛에는 九種이 있다.
㉮ 一은 가로되, 蟲이라고 한다.
㉯ 二는 가로되, 疰라고 한다.
㉰ 三은 가로되, 風이라고 한다.
㉱ 四는 가로되, 悸라고 한다.
㉲ 五는 가로되, 食이라고 한다.
㉳ 六은 가로되, 飮이라고 한다.
㉴ 七은 가로되, 冷이라고 한다.
㉵ 八은 가로되, 熱이라고 한다.
㉶ 九는 가로되, 去來라고 한다.
㉷ 아래로 通用을 하기를 手拈散·九痛元·通靈散·拈痛元·新聖代鍼散으로 한다.

② 心痛에는 역시 六種이 있다.
㉮ 一은 가로되, 脾心痛이라고 한다.
㉯ 二는 가로되, 胃心痛이라고 한다.
㉰ 三은 가로되, 腎心痛이라고 한다.
㉱ 四는 가로되, 積心痛이라고 한다.
㉲ 五는 가로되, 厥心痛이라고 한다.
㉳ 六은 가로되, 眞心痛이라고 한다.

③ 六種心痛
ⓐ 脾心痛
㉠ 脾心痛이라는 것은 心下가 急痛을 하는 것이다.
㉡ 心痛이 甚하고 脇下에 이르러서 마치 刀로 에이는 것 같은 痛證인 경우에는 이미 脾臟에 連結이 되어 미친 것이다.
㉢ 古方에 이름을 하기를 脾痛이라고 하는 것이 이것이다.
㉣ 가령, 마치 錐[1130]와 鍼으로 心을 찌르는 것과 같아 心痛이 甚한 경우에는 脾心痛이다.
㉤ 마땅히 訶子散·手拈散·復元通氣散을 사용한다.

❶ 수념산(手拈散)(➡方藥合編·中130, 東醫寶鑑 725, 醫學入門 160·3082)
活套: ① 九種의 心痛을 治療한다. 또한, 心脾痛을 治療한다.
② 虛冷한 경우에는 合 建理湯을 한다.
③ 滯를 挾한 경우에는 加 山楂·神麯·檳榔을 한다.
④ 蛔厥에는 加 山楂·桂心·烏梅·花椒를 한다.

1130) 1. 송곳 2. 바늘 3. 침(針: 바늘) 4. 작은 화살 5. 뾰족하다.

ⓑ 胃心痛

㉠ 胃心痛이라는 것은 腹脹[1131]을 하면서 心痛을 하는 것이다. 胃脘으로 心을 當하여 痛을 하는 것이다.

㉡ 『內經』에 가로되 木鬱이 發을 하면 民病이 胃脘에 心을 當하여 痛證이 되고 上으로 兩脇이 支滿[1132]을 하며 咽膈(인격)이 不通을 한다고 하였다.

㉢ 대개, 木氣가 鬱을 받아 發作을 하면 즉 太過를 한다. 그렇기 때문에 民病이 土가 敗를 하고, 木이 賊이 되는 證候가 된다.

㉣ 무릇, 胃는 脾의 腑이다. 陽은 陰에 먼저 한다. 그렇기 때문에 臟이 아직 病이 들지 않았는데, 腑가 먼저 病이 드는 것이다.

㉤ 마땅히 草豆蔻丸·加味枳朮丸·清熱解鬱湯·清鬱散을 사용한다.

ⓒ 腎心痛[1133]

㉠ 心痛이 더불어 背와 서로 당기는데 瘈瘲을 잘하고, 마치 그 뒤를 따라서 그 心으로 感觸을 하는 것 같아 傴僂(구루)[1134]를 하는 경우에는 腎心痛이다.

㉡ 下가 重을 하고 泄로 苦痛스러우며 寒中을 하는 것을, 이름을 하기를 腎心痛이라고 한다.

㉢ 腎이 心으로 傳을 하면 病이 筋脈이 서로 당기고 心下가 急痛을 하는데, 病을 이름을 하기를 가로되 瘈[1135]라고 한다.

㉣ 마땅히 神保元·烏沈湯·蟠葱散[1136]·神盛復氣湯을 사용한다.

❶ 반총산(蟠葱散)(➡方藥合編·下136, 東醫寶鑑 865, 醫學入門 160·3083)

活套: ① 脾胃가 虛冷을 하여 心腹이 刺痛한 것이 胸脇까지 連結이 되는 것을 治療한다.

② 膀胱(방광)·小腸·腎氣로 作痛하는 것을 治療한다.

❷ 신보환(神保丸)(➡方藥合編·下54, 東醫寶鑑 246·781 神保元, 醫學入門 159·2748)

活套: ① 諸氣로 注痛[1137]을 하는 것을 治療한다.

② 또한, 心膈痛과 腹脇痛, 그리고 腎氣痛을 治療한다.

ⓓ 積心痛[1138]

1131) 『醫學入門』에서는 脾痛은 舌强을 하고 善嘔를 하면서 腹脹이 있고 二便이 不通을 한다고 하였다. 역시 腹脹으로만 脾心痛과 胃心痛을 나누는 것을 無意味하다. 같은 痛證이라도 췌장염으로 因한 痛證은 極烈한 痛證이 많으니, 도리어 痛證의 强度로 나누는 方法도 좋은 方法이다.

1132) [명사] 속이 치받는 것 같으면서 그득한 증상.

1133) 굳이 腎心痛으로 區分을 하지 않고 冷心痛의 裏證으로 區分을 해도 無妨하다.

1134) ①곱사등이 ②늙거나 병들거나 하여 등(等)이 앞으로 꼬부라짐.

1135) 痙攣이 나타나는 것을 瘈라고 한다.

1136) 寒氣가 上攻을 하는 痛證이기 때문에 急한 대로 蟠葱散이 제일 좋다. 女子의 경우에는 煖肝煎에 芍藥甘草湯을 合方을 하여 사용을 한다. 腎心痛이 꾸준히 오래 지속이 된다고 하면 五積散으로 하는 것도 좋다.

1137) 주심통(疰心痛)의 다른 이름.

1138) 積聚로 痞塊가 發生을 하는 것은 酒痰과 食痰이다.

㉠ 飮食의 積聚(적취)로 먹는 것을 만나면 바로 發作을 하는 것을, 이름을 하여 가로되 積心痛이라고 한다.

㉡ 食積으로 因한 心痛은 마땅히 行氣香蘇散·煮黃丸·草豆蔻丸·加味枳朮丸으로 한다.

❶ 행기향소산(行氣香蘇散)(➡方藥合編·中132, 萬病回春 238·738)

活套: ① 內傷의 生冷을 治療한다.

② 外感의 風寒을 治療한다.

③ 또한, 七情의 惱怒로 感觸이 되고 飮食이 塡滯(전체)가 되며 胸腹이 脹痛을 하는 것을 治療한다.

④ 食滯로 因한 胸痛에는 去 麻黃을 하고, 加 神麯·檳榔을 한다.

ⓔ 厥心痛

㉠ 厥心痛이라는 것은, 內·外의 邪氣가 心의 胞絡(포락)을 侵犯하거나, 或은 他臟의 邪가 心의 支脈을 侵犯을 한 것이다.

㉡ 이르기를 厥이라고 하는 것은, 여러 痛證이 대개 少陰과 厥陰(궐음)의 氣가 逆을 하여 上衝을 하고, 또한 痛證이 極烈하게 되면 즉, 厥[1139]이 發生을 하기 때문이다.

㉢ 寒厥로 心痛을 하는 경우에는 手足이 厥冷(궐랭)을 하고 遍身에 冷汗이 出을 하며 尿가 淸하고 渴證(갈증)이 없으며 氣가 微를 하고 力이 弱한 것이다. 急히 朮附湯으로 溫하게 한다.

㉣ 熱厥로 心痛을 하는 경우에는, 몸에 熱이 나지만 足은 冷하고, 痛證이 甚하며, 煩燥(번조)를 하고, 그 脈이 洪大를 하니 可히 金鈴子散을 投與를 한다.

ⓕ 眞心痛

㉠ 心痛을 하면서 手足이 靑한 것이 節[1140]에 이르는 것을, 이름을 하여 가로되 眞心痛이라고 한다.

㉡ 眞心痛이라는 것은 手足이 靑한 것이 節[1141]에 이르는데, 心痛이 甚하고 아침에 發作을 하면 저녁에 죽게 되며 저녁에 發作을 하면 아침에 죽는다.

㉢ 眞心痛이라는 것은 內·外의 邪가 心君을 犯을 한 것이다. 一日이면 즉, 죽는다. 治法이 없다.

④ 九種心痛

ⓐ 蟲心痛[1142]

㉠ 胃脘痛이 痛證이 鎭定(진정)이 되면 문득, 能히 먹을 수가 있다. 때로 發作을 하고, 때로 그치는 것은, 이것이 蟲痛이다.

1139) 厥逆을 말함.
1140) 본절 마디를 말한다.
1141) 손마디를 말한다.
1142) 嘔吐涎沫과 飮食으로 因하여 痛證이 休止가 있는 것이 鑑別點이다.

㉡ 蟲痛의 證狀은 心腹痛이 上·下로 攻刺를 하고 嘔噦로 涎沫(연말)을 하며, 或은 淸水를 吐하고 面色이 靑黃을 한다.
㉢ 마땅히 化蟲丸·化蟲散·妙應丸으로 한다.

ⓑ 疰心痛
㉠ 惡忤와 尸疰에 갑작스럽게 感觸[1143]이 되어 神昏[1144]을 하고 卒倒[1145]를 하며 口噤[1146]으로 人事不省을 하는 것이다.
㉡ 마땅히 蘇合香元으로 한다.

ⓒ 風心痛
㉠ 風冷에 傷을 하거나, 或은 肝邪가 心을 乘을 하여 兩脇이 引痛[1147]을 하는 것이다.
㉡ 마땅히 麻黃桂枝湯[1148]으로 한다.
㉢ 或은 分心氣飮에 加 厚朴·枳殼·蘿蔔子·木香을 한다.

❶ 분심기음(分心氣飮)(➡方藥合編·中83, 東醫寶鑑 240, 醫學入門 159·3109)
活套: ① 呑酸噯氣·惡心·嘔吐吃逆·心頭昏眩·四肢倦怠·顔色萎黃·口苦舌乾·食慾不振·神經衰弱·浮腫·腹膜炎·不食病·乳房痛을 治療한다.
② 七情의 痞滯를 治療하는데, 大·小便을 通利를 하게하고 淸을 하게 하면서 爽快하게 疏通을 하게 한다.

ⓓ 悸心痛
㉠ 七情으로 因하여 驚悸(경계)와 怔忡(정충)이 있어, 이것으로 心痛을 이르게 한 것이다. 마땅히 四七湯·加味四七湯·七氣湯·正氣天香湯으로 한다.
㉡ 心이 傷한 경우에는 勞役을 하면 즉, 頭面이 赤을 하고 下가 重을 하며 心中이 痛을 하고 스스로 煩을 하며 發熱을 하고 臍上이 跳를 하며 그 脈이 弦을 한다. 마땅히 辰砂妙香散으로 한다.

❶ 가미사칠탕(加味四七湯)(➡方藥合編·下70, 東醫寶鑑 265·360·702)
活套: ① 痰氣가 鬱結(울결)을 하여 咽喉(인후)의 사이에 窒碍(질애)[1149]를 하고 咯을 하여도 出하지 않으며 嚥을 하여도 下를 하지 않는 것을 이르기를 梅核(매핵)氣라고 하는 것을 治療한다.

❷ 사칠탕(四七湯)(➡方藥合編·中82, 東醫寶鑑 239, 醫學入門 158·3107)
活套: ① 七情이 凝結이 되어서, 마치 모양이 솜뭉치나 梅核(매핵)과 같은 것이 吐를 하려고 해도 나오지

1143) ①감응(感應)하여 접촉(接觸)함 ②외계(外界)의 자극(刺戟)에 닿는 느낌
1144) [명사] 정신이 혼미해지는 일. 또는 정신을 잃는 일.
1145) 심한 충격(衝擊)이나 피로(疲勞) 따위로 정신(精神)을 잃음
1146) 중풍(中風)으로 인(因)해 입을 꼭 다물고 열지 못하는 증세(症勢)
1147) 당기면서 아픈 것.
1148) 『醫學入門』에서는 桂枝湯에 加 附子를 하는데, 便閉인 경우에는 꿀을 한 숟가락을 넣어서 같이 끓인다고 記載되어 있다.
1149) 장애가 있다. 막히다.

않고 삼키려고 해도 삼켜지지 않으며 胸痞[1150]가 있는 것을 治療한다.

❸ 칠기탕(七氣湯)(➡方藥合編·中81, 東醫寶鑑 239, 醫學入門 159·3107)

活套: ① 七情의 鬱結(울결)로 心腹이 絞痛(교통)[1151]을 하는 것을 治療한다.

ⓔ 食心痛

㉠ 生冷한 것을 먹은 것으로 因하거나, 或은 食物이 過多하여 心痛에 이른 것이다.

㉡ 마땅히 香蘇散·平胃散·香砂養胃湯으로 한다.

❶ 향소산(香蘇散)(➡方藥合編·中17, 東醫寶鑑 1078·1440, 醫學入門 1742·3044)

活套: ① 感冒·頭痛·發熱·惡寒·神經症·蕁麻疹·神經衰弱·魚肉中毒·自家中毒·알레르기性鼻炎·鬱病·耳聾難聽을 治療한다.
② 四時의 傷寒으로 頭身痛이 있고 寒熱이 있는 것을 治療한다.
③ 傷風과 傷濕, 그리고 時氣로 因한 溫疫을 治療한다.
④ 手足의 麻痹가 濕으로 因한 경우에는 加 麻黃·桂枝·羌活·白芷·木瓜를 한다.
⑤ 加 川芎·白芷를 하면, 芎芷香蘇散이라 이름을 한다.

❷ 평위산(平胃散)(➡方藥合編·下22, 東醫寶鑑 417·1204, 醫學入門 157·1550·3103)

活套: ① 急性慢性 胃카타르·過食으로 인한 喘息·胃擴張症·腹鳴·食毒·食傷·胃弱·陰痿·齒痛·胎盤殘留·呑酸症의 等을 治療한다.
② 和脾를 하고 健胃를 하는데 胃氣가 和平해지면 즉, 服用을 그쳐야 하니 常服을 해서는 안 된다.
③ 加 白茯苓·丁香·白朮을 하면, 調胃散이라 이름을 한다.
④ 加 乾薑을 하면, 厚朴湯이라 이름을 한다.
⑤ 合 五苓散을 하면, 胃苓湯이라 이름을 한다.
⑥ 加 藿香·半夏를 하면, 不換金正氣散이라 이름을 한다.
⑦ 加 神麯·麥芽를 하면, 加味平胃散이라 이름을 한다.
⑧ 食滯에는 加 山楂·神麯·麥芽·檳榔·枳實·蘿葍子·砂仁·草果의 類를 한다.
⑨ 暑滯에는 合 香薷散을 하면 香平散이라 이름을 한다.
⑩ 만약 泄瀉(설사)를 하는 경우에는 合 四苓湯을 한 다음에, 加 燈心·車前子의 類를 하는데 마땅함을 따라서 加減을 한다.
⑪ 冷積에는 加 乾薑·桂枝를 한다.
⑫ 酒滯에는 加 乾葛을 하는데, 或은 葛花·良薑·草豆蔻의 類를 한다.

ⓕ 飮心痛

㉠ 水飮으로 傷하여 痰涎(담연)이 모이고 心痛이 마치 찌르는 것과 같다. 마땅히 芎夏湯·五苓散으로 한다.

㉡ 水飮이 留住[1152]를 하여 胸脇痛을 하는 경우에는 三花神祐丸으로 한다.

1150) 가슴이 갑갑한 병(病)
1151) [명사] 비트는 것처럼 몹시 아픈 증상.
1152) (손님을) 만류하여 묵게 하다. 만류하다. 잡아 두다.

❶ 궁하탕(芎夏湯)(➡方藥合編·中100, 東醫寶鑑 370)

活套: ① 逐水(축수)를 하고 飮을 이롭게 하는데 通用을 한다.

② 痰牽에는 加 白芥子·香附子를 한다.

③ 冷痰에는 加 乾薑·肉桂·小茴香을 한다. 咳嗽(해수)에는 加 貝母·杏仁을 한다.

❷ 오령산(五苓散)(➡方藥合編·下10, 東醫寶鑑 1099·1165, 醫學入門 152·1550·1833·3089)

活套: ① 感冒·腸炎 等 熱病으로 인한 口渴·胃炎·浮腫·吐乳·涙囊炎·癲癎·陰囊水腫·龜頭赤腫·中暑·神經痛·宿醉·急性吐瀉病·消化不良·네프로제·胃擴張·胃아토니·糖尿病·急性膀胱炎·結膜炎·心臟病·頭痛·急性腎炎·排尿異常·浮腫·肥胖症·惡阻·夜盲症·尿毒症·小便不利·低血壓症·眩暈·血管神經浮腫을 治療한다.

② 太陽病이 入裏를 하여 煩渴(번갈)을 하고 小便이 不利한 것을 治療한다.

③ 去 桂를 하고, 加 人蔘을 하면 春澤湯이라 이름을 한다. 暑熱로 煩渴(번갈)하는 것을 治療한다.

④ 濕으로 因한 泄瀉(설사)에는 加 羌活·蒼朮을 한다.

⑤ 加 辰砂 五分을 하면 辰砂五苓散이라 이름을 한다. 傷寒의 發熱과 譫語(섬어), 및 産後의 虛煩을 治療한다.

⑥ 去 桂를 하면, 四苓散이라 이름을 하는데 火泄을 治療한다.

⑦ 暑泄에는 加 香薷·白扁豆·陳皮·白檀香·烏梅의 類를 한다.

⑧ 濕瀉에는 合 平胃散을 하면 胃苓湯이라고 이름을 하는데, 或은 平苓湯이라 稱한다.

ⓖ 冷心痛

㉠ 寒氣가 背兪(배수)의 脈에 客을 하면 즉, 血脈이 澁을 하게 된다. 血脈이 澁을 하면 즉, 血이 虛하다. 血이 虛하면 즉, 痛을 한다. 그 兪[1153]가 心에 注를 한다. 그렇기 때문에 서로 당기면서 痛을 한다.

㉡ 形寒을 하여 飮冷을 하고 風을 當하여 凉한 것을 取하거나, 或은 腎邪가 心을 乘을 하고 痛을 하면 즉, 心이 懸을 하여 마치 배가 고픈 것과 같으며 泄利를 하고 下重을 한다. 마땅히 五積散으로 한다.

㉢ 寒冷으로 心痛을 하면 마땅히 扶陽助胃湯·桂枝四七湯·鷄舌香散·神效散·却痛散·草豆蔻丸·溫胃湯·抽刀散·二薑丸으로 한다.

❶ 건리탕(建理湯)(➡方藥合編·上6)

活套: ① 脾胃의 虛冷을 治療한다.

② 或은 積聚(적취)의 氣가 上攻을 하여 心腹이 刺痛을 하는 것을 治療한다.

③ 이에 養脾를 하고 培元을 하는 藥劑이다.

④ 加 陳皮·靑皮를 하면, 이름을 하기를 治中湯이라 한다.

❷ 부양조위탕(扶陽助胃湯)(➡方藥合編·上85, 東醫寶鑑 727)

活套: ① 胃脘이 心을 當하여 痛證이 있는 것을 治療한다.

② 寒氣가 腸胃의 사이에 客을 하여 卒然하게 痛을 하는 것을 治療한다.

❸ 삼원음(蔘圓飮)(➡方藥合編·上84)

1153) 背兪穴을 말한다.

方解: ① 蛔厥로 因한 心腹痛을 治療한다.
② 이미 溫劑를 試驗하였는데 痛證의 勢가 그치지 않는 경우에는 즉, 이것으로 潤하게 한다.
③ 或은 加 桂心 一·二錢을 한다.

❹ 후박온중탕(厚朴溫中湯)(➡方藥合編·中143, 東醫寶鑑 758, 醫學入門 2665)
活套: ① 客寒이 犯胃를 해서 心腹이 虛冷을 하고 脹痛을 하는 것을 治療한다.
② 氣虛한 경우에는 加 人蔘·桂枝를 한다.
③ 滯를 낀 경우에는 加 山楂·神麯·檳榔·枳實을 한다.
④ 蛔가 動하는 경우에는 加 山楂·檳榔·使君子·烏梅·花椒를 한다.

❺ 오적산(五積散)(➡方藥合編·中13, 東醫寶鑑 1077, 醫學入門 153·3076)
活套: ① 坐骨神經痛·帶下·生理不順·慢性胃腸炎·慢性心臟病·류마티스·腰痛·神經痛·疝氣·胃카타르·婦人病·流行性感氣·脚氣·貧血·小腹冷感·小兒痲痺·食傷·心臟性喘息·心臟瓣膜症·子宮癌·虛弱體質·六味地黃元의 異常反應時를 治療한다.
② 風寒으로 感傷을 하여 頭痛·身疼을 하고 四肢가 逆冷을 하며 胸腹이 作痛을 하고 嘔吐·泄瀉(설사)를 하는 것을 治療한다.
③ 或은 內傷의 生冷과 外感의 風寒을 아울러 대개 治療를 한다.
④ 白芷·桂皮를 除하고 아울러 炒를 하면 즉, 熟料五積散이라 이름을 한다.
⑤ 外感의 挾滯에는 加 山楂·神麯·檳榔을 한다.
⑥ 蛔가 動하는 경우에는 加 烏梅·花椒를 한다.

ⓗ 熱心痛

㉠ 積熱이 心을 攻擊을 하고 暑毒이 心으로 들어가서 面目이 赤黃을 하고 身熱을 하며 煩燥(번조)를 하고 掌中에 熱이 있으며 大便이 堅하다.
㉡ 마땅히 連附六一湯·金鈴子散·莎芎散·梔薑飮으로 한다.
㉢ 甚한 경우에는 大承氣湯으로 下를 한다.
㉣ 實熱로 心痛을 하는 경우에는 小柴胡湯에 去 人蔘·甘草를 하고, 加 枳殼·梔子仁·赤芍藥 各 一錢을 하여 水煎을 하고 服用을 한다.

❶ 연부육일탕(連附六一湯)(➡方藥合編·中131, 東醫寶鑑 728, 醫學入門 2644)
活套: ① 熱鬱로 胃脘痛이 甚한 것을 治療한다.
② 뜨겁게 服用을 한다.

❷ 대승기탕(大承氣湯)(➡方藥合編·下8, 東醫寶鑑 1081, 醫學入門 1549·1829·3053)
活套: ① 傷寒의 裏證으로 大熱·大實·大滿하여 마땅히 急히 下法을 사용해야 하는 경우에 마땅하다.

❸ 소시호탕(小柴胡湯)(➡方藥合編·中25, 東醫寶鑑 1068, 醫學入門 153·1549·1835·3050)
活套: ① 感冒·肺結核·膽囊炎·肝炎·말라리아·扁桃腺炎·中耳炎·乳房炎·氣管支喘息·肺炎·肋膜炎·淋巴炎·耳下腺炎·瘰癧·頸腺炎·黃疸·膽石·胃炎·胃痛·神經質·노이로제·癲癎·産褥熱·百日咳·眼科疾患을 治療한다.
② 少陽의 半表裏로 往來寒熱을 治療한다. 一名은 三禁湯이다.

ⓘ 去來心痛

㉠ 心痛이 或은 發作을 하고, 或은 그치는 것이다. 오래 되어도 낫지 않는다.
㉡ 心包絡이 風邪와 冷熱이 乘한 바가 되어 痛을 하는 것이다.
㉢ 그렇기 때문에 病이 되어도 죽지는 않는다. 發作에 때가 있고, 오래 되어도 낫지를 않는다.
㉣ 神仙九氣湯에 九痛元을 삼켜 내린다. 한번 服用을 하면 즉 그친다.
㉤ 心胃가 오랫동안 아픈 경우에는 마땅히 莎芎散·妙應丸·丁香脾積丸으로 한다.

❶ 사궁산(莎芎散)(➡方藥合編·下59, 東醫寶鑑 293·728, 醫學入門 2645)

活套: ① 대개 香附子는 開鬱을 하고 行氣를 하여 邪火로 하여금 經絡에서 흩어지게 하고, 川芎은 和血을 하고 通肝을 하여 血로 하여금 肝臟으로 들어가게 하니, 血이 돌아가고 火가 흩어지면, 그 血이 바로 멈추게 된다. 丹溪心法(단계심법)의 芎附飮과 같다.

② 衄血(뉵혈)을 治療하는 莎芎散은 『醫學入門』에서는 古莎芎散으로 찾으면 된다. 『醫學入門』에 나오는 莎芎散은 본래 熱心痛에 사용을 하는 處方이다. 일찍이 香燥의 熱藥을 服用을 하여 病의 뿌리가 깊고 堅固하게 된 것을 治療하는데 마땅히 사용한다.

(2) 劫痛藥1154)

① 心胃痛의 劫藥은 止痛의 劫藥이다.
② 倉卒散·連附六一湯·抽刀散·愈痛散·梔薑飮·神靈丹·治心頭疼方으로 한다.

❶ 창졸산(倉卒散)(➡方藥合編·中133, 東醫寶鑑 735)

活套: ① 氣가 腰腹의 間으로 부터 攣急을 하고 疼痛을 하며 屈伸이 不可하고 痛證을 참을 수가 없으며 汗出을 하는 것이 마치 洗를 하는 것과 같고 手足이 冰冷을 하여 죽음이 드리워진 것을 治療한다.

(3) 胸痞1155)

① 胸이 滿을 하면서 不痛을 하는 것은 痞가 된다.
ⓐ 滿하면서 痛을 하는 것이 結胸이 된다.
ⓑ 痞悶(비민)은 結胸에 比하여 輕하다.
ⓒ 始作과 끝의 用藥이 모두 같다.
ⓓ 그러나, 輕重의 差異가 있을 따름이다.

② 痞는 否이다.
ⓐ 가령 易에서 이른바 天地不交의 否와 같다.
ⓑ 內는 柔를 하고, 外는 剛을 하여 萬物이 不通을 하는 뜻이다.

1154) 鎭痛劑이다.
1155) 狹義의 結胸과 痞氣는 傷寒에서 陰陽으로 發한 경우에 誤治를 하여 너무 일찍 下法을 時行한 것으로 해서 나온다. 그렇기 때문에 臨床에서 大·小陷胸湯을 사용할 일은 거의 없다. 甚한 경우라야 柴梗湯·柴梗半夏湯·柴陷湯을 사용한다. 그리고 瀉心湯의 類를 사용한다. 甚하지 않은 경우에는 不換金正氣散도 좋다.

ⓒ 物은 마침내 否를 하는 것은 不可하다.
ⓓ 그렇기 때문에 痞가 오래되면 즉, 脹滿(창만)이 되어서 治療를 할 수가 없다.
ⓔ 痞라는 것은 胸膈이 飽悶을 하여 舒暢을 하지 못한다.

③ 寒痞는 枳實理中元으로 한다.
④ 熱痞는 加味陷胸湯으로 한다.
⑤ 痰痞는 柴梗半夏湯으로 한다.
⑥ 痞痛은 瓜蔞實丸으로 한다.
⑦ 久痞는 黃連消痞丸으로 한다.
⑧ 먹는 것이 그치고 心下가 痞를 하는 경우에는 平補枳朮丸으로 한다.
⑨ 虛痞(허비)는 枳實消痞丸으로 한다.

⑩ 飮食이 消化가 되지 못하여 痞가 되는 경우에
ⓐ 橘皮枳朮丸으로 한다.
ⓑ 或은 二陳湯에 加 山楂·神麯·麥芽를 한다.

⑪ 陰이 伏을 하고 陽이 蓄한 것으로 痞[1156]가 되는 경우에는 香砂養胃湯·加味枳朮丸으로 한다.
⑫ 通用으로는 桔梗枳殼湯·解鬱和中湯·二陳湯加減으로 한다.

❶ 길경지각탕(桔梗枳殼湯)(➡方藥合編·中134, 東醫寶鑑 738)
活套: ① 痞氣로 胸滿을 하고 不利를 하며 煩悶을 하여 죽으려고 하는 것과 寒·熱을 莫論하고 通用한다.
② 또한, 傷寒의 結胸으로 胸滿을 하고 죽으려고 하는 것에 服用을 하면 神效하다.

(4) 痞[1157]

① 痞에는 寒·熱·虛·實이 있다.
ⓐ 寒·熱[1158]
㉠ 寒痞는 渴證(갈증)이 없고 脈이 遲하다. 마땅히 辛甘으로 散을 한다. 枳實理中丸의 類이다.
㉡ 熱痞는 煩渴(번갈)을 하고 脈이 數하다. 마땅히 苦寒으로 泄을 한다. 黃連消痞丸·加味柴陷湯의 類이다.

1156) 天地否卦의 形狀이 바로 陰伏陽蓄이다. 그렇기 때문에 무조건 導滯를 한다고 되는 것이 아니고 안으로 伏을 한 陰을 풀어주면서 그 위에 쌓인 陽을 흩어주어야 하는 것이다.
1157) 傷寒의 胸痞를 參照한다.
1158) 대개 寒熱의 痞도 많지 않고, 일반적으로 來院을 하는 것은 虛實의 痞가 제일 많다.

ⓑ 虛·實

㉠ 實痞(실비)는 大便이 閉를 하니, 厚朴枳實湯으로 主한다.

㉡ 虛痞(허비)는 大便이 利를 하니, 芍藥陳皮湯으로 主한다.

❶ 이진탕(二陳湯)(➡方藥合編·中99, 東醫寶鑑 370·1639, 醫學入門 3036·3168)

活套: ① 惡阻·嘔吐·眩暈·宿醉·頭痛·惡心·食傷·腦溢血·胃病·心悸亢進·消化不良·咳痰를 治療한다.
② 痰飮을 通治한다.

❷ 소건중탕(小建中湯)(➡方藥合編·上45, 東醫寶鑑 341·1248, 醫學入門 1843·3056)

活套: ① 腺病質·神經衰弱·心悸亢進症·扁桃腺肥大症·아데노이드·瘰癧·肺門淋巴腺腫脹·結核性腹膜炎·胃아토니·胃下垂·胃酸過多症·胃遺瘍·胃癌·消化不良·腹痛·黃疸·脫腸·脫肛·夜尿症·喘息·鼻血·夜啼·脚氣·低血壓症·高血壓症·紫斑病·眼底出血·프리크텐性結膜炎·關節炎·貧血·肺結核·結核性諸疾患·虛弱兒感冒를 治療한다.
② 虛勞로 裏急을 하고 腹痛이 있으며 夢遺가 있고 咽乾를 하는 것을 治療한다.
③ 自汗에는 加 黃芪를 하여, 이름을 하기를 黃芪健中湯이라 한다.
④ 血虛하면 加 當歸를 하여, 이름을 하기를 當歸建中湯이라 한다.
⑤ 合 理中湯을 하여, 이름을 하기를 建理湯이라 하는데 虛冷으로 因한 腹痛을 治療한다.
⑥ 虛가 甚한 경우에는 加 人蔘을 三·五錢을 한다.

(5) 結胸[1159]

① 結胸의 證狀은 心을 當하여 緊痛을 하고 煩을 하며 水漿이 不入을 한다.
② 단지 仰[1160]을 할 수가 있고, 俛[1161]을 할 수가 없으며, 項强을 하는 것이 마치 柔痓[1162]의 證狀과 같다.
③ 大結胸·小結胸·寒實結胸·熱實結胸·水結胸·血結胸·陰陽毒結胸이 있다. 또한 支結證이 있다.
④ 桔梗枳殼湯은 結胸과 痞氣를 通用으로 治療한다.

㉮ 大結胸

ⓐ 大結胸은 누르지 않아도 痛이 있는 것이다.
ⓑ 胸이 臍腹(제복)과 連結이 되어 硬痛이 있고 손을 댈 수가 없다.
ⓒ 大便을 보지 못하고, 日晡에 潮熱을 한다.
ⓓ 마땅히 大陷胸湯·大陷胸丸·穿結散으로 한다.

1159) 傷寒의 結胸을 참조한다.
1160) 1. 우러러보다, 경모하다(景慕--), 앙모하다(仰慕--) 2. 의지하다(依支--), 의뢰하다(依賴--)
1161) 1. 힘쓰다 2. 노력하다(努力--) 3. 부지런히 일하는 모양 a. 숙이다 (부) b. 굽히다 (부)
1162) 경증(痙症)의 하나. 유치(柔痓), 치(痓)라고도 하며, [단계심법(丹溪心法)]에서는 음경(陰痙)이라 하였다. 몸에서 열과 땀이 나고 목이 뻣뻣해지면서 땅기며 머리가 흔들리고 입이 꽉 물리며, 손발을 버둥거리고 심하면 몸이 각궁처럼 뒤로 휘며 맥이 침지(沈遲)하다. 대부분 풍습(風濕)의 사(邪)를 감수함으로써 발생한다. 『金匱要略』「痓濕暍病脈證治」에서 "태양병에 발열, 한출하고 오한하지 않는 것을 유경(柔痓)이라고 이름한다.(太陽病, 發熱汗出, 而不惡寒, 名曰柔痓)"라고 하였다. **[네이버 지식백과]** 유치 [**柔痓**] (한국전통지식포탈)

㉯ 小結胸

ⓐ 小結胸은 눌러야 비로소 痛證이 있고, 단지 心下가 硬한 것이다. 마땅히 小陷胸湯으로 한다.

㉰ 寒實結胸

ⓐ 寒實結胸은 몸에 熱이 없고, 口가 不渴을 하며, 단지 心中이 脹·硬을 하고 痛한 것이다. 熱證이 없다.

ⓑ 마땅히 枳實理中丸으로 한다.

ⓒ 甚한 경우에는 三物白散으로 한다.

㉱ 熱實結胸

ⓐ 熱實結胸이라는 것은 心下가 滿硬을 하고 懊憹를 하며 煩燥(번조)를 하고 渴한 것이다.

ⓑ 마땅히 加味柴陷湯·柴陷湯으로 한다.

㉲ 水結胸

ⓐ 水結胸은 傷寒의 結胸에 大熱이 없다.

㉠ 이것은 水가 胸脇에 結이 있는 것이다.

㉡ 단지 頭가 微汗出을 한다.

ⓑ 傷寒에 飮水를 過多하게 하여, 水가 心下에 停滯가 되고 水結胸이 된다.

㉠ 단지, 머리에 汗出이 되고 몸에 大熱이 없으며 心下가 滿을 하고 按을 하면 汩汩(골골)[1163]을 하여 소리가 있는 것을 이르기를 水結胸이라고 한다.

㉡ 마땅히 赤茯苓湯으로 한다.

㉢ 甚한 경우에는 大陷胸湯으로 한다.

ⓒ 한사람이 홀연히 微熱을 앓았는데, 心下가 滿하고 頭에 汗이 있으며, 여러 醫師가 濕病으로 하고, 或은 食積으로 하였다.

㉠ 孫兆가 가로되 水結胸이라고 하였다.

㉡ 半夏茯苓湯을 사용하여 드디어 나았다.

㉢ 여러 사람이 그 緣故를 물었다.

㉣ 答을 하여 가로되, 머리에 汗이 있고 心下가 痞를 하는 것은 濕病이 아니다.

㉤ 이에 水가 胸脇에 結滯(결체)가 된 것이다.

㉥ 水가 이미 去를 하면, 그 病이 마땅히 낫는다.

㉦ 대개, 濕氣는 心下에 痞를 하고, 스스로 마땅히 遍身[1164]에 汗이 있다.

1163) 물이 흐르는 모양

ⓞ 만약 食積인 경우라면 머리에 어찌 汗이 있겠는가?
ⓩ 그렇기 때문에 알 수가 있다.

❶ 적복령탕(赤茯苓湯)(➡方藥合編·中136, 東醫寶鑑 421, 醫學入門 1766)
活套: ① 水結胸으로 痞滿(비만)을 하고 頭汗을 하는 것을 治療한다.

㉶ 血結胸

ⓐ 婦人이 傷寒으로 血結胸이 되어 痛證을 참을 수가 없는 것이다.
ⓑ 마땅히 海蛤散·玄胡索散으로 한다.

㉷ 陰陽毒結胸

ⓐ 傷寒에 陰陽의 二毒이 伏逆1165)을 하고 變을 하여 結胸이 되는 것이다.
ⓑ 自利를 하는 경우가 있고, 利를 얻지 못하는 경우가 있다.
ⓒ 結胸에 灸臍法에 依據(의거)를 하여 利를 한다.
ⓓ 陽毒인 경우에는 活龍散으로 內服을 한다.
ⓔ 陰毒인 경우에는 破結丹으로 內服을 한다.
ⓕ 泄을 얻으면 즉, 陰陽이 升降을 하고 榮衛(영위)가 運行을 하니, 자연히 크게 汗을 얻어서 풀리게 된다.
ⓖ 만약, 心下가 이미 結滯(결체)가 된 것이 五日間을 끌어 이르게 되면, 결단코 治療를 하는 것이 不可하다.

(6) 支結1166)

① 傷寒에 心下가 妨悶1167)을 하는데, 滿을 하지도 않고 硬을 하지도 않는 것을 이르기를 支結이라고 한다. 마땅히 桂枝人蔘湯1168)으로 한다.
② 傷寒에 아직 下를 하지 않았는데 胸膈의 氣가 막혀서 滿悶을 하는 경우에는, 痞가 아니고, 역시 結胸도 아니다. 柴梗湯·柴陳湯으로 한다.
③ 胃가 虛한 경우에는 半夏瀉心湯으로 한다.

❶ 시경반하탕(柴梗半夏湯)(➡方藥合編·中135, 東醫寶鑑 737, 醫學入門 1781)
活套: ① 痰熱이 盛하여 發生한 胸痞와 脇痛을 治療한다.

❷ 시진탕(柴陳湯)(➡方藥合編·中69, 東醫寶鑑 743·1425, 醫學入門 1781)

1164) 온몸. 전신.
1165) 잠복된 것이 거스르게 된 것을 말한다.
1166) 臨床에서는 心下가 그득하고 옆구리가 결린다고 하는 것이다. 이런 경우가 가장 많이 來院을 한다. 下法을 사용하지 않은 것이 鑑別點이 되기 때문에 거의 이 경우가 많다고 생각을 하면 된다.
1167) 답답한 병증.
1168) 일반적으로 人蔘湯이라고 하는 것은 理中湯을 말한다. 즉, 理中湯에 加 桂枝를 한 것이다.

活套: ① 痰瘧을 治療한다.
② 역시, 痰熱을 治療한다.
③ 挾食을 한 경우에는 加 檳榔·草果·神麯의 類를 한다.
④ 暑에는 加 香薷·白扁豆를 한다.

5. 心痛의 脈

① 心痛은 微急을 하는데, 痛症이 甚하면 伏脈이 들어간다.
② 陽이 微를 하고 陰이 弦을 하는데, 或은 短을 하면서 또한 數을 한다.
③ 緊實을 하면 便이 難을 하고, 滑實을 하면 痰積(담적)이 있다.
④ 心痹로 背가 당기는 경우에는 脈이 微를 하면서 大를 한다.
⑤ 寸은 沈을 하고 遲를 하는데 關은 緊數(긴삭)을 한다. 陽脈이 微를 하면 虛가 上焦에 있는 것이니, 胸痹(흉비)痛이 있기 때문이다.
⑥ 心痛은 陰脈이 弦하기 때문이다.
⑦ 胸痹(흉비)의 病은 喘息·咳唾·胸痹痛·短氣의 證狀이 있다.
⑧ 寸口脈이 沈을 하면서 遲를 하고 關上이 小[1169]緊을 하면서 數을 한다.

1169) 細脈을 말한다.

乳

① 乳輪에서 乳頭를 주관하는 것은 厥陰(궐음)이고, 乳房을 주관하는 것은 陽明이다.

ⓐ 乳房이 커지려면 陽明이 盛을 하여야 하는 것으로 살이 찔 수밖에 없다.

ⓑ 陽明에서 厥陰(궐음)으로 가는 길은 三焦가 주관을 한다.

② 젖과 精液이 하얀 이유는, 둘 다 血에서 나오는데 糟粕(조박)이 心臟에서 붉게 되어야 血이 되는 것으로 糟粕(조박)에서 나오는 것이라 할 수 있다.

ⓐ 이 血이 三焦와 命門의 火로 한번을 더 쪄지면 고갱이가 되어서 白色의 젖과 精液이 되는 것이다.

1. 下乳

① 氣滯로 젖이 적은 경우에는 마땅히 漏蘆散으로 한다.

② 氣塞으로 젖이 적은 경우에는 마땅히 涌泉散으로 한다.

③ 乳汁을 내리는 경우에는 마땅히 猪蹄[1170]湯·通幽湯·通草[1171]湯·立效方·鍾乳散으로 한다.

❶ 통유탕(通乳湯)(➡方藥合編·中137, 東醫寶鑑 749)

活套: ① 氣血의 不足으로 乳汁이 澁少(삽소)한 것을 治療한다.

② 加 王不留行 三·四錢을 하면 더욱 좋다.

2. 乳巖(유암)

① 婦人이 憂怒가 쌓여서 傷하면 乳房에 結核이 된다.

ⓐ 不痛을 하고 不痒을 한데 五·七年의 後에 外腫이 紫黑[1172]이 되며 안으로 점점 潰爛(궤란)[1173]을 한다.

ⓑ 이름을 하여 가로되 乳巖(유암)이라고 한다.

1170) 족발을 사용하는 것보다는 돼지의 발톱을 이용하는 것이 좋다. 다만, 족발이나 돼지 발톱의 경우에는 煎湯時에 같이 끓이게 되면 냄새가 많이 나기 때문에 服用이 쉽지 않다. 그렇기 때문에 氣血을 보하는 人蔘養榮湯·補虛湯·加味補血湯의 等에 王不留行을 넣고, 平素에 콜라겐 성분이 많은 것을 食用으로 먹게 하는 것이 無難하다.

1171) 出産을 한 다음에는 가능하면 通草보다는 王不留行을 이용하여 通乳를 하는 것이 좋다.

1172) 紫黑色으로 變하고 乳頭가 陷沒이 되는 시점은 이미 惡候가 된다.

1173) 썩어 문드러짐.

② 氣血이 적게 다하면 바야흐로 죽는다.

③ 急히 十六味流氣飮1174)을 사용한다.

④ 또한, 單煮青皮湯으로 한다.

⑤ 虛한 경우에는 단지 淸肝解鬱湯1175)을 사용한다.

⑥ 淸心을 하고 靜養을 하여야 거의 可히 歲月을 延長할 수가 있다.

❶ 십육미유기음(十六味流氣飮)(➡方藥合編·中140, 東醫寶鑑 1488, 醫學入門 3156)

活套: ① 奶巖을 治療한다.

② 加 青皮를 一錢을 한다.

❷ 청간해울탕(淸肝解鬱湯)(➡方藥合編·中141, 東醫寶鑑 753, 醫學入門 2931)

活套: ① 肝臟의 鬱火로 傷血을 하여 乳房의 結核이 있는 것을 治療한다.

② 무릇 肝膽의 不和한 證을 대개 治療한다.

3. 乳癰

① 乳癰은 많은 原因이 厚味(후미)로 하여 濕熱(습열)의 痰이 膈間에 停蓄(정축)이 되고, 滯乳1176)와 더불어 서로 얽혀서 이루어진 것이다.

ⓐ 역시, 兒口氣가 吹噓1177)를 하여 이루어진다.1178)

ⓑ 또한, 勞氣가 激滯를 하여 發生을 한다.

② 煆石膏·煆樺皮1179)·瓜蔞子·甘草節1180)·青皮는 대개 神效한 藥이다.1181)

③ 婦人이 이 病에 걸리면 만약 일찍 治療를 하면 문득 可히 바로 없어진다.

④ 月經이 行하는 때에는 다 이것은 輕한 病이다.1182)

⑤ 五·六十의 以後가 되어 月經이 없는 때에는 가볍고 쉽게 봐서는 不可하다.1183)

⑥ 核이 오래되어 內脹으로 作痛을 하고, 外腫을 하며, 堅硬을 하고, 손으로 가까이 할 수가 없다. 或은 寒·熱로 頭痛을 하는 것을 이르기를 乳癰1184)이라고 한다.

1174) 十六味流氣飮에 加 青皮 一錢을 한다.

1175) 肝氣鬱結이 甚한 경우에 사용을 한다. 대개 平素에 생리전증후군이나 生理痛이 乳房脹痛으로 오는 경우가 많다.

1176) 乳腺炎의 原因이 된다. 平素에 수유를 하기 전에 충분하게 마사지를 하고 수유를 마친 다음에 반드시 남은 젖을 짜주는 것을 습관을 들여야 한다.

1177) ①(남의 잘한 것을) 풍을 쳐서 칭찬(稱讚)하여 천거(薦擧)함 ②숨을 내뿜음.

1178) 乳兒가 수유를 하면서 너무 오래 물고 있거나 산모가 수유를 하면서 잠을 자는 경우이다.

1179) 그냥 樺皮를 사용해도 無妨하다. 본래 국산 벚나무로 사용을 한다.

1180) 그냥 甘草로 사용해도 無妨하다.

1181) 膿이 있는 경우에는 皂角刺 一錢을 더 追加하는 것이 좋다.

1182) 陽明은 多氣多血을 하기 때문에 氣血이 盛한 경우라면 그나마 回復이 쉽다.

1183) 閉經이 지난 다음에는 乳巖으로 進行이 되는 경우가 많다.

⑦ 아직 潰를 하지 않는 경우에는 神效瓜蔞散·內托升麻湯으로 한다.

⑧ 이미 潰한 경우에는 內托十宣散·八物湯[1185])으로 한다.[1186])

❶ 신효과루산(神效瓜蔞散)(➡方藥合編·中138, 東醫寶鑑 751)

活套 : ① 乳癰과 또한 妳巖을 治療하는데 神效하다.

❷ 가미지패산(加味芷貝散)(➡方藥合編·中139, 東醫寶鑑 752)

活套 : ①『萬病回春』에서는 處方의 이름이 記載되어 있지 않다.
② 이 處方은 吹乳와 乳癰으로 腫痛을 하여 참을 수가 없는 것을 治療한다.
③『東醫寶鑑』에서 加味芷貝散이라고 이름을 하였다.
④ 乳癰으로 腫硬을 하고 作痛을 하는 것을 治療한다.

❸ 팔물탕(八物湯)(➡方藥合編·上32, 東醫寶鑑 1236, 醫學入門 3036)

活套: ① 貧血·胃弱·食慾不振·全身衰弱·不姙症·病後衰弱을 治療한다.
② 虛勞로 氣血이 兩虛한 것을 治療하는데 能히 陰陽을 調和한다.
③ 氣血의 兩虛를 治療한다. 一名은 八珍湯이라 한다.

4. 乳核

① 乳房의 結核에는 마땅히 芷貝散·橘葉散이다.

② 婦人의 結核으로 虛한 경우에는 단지 淸肝解鬱湯[1187])으로 한다.

❶ 청간해울탕(淸肝解鬱湯)(➡方藥合編·中141, 東醫寶鑑 753, 醫學入門 2931)

活套: ① 肝臟의 鬱火로 傷血을 하여 乳房의 結核이 있는 것을 治療한다.
② 무릇, 肝膽이 不和한 證을 대개 治療한다.

❷ 지패산(芷貝散)(➡方藥合編·中142, 東醫寶鑑 753)

活套: ① 乳房의 結核을 治療한다.
② 結核은 이것으로 爲主를 하고, 加 芎·歸·升·柴를 한다.

5. 消乳

① 아이가 없어 젖을 먹이지 못하는 경우에는 乳房이 脹痛을 하니, 消乳를 하는 것이 重要하다.

1184) 乳線에 炎症이 생겨서 그 炎症으로 因하여 發熱惡寒이 나오면서 頭痛을 하는 것이다. 熱이 甚한 경우에는 抗生劑와 같이 服用을 하여야 한다.
1185) 白芷·貝母 各一錢을 追加 하는 것이 좋다.
1186) 이미 潰를 한 경우라면 虛證으로 보아서 接近을 한다.
1187) 肝氣鬱結이 同伴되어야 한다. 潮熱이 있는 경우라면 加味逍遙散으로 한다.

② 麥芽를 二兩으로 하여 炒를 하고 末로 한 다음에 四貼으로 나누고, 매번 白湯에 調下를 한다.

③ 一方[1188]에 消乳를 하는 것이 必要한 경우에는 麥芽末을 四物湯의 煎水에 타서 服用을 하면 바로 그친다.

❶ 사물탕(四物湯)(➡方藥合編·上68, 東醫寶鑑 308, 醫學入門 1550·3035·3166)

活套 : ① 生理不順·血脚氣·乾性皮膚炎·貧血·腹痛·子宮出血·腹塊·胎動不安·産後惡露不下·下腹緊痛·肝斑·頭痛·無力體質·便秘·四肢煩熱·腎結石症·腎結核·乳汁缺乏症·紫斑症을 治療한다.

② 血病을 通治하는 藥이다.

1188) 대개 四物湯에 麥芽炒를 一兩으로 한다. 다만, 臨床에서 여러 번 사용을 했는데 그렇게 有意한 結果를 얻지는 못하였다.

腹[1189]

1. 腹痛[1190]의 區分

(1) 腹痛은 大·小와 陰·陽을 나눈다[1191].

① 大小[1192]

ⓐ 大腹痛은 食積과 外邪가 많다.

ⓑ 臍腹(제복)痛은 積熱과 痰火가 많다.

ⓒ 小腹痛은 瘀血 및 痰과 尿澁이 많다.

ⓓ 臍下가 갑작스럽게 크게 아프고, 人中이 黑한 경우에는 中惡과 客忤이니 不治이다.

1189) 『東醫寶鑑』의 編次上으로는 腹의 다음으로 臍가 있으나, 『方藥合編』에는 臍가 없다. 바로 腰가 나온다.

1190) 복부의 내장은 피부에 비하면 심한 통증을 일으키는 여러 자극에 민감하지 못하다. 그러나 염증, 허혈, 종양의 신경 침범 등의 여러 가지 이유로 복부의 통증이 발생할 수 있다. 복통은 말 그대로 복부의 통증을 말하며, 주로 소화기 질환에서 볼 수 있는 중요한 증세이다. 일반적으로 어느 곳이 아픈가에 따라 다양한 진단이 가능하므로 복통의 부위를 정확히 알아야 한다. 또한 복통의 정도와 유형도 진단에 도움이 된다. **[네이버 지식백과]** 복통 [abdominal pain] (서울대학교병원 의학정보, 서울대학교병원)

1191) 1) 위염: 명치 부위에 생기는 둔통인 경우가 많지만 약물(해열제, 진통-소염제, 알코올, 커피 등) 복용에 기인한 급성위염은 심한 통증을 일으킬 수 있다.
2) 급성충수염: 초기에는 흔히 명치부위에서 통증을 느끼지만, 점차 아랫배의 오른쪽(우하복부)으로 통증이 이동되어 간다.
3) 담석: 심한 통증인 경우가 많고, 중년 이후의 살찐 여성이 지방질이 많은 식사를 한 후 흔히 발생한다. 통증이 발생하는 부위는 주로 명치 혹은 그보다 약간 오른쪽에 위치하며, 수 분 간격으로 점차 심해지고 주기적으로 진행된다.
4) 췌장염: 통증은 가벼운 것부터 심한 것까지 그 정도가 다양하지만, 대개는 명치의 약간 왼쪽에서 일어나고 심한 경우에는 어깨나 등으로 확산될 수 있다. 다량의 알코올을 섭취한 후 과식(특히 지방질이 많이 포함된 식사)을 한 경우에 발생하기 쉽다.
5) 우상복부통: 담석, 담낭염 등 담낭의 병으로 인해 발생하는 경우가 많고, 오른쪽 어깨에 퍼지는 통증이 동반된다. 간염 등에서는 둔통(둔하고 무지근하게 느끼는 아픔)을 호소하는 경우가 있으며, 통증이 있을 때에는 간 비대가 동반된 경우가 많다.
6) 좌상복부통: 심한 복통이라면 좌측 신결석인 경우가 많지만, 때로는 급성췌장염 등의 소화기 질환인 경우도 있다.
7) 우하복부통: 급성일 때는 충수염(맹장염)인 경우가 많지만, 드물게는 장 결핵, 대장암인 경우도 있다. 여성의 경우는 월경곤란증, 자궁근종, 자궁외임신, 난소질환 등이 원인일 수 있다.
8) 전복부통: 위장관의 천공, 급성 복막염, 장간막혈전증 등이 일반적으로 급성복증에 해당되며 심한 통증을 일으킨다. 이외에도 급성 대장염, 궤양성대장염, 장 폐색 등의 질환도 복부 전체의 통증을 일으킬 수 있다. **[네이버 지식백과]** 복통 [abdominal pain] (서울대학교병원 의학정보, 서울대학교병원)

1192) 일반적으로 大腹痛은 太陰이 주관을 하고 臍腹痛은 厥陰이 주관을 하며 小腹痛은 少陰이 주관을 한다고 한다. 다만, 大腹痛은 太陰이 주관을 하는 것에는 異見이 없으나, 臍腹痛은 少陰이, 小腹痛은 厥陰이 주관을 한다고 하는 경우도 있다. 이것은 小腹을 生殖器를 위주로 보는 경우에는 小腹을 厥陰이 주관을 하는 것이 되고, 배꼽을 生命의 根源으로 보는 경우에는 臍腹은 厥陰이 되는 것이다.

② 陰陽[1193)]

ⓐ 陰證에 滿腹을 하고 牽痛을 하며 自利를 하면서, 或은 嘔吐를 하고 만지기를 좋아하며 적게 먹는 경우에는 마땅히 溫하게 한다.

ⓑ 陽證은 腹中에 熱感을 느끼고 甚하면 즉, 大便이 閉澁을 하고 脹滿(창만)을 하며 누르기를 두려워하고 때로 아프고 때로 그치는데 미땅히 下를 해야 한다.

2. 腹痛의 種類

(1) 外感의 腹痛

① 寒證

ⓐ 寒痛은 綿綿[1194)]하고, 熱은 一定하지가 않다.

㉠ 예전에는 虛痛은 만지기를 좋아하고 實痛은 만지는 것을 두려워한다고 하였다.[1195)]

㉡ 그러나, 寒·熱의 邪氣에는 淺·深이 있는 것이니, 크게 얽매일 것은 아니다.

ⓑ 經에 이르기를, 寒氣는 經으로 들어가서 衛分에 客을 하면 즉, 血이 澁을 하고 急痛이 있으니, 눌러서 熱을 하게하면 즉 그친다.

ⓒ 寒氣가 營分으로 들어가게 되면 즉, 氣鬱로 滿痛을 하는데 甚히 누르는 것을 두려워한다.

ⓓ 寒氣가 腸胃의 募原(모원)[1196)]에 客을 하면 血絡이 急히 皮膚를 당겨서 아프게 되는데, 누르면 氣血이 흩어지기 때문에 아픈 것이 그치는 것이다.

ⓔ 寒氣가 夾脊과 背兪(배수)의 脈에 客하게 되면 즉, 깊게 눌러도 미치지 못한다.

ⓕ 寒氣가 關元에 客을 하면 즉, 氣가 逆을 하면서 喘을 하게 된다.

ⓖ 寒氣가 厥陰(궐음)의 脈絡에 客을 하게 되면 즉, 脇肋과 小腹, 或은 陰股(음고)가 당기면서 아프다.

ⓗ 寒氣가 小腸의 募原(모원)의 사이에 客을 하면 즉, 血氣가 凝聚(응취)를 하여 積이 된다.

ⓘ 寒氣가 小腸에 客을 하여 흩어지지 않으면 腹痛이 있으면서 泄瀉(설사)를 한다.

ⓙ 寒氣가 胃에 客을 하면 腹痛이 있으면서 嘔吐를 한다.

ⓚ 寒氣가 五臟에 客을 하면 痛證으로 죽나가 살아난다.[1197)]

ⓛ 傷寒의 腹痛을 治療하는 것은 三卷[1198)]에 詳細히 나와 있다.

1193) 陰證과 陽證의 區分은 便秘의 有無로 判斷을 한다.

1194) 면면; 끊이지 않고 끝없이 이어 있음.

1195) 대개의 患者들은 腹診을 하면 다 아프다고 하고 특별히 눌러서 더 좋다는 말을 하지 않기 때문에 객관적인 判斷을 하기가 어렵다. 그렇기 때문에 이것으로 痛處를 確認하는 것은 좋지만, 이것으로 虛實을 判斷하려고 하지 말고, 虛實은 大便으로 判斷을 하는 것이 더욱 좋다.

1196) 腹募穴을 말한다.

1197) 寒氣가 五臟으로 들어가는 것은 急證이다.

1198) 『醫學入門』「傷寒編」을 말한다.

ⓜ 外感의 冒寒證으로 갑작스럽게 아픈 것을 살펴보면, 吐·利가 모두 酸을 하고 熱物로 熨하는 것을 좋아하는 경우에

㉠ 五積散[1199]에 加 吳茱萸·木瓜·煨葱을 한다.

㉡ 或은 藿香正氣散에 木香을 약간 加한다.

② 風證

ⓐ 風證에는 桂枝湯에 加 芍藥을 한다.[1200]

ⓑ 或은 胃風湯에 加 木香을 한다.[1201]

③ 暑證

ⓐ 暑證은 香薷散에 加 生薑·陳壁土·紅蓼·木瓜를 한다.[1202]

ⓑ 或은 五苓散으로 한다.[1203]

④ 濕證

ⓐ 濕證은 除濕湯으로 한다.[1204]

ⓑ 或은 香蘇散[1205]에 加 蒼朮·枳殼을 한다.

⑤ 熱證

ⓐ 積熱은 때로 아프고 때로 그치는데, 痛處가 역시 熱을 하여 손으로 댈 수가 없으니, 便이 閉를 하고 차가운 것을 좋아한다.

㉠ 마땅히 四順淸凉飮·大承氣湯·三黃丸으로 한다.

ⓑ 老人은 麻子仁丸으로 한다.

(2) 食積腹痛

① 食積은 形體가 있고 便을 본 다음에는 減少한다.

ⓐ 食積의 鬱結(울결)로 腸胃가 아프면서 大便을 본 後에는 즉, 減少하는 것이다.

1199) 大小便에 다 문제가 있는 것은 五積散으로 하고, 大便에 문제가 있는 것은 不換金正氣散으로 하며, 小便에 문제가 있는 것은 藿香正氣散으로 한다.
1200) 外感의 경우를 治療한다.
1201) 內傷의 경우를 治療한다.
1202) 發熱이 나고 煩渴引飮을 하는 것을 治療한다.
1203) 煩渴引飮을 하나 水가 들어가면 吐를 하는 것을 治療한다.
1204) 그냥 五苓散으로 하는데 全身痛이 같이 있는 경우에는 羌活을 하고, 그렇지 않은 경우에는 蒼朮을 한다.
1205) 外感의 濕으로 自汗出이 있고 頭痛이 있는 경우를 治療한다.

② 平胃散에 加 消導藥[1206]을 한다.
③ 或은 保和丸[1207]·枳朮丸으로 한다.
④ 紅丸子로 調理를 한다.
⑤ 或은 木香檳榔丸·大黃備急丸·神保丸으로 한다.
⑥ 如意丹으로 下를 한다.
⑦ 또한, 먹은 것이 막혀서 가슴이 그득하고 心胃에 痛證이 있는 경우에는 마땅히 크게 吐를 하여야 한다.

(3) 濕痰과 痰火[1208]

① 濕痰

ⓐ 濕痰은 小便이 澁을 하고 火는 배에서 소리가 난다.
ⓑ 濕痰은 氣道를 阻滯(조체)하기 때문에 반드시 小便이 不利하다. 或은 二便이 모두 不利를 한다.
ⓒ 마땅히 芎朮散으로 한다.
ⓓ 가령 淸痰이 留滯가 되어서 胸腹에서 소리가 나는 경우에는 控涎丹·小胃丹으로 한다.

② 痰火

ⓐ 痰火痛은 이에 火는 升을 하려고 하고 水는 降을 하려고 하니, 서로 부딪혀서 소리가 나는 경우에는 二陳湯에 加 芩·連·山梔를 한다.
ⓑ 가령, 怒火가 攻衝을 하여 痛證이 一定한 곳과 一定한 때가 없는 경우에는 문득 加 香附子·白芍藥·靑皮를 한다.
ⓒ 또한, 大便이 結滯(결체)가 되어 腸鳴이 있고 아프면서 大便을 보지 못하는 경우에는 大黃備急丸의 類로 通하게 한다.
ⓓ 가령, 腸이 寒을 하여 冷이 結滯(결체)가 되고 腸鳴이 있는 경우에는 마땅히 三陰을 나누어서 溫藥으로 治療를 하여야 한다.

(4) 蟲痛[1209]

① 蟲痛은 物을 吐를 하는데 鎭定(진정)이 되면 먹을 수가 있다.
② 蟲痛은 배가 커지고 靑筋이 있으며 往來를 하면서 쥐어짜는 痛證이 있는데, 痛證이 鎭

1206) 食滯에는 加 山楂·神麴·麥芽·檳榔·枳實·蘿葍子·砂仁·草果의 類를 한다.
1207) 食積이 있는 경우에 사용하는 대표적인 處方이다.
1208) 濕痰과 痰火의 가장 큰 共通點은 小便의 不利와 腸鳴音이다. 다만, 痰火의 경우에는 痛證이 不規則的이고 이랬다가 저랬다가 하는 특징이 있다.
1209) 嘔吐涎沫과 食事에 따른 痛證의 休止가 鑑別點이다. 옛날에는 버짐으로 判斷을 하기도 하였다.

定이 되면 能히 식사를 하게 되고 發作하는 데에 때가 있는데, 여러 腹痛이 停聚를 하여 흩어지지 않는 것과는 比較가 되지 않는다.
③ 烏梅丸·化蟲丸으로 한다.

(5) 七情痛

① 七情의 氣痛은 胸이 痞悶(비민)을 한다.[1210]
② 七情痛은 心胸이 痞悶(비민)을 한다. 或은 脇과 背로 攻注[1211]를 한다.[1212]
③ 虛한 경우에는 七氣湯[1213]·木香勻氣散·木香化滯湯으로 한다.
④ 實한 경우에는 三和散[1214]·分心氣飮[1215]으로 한다.

(6) 虛腹痛

① 中이 虛하면 온전히 飮食을 먹을 생각이 없다.
② 中虛로 脾가 弱하고 隱隱하게 冷痛이 있으면서 온전히 飮食을 먹을 생각이 없는 경우에는 人蔘養胃湯에 加 肉桂·吳茱萸·木香이다.
③ 평소에 氣가 虛하면서 痰을 끼는 경우에는 六君子湯에 加 蒼朮을 한다.

(7) 瘀血痛[1216]

① 瘀血痛은 반드시 한 방향으로 固定(고정)이 된다. 瘀血은 痛證이 恒常된 곳의 밖에 있다.
② 或은 憂思로 逆을 하여 鬱滯(울체)가 되고, 跌撲(질박)[1217]으로 傷하여 瘀血이 된다.
③ 或은 婦人이 生理가 올 때와 産後에 나쁜 瘀血이 그치지 않아서 凝滯(응체)가 된 것이다. 四物湯에 去 熟地黃을 하고, 加 桃仁·大黃·紅花를 한다.
④ 또한, 血虛에 鬱火가 있어 燥結이 되고 氣를 阻滯(조체)를 하여 움직이지 못하게 되어 아픈 경우에는 四物湯에 芍藥[1218]을 倍로 하고, 炒乾薑을 加한다.

1210) 가슴이 답답한 것이 七情痛의 基本이다.
1211) 통증이 몰려온다.
1212) 平素에 積聚가 있는 사람은 七情이 動하게 되면 心煩·胸悶이 있으나, 平素에 積聚가 없는 경우에는 筋骨格係로 痛證이 나타나게 된다.
1213) 大便이 시원하게 나오지 않는 과민성대장을 말한다.
1214) 七情의 氣鬱로 가스가 차서 腹이 脹滿을 하는 것을 말한다.
1215) 大小便이 不利를 하고 三焦가 運行이 원활하지 않아 몸이 붓는 것을 治療한다.
1216) 一點痛과 夜間에 甚한 것이 鑑別點이다.
1217) [명사] 넘어지거나 부딪혀서 상처가 생긴 것.
1218) 결국, 腹痛을 느끼는 것은 腹部의 복직근에 津液이 不足해져서 燥가 發動이 된 것으로 나타난다. 그렇기 때문에 芍藥甘草湯이 腹痛의 基本이 되는 것이다. 다만, 지금은 血虛로 因하여 引火鼓舞를 하기 위해 乾薑炒黑을 한 것이다.

(8) 痛證의 原因

① 무릇 痛證은 血이 澁한 것으로 因한다. 通用으로는 芍藥甘草湯을 爲主로 한다.

ⓐ 惡寒이 있으면서 아픈 경우에는 脾腎에 屬하니 加 肉桂를 한다.

ⓑ 惡熱하면서 아픈 경우에는 脾胃에 屬하니 加 黃芩을 한다.

ⓒ 脈이 緩을 하면 水에 傷을 한 것이니 加 桂枝를 한다.

ⓓ 脈이 澁하면 血을 傷한 것이니 加 當歸[1219]를 한다.

ⓔ 脈이 遲하면 寒에 傷한 것이니 加 乾薑[1220]을 한다.

ⓕ 臍下痛인 경우에는 加 熟地를 한다.[1221]

② 오직 氣分의 여러 痛證에는 芍藥의 酸味로 收斂(수렴)을 하는 것이 마땅하지 않으니, 마땅히 木香·檳榔·靑皮·陳皮·香附子의 辛으로 散하게 한다.[1222]

③ 劫痛은 手拈散[1223]으로 한다.

3. 腹痛의 治法大要

(1) 처음 일어날 때에는 虛하면 溫하게 하는데, 實하면 마땅히 蕩滌[1224]을 한다.

① 虛하면 마땅히 辛溫으로 消散을 한다.

ⓐ 燒脾散·蟠蔥散[1225]·丁香脾積丸으로 한다.

ⓑ 과연, 沈寒痼冷으로 連繫가 되어 小腹의 아래로 아픈 경우에는 酒煮當歸丸으로 한다.

ⓒ 經에 이르기를, 結을 하면 흩어주라고 한 것이 이것이다.

② 實하면 마땅히 辛寒으로 밀어내고 蕩滌을 하여야 한다.

ⓐ 經에 이르기를, 通因에 通用을 하는데, 痛證이 利를 따라서 減少를 한다고 한 것이 이것

1219) 泄瀉를 하는 경우에는 當歸를 사용하지 않는다.

1220) 肉桂와 같이 사용을 하지만, 만약 매운 것을 먹으면 속이 아프다고 하는 경우에는 사용할 수가 없다.

1221) 臍下腹痛은 少陰이 주관을 하기 때문에 少陰腹痛을 치료하기 위하여 熟地黃을 사용한 것이다. 이것으로 張景岳 선생님이 대부분의 腹痛自利에 理中湯을 사용하는 것을 反對로 理陰煎을 사용한 것이다. 대개 이러한 方法은 變法이지 正法은 아니다.

1222) 반대로 血滯로 因한 腹痛에는 香附子·木香을 多量 사용하게 되면 도리어 痛證이 더 甚하게 된다.

1223) 일단 어찌된 原因인지 찾기 전에 鎭痛劑로 사용을 하는 것이다.

1224) 더러운 것을 없애서 깨끗하게 하는 것.

1225) 虛寒으로 因한 急痛에 效果가 좋다.

이다.

ⓑ 處方은 積熱痛과 더불어 같다.

⑵ 오래되면 즉, 升을 하고 消를 하게 하여 胃의 房을 調理를 하여야 한다[1226].

① 腹은 坤에 屬하니, 오래 되면 마땅히 脾胃를 和하게 하여야 한다.

② 가령, 脈이 弦急(현급)을 하면 木剋土이다.[1227]

ⓐ 小建中湯에 加 當歸를 한다.

ⓑ 芍藥의 味가 酸한 것을 取한 것은 土中에 木을 瀉하는 것으로 君을 삼은 것이다.

③ 가령, 脈이 沈細를 하면 水侮土를 한 것이다.[1228]

ⓐ 理中湯으로 한다.

ⓑ 乾薑의 辛熱을 取한 것은 土中에 水를 瀉하는 것을 君으로 삼은 것이다.

④ 가령, 脈이 緩을 하고 腹痛으로 自利를 하면서 米穀이 不化한 것은 平胃散에 加 肉桂·吳茱萸를 하는데, 蒼朮의 苦辛을 取한 것은 濕土를 瀉하는 것으로 君을 삼은 것이다.[1229]

⑤ 胃氣가 下陷(하함)한 경우에는 加 升麻·柴胡·蒼朮을 하여 升을 하게 한다.[1230]

⑥ 積이 있는 경우에는 加 山楂·麥芽·枳實·黃連·木香으로 消導를 한다.[1231]

⑦ 上熱下寒을 하고 升降이 失常을 하며 腹痛이 있고 嘔吐를 하는 경우에는 黃連湯으로 主한다.

⑧ 其他의 경우

ⓐ 疝痛으로 睾丸이 당기면서 아프다.

ⓑ 痢疾(이질)로 因한 痛證으로 拘急을 한다.

ⓒ 積聚(적취)로 因한 痛證으로 形體가 있어 可히 누를 수가 있다.

ⓓ 腸癰으로 痛證이 있다.

ⓔ 배꼽에 瘡이 있다.

ⓕ 小便이 마치 淋과 같다.

ⓖ 脈이 芤를 한다.

1226) 韓醫師가 집중을 하여야 하는 것이 이 경우이다. 韓醫院에는 慢性으로 進行된 경우에 來院을 많이 하기 때문이다.

1227) 즉, 血分病을 말한다.

1228) 즉, 氣分病을 말한다.

1229) 즉, 食傷證을 말한다.

1230) 즉, 補中益氣湯을 말한다.

1231) 즉, 保和丸을 말한다.

ⓗ 沙證[1232])으로 痛證이 甚하다.
ⓘ 嘔吐가 있다.
ⓙ 脈이 沈한 경우는 각기 그 條文을 보아서 治療하면 된다.

4. 腹痛에 『東醫寶鑑』의 治法

(1) 腹痛의 虛實에 따른 分類

① 腹痛의 虛證

ⓐ 腹痛에 눌러서 아프지 않는 경우에는 虛가 된다.
㉠ 腹痛에 눌러서 아픈 경우에도 무겁게 누르면 도리어 아프지 않는 경우에는 이것은 氣痛이다.
㉡ 이에 虛寒證이다.
ⓑ 무릇 腹痛이 있고 大便이 利를 하며, 或은 손으로 무겁게 눌러도 아프지 않는 것은 虛가 되고 寒이 된다.
㉠ 마땅히 加味小健中湯[1233])에 加 桂를 하고, 理中湯[1234])의 類로 한다.
ⓒ 虛한 경우에는 小建中湯과 理中湯으로 한다.
ⓓ 虛寒이 兼한 경우에는 建理湯[1235])으로 한다.

② 腹痛의 實證

ⓐ 무릇 腹痛에 눌러서 아픈 경우에는 實이 된다. 만약에 무겁게 눌러서 더욱 아프고 堅固한 경우에는 積이 있는 것이다.
ⓑ 그것이 或은 大便이 堅을 하고, 或은 손으로 눌러서 痛證이 甚하여 손으로 가까이 하지 못하는 경우에는 實이 되고 熱이 된다. 마땅히 大柴胡湯·調胃承氣湯의 類로 한다.
ⓒ 實한 경우에는 大柴胡湯[1236])으로 한다.

㉮ 實腹痛

❶ 대시호탕(大柴胡湯)(➡方藥合編·下9, 東醫寶鑑 1081, 醫學入門 153·1549·1838·3052)
活套: ① 腦溢血·高血壓症·癲癎·喘息·膽石·梅毒·痔疾·脚氣·赤痢 및 大腸카타르·肝炎·肩關節周圍炎·肩臂痛·腦

1232) 絞腸痧를 말한다.
1233) 血分病을 말한다.
1234) 氣分病을 말한다.
1235) 氣血이 다 損傷이 있는 것을 말한다.
1236) 蕩滌을 하는 方法은 弱한 것부터 하여야 한다. 즉, 大柴胡湯으로 해서 안 되면, 調胃承氣湯으로 하고, 調胃承氣湯으로 안 되는 경우라야 大承氣湯으로 한다. 그렇기 때문에 大柴胡湯으로 하는 것이 가장 臨床에 맞는 方法이다.

炎·肋間神經痛·瘧疾·便秘·腹痛·肥滿體質·脂肪心·肥胖症·腎結石·蕁麻疹·心下疼痛·圓形脫毛症·胃酸過多 및 不足症·胃弱·流行性感氣·耳聾難聽·腸티푸스·精神異常·脫疽·트라코마·黃疸·黃疸出血性스피로헤타病·極頭痛·半身不隨·肝炎·胃癌의 症狀緩和를 治療한다.
② 少陽이 轉屬陽明을 하여 身熱을 하고 便이 堅을 하며 尿가 赤을 하고 譫語(섬어)와 潮熱이 있는 것을 治療한다.

㉯ 虛腹痛

❶ 소건중탕(小建中湯)(➡方藥合編·上45, 東醫寶鑑 341·1248, 醫學入門 1843·3056)

活套: ① 腺病質·神經衰弱·心悸亢進症·扁桃腺肥大症·아데노이드·瘰癧·肺門淋巴腺腫脹·結核性腹膜炎·胃아토니·胃下垂·胃酸過多症·胃遺瘍·胃癌·消化不良·腹痛·黃疸·脫腸·脫肛·夜尿症·喘息·鼻血·夜啼·脚氣·低血壓症·高血壓症·紫斑病·眼底出血·프리크텐性結膜炎·關節炎·貧血·肺結核·結核性諸疾患·虛弱兒感冒를 治療한다.
② 虛勞로 裏急을 하고 腹痛이 있으며 夢遺가 있고 咽乾을 하는 것을 治療한다.
③ 自汗에는 加 黃芪를 하여, 이름을 하기를 黃芪健中湯이라 한다.
④ 血虛하면 加 當歸를 하여, 이름을 하기를 當歸建中湯이라 한다.
⑤ 合 理中湯을 하여, 이름을 하기를 建理湯이라 하는데 虛冷으로 因한 腹痛을 治療한다.
⑥ 積氣와 疝氣로 上攻을 하는 경우에는 加 小茴香·吳茱萸·胡椒·玄胡索·全蝎의 類를 한다.
⑦ 虛가 甚한 경우에는 加 人蔘을 三·五錢을 한다.

❷ 이중탕(理中湯)(➡方藥合編·上6, 東醫寶鑑 1069, 醫學入門 1842·3055)

活套: ① 胃아토니·胃下垂·胃擴張·胃酸過多·減酸症·胃潰瘍·蛔蟲·急性慢性 胃카타르·胃腸性神經衰弱·肺結核·肋間神經痛·萎縮腎·帶下·陰症急性吐瀉病·四肢神經痛·自家中毒症을 治療한다.
② 太陰의 腹痛으로 自利를 하고 不渴을 하는 것을 治療하는 處方이다.
③ 加 陳皮·靑皮를 하면 治中湯이라 이름을 한다.
④ 小建中湯을 合하면 建理湯으로 이름을 하는데, 虛冷으로 積氣가 上攻을 하는 것을 治療한다.
⑤ 氣虛에는 倍 蔘을 하여 五·七錢까지 한다.
⑥ 泄瀉(설사)에는 加 肉荳蔲·車前子를 한다.

⑵ 腹痛의 部位에 따른 分類

① 大腹은 太陰에 屬한다.
ⓐ 中脘痛은 太陰이다.
ⓑ 理中湯·加味小健中湯·草豆蔲丸의 類로 主한다.

② 臍腹(제복)은 少陰에 屬한다.
ⓐ 臍腹(제복)痛은 少陰이다.
ⓑ 四逆湯·薑附湯으로 한다.
ⓒ 或은 五積散에 加 吳茱萸로 主한다.

③ 小腹은 厥陰(궐음)에 屬한다.

ⓐ 小腹痛은 厥陰(궐음)이다.

ⓑ 當歸四逆湯 加 吳茱萸로 主한다.

㉮ 大腹痛

❶ 이중탕(理中湯)(➡方藥合編·上6, 東醫寶鑑 1069, 醫學入門 1842·3055)

活套: ① 胃아토니·胃下垂·胃擴張·胃酸過多·減酸症·胃潰瘍·蛔蟲·急性慢性 胃카타르·胃腸性神經衰弱·肺結核·肋間神經痛·萎縮腎·帶下·陰症急性吐瀉病·四肢神經痛·自家中毒症을 治療한다.
② 太陰의 腹痛으로 自利를 하고 不渴을 하는 것을 治療하는 處方이다.
③ 加 陳皮·靑皮를 하면 治中湯이라 이름을 한다.
④ 小建中湯을 合하면 建理湯으로 이름을 하는데, 虛冷으로 積氣가 上攻을 하는 것을 治療한다.
⑤ 氣虛에는 倍 蔘을 하여 五·七錢까지 한다.
⑥ 泄瀉(설사)에는 加 肉荳蔲·車前子를 한다.

㉯ 臍腹痛

❶ 사역탕(四逆湯)(➡方藥合編·上8, 東醫寶鑑 1073, 醫學入門 1844·3054)

活套: ① 急性吐瀉病·陰症感冒·急性慢性腸炎·下痢·吃逆·心臟衰弱을 治療한다.
② 三陰脈이 遲를 하고 身痛이 있는 경우에 아울러 사용을 한다.
③ 또한, 四肢逆冷을 治療한다.

❷ 오적산(五積散)(➡方藥合編·中13, 東醫寶鑑 1077, 醫學入門 153·3076)

活套: ① 坐骨神經痛·帶下·生理不順·慢性胃腸炎·慢性心臟病·류마티스·腰痛·神經痛·疝氣·胃카타르·婦人病·流行性感氣·脚氣·貧血·小腹冷感·小兒痲痹·食傷·心臟性喘息·心臟瓣膜症·子宮癌·虛弱體質·六味地黃元의 異常反應時를 治療한다.
② 風寒으로 感傷을 하여 頭痛·身疼을 하고 四肢가 逆冷을 하며 胸腹이 作痛을 하고 嘔吐·泄瀉(설사)를 하는 것을 治療한다.
③ 或은 內傷의 生冷과 外感의 風寒을 아울러 대개 治療를 한다.
④ 白芷·桂皮를 除하고 아울러 炒를 하면 즉, 熟料五積散이라 이름을 한다.
⑤ 外感의 挾滯에는 加 山楂·神麯·檳榔을 한다.

㉰ 小腹痛

❶ 당귀사역탕(當歸四逆湯)(➡方藥合編·中152, 東醫寶鑑 865·1076, 醫學入門 1845)

活套: ① 寒疝으로 臍下가 冷痛한 것을 治療하는 處方이다.

(3) 腹痛의 原因에 따른 分類

① 腹痛의 原因에 따라서 六種으로 나눈다.

② ㉮ 有寒, ㉯ 有熱, ㉰ 有死血, ㉱ 有食積, ㉲ 有痰飮, ㉳ 有蟲으로 나눈다.

㉮ 寒腹痛

㉠ 寒氣가 脈外에 客을 하게 되면 즉, 脈이 寒을 하게 된다.

㉡ 脈이 寒을 하면 즉, 縮踡[1237]이 된다.

㉢ 縮踡이 되면 즉, 脈이 絀[1238]急(출급)을 하게 된다.

㉣ 絀急하게 되면 즉, 밖으로 小絡을 당기게 된다.

㉤ 그렇기 때문에 卒然[1239]하게 아프게 된다.

㉥ 因하여 거듭 的中을 하게 되면 즉, 痛이 오래가게 된다.

㉦ 寒痛에는 마땅히 厚朴溫中湯·桂香散·溫胃湯·沈香磨脾散·酒煮當歸丸·代灸塗臍膏·玉抱肚로 한다.

㉧ 寒에 感觸이 되어 갑작스럽게 아픈 경우에는 五積散에 加 吳茱萸·蔥白을 한다.

❶ 건리탕(建理湯)(➡方藥合編·上6)

活套: ① 脾胃의 虛冷을 治療한다.

② 或은 積聚(적취)의 氣가 上攻을 하여 心腹이 刺痛을 하는 것을 治療한다.

③ 이에 養脾를 하고 培元을 하는 藥劑이다.

④ 加 陳皮·靑皮를 하면, 이름을 하기를 治中湯이라 한다.

❷ 당귀사역탕(當歸四逆湯)(➡方藥合編·中152, 東醫寶鑑 865·1076, 醫學入門 1845)

活套: ① 寒疝으로 臍下가 冷痛한 것을 治療하는 處方이다.

❸ 후박온중탕(厚朴溫中湯)(➡方藥合編·中143, 東醫寶鑑 758, 醫學入門 2665)

活套: ① 客寒이 犯胃를 하여 心腹이 虛冷을 하고 脹痛을 하는 것을 治療한다.

② 氣虛한 경우에는 加 人蔘·桂枝를 한다.

③ 滯를 낀 경우에는 加 山楂·神麯·檳榔·枳實을 한다.

❹ 오적산(五積散)(➡方藥合編·中13, 東醫寶鑑 1077, 醫學入門 153·3076)

活套: ① 坐骨神經痛·帶下·生理不順·慢性胃腸炎·慢性心臟病·류마티스·腰痛·神經痛·疝氣·胃카타르·婦人病·流行性感氣·脚氣·貧血·小腹冷感·小兒痲痹·食傷·心臟性喘息·心臟瓣膜症·子宮癌·虛弱體質·六味地黃元의 異常反應時를 治療한다.

② 風寒으로 感傷을 하여 頭痛·身疼을 하고 四肢가 逆冷을 하며 胸腹이 作痛을 하고 嘔吐·泄瀉(설사)를 하는 것을 治療한다.

③ 或은 內傷의 生冷과 外感의 風寒을 아울러 대개 治療를 한다.

④ 白芷·桂皮를 除하고 아울러 炒를 하면 즉, 熟料五積散이라 이름을 한다.

1237) 1. 곱송그리다(몸을 잔뜩 옴츠리다) 2. 굽다 3. 구부리다 4. 몸을 오그리다

1238) 1. 물리치다 2. 꿰매다 3. 굽히다 4. 겸양하다(謙讓--)

1239) 1. 졸연; 돌연; 갑자기

⑤ 外感의 挾滯에는 加 山楂·神麯·檳榔을 한다.

❺ 이중탕(理中湯)(➡方藥合編·上6, 東醫寶鑑 1069, 醫學入門 1842·3055)

活套: ① 胃아토니·胃下垂·胃擴張·胃酸過多·減酸症·胃潰瘍·蛔蟲·急性慢性 胃카타르·胃腸性神經衰弱·肺結核·肋間神經痛·萎縮腎·帶下·陰症急性吐瀉病·四肢神經痛·自家中毒症을 治療한다.
② 太陰의 腹痛으로 自利를 하고 不渴을 하는 것을 治療하는 處方이다.
③ 加 陳皮·靑皮를 하면 治中湯이라 이름을 한다.
④ 小建中湯을 合하면 建理湯으로 이름을 하는데, 虛冷으로 積氣가 上攻을 하는 것을 治療한다.
⑤ 氣虛에는 倍 蔘을 하여 五·七錢까지 한다.
⑥ 泄瀉(설사)에는 加 肉荳蔲·車前子를 한다.

㈏ 熱腹痛

㉠ 熱氣가 小腸에 留滯를 하면, 小腸이 中痛을 하고 癉[1240]熱을 하며 焦渴[1241]을 하니 즉, 堅乾[1242]을 하고 얻어 出을 하지 못한다. 그렇기 때문에 痛證이 있고 閉塞을 하여 通하지 못한다.
㉡ 腹中에 항상 熱이 있는 것을 느끼고 갑작스럽게 아프고 갑작스럽게 그친다. 이것은 積熱이 된다. 마땅히 調胃承氣湯으로 下를 한다.
㉢ 積熱로 因한 腹痛이 때로 發作을 하고 때로 그치며, 痛處가 역시 熱을 하여 손을 댈 수가 없고, 便閉를 하며 喜冷을 하는 경우에는 마땅히 調胃承氣湯·四順淸凉飮으로 한다.
㉣ 熱痛에는 마땅히 黃芩芍藥湯[1243]으로 한다.

❶ 황금작약탕(黃芩芍藥湯)(➡方藥合編·下93, 東醫寶鑑 522, 醫學入門 1756 黃芩湯)

方解: ① 下痢로 膿血(농혈)을 하는 것을 治療하는데 몸에 熱이 있고 腹痛이 있으면서 脈이 洪數(홍삭)을 하는 것을 治療한다.

㈐ 死血腹痛[1244]

㉠ 瘀血腹痛은 恒常된 곳이 있다. 或은 跌撲(질박)[1245]으로 損傷을 하고, 或은 婦人이 經이 來를 하거나, 産後에 惡瘀가 다 下를 하지 않아 凝滯(응체)가 된 것이다. 四物湯[1246]에 加 桃仁·大黃·紅花를 한다.
㉡ 그 痛處가 恒常된 곳이 이어 移動을 하는 않는 경우에는, 이것이 死血이다. 가령 打撲과 墜墮로 腹痛이 되는 것은, 이에 이것이 瘀血이다. 마땅히 桃仁承氣湯[1247]에 加 當歸·蘇木·紅花를 하고, 童便을 넣어 아울러 酒煎을 하며, 服用을 하여 下를 한다.

1240) ① 황달과 같은 뜻으로 쓰인다. ② 열사(熱邪), 또는 열기가 성한 것. ③ 허로병(虛勞病).
1241) 1.몹시 목마르다. 2.간절하다. 애타다.
1242) 燥屎가 發生을 하여 大便을 보지 못한다는 말이다.
1243) 下利膿血을 하는 경우에 사용을 한다.
1244) 一點痛과 夜間尤甚에 더하여 大便은 黑을 하고 小腹이 急結을 한다.
1245) 넘어지거나 부딪쳐서 상한 것. 타박과 같은 뜻으로도 쓰인다.
1246) 桃紅四物湯으로 하는 方法보다는 柴胡四物湯으로 하는 것이 더욱 臨床的이다.
1247) 大便이 黑을 하고 小腹이 急結을 하여야 사용이 可能하다.

㉢ 血痛인 경우에는 마땅히 失笑散·消瘀飮·萬靈散으로 한다.

❶ 실소산(失笑散)(➡方藥合編·下160, 東醫寶鑑 1663, 醫學入門 160·2647)

活套: ① 産後에 兒枕痛으로 因한 臍腹痛으로 죽으려고 하는 것을 治療한다고 되어 있다.
② 或은 湯으로 만들어서 사용을 하는데, 끓인 후에 좋은 식초 한 숟가락을 넣어 타서 服用을 한다.
③ 或은 倍加 川芎·當歸를 하고, 加 山楂·玄胡索·桂心·澤蘭葉의 類를 한다.

㉱ 食積腹痛

㉠ 脈이 弦한 경우에는 食積痛이다. 마땅히 溫散을 하여야 한다.

㉡ 痛證이 甚하고 大便을 보려고 하는데, 利를 한 後에 痛證이 輕減이 되는 경우는 이것이 食積이다.

㉢ 食積痛은 平胃散에 加 山楂·神麯·麥芽·縮砂·靑皮를 한다.[1248)]

㉣ 或은 加味二陳湯으로 調理를 한다.

㉤ 木香檳榔丸으로 한다. 或은 利氣丸으로 下를 한다.

㉥ 食積腹痛에는 마땅히 丁香脾積丸을 服用한다.

❶ 평위산(平胃散)(➡方藥合編·下22, 東醫寶鑑 417·1204, 醫學入門 157·1550·3103)

活套: ① 急性慢性 胃카타르·過食으로 因한 喘息·胃擴張症·腹鳴·食毒·食傷·胃弱·陰痿(음위)·齒痛·胎盤殘留·呑酸症 等을 治療한다.
② 和脾를 하고 健胃를 하는데 胃氣가 和平해지면 즉, 服用을 그쳐야 하니 常服을 해서는 안 된다.
③ 加 白茯苓·丁香·白朮을 하면 調胃散이라 이름을 한다.
④ 加 乾薑을 하면 厚朴湯이라 이름을 한다.
⑤ 合 五苓散을 하면 胃苓湯이라 이름을 한다.
⑥ 加 藿香·半夏를 하면 不換金正氣散이라 이름을 한다.
⑦ 加 神麯·麥芽를 하면 加味平胃散이라 이름을 한다.
⑧ 食滯에는 加 山楂·神麯·麥芽·檳榔·枳實·蘿菖子·砂仁·草果의 類를 한다.
⑨ 暑滯에는 合 香薷散을 하면 香平散이라 이름을 한다.
⑩ 만약 泄瀉(설사)를 하는 경우에는 合 四苓湯을 한 다음에 加 燈心·車前子의 類를 하는데 마땅함을 따라서 加減을 한다.
⑪ 冷積에는 加 乾薑·桂枝를 한다.
⑫ 酒滯에는 加 乾葛을 하는데 或은 葛花·良薑·草豆蔲의 類를 한다.

㉲ 痰飮腹痛

㉠ 무릇 腹痛에 脈이 滑한 경우에는 이것은 痰이다. 마땅히 導痰을 하고 解鬱을 한다.

㉡ 痰痛인 경우에는 반드시 小便이 不利를 한다[1249)]. 또한 이르기를 痛하면 즉, 小便이 不利를 하는 경우에는 痰이라고 하였다.

㉢ 或이 가로되 痰이 어찌 能히 痛證을 만드는가? 라고 하였다.

1248) 食滯에는 加 山楂·神麯·麥芽·檳榔·枳實·蘿菖子·砂仁·草果의 類를 한다.
1249) 대개 濕痰과 痰火로 이루어지기 때문에 항상 腸鳴音이 있게 된다.

㉣ 氣가 鬱하면 즉 痰이 모이게 되고, 痰이 모이면 즉 氣道를 막게 된다. 運行을 하지 못한다. 그렇기 때문에 痛證이 만들이 지는 것을 알지 못하는 것이다.

㉤ 마땅히 芎夏湯·四合湯으로 한다.

❶ 궁하탕(芎夏湯)(➡方藥合編·中100, 東醫寶鑑 370)

活套: ① 逐水(축수)를 하고 飮을 이롭게 하는데 通用을 한다.
② 痰牽에는 加 白芥子·香附子를 한다.
③ 冷痰에는 加 乾薑·肉桂·小茴香을 한다.
④ 咳嗽(해수)에는 加 貝母·杏仁을 한다.

㉥ 蟲腹痛1250)

㉠ 烏梅丸·安蛔理中湯으로 한다.

(4) 腹痛嘔泄

① 寒氣가 腸胃에 客을 하면 厥逆(궐역)으로 上出을 한다. 그렇기 때문에 痛을 하고 嘔를 한다.

② 寒氣가 小腸에 客을 하면 小腸이 聚를 이룰 수가 없다. 그렇기 때문에 後로 泄을 하고 腹痛을 한다.

③ 腹痛으로 嘔·泄을 하는 경우에는 理中湯·治中湯1251)으로 한다.

④ 上熱下寒으로 腹痛을 하고 嘔吐를 하는 경우에는 마땅히 黃連湯으로 한다.

❶ 이중탕(理中湯)(➡方藥合編·上6, 東醫寶鑑 1069, 醫學入門 1842·3055)

活套: ① 胃아토니·胃下垂·胃擴張·胃酸過多·減酸症·胃潰瘍·蛔蟲·急性慢性 胃카타르·胃腸性神經衰弱·肺結核·肋間神經痛·萎縮腎·帶下·陰症急性吐瀉病·四肢神經痛·自家中毒症을 治療한다.
② 太陰의 腹痛으로 自利를 하고 不渴을 하는 것을 治療하는 處方이다.
③ 加 陳皮·靑皮를 하면 治中湯이라 이름을 한다.
④ 小建中湯을 合하면 建理湯으로 이름을 하는데, 虛冷으로 積氣가 上攻을 하는 것을 治療한다.
⑤ 五苓散을 合하면 理苓湯이라 이름을 하는데 陽虛浮腫을 治療한다.
⑥ 氣虛에는 倍 蔘을 하여 五·七錢까지 한다.
⑦ 泄瀉(설사)에는 加 肉荳蔻·車前子를 한다.

❷ 황련탕(黃連湯)(➡方藥合編·下117, 東醫寶鑑 671·762·891, 醫學入門 1782)

活套: ①『方藥合編』의 黃連湯은『醫學入門』의 處方이다.
② 腹痛이 있으면서 嘔吐를 하려고 하는 경우에는 上熱下寒을 한 것이다.
③ 이것은 陽은 下降을 하지 못하여 胸에 熱이 있어서 嘔吐를 하려는 것이고, 陰은 上升을 하지 못하여 下에 寒이 있어서 腹痛이 있는 것이다. 이것은 升降이 失常을 한 것이다.
④ 氣虛한 경우에는 人蔘을 三·五錢을 加한다.

1250) 嘔吐涎沫과 食事에 따른 痛證의 休止期가 있어야 한다.
1251) 陳皮는 上下로 氣滯를 풀어주고, 靑皮는 左右로 氣滯를 풀어준다.

(5) 臍築痛[1252]

❶ 이중탕(理中湯)(➡方藥合編·上6, 東醫寶鑑 1069, 醫學入門 1842·3055)

活套: ① 胃아토니·胃下垂·胃擴張·胃酸過多·減酸症·胃潰瘍·蛔蟲·急性慢性 胃카타르·胃腸性神經衰弱·肺結核·肋間神經痛·萎縮腎·帶下·陰症急性吐瀉病·四肢神經痛·自家中毒症을 治療한다.

② 太陰腹痛으로 自利不渴하는 것을 治療하는 處方이다.

③ 加 陳皮·青皮를 하면 治中湯이라 이름을 한다.

④ 小建中湯을 合하면 建理湯으로 이름을 하는데, 虛冷으로 積氣가 上攻을 하는 것을 治療한다.

⑤ 蛔積에는 加 桂·附·花椒·烏梅를 한다.

⑥ 氣虛에는 倍 蔘을 하여 五·七錢까지 한다.

(6) 通治

❶ 작약감초탕(芍藥甘草湯)(➡方藥合編·上86, 東醫寶鑑 764·1091·1094, 醫學入門 1754)

活套: ① 甘은 己이다. 酸은 甲이다. 甲己가 化土가 된다. 이것은 仲景의 妙法이다. 酸으로 收斂(수렴)을 하고, 甘으로 緩하게 한다.

② 小兒의 肝氣에는 加 青皮·釣鉤藤·木瓜를 한다.

③ 乳滯에는 加 陳皮·麥芽를 한다.

④ 感氣를 挾한 경우에는 加 乾葛·蘇葉·忍冬의 類를 한다.

⑤ 俗名으로는 甲己湯이라 한다.

5. 腹痛의 脈

① 腹痛은 關脈이 緊을 하고 小[1253]를 하며 急速을 한다. 或은 動을 하면서 弦을 하기도 하고, 甚하면 沈伏을 한다.

② 弦을 하면 飮食으로 因한 것이고, 滑을 하면 痰이다.

③ 尺이 緊을 하면 臍腹(제복)의 痛證이다.

④ 心腹痛은 脈이 沈細을 하면 福인데, 浮·大·弦·長을 하면 命이 回復되기가 어렵다.

⑤ 脈이 細小를 하고 緊急을 하며 빠른 것은 中腹에 찌르는 痛症이 있는 것이다.

⑥ 尺脈이 緊實을 하면서, 배꼽 및 小腹이 아픈 것은 下法을 사용하는 것이 마땅하다.

⑦ 만약, 尺脈이 伏을 하면서 小腹痛이 있는 것은 疝瘕의 病이다.

1252) 除中證과 같은 개념으로 理解를 하면 된다. 본래 傷寒에서 나오는 證狀이다. 다만, 老人들이 虛가 甚한 경우에 腹大動脈이 뛰는 것을 臍築痛으로 理解를 하는 경우도 있다. 역시 이것은 氣虛로 因한 것이기 때문에 理中湯으로 하지만, 老人이라서 建理湯으로 하는 것이 더욱 좋다.

1253) 細脈을 말한다. 細緊癥瘕積聚榮을 參考하면 된다.

腰[1254]

1. 腰痛[1255]

① 腰痛은 새롭거나 오래되었거나 모두 腎虛이다.

② 새로운 痛證은 마땅히 外邪를 疎泄을 하고, 濕熱(습열)을 淸하게 한다.

③ 오래되면 즉, 補腎을 하고 兼하여 氣血을 이롭게 하여야 한다.

④ 허리는 腎의 候[1256]이니, 一身을 지탱하는 바가 되어 轉移하고 開闔을 한다.

ⓐ 그러나, 여러 經絡이 腎을 貫通을 하고 腰脊에 絡을 하고 있다.

ⓑ 비록, 外感이나 內傷으로 種種이 같이 않더라도 반드시 腎虛를 한 以後(이후)라야 邪氣가 能히 들어오게 된다.

⑤ 그렇기 때문에 순전히 凉한 藥을 사용하여도 안 되고, 역시 순전히 蔘·芪로 補氣하는 것도 안 된다.

⑥ 痛證이 甚하고, 얼굴에 홀연히 紅色의 點이 나오며, 人中이 黑한 경우에는 죽는다.

2. 腰痛의 種類

(1) 寒腰痛

① 外感은 갑자기 아픈데 寒은 背가 拘急이 된다.

② 傷寒은 반드시 六經證에 根據를 하여 用藥을 하여야 한다. 三卷[1257]에 詳細히 나온다.

1254) 요통은 척추뼈, 추간판(디스크), 관절, 인대, 신경, 혈관 등의 기능 이상 및 상호 조정이 어려워짐으로써 발생하는 허리 부위의 통증을 말한다. 평생 살아가면서 60~90%의 사람이 요통을 겪게 되고, 1년간 발생률은 5% 정도 된다. 이 중 40~50% 정도는 치료 없이도 1주일 이내에 좋아지는 것으로 알려져 있다. 호발 연령에 대한 정보는 연구자에 따라서 다르나, 나이가 증가할수록 요통의 빈도가 높아지고, 50~60대에서 가장 많이 발생한다고 알려져 있다. 경노동자에 비해 중노동자에서 더 많고, 특히 약 11kg 이상의 물건을 반복적으로 들어올리는 직업에서 흔하고, 흡연자에서 더 빈번하며, 규칙적인 운동을 하는 사람에서 적게 나타나는 것으로 조사되어 있다. **[네이버 지식백과]** 요통 [low back pain] (서울대학교병원 의학정보, 서울대학교병원)

1255) 요통은 허리에만 통증이 있는 경우가 가장 많으나 환자에 따라서는 하지의 통증을 함께 호소하거나 하지의 근력 약화, 감각 저하가 함께 나타나는 경우도 있다. 대개 디스크 질환의 경우 허리를 앞으로 숙일 때 증상이 심해지는 양상이고, 척추관 협착증이나 추간관절 증후군의 경우 허리를 뒤로 젖힐 때 증상이 심해지는 경우가 많다. **[네이버 지식백과]** 요통 [low back pain] (서울대학교병원 의학정보, 서울대학교병원)

1256) 1.안부를 묻다. 문안하다. 2.망보다. 파수를 보다. 감시하다. 관찰하다. 살피다.

③ 感冒를 잘 살펴보면 갑작스럽게 아프고 轉側(전측)을 할 수가 없다.

④ 가령, 寒傷腎을 한 경우에는 하늘이 추운 것을 만나면 發生을 하는데, 背로 連結이 되어 拘攣(구련)을 하고, 脈이 沈·弦·緊을 한다.

⑤ 五積散에 加 吳茱萸·杜仲·桃仁을 한다.

⑥ 痛證이 甚하면, 黑牽牛를 약간 加한다.

⑦ 四肢가 厥冷(궐랭)한 경우에는 古薑附湯으로 한다.

⑧ 어깨와 등으로 連結이 되는 경우에는 通氣防風湯[1258]·摩腰丹[1259]·屈伸導法[1260]으로 한다.

(2) 濕腰痛과 熱腰痛

① 濕痛은 重着을 하고, 熱痛은 煩躁(번조)가 있다.

ⓐ 濕腰痛

㉠ 卑濕[1261]한 곳에 오래 있고, 雨露[1262]로 浸淫[1263]을 하여 濕이 붙게 되면, 허리가 무거운 것이 돌과 같고, 차가운 것이 얼음과 같으며, 熱物로 熨[1264]를 하는 것을 좋아하는데, 渴證(갈증)이 없으면 便이 利를 하고 飮食이 예전과 같으니 腎著湯으로 한다.

㉡ 停水로 沈重을 하고 小便이 不利를 하면 五苓散[1265]·滲濕湯으로 한다.

㉢ 허리가 重痛을 하면 單角茴散으로 한다.

㉣ 오랫동안 낫지 않는 경우에는 單牛膝을 浸酒[1266]을 하여 服用을 한다.

㉤ 青娥丸에 加 萆薢를 하면 가장 妙하다.

ⓑ 熱腰痛

㉠ 濕에 熱을 兼한 경우에는 長夏에 暑濕이 서로 얽인 것이니, 或은 膏粱(고량)으로 因하여 濕熱(습열)이 된 경우에도 역시 같다.

㉡ 實한 경우에는 二炒蒼栢散[1267]에 加 柴胡·防風을 煎服(전복)을 한다.

1257) 『醫學入門』「傷寒編」을 말한다.
1258) 사실 頸項痛에 사용을 많이 한다. 手·足太陽經의 氣가 鬱結로 不通을 하여 肩·背痛으로 回顧를 할 수가 없고 脊痛과 項强으로 허리는 끊어 질 것 같으며 목은 빠질 것 같은 것을 治療한다. 가령 몸이 重하고 허리가 沈沈然한 경우에는 經中에 寒濕이 있는 것이다. 加 酒浸防己를 한다. 輕한 경우에는 加 附子를 한다. 重한 경우에는 加 川烏를 各 一錢을 한다. 鬱이 있는 경우에는 加 升麻·柴胡를 한다. 濕熱이 있는 경우에는 加 蒼朮·黃柏을 各 五分을 한다.
1259) 요즘 말하는 것으로는 파스와 같은 개념이다.
1260) 요즘 말하는 것으로는 견인과 같은 개념이다.
1261) 땅바닥이 낮고 습기(濕氣)가 많음.
1262) 1.우로. 비이슬. 비와 이슬. 2.은혜. 은택(恩澤).
1263) 풍습(風習)에 차차 젖어 들어감.
1264) 1. 찜질하다 2. 따듯이 하다 3. (고약을)붙이다 a. 다리다 (울) b. 다림질하다 (울)
1265) 그냥 五苓散으로 해도 無妨하다.
1266) 주제(酒製)의 하나. 한약재를 술에 담그는 것을 말한다. 한약재를 술에 일정한 시간 담그되 술이 약재 속까지 배도록 담가 두었다가 꺼내서 약간 누기가 있을 정도로 말려서 쓴다.

㉢ 虛한 경우에는 七味蒼栢散으로 한다.

㉣ 尿가 赤한 경우에는[1268] 五苓散·淸燥湯·健步丸으로 한다.

㉤ 여러 藥이 效果가 없는 경우에는 甘遂·牽牛로 그 濕을 크게 瀉하면 그치게 되니, 이에 濕熱(습열)이 甚한 것이다.

㉥ 古方에 甘遂末을 三錢으로 해서 돼지 콩팥으로 煨熱을 하여 空心에 술로 먹는다.

(3) 風腰痛

① 風은 脚膝이 牽引을 하고 펴기가 어렵다.[1269]

ⓐ 風으로 腎을 傷하면 腰痛의 左右가 無常을 하고 脚膝이 이어서 당기고 强急을 하니, 俯仰[1270]을 하면서 고개를 돌리기가 어렵다.

② 風熱은 敗毒散에 加 杜仲을 한다.

③ 二便이 閉한 경우에는 甘豆湯에 加 續斷·天麻를 한다.

④ 風虛

ⓐ 小續命湯에 加 桃仁을 한다.

ⓑ 或은 烏藥順氣散에 加 五加皮[1271]를 한다.

⑤ 風이 寒濕을 낀 경우에

ⓐ 五積交加散에 全蝎을 炒過를 한 다음에 蝎을 除去하고 사용을 한다.

ⓑ 獨活寄生湯[1272]

ⓒ 羌活勝濕湯

ⓓ 加味龍虎散으로 한다.

ⓔ 或은 單威靈仙末을 酒로 타서 服用을 한다.

(4) 氣腰痛

① 內傷으로 失志[1273]를 하면 허리가 膨脹(팽창)을 한다.

ⓐ 失志를 하면 즉, 心血이 旺盛을 하지 않아 筋脈을 攝養(섭양)을 할 수가 없다.

1267) 濕熱이 있는 경우에는 蒼朮로 祛濕을 한 것을 黃柏을 이용하여 밖으로 나가게 하여야 한다.
1268) 大便이 溏한 證狀이 대개 같이 온다.
1269) 下肢牽引痛이 發生을 하면 防風을 사용하여야 한다.
1270) 아래를 굽어봄과 위를 쳐다봄
1271) 落傷으로 因한 頸椎神經 損傷으로 全身痲痹에 烏藥順氣散에 加 五加皮 五錢을 하여 神經痲痺가 풀리고 步行이 可能하게 治療한 경우가 있다.
1272) 烏藥順氣散과 合方을 하면 더욱 좋다.
1273) ①뜻을 잃음 ②마음이 나갈 방향(方向)을 잃음 ③또는, 낙담(落膽)함.

ⓑ 허리 사이에 鬱鬱[1274]을 하여 膨脹(팽창)을 하고 펴지를 못하며 사람으로 하여금 虛羸를 하고 面이 黑을 하며 오래 서 있거나 遠行을 하지 못하게 한다.
② 七氣湯에 倍 茯苓을 하고, 加 沈香·乳香을 약간 한다.
③ 虛한 경우에는 마땅히 心·腎을 모두 補를 하여야 한다. 人蔘養榮湯[1275]에 加 杜仲·牛膝을 한다.

(5) 痰腰痛[1276]

① 痰이면 背膂과 連結이 되는데, 食積을 하면 뒤로 젖히기가 어렵다.

② 濕痰이 經絡으로 流注[1277]를 하여 背膂이 疼痛을 하고 脈이 滑한 경우에는 二陳湯에 加 南星·蒼朮·黃柏을 한다.
ⓐ 風이면 加 麻黃·防風·羌活을 한다.

ⓑ 寒이면 加 乾薑·肉桂·附子를 한다.
㉠ 控涎丹으로 한다.
㉡ 大便이 泄을 하는 경우에는 龜樗丸으로 한다.

③ 食積은 醉飽[1278]로 入房을 하여 濕熱(습열)이 虛를 타서 腎으로 들어간 것이니[1279], 이것으로 腰痛이 된 것이다. 俯仰을 하기가 어렵다.
ⓐ 四物二陳湯[1280]에 加 麥芽·神麯·葛花·砂仁·杜仲·黃柏·桔梗으로 한다.
ⓑ 痛證이 甚한 경우에는 速效散으로 한다.
ⓒ 積聚(적취)의 경우에는 加味龍虎散으로 한다.

④ 濕熱(습열)인 경우에는 七味蒼栢散·淸燥湯으로 한다.

(6) 挫閃瘀血腰痛[1281]

① 閃挫[1282]로 瘀血이 생겨 거스르면 밤에 유독 아프다.

1274) ①마음이 펴이지 않고 답답함 ②나무가 매우 배게 들어서 매우 무성(茂盛)함
1275) 出産을 經驗한 女人에게 가장 좋은 處方이다.
1276) 대부분 痛處가 一定하지 않고 痛證의 樣相이 이랬다가 저랬다가 하는 경우가 많다.
1277) 유입되다. 흘러들어가다. 주입시키다.
1278) [명사] 같은 말 : 취차포(취하도록 술을 마시고 배부르도록 음식을 먹음).
1279) 土克水로 因한 것이다. 실제 腰痛은 腎虛가 많다고 하지만, 그 내용을 보면 土克水로 因한 경우가 더욱 많다.
1280) 二四湯으로 대개 이름을 한다.
1281) 大便이 黑하지 않은 경우라면 일률적으로 桃仁·紅花를 사용하지 않아도 된다. 단순하게 氣滯를 풀어주는 木香·檳榔 만으로도 충분하다.

ⓐ 挫閃(좌섬)이나 跌撲(질박), 그리고 墮墜(타추)[1283]를 해서 血瘀腰痛이 發生을 하면, 낮에는 輕을 하고, 밤에는 重을 하니, 마땅히 行血을 하고 順氣를 한다.

② 實한 경우에는 桃仁承氣湯으로 한다.
③ 或은 大黃·生薑을 等分을 하여 물에 담가서 하루를 두고 五更[1284]에 服用을 한다.
④ 오랜 경우에는 補陰丸에 加 桃仁·紅花를 한다.
⑤ 或은 五積散에 去 麻黃[1285]을 하고 加 茴香[1286]·木香·檳榔을 한다.
⑥ 옆구리로 연결이 되면서 아픈 경우에는 復元通聖散에 加 木香을 한다.

(7) 勞傷腰痛

① 勞役이 되면 血脈이 두루 滋養을 하기 어렵다.
ⓐ 勞力으로 傷腎한 경우에
㉠ 黃芪健中湯에 加 當歸·杜仲을 한다.
㉡ 或은 四物湯에 加 知母·黃柏·五味子·杜仲을 하여 大補陰丸을 먹는다.
㉢ 熱한 경우에는 獨活湯으로 한다.

ⓑ 勞心한 경우에는 夢受天王補心丹을 杜仲煎湯으로 먹는다.

② 房欲은 悠悠痛[1287]이 있거나, 或은 힘이 안 들어간다. 房欲으로 腎을 傷하면, 精血이 不足을 하여 筋을 營養(영양)을 하지 못한다.
ⓐ 陰虛로 悠悠痛(유유통)하면서 들 수가 없는 경우에는 杜仲丸·補陰丸으로 한다.

ⓑ 陽虛로 허리가 힘이 안 들어가서 運用을 할 수 없는 경우에
㉠ 九味安腎丸에 加 杜仲·鹿茸을 한다.
㉡ 百倍丸으로 한다.
㉢ 八味丸에 加 鹿茸·木瓜·當歸·續斷을 한다.
㉣ 或은 煨腎丸으로 한다.
㉤ 猪腎酒으로 한다.

1282) 좌상(挫傷)과 섬상(閃傷)을 합해 이른 말.
1283) 높은 것이나 높은 데에서 떨어진 것.
1284) 달리 무야(戊夜)라고도 일컬음. 오야(五夜)의 하나. 새벽 4시부터 6시까지를 말한다. 새벽 3시부터 5시 사이 또는 새벽 4시 전후를 말하기도 했다.
1285) 外感이 아닌 경우에는 대개 麻黃을 去한다.
1286) 痛證이 甚한 경우이기 때문에 小茴香을 한 것이다.
1287) 1.길다. 장구하다. 아득히 멀다. 요원하다. 2.느긋하다. 유유하다. 여유 있다.

3. 腰痛의 治法

① 허리를 腎의 府라 하여 콩팥의 문제로 많이 생각하나, 일반적으로 허리통증은 濕으로 因하여 停滯가 된 것이 많다.

② 脈으로는 尺部脈의 상태를 보는데, 沈을 하고 弦을 하는 脈이 자주 보인다.

③ 沈은 腎主骨을 하고, 弦은 肝主筋을 하고 있는 것이다.

④ 허리는 세 가지 구성요소인 筋·骨·氣滯의 문제로 볼 수 있고, 이 세 가지를 해결해주는 것을 목표로 할 수 있다.

⑤ 일단, 脈이 滑을 하면 新病으로 얼마 안 된 것이고, 濇을 하면 久病으로 볼 수 있다.

㉮ 脈이 沈弦(침현)을 하면서 滑을 하면 짧은 기간 내에 治愈가 된다.

㉯ 濇脈이 나타내면 한 달 정도의 治療기간을 要한다.

⑥ 腰痛은 과정을 보면 일단 三·五日 정도의 急性期가 있고, 二周 정도의 緩慢期가 있으며, 그 이후에는 再活期가 된다. 그래서 어떤 痛證이던지 三·五日의 안에 痛證을 制御를 하는 주는 治療를 하게 되면 어느 정도 낫게 되어 있는데, 이 期限을 넘어가면 낫기가 어렵다.

㉮ 디스크 단계[1288]

㉠ 첫 번째 단계가 bulging단계로 부풀어있는 단계(BD)이다.

㉡ 두 번째 단계가 디스크 돌출(protrusion disk; PD)라고 하는 돌출되어있는 디스크를 말한다.

㉢ 세 번째가 extrusion 디스크로 디스크파열단계가 있다. 신경을 얼마나 눌렀느냐에 따라 반 정도를 기준으로 반 안쪽이면 protrusion 반 넘어가면 extrusion으로 판단을 하는 것이 無難하다.

㉯ 急性期(급성기)와 緩慢期(완만기)

㉠ 急性期와 弛緩期를 어떻게 넘겨야 하는지가 중요하다.

㉡ 물론 돌출된 디스크를 넣게 할 수는 없다.

㉢ 治療法은 鍼으로 筋肉을 弛緩(이완)을 시켜 현재 압박상태를 느슨하게 해주어 痛證을 弛緩(이완)시켜줄 수 있으며, 藥을 사용하는 이유는 디스크와 神經이 닿을 때 痛證을 誘發하는 物質이 나오는데, 洋方에서는 소염진통제를 사용하나 韓方에서는 舒筋活絡의 理致에 따라 筋

1288) What Exactly is a Disc Protrusion?
If you have a disc protrusion then you are suffering from what is commonly called a 'slipped disc'. In reality, this is a 'catch-all' term for a range of medical problems that relate to the 'discs' of soft tissue which separate the vertebrae in the spinal column. In medical terms you may be suffering from either a disc bulge (protrusion) or a ruptured disc (disc extrusion or sequestrum).

肉을 풀어주고 經絡을 疏通을 시켜주어 痛證誘發物質을 除去하는 것이다.

㉣ 補肝腎과 强筋骨의 理致로 뼈를 튼튼히 하고, 인대를 강화시켜 척추와 척추사이를 더 좁혀지지 않게 해주는 것이다.

㉤ 이학적 검사로 엄지발가락이 뒤로 젖혀지지 않으면 응급으로 수술을 하여야 한다.

㉥ 환자가 의지대로 소변을 조절 못하거나, 하지에 마비가 있는 경우도 수술을 해야 한다.

⑦ 腰痛의 通治는 다음과 같다.

ⓐ 六氣는 대개 能히 痛證이 된다.

ⓑ 대저, 寒濕은 많고, 風熱은 적다.

ⓒ 또한, 房室의 勞傷이 있으니, 腎虛로 腰痛을 하는 경우가 居多[1289]하다.

ⓓ 이것은 陽氣가 虛弱을 하여 運動을 할 수가 없는 것이다.

ⓔ 오래된 腰痛에는 반드시 官桂를 사용하여 열어야 한다. 腹脇痛도 대개 그렇다.

ⓕ 여러 腰痛에는 補氣藥을 사용할 수가 없다.

ⓖ 역시, 寒凉한 藥을 峻用을 하는 것도 마땅하지 않다.

ⓗ 補腎湯[1290]은 一切의 腰痛을 治療한다.

(1) 腎虛腰痛

① 脈이 大한 경우에는 腎虛腰痛이다.

ⓐ 腎虛인 경우에는 痛證이 그치지 않는 것이 이것이다.

ⓑ 房勞로 傷精을 하면, 精血이 不足을 하고 筋을 滋養을 하지 못하며 陰虛를 하면 悠悠[1291]痛을 하고 들을 수가 없는 것이다.

② 六味地黃元으로 한다.

③ 或은 八味元에 加 鹿茸·當歸·木瓜·續斷을 한다.

④ 腎虛腰痛은 마땅히 靑蛾元·加味靑蛾元·壯本丹·局方安神丸·補髓丹으로 한다.

⑤ 陽虛로 腰가 軟하여 運用을 할 수가 없는 경우에는 마땅히 九味安腎丸·百倍丸·杜仲丸·補腎湯으로 한다.

⑥ 腰가 軟한 경우에는 肝腎에 伏熱이다. 治療에는 黃柏·防己를 사용한다.

❶ 청아환(靑娥丸)(➡方藥合編·上87, 醫學入門 2660)

活套: ① 腎虛腰痛을 治療한다.

② 『方藥合編』에서는 腎虛腹痛을 治療한다고 記載되어 있다. 誤字이다.

1289) (대)다수를 차지하다.

1290) 補腎湯 : 腎虛腰痛을 治療한다. 破古紙炒·茴香鹽酒炒·玄胡索·牛膝酒洗·當歸酒洗·杜仲酒炒·黃柏·知母並鹽酒炒 各一錢, 右剉, 作一貼, 薑三片, 水煎, 空心服.

1291) 1.길다. 장구하다. 아득히 멀다. 요원하다. 2.느긋하다. 유유하다. 여유 있다.

❷ 팔미환(八味丸)(➡方藥合編·上40, 東醫寶鑑 408, 醫學入門 2800)

活套: ① 卽, 腎氣丸에 加 附子·桂心 各 一兩을 한 것이다.

② 老年에 水火가 모두 虧損(휴손)이 되고 下元이 冷憊(냉비)를 하며 臍腹(제복)痛과 腰痛이 있고 밤에 小便을 많이 보러가며 다리에 힘이 안 들어가고 몸이 倦怠(권태)로우며 얼굴이 黃色이고 或은 검은 것을 治療한다.

③ 또는, 虛勞의 不足으로 渴한 것으로 飮水를 하려고 하고, 小便이 不利를 하는 一切의 濕熱(습열) 等證을 아울러 모두 治療한다.

(2) 痰飮腰痛

① 脈이 滑한 경우로 하고 伏한 경우로 하면 이것은 痰飮痛이다.

ⓐ 痰飮이 經絡으로 流注1292)를 하면 腰背가 疼痛을 한다.

② 二陳湯으로 한다.

③ 或은 芎夏湯에 加 南星·蒼朮·黃柏으로 한다.

④ 或은 控涎丹을 사용한다.

⑤ 痰飮腰痛의 경우에는 마땅히 南星·半夏로 하는데, 快氣를 하는 藥으로 加를 하여 佐를 한다.

❶ 궁하탕(芎夏湯)(➡方藥合編·中100, 東醫寶鑑 370)

活套: ① 逐水(축수)를 하고 飮을 이롭게 하는데 通用을 한다.

② 痰牽에는 加 白芥子·香附子를 한다.

③ 冷痰에는 加 乾薑·肉桂·小茴香을 한다.

④ 咳嗽(해수)에는 加 貝母·杏仁을 한다.

❷ 이진탕(二陳湯)(➡方藥合編·中99, 東醫寶鑑 370·1639, 醫學入門 3036·3168)

活套: ① 惡阻·嘔吐·眩暈·宿醉·頭痛·惡心·食傷·腦溢血·胃病·心悸亢進·消化不良·咳痰를 治療한다.

② 痰飮을 通治한다.

(3) 食積腰痛

① 醉飽를 하고 入房을 한 것으로 因하여, 濕熱(습열)이 虛를 타서 腎으로 들어가면 腰痛으로 俛仰1293)을 하는 것이 어렵다.

② 四物湯에 合 二陳湯1294)으로 하고, 加 麥芽·神麯·葛花·縮砂·杜仲·黃柏·官桂·枳殼·桔梗을 하여 煎服(전복)을 한다.

1292) 痛處가 一定하지 않다.

1293) [명사] 같은 말 : 부앙2(俯仰)(아래를 굽어보고 위를 우러러봄).

1294) 二四湯이라고 한다. 尹吉榮 선생님은 正理湯의 加減으로 하였다. 역시 腰痛을 治療하는 藥이 하나도 들어가 있지 않은데 效果가 좋다.

③ 痛證이 甚한 경우에는 마땅히 速效散으로 한다.

❶ 사물이진탕(四物二陳湯)

活套: ① 四物湯과 二陳湯의 合方이다.

② 食積腰痛을 治療한다.

③ 乾嗽를 治療한다.

(4) 挫閃(좌섬)腰痛

① 무거운 것을 들다가 勞傷을 하거나, 或은 挫閃(좌섬)을 하여 墜落(추락)[1295]을 하고 痛證이 된 경우에 역시 이르기를 臀[1296]腰痛이라고 한다.

② 마땅히 獨活湯·乳香趁痛散·如神湯·舒筋散·立安散·神麯酒으로 한다.

❶ 여신탕(如神湯)(➡方藥合編·中145, 東醫寶鑑 773)

活套: ① 挫閃(좌섬)腰痛을 治療한다.

❷ 입안산(立安散)(➡方藥合編·中146, 東醫寶鑑 773)

活套: ①『醫學入門』은 立安丸이 있으나, 立安散과는 내용이 다르다.

② 挫閃(좌섬)으로 氣滯로 因한 腰痛을 治療한다.

❸ 오적산(五積散)(➡方藥合編·中13, 東醫寶鑑 1077, 醫學入門 153·3076)

活套: ① 坐骨神經痛·帶下·生理不順·慢性胃腸炎·慢性心臟病·류마티스·腰痛·神經痛·疝氣·胃카타르·婦人病·流行性感氣·脚氣·貧血·小腹冷感·小兒痲痹·食傷·心臟性喘息·心臟瓣膜症·子宮癌·虛弱體質·六味地黃元의 異常反應時를 治療한다.

② 風寒으로 感傷을 하여 頭痛·身疼을 하고 四肢가 逆冷을 하며 胸腹이 作痛을 하고 嘔吐·泄瀉(설사)를 하는 것을 治療한다.

③ 或은 內傷의 生冷과 外感의 風寒을 아울러 대개 治療를 한다.

④ 挫閃(좌섬), 및 瘀血로 腫痛을 하는 경우에는 去 麻黃을 하고, 加 茴香·木香·檳榔·桃仁·紅花를 한다.

⑤ 風傷腎으로 허리의 左右가 恒常되게 당기는 것이 없으며, 兩足이 强急한 경우에는 加 防風·全蝎을 한다.

⑥ 白芷·桂皮를 除하고 아울러 炒를 하면 즉, 熟料五積散이라 이름을 한다.

(5) 瘀血腰痛

① 跌撲(질박)을 하고 墜墮를 하여 血瘀로 腰痛을 하는 것을 治療한다.

ⓐ 晝는 輕을 하는데 夜는 重한 경우에는, 이것은 瘀血痛이다.

ⓑ 血瀝[1297]을 하면 腰痛이 되는데 轉側(전측)을 하는 것이 마치 錐[1298]로 찌르는 것과 같다.

1295) 높은 곳에서 떨어짐

1296) 臀 : 허리가 갑자기 아플 개.

1297) 혈이 몰리는 것. 어혈(瘀血)과 같은 뜻으로 쓰인다.

1298) 1. 송곳 2. 바늘 3. 침(針: 바늘) 4. 작은 화살 5. 뾰족하다

② 瘀血腰痛에는 마땅히 破血散疼湯·川芎肉桂湯·地龍散으로 한다.

③ 實[1299]한 경우에는 桃仁承氣湯으로 한다.

④ 오래된 경우에는 五積散에 去 麻黃[1300]을 하고, 加 桃仁·紅花[1301]·木香·檳榔·茴香炒를 한다.

⑤ 或은 四物湯에 加 桃仁·蘇木·酒紅花를 한다.

⑥ 腰痛이 脇痛과 같이 連結이 되는 경우에는 復元通氣散에 加 木香을 하여 服用을 한다.

❶ 도인승기탕(桃仁承氣湯)(➡方藥合編·下13, 東醫寶鑑 1105, 醫學入門 1740·3054)

活套: ① 月經不調·月經困難·婦人病·尋麻疹·急性大腸炎·膀胱炎·膀胱結石·喘息·血道症히스테리·打撲症·眩暈·齒痛·肩凝·腰痛·坐骨神經痛·眼病·痔疾·肛門周圍炎·月經痛·帶下·腦出血·高血壓症·動脈硬化症·赤痢·不姙症·凍傷·便秘·肥滿症·무좀·濕疹·腎結石·流産癖·人孔流産後遺症·子宮內膜炎·子宮下垂 및 脫肛·子宮後屈·齒槽膿漏·脫疽·胎盤殘留·胞狀鬼胎·黃疸·出血·스피로헤타병·後陣痛을 治療한다.

② 膀胱(방광)에 血이 結滯(결체)가 되고 小腹이 急結을 하며 便이 黑을 하고 譫語(섬어)를 하는 것을 治療한다.

③ 물로 끓인 다음에 芒硝를 넣어서 溫服을 한다.

④ 熱結腸胃로 便秘가 있는 경우에는 檳榔·郁李仁末을 調服을 한다.

❷ 오적산(五積散)(➡方藥合編·中13, 東醫寶鑑 1077, 醫學入門 153·3076)

活套: ① 坐骨神經痛·帶下·生理不順·慢性胃腸炎·慢性心臟病·류마티스·腰痛·神經痛·疝氣·胃카타르·婦人病·流行性感氣·脚氣·貧血·小腹冷感·小兒痲痺·食傷·心臟性喘息·心臟瓣膜症·子宮癌·虛弱體質·六味地黃元의 異常反應時를 治療한다.

② 風寒으로 感傷을 하여 頭痛·身疼을 하고 四肢가 逆冷을 하며 胸腹이 作痛을 하고 嘔吐·泄瀉(설사)를 하는 것을 治療한다.

③ 或은 內傷의 生冷과 外感의 風寒을 아울러 대개 治療를 한다.

④ 挫閃(좌섬), 및 瘀血로 腫痛을 하는 경우에는 去 麻黃을 하고, 加 茴香·木香·檳榔·桃仁·紅花를 한다.

⑤ 風傷腎으로 허리의 左右가 恒常되게 당기는 것이 없으며, 兩足이 强急한 경우에는 加 防風·全蝎을 한다.

⑥ 白芷·桂皮를 除하고 아울러 炒를 하면 즉, 熟料五積散이라 이름을 한다.

(6) 風腰痛

① 風이 腎을 傷하여 腰痛을 하는 경우에는 或은 左로 하고, 或은 右로 하여 痛證이 항상된 바가 없고 兩足이 당기면서 强急을 한다.

② 五積散에 加 防風[1302]·全蝎을 한다.

③ 或은 烏藥順氣散에 加 五加皮[1303]를 한다.

1299) 일반적으로 大便이 黑하게 되면 便秘와 같은 樣相으로 나온다.
1300) 항상 外感이 아니면 麻黃을 去한다.
1301) 大便이 黑하지 않은 경우라면 굳이 桃仁·紅花는 넣지 않아도 된다.
1302) 兩足이 당기면서 强急을 하는 경우에는 항상 防風이 들어가야 한다.

④ 痛勢가 甚한 경우에는 加味龍虎散으로 한다.

⑤ 風熱로 腰痛을 하는 경우에는 敗毒散[1304]에 加 續斷·天麻·木瓜·薄荷를 한다.

❶ 오약순기산(烏藥順氣散)(➡方藥合編·中10, 東醫寶鑑 1029·1033, 醫學入門 151·3061)

活套: ① 腦溢血·手足疼痛·半身不隨·顔面神經痛·肩甲痛·脚氣脚弱을 治療한다.

② 一切의 風疾을 治療하는데, 먼저 이 藥을 服用해서 氣道를 疏通시키고 나서 風藥을 먹게 한다.

③ 또한 癱瘓과 歷節風을 治療한다.

④ 氣虛로 因한 痰盛에는 去 麻黃을 하고, 合 六君子湯을 하거나, 或은 導痰湯을 合한다.

❷ 오적산(五積散)(➡方藥合編·中13, 東醫寶鑑 1077, 醫學入門 153·3076)

活套: ① 坐骨神經痛·帶下·生理不順·慢性胃腸炎·慢性心臟病·류마티스·腰痛·神經痛·疝氣·胃카타르·婦人病·流行性感氣·脚氣·貧血·小腹冷感·小兒痲痹·食傷·心臟性喘息·心臟瓣膜症·子宮癌·虛弱體質·六味地黃元의 異常反應時를 治療한다.

② 風寒으로 感傷을 하여 頭痛·身疼을 하고 四肢가 逆冷을 하며 胸腹이 作痛을 하고 嘔吐·泄瀉(설사)를 하는 것을 治療한다.

③ 或은 內傷의 生冷과 外感의 風寒을 아울러 대개 治療를 한다.

④ 挫閃(좌섬), 및 瘀血로 腫痛을 하는 경우에는 去 麻黃을 하고, 加 茴香·木香·檳榔·桃仁·紅花를 한다.

⑤ 風傷腎으로 허리의 左右가 恒常되게 당기는 것이 없으며, 兩足이 强急한 경우에는 加 防風·全蝎을 한다.

⑥ 白芷·桂皮를 除하고 아울러 炒를 하면 즉, 熟料五積散이라 이름을 한다.

(7) 寒腰痛

① 寒이 腎經을 傷하여 腰痛이 되고 轉側(전측)을 하지 못한다.

ⓐ 熱을 보면 즉 減少하게 되고 寒을 만나면 發作을 한다.

ⓑ 脈이 沈弦(침현)을 하고 急[1305]하다.

② 五積散[1306]에 加 吳茱萸·杜仲·桃仁을 한다.

③ 痛證이 甚하면 加 黑丑頭末을 一錢을 하여 調服을 한다.

④ 痛證이 甚하면 加味龍虎散을 服用한다.

⑤ 代灸膏를 腰眼穴에 붙인다.

❶ 오적산(五積散)(➡方藥合編·中13, 東醫寶鑑 1077, 醫學入門 153·3076)

活套: ① 坐骨神經痛·帶下·生理不順·慢性胃腸炎·慢性心臟病·류마티스·腰痛·神經痛·疝氣·胃카타르·婦人病·流行性感氣·脚氣·貧血·小腹冷感·小兒痲痹·食傷·心臟性喘息·心臟瓣膜症·子宮癌·虛弱體質·六味地黃元의 異常反應時를 治療한다.

1303) 척추신경마비에 사용을 하는데 이 경우에는 五加皮 五錢으로 한다.
1304) 腰痛이 속에서 灼熱感이 있는 경우에 사용을 한다. 욱신거리는 것을 말한다.
1305) 緊하다는 것이다.
1306) 麻黃은 寒을 治療하기 때문에 굳이 麻黃을 去하지 않아도 된다.

② 風寒으로 感傷을 하여 頭痛·身疼을 하고 四肢가 逆冷을 하며 胸腹이 作痛을 하고 嘔吐·泄瀉(설사)를 하는 것을 治療한다.
③ 或은 內傷生冷과 外感風寒을 아울러 대개 治療를 한다.
④ 挫閃(좌섬) 및 瘀血로 腫痛을 하는 경우에는 去 麻黃을 하고, 加 茴香·木香·檳榔·桃仁·紅花를 한다.
⑤ 風傷腎으로 허리의 左右가 恒常되게 당기는 것이 없으며, 兩足이 强急한 경우에는 加 防風·全蝎을 한다.
⑥ 白芷·桂皮를 除하고 아울러 炒를 하면 즉, 熟料五積散이라 이름을 한다.

(8) 濕腰痛

① 卑濕[1307]한 곳에 오래 居處를 하고 雨露로 浸濕[1308]을 하여 腰가 重痛을 하는 것이 마치 石과 같고, 冷한 것이 마치 冰과 같다.
② 五積散에 加 桃仁·吳茱萸를 하면 가장 效果가 있다.[1309]
③ 濕腰痛은 마땅히 朮附湯·調經散으로 한다.
④ 川芎肉桂湯은 寒濕한 땅에 露宿[1310]을 하여 腰痛으로 轉側(전측)을 할 수가 없는 것을 治療한다.
⑤ 腎着證을 같이 參考하여 治療를 한다.

❶ 오적산(五積散)(➡方藥合編·中13, 東醫寶鑑 1077, 醫學入門 153·3076)
活套: ① 坐骨神經痛·帶下·生理不順·慢性胃腸炎·慢性心臟病·류마티스·腰痛·神經痛·疝氣·胃카타르·婦人病·流行性感氣·脚氣·貧血·小腹冷感·小兒痲痹·食傷·心臟性喘息·心臟瓣膜症·子宮癌·虛弱體質·六味地黃元의 異常反應時를 治療한다.
② 風寒으로 感傷을 하여 頭痛·身疼을 하고 四肢가 逆冷을 하며 胸腹이 作痛을 하고 嘔吐·泄瀉(설사)를 하는 것을 治療한다.
③ 或은 內傷의 生冷과 外感의 風寒을 아울러 대개 治療를 한다.
④ 挫閃(좌섬), 및 瘀血로 腫痛을 하는 경우에는 去 麻黃을 하고, 加 茴香·木香·檳榔·桃仁·紅花를 한다.
⑤ 風傷腎으로 허리의 左右가 恒常되게 당기는 것이 없으며, 兩足이 强急한 경우에는 加 防風·全蝎을 한다.
⑥ 白芷·桂皮를 除하고 아울러 炒를 하면 즉, 熟料五積散이라 이름을 한다.

(9) 濕熱腰痛

① 平日에 膏粱(고량)의 厚味(후미)를 먹는 사람이 腰痛을 하면, 대개 이것은 濕熱(습열)로 陰虛를 한 것이다.
ⓐ 濕熱(습열)로 腰痛을 하는 경우에는 天陰[1311]을 만나거나, 或은 오래 앉아서 發生을 하

1307) '비습하다2(바닥이 낮고 습기가 많다)'의 어근.
1308) 물기에 젖음. 물이 스며 들어 젖음.
1309) 원래 『醫學入門』에서는 腎著湯으로 하였다.
1310) 비바람 등(等)을 가릴 수 없는 집 밖의 장소(場所)에서 잠을 자는 것. 한둔. 한뎃잠.
1311) 하늘이 흐림.

는 것이 이것이다.
ⓑ 脈이 緩하거나 或은 沈하면 이것은 濕腰痛이다.

② 濕熱(습열)腰痛에 實한 경우에는 二炒蒼柏散[1312]으로 한다.
③ 虛한 경우에는 七味蒼栢散으로 한다. 或은 當歸拈痛湯[1313]으로 한다.
④ 가령, 여러 藥이 效果가 없는 경우에는 三花神祐丸으로 한다. 或은 煨腎散으로 下를 한다.

❶ 이초창백산(二炒蒼柏散)(➡東醫寶鑑 840, 醫學入門 2704)
活套: ① 두 藥材는 모두 雄壯한 氣가 있다.
② 氣가 實한 경우에는 술을 약간 加한다.
③ 氣가 虛한 경우에는 補氣藥을 加한다.
④ 血이 虛한 경우에는 補血藥을 加한다.
⑤ 痛證이 甚한 경우에는 薑汁을 加하거나, 或은 末로 하여 丸으로 服用하면 더욱 좋다.
⑥ 一切의 風·寒·濕·熱로 因한 脚氣와 骨間에 熱이 發生하고, 或은 腰·膝·臀·髀가 腫痛을 하여 사람으로 하여금 痿가 되는 데에 사용을 하면 神效하다.
⑦ 濕熱(습열)의 脚氣로 足膝痛이 있고, 或은 赤腫을 하는 것을 治療한다.
⑧ 脚·骨間에 熱痛이 있는데 비록 一點이라도 能히 步履를 艱苦하게 하고 사람으로 하여금 痿躄을 하게 하는데, 백번 사용하여 백번 效果가 있다.
⑨ 다른 이름으로는 蒼朮散이라 한다.
⑩ 丸으로 만들면 二妙丸이라고 이름을 한다.

❷ 당귀염통탕(當歸拈痛湯)(➡東醫寶鑑 838, 醫學入門 3099)
活套: ① 濕熱(습열)로 病이 되어 肢節이 煩疼을 하고 肩背가 沈重을 하며 胸膈이 不利를 하고 遍身이 疼痛을 하며 足脛이 붓고 아픈 경우를 治療하는 處方이다.
② 濕熱(습열)脚氣로 病이 된 것을 治療한다.
③ 四肢의 骨節이 煩疼을 하고 肩背가 沈重을 하며 胸脇이 不利를 하고 遍身이 疼痛을 하며 足脛으로 下注를 하여 腫痛을 하고 生瘡하는 것이 赤腫을 하고 膿水가 그치지 않으며, 或은 痒하고, 或은 아픈 것을 治療하는 데에 아울러서 마땅히 服用을 한다.
④ '당귀점통탕'으로 發音이 되고 있으나, '당귀염통탕'이 맞다. 척추협착증으로 因한 발이나 발바닥의 感覺異常에 사용을 하면 좋다.

⑽ 氣腰痛

① 무릇 사람이 失志를 하면 즉, 心血이 旺盛을 하지 못하여 筋脈을 滋養을 할 수가 없다.
ⓐ 氣가 滯하여 腰痛을 하는 경우에는 오래 서 있거나 멀리 行하기가 어렵다.

1312) 꼬리뼈 痛證과 발바닥의 灼熱感에 사용을 한다. 대개 加減을 하는 方法을 利用한다.
1313) 족저근막염에 有意한 效果가 있다. 역시 脊椎狹窄症으로 因한 발바닥의 感覺異常에 效果가 있다. 二炒蒼栢散이나 當歸拈痛湯은 『方藥合編』에는 記載가 되어 있지 않지만, 著效가 있기 때문에 記載를 하였다.

② 七氣湯에 倍加 茯苓을 하고, 加 乳香·沒藥을 각기 少許[1314]를 하여 煎服(전복)을 한다.

③ 憂思로 脾를 傷하면 즉, 腰痛을 한다.
ⓐ 忿怒로 肝을 傷하면, 역시 腰痛을 한다.
ⓑ 모두 마땅히 沈香降氣湯에 合 調氣散을 하고, 薑三片·棗二枚를 넣어서 煎服(전복)을 한다.

❶ 칠기탕(七氣湯)(➡方藥合編·中81, 東醫寶鑑 239, 醫學入門 159·3107)
活套: ① 七情의 鬱結(울결)로 心腹이 絞痛(교통)하는 것을 治療한다.

4. 腰痛의 脈

① 腰痛의 脈은 반드시 沈을 하면서 弦을 한다.
② 沈을 하면 氣滯가 되고, 弦大(현대)를 하면 腎元[1315]을 損傷한 것이다.
③ 간혹 浮를 하면서 緊을 하는 것은 風寒이 얽어진 것이고, 濕으로 傷을 하면 濡細를 한 脈이 나오며, 實脈은 挫閃(좌섬)[1316]으로 因한 것이다.
④ 濇은 瘀血이 되고, 滑은 痰火가 끓은 것이니, 간혹 등(背)까지 당기면서 아픈 것이 있는데 沈滑을 하면 쉽게 낫는다.
⑤ 尺脈이 沈을 하면 腰背痛이 있는데, 때때로 失精을 하고 식사량이 적게 된다.
⑥ 脈이 沈을 하면서 滑을 하고 느리면 쉽게 낫는다.

1314) 乳香·沒藥 各三分이 가장 無難하다.
1315) 신음(腎陰) 및 신양(腎陽)의 에너지원이 되는 것임.
1316) 좌상(挫傷)과 섬상(閃傷)을 합해 이른 말. 몸 표면에 둔한 외력(外力)이 작용하여 피부에 큰 상처 없이 피하 조직 및 근골(筋骨), 장기가 상한 것을 좌상이라고 하고, 몸을 갑자기 비틀거나 굽혔다 펴는 것 등으로 인해 인대나 근막이 땅겨지면서 손상된 것을 섬상이라고 한다. **[네이버 지식백과]** 좌섬[挫閃] (한국전통지식포탈)

脇

1. 脇痛[1317])의 虛實

(1) 脇痛은 肝家의 病이다.

○ 脇痛은 본래 肝家의 病이다.
○ 痛證이 小腹까지 당기고 잘 화를 낸다.
○ 마땅히 左右로 나누어서 虛實을 判斷을 한다.
○ 左右는 陰陽의 道路이다.
○ 左의 肝은 陽이고, 血은 陰이다.
○ 右의 肺는 陰이고, 氣는 陽이다.

① 實脇痛

ⓐ 實은 肝氣가 實한 것이니, 아프면 즉 手足이 煩躁(번조)를 하고 잠을 잘 때에 不安하다.
ⓑ 小柴胡湯에 加 川芎·當歸·白芍藥·蒼朮·青皮·龍膽草로 한다.
ⓒ 或은 單黃連丸[1318])으로 한다.

② 虛脇痛

ⓐ 虛한 경우에는 肝血이 虛한 것이니, 아프면 즉 悠悠[1319])하게 그치지 않고 耳目이 瞶[1320])를 하며 잘 怒를 하고 마치 다른 사람이 捕縛(포박)[1321])을 하러 오는 것과 같다.
㉠ 四物湯에 加 柴胡梢를 한다.
㉡ 或은 五積散에 去 麻黃을 하고, 加 青木香[1322])·青皮를 한다.

ⓑ 虛가 甚하여 損이 되고 脇下에 항상 一點痛이 있어 그치지 않는 경우에는 乾脇痛[1323])이

1317) 脇痛을 호소하는 경우에는 반드시 病所를 確認을 하여야 한다. 일반적으로는 骨折이 많고, 그 다음으로는 帶狀疱疹도 많다. 外形에 아무 문제가 없는 경우에는 臟器의 문제일 수가 있다. 右側은 肝, 膽 등 內臟器에 대한 문제가 많기 때문에 복부사진과 초음파 및 혈액검사를 하는 것이 좋고, 左側은 대부분이 가스가 많으니 복부사진 정도는 해 보는 것이 좋다. 기침을 오래한 다음에 發生하는 脇痛은 늑막염인 가능성이 있으니 聽診으로 確認을 하여야 한다.
1318) 實則瀉其子의 意味로 한 것이다.
1319) 1.길다. 장구하다. 아득히 멀다. 요원하다. 2.느긋하다. 유유하다. 여유 있다.
1320) 1.귀가 멀다. 귀가 잘 들리지 않다. 2.멍청하다. 어리석다.
1321) 잡아 묶음.
1322) 옛날에는 青木香과 唐木香을 區分하여 사용을 했으나, 지금은 그냥 木香으로 하면 된다.
1323) 肝硬化의 末期에 肝이 萎縮이 된 것을 말한다.

라고 이름을 하는데 매우 危急하다.

㉠ 八物湯에 加 木香·青皮·桂心을 한다.

㉡ 火가 있는 경우에는 去 桂를 하고, 加 山梔를 한다.

㉢ 或은 吳茱萸 끓인 물로 炒한 黃連으로 한다.

2. 脇痛의 左右

(1) 左脇痛

① 左脇痛은 怒火와 死血이다.

ⓐ 大怒로 氣逆을 하고, 또한 謀慮(모려)가 不決[1324]를 하거나, 或은 外感의 風邪는 대개 肝火로 하여금 動하는 것이 甚하니, 脇痛을 참을 수가 없다.

② 古萸連丸·當歸龍薈丸으로 한다.

③ 輕한 경우에는 小柴胡湯에 加 黃連·牡蠣·枳殼을 한다.

④ 瘀血은 반드시 肝經으로 돌아가니 夜間에 痛證이 있거나, 或은 午後에 痛證이 發生하는 것이 이것이다.

ⓐ 小柴胡湯에 合 四物湯을 하고, 加 桃仁·紅花·乳香·沒藥을 한다.

⑤ 痛證이 甚한 경우에는 古芷芎散으로 한다.

⑥ 便이 堅하고 검은 경우에는 桃仁承氣湯[1325]으로 한다. 或은 瀉青丸으로 한다.

⑦ 皮痛이 있고 吐血을 하는 경우에는 熱이 肝을 傷한 것이다.

ⓐ 小柴胡湯에 加 川芎·當歸·生地黃을 한다.

⑧ 外用으로는 부추로 옆구리를 熨法(위법)[1326]을 하고, 또한 琥珀膏를 붙인다.

(2) 右脇痛

① 右脇痛은 痰飮과 七情이 居한 것이다.

② 食積은 脇下가 마치 공이 같은 것이 한 줄기가 일어나면서 아픈 경우에는 神保丸을 枳

1324) 생각만 많이 하고 決斷을 내리지 못하는 것이다.

1325) 瘀血이 下焦에 있으면 항상 大便이 黑하고 小腹이 急結을 한다.

1326) 약 가루 또는 거친 약물을 베로 싸서 따뜻하게 하여 외부에서 찜질하는 외치법(外治法).

實煎湯으로 服用을 한다.
③ 輕한 경우에는 保和丸으로 한다.

④ 痰飮이 肝經으로 流注를 하여 喘咳(천해)가 있고 당기면서 아픈 경우에
ⓐ 二陳湯에 加 南星·蒼朮·川芎·柴胡·白芥子를 한다.
ⓑ 或은 靑黛를 약간 넣고 薑汁을 두 숟가락을 넣는다.

⑤ 痰이 甚한 경우에는 控涎丹으로 한다.
⑥ 가령, 胸·背·脇痛으로 喘急(천급)을 하면서 妨悶(방민)[1327]을 하는 경우에는 瓜蔞實丸으로 한다.
⑦ 飮水가 脇下에 停滯되어 마치 쑤시듯이 아픈 경우에는 진하게 다린 葱白湯으로 枳殼煮散을 타서 服用을 한다.
⑧ 甚한 경우에는 傷寒에 水證의 治法을 사용한다.
⑨ 七情의 氣滯로 마치 물건이 있어 刺痛을 하고 氣促이 있으며 嘔吐를 하는 경우에는 分氣紫蘇飮·流氣飮子·調中順氣丸으로 한다.
⑩ 鬱氣에 食을 껴서 乳房과 연결이 되면서 아픈 경우에는 推氣散·鹽煎散으로 한다.
⑪ 悲哀로 傷한 경우에는 枳殼煮散·四味枳實散·一塊氣丸으로 한다.
⑫ 平素에 鬱이 있는 경우에는 越鞠丸으로 한다.

(3) 兩脇痛

① 양쪽 옆구리는 항상 左右의 證狀을 兼을 한다.
② 濕熱(습열)이 盛하면 즉, 兩脇이 아프니 當歸龍薈丸으로 한다. 여러 脇痛에 대개 效果가 있다.
③ 痛證으로 펴지 못하는 경우에는 이 丸藥을 二錢半에 加 薑黃·桃仁을 各五錢을 하여 蜜丸으로 하거나, 或은 煎服(전복)을 한다.
④ 外感의 脇痛에 寒熱이 있는 경우에는 小柴胡湯에 加 枳·梗[1328]을 하는데, 傷寒에 자세히 나와 있다.

1327) 답답한 병증.
1328) 桔梗·枳殼을 말한다.

3. 脇痛의 久病

① 오래 되어서 積이 된 경우에는 有餘(유여)한 것이다.
② 脇痛이 二·三年이 되어도 낫지 않는 경우에는, 이에 痰瘀(담어)가 結滯(결체)가 되어 積塊가 된 것이다.
③ 肝積은 肥氣이고, 肺積은 息賁이니, 發作에 때[1329]가 있다. 비록 대개 肝木이 有餘(유여)한 것이다.
④ 峻攻[1330]을 하는 것은 不可하니, 마땅히 枳朮丸에 加 官桂·陳皮·桔梗·甘草로 蜜丸을 하여 服用을 한다.
⑤ 或은 復元通聖散으로 하거나, 治脇臊方을 붙인다.

4. 脇痛에 『東醫寶鑑』의 治法

① 대체로 脇痛은 原因의 分類로는 ㉮ 氣鬱脇痛, ㉯ 死血脇痛, ㉰ 痰飮脇痛, ㉱ 食積脇痛, ㉲ 風寒脇痛 等의 五種이 있다.
② 部位의 分類로는 ㉮ 左脇痛, ㉯ 右脇痛, ㉰ 兩脇痛이 있다.
③ 그리고, 마지막으로 ㉮ 虛, ㉯ 實로 나누어서 治療를 한다.

(1) 脇痛의 原因分類

① 氣鬱脇痛

ⓐ 大怒로 氣逆을 하거나, 또한 謀慮(모려)가 不快[1331]를 하면, 대개 肝火로 하여금 動을 하는 것이 甚하게 되니, 脇痛을 참을 수가 없게 된다.
㉠ 마땅히 當歸龍薈丸으로 한다.
㉡ 輕한 경우에는 小柴胡湯에 加 黃連·牡蠣·枳殼을 한다.

ⓑ 性이 急을 하고 怒를 많이 하는 사람은 때로 항상 腹脇의 痛證이 된다.
㉠ 小柴胡湯에 加 川芎·芍藥·靑皮를 하고, 龍薈丸을 呑下를 하면 매우 捷徑(첩경)[1332]이 된다.

1329) 옛날에는 五行에 맞춰서 날짜를 지정을 했으나, 크게 얽매일 것은 아니다.
1330) 맹렬한 공격을 말한다.
1331) ①무슨 일이 못마땅하여 기분(氣分)이 좋지 않음 ②몸이 가뿐하지 못하고 찌뿌드드함.
1332) ①지름길 ②빠른 방법(方法)

ⓒ 氣鬱脇痛은 마땅히 枳殼煮散·沈香降氣湯·枳殼散·桂枝湯·復元通氣散·木通散·神保元·小龍薈丸으로 한다.

❶ 신보환(神保丸)(➡方藥合編·下54, 東醫寶鑑 246·781 神保元, 醫學入門 159·2748)

活套: ① 諸氣로 因한 注痛1333)을 治療한다.

② 또한, 心膈痛과 腹脇痛, 그리고 腎氣痛을 治療한다.

❷ 소시호탕(小柴胡湯)(➡方藥合編·中25, 東醫寶鑑 1068, 醫學入門 153·1549·1835·3050)

活套: ① 感冒·肺結核·膽囊炎·肝炎·말라리아·扁桃腺炎·中耳炎·乳房炎·氣管支喘息·肺炎·肋膜炎·淋巴炎·耳下腺炎·瘰癧·頸腺炎·黃疸·膽石·胃炎·胃痛·神經質·노이로제·癲癇·産褥熱·百日咳·眼科疾患을 治療한다.

② 少陽의 半表裏로 往來寒熱을 治療한다. 一名은 三禁湯이다.

② 死血脇痛

ⓐ 惡血이 肝에 停留가 되어 脇下에 居를 하여 痛證이 있다. 누르면 즉, 痛證이 더욱 甚해진다.

ⓑ 瘀血은 반드시 肝經으로 들어간다.

㉠ 脇이 夜에 痛證이 있거나, 或은 午後에 發作을 하는 경우에는 小柴胡湯에 合 四物湯을 하고, 加 桃仁·紅花·乳香·沒藥을 한다.

ⓒ 大便이 堅黑한 경우에는 桃仁承氣湯으로 下를 한다.

ⓓ 脇痛에 死血1334)이 있는 경우에는 桃仁·紅花·川芎의 類로 한다.

ⓔ 만약에 跌撲(질박)1335)으로 脇痛이 있는 경우에는, 역시 汚血(오혈)1336)이 脇下로 돌아가서 痛證이 있는 것이다.

㉠ 마땅히 復元活血湯의 類로 한다.

❶ 도인승기탕(桃仁承氣湯)(➡方藥合編·下13, 東醫寶鑑 1105, 醫學入門 1740·3054)

活套: ① 月經不調·月經困難·婦人病·尋麻疹·急性大腸炎·膀胱炎·膀胱結石·喘息·血道症히스테리·打撲症·眩暈·齒痛·肩凝·腰痛·坐骨神經痛·眼病·痔疾·肛門周圍炎·月經痛·帶下·腦出血·高血壓症·動脈硬化症·赤痢·不姙症·凍傷·便秘·肥滿症·무좀·濕疹·腎結石·流産癖·人孔流産後遺症·子宮內膜炎·子宮下垂 및 脫肛·子宮後屈·齒槽膿漏·脫疽·胎盤殘留·胞狀鬼胎·黃疸·出血·스피로헤타병·後陣痛을 治療한다.

② 膀胱(방광)에 血이 結滯(결체)가 되고 小腹이 急結을 하며 便이 黑을 하고 譫語(섬어)를 하는 것을 治療한다.

③ 물로 끓인 다음에 芒硝를 넣어서 溫服을 한다.

④ 腸胃에 熱結로 便秘가 있는 경우에는 檳榔·郁李仁末을 타서 服用을 한다.

1333) 주심통(疰心痛)의 다른 이름.

1334) 죽은 피. 어혈(瘀血)·혈어(血瘀)·악혈(惡血)과 같은 뜻.

1335) 넘어지거나 부딪쳐서 상한 것. 타박과 같은 뜻으로도 쓰인다.

1336) 정상적이지 못한 血을 말한다.

❷ 시호사물탕(柴胡四物湯)(➡方藥合編·中163, 東醫寶鑑 1420·1668)

活套: ① 産後의 發熱, 및 熱入血室을 治療한다.

③ 痰飮脇痛[1337]

ⓐ 痰飮이 厥陰(궐음)의 經으로 流注를 하면, 역시 能히 脇下로 하여금 痛證이 있게 된다. 病이 들면 즉, 咳嗽(해수)로 氣가 急을 하고 脇이 당기면서 아프게 된다.

ⓑ 咳를 하는데 脇이 당기고 아픈 경우에는 마땅히 肝氣를 疎泄을 한다. 青皮·枳殼·香附子·白芥子의 類로 한다.

ⓒ 痰이 注를 하여 脇痛을 하며 漉漉[1338]으로 有聲을 하는 경우에는 芎夏湯이 가장 妙하다.

ⓓ 痰脇痛은 마땅히 調中順氣丸으로 한다.

❶ 궁하탕(芎夏湯)(➡方藥合編·中100, 東醫寶鑑 370)

活套: ① 逐水(축수)를 하고 飮을 이롭게 하는데 通用을 한다.

② 痰牽에는 加 白芥子·香附子를 한다.

③ 冷痰에는 加 乾薑·肉桂·小茴香을 한다.

④ 咳嗽(해수)에는 加 貝母·杏仁을 한다.

④ 食積脇痛

ⓐ 食積은 脇下가 마치 杠梗[1339]이 一朝[1340]로 일어나는 것과 같이 痛症이 된다. 神保元을 枳實煎湯으로 呑下를 한다.

ⓑ 寒熱이 나면서 脇痛을 하고 마치 積塊가 있는 경우에는, 반드시 이것은 飮食을 크게 배가 부르게 하고 勞力을 하여 이른 것이다. 모름지기 當歸龍薈丸으로 治療를 한다.

❶ 신보환(神保丸)(➡方藥合編·下54, 東醫寶鑑 246·781 神保元, 醫學入門 159·2748)

活套: ① 諸氣의 注痛[1341]을 治療한다.

② 또한, 心膈痛과 腹脇痛, 그리고 腎氣痛을 治療한다.

⑤ 風寒脇痛

ⓐ 外感으로 脇痛을 하면서 寒熱을 하는 경우에는 小柴胡湯에 加 桔梗·枳殼을 한다.

ⓑ 外感으로 因한 脇痛에는 芎葛湯·芍藥散으로 한다.

❶ 소시호탕(小柴胡湯)(➡方藥合編·中25, 東醫寶鑑 1068, 醫學入門 153·1549·1835·3050)

活套: ① 感冒·肺結核·膽囊炎·肝炎·말라리아·扁桃腺炎·中耳炎·乳房炎·氣管支喘息·肺炎·肋膜炎·淋巴炎·耳下腺

1337) 脇痛으로 물소리가 나는 경우에는 늑막염을 항상 조심해야 한다. 특히 기침을 하는 경우에는 가능하면 꼭 흉부엑스레이를 進行하여야 한다.

1338) 젖은 모양. 흐르는 모양. 윤택한 모양.

1339) 杠梗 : 곤봉을 말함.

1340) ①일조 일석(一夕) ②만일(萬一)의 경우(境遇) ③하루 아침 ④어느 날 아침

1341) 주심통(疰心痛)의 다른 이름.

炎·瘰癧·頸腺炎·黃疸·膽石·胃炎·胃痛·神經質·노이로제·癲癇·産褥熱·百日咳·眼科疾患을 治療한다.
② 少陽의 半表裏로 往來寒熱을 治療한다. 一名은 三禁湯이다.

(2) 脇痛의 虛實[1342]

① 實脇痛

ⓐ 肝氣가 實하여 脇痛이 있는 경우에는, 手足이 煩燥(번조)를 하고 便安하게 잠을 잘 수가 없다. 小柴胡湯에 加 川芎·當歸·白芍藥·蒼朮·青皮·草龍膽으로 한다.

ⓑ 兩脇下痛이 小腹으로 당기면서 怒하기를 잘하는 경우에는, 이것은 肝氣가 實한 것이다. 當歸龍薈丸을 薑汁으로 呑下를 한다.

② 虛脇痛

ⓐ 肝氣가 虛하여 脇痛이 있는 경우에는, 悠悠[1343]를 하여 그치지가 않고 耳目이 䀮䀮[1344] 하며 잘 두려워하고 마치 사람이 잡으러 오는 것과 같다. 四物湯에 加 柴胡·青皮를 한다.

ⓑ 虛弱한 사람이 脇下痛이 있는 경우에는 脈이 弦細를 하고 勞役을 따라 하였거나 怒氣로 얻은 경우가 많다.

㉠ 八物湯에 加 木香·青皮·桂心을 煎服(전복)을 한다.

㉡ 或은 枳實散으로 한다.

ⓒ 乾脇痛은 虛가 甚하여 損이 된 것이다. 脇下에 항상 一點의 痛이 그치지가 않는 것이다. 이름을 하여 가로되 乾脇痛이라고 한다. 매우 危急한 것이다.

㉠ 마땅히 八物湯에 加 木香·青皮·桂心을 한다.

㉡ 火가 있는 경우에는 去 桂를 하고, 加 山梔(산치)仁을 한다.

㉢ 或은 吳茱萸水로 炒한 黃連을 한다.

❶ 소시호탕(小柴胡湯)(➡方藥合編·中25, 東醫寶鑑 1068, 醫學入門 153·1549·1835·3050)

活套: ① 感冒·肺結核·膽囊炎·肝炎·말라리아·扁桃腺炎·中耳炎·乳房炎·氣管支喘息·肺炎·肋膜炎·淋巴炎·耳下腺炎·瘰癧·頸腺炎·黃疸·膽石·胃炎·胃痛·神經質·노이로제·癲癇·産褥熱·百日咳·眼科疾患을 治療한다.
② 少陽의 半表裏로 往來寒熱을 治療한다. 一名은 三禁湯이다.

❷ 사물탕(四物湯)(➡方藥合編·上68, 東醫寶鑑 308, 醫學入門 1550·3035·3166)

活套: ① 生理不順·血脚氣·乾性皮膚炎·貧血·腹痛·子宮出血·腹塊·胎動不安·産後惡露不下·下腹緊痛·肝斑·頭痛·無力體質·便秘·四肢煩熱·腎結石症·腎結核·乳汁缺乏症·紫斑症을 治療한다.
② 血病을 通治하는 藥이다.

❸ 팔물탕(八物湯)(➡方藥合編·上32, 東醫寶鑑 1236, 醫學入門 3036)

1342) 虛實을 莫論하고 우선 柴胡四物湯이 제일 無難하다. 다만, 引經藥을 사용하여야 하기 때문에 加 青皮 一錢을 하고 痛證이 甚하다면 玄胡索醋炒를 八分을 한다.
1343) 1.길다. 장구하다. 아득히 멀다. 요원하다. 2.느긋하다. 유유하다. 여유 있다.
1344) 1. (눈이)희미하다(稀微--) 2. (눈이)어둡다

活套: ① 貧血·胃弱·食慾不振·全身衰弱·不姙症·病後衰弱을 治療한다.
② 虛勞로 氣血이 兩虛한 것을 治療하는데 能히 陰陽을 調和한다.
③ 氣血兩虛를 治療한다. 一名 八珍湯이라 한다.

(3) 脇痛의 左右

① 左脇痛은 먼저 琥珀膏로 痛處에 붙인다.
ⓐ 바로 當歸龍薈丸을 熱薑汁으로 呑下를 한다.
ⓑ 左脇痛은 枳芎散으로 한다.
ⓒ 或은 小柴胡湯에 加 川芎·靑皮·草龍膽으로 한다.

② 右脇痛은 마땅히 推氣散으로 한다.
ⓐ 或은 枳殼散에 生薑·靑皮·葱白煎湯으로 타서 먹는다.
ⓑ 或은 神保元을 사용한다.

㉮ 左脇痛

❶ 고지궁산(古枳芎散)(➡方藥合編·中147, 醫學入門 2718)
活套: ① 左脇肋刺痛을 治療한다.

❷ 소시호탕(小柴胡湯)(➡方藥合編·中25, 東醫寶鑑 1068, 醫學入門 153·1549·1835·3050)
活套: ① 感冒·肺結核·膽囊炎·肝炎·말라리아·扁桃腺炎·中耳炎·乳房炎·氣管支喘息·肺炎·肋膜炎·淋巴炎·耳下腺炎·瘰癧·頸腺炎·黃疸·膽石·胃炎·胃痛·神經質·노이로제·癲癎·産褥熱·百日咳·眼科疾患을 治療한다.
② 少陽의 半表裏로 往來寒熱을 治療한다. 一名은 三禁湯이다.

㉯ 右脇痛

❶ 추기산(推氣散)(➡方藥合編·中148, 東醫寶鑑 783, 醫學入門 2718)
活套: ① 右脇痛을 治療한다.
② 氣滯로 行을 하지 못하는 경우에는 加 全蝎 二錢을 한다.

❷ 신보환(神保丸)(➡方藥合編·下54, 東醫寶鑑 246·781 神保元, 醫學入門 159·2748)
活套: ① 諸氣로 因한 注痛[1345]을 治療한다.
② 또한, 心膈痛과 腹脇痛, 그리고 腎氣痛을 治療한다.

㉰ 兩脇痛

❶ 분심기음(分心氣飮)(➡方藥合編·中83, 東醫寶鑑 240, 醫學入門 159·3109)
活套: ① 呑酸噯氣·惡心·嘔吐吃逆·心頭昏眩·四肢倦怠·顔色萎黃·口苦舌乾·食慾不振·神經衰弱·浮腫·腹膜炎·

1345) 주심통(疰心痛)의 다른 이름.

不食病·乳房痛을 治療한다.

② 七情으로 因한 痞滯를 治療하는데 大·小便을 通利를 하게하고 淸을 하게 하면서 爽快하게 疏通을 하게 한다.

5. 脇痛의 脈

① 兩脇이 疼痛을 하면 脈은 반드시 雙弦[1346]이 나온다.

② 緊·細·弦을 하면 多怒로 氣가 偏僻(편벽)한 것이고, 沈澀을 하면서 急을 하면 痰瘀(담어)로 因한 허물이다.

③ 雙弦이 되면 肝氣가 有餘(유여)를 하여 肝脈이 急하고 脇下에 氣가 있어 支滿[1347]하게 되며 小腹이 당기면서 아프게 되고, 때로 小便이 難을 하며, 頭目이 眩暈(현훈)을 하고 아프게 되며, 腰背가 重을 하고 冷하게 된다.

④ 婦人은 月水가 不來를 하는데, 때로 없다가 있다가 하게 된다.

⑤ 沈·濡·澀·散의 脈에 그 色이 潤澤(윤택)한 것은 마땅히 溢飮의 病인데, 飮水를 많이 하게 되어, 涎이 肌膚와 腸外로 넘치게 된다.

⑥ 간혹, 兼하여 脈을 볼 때에 緊急을 하면서 面色이 不澤한 것은 瘀血인데, 간혹 떨어져서 그런 경우도 있다.

1346) 雙弦에 대한 것은 여러 異論이 있다. 左右側에 弦脈이 나오는 것으로 보는 것이 좋다.
1347) [명사] 속이 치받는 것 같으면서 그득한 증상.

皮

1. 斑疹

① 斑疹은 火에 屬하는데, 原因이 두 가지이다.
② 斑은 三焦의 無根之火에 屬하고, 疹은 心火에 屬한다.
③ 그것이 肺를 侵犯하는 것은 즉 하나이다.

④ 外因은 처음 일어날 때에 頭疼과 몸에 大熱이 있다.
ⓐ 입에 맛을 아는 경우에는 크게 汗·下를 하는 것을 忌를 한다.
ⓑ 마땅히 解肌를 하고 微汗을 하여야 한다.
ⓒ 스스로 吐·瀉를 하는 경우에는 즉 낫는다.

⑤ 內因은 머리가 혹은 약간 쑤신다.
ⓐ 그러나, 手心은 熱이 있고 脾胃가 虛한 경우에는 마땅히 大補를 하여 그 火를 降하게 하여야 한다.
ⓑ 몸이 健壯한 경우에는 마땅히 淸肺를 하고, 그 痰을 化를 하여야 한다.

2. 斑疹의 證狀

① 斑疹의 세력이 일어날 때에는 마치 비단의 무늬와 같다.
ⓐ 色痕이 있는데 頭粒이 없는 것은 重한 경우에는 붉은 것이 마치 비단에 수를 놓은 것 같이 片을 이룬다.
ⓑ 胸腹에 發生을 하는 것이 많다.

② 傷寒에 잘못 溫法을 쓰거나, 下法을 하여 心火가 主한 것이다.1348)
③ 雜病은 모두 風熱에 痰을 낀 것이다.

④ 手少陽의 相火가 裏에서 부터 밖으로 發한 것이다.
ⓐ 治療를 하는 데에 마땅히 裏를 便安하게 하는 藥을 많이 사용하고, 發表를 하는 藥은 적게 하는 것이다.

1348) 傷寒의 誤治로 因하여 發生하는 경우에는 대개가 敗血症으로 因한 것이다. 急히 전원을 하여야 한다.

⑤ 外感

ⓐ 外感의 경우에는 敗毒散에 加 紫草를 한다. 或은 升麻葛根湯에 加 玄蔘을 한다.

ⓑ 咽痛[1349]의 경우에는 玄蔘升麻湯으로 한다.

ⓒ 狂言을 하고, 或은 血이 보이는 경우에는 陽毒升麻湯으로 한다.

ⓓ 渴證(갈증)이 있는 경우에는 化班湯[1350]으로 한다.

ⓔ 便閉의 경우에는 防風通聖散으로 약간 利를 하게 한다.

㉠ 便이 甚하게 閉를 하지 않은 경우에는 去 硝·黃을 한다.

㉡ 身疼이 있으면 加 蒼朮·羌活을 한다.

㉢ 痰嗽(담수)[1351]에는 加 半夏를 한다.

ⓕ 熱이 甚한 경우에는 黑奴丸으로 한다.

ⓖ 斑疹이 문드러지는 경우에는 黑膏로 한다.

⑥ 內傷

ⓐ 內傷의 發斑이 가벼운 경우에는 모기가 문 흔적이 있고, 斑疹이 手足에 많은데, 처음 일어날 때에 頭疼과 身熱이 있다.

㉠ 이에 胃虛로 火가 밖으로 浮遊[1352]을 하는 것이다.

㉡ 마땅히 調中益氣湯·黃芪健中湯으로 한다.

ⓑ 內傷에 痰熱이 頭面으로 上攻을 하는 경우에는 升麻葛根湯에 加 玄蔘·貝母·黃芩·生地·麥門冬을 한다.

ⓒ 內傷에 外感을 낀 경우에는 調中疏邪湯·蔘蘇飮으로 한다.

3. 癮疹의 證狀

① 癮疹은 皮膚가 가려운데, 붓거나 아프지가 않다.

1349) 外感의 發斑에 咽痛이 發生을 하는 경우에도 危急한 證狀이 많다.

1350) 본래 『醫學入門』에서는 白虎加蔘湯으로 記載되어 있다. 움직여서 中暍이 되어 氣를 傷하여 몸에 熱이 나고 脉이 洪하며 或은 遲하고 煩渴이 있고 口燥한 것과 小便을 그치고 나면 灑然하게 털이 서고 입을 벌리며 앞의 板齒가 燥黑한 것을 治療한다. 兼하여 發斑을 治療한다. 그렇기 때문에 또한 化班湯이라 이름을 한다.

1351) 發斑에 咳喘이 同伴되는 경우에도 역시 危急한 證狀이 많다.

1352) ①공중(空中)이나 물 위에 떠 다님

② 疹에 頭粒이 있다.
ⓐ 或은 마치 좁쌀과 같다.
ⓑ 或은 마치 모기나 벌레가 문 것과 같은 흔적이 있어 약간 붉다.
ⓒ 或은 나오는 것에 따라서 나오고, 들어가는 것에 따라서 들어간다.
ⓓ 或은 들어간 다음에 또 나온다.
ⓔ 붉은 딱지가 은은하게 皮膚의 表分에 있는데, 나오려고 해도 나오지 않고 단지 가렵기만 하고 전혀 붓거나 아프지 않는다. 癮疹이라고 이름을 한다.

③ 마땅히 春에 發生을 한다.
④ 傷寒에서 가장 危重한 것은 즉, 溫毒이다.
⑤ 升麻葛根湯에 加 牛蒡子·荊芥·防風을 한다. 或은 鼠粘湯으로 한다.

4. 癮疹[1353]의 赤白分類

① 나오는 것이 마치 좁쌀과 같으면 赤·白으로 나눈다.

② 赤疹은 하늘이 熱을 하여 燥氣가 탄 것이니, 조금 차가우면 즉 消滅을 한다.
ⓐ 川芎茶調散·人蔘羌活散·胡麻散으로 한다.
ⓑ 裏熱한 경우에는 解毒湯으로 한다.

③ 白疹은 하늘이 寒을 하여 冷氣가 折한 것이니, 조금 따뜻하면 消滅을 한다.
ⓐ 惺惺散으로 한다.
ⓑ 裏가 虛한 경우에는 理中湯으로 한다.

④ 붉은 듯하고 흰 것 같은 경우에는, 微黃한 것이 肌肉의 사이에 潛伏(잠복)이 되고 四肢에 重着을 한 것이다. 이것은 風熱에 濕을 낀 것이다.
ⓐ 대부분은 沐浴을 한 後에 風에 感觸[1354]을 하거나, 땀이 나서 옷을 벗은 다음에 얻은 것이다.

ⓑ 마땅히 消風散으로 한다.

1353) 두드러기는 피부나 점막에 존재하는 혈관의 투과성(물질분자의 통과나 침입을 허용하는 성질)이 증가되면서 일시적으로 혈장 성분이 조직 내에 축적되어 피부가 붉거나 흰색으로 부풀어 오르고 심한 가려움증이 동반되는 피부질환이다. **[네이버 지식백과]** 두드러기 [hives] (서울대학교병원 의학정보, 서울대학교병원)
1354) ①감응(感應)하여 접촉(接觸)함 ②외계(外界)의 자극(刺戟)에 닿는 느낌

㉠ 寒에는 加 肉桂를 한다.
㉡ 暑에는 加 黃芩·柴胡를 한다.
㉢ 濕에는 加 蒼朮·茯苓을 한다.

⑤ 가령, 肢體가 不仁을 하는 경우[1355]에는 黃連橘皮湯으로 한다.
⑥ 온 몸에 癮疹이 많고, 痛證이 極甚한 경우에는 古苦皂丸으로 한다.
⑦ 또한, 斑疹이 아울러 나오는 경우에는 다 風藥[1356]으로 사용을 하여서는 안 되니, 痰嗽(담수)나 消渴·嘔吐·瘡疹(창진)으로 變을 할까 두려워서이다.[1357]
⑧ 얼굴에 紫赤의 癮疹이나 雀子斑[1358]·汗斑[1359]은 대개 이러한 種類는 緩慢한 것이다.

5. 丹疹

① 五色은 血毒이 風火로 熾盛을 하는 것이다.
② 斑疹의 色이 붉은 경우에는, 또한 丹疹이라고 이름을 한다.
③ 或은 五色을 두루 갖춘 것은 血이 盛을 하여 熱毒이 命門에 쌓인 것이니, 風毒을 받아서 드디어 相火가 動을 하게 되면 즉, 온 몸으로 가득하게 나오게 된다.
④ 甚하면 즉, 肌肉이 문드러진다.
⑤ 寒月에는 升麻葛根湯으로 한다.

⑥ 暑月에는 人蔘羌活散으로 한다.
ⓐ 熱이면 加 黃芩·玄蔘을 한다.
ⓑ 冷이면 加 黃芪·白芷를 한다.

⑦ 小兒門에 詳細히 나와 있다.
⑧ 外治는 土朱散·浮萍湯으로 한다.

1355) 癮疹으로 偏痲痹가 오지는 않는다. 아마 癮疹으로 因하여 皮膚의 感覺低下를 말하는 거 같다.
1356) 밖의 火는 風藥으로 解表를 하지만, 안의 火는 風藥으로 잘못 解表를 하면 全身으로 퍼지게 된다. 역시 안의 火는 淸熱의 藥으로 하지만, 밖의 火를 淸熱의 藥으로 하면 도리어 痼疾病이 된다.
1357) 두드러기와 혈관부종은 대개 치료하지 않아도 24시간 이내에 흔적도 없이 사라지며 치명적인 경우는 없다. 그러나 어지러움, 숨을 쉴 때 쌕쌕거리는 천명음, 호흡곤란이 함께 발생하는 경우, 가슴이 답답하거나 혹은 혀, 입술, 얼굴에 부종이 있는 경우에는 생명에 위협을 줄 수 있으므로 전문의의 진료를 받는 것이 좋다. **[네이버 지식백과]** 두드러기 [hives] (서울대학교병원 의학정보, 서울대학교병원)
1358) 기미. 화(火)가 손락(孫絡)인 혈분(血分)에 뭉친데다 풍사(風邪)를 받아 엉겨 머무르거나 폐경(肺經)의 풍열(風熱)로 일어나는데, 대개 얼굴, 목덜미, 손등 등에 잘 생긴다.
1359) (옷이나 모자 등에 남은 하얀 소금기의) 땀 얼룩. 소금쩍. 비슷한말:汗碱(hànjiǎn)

6. 癮疹의 惡候

① 검은 것이 배로 들어가면 가장 사람을 해친다.

② 무릇, 斑疹이 赤色이고 몸이 暖[1360]을 하며 胸腹에서부터 四肢로 흩어지는 것은 吉하다.

③ 黑色으로 몸이 차갑고, 사지로부터 腹으로 들어가는 경우에는 죽는다.

④ 옛날에는 癮疹·丹疹으로 각각 分類를 했으나, 지금은 合해서 하나로 하니 그 原因과 治療가 같기 때문이다.

7. 赤白遊風

① 赤白遊風은 肝에 屬한다. 얼굴의 皮膚와 頸項·身體皮肉의 色이 變을 한다.

② 赤한 경우에는 赤瘢이라고 이름을 한다. 赤은 血에 屬한 것이다.

ⓐ 血이 熱한 경우에는 九味羌活湯에 加 金銀花·連翹를 한다.
ⓑ 或은 四物湯에 加 柴胡·山梔·牧丹皮를 한다.
ⓒ 虛한 경우에는 逍遙散에 加 山梔를 한다.
ⓓ 或은 腎氣丸으로 한다.

③ 白한 경우에는 白瘢이라고 이름을 한다. 白은 氣에 屬한 것이다.

ⓐ 熱한 경우에는 敗毒散으로 한다.
ⓑ 或은 小柴胡湯에 加 防風·連翹를 한다.
ⓒ 虛한 경우에는 補中益氣湯에 加 羌活·防風을 한다.

④ 이에 肝風이 皮膚에 얽은 것이니, 氣血이 不和를 하여 發生을 한 것이다.

⑤ 가령, 風毒과 관계가 된 경우에는 胡麻散·單蒼耳丸·單浮萍丸으로 한다.

⑥ 이 疾患이 오래되면 단지 마땅히 氣血을 滋養을 하면 즉, 火가 스스로 식혀지고 風이 스스로 安靜이 되어 가려움이 스스로 그친다.

⑦ 만약에 祛風(거풍)으로 辛苦한 藥을 사용하면 즉, 肝血이 더욱 燥하게 되어 風火가 더욱 熾盛을 하고 元氣가 더욱 虛하게 되니 變을 하여 難治가 된다.[1361]

1360) 1.따뜻하다. 온화하다. 반대말:寒(hán)冷(lěng) 2.따뜻하게 하다. 데우다.

1361) 일반적으로 皮膚病을 治療할 때에 자꾸 祛風을 하는 藥과 淸熱을 하는 藥을 强하게 사용을 하려고 하는데 皮膚病은 三焦의 火와 心包의 火가 克金을 하여 皮膚로 간 것이기 때문에 辛苦한 藥을 너무 많이 사용을 하면 도리어 血이 마르게 되니 風이 더 甚하게 된다.

8. 虛痒[1362]

① 虛痒이 그치지 않는 경우는 血이 均等하여지기가 어렵기 때문이다. 몸 위로 虛痒이 있는 것은 血이 腠理(주리)를 營養하지 못했기 때문이다.

ⓐ 마땅히 四物湯에 加 黃芩을 하고, 紫浮萍末을 넣어 타서 服用을 한다.

ⓑ 或은 單凌宵花를 末로 하여 술에 타서 服用을 한다.

② 遍身 및 頭上에 風屑로 가려운 경우에

ⓐ 單苦蔘丸으로 한다.

ⓑ 或은 薄荷·蟬退를 等分을 하여 末로 한 다음에 술에 타서 服用을 한다.

③ 以上의 斑疹·丹疹·癜·癬은 大同小異하니, 여러 處方을 通用으로 한다.

9. 斑疹에 『東醫寶鑑』의 治法

(1) 癮疹

① 癮疹은 脾에 屬하는 경우가 많다.[1363]

ⓐ 隱隱하게 皮膚의 사이에 있다.

ⓑ 그렇기 때문에 말하기를 癮疹이라고 한다.

ⓒ 發作을 하면 즉, 가려운 경우가 많은데, 或은 不仁[1364]을 한다.

ⓓ 風·熱·濕을 兼한 것에 따라 다르다.

ⓔ 色이 紅한 경우에는 火化를 兼한 것이다.

② 疹이라고 하는 것은 紅靨(홍엽)이 隱隱하게 皮膚의 表分에 있는 것이다.

ⓐ 단지 瘙痒(소양)이 되고, 腫痛은 온전하게 없다.

ⓑ 이름을 하여 가로되 癮疹이라고 한다.

ⓒ 春을 當하여 發作을 하는 것이 가장 重하다. 즉 溫毒이다.

ⓓ 마땅히 升麻葛根湯에 加 牛蒡子·荊芥·防風을 한다.

1362) 긁어서 가려운 것이 減少를 하는 것을 虛痒이라고 한다.

1363) 斑疹이 皮膚의 밑에서 보이기 때문에, 皮膚의 밑인 肌肉이 주관을 하는 部位가 脾라서 脾에 屬한다고 한 것이다.

1364) 癮疹이 發生을 한 다음에 皮膚자체의 感覺이 떨어지는 것을 말한다.

③ 疹에는 赤·白이 있다.

ⓐ 赤疹은 陽에 屬한다.

㉠ 淸凉한 것을 만나면 消滅을 한다.

㉡ 赤疹에는 마땅히 胡麻散으로 한다.

ⓑ 白疹은 陰에 屬한다.

㉠ 溫煖[1365]한 것을 만나면 消滅을 한다.

㉡ 白疹에는 마땅히 消風散으로 한다.

④ 癮疹이 發生을 하는 경우에 或은 赤을 하고, 或은 白을 하면 防風通聖散에 去 芒硝를 하고, 加 豆豉·葱白을 하며 倍 麻黃을 하고, 煎服(전복)을 하여 汗이 出을 하게 한다.

⑤ 遍身에 白疹이 있는데 瘙痒(소양)이 그치지 않고, 天이 陰[1366]을 하고 日이 冷을 하면 즉 重을 하게 되며, 天이 淸을 하고 日이 暖을 하게 되면 즉, 輕을 하게 된다.

ⓐ 이것은 寒邪가 肌膚에 伏한 것으로 말미암아 凝滯(응체)가 되어 된 것이다.

ⓑ 마땅히 枳實酒로 한다.

ⓒ 더욱 枳實을 끓인 물로 患處를 씻는다.

ⓓ 兼하여 烏藥順氣散을 服用을 한다.

⑥ 癮疹에는 마땅히 樺皮散·淸肌散·加味羌活散·犀角消毒飮으로 한다.

ⓐ 瘡이 된 경우에는 마땅히 加味烏荊元으로 한다.

⑦ 癮疹에 만약에 醋를 먹으면 즉, 風疹[1367]으로 사람을 蝕을 하게 된다.

ⓐ 風疹을 앓는 경우에는 반드시 眼暗[1368]이 많다.

ⓑ 단지 그 風을 攻擊을 하면 즉, 暗이 스스로 去하게 된다.

❶ 청기산(淸肌散)(➡方藥合編·中149, 東醫寶鑑 790)

活套: ① 癮疹이 或은 赤하고, 或은 白하며 癢痒을 하는 것을 治療한다.

1365) 온난(溫暖)한 것을 말함.

1366) 하늘의 날씨가 음침하다는 것이다.

1367) 풍진은 풍진 바이러스에 의한 감염으로 발생하며 귀 뒤, 목 뒤의 림프절 비대와 통증으로 시작되고 이어 얼굴과 몸에 발진(연분홍색의 홍반성 구진)이 나타난다. 발진이 있는 동안 미열이 동반되며 전염력이 높은 감염성 질환이다. 2군 법정 전염병으로 지정되어 있으며 환자 및 의사는 해당 보건소에 즉시 신고해야 한다. 임신 초기에 임부가 감염되면 태아에게 선천성 풍진 증후군이 나타나 눈, 귀, 심장, 신경계의 이상을 일으킬 수 있다. **[네이버 지식백과]** 풍진 [rubella] (서울대학교병원 의학정보, 서울대학교병원)

1368) 눈이 어두움.

❷ 십신탕(十神湯)(➡方藥合編·中18, 東醫寶鑑 1079·1440, 醫學入門 1743·3045)

活套: ① 兩感의 風寒으로 頭痛이 있고 寒熱이 있으며 無汗을 하는 것을 治療한다.

② 時令이 不正을 하여, 溫疫이 妄行을 하는 것을 治療한다.

③ 이 處方은 즉 升麻葛根湯과 合 芎芷香蘇散을 하고, 加 麻黃을 한 것이다.

❸ 방풍통성산(防風通聖散)(➡方藥合編·下4, 東醫寶鑑 1027·1180, 醫學入門 151·1549·1723·3066)

活套: ① 腦出血·高血壓症·動脈硬化症·便秘症·酒齇鼻·痔疾·皮膚病·蓄膿症·眼病·糖尿病·喘息·肥滿症·脚氣·丹毒·禿頭·脂肪肝·慢性腎炎을 治療한다.

② 여러 風熱을 治療한다.

③ 或은 瘡疹(창진)으로 黑陷을 治療하고, 或은 風熱로 因한 瘡疥를 治療한다.

④ 머리에 白屑(백설)이 있고 面鼻가 紫黑을 하며 肺風瘡과 大風癩疾을 治療한다.

⑤ 或은 熱結로 二便이 不通하는 것을 治療한다.

⑥ 아울러 酒毒을 풀어준다.

⑦ 滑石·芒硝를 去하고, 아울러서 酒炒를 하면, 酒製通聖散으로 이름을 한다.

⑧ 癮疹의 瘙痒(소양)에는 加 金銀花·玄蔘·蟬退를 한다.

❹ 승마갈근탕(升麻葛根湯)(➡方藥合編·中22, 東醫寶鑑 1126·1198, 醫學入門 1720·1824·3045)

活套: ① 感冒·流行性感氣·痲疹·鼻血·眼充血·扁桃腺炎·皮膚病·尋麻疹을 治療한다.

② 溫疫, 및 時令의 感冒를 治療한다.

③ 胃風으로 面腫을 하는 경우에는 消風散을 合한다.

④ 癮疹으로 因한 風毒에는 加 山楂·樺皮·金銀花·玄蔘·牛蒡子·犀角·荊芥·防風의 類를 加한다.

⑤ 或은 四物湯을 合한다.

⑥ 或은 傷寒인지 痘疹인지 사이에서 類似하여 疑心스러운 경우에는, 먼저 이것으로 加減을 하여 사용한다.

⑦ 滯를 낀 경우에는 加 山楂·陳皮·神麯의 類로 한다.

⑧ 外感을 낀 경우에는 蘇葉·忍冬의 類를 한다.

⑨ 寒熱에는 加 柴胡를 하는데, 熱이 甚한 경우에는 加 黃芩을 한다.

⑩ 痲疹의 初期에는 加 蔥白·蘇葉의 類를 한다.

❺ 형방패독산(荊防敗毒散)(➡方藥合編·中19, 東醫寶鑑 1439, 醫學入門 3021)

活套: ① 瘴疫과 大頭瘟을 治療한다.

❻ 회춘양격산(回春凉膈散)(➡方藥合編·下116, 東醫寶鑑 669)

活套: ①『萬病回春』에서는 그냥 凉膈散으로 記載되어 있다.

② 東垣은 去 硝·黃을 하고, 加 桔梗을 하였다.

③ 諸般의 積熱을 治療하고 口舌에 瘡이 發生을 하는 것을 治療하며 痰實로 不利한 것을 治療하고 煩渴(번갈)을 治療하며 腸胃의 秘澁(비삽)을 治療하고 便尿가 不利하는 一切의 風熱을 治療한다.

④『回春』에서는 東垣을 따랐다. 그렇기 때문에 回春凉膈散이라고 부른다.

⑤『萬病回春』의 處方은 芒硝가 들어가 있지 않다. 三焦의 實火를 治療한다. 煩渴(번갈)이 있고 舌에 瘡이 생기며 小便이 赤을 하고 大便이 結한 것을 治療한다.

⑥ 三焦의 火盛으로 口舌이 生瘡한 것을 治療한다.

⑦ 肺胃의 熱이 結滯(결체)되어서 發斑을 하는 경우에는 合 升麻葛根湯을 한다.

❼ 오약순기산(烏藥順氣散)(➡方藥合編·中10, 東醫寶鑑 1029·1033, 醫學入門 151·3061)

活套: ① 腦溢血·手足疼痛·半身不隨·顔面神經痛·肩甲痛·脚氣脚弱을 治療한다.

② 一切의 風疾을 治療하는데 먼저 이 藥을 服用을 하여 氣道를 疏通을 시키고 나서 風藥을 먹게 한다.

③ 또한, 癱瘓과 歷節風을 治療한다.

④ 氣虛로 因한 痰盛에는 去 麻黃을 하고, 合 六君子湯을 하거나, 或은 導痰湯을 合한다.

(2) 斑疹

① 色이 點으로 있고 顆粒이 없는 경우에는, 가로되 癍이라고 한다.

② 浮·小를 하면서 顆粒이 있는 것은, 가로되 疹이라고 한다.

③ 出한 것을 따르고 즉 沒을 하나 또한 나온다.

ⓐ 發斑을 하는 것은 胃熱이 手少陰의 火를 도와서 手太陰의 肺로 들어간 것이다.

ⓑ 紅色의 點이 마치 癍과 같다.

ⓒ 皮毛의 사이에 發生을 한다.

④ 白虎湯·瀉心湯·調胃承氣湯을 選擇하여 使用을 한다.

ⓐ 陽毒發斑

㉠ 傷寒의 發斑을 이르기를, 陽毒이라고 한다.

㉡ 春溫의 發斑을 이르기를, 溫毒이라고 한다.

㉢ 夏熱의 發斑을 이르기를, 熱毒이라고 한다.

㉣ 時行의 發斑을 이르기를, 時毒이라고 한다.

㉤ 이름이 비록 같지 않으나, 같이 熱로 歸屬이 된다. 대개 心火는 肺로 들어간다. 그렇기 때문에 紅點이 皮毛의 사이에 보이는 것이다.

㉥ 輕한 경우에는 마치 疹子가 蚊跡(문적)[1369]과 같고, 단지 手足에만 있으며, 色이 먼저 紅을 하다가 뒤에 黃을 하게 된다.

㉦ 重한 것은 마치 錦紋(금문)[1370]과 같고 胸腹에 發한다. 먼저 紅을 하고 뒤에 赤을 한다. 절대 發汗을 忌를 한다. 거듭 開泄[1371]을 하여 甚을 하면 즉, 皮膚가 斑爛[1372]을 하게 된다.

㉧ 陽毒發斑은 마땅히 人蔘白虎湯·三黃石膏湯·消斑青黛飮으로 한다.

㉨ 溫毒發斑은 마땅히 黑膏·葛根橘皮湯·玄蔘升麻湯으로 한다.

㉩ 熱毒發斑과 時行發斑은 마땅히 化斑湯·猪膽鷄子湯·犀角玄蔘湯으로 한다.

㉪ 癍이 盛을 하여 破爛[1373]을 하는 경우에는 마땅히 芒硝猪膽汁法으로 한다.

1369) 모기에 물린 자국
1370) 비단무늬를 말한다.
1371) 신개고설(辛開苦泄)의 준말.
1372) ①두창(痘瘡)이 곪아 터져서 문드러짐 ②여러 빛깔이 섞여서 아름다운 무늬를 이루어 빛남
1373) 깨어져 문드러지는 것을 말함.

❶ 인삼백호탕(人蔘白虎湯)(➡方藥合編·下7, 東醫寶鑑 1066)

活套: ① 人蔘白虎湯의 다른 이름이 化斑湯이다.

❷ 승마갈근탕(升麻葛根湯)(➡方藥合編·中22, 東醫寶鑑 1126·1198, 醫學入門 1720·1824·3045)

活套: ① 感冒·流行性感氣·痲疹·鼻血·眼充血·扁桃腺炎·皮膚病·尋痲疹을 治療한다.

② 溫疫 및 時令의 感冒를 治療한다.

③ 胃風으로 面腫을 하는 경우에는 消風散을 合을 한다.

④ 癮疹으로 因한 風毒에는 加 山楂·樺皮·金銀花·玄蔘·牛蒡子·犀角·荊芥·防風의 類를 加한다.

⑤ 或은 四物湯을 合한다.

⑥ 或은 傷寒인지 痘疹인지 사이에서 類似하여 疑心스러운 경우에는, 먼저 이것으로 加減을 하여 사용한다.

⑦ 滯를 낀 경우에는 加 山楂·陳皮·神麯의 類로 한다.

⑧ 外感을 낀 경우에는 蘇葉·忍冬의 類를 한다.

⑨ 寒熱에는 加 柴胡를 하는데 熱이 甚한 경우에는 加 黃芩을 한다.

⑩ 痲疹의 初期에는 加 蔥白·蘇葉의 類를 한다.

ⓑ 陰證發斑

㉠ 陰證의 發斑은 胸背와 또한 手足에서 出을 한다. 역시 稀少를 하고 微紅을 한다.

㉡ 만약, 熱한 것으로 하여 凉藥을 投與를 하는 것은 크게 잘못한 것이다.

㉢ 이것은 無根을 하여 지키는 것을 잃은 火가 胸中에 聚를 하여 上으로 홀로 肺를 熏을 하고 皮膚에 傳을 하여 斑點[1374]이 되는 것이다.

㉣ 단지, 蚊[1375]·蚋[1376]·蚤[1377]·虱[1378]이 물은 것과 같은 形狀을 하고 錦紋(금문)[1379]이 아닌 것이다.

㉤ 마땅히 調中湯·升麻鱉甲湯의 類로 한다. 그 癍이 스스로 물러난다.

❶ 이중탕(理中湯)(➡方藥合編·上6, 東醫寶鑑 1069, 醫學入門 1842·3055)

活套: ① 胃아토니·胃下垂·胃擴張·胃酸過多·減酸症·胃潰瘍·蛔蟲·急性慢性 胃카타르·胃腸性神經衰弱·肺結核·肋間神經痛·萎縮腎·帶下·陰症急性吐瀉病·四肢神經痛·自家中毒症을 治療한다.

② 太陰의 腹痛으로 自利를 하고 不渴을 하는 것을 治療하는 處方이다.

③ 加 陳皮·青皮를 하면, 治中湯이라 이름을 한다.

④ 小建中湯을 合하면, 建理湯으로 이름을 하는데, 虛冷으로 積氣가 上攻을 하는 것을 治療한다.

❷ 팔미환(八味丸)(➡方藥合編·上40, 東醫寶鑑 408, 醫學入門 2800)

活套: ① 卽, 腎氣丸에 加 附子·桂心 各 一兩을 한 것이다.

② 老年에 水·火가 모두 虧損(휴손)이 되고 下元이 冷憊(냉비)를 하며 臍腹(제복)痛과 腰痛이 있고 밤에

1374) 얼룩얼룩한 점(點)
1375) 1. 모기
1376) 蚋 : 1. 파리매(파리맷과의 곤충) 2. 모기 3. 독충(毒蟲)
1377) 蚤 : 1. 벼룩 2. 일찍(=早) 3. 손톱
1378) 1. 이(이목의 곤충을 통틀어 이르는 말)
1379) 무늬를 수놓은 비단처럼 현란하고 아름다운 문양

小便을 많이 보려가며 다리에 힘이 안 들어가고 몸이 倦怠(권태)로우며 얼굴이 黃色이고 或은 검은 것을 治療한다.
③ 또는 虛勞의 不足으로 渴을 하여 飮水를 하려고 하고 小便이 不利를 하는 一切의 濕熱(습열)에 等證을 아울러 모두 治療한다.

ⓒ 內傷發斑
㉠ 內傷의 發斑은, 이에 胃氣가 極히 虛하여 一身의 火가 外로 遊行을 한 까닭이다.
㉮ 마땅히 補를 하여 降하게 한다.
㉯ 內傷의 發斑도 역시, 或은 痰熱로 된 까닭이다.

㉡ 火로 하면 즉 補를 하여 降을 하게하고, 痰熱로 하면 즉 微汗을 하여 흩어지게 한다.
㉢ 절대로 下를 하는 것이 不可하다.
㉣ 內傷의 發斑은 輕한 것은 마치 蚊跡(문적)[1380]의 疹子와 같고 手足에 많이 있다.
㉤ 처음 일어날 때에는 頭痛과 身熱이 없다. 마땅히 調中益氣湯·黃芪健中湯으로 한다.

❶ 황기건중탕(黃芪健中湯)(➡方藥合編·上45)
活套: ① 小建中湯에 自汗이 있는 경우 加 黃芪를 하는데, 이것을 黃芪健中湯이라고 이름을 한다.

(3) 丹毒

① 丹毒이라는 것은 사람의 몸이 홀연히 變하여 붉게 되는 것이, 마치 丹을 바른 것과 같은 形狀이다. 俗에 이르기를 赤瘤라고 한다.
② 或은 瘡으로 因하여 四畔[1381]에 잘못 犯觸을 하고 焮[1382]赤을 하는 것이다. 이르기를 瘡瘤라고 한다.
③ 대개, 遊走를 하고 一定하지 않으며, 狀이 마치 雲氣와 같은 경우에는 이것이다.
④ 小兒가 얻으면 가장 忌를 한다. 百日의 內를 이르기를 胎瘤라고 한다. 가장 難治가 된다.
⑤ 丹疹은 대개 이것은 惡毒과 熱血이 命門에 蘊蓄[1383]이 되어, 君·相의 二火를 만나 合하여 일어나게 되면 즉, 發生을 하는 것이다.
⑥ 가령, 熱한 때를 만나는 경우에는 通聖[1384]의 辛凉한 藥으로 풀어준다.
⑦ 寒한 경우에는 升麻葛根[1385]의 辛溫한 藥으로 풀어준다.
⑧ 무릇, 丹이 四肢를 따라서 일어나 腹으로 들어가는 경우에는 죽는다.

1380) 모기가 문 흔적을 말함.
1381) 네 둘레를 말함.
1382) 1.타다. 연소하다. 불사르다. 2.(피부가 염증으로) 붓다. 부어오르다.
1383) ①마음속에 깊이 쌓아 둠 ②오랜 연구(硏究)로 학식(學識)을 많이 쌓음.
1384) 防風通聖散을 말한다.
1385) 升麻葛根湯을 말한다.

⑨ 丹毒은 마땅히 藍葉散·拔毒散·犀角消毒飮으로 한다.

❶ 서각소독음(犀角消毒飮)(➡方藥合編·下130, 東醫寶鑑 792·1760, 醫學入門 3149)

活套: ① 丹毒을 治療한다.

② 또한, 斑疹과 癮疹을 治療한다. 或은 敗毒散과 合하면 역시 可하다.

❷ 황련해독탕(黃連解毒湯)(➡方藥合編·下12, 東醫寶鑑 1100·1180, 醫學入門 1550·1769·2933·3049)

活套: ① 宿醉·火傷으로 因한 精神異常·酒齇鼻·藥物中毒·潰瘍性 胃腸疾患으로 因한 出血·眼洗滌劑·乾性皮膚炎·子宮出血·痔出血·鼻出血·口內炎·便秘·急性熱病·吐血喀血·發狂喜笑·高血壓症·結膜炎·口渴·代償月經·丹毒·不眠症·譫語·不安焦燥·神經症·顔面紅潮·肺結核·眩暈·血道症·火傷·黑皮症을 治療한다.

② 傷寒의 大熱로 煩躁(번조)를 하고 잠을 잘 수가 없는 것을 治療한다.

③ 나은 後에 飮酒를 한 것을 治療한다.

④ 또한, 一切의 熱毒을 治療한다.

⑤ 癮疹과 丹毒으로 內·外에 實熱이 있는 경우에는 合 升麻葛根湯을 하고, 加 玄蔘·荊芥·防風·蟬退의 類를 한다.

❸ 서각승마탕(犀角升麻湯)(➡方藥合編·中9, 東醫寶鑑 584·1022, 醫學入門 3073)

活套: ① 中風을 治療한다.

② 鼻頞의 사이에 痛을 治療한다. 脣口와 頰車(협거), 그리고 髮際가 모두 아프고 입을 벌릴 수가 없는 것을 治療한다. 左側의 額과 頰의 위로 마치 풀을 붙인 것처럼 緊急을 하고 손을 대면 아픈 것을 治療한다. 이것은 足陽明經에 風을 받아서 毒血이 凝滯(응체)가 되어서 그런 것이다.

③ 또한, 內·外의 風熱로 因한 齒齦腫痛을 治療한다.

④ 血虛로 因한 火炎에는 加 熟地黃 四·五錢, 當歸 一錢을 한다.

⑤ 熱實에는 加 石膏를 한다.

⑥ 面腫 및 丹毒을 아울러서 可히 治療를 할 수가 있다.

(4) 痛痒·麻痒

① 痒痛은 皮毛에서 發生을 한다.

ⓐ 『內經』에 이르기를, 여러 痒은 虛가 된다고 하였다.

ⓑ 그런 까닭으로 痒을 하는 것이다.

ⓒ 마땅히 滋補藥으로 하여 陰血을 기른다.

ⓓ 血이 和를 하면 氣가 潤을 하게 되어, 痒이 스스로 發作을 하지 않는다.

② 痒한 것이 긁는 것을 얻으면 풀리는 경우는, 긁어서 火로 化를 하는 것이다.

ⓐ 微를 하면 즉, 역시 能히 痒을 한다.

ⓑ 甚을 하면 즉, 痒이 去를 하는 것은 이르기를 하여금 皮膚가 辛辣[1386]을 하여 金化에 屬하는 것이다.

1386) ①맛이 몹시 쓰고 매움 ②수단(手段)이 몹시 가혹(苛酷)함.

㉠ 辛한 것은 能히 火를 흩어준다.
㉡ 그렇기 때문에 金化가 보이면 즉, 火가 化를 하여 풀리는 것이다.

ⓒ 사람이 火氣에 가까이 하는 경우에
㉠ 熱이 微弱을 하면 즉 痒을 한다.
㉡ 熱이 甚하면 즉 痛을 한다.
㉢ 가까이 붙으면 즉 灼하여 瘡이 된다.
㉣ 대개 火의 用이다.

③ 痒이라는 것은 美疾[1387]이다. 그렇기 때문에 火가 夏에 旺을 하고 萬物이 蕃美(번미)[1388]를 하는 것이다.

④ 或이 이르기를 痛은 實이 되고, 痒은 虛가 된다고 하였다.
ⓐ 虛가 寒이 되는 것을 이르는 것이 아니다.
ⓑ 正히 熱이 微하고 甚한 것을 이르는 것이다.

⑤ 여러 痛은 대개 火에 屬한다.
ⓐ 皮膚가 痛하는 것은 心實에 屬한다.
ⓑ 『內經』에 가로되 夏脈은 心이다.
ⓒ 夏脈이 太過를 하면 즉, 病이 身熱을 하고 膚痛이 되어 浸淫[1389]을 한다.

⑥ 身上이 虛痒을 하는 경우에는 四物湯에 加 黃芩을 하여 끓인 물로, 浮萍末을 타서 服用을 한다.

❶ 사물탕(四物湯)(➡方藥合編·上68, 東醫寶鑑 308, 醫學入門 1550·3035·3166)
活套: ① 生理不順·血脚氣·乾性皮膚炎·貧血·腹痛·子宮出血·腹塊·胎動不安·産後惡露不下·下腹緊痛·肝斑·頭痛·無力體質·便秘·四肢煩熱·腎結石症·腎結核·乳汁缺乏症·紫斑症을 治療한다.
② 血病을 通治하는 藥이다.
③ 虛痒에는 加 黃芩을 해서 浮萍草末을 調服을 한다.

❷ 소풍산(消風散)(➡方藥合編·中112, 東醫寶鑑 560·1516, 醫學入門 3067)
活套: ① 諸風이 上攻을 하여 頭目이 昏眩(혼현)을 하고 鼻塞을 하며 耳鳴이 있고 皮膚가 痲痒을 하는 것을 治療한다.
② 또한, 婦人의 血風으로 頭皮가 腫痒(종양)을 하는 것을 治療한다.
③ 眼이 赤을 하고 腫痛을 하며 生瞖를 하는 경우에는 合 四物湯을 하고, 대신 沙蔘을 넣으며, 加 杞·菊·青

1387) 火로 因한 病을 意味한다.
1388) 蕃盛을 하여 아름다워지는 것을 말함.
1389) 어떠한 풍습(風習)에 차차 젖어 들어감

葙子·木賊의 類를 한다.
④ 頭風에는 加 天麻·藁本을 한다.
⑤ 耳痛에는 加 蔓荊子·菖蒲·細辛을 한다.
⑥ 用法은 或은 末로 하여, 매번 二錢을 茶淸으로 下를 한다.

⑸ 麻木

① 胃氣가 行을 하지 못하면 즉, 麻木이 된다.

② 靈樞에 가로되, 開目[1390]을 하면 즉, 陽道가 行하고 陽氣가 周身에 두루 퍼지게 된다.
ⓐ 閉目[1391]을 하면 즉, 陽道가 閉를 하여 不行을 하게 된다.
ⓑ 가령 晝夜의 分으로 그 陽이 衰하고 陰이 旺하는 것을 알게 된다.
ⓒ 오래 앉았다가 일어나는 경우에도 역시 麻木이 있으니, 그 氣가 不行을 하는 것을 알 수가 있다고 하였다.

③ 마땅히 그 肺中의 氣를 補하게 되면 즉, 麻木이 스스로 去를 하게 된다.
④ 가령, 肌肉이 麻가 되면 반드시 榮氣를 瀉를 하는 것을 기다려서 낫게 된다.

⑤ 麻는 이것이 氣虛이고, 木은 이것이 濕痰과 死血이다.
ⓐ 그러하니 즉, 가로되 麻라고 하고, 가로되 木이라고 하는 것은 不仁의 中으로 나누어서 둘이 된다.

⑥ 手의 十指가 麻를 하는 것은 이것은 胃中에 濕痰과 死血이다.
ⓐ 痰에는 二陳湯에 加 蒼·白朮·桃仁·紅花를 하고, 약간 附子를 加하여 行經을 한다.
ⓑ 血에는 四物湯에 加 蒼·白朮·陳皮·茯苓·羌活·蘇木·紅花를 한다.
ⓒ 手足의 麻가 濕으로 因한 경우에는 香蘇散에 加 蒼朮·麻黃·桂枝·羌活·白芷·木瓜를 한다.
ⓓ 手足의 麻木에는 四物湯에 合 二陳湯을 하고 加 桃仁·紅花·白芥子·竹瀝·薑汁으로 行經을 한다.

⑦ 渾身의 麻는 이것은 氣虛이다.
ⓐ 補中益氣湯에 加 木香[1392]·烏藥·香附子·靑皮·防風·川芎을 하고, 약간 桂枝[1393]를 加하여 行經을 한다.

1390) 눈을 뜨게 되면 足太陽膀胱經이 이에 運行을 始作을 한다.
1391) 눈을 감으면 血이 肝으로 들어간다.
1392) 『方藥合編』에서 옮겨 적는 과정에서 木香을 木瓜라고 하였다. 木香이 맞다.
1393) 그냥 一錢으로 해도 無妨하다.

⑧ 麻木은 마땅히 人蔘益氣湯·神效黃芪湯·冲和補氣湯·雙合湯·開結舒經湯·麻骨方으로 한다.

❶ 개결서경탕(開結舒經湯)(➡方藥合編·下131, 東醫寶鑑 793)

活套: ① 婦人의 七情의 鬱結(울결)로 經絡에 氣滯가 되어 手足이 麻痺가 된 것을 治療한다.
② 手足이 痹痛한 경우에는 加 威靈仙·牛膝·木瓜를 하는데 附子를 약간 加한다.
③ 竹瀝과 薑汁을 調服을 한다.

❷ 이진탕(二陳湯)(➡方藥合編·中99, 東醫寶鑑 370·1639, 醫學入門 3036·3168)

活套: ① 惡阻·嘔吐·眩暈·宿醉·頭痛·惡心·食傷·腦溢血·胃病·心悸亢進·消化不良·咳痰를 治療한다.
② 痰飮을 通治한다.

❸ 사물탕(四物湯)(➡方藥合編·上68, 東醫寶鑑 308, 醫學入門 1550·3035·3166)

活套: ① 生理不順·血脚氣·乾性皮膚炎·貧血·腹痛·子宮出血·腹塊·胎動不安·產後惡露不下·下腹緊痛·肝斑·頭痛·無力體質·便秘·四肢煩熱·腎結石症·腎結核·乳汁缺乏症·紫斑症을 治療한다.
② 血病을 通治하는 藥이다.

❹ 향소산(香蘇散)(➡方藥合編·中17, 東醫寶鑑 1078·1440, 醫學入門 1742·3044)

活套: ① 感冒·頭痛·發熱·惡寒·神經症·蕁麻疹·神經衰弱·魚肉中毒·自家中毒·알레르기性鼻炎·鬱病·耳聾難聽을 治療한다.
② 四時의 傷寒으로 頭身痛이 있고 寒熱이 있는 것을 治療한다.
③ 傷風과 傷濕, 그리고 時氣로 因한 溫疫을 治療한다.
④ 手足의 麻痺가 濕으로 因한 경우에는 加 麻黃·桂枝·羌活·白芷·木瓜를 한다.
⑤ 加 川芎·白芷를 하면, 芎芷香蘇散이라 이름을 한다.

❺ 보중익기탕(補中益氣湯)(➡方藥合編·上22, 東醫寶鑑 1201, 醫學入門 162·1870·1881·2729·3057)

活套: ① 疲勞狀態·肺結核·肋膜炎·腹膜炎·夏瘦·痔疾·脫肛·感氣·말라리아狀熱·胃下垂·子宮下垂·盜汗·自汗을 治療한다.
② 勞役이 太甚을 하거나, 或은 飮食이 失節을 하여 身熱을 하고 自汗을 하는 것을 治療한다.
③ 渾身에 麻木이 氣虛로 因한 경우에는 加 木香[1394]·烏藥·香附子·青皮·防風·川芎을 하고, 桂枝를 약간 더 加한다.

10. 斑疹의 脈

① 斑疹은 沈伏을 하거나 或은 散을 하고, 或은 無를 하는데, 陽이 浮를 하면서 數을 하면 火가 몸에 보이고, 陰이 實을 하면서 大를 하면 熱이 皮膚에서 蒸을 한다.
② 滑伯仁이 말하기를, 脈이라는 것은 血의 波瀾(파란)[1395]이다.
③ 그렇기 때문에 斑疹이 생기는 것은 皮膚에 血이 흩어지는 것이다.
④ 그렇기 때문에 脈이 伏을 하는 것이다.

1394) 『方藥合編』에서 『東醫寶鑑』을 引用하는데 木瓜로 記載를 했다. 木香이 맞다.
1395) 波瀾(파란) : 波浪을 말함.

⑤ 火가 表에 盛하게 되면, 그것으로 因하여 陽脈이 浮數을 하게 되고, 下焦(하초)에 實熱이 있으면 그것으로 因하여 陰脈이 實大를 하게 된다.

手·足

1. 手[1396]

① 上體痛인 경우에는 마땅히 祛風熱(거풍열)·豁痰(활담)을 하는데 二陳湯으로 主한다.
② 痰熱이 太陽을 客해서 頸項이 强[1397]을 하고 움직이면 약간 痛證이 있는 경우에는 加 酒芩·羌活·紅花를 한다.
③ 濕痰이 鑽注를 하여 肢節痛이 있는 경우에는 加 二朮·威靈仙·乾薑·黃柏·羌活·白芍藥으로 한다.
④ 結陽을 하여 四肢가 붓는 경우에는 倍加 黃芩을 한다.
⑤ 濕痰이 橫行을 하여 手臂痛이 있는 경우에는 加 南星·蒼朮·酒芩·香附子·威靈仙을 한다.
⑥ 어깨가 무거워서 팔을 들어올리기가 어려운 경우에는 加 二朮·羌活·桂枝·威靈仙·黃芩을 한다.
⑦ 팔에 힘이 안 들어가서 들어올리기가 어려운 경우에는 加 南星·枳實·木香·薑黃으로 한다.
⑧ 가령, 팔이 아파서 들어 올릴 수가 없거나, 或은 손가락까지 연결이 되고 손바닥이 붓고 아픈 경우에는 舒經湯으로 한다.
⑨ 어깨가 홀연히 아픈 경우에는 小柴胡湯에 去 半夏를 하고, 加 防風·當歸·生地黃·大黃·黃連·滑石으로 한다.
⑩ 肩背痛이 食積으로 因한 경우에는 單龜板으로 丸을 만들어 薑湯으로 服用을 한다.
⑪ 어깨·다리가 아픈 경우에는 龜板 一兩, 側柏葉·香附子 各 五錢, 白芥子·凌霄花 各 一錢半을 사용을 하여 末로 한 다음에, 술과 풀로 丸을 만들어서, 四物湯에 加 甘草·陳皮를 끓인 물로 服用을 한다.
⑫ 背心에 항상 一片의 冷冷한 것이 있는 경우에는 導痰湯에 合 蘇子降氣湯[1398]으로 한다.

2. 足

① 下體痛이 있는 경우에는 流濕을 하고 行氣를 하는 것이 마땅하니, 四物湯으로 主한다.

1396) 韓醫學에서는 筋骨格係에 대한 것은 痰飮쪽으로 理解를 하여 찾으면 된다. 그렇기 때문에 대부분의 筋骨格係의 處方이 痰飮이나, 歷節痛風과 겹치고 있다.

1397) 1.강하다. 건장하다. 힘이 세다. 2.(의지가) 굳건하다. 굳세다. 3.우월하다. 좋다. 지금은 뻣뻣해지는 것을 말한다.

1398) 蘇子導痰降氣湯을 말한다.

ⓐ 陰虛로 臀尖이 아픈 경우에는 膀胱(방광)에 火가 있는 것이니, 知母·黃柏 및 桂枝를 약간 加한다.[1399)]

ⓑ 痰이 있는 경우에는 二陳湯을 合을 하고, 澤瀉·前胡·木香으로 引經을 한다.

ⓒ 痛證이 甚한 경우에는 加 乳香·沒藥을 한다.

ⓓ 熱인 경우에는 合 大承氣湯으로 下를 한다.

ⓔ 양쪽 나리가 아픈 경우에는 加 牛膝·陳皮를 하여 加味三妙丸을 먹는다.

ⓕ 兩腿痛이 甚한 경우에는 平素에 虛를 하는데 성격이 急하거나, 或은 痢疾(이질)을 한 後에 血이 經絡으로 흘러서 아픈 경우에는 加 桃仁·牛膝·陳皮·甘草·生薑을 끓여서 潛行散을 타서 먹는다.

② 가령, 양쪽 다리사이에 홀연히 一·二點이 아픈 것이 骨까지 들어가서 참을 수가 없는 경우에는 芫花根을 末로 하여 醋에 버무려서 아픈 곳에 붙이는데, 천으로 꽉 묶는다. 産後에 이러한 疾患이 있는 경우에도 역시 마땅하다.

③ 양쪽 발이 아픈 경우에는 當歸拈痛湯[1400)]으로 한다.

④ 무릇, 痛風을 治療하는 藥에는 佐使를 하는 藥이 있다.

ⓐ 上部는 加 羌活·威靈仙이다.

ⓑ 下部는 加 牛膝·防己·木通·黃柏이다.

ⓒ 手臂에 있는 경우에는 加 桂枝이다.

⑤ 이렇게 아픈 곳에 이르게 한다.

⑥ 가령, 온 몸이 다 아픈 경우에는 어디에서 始作하는지를 물어서 加를 하여야 한다.[1401)]

3. 手에 『東醫寶鑑』의 治法

① 臂는 風·寒·濕이 얽은 바이다.

ⓐ 或은 잠을 자는데 뒤에 手가 外의 寒邪가 侵襲을 한 것에 當하고 드디어 하여금 臂痛을 한다.

ⓑ 或은 乳婦[1402)]가 臂로 아이에게 枕을 한 것으로 한다.[1403)]

1399) 蒼朮·黃柏으로 하는 것도 좋다.

1400) 족저근막염이나 척추협착증으로 인한 足部의 感覺異常을 治療한다.

1401) 上下肢가 다 아프다고 해서 上下肢의 加減을 다 넣는 경우에는 별다른 效果를 보지 못한다. 이 경우에는 甚한 곳을 먼저 하던지, 아니면 제일 처음에 아팠던 곳을 먼저 하는 것이 좋다.

1402) 산후에 모유로 아이를 기르는 부인을 뜻하는 용어임.

ⓒ 風寒에 傷을 하여도 역시 臂痛에 이르게 된다.

② 寒痛에는 마땅히 五積散으로 한다.
③ 風痛에는 마땅히 烏藥順氣散으로 한다.
④ 濕痛에는 마땅히 蠲痹湯에 加 蒼朮·酒防己를 한다.
⑤ 氣血이 凝滯(응체)를 하여 臂痛을 하는 경우에는 薑黃散·舒經湯[1404]으로 한다.
⑥ 風濕의 臂痛은 마땅히 活絡湯[1405]으로 한다.
⑦ 七情의 臂痛은 마땅히 白芥子散으로 한다.
⑧ 臂胛痛에는 마땅히 五靈脂散으로 한다.
⑨ 折傷을 한 後에 手·足이 痛한 경우에는 마땅히 應痛元으로 한다.

⑩ 痰飮이 많으면 臂痛이 된다.
ⓐ 무릇, 사람이 홀연히 胸背와 手脚, 그리고 腰跨[1406](요과)가 隱痛을 하여 참을 수가 없고, 筋骨에 連結이 되어 牽引을 하면서 釣痛(조통)[1407]을 하고 坐臥(좌와)[1408]가 不安을 하며 때때로 달리고 바뀌며 定意를 할 수가 없다.
㉠ 이르기를 이것은 風證이라고 하고, 或은 疑心하기를 이것은 癰疽(옹저)라고 하였다.
㉡ 대개가 틀린 것이다.

ⓑ 이것은 이에 痰涎(담연)이 心膈의 上·下에 伏을 하여 變을 하고, 이 病이 된 것이다.
㉠ 臂痛으로 擧上을 할 수가 없고, 或은 左右로 때로 다시금 轉移를 하는 것은 伏痰이 中脘에 停滯가 된 것으로 脾氣가 流行을 하지 못하고 上으로 더불어 氣와 얽히게 된다.

ⓒ 四肢는 脾에 屬하니, 滯를 하여 氣가 升을 하지 못한다.
㉠ 그렇기 때문에 上行을 하여 臂를 攻擊을 하게 된다.
㉡ 그 脈이 沈細한 것이 이것이다.

ⓓ 氣實한 경우에는 控涎丹이 가장 效果가 있다.
ⓔ 마땅히 半硝丸·消痰茯苓丸을 사용한다.
ⓕ 臂痛이 或은 痲木을 하고, 或은 戰掉[1409]를 하는 것은 대개 痰飮이 만든 것이다.
ⓖ 二陳湯에 靑州白丸子를 呑下를 한다.

1403) 쉽게 말하면 팔베개를 한 것이다.
1404) 腫痛이 있어야 한다.
1405) 옛날 어른들은 이 處方의 加減으로 하여 대부분의 筋骨格係 處方을 하였다.
1406) 1. 넘다, 넘어가다 2. 타고 넘다 3. 자랑하다 4. 사타구니(=샅. 두 다리의 사이)
1407) 켕기면서 아픈 것을 치료한다.
1408) 자고 일어나는 것을 말한다.
1409) 몸을 떠는 것을 말한다.

ⓗ 痰飮臂痛은 마땅히 加減茯笭丸·芎活湯·半夏芩朮湯으로 한다.

(1) 氣滯臂痛

❶ 서경탕(舒經湯)(➡方藥合編·下133, 東醫寶鑑 826, 醫學入門 163·3074)

活套: ① 氣血이 經絡에 凝滯(응체)가 되어서 臂痛으로 들 수가 없는 것을 治療한다. 一名은 通氣飮子라고 한다.

② 沈香磨汁을 약간 넣어서 服用을 한다.

③ 寒濕이 經絡에 凝滯(응체)가 된 경우에는 加 桂枝·薏苡仁 各三錢을 하고, 附子를 약간 加하여 行經을 한다.

④ 痰이 經絡에 滯한 경우에는 加 南星·半夏·烏藥·白芥子 各一錢을 하고, 酒를 二匙를 넣어서 調服을 한다.

(2) 痰滯臂痛

❶ 반하금출탕(半夏芩朮湯)(➡方藥合編·下132, 東醫寶鑑 828·1043)

活套: ① 痰飮으로 因한 臂痛으로 팔을 들 수가 없는 것을 治療한다.

(3) 麻木

❶ 이진탕(二陳湯)(➡方藥合編·中99, 東醫寶鑑 370·1639, 醫學入門 3036·3168)

活套: ① 惡阻·嘔吐·眩暈·宿醉·頭痛·惡心·食傷·腦溢血·胃病·心悸亢進·消化不良·咳痰를 治療한다.

② 痰飮을 通治한다.

(4) 虛證

❶ 건리탕(建理湯)(➡方藥合編·上6)

活套: ① 脾胃의 虛冷을 治療한다.

② 或은 積聚(적취)의 氣가 上攻을 하여 心腹이 刺痛을 하는 것을 治療한다. 이에 養脾를 하고 培元을 하는 藥劑이다.

③ 加 陳皮·靑皮를 하면 이름을 하기를 治中湯이라 한다.

4. 足의『東醫寶鑑』治法

(1) 脚氣[1410)]

① 脚氣는 옛날에는 이르기를, 緩風이라고 하였다.

ⓐ 또한 이르기를, 厥이라고 하였다.

ⓑ 이것은 古今의 다른 이름이다.

② 乾·濕의 나눔이 있다[1411)].

ⓐ 그 脚이 腫을 하는 것은, 이름을 하기를 濕脚氣[1412)]라고 한다.

ⓑ 腫을 하지 않는 경우에는, 이름을 하기를 乾脚氣[1413)]라고 한다.

ⓒ 漸次(점차)로 足脛이 腫大를 하는 것이 마치 瓜瓠(과호)[1414)]에 이르는 경우도 있다.

㉮ 風濕의 脚氣[1415)]

㉠ 脚痛의 疾患은 風濕에 있다.

㉡ 風이면 즉, 烏藥順氣散으로 한다.

㉢ 濕이면 즉, 不換金正氣散에 加 赤茯苓·生乾薑으로 한다.

❶ 오약순기산(烏藥順氣散)(➡方藥合編·中10, 東醫寶鑑 1029·1033, 醫學入門 151·3061)

活套: ① 腦溢血·手足疼痛·半身不隨·顔面神經痛·肩甲痛·脚氣脚弱을 治療한다.

② 一切의 風疾을 治療하는데, 먼저 이 藥을 服用을 하여 氣道를 疏通을 시키고 나서 風藥을 먹게 한다.

③ 또한, 癱瘓과 歷節風을 治療한다.

④ 氣虛痰盛에는 去 麻黃을 하고, 合 六君子湯을 하거나, 或은 導痰湯을 合한다.

❷ 불환금정기산(不換金正氣散)(➡方藥合編·中15, 東醫寶鑑 1078, 醫學入門 1722·3078)

活套: ① 肝디스토마·感冒·急性胃炎·柴胡劑의 異常反應 外에도 食毒·食中毒·自家中毒·便血·脚氣를 治療한

1410) 각기병(beriberi)이라는 이름은 '나는 할 수 없어, 나는 할 수 없어(I can't, I can't)'를 의미하는 스리랑카 원주민의 언어로부터 유래된 것으로 알려져 있다. 전형적인 티아민(비타민 B1) 결핍증은 정제된 쌀을 주식으로 먹는 경우에 나타나며, 수 주일간 정제된 쌀만 먹으면 발생할 수 있다. 신경계, 피부, 근육, 소화기처럼 열량대사와 중요한 곳이 비타민 B1 결핍에 더욱 민감하여, 이들 장기를 중심으로 다양한 증상이 발생한다. **[네이버 지식백과]** 각기병 [beriberi] (서울대학교병원 의학정보, 서울대학교병원)

1411) 각기병은 건성(dry)과 습성(wet)으로 구분할 수 있으며, 건성은 신경계 손상과 극심한 근육 소모를, 습성은 신경 이상 외에 심장 비대, 신부전, 부종을 동반한다.

1412) 습성 각기병의 증상은 다리의 부종, 심박수 증가, 폐 울혈, 울혈성 심부전으로 인한 심장 비대, 활동 시 호흡곤란, 야간 호흡곤란이다.

1413) 건성 각기병의 증상은 통증, 손발 저림, 손이나 발의 감각 저하, 근육 손상 또는 하지의 마비, 구토, 안구 진탕(nystagmus), 보행 이상, 혼수(coma), 사망에 이른다.

1414) 오이나 표주박 같은 모습

1415) 중국의학에서는 류마티스나 관절염의 종류를 風濕病이라고 이야기를 한다.

다.
② 傷寒의 陰證으로 頭身痛이 있고 寒熱이 있는 것을 治療한다.
③ 外感, 및 挾滯를 한 경우에는 모두 藿香正氣散의 治法에 依해서 治療한다.

㉯ 濕熱脚氣1416)

ⓐ 三陽

㉠ 濕熱(습열)이 三陽에 있으면 즉, 마땅히 神秘左經湯으로 한다.
㉡ 太陽에 있으면 즉, 마땅히 麻黃左經湯으로 한다.
㉢ 少陽에 있으면 즉, 마땅히 半夏左經湯으로 한다.
㉣ 陽明에 있으면 즉, 마땅히 大黃左經湯으로 한다. 或은 加味敗毒散으로 한다.
㉤ 通用으로는 檳蘇散1417)으로 한다.

❶ 빈소산(檳蘇散)(➡方藥合編·下135, 東醫寶鑑 837, 醫學入門 3098)
活套: ① 風濕의 脚氣를 治療하고 氣道를 疏通시킨다.
② 風濕으로 因한 脚氣로 腫痛을 하고 拘攣(구련)을 하는 것을 治療하는데, 이 藥을 써서 氣道를 疏通시킨다.
③ 麻痹에는 加 威靈仙을 한다.
④ 痛證이 甚한 경우에는 加 乳香 三·五分을 하여 調服을 한다.

❷ 대강활탕(大羌活湯)(➡方藥合編·下6, 東醫寶鑑 1040·1057, 醫學入門 1718·3044)
活套: ① 風濕이 相搏을 하여 肢節이 腫痛을 하고 屈伸을 할 수가 없는 것을 治療한다.
② 『醫學入門』의 大羌活湯은 지금의 關節痛風을 治療하는 大羌活湯이 아니고 傷寒을 治療하는 處方이다.

ⓑ 三陰

㉠ 濕熱(습열)이 三陰에 있으면 즉, 羌活導滯湯·除濕丹·三花神祐丸·搜風丸·枳實大黃湯·開結導引丸·當歸拈痛湯1418)으로 한다.

❶ 소풍활혈탕(疏風活血湯)
活套: ① 關節炎·關節痛·疼痛·關節腫脹·瘀血·紫斑痛을 治療한다.
② 四肢의 百節이 流注를 하면서 刺痛을 하는 것은 治療한다.
③ 이것은 대개 風濕痰과 死血로 因한 것이니, 그 痛處가 或은 腫을 하고, 或은 紅을 한다.
④ 手臂가 腫痛하는 경우에는 倍 桂枝, 加 薏苡仁을 한다.
⑤ 脚痛에는 加 牛膝·木瓜·全蝎을 한다.

ⓒ 寒濕脚氣

1416) 대개 足經絡에서 문제가 되기 때문에 傷寒과 같이 分類를 하여 三陽·三陰으로 病을 나누어 接近을 한다.
1417) 실제 다리가 붓는 痛證에는 檳蘇散으로 하지만, 臨床에서 사용을 해 보면 무척 效果가 없다. 五積散과 合方을 하여 五積檳蘇散으로 사용을 하는 것이 더욱 좋다.
1418) 足部의 感覺異常에만 效果가 있다. 痛證이 甚한 경우라면 별다른 效果가 없다.

㉠ 寒濕이 盛하면 즉, 마땅히 勝駿丸·捉虎丹으로 한다.

❶ 오적산(五積散)(➡方藥合編·中13, 東醫寶鑑 1077, 醫學入門 153·3076)

活套: ① 坐骨神經痛·帶下·生理不順·慢性胃腸炎·慢性心臟病·류마티스·腰痛·神經痛·疝氣·胃카타르·婦人病·流行性感氣·脚氣·貧血·小腹冷感·小兒痲痹·食傷·心臟性喘息·心臟瓣膜症·子宮癌·虛弱體質·六味地黃元의 異常反應時를 治療한다.

② 風寒으로 感傷을 하여 頭痛·身疼을 하고 四肢가 逆冷을 하며 胸腹이 作痛을 하고 嘔吐·泄瀉(설사)를 하는 것을 治療한다.

③ 或은 內傷의 生冷과 外感의 風寒을 아울러 대개 治療를 한다.

④ 挫閃(좌섬), 및 瘀血로 腫痛을 하는 경우에는 去 麻黃을 하고, 加 茴香·木香·檳榔·桃仁·紅花를 한다.

⑤ 風傷腎으로 허리의 左右가 恒常되게 당기는 것이 없으며, 兩足이 强急한 경우에는 加 防風·全蝎을 한다.

⑥ 白芷·桂皮를 除하고 아울러 炒를 하면 즉, 熟料五積散이라 이름을 한다.

ⓓ 虛脚氣

㉠ 氣血이 虛한 경우에는 마땅히 獨活寄生湯·羌活續斷湯으로 한다.

❶ 독활기생탕(獨活寄生湯)(➡方藥合編·上88, 東醫寶鑑 839, 醫學入門 3099)

活套: ① 腰痛·坐骨神經痛을 治療한다.

② 肝腎의 虛弱으로 因한 筋肉의 痙攣을 治療하고 骨痛을 治療하며 脚膝의 偏枯를 治療하고 冷痹를 다스린다.

③ 虛冷한 경우에는 蔘·熟을 倍로 하고, 附子를 加한다.

ⓔ 病久者

㉠ 病이 오랜 경우에는 卷栢散으로 한다.

ⓕ 熱甚者

㉠ 熱이 甚한 경우에는 二炒蒼柏散·加味蒼栢散[1419]으로 한다.

❶ 청열사습탕(淸熱瀉濕湯)(➡方藥合編·下134, 東醫寶鑑 837)

活套: ① 濕熱(습열)을 治療한다.

② 脚氣로 腫痛을 하는 여러 證狀을 治療한다.

③ 痛證에는 加 木香을 한다.

④ 붓는 경우에는 加 大腹皮를 한다.

⑤ 熱이 있는 경우에는 加 黃連·大黃을 한다.

ⓖ 腫甚者[1420]

1419) 蒼朮·黃柏은 加減으로 많이 사용을 한다.

1420) 단순히 다리가 붓는 것은 별다르게 危險하지 않으나, 喘息이 發生이 되면 危急證이다. 急히 전원을 하여야 한다.

㉠ 浮腫이 甚한 경우에는 마땅히 勝濕餅子·桑白皮散으로 한다.

❶ 위령탕(胃苓湯)(➡方藥合編·下86, 東醫寶鑑 506, 醫學入門 3021)

活套: ① 脾胃에 濕이 盛을 하여 腹痛으로 泄瀉(설사)를 하고 水穀(수곡)이 不化를 하는 것을 治療한다.

ⓗ 衝上1421)

㉠ 脚氣가 上으로 올라가서 각 臟氣에 侵犯을 한다. 이런 경우 대부분 다 죽는다.

㉡ 치명적인 것이 脚氣가 衝腹을 하여 入心을 을 하면 바로 죽는다.

㉢ 入腹을 하는 경우에도 숨이 가빠지면서 죽는다.

㉣ 入肺를 하거나 入腎을 하거나, 다 같이 콩팥이 망가지게 되니 맨 마지막에 浮腫과 喘急(천급)이 나타나게 되어 죽는다.

㉤ 결국 다 같이 죽는다. 이것은 死證이다.

㉥ 일반적으로 濕脚氣는 東洋人이 많고, 乾脚氣는 유럽인이 많다.

ⓘ 通治

❶ 오약순기산(烏藥順氣散)(➡方藥合編·中10, 東醫寶鑑 1029·1033, 醫學入門 151·3061)

活套: ① 腦溢血·手足疼痛·半身不隨·顔面神經痛·肩甲痛·脚氣脚弱을 治療한다.

② 一切의 風疾을 治療하는데, 먼저 이 藥을 服用을 하여 氣道를 疏通을 시키고 나서 風藥을 먹게 한다.

③ 또한, 癱瘓과 歷節風을 治療한다.

④ 氣虛로 因한 痰盛에는 去 麻黃을 하고, 合 六君子湯을 하거나, 或은 導痰湯을 合한다.

❷ 오적산(五積散)(➡方藥合編·中13, 東醫寶鑑 1077, 醫學入門 153·3076)

活套: ① 坐骨神經痛·帶下·生理不順·慢性胃腸炎·慢性心臟病·류마티스·腰痛·神經痛·疝氣·胃카타르·婦人病·流行性感氣·脚氣·貧血·小腹冷感·小兒痲痺·食傷·心臟性喘息·心臟瓣膜症·子宮癌·虛弱體質·六味地黃元의 異常反應時를 治療한다.

② 風寒으로 感傷을 하여 頭痛·身疼을 하고 四肢가 逆冷을 하며 胸腹이 作痛을 하고 嘔吐·泄瀉(설사)를 하는 것을 治療한다.

③ 或은 內傷의 生冷과 外感의 風寒을 아울러 대개 治療를 한다. 挫閃(좌섬), 및 瘀血로 腫痛을 하는 경우에는 去 麻黃을 하고, 加 茴香·木香·檳榔·桃仁·紅花를 한다.

④ 風傷腎으로 허리의 左右가 恒常되게 당기는 것이 없으며, 兩足이 强急한 경우에는 加 防風·全蝎을 한다.

⑤ 白芷·桂皮를 除하고 아울러 炒를 하면 즉, 熟料五積散이라 이름을 한다.

❸ 불환금정기산(不換金正氣散)(➡方藥合編·中15, 東醫寶鑑 1078, 醫學入門 1722·3078)

活套: ① 肝디스토마·感冒·急性胃炎·柴胡劑의 異常反應 外에도 食毒·食中毒·自家中毒·便血·脚氣를 治療한다.

② 傷寒의 陰證으로 頭身痛이 있고 寒熱이 있는 것을 治療한다.

③ 外感, 및 挾滯를 한 경우에는 모두 藿香正氣散의 治法에 依하여 治療를 한다.

1421) 衝上이 되면 대개 喘急이 같이 온다. 救할 수가 없다.

(2) 麻痺

❶ 목향보명단(木香保命丹)(➡方藥合編·下5, 東醫寶鑑 1033)

活套: ① 中風에 一切의 여러 證狀을 治療한다.

(3) 鶴膝風

① 痢疾(이질)을 앓은 後에 脚痛으로 瘓[1422]弱을 하고 行履[1423]를 할 수가 없다.

ⓐ 이름을 하여 가로되 痢風이라고 한다.

② 或은 兩膝이 腫大를 하고 痛을 하나 髀脛은 枯腊[1424]을 한다.

ⓐ 그러나, 皮骨은 남아 있어 마치 鶴膝의 節과 같다.

ⓑ 拘攣(구련)을 하고 跧臥(전와)[1425]를 하는데 屈伸을 하는 것이 不可하다.

③ 大防風湯으로 主한다.

④ 鶴膝風은 이에 足三陰經이 虛損을 하여 風邪가 乘을 한 것이다.

ⓐ 痛을 하는 경우에는 五積散에 加 松節을 한다.

ⓑ 久痢를 한 後에 或은 手足이 붓는 경우가 있고, 或은 歷節痛가 있는 경우에는 이에 餘瘀가 不散을 한 것이다.

㉠ 마땅히 大防風湯으로 한다.

㉡ 或은 獨活寄生湯으로 한다.

⑤ 脚이 細를 하는 경우에는 蒼龜丸으로 한다.

⑥ 鶴膝風으로 腫痛을 하는 경우에

ⓐ 마땅히 經驗二防飮으로 한다.

ⓑ 또한, 四物湯에 加 人蔘·黃芪·白朮·附子·牛膝·杜仲·防風·羌活·甘草를 하여 服用을 한다.

❶ 대방풍탕(大防風湯)(➡方藥合編·上89, 東醫寶鑑 846, 醫學入門 3162)

活套: ① 慢性關節류마티스·脚氣·筋肉麻痺·膝眼痛·脊髓疾患·半身不遂·貧血·産後脚氣·小兒癱瘓·下肢無力을 治療한다.

1422) 1. 중풍(中風: 뇌혈관의 장애로 인한 병(病)) 2. 앓는 모양

1423) [명사] 어떤 일을 행함. 또는 그 일.

1424) 腊 : 1. 포(脯), 포육(脯肉: 얇게 저미어서 양념을 하여 말린 고기) 2. 주름, 주름살

1425) 1. 굽다 2. 오그리다 3. 차다 4. 발로 차다 5. 밟다 6. 짓밟다.

② 鶴膝風을 治療한다.

③ 祛風(거풍)·順氣를 하고 血脈을 滑하게 하며 筋骨을 壯하게 한다.

前陰

1. 疝病의 原因

① 疝의 本은 濕熱(습열)인데, 標는 즉 寒이다.

② 醉飽로 勞役을 하고, 房勞와 忿怒로 火를 動을 한다.
ⓐ 火鬱이 오래되면 즉, 濕이 發生을 하고 津液(진액)이 모여서 痰瘀(담어)가 된다.
ⓑ 肝經으로 流入을 하면 肝의 性은 急速을 한다.
ⓒ 또한, 갑작스럽게 外寒이 束縛(속박)[1426]을 한 바가 되면, 이것으로 痛證이 甚하게 된다.

③ 오로지 寒을 말하는 경우에는 그 標를 論할 따름이다.
④ 大要는 熱한 경우에는 熱을 만나면 發生을 하고, 二便이 赤澁(적삽)을 하며, 小腹과 肛門이 모두 熱을 하고, 外腎이 늘어지며 玉莖이 挺[1427]急을 하게 된다.
⑤ 寒한 경우에는 寒을 만나면 發生을 하고, 二便이 대개 利를 하며, 脇腹이 淸冷을 하고, 外腎이 緊縮(긴축)을 한다.
⑥ 또한, 冷熱이 不調를 하는 경우가 있으니, 外腎과 小腹이 或은 冷을 하고 或은 熱을 하며, 二便이 或은 閉를 하고 或은 利를 한다.

2. 疝病과 肝

(1) 疝病과 관련된 臟腑

① 小腸과 膀胱(방광)과 腎은 모두 肝으로 由來한 것이다. 『局方』에서는 小腸氣·膀胱氣·腎氣라고 하여 많은데, 역시 그 標와 末로부터 말한 것이니, 그 實은 肝이 主하는 것이다.
ⓐ 대개 肝은 陰器를 돌아서 上으로 小腸으로 들어간다.
ⓑ 또한, 肝腎은 아래에 屬하는 바가 되어 衝脈·任脈·督脈과 더불어 같이 붙어 있다.
ⓒ 腎과 膀胱(방광)은 臟腑(장부)가 되어서, 그 氣가 相通을 하고, 運行을 外腎으로 하며 睾

1426) ①몸을 자유(自由)롭지 못하게 얽어맴
1427) 1. 빼어나다, 특출하다(特出--), 뛰어나다 2. 앞서다, 앞장서다, 선등하다(先等--) 3. 높이 솟다 4. 돋다, 나오다 5. 내놓다, 내밀다 6. 곧다, 굽지 아니하다 7. 빼다, 뽑다, 빼내다 8. 이탈하다(離脫--), 빠져나오다.

丸(고환)에 이어져 있다.

② 이것이 세 經絡이 서로 連結되고 서로 모이는 것이다.

ⓐ 그러나, 肝은 筋을 主하고 睾丸은 비록 이름이 外腎이라고 한다.

ⓑ 하지만, 厥陰(궐음)이 돌아서 당기는 것이 아니면 玉莖(옥경)[1428]이 伸縮을 할 것이 없다.

ⓒ 女子에게 있어서는 즉, 纂戶(찬호)[1429]가 된다.

③ 經에 이르기를, 邪가 小腸에 있어서 睾系와 連結을 하여 腎에 屬하고 肝에 貫을 하여 肺에 絡한다.

ⓐ 心系의 氣가 盛하면 厥逆(궐역)을 하여 上衝을 하고 腸胃가 肝을 薰蒸(훈증)을 하고 膏肓(고황)[1430]으로 흩어지며 臍에 結을 하니, 오직 厥陰(궐음)을 取를 하여 下를 한다.

④ 또한, 三臟脈을 論을 하자면, 대개 滑脈으로 疝이 된다.

ⓐ 매번 이르기를, 風疝(풍산)이라고 하는 것은 外風이 아니니, 이에 肝木에 陽臟의 氣가 動을 하여 風이 된다.

⑤ 三陽疝으로 論을 하자면, 惡寒·發熱이 發生을 하는데 膀胱(방광)이 病을 받은 곳이 아니라, 반드시 肝으로 傳한 以後에 疝이 되는 것을 말한다.

⑥ 또한, 明堂穴法에 疝을 治療할 때에는 대개 厥陰(궐음)의 部分으로 하였으니, 疝病은 肝經을 主하는 것을 可히 볼 수가 있다.

⑦ 小腸은 多氣少血한 經인데 忿怒와 憂思가 肝에서 일어나면, 心氣가 因하여 鬱結(울결)이 되어 心과 小腸이 表裏가 되니, 膜外로 氣가 모여서 나갈 수가 없어 공격하는 것이 膀胱(방광)에 미치게 된다.

⑧ 腎은 納氣를 主하니, 房勞가 過度하면 敗精이 쌓여서 邪水가 되고, 氣가 裏에 胞絡(포락)의 眞氣에 滯를 하게 되면 膀胱(방광)氣가 脹하게 된다.

⑨ 그러나, 대개 肝에서 主를 하는 것이다.

(2) 疝病의 症狀

① 病이 發生을 하면, 外腎만 특별히 그렇지 않고 小腹도 아프다.

② 或은 腰脇을 攻刺[1431]를 하고, 或은 胸背를 流注를 하며, 或은 搶[1432]心痛을 하고, 或은

1428) 귀두(龜頭), 요도구, 고환(睾丸) 따위로 이루어진 남자(男子)의 외성기

1429) 여자의 음렬(陰裂)이나 질을 말한다.

1430) 심장과 횡격막 사이의 부분. 고(膏)는 가슴 밑의 작은 비게, 황(肓)은 가슴 위의 얇은 막(膜)을 가리킴. ①이곳에 병이 침입하면 쉽게 낫기 어렵다고 하여 잘 낫지 않는 고질병을 가리킴.

腰臍痛을 한다.

③ 男子는 遺精이 되고, 女子는 生理를 안 하며, 사람으로 하여금 羸瘦(리수)를 하게하고 少氣를 하게하며 洒淅의 惡寒發熱이 있고 먹는 것을 줄게 되며 嘔吐·呑酸을 하게 한다.

④ 오래되면 즉, 暴吐를 만드는 것으로 이르게 되고, 甚하면 角弓反張을 하며 咬牙를 하고 戰汗1433)이 나오며 冷汗이 나오는 것이 그치지 않는 경우에는 難治이다.

3. 疝病의 證狀

① 大綱은 陰囊이 아프면서 小腹이 당기는 것이다.

ⓐ 疝에는 睾丸이 아픈 경우가 있다.

ⓑ 小腹으로 連結이 되면서 아픈 경우가 있다.

② 冷이나 怒에 感觸이 되면 즉, 塊物이 囊根(낭근)으로 逆上을 하는 것이다.

③ 心氣가 和平을 하면 즉, 塊物이 스스로 膋(료)1434)系에서 囊中(낭중)으로 돌아들어가는 것이다.

4. 疝病의 種類

(1) 七疝

① 水疝·筋疝·氣疝·血疝·狐疝·㿗疝·寒疝이 있다.

ⓐ 水疝은 囊腫이 마치 水晶과 같다.

㉠ 或은 陰囊이 가렵고 黃水가 흘러나오며, 陰汗이 스스로 나온다.

㉡ 小腹을 누르면 물소리가 나오는데, 술에 醉한 다음에 行房1435)을 하여서 얻은 것이니, 外邪를 만나서 囊中(낭중)에 結滯(결체)가 된 것이다.

ⓑ 筋疝은 陰莖1436)이 腫脹을 하는데, 陰挺(음정)이 늘어져서 오그라들지 않고, 或은 아프거나 가려운 것이 至極하니, 房勞로 얻은 것이다.

1431) 바늘로 콕콕 찌르는 듯한 통증 양상을 표현하는 용어임.
1432) 1.빼앗다. 탈취하다. 약탈하다. 2.서두르다. 돌격하다. 다그치다. 급히하다.
1433) 한증(汗證)의 하나. 외감 열성 질병 경과 과정에 춥고 떨리다가 온 몸에 땀이 나는 것을 말한다.
1434) 1. 발기름(짐승의 뱃가죽 안쪽에 낀 지방 덩어리)
1435) 性행위를 말함.
1436) 자지. 남자(男子)의 외성기

ⓒ 血疝은 마치 黃瓜[1437]가 小腹의 양쪽 옆에 있는 것과 같으니, 俗에 便毒[1438]이라고 말한다.

㉠ 春夏에 크게 더운데 性생활로 氣를 勞를 하게하여, 血이 脬囊(부낭)으로 들어가서 氣가 結滯(결체)가 되고 癰腫(옹종)이 있다.

ⓓ 氣疝은 위로는 腎兪[1439]에 連結이 되고, 아래로는 陰囊에 미치는데, 號哭[1440]과 忿怒를 해서 얻으니, 氣가 鬱滯(울체)가 되면 脹을 한다.

㉠ 或은 勞役을 한 다음에 말에 앉아서 睾丸이 붓고 아픈 것에 이르고, 한쪽으로 크고 작은 경우에는 難治이다.[1441]

ⓔ 狐疝은 모양이 마치 仰瓦(앙와)[1442]와 같다.

㉠ 누우면 즉, 小腹으로 들어가는 것이 마치 여우가 낮에는 굴에서 나와서 오줌을 싸고 밤에는 굴에 들어가서 오줌을 싸지 않는 것과 같으니, 역시 氣疝과 더불어 크게 같다.

㉡ 疝에 四種이 있으니, 뒤에 詳細히 하였다.

ⓕ 寒疝은 陰囊이 차갑고 硬結이 된 것이 마치 돌과 같으며 陰莖이 일어나지 않고, 或은 睾丸이 당기는 것처럼 아픈데 寒濕으로 房事를 過度하게 하여 얻은 것이니, 오래되면 不姙이 된다.

㉠ 이 七疝의 이름은 經의 뜻을 따른 것인데, 나머지는 뜻이 謬妄(류망)[1443]을 하여 取를 하지 않았다.

㉡ 무릇 疝은 오래되면 積이 되니, 臍의 上·下·左·右에 盤附(반부)[1444]처럼 붙어서 瘕가 되고 癥이 된다.

ⓖ 陰㿗는 腫痛을 하는데 단단한 것이 마치 돌과 같다.

(2) 㿗疝

① 이것은 즉 㿗疝이니, 婦人에게 있어서는 즉 陰戶의 突出이다.

② 寒이 勝을 하면 즉 아프고, 濕이 勝을 하면 즉 붓게 되며, 寒濕이 서로 얽히고, 熱毒이 또

1437) 오이의 열매
1438) 가래톳
1439) 달리 고개(高蓋)라고도 일컬음. 족태양방광경(足太陽膀胱經)의 혈자리. 신(腎)의 배수혈(背兪穴)이다.
1440) 목 놓아 슬피 욺. 또는, 그 울음
1441) 俗된 말로 '짝불알'이라고 한다.
1442) 지붕의 고랑이 되게 젖혀놓는 바닥 기와
1443) '유망하다[4](이치나 도리에 맞지 아니하여 종잡을 수 없다)'의 어근.
1444) 쟁반을 말함.

한 重을 하면 즉 腫硬을 하는 것이 마치 돌과 같다.
ⓐ 腸㿗는 즉, 小腸氣이니 外腎이 偏墜(편추)[1445]를 하고 붓고 가려운 것이다.

ⓑ 卵㿗(난퇴)는 玉莖이 붓고 단단하면서 배꼽으로 당기고 絞痛(교통)[1446]을 한다.
㉠ 甚하면 즉 陰部가 오그라들고 四肢가 冷하게 되며 陰囊에 瘡이 發生을 하거나, 或은 癰이 發生을 한다.
㉡ 두 證狀에서 물이 나와서 그치지 않는 경우에는 죽는다.

ⓒ 氣㿗는 平素에 濕熱(습열)이 있는데, 激怒로 因하여 相火가 일어나면 眩暈(현훈)을 하고 手搐을 하는 것이 마치 미친 것과 같으며, 얼굴이 검고 睾丸이 能히 좌우측으로 서로 지나갈 수가 있다.
㉠ 氣疝飮·萸連梔石丸으로 한다.
㉡ 寒冷한 경우에는 五積散·蟠葱散·當歸四逆湯·木香勻氣散·青木香丸·茱萸內消丸·黑錫丹으로 한다.

ⓓ 水㿗는 外腎이 腫大를 하는 것이 마치 斗와 같고 升과 같은데, 痛을 하지도 않고 痒을 하지도 않으니 卑濕한 곳에서 얻은 것이다.
㉠ 五苓散에 加 小茴香·韭汁으로 丸을 한다.
㉡ 單竹茹湯으로 한다.
㉢ 熱한 경우에는 三白散·橘核散으로 한다.
㉣ 오래된 경우에는 橘核丸으로 한다.

5. 木腎과 偏墜

(1) 木腎

① 나무처럼 단단하고 不痛을 하거나, 한쪽 睾丸만 붓는다. 이것은 또한, 㿗疝의 中에 木腎인 경우와 偏墜(편추)인 경우를 말한 것이다.

② 木腎은 堅硬을 하고 頑痺(완비)를 하며 不痛을 한 것이니, 이에 心火가 내려오지 않아 腎水가 溫을 하지 않은 것이다.
ⓐ 活腎丸·四製茱萸丸·四炒川楝丸으로 한다.

1445) 대개는 좌편추가 많다. 한쪽 불알이 늘어지는 것을 말한다.
1446) [명사] 비트는 것처럼 몹시 아픈 증상.

ⓑ 或은 단지 雄楮樹葉을 사용하는데 열매가 안 달리는 것이 이것이다.
㉠ 曬乾[1447]을 하여 末을 하는데, 술로 糊丸으로 梧子大를 하여 매번 五十丸을 空[1448]心에 鹽酒로 服用을 한다.

③ 또한, 跌傷으로 驚氣와 敗血이 攻擊을 하여 들어가는 경우에는 마땅히 瘀血을 消를 하여야 힌디.

(2) 偏墜(편추)

① 偏墜(편추)로 붓는 것에 大·小가 있다.
ⓐ 左側이 偏僻(편벽)된 경우에는 瘀血과 怒火가 많은데, 或은 腎氣가 虛橫한 것이다.
ⓑ 右側으로 偏僻(편벽)된 경우에는 濕痰과 食積인 경우가 많다. 이것으로 癩疝證이 七疝을 兼하는 알 수가 있다.
ⓒ 治療하는 경우에는 마땅히 詳細히 살펴야 하니, 그렇기 때문에 특히 펼쳐서 말하는 것이다.
ⓓ 外治는 摩腰膏으로 한다.

② 小兒偏墜(편추)는 牧丹皮散으로 한다.

③ 婦人의 子宮이 突出인 경우에
ⓐ 寒濕이 있는 경우에는 澤蘭葉散·金液丹으로 한다.
ⓑ 熱이 있어 즉, 堅固를 하지 못한 경우에는 小柴胡湯 合 四物湯에, 加 龍膽草·青皮를 한다.

6. 疝病의 治法

(1) 內外

① 治療에 內外를 詳細히 하는데, 마땅히 疎利를 해야 한다.
② 證은 비록 濕熱(습열)이다.
③ 그러나, 陰에서 發生을 하고 아래에서 始作이 되니, 邪氣가 매번 足三陰의 部分이 傷하는 것이다.

④ 外感을 만나서 發生을 하는 까닭이다.

1447) 볕에 쬐어 말림.
1448) 빈속. 소화가 다 되어 위(胃) 내용물이 소장 · 대장으로 내려가고 위 속이 빈 때를 말한다.

ⓐ 風證은 小腸의 陰筋이 走注[1449]를 하고 痛證이 甚하다.
㉠ 땀이 나면서 몸이 아픈 경우에는 烏頭桂枝湯으로 한다.
㉡ 泄瀉(설사)가 있는 경우에는 四君子湯에 加 羌活·附子를 한다.

ⓑ 寒證은 心痛이 있고 筋縮이 있으며 四肢가 厥冷(궐랭)을 하고 식사를 마치면 즉, 吐를 한다.
㉠ 古梔附湯으로 한다.
㉡ 五積散에 吳茱萸·小茴香 및 食鹽을 약간 加한다.
㉢ 四製茱萸丸
㉣ 硫茘丸으로 한다.

ⓒ 暑證은 小腹이 脹急을 하고 小便이 澁을 한다.
㉠ 香薷散에 加 瞿麥·木通을 한다.

ⓓ 濕證은 몸이 무겁고 小便이 不利를 하며 大便이 或은 溏하다.
㉠ 五苓散이 가장 妙하다.

ⓔ 濕熱(습열)이 入裏를 하여 갑자기 아프고 감당하기 어려운 경우에
㉠ 加減柴苓湯
㉡ 加減八正散으로 한다.

ⓕ 濕이 盛한 경우에
㉠ 導水丸
㉡ 三白散으로 한다.
㉢ 或은 復元通聖散에 加 黑丑을 한다.

ⓖ 虛한 경우에
㉠ 十味蒼柏散으로 한다.

ⓗ 表에 있어서 寒熱이 있는 경우에
㉠ 柴胡桂枝湯으로 한다.

ⓘ 七情疝은 잠시 滿을 했다가 잠시 減을 한다.

1449) 풍비(風痹)의 다른 이름.

ⓙ 濕熱(습열)인 경우에
㉠ 氣疝飮
㉡ 古萸連丸으로 한다.

ⓚ 寒冷한 경우에
㉠ 蟠葱散
㉡ 生料木香匀氣散으로 한다.

ⓛ 通用으로는 五苓散으로 한다.
㉠ 豬苓·澤瀉는 陰陽을 나누어서 心과 小腸을 和하게 한다.
㉡ 白朮은 腰臍間에 濕과 瘀血을 이롭게 한다.
㉢ 茯苓은 膀胱(방광)의 水를 이롭게 한다.
㉣ 나무는 桂를 만나면 마르기 때문에 이것을 사용해서 肝木을 伐한다.
㉤ 風에는 桂枝로 換을 한다.
㉥ 寒에는 加 蘇葉·生薑을 하고 鹽水를 조금 넣는다.
㉦ 暑에는 加 白芍藥을 한다.
㉧ 濕에는 加 白朮을 한다.
㉨ 小腸氣에는 加 小茴香을 한다.
㉩ 膀胱氣에는 加 金櫻子·橘核을 한다.
㉪ 腎氣에는 加 檳榔·木通을 조금 넣는다.

(2) 痰·瘀·積·虛

① 痰·瘀·積을 消를 하고, 虛가 頑固를 하면 補를 하여야 한다.
② 무릇, 疝痛이 走注를 하고 形體가 없으면 氣에 屬한다.
③ 痛證이 일정한 곳이 있고 有形을 하면, 이에 濕痰·食積·瘀血이 아래로 모여서 이룬 것이다.
④ 痰疝은 海石·香附子의 二味를 薑汁으로 調服을 한다.
⑤ 痰飮의 食積인 경우에는 守效丸으로 한다.
⑥ 食積의 瘀血인 경우에는 梔桃枳楂散·失笑散으로 한다.
⑦ 食積으로 熱을 낀 경우에는 積疝丸으로 한다.
⑧ 食積으로 虛를 낀 경우에는 八味茴香丸으로 한다.

⑨ 虛疝
ⓐ 갑작스럽게 가려운 경우에는 四君子湯에 加 川楝子·茴香·枳實·山楂·山梔를 한다.
ⓑ 눌러서 아프지 않은 경우에는 加 肉桂·薑汁을 한다.

ⓒ 눌러서 固定이 되지 않은 경우에는 加 桂枝·烏頭·山梔를 末로 하여 薑汁으로 糊丸을 하고 薑湯으로 먹으면 크게 能히 痛證을 물리칠 수가 있다.
ⓓ 오래된 경우에는 三萸內消丸으로 한다.
ⓔ 무릇, 虛疝에는 미리 補를 하는 것이 마땅하지 않다.

ⓕ 經에 이르기를, 邪氣가 들어올 때에는 그 氣가 반드시 虛하다.
㉠ 머물러서 去를 하지 않으면, 그 病이 즉 實을 하니 반드시 먼저 그 쌓인 熱을 瀉한 이후에 補를 하여야 한다.
㉡ 이것으로 여러 處方에 巴豆의 氣를 빌려서 하는 것이 이것이다.

ⓖ 虛가 甚하여 위로 吐逆을 하고, 아래로는 遺精을 하는 경우에는 危險하다.

⑩ 요지컨대, 濕熱(습열)이 病이 되니, 모두 마땅히 瀉南補北[1450]을 할 것으로, 剛劑[1451]를 妄靈(망령)되게 사용하는 것은 안 된다.

⑪ 오래되면 癥瘕가 된다.
ⓐ 腹이 滿을 하고 氣가 쌓여서 마치 팔뚝과 같은 경우에는 白蒽散으로 한다.
ⓑ 或은 理中湯에 加 阿膠를 한다.

⑫ 腹痛으로 덩어리가 있는 것이 배꼽 옆으로 쟁반과 같은 경우에는 聚香飮子·葫蘆芭丸으로 한다.
⑬ 腹痛으로 덩어리가 배꼽 밑으로 붙어 있는 경우에는 去鈴丸으로 한다.
⑭ 奔豚(분돈)이 되려고 하는 경우에는 茯苓桂甘湯으로 한다.
⑮ 奔豚(분돈)으로 疝痛이 있는 경우에는 大七氣湯에 加 炒牽牛를 한다.

⑯ 通用으로는 二陳湯에 加 薑汁을 한다.
ⓐ 積에는 加 枳實·山楂를 한다.
ⓑ 熱에는 加 山梔를 한다.
ⓒ 痛에는 加 橘核을 한다.
ⓓ 瘀血에는 加 玄胡索·桃仁을 한다.
ⓔ 鬱에는 加 木香·小茴香·川楝子를 한다.
ⓕ 痛證이 甚하면 加 乳香·沒藥·荔枝核을 한다.
ⓖ 外腎이 커지는 것이 마치 斗와 같은 경우에는 加 小茴香·靑皮·昆布·海藻를 丸으로 하여

1450) 『難經』에서 말한 瀉南方補北方을 말한다.
1451) 峻補나 峻瀉를 말한다.

服用을 한다.
ⓗ 水疝에는 加 豬苓·澤瀉로 逐水(축수)를 한다.
ⓘ 筋疝에는 加 黃連·白朮·茯苓으로 降火를 한다.
ⓙ 血疝에는 合 四物湯으로 調血을 한다. 낫지 않는 경우에는 淸肝益榮湯으로 한다. 或은 淸暑益氣湯으로 한다.
ⓚ 氣疝에는 加 柴胡·靑皮·香附子로 行氣를 한다.
ⓛ 狐疝에는 加 靑皮·香附子·蒼朮로 逐氣를 하여 流經을 하는데, 문득 蜘蛛 十四枚와 桂枝 五錢을 末로 하고 蜜丸으로 하여 米飮으로 먹는다.
ⓜ 㿗疝에는 加 白朮·蒼朮·豬苓·澤瀉를 끓여서 茘核散으로 調服을 한다.
ⓝ 寒疝은 加 吳茱萸·乾薑·肉桂로 溫散을 한다.

ⓞ 常用
㉠ 辛平으로 破血을 하고, 痰積(담적)을 消하는 藥으로 한다. 橘核散으로 한다.
㉡ 辛溫으로 散氣를 하고 溫散하는 藥은 五炒川楝丸·四炒川練丸·金鈴丸·四味茴香散·苦玄蝎散·辰砂一粒丹·新聖代鍼散으로 選擇을 하여 사용을 한다.

7. 疝病에 『東醫寶鑑』의 治法

① 疝證에는 七種이 있다.
㉮ 寒疝, ㉯ 水疝, ㉰ 筋疝, ㉱ 血疝, ㉲ 氣疝, ㉳ 狐疝, ㉴ 㿗疝을 말한다.

② 水疝은 㿗疝의 屬이다.
③ 氣疝은 狐疝의 屬이다.
④ 血疝은 癰癤의 屬이다.
⑤ 오직 筋疝은 드물게 보인다. 대개 下疳瘡의 屬이다.

(1) 寒疝

① 寒疝은 囊이 冷을 하고 硬結을 한 것이 마치 石과 같으며, 陰莖이 勃起(발기)가 되지 않는다. 或은 睾丸이 당기면서 痛證이 있다.
② 濕地에 坐臥(좌와)[1452]를 하거나, 或은 寒月에 얼음을 넘고, 或은 雨雪[1453]에 닥치며, 或은 風冷한 곳에 坐臥(좌와)를 하거나, 房事를 過度하게 한 것으로 因한다.

1452) 좌와; 기거(起居); 동작; 일상생활을 말한다.
1453) 1.우설. 눈비. 비와 눈. 2.진눈깨비.

③ 마땅히 溫劑로 下를 한다. 오래 되면 자식을 낳을 수가 없다.

ⓐ 마땅히 禹功散으로 한다.

ⓑ 加味五苓散에 青木香元을 먹는다.

ⓒ 蟠葱散·當歸四逆湯·羊肉湯·烏頭桂枝湯·三因葱白散·四神丸으로 한다.

❶ 반총산(蟠葱散)(➡方藥合編·下136, 東醫寶鑑 865, 醫學入門 160·3083)

活套: ① 脾胃가 虛冷을 하여 心腹이 刺痛을 한 것이 胸脇에 까지 連結이 되는 것을 治療한다.

② 膀胱·小腸·腎氣로 作痛하는 것을 治療한다.

❷ 난간전(煖肝煎)(➡方藥合編·上90, 景岳全書 976)

方解: ① 肝腎의 寒으로 小腹이 疼痛한 疝氣를 治療한다.

② 鎭痛을 目的으로 할 때에는 芍藥甘草湯을 合方을 하여야 한다.

❸ 당귀사역탕(當歸四逆湯)(➡方藥合編·中152, 東醫寶鑑 865·1076, 醫學入門 1845)

活套: ① 腹痛·腰痛·坐骨神經痛·骨盤炎·腹膜炎·婦人病·凍傷·冷證·腸疝痛·慢性腹膜炎·子宮脫出을 治療한다.

② 寒疝으로 臍下가 冷痛한 것을 治療하는 處方이다.

③ 氣虛로 臍腹(제복)의 冷氣가 攻擊을 하여 刺痛을 하는 경우에는 人蔘을 三·五錢으로 하고 全蝎末을 三·五分으로 하여 調服을 하면 神效하다.

❹ 소건중탕(小建中湯)(➡方藥合編·上45, 東醫寶鑑 341·1248, 醫學入門 1843·3056)

活套: ① 腺病質·神經衰弱·心悸亢進症·扁桃腺肥大症·아데노이드·瘰癧·肺門淋巴腺腫脹·結核性腹膜炎·胃아토니·胃下垂·胃酸過多症·胃潰瘍·胃癌·消化不良·腹痛·黃疸·脫腸·脫肛·夜尿症·喘息·鼻血·夜啼·脚氣·低血壓症·高血壓症·紫斑病·眼底出血·프리크텐性結膜炎·關節炎·貧血·肺結核·結核性諸疾患·虛弱兒感冒를 治療한다.

② 虛勞로 裏急을 하고 腹痛이 있으며 夢遺가 있고 咽乾을 하는 것을 治療한다.

③ 自汗에는 加 黃芪를 하여, 이름을 하기를 黃芪健中湯이라 한다.

④ 血虛하면 加 當歸를 하여, 이름을 하기를 當歸建中湯이라 한다.

⑤ 合 理中湯을 하여, 이름을 하기를 建理湯이라 하는데, 虛冷으로 因한 腹痛을 治療한다.

⑥ 積氣와 疝氣로 上攻하는 경우에는 加 小茴香·吳茱萸·胡椒·玄胡索·全蝎의 類를 한다.

⑦ 虛가 甚한 경우에는 加 人蔘을 三·五錢을 한다.

❺ 이중탕(理中湯)(➡方藥合編·上6, 東醫寶鑑 1069, 醫學入門 1842·3055)

活套: ① 胃아토니·胃下垂·胃擴張·胃酸過多·減酸症·胃潰瘍·蛔蟲·急性慢性 胃카타르·胃腸性神經衰弱·肺結核·肋間神經痛·萎縮腎·帶下·陰症急性吐瀉病·四肢神經痛·自家中毒症을 治療한다.

② 太陰의 腹痛으로 自利를 하고 不渴을 하는 것을 治療하는 處方이다.

③ 加 陳皮·青皮를 하면 治中湯이라 이름을 한다.

④ 小建中湯을 合하면 建理湯으로 이름을 하는데, 虛冷으로 積氣가 上攻을 하는 것을 治療한다.

⑤ 五苓散을 合하면 理苓湯이라 이름을 하는데 陽虛浮腫을 治療한다.

⑥ 氣虛에는 倍 蔘을 하여 五·七錢까지 한다.

❻ 오적산(五積散)(➡方藥合編·中13, 東醫寶鑑 1077, 醫學入門 153·3076)

活套: ① 坐骨神經痛·帶下·生理不順·慢性胃腸炎·慢性心臟病·류마티스·腰痛·神經痛·疝氣·胃카타르·婦人病·流行性感氣·脚氣·貧血·小腹冷感·小兒痲痺·食傷·心臟性喘息·心臟瓣膜症·子宮癌·虛弱體質·六味地黃元의 異常反應時를 治療한다.

② 風寒으로 感傷을 하여 頭痛·身疼을 하고 四肢가 逆冷을 하며 胸腹이 作痛을 하고 嘔吐·泄瀉(설사)를 하는 것을 治療한다.
③ 或은 內傷의 生冷과 外感의 風寒을 아울러 대개 治療를 한다.

(2) 水疝

① 水疝은 陰囊이 腫痛을 하고 陰汗[1454]이 出을 한다.
② 或은 囊이 腫을 하는 것이 마치 水晶과 같고, 或은 瘙痒(소양)을 하며 黃水가 出을 하고, 或은 小腹을 누르면 물소리가 난다.
③ 飮水를 하고 술에 醉한 다음에 房事를 한 것으로 얻는다.

④ 勞力을 하여 風·寒·濕의 氣를 만나서 囊中(낭중)에 聚를 한 것이다.
ⓐ 그렇기 때문에 마치 冰冷과 같은 것이다.
ⓑ 하여금 사람으로 卒疝을 하게 한다.
ⓒ 마땅히 逐水(축수)를 하는 藥으로 下를 한다.

⑤ 마땅히 禹功散·三花神祐丸·腰子散·秘傳茱萸內消元으로 한다.
⑥ 外用으로는 牡礬丹으로 摩擦(마찰)을 한다.

❶ 오령산(五苓散)(➡方藥合編·下10, 東醫寶鑑 1099·1165, 醫學入門 152·1550·1833·3089)
活套: ① 感冒·腸炎 等 熱病으로 인한 口渴·胃炎·浮腫·吐乳·涙囊炎·癲癎·陰囊水腫·龜頭赤腫·中暑·神經痛·宿醉·急性吐瀉病·消化不良·네프로제·胃擴張·胃아토니·糖尿病·急性膀胱炎·結膜炎·心臟病·頭痛·急性腎炎·排尿異常·浮腫·肥胖症·惡阻·夜盲症·尿毒症·小便不利·低血壓症·眩暈·血管神經浮腫을 治療한다.
② 太陽病이 入裏를 하여 煩渴(번갈)을 하고 小便이 不利한 것을 治療한다.

❷ 삼산탕(三疝湯)(➡方藥合編·下140, 東醫寶鑑 869)
活套: ① 膀胱(방광)氣로 腫痛을 하는 것을 治療한다.

(3) 筋疝

① 筋疝이라는 것은 陰莖이 腫脹을 하고, 或은 潰(궤)[1455]를 하며 膿이 된다.
② 裏急을 하고 筋縮을 한다.
③ 或은 莖中이 痛證이 되는데, 痛證이 極을 하면 즉 痒을 하게 된다.
④ 或은 挺이 늘어져서 不收를 한다.
⑤ 或은 白物이 나오는 것이 마치 精과 같고 溲便(수변)[1456]을 따라서 나온다.
⑥ 房室의 勞傷으로 얻거나, 또한 邪術[1457]로 한 것이다.

1454) 生殖器 근처에서 나오는 땀을 말한다.
1455) 1. 무너지다 2. 흩어지다 3. 문드러지다 4. 무너뜨리다 5. 어지럽다 6. 이루다
1456) 小便을 말한다.

⑦ 마땅히 心火를 降하게하는 藥으로 下를 한다.

⑧ 마땅히 瀉心湯·加減柴苓湯·淸心蓮子飮·龍膽瀉肝湯으로 한다.

❶ 용담사간탕(龍膽瀉肝湯)(➡方藥合編·下137, 東醫寶鑑 667, 醫學入門 2930)

活套: ① 急性尿道炎·淋疾·膣炎·膀胱炎·帶下·子宮內膜症炎·陰部痒痛·睾丸部濕疹·肝硬化證·口內炎·口內潰瘍·睾丸炎·卵巢疾患·丹毒·糖尿病·流行性耳下腺炎·陰囊水腫을 治療한다.

② 肝經의 濕熱(습열)로 男子는 陰挺(음정)이 腫脹을 하고, 女子는 陰挺(음정)이 瘡瘍을 하는 것을 治療한다.

❷ 청심연자음(淸心蓮子飮)(➡方藥合編·中64, 東醫寶鑑 1390, 醫學入門 164)

活套: ① 性的神經衰弱·夢遺·無精·腎臟炎·膀胱炎·糖尿病·腎結核·慢性淋疾·白帶下·口內炎·陰痿(음위)證·尿不利·尿意頻數·遺溺를 治療한다.

② 心火의 上炎으로 口乾을 하고 煩渴(번갈)을 하며 小便이 赤澁(적삽)한 것을 治療한다.

③ 또한, 小便을 따라서 白物이 마치 精과 같은 것이 나오는 것을 治療한다.

④ 마땅히 心火를 降해야 한다.

⑤ 역시 赤白濁(백탁)을 治療한다.

⑥ 이것은 식사를 하지 못하면서 渴證(갈증)이 나는 것을 治療한다.

⑦ 식사를 하면서 渴證(갈증)이 나는 것은 人蔘白虎湯으로 한다.

(4) 血疝

① 血疝은 狀이 마치 黃瓜와 같고, 小腸의 兩傍과 橫骨의 兩端에 約紋[1458]의 中에 있다. 俗에 이름을 하기를 便癰(변옹)이라고 한다.

② 春夏의 大燠에 重感을 하고, 房勞에 勞力을 하여 氣血이 流溢을 하고, 脬囊[1459]에 滲入을 하여 留滯가 되어 去를 하지 않으며, 癰腫(옹종)이 結成이 되며 膿은 적고 血이 많은 것이다.

③ 或은 情慾에 닥쳐서 마땅히 泄을 하여야 하나 泄을 하지 못하면, 역시 이 疾患이 된다.

④ 마땅히 和血을 하는 藥으로 下를 한다.

❶ 신성대침산(新聖代鍼散)(➡方藥合編·下138)

活套: ① 血積으로 因한 疝痛을 治療한다. 또한, 諸疝으로 因한 刺痛에 服用을 하면 神效하다.

❷ 도인승기탕(桃仁承氣湯)(➡方藥合編·下13, 東醫寶鑑 1105, 醫學入門 1740·3054)

活套: ① 月經不調·月經困難·婦人病·蕁痳疹·急性大腸炎·膀胱炎·膀胱結石·喘息·血道症히스테리·打撲症·眩暈·齒痛·肩凝·腰痛·坐骨神經痛·眼病·痔疾·肛門周圍炎·月經痛·帶下·腦出血·高血壓症·動脈硬化症·赤痢·不姙症·凍傷·便秘·肥滿症·무좀·濕疹·腎結石·流産癖·人孔流産後遺症·子宮內膜炎·子宮下垂 및 脫肛·子宮後屈·齒槽膿漏·脫疽·胎盤殘留·胞狀鬼胎·黃疸·出血·스피로헤타병·後陣痛을 治療한다.

② 膀胱(방광)에 血이 結滯(결체)가 되고 小腹이 急結을 하며 便이 黑을 하고 譫語(섬어)를 하는 것을 治

1457) 정상적인 性행위를 말하는 것이 아니다.
1458) 접히는 무늬를 말한다.
1459) 膚囊이라고도 한다. 陰囊을 말한다.

療한다.
③ 물로 끓인 다음에 芒硝를 넣어서 溫服을 한다.
④ 腸胃에 熱結로 便秘가 있는 경우에는 檳榔·郁李仁末을 調服을 한다.

(5) 氣疝

① 氣疝이라는 것은 그 狀이 위로 腎兪와 連結이 되고 아래로 陰囊에 미치는 것이다.
ⓐ 號哭[1460]을 하고 忿怒로 많이 얻는다.
ⓑ 氣가 鬱을 하여 脹을 한다.
ⓒ 號哭(호곡)을 하고 怒한 것이 마치게 되면 즉, 氣가 흩어지는 것이 이것이다.

② 하나의 治法이 있으니, 鍼으로 出氣를 하면 낫는다.
ⓐ 그러나 鍼에는 得失이 있다.
ⓑ 마땅히 散氣를 하는 藥으로 下를 한다.

③ 或은 小兒도 역시 이 疾患이 있으니, 俗에 이름을 하기를 偏墜(편추)라고 한다.
④ 父가 이미 年老를 하였거나, 或은 年이 少하더라도 病이 많아 陰痿(음위)가 되고 精이 怯을 하는데 억지로 入房을 한 것으로 因하여 子息을 갖은 것이니, 胎病으로 稟賦(품부)[1461]를 받은 것이다.
⑤ 이 證은 難治이다.
⑥ 오직 築賓(축빈)[1462]의 一穴을 灸를 하면 낫는다.

❶ 반총산(蟠蔥散)(➡方藥合編·下136, 東醫寶鑑 865, 醫學入門 160·3083)
活套: ① 脾胃가 虛冷을 하여 心腹이 刺痛을 하는 것이 胸脇에 까지 連結이 되는 것을 治療한다.
② 膀胱·小腸·腎氣로 作痛하는 것을 治療한다.

(6) 狐疝

① 狐疝이라는 것은 그 狀이 마치 仰瓦(앙와)[1463]를 한 것과 같다.
ⓐ 臥를 하면 즉 小腹으로 들어가고, 서서 行을 하면 즉 小腹에서 出을 하여, 囊中(낭중)으로 들어간다.
ⓑ 마치, 狐가 낮에는 穴에서 나와서 小便을 보고 밤에는 穴로 들어가서 小便을 보지 않는 것과 같다.

1460) 목놓아 슬피 욺. 또는, 그 울음
1461) ①천생으로 받음 ②선천적(先天的)으로 타고 남
1462) 종아리 안쪽으로 내측 복사뼈 끝과 아킬레스건을 연결한 선의 중점에서 곧장 위로 5치(寸)인 곳에 위치하는 음유맥(陰維脈)의 극혈(郄穴)로 족소음신경(足少陰腎經)에 속하는 것임.
1463) 지붕의 고랑이 되게 젖혀놓는 바닥 기와

ⓒ 이 疝은 出入을 하고 上下로 往來를 하는 것이, 正히 狐와 더불어 같은 類이다.

② 氣疝과 더불어 大同小異하다.
③ 마땅히 逐氣를 하고 流經을 하는 藥으로 下를 한다.

④ 마땅히 寒濕은 囊中(낭중)에 下注를 한 것이다.
ⓐ 이름을 狐疝이라고 한다.
ⓑ 역시 痰病에 屬한다.

⑤ 二陳湯에 青皮·香附子·蒼朮을 한다.

❶ 이진탕(二陳湯)(➡方藥合編·中99, 東醫寶鑑 370·1639, 醫學入門 3036·3168)
活套: ① 惡阻·嘔吐·眩暈·宿醉·頭痛·惡心·食傷·腦溢血·胃病·心悸亢進·消化不良·咳痰를 治療한다.
② 痰飮을 通治한다.

(7) 㿗疝

① 㿗疝이라는 것은 그 證狀이 陰囊이 큰 것이 마치 升斗1464)와 같고 痒을 하지 않고 痛을 하지 않는 것이 이것이다.
ⓐ 地氣가 卑濕1465)을 한 곳에서 얻는다.
ⓑ 그렇기 때문에 江淮1466)의 사이에 많이 있다.
ⓒ 마땅히 去濕을 하는 藥으로 下를 한다.

② 㿗疝에는 四種이 있다.
ⓐ 一은 가로되, 腸㿗라고 한다.
㉠ 一名은 小腸氣이다.
㉡ 마땅히 天台烏藥散·求命通心散·去鈴丸·加味通心飮·蠲痛元·消疝丸·立效散으로 한다.

ⓑ 二는 가로되, 卵㿗(난퇴)라고 한다.
㉠ 즉, 水疝의 類이다.
㉡ 藥은 역시 같다.

ⓒ 三은 가로되, 氣㿗라고 한다.
㉠ 즉, 氣疝이다.

1464) 1.되와 말.
1465) 땅바닥이 낮고 습기(濕氣)가 많음
1466) 장화이(江淮). (창장(长江) 중하류와 화이허(淮河) 유역)

ⓛ 藥도 역시 같다.

ⓓ 四는 가로되, 水癩라고 한다.
㉠ 즉, 膀胱(방광)氣이다. 마땅히 青木香元·三花神祐丸·神保元으로 한다.
ⓛ 膀胱(방광)氣로 脇下痛을 하는데 가장 妙하다.
ⓒ 三白散·四味茴香散·茱萸內消元·楊氏麝香元·金鈴散·三疝湯으로 한나.

❶ 귤핵환(橘核丸)(➡方藥合編·下139, 濟生方·陰癩, 普濟方·癩疝門)
活套: ① 四種의 癩疝으로 卵核이 腫脹을 하고 한쪽이 偏僻(편벽)되게 크고 작은 것을 治療한다.
② 또한, 堅硬을 하여 마치 돌과 같고, 或은 臍腹(제복)으로 絞痛(교통)을 하며, 甚하면 즉 膚囊(부낭)이 腫脹을 하고, 或은 瘡癰(창옹)이 潰爛(궤란)을 하여, 가벼우면 즉 때로 黃水가 나오는 것을 治療한다.
③ 가령, 虛寒한 경우에는 加 川烏를 한다.
④ 腫이 오래되어 不消한 경우에는 加 硇砂를 약간 한다.
⑤ 熱이 있고 氣滯가 있는 경우에는 加 黑丑·大黃을 한다.

❷ 신보환(神保丸)(➡方藥合編·下54, 東醫寶鑑 246·781 神保元, 醫學入門 159·2748)
活套: ① 諸氣의 注痛[1467]을 治療한다.
② 또한, 心膈痛과 腹脇痛, 그리고 腎氣痛을 治療한다.

❸ 오령산(五苓散)(➡方藥合編·下10, 東醫寶鑑 1099·1165, 醫學入門 152·1550·1833·3089)
活套: ① 感冒·腸炎 等 熱病으로 인한 口渴·胃炎·浮腫·吐乳·淚囊炎·癲癇·陰囊水腫·龜頭赤腫·中暑·神經痛·宿醉·急性吐瀉病·消化不良·네프로제·胃擴張·胃아토니·糖尿病·急性膀胱炎·結膜炎·心臟病·頭痛·急性腎炎·排尿異常·浮腫·肥胖症·惡阻·夜盲症·尿毒症·小便不利·低血壓症·眩暈·血管神經浮腫을 治療한다.
② 太陽病이 入裏를 하여 煩渴(번갈)을 하고 小便이 不利를 한 것을 治療한다.

(8) 奔豚(분돈)疝氣

① 臍下에 動氣가 있는 것을, 이름을 하여 가로되 腎氣라고 한다.
ⓐ 역시, 가로되 奔豚(분돈)이라고 한다.
ⓑ 奔豚(분돈)은 腎積의 이름이다.
ⓒ 五積의 中에 오직 臍下의 奔豚(분돈)으로 衝心[1468]을 하는 것이 가장 急하다.

② 그 사람이 平素에 腎積이 있는데, 傷寒의 邪로 因하여 下焦(하초)에서 衝突을 하여 그것이 發動을 하는 데에 이른 것이다.
ⓐ 마치, 江豚[1469]이 奔衝(분충)을 하는 것과 같다.
ⓑ 무릇, 眞氣가 內虛를 하고 水가 結滯(결체)가 되어 흩어지지 않아, 氣가 더불어 얽히면 즉, 奔豚(분돈)이 發作을 한다.

1467) 주심통(疰心痛)의 다른 이름.
1468) [명사] 병 기운이 가슴으로 치밀어 오름.
1469) 복어를 말한다.

③ 비록, 發表를 하고 攻裏를 하는 證이 있더라도 發汗을 하거나 下를 하는 것이 대개 不可하다.

④ 理中湯에 加 肉桂를 하고, 또한 赤茯苓을 하며, 去 白朮을 하고 主한다.
ⓐ 대개 桂는 能히 奔豚(분돈)을 泄하게 한다.
ⓑ 茯苓은 能히 腎邪를 伐하기 때문이다.
ⓒ 白朮은 土克水를 돕고 腎을 燥하게 하여 氣를 閉하게 한다. 이것으로 去하는 것이다.

❶ 이중탕(理中湯)(➡方藥合編·上6, 東醫寶鑑 1069, 醫學入門 1842·3055)
活套: ① 胃아토니·胃下垂·胃擴張·胃酸過多·減酸症·胃潰瘍·蛔蟲·急性慢性 胃카타르·胃腸性神經衰弱·肺結核·肋間神經痛·萎縮腎·帶下·陰症急性吐瀉病·四肢神經痛·自家中毒症을 治療한다.
② 太陰腹痛으로 自利로 不渴하는 것을 治療하는 處方이다.
③ 加 陳皮·靑皮를 하면 治中湯이라 이름을 한다.
④ 小建中湯을 合하면 建理湯으로 이름을 하는데, 虛冷으로 積氣가 上攻을 하는 것을 治療한다.

(9) 怯藥

❶ 창졸산(倉卒散)(➡方藥合編·中133, 東醫寶鑑 735)
活套: ① 氣가 腰腹間으로 부터 攣急을 하고 疼痛을 하며 屈伸이 不可하고 痛證을 참을 수가 없으며 汗出을 하는 것이 마치 洗를 하는 것과 같고 手足이 冰冷을 하여 죽음이 드리워진 것을 治療한다.

❷ 신성대침산(新聖代鍼散)(➡方藥合編·下138)
活套: ① 血積으로 因한 疝痛을 治療한다.
② 또한, 諸疝으로 因한 刺痛에 服用을 하면 神效하다.

(10) 通治

① 疝證을 治療를 하는 데에 通用은 二陳湯으로 한다. 證狀에 따라서 加減을 한다.

② 四氣와 七情으로 因한 疝은 通用은 五苓散으로 한다.
ⓐ 猪苓과 澤瀉는 陰陽을 나누어서 心과 더불어 小腸을 和를 하게 한다.
ⓑ 白朮은 腰臍間의 濕과 더불어 死血을 이롭게 한다.
ⓒ 茯苓은 膀胱(방광)의 水를 이롭게 한다.
ⓓ 木은 桂를 만나면 즉 枯를 한다. 그렇기 때문에 肝木을 伐한다.

❶ 이진탕(二陳湯)(➡方藥合編·中99, 東醫寶鑑 370·1639, 醫學入門 3036·3168)
活套: ① 惡阻·嘔吐·眩暈·宿醉·頭痛·惡心·食傷·腦溢血·胃病·心悸亢進·消化不良·咳痰를 治療한다.
② 痰飮을 通治한다.

❷ 오령산(五苓散)(➡方藥合編·下10, 東醫寶鑑 1099·1165, 醫學入門 152·1550·1833·3089)

活套: ① 感冒·腸炎 等 熱病으로 인한 口渴·胃炎·浮腫·吐乳·淚囊炎·癲癇·陰囊水腫·龜頭赤腫·中暑·神經痛·宿醉·急性吐瀉病·消化不良·네프로제·胃擴張·胃아토니·糖尿病·急性膀胱炎·結膜炎·心臟病·頭痛·急性腎炎·排尿異常·浮腫·肥胖症·惡阻·夜盲症·尿毒症·小便不利·低血壓症·眩暈·血管神經浮腫을 治療한다.

② 太陽病이 入裏를 하여 煩渴(번갈)을 하고 小便이 不利를 한 것을 治療한다.

⑾ 偏墜(편추)

① 陰卵이 一邊으로 腫大를 하고, 偏墜(편추)를 하며, 牽引을 하고, 或은 痛을 한다. 古方에서는 이르기를 卵㿉(난퇴)라고 하였다.

② 左偏이 많은 것은 瘀血과 怒火로 因한 것이다.

③ 右偏이 많은 것은 濕痰과 食積으로 因한 것이다.

④ 마땅히 金鈴子丸·茱萸內消元·馬藺花丸·茴香安腎湯·加減香苓散으로 한다.

❶ 회향안신탕(茴香安腎湯)(➡方藥合編·上91, 東醫寶鑑 870)

活套: ① 左偏의 偏墜(편추)가 되어 丸이 마치 鷄鴨子의 크기와 같은 것을 治療한다.

② 冷한 경우에는 加 吳茱萸 五·六分을 한다.

⑿ 陰冷

① 下部의 陽이 虛하여 陰冷을 한 것이 마치 冰과 같은 경우에는 마땅히 八味丸·加減內固丸·十補丸·吳茱萸湯·淸魂湯·回春散·助陽散으로 한다.

❶ 팔미환(八味丸)(➡方藥合編·上40, 東醫寶鑑 408, 醫學入門 2800)

活套: ① 卽, 腎氣丸에 加 附子·桂心 各 一兩을 한 것이다.

② 老年에 水火가 모두 虧損(휴손)이 되고, 下元이 冷憊(냉비)를 하며 臍腹(제복)痛과 腰痛이 있고 밤에 小便을 많이 보러가며 다리에 힘이 안 들어가고 몸이 倦怠(권태)로우며 얼굴이 黃色이고 或은 검은 것을 治療한다.

③ 또는, 虛勞의 不足으로 渴을 하여 飮水를 하려고 하고 小便이 不利를 하는 一切의 濕熱(습열)에 等證을 아울러 모두 治療한다.

⒀ 囊腫

① 陰囊이 腫大를 하고, 或은 痛을 하지 않는 것은 즉 水㿉의 類이다.

② 처음 發作을 하는 경우에는 마땅히 三白散·橘核散으로 한다.

③ 오래된 경우에는 橘核丸으로 한다.

④ 陰腫에는 마땅히 五苓散에 合 三疝湯을 하고 加 靑皮·檳榔·木通을 하여 空心에 煎服(전복)을 한다.

❶ 오령산(五苓散)(➡方藥合編·下10, 東醫寶鑑 1099·1165, 醫學入門 152·1550·1833·3089)

活套: ① 感冒·腸炎 等 熱病으로 인한 口渴·胃炎·浮腫·吐乳·淚囊炎·癲癇·陰囊水腫·龜頭赤腫·中暑·神經痛·宿醉·急性吐瀉病·消化不良·네프로제·胃擴張·胃아토니·糖尿病·急性膀胱炎·結膜炎·心臟病·頭痛·急性腎炎·排尿異常·浮腫·肥胖症·惡阻·夜盲症·尿毒症·小便不利·低血壓症·眩暈·血管神經浮腫을 治療한다.
② 太陽病이 入裏를 하여 煩渴(번갈)을 하고 小便이 不利한 것을 治療한다.

❷ 삼산탕(三疝湯)(➡方藥合編·下140, 東醫寶鑑 869)
活套: ① 膀胱(방광)氣로 腫痛을 하는 것을 治療한다.

⒁ 囊濕

① 陰囊이 濕痒을 하는 것을 이르기를 腎臟風(신장풍)이라고 한다.
② 사람의 精血이 不足을 하여 안으로는 嗜慾(기욕)[1470]으로 消耗를 하고, 밖으로는 風冷으로 탄 바가 되어 風濕의 毒氣가 虛를 따라서 들어가면 囊下(낭하)에 濕痒이 된다.
③ 或은 生瘡을 하고 皮가 脫한다.
④ 下注를 하면 즉, 兩脚에 瘡癬(창선)이 된다.
⑤ 或은 耳鳴을 하고, 眼昏을 한다.
⑥ 마땅히 活血驅風散·蒺藜散·四生散·乳香龍骨散·烏頭丸·椒粉散으로 한다.

❶ 활혈구풍탕(活血驅風湯)
活套: ① 腎臟風瘡으로 痒痛을 하는 것을 治療한다.
② 이것은 肝腎이 虛한 것으로 말미암아 風濕이 侵犯을 한 바이다.

⒂ 陰戶出

① 㿗疝이 婦人에게 있으면 즉 陰戶가 突出을 한다. 이름을 하여 가로되 陰㿗라고 한다.
② 陰中이 突出을 하여 마치 菌과 같고 마치 鷄冠과 같아 四圍[1471]가 腫痛을 하는 것은, 이에 肝이 鬱滯(울체)가 되고 脾가 虛하여 下陷(하함)을 한 것이다.
③ 먼저, 補中益氣湯에 加 梔子·茯苓·車前子·靑皮를 하여, 肝火를 淸을 하게하고, 脾氣를 升을 하게 한다.
④ 더욱, 歸脾湯에 加 梔子·茯苓·川芎으로 調理를 한다. 밖으로는 藜蘆膏를 바른다.
⑤ 陰挺(음정)이 出한 것이 一條[1472]가 尺의 정도가 되고, 痛을 하며 墜(추)[1473]를 하고 尿가 澁한 경우에는 아침에는 補中益氣湯을 服用을 하고, 저녁에는 龍膽瀉肝湯을 服用을 한다. 밖으로는 藜蘆膏를 바른다.
⑥ 陰挺(음정)이 突出을 한 다음에 熱이 있는 경우에는 小柴胡湯에 合 四物湯을 하고, 加 龍膽草·靑皮를 한다.

1470) 기호(嗜好)의 욕심(慾心). 즐기고 좋아하는 욕심(慾心)
1471) 四方의 둘레를 말한다.
1472) ①한 줄기 ②한 조목(條目)
1473) 1.떨어지다. 추락하다. 낙하하다.

❶ 보중익기탕(補中益氣湯)(➡方藥合編·上22, 東醫寶鑑 1201, 醫學入門 162·1870·1881·2729·3057)

活套: ① 疲勞狀態·肺結核·肋膜炎·腹膜炎·夏瘦·痔疾·脫肛·感氣·말라리아狀熱·胃下垂·子宮下垂·盜汗·自汗을 治療한다.

② 勞役이 太甚을 하거나, 或은 飮食이 失節을 하여 身熱을 하고 自汗을 하는 것을 治療한다.

❷ 귀비탕(歸脾湯)(➡方藥合編·上66, 東醫寶鑑 268, 醫學入門 163·3115)

活套: ① 脾經에 血이 不足하여 잠을 사시 못하고 發熱이 있고 盜汗(도한)이 있는 것을 治療한다.

② 或은 思慮로 脾를 傷하여 能히 攝血을 할 수가 없어 妄行을 하는 데에 이르게 한 것을 治療한다.

③ 或은 心脾가 傷하여 아프고, 血虛로 發熱을 하는 것을 治療한다.

④ 或은 肢體가 痛證이 있고 日晡에 熱이 있으며 안으로 熱이 나는 것을 治療한다.

⑤ 憂思로 心脾를 勞傷을 하고 健忘·怔忡(정충)을 하는 것을 治療한다.

❸ 용담사간탕(龍膽瀉肝湯)(➡方藥合編·下137, 東醫寶鑑 667, 醫學入門 2930)

活套: ① 急性尿道炎·淋疾·膣炎·膀胱炎·帶下·子宮內膜症·陰部痒痛·睾丸部濕疹·肝硬變症·口內炎·口內潰瘍·睾丸炎·卵巢疾患·丹毒·糖尿病·流行性耳下腺炎·陰囊水腫을 治療한다.

② 肝經의 濕熱(습열)로 男子는 陰挺(음정)이 腫脹을 하고, 女子는 陰挺(음정)이 瘡瘍을 하는 것을 治療한다.

❹ 시호사물탕(柴胡四物湯)(➡方藥合編·中163, 東醫寶鑑 1420·1668)

活套: ① 産後의 發熱, 및 熱入血室을 治療한다.

⒃ 陰戶腫

① 婦人의 陰戶1474)가 瘡을 發生하는 것은 이에 七情의 鬱火로 肝脾를 損傷을 하고 濕熱(습열)이 下注를 한 것이다.

② 陰腫을 하고 痛이 極烈을 하며 便秘가 있어 죽으려고 하는 경우에는 枳·橘로 熨을 한다. 四物湯에 加 柴胡·梔子·牧丹皮·草龍膽을 煎服(전복)을 한다.

③ 陰戶가 腫痛을 하나, 大便이 막히지 않고 寒熱이 있으면서 尿澁을 하면 마땅히 加味逍遙散에 加 知母·地骨皮·車前子를 한다.

❶ 사물탕(四物湯)(➡方藥合編·上68, 東醫寶鑑 308, 醫學入門 1550·3035·3166)

活套: ① 生理不順·血脚氣·乾性皮膚炎·貧血·腹痛·子宮出血·腹塊·胎動不安·産後惡露不下·下腹緊痛·肝斑·頭痛·無力體質·便秘·四肢煩熱·腎結石症·腎結核·乳汁缺乏症·紫斑症을 治療한다.

② 血病을 通治하는 藥이다.

❷ 가미소요산(加味逍遙散)(➡方藥合編·下62, 東醫寶鑑 299·1683, 醫學入門 3133)

活套: ①『方藥合編』에서는 痰中帶血을 治療하는데, 火가 있는 경우라야 비로소 사용할 수가 있다고 하였다.

1474) 음문(陰門)의 다른 이름.

⑰ 濕痒

① 濕痒으로 물이 나오고 痛이 있는 경우에는 憂思가 過度를 하여 傷한 까닭이다.

② 歸脾湯에 加 柴胡·梔子·牧丹皮·赤芍藥을 하여 煎服(전복)을 한다.

③ 潰爛(궤란)[1475]을 한 경우에는 加味逍遙散으로 한다.

❶ 귀비탕(歸脾湯)(➡方藥合編·上66, 東醫寶鑑 268, 醫學入門 163·3115)

活套: ① 脾經에 血이 不足하여 잠을 자지 못하고 發熱이 있고 盜汗(도한)이 있는 것을 治療한다.

② 或은 思慮로 脾를 傷하여 不能攝血하여 妄行하는 데에 이르게 한 것을 治療한다.

③ 或은 心脾가 傷하여 아프고 血虛로 發熱을 하는 것을 治療한다.

④ 或은 肢體가 痛證이 있고 日晡에 熱이 있으며 안으로 熱이 나는 것을 治療한다.

⑤ 憂思로 勞傷心脾를 하고 健忘怔忡(정충)하는 것을 治療한다.

❷ 가미소요산(加味逍遙散)(➡方藥合編·下62, 東醫寶鑑 299·1683, 醫學入門 3133)

活套: ① 痰中帶血을 治療한다.

8. 疝病의 脈

① 疝病의 脈은 弦急(현급)을 하는데 積聚(적취)로 만들어진 것이다.

② 그것이 어느 部位인지를 살펴야 하지만 肝이 本臟이다.

③ 心疝은 滑脈이고, 肺疝은 沈脈이며, 風疝(풍산)은 浮蕩[1476]을 한다.

④ 關이 浮를 하면서 遲를 하면 風虛의 모양이다.

⑤ 陽脈이 急을 하면 瘕病이고, 陰脈이 急을 하면 疝病의 證狀이다.

⑥ 沈遲(침지)를 하거나 浮澁를 하면 寒痛으로 因한 疝瘕이다.

⑦ 痛症이 甚하면, 즉 伏脈이 나오는데, 或은 細를 하고 或은 動을 하기도 한다.

⑧ 牢[1477]急한 경우에는 살고, 弱急한 경우에는 죽는다.

⑨ 疝의 根本은 肝經이다.

⑩ 弦을 하면 즉, 衛氣가 不行을 하여 惡寒이 되고, 緊急을 하면 즉 식사를 못하게 되며, 弦·緊이 相搏[1478]을 하면 즉, 寒疝이 된다.

⑪ 趺陽脈이 浮를 하면서 遲를 하게 되면 浮는 風虛를 말하고 遲는 寒疝을 말한다.

⑫ 三陽이 急하면 瘕[1479]病이 되고, 三陰이 急하면 疝病이 된다.

⑬ 心胃의 脈이 滑을 하면 즉 心風疝(심풍산)의 病이 되고, 太陽脈이 浮를 하면 즉 腎風疝

1475) 썩어 문드러짐

1476) 떠돌아다니는 것

1477) 1.감옥. 감방. 2.견고하다. 오래 가다. 단단하다. 3.우리. 외양간.

1478) 서로 얽히어 있음.

1479) 징가(癥瘕)에 속하는 증. 기가 몰려서 생긴다. 흔히 아랫배 속에 덩어리가 생기는 데 굳기는 하지만 이동성이 있다.

(신풍산)의 病이 된다.

⑭ 少陽脈이 浮를 하면 肝風疝(간풍산)의 病이 된다.

後陰

1. 痔瘻(치루)[1480]

① 小腸에 熱이 있으면 반드시 痔疾이 되고, 大腸에 熱이 있으면 반드시 便血이 된다.

② 대개, 飽食을 하면 즉 脾가 運轉[1481]을 할 수가 없으니, 食積이 大腸에 停聚를 하게 되어 脾土가 한번은 虛를 하게 되고, 肺金이 失養을 하게 되면 즉, 肝木이 두려워 할 것이 없게 되니, 風邪가 虛를 타서 下流를 하게 된다.
ⓐ 輕을 하면 즉, 腸風으로 下血을 하게 된다.
ⓑ 重을 하면 즉, 變을 하여 痔瘻(치루)가 된다.

③ 或은 醉飽[1482]를 하여 入房을 하게 되고, 正氣가 脫泄을 하게 되면 熱毒이 虛를 타서 下注를 하게 된다.
④ 或은 淫이 極을 하여 入房을 하게 되면, 膀胱(방광)과 더불어 腎과 肝의 筋脈이 傷을 하게 된다.
⑤ 대개, 膀胱(방광)의 筋脈은 腰를 抵[1483]를 하고 腎에 絡을 하며 臀을 貫하고 肝으로 走를 하여 前·後의 二陰을 돌게 된다.
ⓐ 그렇기 때문에 痔는 이에 筋脈의 病이다.

⑥ 肛門의 주변에 肉珠[1484]가 露出(노출)이 되어 나온다.
ⓐ 狀이 마치 쥐젖과 같고 때로 膿血(농혈)이 滴滴(적적)[1485]을 하게 된다.
ⓑ 마땅히 加味槐角丸·秦艽蒼朮湯으로 한다.

1480) 항문관 내에는 배변에 대한 충격완화를 위해 혈관, 결합조직이 모인 점막하 근육으로 불리는 쿠션이 있으며, 이것은 변실금을 방지하는데 도움을 주며, 주로 우측 전방외측, 후방외측 그리고 좌측외측에 위치한다. 반복되는 배변과 힘주어 변을 보는 습관 등으로 인해 생긴 복압과 변 덩어리 등은 점막하 조직을 압박하며 울혈되게 하고, 항문주위 조직이 변성되어 항문관 주위 조직의 탄력도를 감소시키고, 항문관 주변에서 덩어리를 이루게 한다. 변을 볼 때 이러한 덩어리의 상처로 출혈이 유발되며, 점차 밑으로 내려오면서 커져 항문이 빠지는 증세를 보이게 된다. **[네이버 지식백과]** 치핵 [hemorrhoid] (서울대학교병원 의학정보, 서울대학교병원)

1481) [명사] 1. 기계나 자동차 따위를 움직여 부림. 2. 사업이나 자본 따위를 조절하여 움직임.

1482) [명사] 같은 말 : 취차포(취하도록 술을 마시고 배부르도록 음식을 먹음).

1483) 1. 막다, 배척하다(排斥--) 2. 거스르다 3. 겨루다, 들이받다 4. 이르다(어떤 장소나 시간에 닿다), 다다르다 5. 저촉되다 6. 거절하다(拒絕--), 거부하다(拒否--) 7. 몰아내다 8. 속이다 9. 해당하다(該當--)

1484) 볼록 튀어 나온 살을 말한다.

1485) 1. 물방울 2. 극히 적은 분량(分量) 3. 싱싱한 모양 4. (물방울이)떨어지다

❶ 진교창출탕(秦艽蒼朮湯)(➡方藥合編·下141, 東醫寶鑑 889)

活套: ① 濕·熱·風·燥가 合하여 痔가 된 것을 治療한다.

② 그 腸頭가 槐가 된 경우에는 濕과 더불어 熱이다. 크게 아픈 경우에는 風이다. 大便이 秘結한 경우에는 燥이다. 이 藥은 神效하다.

2. 虛痔

① 痔瘻(치루)는 우선 모름지기 補藥을 服用을 하여야 한다.

② 氣血을 發生을 하는 데에는 蔘·朮·芪·芎·歸를 爲主로 하여 大劑를 服用을 한다.

③ 外用은 附子灸法으로 한다.

❶ 신기환(腎氣丸)(➡方藥合編·上40, 東醫寶鑑 1243, 醫學入門 2800 六味地黃丸)

活套: ① 六味地黃丸이다. 또한, 腎氣丸이라고 이름을 한다.

② 가령, 心氣가 不足하거나, 또는 虛血이 있는 경우에는 加 牧丹皮를 八兩까지 한다.

③ 가령, 淋瀝(림력)이나 血腫이 있는 경우에는 加 澤瀉를 八兩까지 한다.

④ 가령, 脾胃가 弱한 경우에는 加 山藥을 八兩까지 한다.

⑤ 가령, 夢遺가 있고 頭昏이 있는 경우에는 加 山茱萸를 八兩까지 한다.

⑥ 가령, 痰火가 盛하고 또한 小水[1486]가 不淸한 경우에는 加 茯苓을 八兩으로 한다.

⑦ 가령, 腎에 邪水가 없는데 遺精을 하는 경우에는 去 澤瀉·茯苓을 하고, 加 茯神 三兩, 益智仁·五味子·麥門冬 各 二兩으로 한다.

❷ 보중익기탕(補中益氣湯)(➡方藥合編·上22, 東醫寶鑑 1201, 醫學入門 162·1870·1881·2729·3057)

活套: ① 疲勞狀態·肺結核·肋膜炎·腹膜炎·夏瘦·痔疾·脫肛·感氣·말라리아狀熱·胃下垂·子宮下垂·盜汗·自汗을 治療한다.

② 勞役이 太甚을 하거나 或은 飮食이 失節을 하여 身熱을 하고 自汗을 하는 것을 治療한다.

❸ 십전대보탕(十全大補湯)(➡方藥合編·上33, 東醫寶鑑 1237, 醫學入門 161·3122)

活套: ① 體力補强·營養補給·貧血衰弱·精力減退·視力減退·失血·産後·手術後·肺結核·카리에스·痔瘻·瘰癧·白血病·脫肛·精神衰弱·遺精·全身衰弱·結核性關節炎·淋巴腺炎·骨結核症·關節炎·佝僂病·倦怠感·氣血虛·多汗症·瘧疾·不姙症·産後脚氣·腎結核·心臟瓣膜症·顔色異常·眼昏·月經異常·胃 및 十二指腸潰瘍·耳鳴·脊髓炎·骨髓炎·齒槽膿漏·脫疽·胞狀鬼胎·肛門周圍炎을 治療한다.

② 一切의 虛損에 대개 可히 證狀을 따라서 加減을 한다.

3. 日久

① 久痔는 마땅히 黑地黃丸·蓮花蘂散으로 한다.

1486) 小便을 말한다.

❶ 삼령백출산(蔘苓白朮散)(➡方藥合編·上25, 東醫寶鑑 1217, 醫學入門 3104)

活套: ① 胃腸虛弱·食慾不振·全身倦怠·嘔吐下痢·胃部肥滿·心悸·崩漏·帶下·腸結核·慢性胃腸炎을 治療를 한다.

② 大病을 한 後에 調理脾胃를 한다.

③ 痞滿(비만)에는 去 薏苡仁을 하고, 加 陳皮·白荳蔲를 한다.

④ 下血의 날짜가 오래된 경우에는 加 地楡炒黑·荊芥炒黑·乾薑炒黑·烏梅를 한다.

⑤ 氣陷(기함)에는 加 升麻·防風을 한다.

❷ 익위승양탕(益胃升陽湯)(➡方藥合編·上23, 東醫寶鑑 444·1202, 醫學入門 1880·3059)

活套: ① 經水不調·血脫後脈弱食少·水泄日二三行·陽虛·便血·元氣不足을 治療한다.

② 內傷의 諸證(제증)을 治療한다.

③ 대개, 血脫에 益氣하는 것은 옛 聖人의 法이다.

④ 먼저, 胃氣를 이롭게 하여 生發을 하는 氣를 돕는데 이 藥으로 主한다.

⑤ 崩帶가 오래된 경우에는 倍 人蔘을 하여 三·五錢으로 하고, 或은 加 熟地黃·乾薑炒黑·荊芥炒黑·地楡의 類를 한다.

⑥ 역시, 날이 오래된 便血이 過多하여 元氣가 下陷(하함)하는 것을 治療한다.

4. 腸風과 臟毒, 그리고 濕毒下血과 熱毒下血

(1) 腸風과 臟毒1487)

① 腸風과 臟毒은 즉, 血痔이다.

② 腸澼은 大便으로 下血을 하는 것이다. 이른바 腸風과 臟毒이다.

ⓐ 腸風

㉠ 가령, 淸血로 色이 新鮮한 것을 下를 하는 경우에는 腸風이다.

㉡ 腸風이라는 것은 邪氣가 外로 入을 한 것이다.

㉢ 感觸된 것을 따라서 보이는 것이 따른다.

㉣ 그 色이 淸을 하는 까닭이다.

㉤ 腸風을 治療하는 경우에는 散風을 하고 行濕을 한다.

㉥ 腸風으로 下血을 하는 경우에는 반드시 糞의 前에 있다1488).

㉦ 이것은 이름을 하기를 近血이라고 한다. 色이 淸을 하고 鮮을 한다.

㉧ 마땅히 敗毒散을 사용한다.

㉨ 大便으로 下血을 하는 경우에는 가로되 腸風이라고 한다.

1487) 出血이 오래되는 경우에는 반드시 大腸내시경을 하여 악성신생물이나 기타 病所를 確認하여야 한다.

1488) 大便의 먼저와 나중으로 判斷하는 것은 현재 臨床的으로는 거의 不可能하다. 色으로 判斷을 하는 것이 無難하다.

㉧ 절대로 止澁을 하여서는 안 된다.
㉨ 그 本末의 證狀을 探究를 하여 먼저 그 表를 淸을 하게하고, 後에 그 裏를 攻伐[1489]을 하면 그 血이 스스로 그친다.
㉩ 가령, 脈이 洪大한 경우에는 四物湯에 合 黃連解毒湯[1490]으로 調理를 하여 治療를 한다.

ⓑ 臟毒
㉠ 血이 濁하고 色이 어두운 경우에는 臟毒이다.
㉡ 臟毒이라는 것은 熱毒이 蘊積(온적)[1491]을 한 것이다.
㉢ 오래 되어야 비로소 보인다.
㉣ 그 色이 濁한 까닭이다.
㉤ 臟毒을 治療하는 경우에는 淸熱을 하고 凉血을 한다.
㉥ 臟毒으로 下血을 하는 것은 반드시 糞의 後에 있다.
㉦ 이것은 이름을 하기를 遠血이라고 한다.
㉧ 色이 黯하고 濁하다.
㉨ 마땅히 香連丸을 사용을 한다.
㉧ 臟이 寒하고 下血을 하는데 痛證이 없는 경우에는 마땅히 薑·桂의 屬으로 한다.
㉨ 積熱로 下血을 하고 순전히 鮮血을 下를 하면서, 甚을 하면 즉 兼하여 痛證이 있는 경우에는 마땅히 三黃湯·丸을 사용한다.

ⓒ 腸澼
㉠ 腸澼이라는 것은 水穀(수곡)과 더불어 血이 따로 一派가 되어 마치 喞[1492]桶이 湧出[1493]을 하는 것과 같다.
㉡ 長夏에 濕熱(습열)이 太甚을 하고 正히 客氣가 盛을 하며 主氣가 弱한 것을 當한 것이다. 그렇기 때문에 腸澼의 病이 甚한 것이다.
㉢ 마땅히 凉血地黃湯·當歸和血散·升陽除濕和血湯으로 한다.

❶ 당귀화혈산(當歸和血散)(➡方藥合編·下142, 東醫寶鑑 891, 醫學入門 3116)
活套: ① 腸風으로 射血을 하는 것과 濕毒으로 下血을 하는 것을 治療한다.

❷ 위풍탕(胃風湯)(➡方藥合編·中106, 東醫寶鑑 506, 醫學入門 1550·3115)
活套: ① 潰瘍性大腸炎·慢性腸炎·直腸炎·下痢·直腸癌을 治療한다.
② 腸風과 濕毒의 泄瀉(설사)를 治療한다.
③ 瀉下를 하는 것이 마치 黑豆汁과 같은 것을 治療한다.

1489) ①공격(攻擊)하여 정벌(征伐)함 ②죄 있는 무리를 침
1490) 解毒四物湯이라고 한다.
1491) 쌓이고 몰림
1492) 1. 두런거리다(여럿이 나지막한 목소리로 조용히 서로 이야기하다) 2. 물을 대다 3. (물을)붓다.
1493) 1. 용출; 솟아 나옴. 2. 비유적으로, 여기저기서 튀어나옴.

④ 또한, 春에 風으로 傷하여 夏에 이르러서 갑작스럽게 泄瀉(설사)를 하는 것을 治療한다.
⑤ 陰毒으로 因한 下血에는 加 地楡·烏梅·荊芥를 한다.

❸ 승양제습화혈탕(升陽除濕和血湯)(➡方藥合編·下143, 東醫寶鑑 891, 醫學入門 2761)
活套: ① 腸澼으로 下血을 治療한다.
② 波를 만들어서 有力을 하고 멀리 쏘며 腹痛이 있는 것을 治療한다.

❹ 평위산(平胃散)(➡方藥合編·下22, 東醫寶鑑 417·1204, 醫學入門 157·1550·3103)
活套: ① 急性慢性 胃카타르·過食으로 인한 喘息·胃擴張症·腹鳴·食毒·食傷·胃弱·陰痿·齒痛·胎盤殘留·呑酸症等을 治療한다.
② 和脾를 하고 健胃를 하는데 胃氣가 和平해지면, 즉 服用을 그쳐야 하니 常服을 해서는 안 된다.
③ 加 白茯苓·丁香·白朮을 하면, 調胃散이라 이름을 한다.
④ 加 乾薑을 하면, 厚朴湯이라 이름을 한다.
⑤ 合 五苓散을 하면, 胃苓湯이라 이름을 한다.
⑥ 加 藿香·半夏를 하면, 不換金正氣散이라 이름을 한다.
⑦ 加 神麯·麥芽를 하면, 加味平胃散이라 이름을 한다.
⑧ 食滯에는 加 山楂·神麯·麥芽·檳榔·枳實·蘿葍子·砂仁·草果의 類를 한다.
⑨ 便血에는 加 山楂 二錢, 當歸·枳殼·地楡 各一錢, 荊芥 七分을 한다.

❺ 인삼패독산(人蔘敗毒散)(➡方藥合編·中19, 東醫寶鑑 1079, 醫學入門 1743·2933·3050)
活套: ① 諸瘡·感冒·毒感을 治療한다.
② 傷寒의 時氣로 發熱과 頭痛을 하고 項强이 있으며 肢體가 煩疼을 하는 것을 治療한다.

❻ 사물탕(四物湯)(➡方藥合編·上68, 東醫寶鑑 308, 醫學入門 1550·3035·3166)
活套: ① 生理不順·血脚氣·乾性皮膚炎·貧血·腹痛·子宮出血·腹塊·胎動不安·産後惡露不下·下腹緊痛·肝斑·頭痛·無力體質·便秘·四肢煩熱·腎結石症·腎結核·乳汁缺乏症·紫斑症을 治療한다.
② 血病을 通治하는 藥이다.

(2) 熱毒下血과 濕毒下血

① 大便을 한 後에 下血을 하는데, 腹中이 不痛을 하는 경우에는 이르기를 濕毒下血[1494]이라고 한다. 黃連湯으로 主한다.
② 腹中痛인 경우에는 이르기를 熱毒下血이라고 한다. 芍藥黃連湯으로 主한다.

❶ 황련탕(黃連湯)(➡方藥合編·下117, 東醫寶鑑 671·762·891, 醫學入門 1782)
活套: ①『方藥合編』의 黃連湯은『醫學入門』의 處方이다.
② 腹痛이 있으면서 嘔吐를 하려고 하는 경우에는 上熱下寒한 것이다.
③ 이것은 陽은 下降을 하지 못하여 胸에 熱이 있어서 嘔吐를 하려는 것이고 陰은 上升을 하지 못하여 下에 寒이 있어서 腹痛이 있는 것이다. 이것은 升降이 失常을 한 것이다.
④ 氣虛한 경우에는 人蔘을 三·五錢을 加한다.

1494) 대개 濕病은 痛證이 없는 경우가 많다.

❷ 작약황련탕(芍藥黃連湯)(➡東醫寶鑑 891)

活套: ① 大便에 下血을 하면서 腹痛을 하는 것을 治療한다.

5. 脫肛1495)

① 脫肛은 즉, 腸痔(장치)이다.

ⓐ 脫肛이라는 것은 肛門이 뒤집어져 出을 한 것이다.

ⓑ 肺와 大腸은 表裏가 된다.

ⓒ 腎은 大便을 主한다.

ⓓ 肺腎이 虛한 경우에는 이런 證狀이 많다.

ⓔ 蔘芪湯으로 升을 한다.

② 脫肛이라는 것은 氣가 下陷(하함)을 한 것이다.

ⓐ 肺는 魄門을 主한다.

ⓑ 肺가 熱하면 즉, 肛門이 縮入을 한다.

ⓒ 肺가 寒하면 즉, 肛門이 脫出을 한다.

ⓓ 반드시 모름지기 溫肺를 하고 補胃를 한다.

ⓔ 補中益氣湯에 加 訶子·樗根白皮를 약간 加한다.

ⓕ 或은 猬皮散·釣腸丸으로 한다.

ⓖ 血이 熱한 경우에는 四物湯에 加 黃柏·升麻를 한다.

ⓗ 虛熱인 경우에는 縮砂散으로 한다.

❶ 삼기탕(蔘芪湯)(➡方藥合編·上71, 東醫寶鑑 341·343·484·897)

活套: ① 肛門이 虛寒을 하여 脫出을 하는 것을 治療하는 處方이다.

② 肺腎이 虛한 경우에 이러한 證이 많다. 마땅히 升을 해야 한다.

❷ 보중익기탕(補中益氣湯)(➡方藥合編·上22, 東醫寶鑑 1201, 醫學入門 162·1870·1881·2729·3057)

活套: ① 疲勞狀態·肺結核·肋膜炎·腹膜炎·夏瘦·痔疾·脫肛·感氣·말라리아狀熱·胃下垂·子宮下垂·盜汗·自汗을 治療한다.

② 勞役이 太甚을 하거나, 或은 飮食이 失節을 하여 身熱을 하고 自汗을 하는 것을 治療한다.

1495) 직장(곧창자) 탈출증이란 항문조임근을 통해 직장 전벽이 탈출된 상태를 말한다. 이 질병에 대한 기록은 고대 이집트 파피루스에도 남아 있다고 하나, 대장의 중첩증에 의한 질병이라고 이해된 것은 18세기부터다. 흔히 말하는 탈항은 항문 밖으로 점막이 나온 경우와 치핵, 직장 전층이 나온 경우 모두를 포함하는 것이고, 점막만 탈출된 경우를 부분 탈출증 또는 점막 탈출증이라 한다. 완전 탈출증은 근육층을 포함한 직장 전층이 밀려 나온 상태로 점막 탈출증이나 치핵과 구분되어야 한다. 완전 탈출증은 밖에서 보면 직장이 뒤집어져 튀어나와 두꺼운 동심성 과녁모양의 주름을 이루고 있다. **[네이버 지식백과]** 직장 탈출증 [rectal prolapse] (서울대학교병원 의학정보, 서울대학교병원)

③ 肺寒으로 脫肛이 되는 경우에는 加 訶子 一錢, 樗根白皮를 약간 加한다.

❸ 사물탕(四物湯)(➡方藥合編·上68, 東醫寶鑑 308, 醫學入門 1550·3035·3166)

活套: ① 生理不順·血脚氣·乾性皮膚炎·貧血·腹痛·子宮出血·腹塊·胎動不安·産後惡露不下·下腹緊痛·肝斑·頭痛·無力體質·便秘·四肢煩熱·腎結石症·腎結核·乳汁缺乏症·紫斑症을 治療한다.

② 血病을 通治하는 藥이다.

❹ 승양제습탕(升陽除濕湯)(➡方藥合編·下88, 東醫寶鑑 444·510, 醫學入門 156·1878)

活套: ① 脾胃의 虛弱으로 飮食 먹을 생각이 없고 腸鳴과 腹痛이 있으며 泄瀉(설사)가 無度하고 小便이 黃하며 四肢가 困弱한 것을 治療한다.

② 가령 胃寒으로 因한 腸鳴에는 加 益智仁·半夏를 하는데 腸鳴이 아니면 사용하지 않는다.

③ 氣虛로 泄瀉(설사)를 하면서 困弱으로 無力한 것을 治療한다.

④ 氣虛로 因한 泄瀉(설사)와 飮食을 먹을 생각이 없고 困弱으로 無力한 것을 治療한다.

⑤『東醫寶鑑』의 又方은 崩漏가 그치지 않는 것을 治療하는데, 脾胃虛로 因하여 心包로 乘한 것이다. 그렇기 때문에 血崩으로 내려오는 것이다.

雜病

風[1496]

1. 中風

(1) 中風의 概要

① 中風의 證狀

ⓐ 中風의 證狀은 卒倒를 하는데 眞中風과 類似中風을 나누어야 한다.[1497]

ⓑ 風은 百病의 長으로, 잘 行을 하면서 여러 번 變을 한다.

ⓒ 中風의 證狀은 일반적으로 四種으로 說明을 하고 있다.[1498]

㉠ 卒中으로 昏倒(혼도)하고(卒中昏倒)

㉡ 눈을 한쪽으로 치켜뜨며(竄視[1499])

㉢ 얼굴이 한쪽으로 삐뚤어지고(喎僻[1500])

㉣ 당기고 경련이 나며 몸이 뒤틀어진다.(搐搦[1501]反張)

② 中風의 發病原因

ⓐ 中風의 發病原因은 三種[1502]으로 說明하고 있다.

㉠ 或은 寒으로 的中이 된다.

㉡ 或은 熱로 的中이 된다.

ⓒ 或은 癘風(려풍)[1503]이 된다.

1496) 風은 (1.中風 2.風痺 3.歷節風 4.破傷風)의 四種으로 分類되어 說明하고 있다.

1497) 옛날에는 머리 MRI가 없었기 때문에 眞中風과 類似中風의 區分이 어려웠지만, 지금은 疑心이 되면 바로 머리 MRI를 통해서 確認을 할 수가 있다.

1498) 이러한 證狀이 나타나게 되면 中風을 疑心을 하여 바로 머리 MRI를 進行하여야 한다.

1499) 찬시(竄視) : 마치 노(怒)한 것처럼 눈을 똑바로 뜨고 눈동자를 움직이지 않는 것이다.

1500) 喎僻(와벽) : 입이 한쪽으로 비뚤어짐.

1501) 搐搦(휵닉) : 펴지고 오그라지기를 그치지 않는 것이 계종인데 속칭 휵닉(搐搦)이라 한다.(瘈者, 筋急而縮也, 瘲者, 筋緩而伸也. 或伸縮而不止者, 瘈瘲也. 俗謂之搐搦.)"라고 하였다.

1502) 寒熱의 溫度差異에 의하여 風이 發生을 하는 것이다.

③ 中風에 陰陽經絡의 區分

ⓐ 中風이 陰陽의 經絡에 侵犯을 하는 것으로 證狀을 區分하고 있다.[1504]

㉠ 陽經으로 들어가면 狂이 된다.

㉡ 陰經으로 들어가면 癲이 된다.

④ 中風의 侵入經路에 따른 區分[1505]

ⓐ 中風이 表皮에서부터 안으로 臟腑에까지 들어가는 것에 따라서 證狀이 달리 表現을 하고 있다.

㉠ 皮膚로 들어가면 痒이 된다.

㉡ 筋으로 들어가면 攣急(연급)이 된다.

㉢ 骨節로 들어가면 疼痛이 된다.

㉣ 分肉으로 들어가는 경우에는 榮氣와 衛氣로 나누어서 說明을 하고 있다.

㉮ 衛氣와 서로 얽히게 되면, 즉 不仁[1506]을 한다,

㉯ 營氣와 서로 얽히게 되면, 즉 半身不遂가 된다.[1507]

㉤ 經으로 들어가면 癱瘓(탄탄)이 된다.

㉥ 絡으로 들어가면 皮膚가 頑固(완고)하게 된다.

㉦ 腑로 들어가면 偏痲痹(편마비)가 發生을 한다.

㉧ 臟으로 들어가면 사람을 알아보지 못하고 혀가 强直이 되며 涎沫(연말)을 吐를 하게 된다.

⑤ 中風의 兼證[1508]

ⓐ 中風은 三·八木이 되므로 三을 구성하려면, 一의 寒과 二의 火가 들어가게 되고, 三에 五土를 더하면 濕이 되므로, 中風의 兼證은 寒과 熱과 濕을 兼하게 된다.

㉠ 熱을 끼면, 즉 痿緩(위안)을 한다.

㉡ 寒을 끼면, 즉 拘攣(구련)을 한다.

㉢ 濕을 끼면, 즉 腫滿(종만)을 한다.

1503) 癘風 : 大風瘡을 말함. 문둥병이다. 지금은 苛酷한 風으로 보면 된다.

1504) 中風이 發生을 한 다음에 나타나는 정서적인 문제를 이야기 한다.

1505) 洋方에서는 腦의 영역으로 分類를 하였으나, 韓醫學에서는 中風이 侵犯을 한 부위에 따른 區分을 하고 있다.

1506) 柔和하지 못한 것을 말한다.

1507) 血分으로 들어가면 五臟六腑와 바로 連繫가 되기 때문에 단순하게 不仁을 하지 않고 半身不隨가 되는 것이다. 그 과정 때문에 羌活愈風湯이 輕微한 中風에도 사용을 하고, 역시 調理를 하는 中風에도 作用을 하는 것이다.

1508) 中風이 되는 原因에 따른 分類方法이다. 결국, 中風은 그 안에 寒·熱·濕의 作用이 있다.

⑥ 中風의 分類

ⓐ 中風은 그 證狀에 따라서 세 가지로 分類를 할 수가 있다.

㉠ 腦中風1509)인 眞中風이 있다.

㉡ 四氣와 兼하는 中風이 있다.

㉢ 類似中風이 있다.

⑦ 中風의 陰陽

ⓐ 中風의 證狀은 한가지로 하지 않는다.

㉠ 陽病은 몸이 熱이 있다.

㉡ 陰病은 몸이 凉을 한다,

ⓑ 그렇기 때문에 烏頭類와 附子로 行經을 하는 것을 모두에게 사용을 하여서는 안 된다.

(2) 中風의 初期證狀1510)

① 口眼喎斜

ⓐ 口眼喎斜의 證狀

㉠ 風邪는 처음 들어오면 도리어 늘어지고, 正氣가 도리어 緊急을 하게 된다.1511)

㉡ 口眼이 牽引을 하고, 한쪽으로 삐뚤어진다.

㉢ 或은 左側으로 하고, 或은 右側으로 한다.

ⓑ 口眼喎斜의 救急法

㉠ 急히 人中을 누르고 정수리의 머리를 뽑으며 耳垂珠1512)를 灸를 하는데 좁쌀크기의 뜸으로 三·五壯을 한다.

ⓒ 口眼喎斜의 外用藥

㉠ 外用1513)으로는 南星·草烏를 各一兩·白芨 二錢·白殭蠶 七箇를 末로 해서 薑汁(강즙)으로 개어서 喎斜(와사)가 發生을 한 곳에 붙인다.

1509) 옛날에는 腦를 살펴볼 방법이 없기 때문에 中風의 이름에 대해서 많은 혼란이 있었다. 그러나, 지금은 C.T나 MRI가 있기 때문에 腦에 病變이 있는 것을 腦中風이라고 이름을 하였다.

1510) 예전에는 腦의 상황을 직접 확인할 방법이 없으니, 口眼喎斜와 語話를 하지 못하게 되면 中風이 始作이 되는 것으로 判斷을 하였다.

1511) 이것 때문에 늘어진 부위가 痲痺가 된 곳이고, 緊縮이 된 곳이 도리어 正氣가 있는 곳이다. 病所를 정확하게 判斷을 하여 刺鍼을 하여야 한다.

1512) 耳垂珠 : 耳廓의 아랫부분에 연골이 없이 늘어진 부위를 말함. 일반적으로 귓불이라고 함.

1513) 『東醫寶鑑』에서는 天仙膏로 記載되어 있다. 天仙膏(천선고) ① 『東醫寶鑑』 : 南星大者 一箇, 草烏大者 一箇, 白芨 二錢, 白殭蠶 七箇, 右爲末, 生鱔魚血調成膏, 付喎處, 覺正便洗去. 治卒中風, 口眼喎斜.

㉡ 반듯하게 돌아오면 씻어 버린다.

ⓓ 口眼喎斜의 內用藥

㉠ 內用[1514]으로는 正舌藥을 사용하는데 白附子·白殭蠶·全蝎을 各等分을 하여 末로 한 다음에 二錢을 술에 타서 服用을 한다.

② 語話難[1515]

ⓐ 風이 心脾로 的中이 된 경우에는 資壽解語湯을 사용을 한다.[1516]

ⓑ 風이 心經을 的中한 것이 있으니, 小續命湯에 去 桂·附를 하고, 加 石菖蒲 한다.[1517]

ⓒ 痰迷心竅(담미심규)를 한 것이 있다.

㉠ 導痰湯에 加 石菖蒲·人蔘·竹茹[1518]을 한다.

㉡ 或은 黃芩·黃連을 加 한다.

ⓓ 舌本이 强硬[1519]을 하여 言語가 바르지 못한 경우에

㉠ 蝎稍 二錢半, 茯苓 一兩, 薄荷 二兩을 末로 하여 二錢을 酒調를 하여 服用을 한다.[1520]

㉡ 或은 어금니를 摩擦(마찰)을 하면 더욱 좋다.

ⓔ 또한, 風熱이 壅塞(옹색)[1521]을 하는 경우가 있고, 血虛와 氣虛를 한 경우가 있으며, 腎이 虛를 하거나, 或은 老人이 갑작스럽게 말을 못하는 경우에

㉠ 十全大補湯에 去 桂를 하고, 加 石菖蒲·遠志를 한다.[1522]

(3) 中風의 四大證

1514) 正舌藥 : 『東醫寶鑑』과 『方藥合編』의 牽正散이다. 견정산(牽正散) ① 『東醫寶鑑』 : 白附子, 白殭蠶, 全蝎 並生用, 各等分, 右爲末, 每二錢, 熱酒調下. ② 『方藥合編』 ; 白附子, 白殭蠶, 全蝎 並生用, 各等分, 右爲末, 每二錢, 熱酒調下.

1515) 中風으로 因한 不語는 惺惺不語와 神昏不語로 나눈다. 즉, 精神이 온전한 상태에서 말을 못하는 것을 惺惺不語라고 한다. 神昏不語는 精神이 온전하지 못하여 말을 하지 못하는 것이다.

1516) 惺惺不語를 말한다.

1517) 神昏不語를 말한다. 心臟에 무리가 있기 때문에 附子·肉桂를 去한 것이다. 心臟의 痰을 빼내기 위하여 石菖蒲를 加한 것이다.

1518) 滌痰湯을 말한다.

1519) 타협(妥協)하거나 굽힘이 없이 힘차고 굳셈

1520) 類似한 處方으로는 『萬病回春』에 省風淸痰轉舌湯이 記載되어 있다. 省風淸痰轉舌湯 ① 『萬病回春』 : 陳皮 二錢, 半夏薑製 一錢, 枳實去穀麩炒 三分, 黃芩酒炒 三分, 防己 一錢, 防風 一錢, 全蝎洗去鹽 七分, 南星薑製 二分, 甘草 五分, 白茯苓 八分, 蟬退 八分, 天麻 四分, 右剉一劑, 生薑三片, 竹茹一團, 水煎服, 爲丸服亦可.

1521) 막히다. 통하지 않다.

1522) 初期가 아닌 경우에는 無難하게 이런 방식으로 사용을 한다.

○ 中風의 四大證은 ㉮ 風癔, ㉯ 偏枯, ㉰ 風痱, ㉱ 痹風[1523]이다.

① 風癔

ⓐ 痰이 막히면 咽喉의 中에 '噫噫(희희)[1524]'의 소리가 난다.

ⓑ 위와 같이 卒然昏到를 하고, 口眼喎斜가 있으며, 말을 못하면 風癔이라 이름을 한다.

ⓒ 몸이 늘어지면서 땀이 있으면 살고, 땀이 나지 않고 몸에 强直[1525]이 있는 경우라면 죽는다.

ⓓ 痰이라는 것은 水가 化를 하는 것으로 말미암아 火를 制御를 하는 것이니, 心竅(심규)를 閉塞을 하게 되면 말을 못 한다.[1526]

② 偏枯(편고)

ⓐ 半身이나, 或은 단지 하나의 팔 다리가 不遂(불수)를 한다.

ⓑ 이것을 偏枯(편고)라고 이름을 한다.

ⓒ 말이 變을 하지 않고, 認知가 어지럽지 않으면서, 病이 皮膚와 腠理(주리)의 사이에 있는 것으로 따뜻한 곳에 누워서 땀을 낸다.

③ 風痱[1527]

ⓐ 四肢가 癱瘓(탄탄)[1528]을 하기도 한다.

ⓑ 이것을 風痱라고 이름을 하는데, 認知[1529]가 어지럽고 말을 못하는 경우에는 難治이다.

ⓒ 그 證狀이 身體에 痛證이 없고, 緩한 곳은 즉 四肢가 不擧(불거)를 하고, 急한 곳은 一身을 모두 들게 된다.

ⓓ 或은 左癱·右瘓을 하고 或은 한 팔을 들지 못하는데, 때로 다시 한 팔로 轉移가 되는 경우도 있다.

ⓔ 祛風을 하고 化痰을 하며 調氣를 하고 養血을 하는 것을 爲主(위주)로 한다.

④ 痹風[1530]

ⓐ 痹風은 처음에 風癔의 證狀이 지나가던 지나가지 않던지 간에, 輕證은 發作한 것이 지난 뒤에 옛날과 같다.

1523) 『醫學入門』에서는 미세한 血管의 損傷으로 因한 中風으로 理解를 하고 있으나, 『東醫寶鑑』에서는 痹風을 風寒濕의 三痹로 理解를 하면서, 後代에 큰 昏亂을 惹起하였다.

1524) 1. 한숨을 쉬다 2. 탄식하다(歎息·嘆息--) 3. 느끼다 4. 아아! a. 트림하다 (애) b. 하품 (애) c. 탄식하다(歎息·嘆息--) (억) d. 아아! (억)

1525) 땀이 나오게 되면 風邪가 풀리는 것으로 理解를 하였다.

1526) 그렇기 때문에 '噫噫'이라는 소리를 내게 된다.

1527) '非'字가 들어가 있어 偏枯보다 더 甚한 證狀으로 理解를 한다.

1528) 반신 불수(半身不隨) 졸중(卒中)이나 중풍(中風)으로 몸의 일부에 마비가 생기는 병증

1529) ①인정(認定)하여 앎

1530) 미세한 血管의 損傷으로 因한 中風이다.

ⓑ 그러나, 다음에 세 가지 證狀이 或證으로 나타난다.

㉠ 口舌이 별다른 病의 모양이 없고, 手足이 떨리면서 끄는 경우가 있다.

㉡ 四肢는 별다른 病의 모양이 없는데, 입이 틀어지고 말이 蹇澁(건삽)[1531]을 하는 경우가 있다.

㉢ 스스로 깨어서 能히 말을 하고 能히 먹는데, 오직 身體을 만 쓰지 못하는 경우가 있다.

⑷ 中風의 깊이로 因한 分類

○ 中風의 깊이로 因한 分類로는 본래 앞에서는 八種[1532]으로 分類를 하였으나, 일반적으로 ㉮ 中臟, ㉯ 中腑, ㉰ 中經絡, ㉱ 中血脈으로 分類를 한다.

① 中腑證

ⓐ 中腑證의 證狀

㉠ 直中을 하여 中腑를 하면, 四肢에 定着(정착)[1533]을 하게 된다.

㉡ 手足이 拘攣(구련)을 하고, 或은 몸의 앞으로 하고 몸의 뒤로 하며 몸의 옆으로 的中을 하게 되는데 治療를 할 수 있다.

ⓑ 中腑證의 治療

㉠ 脈이 浮를 하면 表에 있는 것이다.

㉡ 얼굴에 五色이 있고 惡寒을 하면 마땅히 小續命湯으로 한다. 或은 排風湯으로 한다. 風이 땀을 따라서 흩어지게 되니 通因에 通用을 하라고 하는 것이 이것이다.

㉢ 가령, 脈이 浮를 하고 말을 하지 못하면, 防風·黃芪를 끓는 물에 한 단을 넣고 寢牀(침상)[1534]의 밑에 두어서 코 사이로 薰蒸(훈증)을 하는 것이 들어가게 하는 것을 오래하면 能히 말을 하고 藥을 服用을 할 수가 있다.[1535]

② 中臟證

ⓐ 中臟證의 證狀과 治法

㉠ 中臟을 하면 九竅가 閉塞이 되어 昏絶[1536]을 하니 危險하다.

1531) 굼뜨거나 껄끄러움

1532)① 皮膚로 들어가면 痒이 된다. ② 筋으로 들어가면 攣急이 된다. ③ 骨節로 들어가면 疼痛이 된다. ④ 分肉으로 들어가는 경우에는 榮氣와 衛氣로 나누어서 說明을 하고 있다. ⒜ 衛氣와 서로 얽히게 되면 즉 不仁을 한다. ⒝ 營氣와 서로 얽히게 되면 즉 半身不遂가 된다. ⑤ 經으로 들어가면 癱瘓이 된다. ⑥ 絡으로 들어가면 皮膚가 頑固하게 된다. ⑦ 腑로 들어가면 偏痲痹가 발생을 한다. ⑧ 臟으로 들어가면 사람을 알아보지 못하고 혀가 强直되고 涎沫을 吐하게 된다.

1533) 1. 정착. 2. 어떤 곳[것]에 달라붙어 떠나지[떨어지지] 않음. 3. 말·사상 등이 그 사회에 뿌리 박음.

1534) ①사람이 누워 잘 수 있게 만든 평상(平牀·平床) ②침대(寢臺)

1535) 옛날에는 口腔으로 藥을 넣었기 때문에 어쩔 수가 없이 熏蒸을 하는 方法을 이용한 것이다.

1536) 정신(精神)이 아찔하여 까무러침

㉡ 臟의 絡에 的中이 되면, 입이랑 눈이 모두 닫히는데 治療할 수가 있다.

㉢ 가령, 臟으로 들어 간 것이 깊은 경우에 다음과 같은 證狀이 있다.[1537)]

㉣ 心이 絶을 하면 입을 벌린다.

㉤ 肝이 絶을 하면 눈이 닫힌다.

㉥ 脾가 絶을 하면 손이 흩어진다.

㉦ 肺가 絶을 하면 痰이 마치 톱질하는 것 같이 코를 골면서 잔다.

㉧ 腎이 絶을 하면 遺尿를 한다.

㉨ 간혹 크게 吐를 하고 크게 泄瀉(설사)를 하거나, 下血·吐血을 하는 경우에는 대개 죽게 된다.

㉩ 마땅히 三化湯·搜風順氣丸·麻子仁丸으로 한다.

ⓑ 中臟證의 注意事項

㉠ 무릇 攻裏를 하는 경우에는 龍腦·麝香·牛黃을 忌를 하는데, 風을 끌고 骨로 들어간다.

㉡ 芫花나 甘遂는 氣血을 損傷(손상)한다.

㉢ 가령, 汗多를 하면서 小便이 적은 경우에는 滲利[1538)]를 하는 것을 忌하니, 榮이 竭을 하면 火를 制御(제어)할 것이 없어 煩熱[1539)]이 더욱 甚하게 된다.

㉣ 熱이 물러나고 땀이 그치는 것을 기다리면, 小便이 스스로 이롭게 된다.[1540)]

③ 中血脈

ⓐ 中血脈의 證狀

㉠ 血脈과 絡에 的中을 하게 되면, 즉 口眼喎斜가 된다.

ⓑ 中血脈[1541)]의 治法

㉠ 或은 腑에 가깝게 되면 밖으로 역시 六經의 形證이 있으니, 즉 小續命湯의 加減을 따라서 微弱하게 汗法을 사용한다.

㉡ 或은 臟에 가깝게 되면 안으로 역시 大·小便이 阻滯(조체)[1542)]와 膈滿[1543)]이 있으니, 즉

1537) 五臟의 絶證이 나타나면 回復이 거의 不可能하다.

1538) 인체의 습기를 소변으로 내보내는 효능임.

1539) 가슴이 답답하고 열이 나는 증.

1540) 小便이 나와야 血壓이 떨어진다. 그렇기 때문에 小便이 잘 나오지 않는 경우에는 폴리를 한 다음에 마니톨을 노말셀라인과 같이 하여 풀드롭을 하여 小便이 나오게 되면 자연스럽게 血壓이 鎭定이 된다. 무작정 기다리는 方法은 危險하다.

1541) 小續命湯과 三化湯이 두 번 나오게 되기 때문에 昏亂을 惹起한다. 본래, 小續命湯은 中腑證에 사용을 하는 藥이다. 三化湯은 中臟證에 사용하는 약이다. 다만, 中血脈은 血分으로 들어가기 때문에 藏府證과 類似하게 進行을 한다. 그렇기 때문에 中血脈證에도 中腑증의 證狀과 類似한 경우에는 小續命湯을 사용한 것이다. 역시 中臟證의 證狀과 類似한 경우에는 三化湯을 사용한 것이다. 뒤에 『萬病回春』에서는 中腑證에 疎風湯으로 하고, 中臟證에 滋潤湯으로 하는 法을 만든 것이다. 다만, 역시 『東醫寶鑑』에서는 『醫學入門』의 法과 萬病回春의 法을 같이 混載를 하여 後學들이 더욱 昏亂스럽게 된 것이다.

三化湯의 加減을 따라서 微弱하게 利法을 사용한다.

④ 中經絡

ⓐ 中經絡의 證狀

㉠ 經에 的中이 되는 경우에도 역시 알아야 할 것이 있다.

㉡ 안으로 阻滯(조체)와 膈滿이 없고, 밖으로 六經의 形證이 없으면, 中을 따라서 治療를 하여야 하고 汗·下法은 不可하다.1544)

ⓑ 中經絡의 治法

㉠ 대개, 風은 熱에 根本을 한 것이다.

㉡ 熱이 勝을 하면 즉 風이 動을 한다.

㉢ 마땅히 養血을 하여 燥를 勝을 하게 하여야 한다.

㉣ 大秦艽湯으로 經絡을 나누어서 加減을 한다.

㉤ 或은 天麻丸·羌活愈風湯으로 한다.

㉥ 가령, 약간 發汗을 하고자 한다면 愈風湯1545)에 加 麻黃을 하고, 약간 利法을 사용하자고 한다면 愈風湯에 加 大黃을 한다.

㉦ 中腑를 하면 비록 마땅히 汗法을 사용한다고 하더라도, 汗이 많으면 즉 亡陽1546)을 한다.

㉧ 中臟에 비록 마땅히 下法을 사용한다고 하더라도, 下가 많으면 즉 亡陰1547)을 한다.

㉨ 만약, 臟腑가 같이 보이는 경우에는, 或은 먼저 發汗을 하고 後에 利法을 쓰고, 或은 表裏를 같이 攻을 하는 경우가 있으니 防風通聖散1548)으로 한다.

(5) 中風에 『東醫寶鑑』의 治療1549)

① 中風

ⓐ 우선, 中風이 發生을 하면, 中腑와 中臟으로 나누어지기 前인 急性期에는 小續命湯1550)을

1542) 막혀서 체함.

1543) 胸膈이 그득한 것을 말한다.

1544) 이런 경우에 無難하게 羌活愈風湯을 사용한다.

1545) 羌活愈風湯을 말한다.

1546) 양기가 몹시 손상된 상태를 말한다.

1547) 음액(陰液)이 몹시 소모된 상태를 말한다. 열이 몹시 나거나 땀을 지나치게 흘리거나 토하거나 설사하거나 만성 소모성 질병을 앓을 때 생긴다.

1548) 中經絡에서 輕한 경우에는 羌活愈風湯으로 하고, 重한 경우에는 防風通聖散으로 한다. 다만, 防風通聖散의 경우에는 大便이 實한 경우에 사용을 하여야 하고, 장기간 服用을 하면 再活期에서 中風이 잘 풀리지 않는 결과를 招來한다.

1549) 初期의 中風과 緩慢期, 그리고 再活期로 나누어서 處方을 選擇을 하여야 한다. 마지막에는 中風의 救急을 記載를 하였다.

1550) 重한 경우에 사용을 한다. 輕한 경우라면 羌活愈風湯으로 한다. 다만, 臨床的으로는 뇌경색의 경우에 우측 편마비로 진행이 되었다면, 淸神導痰湯을 개인적으로 많이 選好를 하고 있다. 發熱이 同伴되는 경우에는 星香正氣散으로 한다.

사용한다.

ⓑ 그 뒤에 緩慢期로 들어가면, 中風의 樣相에 따라서 四肢의 痲痹(마비)가 發生을 하면 中腑證으로 分類를 하고, 二便이 閉를 하고 精神이 온전하지 못하면 中臟證으로 分類를 한다.

ⓒ 緩慢期를 지나면, 이제 再活期로 들어서기 때문에 中臟·中腑라고 표시를 하고, 羌活愈風湯[1551]으로 調理를 하게 된다.

ⓓ 또한, 中風의 初期 證狀이 甚하지 않고 弱하게 온 것은, 痹風證이나 中經絡으로 보아 이 때에도 羌活愈風湯을 사용한다.

㉮ 中風初期

❶ 소속명탕(小續命湯)(➡方藥合編·中1, 東醫寶鑑 1011, 醫學入門 3063)

活套 : ① 腦溢血·腦充血·小便失禁·浮腫을 治療한다.
② 一切의 風이 初中에 無汗하고 表가 實한 것을 治療한다.
③ 一方에는 防己·附子가 없고, 當歸·石膏가 있다.
④ 熱이 있는 경우에는 附子를 去하고, 白附子를 사용한다.
⑤ 六經이 섞여 있으면서 肢節이 痲木을 하는 경우에는 加 羌活·連翹를 한다.
⑥ 手足이 拘攣(구련)을 하는 경우에는 加 薏苡仁 一兩을 한다.
⑦ 中風의 初證에 外感과 挾滯를 많이 낀 경우에는 星香正氣散 一·二貼을 먼저 사용한 後에, 그 虛實을 살펴서 이것을 사용한다.

㉯ 中腑의 四肢偏痲痹[1552]

❶ 소풍탕(疎風湯)(➡方藥合編·中2, 東醫寶鑑 1011)

活套 : ① 中風의 中腑證으로 因한 手足痲痹와 偏痲痹를 治療하는데, 우선 마땅히 이것으로 解表를 한 다음에 後에 愈風湯으로 調理를 한다.
② 虛한 경우에는 加 人蔘을 한다.
③ 寒한 경우에는 加 附子를 한다.
④ 熱한 경우에는 加 黃芩을 한다.

㉰ 中臟의 二便閉

❶ 자윤탕(滋潤湯)(➡方藥合編·下1, 東醫寶鑑 1013)

活套 : ① 中風의 中臟으로 因하여 大·小便이 閉를 하는 것을 治療한다.
② 風이 中臟하여 二便이 閉澁한 것을 治療하는데 먼저 이것을 服用을 하고 後에 愈風湯으로 調理를 한다.
③ 實秘인 경우에는 郁李仁 一錢을 한다.
④ 或은 黑丑 五分으로 타서 服用을 하는데 虛人(허인)은 사용을 하여서는 안 된다.

1551) 역시 輕한 경우에는 羌活愈風湯으로 하지만, 重한 경우라면 再活期에 사용을 하는 處方을 이용한다.

1552) 『萬病回春』에서는 小續命湯의 法이 없다. 그렇기 때문에 지금부터 나오는 疎風湯·滋潤湯·羌活愈風湯의 法으로 한 것이다.

㉣ 中腑中臟의 再活期

❶ 강활유풍탕(羌活愈風湯)(➡方藥合編·中3, 東醫寶鑑 1012, 醫學入門 3065)

活套 : ① 初期 中風의 證狀이 나타날 때에 사용을 한다.
② 또한, 中腑證이나 中臟證을 거치고 난 뒤에 調理하는 藥으로 사용을 한다.
③ 그리고, 가벼운 中風의 證狀에도 역시 사용을 하며 中風의 後遺症에도 사용을 한다.
④ 中腑·中臟에 먼저 本藥을 사용하고 뒤에 이것을 사용하여 調理를 한다.
⑤ 또한, 內·外의 邪가 다 除去가 되면 마땅히 이것을 服用을 한다.
⑥ 여러 經絡으로 行導를 하고 肝腎의 虛를 治療하며 陰陽을 調養을 한다.
⑦ 오래하면, 즉 大風이 다 去를 하고 淸濁이 나누어지며 榮衛를 調和롭게 한다.
⑧ 水煎을 하여 朝夕으로 服用을 한다.

㉤ 救急[1553)]

❶ 성향정기산(星香正氣散)

活套 : ① 卒中風으로 人事不省을 하다가 약간 깨어나서 關節活動을 한 後에 이것을 사용해서 理氣를 한다.
② 保元에는 加 當歸·防風을 하였다.
③ 食厥에는 加 山楂·神麴·檳榔·枳實을 한다.
④ 暑厥(서궐)에는 加 香薷·白扁豆·黃連을 한다.
⑤ 風厥에는 淸心元을 調服한다.
⑥ 氣厥에는 蘇合香元을 調服한다.

❷ 우황청심환(牛黃淸心丸)(➡方藥合編·中7, 東醫寶鑑 282·1014 牛黃淸心元, 醫學入門 2576)

活套 : ① 自律神經失調症·不眠症·神經性心悸亢進症·驚風·精神不安症·狂亂을 治療한다.
② 卒中風으로 人事不省을 하고 痰涎이 壅塞(옹색)을 하여 精神이 昏憒(혼궤)를 하고 言語가 乾澁(건삽)을 하며 口眼喎斜가 있고 手足이 不遂(불수)를 하는 等證을 治療한다.

② 中風의 雜證[1554)](口眼喎斜와 語話難)

㉮ 喎斜(와사)

ⓐ 風이 血脈을 的中하면, 즉 口眼喎斜가 된다.
ⓑ 그 邪氣가 사람으로 들어가는 것으로부터, 邪氣는 도리어 늘어지고 正氣는 도리어 急을

1553) 血壓의 安定이 제일 중요하다. 바이탈이 심하게 흔들리는 경우라면 집중치료실에서 관리를 하여야 한다. 口腔으로 藥이 吸收가 가능한 경우라면 큰 문제가 없지만, 口腔으로 藥이 吸收가 어렵다면, 엘튜브를 이용하여 藥을 吸收하게 하여야 한다. 初期에는 湯藥과 牛黃淸心丸을 1일3회 投藥을 한다.

1554) 예전에는 머리를 확인할 방법이 없기 때문에 실제 中風이 온 것인지 아니면 단순하게 口眼喎斜와 語話難이 發生한 것인지에 대해서 구분을 하기가 어려웠다. 그렇기 때문에 『醫學入門』에서는 口眼喎斜와 語話難이 發生을 하면 中風이 始作되는 것으로 본 것이다. 그러나, 현재 臨床에서는 腦疾患을 同伴하지 않는 口眼喎斜나 言語障碍를 보게 된다. 그렇기 때문에 小續命湯으로 시작되는 卒中風과 비교를 해서 中風의 雜證으로 分類를 하고 口眼喎斜와 語話難을 이곳에 分類를 하였다.

하게 되어, 正氣가 邪氣를 당기게 되어 喎斜(와사)가 된다.

❶ 견정산(牽正散)(➡方藥合編·下2, 東醫寶鑑 1021)

活套 : ① 中風으로 喎斜(와사)가 온 것을 治療한다.

② 『醫學入門』에서는 正舌藥으로 되어 있다.

③ 『東醫寶鑑』이나 『方藥合編』에서 모두 白附子·白殭蠶·全蝎을 生用으로 하라고 하였지만, 현재의 臨床現實에서 生用을 하기에는 무리가 많다.

④ 牽正散을 만약에 散劑로 服用을 한다면 역겨운 맛으로 선뜻 服用을 하기에는 무리가 많은 處方이다. 그렇기 때문에 散劑보다는 丸劑를 권한다.

❷ 이기거풍산(理氣祛風散)(➡方藥合編·中8, 東醫寶鑑 1021)

活套 : ① 中風으로 因한 口眼喎斜를 治療한다.

❸ 서각승마탕(犀角升麻湯)(➡方藥合編·中9, 東醫寶鑑 584·1022, 醫學入門 3073)

活套 : ① 胃經의 風毒으로 氣血이 凝滯를 하고 麻痹(마비)로 不仁을 하면서 鼻額角痛이 있으며 脣口와 頰車, 그리고 髮際가 연결이 되면서 이가 붓고 아프며 입을 열 수가 없어서, 비록 말을 하고 먹기는 하지만, 역시 障碍(장애)가 있는 것을 治療한다.

② 左側에 額頰(액협)의 上에 마치 풀칠한 것처럼 緊急을 하고 손으로 만지면, 즉 아픈 것을 治療한다.

③ 中風을 治療한다.

④ 血虛로 因한 火炎에는 加 熟地黃 四·五錢, 當歸 一錢을 한다.

⑤ 熱實에는 加 石膏를 한다. 面腫 및 丹毒을 아울러서 可히 治療를 할 수가 있다.

⑥ 『東醫寶鑑』의 又方은 陽明의 胃經에 風熱毒을 治療하는 處方이다.

㉯ 暴瘖

ⓐ 中風으로 因하여 갑자기 말을 못하는 것을 말한다. 크게는 神昏不語와 惺惺不語로 나눈다.

㉠ 神昏不語1555)라는 것은 精神이 돌아오지 않아 말을 못하는 것이다. 神昏不語의 경우에는 결국 人事不省이 改善되기 전까지는 治療가 어렵다. 小續命湯의 加減法으로 한다.

㉡ 惺惺不語는 精神은 멀쩡하지만 말을 못하는 것이다. 아래의 處方들은 惺惺不語를 治療하는 것이다.

❶ 신력탕(腎瀝湯)(➡方藥合編·上1, 東醫寶鑑 1018)

活套 : ① 言語障碍를 治療한다.

② 腎臟의 風으로 語言이 蹇吃(건흘)을 한 것을 治療한다.

③ 千金에서는 여러 不足을 補를 하는 경우에는 甘草·五味子·防風·玄蔘·地骨皮·生薑을 去하고, 加 牡荊實·石菖蒲·桑螵蛸·乾地黃·附子·牧丹皮를 한다고 하였다.

④ 여러 風을 다스릴 때에는 芍藥·磁石을 去하고, 丹蔘 五兩, 獨活·牛膝 各 一兩半, 杏仁 十四枚, 麥門冬 二兩을 加한다.

⑤ 或은 分作을 하여 十貼으로 사용을 한다.

1555) 口腔으로 藥이 吸收가 가능한 경우라면 큰 문제가 없지만, 口腔으로 藥이 吸收가 어렵다면, 엘튜브를 이용하여 藥을 吸收하게 하여야 한다.

❷ 지황음자(地黃飮子)(➡方藥合編·上2, 東醫寶鑑 1018)

活套 : ① 虛한 사람 및 老人은 熟地黃을 倍로 하고, 加 人蔘을 한다.

② 虛火가 上升을 하는 경우에는 加 黃連을 少許를 하여 引經을 한다.

❸ 척담탕(滌痰湯)(➡方藥合編·下3, 東醫寶鑑 1025)

活套 : ① 中風으로 痰迷心竅(담미심규)를 하여 舌强을 하고 不語를 하는 것을 治療한다.

② 이 藥은 中風으로 不語하는 것을 治療한다.

③ 豁痰(활담)을 하고 淸熱을 하며 理氣를 하고 補虛를 한다.

④ 可히 簡略(간략)하면서도 마땅한 것이라고 이를 만하다.

❹ 십전대보탕(十全大補湯)(➡方藥合編·上33, 東醫寶鑑 1237, 醫學入門 161·3122)

活套 : ① 體力補强·營養補給·貧血衰弱·精力減退·視力減退·失血·産後·手術後·肺結核·카리에스·痔瘻·瘰癧·白血病·脫肛·精神衰弱·遺精·全身衰弱·結核性關節炎·淋巴腺炎·骨結核症·關節炎·佝僂病·倦怠感·氣血虛·多汗症·癆疾·不姙症·産後脚氣·腎結核·心臟瓣膜症·顔色異常·眼昏·月經異常·胃 및 十二指腸潰瘍·耳鳴·脊髓炎·骨髓炎·齒槽膿漏·脫疽·胞狀鬼胎·肛門周圍炎을 治療한다.

② 一切의 虛損에 대개 可히 證狀을 따라서 加減을 한다.

❺ 양격산(凉膈散)(➡方藥合編·下21, 東醫寶鑑 1167, 醫學入門 1549·1550·1551·3130)

活套 : ① 急性熱病·口內炎·안기나·頭瘡·皮膚病·吐血·鼻血·腦症·디프테리아를 治療한다. ② 積熱로 因한 煩燥(번조)와 口舌에 生瘡을 治療하고 腸胃의 燥澁(조삽)으로 因한 便尿의 秘結을 治療한다.

③ 中風의 再活期

ⓐ 中風의 再活期에는 그 證狀에 따라서 癱瘓·痰盛·熱證·虛證·調氣로 한다.

㉮ 癱瘓(탄탄)

❶ 가미대보탕(加味大補湯)(➡方藥合編·上3, 東醫寶鑑 1023)

活套 : ① 半身不遂와 運動神經痲痹를 治療한다.

② 虛가 甚한 경우에는 重量의 數를 倍加한다.

❷ 십전대보탕(十全大補湯)(➡方藥合編·上33, 東醫寶鑑 1237, 醫學入門 161·3122)

活套 : ① 體力補强·營養補給·貧血衰弱·精力減退·視力減退·失血·産後·手術後·肺結核·카리에스·痔瘻·瘰癧·白血病·脫肛·精神衰弱·遺精·全身衰弱·結核性關節炎·淋巴腺炎·骨結核症·關節炎·佝僂病·倦怠感·氣血虛·多汗症·癆疾·不姙症·産後脚氣·腎結核·心臟瓣膜症·顔色異常·眼昏·月經異常·胃 및 十二指腸潰瘍·耳鳴·脊髓炎·骨髓炎·齒槽膿漏·脫疽·胞狀鬼胎·肛門周圍炎을 治療한다.

② 一切의 虛損에 대개 可히 證狀을 따라서 加減을 한다.

❸ 사물탕(四物湯)(➡方藥合編·上68, 東醫寶鑑 308, 醫學入門 1550·3035·3166)

活套 : ① 生理不順·血脚氣·乾性皮膚病·貧血·腹痛·子宮出血·腹塊·胎動不安·産後惡露不下·下腹緊痛·肝斑·頭痛·無力體質·便秘·四肢煩熱·腎結石症·腎結核·乳汁缺乏症·紫斑症을 治療한다.

② 血病을 通治하는 藥이다.

❹ 육군자탕(六君子湯)(➡方藥合編·上69, 東醫寶鑑 369, 醫學入門 3034)

活套 : ① 氣虛로 因한 痰盛을 治療한다.
② 虛冷한 경우에는 加 薑·桂를 한다.
③ 땀이 많은 경우에는 加 桂枝·黃芪를 한다.
④ 血이 燥한 경우에는 加 熟地黃·當歸·白芍藥을 한다.
⑤ 咳嗽(해수)를 하는 경우에는 加 貝母·五味子를 한다.
⑥ 氣滯에는 加 香附子·木香을 한다.
⑦ 挾感(협감)에는 加 香附子·乾葛을 한다.
⑧ 挾食(협식)에는 加 神麯·砂仁·枳實을 한다.

❺ 독활기생탕(獨活寄生湯)(➡方藥合編·上88, 東醫寶鑑 839, 醫學入門 3099)

活套 : ① 腰痛·坐骨神經痛을 治療한다.
② 肝腎의 虛弱으로 因한 筋肉의 痙攣(경련)을 治療하고 骨痛을 治療하며 脚膝(각슬)의 偏枯(편고)를 治療하고 冷痹를 다스린다.
③ 虛冷한 경우에는 蔘·熟을 倍로 하고 附子를 加한다.

㉯ 痰盛

ⓐ 中風患者의 경우에, 氣血의 循環이 원활하지 못하기 때문에 항상 痰이 몸이 끼게 되어 다른 病을 誘發(유발)하게 된다.

ⓑ 이에 痰盛을 ㉮ 痰과 ㉯ 氣虛有痰, 그리고 ㉰ 痰火로 보아서 處方을 選擇하게 한 것이다.

❶ 도담탕(導痰湯)(➡方藥合編·下3, 東醫寶鑑 357·1025, 醫學入門 2574)

活套 : ① 痰盛을 治療하는 基本이 되는 處方이다.
② 中風을 治療하는데 痰이 盛하여 言語가 乾澁(건삽)을 하고 眩暈(현훈)이 있는 것을 治療하는 處方이다.
③ 加 黃芩·黃連을 하면 淸熱導痰湯이다.
④ 加 羌活·白朮을 하면 祛風導痰湯이다.
⑤ 加 遠志·石菖蒲·黃連·黃芩·朱砂를 하면 寧神導痰湯이다.
⑥ 加 人蔘·石菖蒲·竹茹를 하면 滌痰湯이다.
⑦ 氣虛에 加 白朮·全蝎·白附子를 하고, 人蔘을 倍로 넣으면 導痰君子湯이라고 한다.

❷ 도담군자탕(導痰君子湯)

活套 : ① 氣虛로 因한 痰盛을 治療한다.

❸ 양격산(凉膈散)(➡方藥合編·下21, 東醫寶鑑 1167, 醫學入門 1549·1550·1551·3130)

活套 : ① 急性熱病·口內炎·안기나·頭瘡·皮膚病·吐血·鼻血·腦症·디프테리아를 治療한다.
② 積熱로 因한 煩燥(번조)를 治療하고 口舌에 生瘡을 하며 腸胃의 燥澁(조삽)으로 便尿가 秘結을 하는 것을 治療한다.

㉰ 熱證

❶ 방풍통성산(防風通聖散)(➡方藥合編·下4, 東醫寶鑑 1027·1180, 醫學入門 151·1549·1723·3066)

活套 : ① 腦出血·高血壓症·動脈硬化症·便秘症·酒齇鼻·痔疾·皮膚病·蓄膿症·眼病·糖尿病·喘息·肥滿症·脚氣·丹毒·禿頭·脂肪肝·慢性腎炎을 治療한다.
② 여러 風熱을 治療한다.
③ 或은 瘡疹으로 黑陷(흑함)을 治療하고, 或은 風熱로 因한 瘡疥(창개)를 治療한다. 머리에 白屑(백설)이 있고 面鼻가 紫黑하며 肺風瘡과 大風癩疾을 治療한다.
④ 或은 熱結로 二便이 不通하는 것을 治療한다.
⑤ 아울러 酒毒을 풀어준다.
⑥ 滑石과 芒硝를 去하고, 아울러서 酒炒를 하면 酒製通聖散으로 이름을 한다.

㉣ 虛證

❶ 만금탕(萬金湯)(➡方藥合編·上4, 東醫寶鑑 1028)

活套 : ① 風을 治療하고 虛를 補한다.
② 또한, 手足의 風에 여러 번 效果를 보았다.
③ 만약, 手指가 無力한 경우에는 半劑를 먹지 않아도 낫는다.
④ 氣虛로 因한 痲痹(마비)에는 人蔘을 倍로 하고, 附子를 약간 加를 하여 行經을 한다.
⑤ 風痰으로 刺痛을 하는 경우에는 加 穿山甲土炒 五分, 全蝎 三·五枚를 한다.

❷ 팔보회춘탕(八寶廻春湯)(➡方藥合編·上5, 東醫寶鑑 1028)

活套 : ① 中風의 虛證에 사용한다.
② 一切의 風虛의 諸證(제증)을 治療한다.
③ 去風을 하고 和氣를 하며 活血을 하는데 크게 效驗이 있다.
④ 무릇 氣血이 和平을 하고 榮衛가 調順[1556]을 하면 즉 風證이 스스로 去한다.
⑤ 八味는 去風을 하고, 八味는 和氣를 하며, 八味는 活血을 한다.

㉤ 調氣

ⓐ 風證의 좋은 處方은 小續命湯을 上으로 하고, 排風湯을 그 다음으로 한다.
ⓑ 그러나, 두 가지의 藥은 風을 主하고, 氣를 主하지는 않는다.
ⓒ 모름지기 人蔘順氣散·烏藥順氣散으로 그 사이에 佐를 하여 도와야 한다.
ⓓ 氣가 한번 流行을 하면, 즉 風도 역시 疏散을 한다.

❶ 오약순기산(烏藥順氣散)(➡方藥合編·中10, 東醫寶鑑 1029·1033, 醫學入門 151·3061)

活套 : ① 腦溢血·手足疼痛·半身不隨·顔面神經痛·肩甲痛·脚氣脚弱을 治療한다.
② 一切의 風疾을 治療를 하는데, 먼저 이 藥을 服用을 하여 氣道를 疏通을 시키고 나서 風藥을 먹게 한다.
③ 또한, 癱瘓(탄탄)과 歷節風을 治療한다.
④ 氣虛로 因한 痰盛에는 去 麻黃을 하고, 合 六君子湯을 하거나, 或은 導痰湯을 合한다.

④ 中風通治

1556) 가탈이 없이 순조로움.

ⓐ 대체로 風을 治療할 때에는 氣血이 虛한 것과 痰이 있는 것을 主로 한다.
ⓑ 肥人은 濕이 많으니, 附子·烏頭를 약간 加를 하여 行經을 한다.

ⓒ 中風에 治療의 기본 原則은 中風은 반드시 湯藥을 많이 服用을 하여야 한다.
㉠ 氣虛한 경우에는 獨蔘湯에 加 竹瀝·薑汁으로 한다.
㉡ 血虛한 경우에는 四物湯으로 하는데, 熟地黃을 薑汁(강즙)浸炒를 하고, 加 竹瀝·薑汁을 한다.
㉢ 諸風의 通治는 다음과 같다.
㉣ 마땅히 通氣驅風湯·秘傳順氣散·烏藥順氣散·木香保命丹·御風丹·烏龍丹·一粒金丹·接骨丹·鐵彈丸·辟巽錠子으로 한다.

❶ 목향보명단(木香保命丹)(➡方藥合編·下5, 東醫寶鑑 1033)
活套 : ① 中風의 一切의 여러 證狀을 治療한다.

❷ 오약순기산(烏藥順氣散)(➡方藥合編·中10, 東醫寶鑑 1029·1033, 醫學入門 151·3061)
活套 : ① 腦溢血·手足疼痛·半身不隨·顔面神經痛·肩甲痛·脚氣脚弱을 治療한다.
② 一切의 風疾을 治療하는데, 먼저 이 藥을 服用을 하여 氣道를 疏通을 시키고 나서 風藥을 먹게 한다.
③ 또한, 癱瘓(탄탄)과 歷節風을 治療한다.
④ 氣虛痰盛에는 去 麻黃을 하고, 合 六君子湯을 하거나, 或은 導痰湯을 合한다.

❸ 육미지황원(六味地黃元)(➡方藥合編·上40, 東醫寶鑑 1242, 醫學入門 2800 六味地黃丸)
活套 : ① 諸腎疾患·膀胱疾患·佝僂病·바세도우氏病·白內障·便秘·四肢煩熱·肺結核을 治療한다.
② 腎水不足을 治療한다. 加 五味子 四兩을 하면 腎氣丸이라 이름을 한다. 이것은 이에 肺의 源을 滋養하여 腎水를 生하는 것이다.
③ 加 肉桂·附子炮 各一兩을 하면 八味元이라 이름을 한다. 命門의 陽虛를 治療한다.
④ 用法은 左를 末을 하여 蜜丸으로 梧子大로 하고 空心에 溫酒나, 或은 鹽湯으로 五·七十丸을 먹는다. 腎氣丸은 五味子를 俗에 一兩을 한 것이다.
⑤ 역시, 分作을 하여 二十貼으로 사용을 한다.

❹ 팔미환(八味丸)(➡方藥合編·上40, 東醫寶鑑 408, 醫學入門 2800)
活套 : ① 命門火의 不足으로 因한 陽虛를 治療한다.
② 또한, 老年에 水火가 모두 虧損(휴손)이 되고 腎氣가 虛乏을 하며 下元이 冷憊를 하고 腰痛이 있으며 脚軟을 하고 밤에 頻尿(빈뇨)가 많으며 얼굴이 검고 입이 마르며 耳가 焦枯하는 것을 治療한다.

(6) 中風의 脈

① 中風의 脈이 浮를 하는데, 滑脈은 痰氣를 兼한 것이다.
② 그중에 간혹 沈滑을 하면 風으로 治療를 해서는 안 된다.
③ 간혹 浮를 하고 간혹 沈을 하면서 微를 하고 虛를 하는 것은 危急(위급)함을 補를 하고 痰을 治療를 하여야 한다.

④ 風을 治療하는 法으로 疏散(소산)을 하는 것은 옳지 않다.
⑤ 浮遲를 하는 것은 吉한데 急疾[1557]한 것은 위태롭다.
⑥ 만약, 風癈로 因하여 癱瘓(탄탄)이 發生을 하였는데, 脾脈(비맥)에 緩脈이 나오면 不治이다.
⑦『醫學捷徑(의학첩경)』에 이르기를, 風疾에 脾脈(비맥)이 緩脈이 나오면 헛된 수고를 하게 된다고 하였다.
⑧ 五勞의 疾病에 心脈이 數을 하면 命을 保存하기가 어렵다.

2. 風痹[1558]

① 痹風은 처음에 風癔의 證狀이 지나가던 지나가지 않던지 간에, 輕證은 發作한 것이 지난 뒤에 옛날과 같다. 다만, 다음과 같은 或證이 있다.
ⓐ 或은 口舌이 별다른 病의 모양이 없고, 手足이 떨리면서 끄는 경우가 있다.
ⓑ 或은 四肢는 별다른 病의 모양이 없는데, 입이 틀어지고 말이 蹇澁(건삽)을 하는 경우가 있다.
ⓒ 或은 스스로 깨어서 能히 말을 하고 能히 먹는데, 오직 身體만 쓰지 못하는 경우가 있다.

② 그러나, 지금부터의 風痹[1559]는 風·寒·濕痹를 말하는 것으로 痹證과 歷節痛風으로 整理를 하면 된다.

(1) 五痹의 定義

① 五痹는 皮·脈·肌·筋·骨의 痹이다.

㉮ 痹證과 痿證의 比較
ⓐ 痹라는 것은 氣가 閉塞(폐색)이 되어서 流通을 하지 못하는 것이다.
㉠ 或은 아프고 가렵다.
㉡ 或은 痲痹(마비)가 있다.
㉢ 或은 手足이 緩弱을 하여 痿와 더불어 비슷하다.

ⓑ 그러나, 痿는 內因에 屬하여 血이 虛를 하고 火가 盛을 한 것이니, 肺가 말라서 이루어진

1557) 緊數의 脈을 말한다.
1558)『醫學入門』에서 風痹와 痹風을 混同하지 말 것을 강조하였다. 그러나,『東醫寶鑑』에서 이 부분을 混同을 하는 바람에 뒤로 갈수록 정리가 어렵게 되었다. 風痹는 결국 痹風을 말하는 것이다.
1559)『東醫寶鑑』以後의 風痹를 말한다.

것이다.

ⓒ 痹는 風·寒·濕에 屬하여 三氣가 侵入을 하여 이루어지는 것이다.

ⓓ 그러나, 外邪는 氣血이 虛한 것이 아니면 들어가지 못한다.

ⓔ 이것으로 因하여 痹가 오래되면 역시 能히 痿가 된다고 하는 것이다.

㉯ 痹證과 中風의 比較

ⓐ 또한, 痹는 中風의 中에 하나이다.

ⓑ 그러나, 순전히 中風이 되면, 즉 陽이 받은 것이다.

ⓒ 痹는 風·寒·濕의 三氣가 兼한 것이니, 즉 陰이 받은 것이다.

ⓓ 그렇기 때문에 病이 문득 重한 것이다.

ⓔ 宋의 明醫인 錢仲陽[1560]을 보면 스스로 周痹[1561]와 偏廢(편폐)[1562]를 앓았는데도 완전히 낫지 못한 것으로 可히 볼 수가 있다.

(2) 風濕과 寒濕

① 위로는 風濕이고, 아래는 寒濕이다.[1563]

② 經에 이르기를, 春은 筋痹(근비)가 되고, 夏는 脈痹가 되며, 長夏는 肌肉痹가 되고, 秋는 皮痹가 되며, 冬은 骨痹가 된다고 하였다.

③ 말하기를 皮·脈·肌·筋·骨이 각각 때로 風·寒·濕의 邪를 받는 것이다.

④ 대개 風濕은 위로 侵犯을 하는 것이 많아, 肩背가 痲木이 되고 手腕이 단단하게 아프다.

⑤ 寒濕은 아래로 侵犯을 하는 것이 많아, 脚腿가 痲木이 되고 무겁다.

⑥ 만약에 上·下가 모두 얻으면 몸이 마치 판자에 낀 것 같고 다리가 마치 돌로 누르는 것 같다.

⑦ 모름지기 風·寒·濕의 多少를 區分해서 治療를 해야 한다.

1560) 북송(北宋)의 이름 난 소아과 학자이다. 자(字)는 중양(仲陽)이다. 운주[鄆州: 지금의 산동성(山東省) 동평(東平)] 사람이다. 어린 나이에 어버이를 여의고 홀로 되었기에 고모가 거두어 키웠다. 어른이 된 뒤에 고모부 여씨(呂氏)를 따라 의학을 배웠는데 힘써 깊이 파고들고 임상 실천을 중시하여 뛰어난 소아과 의사가 되었다. 산동성(山東省) 일대에서 크게 이름을 떨쳤다. 나중에 1078~1085년[원풍(元豐) 연간]에 잇따라 장공주(長公主) 및 황자(皇子)의 병을 치료하자 한림의학(翰林醫學)을 내려주었으며, 또 일찍이 태의승(太醫丞)을 지냈다. 나중에 병을 핑계 삼아 벼슬에서 물러났다. **[네이버 지식백과]** 전을 [錢乙] (한의학대사전, 2001. 6. 15., 도서출판 정담)

1561) 비증(痹證)의 하나. 기가 허한 데다 풍한습(風寒濕)의 사기(邪氣)가 혈맥과 기육(肌肉)에 침입해서 생긴다. 온 몸이 아프고 무거우며 감각이 둔해지고 목과 등이 켕긴다. 어떤 책에서는 풍비(風痹 · 行痹)라고 한 데도 있다. 원기를 북돋우고 영기(營氣)를 고르게 하며 사기를 몰아내는 방법으로 견비탕(蠲痹湯)을 쓴다. **[네이버 지식백과]** 주비 [周痹] (한의학대사전, 2001. 6. 15., 도서출판 정담)

1562) 반신불수의 다른 이름. 풍비(風痱)와 같은 뜻으로 쓰인다.

1563) 風은 陽이기 때문에 上部로 行하고, 寒은 陰이기 때문에 下部로 行한다.

ⓐ 風이 많으면 痛證이 움직이면서 一定하지 않다.
㉠ 風이 많으면 烏藥順氣散·三痹湯·越婢湯·單豨薟丸으로 한다.

ⓑ 寒이 많으면 掣痛[1564]이 몸을 두루두루 하면서 拘急을 하고 手足이 冷痹가 있어 痛風과 다를 것이 없다.
㉠ 寒이 많으면 五積散에 加 天麻·附子를 한다.
㉡ 或은 蠲痹湯으로 한다.
㉢ 寒濕은 五積交加散[1565]으로 한다.

ⓒ 濕이 많으면 浮腫이 있고 重着[1566]을 하며 한 곳의 外에 移動을 하지 않는다.
㉠ 濕이 많으면 川芎茯苓湯·當歸拈痛湯[1567]·防己黃芪湯·羌活勝濕湯·續斷丸으로 한다.

⑧ 또한, 冷痹는 몸이 寒을 하여 熱이 없고 腰脚(요각)이 沈冷을 하는데, 즉 寒痹가 甚한 경우에
ⓐ 三痹湯에 合 三五七散으로 한다.
ⓑ 或은 舒經湯·附子理中湯으로 한다.

⑨ 또한, 熱痹는 或은 濕이 熱을 發生을 하고, 或은 風寒의 鬱로 熱이 發生을 하여, 몸 위로 쥐가 달리는 것 같고 脣口가 뒤집어지며 肌肉이 色이 變을 하는데 宣明升麻湯으로 한다.
⑩ 風·寒·濕·熱로 痹가 發生을 하면 二炒蒼栢散을 等分을 하고, 加 虎脛骨·防風을 半減을 하는데 물에 끓여서 服用을 한다.

(3) 五痹의 證狀

① 五痹의 證狀에서 대표적인 것으로는 筋急과 弛緩(이완)이다. 寒을 만나면 즉 急하게 되고, 熱을 만나면 즉 늘어진다.
ⓐ 皮痹는 頑痲(완마)[1568]가 있다.
㉠ 肺에 應을 하면 그 證狀은 氣喘으로 煩滿(번만)을 한다.

ⓑ 脈痹는 澁을 하는데 證이 心煩이 많다.
㉠ 脈에 있으면, 즉 血이 滯를 하니 六脈이 澁(삽)을 하면서 緊을 하고 얼굴에 色이 없고

1564) [명사] 경련이 일어 끌어당기는 듯이 아픈 증상.
1565) 이것 때문에 熱을 동반한 류마토이드에 五積交加散을 活用한다.
1566) 몸에 무겁게 붙어 있음.
1567) 특히 발바닥 쪽으로 作用을 한다.
1568) 피부에 감각이 없는 상태임.

心에 應한다.
㉡ 그 證狀은 心煩으로 上氣를 하고 목이 乾燥를 하며 트림을 잘한다.

ⓒ 肌肉痹는 不仁을 한다.
㉠ 肌肉에 있으면, 즉 四肢가 不仁을 하는데 脾에 應을 한다.
㉡ 그 證狀은 怠惰를 하고 嘔吐를 헌다.

ⓓ 筋痹(근비)는 筋에 있으면, 즉 구부려져서 펴지를 못하는데 肝에 應을 한다.
㉠ 그 證狀은 밤에 잘 때에 잘 놀라고 小便이 澁을 하며 小腹痛이 있다.

ⓔ 骨痹는 구부러진다.
㉠ 風·寒·濕의 三邪가 서로 侵襲(침습)[1569]을 하여 皮膚에 있으면, 즉 頑痲(완마)로 自覺을 할 수가 없다.
㉡ 骨에 있으면, 즉 무거워서 들 수가 없고 꽁무니로 기어 다니고 척추로 머리를 대신하니 腎에 應한다.
㉢ 그 證狀은 心腹이 脹滿(창만)을 한다.

② 처음 皮膚와 血脈으로 들어갔을 때에는 邪가 輕을 하여 쉽게 治療가 된다.
③ 筋骨에 連繫(연계)가 되어 留滯(류체)한 경우에는 오래되면 아프지도 않고 不仁을 하게 되는데 難治이다.
④ 오래도록 낫지 않는 경우에는 五痹가 다시금 三邪[1570]를 感觸[1571]을 한 것이다.
⑤ 五臟으로 들어가면 누워서 침상에서 일어날 수가 없고 泄瀉(설사)는 많이 하는데 먹는 것은 적으니, 역시 가령 中風으로 入臟을 하면 죽는다.

(4) 五痹治療에 入門의 法

① 祛邪를 한 後에는 氣·血·痰으로 나누어야 한다.
ⓐ 처음 일어날 때에
㉠ 强硬[1572]을 하면서 아픈 경우에는 마땅히 疏風(소풍)을 하고 豁痰(활담)을 한다.
㉡ 沈重[1573]을 한 경우에는 마땅히 流濕을 하고 行氣를 한다.

ⓑ 오래된 病에는 모름지기 氣血의 虛實을 나누고 痰瘀의 多少를 나누어서 治療를 하여야

1569) [명사] 1. 갑자기 침범하여 공격함. 2. 나쁜 풍습, 유행, 사상, 전염병 따위가 침범하여 들어옴.
1570) 風·寒·濕을 말한다.
1571) ①감응(感應)하여 접촉(接觸)함 ②외계(外界)의 자극(刺戟)에 닿는 느낌
1572) 타협(妥協)하거나 굽힘이 없이 힘차고 굳셈
1573) ①성질(性質)이 가라앉아서 진득함. 병세(病勢)가 위독(危篤)함

한다.

㉠ 氣虛로 痹가 있는 경우에는 關節이 充實을 하지 않고, 一身이 마치 물속에서 나온 것과 같으니 陽虛를 하고 陰盛을 하는 것이다.

㉮ 四君子湯에 加 肉桂·生附子를 한다.

㉯ 或은 川附丸으로 한다.

㉡ 血虛로 痹가 있는 경우에는 皮膚가 不仁[1574]을 하니 濟生防風湯으로 한다.

㉮ 或은 黃芪健中湯에 去 飴糖[1575]을 하고, 加 桂枝를 한다.

㉢ 瘀血을 낀 경우에는 四物湯에 加 桃仁·紅花·竹瀝·薑汁을 한다.

㉣ 痰을 낀 경우에는 手足이 痲痹(마비)가 오고 잠이 많고 眩暈(현훈)이 있으니 濟生茯苓湯으로 한다.

㉮ 或은 二陳湯에 加 竹瀝·薑汁을 한다.

㉤ 腎脂[1576]가 枯涸(고학)[1577]를 하여 걷지를 못하는 경우에 骨髓(골수)가 적고 筋이 弱을 하며 춥고 떨면서 攣急(연급)[1578]이 있는 경우에는 十全大補湯·地仙丹으로 한다.

㉥ 通用으로는 五痹湯·擦痹法으로 한다.

㉯ 五痹의 治療에 注意할 점

ⓐ 일찍 補를 하면 도리어 經絡이 鬱滯(울체)가 된다.

ⓑ 初起의 病에 갑작스럽게 蔘·芪·歸·地를 사용하면, 즉 氣血이 凝滯가 되니 邪가 經絡에 鬱滯(울체)가 되어 흩어지지 않는다.

ⓒ 虛한 경우에는 烏頭粥으로 한다.

ⓓ 行濕流氣散으로 主한다.

(5) 五痹에 『東醫寶鑑』의 治法

① 『內經』에 이르기를, 땀이 나온 다음에 風이 불어 血이 膚에 凝滯[1579]를 하게 되면, 즉 痹가 된다.

1574) ①어질고 착하지 아니함 ②몸의 어느 부분(部分)이 마비(痲痺)되어 놀리기가 거북함

1575) 요즘의 식생활로는 굳이 小建中湯에서 飴糖을 할 필요는 없다.

1576) 골수 물질을 가리키는 말이다. 지난날 골수 물질은 신(腎)에서 만들어진다고 본 데서 붙인 이름이다.

1577) 1.(물이) 마르다. 2.다 써 버리다. 고갈되다.

1578) 근육이 오그라들고 땅기면서 뻣뻣해지는 증상. 구급(拘急)과 같은 뜻으로 쓰인다. ※ 강직성 경련 때 볼 수 있다.

1579) 내려가지 않고 걸리거나 막히는 증상임.

② 風이 病이 되는 것은 마땅히 半身不遂가 되는데, 或은 단지 臂만 不遂(불수)를 하게 되는 것은 이것은 痹이다.
③ 虛邪가 사람을 的中을 하는 경우에, 留를 하여 去를 하지 않으면 痹가 되는 것이고, 衛氣가 行을 하지 않는 것은 不仁이 된다.
④ 不仁이라는 것은 어떻게 明確하게 하는가?
⑤ 仁이라는 것은 柔를 한다는 것이다.
⑥ 不仁은 柔和[1580]를 하지 않은 것을 이름이다.
⑦ 痛痒(통양)을 알지 못하고, 寒熱을 알지 못하며, 灸刺(구자)를 하여도 알지 못하니, 이것은 不仁이라고 이른다.

❶ 행습유기산(行濕流氣散)(➡方藥合編·下18, 東醫寶鑑 1036, 醫學入門 2630)
活套 : ① 風·寒·濕痹로 痲木으로 不仁을 하고 手足이 煩軟(번연)한 것을 治療한다.
② 역시, 可히 十貼으로 하여 服用을 하여도 된다.

❷ 향소산(香蘇散)(➡方藥合編·中17, 東醫寶鑑 1078·1440, 醫學入門 1742·3044)
活套 : ① 感冒·頭痛·發熱·惡寒·神經症·蕁痲疹·神經衰弱·魚肉中毒·自家中毒·알레르기性鼻炎·鬱病·耳聾難聽을 治療한다.
② 四時의 傷寒으로 頭身痛이 있고 寒熱이 있는 것을 治療한다.
③ 傷風과 傷濕, 그리고 時氣로 因한 溫疫을 治療한다.
④ 手足의 痲痹(마비)가 濕으로 因한 경우에는 加 麻黃·桂枝·羌活·白芷·木瓜를 한다.
⑤ 加 川芎·白芷를 하면, 芎芷香蘇散이라 이름을 한다.

❸ 만금탕(萬金湯)(➡方藥合編·上4, 東醫寶鑑 1028)
活套 : ① 小兒痲痹·半身不遂·手足無力症을 治療한다.
② 風을 治療하고 虛를 補한다.
③ 또한, 手足의 風에 여러 번 效果를 보았다.
④ 만약, 手指가 無力한 경우에는 半劑를 먹지 않아도 낫는다.
⑤ 氣虛로 因한 痲痹(마비)에는 人蔘을 倍로 하고, 附子를 약간 加하여 行經을 한다.
⑥ 風痰으로 刺痛을 하는 경우에는 加 穿山甲土炒 五分, 全蝎 三·五枚를 한다.

(6) 五痹의 脈

① 風·寒·濕의 三氣가 合을 하면 痹證이 되는데, 浮濇(부색)을 하면서 緊을 하게 되면 三脈이 이에 갖추게 되는 것이다.
② 脈이 浮를 하면서 緩을 하면 濕에 屬하여 痲痹(마비)가 되고, 脈이 緊을 하면서 浮를 하면 寒에 屬하여 痛痹가 되며, 脈이 濇을 하면서 芤를 하면 死血에 屬하여 痲木이 되어 痛痒(통양)을 알지 못한다.
③ 脈이 浮를 하면서 濡(유)를 하면 氣虛가 된다.

1580) 성질(性質)이 부드럽고 온화(溫和)함

④ 關部의 앞에 얻으면 上體가 痲가 되고, 關部의 뒤에 얻으면 下體가 痲가 된다.

3. 歷節風1581)

(1) 歷節痛風의 定義

① 痛風과 歷節風은 怯한 사람과 勇한 사람을 區別을 하여야 한다.

ⓐ 形體가 怯瘦한 경우에는, 內因의 血虛에 火가 있는 것이 많다.

ⓑ 形體가 肥勇한 경우에는, 外因의 風濕으로 痰이 發生을 하는 경우가 많다.

② 그것이 온 몸을 따라서 하기 때문에 歷節風이라고 말을 한다.

③ 甚하면 마치 호랑이가 무는 것 같아서 白虎風이라고 말을 한다.

④ 痛證이 반드시 夜間에 甚한 경우에는 血이 陰에서 行을 하기 때문이다.

(2) 痛證과 浮腫

① 痛證이 많은데 兼하여 붓거나 或은 붓지 않는다.

② 痛證은 痰火가 많다.

ⓐ 痰火는 비록 內因의 六欲·七情이다.

㉠ 或은 病을 한 後에 津液(진액)이 亡을 하여 血熱이 이미 스스로 沸騰(비등)1582)을 하면, 역시 반드시 약간의 外邪가 感觸이 된 以後에 發動을 하는 것이다.

㉡ 骨節痛證이 極甚하다.

ⓑ 오래되면 즉 手足이 踡攣(권련)1583)을 하게 된다.

③ 붓는 것은 風濕이 많다.

1581) 통풍은 혈액 내에 요산(음식을 통해 섭취되는 퓨린(purine)이라는 물질을 인체가 대사하고 남은 산물)의 농도가 높아지면서 요산염(요산이 혈액, 체액, 관절액 내에서는 요산염의 형태 존재함) 결정이 관절의 연골, 힘줄, 주위 조직에 침착되는 질병이다. 이러한 현상은 관절의 염증을 유발하여 극심한 통증을 동반하는 재발성 발작을 일으키며, 요산염 결정에 의한 통풍결절(tophi)이 침착되면서 관절의 변형과 불구가 발생하게 된다. 관절의 이상 외에도 다양한 신장질환을 일으키고 요산에 의해 콩팥에 돌이 생기는 콩팥돌증(nephrolithiasis, 신석증)이 나타나기도 한다. **[네이버 지식백과]** 통풍 [gout] (서울대학교병원 의학정보, 서울대학교병원)

1582) ①액체(液體)가 끓어오름 ②물 끓듯 떠들썩하여짐

1583) 권련. 구부릴 권/ 경련할 련

ⓐ 風濕은 비록 冷한 것을 건너고, 濕한 곳에 앉으며, 風을 맞고, 서늘한 곳에 取를 한 然後에 반드시 血이 熱을 하게 되면, 以後에 汚濁한 것에 凝滯가 되어 痛證이 發生을 하는 것이다.
ⓑ 甚하면 즉 身體에 塊瘰(괴라)[1584]가 있다.

④ 痰火와 風濕이 온선한 경우에는 占龍虎丹으로 主한다.

(3) 痛證의 部位別 區分[1585]

① 詳細히 하면 上·下와 周身으로 나눈다.
② 傷寒에서 周身의 마디가 아픈 것은, 이에 風寒이 肌骨(기골)로 侵入을 한 것이다.[1586]
③ 雜病에서 周身의 痛證인 경우에는, 이에 風痰이 壅滯(옹체)가 된 것이다.

㉮ 風痰과 濕痰의 原因別 分類
ⓐ 風痰의 壅滯(옹체)인 경우에는 二陳湯에 加 南星·羌活·蒼朮·白芷·黃芩·竹瀝·薑汁으로 한다.
㉠ 或은 瘀血을 낀 경우에는 더욱 다시 桃仁·紅花를 加한다.

ⓑ 濕痰의 瘀血로 온 몸과 양쪽 옆구리가 돌아다니면서 아픈 경우에는 控涎丹에 加 桃仁을 찧어서 丸을 만든다.
㉠ 或은 小胃丹으로 下를 한다.

㉯ 部位別 分類
ⓐ 가령, 半身이 不遂를 하고, 또한 左右·手足이 跪攣(권련)을 하는 경우에는 烏頭湯으로 약간 發汗을 한다.
㉠ 虛한 경우에는 地仙丹으로 한다.

ⓑ 上體痛인 경우에는 마땅히 祛風熱을 하고 豁痰(활담)을 하는데 二陳湯으로 主한다.
㉠ 痰熱이 太陽을 客을 하여 頸項이 强[1587]을 하고 움직이면 약간 痛證이 있는 경우에는 加 酒芩·羌活·紅花를 한다.
㉡ 濕痰이 鑽[1588]注를 하여 肢節痛이 있는 경우에는 加 二朮·威靈仙·乾薑·黃柏·羌活·白芍藥으

1584) 結節을 말한다.
1585) 각 筋骨格係의 痛證과 같이 비교하면서 공부를 하면 더욱 좋다. 韓醫學에서는 筋骨格係의 痛證에 대해서 細分化하지 못하고 痰飮證이나, 歷節痛風에 같이 分類를 하였다.
1586) 역시 傷寒의 病機와 雜病의 病機가 다르기 때문에 한가지로 固執을 하여 治療할 것은 아니다.
1587) 1.강하다. 건장하다. 힘이 세다. 2.(의지가) 굳건하다. 굳세다. 3.우월하다. 좋다.
1588) 1.(구멍을) 뚫다. 2.깊이 연구하다. 파고들다. 3.침투하다. 들어가다.

로 한다.

㉢ 結陽을 하여 四肢가 붓는 경우에는 倍加 黃芩을 한다.

㉣ 濕痰이 橫行을 하여 手臂痛이 있는 경우에는 加 南星·蒼朮·酒芩·香附子·威靈仙으로 한다.

㉤ 어깨가 무거워서 팔을 들어올리기가 어려운 경우에는 加 二朮·羌活·桂枝·威靈仙·黃芩으로 한다.

㉥ 팔에 힘이 안 들어가서 들어올리기가 어려운 경우에는 加 南星·枳實·木香·薑黃으로 한다.

ⓒ 가령, 팔이 아파서 들어 올릴 수가 없거나, 或은 손가락까지 連結이 되고 손바닥이 붓고 아픈 경우에는 舒經湯으로 한다.

ⓓ 어깨가 홀연히 아픈 경우에는 小柴胡湯에 去 半夏를 하고, 加 防風·當歸·生地黃·大黃·黃連·滑石을 한다.

ⓔ 肩背痛이 食積으로 因한 경우에는 單龜板으로 丸을 만들어 薑湯으로 服用을 한다.

ⓕ 어깨·다리가 아픈 경우에는 龜板(귀판) 一兩, 側柏葉·香附子 各五錢, 白芥子·凌霄花 各 一錢半을 사용을 하여 末로 한 다음에 술과 풀로 丸을 만들어서 四物湯에 加 甘草·陳皮를 끓인 물로 服用을 한다.

ⓖ 背心에 항상 一片의 冷冷한 것이 있는 경우에는 導痰湯에 合 蘇子降氣湯으로 한다.

ⓗ 下體痛이 있는 경우에는 流濕을 하고 行氣를 하는 것이 마땅하니 四物湯으로 主한다.

㉠ 陰虛로 臀尖이 아픈 경우에는 膀胱(방광)에 火가 있는 것이니, 知母·黃柏 및 桂枝를 약간 加한다.

㉡ 痰이 있는 경우에는 二陳湯을 合을 하고, 澤瀉·前胡·木香으로 引經을 한다.

㉢ 痛證이 甚한 경우에는 加 乳香·沒藥을 한다.

㉣ 熱인 경우에는 合 大承氣湯으로 下를 한다.

㉤ 양쪽 다리가 아픈 경우에는 加 牛膝·陳皮를 해서 加味三妙丸을 먹는다.

㉥ 兩腿痛이 甚한 경우에는 平素에 虛를 하는데 성격이 急을 하거나, 或은 痢疾(이질)을 한 後에 血이 經絡으로 흘러서 아픈 경우에는 加 桃仁·牛膝·陳皮·甘草·生薑을 끓여서 潛行散을 타서 먹는다.

㉦ 가령, 양쪽 다리사이에 홀연히 一·二點이 아픈 것이 骨까지 들어가서 참을 수가 없는 경우에는 芫花根을 末로 하여 醋에 버무려서 아픈 곳에 붙이는데 천으로 꽉 묶는다. 産後에 이러한 疾患이 있는 경우에도 역시 마땅하다.

ⓘ 양쪽 발이 아픈 경우에는 當歸拈痛湯으로 한다.

ⓙ 무릇, 痛風을 治療하는 藥에는 佐使를 하는 藥이 있다.

㉠ 上部는 加 羌活·威靈仙을 한다.

㉡ 下部는 加 牛膝·防己·木通·黃柏을 한다.

㉢ 手臂에 있는 경우에는 加 桂枝를 한다.

㉣ 이렇게 아픈 곳에 이르게 한다.

㉣ 가령, 온 몸이 다 아픈 경우에는 어디에서 始作하는지를 물어서 加를 하여야 한다.

(4) 歷節痛風의 原因的 分類

㉮ 外感類

ⓐ 風

㉠ 風毒으로 骨髓(골수)가 아픈 경우에도 共히 一種으로 한다.

㉡ 痛風으로 百節이 시고 쑤시며 일정한 곳이 없는 경우에는, 오래 되면 變을 하여 風毒이 된다.

㉢ 痛이 骨髓(골수)에 들어가면 그 곳을 移動을 하지 않는다. 虎骨散·麝香丸으로 한다.

㉣ 가령, 붉게 붓고 灼熱이 있는 경우에는 敗毒散으로 한다.

㉤ 肢節이 붓고 아픈 것은 濕熱을 낀 것이니, 麻黃赤芍湯으로 主한다.

ⓑ 濕

㉠ 濕은 痛證이 마치 빠지는 것 같고, 風이면 黃汗[1589]이 나온다.

㉡ 外因의 濕證으로 腫滿(종만)을 하면서 몸이 아픈 것이 마치 빠지는 것 같은 경우에는 除濕湯으로 한다.

㉢ 寒濕인 경우에는 附子六物湯·捉虎丸으로 한다.

㉣ 濕熱인 경우에는 五苓散에 加 蒼朮·防風·羌活·白芷·黃柏·竹瀝·薑汁을 한다.

㉤ 流注를 하는 경우에는 四妙散으로 한다.

㉥ 肢節痛이 있고 脈이 滑한 경우에는 加 南星·木香·檳榔·蒼朮·黃柏·防己를 한다.

㉦ 濕氣로 등(背)이 傴僂(구루)[1590]를 하면서 발이 攣縮(련축)[1591]을 하고 足廢[1592]가 되는 경우에는 甘遂 一錢을 末로 해서 돼지의 콩팥 안에 넣어서 煨(외)[1593]를 하여 먹으면, 위로 吐를 하고 아래로 泄瀉(설사)를 한다.

㉧ 風證으로 黃汗이 나오면서 얼굴이 약간 붉고 掣痛이 있으면서 熱을 하는 경우에는 防風通聖散으로 한다.

㉮ 或은 小續命湯에 去 麻黃을 하고, 加 羌活·黃芩을 한다.

㉯ 虛한 경우에는 烏藥順氣散·獨活寄生湯으로 한다.

1589) 한증(汗證)의 하나. 누런 땀이 나서 옷이 물드는 것을 말한다.

1590) ①곱사등이 ②늙거나 병들거나 하여 등(等)이 앞으로 꼬부라짐

1591) 1. 연축. 2. 땅기고 켕김. 3. [생물]자극을 받은 근육이 흥분하여 수축하는 과정

1592) 발을 못 씀.

1593) 1. 묻은 불, 불씨 2. 재 3. (재에 묻어서)굽다 4. 익히다 5. 불타다

ⓙ 上體인 경우에는 金棗丹으로 한다.
ⓚ 下體인 경우에는 換腿丸으로 한다.
ⓛ 風이 肩背로 들어가서 太陽氣가 鬱滯(울체)가 되어 목을 돌릴 수가 없는 경우와 或은 肺氣의 鬱熱로 小便이 數을 하면서 하품이 나오고 기지개를 펴는 경우에는 마땅히 通氣防風湯·羌活勝濕湯으로 한다.
ⓜ 風濕이 서로 얽혀서 아픈 경우에는 恬瓜子丸·神仙飛步丹·龍虎丹·活絡丹·乳香黑虎丹·活血應痛丸으로 한다.

ⓝ 風濕毒으로 瘡이 있는 경우에는 單蒼耳에 加 羌活·防風을 十分의 二로 末을 하여 蜜丸으로 梧子大로 하여 매일 百丸을 술로 마신다.
㉮ 或은 單豨薟丸을 一斤에 加 四物湯料를 各 五錢, 防風·羌活 各 三錢, 草烏 一錢半을 末로 하여 蜜丸을 한 다음에, 空心에 茶나 술로 任意대로 服用을 한다.
ⓞ 風·寒·濕·熱로 痹證이 된 경우는 臂·髀·腰·脚의 骨에 熱이 있고 붓고 아픈데 行步가 어려운 경우에는 二炒蒼栢散을 等分을 하여 加 虎脛骨을 減半으로 末을 한 다음에 물에 타서 服用을 한다.

ⓒ 暑熱인 경우에는 煩疼(번동)[1594]이 있고 寒은 骨髓(골수)가 掣痛[1595]이 있다.
㉠ 暑濕이 서로 얽혀서 얼굴이 붉고 小便이 赤을 하는 경우에는 五苓散에 合 敗毒散을 하고 加 當歸·赤芍藥을 한다.
㉮ 或은 復元通聖散으로 한다.

㉡ 結陽으로 四肢가 붓고 熱毒이 流注를 하며 大便이 막힌 경우에는 犀角湯으로 한다.

ⓓ 寒證은 肢節이 掣痛을 하고 小筋이 急을 하며 痹가 있다.
㉠ 五積散에 合 順元散을 하고, 加 麝香 一厘를 한다.
㉡ 鶴膝痛인 경우에는 五積散에 加 松節·杉[1596]節을 한다.
㉢ 骨髓痛이 있는 경우에는 虎骨散으로 한다.

㉯ 內傷類
○ 內傷의 類에는 實證으로는 ㉮ 內因七情, ㉯ 飮食積, ㉰ 留飮이 있고, 虛證으로는 ㉮ 氣血虛가 있다.

1594) 인체의 한 부위가 타는 듯 하면서 동통(疼痛)이 있는 병증임.
1595) [명사] 경련이 일어 끌어당기는 듯이 아픈 증상.
1596) 1. 삼나무(杉--: 낙우송과의 상록 교목) 2. 삼(배의 바닥에 댄 널)

ⓐ 內因七情

㉠ 內因의 七情은 肢節과 胸脇이 刺痛을 하는데 처음에는 반드시 眩暈·自汗이 있다.[1597]

㉡ 二陳湯에 加 香附子·枳殼·木香을 한다.

㉢ 가령, 腰背로 氣가 動을 할 때에 痛證이 일어나는 경우에는 枳甘散·流氣飮子에 모두 蔥白(총백)을 加하고 끓여서 服用을 한 後에, 잠시 동안 누워 있어야 한다.

㉣ 가령, 思慮(사려)로 傷心을 한 것으로 痛證이 등(背)에서부터 일어나서 胸·脇으로 이르는 경우에는 人蔘 四分, 木香 二分으로 煎湯을 하여 當歸龍薈丸을 먹는다.

ⓑ 飮食積

㉠ 飮食積으로 因한 痛風은 처음에는 반드시 胸滿을 하고 嘔吐를 한다.[1598]

㉡ 二陳湯에 加 烏藥·枳殼을 한다. 或은 單蒼耳丸으로 한다.

㉢ 먹는 것을 厚하게 하여 脾胃(비위)에 痰積(담적)이 있어, 髀樞(비추)[1599]의 左右에 一點의 痛證이 생기고 연달아서 무릎이 붓고 커지면서 惡寒이 있는데 밤에 極烈하게 되는 경우에는 潛行散으로 爲主(위주)를 하고, 加 甘草梢·蒼朮·犀角·川芎·陳皮·牛膝·木通·白芍藥에 薑汁(강즙)을 넣어서 끓여서 服用을 한다.

㉣ 病이 약간 덜하게 되면 去 犀角을 하고, 加 牛膝·龜板·當歸尾를 한다.

㉤ 冬月에는 加 桂를 하고, 夏月에는 加 黃芩을 한다.

㉥ 온몸이 流注를 하면서 가렵고 아픈 것이 마치 벌레가 무는 것 같은 경우에는, 가려울 때에 음식을 먹게 되면 벌레도 역시 그 사이에 물리도록 먹기에 거의 頻繁(빈번)하게 깨물지는 않는 것이다.

㉦ 마땅히 麝香丸으로 한다.

ⓒ 留飮

㉠ 留飮으로 四肢의 歷節痛이 있고, 氣는 短을 하며[1600], 脈이 沈을 하여, 오래되면 즉 사람으로 하여금 骨節이 어긋나게 되어 癲癎이 될까 두려운 경우가 있다.

㉡ 마땅히 導痰湯에 加減을 한다.

㉢ 痰飮인 경우에는 古半硫丸으로 한다.

㉣ 氣가 短을 하고 倦怠가 있는 경우에는 六君子湯에 加 南星을 한다.

㉤ 酒濕으로 아픈 경우에는 黃柏·威靈仙을 各 五分으로 하고 蒼朮을 二錢으로 하며 陳皮·白芍藥을 各 一錢으로 하고 甘草를 三分으로 하며 羌活을 二分으로 하여 물에 끓여서 먹는다.

1597) 대개, 氣虛가 發生을 하면 眩暈·自汗出이 있고, 七情의 氣鬱은 心煩·胸悶이 있다. 다만, 七情의 氣鬱은 일반적으로 氣虛를 誘發을 한다.

1598) 역시, 七情의 氣鬱도 胸滿과 嘔吐를 한다. 食積인 경우에는 噯氣呑酸을 同伴을 하니 이것으로 鑑別을 하는 것이 더욱 좋다.

1599) ① 대퇴골의 대전자(大轉子) 부위. ② 골반의 비구 부위. ③ 족소양담경(足少陽膽經)에 속하는 환도혈(環跳穴)의 다른 이름.

1600) 呼吸이 짧아지는 것을 말한다.

ⓓ 氣血虛

㉠ 氣血이 虛勞를 하면 關節과 腠理(주리)를 營養을 하지 못한다.

㉡ 血虛인 경우에는 四物湯에 加 龜板·秦艽를 한다.

㉢ 火가 있는 경우에는 潛行散을 타서 먹는다.

㉣ 瘀血이 있는 경우에는 加 大黃·桃仁·紅花를 하여 약간 下法을 사용한다.

㉤ 性이 急을 하고 發熱이 있는 경우에는 加 黃芩·黃柏을 한다.

㉥ 肢節이 腫痛을 하고 脈이 澁(삽)을 하는 경우에는 加 桃仁을 한다.[1601)]

㉦ 해가 지나도록 낫지 않는 경우에는 倍加 木通을 한다.

㉧ 땀이 나거나, 或은 紅丹[1602)]이 發生을 하면 즉 낫는다.

㉨ 만약, 낫지 않는 경우에는 痛風丸·二炒蒼栢散·三妙丸이다.

㉩ 氣虛로 歷節痛이 마치 쇠붙이로 때리는 것 같은 경우에는 四君子湯에 加 桂·附·白芍藥을 한다.

㉪ 氣血이 모두 虛를 하는데 痰火를 낀 경우에는 八物湯에 加 羌活·防風·黃柏·龜板으로 한다.

㉫ 勞傷이 있는 경우에는 趁痛散·血風丸·劫勞散으로 한다.

㉬ 陰虛한 경우에는 虎潛丸·補陰丸으로 한다.

(5) 歷節痛風의 治療原則

㉮ 外因을 治療하는 경우에는 流濕[1603)]을 하고 疏風(소풍)을 한다.

ⓐ 痛風이 外部의 風熱로 因한 경우라면, 風濕으로 얻은 경우에는 처음 일어날 때에 傷寒과 類似(유사)하니, 마땅히 表·裏를 나누어서 治療를 하여야 한다.

㉠ 表證이 있는 경우에는 九味羌活湯으로 한다.

㉡ 氣虛에 表가 實하면서 骨節痛이 있는 경우에는 六一散에 加 香附子·黃芩을 水煎을 하거나, 薑汁(강즙)의 糊丸으로 服用을 한다.

㉢ 裏證은 五積交加散[1604)]에 加 大黃을 한다.

㉣ 痰의 濕熱이 있는 경우에는 導水丸으로 한다.

㉤ 病이 나은 後에 大便이 막히고, 조금 虛한 경우에는 麻子仁丸으로 한다.

㉥ 갑작스러운 痛證으로 참을 수가 없는 경우에는 楓寄生을 焙乾(배건)을 하여 술에 담가 놓고 항상 服用을 하게 하여 약간 醉하게 하도록 한다.[1605)]

㉦ 通用으로는 史國公浸酒方·萬應膏으로 한다.

1601) 澁한 脈이 나오면 瘀滯인 것이다.
1602) 환부(患部) 피부가 홍단(紅丹)을 칠한 것처럼 붉어 단독이라 하였다.
1603) 濕을 흘러내리게 하는 것을 말한다.
1604) 表證에도 사용하는 것이 좋다.
1605) 痛風에 治療法의 中에 술을 담아 먹는 方法이 나온다. 하지만, 痛風은 술로 因하여 惡化가 될 가능성이 높기 때문에 가능하면 藥酒로 하지 않는 것이 좋다.

㉯ 안을 調理할 때에는 活血를 하고 和氣를 할 따름이다.

ⓐ 內因에 屬하는 경우라면, 마땅히 瘀血을 消를 하고 新血을 기르며, 兼하여 痰火를 이롭게 하면, 즉 血이 스스로 活을 하게 되고 氣가 스스로 和를 하게 되어 痛證이 그치지 않을 것이 없다.

ⓑ 또한, 낫지 않는 경우에는 간혹 升降을 하는 藥을 사용한다.

ⓒ 或은 오로지 養血을 하고 補脾를 한다.

ⓓ 가령, 久病을 하고 또한 亡血이나 出産을 한 後에 病을 얻은 경우에는, 모두 마땅히 온전하게 風藥으로 血을 燥를 하게 하여서는 안 된다.

(6) 歷節痛風에 『東醫寶鑑』의 活套鍼線

① 風·寒·濕이 經絡에 들어가서, 氣血의 凝滯에 이르게 되고 津液(진액)이 稽留[1606]를 하게 된다.

② 오래되면, 즉 怫鬱(불울)을 하고 堅牢를 하게 되며 榮衛가 阻碍(조애)[1607]가 되어 行을 하는 것이 어렵게 되고 正·邪가 交戰을 하게 된다.

③ 그렇기 때문에 痛症이 만들어지는 것이다.

④ 모름지기 氣味가 辛烈(신열)[1608]을 하고 暴悍(폭한)[1609]을 하는 藥으로 開鬱을 하고 行氣를 하며 破血을 하고 豁痰(활담)을 하게 되면, 즉 怫鬱(불울)이 열리고 榮衛가 行을 하여 病이 바야흐로 낫는 것이다.

ⓐ 痛風에는 마땅히 大羌活湯·蒼朮復煎散·防風天麻散·疏風活血湯·四妙散·麻黃散·潛行散·二妙散·龍虎丹·活絡丹·五靈丸으로 한다.

ⓑ 歷節風에는 마땅히 神通飮·定痛散·虎骨散·加減虎骨散·麝香元·乳香黑虎丹·乳香定痛丸·捉虎丹으로 한다.

ⓒ 肢節이 腫痛을 하는 경우에는 마땅히 靈仙除痛飮[1610]으로 한다.

ⓓ 痰飮이 注痛[1611]을 하는 경우에는 마땅히 芎夏湯·控涎丹·消痰茯苓丸·半夏芩朮湯을으로 한다.

ⓔ 痛風으로 熨烙(위락)[1612]을 하는 경우에는 마땅히 拈痛散·當歸散으로 한다.

1606) ①머무름. 체류(滯留) ②머무르게 함
1607) 1.(진행하지 못하도록) 가로막다. 2.장애물.
1608) 신랄(辛辣)
1609) 몹시 사납고 모진
1610) 表實證이 있는 경우에 사용을 한다. 그렇기 때문에 臨床에서는 靈仙除痛飮을 사용하는 경우보다 疎風活血湯을 사용하는 경우가 더욱 많다.
1611) 주심통(疰心痛)의 다른 이름. 지금은 그냥 流注를 하는 痛證으로 보아도 된다.
1612) 찜질을 하는 것을 말한다.

❶ 대강활탕(大羌活湯)(➡方藥合編·下6, 東醫寶鑑 1040·1057, 醫學入門 1718·3044)

活套 : ① 風濕이 相搏을 하여 肢節이 腫痛을 하고 屈伸을 할 수가 없는 것을 治療한다.

② 『醫學入門』의 大羌活湯은 지금의 關節痛風을 治療하는 大羌活湯이 아니고 傷寒을 治療하는 處方이다.

❷ 소풍활혈탕(疏風活血湯)(➡方藥合編·中5)

活套 : ① 四肢의 百節이 流注를 하면서 刺痛을 하는 것을 治療한다.

② 이것은 대개 風濕痰과 死血로 因한 것이니, 그 痛處(통처)가 或은 腫을 하고 或은 紅을 한다.

③ 手臂가 腫痛을 하는 경우에는 倍 桂枝, 加 薏苡仁을 한다.

④ 脚痛에는 加 牛膝·木瓜·全蝎을 한다.

❸ 영선제통음(靈仙除痛飮)(➡方藥合編·中6, 東醫寶鑑 1043)

活套 : ① 肢節이 腫痛을 하는 것을 治療한다.

② 痛症은 火에 屬하고, 붓는 것은 濕에 屬한다.

③ 兼하여 風寒을 받아서 經絡의 사이에서 發動을 하게 되어 濕熱이 肢節의 사이에 流注를 하는 것을 治療한다.

(7) 歷節痛風의 脈

① 痛風의 脈은 沈弦(침현)을 하는데 肝·腎이 濕을 받은 것이다.

② 少陰이 弱을 하면서 浮를 하는 것은 風熱이 掣急을 한 것이다.

③ 간혹, 澁을 하면서 小[1613]한 것은 술을 먹은 後에 風이 侵襲(침습)을 한 것이다.

④ 寸이 沈을 하면서 弦을 하는 것은, 沈은 骨을 主하고 弦은 筋을 主한다.

⑤ 沈은 腎이 되고, 弦은 肝이 된다.

⑥ 汗出이 있은 다음에 물에 들어가서, 물로 因하여 心이 傷한 것이다.

⑦ 그렇기 때문에 歷節痛에 黃汗[1614]이 나오는 것이다.

⑧ 少陰의 脈이 浮를 하면서 弱을 한다.

⑨ 弱을 하면, 즉 血이 不足한 것이니, 浮는 風이 되어 風·血이 相搏[1615]을 하게 되면, 즉 痛症이 마치 찌르는 것 같다.

⑩ 간혹, 尺脈이 澁小를 하고 短氣와 自汗出이 있으면 歷節痛으로 屈伸이 不可能을 하니, 대개 飮酒를 하여 땀이 난 뒤 바람을 맞은 까닭이다.

4. 破傷風

① 痓와 痙은 通稱(통칭)을 하여 破傷風이라고 한다.

1613) 細脈을 말한다.
1614) ① 한증(汗證)의 하나. 누런 땀이 나서 옷이 물드는 것을 말한다.
1615) 서로 얽히는 것을 말함.

② 痓이라는 것은 筋이 痓을 하고 强直을 하면서 柔和롭지 않는 것이다.
③ 痓病(치병)이라는 것은 口噤을 하고 角弓反張을 하는 것이 이것이다.
④ 破傷風은 상처 부위에서 증식한 파상풍균(Clostridium tetani)이 번식과 함께 생산해내는 신경 독소가 신경 세포에 작용하여 근육의 경련성 마비와 몸이 쑤시고 아픔을 동반한 근육수축을 일으키는 감염성 질환이다.
⑤ 일반적으로 洋方藥을 投與를 하여야 할 상황이 많기 때문에 억지로 韓方的인 治療를 고집할 일은 아니다.

⑥ 破傷風의 治療法은 傷寒의 三法과 같다.
ⓐ 破傷風이 表에 있으면, 즉 辛熱한 것으로 發散을 한다. 마땅히 防風湯·羌活防風湯·小續命湯·九味羌活湯으로 한다.
ⓑ 半表半裏에 있는 경우에는 辛凉(신량)으로 和解를 하여야 한다. 마땅히 羌麻湯·防風通聖散으로 한다.
ⓒ 裏에 있는 경우에는 寒한 藥으로 下를 한다. 마땅히 小芎黃湯·大芎黃湯·左龍丸으로 한다.

⑦ 만약, 몸에 熱이 있고 喘嗽(천수)로 痰이 있으며 脈이 滑數(활삭)을 하는 경우에는, 이름을 하여 痰火痓라고 한다.
ⓐ 마땅히 瓜蔞枳實湯으로 한다.
ⓑ 온전하게 風藥으로 散氣를 하면 안 되니 죽는 것이 빠르다.

❶ 과루지실탕(瓜蔞枳實湯)(➡方藥合編·下69, 東醫寶鑑 360·1046)
活套 : ① 痰結로 胸滿을 하고 氣急한 것을 治療하는 處方으로 『東醫寶鑑』의 法을 따른 것이다.

❷ 구미강활탕(九味羌活湯)(➡方藥合編·中11, 東醫寶鑑 1062, 醫學入門 1825·3043)
活套 : ① 毒感·破傷風을 治療한다. 四時를 不問을 하고, 단지 頭痛이 있고 骨節痛이 있으며 發熱을 하고 惡寒을 하며 無汗을 하고 脈이 浮緊한 경우에는 마땅히 이것을 사용하여 麻黃湯을 대신한다.
② 땀이 나는 경우에는 麻黃湯을 服用을 할 수가 없고, 땀이 없는 경우에는 桂枝湯을 服用할 수가 없다. 만약에 잘못 服用을 하면 그 變하는 것이 말로 다 할 수가 없다.
③ 그렇기 때문에 이 法을 세워서 三陽의 禁忌를 犯하지 않게 하였으니 이에 解表의 神方이다.
④ 入生薑三片, 大棗二枚, 蔥白二莖, 水煎服을 『方藥合編』에서는 漏落이 되는 바람에 正常的으로 風寒을 治療할 수가 없게 되었다. 반드시 넣어야 한다.

寒[1616]

1. 傷寒

(1) 傷寒의 뜻

① 傷寒을 알려고 하는 경우에는 반드시 傷寒의 이름을 알아야 한다.

② 『醫學入門』에서는

ⓐ 時間的으로는 霜降(상강)의 後부터 春分의 前이라는 제약이 있다.

ⓑ 空間的으로는 사람이 도로에서 서리를 밟고 얼음을 발로 차야하는 제약이 있다.

ⓒ 그리고, 마지막으로 原因物質이 寒氣를 冒犯을 하여 卽發하는 病을 이름을 하여 가로되 傷寒이라고 하였다.

ⓓ 그러나, 대개 原因物質을 받기 위해서는 辛苦之人[1617]이라는 사람적인 制限을 가지게 된다.

③ 그렇기 때문에 일반적으로는 傷寒이 이루어지기 위해서는

ⓐ 時間的 制限

ⓑ 空間的 制限

ⓒ 辛苦之人이라는 사람의 制限을 가져야 정확한 傷寒이 이루어지게 된다.

④ 그렇기 때문에 실제 臨床(임상)에서 傷寒을 보기는 쉽지가 않다.

⑤ 하지만, 百聞에 이르기를 "겨울에는 傷寒이라고, 하고 봄에는 溫病이라 하며, 여름에는 熱病이라고 하는데, 두루 해서 말하기를 傷寒이라고 하는 것은 무엇인가?"라고 하였다.

ⓐ 대개, 邪氣가 들어오게 되면, 그 氣가 반드시 虛를 하게 되니 겨울에는 陽氣가 不固를 하여 寒邪가 觸犯[1618]을 하게 되고, 그것이 즉시 發作을 하여 病이 되는 것을 傷寒이라고 이름을 한다.

ⓑ 그것이 즉시 發作을 하지 않고, 봄에 이르러 溫氣에 感觸이 되어서 發生을 하는 경우에는 溫病이라 이름을 한다.

1616) 寒은 1.傷寒 2.中寒 3.感冒 4.內傷外感 5.食積類傷寒 6. 溫疫과 大頭瘟의 六種으로 分類되어 說明하고 있다.
1617) 安樂한 생활을 하는 것이 아니라 고생을 하는 사람을 말한다.
1618) 접촉되어 침범당한 것을 일컫는 것임.

ⓒ 여름에 熱氣에 感觸이 되어서 發生을 하는 것을 熱病이라 이름을 한다.
ⓓ 溫病과 熱病은 비록 春·夏에 發作을 하지만, 그 病을 얻은 原因은 隔冬(격동)[1619]의 寒毒이 肌骨(기골)에 貯藏이 되었다가 안으로부터 發生을 하는 것이다.
ⓔ 그렇기 때문에 두루 해서 말을 하기를 傷寒이라고 하는 것이다.

㉮ 太陽

ⓐ 傷寒

㉠ 浮脈으로 表의 虛·實을 살핀다.
㉡ 傷寒은 먼저 人迎脈을 우선 살피고, 다른 經絡으로 傳變[1620]한 것을 살피며 다음으로 여러 經絡을 辨別[1621]을 한다.
㉢ 尺寸이 모두 浮를 하는 것은 太陽의 表이다.
㉣ 浮를 하면서 緊澁(긴삽)을 한 것은 이것이 傷寒이다.
㉤ 浮를 하면서 數을 하면 熱이 적지 않은 것이다.
㉥ 脈의 尺·寸이 모두 浮를 하고 有力을 하면서 有神[1622]을 하면 發汗을 할 수가 있다.
㉥ 脈이 遲를 하면 發汗을 하여서는 안 된다.

ⓑ 傷風

㉠ 脈이 浮를 하면서 緩을 하면 이것은 傷風이다.
㉡ 解肌가 마땅하고, 發汗은 不可하다.

㉯ 陽明

ⓐ 浮大를 하면서 有力을 하면 熱이 쉽게 나는 것이다.
ⓑ 浮를 하면서 長大를 하면 太陽이 陽明과 合한 것이다.

㉰ 少陽

ⓐ 浮를 하면서 弦大를 하면 少陽이고, 中이 切을 하면 陽明少陽이다.

ⓑ 尺寸이 모두 長을 하면 陽明病이다.
㉠ 浮長을 하면서 有力을 하면 太陽을 兼한 것이다.
㉡ 無汗을 하면 發汗이 마땅하다.
㉢ 長·大를 하고 有力을 하면 熱이 甚한 것이다.
㉣ 解肌가 마땅하다.

1619) 지난겨울을 말한다.
1620) 병증이 한 단계에서 다른 단계로 옮겨가는 것.
1621) ①사물(事物)의 옳고 그름, 좋고 나쁨을 가리어 앎 ②같고 다름을 가림
1622) 脈에 胃氣가 있는 것을 말한다.

ⓒ 長數을 하면서 有力을 하면 熱을 平定을 하여야 可하다.
ⓓ 長·滑·實·大를 하면 通利[1623]가 마땅하다.
ⓔ 尺寸이 모두 弦을 하면 少陽을 和解를 하여야 한다.
ⓕ 무릇, 弦脈은 단지 和解를 시켜야 可하다.
ⓖ 浮弦을 하면 表를 兼을 한 것이니, 發汗을 하여야 이에 安定이 된다.
ⓗ 弦을 하면서 遲(지)를 하거나, 弦을 하면서 小[1624]를 하고, 弦을 하면서 微를 하면, 虛한 것이다. 안이 寒을 하면 溫을 하는 것이 마땅하다.
ⓘ 弦大를 하거나 弦·長·滑을 하면 熱이 盛한 것이다. 熱이 盛을 하면 풀어주는 것이 마땅하다.

㉣ 三陰
ⓐ 沈脈은 裏의 虛·實을 살펴야 한다.
㉠ 尺寸이 沈細를 하면 太陰에 屬한다.
㉡ 沈微를 하면 少陰이다.
㉢ 微緩을 하면 厥陰이다.
㉣ 沈遲(침지)를 하고 無力을 하면 陰氣가 甚한 것이다.

ⓑ 脈이 沈微·沈細·沈遲·沈伏을 한다.
㉠ 無力을 하면 神[1625]이 없는 것으로, 陰이 盛을 하고 陽이 微를 하는 것이다. 急히 生脈을 하고 回陽을 하는 것이 마땅하다.
㉡ 沈疾(침질)을 하면서 有力을 하면 熱實이 되니, 陰을 길러 陽을 退를 하게 하면 邪氣가 侵犯을 하지 않는다.

ⓒ 脈이 沈疾·沈滑·沈實을 하면서 有力을 하면 有神을 하게 되니, 熱이 實한 것이 된다.
㉠ 陽이 盛을 하고 陰이 微를 하는 것이 된다.
㉡ 急히 養陰을 하여 陽을 退를 하게 하는 것이 마땅하다.

ⓓ 대개, 沈脈을 診斷을 하는 方法에서 緊急히 關鍵(관건)[1626]이 되는 要點은, 陰陽을 決定을 하여 冷·熱의 藥을 사용하는 것으로, 生·死가 터럭과 같은 차이에도 있으니, 반드시 자세히 살펴야만 한다.
ⓔ 무릇, 脈에 有力을 하고 神이 있는 것은 可히 治療를 할 수가 있으나, 無力을 하고 神이

1623) 下法을 말한다. 少陽經의 下法은 대개 大柴胡湯으로 한다.
1624) 細脈을 말한다.
1625) 脈의 胃氣를 말한다.
1626) ①빗장과 자물쇠 ②사물(事物)의 가장 중요(重要)한 곳

없는 것은 難治이다.

㉤ 其他

ⓐ 살펴보면 傷寒의 脈이 一端이 아니다.
ⓑ 陰陽이 모두 緊澁(긴삽)을 하면 傷寒이다.
ⓒ 만약, 앞에 傷寒을 앓고 鬱熱이 깨끗하여지지 않은 상황에서 나시금 寒에 感觸[1627]이 되면, 즉 變을 하여 溫瘧이 된다.
ⓓ 陽이 浮를 하고 陰이 弱을 하게 되면 傷風이다.

ⓔ 만약, 앞에 傷風이 되고 蘊熱[1628]이 아직 그치지 않은 상태에서, 거듭 風에 感觸이 되면, 즉 變을 하여 風溫이 된다.
㉠ 陽脈이 浮를 하고 陰脈이 濡를 하는데, 봄에 當을 하여 먼저 溫에 傷을 하고, 이후에 風에 感觸이 되면 이것은 風溫의 脈이다.

ⓕ 陽脈이 濡를 하고 陰脈이 急을 하는데, 여름을 當을 하여 먼저 濕에 傷을 하고 以後에 暑에 傷을 하면, 이것은 濕溫의 脈이다.
㉠ 陽脈이 濡弱을 하고 陰脈이 弦緊을 하면 濕溫의 脈이다.

ⓖ 陽脈이 洪數을 하고 陰脈이 實大를 하면 溫毒의 脈이 되나, 春夏를 當을 하여 熱에 感觸이 되고, 또한 濕熱을 만나면 陽熱이 相合을 하기 때문에 溫毒으로 發斑을 한다.

ⓗ 長夏에 먼저 濕에 傷을 한 이후에 暑에 傷을 하게 되면 陰陽이 모두 盛을 하게 되니, 溫瘧의 脈이다.
㉠ 먼저, 風寒에 傷을 하고 餘熱(여열)이 아직 낫지 않은 상황에서 거듭 寒에 感觸을 한 때문이다.

ⓘ 만약, 脈의 陰陽이 모두 沈을 하는데, 證狀이 마치 太陽과 비슷한 것은 이와 동시에 하늘이 따뜻해서 溫氣가 犯을 하는 때문이다.
ⓙ 或은 같은 病에 이름이 다르고, 或은 같은 脈에 經이 다른데, 病이 대개 中宮의 濕土에서 起를 한 것이 傷寒과 더불어 서로 類似하니 반드시 分別을 하여야 한다.

(2) 寒에 『東醫寶鑑』의 治療

① 正傷寒

1627) ①감응(感應)하여 접촉(接觸)함 ②외계(外界)의 자극(刺戟)에 닿는 느낌
1628) 온사(溫邪) 혹은, 열사(熱邪)와 같다.

ⓐ 太陽

㉠ 發熱을 하고 惡寒을 하며 脈이 浮를 하는 경우는 表에 屬하니, 즉 太陽經證이다.

㉡ 太陽에 膀胱(방광)의 本病은 頭痛을 하고 脊强(척강)을 한다.

㉢ 小腸은 標가 되어 心과 더불어 表·裏가 된다. 그렇기 때문에 發熱을 한다.

㉣ 冬月에는 麻黃湯·桂枝湯으로 한다.

㉤ 나머지 달에는 九味羌活湯으로 한다.

❶ 구미강활탕(九味羌活湯)(➡方藥合編·中11, 東醫寶鑑 1062, 醫學入門 1825·3043)

活套 : ① 毒感·破傷風을 治療한다.

② 四時를 不問을 하고 단지 頭痛이 있고 骨節痛이 있으며 發熱을 하고 惡寒을 하며 無汗을 하고 脈이 浮緊한 경우에는 마땅히 이것을 사용하여 麻黃湯을 대신한다.

③ 땀이 나는 경우에는 麻黃湯을 服用을 할 수가 없고, 땀이 없는 경우에는 桂枝湯을 服用을 할 수가 없다.

④ 만약, 잘못 服用을 하면 그 變하는 것이 말로 다 할 수가 없다.

⑤ 그렇기 때문에 이 法을 세워서 三陽의 禁忌를 犯하지 않게 하였으니, 이에 解表의 神方이다.

⑥ 入生薑三片, 大棗二枚, 蔥白(총백)二莖, 水煎服을 『方藥合編』에서는 漏落이 되는 바람에 正常的으로 風寒을 治療할 수가 없게 되었다. 반드시 넣어야 한다.

ⓑ 陽明

㉠ 陽明이라는 것은 大腸은 表가 되고, 肺와 더불어 表·裏가 된다.

㉡ 微惡寒을 하고 惡熱을 하는 것은 葛根解肌湯이 마땅하다.

㉢ 渴證(갈증)이 나면서 땀이 있는 것은 白虎湯이 마땅하다.

㉣ 胃는 本이 되는데, 目疼을 하고 鼻乾을 하며 潮熱이 나면서 땀이 나고 閉澁證[1629]이 있으면서 滿을 하며 渴證(갈증)이 있고 狂譫을 하는 경우에는 調胃承氣湯이 마땅하다.

❶ 갈근해기탕(葛根解肌湯)(➡方藥合編·中12, 東醫寶鑑 1066·1439, 醫學入門 1823)

活套 : ① 流行性感氣·熱性病·濕疹·漆瘡을 治療한다.

② 陽明經病으로 目疼을 하고 鼻乾을 하며 잠을 잘 수가 없는 것을 治療한다.

③ 마땅히 解肌를 하여야 한다.

❷ 백호탕(白虎湯)(➡方藥合編·下7, 東醫寶鑑 1066, 醫學入門 1550·1839·3048)

活套 : ① 熱性病·糖尿病·狂躁症·皮膚瘙痒症·冷症·丹毒·瘧疾·四肢倦怠·遺尿症·齒痛·火傷·黃疸·出血性 스피로헤타病을 治療한다.

② 陽明經病으로 汗多를 하고 煩渴(번갈)을 하며 脈이 洪大를 하는 것을 治療한다.

③ 加 人蔘 一錢을 하면, 이름을 하기를 人蔘白虎湯이라고 한다.

④ 加 蒼朮 一錢을 하면, 이름을 하기를 蒼朮白虎湯이라고 한다.

ⓒ 少陽

1629) 대소변불하(大小便不下)를 말한다.

㉠ 少陽의 病은 口苦를 하고 咽乾(인건)을 하며 目眩을 한다. 弦(현)을 하면서 口苦를 하고 舌乾을 하는 것은 少陽에 屬한다.

㉡ 脇滿을 하고 乾嘔를 하며 往來寒熱을 하는 경우에는 少陽에 屬한다.

㉢ 胸脇痛이 있고 耳聾(이롱)이 있으면서, 尺·寸의 脈이 모두 弦을 하는 경우에는 少陽이 病을 받은 것이다.

㉣ 口苦를 하고 耳聾(이롱)을 하며 胸이 滿을 하는 경우에는 少陽이 風을 받은 것이다.

❶ 소시호탕(小柴胡湯)(➡方藥合編·中25, 東醫寶鑑 1068, 醫學入門 153·1549·1835·3050)

活套 : ① 感冒·肺結核·膽囊炎·肝炎·말라리아·扁桃腺炎·中耳炎·乳房炎·氣管支喘息·肺炎·肋膜炎·淋巴炎·耳下腺炎·瘰癧·頸腺炎·黃疸·膽石·胃炎·胃痛·神經質·노이로제·癲癎·産褥熱·百日咳·眼科疾患을 治療한다.
② 少陽의 半表裏로 往來寒熱을 治療한다. 一名은 三禁湯이다.

ⓓ 太陰

㉠ 太陰의 病은 腹滿을 하면서 吐를 하고 食이 不下를 하며 自利가 더욱 甚하고 때로 腹이 스스로 아프다.

❶ 이중탕(理中湯)(➡方藥合編·上6, 東醫寶鑑 1069, 醫學入門 1842·3055)

活套 : ① 胃아토니·胃下垂·胃擴張·胃酸過多·減酸症·胃潰瘍·蛔蟲·急性慢性 胃카타르·胃腸性神經衰弱·肺結核·肋間神經痛·萎縮腎·帶下·陰症急性吐瀉病·四肢神經痛·自家中毒症을 治療한다.
② 太陰의 腹痛으로 自利를 하고 不渴을 하는 것을 治療하는 處方이다.
③ 加 陳皮·靑皮를 하면 治中湯이라 이름을 한다.
④ 小建中湯을 合하면 建理湯으로 이름을 하는데, 虛冷으로 積氣가 上攻을 하는 것을 治療한다.
⑤ 氣虛에는 倍 蔘을 하여 五·七錢까지 한다.

ⓔ 少陰

㉠ 少陰의 病은 脈이 微細를 하고 단지 잠을 자려고만 한다.

㉡ 대개, 氣는 깨어 있으면 즉 陽을 行을 하고, 잠을 자면 즉 陰을 行을 하나, 반드시 足少陰을 따라서 始作을 한다.

㉢ 그렇기 때문에 少陰病에는 단지 잠을 자려고 하는 것이다.

❶ 진무탕(眞武湯)(➡方藥合編·上7, 東醫寶鑑 1073, 醫學入門 1734·1843·3056 玄武湯)

活套 : ① 感冒·氣管支炎·肺炎·肺結核·肋膜炎·心臟病·腎臟病·胃腸病·腸카타르·大腸카타르·腸結核·高血壓症·半身不隨·痲痹·神經質·筋肉류마티즘·皮膚病을 治療한다.
② 少陰病을 治療한다.
③ 腹이 滿痛을 하고 小便이 利를 하거나, 或은 不利를 하고, 或은 嘔를 하는 것을 治療한다.
④ 옛 이름은 玄武湯이다.
⑤ 脈이 沈細를 하면서 無力한 경우에는 加 人蔘 五錢을 하거나, 或은 一兩을 한다.

ⓕ 厥陰

㉠ 厥陰에서 心包絡은 標가 된다.

㉡ 그렇기 때문에 舌卷을 하고 厥逆(궐역)을 하며 차가운 것이 肘膝에 까지 이르며 小腹이 絞痛(교통)[1630]을 한다. 三味蔘萸湯으로 한다. 四順湯으로 主한다.

㉢ 肝은 本이 된다.

㉣ 그렇기 때문에 男子는 즉 囊縮(낭축)이 되고, 女子는 즉 乳縮이 된다.

㉤ 手足이 때로는 冷을 하고 때로는 溫을 하며 煩滿(번만)을 하는 경우에는 大承氣湯으로 主한다.

❶ 사역탕(四逆湯)(➡方藥合編·上8, 東醫寶鑑 1073, 醫學入門 1844·3054)

活套 : ① 急性吐瀉病·陰症感冒·急性慢性腸炎·下痢·吃逆·心臟衰弱을 治療한다.

② 三陰脈이 遲를 하고 身痛이 있는 경우에 아울러 사용을 한다.

③ 또한, 四肢의 逆冷을 治療한다.

㉯ 陰陽證[1631]

ⓐ 陽證[1632]

㉠ 仲景이 稱한 太陽病이라는 것은 다 表證이니, 發熱을 하고 惡寒을 하며 項强(항강)痛이 있는 것이다.

㉡ 만약, 脈이 大를 하면, 즉 證과 더불어 相應(상응)을 하는 것이니, 마땅히 發汗을 한다.

㉢ 만약, 脈이 도리어 微를 한 경우에는 證과 더불어 相應(상응)을 하지 않는 것이니, 즉 發汗을 하는 것이 不可하다. 一二·各半湯[1633]으로 和解를 하는 것이 可하다.

㉣ 陽證으로 頭痛을 하고 發熱을 하며, 脈이 浮數(부삭)을 하는 경우에는 마땅히 香蘇散·芎芷香蘇散·人蔘羌活散·蔘蘇飮·十神湯으로 한다.

❶ 향소산(香蘇散)(➡方藥合編·中17, 東醫寶鑑 1078·1440, 醫學入門 1742·3044)

活套 : ① 感冒·頭痛·發熱·惡寒·神經症·蕁麻疹·神經衰弱·魚肉中毒·自家中毒·알레르기性鼻炎·鬱病·耳聾難聽을 治療한다.

② 四時의 傷寒으로 頭身痛이 있고 寒熱이 있는 것을 治療한다.

③ 傷風과 傷濕, 그리고 時氣로 因한 溫疫을 治療한다.

④ 手足의 痲痺(마비)가 濕으로 因한 경우에는 加 麻黃·桂枝·羌活·白芷·木瓜를 한다.

⑤ 加 川芎·白芷를 하면 芎芷香蘇散이라 이름을 한다.

❷ 인삼강활산(人蔘羌活散)(➡方藥合編·中169, 東醫寶鑑 1027·1738, 醫學入門 3144)

活套 : ① 小兒가 四氣에 感冒가 된 것을 治療한다.

② 결국, 人蔘敗毒散에 加 天麻·地骨皮를 한 것이다.

③ 風寒에 傷을 하여 熱이 나는 것을 治療한다.

1630) [명사] 비트는 것처럼 몹시 아픈 증상.

1631) 지금 臨床에서는 陰陽證으로 나누어서 感氣에 接近을 하는 것이 더욱 현명한 方法이다.

1632) 頭痛·發熱·惡寒을 기준으로 한다.

1633) 桂麻各半湯이나 桂枝二麻黃一湯方을 말한다.

④ 결국, 重量이 적은 것으로 보아 小兒가 風寒에 傷을 하여 發熱이 나는 것을 治療하는 處方이다.

❸ 삼소음(蔘蘇飮)(➡方藥合編·中26, 東醫寶鑑 1079, 醫學入門 1742·3046)

活套 : ① 感冒·氣管支炎·惡阻·氣鬱·肺炎·酒毒을 治療한다.

② 風寒으로 感觸되어 傷한 것으로 頭痛을 하고 發熱을 하며 咳嗽(해수)를 하는 것을 治療한다.

③ 또한, 內因의 七情으로 痰盛을 하고 潮熱을 하는 것을 治療한다.

④ 痰盛에는 加 三子를 한다.

⑤ 肺熱에는 換 沙蔘을 하고, 加 桑白皮·麥門冬을 한다.

⑥ 虛冷에는 倍 蔘을 하고, 加 桂枝를 한다.

❹ 십신탕(十神湯)(➡方藥合編·中18, 東醫寶鑑 1079·1440, 醫學入門 1743·3045)

活套 : ① 兩感의 風寒으로 頭痛이 있고 寒熱이 있으며 無汗을 하는 것을 治療한다.

② 時令이 不正을 하여 瘟疫이 妄行을 하는 것을 治療한다.

③ 이 處方은 즉, 升麻葛根湯에 合 芎芷香蘇散을 하고, 加 麻黃을 한 것이다.

④『東醫寶鑑』에서는 芎芷香蘇散과 升麻葛根湯의 合方에 麻黃의 發汗之劑를 加한 것으로 說明하고 있으니 升麻葛根湯의 乾葛·升麻·赤芍藥·甘草가 들어가 있고 芎芷香蘇散의 香附子·蘇葉·蒼朮·陳皮·甘草·川芎·白芷가 들어가야 하지만, 十神湯에서는 蒼朮이 없고 麻黃을 加한 것이다.

⑤ 이 法은 九味羌活湯의 法을 따른 것이니 본래 冬月에는 發汗을 할 때에 麻黃을 사용하지만, 나머지 계절에는 發汗의 역할을 하는 蒼朮을 사용한 法이다.

ⓑ 陰證

㉠ 무릇, 傷寒에 四肢가 厥冷(궐랭)을 하고 吐·利를 하면서 渴證(갈증)이 나지를 않고 安靜이 되게 오그리는 것은 이것은 陰證의 常이다.

㉡ 모름지기 그 脈이 有力을 하는지 無力을 하는지를 보아야 한다.

㉢ 가령, 重按(중안)[1634]을 하여 無力을 하거나, 或은 脈이 없는 경우에는 문득 이것은 伏陰이다. 急히 五積散[1635]에 加 附를 한다.

㉣ 가령, 脈이 有力을 하는 것은 이것은 陽證이다.

㉤ 分辨을 하지 않으면 안 된다.

㉥ 傷寒의 陰證인 경우에는 陰旦湯·人蔘養胃湯[1636]·藿香正氣散[1637]·不換金正氣散[1638]·正陽散을 사용한다.

❶ 오적산(五積散)(➡方藥合編·中13, 東醫寶鑑 1077, 醫學入門 153·3076)

活套 : ① 坐骨神經痛·帶下·生理不順·慢性胃腸炎·慢性心臟病·류마티스·腰痛·神經痛·疝氣·胃카타르·婦人病·流行性感氣·脚氣·貧血·小腹冷感·小兒痲痺·食傷·心臟性喘息·心臟瓣膜症·子宮癌·虛弱體質·六味地黃元의 異常反應時를 治療한다.

1634) 맥진(脈診) 방법 중 하나로 맥을 잡을때 깊게 눌러서 맥을 느끼는 방법임.

1635) 五積散을 基準으로 하여 小便이 不利를 하면 藿香正氣散으로 하고, 大便이 不利를 하면 不換金正氣散으로 한다.

1636) 腹痛을 기준으로 한다.

1637) 腹痛이 없는 陰證을 治療한다.

1638) 大便이 잘 안 나오는 것을 위주로 한다.

② 風寒으로 感傷을 하여 頭痛을 하고 身疼을 하며 四肢가 逆冷을 하고 胸腹이 作痛을 하며 嘔吐·泄瀉를 하는 것을 治療한다.

③ 或은 內傷의 生冷과 外感의 風寒을 아울러 대개 治療를 한다.

④ 白芷·桂皮를 除하고 아울러 炒를 하면, 즉 熟料五積散이라 이름을 한다.

⑤ 外感의 挾滯에는 加 山楂·神麯·檳榔을 한다.

❷ 불환금정기산(不換金正氣散)(➡方藥合編·中15, 東醫寶鑑 1078, 醫學入門 1722·3078)

活套 : ① 肝디스토마·感冒·急性胃炎·柴胡劑의 異常反應 外에도 食毒·食中毒·自家中毒·便血·脚氣를 治療한다.

② 傷寒의 陰證으로 頭身痛이 있고 寒熱이 있는 것을 治療한다.

③ 外感 및 挾滯를 한 경우에는 모두 藿香正氣散의 治法에 依해서 治療한다.

❸ 인삼양위탕(人蔘養胃湯)(➡方藥合編·中16, 東醫寶鑑 1077, 醫學入門 1742·3086)

活套 : ① 胃腸性感氣·急慢性胃腸炎·夏節食傷·瘧疾·腸티푸스를 治療한다.

② 傷寒의 陰證을 治療한다.

③ 또한, 風寒으로 外傷을 한 것과 生冷으로 內傷을 한 것으로, 憎寒壯熱을 하고 頭痛·身疼이 있는 것을 治療한다.

④ 陳皮·厚朴·半夏를 俗方에서는 모두 一錢으로 해서 사용을 한다.

⑤ 滯한 경우에는 加 山楂 二錢, 神麯·檳榔 各一錢, 枳實 七分을 한다.

⑥ 外感의 경우에는 加 葛根·便香附子 各一錢, 蘇葉 七分을 한다.

⑦ 鬱熱에는 加 豆豉 三五十粒을 한다.

⑧ 熱이 甚한 경우에는, 또한 山梔를 五·七分을 한다.

⑨ 暑에는 加 香薷·白扁豆를 하면 香薷養胃湯이라 이름을 한다.

❹ 이음전(理陰煎)(➡方藥合編·上11, 景岳全書 974·1220)

活套 : ① 脾腎虛를 治療하는 데 마땅히 溫潤(온윤)을 하게 한다. 즉, 理中湯의 變方이다.

② 脈은 數을 하나 不洪을 하는 경우에는 加 柴胡를 한다.

③ 寒이 凝滯가 된 경우에는 加 麻黃을 한다.

④ 脈이 細를 하고 惡寒을 하는 경우에는 加 細辛을 하는데, 甚한 경우에는 加 附子를 한다. 或은 아울러 加 柴胡를 하여 돕는다.

⑤ 泄瀉(설사)에는 去 當歸를 하고, 加 吳茱萸·破古紙·肉豆蔲·附子를 한다.

⑥ 滯한 경우에는 加 陳皮·香附子를 한다.

⑦ 陰虛로 火盛을 하는 경우에는 去 薑·桂를 하고, 加 人蔘을 한다.

⑧ 加 蔘·附를 하면 이름을 하기를 六味回陽飮이라 한다.

❺ 곽향정기산(藿香正氣散)(➡方藥合編·中14, 東醫寶鑑 1077, 醫學入門 153·1723·3078)

活套 : ① 中暑·胃腸炎·夏節感氣·吐瀉·泄瀉·産前産後의 神經性腹痛·小兒의 食滯로 因한 기침·眼疾·齒痛·咽喉痛을 治療한다.

② 傷寒의 陰證으로 頭痛·身疼을 하는 것을 治療한다.

③ 만약, 表·裏證이 나누어지지 않은 경우에는 이 藥으로 經絡을 導引을 하여 變動이 없게 해야 한다.

④ 加 南星·木香을 하면 星香正氣散이라 이름을 한다.

⑤ 무릇, 中氣와 中風, 그리고 痰厥(담궐)과 食厥에 아울러서 먼저 이것을 一·二貼을 사용을 하여 그 氣를 올바르게 한 다음에 證狀을 따라서 治療를 한다.

⑥ 茯苓·厚朴·陳皮·半夏를 아울러서 一錢으로 하면 더욱 妙하다.
⑦ 暑에는 加 香薷 二錢, 白扁豆 一錢을 하면 茹藿湯이라 한다.
⑧ 食傷으로 挾滯한 경우에는 加 山査肉·神麯·檳榔·枳實·砂仁을 한다.
⑨ 外感에는 加 乾葛·便香附子·羌活을 한다.
⑩ 頭痛에는 加 川芎을 한다.
⑪ 肢節痛에는 加 木瓜를 한다.
⑫ 惡寒에는 加 桂枝를 한다.
⑬ 氣喘에는 加 蘇梗을 하면 역시 可하다.

❻ 육미지황탕(六味地黃湯)(➡方藥合編·上40, 醫宗金鑑 604·881·916·947)

活套 : ① 諸腎疾患·膀胱疾患·佝僂病·바세도우氏病·白內障·便秘·四肢煩熱·肺結核을 治療한다.
② 腎水不足을 治療한다.
③ 加 五味子 四兩을 하면 腎氣丸이라 이름을 한다. 이것은 이에 肺의 源을 滋養하여 腎水를 生하는 것이다.
④ 加 肉桂·附子炮 各一兩을 하면 八味元이라 이름을 한다. 命門의 陽虛를 治療한다.
⑤ 用法은 左를 末로 하여 蜜丸으로 梧子大로 하고, 空心에 溫酒나 或은 鹽湯으로 五·七十丸을 먹는다.
⑥ 腎氣丸은 五味子를 俗에 一兩을 한 것이다. 역시, 分作을 하여 二十貼으로 사용을 한다.
⑦ 傷寒에 過經을 하고 虛熱이 不退를 하여 口燥를 하고 舌乾을 하며 脈이 虛한 等症에는 倍 人蔘을 하고, 加 麥門冬·橘皮의 類를 한다.

❼ 이중탕(理中湯)(➡方藥合編·上6, 東醫寶鑑 1069, 醫學入門 1842·3055)

活套 : ① 太陰의 腹痛으로 自利를 하고 不渴하는 것을 治療하는 處方이다.
② 加 陳皮·靑皮를 하면 治中湯이라 이름을 한다.
③ 小建中湯을 合하면 建理湯으로 이름을 하는데, 虛冷으로 積氣가 上攻을 하는 것을 治療한다.
④ 氣虛에는 倍 蔘을 하여 五·七錢까지 한다.
⑤ 泄瀉(설사)에는 加 肉荳蔲·車前子를 한다.

㉰ 表裏證

ⓐ 表證1639)

㉠ 무릇, 傷寒에 처음 病을 얻은 지 二·三日에 頭痛이 있고 身體痛이 있으며 惡寒과 發熱을 하는 것은 대개 表證이다.

㉡ 表證에는 마땅히 香蘇散·十神湯·人蔘敗毒散·香葛湯·蔥白散·蔘蘇飮·芎芷香蘇散·小靑龍湯·神朮散·消風百解散으로 한다.

❶ 향소산(香蘇散)(➡方藥合編·中17, 東醫寶鑑 1078·1440, 醫學入門 1742·3044)

活套 : ① 感冒·頭痛·發熱·惡寒·神經症·蕁麻疹·神經衰弱·魚肉中毒·自家中毒·알레르기性鼻炎·鬱病·耳聾難聽을 治療한다.
② 四時의 傷寒으로 頭身痛이 있고 寒熱이 있는 것을 治療한다.
③ 傷風과 傷濕, 그리고 時氣로 因한 溫疫을 治療한다.

1639) 惡寒·發熱이 있으면 다른 證狀이 있다고 하더라도 함부로 表證을 버려서는 안 된다. 惡寒·發熱이 우선이다.

④ 手足의 痲痹(마비)가 濕으로 因한 경우에는 加 麻黃·桂枝·羌活·白芷·木瓜를 한다.
⑤ 加 川芎·白芷를 하면 芎芷香蘇散이라 이름을 한다.

❷ 십신탕(十神湯)(➡方藥合編·中18, 東醫寶鑑 1079·1440, 醫學入門 1743·3045)

活套 : ① 兩感의 風寒으로 頭痛이 있고 寒熱이 있으며 無汗을 하는 것을 治療한다.
② 時令이 不正을 하여 瘟疫이 妄行을 하는 것을 治療한다.
③ 이 處方은 즉, 升麻葛根湯과 合 芎芷香蘇散을 하고, 加 麻黃을 한 것이다.
④『東醫寶鑑』에서는 芎芷香蘇散과 升麻葛根湯의 合方에 麻黃의 發汗之劑를 加한 것으로 說明하고 있으니 升麻葛根湯의 乾葛·升麻·赤芍藥·甘草가 들어가 있고 芎芷香蘇散의 香附子·蘇葉·蒼朮·陳皮·甘草·川芎·白芷가 들어가야 하지만, 十神湯에서는 蒼朮이 없고 麻黃을 加한 것이다.
⑤ 이 法은 九味羌活湯의 法을 따른 것이니 본래 冬月에는 發汗을 할 때에 麻黃을 사용하지만, 나머지 계절에는 發汗의 역할을 하는 蒼朮을 사용한 法이다.

❸ 인삼패독산(人蔘敗毒散)(➡方藥合編·中19, 東醫寶鑑 1079, 醫學入門 1743·2933·3050)

活套 : ① 諸瘡·感冒·毒感을 治療한다.
② 傷寒의 時氣로 發熱과 頭痛을 하고 項强(항강)이 있으며 肢體가 煩疼(번동)을 하는 것을 治療한다.
③ 또한, 傷風으로 咳嗽(해수)하면서 鼻塞으로 聲重(성중)[1640]을 하는 것을 治療한다.
④ 加 天麻·地骨皮를 각기 약간을 하면 人蔘羌活散이라 이름을 한다. 小兒가 風寒으로 傷해서 發熱이 나는 것을 治療하는 處方이다.
⑤ 加 荊芥·防風을 하면 荊防敗毒散이라 이름을 한다. 瘴疫(장역), 및 大頭瘟을 治療하는 處方이다.
⑥ 荊防敗毒散에 加 連翹·金銀花를 하면 連翹敗毒散이라 이름을 한다. 癰疽(옹저)의 初發에 寒熱이 甚해서 마치 傷寒과 같은 것을 治療한다.
⑦ 加 香薷 二錢, 黃連 一錢을 하면 消暑敗毒散이라 이름을 한다.

❹ 향갈탕(香葛湯)(➡方藥合編·中20, 東醫寶鑑 1079, 醫學入門 3084)

活套 : ① 陰陽의 兩感을 不問을 하고 頭痛을 하고 寒熱을 治療한다.
② 兼하여 滯를 하는 경우에는 加 神麯·檳榔·枳實·木瓜의 類를 한다.

❺ 삼소음(蔘蘇飮)(➡方藥合編·中26, 東醫寶鑑 1079, 醫學入門 1742·3046)

活套 : ① 感冒·氣管支炎·惡阻·氣鬱·肺炎·酒毒을 治療한다.
② 風寒으로 感觸이 되어 傷한 것으로, 頭痛을 하고 發熱을 하며 咳嗽(해수)를 하는 것을 治療한다.
③ 또한, 內因의 七情으로 痰盛을 하고 潮熱을 하는 것을 治療한다.
④ 痰盛에는 加 三子를 한다.
⑤ 肺熱에는 換 沙蔘을 하고, 加 桑白皮·麥門冬을 한다.
⑥ 虛冷에는 倍 蔘을 하고, 加 桂枝를 한다.

❻ 소청룡탕(小靑龍湯)(➡方藥合編·中27, 東醫寶鑑 1079, 醫學入門 1733·3047)

活套 : ① 氣管支炎·喘息·肺炎·百日咳·腎炎·네프로제·膀胱炎·胃酸過多症·感冒·關節炎·結膜炎·浮腫·濕性筋膜炎·濕疹·痲疹·排尿異常·알레르기性 鼻炎·트라코마·肺氣腫·呼吸困難을 治療한다.
② 傷寒의 表證이 풀리지 않아 心下에 水氣가 있는 것으로 因하여 乾嘔로 氣逆을 하고 發熱을 하며 咳喘를 하는 것을 治療한다.

1640) 말소리가 낮고 가라앉으며 무겁고 탁한 것. 감기 때 나타나는 증상의 하나. 풍한(風寒)을 외감(外感)하거나, 또는 속에 습탁(濕濁)이 기도(氣道)를 조체(阻滯)해서 일어남.

③ 이것을 服用을 하고 渴證(갈증)이 있는 경우에는 裏氣가 溫하게 되어 水가 흩어지려고 하는 것이다.

ⓑ 裏證[1641)]

㉠ 傷寒의 裏熱인 경우에, 만약 火가 熏蒸을 하여 안으로부터 밖으로 하는 경우에는 오직 下를 하는 一法 만이 있을 따름이다.

㊀ 가령, 不惡寒을 하고 도리어 惡熱을 하면서 渴證(갈증)이 나며 譫語(섬어)를 하고 腹이 滿을 하며 喘(천)을 하면서 手足이 濈然(즙연)[1642)]을 하게 땀이 나는 경우에는 急히 下法을 하여야 한다. 大承氣湯이 마땅하다.

㊁ 가령, 邪氣가 아직은 깊지 않아서 燥屎(조시)가 있을까 두렵고, 小腹이 痛을 하는 경우에는 마땅히 小承氣湯으로 胃氣를 微和[1643)]를 할 것이지, 크게 泄瀉(설사)를 하여서는 안 된다.

㊂ 가령, 不惡寒을 하고 단지 實한 경우에는 마땅히 胃氣를 和를 하게 할 것이니 調胃承氣湯으로 主한다.

㉡ 以上의 三法은 錯誤(착오)가 있어서는 안 된다. 錯誤(착오)가 나게 되면 즉, 사는 경우가 없으며 後遺症이 남게 된다.

㊀ 가령, 調胃承氣湯의 證에 大承氣湯을 사용을 하면 즉, 나은 後에도 元氣가 回復을 하지 않으니, 이것은 그 氣를 藥이 犯을 하는 것이다.

㊁ 만약, 大承氣湯의 證에 調胃承氣湯을 사용하게 되면 즉, 나은 後에 神痴(신치)[1644)]로 맑지 못하게 되니, 이것은 그 氣를 藥이 犯을 하는 것이다.

㊂ 小承氣湯의 證에 大承氣湯을 사용하게 되면 즉, 下痢가 그치지 않게 되니, 變을 하여 虛가 이루어진다.

㉢ 後人이 세 가지 藥을 合을 하여 一方을 만들어서 三一承氣湯이라고 부르니, 仲景의 본뜻을 잃은 것이다.

❶ 대시호탕(大柴胡湯)(➡方藥合編·下9, 東醫寶鑑 1081, 醫學入門 153·1549·1838·3052)

活套 : ① 腦溢血·高血壓症·癲癇·喘息·膽石·梅毒·痔疾·脚氣·赤痢 및 大腸카타르·肝炎·肩關節周圍炎·肩臂痛·腦炎·肋間神經痛·瘧疾·便秘·腹痛·肥滿體質·脂肪心·肥胖症·腎結石·蕁麻疹·心下疼痛 圓形脫毛症 胃酸過多 및 不足症·胃弱·流行性感氣·耳聾難聽·腸티푸스·精神異常·脫疽·트라코마·黃疸·黃疸出血性스피로헤타病·極頭痛·半身不隨·肝炎·胃癌의 症狀緩和를 治療한다.

② 少陽이 轉屬陽明을 하여 身熱을 하고 便이 堅을 하며 尿가 赤을 하고 譫語(섬어)와 潮熱이 있는 것을 治療한다.

1641) 大便이 안 나오는 것이 있어야 裏證이다. 다만, 大便이 나오지 않는다고 하더라도 惡寒·發熱이 있으면 表證을 우선을 한다.

1642) 1. 화목하다(和睦--) 2. 쉬는 모양 3. 빠른 모양. 찝찝하게 나오는 땀을 말한다.

1643) 弱하게 下法을 하는 것이다.

1644) 精神이 맑지 못하는 것을 말한다.

❷ 대승기탕(大承氣湯)(➡方藥合編·下8, 東醫寶鑑 1081, 醫學入門 1549·1829·3053)

活套 : ① 傷寒의 裏證으로 大熱·大實·大滿을 하여 마땅히 急히 下法을 사용해야 하는 경우에 마땅하다.

❸ 조위승기탕(調胃承氣湯)(➡方藥合編·下8, 東醫寶鑑 1081, 醫學入門 1550·1830)

活套 : ① 傷寒의 裏證으로 大便이 硬을 하고 小便이 赤을 하며 譫語(섬어)와 燥熱을 하는 것을 治療한다.

❹ 소승기탕(小承氣湯)(➡方藥合編·下8, 東醫寶鑑 1081, 醫學入門 1330·3053)

活套 : ① 傷寒의 裏證에 小熱을 하고 小實을 하며 小滿을 한 것을 治療하는데, 마땅히 緩慢하게 下를 하여야 하는 경우에 사용한다.

ⓒ 半表裏[1645)]

㉠ 半表裏는 지극히 알기가 어렵다.

㈠ 身의 前·後로 말을 하는 경우가 있다.

㈡ 身의 上·下로 말을 하는 경우가 있다.

㈢ 太陽과 陽明의 사이로 말을 하는 경우가 있다.

㉡ 몸의 뒤는 太陽이 되고, 몸의 앞은 陽明이 되며, 少陽은 가운데에 居를 하고 있어 寒·熱을 定하기가 어렵다고 하니, 이것은 身의 前·後로 말을 하는 것이다.

㈠ 小柴胡湯은 少陽의 半表裏證을 主하는 것이다. 膀胱(방광)의 寒水는 陽明의 燥金과 가까이 있으니, 水가 많으면 즉 寒을 하고, 燥가 많으면 즉 熱을 하여, 역시 往來寒熱을 하는 것이다.

㈡ 五苓散은 膀胱(방광)의 半表裏를 分別을 하는 것이다.

㈢ 理中湯은 吐·瀉의 不定을 治療하는 것이니, 上·下의 半表裏이다.

❶ 소시호탕(小柴胡湯)(➡方藥合編·中25, 東醫寶鑑 1068, 醫學入門 153·1549·1835·3050)

活套 : ① 感冒·肺結核·膽囊炎·肝炎·말라리아·扁桃腺炎·中耳炎·乳房炎·氣管支喘息·肺炎·肋膜炎·淋巴炎·耳下腺炎·瘰癧·頸腺炎·黃疸·膽石·胃炎·胃痛·神經質·노이로제·癲癇·產褥熱·百日咳·眼科疾患을 治療한다.
② 少陽의 半表裏로 往來寒熱을 治療한다. 一名은 三禁湯이다.

㉣ 極證[1646)]

ⓐ 陰極似陽

㉠ 陽邪가 깊지 않으면 厥逆(궐역)에 이르지 않고, 陰邪가 깊지 않으면 煩燥(번조)에 이를 수가 없다.

㉡ 이것은 水가 極을 하여 마치 火와 類似(유사)한 것이고, 火가 極을 하여 마치 水와 類似(유사)한 것이니 反化[1647)]라고 이른다.

1645) ① 表裏의 사이를 半表裏라고 한다. ② 表裏가 다 되는 것도 역시 半表裏라고 한다. ③ 表裏가 다 안 되는 것도 半表裏라고 한다.

1646) 옛날에는 어렵게 陰極似陽·陽極似陰이라고 했는데 체온만 체크하면 明確하다.

1647) 반대로 작용한다는 것.

㉢ 亢이 極을 하면 즉, 害가 된다는 뜻이다.
㉣ 陰證이 極을 하면 火가 밖으로 浮越을 하여 發躁(발조)와 擾亂(요란)을 하게 되어 證狀이 마치 陽證과 같다.
㉤ 그러나, 몸이 비록 煩躁(번조)를 하더라도 옷을 잡아 다녀 스스로 덮으려고 하고, 입이 비록 燥渴이 있더라도 漱水(수수)만을 하여 넘기지를 못하며, 脈은 반드시 沈細를 하고 無力을 한다.
㉥ 이것은 陰이 極하여 陽과 類似(유사)한 것이다.
㉦ 마땅히 通脈四逆湯으로 한다.
㉧ 煩이 極을 하여 도리어 厥이 되는 것은 이에 陰이 한 까닭이다.
㉨ 말하기를 熱이 極을 하면 즉, 도리어 陰이 盛을 하여 發躁(발조)[1648]를 하는 것과 한 가지이다.
㉩ 반드시 四逆湯·理中湯으로 治療를 한다.

❶ 사역탕(四逆湯)(➡方藥合編·上8, 東醫寶鑑 1073, 醫學入門 1844·3054)

活套 : ① 急性吐瀉病·陰症感冒·急性慢性腸炎·下痢·吃逆·心臟衰弱을 治療한다.
② 三陰脈이 遲를 하고 身痛이 있는 경우에 아울러 사용을 한다.
③ 또한, 四肢의 逆冷을 治療한다.

❷ 이중탕(理中湯)(➡方藥合編·上6, 東醫寶鑑 1069, 醫學入門 1842·3055)

活套 : ① 胃아토니·胃下垂·胃擴張·胃酸過多·減酸症·胃潰瘍·蛔蟲·急性慢性 胃카타르·胃腸性神經衰弱·肺結核·肋間神經痛·萎縮腎·帶下·陰症의 急性吐瀉病·四肢神經痛·自家中毒症을 治療한다.
② 太陰의 腹痛으로 自利를 하고 不渴을 하는 것을 治療하는 處方이다.
③ 加 陳皮·靑皮를 하면, 治中湯이라 이름을 한다.
④ 小建中湯을 合을 하면 建理湯으로 이름을 하는데, 虛冷으로 積氣가 上攻을 하는 것을 治療한다.
⑤ 氣虛에는 倍 蔘을 하여 五·七錢까지 한다.
⑥ 泄瀉(설사)에는 加 肉荳蔻·車前子를 한다.

ⓑ 陽極似陰

㉠ 陽證이 極을 하면 熱이 안으로 潛伏(잠복)을 한다.
㉡ 그렇기 때문에 몸이 凉을 하고 四肢가 厥逆(궐역)을 하여 證狀이 마치 陰證과 같다.
㉢ 그러나, 몸이 비록 冷을 하더라도 옷을 가까이 하려고 하지 않고, 神이 비록 혼란스럽다고 할지라도 氣色[1649]이 光潤(광윤)을 하며, 脈은 반드시 沈滑을 하면서 有力을 한다.
㉣ 이것은 陽이 極하여 마치 陰과 같은 것이다.
㉤ 마땅히 大柴胡湯으로 한다. 或은 白虎湯으로 한다.

❶ 대시호탕(大柴胡湯)(➡方藥合編·下9, 東醫寶鑑 1081, 醫學入門 153·1549·1838·3052)

活套 : ① 腦溢血·高血壓症·癲癎·喘息·膽石·梅毒·痔疾·脚氣·赤痢 및 大腸카타르·肝炎·肩關節周圍炎·肩臂痛·腦

1648) 조증(躁證)을 일으키는 것. 조(躁)는 손발을 어지럽게 놀리는 것임.
1649) ①얼굴에 나타나는 빛 ②안면(顔面)에 나타난 감정(感情)의 변화(變化)

炎·肋間神經痛·瘧疾·便秘·腹痛·肥滿體質·脂肪心·肥胖症·腎結石·蕁麻疹·心下疼痛·圓形脫毛症·胃酸過多 및 不足症·胃弱·流行性感氣·耳聾難聽·腸티푸스·精神異常·脫疽·트라코마·黃疸·黃疸出血性스피로헤타病·極頭痛·半身不隨·肝炎·胃癌의 症狀緩和를 治療한다.
② 少陽이 轉屬陽明을 하여 身熱을 하고 便이 堅을 하며 尿가 赤을 하고 譫語(섬어)와 潮熱이 있는 것을 治療한다.

❷ 백호탕(白虎湯)(➡方藥合編·下7, 東醫寶鑑 1066, 醫學入門 1550·1839·3048)

活套 : ① 熱性病·糖尿病·狂躁症·皮膚搔痒症·冷症·丹毒·瘧疾·四肢倦怠·遺尿症·齒痛·火傷·黃疸·出血性 스피로헤타病을 治療한다.
② 陽明經病으로 汗多를 하고 煩渴(번갈)를 하며 脈이 洪大한 것을 治療한다.
③ 加 人蔘 一錢을 하면, 이름을 하기를 人蔘白虎湯이라고 한다.
④ 加 蒼朮 一錢을 하면, 이름을 하기를 蒼朮白虎湯이라고 한다.

㉷ 傷寒雜證[1650)]

ⓐ 煩躁(번조)

㉠ 煩躁(번조)라는 것은 懊憹(오뇌)로 잠을 이루지 못하는 것이다.
㉡ 懊憹(오뇌)라는 것은 鬱悶을 하여 펴지 못하는 모양이다.
㉢ 煩이라는 것은 氣이니, 火가 肺로 들어간 것이다.
㉣ 躁라는 것은 血이니, 火가 腎으로 들어간 것이다.
㉤ 梔子豉湯으로 主한다.

❶ 치시탕(梔豉湯)(➡方藥合編·下11, 東醫寶鑑 990, 醫學入門 1550·1828)

活套 : ① 熱病·肺炎·胸痛·不眠症·吐血·喀血·痔出血·搔痒性皮膚炎·胃痛·胃酸過多症·口內炎·食道炎·子宮出血·肛門裂傷을 治療한다.
② 汗·下를 한 後에 虛煩(허번)으로 잠을 자지 못하는 것을 治療한다.
③ 心中에 懊憹(오뇌)가 있는데 눌러서 心下가 軟한 것은 虛煩(허번)이다.
④ 먼저, 梔子를 끓여서 半이 되면 豆豉를 넣고 다시 끓여서 七分이 되게 한다.

ⓑ 煩渴(번갈)

㉠ 渴證(갈증)으로 물을 마시려고 하나 물이 들어가면 즉 吐를 하는 것을 水逆이라고 한다. 五苓散으로 主한다.
㉡ 傷寒에 發汗을 하였는데 풀리지 않고 脈이 浮를 하는 경우에는 蒼朮白虎湯[1651)]으로 主한다.
㉢ 汗·吐·下를 한 後에 口乾을 하고 舌燥를 하며 脈이 洪大를 하는 경우에는 人蔘白虎湯으로 主한다.

1650) 이것으로부터 雜病의 治法이 始作을 한 것이다. 다만, 傷寒은 風寒으로 因한 경우가 대부분이고, 雜病은 痰火로 인한 경우가 대부분이니 이것만 注意하면 된다. 함부로 傷寒의 治法만을 固執할 것도 아니고, 雜病의 治法만을 固執할 것도 아니다. 또한 해당 疾患들은 역시 雜病을 같이 보면서 공부를 하면 더욱 도움이 된다.
1651) 無汗인 경우에는 蒼朮白虎湯으로 하고, 自汗인 경우에는 人蔘白虎湯으로 한다.

❶ 오령산(五苓散)(➡方藥合編·下10, 東醫寶鑑 1099·1165, 醫學入門 152·1550·1833·3089)

活套 : ① 感冒·腸炎 等 熱病으로 인한 口渴·胃炎·浮腫·吐乳·淚囊炎·癲癎·陰囊水腫·龜頭赤腫·中暑·神經痛·宿醉·急性吐瀉病·消化不良·네프로제·胃擴張·胃아토니·糖尿病·急性膀胱炎·結膜炎·心臟病·頭痛·急性腎炎·排尿異常·浮腫·肥胖症·惡阻·夜盲症·尿毒症·小便不利·低血壓症·眩暈·血管神經浮腫을 治療한다.

② 太陽病이 入裏를 하여 煩渴(번갈)을 하고 小便이 不利를 하는 것을 治療한다.

③ 去 桂를 하고, 加 人蔘을 하면 春澤湯이라고 이름을 한다. 暑熱로 煩渴(번갈)을 하는 것을 治療한다.

❷ 사령산(四苓散)(➡方藥合編·下10, 東醫寶鑑 510, 醫學入門 3090)

活套 : ① 火瀉와 熱瀉(열사)를 治療한다. 五苓散에 桂를 去한 것이다.

② 자세한 것은 五苓散에 있다. 일반적으로 五苓散을 사용하는 證狀에 熱이 同伴이 되면 肉桂를 去한다.

ⓒ 煩熱[1652]

❶ 진사오령산(辰砂五苓散)(➡方藥合編·下10, 東醫寶鑑 1114)

活套 : ① 五苓散에 加 辰砂 五分을 한 것을 이름을 하여 辰砂五苓散이라고 한다.

② 傷寒의 發熱과 譫語(섬어)를 治療한다. 또한 産後의 虛煩(허번)을 治療한다.

ⓓ 傷寒動悸[1653]

㉠ 傷寒에 過多[1654]를 하면 그 사람이 손을 포개서 스스로 心을 덮으려고 한다.

㉡ 心下가 悸를 하여 便安하게 하고자 하는 것이다. 甚하면 즉, 몸이 振振(진진)[1655]을 하여 땅을 치려고 한다. 마땅히 桂枝甘草湯으로 한다.

㉢ 發汗을 한 後에 臍下가 悸를 하고 奔豚(분돈)이 되려고 하는 것은 마땅히 茯苓桂甘湯으로 한다.

㉣ 脈이 結代를 하고 心이 動悸를 하는 경우에는 마땅히 炙甘草湯으로 한다.

㉤ 撮空을 하면서 神昏을 하는 경우에는 陶氏升陽散火湯으로 한다.

❶ 도씨승양산화탕(陶氏升陽散火湯)(➡方藥合編·中28, 東醫寶鑑 1095, 醫學入門 1760)

活套 : ① 撮空(촬공)[1656]을 治療한다.

② 肝熱이 肺를 乘을 하여 元氣가 虛弱을 하고 譫語(섬어)와 神昏[1657]을 하는 것을 治療한다.

③ 虛熱로 脈이 微를 하는 경우에는 人蔘을 倍로 하여 三·五錢으로 하고, 加 熟地黃을 五·七錢을 한다.

㉥ 傷寒의 發狂·譫語·血結

ⓐ 發狂

1652) 가슴이 답답하고 괴로우면서 나는 신열(身熱), 무더움, 무더위.

1653) 대개 氣虛가 있어야 發生을 한다.

1654) 氣虛가 同伴이 되면 그것을 保護할 目的으로 손을 가리는 것이다.

1655) 흔들거리는 모양, 흔들거리며 떨어지는 모양을 표현한 말

1656) 열병으로 음혈(陰血)이 몹시 허하여 정신이 없이 허공에서 무엇을 잡으려는 것처럼 헛손질을 하는 증상.

1657) [명사] 정신이 혼미해지는 일. 또는 정신을 잃는 일.

㉠ 發狂이라는 것은 熱毒이 胃에 있어 아울러 心으로 들어가서, 하여금 神昏으로 不定하게 하고 言動이 急速(급속)을 하며 妄語와 妄笑를 한다.
㉡ 甚하면 즉 높은 곳에 올라가서 노래를 하고 옷을 버리고 뛰어 다니며 담장과 屋上에 오르면서 먹지도 않고 자지도 않는다.
㉢ 크게 吐를 하거나 下法을 사용하지 않으면 그치지가 않으니, 表·裏가 모두 熱한 것이다.
㉣ 마땅히 三黃石膏湯으로 한다.
㉤ 裏熱이 盛한 경우에는 大承氣湯에 加 黃連을 한다.
㉥ 狂言을 하고 譫語(섬어)를 하는 경우에는 辰砂五苓散으로 한다.

❶ 대승기탕(大承氣湯)(➡方藥合編·下8, 東醫寶鑑 1081, 醫學入門 1549·1829·3053)
活套 : ① 傷寒의 裏證으로 大熱·大實·大滿을 하여 마땅히 急히 下法을 사용해야 하는 경우에 마땅하다.

❷ 진사오령산(辰砂五苓散)(➡方藥合編·下10, 東醫寶鑑 1114)
活套 : ① 五苓散에 加 辰砂 五分을 한 것을 이름을 하여 辰砂五苓散이라고 한다.
② 傷寒의 發熱과 譫語(섬어)를 治療한다. 또한 産後의 虛煩(허번)을 治療한다.

ⓑ 譫語(섬어)

㉠ 傷寒에 大熱로 呻吟을 하고 錯語를 하며 잠을 잘 수가 없는 경우에는 黃連解毒湯으로 한다.

❶ 황련해독탕(黃連解毒湯)(➡方藥合編·下12, 東醫寶鑑 1100·1180, 醫學入門 1550·1769·2933·3049)
活套 : ① 宿醉·火傷으로 因한 精神異常·酒齇鼻·藥物中毒·潰瘍性 胃腸疾患으로 因한 出血·眼洗滌劑·乾性皮膚炎·子宮出血·痔出血·鼻出血·口內炎·便秘·急性熱病·吐血喀血·發狂喜笑·高血壓症·結膜炎·口渴·代償月經·丹毒·不眠症·譫語·不安焦燥·神經症·顔面紅潮·肺結核·眩暈·血道症·火傷·黑皮症을 治療한다.
② 傷寒의 大熱로 煩躁(번조)를 하고 잠을 잘 수가 없는 것을 治療한다. 나은 後에 飮酒를 한 것을 治療한다.
③ 또한, 一切의 熱毒을 治療한다.

❷ 진사익원산(辰砂益元散)(➡方藥合編·下16, 東醫寶鑑 1115)
方解 : ① 傷寒에 熱이 不退를 하여 狂言을 하고 譫語(섬어)를 하는 것을 治療한다.

❸ 조위승기탕(調胃承氣湯)(➡方藥合編·下8, 東醫寶鑑 1081, 醫學入門 1550·1830)
活套 : ① 傷寒의 裏證으로 大便이 硬을 하고 小便이 赤을 하며 譫語(섬어)와 燥熱을 하는 것을 治療한다.

ⓒ 血結

㉠ 傷寒病이 풀리지가 않고 膀胱(방광)에 熱結을 하는데, 그 사람이 마치 미친 것과 같은 경우에 만약에 血이 스스로 나오게 되면 저절로 낫는다.
㉡ 그러나, 小腹이 急結을 하는 경우에는 마땅히 攻伐[1658]을 하여야 한다.
㉢ 마땅히 桃仁承氣湯으로 한다.

1658) ①공격(攻擊)하여 정벌(征伐)함 ②죄 있는 무리를 침.

❶ 도인승기탕(桃仁承氣湯)(➡方藥合編·下13, 東醫寶鑑 1105, 醫學入門 1740·3054)

活套 : ① 月經不調·月經困難·婦人病·蕁麻疹·急性大腸炎·膀胱炎·膀胱結石·喘息·血道症히스테리·打撲症·眩暈·齒痛·肩凝·腰痛·坐骨神經痛·眼病·痔疾·肛門周圍炎·月經痛·帶下·腦出血·高血壓症·動脈硬化症·赤痢·不姙症·凍傷·便秘·肥滿症·무좀·濕疹·腎結石·流産癖·人工流産後遺症·子宮內膜炎·子宮下垂 및 脫肛·子宮後屈·齒槽膿漏·脫疽·胎盤殘留·胞狀鬼胎·黃疸·出血·스피로헤타병·後陣痛을 治療한다.

② 膀胱(방광)에 血이 結滯가 되고 小腹이 急結을 하며 便이 黑을 하고 譫語(섬어)를 하는 것을 治療한다.

③ 물로 끓인 다음에 芒硝를 넣어서 溫服을 한다.

④ 腸胃의 熱結로 便秘가 있는 경우에는 檳榔·郁李仁末을 調服[1659]을 한다.

㉶ 戴陽[1660]

ⓐ 傷寒의 少陰證에 面이 戴陽인 경우에는 下가 虛를 하는 것이기 때문이다.

ⓑ 마땅히 通脈四逆湯에 加 蔥白(총백)을 九莖을 하여 煎服을 한다.

❶ 이중탕(理中湯)(➡方藥合編·上6, 東醫寶鑑 1069, 醫學入門 1842·3055)

活套 : ① 胃아토니·胃下垂·胃擴張·胃酸過多·減酸症·胃潰瘍·蛔蟲·急性慢性 胃카타르·胃腸性神經衰弱·肺結核·肋間神經痛·萎縮腎·帶下·陰症急性吐瀉病·四肢神經痛·自家中毒症을 治療한다.

② 太陰의 腹痛으로 自利를 하고 不渴을 하는 것을 治療하는 處方이다.

③ 加 陳皮·靑皮를 하면 治中湯이라 이름을 한다.

④ 小建中湯을 合하면 建理湯으로 이름을 하는데, 虛冷으로 積氣가 上攻을 하는 것을 治療한다.

⑤ 氣虛에는 倍 蔘을 하여 五·七錢까지 한다.

㉷ 戰慄(전률)

ⓐ 戰이라는 것은, 몸이 振을 하면서 動을 하는 것이다.

ⓑ 慄이라는 것은, 心이 戰을 하면서 惕을 하는 것이다.

ⓒ 正·邪가 서로 相爭을 하는 것이니, 正氣가 勝을 하면 즉 戰이 되는 것이고, 邪氣가 勝을 하면 즉 慄이 되는 것이다.

ⓓ 戰을 하면 즉 病이 나으려고 하는 것이고, 慄을 하면 즉 病이 甚하게 되려고 하는 것이다.

ⓔ 戰은 陽에 屬한다. 그렇기 때문에 大汗으로 풀리는 것이고 藥이 必要가 없는 것이다.

ⓕ 慄은 陰에 屬한다. 陽이 陰의 制壓(제압)을 하는 바가 된다.

ⓖ 그렇기 때문에 心이 寒을 하고 足이 오그라들며 鼓頷(고함)[1661]을 하고 厥冷(궐랭)을 하며 便溺[1662]가 妄出을 하게 되고 人事不省이 되니 마땅히 理中湯·四逆湯으로 한다.

1659) ① 약 먹는 방법의 하나. 산제를 물이나 술 · 미음 등에 타서 먹는 것을 말한다. ② 어떤 약에 다른 약을 넣어서 먹는 것을 말한다.

1660) 戴陽症은 面戴陽症을 말하는 것으로 본래 傷寒에 있어야 하는 것인데 『東醫寶鑑』에서 面의 條文에 나오면서 『方藥合編』에서는 傷寒과 面의 두 條文에서 記載되고 있다.

1661) [명사] 오한이 심할 때 아래턱과 위턱이 딱딱 마주치는 증상.

1662) 便尿이다.

❶ 이중탕(理中湯)(➡方藥合編·上6, 東醫寶鑑 1069, 醫學入門 1842·3055)

活套 : ① 胃아토니·胃下垂·胃擴張·胃酸過多·減酸症·胃潰瘍·蛔蟲·急性慢性 胃카타르·胃腸性神經衰弱·肺結核·肋間神經痛·萎縮腎·帶下·陰症急性吐瀉病·四肢神經痛·自家中毒症을 治療한다.

② 太陰의 腹痛으로 自利를 하고 不渴을 하는 것을 治療하는 處方이다.

③ 加 陳皮·靑皮를 하면 治中湯이라 이름을 한다.

④ 小建中湯을 合하면 建理湯으로 이름을 하는데, 虛冷으로 積氣가 上攻을 하는 것을 治療한다.

⑤ 氣虛에는 倍 蔘을 하여 五·七錢까지 한다.

❷ 사역탕(四逆湯)(➡方藥合編·上8, 東醫寶鑑 1073, 醫學入門 1844·3054)

活套 : ① 急性吐瀉病·陰症感冒·急性慢性腸炎·下痢·吃逆·心臟衰弱을 治療한다.

② 三陰脈이 遲를 하고 身痛이 있는 경우에 아울러 사용을 한다.

③ 또한, 四肢의 逆冷을 治療한다.

㉶ 傷寒의 自利와 虛利

ⓐ 傷寒의 陰證에 身痛을 하고 脈이 沈을 하며 大便이 自利를 하고, 或은 嘔를 하며, 或은 咳를 하는 경우에는 마땅히 玄武湯으로 한다.

ⓑ 傷寒의 陽證에 身熱을 하고 脈이 數을 하며 煩渴(번갈)로 引飮을 하고 大便이 自利를 하는 경우에는 마땅히 柴苓湯으로 한다. 益元散도 역시 좋다.

ⓒ 太陰證으로 自利를 하는 경우에는 마땅히 理中湯으로 한다.

ⓐ 自利1663)

❶ 시령탕(柴苓湯)(➡方藥合編·下14, 東醫寶鑑 1105, 醫學入門 3021)

活套 : ① 感冒·急性胃腸炎·신우염·신염·네프로제·暑疫·말라리아·浮腫·肝硬化症을 治療한다.

② 傷寒의 陽證을 治療한다.

③ 몸이 熱을 하고 脈이 數을 하며 煩渴(번갈)이 있고 自利를 하는 것을 治療한다.

④ 虛熱로 煩渴(번갈)하는 경우에는 倍蔘을 하고, 加 麥門冬을 한다.

⑤ 이것은 卽 小柴胡湯에 合 五苓散을 한 것이다.

⑥ 重數와 加減은 參酌(참작)해서 사용을 한다.

ⓑ 虛利1664)

❶ 전씨이공산(錢氏異功散)(➡方藥合編·上19, 東醫寶鑑 1193)

活套 : ① 元氣의 虛弱으로 口渴을 하고 泄瀉(설사)를 하는 것을 治療한다. 脾胃(비위)의 虛弱으로 飮食이 不進을 하고 아직은 消化를 할 수가 없으며 心胸이 痞悶(비민)한 것을 治療한다.

② 挾滯에는 加 山楂·神麯·砂仁의 類를 한다.

1663) 傷寒에서는 柴苓湯이 없으나, 黃道淵 선생님께서 熱이 있는 泄瀉로 判斷을 하여 柴苓湯을 記載하신 것이다.

1664) 역시 傷寒에서는 錢氏白朮散이 없으나, 黃道淵 선생님께서 虛熱이 있는 泄瀉로 判斷을 하여 錢氏白朮散을 記載하신 것이다.

③ 泄瀉(설사)에는 合 五苓散을 한다.
④ 虛痢에는 加 檳榔·吳茱萸·黃連·桂心의 類를 한다.
⑤ 暑熱에는 加 香薷·白扁豆를 한다.
⑥ 傷寒으로 元氣가 虛弱을 하고 身熱이 있으며 口渴이 있고 脈이 虛를 하는데, 或은 泄瀉(설사)를 하는 경우에는 加 乾葛을 하거나, 或은 倍 人蔘을 한다.

❷ 전씨백출산(錢氏白朮散)(➡方藥合編·上120, 東醫寶鑑 1718 白朮散, 醫學入門 3100)
活套 : ① 一名은 錢氏白朮散이다. 一名은 淸寧散이다. 吐瀉(토사)가 日久를 하여 津液(진액)이 마르고 煩滿(번만)을 하며 引飮을 하고 慢驚(만경)이 되려고 하는 것을 治療한다.
② 泄瀉(설사)를 하는 경우에는 加 山藥·白扁豆·肉豆蔲를 한다.
③ 매번 二錢을 水煎을 하여 任意대로 服用을 한다.
④ 或은 木香·甘草를 各五分으로 減하여 煎服을 하여도 可하다.
⑤ 大人과 小兒가 泄瀉(설사)로 氣脫한 경우에는 倍蔘을 하는데 三·五·七錢까지 하여도 된다. 그리고, 加 肉荳蔲·破古紙·金櫻子·吳茱萸의 類를 한다.
⑥ 傷寒으로 餘熱(여열)이 未淨(미정)1665)을 하고 泄瀉(설사)를 하는 데에 역시 마땅하다.

㉶ 壞證(괴증)1666)

ⓐ 傷寒의 病이 아직 물러나지 않았는데, 거듭 寒에 感觸을 하여 變을 한 것으로 溫瘧이 되고, 거듭 風에 感觸을 하여 風溫이 되며, 다시금 濕熱에 感觸이 되어 變을 하여 溫毒이 되고, 疫氣에 거듭 感觸이 되어 溫疫이 된다.
ⓑ 또한, 太陽病에 汗·吐·下와 溫鍼(온침)을 하여도 풀리지 않고, 또한 이에 過經을 하였으나 풀리지 않은 것이다. 대개 壞證(괴증)이라 이름을 한다.
ⓒ 或은, 醫師가 陰陽을 나누지 않고 錯誤(착오)로 잘못하여 汗·下를 하여 病으로 하여금 풀리지 않게 한 것이다.

ⓓ 壞證(괴증)과 經을 어지럽힌 것은 오래 되어도 낫지를 않으니, 그것이 어떤 經을 犯을 하고 逆을 하였는지를 보아서 治療를 하여야 한다.
㉠ 表證이 많은 경우에는 知母麻黃湯으로 한다.
㉡ 半表의 경우에는 小柴胡湯으로 한다.
㉢ 餘熱(여열)1667)이 不退를 하는 경우에는 蔘胡芍藥湯으로 한다.
㉣ 危急힌 경우에는 奪命散으로 한다.
㉤ 여러 藥으로 效果가 없는 경우에는 鱉甲散으로 한다.

❶ 삼호작약탕(蔘胡芍藥湯)(➡方藥合編·下15, 東醫寶鑑 1107, 醫學入門 1807)
活套 : ① 傷寒에 十四日의 外에 餘熱(여열)이 없어지지 않아서, 或은 渴煩을 하고 大便이 不快하며 小便

1665) 아직 깨끗해지지 않은 것을 말한다.
1666) 원래 正常的인 傷寒이 아닌 것을 誤治를 하거나, 본래 醫師가 誤治를 하여 發生을 하는 경우가 많다. 일단 胃氣를 回復시키는 것이 제일 重要하다. 지금은 水液이 있으니 水液을 맞아가면서 證狀에 따라서 接近을 하는 것이 좋다.
1667) 상한병(傷寒病)이 거의 나았으나 아직 열이 남아 있는 것.

이 黃을 하는 것을 治療한다.

㉪ 痞氣와 結胸[1668)]

ⓐ 傷寒에 만약 脈이 浮緊을 하는데 下를 하면 반드시 結胸이 된다.

ⓑ 病이 陽에 發을 하였는데, 도리어 下法을 하면 熱이 들어가니 因하여 結胸이 된다.

ⓒ 泄瀉(설사)를 시키지 않았는데도 胸이 滿을 하면 結胸이 아니다.
㉠ 小柴胡湯에 合 小陷胸湯을 하고, 加 枳殼·桔梗을 하여 한번 服用을 하면 神效하다.
㉡ 大結胸은 大結胸湯으로 한다.
㉢ 小結胸은 小結胸湯으로 한다.
㉣ 寒實結胸은 三物白散으로 한다.
㉤ 熱實結胸에는 枳實理中丸으로 한다.
㉥ 水結胸에는 小半夏湯에 加 茯苓으로 한다.

ⓓ 病이 陰에서 發生을 하였는데, 도리어 下를 하면 因하여 痞가 만들어 진다.

ⓔ 傷寒에 嘔를 하면서 發熱이 되는 경우에, 만약 心下가 滿을 하면서 아프지 않으면 이것은 痞가 된다.
㉠ 半夏瀉心湯으로 主한다. 胃虛로 氣가 逆한 경우에도 역시 主를 한다.
㉡ 痞氣에는 通用으로 桔梗枳殼湯으로 한다.

ⓐ 痞氣

❶ 길경지각탕(桔梗枳殼湯)(➡方藥合編·中134, 東醫寶鑑 738)
活套 : ① 痞氣로 胸滿을 하고 不利를 하며 煩悶(번민)을 하여 죽으려고 하는 것과 寒熱을 莫論(막론)하고 通用한다.
② 또한, 傷寒의 結胸으로 胸滿을 하고 죽으려고 하는 것에 服用을 하면 神效하다.

ⓑ 結胸

❶ 오적산(五積散)(➡方藥合編·中13, 東醫寶鑑 1077, 醫學入門 153·3076)
活套 : ① 坐骨神經痛·帶下·生理不順·慢性胃腸炎·慢性心臟病·류마티스·腰痛·神經痛·疝氣·胃카타르·婦人病·流行性感氣·脚氣·貧血·小腹冷感·小兒痲痹·食傷·心臟性喘息·心臟瓣膜症·子宮癌·虛弱體質·六味地黃元의 異常反應時를 治療한다.
② 風寒으로 感傷을 하여 頭痛·身疼을 하고 四肢가 逆冷을 하며 胸腹이 作痛을 하고 嘔吐·泄瀉를 하는 것을 治療한다.

1668) 본래 狹義의 結胸과 痞氣는 傷寒에 下法을 사용한 다음에 發生을 하는 것이나,『東醫寶鑑』에서는 雜病과 傷寒을 섞어서 說明을 하였다.

③ 或은 內傷의 生冷과 外感의 風寒을 아울러 대개 治療를 한다.
④ 白芷·桂皮를 除하고 아울러 炒를 하면 즉, 熟料五積散이라 이름을 한다.
⑤ 外感의 挾滯에는 加 山楂·神麯·檳榔을 한다.

㉰ 吐蛔

ⓐ 傷寒에 吐蛔를 하는 것이 있는 경우에는 비록 大熱이 있다고 하더라도 下를 하는 것을 忌를 한다.
ⓑ 凉藥을 犯하게 되면 반드시 죽는다.
ⓒ 대개, 胃中에 寒이 있으면 즉, 蛔가 그 있는 바가 不安을 하여 膈上(격상)으로 하는 것이니, 크게 凶한 徵兆이다.
ⓓ 급히 理中湯에 加 烏梅를 二箇를 하고 紅椒(홍초)를 十粒(십립)을 하여 煎服을 하고, 蛔가 安靜이 되기를 기다렸다가 바로 小柴胡湯으로 熱을 내린다.
ⓔ 傷寒에 吐蛔를 하면서 手足이 冷한 것은 胃가 虛空한 것이다.

❶ 안회이중탕(安蛔理中湯)(➡醫學入門 1789)
活套 : ① 脾虛로 因한 蟲痛을 治療한다.
② 虛冷한 경우에는 倍 蔘·薑을 하고, 加 桂心을 한다.
③ 或은 加 龍眼肉 三·五錢을 한다.

❷ 소시호탕(小柴胡湯)(➡方藥合編·中25, 東醫寶鑑 1068, 醫學入門 153·1549·1835·3050)
活套 : ① 感冒·肺結核·膽囊炎·肝炎·말라리아·扁桃腺炎·中耳炎·乳房炎·氣管支喘息·肺炎·肋膜炎·淋巴炎·耳下腺炎·瘰癧·頸腺炎·黃疸·膽石·胃炎·胃痛·神經質·노이로제·癲癎·産褥熱·百日咳·眼科疾患을 治療한다.
② 少陽의 半表裏로 往來寒熱을 治療한다. 一名은 三禁湯이다.

㉱ 臟腑停寒

ⓐ 停寒이라는 것은 결국 痼冷(고랭)을 말한다.
ⓑ 痼冷(고랭)은 痼가 오래 되어서 冷을 하는 것을 말한다.
ⓒ 痼는 固이다. 冷은 寒이 甚한 것이다.
ⓓ 臟腑의 中에 停寒이 흩어지지 않는 것을 沈寒이라 말을 한다.
ⓔ 積冷이 흩어지지 않는 것을 痼冷(고랭)이라고 말을 한다.
ⓕ 마땅히 附子理中湯으로 한다.

❶ 부자이중탕(附子理中湯)(➡方藥合編·上9, 東醫寶鑑 1124, 醫學入門 3055)
活套 : ① 中寒證으로 口噤을 하고 몸이 強直이 되는 것을 治療한다.
② 一方에는 加 吳茱萸·肉桂·當歸·陳皮·厚朴을 하였다.
③ 理中湯과 建理湯 等을 參照하여 보아야 한다.

㉲ 復證

ⓐ 復이라는 것은 그 病이 처음과 같이 되었다고 하는 것이다.

ⓑ 傷寒이 처음 나았는데, 津液(진액)이 아직은 回復이 되지 않고 血氣가 아직은 虛를 하는데, 或은 梳洗(소세)1669)를 하고 言動이 너무 일찍이 하거나, 或은 생각이 太過를 하면 즉, 勞復이 된다.

ⓒ 대개, 勞를 하면 즉 熱이 發生을 하고, 熱氣가 虛를 틈타서 經絡으로 돌아 들어가면 再復을 하는 것을 免할 수가 없으니, 말하기를 勞復이라고 한다.

ⓓ 마땅히 小柴胡湯·麥門冬湯으로 和를 하게 한다.

ⓐ 勞復

❶ 맥문동탕(麥門冬湯)(➡方藥合編·中29, 東醫寶鑑 928·1109·1265·1313)

活套 : ① 喉頭結核·肺結核·氣管支炎·肺炎의 解熱 後의 咳喘·百日咳·姙娠咳·感冒·糖尿病·腦出血·咽頭炎·咯血을 治療한다.

② 勞復으로 氣가 끊어지려고 하는 것을 治療하는 處方이다. 能히 起死回生을 한다.

③ 물을 二盞을 넣고 먼저 끓인 다음에 粳米(갱미)를 익게 하고 米를 去를 하며, 두 藥과 또한 大棗 二枚, 竹葉 十五片을 넣는다.

④ 加 人蔘을 하면 더욱 妙하다.

⑤ 虛가 甚하면 加 人蔘 五·七錢을 하거나 或은 一·二兩을 한다. 이것은 回陽으로 生津을 하는 것이다.

ⓑ 食復

❶ 도씨평위산(陶氏平胃散)(➡方藥合編·下29, 東醫寶鑑 1221, 醫學入門 1739)

活套 : ① 食積類傷寒을 治療한다.

② 鬱熱에는 加 梔·豉를 한다.

ⓒ 女勞復

❶ 인삼소요산(人蔘逍遙散)(➡方藥合編·中30, 東醫寶鑑 1111, 醫學入門 1804)

活套 : ① 女勞復으로 虛弱한 것을 治療한다.

Ⓐ 孕婦傷寒1670)

ⓐ 孕婦의 傷寒에서는 마땅히 胎를 保護를 하여야 한다.

ⓑ 孕婦의 傷寒에는 마땅히 芎蘇散·黃龍湯·柴胡枳殼湯으로 한다.

❶ 궁소산(芎蘇散)(➡方藥合編·中21, 東醫寶鑑 1227·1662, 醫學入門 1809)

活套 : ① 孕婦의 傷寒으로 頭痛과 寒熱이 있고 咳嗽(해수)를 하는 것을 治療한다.

② 濟生方에는 黃芩·前胡가 없다.

❷ 자소음(紫蘇飮)(➡方藥合編·中160, 東醫寶鑑 1661, 醫學入門 3139)

1669) 머리를 빗고 세수(洗手)함

1670) 억지로 半夏를 固執할 필요는 없다. 芎蘇散이 가장 無難한 處方이다.

活套 : ① 子懸(자현)을 治療한다.
② 또한, 氣結로 難産을 하는 것을 治療한다.
③ 倍로 하여 芎·歸를 二·三錢을 하는 것도 역시 좋다.
④ 或은 加 砂仁 一錢을 하면 더욱 妙하다.

❸ 양격산(凉膈散)(➡方藥合編·下21, 東醫寶鑑 1167, 醫學入門 1549·1550·1551·3130)
活套 : ① 急性熱病·口內炎·안기나·頭瘡·皮膚病·吐血·鼻血·腦症·디프테리아를 治療한다.
② 積熱로 煩燥(번조)를 하고 口舌이 生瘡을 하며, 腸胃가 燥澁(조삽)을 하여 便尿가 秘結을 하는 것을 治療한다.

❹ 이중탕(理中湯)(➡方藥合編·上6, 東醫寶鑑 1069, 醫學入門 1842·3055)
活套 : ① 胃아토니·胃下垂·胃擴張·胃酸過多·減酸症·胃潰瘍·蛔蟲·急性慢性 胃카타르·胃腸性神經衰弱·肺結核·肋間神經痛·萎縮腎·帶下·陰症急性吐瀉病·四肢神經痛·自家中毒症을 治療한다.
② 太陰의 腹痛으로 自利를 하고 不渴을 하는 것을 治療하는 處方이다.
③ 加 陳皮·靑皮를 하면 治中湯이라 이름을 한다.
④ 小建中湯을 合하면 建理湯으로 이름을 하는데, 虛冷으로 積氣가 上攻을 하는 것을 治療한다.
⑤ 氣虛에는 倍 蔘을 하여 五·七錢까지 한다.

(3) 傷寒의 脈

① 大·浮·滑·數·動脈은 陽脈이니, 陰病에 陽脈이 보이면 사는 것을 얻을 수가 있다.1671)
② 沈·澁·弦·微·弱脈은 陰脈이니, 陽病에 陰脈이 보이면 마침내 죽게 된다.
③ 陰陽이 서로 互根을 하는 것이 가장 玄微(현미)로운 것이니, 浮·中·沈의 法이 도리어 明白하다.
④ 陰·陽脈은 대개 다섯 개이니, 脈이 五行을 따라서 發生을 하는 것이다.1672)
⑤ 邪氣가 表에 있으면 즉 陽脈이 보이고, 邪氣가 裏에 있으면 즉 陰脈이 보인다.

⑥ 陰病에 陽脈이 보이면 살게 되는데, 이 상황은 邪氣가 裏에서부터 表로 나오는 것을 나타내니 땀을 내어 邪氣가 풀리는 것이다.
ⓐ 가령, 厥陰의 中風에 脈이 微浮(미부)1673)를 하면 나으려고 하는 것이고, 浮를 하지 않으면 나으려고 하는 것이 아니다.

1671) 陰病이 陽脈을 받으면 밖으로 풀리기 때문이다. 다만, 『醫學入門』「診脈編」의 總看三部脈法에서는 다른 意見도 있다.
1672) 仲景脈法은 지금과 같은 28脈이 아니고 陰陽脈이 각 5개로 하여 10개로 說明을 하고 있다. 그 脈이 아닌 것은 사실 正常的인 傷寒이 아니라고 理解를 하면 된다. 『傷寒論』를 공부하기 전에 條文만 먼저 始作하지 말고 平脈法·辨脈法·傷寒例 等을 먼저 공부하고 條文으로 들어가야 傷寒을 공부할 때에 昏亂을 겪지 않는다.
1673) 본래 浮緊으로 나타나야 하는데 微弱하다는 것은 陽이 陰을 만나서 和平하게 된다는 것이다. 그렇기 때문에 조만간 풀리는 것이다. 그렇기 때문에 厥陰에서는 緩脈이 나오는 것이 좋다고 하는 것이다. 沈微脈으로 나오면 죽는다.

⑦ 陽病에 陰脈이 보이면 죽는다는 것은 邪氣가 表에서부터 裏로 到達을 하여 正氣가 虧陷(휴함)1674)을 하기 때문이다.

ⓐ 가령, 譫語(섬어)에 脈이 沈한 것이 이것이다.

⑧『南陽活人書』에 이르기를 雜病과 傷寒의 脈이 같지 않다고 하나 그 사실은 같은 것이다.

⑨ 하물며 傷寒의 中에 역시 雜病이 있고, 雜病의 中에 역시 傷寒이 있다.

⑩ 傷寒과 雜病에 脈의 陰陽이 하나일 따름이다.

⑪『傷寒百證歌』로부터 대개가 그렇다.

⑫ 丹溪가 그 微妙한 것을 밝혔다.

⑬ 然後에 脈을 알려면 마땅히 張仲景과 王淑和의『脈經』을 따라야 하는 것이고, 高陽生의『脈訣』에 固執(고집)할 것이 아니라는 것을 알 수 있다.

2. 中寒1675)

(1) 中寒의 症狀과 治療

① 中寒은 寒邪가 陰經에 直中을 하여, 卒然하게 昏倒(혼도)1676)를 하고 사람을 알아보지 못하며 口噤을 하고 四肢가 强直을 하고 拘急을 하며 疼痛을 한다.

ⓐ 만약, 急히 治療를 하지 못하면 죽는 것이 朝·夕의 사이에 있다.

ⓑ 우선, 먼저 熱酒와 薑汁(강즙)을 각기 半盞으로 하여 灌服(관복)1677)을 하고, 다음에는 回陽救急湯·附子理中湯·朮附湯·回陽湯으로 한다.

② 仲景은 傷寒을 論하고 中寒을 言及을 하지 않았다.1678)

ⓐ 先哲이 大寒에 感觸이 되어서 昏中을 하는 경우에 附子理中湯으로 사용을 하였다.

ⓑ 그 뜻으로 藥은 즉 얻은 것이다.

ⓒ 그러나, 가로되 傷이라고 하는 것과 中이라고 하는 것에, 그 다르고 같은 것을 議論을 하지 않았다.

1674) 어그러져서 下陷을 한 것이다.

1675) 正常的인 傷寒의 運行通路를 따르지 않고 陰經絡에 直中을 한 것을 말한다. 임상에서 갑작스럽게 寒氣를 느끼는데, 실상 혈액검사를 해 보면 백혈구 수치가 상승을 하거나, BUN이나 크레아틴 수치가 정상 범위를 벗어난 것을 確認할 수가 있었다.

1676) 정신(精神)이 아뜩하여 넘어짐.

1677) (주로 환자에게 약 따위를) 억지로 먹이다.

1678) 傷寒이라는 것은 正常的인 六經絡을 順行을 한다는 것이고, 中寒이라는 것은 바로 陰經絡에 直中을 한 것이기 때문에 仲景傷寒에서는 자연스럽게 溫病이나 中寒의 等에 대해서 자세한 言及이 없을 수밖에 없다.

③ 대저, 傷寒이라는 것은 卽病이 있고 不卽病이 있으나, 반드시 大熱이 있으니 病邪가 經을 따라서 들어간 것이 점차로 깊어진 것이다.
④ 中寒은 즉, 갑작스럽게 感觸이 되고 받아서 그 病이 즉시 發을 하고 暴急을 하는 것이다.
⑤ 한 몸에 邪를 받는 것이 經絡을 나눌 수가 없으니, 熱이 없더라도 發病을 하는 것이다.
⑥ 溫補를 하면 스스로 풀리게 되니, 이것은 氣가 크게 虛한 것이다.
⑦ 急하게 治療를 하지 않으면 즉, 죽게 된다.

❶ 부자이중탕(附子理中湯)(➡方藥合編·上9, 東醫寶鑑 1124, 醫學入門 3055)
活套 : ① 中寒證으로 口噤을 하고 몸이 强直이 되는 것을 治療한다.
② 一方에는 加 吳茱萸·肉桂·當歸·陳皮·厚朴을 하였다.
③ 理中湯과 建理湯의 等을 參照를 하여 보아야 한다.

(2) 中寒의 脈

① 中寒의 脈은 緊濇(긴색)을 한다.
② 陰陽이 모두 盛을 하면 法에 마땅히 無汗을 한다.
③ 만약, 有汗을 하면 命을 傷을 하게 된다.
④ 陽이 緊을 하면 寒이 上焦에 있어 吐를 하고, 陰이 緊을 하면 寒이 下焦에 있어 自利를 한다.
⑤ 陰陽이 모두 緊을 하면 上·下가 모두 寒을 받은 것이다.
⑥ 法에는 마땅히 無汗을 하는데, 도리어 自汗을 하게 되면 亡陽으로 不治를 하게 된다.

3. 感冒[1679)]

① 寒·溫이 節度에 맞지 않거나, 장차 調理가 마땅함을 잃어 때로 더워서 脫衣를 하고, 甚하게 熱이 나서 차가운 것을 마시며, 坐臥[1680)]에 當風을 하고, 居處(거처)에 갑작스럽게 이슬을 맞으며, 서리와 눈에 衝冒(충모)[1681)]를 하고, 서늘한 새벽에 일찍 일어나서 冷氣를 呼吸을 하며, 오랫동안 날이 맑고 갑작스럽게 덥다가 홀연히 變하여 陰寒을 하고 오랫동안 비가 와서 寒이 쌓이며 陰濕한 것을 生한다.
② 가령, 이와 같은 氣候에는 대개 邪厲가 皮膚를 侵傷을 하고 腠理(주리)에 들어가서, 사람으로 하여금 身體가 沈重을 하고 肢節이 痠疼(산동)[1682)]을 하며 項背가 拘急[1683)]을 하

1679) 이것이 실제 우리가 臨床에서 가장 많이 접하는 感氣證狀이다.
1680) 좌와; 기거(起居); 동작; 일상생활
1681) [명사] 어려운 고비를 무릅쓰고 달려듦.
1682) 관절에 시큰시큰한 감이 있는 것. 시큰거리면서 아픈 것을 산통(痠痛) · 산동(痠疼)이라고 한다.
1683) [명사] 경련이 일어나 팔다리를 굽혔다 폈다 하지 못하는 증세.

고 頭目이 不淸을 하며 鼻塞을 하고 聲重(성중)을 하며 淚出을 하고 氣壅(기옹)을 하며 胸膈이 凝滯를 하고 飮食이 들어가지 않게 한다.
③ 무릇, 이와 같은 證狀에 만약 바로 편리하게 解利를 하지 않으면 經絡에 伏留[1684]를 하여 傳變이 그치지 않게 한다.[1685]

④ 대체로 感冒는 古人이 감히 가볍게 發汗을 하지 않았다.
ⓐ 바로 麻黃이 能히 腠理(주리)를 열을 수가 있으니, 사용을 할 때에 或은 그 마땅함을 얻지 못하면 즉, 眞氣를 導泄[1686]을 하여 因하여 虛에 이르게 되고, 變을 하여 다른 證狀이 發生을 하게 된다.
ⓑ 人蔘養胃湯[1687]은 이에 和平의 藥이니, 단지 能히 溫中을 하고 解表를 할 따름이다.

⑤ 보통 感氣에 表證이 있는 경우에는 마땅히 羌活冲和湯·防風冲和湯[1688]·芎芷香蘇散으로 한다.
⑥ 寒毒이 入裏를 하여 吐·利를 하는 경우에는 藿香正氣散으로 한다.
⑦ 挾食(협식)으로 停痰을 한 경우에는 人蔘養胃湯으로 한다.
⑧ 時令의 感冒에는 升麻葛根湯으로 한다.[1689]

❶ 구미강활탕(九味羌活湯)(➡方藥合編·中11, 東醫寶鑑 1062, 醫學入門 1825·3043)

活套 : ① 毒感·破傷風을 治療한다.
② 四時를 不問을 하고 단지 頭痛이 있고 骨節痛이 있으며 發熱을 하고 惡寒을 하며 無汗을 하고 脈이 浮緊을 한 경우에는 마땅히 이것을 사용하여 麻黃湯을 대신한다.
③ 땀이 나는 경우에는 麻黃湯을 服用을 할 수가 없고, 땀이 없는 경우에는 桂枝湯을 服用할 수가 없다. 만약에 잘못 服用을 하면 그 變하는 것이 말로 다 할 수가 없다. 그렇기 때문에 이 法을 세워서 三陽의 禁忌를 犯하지 않게 하였으니 이에 解表의 神方이다.
④ 入生薑三片, 大棗二枚, 蔥白二莖, 水煎服을 『方藥合編』에서는 漏落이 되는 바람에 正常的으로 風寒을 治療할 수가 없게 되었다. 반드시 넣어야 한다.

❷ 화해음(和解飮)(➡方藥合編·中23)

方解 : ① 傷寒 또는 毒感을 莫論(막론)을 하고 아울러 治療를 한다.
② 或은 加 蕎麥[1690]留皮 二錢, 葱白 四本을 한다.

1684) 엎드려서 留滯를 함.
1685) 感氣도 甚하게 되면 經絡을 타기도 한다.
1686) 引導를 하여 漏泄을 함.
1687) 腹痛이 있는 경우에 사용을 한다. 腹痛이 없다면 藿香正氣散이 無難하다. 대개의 感氣는 頭痛이 甚한 경우라면 九味羌活湯으로 하고 그렇지 않다면 芎芷香蘇散으로 먼저 始作을 한다.
1688) 『東醫寶鑑』의 處方은 九味羌活湯의 處方에서 蒼朮 대신 止汗의 역할을 하는 白朮을 사용하여 九種의 味가 그대로 사용되었다. 『醫學入門』의 處方은 八種의 味로 구성이 되어 細辛이 없는 차이가 있다. 즉, 쉽게 말하면 그냥 九味羌活湯으로 한 것이다. 잘못 되었다. 『醫學入門』의 法이 맞다.
1689) 熱이 甚한 경우에는 升麻葛根湯으로 한다. 신종플루가 流行을 하던 때에 升麻葛根湯에 合 敗毒散으로 하여 有意한 效果가 있었다.

③ 傷食의 경우에는 加 山査·神麯을 한다.

❸ 승마갈근탕(升麻葛根湯)(➡方藥合編·中22, 東醫寶鑑 1126·1198, 醫學入門 1720·1824·3045)

活套 : ① 感冒·流行性感氣·痲疹·鼻血·眼充血·扁桃腺炎·皮膚病·蕁痲疹을 治療한다.
② 溫疫, 및 時令의 感冒를 治療한다.
③ 滯를 낀 경우에는 加 山楂·陳皮·神麯의 類로 한다.
④ 外感을 낀 경우에는 蘇葉·忍冬의 類를 한다.
⑤ 寒熱에는 加 柴胡를 하는데, 熱이 甚한 경우에는 加 黃芩을 한다.

❹ 정시호음(正柴胡飮)(➡方藥合編·中24, 景岳全書 968)

方解 : ① 風寒에 感觸이 되어 發熱을 하고 惡寒을 하며 頭痛이 있는 것을 治療한다.
② 口渴이 있는 경우에는 加 乾葛을 한다.

❺ 마계음(麻桂飮)(➡方藥合編·中31, 景岳全書 968)

方解 : ① 傷寒과 瘟疫을 治療하고 陰暑와 瘧疾(학질)을 治療한다.
② 무릇, 陰寒의 邪氣가 흩어질 수가 없는 경우에는 이것이 아니면 不可하다.
③ 夏月에 不可하다고 말하면 안 된다.
④ 이것은 즉 麻黃·桂枝二湯의 變方이니, 그 神效한 것이 커서 超出을 한 것이다.

4. 內傷外感

① 傷寒에 內傷을 兼한 경우가 十中에 八·九이다.
② 대개, 邪氣가 侵犯을 할 때에는 그 氣가 반드시 虛하다.
③ 단지, 補中益氣湯에 出入을 하여 加減을 한다.
④ 氣가 虛한 것이 甚한 경우에는 약간 附子를 加하여 蔘·芪의 功效를 돕는다.
⑤ 傷寒에서 丹溪는 補中益氣湯으로 하였고, 海藏은 九味羌活湯으로 하였다.
⑥ 대개, 이것은 和解의 뜻이다. 眞氣로 하여금 散失[1691]을 하게 하지 않으려는 것이다.
⑦ 丹溪와 海藏과 같은 여러 賢人들은 傷寒을 治療할 때에 대개 補養으로 兼하여 發散의 法을 하였다.
⑧ 이것은 이에 風雨와 寒熱이 虛를 얻지 않으면, 邪氣가 홀로 사람을 害를 할 수가 없는 것이기 때문이다.
⑨ 俗된 醫師들이 이르기를 傷寒에는 補法이 없다고 하여 虛實을 나누지 않고, 一例로 汗·下를 하여 夭橫(요횡)[1692]에 이르게 하니 진실로 醫門의 罪人이다.

❶ 보중익기탕(補中益氣湯)(➡方藥合編·上22, 東醫寶鑑 1201, 醫學入門 162·1870·1881·2729·3057)

活套 : ① 疲勞狀態·肺結核·肋膜炎·腹膜炎·夏瘦·痔疾·脫肛·感氣·말라리아狀 熱·胃下垂·子宮下垂·盜汗·自汗을

1690) 여뀌과 식물인 메밀 Fagopyrum sagittatum Gilib. 또는 F. esculentum Moench의 여문 씨를 말린 것이다. 각지에서 심는다.
1691) 1.없어지다. 사라지다. 2.흩어져 없어지다. 산실되다.
1692) 일찍 죽는 것을 말함.

治療한다.

② 勞役이 太甚을 하거나, 或은 飮食이 失節을 하여 身熱을 하고 自汗을 하는 것을 治療한다.

③ 陶氏補中益氣湯은 蔘·朮·芪·歸·柴·陳을 같이 七分으로 하고, 甘草를 五分으로 하는데, 或은 去 升麻를 하고, 葱·薑·棗를 넣은 것으로 內傷·外感으로 頭痛과 身熱을 하고 自汗을 하는 것을 治療한다.

❷ 백출산(白朮散)(➡方藥合編·上120)

活套 : ① 一名은 錢氏白朮散이다. 一名은 淸寧散이다.

② 吐瀉(토사)가 日久를 하여 津液(진액)이 마르고 煩滿(번만)을 하며 引飮을 하고 慢驚(만경)이 되려고 하는 것을 治療한다.

③ 泄瀉(설사)를 하는 경우에는 加 山藥·白扁豆·肉豆蔲를 한다.

④ 매번 二錢을 水煎을 하여 任意대로 服用을 한다.

⑤ 或은 木香·甘草를 各五分으로 減하여 煎服을 하여도 可하다.

⑥ 大人과 小兒가 泄瀉(설사)로 氣脫한 경우에는 倍蔘을 하는데 三·五·七錢까지 해도 된다. 그리고 加 肉荳蔲·破古紙·金櫻子·吳茱萸의 類를 한다.

⑦ 傷寒으로 餘熱(여열)이 未淨(미정)을 하고 泄瀉(설사)를 하는 데에 역시 마땅하다.

❸ 육미지황탕(六味地黃湯)(➡方藥合編·上40)

活套 : ① 諸腎疾患·膀胱疾患·佝僂病·바세도우氏病·白內障·便秘·四肢煩熱·肺結核을 治療한다.

② 腎水不足을 治療한다. 加 五味子 四兩을 하면 腎氣丸이라 이름을 한다. 이것은 이에 肺의 源을 滋養하여 腎水를 生하는 것이다.

③ 加 肉桂·附子炮 各一兩을 하면 八味元이라 이름을 한다. 命門의 陽虛를 治療한다.

④ 用法은 左를 末을 하여 蜜丸으로 梧子大로 하고, 空心에 溫酒나 或은 鹽湯으로 五·七十丸을 먹는다.

⑤ 分作을 하여 二十貼으로 사용을 한다.

⑥ 傷寒에 過經을 하고 虛熱이 不退를 하여 口燥를 하고 舌乾을 하며 脈이 虛한 等症에는 倍 人蔘을 하고, 加 麥門冬·橘皮의 類를 한다.

❹ 보음익기전(補陰益氣煎)(➡方藥合編·上10)

活套 : ① 말라리아를 治療한다.

② 陰虛에 外感으로 寒熱이 있는 것을 治療한다.

③ 外邪가 없으면, 去 柴胡를 한다.

④ 火가 浮越을 하면, 去 升麻를 한다.

❺ 이음전(理陰煎)(➡方藥合編·上11, 景岳全書 974·1220)

活套 : ① 脾腎虛를 治療하는 데 마땅히 溫潤(온윤)하게 한다. 즉 理中湯의 變方이다.

② 脈은 數을 하나 不洪을 하는 경우에는 加 柴胡를 한다.

③ 寒이 凝滯가 된 경우에는 加 麻黃을 한다.

④ 脈이 細를 하고 惡寒을 하는 경우에는 加 細辛을 하는데, 甚한 경우에는 加 附子를 한다. 或은 아울러 加 柴胡를 하여 돕는다.

⑤ 泄瀉(설사)에는 去 當歸를 하고, 加 吳茱萸·破古紙·肉豆蔲·附子를 한다.

⑥ 滯한 경우에는 加 陳皮·香附子를 한다.

⑦ 陰虛로 火盛한 경우에는 去 薑·桂를 하고, 加 人蔘을 한다.

⑧ 加 蔘·附를 하면 이름을 하기를 六味回陽飮이라 한다.

❻ 쌍화탕(雙和湯)(➡方藥合編·上31, 東醫寶鑑 1236)

活套 : ① 疲勞倦怠·貧血·盜汗·腹痛·性的過勞·病後衰弱·遺精·陰痿·腎氣不足을 治療한다.

② 氣血이 모두 傷한 것을 治療한다.

③ 或은 房室한 後에 勞役을 하고, 或은 勞役한 後에 犯房을 하였거나, 大病을 한 後에 氣乏을 하고 自汗을 하는 것을 治療한다.

④ 이에 建中湯과 四物湯을 合方한 것이다.

5. 食積類傷寒1693)

① 무릇 傷食으로 積이 되면, 역시 能히 發熱을 하고 頭痛이 있어서 證狀이 마치 傷寒과 類似(유사)하다.

② 마땅히 陶氏平胃散1694)을 사용한다.

❶ 도씨평위산(陶氏平胃散)(➡方藥合編·下29, 東醫寶鑑 1221, 醫學入門 1739)

活套 : ① 食積類傷寒을 治療한다. 鬱熱에는 加 梔·豉를 한다.

6. 溫疫과 大頭瘟1695)

(1) 溫疫

① 겨울에는 寒한 것이 合當을 하는데, 도리어 暖을 하게 되면 봄에 溫疫이 發生을 한다.

② 그 證狀은 發熱이 나고 腰痛이 强急을 하며 다리가 오그라들어 펴지를 못하며 정강이 가운데가 끊어지는 듯이 하고 눈에서 眼花가 發生을 하며, 或은 嗇嗇1696)을 하게 增寒을 하고 다시금 熱이 난다.

③ 溫熱病은 夏至의 前에 發作을 하는 것은 溫病이 되고, 夏至의 後에 發作을 하는 것은 熱病이 된다. 이르되 伏氣라고 한다.

④ 傷寒에서는 이른바, 겨울에 寒에 傷하면 春에 반드시 溫病이 된다고 하였다.

⑤ 寒喧(한훤)1697)이 때에 맞지 않으면, 사람이 이런 病이 많이 걸린다.

⑥ 治法은 절대 傷寒의 正法으로 해서 汗·吐·大下를 하여서는 안 된다.

1693) 食積類傷寒은 『東醫寶鑑』에서는 內傷에 分類를 하고 있다.

1694) 臨床에서는 豆豉를 약에 넣기가 불편하기 때문에 人蔘養胃湯의 加減으로 하는 것이 좋다. 다만, 熱이 甚한 경우에는 柴胡·黃芩 各一錢을 追加한다.

1695) 요즘 말하는 傳染性 疾患이다. 당연히 보건당국에 신고를 하여야 한다.

1696) 서창(舒暢)하지 않는 것임.

1697) 날씨의 춥고 더움

⑦ 다만, 마땅히 中을 따라서 治療를 하니, 少陽陽明의 二經藥으로 사용을 한다.
ⓐ 少陽은 小柴胡湯으로 한다.
ⓑ 陽明은 升麻葛根湯으로 한다.
ⓒ 이것에 加減을 하여 治療한다.

⑧ 溫疫에는 마땅히 聖散子·十神湯·柴胡升麻湯·解肌湯·香蘇散·芎芷香蘇散·十味芎蘇散·雙解散·淸熱解表散·加味敗毒散·神授太乙散·五瘟丹·茵蔯丸·人中黃丸·如意丹·黑奴丸으로 한다.

❶ 형방패독산(荊防敗毒散)(➡方藥合編·中19, 東醫寶鑑 1439, 醫學入門 3021)
方解 : ① 溫疫과 大頭瘟을 治療한다.

❷ 십신탕(十神湯)(➡方藥合編·中18, 東醫寶鑑 1079·1440, 醫學入門 1743·3045)
活套 : ① 兩感의 風寒으로 頭痛이 있고 寒熱이 있으며 無汗을 하는 것을 治療한다.
② 時令이 不正을 하여 溫疫이 妄行을 하는 것을 治療한다.
③ 이 處方은 즉 升麻葛根湯과 合 芎芷香蘇散을 하고, 加 麻黃을 한 것이다.
④『東醫寶鑑』에서는 芎芷香蘇散과 升麻葛根湯의 合方에 麻黃의 發汗之劑를 加한 것으로 說明하고 있으니 升麻葛根湯의 乾葛·升麻·赤芍藥·甘草가 들어가 있고 芎芷香蘇散의 香附子·蘇葉·蒼朮·陳皮·甘草·川芎·白芷가 들어가야 하지만, 十神湯에서는 蒼朮이 없고 麻黃을 加한 것이다.
⑤ 이 法은 九味羌活湯의 法을 따른 것이니 본래 冬月에는 發汗을 할 때에 麻黃을 사용하지만, 나머지 계절에는 發汗의 역할을 하는 蒼朮을 사용한 法이다.

❸ 신계향소산(神契香蘇散)(➡方藥合編·中33)
活套 : ① 壬申年의 春에 運氣가 盛行을 할 때에, 아직은 아프지 않은 경우에 이것을 服用하여 豫防을 한다.
② 痛症이 甚한 경우에는 이것을 服用을 하여 表를 풀어준다.
③ 甲己生인 경우에는 加 芍藥을 한다. 乙庚生인 경우에는 加 麥門을 한다. 丙辛生의 경우에는 加 羌活을 한다. 丁壬生의 경우에는 加 木通을 한다. 戊癸生의 경우에는 加 黃芩을 한다.

❹ 마계음(麻桂飮)(➡方藥合編·中31, 景岳全書 968)
方解 : ① 傷寒과 瘟疫을 治療하고 陰暑와 瘧疾(학질)을 治療한다.
② 무릇, 陰寒의 邪氣가 흩어질 수가 없는 경우에는 이것이 아니면 不可하다.
③ 夏月에 不可하다고 말하면 안 된다.
④ 이것은 즉 麻黃·桂枝二湯의 變方이니, 그 神效한 것이 커서 超出을 한 것이다.

(2) 大頭瘟

① 大頭病이라는 것은 天地에 四時의 節氣에 안 맞은 溫疫의 氣에 感觸이 되어 붙어서 이 疾患이 된 것이다.
② 漬裂(지열)[1698]을 하고 膿이 나오는 것에 이르며, 또한 다른 사람에게 傳染(전염)이 되는 것이니 이른바 疫癘(역려)라고 한다.

③ 대체로 足陽明의 邪熱이 크게 甚을 하고, 少陽相火의 實한 것을 바탕으로 熾盛(치성)을 한 것이다.

④ 濕熱은 腫이 되고, 木이 盛을 하면 痛을 하게 된다.

⑤ 대개는 少陽에 있고, 或은 陽明에 있다.

⑥ 陽明으로 邪가 되면 首가 크게 붓고, 少陽으로 邪가 되면 耳의 前後에서 나온다.

⑦ 大頭瘟은 역시 時毒1699)이라고 이름을 한다.

ⓐ 처음 發作을 할 때에는 狀이 마치 傷寒과 같으나, 五·六日間에 이에 能히 殺人을 한다.

ⓑ 그 徵候(징후)1700)가 發生을 하는 것은 鼻面과 耳項, 그리고 咽喉가 赤腫을 하나, 腫頭가 없다.

ⓒ 或은 結核으로 根이 있다.

ⓓ 사람으로 하여금 增寒으로 發熱을 하고 頭痛과 肢體의 痛症이 있다.

ⓔ 甚한 경우에는 恍惚(황홀)을 하여 편하지 않고 咽喉가 閉塞을 한다.

❶ 형방패독산(荊防敗毒散)(➡方藥合編·中19, 東醫寶鑑 1439, 醫學入門 3021)

方解 : ① 溫疫과 大頭瘟을 治療한다.

❷ 방풍통성산(防風通聖散)(➡方藥合編·下4, 東醫寶鑑 1027·1180, 醫學入門 151·1549·1723·3066)

活套 : ① 腦出血·高血壓症·動脈硬化症·便秘症·酒皶鼻·痔疾·皮膚病·蓄膿症·眼病·糖尿病·喘息·肥滿症·脚氣·丹毒·禿頭·脂肪肝·慢性腎炎을 治療한다.

② 여러 風熱을 治療한다.

③ 或은 瘡疹으로 黑陷(흑함)을 治療하고, 或은 風熱로 因한 瘡疥(창개)를 治療한다. 머리에 白屑(백설)이 있고 面鼻가 紫黑을 하며 肺風瘡과 大風癩疾을 治療한다.

④ 或은 熱結로 二便이 不通하는 것을 治療한다.

⑤ 아울러 酒毒을 풀어준다.

⑥ 滑石과 芒硝를 去하고, 아울러서 酒炒를 하면 酒製通聖散으로 이름을 한다.

1698) 졎어들어 찢어짐.

1699) 流行性 熱毒을 말한다.

1700) 어떤 일이 일어날 조짐(兆朕)

暑[1701]

1. 暑病의 虛實

① 暑熱은 땀이 나고 渴症이 있는데, 虛實을 判斷을 하여야 한다.

② 暑病은 몸에 熱이 나고 自汗이 있으며 口渴이 있고 얼굴에 때가 있을 따름이다.

③ 나머지 證狀은 대개 後에 傳變[1702]을 한 것이다.

④ 或은 內傷을 兼한다.

⑤ 반드시 먼저 그 사람이

㉮ 平素에 虛를 했는가와 胃가 弱했는지를 물어야 한다.

㉯ 或은 大病과 大勞를 한 後에 더위에 放縱[1703]을 하여 中暑를 하고 傷暑한 경우는 마땅히 淸暑·益氣를 한다.

㉰ 平素에 强盛을 하고 壯實을 하여 虛損이 없는 경우에는 마땅히 祛暑·和中을 한다.

2. 暑病의 陰陽[1704]

(1) 暑病의 陰證과 陽證

① 陰陽의 經絡이 가장 어렵게 얽어져 있다.

ⓐ 高堂[1705]의 大廳[1706]에 고요하게 居處를 하여 病을 얻은 것이 熱證과 類似(유사)한 것은 心脾經에 屬하는 것이니, 中暑의 陰證이라고 이름을 한다.

ⓑ 밭이나 들, 그리고 도로에서 움직이면서 病을 얻은 것이 傷風證과 類似(유사)한 것은, 中暍의 陽證이라 한다.

1701) 일사병이란 고온의 환경 노출되어 심부 신체의 온도가 섭씨 37도에서 40도 사이로 상승하여, 적절한 심박출을 유지할 수 없으나 중추신경계의 이상은 없는 상태이다. 열사병은 심부 체온이 40도 이상이고, 중추신경계의 이상소견이 함께 나타난다. **[네이버 지식백과]** 일사병 [heat exhaustion] (서울대학교병원 의학정보, 서울대학교병원)

1702) 온병(溫病)에서 병증이 한 단계에서 다른 단계에로 옮겨가는 것. 병의 경과를 말한다. 상한에서의 전경(傳經)과 같은 뜻으로 쓰인다.

1703) 아무 거리낌 없이 제 멋대로 함부로 행동(行動)함

1704) 『東醫寶鑑』과 『醫學入門』의 區分方法이 用語의 差異 때문에 昏亂스럽게 되었다. 일반적인 區分方法은 『醫學入門』의 法으로 하는 것이 좋다. 『東醫寶鑑』의 法으로 하면 中暍의 用語 때문에 白虎湯의 使用方法에 대해서 昏亂스럽게 된다.

1705) ①높다랗게 지은 집 ②남의 부모(父母)를 높여 부르는 말 ③남의 집의 높임말

1706) 관아(官衙) 또는 사삿집의 주장(主將)되는 집채 가운데에 있는 마루. 당(堂). 대청(**大廳**)마루

ⓒ 그 實은 하나이다.

② 그러나, 暑氣에 侵入을 받은 것으로부터 이야기 한 것을 中暑라고 말을 하고, 太陽의 逼迫(핍박)[1707]을 받은 것으로부터 말을 한 것을 中暍이라고 한다.
③ 그러나, 暑는 처음 들어갈 때에 口·鼻·牙·頰으로부터 手厥陰心包를 지난다.
④ 火로써 火를 따르기 때문에, 옛 法에 暑病에는 冷水로 입을 석시더라도 마시지 않게 한 것이다.

(2) 暑病에 五臟의 分類

① 肝으로 들어가면 즉, 眩暈·頑痲[1708]가 된다.
② 脾로 들어가면 즉, 昏睡(혼수)로 知覺이 없다.
③ 肺로 들어가면 즉, 喘咳(천해)하고 痿躄(위벽)[1709]이 있다.
④ 腎으로 들어가면 消渴이 된다.
⑤ 心包로 傳하지 않은 것이면, 心臟으로 傳하게 되는 것은 없다.

3. 暑病의 種類

① 中暑는 갑작스러운 것이다. 心으로 돌아가니 神昏으로 卒倒[1710]를 한다.

② 傷暑는 緩慢한 것이다.
ⓐ 傷暑는 肉分이니, 온몸이 煩躁(번조)[1711]를 한다. 或은 마치 鍼(침)으로 찌르는 것 같고, 或은 赤腫이 있다.
ⓑ 대개, 天氣가 地表에 떠 있기 때문에 사람의 氣도 역시 肌表에 떠 있는 것이다.

③ 冒暑는 얕은 것이다.
ⓐ 冒暑가 腸胃[1712]로 들어가면 腹痛·惡心·嘔吐·泄瀉가 있다.

1707) 핍박하다. 옥죄어 재촉하다.
1708) 피부에 감각이 없는 상태임.
1709) 오장(五臟)이 일으키는 위병(痿病)의 총칭이다. 『소문(素問)·위론(痿論)』에서 "오장이 폐에 열이 있어 폐엽이 바싹 마름으로 인하여 위벽을 일으킨다.(五臟因肺熱葉焦, 發爲**痿躄**.)"라고 하였다.
1710) 심한 충격(衝擊)이나 피로(疲勞) 따위로 정신(精神)을 잃음
1711) 가슴속이 달아오르면서 답답하고 편안치 않아서 팔다리를 가만히 두지 못하는 증상.
1712) 吐瀉霍亂은 대개 여름에 많이 發生을 한다. 그렇기 때문에 暑霍亂이라는 표현을 한다. 暑病과 여름에 發生하는 吐瀉霍亂은 鑑別이 必要하다. 대개 熱이 同伴이 되어 口渴·心煩을 하게 되는 경우에는 冒暑가 腸胃에 들어간 것이고, 熱이 없이 發生이 되면 단순하게 食傷으로 因한 吐瀉霍亂이다.

④ 伏暑(복서)는 깊은 것이니, 輕重을 나누어야 한다.

ⓐ 伏暑(복서)는 즉 冒暑가 오래되어 三焦와 腸胃의 사이에 藏伏을 한 것이다.

ⓑ 熱은 氣를 傷을 하고 形을 傷을 하지 않으니[1713], 십 여일이나 달이 지나도 느끼지 못하다가, 寒熱이 不定을 하고 霍亂·吐瀉를 하며 脹滿·中滿을 하게 되고 瘧痢·煩渴을 하며 腹痛·下血의 等證으로 變하여 나오게 된다.

⑤ 그러나, 暑病은 身痛은 없는 경우가 많은데 간간히 痛證이 있는 경우는, 或은 沐浴으로 因하여 水濕이 相搏[1714]을 한 따름이다.

4. 暑風과 暑厥의 比較

① 暑風[1715]과 暑厥(서궐)[1716]은 즉 暑暍證이다.

ⓐ 手足이 搐搦(휵닉)[1717]을 하면 風이 된다.

ⓑ 手足이 厥冷(궐랭)을 하면 厥이 된다.

② 厥은 傷寒의 熱厥과 뜻이 같다. 黃連香薷散으로 한다.

③ 暑風은 이에 勞役으로 五臟의 火를 動을 하여 밖의 火와 같이 熾盛(치성)을 하게 되면 즉, 金이 衰를 하고 木이 旺을 하여 風이 發生을 한다.

ⓐ 香茹散[1718]에 加 羌活을 한다.

ⓑ 六和湯[1719]에 消風散을 合方을 한다.

ⓒ 平素에 痰飮이 있는데, 暑로 因하여 感觸[1720]이 되어 動을 하면 痰熱이 風을 發生을 하는 경우가 있으니 六和湯에 星香散을 合方을 한다.

1713) 寒傷形·熱傷氣라고 한다. 그렇기 때문에 寒邪가 侵犯을 하면 몸에 反應이 바로 나타나는 것이고, 熱邪가 侵犯을 하면 보이는 證狀이 많지 않은 것이다.

1714) 서로 얽힌 것을 말한다.

1715) 痙攣發作이 주요 鑑別點이다.

1716) 四肢厥冷이 주요 鑑別點이다.

1717) 펴지고 오그라지기를 그치지 않는 것이 계종인데 속칭 휵닉(**搐搦**)이라 한다.(瘈者, 筋急而縮也, 瘲者, 筋緩而伸也. 或伸縮而不止者, 瘈瘲也. 俗謂之**搐搦**.)"라고 하였다.

1718) 主로 表證을 治療한다.

1719) 主로 裏證을 治療한다.

1720) ①감응(感應)하여 접촉(接觸)함 ②외계(外界)의 자극(刺戟)에 닿는 느낌

5. 暑風과 暑厥의 救急法[1721)]

ⓐ 만약에 길에서 갑자기 卒倒를 하여 湯藥이 不便한 경우에는 氣가 脫해서 難治가 될 염려가 있으니, 急히 부축을 하여 그늘진 곳에 놓는데, 濕冷한 곳에는 눕히지 않게 한다.

㉠ 길 위의 熱土를 움켜쥐서 배꼽 위에 놓고 벌려서 구멍을 만든 나음에 사람들로 하여금 그 가운데에 小便을 보게 한다.

㉡ 生薑이나 或은 마늘을 求하기를 기다려서 씹어서 으깬 다음에 熱湯이나 或은 童便으로 먹게 한다.

㉢ 外用으로는 천을 熱湯에 담가서 氣海[1722)]를 덥게 하면 바로 깬다.

㉣ 後에라도 冷水를 마시게 해서는 안 되니 大劑의 滋補藥으로 服用을 하게 한다.

ⓑ 心神이 恍惚(황홀)을 하면 五苓散을 燈心이랑 같이 끓여서 朱砂末을 넣어서 타서 服用을 한다.

㉠ 땀이 있는 경우에는 黃芪를 加 한다.

㉡ 술로 因하여 더위가 腹으로 들어가 尿血이 있는 경우에는 桂枝를 去 하고, 黃連을 加 한다.

㉢ 或은 神昏과 驚悸, 그리고 妄言을 하는 경우에는 益元散을 사용하는데 朱砂를 적당량을 加 한 다음에, 새로 뜬 물로 二錢을 調服을 하면, 胃火를 내리고 煩熱을 治療하며 利濕·止渴하는 要藥이 된다.

6. 暑病의 治療

(1) 祛暑·和中

㉮ 祛暑和中의 正法[1723)]

ⓐ 祛暑·和中을 하고 利濕·消導를 하면 그 雜症이 스스로 없어진다.

ⓑ 여름에 사람이 물과 차가운 것을 많이 먹기 때문에 마땅히 利濕을 하는데 兼하여 消導를 하여야 한다.

1721) 급히 서늘한 곳으로 이동을 시키고 체온유지와 탈수를 예방을 한 다음에 바로 응급구조(119)를 부르는 것이 더 좋다.

1722) 혈(穴) 이름. 임맥(任脈)에 속한다. 배꼽 중심(神闕穴)으로부터 1.5치 아래이다. 진기(眞氣) 부족, 모든 기병(氣病), 대하증, 불임증, 월경 불순, 부정자궁출혈, 자궁하수, 동통성 월경 곤란증, 음위(陰痿), 유뇨증, 빈뇨, 하복통, 허니아, 장염, 탈항, 소화 장애, 구토, 소아의 영양 실조증, 신경쇠약증, 사지 무력증 등에 쓴다. 침은 8푼~1치 깊이로 놓고 뜸은 5~20장 뜬다. **[네이버 지식백과]** 기해 [氣海] (한의학대사전, 2001. 6. 15., 도서출판 정담)

1723) 正常的인 治法을 말한다. 反對되는 경우는 變法이라고 한다.

ⓒ 땀이 많은 경우에는 滲法을 忌를 한다.[1724]

㉠ 祛暑에는 香茹散·黃連解毒湯·淸肺生脈飮·白虎湯에 加 蔘·柴를 한다.

㉡ 寒·熱이 不定을 하는 경우에는 小柴胡湯으로 한다.

㉢ 和中에는 大·小調中湯·茹苓湯·枇杷葉散·胃苓湯·桂苓甘露飮·六和湯으로 한다.

㉯ 祛暑和中의 變法[1725]

ⓐ 寒鬱이 甚한 경우에는 모름지기 反治를 하여야 한다.

ⓑ 伏陰이 안에 있는 때에 더위를 피하고 차가운 것을 貪을 하며, 밖으로 또한 陰冷한 氣에 侵襲(침습)[1726]이 되어서 周身의 陽氣가 鬱遏[1727](울알)이 되면, 마땅히 辛溫으로 解散을 하여야 하니 薷藿湯의 類이다.

㉠ 만약, 밖으로 이미 寒을 받았는데 안으로 다시 冷한 것에 傷을 하면, 加 乾薑·砂仁·神麯을 한다.

㉡ 만약, 밖으로 暑氣에 感觸이 되고 안으로 차가운 飮食에 傷을 하여 外熱·內寒에 이르게 되면 마땅히 淸暑益氣湯[1728]으로 한다.

㉢ 만약, 밖으로 寒을 받지 않았고, 단지 이것이 內傷으로 生冷을 하여 腹痛과 嘔吐, 그리고 泄瀉(설사)를 하면 마땅히 理中湯에 加 麥芽·砂仁을 한다.

㉣ 或은 大順散으로 하고, 或은 二氣丹을 冷水에 三十丸을 먹는다.

ⓒ 대개, 暑로 因하여 傷冷을 한 것을 治療할 때에는, 溫散으로 暑를 治療하는 것을 말하는 것이 아니다.

ⓓ 誤服[1729]을 하면 發黃과 發斑, 그리고 蓄血(축혈)과 悶亂[1730]이 되어 죽는다.

(2) 淸暑益氣

㉮ 淸暑益氣의 正法

ⓐ 內傷에는 滋補를 하여야 야위는 것을 免할 수가 있다.

1724) 여름에는 땀이 많기 때문에 정상적으로 小便이 많이 않다. 당연히 땀이 많게 되면 몸 안에 津液이 不足하기 때문에 당연히 滲法을 하게 되면 더욱 津液이 不足하게 된다.

1725) 일반적으로 變法은 오래 사용하지 않는 것을 原則으로 한다.

1726) [명사] 1. 갑자기 침범하여 공격함. 2. 나쁜 풍습, 유행, 사상, 전염병 따위가 침범하여 들어옴.

1727) 1. 막다, 저지하다(沮止--) 2. 가리다, 은폐하다(隱蔽--) 3. 끊다, 단절하다(斷切·斷截--)

1728) 熱이 속 안에 있기 때문에 그것으로 因하여 泄瀉를 하게 된다. 그렇기 때문에 黃柏을 넣은 것이다. 만약에 熱이 없는 상황에서 發生하는 泄瀉의 경우에 이름만 보고 淸暑益氣湯을 사용하게 되면 더욱 泄瀉를 한다.

1729) 잘못 복용을 하는 것을 말한다.

1730) 가슴이 답답하면서 불안한 병증.

ⓑ 內傷의 勞役으로 或은 平素에 氣血이 虛弱을 하여 暑病이 든 경우에는, 하나로 滋補를 爲主(위주)로 하여야 하고, 함부로 大熱·大凉한 藥을 사용하면 안 된다.
ⓒ 暑가 重을 하여 小便이 赤한 경우에는 淸暑益氣湯1731)으로 한다.
ⓓ 暑가 輕을 하여 勞倦(노권)을 한 경우에는 補中益氣湯1732)이나 或은 丸으로 한다.
ⓔ 中暍이면 잠시 香薷·白扁豆를 加를 한다.

㉯ 淸暑益氣의 變法
ⓐ 陰虛한 경우에는 滋陰降火湯1733)·腎氣丸1734)으로 한다.

7. 暑病의 禁忌

① 三伏으로 炎蒸(염증)1735)을 하는 것도 더욱 可히 두려운 것이다.
② 大熱은 傷氣를 하니, 養生家에서 이때에는 放縱1736)을 하게 술과 色을 하면 사람으로 하여금 안으로 腎이 썩어 문 들어져 가을에 바야흐로 凝固1737)가 되니, 甚하면 물로 化를 하여 죽게 된다고 하였다.

8. 暑病의 豫防

① 豫防에는 홀로 香薷만 좋은 것이 아니다.
② 때로 항상 暑를 制御를 할 때에 體質이 實한 경우에는 香茹散·益元散으로 한다.
③ 虛한 경우에는 사용을 忌를 한다.

9. 注夏病

① 대개, 脾가 虛한 경우에는 반드시 暑로 因한 勞役 및 차가운 것을 타서 病이 든 것이

1731) 熱이 甚한 것으로 判斷을 한다.
1732) 熱이 甚하지 않은 것으로 判斷을 한다.
1733) 潮熱이 甚한 경우에 사용을 한다.
1734) 潮熱이 甚하지 않은 경우에 사용을 한다.
1735) [정의] 6월을 달리 부르는 말. [내용] '액달'의 액(厄)은 재앙을 의미하며, 재앙(災殃)이란 천변지이(天變地異)라는 것으로 불행한 변고를 뜻한다. 6월에 삼복(三伏)이 들어 악달 또는 액달이라고 한다.
1736) 아무 거리낌 없이 제 멋대로 함부로 행동(行動)함
1737) ①엉겨 뭉쳐 딱딱하게 됨

아니더라도, 매번 春末·夏初에 머리가 아프고 다리에 힘이 안 들어가며 먹지를 못하고 몸에 熱이 있으니 注夏病이라 이름을 한다.

ⓐ 마땅히 補中益氣湯에 去 升·柴를 하고, 加 黃柏·芍藥·五味子·麥門冬을 한다.[1738)]

㉠ 痰이 있는 경우에는 加 半夏·薑汁을 한다.

㉡ 實로 三伏에 祛暑를 하는 聖藥이다.

② 가령, 氣가 衰를 하여 精神이 不足을 하고 煩渴(번갈)[1739)]이 있으면서 먹는 것을 귀찮아하는 경우에는 生脈散·誘行丸으로 한다.

③ 通用으로는 謝傳萬病無憂散으로 한다.

10. 暑病에 『東醫寶鑑』의 治法

(1) 中暑[1740)]

① 『東醫寶鑑』에서는 暑病을 中暍과 中熱로 區分을 하였다.

ⓐ 中暍은 中暑라고 하고 陰證이라고 하였다.

ⓑ 中熱은 陽證이라고 하였다.

② 또한, 『醫學入門』에서는 暑病의 形態에 따라서 分類를 하였다.

ⓐ 中暑[1741)]는 갑작스러운 것이다.

ⓑ 傷暑는 緩慢한 것이다.

ⓒ 冒暑는 얕은 것이다.

ⓓ 伏暑(복서)는 깊은 것이다.

ⓔ 輕·重을 나누어야 한다고 하였다.

③ 中暑의 陰證은 마땅히 發散을 하여야 한다.

ⓐ 或은 避暑[1742)]를 하여 深堂[1743)]의 大廳에서 얻은 것이다.

1738) 『萬病回春』에서 蔘歸益元湯으로 處方을 만들었다.
1739) 가슴속이 답답하고 목이 마른 증세(症勢)
1740) 지금은 中暑라고 하고 뒤에 다시 中暍이 나왔는데 中暍의 處方이 대개 白虎湯의 類인 것으로 보아 中暍은 『東醫寶鑑』의 法을 따른다면 中熱로 보아야 한다. 그렇기 때문에 이에 뒤에 나오는 中暍을 中熱로 校正을 하였다.
1741) 모든 病名의 中에서 '中'이 있으면 急性疾患을 말한다.
1742) 선선한 곳으로 옮기어 더위를 피(避)하는 일
1743) 집안의 깊은(조용한) 곳,

ⓑ 그 證狀은 반드시 頭痛과 惡寒이 있고, 身體가 拘急을 하며, 肢節이 疼痛을 하고, 心煩을 하며, 肌膚가 大熱을 하고, 無汗을 하니, 房室의 陰寒[1744]으로 막힌 바가 되어 周身의 陽氣로 하여금 伸越(신월)을 하지 못한 것이다.

㉠ 마땅히 蒼朮白虎湯으로 한다.

㉡ 或은 六和湯에 加 羌活·川芎·蒼朮을 한다.

㉢ 或은 二香散으로 한다.

④ 陽證에는 二香散으로 한다.

⑤ 陰證에는 六和湯으로 한다.

⑥ 暑病의 가장 큰 특징인 暑霍亂(곽란)을 治療하는 香薷湯으로 分類를 한 것이다.

❶ 이향산(二香散)(➡方藥合編·中34, 東醫寶鑑 1139·1475, 醫學入門 3021)

活套 : ① 暑風으로 感冒가 되어 身熱을 하고 頭痛이 있으며, 或은 泄瀉(설사)와 嘔吐를 하는 것을 治療한다.

② 挾滯가 있는 경우에는 加 山査肉·神麯·檳榔·枳實·草果의 類를 한다.

❷ 육화탕(六和湯)(➡方藥合編·中36, 東醫寶鑑 1141·1426, 醫學入門 154)

活套 : ① 傷暑로 心脾를 한 것으로 嘔·瀉를 하는 것을 治療한다.

② 或은 霍亂(곽란)으로 轉筋(전근)을 하거나, 或은 腫瘧(종학)을 治療한다.

③ 加 黃連 一錢을 하면 淸暑六和湯이라 이름을 한다.

④ 嘔吐·泄瀉(설사)에는 合 縮脾飮을 한다.

⑤ 暑瘧에는 柴胡 一·二·三錢, 黃芩·檳榔·草果 各一錢을 한다.

⑥ 暑痢에는 去 人蔘·縮砂仁을 하고, 加 檳榔·枳殼·木香의 類를 한다.

⑦ 泄瀉(설사)에는 加 豬苓·澤瀉·燈心의 類로 한다.

⑧ 暑霍亂(곽란)에는 加 神麯·檳榔·枳實을 한다.

⑨ 浮腫에는 合 四苓散을 한다.

❸ 여곽탕(茹藿湯)(➡方藥合編·中14, 醫學入門 3084)

方解 : ① 暑霍亂(곽란) 및 傷暑를 治療한다.

(2) 中熱[1745]

① 動을 하면서 얻은 것을 中熱이라고 하는데, 中熱은 陽證이니 熱이 元氣를 傷을 한 것이다.

② 가령, 行人이나 或은 農夫가 日中에 勞役을 하여 얻은 것이다.

③ 그 證은 반드시 頭痛으로 괴로워하고 躁熱[1746]과 惡熱이 發生을 하며 皮膚를 문질러 보

1744) '음한하다(날씨가 음산하고 춥다)'의 어근.

1745) 中暍의 處方이 대개 白虎湯의 類인 것으로 보아, 中暍은 『東醫寶鑑』의 法을 따른다면 中熱로 보아야 한다. 이에 校正을 하였다.

1746) 번조하고 열이 나는 증상임.

면 大熱이 있고 반드시 크게 渴證(갈증)이 있어 물을 마시려고 하며 땀이 크게 나오고 氣가 없어 움직이려 하지를 않는 것은, 이에 天이 熱을 하여 밖으로 肺氣를 傷을 한 것이다.
④ 마땅히 人蔘白虎湯·竹葉石膏湯으로 한다.

❶ 인삼백호탕(人蔘白虎湯)(➡方藥合編·下7, 東醫寶鑑 1066)

活套 : ① 熱性病·糖尿病·狂躁症·皮膚瘙痒症·冷症·丹毒·瘧疾·四肢倦怠·遺尿症·齒痛·火傷·黃疸·出血性 스피로헤타病을 治療한다.
② 陽明의 經病으로 汗多를 하고 煩渴(번갈)을 하며 脈이 洪大를 하는 것을 治療한다.
③ 加 人蔘 一錢을 하면, 이름을 하기를 人蔘白虎湯이라고 한다.

❷ 창출백호탕(蒼朮白虎湯)(➡方藥合編·下7, 景岳全書 1091)

活套 : ① 熱性病·糖尿病·狂躁症·皮膚瘙痒症·冷症·丹毒·瘧疾·四肢倦怠·遺尿症·齒痛·火傷·黃疸·出血性 스피로헤타病을 治療한다.
② 陽明의 經病으로 汗多를 하고 煩渴(번갈)을 하며 脈이 洪大를 하는 것을 治療한다.
③ 加 蒼朮 一錢을 하면, 이름을 하기를 蒼朮白虎湯이라고 한다.

(3) 暑風[1747)]

① 暑風과 暑厥(서궐)

ⓐ 中暑를 한 다음에 다시금 傷風을 하여, 搐搦(휵닉)[1748)]을 하고 人事不省을 하는 경우에는 마땅히 우선 蘇合香元을 服用을 하고 그 蘇省(소생)[1749)]을 하는 것을 살펴서 이에 다른 藥을 投與를 한다.
ⓑ 暑風과 暑厥(서궐)에 단지 手足이 搐搦(휵닉)을 하는 것은 風이 되는 것이다.
ⓒ 手足이 逆冷한 것은 厥(궐)이 된다.
ⓓ 아울러 마땅히 二香散으로 한다.
ⓔ 或은 人蔘羌活散에 合 香薷散을 하여 服用을 한다.

② 暑風의 原因

ⓐ 夏月에 寒邪에 感觸을 한 경우는 이에 凉한 것을 取한 것이 지나친 것이다.
ⓑ 或은 凉停[1750)]과 水閣[1751)]에서 凉한 것을 얻어서 風寒으로 그 外를 傷을 하고, 또한 氷雪[1752)]과 生冷의 苽[1753)]果를 먹어서 그 內를 傷을 한 것이다.

1747) 본래 『醫學入門』에서는 香茹散에 加 羌活을 한다는 것이 二香散으로 되었고, 六和湯에 消風散을 合方을 한다는 것이 人蔘羌活散에 合 香薷散으로 바뀌었다.
1748) 펴지고 오그라지기를 그치지 않는 것이 계종인데 속칭 휵닉(**搐搦**)이라 한다.(瘈者, 筋急而縮也, 瘲者, 筋緩而伸也. 或伸縮而不止者, 瘈瘲也. 俗謂之**搐搦**.)"라고 하였다.
1749) 인사불성에서 깨어나는 것을 말한다.
1750) 서늘한 정잘를 말한다.
1751) 물가에나 물 위에 지은 정각(亭閣)
1752) ①얼음과 눈을 아울러 이르는 말
1753) 1. 줄(볏과의 여러해살이풀) 2. 진고(眞菰: =줄) 3. 산수국(山水菊: 범의귀과의 낙엽 관목)

③ 暑風의 證狀과 治療[1754]

ⓐ 그 證狀은 頭疼이 있고 身痛이 있으며 發熱·惡寒이 있다.

㉠ 或은 胸·腹痛이 있으며, 嘔吐와 泄瀉(설사)를 한다.

㉡ 마땅히 藿香正氣散에 去 白朮을 하고, 代 蒼朮을 하며, 加 羌活을 한다.

ⓑ 만약, 暑風에 感觸이 되어 痰이 막히고 喘急(천급)을 하는 경우에는 六和湯에 倍 半夏를 하고, 加 羌活·川芎을 한다.[1755]

❶ 이향산(二香散)(➡方藥合編·中34, 東醫寶鑑 1139·1475, 醫學入門 3021)

活套 : ① 暑風으로 感冒가 되어 身熱을 하고 頭痛이 있고, 或은 泄瀉(설사)와 嘔吐를 하는 것을 治療한다.

② 挾滯가 있는 경우에는 加 山査肉·神麯·檳榔·枳實·草果의 類를 한다.

❷ 육화탕(六和湯)(➡方藥合編·中36, 東醫寶鑑 1141·1426, 醫學入門 154)

活套 : ① 傷暑로 心脾를 한 것으로 嘔·瀉를 하는 것을 治療한다.

② 或은 霍亂(곽란)으로 轉筋(전근)하거나 或은 腫瘧(종학)을 治療한다.

③ 加 黃連 一錢을 하면 淸暑六和湯이라 이름을 한다.

④ 嘔吐·泄瀉에는 合 縮脾飮을 한다.

⑤ 暑瘧에는 柴胡 一·二·三錢, 黃芩·檳榔·草果 各一錢을 한다.

⑥ 暑痢에는 去 人蔘·縮砂仁을 하고, 加 檳榔·枳殼·木香의 類를 한다.

⑦ 泄瀉(설사)에는 加 豬苓·澤瀉·燈心之類를 한다.

⑧ 暑霍亂(곽란)에는 加 神麯·檳榔·枳實을 한다.

❸ 곽향정기산(藿香正氣散)(➡方藥合編·中14, 東醫寶鑑 1077, 醫學入門 153·1723·3078)

活套 : ① 中暑·胃腸炎·夏節感氣·吐瀉·泄瀉·産前産後의 神經性腹痛·小兒의 食滯로 因한 기침·眼疾·齒痛·咽喉痛을 治療한다.

② 傷寒의 陰證으로 頭痛·身疼을 하는 것을 治療한다.

③ 만약에 表·裏證이 나누어지지 않은 경우에는 이 藥으로 經絡을 導引해서 變動이 없게 해야 한다.

④ 加 南星·木香을 하면, 星香正氣散이라 이름을 한다. 무릇 中氣와 中風, 그리고 痰厥(담궐)과 食厥에 아울러서 먼저 이것을 一·二貼을 사용해서 그 氣를 올바르게 한 다음에 證狀을 따라서 治療를 한다.

⑤ 茯苓·厚朴·陳皮·半夏를 아울러서 一錢으로 하면 더욱 妙하다.

⑥ 暑에는 加 香薷 二錢, 白扁豆 一錢을 하면 茹藿湯이라 한다.

⑦ 食傷으로 挾滯한 경우에는 加 山査肉·神麯·檳榔·枳實·砂仁을 한다.

⑧ 外感에는 加 乾葛·便香附子·羌活을 한다.

⑨ 頭痛에는 加 川芎을 한다.

⑩ 肢節痛에는 加 木瓜를 한다.

⑪ 惡寒에는 加 桂枝를 한다.

⑫ 氣喘에는 加 蘇梗을 하면 역시 可하다.

1754) 이 方法이 臨床的으로 가장 無難하고 좋은 方法이다.

1755) 모든 病에 喘急이 갑자기 나타나면 危險하다. 急히 전원을 하여야 한다.

❹ 향여산(香茹散)(➡方藥合編·中35, 醫學入門 3083)

活套 : ① 一切의 暑病으로 霍亂(곽란)으로 吐·瀉를 하는 것을 治療한다.

② 暑泄로 脈이 虛를 하면 合 異功散을 하고, 加 白芍藥·車前子·陳米炒百粒·烏梅·燈心을 하며 入酒를 少許를 한 다음에 冷服을 한다.

③ 暑病의 霍亂(곽란)에는 合 回生散을 하고, 加 神麯·檳榔·枳實·蘇葉·吳茱萸·木瓜의 類를 한다.

④ 氣虛에는 加 人蔘을 한다.

⑤ 暑熱이 甚한 경우에는 加 黃連을 한다.

⑥ 嘔에는 加 白荳蔻·丁香을 한다.

⑦ 瀉에는 加 豬苓을 한다.

⑧ 口渴에는 加 葛根을 한다.

❺ 인삼강활산(人蔘羌活散)(➡方藥合編·中169, 東醫寶鑑 1027·1738, 醫學入門 3144)

活套 : ① 風寒에 傷하여 熱이 나는 것을 治療한다.

② 결국 重量이 적은 것으로 보아 小兒가 風寒에 傷하여 發熱이 나는 것을 治療하는 處方이다.

❻ 소서패독산(消暑敗毒散)(➡方藥合編·中19)

活套 : ① 暑風을 治療한다.

② 人蔘敗毒散에 加 香薷 二錢, 黃連 一錢을 한 것이다.

③『東醫寶鑑』에서는 暑風에 人蔘羌活散에 合 香茹散이 記載되어 있으나,『方藥合編』에서는 消暑敗毒散으로 說明을 하였다.

(4) 暑滯와 吐瀉[1756)]

㉮ 暑滯

ⓐ 暑滯는 결국 暑毒이 腸胃로 들어가서 腹痛[1757)]과 惡心, 그리고 嘔吐와 泄瀉(설사)를 하는 것이다.

ⓑ 마땅히 香薷散·六和湯·消暑十全飮·解暑三白散·香薷湯·香朴飮子·縮脾飮·大順散·桂苓元으로 한다.

❶ 향유양위탕(香薷養胃湯)(➡方藥合編·中16)

方解 : ① 暑滯로 因한 腹痛과 泄瀉(설사)를 治療한다.

㉯ 吐瀉(토사)

❶ 육화탕(六和湯)(➡方藥合編·中36, 東醫寶鑑 1141·1426, 醫學入門 154)

活套 : ① 傷暑로 心脾를 한 것으로 嘔·瀉를 하는 것을 治療한다.

② 或은 霍亂(곽란)으로 轉筋(전근)하거나, 或은 瘧瘧(종학)을 治療한다.

1756) 暑霍亂과 暑滯로 因한 吐瀉는 대개 鑑別이 쉽지 않다. 결국, 暑滯라는 것이 食傷證과 같이 同伴이 되기 때문이다. 일단 熱이 나면 熱을 내리면서 吐瀉를 멈춰야 한다. 그렇기 때문에 대개 混同이 되면 茹藿湯을 많이 사용하는 것이다.

1757) 腹痛이 있는 경우에 사용을 하고, 腹痛이 甚하지 않으면 茹藿湯으로 한다.

③ 加 黃連 一錢을 하면 淸暑六和湯이라 이름을 한다.
④ 嘔吐·泄瀉에는 合 縮脾飮을 한다.
⑤ 暑瘧에는 柴胡 一·二·三錢, 黃芩·檳榔·草果 各一錢을 한다.
⑥ 暑痢에는 去 人蔘·縮砂仁을 하고 加 檳榔·枳殼·木香의 類를 한다.
⑦ 泄瀉(설사)에는 加 豬苓·澤瀉·燈心之類를 한다.
⑧ 暑霍亂에는 加 神麯·檳榔·枳實을 한다.
⑨ 浮腫에는 合 四苓散을 한다.

❷ 청서육화탕(淸暑六和湯)(➡方藥合編·中36, 東醫寶鑑 1141)
活套 : ① 香茹散도 역시 暑病에 사용하지만, 暑病의 특징인 熱을 瀉하기 위하여 黃連을 加한 黃連香茹散을 사용한다.
② 역시, 六和湯에 比해서 熱이 있는 경우에 사용을 한다. 또한, 暑病으로 吐를 하고 泄을 하는 경우에는 縮脾飮과 合方을 하여 사용한다.

❸ 축비음(縮脾飮)(➡方藥合編·中37, 東醫寶鑑 1141)
活套 : ① 暑月에 內傷으로 生冷을 하여 腹痛이 있고 吐·瀉를 하는 것을 治療한다.
② 氣虛에는 加 人蔘 三·五錢, 白檀香 七分을 한다.
③ 挾滯에는 加 陳皮·檳榔·神麯을 한다.
④ 尿가 不利를 하는 경우에는 加 豬·澤를 한다.

❹ 여곽탕(茹藿湯)(➡醫學入門 3084)
活套 : ① 暑霍亂, 및 傷暑를 治療한다.

❺ 이중탕(理中湯)(➡方藥合編·上6, 東醫寶鑑 1069, 醫學入門 1842·3055)
活套 : ① 胃아토니·胃下垂·胃擴張·胃酸過多·減酸症·胃潰瘍·蛔蟲·急性慢性 胃카타르·胃腸性神經衰弱·肺結核·肋間神經痛·萎縮腎·帶下·陰症의 急性吐瀉病·四肢神經痛·自家中毒症을 治療한다.
② 太陰의 腹痛으로 自利를 하고 不渴을 하는 것을 治療하는 處方이다.
③ 加 陳皮·靑皮를 하면 治中湯이라 이름을 한다.
④ 小建中湯을 合하면 建理湯으로 이름을 하는데, 虛冷으로 積氣가 上攻을 하는 것을 治療한다.
⑤ 五苓散을 合하면 理苓湯이라 이름을 하는데, 陽虛浮腫을 治療한다.
⑥ 氣虛에는 倍 蔘을 하여 五·七錢까지 한다.
⑦ 泄瀉(설사)에는 加 肉荳蔲·車前子를 한다.

(5) 補氣

① 夏暑에는 마땅히 補를 하여야 한다.1758)
② 사람은 天地와 더불어 같이 하나로 풀무질을 한다.
③ 子月에는 一陽이 生을 하고, 寅月에는 三陽이 發生을 하며, 巳月에는 六陽이 發生을 한다.
④ 陽이 다하여 上으로 나오는 것이다. 이것은 氣가 浮를 하는 것이다.

1758) 熱傷氣를 하기 때문이다.

⑤ 사람의 腹은 地氣에 屬한다.

ⓐ 이때에는 肌表에 浮를 하여 皮毛에 흩어지게 되니, 腹中의 陽은 虛한 것이다.

ⓑ 세상에서 말을 하기를, 夏月에는 伏陰이 안에 있다고 하니, 이것은 陰字에 虛가 있는 뜻이다.

ⓒ 만약, 陰을 冷으로 본다면, 그 誤謬(오류)가 甚한 것이다.

ⓓ 火令의 때에는 金을 흐르게 하고 石을 녹이니, 어찌 陰冷한 것이 있겠는가?

⑥ 孫眞人이 生脈散을 만들어서 사람들로 하여금 夏月에 服用을 하게 하였으니, 虛가 아니면 어찌한 것인가?

⑦ 마땅히 生脈散·淸氣飮·蔘薷飮·黃芪湯·黃芪人蔘湯·淸暑益氣湯·十味香薷飮으로 한다.

❶ 생맥산(生脈散)(➡方藥合編·上12, 東醫寶鑑 1137, 醫學入門 2649)

活套 : ① 여름철의 補氣劑·口渴·脈微弱·咳嗽를 治療한다.

② 暑月에 常服을 하는데 끓인 물 대신 마신다.

③ 加 黃芪·甘草를 各一錢을 하고, 或은 加 生黃柏 二分을 하면 사람으로 하여금 氣力을 湧出을 하게 한다.

④ 加 香薷·白扁豆를 하면 더욱 좋다.

⑤ 或은 醍醐湯과 合하면 역시 可하다.

❷ 청서익기탕(淸暑益氣湯)(➡方藥合編·上13, 東醫寶鑑 1138, 醫學入門 1872·3085)

活套 : ① 注夏病·自汗·食慾不振·疲勞를 治療한다.

② 長夏에 四肢가 困倦을 하고 몸에 熱이 있으면서 煩渴(번갈)을 하며 泄痢(설리)를 하고 自汗을 하는 것을 治療하는 處方이다.

(6) 煩渴[1759)]

① 몸에 熱이 나고 自汗을 하면서 煩渴(번갈)을 하고 引飮을 하는 것은 즉 中暍[1760)]이다.

② 마땅히 人蔘白虎湯·竹葉石膏湯·益元散·玉露散·黃連香薷散·淸肺生脈飮·桂苓甘露飮·通苓散·濯熱散·醍醐湯·春澤湯으로 한다.

❶ 익원산(益元散)(➡方藥合編·下16, 東醫寶鑑 1139·1263, 醫學入門 1724)

活套 : ① 一名은 六一散이다. 一名은 天水散이다.

② 中暑로 吐瀉(토사)를 하고 下利를 하는 것을 治療한다.

1759) 暑病은 煩渴引飮이 있다.

1760) 역시 『東醫寶鑑』에서 계속 中暍과 中熱을 混同을 하기 있기 때문에 이런 現像이 發生을 한다. 앞에서는 中暍은 中暑로 蒼朮白虎湯을 사용한다고 하였고, 中熱은 人蔘白虎湯과 竹葉石膏湯을 사용한다고 하였으나, 지금 다시 中暍에 人蔘白虎湯과 竹葉石膏湯을 사용한다고 하여 混亂을 惹起하고 있다. 지금의 臨床에서는 證狀에 맞추는 방법 밖에는 없다. 汗出이 없으면 蒼朮白虎湯을 사용하고, 自汗이 있으면서 口渴이 있으면 人蔘白虎湯을 사용한다.

③ 渴證(갈증)을 그치게 하고 煩을 없앤다.
④ 百藥과 酒食의 邪毒을 풀어준다.
⑤ 加 乾薑 五錢을 하면 이름을 하기를 溫六丸이라 한다. 寒으로 因한 吐瀉(토사)를 治療한다.
⑥ 加 辰砂 一兩을 하면, 이름을 하여 辰砂益元散이라 한다. 傷寒으로 熱이 不退를 하여 狂譫을 하는 것을 治療한다.

❷ 춘택탕(春澤湯)(➡方藥合編·下10, 東醫寶鑑 1140)
活套 : ① 暑熱로 煩渴(번갈)을 하고 引飮을 하는 것이 限度가 없는 것[1761]을 治療한다.
② 或은 물이 들어가면 바로 吐하는 것을 治療한다.
③ 이것은 五苓散에 去 桂枝를 하고, 대신 人蔘을 한 것이다.

❸ 인삼백호탕(人蔘白虎湯)(➡方藥合編·下7, 東醫寶鑑 1066)
活套 : ① 熱性病·糖尿病·狂躁症·皮膚瘙痒症·冷症·丹毒·瘧疾·四肢倦怠·遺尿症·齒痛·火傷·黃疸·出血性 스피로헤타病을 治療한다.
② 陽明의 經病으로 汗多를 하고 煩渴(번갈)을 하며 脈이 洪大를 하는 것을 治療한다.
③ 加 人蔘 一錢을 하면, 이름을 하기를 人蔘白虎湯이라고 한다.

❹ 제호탕(醍醐湯)(➡方藥合編·雜方, 東醫寶鑑 1140)
活套 : ① 解暑를 하고 止渴을 한다.

(7) 伏暑

① 伏暑(복서)의 證은 背寒을 하고 面이 垢를 하며 조금이라도 勞役을 하면 몸에서 즉시 熱이 난다.
② 입을 열어보면 前板齒[1762]가 마르고, 小便이 그치면 灑灑然[1763]하게 털이 일어난다.
③ 伏暑(복서)라는 것은 즉, 冒暑가 오래되어 三焦와 腸胃의 사이에 藏伏[1764]이 되어 變을 한 것으로 寒熱往來가 나오고 霍亂(곽란)으로 吐瀉(토사)를 하며 瘧痢(학리)로 煩渴(번갈)을 하는 것이다.
④ 或은 腹痛으로 下血을 한다.
⑤ 매번 夏月에 다시 發作을 하는 것이 伏暑(복서)인 것이다.
⑥ 마땅히 酒蒸黃連丸·消暑元·桂苓甘露散으로 한다.

❶ 주증황련환(酒蒸黃連丸)(➡方藥合編·下17, 東醫寶鑑 304·1142·1197, 醫學入門 2757)
活套 : ① 酒毒과 積熱로 下血을 하고, 肛門에 熱이 나는 것을 治療한다.
② 또한, 腸胃를 厚하게 한다.
③ 伏暑(복서)로 嘔吐와 渴證(갈증)이 나고 惡心을 하는 것을 治療한다.

1761) 수도 없이 많이 한다는 말이다.
1762) 달리 문아(門牙) · 절치(切齒) · 편아(片牙) · 전판치(**前板齒**)라고도 일컬음. 앞니. 아래위 이틀에 안쪽 앞니와 바깥쪽 앞니가 각 2개씩 있어서 모두 8개이다.
1763) 몸이 추워서 떨리는 모양을 말하는 것임
1764) [명사] 1. 엎드려 숨음. 2. 깊이 감추어 둠.

④ 또한, 해가 깊은 暑毒이 낫지 않는 것을 治療한다.
⑤ 伏暑(복서)로 해가 깊은 것을 治療한다.

(8) 注夏病

① 사람이 春末·夏初를 만나서, 頭痛이 있고 脚弱(각약)을 하며 먹는 것이 적어지고 몸에 熱이 나는 것을 世俗에서 이르기를 注夏病이라 한다.

ⓐ 陰虛에 屬하고 元氣가 不足한 것이다.
㉠ 마땅히 補中益氣湯에 去 柴胡·升麻를 하고, 加 黃柏·白芍藥·麥門冬·五味子를 한다.[1765]
㉡ 痰이 있는 경우에는 天南星·半夏를 한다.

ⓑ 마땅히 生脈散으로 한다.
ⓒ 蔘歸益元湯[1766]으로 한다.

❶ 삼귀익원탕(蔘歸益元湯)(➡方藥合編·上14, 東醫寶鑑 1142)
活套 : ① 夏瘦·食慾不振을 治療한다.
② 注夏病으로 飮食이 減少를 하고 脈이 數을 하며 無力한 것을 治療한다.

❷ 보중익기탕(補中益氣湯)(➡方藥合編·上22, 東醫寶鑑 1201, 醫學入門 162·1870·1881·2729·3057)
活套 : ① 疲勞狀態·肺結核·肋膜炎·腹膜炎·夏瘦·痔疾·脫肛·感氣·말라리아狀 熱·胃下垂·子宮下垂·盜汗·自汗을 治療한다.
② 勞役이 太甚을 하거나, 或은 飮食이 失節을 하여 身熱을 하고 自汗을 하는 것을 治療한다.
③ 加 黃柏 三分, 紅花 二分하여 入心養血[1767]을 한다.

❸ 생맥산(生脈散)(➡方藥合編·上12, 東醫寶鑑 1137, 醫學入門 2649)
活套 : ① 여름철의 補氣劑·口渴·脈微弱·咳嗽를 治療한다.
② 暑月에 常服을 하는데 끓인 물 대신 마신다.
③ 加 黃芪·甘草를 各一錢을 하고, 或은 加 生黃柏 二分을 하면 사람으로 하여금 氣力을 湧出하게 한다.
④ 加 香薷·白扁豆를 하면 더욱 좋다.
⑤ 或은 醍醐湯과 合하면 역시 可하다.

(9) 通治

① 暑病을 治療하는 방법은 淸心을 하고 小便을 이롭게 하는 것이 가장 좋다.[1768]

1765) 이 處方은 결국 蔘歸益元湯이다.
1766) 본래 方藥合編은『東醫寶鑑』의 法을 그대로 따르는데 蔘歸益元湯의 경우에는 重量을 바꾸었다. 이런 경우에는 거의 誤脫字로 보면 된다. 예전 方藥合編의 板本에는『東醫寶鑑』의 法을 따라서 白茯苓과 麥門冬까지 各一錢으로 記載되어 있다.『東醫寶鑑』: 當歸·白芍藥·熟地黃·白茯苓·麥門冬 各一錢, 陳皮·知母·黃柏並酒炒 各七分, 人蔘 五分, 甘草 三分, 五味子 十粒, 棗一枚 米一撮, 水煎服.
1767)『方藥合編』에서『東醫寶鑑』을 引用하는데 완전히 引用을 하지 못하고 '黃柏 三分을 하면 以滋腎水한다.'는 것을 누락했다.
1768) 小便을 따라서 熱을 내리고자 하는 方法이지만, 만약 自汗出이 甚한 경우라면 滲法을 施行을 해서

② 暑는 氣를 傷하게 한다. 마땅히 眞氣를 補를 하는 것이 重要하다.
③ 夏月에는 冷物을 많이 먹고 茶水와 冰漿(빙장)을 많이 마시게 되어 脾胃(비위)를 損傷(손상)을 하게 되니 吐瀉(토사)와 霍亂(곽란)을 하게 된다.
④ 그렇기 때문에 暑를 治療하는 藥은, 溫脾를 하고 消食을 하며 濕을 治療를 하고 小便을 이롭게 하는 藥을 많이 사용을 한다.
⑤ 모름지기 이 뜻을 要緊[1769]하게 알아야 한다.
⑥ 暑病이 드는 경우에는 身痛[1770]은 없으나, 간간히 痛症이 있는 경우에는 或은 澡浴을 하여 水濕이 서로 얽힌 것일 따름이다.
⑦ 暑病에는 通用으로 香薷散·淸暑和中散·萬病無憂散으로 한다.

❶ 향여산(香茹散)(➡方藥合編·中35, 醫學入門 3083)
活套 : ① 一切의 暑病에 霍亂(곽란)으로 吐瀉(토사)를 하는 것을 治療한다.
② 暑泄로 脈이 虛하면 合 異功散을 하고, 加 白芍藥·車前子·陳米炒百粒·烏梅·燈心을 하고 酒를 넣는 것을 약간을 한 다음에 冷服을 한다.
③ 暑病의 霍亂(곽란)에는 合 回生散을 하고, 加 神麯·檳榔·枳實·蘇葉·吳茱萸·木瓜의 類를 한다.
④ 氣虛에는 加 人蔘을 한다.
⑤ 暑熱이 甚한 경우에는 加 黃連을 한다.
⑥ 嘔에는 加 白荳蔲·丁香을 한다.
⑦ 瀉에는 加 豬苓을 한다.
⑧ 口渴에는 加 葛根을 한다.

❷ 사군자탕(四君子湯)(➡方藥合編·上64, 東醫寶鑑 244, 醫學入門 157·1550·3033·3165)
活套 : ① 食慾不振·胃下垂·胃腸虛弱症·痔出血·他藥으로 無效한 半身不隨·貧血·心腹脹滿·腸鳴下痢·嘔吐吃逆·脾衰肺損·體廋面黃·胃遺瘍·小兒吐乳를 治療한다.
② 眞氣가 虛弱한 것을 補를 한다.
③ 氣短과 氣少한 것을 治療한다.
④ 虛損에는 加 當歸·黃芪를 하는데, 人蔘黃芪湯이라고 이름을 한다.
⑤ 合 四物湯을 하면 八物湯이라 이름을 한다.
⑥ 또한, 加 黃芪·肉桂 各一錢을 하면 十全大補湯이라 이름을 한다.
⑦ 加 陳皮를 하면 異功散이라 이름을 한다.
⑧ 加 陳皮·半夏를 하면 六君子湯이라 이름을 한다.
⑨ 虛泄에는 加 黃芪·升麻·柴胡·防風을 한다.
⑩ 冷한 경우에는 加 肉桂·附子를 한다.
⑪ 腫에는 加 豬苓·澤瀉를 한다.
⑫ 暑에는 加 香薷·白扁豆·紫檀香을 한다.
⑬ 虛泄에는 合 五苓散을 한다.

는 안 된다.
1769) 중요(重要)하고도 꼭 필요(必要)함.
1770) 寒傷形·熱傷氣를 하기 때문에 暑熱로 因한 病은 外部로 드러나는 痛證이 없다.

❸ 향평산(香平散)(➡方藥合編·下22, 金元四大家醫學全書 997)

活套 : ① 暑滯를 治療한다.

② 香薷散과 平胃散을 合한 것이다.

11. 暑病의 脈

① 暑로 因하여 氣가 傷을 하게 되면 脈이 虛를 한다. 弦·洪·芤·遲의 體狀(체상)은 有餘(유여)가 없다.

② 脈이 虛를 하면서 微弱을 하거나, 或은 浮大를 하면서 散을 하거나, 或은 隱으로 不見을 하거나, 微弱으로 隱伏(은복)을 하게 되니, 대개가 虛의 類이다.

③ 暑熱은 病이 極한 것이니, 陰陽이 極히 盛을 하는 것이다.

④ 浮脈으로는 滑을 하고 沈脈으로는 濇을 한 것이 있다.[1771)]

⑤ 發汗을 하여 脈이 躁大를 한 경우에는 죽음이 頃刻에 달한 것이다. 發汗을 한 後에 脈이 躁大를 한 것은 진실로 죽게 된다.

⑥ 入裏를 하여 七·八日이 되었는데, 脈이 올 때에 躁數(조삭)을 하지는 않고 濇小[1772)]를 한 것도 역시 죽게 된다.

1771) 浮沈에 相反脈이 나오는 경우는 없다. 浮는 寸으로 하고, 尺은 沈으로 하면 된다.
1772) 細脈을 말한다.

濕

1. 濕病의 分類

(1) 濕病의 內外

① 濕氣가 오는 것을 느끼면 內·外를 區分을 하여야 한다.[1773]

② 風寒이나 暴暑가 사람을 傷을 할 때에는 바로 느끼게 되는데, 濕氣가 사람을 薰蒸(훈증)을 하여 浸濕(침습)을 하게 되면 느끼지 못하는 경우가 많다.

③ 밖으로부터 들어오는 경우는, 長夏에 鬱熱이 있거나 山澤의 蒸氣(증기)로 하고, 비(雨)에 感觸을 하며, 濕하게 지내거나, 땀에 젖은 옷을 입은 경우로 腰脚(요각)이 腫痛을 한 경우가 많다. 밖을 治療할 때에는 微汗을 하고 經絡을 通을 하게 한다.

ⓐ 微汗을 하는 경우에는 防己黃芪湯으로 한다. 或은 羌活勝濕湯으로 한다.

ⓑ 無汗의 경우에는 五苓散에 加 蒼朮로 한다.

ⓒ 通經絡은 神仙飛步丹·乳香黑虎丹으로 한다.

④ 안으로부터 얻은 경우는, 生冷을 한 것과 술과 麵을 먹어서 脾에 滯를 하거나, 濕으로 鬱熱이 發生한 경우로 肚腹이 腫脹을 하는 것이 많다.

ⓐ 西·北人은 內濕이 많고, 東南人은 外濕이 많다.

ⓑ 안을 治療할 때에는 小便을 滲을 하고, 大便을 이롭게 하는 것이 가장 妙한 醫師이다.

ⓒ 滲劑는 五苓散으로 한다.

㉠ 黃疸이 있으면 茵蔯을 一倍를 加한다.[1774]

㉡ 身痛이 있으면 羌活을 一倍를 加한다.

㉢ 濕이 盛을 하여 膨脹이 있는 경우에는

㉮ 또한, 마땅히 車前子·木通·葶藶子의 利水를 하고 行氣를하는 것을 君으로 하고, 蔘·朮·茯苓으로 佐를 한다.

㉯ 或은 二朮로 君을 하고, 利水藥으로 佐를 삼는다.

1773) 일단 內中濕과 外中濕을 區分을 하고, 그 다음에 上·中·下를 나누어야 한다.

1774) 전체 五苓散의 分量에 2배로 茵蔯을 넣으라는 것이다. 이것이 茵蔯五苓散이다.

㉣ 濕鬱로 四肢가 脹을 하거나, 或은 온 몸에 浮腫이 있는 경우에는 대개 안으로부터 나온 것이니, 虛·實을 헤아려서 利法을 사용한다.

㉤ 감히 利法을 하지 못하는 경우에는 退黃丸이 妙하다.

(2) 濕病의 上·中·下

① 內外에 또한 上·中·下를 나누어야 한다.

② 濕이 上에 있으면 약간 땀을 내야하고, 中·下에 있으면 二便을 이롭게 하거나, 或은 升提를 한다.

③ 처음 들어 올 때에는 몸이 沈重[1775]을 하고 困倦(곤권)[1776]을 하는 경우가 많다.

ⓐ 或은 肢節痛이 있거나, 或은 一身이 다 아프다.

ⓑ 甚하면 즉, 濕이 모여서 痰이 되니, 昏倒(혼도)를 하여 사람을 알아보지 못하고 直視를 하고 鄭聲[1777]을 한다.

④ 上으로 薰蒸(훈증)을 하게 되면 喘咳(천해)를 하는데 茯苓湯으로 한다.

ⓐ 눈이 마치 몽롱한 것과 같다.

ⓑ 머리는 높게 위치하여 맑아야 하는데 濕으로 薰蒸(훈증)을 하게 되면, 마치 물건이 있어 몽롱한 것과 같다.

ⓒ 單蒼朮膏가 좋다.

⑤ 中으로 脾에 붙으면 浮腫이 있고 黃疸이 있으며 腫·脹·滿이 있는데, 或은 배꼽 밑으로 단단하다. 退黃丸[1778]으로 한다.

ⓐ 大便이 泄을 하면 朮附湯·三白湯·滲濕湯으로 한다.

⑥ 下로 腎에 붙으면 腰脚(요각)이 攣痛을 하고 小便이 진하다.

ⓐ 濕은 아래에서 먼저 받는다.

ⓑ 그렇기 때문에 腰脚(요각)이 攣痛을 한다.

ⓒ 獨活寄生湯[1779]·當歸拈痛湯[1780]·腎著湯[1781]·青娥丸[1782]으로 한다.

1775) ①성질(性質)이 가라앉아서 진득함. 병세(病勢)가 위독(危篤)함

1776) ①고단하여 기운(氣運)이 없음 ②고달프고 나른함

1777) ①(중국(中國) 정(鄭)나라의 가요(歌謠)가 음탕(淫蕩)하고 외설적인 것에서 온 말)음란(淫亂)하고 야비(野鄙)한 소리의 가락 ②병적(病的)으로 미친 사람처럼 지껄여서 분명(分明)히 알아들을 수 없는 말

1778) 黃疸이 있는 경우에 한다.

1779) 攣急이 있는 경우에 사용한다.

1780) 발바닥의 感覺異常에 사용을 한다.

1781) 허리에 寒冷한 것이 重着이 된 경우에 사용한다.

2. 四氣相兼과 兼中

(1) 濕病의 四氣相兼

① 四氣는 서로 兼을 하여, 兼中을 하거나 兼感을 하는데 濕熱이 甚하다. 四氣를 兼하는 경우에는 모든 病이 다음과 같다.

ⓐ 風을 兼하면 즉, 반드시 惡風을 하고 自汗이 있으며 眩暈(현훈)이 있다.

ⓑ 寒을 兼하면 즉, 반드시 惡寒을 하고 無汗을 하며, 或은 攣痛[1783]이 있다.

ⓒ 暑를 兼하면 즉, 반드시 얼굴에 때가 끼고 煩渴(번갈)을 한다.

ⓓ 濕을 兼하면 즉, 반드시 腫滿(종만)을 하고 沈倦[1784]을 한다.

② 治療는 除濕湯을 基本方으로 한다.[1785]

ⓐ 風을 兼하면 桂枝湯을 合方한다. 或은 古防風湯·敗毒散으로 한다.

ⓑ 寒을 兼하면 五積散을 合方한다. 或은 古薑附湯으로 한다.

ⓒ 暑를 兼하면 五苓散을 合方한다.

(2) 濕熱과 寒濕

① 四氣는 서로 간에 兼을 하고 倂合(병합)[1786]을 하는데, 오직 寒濕과 濕熱이 病이 되는 경우에 濕熱이 더욱 많다.

② 小便이 赤色이고 渴症이 있으면 濕熱인데, 검고 마르고 膏粱珍味(고량진미)를 많이 먹는 사람에게 많다.

③ 小便이 淸하고 渴症이 없으면 寒濕인데, 살이 찌고 白色이며 淡白한 飮食을 먹는 사람에게 많다.

④ 옛날에는 오로지 五積散으로 寒濕을 治療하고, 防風通聖散으로 濕熱을 治療하였다.[1787]

1782) 補腎을 하는 경우에 사용한다.
1783) 당기며 아픈 증상임.
1784) 沈重을 하고 困倦을 하는 것을 말한다.
1785) 五苓散의 加減이 더욱 편하다.
1786) [명사] 같은 말 : 합병 (둘 이상의 기구나 단체, 나라 따위가 하나로 합쳐짐).
1787) 便秘의 有無로 確認을 하는 것도 좋은 方法이다.

3. 濕病의 治法

(1) 清熱·燥濕과 兼補中

① 이것은 濕熱을 治療하는 方法이다.

② 무릇, 內傷勞役·七情·飮食으로 脾가 虧損(휴손)이 되고, 火가 動을 하게 되어 肺金이 傷을 받으면 즉, 木이 旺을 하여 脾를 侵犯을 하게 되어 飮食이 消化가 되지 않게 하고 鬱이 되어 痰積(담적)이 된다.

③ 甚하면 즉, 腹脹·浮腫이 된다.

④ 實한 경우에는 下法을 사용한다.

⑤ 虛한 경우에는 補脾·利濕·消導를 하는데, 兼하여 熱을 淸을 하게 하여야 하니 淸燥湯이 이것이다.

ⓐ 濕이 勝을 하면 筋이 萎縮(위축)[1788]이 되니, 熱이 勝을 하여 筋이 萎縮(위축)이 되는 경우에 더욱 마땅하다.

(2) 內·外의 濕熱과 燥脾, 그리고 升散

① 通用으로는 內·外의 濕熱에 脾를 燥를 하게 하면서 아울러 升散을 하게 한다.

② 燥脾를 하는 것에는 枳朮丸·大安丸·單蒼朮丸·升陽除濕湯으로 한다.

③ 通用

ⓐ 二陳湯으로 한다.

ⓑ 或은 平胃散으로 한다.

ⓒ 두 處方에 加 桑白皮[1789]를 爲主(위주)로 한다.

㉮ 上·中·下

ⓐ 濕이 上焦에 있으면 加 羌活·蒼朮하여 微汗을 한다.

㉠ 熱이 있으면 加 黃芩을 한다.

ⓑ 中焦가 濕을 하면 加 豬苓·澤瀉로 滲利를 한다.

㉠ 熱이 있으면 加 黃連을 한다.

1788) ①마르고 시들어서 오그라지고 쪼그라듦 ②우그러져 펴지 못함

1789) 肺의 熱을 瀉하면서 利水를 하고자 하는 것이다.

ⓒ 下焦가 濕을 하면 加 升麻·防風으로 升提를 한다.
㉠ 熱이 있으면 加 防己·黃柏·龍膽草를 한다.

㉯ 肥人과 瘦人
ⓐ 肥人은 濕이 많으니 加 蒼朮·滑石을 한다.
ⓑ 瘦人은 熱이 많으니 加 芩·芍을 한다.

㉰ 沈困氣虛
ⓐ 沈困[1790]에는 加 蔘·朮을 한다.
ⓑ 또한, 四製蒼柏丸·三精丸으로 한다.

(3) 實者治法

① 實한 경우에야 大便을 바야흐로 可히 攻擊(공격)을 할 수가 있다.

② 元氣가 實을 하여 濕熱이 甚한 경우에
ⓐ 導水丸으로 한다.
ⓑ 或은 除濕丹·舟車丸으로 한다.

4. 濕病에 『東醫寶鑑』의 治法

(1) 霧露와 瘴濕

① 霧露의 氣는 瘴氣가 된다.
② 東南의 兩廣[1791]은 山이 險峻(험준)[1792]을 하고 물이 나쁘며 땅이 濕을 하고 漚[1793]가 熱을 한다.
③ 가령, 春秋의 時月에는 外感의 霧毒(무독)[1794]으로 寒熱을 하고 胸滿을 하면서 먹지를 못한다.
④ 이것은 瘴毒[1795]이 口鼻를 따라 들어간 것이다.

1790) 沈重困倦을 말한다.
1791) 中國의 廣東·廣西지역을 말함.
1792) 지세(地勢)가 험하고 높고 가파름
1793) 1. 담그다 2. 향기(香氣)가 짙은 모양 3. 거품 4. 강(江)의 이름
1794) 안개의 독기
1795) 더운 지방의 산과 숲, 안개가 짙은 곳에서 습열(濕熱)이 위로 올라갈 때에 생기는 나쁜 기운으로 전염을 일으키는 사기의 하나임.

⑤ 마땅히 平胃散·升麻蒼朮湯·神朮散으로 한다.

㉮ 霧露

❶ 신출산(神朮散)(➡方藥合編·中38, 東醫寶鑑 1080·1146·1292, 醫學入門 3078)

活套 : ① 霧露1796)와 山嵐(산람)1797)으로 因하여 發生을 한 頭疼·項强을 治療하는 處方이다.

② 다만,『方藥合編』에서는 薑三을 하여야 할 것을 薑二를 하였다.

㉯ 瘴濕1798)

❶ 불환금정기산(不換金正氣散)(➡方藥合編·中15, 東醫寶鑑 1078, 醫學入門 1722·3078)

活套 : ① 肝디스토마·感冒·急性胃炎·柴胡劑의 異常反應 外에도 食毒·食中毒·自家中毒·便血·脚氣를 治療한다.

② 傷寒의 陰證으로 頭身痛이 있고 寒熱이 있는 것을 治療한다.

③ 外感 및 挾滯를 한 경우에는 모두 藿香正氣散의 治法에 依하여 治療한다.

❷ 평위산(平胃散)(➡方藥合編·下22, 東醫寶鑑 417·1204, 醫學入門 157·1550·3103)

活套 : ① 急性·慢性胃카타르·過食으로 因한 喘息·胃擴張症·腹鳴·食毒·食傷·胃弱·陰痿·齒痛·胎盤殘留·呑酸症을 治療한다.

② 和脾를 하고 健胃를 하는데 胃氣가 和平하게 되면 즉, 服用을 그쳐야 하니 항상 服用을 해서는 안 된다.

③ 加 白茯苓·丁香·白朮을 하면 調胃散이라 이름을 한다.

④ 加 乾薑을 하면 厚朴湯이라 이름을 한다.

⑤ 合 五苓散을 하면 胃苓湯이라 이름을 한다.

⑥ 加 藿香·半夏를 하면 不換金正氣散이라 이름을 한다.

⑦ 加 神麯·麥芽를 하면 加味平胃散이라 이름을 한다.

⑧ 食滯에는 加 山楂·神麯·麥芽·檳榔·枳實·蘿葍子·砂仁·草果의 類를 한다.

⑨ 暑滯에는 合 香薷散을 하면 香平散이라 이름을 한다.

⑩ 만약, 泄瀉(설사)를 하는 경우에는 合 四苓湯을 한 다음에 加 燈心·車前子의 類를 하는데 마땅함을 따라서 加減을 한다.

⑪ 酒滯에는 加 乾葛을 하는데, 或은 葛花·良薑·草豆蔻의 類를 한다.

❸ 곽향정기산(藿香正氣散)(➡方藥合編·中14, 東醫寶鑑 1077, 醫學入門 153·1723·3078)

活套 : ① 中暑·胃腸炎·夏節感氣·吐瀉·泄瀉·産前産後의 神經性腹痛·小兒의 食滯로 因한 기침·眼疾·齒痛·咽喉痛을 治療한다.

② 傷寒의 陰證으로 頭痛을 하고 身疼을 하는 것을 治療한다.

③ 만약에 表·裏證이 나누어지지 않은 경우에는 이 藥으로 經絡을 導引해서 變動이 없게 해야 한다.

④ 加 南星·木香을 하면 星香正氣散이라 이름을 한다. 무릇 中氣와 中風, 그리고 痰厥(담궐)과 食厥에 아

1796) [명사] 안개와 이슬을 아울러 이르는 말.

1797) 저녁 나절에 멀리 보이는 산 같은 데서 떠오르는 푸르스름하고 흐릿한 기운.

1798) 산람장기(山嵐瘴氣)에 상하거나 먼 지방에 가서 수토(水土)가 맞지 않아서 구토·설사·이질 등이 생기는 것을 말한다.

울러서 먼저 이것을 一·二貼을 사용하여 그 氣를 올바르게 한 다음에 證狀을 따라서 治療를 한다.
⑤ 茯苓·厚朴·陳皮·半夏를 아울러서 一錢으로 하면 더욱 妙하다.
⑥ 暑에는 加 香薷 二錢, 白扁豆 一錢을 하면 茹藿湯이라 한다.
⑦ 食傷으로 挾滯한 경우에는 加 山査肉·神麯·檳榔·枳實·砂仁을 한다.
⑧ 外感에는 加 乾葛·便香附子·羌活을 한다.
⑨ 頭痛에는 加 川芎을 한다.
⑩ 肢節痛에는 加 木瓜를 한다.
⑪ 惡寒에는 加 桂枝를 한다.

❹ 보중익기탕(補中益氣湯)(➡方藥合編·上22, 東醫寶鑑 1201, 醫學入門 162·1870·1881·2729·3057)
活套 : ① 疲勞狀態·肺結核·肋膜炎·腹膜炎·夏瘦·痔疾·脫肛·感氣·말라리아狀 熱·胃下垂·子宮下垂·盜汗·自汗을 治療한다.
② 勞役이 太甚을 하거나, 或은 飮食이 失節을 하여 身熱을 하고 自汗을 하는 것을 治療한다.

❺ 시령탕(柴苓湯)(➡方藥合編·下14, 東醫寶鑑 1105, 醫學入門 3021)
活套 : ① 感冒·急性胃腸炎·신우염·신염·네프로제·暑疫·말라리아·浮腫·肝硬化症을 治療한다.
② 傷寒의 陽證을 治療한다.
③ 몸이 熱을 하고 脈이 數을 하며 煩渴(번갈)이 있고 自利를 하는 것을 治療한다.
④ 虛熱로 煩渴(번갈)하는 경우에는 倍蔘을 하고, 加 麥門冬을 한다.
⑤ 이것은 卽, 小柴胡湯에 合 五苓散을 한 것이다.
⑥ 重數와 加減은 參酌(참작)[1799]해서 사용을 한다.

(2) 濕病有七

① 濕病에는 七種이 있다. ㉮ 中濕, ㉯ 風濕, ㉰ 寒濕, ㉱ 濕痺, ㉲ 濕熱, ㉳ 濕溫, ㉴ 酒濕이다. ㉵ 또한, 破傷濕[1800]이 있다.

㉮ 中濕

ⓐ 中濕은 面色이 浮澤[1801]을 하는 것이다. 이것은 中濕이 된다.
ⓑ 中濕의 脈은 沈을 하면서 微緩을 한다.
ⓒ 濕은 脾로 돌아가는 것을 좋아하니 關節[1802]로 흘러간다.

ⓓ 的中이 되면 대개 사람으로 하여금 腹이 䐜脹[1803]을 하게하고, 倦怠(권태)[1804]를 하게하며, 四肢의 關節이 疼痛을 하면서 煩하게 한다.

1799) ①이리저리 비교(比較)해 알맞게 헤아림 ②참고(參考)하여 알맞게 헤아림.
1800) 濕病七種에는 분류가 안 되어 있다. 그렇기 때문에 또한 이라는 표현을 한 것이다. 상처(傷處)로 습기(濕氣)가 들어가서 생기는 병증(病症)이다.
1801) 안색이 얕게 뜨고 밝고 윤기가 있는 병증임
1802) 脾主四末을 하기 때문이다.
1803) [명사] 피부가 부어오르고 팽팽하여지는 증상.
1804) 시들해져서 생기는 게으름이나 싫증

㉠ 或은 一身이 重着을 하게 한다.
㉡ 오래 되면 浮腫과 喘滿(천만)이 되고 昏倒(혼도)를 하여 사람을 알아보지 못하게 된다.[1805)]
㉢ 風을 끼게 되면 즉 眩暈(현훈)과 嘔噦[1806)](구얼)을 하게 된다.
㉣ 寒을 끼게 되면 즉 踡[1807)]攣(권련)을 하면서 掣痛(체통)[1808)]을 한다.

ⓔ 外中濕의 경우에는 或은 山嵐瘴氣[1809)]에 感觸을 하고, 或은 雨濕의 蒸氣(증기)에 感觸을 하며, 或은 遠行으로 물을 건너고, 或은 濕地에 久臥를 하여 얻은 것이다.
ⓕ 內中濕의 경우에는 生冷을 過多하게 한 것으로 因한 것이거나, 或은 厚味(후미)와 醇酒(순주)[1810)]로 停滯를 하여 脾虛로 運化를 할 수가 없어서 얻은 것이다.
ⓖ 中濕은 마땅히 勝濕湯·除濕湯·加味朮附湯·白朮酒으로 한다. 或은 五苓散에 加 羌活·川芎·蒼朮을 한다.

❶ 승습탕(勝濕湯)(➡方藥合編·上15, 東醫寶鑑 1148)
活套 : ① 濕滯·風濕·鼻中瘜肉·神經痛·류마티스를 治療한다.

❷ 오령산(五苓散)(➡方藥合編·下10, 東醫寶鑑 1099·1165, 醫學入門 152·1550·1833·3089)
活套 : ① 感冒·腸炎 等 熱病으로 인한 口渴·胃炎·浮腫·吐乳·淚囊炎·癲癇·陰囊水腫·龜頭赤腫·中暑·神經痛·宿醉·急性吐瀉病·消化不良·네프로제·胃擴張·胃아토니·糖尿病·急性膀胱炎·結膜炎·心臟病·頭痛·急性腎炎·排尿異常·浮腫·肥胖症·惡阻·夜盲症·尿毒症·小便不利·低血壓症·眩暈·血管神經浮腫을 治療한다.
② 太陽病이 入裏를 하여 煩渴(번갈)을 하고 小便이 不利한 것을 治療한다.
③ 去 桂를 하고, 加 人蔘을 하면 春澤湯이라 이름을 한다.
④ 暑熱로 煩渴(번갈)하는 것을 治療한다.

㉯ 風寒濕

ⓐ 風濕
㉠ 風濕의 證狀은 風이 勝을 하면 즉, 衛가 虛를 하여 汗出을 하면서 短氣를 하고 惡風을 하면서 옷을 벗으려고 하지를 않는다.
㉡ 濕이 勝을 하면 즉 小便이 不利를 하고, 或은 몸이 약간 붓는다.
㉢ 마땅히 防己黃芪湯·羌附湯·除濕羌活湯으로 한다.

❶ 삼기음(三氣飮)(➡方藥合編·上16, 景岳全書 977)
活套 : ① 風·寒·濕의 三氣가 虛를 타서 筋骨이 痹痛(비통)을 하는 것을 治療한다. 또한, 痢疾(이질)을 한

1805) 腫喘이 나타나면 危險하다.
1806) 1. 천천히 가는 모양 a. 새소리 (얼) b. 말방울 소리 (얼) c. 딸꾹질 (얼)
1807) 1. 곱송그리다(몸을 잔뜩 옴츠리다) 2. 굽다 3. 구부리다 4. 몸을 오그리다
1808) [명사] 경련이 일어 끌어당기는 듯이 아픈 증상.
1809) ① 전염을 일으키는 사기(邪氣)의 하나. 더운 지방의 산과 숲, 안개가 짙은 곳에서 습열사(濕熱邪)가 위로 올라갈 때에 생기는 나쁜 기운을 말한다.
1810) 무회주(無灰酒)를 말한다.

後의 鶴膝(학슬)風을 治療한다.
② 氣虛에는 加 蔘을 한다.
③ 冷痺로 屈伸을 할 수가 없는 경우에는 加 穿山甲·全蝎·葱白을 하고, 酒를 약간 넣어서 熱服을 하고 땀을 낸다.

ⓑ 寒濕

㉠ 무릇, 濕은 尿赤과 渴證(갈증)이 있으면 熱濕이 되고, 尿淸과 渴證(갈증)이 없으면 寒濕이 된다.
㉡ 寒濕이 서로 攻擊(공격)을 하면 身體가 冷痛을 하게 된다. 마땅히 滲濕湯·加劑除濕湯·生附除濕湯·治濕中和湯·五積散·蒼朮復煎散으로 한다.
㉢ 腰의 以下가 冷을 하고 重을 하며, 或은 痛을 하는 것은 이것은 腎着이 된다. 마땅히 腎着湯을 사용한다.

❶ 오적산(五積散)(➡方藥合編·中13, 東醫寶鑑 1077, 醫學入門 153·3076)

活套 : ① 坐骨神經痛·帶下·生理不順·慢性胃腸炎·慢性心臟病·류마티스·腰痛·神經痛·疝氣·胃카타르·婦人病·流行性感氣·脚氣·貧血·小腹冷感·小兒痲痺·食傷·心臟性喘息·心臟瓣膜症·子宮癌·虛弱體質·六味地黃元의 異常反應時를 治療한다.
② 風寒으로 感傷을 하여 頭痛·身疼을 하고 四肢가 逆冷하며 胸腹이 作痛하고 嘔吐·泄瀉(설사)를 하는 것을 治療한다.
③ 或은 內傷의 生冷과 外感의 風寒을 아울러 대개 治療를 한다.
④ 白芷·桂皮를 除하고, 아울러 炒를 하면 즉, 熟料五積散이라 이름을 한다.
⑤ 外感의 挾滯에는 加 山楂·神麯·檳榔을 한다.

㊁ 濕溫

ⓐ 濕溫이라는 것은 兩脛이 逆冷을 하고 胸腹이 滿을 하며 盜汗(도한)을 하고 頭痛이 있고 妄言을 한다.
ⓑ 그 사람이 일찍이 濕에 傷을 하고, 因하여 暑에 的中이 되어 暑濕이 서로 얽히면 즉, 濕溫이 된다.
ⓒ 그 脈은 陽[1811]은 濡를 하고 弱을 하며, 陰[1812]은 小[1813]를 하고 急[1814]을 한다.
ⓓ 治療는 太陽에 있으나, 發汗이 不可하다.

ⓔ 汗出을 하게 되면, 반드시 말을 못하고, 耳聾(이롱)을 하며, 痛症이 있는 바를 알지 못하고, 몸이 靑을 하며, 面色이 變을 하게 된다.
㉠ 이름을 하여 가로되 重暍이라고 한다.

1811) 寸脈을 말한다.
1812) 尺脈을 말한다.
1813) 細脈을 말한다.
1814) 緊脈을 말한다.

㉡ 이와 같이 하여 죽는 경우에는 醫師가 죽인 것이다.
㉢ 蒼朮白虎湯으로 主한다.

ⓕ 한 사람이 病이 들었는데, 遍身이 땀이 나고, 兩足이 冷한 것이 膝下에 이르며, 腹이 滿을 하고, 人事不省을 하며, 六脈이 대개 小[1815])弱을 하면서 急을 하였다.
㉠ 孫이 가로되, 이 病은 傷暑이다.
㉡ 陽이 微厥한 것이다.
㉢ 五苓散·白虎湯으로 나았다.
㉣ 무릇, 陰病에 脛이 冷을 하면 즉, 臂(비)도 역시 冷을 한다.
㉤ 이것은 脛은 冷을 하나 臂(비)가 冷을 하지 않으니, 이런 까닭으로 이것이 陽이 微厥한 것을 알 수가 있다고 하였다.

ⓖ 濕溫은 마땅히 苓朮湯·茯苓白朮湯으로 한다.
ⓗ 濕溫은 中暑와 같으나, 단지 몸이 凉을 하고 渴證(갈증)이 없을 따름이다.

❶ 창출백호탕(蒼朮白虎湯)(➡方藥合編·下7, 景岳全書 1091)
活套 : ① 熱性病·糖尿病·狂躁症·皮膚瘙痒症·冷症·丹毒·瘧疾·四肢倦怠·遺尿症·齒痛·火傷·黃疸·出血性 스피로헤타病을 治療한다.
② 陽明經病으로 汗多를 하고 煩渴(번갈)을 하며 脈이 洪大를 하는 것을 治療한다.
③ 加 蒼朮 一錢을 하면, 이름을 하기를 蒼朮白虎湯이라고 한다.

❷ 오령산(五苓散)(➡方藥合編·下10, 東醫寶鑑 1099·1165, 醫學入門 152·1550·1833·3089)
活套 : ① 感冒·腸炎 等 熱病으로 인한 口渴·胃炎·浮腫·吐乳·淚囊炎·癲癎·陰囊水腫·龜頭赤腫·中暑·神經痛·宿醉·急性吐瀉病·消化不良·네프로제·胃擴張·胃아토니·糖尿病·急性膀胱炎·結膜炎·心臟病·頭痛·急性腎炎·排尿異常·浮腫·肥胖症·惡阻·夜盲症·尿毒症·小便不利·低血壓症·眩暈·血管神經浮腫을 治療한다.
② 太陽病이 入裏를 하여 煩渴(번갈)을 하고 小便이 不利한 것을 治療한다.
③ 去 桂를 하고, 加 人蔘을 하면 春澤湯이라 이름을 한다.
④ 暑熱로 煩渴(번갈)을 하는 것을 治療한다.
⑤ 濕으로 因한 泄瀉(설사)에는 加 羌活·蒼朮을 한다.
⑥ 濕瀉에는 合 平胃散을 하면 胃苓湯이라 이름을 하는데, 或은 平苓湯이라 稱한다.

❸ 백호탕(白虎湯)(➡方藥合編·下7, 東醫寶鑑 1066, 醫學入門 1550·1839·3048)
活套 : ① 熱性病·糖尿病·狂躁症·皮膚瘙痒症·冷症·丹毒·瘧疾·四肢倦怠·遺尿症·齒痛·火傷·黃疸·出血性 스피로헤타病을 治療한다.
② 陽明經病으로 汗多를 하고 煩渴(번갈)을 하며 脈이 洪大를 하는 것을 治療한다.
③ 加 人蔘 一錢을 하면, 이름을 하기를 人蔘白虎湯이라고 한다.
④ 加 蒼朮 一錢을 하면, 이름을 하기를 蒼朮白虎湯이라고 한다.

1815) 細脈을 말한다.

㉣ 濕熱

ⓐ 濕이 勝을 하면 筋이 痿가 되고, 熱이 勝을 하면 筋이 縮이 된다.

㉠ 實한 경우에는 三花神祐丸으로 한다.

㉡ 虛한 경우에는 清燥湯으로 한다.

ⓑ 四氣는 서로 간에 兼을 하고 併合(병합)을 하는데, 오직 寒濕과 濕熱이 病이 될 때에 濕熱이 더욱 많다.

ⓒ 小便이 赤色이고 渴症이 있으면 濕熱인데, 검고 마르고 膏粱珍味(고량진미)를 많이 먹는 사람에게 많다.

ⓓ 小便이 淸하고 渴症이 없으면 寒濕인데, 살이 찌고 白色이며 淡白한 飮食을 먹는 사람에게 많다.

ⓔ 옛날에는 오로지 五積散으로 寒濕을 治療하고, 防風通聖散으로 濕熱을 治療하였다.

❶ 방풍통성산(防風通聖散)(➡方藥合編·下4, 東醫寶鑑 1027·1180, 醫學入門 151·1549·1723·3066)

活套 : ① 腦出血·高血壓症·動脈硬化症·便秘症·酒齄鼻·痔疾·皮膚病·蓄膿症·眼病·糖尿病·喘息·肥滿症·脚氣·丹毒·禿頭·脂肪肝·慢性腎炎을 治療한다.

② 여러 風熱을 治療한다.

③ 或은 瘡疹으로 黑陷(흑함)을 治療하고, 或은 風熱로 因한 瘡疥(창개)를 治療한다.

④ 머리에 白屑(백설)이 있고 面鼻가 紫黑을 하며 肺風瘡과 大風癩疾을 治療한다.

⑤ 或은 熱結로 二便이 不通하는 것을 治療한다.

⑥ 아울러 酒毒을 풀어준다.

⑦ 滑石과 芒硝를 去하고, 아울러서 酒炒를 하면 酒製通聖散으로 이름을 한다.

㉤ 濕痹

ⓐ 濕이 많으면 浮腫이 있고 重着을 하며 한 곳 外에 移動을 하지 않는다.

ⓑ 濕이 많으면 川芎茯苓湯·當歸拈痛湯·防己黃芪湯·羌活勝濕湯·續斷丸으로 한다.

❶ 행습유기산(行濕流氣散)(➡方藥合編·下18, 東醫寶鑑 1036, 醫學入門 2630)

活套 : ① 風·寒·濕痹로 麻木으로 不仁을 하고 手足이 煩軟(번연)을 한 것을 治療한다.

② 역시 可히 十貼으로 하여 服用을 하여도 된다.

(3) 通治

① 濕家의 治法은 대개 마땅히 發汗을 하고, 또한 小便을 이롭게 하여 上·下로 하여금 그 濕을 分利를 한다. 이것이 그 治法이다.

② 濕을 治療하는 경우에 小便을 이롭게 하지 않으면 그 治法이 아니다.

③ 濕을 治療하는 法은, 小便을 이롭게 하는 것으로 上[1816]을 하고, 益脾를 하며 順氣를 하

는 것을 다음으로 한다.

ⓐ 濕이 上으로 甚하여 熱이 있으면, 治療는 苦溫으로 하고, 佐는 甘辛으로 하니, 땀으로 하여 그치게 한다. 平胃散으로 主한다.

ⓑ 濕이 上에 있는 경우에는 마땅히 微汗을 하여 풀어야 하나, 땀을 많이 내서는 안 된다.
㉠ 그렇기 때문에 麻黃·乾葛의 무리를 사용하지 않는다.[1817]
㉡ 마땅히 微汗을 하여야 하니 防己黃芪湯[1818]으로 한다.

ⓒ 濕이 中·下에 있으면 마땅히 小便을 이롭게 하여야 한다.
㉠ 이것은 淡滲(담삼)[1819]으로 濕을 治療하는 것이다.
㉡ 五苓散으로 主한다.

④ 通用으로는 滲濕湯으로 한다.

❶ 승양제습탕(升陽除濕湯)(➡方藥合編·下88, 東醫寶鑑 444·510, 醫學入門 156·1878)
活套 : ① 氣虛로 因한 泄瀉(설사)와 飮食 먹을 생각이 없고 困弱으로 無力한 것을 治療한다.

❷ 오령산(五苓散)(➡方藥合編·下10, 東醫寶鑑 1099·1165, 醫學入門 152·1550·1833·3089)
活套 : ① 感冒·腸炎 等 熱病으로 인한 口渴·胃炎·浮腫·吐乳·淚囊炎·癲癎·陰囊水腫·龜頭赤腫·中暑·神經痛·宿醉·急性吐瀉病·消化不良·네프로제·胃擴張·胃아토니·糖尿病·急性膀胱炎·結膜炎·心臟病·頭痛·急性腎炎·排尿異常·浮腫·肥胖症·惡阻·夜盲症·尿毒症·小便不利·低血壓症·眩暈·血管神經浮腫을 治療한다.
② 太陽病이 入裏를 하여 煩渴(번갈)을 하고 小便이 不利한 것을 治療한다.
③ 去 桂를 하고, 加 人蔘을 하면 春澤湯이라 이름을 한다.
④ 濕으로 因한 泄瀉(설사)에는 加 羌活·蒼朮을 한다.
⑤ 濕瀉에는 合 平胃散을 하면 胃苓湯이라 이름을 하는데, 或은 平苓湯이라 稱을 한다.

❸ 평위산(平胃散)(➡方藥合編·下22, 東醫寶鑑 417·1204, 醫學入門 157·1550·3103)
活套 : ① 急性·慢性胃카타르·過食으로 因한 喘息·胃擴張症·腹鳴·食毒·食傷·胃弱·陰痿·齒痛·胎盤殘留·呑酸症을 治療한다.
② 和脾를 하고 健胃를 하는데 胃氣가 和平하게 되면 즉, 服用을 그쳐야 하니 항상 服用을 해서는 안 된다.
③ 加 白茯苓·丁香·白朮을 하면 調胃散이라 이름을 한다.
④ 加 乾薑을 하면 厚朴湯이라 이름을 한다.
⑤ 合 五苓散을 하면 胃苓湯이라 이름을 한다.
⑥ 加 藿香·半夏를 하면 不換金正氣散이라 이름을 한다.

1816) 上策을 말한다.
1817) 濕病에 强하고 빠른 發汗을 하면 濕邪가 나가지 못하고, 津液만 나가게 된다.
1818) 대개 肥滿에 麻黃을 많이 사용을 하는데, 濕邪로 因하여 땀이 많은 肥滿患者들에게는 도리어 防己黃芪湯을 基本으로 한 處方이 肥滿을 治療하는 것에 도움이 된다.
1819) 淡味로 滲濕을 하는 것을 말한다.

⑦ 加 神麯·麥芽를 하면 加味平胃散이라 이름을 한다.
⑧ 食滯에는 加 山楂·神麯·麥芽·檳榔·枳實·蘿菖子·砂仁·草果의 類를 한다.
⑨ 冷積에는 加 乾薑·桂枝를 한다.
⑩ 酒滯에는 加 乾葛을 하는데 或은 葛花·良薑·草豆蔻의 類를 한다.

5. 濕病의 脈

① 濕脈은 濡緩을 하거나, 或은 濇小[1820]를 兼을 한다.
② 入裏를 하면 沈緩을 하고, 浮緩을 하는 것은 表에 있는 것이다.
③ 만약, 緩을 하면서 弦을 하는 것은 風濕이 서로 얽은 것이다.
④ 浮緩은 表에 있고, 沈緩은 裏에 있다.
⑤ 或은 弦緩을 하거나, 或은 浮緩을 하면 風濕이 相搏[1821]을 하는 것이다.

1820) 小脈은 細脈이다.
1821) 龍虎相搏의 용어 때문에 서로 싸운다고 解釋을 하는데, 실제로는 얽힌 것을 말한다.

燥

1. 燥病의 內外

① 燥에는 內·外가 있는데 陽明에 屬한다.

② 外因은 때가 陽明의 燥氣가 司令하는 것에 當하여, 오래도록 맑아서 비가 내리지 않고 황색 먼지가 蒼空(창공)을 덮으니, 사람으로 하여금 狂惑(광혹)[1822]을 하게하고, 皮膚가 乾燥를 하게하며, 마르고 鱗屑(인설)[1823]이 오르게 된다.

③ 內因은 다음과 같다.

ⓐ 七情의 火로 燥하게 된다.

ⓑ 或은 大便이 不利를 하여 亡津을 한다.

ⓒ 或은 金石으로 血이 마르게 된다.

ⓓ 或은 房勞로 精이 枯渴(고갈)이 되게 한다.

ⓔ 或은 지나치게 배가 부르거나 고프고, 일을 많이 하거나 너무 늘어져서 胃를 損傷(손상)을 한다.

ⓕ 或은 구어 먹거나 暴酒와 醬(장)을 진하게 먹은 것이, 대개 能히 火邪를 偏僻되게 도와서 血液을 消盡을 하고 녹이게 한다.

2. 燥病의 作用

① 모두 올 때에는 金이 火의 旺盛한 刑罰을 받은 것이다.

② 六氣에서 風·熱·火는 陽에 屬하고, 寒·燥·濕은 陰에 屬한다.

③ 그러나, 燥는 비록 가을의 陰에 屬하지만, 도리어 風熱과 같이 火로 化를 한다.

④ 대개 火가 盛하면 즉, 金이 熱로 傷함을 받아서 木을 制壓(제압)할 것이 없기 때문에 風이 發生을 한다.

⑤ 風은 濕을 勝을 하고, 熱은 津液(진액)을 耗散을 하게 한다.

ⓐ 肝으로 들어가면 즉, 筋脈이 뻣뻣해지고 牙關緊急[1824]을 하고 口噤이 되어 風癎이 된다.

1822) 미쳐서 혹함

1823) 인비늘. 피부(皮膚)에서 하얗게 떨어지는 살가죽의 부스러기

1824) 턱 근육(筋肉)이 경련(痙攣)을 일으키며 입이 벌어지지 아니하는 증상(症狀)

㉠ 或은 手足이 癱瘓(탄탄)을 하고 偏枯(편고)가 된다.
㉡ 或은 十指가 도리어 가려운 곳을 긁을 수가 없게 된다.
㉢ 或은 雀目(작목)[1825]이나 內障(내장)[1826]이 된다.

ⓑ 心으로 들어가면, 昏冒을 하고 갑작스럽게 쓰러지게 되며 言語가 蹇澁(건삽)[1827]을 하게 된다.

ⓒ 脾로 들어가게 되면, 胸隔이 滿을 하게 되어서 식사를 못하게 된다.
㉠ 或은 배가 잘 고프고 마르게 된다.
㉡ 或은 積으로 傷을 한 것이 變을 하여 水腫이나 腹脹이 된다.

ⓓ 肺로 들어가면, 皮毛가 憔悴(초췌)[1828]하게 되고 乾疥(건개)[1829]가 發生을 하며 憤鬱과 咳嗽(해수)가 있다.
ⓔ 腎으로 들어가면, 津液(진액)이 枯渴(고갈)이 되어 煩渴·骨蒸·秘結이 된다.

⑥ 總括(총괄)을 해 보면, 대개 肺金이 主하는 것인데, 陽明은 肺와 表裏가 된다.

3. 燥病의 表裏

① 燥證
ⓐ 살이 터지고 단단하다.
ⓑ 渴症이 나타난다.
ⓒ 便秘가 있다.

② 이런 경우에는 비록 風熱이라고 할지라도, 表·裏의 證에 모두 마땅히 榮衛를 潤澤하게 하여야 한다.

(1) 表證

① 表病은 피부가 터지고 갈라진다.

1825) [명사] 참새의 눈이라는 뜻으로, 밤눈이 어두운 눈을 이르는 말.
1826) 달리 목내장(目內障)이라고도 일컬음.
1827) 굼뜨거나 껄끄러움.
1828) 1.(얼굴이) 초췌하다. 파리하다. 까칠하다. 2.(식물 따위가) 말라서 시들다.
1829) 개창(疥瘡)의 하나. 마른옴을 말한다. 물집, 진물 등이 없이 가려우면서 건조감을 느끼고 흰 비듬이 생긴다.

② 四物湯에 去 川芎을 하고, 合 生脈散을 하며, 知母·黃柏·天花粉을 加한다.[1830)]

③ 或은 單天門冬膏로 한다.

④ 가령, 筋肉이 攣縮(련축)[1831)]을 하여 運動을 할 수 없는 경우에는 大秦艽湯[1832)]으로 한다.

(2) 裏證

① 消渴[1833)]은 活血潤燥生津飮으로 한다.

② 燥結은 肝木이 스스로 旺盛한 것으로 因한다.

ⓐ 或은 肺風이 大腸으로 들어간 경우에는, 風燥라고 이름을 하니 搜風順氣丸으로 한다.

ⓑ 臟腑의 積熱로 因하거나, 或은 오랜 病으로 鬱結이 있는 경우에는 熱燥라고 이름을 하니 四順淸凉飮·當歸龍薈丸으로 한다.

ⓒ 脾胃(비위)의 伏火로 因하여 便이 막히고 식사를 못하는 경우에

㉠ 血燥라고 이름을 한다. 四物湯에 加 大黃·桃仁을 하는데, 或은 丸으로 服用을 한다.

㉡ 大便이 偏僻되게 막히는 경우에는 導滯通幽湯으로 한다.

㉢ 小便이 偏僻되게 막히는 경우에는 導氣除燥湯으로 한다.

ⓓ 陰虛로 火燥를 하는 경우에는 虛燥라고 이름을 하니 單黃連丸·補陰丸·腎氣丸으로 한다.

ⓔ 勞役으로 氣虛를 하여 燥한 경우에는 補中益氣湯[1834)]으로 한다.

ⓕ 通用으로는 四物湯에 去 川芎을 한 것으로 君으로 하고, 天門冬·麥門冬으로 臣으로 하며, 瓜蔞仁을 佐로 하고, 升麻·紅花·甘草를 使로 한다.

㉠ 風인 경우에는 秦艽, 或은 牛膝[1835)]을 加한다.

㉡ 熱인 경우에는 黃芩을 加한다.

㉢ 血은 生地黃을 倍로 한다.

㉣ 渴症이 있는 경우에는 天花粉·五味子[1836)]를 加한다.

㉤ 閉結에는 大黃·郁李仁·麻子仁을 加한다.

㉥ 氣虛에는 蔘·芪를 헤아려서 加한다.

1830) 대개 生血潤膚飮의 뜻과 같다.

1831) ①당기고 켕겨 줄어듦

1832) 中風의 後遺症期에 筋萎縮이 오는 경우도 效果가 좋다.

1833) 消渴은 消渴條文에 詳細하다.

1834) 補中益氣湯은 便秘를 誘發하기 때문에 함부로 사용해서는 안 된다.

1835) 牛膝은 風虛를 治療하면서도 下氣를 하기 때문에 張景岳 선생님이 愛用을 하셨다.

1836) 대개 이런 處方들에는 五味子를 七粒·九粒과 같이 個數로 한 경우가 많다. 실제 個數로 넣으면 分量이 너무 적다. 七粒이면 七分, 九粒이면 九分을 넣는 것이 無難하다.

㈏ 陰虛에는 知母·黃柏을 加한다.

③ 대저 甘寒의 潤劑(윤제)는 마땅한데, 辛香으로 火를 動하게 하거나, 一切의 發汗을 하는 藥은 忌를 한다.

④ 經에 이르기를, 燥한 경우에는 潤澤하게 하라고 하였으니, 養血을 하는 것을 이른 것이다.

⑤ 대개 燥를 하면 즉, 血이 澁을 하게 되니 氣液이 凝滯가 되고, 潤을 하면 血이 旺을 하게 되니 氣液이 宣通을 하게 된다.

⑥ 안에서 神이 茂盛(무성)함으로 말미암아 以後에 밖의 色이 潤澤하게 되는 것이다. 그러나 液이 쌓이면 진실로 氣를 發生을 하게 되지만, 氣가 쌓이면 역시 能히 液을 發生을 하게 된다.

⑦ 常用

ⓐ 氣虛인 경우에는 瓊玉膏로 한다.

ⓑ 津液(진액)이 虛한 경우에는 單五味子膏로 한다.

ⓒ 血虛인 경우에는 地黃膏로 한다.

⑧ 무릇 病이 하늘이 乾燥한 때를 만나게 되면, 역시 마땅히 이런 潤劑(윤제)[1837]를 헤아려서 加를 하여야 한다.

4. 燥病의 治療

(1) 燥病의 原因

① 燥病은 血이 少한 것으로 因한다.

② 『內經』에 이르기를, 諸澁으로 枯涸를 하고 乾勁[1838]으로 皴揭(준게)[1839]를 하는 것은 대개 燥에 屬한다고 하였다.

③ 火熱이 勝을 하면 즉, 金이 衰를 하여 風이 生을 한다.

④ 風은 能히 濕을 勝을 하고, 熱은 能히 液을 耗損(모손)을 하여 燥하게 하는 것으로 緣由[1840]를 하여, 陽은 實하고 陰은 虛하게 되면 즉, 風熱이 水濕에 勝을 하게 되어 燥하게

1837) 피부 · 혀 등이 마르지 않고 부드러운 감이나 윤기가 있는 것을 말한다. ③ 조(燥)한 증상을 없애는 작용이 있는 약물. 옛 의학서에는 십제(十劑) · 십이제(十二劑)의 습제(濕劑)를 윤제(**潤劑**)라고 했다.

1838) 乾燥하여 柔和하지 않은 것을 나타낸다.

1839) 피부가 거칠어지거나 트는 것. 준열(皴裂)과 같은 뜻으로 쓰인다.

된다.

⑤ 대개 肝은 筋을 主하여 風氣가 스스로 甚하게 된다.

⑥ 또한, 燥熱이 더하게 되면 즉, 筋이 크게 燥하게 된다.

⑦ 燥金은 收斂(수렴)을 하기 때문에 그 脈이 緊澁(긴삽)을 한다.

⑧ 그렇기 때문에 病이 勁[1841]强(경강)을 하고 緊急을 하여 口噤을 한다.

⑨ 무릇 燥가 病이 드는 것은, 血液이 衰少(쇠소)를 하여 百骸(백해)[1842]를 榮養을 할 수가 없기 때문이다.

(2) 燥病의 治療

① 燥病은 養血을 하여야 한다.

② 經에 이르기를, 燥한 것은 潤을 하게 하여야 한다고 하였다.

③ 養血을 말함이다.

ⓐ 液이 쌓이면 진실로 能히 氣를 發生을 하고, 氣가 쌓이면 역시 能히 液을 發生을 한다. 마땅히 瓊玉膏를 服用을 한다.

ⓑ 皮膚가 皴揭(준게)를 하고 折裂(절열)을 하여 血이 나오면서 크게 아픈 것이다.

㉠ 或은 皮膚가 瘙痒(소양)을 하고, 爪甲이 浮起를 하며 枯乾을 하는 것은 대개 火가 肺金을 爍爍[1843](소삭)을 하는 것이니, 燥가 甚한 것이다.

㉡ 마땅히 四物湯에 去 川芎을 하고, 合 生脈散을 하며, 加 天門冬·天花粉·黃柏·知母·酒紅花·生甘草의 類로 한다.[1844]

ⓒ 榮衛가 枯涸한 경우에는 濕劑로 潤하게 하여야 한다.

㉠ 二門冬·人蔘·北五味子[1845]·枸杞子[1846]는 한가지로 生脈의 藥이 된다.

㉡ 二黃元도 역시 좋다.

ⓓ 燥病에는 마땅히 瓊玉膏·天門冬膏·地仙煎·生血潤膚飮으로 한다.

ⓔ 防風通聖散은 能히 淸熱을 하고 潤燥[1847]를 한다.

1840) ①말미암아 옴. 까닭 ②어떤 의사(意思) 표시(表示)를 하게 되는 동기(動機)

1841) 1. 굳세다, 강하다(強--) 2. 단단하다, 견고하다(堅固--) 3. 세게 하다

1842) 온 몸에 있는 모든 뼈

1843) 1. 빛나다 2. 태우다 3. 녹이다, 녹다 4. (태워서)끓다 5. 덥다, 뜨겁다

1844) 대개 生血潤膚飮의 意味이다.

1845) 南方五味子는 붉은 色만을 가지고 있어 기관지에 사용을 하지만, 北方五味子는 검붉은 色을 가지고 있어 補腎의 뜻을 가지고 있다.

1846) 본래 枸杞子는 붉은 色으로 肝經으로 들어가는데, 중국박주시장에 가 보니 검은 枸杞子, 즉 黑枸杞子가 있어서 어떻게 사용을 하는가 물어보니 남자들 補陽하는 茶로 服用을 한다고 하였다.

❶ 당귀승기탕(當歸承氣湯)(➡方藥合編·下58, 東醫寶鑑 277·304·1157)

活套 : ① 陽狂으로 奔走(분주)하는 것을 治療한다.

② 硝·黃은 胃中의 實熱을 去하고, 當歸는 補血을 하며, 甘草는 緩中을 한다. 薑·棗를 加 하는 것은 胃中으로 끌고 들어가기 때문이다.

③ 『東醫寶鑑』의 又方과 『方藥合編』의 又方은 燥를 治療하는 上藥이다. 역시 能히 血結로 因한 便閉를 治療한다.

❷ 생혈윤부음(生血潤膚飮)(➡方藥合編·中39, 東醫寶鑑 1157)

活套 : ① 燥證으로 皮膚가 屑起[1848]를 하고 出血을 하는 것을 治療한다.

② 消渴에는 加 天花粉을 한다.

5. 燥病의 脈

① 脈이 緊을 하면서 濇(색)을 하거나, 或은 浮를 하면서 弦을 하고, 或은 芤를 하면서 虛를 하면, 이것은 燥證이다.

② 濇은 燥를 主한다.

③ 風燥는 浮를 하면서 弦을 한다.

④ 血燥는 芤를 兼하면서 虛를 한다.

1847) 자윤(滋潤)하는 약물을 사용하여 조증(燥證)을 치료하는 방법.

1848) 鱗屑을 말한다.

火

1. 火의 病因病理

① 火는 內·외로 因하여 虛實을 나눈다.
② 外因은 邪가 經絡에 鬱滯(울체)되어 臟腑에 熱이 쌓이는 것이니, 이것은 有餘(유여)의 火이다.

③ 內因은 飮食과 情慾[1849]으로 氣가 盛을 하여 火와 類似(유사)한 것이다.
ⓐ 이것은 有餘(유여)한 中에 不足한 것이다.
ⓑ 陰虛로 火動을 하는 것은 이에 不足의 火이다.

④ 大要는 脈이 弦數을 하면서 無力을 하면 虛火가 되고, 實大를 하면서 有力을 하면 實火가 된다.

2. 火의 특징

① 性이 暴急을 하고 恒常(항상)이 되는 것이 없으며 主하는 病이 많다.
② 火病이 사람을 죽이는데, 매우 갑작스럽고 變化가 恒常(항상)이 되는 것이 없다.
③ 한번 動을 하면, 문득 元氣를 損傷(손상)을 하는데 偏僻되게 勝을 하면 移動을 하여 다른 經絡을 損傷(손상)을 시킨다.
④ 『內經』의 病機에 十九條의 中에 火에 屬한 것이 다섯이다.

⑤ 劉河間이 五運으로 病이 된 것을 미루어 펼쳤다.
ⓐ 肝에 屬한 것은 여러 風의 火이다.
ⓑ 脾·胃에 屬한 것은 여러 濕의 痰火이다.
ⓒ 心·肺에 屬한 것은 여러 熱의 實火이다.
ⓓ 腎에 屬한 것은 여러 虛火이다.
ⓔ 각 經에 퍼진 것은 浮遊하는 火이다.[1850]

1849) 이성(異性)의 육체(肉體)에 대(對)한 욕망(慾望)
1850) 五臟의 火는 움직임이 制限을 받기 때문에 결국 움직일 때에는 相火로 움직이게 된다. 이 相火가 바로 浮游의 火라고 한 것이다. 이 相火는 三焦의 無根之火가 있고, 心包의 血中之伏火가 있다. 三焦의 無根之火를 氣分의 火라고 하고, 血中之伏火를 血分의 火라고 한다.

ⓕ 氣分에 들어간 것은 뿌리가 없는 火이다.
ⓖ 血分으로 들어간 것은 陰을 消滅하는 伏火이다.

⑥ 그렇기 때문에 여러 病에는 痰火를 찾아야 하고, 痰火는 다른 證狀을 發生을 하게 한다.
⑦ 臨床的으로는 ㉮ 君火, ㉯ 相火, ㉰ 民火, ㉱ 三焦浮游之火, ㉲ 血分之伏火의 五火로 나누기도 한다.

3. 火의 虛實

① 實火는 渴症이 나고 大·小便이 막히며 熱이 쉼이 없다.
ⓐ 實火는 內·外가 모두 熱을 하고 口渴을 하며 밤낮으로 潮熱이 있고 大·小便이 막힌다.

② 虛熱은 쉼이 있고 口에는 어떤 病이 없다.[1851)]
ⓐ 虛火는 潮熱[1852)]에 쉼이 있고, 입이 마르나 渴症은 없다.

4. 火의 治法

○ 實火는 瀉를 하고 虛火는 補를 하는데, 升을 하고 또한 降을 하게 한다.

(1) 實火는 外感의 邪가 鬱로 因한 것이다.

① 表[1853)]의 경우에는 九味羌活湯으로 한다.
② 半表裏는 小柴胡湯으로 한다.
③ 裏[1854)]에 入하면 大承氣湯으로 한다.
④ 燥渴은 白虎湯으로 한다.
⑤ 金石이나, 굽거나 불에 말린 飮食으로 因한 경우에는 黃連解毒湯·防風當歸飮·三黃丸·大金花丸으로 한다.
⑥ 미친(狂)[1855)] 경우에는 黑奴丸으로 한다.

1851) 口渴이 甚하지 않다는 것을 말한다.
1852) 일정(一定)한 간격(間隔)을 두고 정기적(定期的)으로 일어나는 신열(身熱)
1853) 惡寒·發熱·頭痛을 말한다.
1854) 大便實의 胃家實證을 말한다.
1855) 狂症을 말한다. 當歸承氣湯으로 한다.

⑵ 虛火는 氣虛로 火가 盛한 것이다.

① 勞倦(노권)으로 傷脾를 한 것으로 因한 것은 無力을 하면서 몸에 熱이 난다.

ⓐ 保元湯·補中益氣湯에 加 白芍藥·黃柏을 한다.

ⓑ 或은 四君子湯으로 滲[1856]을 하게 한다.

② 가령, 大病을 하거나 또한 吐·瀉를 한 後에 몸에 熱이 나는 것이 마치 타는 것 같고, 命門脈이 脫하는 것은 陽이 衰하는 病이 되는 것이다.

ⓐ 마땅히 辛熱之品[1857]으로 그 火를 溫養하면 즉, 熱이 스스로 물러난다.

ⓑ 附子理中湯·霹靂散으로 主한다.

③ 血虛로 火動을 하는 것은 色慾으로 因하여 傷한 것이니, 午後에 發熱이 있다.

ⓐ 마땅히 四物湯·滋陰降火湯·加味逍遙散·腎氣丸·人中白散으로 한다.

④ 만약에 腎水가 損傷(손상)을 받은 경우에는 生地黃·玄蔘을 끓여서 膏로 하여 主한다.

ⓐ 相火가 旺한 것이 甚하여 氣가 배꼽 아래에서부터 올라오는 경우에는 正氣湯·坎离丸으로 한다.

⑤ 가령, 氣가 湧泉穴로부터 올라와서 배로 들어가는 경우에는 虛가 極한 것으로 難治이다.

ⓐ 四物湯에 白馬脛骨을 加한다.

ⓑ 陰火를 내리려고 하면 이것을 黃芩·黃連으로 대신하거나, 或은 人中黃도 역시 좋다.

ⓒ 外用으로는 附子末을 津液(진액)[1858]으로 버무려서 足心[1859]에 붙인다.

⑥ 역시, 濕熱이 鬱滯(울체)가 있는 경우에는 飮食의 鬱火가 內傷의 生冷, 및 飮食의 不和로 因하여 陽氣가 脾土에서 억눌러 막혀서 四肢의 熱이 마치 횃불 같은 것이다.

ⓐ 升散을 하는 藥으로 發散을 한다.

ⓑ 升陽散火湯·火鬱湯·瀉陰火升陽湯으로 한다.

⑦ 七情에 五志의 火가 일어나면 마땅히 각 經絡을 따라서 調節을 하여야 한다.

ⓐ 크게 怒하여 火가 肝에서 일어나면 즉, 손을 떨고 눈이 어두워진다.

ⓑ 淸肝湯에 加 龍膽草를 하거나, 古萸連丸으로 한다.

1856) 四君子湯의 茯苓을 말하지만, 茯苓은 이중성이 있기 때문에 도리어 小便이 안 나올 수가 있으니 臨床에서 너무 三白을 믿어서는 안 된다.
1857) 대개 附子를 말한다.
1858) 일반적으로 唾液을 말한다.
1859) 발바닥의 중심 부위로 중심점은 용천혈(涌泉穴)의 부위임.

⑧ 醉를 하고 飽滿(포만)[1860]을 하게 되어 火가 胃에서 일어나면 즉, 痞塞(비색)을 하고 腫滿(종만)을 하게 된다.
ⓐ 瀉黃散·戊己丸·單石膏丸으로 한다.

⑨ 悲哀를 하면 火가 肺에서 일어나는데 즉, 氣가 上으로 하여 憤鬱[1861]을 하게 된다.
ⓐ 瀉白散에 加 黃芩·葶藶子를 하거나, 單黃芩丸·單苦蔘丸으로 한다.

⑩ 房勞를 하면 火가 腎에서 動을 하는데 즉, 骨蒸·潮熱이 있다.
ⓐ 大補陰丸·滋腎丸·單黃柏丸으로 한다.

⑪ 心火는 가벼우면 즉, 煩熱이 있고 아프며 가렵다.
ⓐ 單瀉心丸으로 한다.
ⓑ 重을 하면 즉 스스로 불타는 것 같고 얼굴이 파랗게 되며 躁[1862]가 發生을 하고 脈이 絶하면서 갑자기 죽는다.
ⓒ 그렇기 때문에 이르기를 五志의 火는 動하는 것이 極하게 되면 不治가 된다고 하였다.

(3) 實火는 正治로 하고, 虛火는 反治로 한다.

① 總論에서 虛火는 補할 수가 있고, 實火는 瀉(사)할 수가 있다고 하였다.
ⓐ 輕한 경우에는 可히 降을 할 수가 있다.
ⓑ 重한 경우에는 그 性을 따라서 升을 하게 하여야 한다.

② 君火는 正治를 하여야 하니, 可히 濕으로 누를 수가 있고, 可히 水로 滅을 할 수가 있으며, 可히 바로 꺾을 수가 있다.
③ 相火는 反治를 하여야 하니, 水濕으로 꺾는 것이 不可하고, 오직 그 性을 따라서 눌러야 한다.
④ 즉, 實火의 發狂은 마땅히 三黃·硝·黃으로 正治를 하는데, 虛火의 發狂은 먼저 薑湯을 준 然後에 補陰을 하면, 그 火가 스스로 내려온다.
⑤ 무릇, 火가 盛을 할 때에는 차가운 藥을 猛烈하게 사용하면 안 되니, 반드시 酒炒를 하거나, 或은 溫散과 甘緩을 兼한다.
⑥ 또한, 可히 發汗을 하는 경우가 있으니 風寒과 生冷이 鬱滯(울체)된 것이다.

1860) 무엇이나 그 용량(容量)에 충분(充分)히 참
1861) 분(憤)한 마음이 치밀어서 속이 답답함. 한(恨)함
1862) 신체를 계속해서 움직이며 초조, 불안해하거나 혹은 손발을 어지럽게 움직이는 증상.

⑷ 火의 治法大要

① 火를 治療하는 基本은 君火[1863]·相火[1864]·民火[1865]가 모두 安靜이 되고, 또한 調和로워야 한다.

② 五行에 오직 火는 두 가지가 있다.
ⓐ 心은 君火가 되어 一身의 주인이다.
ⓑ 腎은 相火가 되어 몸에 游行[1866]을 하는데, 항상 肝·膽·胞絡·三焦의 사이에 寄生[1867]을 한다.
ⓒ 또한, 膀胱(방광)은 民火가 있다. 역시 腎에 屬하지만, 이것은 대개 하늘에서 賦與(부여)한 것으로 없어서는 안 된다.

③ 만약, 五志의 火가 즉 사람으로 말미암으면 이것은 內傷의 火가 많고, 外感의 火는 적은 것이다.
④ 火는 妄動을 하여서는 안 되나, 心으로 말미암아 動을 한다.
⑤ 靜을 한다는 한 글자는 그 心中에 水인 것이다.

5. 火에『東醫寶鑑』의 治法

⑴ 三焦의 熱證

① 熱이 上焦에 있는 경우에는 因하여 기침을 하고 肺痿(폐위)가 된다.
ⓐ 上焦에 熱이 있으면, 眼目이 赤腫을 하고 頭項이 腫痛을 하며 口舌에 生瘡을 한다.

② 熱이 中焦에 있는 경우에는 堅이 된다. 堅이라는 것은 大便이 堅한 것이다.
ⓐ 熱이 中焦에 있으면, 胸膈이 煩躁(번조)를 하고 음식에 맛이 없다.

③ 熱이 下焦에 있는 경우에는 尿血과 淋閉가 된다.
ⓐ 下焦에 熱이 있으면, 小便이 赤澁을 하고 大便이 秘結을 한다.

④ 五臟이 모두 熱이 있는 것은 이에 三焦가 熱한 것이다.

1863) 心君火를 말한다.
1864) 肝腎의 相火를 말한다.
1865) 膀胱의 民火를 말한다.
1866) 유람(遊覽)하기 위(爲)하여 여러 지방(地方)을 돌아다님
1867) 1.기생하다. 2.일하지 않고 남을 착취하여 생활하다.

ⓐ 즉, 癰·癤·瘡·痍가 發生을 하고, 또한 五般의 痔疾이 發生을 한다.

㉮ 上焦熱

ⓐ 上焦의 熱에는 마땅히 凉膈散·龍腦飮子·抑靑丸·淸心湯·黃芩湯·淸金丸·朱砂凉膈丸·九味淸心元·黃連淸膈丸·上淸元·淸金降火丹·子芩散·旣濟解毒湯·加減凉膈散으로 한다.

❶ 구미청심원(九味淸心元)(➡方藥合編·下20, 東醫寶鑑 1163)
方解 : ① 心胸의 熱毒을 治療한다.

㉯ 中焦熱

ⓐ 中焦의 熱에는 마땅히 調胃承氣湯·洗心散·四順淸凉飮·當歸龍薈丸·桃仁承氣湯·白朮除濕湯·旣濟淸神散으로 한다.

❶ 조위승기탕(調胃承氣湯)(➡方藥合編·下8, 東醫寶鑑 1081, 醫學入門 1550·1830)
活套 : ① 傷寒의 裏證으로 大便이 硬을 하고 小便이 赤을 하며 譫語·燥熱을 하는 것을 治療한다.

㉰ 下焦熱

ⓐ 下焦의 熱에는 마땅히 大承氣湯·立效散·八正散·五苓散·防風當歸飮子·黃柏丸·回金丸·左金丸으로 한다.

❶ 팔정산(八正散)(➡方藥合編·下79, 東醫寶鑑 475, 醫學入門 164·3130)
活套 : ① 膀胱炎·尿道炎·小便不通을 治療한다.
② 膀胱(방광)의 積熱로 小便이 癃閉를 하면서 不通을 하는 것을 治療한다.

❷ 오령산(五苓散)(➡方藥合編·下10, 東醫寶鑑 1099·1165, 醫學入門 152·1550·1833·3089)
活套 : ① 感冒·腸炎 等 熱病으로 인한 口渴·胃炎·浮腫·吐乳·淚囊炎·癲癎·陰囊水腫·龜頭赤腫·中暑·神經痛·宿醉·急性吐瀉病·消化不良·네프로제·胃擴張·胃아토니·糖尿病·急性膀胱炎·結膜炎·心臟病·頭痛·急性腎炎·排尿異常·浮腫·肥胖症·惡阻·夜盲症·尿毒症·小便不利·低血壓症·眩暈·血管神經浮腫을 治療한다.
② 太陽病이 入裏를 하여 煩渴(번갈)을 하고 小便이 不利한 것을 治療한다.
③ 去 桂를 하고, 加 人蔘을 하면 春澤湯이라 이름을 한다.

(2) 五臟의 熱證

㉮ 肝熱

ⓐ 肝熱은 肌肉의 아래에서 骨의 上에 이르는 곳을 눌러 보아서 나오는 것이니, 이에 肝의 熱이다.[1868)]

ⓑ 寅·卯間에 더욱 甚하다.

1868) 熱이 나오는 部位를 五臟에 따라서 骨·肉·肌·脈·皮毛의 깊이로 分類를 한 것이지만, 실제 臨床에서 이렇게 熱이 나는 부위를 따로 確認을 할 方法은 없다. 각 藏府의 證狀으로 確認하는 것이 安全하다.

ⓒ 그 證狀은 四肢가 滿閉를 하고 便이 難을 하며 轉筋(전근)을 하고 怒가 많고 驚이 많으며 筋痿(근위)로 寢牀(침상)에서 일어날 수가 없다.
ⓓ 마땅히 瀉青丸·柴胡飮子로 한다.

❶ 사청환(瀉青丸)(➡方藥合編·下106, 東醫寶鑑 385·1714, 醫學入門 152·2719)
活套 : ① 小兒의 青便을 治療한다.

㉯ 心熱

ⓐ 心熱이라는 것은 皮膚의 아래 肌肉의 위를 살짝 눌러서 輕手[1869]로 얻은 것이다.
ⓑ 皮膚의 아래를 약간 누르면 즉 熱하고, 힘을 약간 加하여 누르면 즉 전혀 熱이 없다.
ⓒ 이것은 熱이 血脈에 있는 것이다.
ⓓ 日中에 크게 甚하다.
ⓔ 그 證狀은 心煩을 하고 心痛을 하며 腸中에 熱이 있고 啘을 하는 것이다.
ⓕ 마땅히 導赤散·黃連瀉心湯으로 한다.

❶ 성심산(醒心散)(➡方藥合編·中40, 東醫寶鑑 391)
活套 : ① 心의 虛熱을 治療한다.
② 怔忡으로 因한 不眠에는 加 龍眼肉·酸棗仁·當歸를 한다.

㉰ 脾熱

ⓐ 脾熱이라는 것은 輕手로 문지르면 熱이 없고, 무겁게 눌러서 筋骨에까지 눌러도 역시 熱이 없으나, 輕하지도 않고 重하지도 않게 눌러서 輕手와 重手[1870]의 사이에 있는 것이다.
ⓑ 이것이 熱이 肌肉에 있는 것이다.
ⓒ 밤이 되면 더욱 甚하다.

ⓓ 그 證狀은 반드시 惰怠(타태)[1871]를 하고 嗜臥(기와)[1872]를 하며 四肢가 不遂(불수)[1873]를 하고 動作을 하는데 無氣力하다.
㉠ 實하면 즉, 瀉黃散·調胃承氣湯으로 한다.
㉡ 虛熱이면 즉, 人蔘黃芪散·補中益氣湯으로 한다.

❶ 조위승기탕(調胃承氣湯)(➡方藥合編·下8, 東醫寶鑑 1081, 醫學入門 1550·1830)
活套 : ① 傷寒의 裏證으로 大便이 硬을 하고 小便이 赤을 하며 譫語·燥熱을 하는 것을 治療한다.

❷ 보중익기탕(補中益氣湯)(➡方藥合編·上22, 東醫寶鑑 1201, 醫學入門 162·1870·1881·2729·3057)

1869) 가벼운 손
1870) 무거운 손
1871) 게으르고 느림
1872) 피로·권태를 하여 잠만 자려하고, 순식간에 잠드는 증상. 대부분 습승(濕勝), 비허(脾虛), 담열(痰熱)로 인해 발생한다.
1873) 1.뜻대로 되지 않다. 마음대로 되지 않다. 2.성공하지 못하다. 뜻을 이루지 못하다.

活套 : ① 疲勞狀態·肺結核·肋膜炎·腹膜炎·夏瘦·痔疾·脫肛·感氣·말라리아狀 熱·胃下垂·子宮下垂·盜汗·自汗을 治療한다.
② 勞役이 太甚을 하거나, 或은 飮食이 失節을 하여 身熱을 하고 自汗하는 것을 治療한다.
③ 加 黃柏 三分, 紅花 二分하여 入心養血[1874]을 한다.

㉣ 肺熱

ⓐ 肺熱이라는 것은 輕手로 이에 얻을 수가 있는 것이니, 약간 누르면 전혀 없다가 瞥瞥然(별별연)[1875]하게 皮毛의 아래에서 나타난다.
ⓑ 해가 서쪽으로 질 때에 더욱 甚하니, 이것은 皮毛의 熱이다.

ⓒ 그 證狀은 반드시 喘咳(천해)가 보이고 洒淅(쇄석)[1876]으로 寒熱이 나온다.
㉠ 輕한 경우에는 마땅히 瀉白散·人蔘地骨皮散으로 한다.
㉡ 重한 경우에는 白虎湯·凉膈散으로 한다.

❶ 사백산(瀉白散)(➡方藥合編·下33, 東醫寶鑑 402, 醫學入門 3132)
活套 : ① 肺熱·肺壞疽의 初期를 治療한다.
② 肺實을 治療한다.
③ 역시, 乾咳(건해)로 水가 마르고, 火가 炎上하는 것을 治療한다.
④ 鼻瘡에는 加 黃芩·梔子·薄荷를 한다. 或은 加 桔梗·梔子·知母·貝母·麥門冬·生地黃을 한다.

❷ 양격산(凉膈散)(➡方藥合編·下21, 東醫寶鑑 1167, 醫學入門 1549·1550·1551·3130)
活套 : ① 急性熱病·口內炎·안기나·頭瘡·皮膚病·吐血·鼻血·腦症·디프테리아를 治療한다.
② 積熱로 煩燥(번조)를 하고 口舌이 生瘡을 하며 腸胃가 燥澁(조삽)을 하고 便尿가 秘結을 하는 것을 治療한다.
③ 積熱로 因한 齦腫(은종)에는 加 知母·石膏·升麻·大黃을 한다.

㉤ 腎熱

ⓐ 腎熱이라는 것은 가볍게 누르면 熱이 없는데, 무겁게 눌러서 骨에 이르게 되면 그 熱이 손(手)을 蒸을 하는 것이 마치 불과 같고 마치 炙를 하는 것과 같다.
ⓑ 그 證狀은 骨이 蘇蘇然[1877]하여 마치 蟲이 그 骨을 먹는 것과 같고, 困熱[1878]로 勘當을 할 수가 없다. 역시 能히 寢牀(침상)에서 일어날 수가 없다.
ⓒ 滋腎丸·六味地黃丸으로 主한다.

❶ 자신환(滋腎丸)(➡方藥合編·下80, 東醫寶鑑 476, 醫學入門 2715)

1874) 『方藥合編』에서 『東醫寶鑑』을 引用하는데 완전히 引用을 하지 못하고 '黃柏 三分을 하면 以滋腎水 한다.'는 것을 누락했다.
1875) 언뜻언뜻
1876) 水를 뿌려서 썰렁한 것
1877) 두려워 안절부절 못함
1878) 곤란하게 되어 열이 난 상태

活套 : ① 渴證(갈증)이 없으면서 小便이 閉한 것을 治療한다.

(3) 積熱·潮熱·骨蒸熱

㉮ 積熱

ⓐ 臟腑에 積熱이 있으면, 頰이 赤을 하고 煩渴(번갈)을 하며 口舌에 生瘡을 하고 五心에 煩躁(번조)가 있으며 便溺(변뇨)[1879]가 秘澁을 한다.

ⓑ 或은 溫을 하고 壯을 하는 것이 連滯를 하여 瘡癤(창절)과 癰疽(옹저)가 發生을 하게 한다.

ⓒ 積熱을 없애려고 하는 경우에는 三黃湯·元이 제일일 따름이다.

ⓓ 熱은 대개 心에서 出을 하는 것이니, 洗心散은 빼 놓으면 안 되는 바이다.

ⓔ 熱은 能히 血을 傷을 하니, 四順清凉飮은 역시 없어서는 안 된다.

ⓕ 만약, 술을 먹은 後에 麪을 먹거나, 밥을 먹은 後에 술을 먹으면 가장 쉽게 熱을 發生을 하게 한다.

ⓖ 또한, 마땅히 未然[1880]에 防止를 하여야 한다.

ⓗ 積熱에는 마땅히 三黃湯·三黃元·加減三黃元·凉膈散·紫雪·洪雪通中散·妙香丸으로 한다.

❶ 양격산(凉膈散)(➡方藥合編·下21, 東醫寶鑑 1167, 醫學入門 1549·1550·1551·3130)

活套 : ① 急性熱病·口內炎·안기나·頭瘡·皮膚病·吐血·鼻血·腦症·디프테리아를 治療한다.

② 積熱로 煩燥(번조)를 하고 口舌에 生瘡을 하며 腸胃가 燥澁(조삽)을 하고 便尿가 秘結을 하는 것을 治療한다.

③ 積熱로 因한 齦腫(은종)에는 加 知母·石膏·升麻·大黃을 한다.

㉯ 潮熱

ⓐ 潮熱의 定義

㉠ 潮熱이라는 것은 때[1881]가 있어서 熱이 나는 것이니, 그 때를 잃지 않는 것이다.

㉡ 寒熱이라는 것은 寒이 그치면 熱이 서로 이어서 發生을 하는 것이니, 發熱에 이르러서는 즉 때에 없이 熱이 나는 것이다.

㉢ 潮熱에 때가 있는 것은 內傷으로 虛가 되는 것이고, 潮熱에 때가 없는 것은 外感으로 實한 것이다.

ⓑ 潮熱의 時間的 分類

㉠ 平朝에 潮熱이 있는 경우에는, 熱이 陽의 分을 行하는 것이니 肺氣가 主한다.

㉮ 그렇기 때문에 白虎湯을 사용하여 氣中의 火를 瀉한다.

1879) 溺은 小便일 때에는 '뇨'라고 읽는다.

1880) 1.아직은 그렇지 않다. 아직은 사실이 아니다. 2.미연. 반대말:已然(yǐrán)

1881) 一定한 時間에 물밀 듯이 熱이 나는 것을 潮熱이라고 한다. 一定한 時間이 아니면 潮熱이라고 하지 않는다.

㉡ 日晡(일포)에 潮熱이 있는 경우에는, 熱이 陰의 分을 行하는 것이니 腎氣가 主한다.
㉮ 그렇기 때문에 地骨皮散을 사용하여 血中의 火를 瀉한다.

ⓒ 潮熱의 氣血分類
㉠ 氣虛로 有汗을 하면서 潮熱이 있는 경우에는 마땅히 補中益氣湯으로 한다.
㉮ 氣虛로 無汗을 하면서 潮熱이 있는 경우에는 人蔘淸肌散으로 한다.
㉡ 血虛로 有汗을 하면서 潮熱이 있는 경우에는 마땅히 人蔘養榮湯으로 한다.
㉮ 血虛로 無汗을 하면서 潮熱이 있는 경우에는 茯苓補心湯으로 한다.
㉯ 血虛로 夜分에 潮熱이 있는 경우에는 四物二連湯으로 한다.
㉢ 氣血이 兩虛하고 無汗을 하면서 潮熱이 있는 경우에는 마땅히 茯苓補心湯으로 한다.
㉮ 氣血이 兩虛로 有汗을 하면서 潮熱이 있는 경우에는 마땅히 加減逍遙散으로 한다.

ⓓ 蔘蘇飮은 潮熱을 크게 풀어주니, 장차 勞가 되려고 하고 痰咳로 喘熱이 나는 경우에는 가장 效驗이 있다.
㉠ 다만, 오래 사용할 것은 아니다.

❶ 가감소요산(加減逍遙散)[1882](➡東醫寶鑑 1171, 醫學入門 2754)

活套 : ① 痰中에 血이 낀 것을 治療한다. 後代로 내려오면서 痰中帶血은 加味逍遙散으로 治療를 하였다. 뒤에 加味逍遙散을 參考하면 좋다.
②『東醫寶鑑』의 加減逍遙散은 子時와 午時의 潮熱을 治療하는 處方이다.
③ 逍遙散에 加 胡黃蓮·麥門冬·地骨皮·黃芩·秦艽·木通·車前子를 各等分을 하고, 右側의 藥을 썰어서 燈心을 一撮을 넣고 같이 끓여서 服用을 한다.

❷ 보중익기탕(補中益氣湯)(➡方藥合編·上22, 東醫寶鑑 1201, 醫學入門 162·1870·1881·2729·3057)

活套 : ① 疲勞狀態·肺結核·肋膜炎·腹膜炎·夏瘦·痔疾·脫肛·感氣·말라리아狀 熱·胃下垂·子宮下垂·盜汗·自汗을 治療한다.
② 勞役이 太甚을 하거나, 或은 飮食이 失節을 하여 身熱을 하고 自汗을 하는 것을 治療한다.
③ 加 黃柏 三分, 紅花 二分하여 入心養血[1883]을 한다.

❸ 삼소음(蔘蘇飮)(➡方藥合編·中26, 東醫寶鑑 1079, 醫學入門 1742·3046)

活套 : ① 感冒·氣管支炎·惡阻·氣鬱·肺炎·酒毒을 治療한다.
② 風寒으로 感觸이 되어 傷한 것으로, 頭痛을 하고 發熱을 하며 咳嗽(해수)를 하는 것을 治療한다.
③ 또한, 內因의 七情으로 痰盛을 하고 潮熱을 하는 것을 治療한다.
④ 痰盛에는 加 三子를 한다.
⑤ 肺熱에는 換 沙蔘을 하고, 加 桑白皮·麥門冬을 한다.
⑥ 虛冷에는 倍 蔘을 하고, 加 桂枝를 한다.

1882)『方藥合編』에서는 加減逍遙散이 記載되어 있지 않기 때문에 活套鍼線에서는 그냥 逍遙散으로 記載되어 있다.
1883)『方藥合編』에서 『東醫寶鑑』을 引用하는데 완전히 引用을 하지 못하고 '黃柏 三分을 하면 以滋腎水한다.'는 것을 누락했다.

❹ 인삼양영탕(人蔘養榮湯)(➡方藥合編·上35, 東醫寶鑑 1238, 醫學入門 161·3122)

活套 : ① 病後衰弱·産後衰弱·結核病弱·虛弱善饑症·自汗症·食慾不振·下痢傾向·元氣不足·貧血·疲勞·手術後無氣力을 治療한다.

② 虛損으로 氣血이 不足하고 氣短를 하며 少食을 하고 寒熱을 하면서 自汗이 있는 것을 治療한다.

❺ 복령보심탕(茯苓補心湯)(➡方藥合編·中93, 東醫寶鑑 296·344, 醫學入門 3139)

活套 : ① 妄想症·히스테리·不安을 治療한다.

② 勞心으로 吐血을 하는 것을 治療하는 것이다.

③ 莎芎散과 合하면 더욱 妙하다.

④ 熱이 있는 경우에는 沙蔘으로 바꾸고, 加 生地黃·黃芩·黃連의 類를 한다.

❻ 인삼청기산(人蔘淸肌散)(➡方藥合編·中41, 東醫寶鑑 1170, 醫學入門 2831)

活套 : ① 虛勞와 骨蒸(골증)으로 潮熱이 있고 無汗을 하는 것을 治療한다.

② 一方에는 黃芩이 있다. 밤에 熱이 나는 경우에는 加 地骨皮·鱉甲을 한다.

㉰ 骨蒸(골증)

ⓐ 蒸病에는 다섯 가지가 있다.

㉠ 하나는 가로되, 骨蒸(골증)이라 하니 그 根은 腎에 있다.

㉡ 둘은 가로되, 脈蒸이라 하니 그 根은 心에 있다.

㉢ 셋은 가로되, 皮蒸이라 하니 그 根은 肺에 있다.

㉣ 넷은 가로되, 外蒸이라 하니 그 根은 脾에 있다.

㉤ 다섯은 가로되, 內蒸이라 하니 그 根은 五臟·六腑에 있다.

ⓑ 蒸病의 治療

㉠ 蒸病은 대개 陰氣가 不足을 하고 血氣가 不榮을 하며 骨髓(골수)가 枯竭(고갈)을 하여 얻은 것이다.

㉮ 腎은 骨을 主하니, 그것이 먼저 骨을 따라서 熱이 난다.

㉯ 그렇기 때문에 가로되 骨蒸(골증)이라고 한다.

㉡ 骨蒸(골증)으로 因한 發熱에는 積病이 가장 많다.

㉮ 먼저 荊蓬煎元으로 하고, 다음에 淸骨散을 服用하는 것은 妙理(묘리)에 符合[1884]이 된다.

㉢ 婦人의 骨蒸(골증)에는 四物湯에 加 地骨皮·牧丹皮를 하여 煎服을 한다.

㉮ 牧丹皮는 胞絡의 火를 瀉한다.

㉯ 地骨皮는 腎火를 瀉한다.

1884) 틀림없이 서로 꼭 들어맞음

㉣ 骨蒸(골증)에는 柴前梅連飮·人蔘淸肌散으로 한다.

㉤ 氣血이 虛한 것이 甚하여 發熱이 되면서 勞가 되는 경우에는 補天丸에 加 骨蒸(골증)藥으로 佐를 한다.

㉮ 知母·黃柏·地骨皮·麥門冬·秦艽·靑蒿·鱉甲·石膏·竹葉·烏梅의 類가 이것이다.

❶ 인삼청기산(人蔘淸肌散)(➡方藥合編·中41, 東醫寶鑑 1170, 醫學入門 2831)

活套 : ① 虛勞와 骨蒸(골증)으로 潮熱이 있고 無汗을 하는 것을 治療한다.

② 一方에는 黃芩이 있다.

③ 밤에 熱이 나는 경우에는 加 地骨皮·鱉甲을 한다.

❷ 사물탕(四物湯)(➡方藥合編·上68, 東醫寶鑑 308, 醫學入門 1550·3035·3166)

活套 : ① 生理不順·血脚氣·乾性皮膚病·貧血·腹痛·子宮出血·腹塊·胎動不安·產後惡露不下·下腹緊痛·肝斑·頭痛·無力體質·便秘·四肢煩熱·腎結石症·腎結核·乳汁缺乏症·紫斑症을 治療한다.

② 血病을 通治하는 藥이다.

③ 合方을 하는 方法은 四君子湯을 보면 된다.

(4) 陰陽의 虛로 因한 熱

① 陰陽虛의 定義

ⓐ 陽虛와 陰虛의 二證의 熱에 대하여 丹溪가 分別을 한 것이 明確하다.

ⓑ 어떠한 것이 原則인가 하면, 晝夜로 發熱이 나는데 낮에는 重하고 밤에는 輕하며, 口中에 맛이 없는 것이 陽虛의 證이다.

ⓒ 午後에 發熱이 나는데 夜半을 하면 즉 그치고, 口中에 맛이 있으면 陰虛의 證이다.

② 陰陽虛의 比較

ⓐ 陽은 온전하고 陰은 半이니, 陽은 얻어 陰으로 兼할 수가 있으나, 陰은 얻어 陽으로 兼할 수가 없는 것이 自然의 理致이다.

ⓑ 陽虛의 證은 胃에 責이 있고, 陰虛의 證은 腎에 責이 있다.

ⓒ 대개 飢飽를 하면 胃를 傷하니, 陽氣가 虛한 것이다.

㉠ 房勞로 傷腎을 하면 즉, 陰血이 虛한 것이다.

③ 飮食과 男女의 區分

ⓐ 옛 사람들이 飮食과 男女로 나누는 要點을 삼았으니 經旨를 다한 것이다.

ⓑ 藥으로 論을 하면, 甘溫을 하면 즉 陽氣를 能히 補할 수가 있고, 苦寒을 하면 즉 陰氣를 能히 補할 수가 있다.

ⓒ 가령, 四君子로 補氣를 하고, 四物로 補血을 하는 것이 이것이다.

ⓓ 만약, 氣血이 兩虛를 하면 단지 甘溫의 藥으로 그 氣를 補하는 것이니, 氣가 旺을 하면 즉 能히 血을 發生을 하는 것이다.

ⓔ 만약, 단지 血虛를 하고 氣가 虛하지 않는다면 즉, 甘溫의 藥을 사용하여 補氣를 하는 것을 忌하니, 氣가 旺을 하게 되면 血이 더욱 消를 하기 때문이다.

ⓕ 그렇기 때문에 陽虛를 하는데 陰虛를 治療하는 藥을 주어, 甘溫으로 하여야 할 것을 苦寒한 藥을 주는 것은 愼重하게 하여야 한다.

④ 氣血虛의 治療

ⓐ 氣虛로 因한 熱은 升陽으로 흩어야 한다. 四君子湯·補中益氣湯·益胃升陽湯으로 한다.

ⓑ 血虛로 因한 熱은 滋陰(자음)으로 降하게 하여야 한다.

㉠ 四物湯에 加 芩·連·梔子를 한다.

㉡ 或은 滋陰降火湯·坎离丸으로 한다.

㉢ 血虛로 因한 發熱에는 當歸補血湯으로 한다.

ⓒ 氣血이 모두 虛하여 熱이 發生하는 경우에는 升陽과 滋陰(자음)을 같이 하여야 한다.

㉠ 十全大補湯·人蔘養榮湯에 加 知母·黃柏을 한다.

㉮ 氣虛熱

❶ 보중익기탕(補中益氣湯)(➡方藥合編·上22, 東醫寶鑑 1201, 醫學入門 162·1870·1881·2729·3057)

活套 : ① 疲勞狀態·肺結核·肋膜炎·腹膜炎·夏瘦·痔疾·脫肛·感氣·말라리아狀 熱·胃下垂·子宮下垂·盜汗·自汗을 治療한다.

② 勞役이 太甚을 하거나, 或은 飮食이 失節을하여 身熱을 하고 自汗을 하는 것을 治療한다.

③ 加 黃柏 三分, 紅花 二分하여 入心養血[1885]을 한다.

❷ 사군자탕(四君子湯)(➡方藥合編·上64, 東醫寶鑑 244, 醫學入門 157·1550·3033·3165)

活套 : ① 食慾不振·胃下垂·胃腸虛弱症·痔出血·他藥으로 無效한 半身不隨·貧血·心腹脹滿·腸鳴下痢·嘔吐吃逆·脾衰肺損·體廋面黃·胃遺瘍·小兒吐乳를 治療한다.

② 眞氣가 虛弱한 것을 補한다.

③ 氣短과 氣少한 것을 治療한다.

④ 虛損에는 加 當歸·黃芪를 하는데, 人蔘黃芪湯이라고 이름을 한다.

⑤ 合 四物湯을 하면, 八物湯이라 이름을 한다.

⑥ 또한, 加 黃芪·肉桂 各一錢을 하면, 十全大補湯이라 이름을 한다.

⑦ 加 陳皮를 하면, 異功散이라 이름을 한다.

⑧ 加 陳皮·半夏를 하면, 六君子湯이라 이름을 한다.

⑨ 虛泄에는 加 黃芪·升麻·柴胡·防風을 한다.

1885) 『方藥合編』에서 『東醫寶鑑』을 引用하는데 완전히 引用을 하지 못하고 '黃柏 三分을 하면 以滋腎水한다.'는 것을 누락했다.

⑩ 冷한 경우에는 加 肉桂·附子를 한다.

㉯ 血虛熱

❶ 자음강화탕(滋陰降火湯)(➡方藥合編·中42, 東醫寶鑑 408·1176, 醫學入門 3100)

活套 : ① 肺結核·乾性肋膜炎·急性氣管支炎·糖尿病·性的神經衰弱·膀胱尿道炎·腎盂炎·腎結核·淋疾·盜汗·嗄聲·失聲·咳喘을 治療한다.

② 陰虛火動으로 盜汗(도한)을 하고 午熱이 있으며 咳嗽(해수)를 하고 痰이 盛하며 喀血을 하고 살이 마르는 것을 治療한다.

③ 咳嗽(해수)가 甚한 경우에는 加 貝母·桑白皮를 한다.

❷ 당귀보혈탕(當歸補血湯)(➡方藥合編·上17, 東醫寶鑑 571·1175·1208·1213)

活套 : ① 諸血·金刀傷·打撲傷을 治療한다.

② 肌熱이 있고 大渴이 있으며 目赤이 있고 脈이 洪大하면서 虛하고 무겁게 누르면 無力한 證을 治療한다.

③ 白虎湯과 類似(유사)하나, 오직 脈이 長實하지 않으니 잘못 服用을 하면 반드시 죽는다.

④ 一名은 歸芪湯이다.

⑤ 或은 蔘·熟·桂·附의 類를 마땅함을 따라서 加減을 하고, 黃連으로 약간 加를 하여 引經을 한다.

❸ 진음전(鎭陰煎)(➡方藥合編·上67, 景岳全書 976)

活套 : ① 陰虛로 格陽을 하여 眞陽을 지킬 수가 없어, 血이 따라서 넘쳐 크게 吐血을 하고 크게 衄血을 하는 것에 이르며, 脈이 細를 하고 肢冷을 한 것을 治療한다.

② 가령, 格陽으로 因하여 喉痺(후비)[1886]로 上熱이 있는 경우에는 冷服을 한다.

③ 兼하여 嘔를 하는 경우에는 加 乾薑炒黃을 한다.

④ 氣脫이 速速을 하는 경우에는 加 蔘을 한다.

❹ 이음전(理陰煎)(➡方藥合編·上11, 景岳全書 974·1220)

活套 : ① 脾腎虛를 治療하는 데 마땅히 溫潤(온윤)하게 한다.

② 즉, 理中湯의 變方이다.

③ 脈은 數을 하나 不洪을 한 경우에는 加 柴胡를 한다.

④ 寒이 凝滯된 경우에는 加 麻黃을 한다.

⑤ 脈이 細를 하고 惡寒을 하는 경우에는 加 細辛을 하는데, 甚한 경우에는 加 附子를 한다. 或은 아울러 加 柴胡를 하여 돕는다.

⑥ 泄瀉(설사)에는 去 當歸를 하고, 加 吳茱萸·破古紙·肉豆蔻·附子를 한다.

⑦ 滯한 경우에는 加 陳皮·香附子를 한다.

⑧ 陰虛로 火盛한 경우에는 去 薑·桂를 하고, 加 人蔘을 한다.

⑨ 加 蔘·附를 하면 이름을 하기를 六味回陽飮이라 한다.

㉰ 氣血虛

❶ 십전대보탕(十全大補湯)(➡方藥合編·上33, 東醫寶鑑 1237, 醫學入門 161·3122)

活套 : ① 體力補强·營養補給·貧血衰弱·精力減退·視力減退·失血·産後·手術後·肺結核·카리에스·痔瘻·瘰癧·白血

1886) [명사] 목구멍 속에 종기가 나거나, 목 안이 벌겋게 붓고 아프며 막힌 감이 있는 병.

病·脫肛·精神衰弱·遺精·全身衰弱·結核性關節炎·淋巴腺炎·骨結核症·關節炎·佝僂病·倦怠感·氣血虛·多汗症·瘻疾·不姙症·産後脚氣·腎結核·心臟瓣膜症·顔色異常·眼昏·月經異常·胃 및 十二指腸潰瘍·耳鳴·脊髓炎·骨髓炎·齒槽膿漏·脫疽·胞狀鬼胎·肛門周圍炎을 治療한다.
② 一切의 虛損에 대개 可히 證狀을 따라서 加減을 한다.

(5) 陰陽의 虛로 因한 惡寒

① 惡寒이라는 것은, 비록 마땅히 炎月이라고 하더라도, 마치 風霜을 만난 것과 같이 綿을 겹쳐 하여 몸에 하고 自覺을 하기를 凜凜(름름)[1887]하게 戰慄(전률)을 한다.
② 寒을 싫어하는 것이 甚한 것이다.

㉮ 陽虛惡寒

ⓐ 陽이 虛하여 惡寒을 하는 경우에는 四君子湯에 減 茯苓을 하고, 倍加 黃芪·桂枝를 하며, 或은 加 附子를 少許한다.

❶ 사군자탕(四君子湯)(➡方藥合編·上64, 東醫寶鑑 244, 醫學入門 157·1550·3033·3165)
活套 : ① 食慾不振·胃下垂·胃腸虛弱症·痔出血·他藥으로 無效한 半身不隨·貧血·心腹脹滿·腸鳴下痢·嘔吐吃逆·脾衰肺損·體廋面黃·胃潰瘍·小兒吐乳를 治療한다.
② 眞氣가 虛弱한 것을 補한다.
③ 氣短과 氣少한 것을 治療한다.
④ 虛損에는 加 當歸·黃芪를 하는데, 人蔘黃芪湯이라고 이름을 한다.
⑤ 合 四物湯을 하면, 八物湯이라 이름을 한다.
⑥ 또한 加 黃芪·肉桂 各一錢을 하면, 十全大補湯이라 이름을 한다.
⑦ 加 陳皮를 하면, 異功散이라 이름을 한다.
⑧ 加 陳皮·半夏를 하면, 六君子湯이라 이름을 한다.
⑨ 冷한 경우에는 加 肉桂·附子를 한다.

㉯ 陰虛惡寒[1888]

ⓐ 陰虛로 惡寒을 하고 發熱을 하는 경우에는 二陳湯에 合 四物湯을 하고, 加 知母·黃柏·地骨皮를 한다.

❶ 사물이진탕(四物二陳湯)
活套 : ① 二陳湯에 合 四物湯을 한 것이다.
② 加 知母·黃柏·地骨皮 各一錢으로 한다.

1887) 의젓하고 당당(堂堂)함.
1888) 본래 陽이 虛하면 밖으로 惡寒을 하고, 陰이 虛하면 안으로 內熱을 한다. 하지만, 陰이 虛한데 밖으로 惡寒을 하는 경우에는 痰火가 올라가서 그렇게 된 것이다.

(6) 陰虛火動[1889)]

① 무릇 發熱을 하고 咳嗽(해수)를 하며 吐痰을 하고 喀血을 하며 午後와 밤에 이르러 發熱[1890)]이 있고 面赤하며 脣紅을 하고 小便이 赤澁을 하는 것을, 바로 이것이 陰虛火動이다.

② 潮熱로 盜汗(도한)을 하고 咳嗽(해수)로 痰盛을 하며 喀血과 唾血을 하고 氣力이 困怠를 하며 形容이 消瘦를 하고 腰痛이 있으며 脚痿를 하고 遺精과 夢泄[1891)]이 있다. 대개 陰虛火動의 證이다.

ⓐ 陰虛火動은 마땅히 滋陰降火湯·清離滋坎湯으로 한다.

ⓑ 後에 滋陰清化膏·六味地黃湯으로 한다.

ⓒ 나은 後에 坎離旣濟丸을 사용하니, 이에 功效를 거두고 뒤를 保全하는 藥이다.

ⓓ 四物湯에 加 知母·黃柏을 아울러 鹽水炒를 한다.

ⓔ 이것은 降火를 하고 補陰을 하는 妙한 藥이다.

ⓕ 甚한 경우에는 加 龜板(귀판)을 한다.

❶ 자음강화탕(滋陰降火湯)(➡方藥合編·中42, 東醫寶鑑 408·1176, 醫學入門 3100)

活套 : ① 肺結核·乾性肋膜炎·急性氣管支炎·糖尿病·性的神經衰弱·膀胱尿道炎·腎盂炎·腎結核·淋疾·盜汗·嗄聲·失聲·咳喘을 治療한다.

② 陰虛火動으로 盜汗(도한)을 하고 午熱이 있으며 咳嗽(해수)를 하고 痰이 盛하며 喀血을 하고 살이 마르는 것을 治療한다.

③ 咳嗽(해수)가 甚한 경우에는 加 貝母·桑白皮를 한다.

❷ 청리자감탕(清離滋坎湯)(➡方藥合編·上18, 萬病回春 459)

活套 : ① 陰虛火動으로 潮熱을 하고 盜汗(도한)을 하며 痰喘(담천)이 있고 心慌(심황)[1892)]을 하는 것을 治療한다.

② 陰虛火動으로 潮熱을 하고 盜汗(도한)을 하며 痰喘(담천)을 하는 것을 治療한다.

③ 痰이 盛한 경우에는 加 橘·貝를 한다.

④ 陽虛로 便이 滑한 경우에는 사용을 해서는 안 된다.

❸ 육미지황원(六味地黃元)(➡方藥合編·上40, 東醫寶鑑 1242, 醫學入門 2800 六味地黃丸)

活套 : ① 諸腎疾患·膀胱疾患·佝僂病·바세도우氏病·白內障·便秘·四肢煩熱·肺結核을 治療한다. 腎水不足을 治療한다.

② 加 五味子 四兩을 하면, 腎氣丸이라 이름을 한다. 이것은 이에 肺의 源을 滋養을 하여 腎水를 生하는 것이다.

③ 加 肉桂·附子炮 各一兩을 하면, 八味元이라 이름을 한다. 命門의 陽虛를 治療한다.

④ 用法은 左를 末하여 蜜丸으로 梧子大로 하고, 空心에 溫酒나 或은 鹽湯으로 五·七十丸을 먹는다.

1889) 대개 결핵으로 보면 된다. 결핵균에 의한 만성 감염증이다.

1890) 대부분 潮熱을 말한다.

1891) 달리 몽유(夢遺) · 몽실정(夢失精)이라고도 부름. 꿈을 꾸면서 정액이 배설되는 병증. 성적 욕망으로 상화(相火)가 동하거나 지나친 생각으로 심화(心火)가 성해서 생긴다.

1892) 1.당황하다. 2.심장이 뛰다[고동치다]. 가슴이 두근거리다. 심계항진하다.

⑤ 역시 分作을 하여 二十貼으로 사용을 한다.
⑥ 傷寒에 過經을 하고 虛熱이 不退를 하여 口燥를 하고 舌乾을 하며 脈이 虛한 等의 證狀에는 倍 人蔘을 하고, 加 麥門冬·橘皮의 類를 한다.

❹ 사물탕(四物湯)(➡方藥合編·上68, 東醫寶鑑 308, 醫學入門 1550·3035·3166)

活套 : ① 生理不順·血脚氣·乾性皮膚病·貧血·腹痛·子宮出血·腹塊·胎動不安·產後惡露不下·下腹緊痛·肝斑·頭痛·無力體質·便秘·四肢煩熱·腎結石症·腎結核·乳汁缺乏症·紫斑症을 治療한다.
② 血病을 通治하는 藥이다.

6. 火의 脈

① 虛火는 數浮를 하고 實火는 沈大를 하여 그 보이는 바를 따르는데 細數(세삭)을 하면 害[1893]가 된다.
② 脈이 浮·洪·數을 하면서 無力을 하면 虛火이고, 脈이 沈·實·大를 하면서 有力을 하면 實火이다.
③ 가령, 洪數의 脈이 左寸에 보이면 心火이고, 右寸에 보이면 肺火이며, 左關에 보이면 肝火이고, 右關에 보이면 脾火이며, 兩尺에 보이면 腎經·命門火이다.

1893) 陰虛火動을 말한다.

內傷

1. 內傷[1894]

① 內傷에는 飮食傷과 勞倦傷의 두 가지 原因이 있다.
② 勞倦傷과 飮食傷의 두 가지는 다른 것이니, 하나로 混同을 해서는 안 된다.[1895]
③ 勞倦傷은 참되게 不足한 것이다.
④ 飮食傷은 더욱 마땅히 不足한 中에, 有餘(유여)[1896]와 不足의 나눔이 있는 것이다.

(1) 飮食傷

① 대개 飢餓(기아)로 飮食을 먹지 못하는 것과 飮食이 太過한 것은, 더불어 비록 대개 失節을 하였다고 할지라도, 그러나 반드시 그 兩者의 나눔을 分明하게 하여야 한다.
② 飢餓(기아)로 飮食을 먹지 못하는 경우에는 胃氣가 空虛(공허)한 것이다. 이것은 不足이 되니, 진실로 失節을 한 것이다.
③ 飮食을 스스로 倍로 하여 停滯가 되는 것은 胃氣가 傷을 받은 것이다. 이것은 不足의 中에 有餘(유여)를 兼한 것이니, 역시 失節을 한 것이다.

(2) 勞倦傷

① 勞倦傷도 역시 두 가지가 있다.
② 勞力을 하여 순선히 氣를 傷한 것이 있다.
③ 勞心을 하여 兼하여 血을 傷한 것이 있다.

(3) 房勞傷腎과 勞倦傷脾의 比較

① 房勞로 傷腎을 한 것과 勞倦(노권)은 서로 類似(유사)하다. 均一하게 內傷으로 發熱을

1894) 勞倦傷과 飮食傷, 七情傷과 房勞傷의 區分이 가장 重要하다.
1895) 勞倦傷이 되어도 먹는 것이 자연스럽게 줄게 되어 飮食傷과 混同을 할 수가 있다.
1896) 滯物이 있게 되니, 자연스럽게 有餘가 그 안에 있는 것이다.

하는 證이 있다.

ⓐ 勞倦(노권)은 陽氣가 下陷(하함)한 것으로 因한 것이니, 마땅히 그 氣를 補하여 升提를 하여야 한다[1897].

ⓑ 房勞는 陽火가 上升을 한 것이니, 마땅히 그 陰을 資養을 하여 이것으로 下降을 하여야 한다[1898].

② 하나는 升을 하고, 하나는 降을 하여 判異(판이)하게 같지 않다.

(4) 七情傷와 飮食傷의 比較[1899]

① 七情으로 動氣를 한 것은 脈이 飮食傷과 두 가지가 아니다.

ⓐ 대개 飮食傷과 七情傷은 모두 能히 三焦를 閉塞(폐색)을 하여 肺胃의 淸道를 熏蒸(훈증)을 한다.

㉠ 肺는 氣의 主가 된다.

㉡ 이것으로 말미암아 傳化[1900]의 항상 됨을 잃게 된다.

㉢ 이것으로 氣口의 脈이 홀로 緊을 하고 또한 盛을 한다.

㉣ 그 證狀은 嘔吐를 하고 泄瀉(설사)를 하며 痞滿(비만)이 되고 腹痛이 되어서, 역시 서로 類似(유사)하다.

ⓑ 飮食傷과 勞倦(노권)傷의 다른 점

㉠ 飮食傷은 食傷은 즉 먹는 것을 싫어하는데, 七情傷[1901]은 배가 불러도 먹는 것을 싫어하지 않는다.

㉡ 勞倦(노권)傷은 손으로 心口를 누르면 아프지 않은데, 飮食傷은 손으로 心口를 누르면 刺痛이 있다.

1897) 補中益氣湯이 들어가야 한다.
1898) 白茯苓이 들어가야 한다.
1899) 七情傷도 胸悶이 있고, 飮食傷도 胸悶이 있어 混同하기가 쉽다.
1900) 음식물을 소화하여 영양 물질은 흡수하고 쓸모 없는 것은 몸 밖으로 내보내는 생리적 과정을 이르는 말. 옛 의학서에 위(胃) · 소장(小腸) · 대장(大腸) · 삼초(三焦) · 방광(膀胱)은 전화하는 부(腑)라고 하였다. **[네이버 지식백과]** 전화 [傳化] (한의학대사전, 2001. 6. 15., 도서출판 정담)
1901) 七情으로 傷한 경우에는 마음이 편하지 않기 때문에 먹지 못하는 것이지, 억지로 주면 먹기는 한다.

2. 食傷[1902]

(1) 食傷의 定義

① 飮食을 스스로 倍로 하면 腸胃가 이에 傷을 한다[1903]. 傷食의 證은 다음과 같다.

ⓐ 氣口脈이 반드시 緊盛을 한다.

ⓑ 胸膈이 반드시 痞塞(비색)[1904]을 한다.

ⓒ 噫氣를 하게 되면 마치 썩은 계란의 냄새가 난다.[1905]

ⓓ 역시, 頭痛과 身熱이 있으나, 단지 몸이 아프지 않은 것이 傷寒과 다를 따름이다.

② 대개, 먹은 것으로 배가 부르게 한 것이 甚하면 氣를 耗損(모손)하는 것이 하나가 아니다. 傷食의 或證은 다음과 같다.

ⓐ 或은 飮食이 아래로 내려가지 않아 上으로 涌을 하니, 嘔吐를 하여 靈의 根源을 耗損(모손)을 하게 한다.

ⓑ 或은 飮이 不消를 하여 痰이 만들어져서 喀唾를 하고 腎水를 耗損(모손)을 하게 한다.

ⓒ 大便이 頻數(빈삭)을 하여 泄瀉(설사)를 하게 되니, 穀氣(곡기)의 化生[1906]을 耗損(모손)을 하게 한다.

ⓓ 小便이 滑利를 하고 濁하게 되니, 源泉(원천)[1907]의 浸潤(침윤)[1908]을 耗損(모손)을 하게 된다.

ⓔ 精이 淸冷한 것에 이르게 되면, 아래로 漏精이 되고 汗과 淋瀝(임력)[1909]이 스스로 泄을 하게 되니, 飮食을 먹은 것이 지나치게 하여 傷한 것과 滋味(자미)[1910]를 크게 厚하게 하는 것으로 말미암지 않은 것이 없다.

③ 傷食의 治療原則

ⓐ 무릇, 飽食을 하면 肺를 傷하는 것이고, 배가 고프면 氣[1911]를 傷하는 것이다.

1902) 위염에 대한 정의는 일반인, 임상의사, 내시경의사, 병리의사 모두에서 다르다. 일반인의 경우 속쓰림이나 소화불량, 심와부 통증 등의 증상을 위염이라고 생각하고, 환자를 진찰하는 임상의사는 내시경에서 증명된 위궤양, 식도염 등이 없이 환자가 불편감을 호소할 때 신경성 위염 혹은 비궤양성 소화불량이라고 정의한다. **[네이버 지식백과]** 위염 [gastritis] (서울대학교병원 의학정보, 서울대학교병원)

1903) 强力倍食이라고 한다.

1904) [소문(素問)]에서는 비(否), 만(滿), 비색(**痞塞**)으로 불렀다.

1905) 胸膈의 痞塞은 七情傷도 같이 나온다. 그렇기 때문에 噯氣呑酸과 마치 계란 썩는 냄새의 트름을 하는 것으로 區分을 하는 것이 좋다.

1906) 생물(生物)의 몸이나 그 조직(組織)의 일부(一部)가 형상(形狀)이나 기능(機能)을 바꾸어 달리 되는 일.

1907) ①물이 흘러나오는 근원(根源) ②사물(事物)의 근원(根源)

1908) 1. 침윤; 침투. 2. (물 따위가) 스미어 젖음. 3. 점차로 침범하여 넓어짐; 침식.

1909) 뚝뚝 떨어지는 모양.

1910) 자양분(滋養分)이 많고 좋은 맛, 또는 그러한 음식(飮食)

ⓑ 傷食은 惡食[1912]을 하는데 上·下를 나누어야 하고, 그 다음으로는 寒熱을 살펴서 吐·瀉를 行하게 하여야 한다.

ⓒ 胸滿으로 물건이 있는 것 같고 噎[1913]噯[1914](일애)가 있으면서 心口와 腹이 아프며 發熱이 있는 것은 胃中에 伏火가 있는 것이다.

ⓓ 或은 瘧痢(학리)와 類似(유사)한 것도 대개는 食이 不化를 하는 것으로 因한 것이다.

(2) 傷食의 治法大要

① 무릇 傷食은 이에 中焦의 血病[1915]이다.

② 가령, 牽牛와 같이 猛烈(맹렬)한 藥으로 氣를 傷하게 하거나, 또는 一切의 峻攻(맹공)을 하는 藥을 사용하면 도리어 胃氣를 傷하게 한다.

③ 또한, 현재 吐를 하는 경우에는 二陳湯에 加 砂仁·黃連·靑皮·枳實을 한다.

④ 현재 泄瀉(설사)를 하는 경우에는 胃苓湯에 加 山楂·麥芽를 한다.

ⓐ 或은 三白湯으로 한다.

ⓑ 時令과 寒熱을 따라서 選擇을 하여 사용을 한다.

⑤ 가령, 몸에 寒氣를 받고 口로 또한 冷氣에 傷한 경우에

ⓐ 처음에는 便宜대로 辛溫으로 理中하는 것이 마땅하다.

ⓑ 조금 오래되면 熱이 되니 마땅히 辛凉(신량)으로 흩어준다.

㉮ 上脘

ⓐ 上脘에 停滯가 되어 氣가 壅滯(옹체)를 하고 痰이 盛한 경우에는 吐法이 마땅하다.

ⓑ 가령, 冷食에 傷하여 腹脹을 하고 氣逆을 하면서 噯氣(애기)와 呑酸(탄산)을 하며 惡心을 하여 欲吐를 하나 不吐를 하는 경우에는 마땅히 平胃散에 소금을 약간 넣어서 探吐를 한다.

ⓒ 가령, 熱物에 傷을 하거나, 或은 酒麵에 傷을 하여 發熱이 있고 心口[1916]가 刺痛을 하면서 停痰·停飮·伏火가 있는 경우에는 마땅히 二陳湯에 加 黃連·枳實로 探吐를 한다.

ⓓ 傷한 것이 重하여 胸中이 塡塞(전색)[1917]을 하고 下部에 脈이 없으며 몸이 實하고 壯年

1911) 일반적으로 脾胃氣를 말한다.

1912) (1) 입덧(惡阻) (2) 음식을 보기도 싫어하는 것. 가슴에 식적(食積)이 있으면 가슴이 답답하고 메스꺼우며 입이 쓰거나, 허해서 몸에 권태감이 있고 얼굴이 누렇게 됨.

1913) 1. 목메다 2. 근심하다(속을 태우거나 우울해하다) 3. 가로막다 4. 덮어서 막다 5. 울음소리

1914) 1. 숨(입으로 내쉬는 기운) 2. 더운 기운 3. 트림 4. 어머나

1915) 그렇기 때문에 初期의 食傷證에는 蔘朮을 사용하면 안 된다. 血病이지만, 上焦의 氣分이라고 판단이 되면 二陳湯으로 하고, 中焦의 血分이라고 判斷이 되면 平胃散으로 한다.

1916) 심와부(心窩部)를 말하는 것임.

1917) 빈 곳을 꽉 채워 막음. 메어서 막힘

인 경우라야 바야흐로 감히 瓜蒂散으로 吐를 한다.

ⓔ 일반적으로 飮食을 지나치게 배부르게 먹어서 膈에 있는 경우에는 손으로 探吐를 하는 것이 좋다.

㉯ 中·下脘

ⓐ 停滯된 宿食이 中·下脘에 있는 경우에는 마땅히 下를 하여 쫓아낸다.

ⓑ 가령, 冷物에 傷을 하여 腹이 脹滿(창만)을 하고 아픈 경우에는 木香見晛丸·丁香脾積丸·感應丸으로 한다.

ⓒ 가령, 熱物에 傷을 하여 痞滿(비만)을 하는 경우에는 二黃丸으로 한다.

㉠ 日晡(일포)[1918]에 潮熱이 盛한 경우에는 小承氣湯으로 한다.

ⓓ 寒·熱의 두 가지로 傷한 경우에는 大黃備急丸·除原散으로 한다.

ⓔ 몸이 弱한 경우에는 下를 하는 藥의 中에 補를 하는 藥을 兼하여야 한다.

㉠ 保和丸[1919]으로 한다.

㉰ 吐下未淨消導之

ⓐ 吐·下로 아직 깨끗해지지 않는 경우에는 消導를 한다.

㉠ 紅丸子·枳朮丸·保和丸·大安丸·平補枳朮丸·單山楂丸으로 한다.

ⓑ 吐·下로 이미 虛한 경우에는 補益을 빌려야 한다[1920].

㉠ 四君子湯[1921]·六君子湯[1922]·補中益氣湯[1923]으로 한다.

㉱ 酒傷

ⓐ 酒客은 分消를 하는데 調中과 같이 한다.

㉠ 飮酒와 물을 過度하게 먹은 경우에는 마땅히 위로는 땀을 내고 아래로는 滲法을 하여 그 濕을 分消를 한다.

㉡ 葛花解醒湯[1924]으로 微汗을 하면 즉 낫는다.

㉢ 滲利는 五苓散·調中二陳湯으로 한다.

1918) 오후 3시부터 5시까지를 말한다.
1919) 가장 無難한 處方이다.
1920) 臨床的으로는 계속 飮食을 먹게 되니, 保和丸이나 寧神丸의 類를 같이 服用하는 것이 좋다.
1921) 氣를 보는 中에 茯苓으로 利水滲濕을 하면서 下氣를 한다.
1922) 氣虛로 痰이 있는 것을 治療한다.
1923) 氣虛로 下陷을 한 것을 升擧를 한다.
1924) 手顫症이 있을 때에 더욱 좋다. 단순한 酒傷은 對金飮子로 한다.

ⓑ 가령, 오래도록 술로 困窮을 하거나, 或은 灰酒(회주)[1925]에 傷을 하여 積이 되어 腹痛이 있고 大便이 窘迫(군박)[1926]을 하는 경우에는 酒蒸黃連丸·香連丸으로 한다.

ⓒ 가령, 酒傷으로 嘔逆을 하고 眩暈(현훈)이 있으면서 頭痛이 마치 깨질 것 같은 경우에
㉠ 補中益氣湯에 去 白朮을 하고, 加 半夏·白芍藥·黃芩·黃柏·乾葛·川芎을 한다.
㉡ 덩어리가 있는 경우에는 더욱 加 莪朮·木香을 한다.

ⓓ 가령, 술을 잘 마시는데 매일 아침에 길게 트림을 하면서 吐를 하지 않는 경우에는 小調中湯이 가장 妙하니, 한 달에 三·五 차례를 服用을 하는데, 역시 丸藥으로 해도 좋다.

ⓔ 가령, 醉飽한 다음에 行房을 하여 蓄血(축혈)에 이르고 胃口가 때로 아픈 경우에
㉠ 大調中湯으로 한다.
㉡ 或은 八物湯에 加 砂仁의 類를 한다.

ⓕ 痛飮[1927]을 해도 醉하지 않고 홀연히 糟粕(조박)이 前竅(전규)로 나오며, 小便이 後竅(후규)로 나오는 경우에는 四物湯에 加 海金砂·木香·檳榔·木通·桃仁을 하여 여러 번 服用을 하면 可히 便安하게 된다[1928].
ⓖ 茶를 먹어서 癖이 되는 경우에는 星朮丸으로 한다.

㉻ 思慮(사려)와 七情傷

ⓐ 憂思로 脾를 傷하고 飮食을 먹을 생각이 없는 경우에는 함부로 消導를 하는 藥을 사용할 수가 없다.
㉠ 淸六丸에 加 香附子·炒黃連·白芍을 하여 薑汁(강즙)으로 떡을 쪄서 糊丸으로 服用을 한다.
㉡ 전혀 먹지 못하는 경우에는 溫膽湯[1929]이 神效하다.

ⓑ 憂思에 兼하여 傷食이 있는 경우에는 木香化滯湯으로 한다.
ⓒ 몸이 마르고 勞倦(노권)을 하며 누워서 먹지를 못하는 경우에는 二炒蒼柏散에 加 香附

1925) 회주(灰酒)는 옛날 양조기술이 미숙하여 시어진 술맛을 바로잡기 위해 나뭇재나 풀재를 술독에 넣어서 신맛을 중화시킨 술을 말하는 것으로 무회주라고도 한다. 또는 청주를 그대로 걸러낸 탁한 술인 막걸리를 말하는 것으로 지역에 따라 탁주(濁酒), 농주(農酒), 재주(滓酒), 회주(灰酒), 박주(薄酒)라고도 한다. **[네이버 지식백과]** 회주 [灰酒] (두산백과)

1926) ①몹시 구차(苟且)하고 군색(窘塞)함. 군급(窘急) ②어려운 고비에 막혀 일의 형세(形勢)가 급(急)함

1927) 痛飮 : 술을 흠뻑 많이 마심

1928) 뒤에 『東醫寶鑑』에도 나오는 治驗例이다. 아예 五苓散을 먼저 하는 것이 더 좋지 않았을까 한다.

1929) 枳實 때문에 副作用이 發生을 한다. 반드시 溫膽湯을 하려고 하면 加味溫膽湯으로 하는 것이 無難하다.

子·白芍藥·陳皮·半夏·黃連·扁柏을 等分을 하고, 白朮을 君으로 하여 薑汁(강즙)에 麵丸으로 服用을 한다.

ⓓ 濕痰에 氣滯로 먹지 못하는 경우에는 三補丸에 加 蒼朮을 하고, 香附를 倍로 한다.

(3) 傷食에 『東醫寶鑑』의 治法

① 食傷

ⓐ 食積이 中·下脘에 있는 경우에는 마땅히 下를 하여 쫓아낸다. 木香見晛丸·丁香脾積丸으로 한다.

ⓑ 宿食을 吐·下를 한 다음에 깨끗하지 않는 경우에는 紅元子·保和丸·大安丸·平補枳朮丸으로 한다.

ⓒ 고기를 많이 먹은 것으로 傷하여 脹滿(창만)이 되는 경우에는 三補丸에 加 香附子·半夏麵을 하여 蒸餅(증병)[1930]을 하고 丸으로 하여 服用을 한다.

ⓓ 보리를 많이 먹어서 사람으로 하여금 腹脹을 하는 경우에는 따뜻한 술을 薑汁(강즙)에 타서 一兩의 盞을 마시면 즉, 없어진다.

ⓔ 宿食을 消化하는 경우에는 마땅히 枳朮丸·橘皮枳朮丸·木香枳朮丸·半夏枳朮丸·麴蘖枳朮丸·橘半枳朮丸·橘連枳朮丸·三黃枳朮丸·平胃散·香砂平胃散·棗肉平胃散·內消散·消滯丸·木香化滯湯·荳蔻橘紅散·香殼丸·二黃丸·三稜消積丸·穀神元으로 한다.

❶ 평위산(平胃散)(➡方藥合編·下22, 東醫寶鑑 417·1204, 醫學入門 157·1550·3103)

活套: ① 急性慢性 胃카타르·過食으로 인한 喘息·胃擴張症·腹鳴·食毒·食傷·胃弱·陰痿·齒痛·胎盤殘留·呑酸症 등을 治療한다.

② 和脾를 하고 健胃를 하는데 胃氣가 和平해지면 즉, 服用을 그쳐야 하니 常服을 해서는 안 된다.

③ 加 白茯苓·丁香·白朮을 하면, 調胃散이라 이름을 한다.

④ 加 乾薑을 하면, 厚朴湯이라 이름을 한다.

⑤ 合 五苓散을 하면, 胃苓湯이라 이름을 한다.

⑥ 加 藿香·半夏를 하면, 不換金正氣散이라 이름을 한다.

⑦ 加 神麴·麥芽를 하면, 加味平胃散이라 이름을 한다.

⑧ 食滯에는 加 山楂·神麴·麥芽·檳榔·枳實·蘿菖子·砂仁·草果의 類를 한다.

⑨ 暑滯에는 合 香薷散을 하면, 香平散이라 이름을 한다.

⑩ 滯痢에는 加 枳殼·檳榔·黃連 各一錢, 木香 五分을 한다

⑪ 만약, 泄瀉(설사)를 하는 경우에는 合 四苓湯을 한 다음에 加 燈心·車前子의 類를 하는데 마땅함을 따라서 加減을 한다.

⑫ 冷積에는 加 乾薑·桂枝를 한다.

⑬ 酒滯에는 加 乾葛을 하는데, 或은 葛花·良薑·草豆蔻의 類를 한다.

❷ 향사평위산(香砂平胃散)(➡方藥合編·下24, 東醫寶鑑 1191·1341)

活套 : ① 胃酸過多症·食慾不振을 治療한다.

1930) 밀가루를 더운물에 반죽한 다음 술을 뿌리고 삭혀서 찐 떡을 말한다. 상하떡이 증병에 속한다. 옛날에는 일부 한약가루를 증병에 반죽하여 환제를 만들었는데 이것을 증병환(**蒸餅**丸)이라고 하였다.

② 飮食에 傷한 것을 治療한다.

❸ 인삼양위탕(人蔘養胃湯)(➡方藥合編·中16, 東醫寶鑑 1077, 醫學入門 1742·3086)

活套 : ① 胃腸性感氣·急慢性胃腸炎·夏節食傷·瘧疾·腸티푸스를 治療한다.
② 傷寒의 陰證을 治療한다.
③ 또한, 風寒으로 外傷을 한 것과 生冷으로 內傷을 한 것으로 憎寒壯熱하고 頭痛·身疼이 있는 것을 治療한다.
④ 陳皮·厚朴·半夏를 俗方에서는 모두 一錢으로 해서 사용을 한다.
⑤ 滯한 경우에는 加 山楂 二錢, 神麯·檳榔 各一錢, 枳實(지실) 七分을 한다.
⑥ 外感의 경우에는 加 葛根·便香附子 各一錢, 蘇葉 七分을 한다.
⑦ 鬱熱에는 加 豆豉 三五十粒을 한다.
⑧ 熱이 甚한 경우에는 또한 山梔를 五七分을 한다.
⑨ 暑에는 加 香薷·白扁豆를 하면 香薷養胃湯이라 이름을 한다.
⑩ 泄瀉(설사)에는 加 澤瀉·車前子·豬苓의 類를 한다.
⑪ 蛔積에는 加 山査肉·檳榔·使君子·胡椒의 類로 한다.
⑫ 冷積에는 加 桂枝·乾薑炮 各二錢을 하면 桂薑養胃湯이라 이름을 한다.

❹ 내소산(內消散)(➡方藥合編·下26, 東醫寶鑑 1191, 醫學入門 2685)

活套 : ① 傷食을 治療하는데 生冷硬物로 痞滿(비만)하고 脹痛을 하는데 크게 效驗이 있다.

❺ 대화중음(大和中飮)(➡方藥合編·下25, 景岳全書 964·1220)

活套 : ① 食滯와 積聚(적취)를 治療한다.
② 胃寒으로 惡心을 하는 경우에는 加 乾薑을 한다.
③ 疼痛에는 加 木香·烏藥·香附子를 한다.
④ 痰이 많은 경우에는 加 半夏를 한다.

❻ 지출환(枳朮丸)(➡方藥合編·下23, 東醫寶鑑 1189, 醫學入門 2733)

活套 : ① 痞를 治療하고 消食을 한다.
② 本 處方은 仲景方에서는 枳朮湯으로 했는데, 易老가 바꾸어서 丸으로 한 것이니, 이름을 하여 말하기를 枳朮丸이라 하였다.
③ 加 橘皮·半夏를 하면, 橘半枳朮丸이라 이름을 한다.
④ 加 神麯·麥芽를 하면, 麯蘗枳朮丸이라 이름을 한다.
⑤ 加減法은 平胃散에 依據(의거)한다.

❼ 소체환(消滯丸)(➡方藥合編·下27, 東醫寶鑑 1191)

活套 : ① 酒·食·氣·痞·滿·脹·腫·積·痛을 없앤다.

❽ 입효제중단(立效濟衆丹)

活套 : ① 寒으로 因한 傷食을 治療한다.
② 霍亂(곽란)을 治療하고 또한 關格을 治療한다.
③ 庚戌年에 임금이 만들어서 내려주었다.

❾ 천금광제환(千金廣濟丸)

活套 : ① 寒으로 因한 傷食을 治療한다.

② 霍亂(곽란)을 治療하고 또한 關格을 治療한다.
③ 庚戌年에 임금이 만들어서 내려주었다.

② 痰滯

ⓐ 飮食에 傷을 하면 즉 반드시 惡食을 하고 胸中에 물건이 있다.
ⓑ 마땅히 導痰을 하고 補脾를 한다.
ⓒ 二陳湯에 加 白朮·山楂·川芎·蒼朮을 한다.

❶ 정전가미이진탕(正傳加味二陳湯)(➡方藥合編·下71, 東醫寶鑑 362)

活套 : ① 食積痰을 治療한다.
② 導痰을 하고 補脾를 하며 消食을 하고 行氣를 한다.

❷ 지출환(枳朮丸)(➡方藥合編·下23, 東醫寶鑑 1189, 醫學入門 2733)

活套 : ① 痞를 治療하고 消食을 한다.
② 本 處方은 仲景方에서는 枳朮湯으로 했는데, 易老가 바꾸어서 丸으로 한 것이니, 이름을 하여 말하기를 枳朮丸이라 하였다.
③ 加 橘皮·半夏를 하면, 橘半枳朮丸이라 이름을 한다.
④ 加 神麯·麥芽를 하면, 麯蘖枳朮丸이라 이름을 한다.
⑤ 加減法은 平胃散에 依據(의거)한다.

③ 冷滯

ⓐ 차가운 것으로 傷을 한 경우에는 半夏·神麯·乾薑·三稜·蓬朮·巴豆의 類로 主한다.

❶ 후박온중탕(厚朴溫中湯)(➡方藥合編·中143, 東醫寶鑑 758, 醫學入門 2665)

活套: ① 客寒이 犯胃를 해서 心腹이 虛冷하고 脹痛하는 것을 治療한다.
② 氣虛한 경우에는 加 人蔘·桂枝를 한다.
③ 滯를 낀 경우에는 加 山楂·神麯·檳榔·枳實을 한다.
④ 蛔가 動하는 경우에는 加 山楂·檳榔·使君子·烏梅·花椒를 한다.

❷ 오적산(五積散)(➡方藥合編·中13, 東醫寶鑑 1077, 醫學入門 153·3076)

活套:① 坐骨神經痛·帶下·生理不順·慢性胃腸炎·慢性心臟病·류마티스·腰痛·神經痛·疝氣·胃카타르·婦人病·流行性感氣·脚氣·貧血·小腹冷感·小兒痲痺·食傷·心臟性喘息·心臟瓣膜症·子宮癌·虛弱體質·六味地黃元의 異常反應時를 治療한다.
② 風寒으로 感傷을 하여 頭痛·身疼을 하고 四肢가 逆冷을 하며 胸腹이 作痛을 하고 嘔吐泄瀉를 하는 것을 治療한다.
③ 或은 內傷의 生冷과 外感의 風寒을 아울러 대개 治療를 한다.
④ 白芷·桂皮를 除하고 아울러 炒를 하면 즉, 熟料五積散이라 이름을 한다.
⑤ 外感의 挾滯에는 加 山楂·神麯·檳榔을 한다.
⑥ 蛔가 動하는 경우에는 加 烏梅·花椒를 한다.

④ 宿滯[1931]

ⓐ 먹은 것이 消化가 되지 않아 積이 되고 痞悶(비민)[1932]을 하는 경우에는 마땅히 平胃散을 사용하는데 加 縮砂·香附子·神麯·麥芽를 하고, 生薑과 紫蘇葉을 넣어 끓여서 服用을 한다.
ⓑ 食積에는 마땅히 保和丸[1933]·大安丸·連蘿丸·紅元子·佐脾丸으로 한다.

❶ 보화환(保和丸)(➡方藥合編·下39, 東醫寶鑑 1343·1352, 醫學入門 164·2733)
活套 : ① 一切의 飮食으로 傷한 것과, 또한 積聚(적취)와 痞塊(비괴)를 治療한다.
② 一方에는 山査肉 五兩, 神麯·半夏 各三兩, 赤茯苓·陳皮·蘿葍子·連翹·麥芽 各一兩으로 되어 있다.
③ 分作을 해서 二十貼으로 해도 역시 좋다.
④ 食鬱(식울)에는 加 檳榔 一錢, 木香 五分, 荷葉을 손바닥 만 한 것으로 한다.
⑤ 熱이 없는 경우에는 去 黃芩·黃連을 한다.

⑤ 脾虛
ⓐ 脾胃(비위)가 弱하여 飮食을 감당하지 못하는 경우에는 한가지로 克伐(극벌)[1934]을 하는 藥을 사용해서는 不可하다.
㉠ 마땅히 錢氏異功散으로 補를 하면, 자연히 能히 먹을 수가 있다.

ⓑ 가령, 或은 먹는 것을 너무 좋아하여 脾를 傷을 하고 痞滿(비만)이 있는 경우에는 區分을 하여 枳朮丸을 사용하는데 많이 服用을 하여서는 안 된다.
ⓒ 宿食으로 吐·下를 한 後에 氣가 虛한 경우에는 마땅히 補를 한다.
㉠ 四君子湯·六君子湯·補中益氣湯으로 한다.[1935]

ⓓ 傷食으로 胃가 弱한 경우에는 마땅히 醒脾育胃湯·蔘朮健脾湯·七珍湯·八珍散·健胃保和元·養脾丸·八味理中丸·滋脾丸·異功散·健脾丸·蔘苓壯脾元·千金養脾元으로 한다.

❶ 이공산(異功散)(➡方藥合編·上64, 東醫寶鑑 417·1773, 醫學入門 3147)
活套 : ① 食慾不振·胃下垂·胃腸虛弱症·痔出血·他藥으로 無效한 半身不隨·貧血·心腹脹滿·腸鳴下痢·嘔吐吃逆·脾衰肺損·體瘦面黃·胃遺瘍·小兒吐乳을 治療한다.

❷ 전씨이공산(錢氏異功散)(➡方藥合編·上19, 東醫寶鑑 1193)
活套 : ① 元氣虛弱·口渴·泄瀉를 治療한다. 脾胃(비위)의 虛弱으로 飮食이 不進을 하고 心胸이 痞悶(비민)한 것을 治療한다.
② 挾滯에는 加 山楂·神麯·砂仁의 類를 한다.
③ 泄瀉(설사)에는 合 五苓散을 한다.
④ 虛痢에는 加 檳榔·吳茱萸·黃連·桂心의 類를 한다.

1931) 지나치게 먹고 익지 않거나 찬 과일과 채소를 억지로 먹어 위완(胃脘)에 정체되면 드디어 숙체가 생긴다.(稟受怯弱, 飢飽失時, 或過餐五味魚腥乳酪, 强食生冷果菜, 停留胃脘, 遂成**宿滯**.)'고 하였다.
1932) 속이 더부룩하고 답답한 증. 기(氣)나 습담(濕痰)이 몰릴 때, 또는 여윈 사람에서 열이 중초(中焦)에 맺혀서 발생함. 흉중(胸中)이 창만(脹滿)하나 통증이 없음. 명치 밑이 막히나, 실질(實質)은 없음.
1933) 가장 無難한 處方이다.
1934) 적을 공벌하여 굴복시키는 것을 말함.
1935) 保和丸이나 寧神丸을 같이 服用을 하는 것이 좋다.

⑤ 暑熱에는 加 香薷·白扁豆를 한다.
⑥ 傷寒으로 元氣가 虛弱을 하고 身熱이 있으며 口渴이 있고 脈이 虛한데, 或은 泄瀉(설사)를 하는 경우에는 加 乾葛을 하거나, 或은 倍 人蔘을 한다.

❸ 삼출건비탕(蔘朮健脾湯)(➡方藥合編·上21, 東醫寶鑑 1193)
活套 : ① 脾를 健全하게 하고 胃를 기르며 飮食을 運化시킨다.
② 氣虛에는 倍加 人蔘을 한다.
③ 腹冷으로 蛔動을 하는 경우에는 加 乾薑·肉桂·烏梅·花椒를 한다.

❹ 향사양위탕(香砂養胃湯)(➡方藥合編·中43, 東醫寶鑑 738·1205)
活套 : ① 慢性胃腸炎·胃弱症·飮食不振·氣滯·胃아토니·胃擴張症·胃下垂를 治療한다.
② 먹을 생각이 없고 痞悶(비민)을 하는 것을 治療한다.
③ 이것은 胃가 寒한 것이다.
④ 蔘朮健脾湯을 參考하여 사용을 한다.
⑤ 무척 副作用이 많은 處方 中에 하나이다.
⑥『東醫寶鑑』에는 두 개의 處方이 記載되어 있다. ㉠『東醫寶鑑』: 白朮·陳皮·半夏·白茯苓 各一錢, 香附子·縮砂·木香·枳實·藿香·厚朴·白荳蔲 各七分, 甘草 三分, 右剉, 作一貼, 薑三片, 棗二枚, 水煎服. 加味枳朮丸 同功. ㉡『東醫寶鑑』 又方 : 白朮 一錢, 縮砂·蒼朮·厚朴·陳皮·白茯苓 各八分, 白荳蔲 七分, 人蔘·木香·甘草 各五分, 右剉, 作一貼, 入薑三棗二, 水煎服.
⑦ 虛의 中에 實이 있는 경우에는『東醫寶鑑』의 處方으로 한다.
⑧ 虛의 中에 虛가 더 甚한 경우에는『東醫寶鑑』의 又方으로 해야 한다.
⑨ 그러나,『方藥合編』에서 又方만을 引用을 했기 때문에 약간이라도 實한 경우에 사용을 하면 바로 上熱感이 發生을 하게 된다.

❺ 육군자탕(六君子湯)(➡方藥合編·上69, 東醫寶鑑 369, 醫學入門 3034)
活套 : ① 胃弱·胃液分泌過多·胃下垂·胃炎·胃癌·胃潰瘍·脚氣·佝僂病·潰瘍性大腸炎·腺病質·手足冷·食慾不振·十二指腸潰瘍·胃酸過多 및 不足症·胃아토니·虛弱體質改善을 治療한다.
② 氣虛로 因한 痰盛을 治療한다.
③ 虛冷한 경우에는 加 薑·桂를 한다.
④ 땀이 많은 경우에는 加 桂枝·黃芪를 한다.
⑤ 血이 燥한 경우에는 加 熟地黃·當歸·白芍藥을 한다.
⑥ 咳嗽(해수)를 하는 경우에는 加 貝母·五味子를 한다.
⑦ 氣滯에는 加 香附子·木香을 한다.
⑧ 挾感(협감)에는 加 香附子·乾葛을 한다.
⑨ 挾食(협식)에는 加 神麯·砂仁·枳實을 한다.
⑩ 浮腫에는 合 四苓散을 한다.

❻ 보중익기탕(補中益氣湯)(➡方藥合編·上22, 東醫寶鑑 1201, 醫學入門 162·1870·1881·2729·3057)
活套 : ① 疲勞狀態·肺結核·肋膜炎·腹膜炎·夏瘦·痔疾·脫肛·感氣·말라리아狀熱·胃下垂·子宮下垂·盜汗·自汗을 治療한다.
② 勞役이 太甚을 하거나, 或은 飮食이 失節을 하여 身熱을 하고 自汗을 하는 것을 治療한다.

⑥ 倒飽[1936)]

ⓐ 倒飽는 두 가지로 理解를 한다.

ⓑ 하나는 倒飽脹으로 일반적인 中滿證에서 약간 輕한 것을 말한다. 世俗에서 이르기를 倒飽라고 한다.

㉠ 氣虛가 있는 경우에는 六君子湯에 加 黃芪·厚朴·木香을 한다.

㉡ 食積에는 加 山楂·麥芽로 한다.

㉢ 濕熱을 낀 경우에는 加 黃連·靑皮·白芍·木香을 한다.

㉣ 淸氣가 陷한 경우에는 木香順氣湯으로 한다[1937)].

㉤ 血虛가 있는 경우에는 四物湯에 加 白朮·木通·厚朴으로 한다.

㉥ 濕熱을 낀 경우에는 加 黃芩·黃連으로 한다.

㉦ 食滯가 있는 경우에는 平胃散에 加 山楂·麥芽를 한다. 或은 枳朮丸으로 한다.

㉧ 무릇, 虛脹 및 久病으로 瘧痢(학리)가 되어서 脹이 있는 경우에는 모두 이것을 根據(근거)를 하여 氣血을 나누어 調理를 하고 治療를 한다.

ⓒ 다른 하나는 食後困倦[1938)]을 말한다.

㉠ 飮食이 들어가면 즉, 困倦[1939)]을 하고 精神이 昏冒를 하며 자려고만 하는 경우에는 脾가 虛弱한 것이다.

㉮ 만약에 脾胃(비위)가 節制를 하지 못하여 그 胃氣를 損傷(손상)을 하게 되면 尅化(극화)[1940)]를 하여 肝에 散을 하고 心에 돌아가게 하며 肺에 溢을 하게 할 수가 없다.

㉯ 飮食이 들어가면 즉, 昏冒를 하여 잠을 자려고 한다.

㉡ 잠을 자게 되면 즉, 飮食이 한 邊(변)에 있게 되니 氣가 잠시 舒(서)한 것을 얻게 된다.

㉮ 이것으로 升發을 하는 氣가 行을 하지 않은 것을 알 수가 있다.

㉯ 마땅히 蔘朮湯으로 한다.

㉢ 勞傷은 勞役을 過하게 하여 元氣를 耗損(모손)을 하고 脾胃(비위)가 虛衰(허쇠)를 하여 風寒을 勘當(감당)을 할 수가 없는 것이다.

㉮ 그렇기 때문에 昏冒(혼모)[1941)]를 한다.

1936) 본래 食後倒飽는 밥을 먹으면 卒然昏到를 하는 것을 말하는데, 後에는 식사를 한 다음에 發生을 하는 困倦으로 바뀌었다.

1937) 淸氣가 在下를 하면 飧泄을 한다. 木香順氣湯은 濁氣가 上으로 올라간 것이다.

1938) 臨床에서는 香砂六君子湯으로 한다.

1939) ①고단하여 기운(氣運)이 없음 ②고달프고 나른함

1940) 어려움을 이기고 좋게 바꿈

1941) 정신이 흐려지는 증상임

㉯ 마땅히 補中益氣湯을 사용한다.

㉣ 食後에 昏倦(혼권)[1942]은 마땅히 蔘芪湯·升陽補氣湯으로 한다.

❶ 향사육군자탕(香砂六君子湯)(➡方藥合編·上20, 東醫寶鑑 514·1205)

活套 : ① 酒滯·食慾不振·氣鬱症을 治療한다.
② 飮食을 먹을 생각이 없고, 食後에 倒飽를 하는 것을 治療한다.
③ 脾가 虛한 것이다. 脾가 虛한 경우에는 人蔘을 三·五錢으로 한다.
④ 虛冷한 경우에는 加 乾薑·肉桂를 한다.
⑤ 酒滯에는 加 良薑을 한다.
⑥ 食鬱(식울)에는 加 枳實·黃連을 한다.

⑦ 酒傷

ⓐ 飮酒를 過多하게 하여 病이 된 경우에는 마땅히 葛花解酲湯[1943]·酒蒸黃連丸·百杯丸·對金飮子[1944]로 하며 解酒化毒散·葛黃丸·升麻葛根湯으로 한다.

ⓑ 술에 的中이 되어 頭痛이 있고 嘔吐를 하며 眩暈(현훈)을 하는 경우에는 補中益氣湯에 去 白朮을 하고, 加 半夏·白芍藥·黃芩·乾葛·川芎을 한다.

㉠ 或은 對金飮子에 加 葛根·赤茯苓·半夏를 各一錢으로 하여 煎服을 한다.

ⓒ 酒後에 傷風을 하여 몸에 熱이 나고 頭痛이 마치 깨질 것과 같은 경우에는 防風通聖散에 加 黃連을 二錢, 連鬚葱白을 十根을 하여 끓여 服用을 하면 바로 낫는다.

㉠ 이 藥은 能히 酒傷으로 因한 熱毒을 治療한다.

ⓓ 酒後에 煩渴(번갈)을 하는 경우에는 五豆湯을 마시는 것이 가장 妙하다.

ⓔ 술을 잘 마시는데 매일 아침에 길게 트림을 하면서 吐하지를 않는 경우에는 小調中湯이 가장 妙하다.

㉠ 한 달에 三·五차례 服用을 하는 것이 역시 可하다.

ⓕ 醉를 하고 배가 부르는 다음에 性행위를 하여 病을 얻은 경우에는 마땅히 人蔘散을 사용한다.[1945]

ⓖ 或은 蓄血(축혈)에 이르러서 胃口가 痛症이 있는 경우에

㉠ 大調中湯을 사용한다.

1942) 정신이 희미하고 팔다리가 노작지근해지는 것.
1943) 手顫症이 있는 경우에 사용을 한다.
1944) 韓醫院에 來院을 하는 경우에는 慢性인 경우가 많기 때문에 雙和湯과 合方을 한다.
1945) 酒後에 雜病은 雙和湯을 基本으로 한다.

㉡ 或은 八物湯에 加 縮砂를 하여 煎服을 한다.

❶ 대금음자(對金飮子)(➡方藥合編·下28, 東醫寶鑑 1197, 醫學入門 153·3087)

活套 : ① 酒食傷을 治療한다.

② 加 乾葛 二錢, 赤茯苓·砂仁·神麯 各一錢을 하면 더욱 좋다.

③ 冷한 경우에는 加 良薑 二錢, 草豆蔲 一錢을 하면 역시 좋다.

❷ 소조중탕(小調中湯)(➡方藥合編·下68, 東醫寶鑑 358, 醫學入門 3117)

活套 : ① 一切의 痰火 및 諸般의 怪病에 脾胃(비위)를 잘 調理를 하는데 神效하다.

② 加 人蔘·白朮·白茯苓·當歸·川芎·生地黃·白芍藥을 하면 大調中湯이라고 이름을 하니 卽 八物湯을 合한 것이다.

③ 虛하면서 痰火가 있는 것을 治療한다.

④ 또한, 積熱과 吐血을 治療한다.

⑤ 매번 五錢을 煎服을 한다.

⑥ 陰虛에 痰火가 있으면 合 六味元을 한다.

⑦ 血虛에 痰火가 있으면 合 四物湯을 하거나, 或은 合 歸脾湯을 한다.

⑧ 一切 痰火에는 合 導痰湯을 한다.

❸ 대조중탕(大調中湯)(➡方藥合編·下68, 東醫寶鑑 359, 醫學入門 3118)

活套 : ① 즉, 小調中湯에 人蔘·白朮·茯苓·川芎·當歸·生地·白芍을 加한 것이 大調中湯이다.

② 즉, 八物湯에 加 黃連·瓜蔞仁·半夏를 한 것이다. 虛를 하면서 痰火를 낀 경우에 사용한다.

❹ 팔물탕(八物湯)(➡方藥合編·上32, 東醫寶鑑 1236, 醫學入門 3036)

活套 : ① 貧血·胃弱·食慾不振·全身衰弱·不姙症·病後衰弱을 治療한다.

② 虛勞로 氣血이 兩虛한 것을 治療하는데 能히 陰陽을 調和한다.

③ 氣血의 兩虛를 治療한다. 一名은 八珍湯이라 한다.

(4) 傷食의 脈

① 氣口脈이 緊盛을 하면 傷食이 되는데 먹은 것이 消化가 되지 않는다.

② 浮滑을 하면 痰이다.

3. 勞傷

(1) 脾胃(비위)의 病[1946)]

① 熱病[1947)]은 가슴에 痰火가 많으니 眩暈(현훈)을 하고 嘔吐를 하며 足痿(족위)[1948)]가

1946) 脾胃가 病이 들면 바로 傳達을 하기 때문에 臨床에 接할 때에는 이미 脾胃病이 섞인 경우가 대부분이다. 學府때에는 먹기는 하는데 消化가 안 되면 脾臟病이라고 하고, 먹지를 못하는 것은 胃腸病이라고 하였다. 어찌 보면 이것이 脾胃病을 구분하는 가장 기본적인 方法이다.

1947) 胃病을 말한다.

있는데, 或은 大便이 막힌다.

② 濕病[1949]은 腫脹이 되고 泄瀉(설사)가 멈추기가 어려우니 消導와 補益, 그리고 淸熱과 燥濕으로 한다.

③ 脾胃(비위)의 病은 寒濕과 燥熱, 그리고 傷食과 勞役으로 나누게 되지만, 결과적으로 그 證狀은 熱로 만들어져서 가슴에 痰火가 많아 眩暈(현훈)을 하고 嘔吐를 하며 足痿(족위)가 있는데, 或은 大便이 막히는 證狀이 나오는 것이나.

④ 脾胃(비위)의 病이 비록 寒濕과 燥熱로 나뉜다고 할지라도, 결국 土의 濕病으로 歸屬이 되니 濕腫滿本脾土經이라고 한 것이다.

ⓐ 그렇기 때문에 腫滿(종만)을 하고 腹脹을 하며 泄瀉(설사)의 病이 나오는 것이다.

ⓑ 앞 條文에서 비록 熱의 痰火라고 하여도 或은 大便이 閉라고 한 것은 무조건 燥熱이라고 해서 便秘가 나오는 것이 아니라는 것이다.

⑤ 이것은 脾胃(비위)治法의 大要이다.

ⓐ 消는 消導를 말하는 것이다.

ⓑ 補는 補益을 말하는 것이다.

ⓒ 淸熱이라는 것은 足陽明胃의 燥熱에 대한 治法을 말한 것이다.

ⓓ 燥濕이라는 것은 足太陰脾의 寒濕에 대한 治法을 말하는 것이다.

(2) 勞傷과 食傷의 治法

① 勞傷의 元氣不足은 마땅히 補益을 하여야 한다.

② 食傷의 邪氣有餘는 마땅히 消導를 하여야 한다.

③ 勞役과 飮食으로 모두 傷한 경우에는 補益과 消導를 兼하여 行을 하여야 한다.

ⓐ 그 中에 或은 兼하여 淸熱을 하여야 하고 或은 兼하여 濕痰을 燥하게 하여야 한다.

④ 補益과 消導는 다음과 같다.

ⓐ 補劑는 補中益氣湯으로 主한다.

ⓑ 停滯된 飮食을 消導할 때에는 一補·一瀉의 개념으로 脾胃(비위)에 대한 作用을 본다면 燥濕健脾의 白朮과 消導의 枳實을 合한 枳朮丸으로 한다.

ⓒ 만약, 滯物이 胃에 남아 있어 胸膈이 답답함이 있다면 枳梗二陳湯에 加 山楂·麥芽를 한다.

1948) 발의 근육이 연약해져서 걷지 못하는 것으로 위증(痿證)의 하나임.
1949) 脾病을 말한다.

ⓓ 停飮으로 脾胃(비위)가 不和를 하여 泄瀉(설사)를 하고 滯物이 남아 있는 경우에
㉠ 胃苓湯에 加 半夏[1950]를 한다.
㉡ 이미 痰으로 停滯된 경우에는 快脾(쾌비)로 順氣를 하여 化痰으로 消食을 하게 하는 化痰丸으로 한다.

⑤ 淸熱과 燥濕은 다음과 같다.
ⓐ 淸熱에는 일반적으로 裏熱이 남아 있는 경우에는 小調中湯으로 한다.
ⓑ 胃虛로 膈에 熱이 있어 딸꾹질을 하는 경우에는 橘皮竹茹湯으로 한다.
ⓒ 內傷의 熱中으로 胃氣가 흩어진 경우에는 凝神散으로 한다.[1951]
ⓓ 滯物로 因한 熱이 發生이 되는 경우에는 三黃枳朮丸으로 한다.
ⓔ 단순한 食積인 경우에는 保和丸으로 한다.
ⓕ 燥濕에는 二陳湯을 우선으로 한다.
ⓖ 氣虛로 因한 경우에는 六君子湯으로 한다.
ⓗ 寒濕[1952]으로 因한 경우에는 理中湯으로 한다.
ⓘ 肥白人으로 寒濕이 많은 경우에는 生胃丹으로 한다.
ⓙ 中焦의 濕을 內·外로 풀 경우에는 單蒼出膏로 한다.

(3) 勞傷에 『東醫寶鑑』의 治法

① 飮食에 때를 잃고 勞役을 過度하게 하여 脾胃(비위)가 虛弱을 하고 中氣가 不足한 경우에는 補中益氣湯[1953]을 爲主(위주)로 한다.
② 가령, 益胃升陽湯·升陽順氣湯·調中益氣湯·升陽益胃湯·淸神益氣湯·黃芪人蔘湯·蔘朮調中湯·人蔘飮을 모두가 選擇을 해서 사용을 할 수가 있다.

③ 勞倦傷에도 역시 두 가지가 있다.
ⓐ 勞力을 해서 순전히 氣를 傷하여서 땀이 없는 경우에는 補中益氣湯으로 한다.
ⓑ 勞心을 兼해서 血을 傷하여 땀이 있는 경우에는 黃芪健中湯으로 한다.
ⓒ 勞心과 勞力으로 모두 해서 氣血이 대개 傷한 경우에는 雙和湯으로 한다.[1954]

❶ 보중익기탕(補中益氣湯)(➡方藥合編·上22, 東醫寶鑑 1201, 醫學入門 162·1870·1881·2729·3057)
活套 : ① 疲勞狀態·肺結核·肋膜炎·腹膜炎·夏瘦·痔疾·脫肛·感氣·말라리아狀熱·胃下垂·子宮下垂·盜汗·自汗을 治

1950) 직접 消導之劑를 더 加하는 것이 좋다. 平胃散의 條文을 參考하면 된다.
1951) 便이 實하지 않고 퍼지게 나온다는 것이다.
1952) 寒을 하면 腹痛을 하고 濕을 하면 泄瀉를 한다. 腹痛과 泄瀉가 있어야 理中湯으로 한다. 하지만, 理中湯으로 낫지 않는 경우에는 이미 中焦의 문제가 아니라는 것이다. 理陰煎의 變法으로 한다. 본래 상한에서는 赤石脂禹余糧湯으로 한다고 하였다.
1953) 勞力傷氣를 말한다.
1954) 勞力傷氣와 勞心傷血을 다 같이 治療하는 것을 말하는 것인데 『方藥合編』에서 단순하게 氣血이 損傷한 것을 治療하는 것으로 되어 있어, 後에 八物湯의 作用과 混同이 되게 한 것이 있다.

療한다.
② 勞役이 太甚하거나 或은 飮食이 失節해서 身熱하고 自汗하는 것을 治療한다.
③ 加 黃柏 三分, 紅花 二分하여 入心養血[1955]을 한다.

❷ 익위승양탕(益胃升陽湯)(➡方藥合編·上23, 東醫寶鑑 444·1202, 醫學入門 1880·3059)
活套: ① 經水不調·血脫後脈弱食少·水泄日二三行·陽虛·便血·元氣不足을 治療한다.
② 內傷의 諸證(제증)을 治療힌다.
③ 대개, 血脫에 益氣하는 것은 옛 聖人의 法이다.
④ 먼저 胃氣를 이롭게 하여 生發을 하는 氣를 돕는데 이 藥으로 主한다.
⑤ 崩帶가 오래된 경우에는 倍 人蔘을 하여 三·五錢으로 하고, 或은 加 熟地黃·乾薑炒黑·荊芥炒黑·地楡의 類를 한다.
⑥ 역시, 날이 오래된 便血이 過多를 하여 元氣가 下陷(하함)을 하는 것을 治療한다.

❸ 황기건중탕(黃芪健中湯)(➡方藥合編·上45)
活套 : ① 小建中湯에 自汗이 있는 경우 加 黃芪를 하는데 이것을 黃芪健中湯이라고 이름을 한다.

❹ 쌍화탕(雙和湯)(➡方藥合編·上31, 東醫寶鑑 1236)
活套 : ① 疲勞倦怠·貧血·盜汗·腹痛·性的過勞·病後衰弱·遺精·陰痿·腎氣不足을 治療한다. ② 氣·血[1956]이 모두 傷한 것을 治療한다.
③ 或은 房室을 한 後에 勞役을 한 것을 治療한다. 或은 勞役을 한 後에 犯房을 한 것을 治療한다.
④ 大病을 한 後에 氣乏을 하고 自汗을 하는 것을 治療한다.
⑤ 이에 建中湯과 四物湯을 合方한 것이다.

(4) 勞傷의 脈

① 內傷의 勞役은 豁大(활대)를 禁할 수가 없게 된다.
② 만약, 胃氣가 損傷(손상)을 當하면 隱伏(은복)[1957]을 하여 찾기가 어렵다.
③ 內傷의 飮食은 浮·沈이 滑疾을 하고 內傷의 勞役은 數·大·濇한 것이다.

④ 右關에 緩緊한 脈이 있으면, 寒濕이 서로 찾은 것이다.
ⓐ 右關이 數緩(삭완)을 하면 濕熱이 兼하여 臨한 것이다.
ⓑ 散을 하고 또한, 微·代를 하면 傷食으로 感淫을 한 것이다.

⑤ 心脈이 氣口에서 變하여 보이게 되면, 肝木이 역시 心火의 勢를 끼어서 肺金을 逼迫(핍박)한 것이기 때문에, 大를 하면서 急數(급삭)을 하고 無力한 것을 禁할 수가 없을 따름이다.
⑥ 內傷이 輕한 경우에는 右關이 沈滑을 하고, 內傷이 重한 경우에는 氣口가 浮滑을 한다.

1955) 『方藥合編』에서 『東醫寶鑑』을 引用하는데 완전히 引用을 하지 못하고 '黃柏 三分을 하면 以滋腎水한다.'는 것을 누락했다.
1956) 勞心傷血과 勞力傷氣를 다 같이 한 것을 말한다.
1957) 숨어 엎드림. 사람이 안에 숨어 있음

⑦ 右寸의 氣口脈이 急大를 하면서 數을 하는데 때로 한번 代脈이 오면서 濇을 하게 된다.
ⓐ 濇이라는 것은 肺의 本脈이고, 代라는 것은 元氣가 서로 接續을 하지 않는 것이다.
ⓑ 이것은 飮食이 失節을 하고 勞役이 過度한 것이 甚하여 크게 虛한 脈이다.

⑧ 右關의 脾脈이 數을 한 中에 緩脈이 보이고, 또한 다른 臟에 比하여 倍가 되면 이것은 勞役이 가볍고 傷飮食으로 因한 濕熱이 重한 것이다.
⑨ 數은 燥熱이 많고, 緩은 濕熱이 많은 것이다.
⑩ 만약, 脾脈(비맥)이 大數를 하고 때로 微緩을 하면서, 한번 代脈이 오는 것은 飮食이 不節을 하고 寒溫의 居處(거처)를 失調를 한 것이다.

4. 調理脾胃[1958]

(1) 內傷의 調理脾胃

① 調理脾胃는 濕과 熱이다.
② 脾의 性은 濕하고 血을 主하며 陰이다.
③ 胃는 火로 化하고 氣를 主하며 陽이다.
④ 크게 濕하면 즉 氣가 滯하고, 크게 乾燥를 하면 즉 血이 燥하게 된다.
⑤ 濕熱이 調和롭게 머물게 되면 즉, 能히 먹고 能히 消化가 되어 氣血이 生하는 것이 旺盛하게 된다.
⑥ 진실로 或은 寒濕이 脾를 傷하면 즉 停飮으로 消化가 안 되고, 或은 먹을 생각을 안 한다.
⑦ 燥熱이 脾를 傷을 하면 즉 停滯된 飮食이 消化가 안 되고, 或은 잘 먹더라도 마른다.
⑧ 이것은 脾胃(비위)가 不和한 것으로 因하여 서로 交流를 하여 病이 된 것이다. 胃는 變하여 寒이 되고, 脾는 變하여 熱이 된다.

⑨ 대개, 脈이 浮緩을 하면서 遲를 하는데, 或은 緊을 끼게 되면 寒濕이다.
ⓐ 脈이 浮緩을 하면서 實을 하는데, 或은 細를 하면서 數을 하면 燥熱이 된다.

⑩ 또한, 살찐 사람은 濕이 많고 마른 사람은 熱이 많으니, 飮食의 진하고 薄한 것을 더욱 參考하여야 可하다.[1959]

1958) 脾胃病을 調理하는 경우도 있고, 大病을 한 後에 脾胃를 調理한다는 意味가 있다.
1959) 사람의 肥·瘦·黑·白을 보아야 하지만, 역시 먹는 것이 膏粱珍味인가의 與否도 確認을 하여야 한다.

(2) 胃病과 脾病

① 胃病

ⓐ 脾胃(비위)의 病은 寒濕과 燥熱, 그리고 傷食과 勞役으로 나누게 된다.

ⓑ 결과적으로 그 證狀은 熱로 만들어져서 가슴에 痰火가 많아 眩暈(현훈)과 嘔吐, 그리고 足痿(족위)[1960]가 있는데, 或은 大便이 막히는 證狀이 나온다.[1961]

② 脾病

ⓐ 脾胃(비위)의 病이 비록 寒濕과 燥熱로 나뉜다고 할지라도 결국 土의 濕病으로 歸屬이 되니, 濕腫滿本脾土經이라고 한 것이다.

ⓑ 그렇기 때문에 腫滿·腹脹·泄瀉의 病이 나오는 것이다.

ⓒ 앞의 條文에서 비록 熱의 痰火라고 하여도 或은 大便閉라고 한 것은 무조건 燥熱이라고 하여 便秘가 나오는 것이 아니라는 것이다.

(3) 脾胃治法의 大要

① 이것은 脾胃治法의 大要이다.

② 消는 消導를 말하는 것이다.

③ 補는 補益을 말하는 것이다.

④ 清熱이라는 것은 足陽明胃의 燥熱에 대한 治法을 말한 것이다.

⑤ 燥濕이라는 것은 足太陰脾의 寒濕에 대한 治法을 말하는 것이다.

(4) 勞倦傷과 食傷의 區分과 治療

① 心口[1962]가 아프거나 아프지 않은 것으로 한다.

ⓐ 勞傷은 손으로 心口를 누르면 아프지 않고, 食傷은 손으로 心口를 누르면 刺痛이 있다.

ⓑ 食傷은 처음에는 寒하다가 오래 되면 즉 熱을 하고, 勞倦(노권)[1963]은 처음에는 熱하다가 오래되면 寒이 發生을 한다

② 勞倦傷

ⓐ 처음 일어날 때에는 熱中이니, 마땅히 甘溫으로 中을 補를 하여야 한다.

ⓑ 오래되면 變하여 寒中이 되니, 마땅히 辛熱로 中을 溫하게 하여야 한다.

1960) 발의 근육이 연약해져서 걷지 못하는 것으로 위증(痿證)의 하나임

1961) 반드시 便秘가 오는 것은 아니고 도리고 간혹 胃病에도 泄瀉가 나온다.

1962) 심와부(心窩部)를 말하는 것임.

1963) 피로(疲勞)하여 싫증을 냄

③ 飮食傷

ⓐ 처음에 일어날 때에는 寒濕이니, 마땅히 辛燥한 것으로 消導를 하여야 한다.

ⓑ 오래되면 濕熱이 되니, 마땅히 辛甘의 苦寒으로 潤澤하게 하여야 한다.

(5) 調理脾胃에 『東醫寶鑑』의 通治

① 脾胃(비위)의 虛實에 따른 分類에

ⓐ 脾胃(비위)가 모두 實한 경우에는 즉, 때가 지나도 배가 고프지 않고 많이 먹어도 傷을 하지 않는다.

ⓑ 脾胃(비위)가 모두 虛한 경우에는 즉, 먹지를 못하면서 마르는데 먹을 것을 주어도 적게 먹고 주지 않으면 먹을 생각이 없으며 배가 고프거나 부른 것을 알지 못한다.

② 식사와 肥瘦(비수)에 따른 分類

ⓐ 먹은 것이 적은데도 살이 찌는 경우에는 비록 살이 찌더라도 四肢를 들 수가 없으니 대개 脾가 困窮을 하고 邪가 勝한 것이다.

ⓑ 먹은 것이 많은데도 마르는 경우에는 胃의 伏火가 氣分에 있으면 즉, 能히 먹게 되는 것이다.

㉠ 비록 많이 먹더라도 肌肉이 生을 하지는 않는다.

ⓒ 입으로 맛있는 것을 많이 먹으려고 하는 경우에는 陰이 虛하여 火가 動한 것이다.

㉠ 陰이 虛하면 즉, 입으로 맛이 돌게 된다.[1964]

㉡ 陽이 虛하면 즉, 입에 맛이 없게 된다.[1965]

ⓓ 먹는 것을 싫어하는 경우에는 胸中에 물건이 있는 것이다.

㉠ 마땅히 導痰을 하고 補脾를 한다.

㉡ 二陳湯에 加 蒼朮·白朮·川芎·山楂를 한다.

ⓔ 憂抑으로 脾를 傷하여 飮食생각이 없는 경우에는 黃連炒·白芍藥酒炒·香附子·淸六丸末을 末로 하여 薑汁(강즙)으로 浸을 하고 蒸餠(증병)[1966]을 한 다음에 丸으로 服用을 한다.

ⓕ 飮食생각이 없는 경우에는 마땅히 平胃散·養胃進食丸·寬中進食丸·生胃丹·蔘苓白朮丸·啓脾丸·二麴元·香砂六君子湯·香砂養胃湯·安胃散·穀神湯으로 한다.

1964) 그렇기 때문에 老人이 밥이 맛이 있으면 陰虛火動이다.

1965) 이것으로 老人은 항상 밥맛이 없다고 하고 消化가 잘 안 된다고 한다.

1966) 밀가루를 더운물에 반죽한 다음 술을 뿌리고 삭혀서 찐 떡을 말한다. 상하떡이 증병에 속한다. 옛날에는 일부 한약가루를 증병에 반죽하여 환제를 만들었는데 이것을 증병환(**蒸餠**丸)이라고 하였다.

ⓖ 勞役을 하면서 먹는 것을 못하여 胃虛가 甚한 경우에는 益胃升陽湯·蔘苓白朮散으로 한다.
ⓗ 內傷으로 脾胃(비위)를 傷한 경우에 調理하기 위해서 항상 服用을 하는 藥은 마땅히 蔘苓白朮丸·蔘苓白朮散·瑞蓮丸·太和丸·雲林潤身丸·補眞膏·蔘朮調元膏·白朮和胃丸·異功散·九仙王道糕·秘傳三仙糕·茯苓造化糕·白雪糕·砂糖丸·天眞元·還元丹·助元散·蒼朮膏·白朮膏로 한다.

❶ 삼령백출산(蔘苓白朮散)(➡方藥合編·上25, 東醫寶鑑 1217, 醫學入門 3104)
活套 : ① 胃腸虛弱·食慾不振·全身倦怠·嘔吐下痢·胃部肥滿·心悸·崩漏·帶下·腸結核·慢性胃腸炎을 治療한다.
② 大病을 한 後에 調理脾胃를 한다.
③ 痞滿(비만)에는 去 薏苡仁[1967]을 하고, 加 陳皮·白荳蔲를 한다.
④ 下血의 날짜가 오래된 경우에는 加 地楡炒黑·荊芥炒黑·乾薑炒黑·烏梅를 한다.
⑤ 氣陷에는 加 升麻·防風을 한다[1968].

❷ 태화환(太和丸)(➡方藥合編·上26, 東醫寶鑑 1218)
活套 : ① 脾胃(비위)의 虛損으로 飮食을 먹을 생각이 없고 몸이 마르며 얼굴이 누렇게 되는 것을 治療한다.
② 胃를 열어주고 膈을 爽快(상쾌)하게 하며 鬱滯(울체)를 맑게 하고 痰을 化하게 한다.
③ 나누어서 二十貼으로 사용하는 것도 역시 좋다.
④ 그 虛實과 冷熱을 보아서 證狀을 따라서 加減을 한다.

❸ 구선왕도고(九仙王道糕)(➡方藥合編·上27, 東醫寶鑑 1219)
活套 : ① 心身衰弱·元氣不足·脾胃虛弱·食慾不振·神經衰弱을 治療한다.
② 神을 기르고 元氣를 扶養(부양)을 하며 脾를 健全하게 하고 밥을 먹게 한다.

(6) 調理脾胃의 脈

① 內傷의 勞役은 豁大(활대)를 禁을 할 수가 없게 된다.
② 만약, 胃氣가 損傷(손상)을 當하면 隱伏(은복)을 하여서 찾기가 어렵다.
③ 內傷의 飮食은 浮·沈이 滑疾을 하고, 內傷의 勞役은 數·大·濇을 한 것이다.

④ 右關에 緩緊한 脈이 있으면 寒濕이 서로 찾은 것이고, 右關이 數緩(삭완)을 하면 濕熱이 兼하여 臨한 것이다.
ⓐ 散을 하고, 또한 微代를 하면 傷食으로 感淫[1969]을 한 것이다.

⑤ 心脈이 氣口에서 變하여 보이게 되면, 肝木이 역시 心火의 勢를 끼어서 肺金을 逼迫(핍박)[1970]을 한 것이기 때문에, 大를 하면서 急數(급삭)을 하고 無力을 한 것을 禁할 수가

1967) 원래 大病을 한 다음에 調理脾胃를 위하여 식사대용으로 薏苡仁을 넣은 것인데, 만약 아직도 痞滿이 있다면 그것은 그나마도 消化를 시킬 수가 없다는 것이니 薏苡仁을 去한 것이다.
1968) 癌수술을 한 다음에 調理하는 경우에도 升麻·防風을 넣으면 더욱 좋은 效果가 있다.
1969) 病邪에 感觸이 된 것을 말한다.
1970) 핍박하다. 옥죄어 재촉하다.

없을 따름이다.
⑥ 內傷이 가벼운 경우에는 右關이 沈滑을 하고, 內傷이 重한 경우에는 氣口가 浮滑을 한다.
⑦ 右寸의 氣口脈이 急大를 하면서 數을 하는데 때로 한번 代脈이 오면서 澁을 하게 된다.
⑧ 澁이라는 것은 肺의 本脈이고, 代라는 것은 元氣가 서로 接續을 하지 않는 것이다.
⑨ 이것은 飮食이 失節을 하고 勞役이 過度한 것이 甚을 하여 크게 虛한 脈이다.
⑩ 右關의 脾脈이 數한 中에 緩脈이 보이고, 또한 다른 臟에 비해서 倍가 되면, 이것은 勞役이 가볍고 傷飮食으로 因한 濕熱이 重한 것이다.
⑪ 數은 燥熱이 많고, 緩은 濕熱이 많은 것이다.
⑫ 만약, 脾脈이 大數을 하고 때로 微緩을 하면서, 한번 代脈이 오는 것은 飮食이 不節을 하고 寒溫의 居處(거처)를 失調를 한 것이다.

5. 類傷寒[1971)]

① 무릇 傷食으로 積이 된 것은 역시 能히 發熱을 하고 頭痛을 하여 證狀이 마치 傷寒과 類似(유사)하다.
② 마땅히 陶氏平胃散으로 한다.

❶ 도씨평위산(陶氏平胃散)(➡方藥合編·下29, 東醫寶鑑 1221, 醫學入門 1739)
活套 : ① 食積類傷寒을 治療한다.
② 가령, 腹痛에는 加 桃仁을 한다.
③ 痛症이 甚하고 大便이 實熱한 경우에는 去 楂·曲·果·薑을 하고, 加 大黃으로 下를 한다.
④ 가령, 心中이 兀兀을 하여 欲吐를 하나 不吐를 하고 어찌할 바를 모르는 경우에는 진한 鹽湯에 皂角(조각)末 五分을 調服을 하여 探吐를 한다.
⑤ 무릇, 傷食으로 積이 이루어지면 역시 能히 發熱을 하고 頭痛을 하여 證狀이 마치 傷寒과 같은 것을 治療한다.
⑥ 食積類傷寒을 治療한다.
⑦ 鬱熱에는 加 梔·豉를 한다.

6. 久熱

① 外感과 內傷의 區分
ⓐ 外感의 發熱[1972)]은 人迎이 緊盛을 하니 表裏의 證이 보이는 것에 따라서 汗·下를 하면 즉 풀린다.

1971) 食積類傷寒을 말한다. 食滯로 因하여 發熱이 나는 狀態이다.
1972) 外感의 發熱은 쉼이 없다.

ⓑ 오직, 內傷의 虛熱[1973]은 오래 지나도록 풀리지 않으니 表裏의 二證이 없다.
ⓒ 비록, 食積類傷寒의 初證이라도 右脈의 氣口가 緊盛을 하고 몸마디가 아프지 않은 것이 다른 것이다.

② 內傷病의 久熱
ⓐ 內傷病의 始作은 熱中이 되는데, 마치는 것은 寒中으로 한다.
ⓑ 무릇 內傷脾胃의 證은 始作은 즉, 四肢가 困熱을 하고 氣力이 없어 움직일 수가 없으며 表熱이 있고 自汗이 있으며 心煩으로 不安을 하고 胃氣가 熱을 하며 熱氣가 胸中을 熏을 하여 內熱의 證이 된다.
ⓒ 마땅히 甘溫으로 하여 補中을 한다.
ⓓ 內傷病에 始作으로 熱中이 되는 경우에는 마땅히 補中益氣湯·益胃升陽湯·蔘朮調中湯·凝神散[1974]·當歸補血湯·三補枳朮丸으로 한다.

③ 內傷病의 誤治와 對處
ⓐ 무릇 脾胃(비위)의 證에 調治를 하는데 錯誤(착오)[1975]가 있거나, 或은 妄靈(망령)되게 下를 하면 즉, 마침내는 傳을 하여 寒中이 된다.
ⓑ 다시금 때에 寒한 것을 만나면 즉, 四肢가 厥逆(궐역)을 하고 心胃가 絞痛을 하며 冷汗이 出을 한다.
ⓒ 대저, 六氣가 勝을 하면 대개 能히 病이 되는데 오직 寒毒이 가장 危重을 하니, 陰은 殺을 主하기 때문이다. 沈香溫中丸으로 主한다.
ⓓ 마침내, 傳을 하여 寒中이 되는 경우에는 마땅히 神盛復氣湯·白朮附子湯·草豆蔻丸·守中金元으로 한다.

❶ 응신산(凝神散)(➡方藥合編·上24, 東醫寶鑑 1208, 醫學入門 157·3104)
活套 : ① 內傷熱·食慾不振을 治療한다.
② 內傷의 熱中을 治療한다.
③ 胃氣를 收斂(수렴)을 하고 肌表를 淸凉을 하게 하는데 크게 能力이 있다.
④ 飮食생각이 없는 경우에는 加 砂仁·白荳蔻를 한다.

❷ 보화환(保和丸)(➡方藥合編·下39, 東醫寶鑑 1343·1352, 醫學入門 164·2733)
活套 : ① 一切의 飮食으로 傷한 것과, 또한 積聚(적취)와 痞塊(비괴)를 治療한다.
② 一方에는 山査肉 五兩, 神麯·半夏 各三兩, 赤茯苓·陳皮·蘿菖子·連翹·麥芽 各一兩으로 되어 있다.
③ 分作을 해서 二十貼으로 해도 역시 좋다.
④ 食鬱(식울)에는 加 檳榔 一錢, 木香 五分, 荷葉을 손바닥 만 한 것으로 한다.
⑤ 熱이 없는 경우에는 去 黃芩·黃連을 한다.

1973) 內傷의 發熱은 쉼이 있다.
1974) 熱이 안으로 凝縮이 되어서 泄瀉를 하는 경우에 사용을 한다.
1975) ①인식(認識)과 대상(對象), 또는 생각과 사실(事實)이 일치(一致)하지 않는 일

7. 呑酸[1976]

(1) 呑酸과 痞滿

① 『內經』에서 諸嘔吐酸은 대개 熱에 屬한다고 하였으나, 그 熱은 대개 相火를 말한다.

② 呑酸(탄산)이나 嘈雜(조잡)[1977]이 이미 發生을 한 것은, 그 안에 痞滿(비만)[1978]이 만들어진 것을 意味를 한다.

③ 대개, 痞滿(비만)이 發生을 하는 것은 氣鬱에 屬하기 때문에 氣鬱을 破를 하려면 木香匀氣散으로 한다.

④ 이미 痰으로 進行이 된다면, 溫膽湯에 加 蒼朮을 하는 것이 妙하다.

⑤ 呑酸(탄산)이나 嘈雜(조잡)은 痰에서 發生을 하는 것이니, 生薑·半夏를 같이 끓여서 服用을 하면 좋다.

⑥ 대개, 痞滿(비만)이 없으면 呑酸(탄산)이 없으니, 痞滿(비만)이 本이 되고, 呑酸·嘈雜이 標가 되는 것이다.

ⓐ 標를 治療하면서 本을 治療하지 않는 것은 末을 治療하는 것이기 때문에, 비록 쉽게 낫는다고 하여도 本을 除去하지 않았기 때문에, 오래 되면 즉 再發을 한다.

ⓑ 本을 治療하면서 標를 治療하지 않은 것은 根을 治療하였기 때문에, 비록 늦게 낫더라도 再發을 할 염려는 없다.

(2) 釀氣와 呑酸

① 吐酸(토산)은 이에 平時의 津液(진액)이 上升을 하는 氣가 鬱滯(울체)가 되어 痰火가 되고 留飮이 不化를 하면, 朝食에 暮吐(모토)를 하고 暮食(모식)에 朝吐를 하게 되니[1979], 釀(양)이 되어 酸水(산수)가 吐出을 하는 것이다. 그렇기 때문에 釀氣(양기)라고 한다.

② 呑酸(탄산)은 이에 濕熱이 肺胃에 潛伏(잠복)이 되어, 뱉으려고 해도 뱉어지지 않고 삼키려고 해도 내려가지 않고 宿食이 鬱遏(울알)이 되어 만들어진 것이다.

1976) 위의 내용물이나 위산이 식도로 역류하여 발생하는 식도의 염증으로 일반적으로 그와 관련하여 발생하는 여러 불편감을 총칭하여 일컫는다. 일반적으로 이야기되는 식도염은 대부분 이에 속하며 비만, 음주, 흡연 등이 악화 요인으로 작용할 수 있다. **[네이버 지식백과]** 역류성 식도염 [reflux esophagitis] (서울대학교병원 의학정보, 서울대학교병원)

1977) 呑酸을 治療하지 않으면 嘈雜으로 進行이 된다.

1978) 痞滿이 없으면 呑酸이 없다. 痞滿의 原因은 食積과 七情이다. 즉, 역류성식도염은 단순하게 胃酸을 治療한다고 해결이 되지 않는다. 그 안에 痞滿을 治療하여야 하고, 역시 그 原因이 食積인지, 七情인지를 구분을 하여 根治를 하여야 再發을 하지 않는다.

1979) 아침에 밥을 먹으면 저녁에 吐하고, 저녁에 밥을 먹으면 그 다음날 아침에 吐하는 것을 말한다.

③ 釀氣(양기)와 呑酸(탄산)이 뿌리는 같으나 이름이 다른 것이니, 두 가지의 그 原因과 治療는 하나이다.

ⓐ 오직 濕이 많으면 즉, 呑酸(탄산)을 하면서 便이 利를 하는 것이고 熱이 많으면 吐酸(토산)을 하면서 便이 閉를 하는 것이다.

④ 東垣이 寒을 말한 것은 그 標를 論한 것일 따름이다.

(3) 呑酸의 治法

① 初起宜反折

ⓐ 비록, 外感의 風寒으로 呑酸(탄산)이나 吐酸(토산)이 發生을 한다고 하여도 그 안에는 濕熱이 있어야 한다.

ⓑ 평소에 濕熱이 있는데 外感의 風寒으로 因하면 즉, 內熱이 더욱 鬱을 하게 되어 酸味가 心을 刺戟(자극)을 하게 된다.

ⓒ 或은 즉시 吐出을 하게 되고, 或은 欲吐를 하나 不吐를 하여 胸中이 어찌할 것이 없으며, 或은 熱湯을 얻으면 잠시 풀린다.

ⓓ 대개, 風寒의 鬱滯(울체)가 肌表에 있는 경우에는 따뜻한 것을 얻으면 즉, 腠理(주리)가 열려서 泄을 하게 되기 때문이다.

ⓔ 비유를 하자면, 傷寒에 表熱이 있는 경우에 麻黃의 熱藥으로 發表를 하면 낫는 것이다.

ⓕ 이때의 治療는 두 가지가 있으니, 仲景傷寒의 治法과 入門의 治法이다.

㉠ 仲景傷寒의 治法은 모두 本을 말하는 것이니 用藥이 간단하지만, 入門의 治法은 用藥이 複雜(복잡)하다.

㉮ 그렇지만 이것은 古今의 學問의 差異이지, 누가 좋고 누가 나쁜 것은 아니다.

㉡ 다만, 비록 外感의 風寒으로 呑酸(탄산)과 嘈雜(조잡)이 더 甚해졌다고 하여 麻黃湯을 쉽게 쓸 일은 아니다.

㉢ 仲景의 法은 주로 大病을 한 後에 發生을 하는 것으로 홀연히 죽는 경우가 많지만, 入門의 法은 雜病用藥이 많은 것이다.

② 初起의 治療

ⓐ 初起에 反佐의 法

㉠ 外感의 風寒과 內傷의 生冷을 不問하고, 처음 일어날 때에는 生薑汁半夏湯으로 한다.

㉡ 或은 二陳湯에 加 丁香·木香·肉桂·乾薑·砂仁·生薑·大棗를 加를 하여 煎服을 하면 잠시 開豁을 하게 된다.

㉢ 이것은 反佐의 藥이지, 正治는 아니다.

㉣ 病에 的中이 되면 즉 그친다.

ⓑ 初起의 正法

㉠ 胸膈[1980]이 寒하게 되면 痞滿(비만)이 發生을 하는데, 그 다음으로는 呑酸(탄산)이 發生을 하는 것이다.

㉡ 胸膈이 寒하게 되는 경우에는 表病으로 胃가 寒을 하기 때문에 發生을 하는 것이다.

㉢ 본래, 胃가 寒을 하면 일반적으로 泄瀉(설사)를 하는 것인데 지금은 胃의 寒이 脾로 들어가게 되어 寒濕이 發生을 하고 막혀서 위로 올라가게 되는 것이다.

㉣ 막히게 되어서 脾가 寒을 하면 浮腫이 發生을 하고 脾가 熱을 하게 되면 清水를 嘔吐를 하게 되는 것이다.

㉤ 中寒으로 停水가 된 경우에는 神麯丸으로 한다.

㉥ 上膈이 寒한 경우에는 三味蔘萸湯[1981]으로 한다.

㉦ 上熱下寒한 경우에는 黃連 一兩, 附子 七錢을 神麯으로 糊丸을 하여 淡淡한 薑湯으로 먹는다.

③ 久消食積降火痰

ⓐ 오래되면 鬱熱이 發生을 하니 마땅히 寒藥으로 調를 하고 下를 하여 結滯를 흩어주고, 熱을 去하면 氣가 스스로 通和를 한다.

ⓑ 이른바 中酸을 하면 마땅히 素食[1982]을 하여야 하는 것은 滯氣를 두려워 한 것이다.

㉮ 食積痰火의 陽證

㉠ 宿食에는 通用으로 二陳湯으로 한다.

㉡ 或은 生料平胃散에 加 香附子·砂仁·神麯·山楂·麥芽·山梔仁·黃連으로 한다.

㉢ 或은 枳朮丸으로 한다.

㉣ 宿食에 留飮으로 시고 쏘는 것 같은 心痛이 있고 牙齒도 역시 시큼한 경우에는 麯朮丸으로 한다.

㉤ 온전히 清水를 吐를 하는 경우에는 蒼朮·茯苓·滑石·白朮·陳皮를 水로 煎服을 한다.

㉥ 兼하여 嘈雜(조잡)이 있는 경우에는 保和丸으로 한다.

㉯ 食積痰火의 陰證

㉠ 痰火로 停食을 하여 一日·半日에 腐化가 되고 酸水(산수)가 되며 黃色의 냄새나는 것을 吐出을 하고, 或은 가슴이 시큼하여 不安하다.

㉡ 通用으로는 二陳湯에 加 山楂·神麯·桔梗·南星·枇杷葉[1983]·黃連·竹茹를 하고 薑煎(강전)을

1980) ①심장(心臟)과 비장(脾臟) 사이의 가슴 부분(部分) ②마음속. 가슴 속.
1981) 嘔吐涎沫에 사용을 하는 吳茱萸湯을 말한다.
1982) 素食 : 소밥. 고기반찬이 없는 밥

하여 익을 때쯤에 薑汁(강즙)을 한 숟가락을 타서 服用을 한다.

㉢ 或은 九味萸連丸으로 한다.

㉣ 瘀血을 낀 경우에는 四味萸連丸으로 한다.

㉤ 兼하여 嘈雜(조잡)이 있는 경우에는 淸痰丸으로 한다.

㉥ 通用으로는 大便이 閉를 하면 透膈湯으로 한다.

㉦ 大便이 自利를 하면 六一散을 七兩에 加 吳茱萸 一兩을 히여 밥을 지은 다음에 丸으로 하여 服用을 한다.

④ 陰虛暮劇須養血

ⓐ 陰虛를 하면 저녁에 極烈하여지니 모름지기 養血을 한다. 이것은 血證의 呑酸(탄산)이다. 血이라고 하지만, 지금은 거의 瘀血로 보면 된다. 瘀血의 原因은 여러 種類가 있다.

㉠ 膏粱으로 胃熱을 돕게 되면, 胃는 血을 主하기 때문에 熱을 하면 瘀血이 된다.

㉡ 房勞로 腎虛를 하게 되면, 精이 枯渴(고갈)이 되어서 虛火가 動을 한다.

㉮ 腎은 精을 主하지만, 그 精으로 血이 生하기 때문에 역시 熱을 끼게 되면 瘀血이 된다.

㉢ 潮熱(조열)로 發汗을 하게 되면, 즉 亡陽1984)이 된다. 亡陽이 되면 陰虛火動을 하게 되니 血瘀(혈어)가 된다.

㉣ 咳嗽(해수)로 痰聲(담성)이 있으면, 즉 肺가 動을 하여 燥가 盛을 하게 되고 燥熱이 盛을 하면 즉 血瘀(혈어)가 된다.

㉤ 大怒를 하고 크게 말을 하며 크게 움직이면 膽이 盛을 하는데, 筋이 動하게 되면 相火가 肝을 끼게 되고 肝이 熱하게 되면, 肝에서 血을 藏을 하기 때문에 血瘀(혈어)가 된다.

ⓑ 이상의 다섯 가지 경우로 대개 瘀血이 發生이 된다.

ⓒ 婦人의 경우에는 月經이 通을 하지 않아도 發生이 된다.

ⓓ 丈夫의 경우에는 跌撲1985)損傷(질박손상)이 풀리지 않아도 瘀血이 發生을 한다.

ⓔ 아침에 甘美로운 것을 먹었는데, 해질 무렵이 되면 心腹이 찌르는 것 같고 酸水(산수)를 吐出하는 것은, 이것은 陰虛로 火盛을 한 것이다.

㉠ 마땅히 四物湯에 加 陳皮·黃芩·桃仁·紅花·麻仁·甘草를 한다.

1983) 역류성식도염의 妙藥이다.

1984) 양기가 몹시 손상된 상태를 말한다. 구슬같은 땀방울이 몹시 나오고 추워서 몸을 움츠리며 팔다리가 싸늘하고 정신이 흐려지며 얼굴이 창백해지고 숨결이 몹시 약하며 갈증은 없으나 때로 더운물을 마시려 하며 심하면 입술이 퍼런 자줏빛을 띠고 맥은 몹시 미약하거나 부삭(浮數)하면서 힘이 없는 증상이 나타난다. 회양고탈(回陽固脫)하는 방법으로 삼부탕(參附湯)을 쓰는데 현대 의학적인 구급 치료를 같이 해야 한다. **[네이버 지식백과]** 망양 [亡陽] (한의학대사전, 2001. 6. 15., 도서출판 정담)

1985) 넘어지거나 부딪쳐서 상한 것. 타박과 같은 뜻으로도 쓰인다.

㉡ 便이 閉結한 경우에는 문득 加 大黃을 한다.
㉢ 氣虛의 경우에는 다시금 四君子湯을 合한다.

(4) 呑酸의 治療

① 宿食과 留飮이 있어 신물이 心을 쏘아 아픈 것 같고, 牙齒가 역시 시큼한 것은 마땅히 麯朮丸으로 한다.
ⓐ 오로지 淸水를 吐를 하는 경우에는 朮苓湯으로 한다.

② 痰火로 停食을 하여, 一日이나 半日에 腐化[1986]가 되어 黃色의 냄새가 나는 것을 吐出을 하고, 或은 醋心을 하며 不安한 경우에는 四味茱連丸·九味茱連丸·淸痰丸으로 한다.

③ 아침에 감미로운 것을 먹고 日晡(일포)의 때가 되어 心腹이 刺痛을 하고 신 것을 吐出을 한다.
ⓐ 이것은 血이 虛하여 火가 盛을 한 것이다.
ⓑ 마땅히 四物湯[1987]에 加 陳皮·黃芩·黃連·桃仁·紅花·麻仁·甘草를 한다.

④ 呑酸(탄산)으로 大便이 閉한 경우에는 透膈湯으로 한다.
ⓐ 大便이 利한 경우에는 蔘萸丸으로 한다.

⑤ 呑酸(탄산)에는 마땅히 厚味(후미)를 節制를 하여야 한다.
ⓐ 반드시 蔬食[1988]을 해서 스스로 기르게 되면 즉 病이 쉽게 便安해 진다.

⑥ 呑酸(탄산)과 吐酸(토산)은 마땅히 茱連丸·蒼連丸·蒼連湯·黃連淸化丸·增味二陳湯·平肝順氣保中丸으로 한다.
⑦ 또한, 한 處方이 있다.
ⓐ 한 農夫가 病이 留飮으로 因하여 酸水(산수)를 嘔吐를 하는 것을 十餘의 年을 하였는데 藥餌(약이)[1989]나 鍼艾(침애)[1990]가 모두 效果가 없었다.
ⓑ 戴人이 쓴 藥으로 吐를 하게 하였는데, 吐涎(토연)을 하는 것이 마치 阿膠와 같은 것을 二·三升을 하였다.
ⓒ 談笑를 하는 사이에 나았다.

1986) 1.(사상·행동이) 타락하다. 부패하다. (지나치게 향락을 탐하는 것을 가리킴)
1987) 理論的으로는 그렇지만, 실제 臨床에서 선뜻 呑酸嘈雜에 四物湯을 選擇하기가 쉽지 않다.
1988) 蔬食 : 거칠고 반찬(飯饌) 없는 밥이라는 뜻으로, 안빈 낙도(安貧樂道)함을 일컫는 말. 入門에서는 素食이라고 表現을 했다.
1989) ① 약으로 쓰이는 음식물. ② 몸을 튼튼하게 하고 장수하려고 쓰는 약물과 식료품을 두루 일컬음.
1990) [명사] 침과 쑥이라는 뜻으로, 침술과 뜸질을 아울러 이르는 말.

❶ 증미이진탕(增味二陳湯)(➡方藥合編·下32, 東醫寶鑑 1211)
活套 : ① 胃酸過多症·胃潰瘍·胃腸炎을 治療한다.

(5) 呑酸의 脈

① 呑酸(탄산)의 脈形은 弦滑을 한 것이 많다.
② 或은 沈를 하면서 遲를 한 것은 胸中에 寒飮이 있는 것이다.
③ 或은 數을 하면서 洪을 하는 것은 胸膈에 痰熱이 있는 것이다.
④ 때로 酸水(산수)를 吐하는 것은 反胃[1991]가 되려고 하는 것이다.

8. 嘈雜

(1) 嘈雜의 定義

① 心嘈는 마치 배고픈 것과 같고, 또한 繁雜(번잡)하다.
② 배가 고픈 것 같은데 고프지 않고, 아픈 것 같은데 아프지 않으며, 或은 兼하여 噯氣(애기)가 있고 痞滿(비만)이 있으며 惡心이 있어 점차 胃脘의 痛證이 있다.
② 이에 呃逆(애역)과 翻胃(번위)의 由來가 된다.

(2) 嘈雜의 症狀과 原因

① 嘈雜(조잡)은 少陽相火로 만들어진 것이다. 少陽相火는 邪火인데, 陽明과 서로 角逐(각축)[1992]을 하면서 陽明의 熱로 하여금 脾를 쫓으려고 하니, 脾가 寒을 하게 되면 도리어 胃로 나오게 된다.
ⓐ 아침에는 陽氣가 올라오기 때문에 能히 식사를 할 수가 있으나, 저녁이 되면 嘈雜(조잡)이 되는 것은 相火가 胃熱과 더불어 싸우기 때문이다.
ⓑ 저녁에는 陰이 發生을 하기 때문에 能히 식사를 하지만, 夜半에 嘈雜(조잡)이 되는 것은 脾寒으로 도리어 胃로 들어가기 때문이다.

② 陽明은 본래 飮食을 담아서 腐熟(부숙)[1993]을 시킨 다음에 少陽의 樞의 힘을 받아 十二指腸을 通하여 小腸으로 내려가야 한다.
ⓐ 그러나, 지금은 도리어 闔이 되어서 밖으로 나가지를 못하는 것이다.

1991) 食滯와 七情傷은 痞滿을 만들고, 痞滿은 呑酸을 만들며, 呑酸은 嘈雜을 만들고, 嘈雜은 反胃噎膈을 만든다.
1992) 「겨루고 쫓는다」는 뜻으로, 서로 이기려고 세력(勢力)이나 재능(才能)을 다툼
1993) 음식물을 죽과 같은 상태로 소화시키는 위(胃)의 기능.

③ 少陽은 본래 지돌이의 역할을 하여 陽明이 받아들인 飮食이 腐熟(부숙)이 되면 밑으로 내려가게 해야 하기 위하여 逆上을 하지 않게끔 잘 머금고 있어야 한다.
ⓐ 그러나, 지금은 開가 되어서 逆上을 하게 되는 것이다.

④ 이렇게 되면 吐를 하지는 않지만 嘈雜(조잡)이 되는데, 이때에는 脾가 항상 少陽과 陽明의 中間에 껴서 干涉(간섭)을 받게 된다.
ⓐ 그렇기 때문에 痰이 發生을 하는 것이다.
ⓑ 이에 嘈雜(조잡)의 原因을 痰이라고 하는 것이다.

⑤ 그렇기 때문에 呑酸(탄산)이나 嘈雜(조잡)의 모두가 滑脈을 기본으로 해서 緊滑이 主가 되는데 弦滑이 主가 되는지를 살펴야 하는 것이다.
ⓐ 治法은 마땅히 二陳湯이 爲主(위주)가 되는 것이다.

(3) 嘈雜의 治療

① 痰·火·積
ⓐ 飮食을 放恣하게 먹고 걱정이 많으면 痰火가 合하게 된다.
ⓑ 食鬱(식울)인 경우에는 枳朮丸에 加 山楂·麥芽를 한다.
ⓒ 熱이 있는 경우에는 더욱 加 黃芩·黃連을 한다.
ⓓ 飮이 停滯된 경우에는 麯朮丸으로 한다.
ⓔ 胸滿한 경우에는 大安丸·保和丸으로 한다.
ⓕ 憂鬱한 경우에는 越鞠丸·香連丹으로 한다.

ⓖ 濕痰과 氣鬱로 먹기를 좋아하지 않는 경우에는 三補丸에 加 蒼朮을 하고, 倍 香附子를 한다.
㉠ 먹는 것을 찾는 경우에는 三聖丸으로 한다.

ⓗ 痰이 火로 因하여 動을 하는 경우에는 痰을 治療하는 것이 우선이다.
㉠ 二陳湯에 加 薑汁炒黃芩·黃連·山梔를 君으로 하고, 南星·半夏를 佐로 한다.
㉡ 熱이 많은 경우에는 加 靑黛[1994]를 한다.
㉢ 火가 그 痰을 動한 경우에는 二陳湯에 加 薑汁炒黃芩·黃連·山梔를 한다.
㉣ 火鬱인 경우에는 더욱 川芎·蒼朮을 한다.
㉤ 痰火가 모두 盛을 한 경우에는 祛痰火丸으로 한다.

1994) 靑黛가 아니면 肝火를 瀉할 수가 없다.

② 五更嘈

ⓐ 五更에 嘈雜(조잡)이 있는 경우에는 思慮(사려)로 傷한 것이니, 血分이 조금 虧損(휴손)이 되면 마땅히 補로 이어줘야 한다.

㉠ 四物湯에 加 香附子·貝母·山梔·黃連·甘草를 한다.

ⓑ 우선 아침에 發하는 경우에는 二陳湯에 加 白荳蔲·香附子·砂仁을 하는 것이 좋다.

ⓒ 저녁에 發하는 경우에는 芩連二陳湯에 加 半夏·乾薑을 하는데, 薑汁(강즙)을 더 加를 하는 것이 좋다.

ⓓ 이 處方은 船暈[1995]이나 車暈[1996]에 모두 사용을 한다.

(4) 嘈雜에 『東醫寶鑑』의 治法

① 嘈雜(조잡)의 治法은 消痰·降火·健脾·行濕으로 한다.

ⓐ 南星·半夏·橘紅의 類로 그 痰을 없앤다.

ⓑ 黃芩·黃連·梔子·石膏의 類로 그 火를 降한다.

ⓒ 蒼朮·白朮·芍藥의 類로 健脾行濕을 하고, 그 本元을 壯을 하게 하면, 즉 便安하게 된다.

ⓓ 마땅히 化痰淸火湯을 사용한다.

② 嘈雜(조잡)은 이에 食鬱(식울)로 熱이 있는 것이니, 炒梔子·薑炒黃連은 이에 반드시 사용을 하여야 하는 藥이다.

③ 嘈雜(조잡)은 단지 이것이 痰이 火로 因하여 動을 하는 것이니, 사람으로 하여금 心嘈[1997]를 하게 하여 배가 고픈 것 같으나 고프지 않게 하니, 積이 있고 熱이 있는 것이다.

ⓐ 胃中의 痰火가 動을 하여 嘈雜(조잡)이 된 경우에는 二陳湯에 加 薑炒芩·連·梔子·南星을 한다.

④ 嘈雜(조잡)은 世俗에서 이르기를 心嘈라고 한다.

ⓐ 마땅히 香砂平胃散·消食淸鬱湯·淸鬱二陳湯·平胃分消飮·朮連丸·淸痰丸·三聖丸·平肝順氣保中丸·交泰丸으로 한다.

⑤ 五更에 心嘈를 하는 경우에는 思慮(사려)로 心을 傷한 것이니 血虛이다.

ⓐ 마땅히 養血四物湯·當歸補血湯으로 한다.

❶ 향사평위산(香砂平胃散)(➡方藥合編·下24, 東醫寶鑑 1191·1341)

1995) 배 멀미를 말함.
1996) 차멀미를 말함.
1997) 嘈囃은 즉, 心嘈를 말한다.

活套 : ① 胃酸過多症·食慾不振을 治療한다.
② 飮食에 傷한 것을 治療한다.

(5) 嘈雜의 脈

① 嘈雜噯氣(애기)는 右側의 寸關(촌관)을 살펴야 하니, 緊滑을 하면 治療할 수가 있는데 弦急을 하면 어렵다.

② 兩寸이 弦滑을 하면 留飮이 胸間에 있는 것이고, 脈이 寸에서 橫1998)을 하면 積이 위에 있어 干涉을 하는 것이다.

③ 右의 寸關(촌관)脈이 緊을 하면서 滑을 하면 常인데, 右關이 弦急을 한 것은 反胃가 되려고 하는 것이니 難治이다.

④ 寸脈이 橫을 하면 膈에 橫積1999)이 있는 것이다.

9. 噯氣2000)

(1) 噯氣의 證狀

① 밥을 먹은 氣가 噯轉(애전)2001)하여 나오는 것을 噯氣(애기)라고 한다.

② 痰이 있고 火가 있어서 胃에 滯를 한 것이다.

③ 胃中에 鬱火가 있으면 膈上(격상)에 稠痰(조담)이 있으니, 飮食으로 鬱이 된 경우에는 마땅히 祛痰火丸·潤下丸·古萸連丸으로 한다.

㉮ 噯氣(애기)의 實證2002)

ⓐ 實噯인 경우에는 식사를 마치고 나서 트림이 바야흐로 나온다.

ⓑ 氣가 盛한 實噯는 음식을 마친 다음에 썩은 냄새가 噯轉(애전)하는 것으로, 甚하면 즉

1998) 脈이 반듯하게 나오지 않고 가로질러서 나오는 것을 말한다.

1999) 腹部에 積聚·癥瘕가 있는 것을 말한다.

2000) 호흡 및 식이 중 위로 섭취된 과다한 공기가 식도로 역류하여 배출되는 현상을 말한다. 호흡 중 본인도 모르게 침을 삼키면서 공기가 위 속으로 들어가서 생기는 지극히 정상적인 생리 작용이다. 트림은 좁은 식도 공간으로 공기가 배출되면서 소리를 유발하게 되고, 트림에서 배출되는 가스의 주 성분은 공기와 동일하나 위 내용물 또는 위산 등이 같이 일부 배출될 경우 신맛 또는 쓴맛이 동반되기도 한다. 아기들이 분유 등을 먹을 때도 이와 같이 공기를 섭취하게 되는데, 과도한 공기가 불편감을 만들 수 있으므로 트림을 시켜 이를 해소해주는 것이다. 노인의 경우 위식도 접합 부위의 정상적인 기능이 약화되어 젊은 사람에 비해 트림이 증가될 수 있다. **[네이버 지식백과]** 트림 [belching] (서울대학교병원 의학정보, 서울대학교병원)

2001) 트림으로 돌아 나오는 것을 말한다.

2002) 음식냄새가 있으면 實證이다.

物件이 역시 噯轉(애전)을 하여 나온다.
ⓒ 食傷이 많은데 濕熱로 因한 것이다.
ⓓ 二陳湯에 加 蒼朮·神麯·麥芽·薑炒黃連을 한다. 或은 保和丸으로 한다.

㉯ 噯氣(애기)의 虛證[2003]
ⓐ 虛噯는 濁氣가 가슴을 메운다.
ⓑ 飮食에 因하지 않고 항상 트림을 하는 경우에는 虛한 것이다.
ⓒ 대개, 胃中에 濁氣가 있고 膈에 濕痰이 있으면 모두 能히 噯(애)가 發生이 된다.
ⓓ 六君子湯에 加 沈香을 君으로 하고, 厚朴·蘇子를 臣으로 하며, 吳茱萸를 使로 한다.
ⓔ 오래된 경우에는 勻氣丸으로 한다. 或은 蘇合香丸으로 한다.
ⓕ 甚한 경우에는 靈砂로 鎭壓(진압)을 한다.

(2) 噯氣의 治療

① 噫氣는 食氣가 돌아 나오는 것이다.
② 胃中에 鬱火가 있고 膈上(격상)에 稠痰(조담)이 있으며 飮食이 鬱이 된 경우에는 마땅히 祛痰火丸으로 한다.

③ 氣가 實을 하여 發生을 하는 噫氣는 먹은 것을 마치고 나서 트림을 하는데, 썩은 것이 올라오고 甚하면 즉 물건도 역시 트림을 하면서 나오는데, 濕熱로 이루어진 바이다.
ⓐ 마땅히 二陳湯에 加 蒼朮·神麯·麥芽·薑炒黃連을 한다.

④ 氣가 虛를 하여 發生을 하는 噫氣는 濁氣가 胸을 막은 것이다.
ⓐ 飮食으로 因하지 않고, 항상 트림을 하는 것은 虛한 것이다.
ⓑ 대개 胃에 濁氣가 있고, 膈에 濕痰이 있어 모두가 能히 트림을 나오게 하는 것이다.
ⓒ 六君子湯에 加 沈香을 하여 君으로 하고 厚朴·蘇葉을 臣으로 하며 吳茱萸를 使로 하고 煎服을 한다.

⑤ 痰이 中焦에 있어 트림이 나오고 呑酸(탄산)을 하며 胃脘[2004]이 心에 當하여 痛症이 있고 或은 淸水를 嘔吐하고 惡心을 하는 경우에는 二陳湯에 加 蒼朮·白朮·神麯·麥芽·川芎·縮砂·草豆蔲·枳實·猪苓·澤瀉·黃連·吳茱萸·梔子·木香·檳榔의 類를 한다. 或은 煎服을 하거나 或은 丸으로 服用을 한다.
⑥ 噫氣에는 마땅히 星半湯·勻氣丸으로 한다.

2003) 음식냄새가 나지 않는 것으로 맨 트림이라고 한다.
2004) ① 위(胃) 속을 말한다. 위의 분문(噴門) 부위를 상완(上脘), 위의 가운데를 중완(中脘), 위의 유문(幽門) 부위를 하완(下脘)이라고 한다. 식도로 이해를 하는 것이 좋다.

❶ 이진탕(二陳湯)(➡方藥合編·中99, 東醫寶鑑 370·1639, 醫學入門 3036·3168)

活套 : ① 惡阻·嘔吐·眩暈·宿醉·頭痛·惡心·食傷·腦溢血·胃病·心悸亢進·消化不良·咳痰를 治療한다.
② 痰飮을 通治한다.

❷ 육군자탕(六君子湯)(➡方藥合編·上69, 東醫寶鑑 369, 醫學入門 3034)

活套 : ① 胃弱·胃液分泌過多·胃下垂·胃炎·胃癌·胃潰瘍·脚氣·佝僂病·潰瘍性大腸炎·腺病質·手足冷·食慾不振·十二指腸潰瘍·胃酸過多 및 不足症·胃아토니·虛弱體質改善을 治療한다.
② 氣虛로 因한 痰盛을 治療한다.
③ 虛冷한 경우에는 加 薑·桂를 한다.
④ 땀이 많은 경우에는 加 桂枝·黃芪를 한다.
⑤ 血이 燥한 경우에는 加 熟地黃·當歸·白芍藥을 한다.
⑥ 咳嗽(해수)를 하는 경우에는 加 貝母·五味子를 한다.
⑦ 氣滯에는 加 香附子·木香을 한다.
⑧ 挾感(협감)에는 加 香附子·乾葛을 한다.
⑨ 挾食(협식)에는 加 神麯·砂仁·枳實을 한다.
⑩ 浮腫에는 合 四苓散을 한다.

10. 虛勞[2005]

(1) 諸虛專要辨陰陽

① 여러 虛證에서 陰陽을 나누는 것이 오로지 必要하다.
② 血은 陰이고, 氣는 陽이다.
③ 갑자기 虛해서 傷하거나 損이 없는 경우에는 쉽게 回復이 된다.
④ 虛한 것이 있으면서 損한 것이 없는 경우에는 역시 補益을 하면 된다.
⑤ 오직, 오랜 虛證으로 傷을 하여 무너진 것이 있는 경우에는 반드시 保養을 하여야 겨우 반 정도 나을 수가 있다.
⑥ 虛損의 病은 五勞에서부터 發生을 하니 즉, 六極을 發生을 하고 다시금 七傷을 發生을 한다.
⑦ 지금의 虛는 일반적인 虛를 말하는 것인데, 損으로 들어가서 五勞·六極·七傷으로 進行이 되면 단순하게 補藥으로 해결될 일은 아니고, 保養을 같이 하면서 心神을 가다듬어야 하는 것이다.

(2) 虛證의 種類

① 먹는 것이 줄어든다.

2005) 五勞·六極·七傷으로 들어가면 일반적인 補藥으로만 해결이 되지 않는다.

② 精神이 昏迷(혼미)[2006]를 한다.

③ 精을 藏하지 못한다.

④ 허리와 등, 그리고 胸脇의 筋骨이 아프다.

⑤ 潮熱이 있다.

⑥ 汗出이 있다.

⑦ 痰嗽(담수)가 있는 證狀이 원래 虛證이다.

⑧ 그러나, 이것이 다 보여야 虛證이라고 하지 않고, 단지 한 두 가지만 보여도 虛證이라고 한다.

㉮ 陰虛

ⓐ 陰虛에는 四物湯으로 한다.

ⓑ 腎을 補를 하고 陰을 益을 하며 骨髓(골수)에 도움을 주려고 하면 二宜丸으로 한다.

ⓒ 金生水를 하려고 하면 腎氣丸으로 한다.

ⓓ 火動으로 밖에서 潮熱이 있는 경우에는 四物湯에 加 知母·黃柏을 하거나, 或은 陰虛로 火가 動하는 경우에는 滋陰降火湯·丸으로 한다.

ⓔ 肝火로 옆구리에서 火가 올라오는 경우에는 加味逍遙散으로 한다.

ⓕ 左尺이 虛脈이 나오거나 右側이 微弱한 경우에는 補陰丸으로 한다.

ⓖ 火燥가 甚한 경우에는, 陰火를 내려주고 腎水를 길러주는 大補陰丸으로 한다. 특히, 腎脈이 洪大를 한 경우에 사용한다.

ⓗ 腎을 補를 하는 것이 아니고 肺를 補를 하면서 五臟을 潤澤하게 하려고 하는 경우에는 單天門冬膏로 한다.

㉯ 陽虛

ⓐ 陽虛는 四君子湯으로 한다.

ⓑ 脾土를 實하게 하려면 保元湯으로 한다.

ⓒ 火가 衰하여 中이 寒을 하고 몸이 冷한 경우에는 附子가 들어있는 鹿茸大補湯으로 한다.

ⓓ 腎氣가 虛寒을 하여 陰痿[2007]가 되는 경우에는 菟蓉散으로 한다.

ⓔ 命門火가 衰한 경우에는 加減內固丸으로 한다.

ⓕ 腎과 膀胱(방광)을 補를 하고 順氣를 하며 搜風(수풍)을 하는 경우에는 三仙丹으로 한다.

ⓖ 精虛를 補할 목적이면 溫腎丸으로 한다.

ⓗ 亡陽[2008]이나 失陰을 한 것으로 因한 虛損에는 膃肭補天丸으로 한다.

2006) ①정신(精神)이 흐리고 멍하게 됨 ②사리(事理)에 어두운 상태(狀態)

2007) 아직 신(腎)이 쇠약하여질 나이가 되지 않았는데도 음경(陰莖)이 발기되지 않거나 발기되더라도 단단하지 않은 것.

2008) 양기가 몹시 손상된 상태를 말한다. 구슬과 같은 땀방울이 몹시 나오고 추워서 몸을 움츠리며 팔

ⓘ 眞陰이 虛損이 되고 百病을 이롭게 하며 五臟을 기르고 精髓(정수)를 補를 하며 筋骨을 壯을 하게 하는 경우에는 斑龍[2009]丸으로 한다.

㉰ 陰陽虛

ⓐ 陰陽이 모두 虛를 하면 八物湯으로 한다.

ⓑ 陰陽이 모두 虛를 하고 氣血이 不足을 하며 음식을 먹을 생각이 없고 五心에 煩熱이 있으면서 脈이 沈弱을 하는 경우에는 中年에 以上의 사람이 常服을 하면 좋은 固眞飮子[2010], 或은 丸으로 한다.

ⓒ 虛證이 쌓여서 損이 되고 四肢가 倦怠(권태)로우며 肌肉이 마르는 경우에는 人蔘養榮湯으로 한다.

㉠ 或은 十全大補湯에 加 蓯蓉·附子·半夏·麥門冬을 한다.

㉡ 或은 八味丸으로 한다.

ⓓ 火가 있어 虛損을 補를 하고 滋陰(자음)을 하고 降火를 하려고 하는 경우에는 二至丸으로 한다.

ⓔ 이미 虛勞에 들어가서 氣血이 兩虛한 경우에는 二類有情丸으로 한다.

(3) 五臟虛

① 心虛

ⓐ 心虛에 心血을 生을 하게 하면서 腎精을 補를 하는 경우에는 人蔘固本丸으로 한다.

ⓑ 勞心으로 焦思를 하여 發生을 한 潮熱에 心經과 腎經을 調和를 하려고 하는 경우에는 夢受天王補心丹으로 한다.

ⓒ 心虛로 因한 健忘에는 朱子讀書丸으로 한다.

② 肝虛

ⓐ 肝虛에 風熱을 治療를 하고 血脈을 기르며 榮衛를 行을 하게하고 筋骨을 壯을 하게 하는 경우에는 天麻丸으로 한다.

ⓑ 肝腎이 極度로 虛損이 되어 筋骨이 痿弱한 경우에는 鹿茸四斤丸으로 한다.

다리가 싸늘하고 정신이 흐려지며 얼굴이 창백해지고 숨결이 몹시 약하며 갈증은 없으나 때로 더운물을 마시려 하며 심하면 입술이 퍼런 자줏빛을 띠고 맥은 몹시 미약하거나 부삭(浮數)하면서 힘이 없는 증상이 나타난다. 회양고탈(回陽固脫)하는 방법으로 삼부탕(蔘附湯)을 쓰는데 현대 의학적인 구급치료를 같이 해야 한다. **[네이버 지식백과]** 망양 [亡陽] (한의학대사전, 2001. 6. 15., 도서출판 정담)

2009) 사슴의 異名이다.

2010) 60歲가 넘은 경우에는 固眞飮子에 人蔘養榮湯을 合方을 하여 固眞養榮湯으로 하는 것도 좋다.

③ 脾虛

ⓐ 脾虛에 식사를 잘 못하는 경우에는 蔘苓白朮散[2011])으로 한다.

ⓑ 脾腎이 虛를 하여 飮食을 먹지 못하고 몸이 마르며 四肢가 無力을 하는 경우에는 橘皮煎丸으로 한다.

ⓒ 脾虛로 濕이 쌓인 경우에는 蒼朮膏로 한다.

ⓓ 脾胃(비위)가 和平을 하지 않아 음식이 맛이 없고 泄瀉(설사)를 하는 경우에는 白朮膏로 한다.

ⓔ 內傷의 脾胃(비위)로 식사를 하지 못하는 경우에 식사의 대용으로 蔘苓造化糕[2012])로 한다.

ⓕ 脾胃(비위)를 補를 할 目的이면 太和羹으로 한다.

④ 肺虛

ⓐ 肺虛는 單人蔘膏를 사용하는데 肺虛로 因하여 기침을 하는 경우에 사용하지만 肺熱[2013])이 있는 경우에는 適合하지 않다.

ⓑ 이미 虛脫에 빠진 경우에는 單五味子膏를 사용한다.

⑤ 腎虛

ⓐ 腎虛는 小兎絲子丸으로 하는데 腎이 虛損이 되어 目眩·耳鳴이 있고 四肢가 勞倦(노권)을 하며 遺精과 溺[2014])血이 있는 경우에 사용한다.

ⓑ 虛를 더 補를 하고 腎에 氣化의 能力을 强化할 目的이라면 小兎絲子丸에 枸杞子를 加하고, 人蔘固本丸을 合하여 玄蔘固本丸으로 사용한다.

ⓒ 下焦가 虛하여 腎氣가 歸源을 하지 못하는 경우에는 三味安腎丸으로 한다.

ⓓ 腎虛로 腎의 五行을 補를 할 目的인 경우에는 太極丸[2015])으로 한다.

(4) 虛勞에 『東醫寶鑑』의 治法

○ 세상 사람들은 오직 百病이 心에서 發生을 하는 것만을 알고, 百病이 腎에서 發生을 하는 것을 알지 못한다.

○ 飮酒를 하고 고기를 먹으며 醉하고 배부른 상태에서 性행위를 하며 삼가 節慾을 하지 않고 妄靈되게 精을 傷을 하면 즉, 腎水가 空虛를 하여 그 心火를 平하게 할 수가 없다.

2011) 大病을 한 後에 調理脾胃의 目的으로도 사용을 한다.
2012) 백설기처럼 떡으로 한 것이다.
2013) 肺熱이 있으면 天門冬膏로 한다.
2014) 小便인 경우에는 '뇨'라고 읽는다.
2015) 다 같이 腎에 들어가지만. 그 안에 五行에 맞추어서 木에 屬한 黃柏, 水에 屬한 知母, 火에 屬한 破古紙, 金에 屬한 胡桃肉, 土에 屬한 砂仁으로 만든 處方이다.

○ 心火가 放縱을 하여 炎上을 하면 그 肺金을 傷하게 된다.

○ 이것이 水의 源을 絶하게 하여 金水가 衰虧(쇠휴)를 하게 되고 그 肝木을 勝하지 못하게 하니, 肝木이 盛을 하면 즉, 脾土를 克을 하게 하여 도리어 火를 生하게 한다.

○ 火가 홀로 旺盛을 하면 生·化를 할 수가 없다.

○ 그렇기 때문에 陽이 有餘(유여)하고 陰이 不足하게 되니 熱이 홀로 하여 오래가지 못하게 된다.

① 陰陽의 虛證

ⓐ 陰虛

㉠ 脈이 弦을 하면서 微를 하는 것은 血이 虛한 것이다.

㉮ 脈이 澁을 하면서 微를 하는 것은 血虛가 甚한 것이다.

㉯ 形이 마르면서 얼굴이 蒼黑[2016])을 하는 것은 陰虛를 하는 것이다.

㉰ 房勞와 思慮(사려)로 心·腎을 傷한 경우에는 陰血이 虛한 것이다.

㉡ 陰虛는 즉 血虛이다.

㉮ 무릇 陰虛證은 매일 午後가 되면 惡寒을 하고 發熱을 하는데, 해질 무렵이 되면 역시 약간 寒氣가 들면서 풀린다.

㉯ 脈이 반드시 虛를 하고 濡를 하면서 數絶(삭절)을 한다.

㉰ 마치, 瘧의 證狀과 類似(유사)하나 단지 瘧의 脈은 弦을 한다.

㉱ 虛의 脈은 大를 하고 弦을 한 것으로 나뉠 따름이다.

㉲ 만약에 瘧疾(학질)로 잘못하여 治療를 하면 救하지 못하는 것에 이르는 경우가 많다.

㉢ 陰虛에는 마땅히 四物湯·加減四物湯·滋陰降火湯·清離滋坎湯·補陰散·二宜丸·補陰丸·大補陰丸·加減補陰丸·加味補陰丸·虎潛丸·濟陰丸·補陰瀉火湯·瀉陽補陰湯·大造丸·補天大造丸·入門大造丸·補天丸·混元丹·太上混元丹·坎離旣濟丸·滋陰降火丸·陰虛暴絶治法으로 한다.

❶ 대조환(大造丸)(➡方藥合編·上28, 東醫寶鑑 1233, 醫學入門 160·2818)

活套 : ① 陰虛症·神經衰弱·肺結核·陣痛促進를 治療한다.

② 脈이 虛를 하고 血氣가 衰弱을 하는 것을 治療한다.

❷ 사물탕(四物湯)(➡方藥合編·上68, 東醫寶鑑 308, 醫學入門 1550·3035·3166)

活套: ① 生理不順·血脚氣·乾性皮膚炎·貧血·腹痛·子宮出血·腹塊·胎動不安·産後惡露不下·下腹緊痛·肝斑·頭痛·無力體質·便秘·四肢煩熱·腎結石症·腎結核·乳汁缺乏症·紫斑症을 治療한다.

② 血病을 通治하는 藥이다.

③ 春에는 倍 川芎을 하고, 夏에는 倍 芍藥을 하며, 秋에는 倍 地黃을 하고, 冬에는 倍 當歸를 한다.

④ 春에는 加 防風을 하고, 夏에는 加 黃芩을 하며, 秋에는 加 天門冬을 하고, 冬에는 加 桂枝를 한다.

2016) [명사] 같은 말 : 창흑빛(푸른빛을 띤 검은빛).

❸ 자음강화탕(滋陰降火湯)(➡方藥合編·中42, 東醫寶鑑 408·1176, 醫學入門 3100)

活套 : ① 肺結核·乾性肋膜炎·急性氣管支炎·糖尿病·性的神經衰弱·膀胱尿道炎·腎盂炎·腎結核·淋疾·盜汗·嗄聲·失聲·咳喘을 治療한다.

② 陰虛火動으로 盜汗(도한)을 하고 午熱이 있으며 咳嗽(해수)를 하고 痰이 盛을 하며 咯血을 하고 살이 마르는 것을 治療한다.

③ 咳嗽(해수)가 甚한 경우에는 加 貝母·桑白皮를 한다.

❹ 청리자감탕(淸離滋坎湯)(➡方藥合編·上18, 萬病回春 459)

活套 : ① 陰虛火動으로 潮熱을 하고 盜汗(도한)을 하며 痰喘(담천)이 있고 心慌(심황)을 하는 것을 治療한다.

② 陰虛火動으로 潮熱을 하고 盜汗(도한)을 하며 痰喘(담천)을 하는 것을 治療한다.

③ 痰이 盛한 경우에는 加 橘·貝를 한다.

④ 陽虛로 便이 滑한 경우에는 사용을 해서는 안 된다.

ⓑ 陽虛

㉠ 陽虛는 즉 氣虛이다. 脈이 微弱을 하고 氣力이 적으며 自汗이 그치지 않는 경우에는 陽虛이다.

㉡ 마땅히 四君子湯·益胃升陽湯·增損樂令湯2017)·蔘香散·三仙丹·四神丹·蔘芪健中湯·加減內固丸·鹿茸大補湯으로 한다.

❶ 용부탕(茸附湯)(➡方藥合編·上29, 東醫寶鑑 1235)

活套 : ① 氣·精·血이 虛耗를 하여 潮熱과 盜汗(도한)이 있는 것을 治療한다.

❷ 녹용대보탕(鹿茸大補湯)(➡方藥合編·上30, 東醫寶鑑 1236, 醫學入門 2803)

活套 : ① 陽虛를 治療한다.

② 虛勞로 少氣를 하고 一切의 虛損證을 治療한다.

❸ 사군자탕(四君子湯)(➡方藥合編·上64, 東醫寶鑑 244, 醫學入門 157·1550·3033·3165)

活套 : ① 食慾不振·胃下垂·胃腸虛弱症·痔出血·他藥으로 無效한 半身不隨·貧血·心腹脹滿·腸鳴下痢·嘔吐吃逆·脾衰肺損·體瘦面黃·胃遺瘍·小兒吐乳를 治療한다.

② 眞氣가 虛弱을 한 것을 補한다.

③ 氣短과 氣少를 한 것을 治療한다.

④ 虛損에는 加 當歸·黃芪를 하는데 人蔘黃芪湯이라고 이름을 한다.

⑤ 合 四物湯을 하면 八物湯이라 이름을 한다.

⑥ 또한, 加 黃芪·肉桂 各一錢을 하면 十全大補湯2018)이라 이름을 한다.

2017) 증손낙령탕(增損樂令湯)『東醫寶鑑』: 半夏 一錢半, 黃芪·人蔘·橘皮·白茯苓·當歸·桂心·細辛·前胡·麥門冬·白芍藥·甘草 各七分, 附子炮·熟地黃 各三分半, 遠志 二分, 右剉, 作一貼, 薑 三, 棗 二, 水煎服. 方解 : 虛勞로 陽氣가 不足한 것을 治療한다.

2018) 十全大補湯을 四君子湯 合 四物湯을 하고 加 黃芪·肉桂로 하는 경우에는 薑三棗二에 대한 문제가 發生을 한다. 八物湯에 合 黃芪健中湯으로 하여야 止汗의 作用도 理解를 하기 쉽고, 薑三棗二에 대한 문제도 해결이 된다.

⑦ 加 陳皮를 하면 異功散이라 이름을 한다.
⑧ 加 陳皮·半夏를 하면 六君子湯이라 이름을 한다.
⑨ 虛泄에는 加 黃芪·升麻·柴胡·防風을 한다.
⑩ 冷한 경우에는 加 肉桂·附子를 한다.
⑪ 腫에는 加 豬苓·澤瀉를 한다.
⑫ 暑에는 加 香薷·白扁豆·紫檀香을 한다.
⑬ 虛泄에는 合 五苓散을 한다.

❹ 익위승양탕(益胃升陽湯)(➡方藥合編·上23, 東醫寶鑑 444·1202, 醫學入門 1880·3059)

活套: ① 經水不調·血脫後脈弱食少·水泄日二三行·陽虛·便血·元氣不足을 治療한다.
② 內傷의 諸證(제증)을 治療한다.
③ 대개, 血脫에 益氣하는 것은 옛 聖人의 法이다.
④ 먼저, 胃氣를 이롭게 하여 生發을 하는 氣를 돕는데 이 藥으로 主한다.
⑤ 崩帶가 오래된 경우에는 倍 人蔘을 하여 三·五錢으로 하고, 或은 加 熟地黃·乾薑炒黑·荊芥炒黑·地楡의 類를 한다.
⑥ 역시 날이 오래된 便血이 過多를 하여 元氣가 下陷(하함)을 하는 것을 治療한다.

ⓒ 陰陽虛

㉠ 陰陽이 모두 虛한 것은 이르기를 氣血이 대개 不足한 것이다.

㉡ 마땅히 雙和湯·八物湯·十全大補湯·加味十全大補湯·黃芪十補湯·固眞飮子·人蔘養榮湯·補益養榮湯·凝神飮子·二至丸·異類有情丸·是齋雙補丸·古庵心腎丸·究原心腎丸·滋陰大補丸·加味虎潛丸·滋血百補丸·滋腎百補丸·沈香百補丸으로 한다.

❶ 쌍화탕(雙和湯)(➡方藥合編·上31, 東醫寶鑑 1236)

活套 : ① 疲勞倦怠·貧血·盜汗·腹痛·性的過勞·病後衰弱·遺精·陰痿·腎氣不足을 治療한다.
② 氣血[2019]이 모두 傷한 것을 治療한다.
③ 或은 房室을 한 後에 勞役을 한 것을 治療한다. 或은 勞役을 한 後에 犯房을 한 것을 治療한다.
④ 大病을 한 後에 氣乏[2020]을 하고 自汗을 하는 것을 治療한다.
⑤ 이에 建中湯과 四物湯을 合方한 것이다.

❷ 팔물탕(八物湯)(➡方藥合編·上32, 東醫寶鑑 1236, 醫學入門 3036)

活套 : ① 貧血·胃弱·食慾不振·全身衰弱·不姙症·病後衰弱을 治療한다.
② 虛勞로 氣血이 兩虛를 한 것을 治療하는데 能히 陰陽을 調和한다.
③ 氣血兩虛를 治療한다. 一名 八珍湯이라 한다.
④ 汗多인 경우에는 加 桂枝·黃芪·防風을 한다.
⑤ 頭痛에는 加 天麻·細辛을 한다.

❸ 십전대보탕(十全大補湯)(➡方藥合編·上33, 東醫寶鑑 1237, 醫學入門 161·3122)

活套: ① 體力補强·營養補給·貧血衰弱·精力減退·視力減退·失血·產後·手術後·肺結核·카리에스·痔瘻·瘰癧·白血

2019) 勞力傷氣와 勞心傷血을 말한다.
2020) 원기(元氣)가 모자람. 기력(氣力)이 없음.

病·脫肛·精神衰弱·遺精·全身衰弱·結核性關節炎·淋巴腺炎·骨結核症·關節炎·佝僂病·倦怠感·氣血虛·多汗症·瘧疾·不姙症·産後脚氣·腎結核·心臟瓣膜症·顔色異常·眼昏·月經異常·胃 및 十二指腸潰瘍·耳鳴·脊髓炎·骨髓炎·齒槽膿漏·脫疽·胞狀鬼胎·肛門周圍炎을 治療한다.

② 一切의 虛損에 대개 可히 證狀을 따라서 加減을 한다.

❹ 인삼양영탕(人蔘養榮湯)(➡方藥合編·上35, 東醫寶鑑 1238, 醫學入門 161·3122)

活套 : ① 病後衰弱·産後衰弱·結核病弱·虛弱善氣症·自汗症·食慾不振·下痢傾向·元氣不足·貧血·疲勞·手術後無氣力을 治療한다.

② 虛損으로 氣血이 不足을 하고 氣短을 하며 少食을 하고 寒熱을 하면서 自汗이 있는 것을 治療한다.

❺ 고진음자(固眞飮子)(➡方藥合編·上34, 東醫寶鑑 229·1237, 醫學入門 3124)

活套 : ① 肺結核·肋膜炎·氣管支炎·性的神經衰弱을 治療한다.

② 陰陽이 兩虛를 하고 氣血이 不足을 하며 潮熱이 있고 自汗을 하며, 或은 泄瀉(설사)를 하고 脈이 弱을 하며 咳嗽(해수)에 痰多를 하는 것을 治療한다.

③ 中年人[2021]은 可히 常服을 해도 좋다.

④ 크게 虛를 하면 蔘·熟을 倍로 한다.

⑤ 虛冷을 한 경우에는 去 黃柏을 하고, 加 桂·附를 한다.

❻ 고암심신환(古庵心腎丸)(➡方藥合編·上36, 東醫寶鑑 1239, 醫學入門 2806)

活套 : ① 腎虛로 熱이 있는 것을 治療한다.

② 怔忡과 盜汗(도한), 그리고 遺精을 治療한다.

③ 熱이 없는 경우에는 去 黃連·黃柏을 한다.

④ 咳嗽(해수)에는 加 橘皮·貝母를 한다.

⑤ 虛가 甚한 경우에는 倍 熟地黃·鹿茸을 하고 加 人蔘을 한다.

⑥ 或은 二十貼으로 해서 사용한다.

❼ 구원심신환(究原心腎丸)(➡方藥合編·上37, 東醫寶鑑 1240, 醫學入門 2807)

活套 : ① 虛勞를 治療한다.

② 水火가 交濟를 하지 못하여 發生을 하는 怔忡과 盜汗(도한)을 治療하고, 遺精과 赤濁을 治療한다.

② 五臟의 虛證

ⓐ 心虛

㉠ 心이 虛를 하고 血氣가 不足을 하여 虛勞가 된 것을 治療한다.

㉡ 마땅히 天王補心丹·加味寧神丹·加減鎭心丹·淸心補血湯·大五補丸·古庵心腎丸·究原心腎丸으로 한다.

❶ 고암심신환(古庵心腎丸)(➡方藥合編·上36, 東醫寶鑑 1239, 醫學入門 2806)

活套 : ① 腎虛로 熱이 있는 것을 治療한다.

② 怔忡과 盜汗(도한), 그리고 遺精을 治療한다.

③ 熱이 없는 경우에는 去 黃連·黃柏을 한다.

2021) 40歲를 기준으로 한다. 60歲가 넘어가는 경우에는 固眞飮子에 合 人蔘養榮湯으로 한 固眞養榮湯으로 한다.

④ 咳嗽(해수)에는 加 橘皮·貝母를 한다.
⑤ 虛가 甚한 경우에는 倍 熟地黃·鹿茸을 하고 加 人蔘을 한다.
⑥ 或은 二十貼으로 해서 사용한다.

❷ 구원심신환(究原心腎丸)(➡方藥合編·上37, 東醫寶鑑 1240, 醫學入門 2807 究源心腎丸)
活套 : ① 虛勞를 治療한다.
② 水火가 交濟를 하지 못하여 發生을 하는 怔忡과 盜汗(도한)을 治療하고, 遺精과 赤濁을 治療한다.

ⓑ 肝虛

㉠ 虛勞로 肝이 損傷(손상)을 하여 얼굴에 面色이 없고 筋이 늘어지며 눈이 어두운 것을 治療한다.
㉡ 마땅히 四物湯·雙和湯·補肝丸·黑元·歸茸元·拱辰丹·滋補養榮丸으로 한다.

❶ 공진단(拱辰丹)(➡方藥合編·上38, 東醫寶鑑 1240)
活套 : ① 稟賦(품부)가 虛弱한 것을 治療한다.
② 단지, 天元의 一氣를 堅固하게 하고 水升火降을 하게 하여 百病이 生하지 않게 한다.
③ 加 蔘·熟을 하면 더욱 좋다.
④ 虛冷한 경우에는 加 桂·附를 한다.
⑤ 咳를 하는 경우에는 橘皮·貝母·五味子를 한다.
⑥ 麝香 대신 沈香이나, 或은 木香을 넣는다.

❷ 사물탕(四物湯)(➡方藥合編·上68, 東醫寶鑑 308, 醫學入門 1550·3035·3166)
活套: ① 生理不順·血脚氣·乾性皮膚炎·貧血·腹痛·子宮出血·腹塊·胎動不安·産後惡露不下·下腹緊痛·肝斑·頭痛·無力體質·便秘·四肢煩熱·腎結石症·腎結核·乳汁缺乏症·紫斑症을 治療한다.
② 血病을 通治하는 藥이다.
③ 春에는 倍 川芎을 하고, 夏에는 倍 芍藥을 하며, 秋에는 倍 地黃을 하고, 冬에는 倍 當歸를 한다.
④ 春에는 加 防風을 하고, 夏에는 加 黃芩을 하며, 秋에는 加 天門冬을 하고, 冬에는 加 桂枝를 한다.
⑤ 合方을 하는 方法은 四君子湯을 보면 된다.

❸ 쌍화탕(雙和湯)(➡方藥合編·上31, 東醫寶鑑 1236)
活套 : ① 疲勞倦怠·貧血·盜汗·腹痛·性的過勞·病後衰弱·遺精·陰痿·腎氣不足을 治療한다.
② 氣血이 모두 傷한 것을 治療한다.
③ 或은 房室을 한 後에 勞役을 한 것을 治療한다. 或은 勞役을 한 後에 犯房을 한 것을 治療한다.
④ 大病을 한 後에 氣乏을 하고 自汗을 하는 것을 治療한다.
⑤ 이에 建中湯과 四物湯을 合方한 것이다.

ⓒ 脾虛

㉠ 虛勞證에 肌肉이 消瘦를 하고 飮食이 不進을 하는 것은, 이것은 脾가 虛한 것이다.
㉡ 마땅히 天眞元·還元丹·橘皮煎元·蔘苓白朮散·烏朮丸·潤腎丸·大山芋元·蔘朮調元膏·蔘苓白朮丸·九仙王道糕으로 한다.

❶ 귤피전환(橘皮煎丸)(➡方藥合編·上39, 東醫寶鑑 1241 橘皮煎元, 醫學入門 2810)

活套 : ① 脾腎이 모두 虛한 것을 治療한다.
② 또한, 久瘧과 久痢를 治療한다.
③ 陽起石은 燥血을 하는 憂慮(우려)가 있어서 去한다. 人蔘과 熟地黃을 倍로 加하면 더욱 妙하다. 이것은 南原 사람인 任應會의 法이다.
④ 나누어 二十貼으로 해도 역시 좋다.

❷ 삼령백출산(蔘苓白朮散)(➡方藥合編·上25, 東醫寶鑑 1217, 醫學入門 3104)
活套 : ① 胃腸虛弱·食慾不振·全身倦怠·嘔吐下痢·胃部肥滿·心悸·崩漏·帶下·腸結核·慢性胃腸炎을 治療한다.
② 大病을 後에 脾胃(비위)를 調理를 한다.
③ 痞滿(비만)에는 去 薏苡仁을 하고, 加 陳皮·白荳蔲를 한다.
④ 下血의 날짜가 오래된 경우에는 加 地楡炒黑·荊芥炒黑·乾薑炒黑·烏梅를 한다.
⑤ 氣陷에는 加 升麻·防風을 한다.

ⓓ 肺虛
㉠ 虛勞證으로 咳嗽(해수)를 하는데 痰이 盛을 하고 氣가 急을 하며, 或은 唾血을 하는 것은 이것은 肺가 虛한 것이다.
㉡ 마땅히 人蔘膏·獨蔘湯·人蔘黃芪散·團蔘飮子·保和湯으로 한다.

❶ 인삼황기산(人蔘黃芪散)(➡東醫寶鑑 1242)
活套 : ① 虛勞로 客熱과 潮熱이 있고 盜汗(도한)을 하며 痰嗽(담수)를 하고 膿血을 唾를 하는 것을 治療한다.

❷ 단인삼고(單人蔘膏)(➡醫學入門 2815)
活套 : ① 七情勞傷으로 因하여 精神이 短少하고 言語가 이어지지 않으며 肺虛로 咳嗽(해수)를 하는 것을 治療한다.
② 여러 失血을 한 後에 或은 倒倉法[2022]을 시행한 後에 진실로 能히 元氣를 無何有之鄕으로 들어가게 한다.
③ 元氣가 虛乏을 하고 精神이 短少를 하며 言語가 이어지지 않는 것을 治療한다. 能히 元氣를 無何有之鄕으로 돌아가게 하니 王道이다.
④ 人蔘은 脾肺의 陽氣가 不足한 것을 治療한다. 能히 氣促을 補하고 短氣와 少氣를 治療하는데, 升麻로 당겨서 사용을 하지 않으면 能히 上升하여 氣를 補할 수 없다. 升麻 一分, 人蔘 三分이 서로 얻는 것이다.
⑤ 만약, 下焦의 元氣를 補를 하려면 腎中의 火邪를 瀉를 하여야 하니 茯苓으로 使를 한다. 人蔘膏나 獨蔘湯은 모름지기 長流水로 끓여 服用을 하여야 이에 奇效를 얻을 수가 있다.

ⓔ 腎虛
㉠ 腎臟은 두 개가 있으니, 左는 腎이 되고 右는 命門이 된다.
㉮ 腎은 水에 屬하니, 水가 不足을 하면 즉 陰이 虛하다.
㉯ 命門은 火에 屬하니, 火가 不足을 하면 즉 陽이 虛하다.

2022) 치료법의 하나. 위장(胃腸)에 몰려 있는 사기를 몰아내는 방법이다. 비위(脾胃)와 대 · 소장에 식적(食積)이나 담음(痰飮)이 있어서 뼈가 아픈 데, 비벽(痞癖), 황달, 비만(痞滿), 메스꺼움, 트림, 탄산(呑酸) 등에 쓴다. **[네이버 지식백과]** 도창법 [倒倉法] (한의학대사전, 2001. 6. 15., 도서출판 정담)

㉡ 腎이 虛한 경우에는 마땅히 六味地黃元·太極丸·陰煉秋石丹·八味補腎丸·冷補丸·腎氣丸·三一腎氣丸·延年益壽不老丹·無比山藥元·補腎養脾丸으로 한다.

㉢ 命門이 虛한 경우에는 마땅히 八味丸·加減八味丸·小兎絲子丸·加減內固丸·陽煉秋石丹·秋石五精丸·增益歸茸元으로 한다.

㉣ 腎과 命門이 모두 虛한 경우에는 마땅히 玄菟固本丸·斑龍丹·陰陽煉秋石丹·茸珠丸으로 한다.

❶ 육미지황원(六味地黃元)(➡方藥合編·上40, 東醫寶鑑 1242, 醫學入門 2800 六味地黃丸)

活套 : ① 諸腎疾患·膀胱疾患·佝僂病·바세도우氏病·白內障·便秘·四肢煩熱·肺結核을 治療한다.

② 腎水의 不足을 治療한다. 加 五味子 四兩을 하면 腎氣丸이라 이름을 한다. 이것은 이에 肺의 源을 滋養하여 腎水를 生하는 것이다.

③ 加 肉桂·附子炮 各一兩을 하면 八味元이라 이름을 한다. 命門의 陽虛를 治療한다.

④ 用法은 左를 末로 하여 蜜丸으로 梧子大로 하고 空心에 溫酒나, 或은 鹽湯으로 五·七十丸을 먹는다.

⑤ 역시 分作을 하여 二十貼으로 사용을 한다.

❷ 팔미환(八味丸)(➡方藥合編·上40, 東醫寶鑑 408, 醫學入門 2800)

活套 : ① 命門火의 不足으로 因한 陽虛를 治療한다.

② 또한, 老年에 水火가 모두 虧損(휴손)이 되고 腎氣가 虛乏[2023]을 하며 下元이 冷憊를 하고 腰痛이 있으며 脚軟을 하고 밤에 頻尿(빈뇨)가 많으며 얼굴이 검고 입이 마르며 耳가 焦枯를 하는 것을 治療한다.

❸ 신기환(腎氣丸)(➡方藥合編·上40, 東醫寶鑑 1243, 醫學入門 2800 六味地黃丸)

活套 : ① 虛勞로 腎이 損한 것을 治療한다.

② 이에 肺의 源을 滋養을 하여 腎水를 生하게 하는 藥이다.

③ 水가 泛濫(범람)[2024]을 하여 痰이 되는 것을 治療하는 聖藥이고, 血虛로 發熱을 하는 것을 治療하는 神妙한 藥이다.

④ 또한, 能히 肝을 補한다. 대개 腎肝의 病은 같이 하나로 治療하기 때문이다.

❹ 증익귀용원(增益歸茸元)(➡方藥合編·上41, 東醫寶鑑 1245)

活套 : ① 虛勞로 腎이 衰한 것을 治療한다.

② 精血을 補하고 陽氣를 기른다.

③ 腎이 衰弱한 것을 治療한다.

④ 精을 補를 하고 陽을 기른다.

③ 通治

ⓐ 무릇 사람이 四肢가 痿弱[2025]을 하고 無力을 하며 많이 困倦[2026]을 하는데 陰陽이 우선 損傷(손상)이 된 것을 알지 못한다.

2023) 허(虛)하여 피로하고 고달픈 것임.
2024) 홍수로 강이나 호수가 넘쳐 사방이 수몰되는 것을 범람(**泛濫**) 또는 범일(泛溢)이라고 한다.
2025) 사지(四肢) 등이 마르고 약해지는 증상임.
2026) ①고단하여 기운(氣運)이 없음 ②고달프고 나른함

㉠ 夏에는 可히 六味地黃元을 사용한다.
㉡ 春·秋에는 마땅히 腎氣丸을 사용한다.
㉢ 冬에는 마땅히 八味元을 사용한다.

ⓑ 虛勞에 通用은 千金延壽丹·玄珠耘苗丹·神仙巨勝子元·神仙不老丸·膃肭補天丸·二神交濟丹·無比山藥元·神仙旣濟丹·五補元·補天人造丸·瓊玉膏·小建中湯·大建中湯·十四味建中湯·黃芪益損湯·秦艽鱉甲散·沈香鱉甲散·黃芪鱉甲散·瑞蓮元·當歸膏·益壽固眞丹으로 한다.
ⓒ 虛勞를 調理하는 藥은 마땅히 淸神甘露丸·天地煎·三才丸·補精膏·補髓膏·陰陽煉秋石丹·固眞飮子·衛生湯·陰分生陽湯으로 한다.

❶ 쌍보환(雙補丸)(➡方藥合編·上42, 普濟方·痟渴門)
方解 : ① 氣血을 平補를 한다.
② 燥를 하지도 않게 하고 熱을 하지도 않게 한다.

❷ 소건중탕(小建中湯)(➡方藥合編·上45, 東醫寶鑑 341·1248, 醫學入門 1843·3056)
活套 : ① 腺病質·神經衰弱·心悸亢進症·扁桃腺肥大症·아데노이드·瘰癧·肺門淋巴腺腫脹·結核性腹膜炎·胃아토니·胃下垂·胃酸過多症·胃潰瘍·胃癌·消化不良·腹痛·黃疸·脫腸·脫肛·夜尿症·喘息·鼻血·夜啼·脚氣·低血壓症·高血壓症·紫斑病·眼底出血·프리크텐性結膜炎·關節炎·貧血·肺結核·結核性諸疾患·虛弱兒感冒를 治療한다.
② 虛勞로 裏急을 하고 腹痛이 있으며 夢遺가 있고 咽乾(인건)을 하는 것을 治療한다.
③ 自汗에는 加 黃芪를 하여 이름을 하기를 黃芪健中湯이라 한다.
④ 血虛하면 加 當歸를 하여 이름을 하기를 當歸建中湯이라 한다.
⑤ 合 理中湯을 하여 이름을 하기를 建理湯이라 하는데, 虛冷으로 因한 腹痛을 治療한다.
⑥ 虛가 甚한 경우에는 加 人蔘을 三·五錢을 한다.

❸ 이신교제단(二神交濟丹)(➡方藥合編·上42, 東醫寶鑑 1247, 東醫寶鑑 2805)
活套 : ① 心·脾·腎의 三經의 虛損을 治療한다.
② 以上의 十六味에 매번 神字가 八味로 要領[2027]을 하고 八節과 合하게 되니, 共히 二十四兩으로 二十四氣와 合하게 되어 一歲가 된다.

❹ 우귀음(右歸飮)(➡方藥合編·上46, 景岳全書 956)
活套 : ① 이것은 火를 益하는 藥劑이다. 陽이 衰(쇠)하고 陰이 勝한 것을 治療한다.
② 氣가 虛한 경우에는 加 蔘朮을 한다.
③ 假熱(가열)인 경우에는 加 澤瀉를 한다.
④ 或은 冷水로 浸을 하여 冷服을 한다.
⑤ 加 人蔘·當歸를 하면 이름을 하기를 補元煎이라고 한다.

❺ 대영전(大營煎)(➡方藥合編·上47, 景岳全書 959)
活套 : ① 眞陰이 虧損(휴손)된 것을 治療한다.
② 또한, 婦人이 生理가 늦어지고 血이 少한 것을 治療한다.
③ 筋骨과 心腹이 疼痛한 것을 治療한다.

2027) ①사물(事物)의 요긴(要緊)하고 으뜸 되는 줄거리

❻ 정원음(貞元飮)(➡方藥合編·上49, 景岳全書 960)

活套 : ① 氣가 短하여 마치 喘과 같고 呼吸이 促急하여 危險이 드리운 것을 治療한다.
② 婦人이 血海가 항상 虧損(휴손)된 경우에는 이러한 證狀이 가장 많다.
③ 氣虛한 경우에는 加 人蔘을 한다.
④ 手足이 厥冷(궐랭)한 경우에는 加 官桂·附子를 한다.

❼ 양의고(兩儀膏)(➡方藥合編·上48, 景岳全書 960)

活套 : ① 正氣가 大虧한 것을 治療한다.
② 痰이 있는 경우에는 加 貝母를 한다.

❽ 경옥고(瓊玉膏)(➡方藥合編·上61, 東醫寶鑑 207·220·466, 醫學入門 2814)

活套 : ① 精을 메우고 骨髓(골수)를 補하며 머리를 검게 하고 齒牙를 生하게 하며 萬神[2028]을 모두 充足을 시키고 百病을 없앤다.
② 一方에는 加 琥珀·沈香 各五錢을 하였다.
③ 加 天門冬·麥門冬·枸杞子 各一斤을 하면, 益壽永眞膏라고 이름을 한다.
④ 一方에는 加 天門冬·麥門冬·地骨皮 各八兩을 하였다.

(5) 虛勞의 脈狀

① 勞損과 虛의 平脈은 弦大를 한다.
② 大를 하면서 無力을 하면 陽이 衰弱을 한 것이라 쉽게 扶養(부양)이 되고, 數을 하면서 無力을 하면 陰火로 낫기가 어렵다.
③ 寸이 弱을 하면 上이 損傷(손상)된 것이고, 浮大를 하면 裏가 마른 것이다.
④ 尺寸이 모두 微를 하면 五勞의 몸이다.
⑤ 血이 마르면 左側에 濡脈(유맥)을 하고, 氣가 怯을 하면 右側을 미루어 볼 수가 있다.
⑥ 左·右側에 微·細의 脈이 있으면 氣血이 有餘(유여)가 없는 것이다.
⑦ 勞瘵의 脈은 數을 하는데 或은 澁·細한 것이 如前하고 潮汗·咳血·肉脫이 있으면 災殃(재앙)[2029]이 있다.
⑧ 무릇, 말을 하기를 虛損은 虛로 因하여 損傷(손상)을 입은 것이다.
⑨ 虛勞라는 것은 虛로 因하여 勞役를 禁하는 것이니, 勞를 하게 되면 더욱 虛하게 된다.
⑩ 勞瘵라는 것은 勞의 極甚한 것이다. 즉 五勞·六極이다.
⑪ 勞는 牢를 말하니, 그 病이 이미 堅固하여서 풀리지 않는 것이다.
⑫ 모든 虛勞의 脈은 寸關(촌관)은 弦大를 하고, 尺은 微澁(미삽)을 한 것이 많다.
⑬ 火가 있으면, 즉 尺도 역시 大를 한다.
⑭ 大라는 것은 正氣가 虛하고 邪氣가 盛한 것이고, 弦은 中이 寒한 것이다.

2028) 대개 사람의 몸에는 七十二萬神이 있다고 한다.
2029) 천변지이(天變地異)로 인(因)한 온갖 불행(不幸)한 일

⑮ 만약, 大를 하면서 無力을 하면 陽氣가 虛한 것이다.
⑯ 大數을 하여 無力을 하면 陰血이 虛한 것이다.
⑰ 左右가 微小[2030]를 한 것은 반드시 痼冷[2031]을 이루게 된다.
⑱ 勞症은 骨蒸·潮熱·盜汗을 하고 咳嗽에 見血을 하며 或은 泄을 하고 或은 不泄을 하는데, 오직 肉脫이 甚하고 脈이 細數(세삭)을 하면서 澁을 하면 죽게 된다.
⑲ 옛사람이 이르기를 微數(미삭)을 하면 病이 이루이지지 않으니, 勞[2032]라고 이름을 하지 않는다고 하였다.

㉮ 陰陽氣血의 虛에 대한 脈狀

ⓐ 일반적으로 陰陽氣血의 虛에 대해서 說明을 하자면, 多汗이 있고 또한 形體가 肥를 하면서 얼굴이 浮白을 하는 경우는 陽虛이다.
㉠ 대개, 虛脈은 弦이 많은데 弦·濡·大를 하면서 無力을 하는 경우에는 氣虛가 된다.
㉡ 脈이 沈微를 하고 無力을 하는 경우에는 氣虛가 甚한 것이다.

ⓑ 形이 마르면서 얼굴이 蒼黑[2033]한 경우는 陰虛이다.
㉠ 脈이 弦을 하면서 微를 하면 血虛가 되는데, 脈이 澁을 하면서 微를 하면 血虛가 甚한 것이다.
㉡ 或은 寸은 微를 하고 尺이 大를 하면서 緊을 한 경우에는 血虛로 火가 있는 것이다.

ⓒ 이것을 기준으로 해서 우선 陰陽氣血의 虛를 比較하면서 治療에 臨하면 된다.

㉯ 虛損의 脈狀

ⓐ 虛損은 우선 虛보다는 甚해진 것으로 勞損과 虛의 平脈은 弦大를 한다.
㉠ 大를 하면서 無力을 하면 陽이 衰弱을 한 것이라 쉽게 扶養(부양)이 된다.
㉡ 數을 하면서 無力을 하면 陰火로 낫기가 어렵다.

ⓑ 寸이 弱을 하면 上이 損傷(손상)된 것이고, 尺이 浮大를 하면 裏가 마른 것이다. 尺寸이 모두 微하면 五勞의 몸이다.
ⓒ 血이 마르면 左側에 濡脈(유맥)이 되고, 氣가 怯을 하면 右側을 미루어 볼 수가 있다. 左右側에 微細脈이 있으면 氣血이 有餘(유여)가 없는 것이다.
ⓓ 이미, 虛損이 勞瘵로 進行을 하게 되면 勞瘵의 脈은 數을 하는데, 或은 濇細를 한 것이

2030) 細脈을 말한다.
2031) 沈寒痼冷을 말한다.
2032) 臨床에서도 補藥을 사용하는 경우로 상병을 잡는 경우에는 可能하면 陰虛·陽虛·陰陽虛로 하고 五勞·六極·七傷으로 하면 안 된다.
2033) 푸르고 검은빛

如前[2034)]을 하고 潮汗·咳血·肉脫이 있으면 災殃이 있다.

㉰ 虛勞의 脈狀

ⓐ 虛勞는 이미 正氣가 많이 枯渴(고갈)이 된 것으로 虛勞의 脈은 寸關(촌관)은 弦大를 하고 尺은 微澁(미삽)을 한 것이 많다.
ⓑ 火가 있으면, 즉 尺도 역시 大를 한다.
ⓒ 大라는 것은 正氣가 虛하고 邪氣가 盛한 것이고, 弦은 中이 寒한 것이다.
ⓓ 만약, 大를 하면서 無力을 하면 陽氣가 虛한 것이다.
ⓔ 大數을 하고 無力을 하면 陰血이 虛한 것이다.
ⓕ 左右가 微小한 것은 반드시 痼冷을 이루게 된다.
ⓖ 勞證은 骨蒸(골증)을 하고 潮熱을 하며 盜汗(도한)을 하고 咳嗽(해수)에 見血을 한다.
ⓗ 或은 泄을 하고 或은 不泄을 하는데, 오직 肉脫이 甚하고 脈이 細數(세삭)을 하면서 澁을 하면 죽게 된다.
ⓘ 옛사람이 이르기를 微數(미삭)하면 病이 이루어지지 않으니, 勞라고 이름을 하지 않는다고 하였다.

(6) 虛勞의 生死證[2035)]

① 『難經』에 이르기를, 七傳을 하면 죽고 間臟[2036)]을 하면 산다고 하니 무엇을 말하는 것인가?
② 그렇다. 七傳이라는 것은 그 勝을 하는 곳으로 傳을 하는 것이고, 間臟이라는 것은 그 子에게 傳을 하는 것이다.
③ 어떻게 이야기를 하는가?

④ 가령, 心病이 肺로 傳을 하고 肺病이 肝으로 傳을 하며 肝病이 脾로 傳을 하고 脾病이 腎으로 傳을 하며 腎病이 心으로 傳을 하면, 一臟이 다시금 傷을 할 수가 없다.
ⓐ 그렇기 때문에 七傳을 하면 죽는다고 한 것이다.
ⓑ 間臟이라는 것은 그 生하는 것으로 傳을 하는 것이다.
ⓒ 가령, 心이 脾로 傳을 하고 脾는 肺로 傳을 하며 肺는 腎으로 傳을 하고 腎은 肝으로 傳을 하며 肝은 心으로 傳을 하는 것이니, 이것은 子母가 相傳을 하여 두루 하고 다시금 始作하는 것이 마치 고리와 같아서 끝이 없는 것이다.
ⓓ 그렇기 때문에 산다고 하는 것이라고 하였다.

2034) (어떤 대상(對象)이)변함이 없이 전(前)과 같음.
2035) 『難經』에서 말한 七傳을 하면 죽는다는 것을 說明한 것이다. 일반적으로는 칠전을 차전의 오사라고 하는 경우가 많다. 하지만, 六合七衝을 이용하면 七傳을 七衝으로 하여 解釋이 可能하다.
2036) 한 臟을 건너뛰는 것을 말한다.

⑤ 지금 經文을 考察을 해보니, 이른바 七傳이라고 하는 것은 단지 六傳일 따름이다.
ⓐ 한 臟이 다시금 損傷(손상)을 받지 않는다고 한 것은 그 數를 살펴보면 이에 네 臟이 다시금 傷을 받지 않는다고 한 것이다.
ⓑ 무릇 이 條文은 虛勞의 證을 말하는 것이다.

⑥ 그 이른바 七傳이라고 하는 것은 心病의 위에 반드시 腎病傳心이라는 一句가 빠진 것이다.
ⓐ 그 一臟이 다시금 傷을 받지 않는다고 한 것은 마땅히 三臟이 다시금 傷을 받지 않는다고 해야 한다.
ⓑ 대개 傳寫(전사)2037)를 하는 것에서 잘못된 것일 따름이다.

⑦ 무릇, 虛勞의 證은 반드시 腎經에서 始作을 하는데 五臟은 相剋을 따라서 거슬러 傳을 하게 되니, 이미 다한 다음에 다시금 腎과 心으로 傳을 하게 되면 즉, 水는 滅絶(멸절)을 하고 火는 太旺을 하게 된다.
⑧ 그렇기 때문에 죽게 되어서 다시금 저 三臟에 再傳을 하지 못하게 되는 것이다.
⑨ 그 中에 相生을 따라서 順傳2038)을 하는 경우에는 生生不息2039)의 뜻이 있다.
⑩ 그렇기 때문에 間臟을 하면 산다고 하는 것이다.

2037) 서로 돌려가며 베끼어 씀
2038) 역전(逆傳)과 상대되는 말. 병증이 일정한 순서에 따라 차례로 전변되는 것을 말한다.
2039) 사물이 끊임없이 생장하고 번성하다.

霍亂[2040]

1. 霍亂의 種類

① 霍亂(곽란)은 暑[2041]濕乾의 三種이 있다.

② 一種은 暑霍亂이니 즉 濕霍亂이다. 그러나 이 疾患이 夏秋에 오직 甚하고 寒月에 放縱해서 역시 伏暑(복서)로 因해서도 많기 때문에 이름을 한 것이다.

③ 一種은 濕霍亂이니 소리가 있고 물건도 있다.

④ 一種은 乾霍亂이니 소리는 있는데 물건이 없다.[2042]

2. 霍亂의 原因[2043]

(1) 標

① 表의 原因은 外感의 四氣이다.

② 或은 낮에 熱에 感觸이 되고, 或은 밤에 冷한 것에 感觸이 되며, 或은 안에 平素에 鬱熱이 있고, 밖으로 또한 寒에 感觸이 되어서 일시로 陰陽이 錯亂(착란)한 것이다.

(2) 本

① 그러나, 病의 本은 飮食의 失節로 因한 것이니, 或은 酥酪(소락)[2044]과 酒漿(주장)과 生冷으로 因하여 濕熱이 안으로 甚한 것에 이르고, 中焦의 脾土가 失運[2045]을 하게 되면, 마땅히 升할 것이 升하지 못하고, 마땅히 降할 것이 降을 하지 못하니, 이것으로 위로는 吐하

2040) 霍亂은 갑작스럽게 嘔吐와 泄瀉를 하는 것을 말하는데, 飮食傷으로 因해서 吐瀉를 하는 것을 잘못 이해를 하면 안 된다. 특히 霍亂이 轉筋을 同伴하면서 얼굴이 창백해지는 것은 GI트랙에서 문제가 발생이 된 경우가 많으니 단순하게 처리를 하면 안 된다. 다만, 일반 韓醫院에 올 정도의 수순이면 藿香正氣散에 蘇合香元으로 같이 治療하면 無難하다. 도리어 乾霍亂은 關格不通의 急症으로 진행될 염려가 있으니 더욱 조심해야 한다. 그렇기 때문에 『萬病回春』에서는 有乾霍亂者 最難治라고 한 것이다.

2041) 대부분 여름에 많이 發生을 하기 때문에 暑霍亂이라고 한다. 다만, 근래에는 냉장고의 발달로 暑霍亂이 많이 덜한 것이다.

2042) 濕霍亂은 吐瀉로 因하여 毒素를 排出시킬 수가 있기 때문에 脫水의 경우를 除外하고는 별다른 危險이 없으나, 乾霍亂은 도리어 危險하다.

2043) 病의 本은 中焦에 濕熱이 壅滯(옹체)된 것이다.

2044) 소젖이나 양젖을 한 번 끓여 만든 연유

2045) 運化에 실패를 한 것을 말한다.

고 아래로는 瀉하는 것이며, 脈이 伏絶을 하는 경우가 많다.

② 또한, 七情의 鬱氣를 겪서 痰涎이 胸膈에 모여 痞塞으로 不通하는 경우에는 밖으로 痰喘(담천)과 眩暈(현훈)이 보인다.

③ 역시, 반드시 飮食傷으로 말미암은 것이 根本이 되는 것이다.

3. 霍亂의 證狀

① 心腹이 갑작스럽게 아프거나, 或은 惡寒과 發熱이 있다.

② 먼저 心痛이 있으면 즉 먼저 吐를 하고, 먼저 腹痛이 있으면 즉 먼저 泄瀉(설사)를 한다.

③ 心腹이 모두 아프면, 즉 吐·瀉를 같이 한다. 輕하면 吐瀉(토사)를 하면서 그친다.[2046]

4. 霍亂 時의 주의사항

① 무릇 吐瀉(토사)를 하는 때에는 절대로 穀食(곡식)을 주어서는 안 되니, 비록 米湯이라도 한모금만 들어가면 바로 죽게 된다.

② 반드시 吐瀉(토사)가 그치기를 기다린 다음에 半日이 지나서 배고픈 것이 甚하면 바야흐로 可히 점차 묽은 粥을 먹는다.

③ 陽分에 偏僻되면 즉, 熱이 많으면서 渴證(갈증)이 난다.

④ 陰分에 偏僻되면 즉, 多汗를 하면서 渴證(갈증)이 없다.

5. 霍亂의 急證

① 痰喘(담천)[2047]과 煩渴(번갈)이 되면 도리어 可히 두려워하여야 한다.

② 일반적으로 吐瀉霍亂에 痰喘(담천)이나 煩渴(번갈)로 進行이 되는 것은 드물다.

③ 다만, 脾胃(비위)의 津液(진액)이 吐瀉(토사)로 脫을 하게 되면 虛火가 發生을 하여 上으로 肺로 가면서 火가 痰을 同伴하게 되니 痰喘(담천)이 되고, 虛火가 거슬러서 心으로 가면 心은 病을 받지 않으니 心包가 받아서 虛煩(허번)으로 不眠을 하게 되며, 脾胃(비위)

2046) 吐瀉를 하면서 이미 毒素가 다 빠져 나간 것이다.

2047) 모든 雜病에 呼吸困難이 發生을 하면 危急證이다. 急히 전원을 하여야 한다.

의 虛火가 스스로를 태우게 되면 煩渴(번갈)이 되는 것이다.
ⓐ 痰喘(담천)에는 二陳湯·加味半硫丸으로 한다.
ⓑ 虛煩(허번)不眠에는 旣濟(기제)湯으로 한다.
ⓒ 煩渴(번갈)에는 九君子湯·桂苓甘露飮으로 한다.
ⓓ 大渴·大躁를 하면서 大汗이 있고 遺尿가 있는 경우에는 죽게 되니 回生散·養正丹으로 救한다.

6. 霍亂의 危證

① 轉筋(전근)이 있고 혀가 오그라들고 囊縮(낭축)이 되면 危險하다.
ⓐ 陽明胃와 大腸이 宗筋을 營養을 한다.

② 갑작스럽게 吐를 하고 갑작스럽게 泄瀉(설사)를 하면 津液(진액)이 갑자기 亡을 하게 되니 小筋이 그 營養할 바를 잃게 된다.
ⓐ 그렇기 때문에 輕한 경우에는 양쪽 다리가 轉筋(전근)이 날 뿐이다.
ⓑ 重한 경우에는 온 몸이 轉筋(전근)이 나게 되고 手足이 厥冷(궐랭)한다.

③ 만약, 죽으려고 하는 경우에는 倉卒의 間에 마땅히 소금으로 臍中을 메우고 나서 뜸을 태우는 것을 數를 헤아리지 말고 하는데, 비록 이미 죽었다고 하더라도 胸中에 溫氣가 있는 경우에는 바로 蘇生(소생)을 한다.
ⓐ 急히 木萸散에 加 小茴香·木香·蘇葉을 煎服을 하고 다시금 생마늘을 갈아서 脚掌心에 바른다.
ⓑ 비록 昏危를 하고 배에 들어간 경우라도 역시 效果가 있다.

④ 가령, 血熱로 轉筋(전근)2048)이 그치지 않는 경우에는 四物湯에 加 黃芩·紅花를 한다. 或은 蒼朮·南星으로 한다.
⑤ 水藥을 먹지 못하는 경우에는 古椒豆散으로 한다.
⑥ 轉筋(전근)이 그치지 않는 경우에는 男子는 손으로 그 陰囊(음낭)을 당기고 女子는 손으로 乳房의 옆 양쪽을 당긴다.
⑦ 가령, 舌卷을 하고 囊縮(낭축)을 하면서 轉筋(전근)이 되어서 배로 들어가는 경우에는 죽는다.

2048) 쥐가 나서 근육(筋肉)이 뒤틀리어 오그라짐.

7. 霍亂治法의 大要

① 分利를 하고 升降을 하는 것이지, 消食을 하는 것은 쓸모가 없다.

② 霍亂(곽란)은 이에 濕熱이 風木을 兼하여 害가 되는 것이다.

③ 治療함에 마땅히 風寒을 흩어주고 利濕을 하며 降火를 한다.

④ 그렇기 때문에 四時에 藿香正氣散을 通用을 하여 風·寒·濕을 흩어주는 要藥으로 삼은 것이다.

⑤ 寒月에 厥冷(궐랭)을 하고 脈이 沈을 하면서 渴證(갈증)이 없는 경우에는 五積散·理中湯·古薑附湯으로 한다.

⑥ 暑月에 煩渴(번갈)이 있는 경우에는 黃連香薷散을 冷服을 하는데 모두 마땅히 五苓散을 合하여 上下[2049]를 分消를 한다.

⑦ 或은 다시 益元散을 合하여 降火를 하는 것이 더욱 妙하다. 이것은 대개 分利를 하는 法이다.

⑧ 또한, 마땅히 淸氣를 끌어당겨 上升을 하게하고 濁氣로 하여금 자연히 下降을 하게 하는 것이다.

⑨ 吐瀉(토사)가 아직 다 끝나지 않은 경우에는 마땅히 二陳湯에 加 川芎·白芷·蒼朮·防風을 하여 探吐를 하고 그 氣를 끌어 올린다.

⑩ 吐瀉이 그치지 않는 경우에는 마땅히 服用하는 藥의 中에 加 木瓜·檳榔을 하여 그 氣를 降을 하게 한다.

⑪ 또한, 겨우 下를 하는 경우에는 그러나 온전히 冷한 藥은 不可하다.

⑫ 七情을 낀 경우에는 七氣湯·古蔘萸湯으로 한다.

⑬ 飮食으로 傷한 경우에는 紅丸子·保和丸으로 한다. 모두 薑湯으로 먹어야 한다.

⑭ 通用으로는 四君子湯으로 한다.

ⓐ 有汗을 하면 加 桂枝를 하고, 無汗을 하면 加 麻黃을 한다.[2050]

ⓑ 吐利에 轉筋(전근)을 하고 腹痛이 있으며 몸이 무겁고 脈이 沈細를 하면 加 白芍藥·良薑을 한다.

ⓒ 四肢가 拘急을 하고 脈이 沈遲(침지)를 하여 少陰에 屬하는 경우에는 加 薑·附·厚朴을 한다.

ⓓ 吐利로 轉筋(전근)을 하는 것으로 脇痛이 있고 脈이 弦을 하는 경우에는 木剋土인 것이다.

2049) 上下를 分消한다고 하지만, 실제 大·小便을 分利를 하는 것이다.

2050) 이것은 傷寒의 法을 따른 것으로 굳이 固執할 것은 아니다.

㉠ 平胃散에 加 木瓜[2051]를 한다.
㉡ 或은 小建中湯에 加 柴胡·木瓜를 한다.

ⓔ 四肢가 厥冷(궐랭)을 하고 脈이 微緩을 하여 厥陰에 屬하는 경우에는 小建中湯에 加 當歸·附子를 한다.

8. 霍亂에 『東醫寶鑑』의 治法

① 霍亂證은 心腹이 卒痛을 하고 嘔吐로 不利를 하며 憎寒壯熱을 하고 頭痛·眩暈이 있다.
ⓐ 먼저, 心痛을 하면 즉 먼저 吐를 하고, 먼저 腹痛을 하면 즉 먼저 利를 한다.
ⓑ 心腹이 모두 痛을 하면 吐利가 아울러 만들어 진다.
ⓒ 甚하면 轉筋(전근)을 하고 腹으로 들어가면 바로 죽는다.

② 三焦는 水穀의 道路이다.
ⓐ 邪가 上焦에 있으면, 즉 吐를 하고 利를 하지 않는다.
ⓑ 邪가 下焦에 있으면, 利를 하고 吐를 하지 않는다.
ⓒ 邪가 中焦에 있으면, 吐·利가 아울러 만들어진다.

③ 病人은 飮食이 不節을 하고 淸濁이 相干[2052]을 하며 陰陽이 乖隔(괴격)[2053]을 한다.
ⓐ 輕한 경우에는 단지 가로되 吐·利를 한다고 한다.
ⓑ 重한 경우에는 揮[2054]霍變亂을 하니, 이에 가로되 霍亂(곽란)이라 한다.
ⓒ 因하여 邪가 脾胃(비위)로 들어간 것이다. 그렇기 때문에 吐利가 發作을 하는 것이다.

④ 霍亂(곽란)의 一證은 夏秋에 가장 많고 寒月에도 역시 있다. 대개, 伏暑(복서)가 있은 다음에 만들어지는 것이다.
⑤ 사람의 臟腑가 冷熱이 不調를 하고, 或은 飮食이 不節을 하며 生冷을 過多하게 하고, 或은 起居[2055]가 마땅함을 잃어 이슬을 맞고 자고 바람을 當을 하며 하여금 風冷의 氣가 三焦에 돌아가고 脾胃(비위)에 傳하여진 것이다.

2051) 轉筋을 하는 경우에 반드시 사용을 한다.
2052) 상관이[관계가] 있다. 서로 관련되다. (주로 부정형이나 반문으로 쓰임) 서로 干涉을 한다는 말이다.
2053) 사리(事理)에 어그러지고 멀어짐
2054) 揮 : 1. 휘두르다 2. 지휘하다 3. 뿌리다 4. 흩어지다 5. 날다, 날아오르다 6. 힘차게 움직이다 7. 나타내다
2055) ①살아가는 형편(形便) ②손님을 맞으러 일어남

⑥ 脾胃(비위)가 冷한 것을 얻으면 水穀을 消化를 시킬 수가 없고, 하여금 眞·邪가 서로 相干을 하게 되며 飮食이 腸胃의 사이에 變亂을 하고 心腹이 疼痛을 하며 吐利를 發作을 하게 된다.

⑦ 心痛을 하고 먼저 吐를 하는 경우가 있고, 腹痛을 하고 먼저 利를 하는 경우가 있으며, 吐·利가 같이 發作을 하는 경우가 있고, 發熱을 하고 頭痛을 하며 體疼을 하고, 다시금 吐·利를 하면서 虛煩(허번)을 하는 경우가 있다.
ⓐ 或은 단지 吐·利를 하고 心腹이 刺痛을 한다.
ⓑ 或은 轉筋(전근)을 하고 拘急을 하며 疼痛이 있다.
ⓒ 或은 단지 嘔를 하고 物이 出을 하는 것이 없다.
ⓓ 或은 四肢가 逆冷을 하고 煩悶(번민)을 하며 昏塞을 하고 죽으려고 한다.

⑧ 證을 따라서 治療를 한다.

(1) 吐瀉

① 上으로 吐를 하고, 下로 瀉를 하는 것을 이르기를 濕霍亂(습곽란)이라 한다.

② 무릇, 霍亂(곽란)으로 吐瀉(토사)를 하는데, 渴證(갈증)을 하면 熱이고 渴證(갈증)이 없으면 寒이다.
ⓐ 熱을 하면 물을 마시려고 하는 경우가 많다. 마땅히 五苓散으로 한다.
ⓑ 寒을 하면 물을 마시려고 하지를 않는다. 마땅히 理中湯으로 한다.

③ 霍亂(곽란)은 이에 濕熱이 風木으로 害가 된 것이다.
④ 治療에는 마땅히 風寒을 散을 하고 利濕을 하며 降火를 한다.

⑤ 四時에 通用으로는 藿香正氣散[2056]으로 한다.
ⓐ 寒月의 虛冷으로는 理中湯으로 한다.
ⓑ 暑月의 煩渴(번갈)에는 마땅히 黃連香薷散으로 한다.
ⓒ 모두 마땅히 五苓散을 合하여 上·下[2057]를 分消를 하고, 더욱 益元散을 合하여 降火를 하면 더욱 妙하다.

2056) 藿香正氣散에 蘇合香元을 하는 것이 가장 無難하다.
2057) 嘔吐와 泄瀉를 하는 것이기 때문에 上下라고 이야기 한다. 결국, 大便으로 泄瀉가 나오게 되면 小便이 잘 나오지 않게 되는 것이기 때문에 五苓散을 사용하여 小便이 나오게 하면 泄瀉가 멈추기 때문에 前後로 이해를 하는 것도 좋다.

⑥ 霍亂(곽란)으로 因한 吐·瀉에는 마땅히 木萸散·二香黃連散·加味薑附湯·回生散·加減正氣散으로 한다.

⑦ 中暑로 因한 霍亂(곽란)은 마땅히 香薷散·桂苓白朮散으로 한다.

⑧ 吐瀉(토사)가 過多하여 四肢가 逆冷을 하고 人事不省을 하면 南星末 三錢, 棗 三枚, 薑 五片을 煎을 하여 極히 熱服을 하면, 한번 服用을 하면 可히 效果가 있다.

ⓐ 或은 半夏末을 薑汁(강즙)으로 點服[2058]을 한다.

ⓑ 或은 白礬末을 一大錢으로 하여 沸湯에 點服을 한다.

❶ 회생산(回生散)(➡方藥合編·中44, 東醫寶鑑 1263·1780, 醫學入門 2639)

活套 : ① 霍亂(곽란)으로 吐瀉(토사)를 하는 것을 治療한다.

② 단지, 一點의 胃氣라도 存在하는 경우에는 服用을 하면 回生을 한다.

③ 木萸散과 合方을 하면 木萸回生散이라 이름을 한다.

④ 食滯에는 加 山楂·神麯·檳榔·枳實을 한다.

⑤ 氣滯에는 加 蘇葉을 하거나, 或은 蘇合元으로 調服을 한다.

⑥ 暑에는 加 香油·白扁豆를 한다.

⑦ 口渴에는 加 乾葛을 한다.

⑧ 平素에 虛한 경우에는 加 人蔘을 한다.

⑨ 嘔에는 加 丁香·白荳蔲를 한다.

⑩ 蛔가 動하는 경우에는 加 花椒·烏梅·木瓜를 한다.

(2) 轉筋[2059]

① 陽明은 胃와 더불어 大腸에 屬하여 宗筋을 榮養을 한다.

② 갑작스럽게 吐를 하고 갑작스럽게 瀉를 하면, 津液(진액)이 갑작스럽게 亡을 하게 되어 筋이 그 養을 하는 바를 잃게 된다.

③ 그렇기 때문에 輕한 경우에는 兩脚이 轉筋(전근)을 할 따름이다.

④ 重한 경우에는 遍身이 轉筋(전근)을 하고 腹에 入을 하며 手足이 厥冷(궐랭)을 한다.

⑤ 危急한 것이 甚한 경우에는 風燭(풍촉)[2060]과 같다.

⑥ 倉卒의 때에는 鹽으로 臍中을 塡을 하고 灼艾(작애)[2061]를 하는데 壯數(장수)를 헤아리지 않게 한다.

ⓐ 비록, 이미 죽었다고 하더라도 胸中에 煖氣가 있으면 바로 甦生(소생)[2062]을 한다.

2058) 약 먹는 방법의 하나. ① 산제를 물 · 술 · 미음 등에 타서 먹는 것. ② 약을 여러 번에 나누어 조금씩 먹는 것을 말한다.

2059) 대개 脫水로 인한 것이다.

2060) 風燭 : 풍전등촉(風前燈燭)을 말함.

2061) 쑥뜸을 말한다.

2062) 소생(蘇生)을 말한다. 깨어나는 것이다.

ⓑ 急히 木萸散에 加 茴香·甘草·紫蘇葉을 煎服을 한다.
ⓒ 다시금 大蒜을 硏을 하여 兩脚의 掌心에 바르면 즉, 비록 昏危[2063]를 하고 腹에 入한 경우에도 역시 效果가 있다.

⑦ 霍亂(곽란)으로 吐瀉(토사)를 過多하게 하고 遍身이 轉筋(전근)을 하며 手足이 厥冷(궐랭)을 하고 氣가 끊어지려고 하는 경우에는 急히 臍中을 灸를 하고, 또한 蓼를 一握을 取하여 煎湯을 하고 泡洗(포세)[2064]를 한다.
ⓐ 다음으로는 附子理中湯을 投與를 하면 즉 效果가 있다.
ⓑ 霍亂(곽란)을 한 後에 轉筋(전근)을 하면 理中湯에 加 石膏(석고) 一兩을 煎服을 한다.
ⓒ 一法은 理中湯에 去 白朮을 하고, 加 生附子를 一枚를 한다.

⑧ 轉筋(전근)은 血熱에 屬한다.
ⓐ 四物湯에 加 酒芩·酒花·蒼朮·南星을 煎服을 한다.

⑨ 吐瀉(토사)로 脇痛을 하고 轉筋(전근)을 하며 脈이 弦한 경우에는 木剋土이다.
ⓐ 平胃散에 加 木瓜를 五錢을 한다.
ⓑ 吐瀉(토사)를 한 다음에 轉筋(전근)이 그치지 않으면 마땅히 木瓜湯으로 한다.

❶ 모유산(木萸散)(➡方藥合編·中45, 東醫寶鑑 1263, 醫學入門 2641)
活套 : ① 急性胃腸炎·小兒水樣性 下痢로 因한 體液缺乏을 治療한다.
② 霍亂(곽란)의 吐瀉(토사)로 肢體가 轉筋(전근)을 하고 逆冷을 하는 것을 治療한다.

❷ 평위산(平胃散)(➡方藥合編·下22, 東醫寶鑑 417·1204, 醫學入門 157·1550·3103)
活套: ① 急性慢性 胃카타르·過食으로 인한 喘息·胃擴張症·腹鳴·食毒·食傷·胃弱·陰痿·齒痛·胎盤殘留·呑酸症 등을 治療한다.
② 和脾를 하고 健胃를 하는데 胃氣가 和平하게 되면 즉, 服用을 그쳐야 하니 常服을 해서는 안 된다.
③ 加 白茯苓·丁香·白朮을 하면, 調胃散이라 이름을 한다.
④ 加 乾薑을 하면, 厚朴湯이라 이름을 한다.
⑤ 合 五苓散을 하면, 胃苓湯이라 이름을 한다.
⑥ 加 藿香·半夏를 하면, 不換金正氣散이라 이름을 한다.
⑦ 加 神麯·麥芽를 하면, 加味平胃散이라 이름을 한다.
⑧ 食滯에는 加 山楂·神麯·麥芽·檳榔·枳實·蘿菖子·砂仁·草果의 類를 한다.
⑨ 暑滯에는 合 香薷散을 하면, 香平散이라 이름을 한다.
⑩ 滯痢에는 加 枳殼·檳榔·黃連 各一錢, 木香 五分을 한다.
⑪ 만약, 泄瀉(설사)를 하는 경우에는 合 四苓湯을 한 다음에 加 燈心·車前子의 類를 하는데 마땅함을 따라서 加減을 한다.
⑫ 酒滯에는 加 乾葛을 하는데 或은 葛花·良薑·草豆蔲의 類를 한다.

2063) 神昏으로 人事不省을 하여 危險한 것을 말한다.
2064) 거품을 씻는 것

❸ 이중탕(理中湯)(➡方藥合編·上6, 東醫寶鑑 1069, 醫學入門 1842·3055)

活套 : ① 胃아토니·胃下垂·胃擴張·胃酸過多·減酸症·胃潰瘍·蛔蟲·急性慢性 胃카타르·胃腸性神經衰弱·肺結核·肋間神經痛·萎縮腎·帶下·陰症急性吐瀉病·四肢神經痛·自家中毒症을 治療한다.

② 太陰의 腹痛으로 自利로 不渴을 하는 것을 治療하는 處方이다.

③ 加 陳皮·靑皮를 하면 治中湯이라 이름을 한다.

④ 小建中湯을 合하면 建理湯으로 이름을 하는데, 虛冷으로 積氣가 上攻을 하는 것을 治療한다.

⑤ 氣虛에는 倍 蔘을 하여 五·七錢까지 한다.

⑥ 泄瀉(설사)에는 加 肉荳蔲·車前子를 한다.

❹ 사물탕(四物湯)(➡方藥合編·上68, 東醫寶鑑 308, 醫學入門 1550·3035·3166)

活套: ① 生理不順·血脚氣·乾性皮膚炎·貧血·腹痛·子宮出血·腹塊·胎動不安·産後惡露不下·下腹緊痛·肝斑·頭痛·無力體質·便秘·四肢煩熱·腎結石症·腎結核·乳汁缺乏症·紫斑症을 治療한다.

② 血病을 通治하는 藥이다.

(3) 暑霍亂

① 暑月의 煩渴(번갈)에는 마땅히 黃連香薷散으로 한다.

② 모두 마땅히 五苓散을 合하여 上·下를 分消를 하고 더욱 益元散을 合하여 降火를 하면 더욱 妙하다.

③ 中暑로 因한 霍亂(곽란)은 마땅히 香薷散·桂苓白朮散으로 한다.

❶ 육화탕(六和湯)(➡方藥合編·中36, 東醫寶鑑 1141·1426, 醫學入門 154)

活套 : ① 傷暑로 心脾를 한 것으로 嘔瀉(구사)를 하는 것을 治療한다.

② 或은 霍亂(곽란)으로 轉筋(전근)하거나 或은 腫瘧(종학)을 治療한다.

③ 加 黃連 一錢을 하면, 淸暑六和湯이라 이름을 한다.

④ 嘔吐泄瀉에는 合 縮脾飮을 한다.

⑤ 泄瀉(설사)에는 加 豬苓·澤瀉·燈心之類를 한다.

⑥ 暑霍亂에는 加 神麯·檳榔·枳實을 한다.

⑦ 浮腫에는 合 四苓散을 한다.

❷ 향여산(香茹散)(➡醫學入門 3083)

活套 : ① 一切의 暑病으로 霍亂(곽란)을 하고 吐瀉(토사)를 하는 것을 治療한다.

② 暑泄로 脈이 虛하면 合 異功散을 하고, 加 白芍藥·車前子·陳米炒百粒·烏梅·燈心을 하고 入酒를 少許를 한 다음에 冷服을 한다.

③ 暑病의 霍亂(곽란)에는 合 回生散을 하고, 加 神麯·檳榔·枳實·蘇葉·吳茱萸·木瓜의 類를 한다. 氣虛에는 加 人蔘을 한다.

④ 暑熱이 甚한 경우에는 加 黃連을 한다.

⑤ 嘔에는 加 白荳蔲·丁香을 한다.

⑥ 瀉에는 加 豬苓을 한다.

⑦ 口渴에는 加 葛根을 한다.

9. 霍亂의 脈法

① 霍亂·吐瀉는 滑하면서 均一하지 않다. 或은 微를 하면서 澁을 하고, 代脈이나 伏脈이 나오면 사람을 놀라게 한다.

② 熱이 많은 것은 洪滑을 한 것이고, 弦滑을 하면 飮食으로 因한 것이라 말한다.

③ 右側의 關部가 滑한 것은 霍亂(곽란)과 吐瀉(토사)가 된다.

④ 脈이 澁을 하고 結을 하며 代를 하고 伏을 하는 것은, 비록 痰食이 阻滯(조체)[2065]를 한 것이라고 하지만 죽는다고 急히 斷定을 하는 것은 不可하다.

⑤ 그러나, 역시 때때로 한번 보였다가 점차 滑大를 하는 脈이 되는 것은 吉을 하다고 할 수가 있다.

⑥『脈訣』에 이르기를 霍亂(곽란)의 徵候(징후)는 脈이 微遲(미지)를 하고 氣가 不足을 하여 말을 못하는 것은 크게 낫기가 어렵고, 脈이 弦을 한 것이 甚하면 역시 죽는다고 한 것이다.

⑦ 洪滑을 한 것은 熱이고, 弦滑을 한 것은 膈에 宿食과 留飮이 있는 것이니 吐法이 마땅하다.

2065) 막혀서 체함.

嘔吐2066)

1. 嘔吐의 原因2067)

① 嘔吐는 모름지기 胃의 冷·熱을 알아야 한다.

② 대개 肥白을 하면서 肉이 浮를 하는 경우에는 寒濕이 많고, 黑瘦(흑수)를 하면서 骨이 露出(노출)이 된 경우에는 燥熱이 많은데, 더욱 脈과 證을 參考를 해야 한다.

ⓐ 胃가 冷을 하고 얼굴이 푸르며 手足이 厥을 하고 먹으면 이에 吐하는 경우에
㉠ 二陳湯에 加 薑·桂를 한다.
㉡ 甚한 경우에는 加 丁香·附子를 한다.
㉢ 或은 丁香半夏丸으로 한다.

ⓑ 胃熱인 경우에는 얼굴이 붉고 手足이 熱을 하며 식사를 마치면 즉, 吐를 한다.
㉠ 二陳湯에 加 薑汁炒黃連·黃芩·梔子를 한다.
㉡ 暴甚을 하면 檳榔·木香을 약간 加한다.
㉢ 或은 葛根竹茹湯·加味橘皮竹茹湯으로 한다.
㉣ 或은 小柴胡湯에 加 竹茹을 한다.

③ 가령, 때로 항상 淸水를 嘔吐를 하고 冷涎이 나오는 것이 아래로부터 위로 용솟음하는

2066) 구토는 소화관의 내용물을 입으로 강하게 배출하는 것을 말하며, 반추증(되새김질) 또는 헛구역질과는 구분되어야 한다. 반추증이란 식도하부괄약근의 압력이 약화되어 나타나는 현상으로 식사 후에 위가 수축운동을 할 때 음식물이 구강 내로 다시 올라와 되새김되는 것을 말한다. 헛구역질은 호흡근과 복근의 심하고 규칙적인 수축에 의해 나타나는 증상이다. **[네이버 지식백과]** 구토 [vomiting] (서울대학교병원 의학정보, 서울대학교병원)

2067) 구역과 구토는 다양한 질환에서 흔히 나타나는 증상이므로 이 자체만으로 증상을 유발하는 원인 질환을 진단할 수 없으며, 추가적인 증상이나 징후를 함께 고려해야 한다. 오심과 구토의 원인을 기전에 따라 분류하는 것은 어렵다. 일반적으로 알려져 있는 오심 및 구토의 흔한 원인은 다음과 같이 분류할 수 있다. 1) 급성 복부 응급 질환: 급성 충수염, 급성 담낭염, 장폐쇄, 급성 복막염, 2) 소화관 질환: 소화성 궤양, 미주신경절제술 후, 당뇨성 위병증, 특발성 위운동장애(위무력증), 가성장폐쇄, 3) 감염성 질환: 위장관의 바이러스성 감염, 세균성 감염 또는 기생충 감염, 4) 중추신경계 질환: 급성 미로염, 메니에르병(Meniere's disease), 멀미, 편두통, 급성 뇌수막염, 5) 심장질환: 급성 심근경색 특히 후부에 위치하거나 또는 전층의 심근을 침범하는 경우, 울혈성 심부전, 심장질환에서 사용하는 강심제 또는 아편류 약물에 의해서도 유발됨, 6) 암: 특히 말기 암환자, 7) 대사성 및 내분비 질환: 요독증, 당뇨병성 케톤혈증, 부갑상선 기능저하 및 기능항진증, 갑상선중독증 또는 부신저하증, 임신 초기, 8) 약제 및 화학약품에 의한 부작용: 강심제, 모르핀(morphine), 히스타민(histamine), 일부 항암제, 살리실레이트(salicylate), 아미노필린(aminophylline), 독소 섭취, 9) 정신 질환: 대식증, **[네이버 지식백과]** 구토 [vomiting] (서울대학교병원 의학정보, 서울대학교병원)

경우에는 이것은 脾熱로 因한 것이다.

ⓐ 二陳湯에 加 白朮·白芍藥·升麻·炒黃芩·黃連·山梔·神麯·麥芽·乾薑·生薑을 等分을 하여 或은 丸으로, 或은 煎服으로 한다.

2. 嘔吐의 上·中·下에 대한 分類

① 다음으로는 三焦로 나누면 妙括[2068])이 된다.

ⓐ 眩暈(현훈)을 하고 먹지를 못하며 氣가 上攻을 한다.

㉠ 上焦로 吐를 하는 경우에는 氣衝[2069])으로 胸痛이 있는데, 식사를 마치고 나서 갑작스럽게 吐를 하면서 渴證(갈증)이 난다.

㉡ 治療하는 데에는 마땅히 降氣를 하고 和中을 하니, 六君子湯에 加 木香·藿香·桔梗·枇杷葉을 한다. 或은 七氣湯으로 한다.

㉢ 熱氣로 衝을 하는 경우에는 古荊黃湯에 加 人蔘·甘草·檳榔을 한다.

ⓑ 胸滿을 하고 신맛이 나며 답답한 것은, 먹은 것이 삭은 것이다.

㉠ 中焦로 吐를 하는 경우에는 食積과 氣이다.

㉡ 或은 먼저 吐를 한 以後에 痛證이 오고, 或은 먼저 아픈 以後에 吐를 한다.

㉢ 治療하는 데에 마땅히 木香·檳榔을 等分을 하여 末로 타서 服用을 하여 行氣를 하고 紫沈丸으로 消積을 한다.

㉣ 일반적으로는 平胃散으로 한다.

㉤ 二陳湯에 加 青皮·砂仁·白荳蔲·山楂·神麯으로 調節을 한다.

ⓒ 厥冷(궐랭)을 하면 下焦로 寒이 停滯가 된 것이다.

㉠ 下焦로 吐를 하는 경우에는 寒한 것이다.

㉡ 朝食에 暮吐(모토)를 하고 暮食(모식)에 朝吐를 하는데[2070]), 오래되면 즉 小便이 清利를 하고 大便이 不通을 하게 되니, 이에 陰氣가 偏結이 되어서 陽과 더불어 調和가 되지 못하는 것이다.

㉢ 治療하는 데에는 마땅히 그 寒을 溫을 하게하고 그 秘[2071])를 通을 하게 한 다음에 다시

2068) 1. 묶다, 동여매다(두르거나 감거나 하여 묶다) 2. 담다, 담아서 싸다 3. 찾다, 찾아내다 4. 궁구하다(窮究--: 파고들어 깊게 연구하다) 5. 모이다, 모여들다 6. 이르다(어떤 장소나 시간에 닿다), 다다르다

2069) 氣가 上衝을 하는 것을 말함.

2070) 朝食暮吐·暮食朝吐를 하는 것은 오래 停滯가 된다는 의미이다. 대개 12시간에서 24시간이면 消化가 되는 것인데 아침에 먹은 것이 저녁이 되어야 吐하게 된다는 것은 그 만큼 속에서 많이 停滯가 된 다음에 吐하게 된다는 것을 말한다.

2071) 大便이 不通하는 것을 말한다.

금 中焦의 藥으로 和하게 한다.
㉣ 附子理中湯·木香勻氣散 合 理中湯으로 한다.
㉤ 四逆湯·丁胡三建湯·古丁半湯·養正丹·古半硫丸으로 한다.

3. 嘔吐의 分類

① 三陽에 熱이 壅滯(옹체)가 되면 大便이 結滯가 된다. 嘔吐를 하는 환자에게 吐法을 사용하지 않는 것은 常法이다.

ⓐ 가령, 喜冷을 하고 煩渴(번갈)을 하며 胸滿을 하고 腹痛을 하며 甚하면 大便이 閉를 하는 경우에는 大·小腸·膀胱이 結滯된 것이다.

ⓑ 熱한 경우에는 大柴胡湯으로 下를 한다.

ⓒ 虛한 경우에는 潤하게 한다.

② 痰火는 그치지 않는다.

ⓐ 嘔吐는 痰火가 많으니, 二陳湯에 加 薑炒黃芩·黃連을 한다. 或은 小調中湯으로 主한다.

ⓑ 肝火가 胃로 나오는 경우에는 單黃連丸으로 한다. 或은 單人中白을 薑汁(강즙)으로 化를 하여 服用을 한다.

ⓒ 脾經에 濕痰이 上·中의 二焦에 鬱滯(울체)가 되어 때때로 惡心을 하고 淸水를 吐出을 하거나, 或은 마치 豆汁과 같은 경우에는 胃苓湯에 加 半夏·檳榔을 한다.

③ 水는 怔忡이 있다.[2072]

ⓐ 水嘔는 心下에 怔忡[2073]이 있다.

㉠ 먼저 渴을 한 後에 嘔吐를 하는 경우에는 赤茯苓湯으로 한다.
㉡ 먼저 嘔吐를 하고 後에 渴證(갈증)이 나는 경우에는 猪苓湯으로 한다.
㉢ 水가 들어가면 卽, 吐를 하는 경우에는 五苓散으로 한다.

④ 腥臊가 나면서 心을 薰蒸(훈증)을 하면 瘀血이 많다.

ⓐ 腥氣(성기)[2074]나 臊氣[2075]가 薰炙(훈자)[2076]를 하면서 惡心을 하고 嘔吐를 하며 涎과 血이 섞이는 경우에는 이것은 膿血이 經中에 모인 것이다.

2072) 赤茯苓湯은 頭汗出이 鑑別點이다. 猪苓湯은 嘔吐를 한 다음에 渴症이 나타나는 것이 鑑別點이다. 五苓散은 물을 먹으면 嘔吐를 하는 것이 鑑別點이다.
2073) 心悸怔忡은 水證의 가장 基本的인 鑑別點이다.
2074) 1.비린내가 나다. 2.비린내. 3.생육. 날고기.
2075) 1. 누리다, 누린내가 나다 2. 부끄러워하다 3. 돼지 기름
2076) 어떤 스승이나 지도자(指導者)로부터 교화(敎化)를 받음. 지금은 단순하게 찌고 炙를 한다는 의미이다.

ⓑ 이른바 嘔家에 癰膿(옹농)이 있다는 것이다.
ⓒ 모름지기, 治療를 하지 않더라도 膿이 다하면 스스로 낫는다.
ⓓ 四物湯에 倍 赤茯苓·牧丹皮를 한다.
ⓔ 虛한 경우에는 八珍湯에 加 陳皮를 한다[2077].

⑤ 客風은 翻翻(번번)[2078]을 하게 하다.
ⓐ 風邪가 胃에 있으면 翻翻으로 不定을 하게 되는데, 或은 鬱滯(울체)가 되어 酸水(산수)가 있고 전혀 음식을 못 먹는 경우에는 不換金正氣散[2079]·麥天湯·安脾丸으로 한다.
ⓑ 가볍게 蔘·朮을 사용하는 것은 마땅하지 못하니 補住[2080]를 하게 되면 邪氣가 도리어 甚하게 된다.
ⓒ 오직 久病으로 脇痛이 있는 경우에는 小柴胡湯에 加 青黛·薑汁을 하여 蒸餅(증병)[2081]을 한 다음에 丸으로 服用을 한다.

⑥ 暑吐는 煩渴(번갈)을 한다.
ⓐ 黃連香薷散으로 한다.
ⓑ 六一散에 加 砂仁을 한다.
ⓒ 或은 枇杷葉散·錢氏白朮散으로 한다.

⑦ 氣虛는 痞滿(비만)이 있다.
ⓐ 久病으로 胃氣가 虛弱을 하여 전혀 음식을 먹지 못하고 음식냄새만 맡으면 嘔吐를 하는 경우에
㉠ 四味藿葉湯으로 한다.
㉡ 或은 四君子湯에 去 茯苓을 하고, 加 香附子·人蔘·黃芪를 한다.

ⓑ 胸痞[2082]로 短氣를 하는 경우에는 調中益氣湯으로 한다.
ⓒ 胃虛를 하여 寒痰으로 嘔吐를 하는 경우에는 增半湯으로 한다.

⑧ 蟲은 痛證이 끊어지는 것 같다. 蟲으로 因한 嘔吐에는 때로 항상 惡心을 하는데 胃口가 作痛을 하고 淸水를 吐하며 飮食[2083]을 먹으면 잠시 그치고 배가 고프면 甚하게 되는 경우

2077) 대개 八物湯을 八珍湯이라고 이름을 하는데, 臨床的으로는 八珍湯으로 處方을 하는 경우에는 陳皮 一錢을 이미 넣는 경우가 많다.
2078) 깃발 따위가 바람에 펄럭이는 꼴
2079) 食痹로 因한 吐食에도 사용을 한다.
2080) 補를 하여 머물게 되는 것을 말함.
2081) 밀가루를 더운물에 반죽한 다음 술을 뿌리고 삭혀서 찐 떡을 말한다. 상하떡이 증병에 속한다. 옛날에는 일부 한약가루를 증병에 반죽하여 환제를 만들었는데 이것을 증병환(**蒸餅**丸)이라고 하였다.
2082) 가슴이 막히는 듯하면서 통증이 있는 증상임
2083) 蟲證의 基本은 嘔吐涎沫과 식사를 하는 것에 따른 痛證의 休止期가 있는 것이 鑑別點이다.

에는 胃中에 蛔(회)가 있는 것이다.
ⓐ 二陳湯에 加 苦楝根·使君子·白朮·烏梅를 한다.
ⓒ 或은 石灰·檳榔을 等分을 하여 米飮으로 타서 服用을 하면 역시 可하다.
ⓓ 무릇, 마치 菜汁과 같은 것을 吐하는 경우에는 죽는다.
ⓔ 이것은 잠시 嘔吐를 하지만 翻胃(번위)에 比할 것은 아니다.

⑨ 배를 타면서 어지럽고 크게 嘔吐를 하며 渴證(갈증)이 날 때에 물을 마시는 경우에는 대개는 죽는다. 오직 童便을 먹어야만 가장 妙하다.

4. 嘔吐에 『東醫寶鑑』의 治法

①『內經』에 가로되 여러 嘔·吐·逆을 하는 것과 衝上을 하는 것은 대개 火에 屬한다.
ⓐ 胃膈의 熱이 甚하면 즉 嘔가 된다.
ⓑ 嘔·吐·噦는 모두 胃에 屬한다. 胃는 總司(총사)이다.
ⓒ 이것은 그 氣血의 多少가 차이가 있기 때문이다.

② 嘔는 陽明이다. 陽明은 多血多氣를 한다.
ⓐ 그렇기 때문에 聲(성)이 있고 物도 있다.
ⓑ 氣血이 모두 病이 든 것이다.

③ 吐는 太陽이다.
ⓐ 太陽은 多血少氣를 한다.
ⓑ 그렇기 때문에 物이 있고 聲이 없다.
ⓒ 이에 血病이다.
ⓓ 먹을 것이 들어가면 즉 吐를 하는 경우가 있고, 먹는 것이 마치면 즉 吐를 하는 경우가 있다.
ⓔ 橘紅으로 爲主(위주)를 한다.

④ 噦[2084]는 少陽이다.
ⓐ 少陽은 多氣少血을 한다.
ⓑ 그렇기 때문에 聲이 있고 物이 없는 것이다.
ⓒ 이에 氣病이다.
ⓓ 半夏로 爲主(위주)를 한다.

2084) 1. 천천히 가는 모양 a. 새소리 (얼) b. 말방울 소리 (얼) c. 딸꾹질 (얼) d. 토할 것

⑤ 그 三者의 根源을 研究를 해 보면, 대개 脾氣가 虛弱을 한 것으로 因한 것이다.

ⓐ 或은 寒氣가 胃를 客을 한 것으로 因한 것이다.

ⓑ 或은 飮食으로 傷한 바로 因하여 이르게 된 것이다.

ⓒ 마땅히 丁香·藿香·半夏·茯苓·陳皮·生薑의 類로 主한다.

⑥ 濕嘔는 物이 있고 聲(성)이 있는 것이다.

ⓐ 식사가 끝나면 嘔를 한다.

ⓑ 乾嘔는 空虛한 嘔吐로 物이 없다.

ⓒ 모두 陽明에 屬한다.

ⓓ 氣血이 모두 病이 든 것이다.

ⓔ 그렇기 때문에 嘔는 吐에 比해서 重한 것이다.

⑦ 劉河間이 이르기를 嘔는 火氣가 炎上을 한 것이라고 하였다.

ⓐ 이것은 특히 一端[2085]으로 한 것일 따름이다.

ⓑ 痰이 中焦에 隔[2086]을 하여 먹는 것이 밑으로 내려가는 것을 얻지 못하는 경우가 있다.

ⓒ 氣가 逆을 한 경우가 있다.

ⓓ 寒氣가 胃口에 鬱滯(울체)된 경우가 있다.

ⓔ 먹은 것이 心肺의 사이에 滯한 것이 있어서 새로 먹은 것이 내려가는 것을 얻지 못하고 도리어 出을 하는 경우가 있다.

ⓕ 胃中에 火와 痰이 있어 嘔를 하는 경우가 있다.

⑧ 嘔家는 비록 陽明證이 있다고 하더라도 下法을 하는 것을 愼重하게 하여야 하니 逆을 하는 것이기 때문이다.[2087]

(1) 虛嘔

① 嘔吐에는 冷·熱의 二證이 있다.

ⓐ 冷한 경우에는 面靑을 하고 手足이 厥冷(궐랭)을 하며 먹은 것이 오래 되어야 이에 吐를 한다.

㉠ 마땅히 加味二陳湯·丁香安胃湯·加減理中湯으로 한다.

ⓑ 熱한 경우에는 面赤을 하고 手足이 熱이 있으며 식사를 마치면 즉 吐를 한다.

2085) 한끝, 사물(事物)의 일부분(一部分)

2086) ① 가슴에 기운이 막혀서 잘 통하지 않는 것. ② 음식이 잘 내려가지 않고 대변을 누지 못하는 것을 격증(隔證)이라고 한다. ③ 열격(噎膈)을 격(隔)이라고도 한다.

2087) 嘔吐를 하는 경우에는 吐法이나 下法을 사용하는 것을 愼重하게 하여야 한다.

㉠ 마땅히 保中湯·和中桔梗湯·黃連竹茹湯·淸熱二陳湯으로 한다.
㉡ 或은 葛根竹茹湯·加味橘皮竹茹湯으로 한다.

ⓒ 大病을 한 後에 胃가 熱을 하여 虛煩(허번)[2088]을 하고 嘔를 하는 경우에는 竹葉石膏(석고)湯[2089]에 加 薑汁(강즙)을 하여 服用을 하면 즉시 그친다.

ⓓ 때로 항상 淸水를 嘔吐를 하고, 或은 冷涎이 아래에서부터 위로 涌出을 하는 경우에는 脾熱로 因하여 이른 바이다.
㉠ 二陳湯에 加 白朮·白芍藥·升麻·神麴·麥芽·乾生薑土炒·芩·連·梔子를 하여, 或은 水煎으로 服用을 하고, 或은 蒸餠(증병)으로 丸을 하여 服用을 한다.

ⓔ 肝火가 胃로 出을 하고 逆上을 하며 嘔吐를 하는 경우에는 마땅히 抑靑丸으로 한다.

② 半夏·橘皮·生薑은 嘔家의 主藥이다.
ⓐ 만약, 胃가 虛를 하여 嘔를 하는 경우에는 마땅히 穀氣(곡기)를 推[2090]揚[2091](추양)을 하여야 한다.
㉠ 四味藿香湯·加減四君子湯으로 主한다.

ⓑ 오랜 病으로 胃가 虛를 하고 嘔吐를 하는 경우에는 마땅히 藿香安胃散·藿香平胃散·比和飮으로 한다.

③ 痰飮으로 因한 嘔吐[2092]에는 마땅히 茯苓半夏湯·小半夏湯·大半夏湯으로 한다.
④ 神朮丸은 淸水를 嘔吐하는 것을 治療하는 데에 神效하다.

⑤ 停水로 嘔를 하는 경우에는 心下가 怔忡을 한다.[2093]
ⓐ 먼저 渴證(갈증)이 나고 後에 嘔를 하는 경우에는 마땅히 赤茯苓湯으로 한다.
ⓑ 먼저 嘔를 하고 後에 渴證(갈증)이 나는 경우에는 마땅히 猪苓散[2094]으로 한다.

2088) 기력(氣力)이 쇠약(衰弱)하고 마음이 흥분(興奮)되어 가슴이 뛰는 병증(病症)
2089) 傷寒의 大病을 말한다. 雜病의 大病인 경우에는 蔘苓白朮散이나 人蔘養胃湯으로 한다. 단순 嘔逆인 경우에는 比和飮으로 한다.
2090) 1. 밀다 2. 옮다, 변천하다(變遷--) 3. 천거하다(薦擧--), 추천하다(推薦--) 4. 넓히다, 확충하다(擴充--) 5. 헤아리다, 추측하다(推測--) 6. 받들다, 공경(恭敬)하여 높이 받들다 7. 꾸미지 아니하다
2091) 1. 날리다 2. 하늘을 날다 3. 바람에 흩날리다 4. 오르다, 올리다 5. 쳐들다 6. 나타나다, 드러나다 7. 들날리다, 알려지다 8. 말하다, 칭찬하다(稱讚--) 9. 누그러지다, 고르게 되다
2092) 痰飮證이 있는 경우에는 心悸怔忡이 同伴이 된다.
2093) 赤茯苓湯·豬苓散·五苓散의 鑑別은 무척 重要하다. 赤茯苓湯은 頭汗出이 鑑別點이다. 猪苓湯은 嘔吐를 한 다음에 渴症이 나타나는 것이 鑑別點이다. 五苓散은 물을 먹으면 嘔吐를 하는 것이 鑑別點이다.
2094) 猪苓湯이다.

ⓒ 물이 들어가면 즉 吐를 하는 경우에는 마땅히 五苓散으로 한다.

⑥ 嘔家에 聖藥은 이것이 生薑이라고 하는 千金의 說은 믿을 만하다.
⑦ 그러나, 氣가 逆을 하여 嘔가 되는 경우에는 生薑으로 救한다.
⑧ 痰水로 嘔를 하는 경우에는 半夏로 救한다.
⑨ 生薑은 寒證에는 가장 좋다.
⑩ 만약, 熱을 만나서 嘔를 하는 경우에는 烏梅가 없으면 不可하다.
⑪ 嘔吐에는 마땅히 薤白粥을 服用을 한다.
⑫ 嘔家에 膿血이 있는 경우에는 모름지기 嘔를 治療하지 않는다. 膿이 다하면 스스로 낫는다.

❶ 비화음(比和飮)(➡方藥合編·上50, 東醫寶鑑 1273)
活套 : ① 胃虛로 嘔吐를 하는 것으로 飮食의 냄새만 맡아도 嘔를 하고 藥의 냄새를 맡아도 역시 嘔를 하는 것을 治療한다.
② 虛가 甚한 경우에는 人蔘을 倍로 하여 五·七錢으로 하고 加 白荳蔲를 一錢을 한다.

(2) 乾嘔

① 乾嘔라는 것은 聲은 있고 物은 없는 것이다.
② 乾嘔를 하는데, 或은 手足이 厥冷(궐랭)을 하는 경우에는 마땅히 生薑橘皮湯으로 한다.
③ 乾嘔로 涎沫(연말)을 吐를 하는 경우에는 마땅히 半夏乾薑散으로 한다.
④ 胃中에 平素에 熱이 있어 惡心을 하고 乾嘔가 그치지 않는 경우에는 마땅히 梔子竹茹湯으로 한다.

❶ 생강귤피탕(生薑橘皮湯)(➡方藥合編·中46, 東醫寶鑑 1274)
活套 : ① 乾嘔로 手足이 厥冷한 것을 治療한다.
② 氣虛에는 加 人蔘을 一·二兩을 한다.

❷ 이진탕(二陳湯)(➡方藥合編·中99, 東醫寶鑑 370·1639, 醫學入門 3036·3168)
活套 : ① 惡阻·嘔吐·眩暈·宿醉·頭痛·惡心·食傷·腦溢血·胃病·心悸亢進·消化不良·咳痰를 治療한다.
② 痰飮을 通治한다.

❸ 이중탕(理中湯)(➡方藥合編·上6, 東醫寶鑑 1069, 醫學入門 1842·3055)
活套 : ① 胃아토니·胃下垂·胃擴張·胃酸過多·減酸症·胃潰瘍·蛔蟲·急性慢性 胃카타르·胃腸性神經衰弱·肺結核·肋間神經痛·萎縮腎·帶下·陰症急性吐瀉病·四肢神經痛·自家中毒症을 治療한다.
② 太陰腹痛으로 自利不渴하는 것을 治療하는 處方이다.
③ 加 陳皮·靑皮를 하면 治中湯이라 이름을 한다.
④ 小建中湯을 合하면 建理湯으로 이름을 하는데, 虛冷으로 積氣가 上攻을 하는 것을 治療한다.
⑤ 嘔吐가 그치지 않으면 甘草를 減을 하고, 加 生薑汁(강즙)을 한다.

❹ 육군자탕(六君子湯)(➡方藥合編·上69, 東醫寶鑑 369, 醫學入門 3034)

活套 : ① 胃弱·胃液分泌過多·胃下垂·胃炎·胃癌·胃潰瘍·脚氣·佝僂病·潰瘍性大腸炎·腺病質·手足冷·食慾不振·十二指腸潰瘍·胃酸過多 및 不足症·胃 아토니를 治療한다. 虛弱體質改善을 한다.

② 氣虛로 因한 痰盛을 治療한다.

③ 虛冷한 경우에는 加 薑·桂를 한다.

④ 땀이 많은 경우에는 加 桂枝·黃芪를 한다.

⑤ 血이 燥한 경우에는 加 熟地黃·當歸·白芍藥을 한다.

⑥ 咳嗽(해수)를 하는 경우에는 加 貝母·五味子를 한다.

⑦ 氣滯에는 加 香附子·木香을 한다.

⑧ 挾感(협감)에는 加 香附子·乾葛을 한다.

⑨ 挾食(협식)에는 加 神麯·砂仁·枳實을 한다.

(3) 惡心

① 惡心은 吐를 하려고 하는데 吐를 얻지 못하는 것이다.

ⓐ 飮食을 보게 되면 즉, 心이 문득 惡를 하는 것이다.

ⓑ 二陳湯에 加 白荳蔲·香附子·縮砂를 煎服을 한다.

② 惡心이라는 것은 吐를 하려고 하는데 吐를 하지 못하는 것이다.

ⓐ 胃口에 熱이 있고, 痰이 있는 것이다.

ⓑ 二陳湯에 加 薑炒芩·連으로 한다.

③ 惡心은 聲도 없고 物도 없는 것이다.

ⓐ 단지, 心中이 兀兀然[2095]을 하고 어찌할 바를 모르며 吐를 하고자 하나 吐를 하지 못하고, 嘔를 하고자 하나 嘔를 하지 못한다.

ⓑ 비록, 가로되 惡心이라고 하나 實은 心經의 病이 아니니, 대개 胃口의 上에 있는 것이다.

ⓒ 마땅히 生薑을 사용한다.

ⓓ 또한, 가로되 惡心으로 淸水를 吐하는 경우에는 胃口에 痰이 있고 熱이 있으며 虛가 있는 것이다.

ⓔ 대개 生薑을 사용한다. 마땅히 生薑半夏湯으로 한다.

❶ 이진탕(二陳湯)(➡方藥合編·中99, 東醫寶鑑 370·1639, 醫學入門 3036·3168)

活套 : ① 惡阻·嘔吐·眩暈·宿醉·頭痛·惡心·食傷·腦溢血·胃病·心悸亢進·消化不良·咳痰를 治療한다.

② 痰飮을 通治한다.

(4) 反胃[2096]

2095) 1. 꼼짝도 하지 않고 마음을 한 곳에 집중하여 똑바로 앉아 있는 모양.

2096) 구역질(嘔逆-)을 하여 위에 들어갔던 음식(飮食)이 입으로 다시 올라오는 위경의 탈

① 噎膈과 反胃는 대개 血虛와 氣虛에 屬하고 痰이 있으며 熱이 있다.
ⓐ 血虛에는 四物湯으로 한다.
ⓑ 氣虛에는 四君子湯으로 한다.
ⓒ 痰에는 二陳湯을 사용한다.
ⓓ 熱에는 解毒湯[2097]을 사용한다. 즉, 黃連解毒湯이다.
ⓔ 氣血이 모두 虛한 경우에는 八物湯으로 主한다.
ⓕ 반드시 童便·竹瀝·韭汁으로 같이 하고, 또한 牛·羊乳를 많이 마시는 것이 上策이다.
ⓖ 단지 人乳[2098]로 대신을 하는 것이 不可하다. 대개 七情과 烹飪(팽임)[2099]으로 火가 있기 때문이다.
ⓗ 절대 香燥의 藥을 사용하는 것이 不可하고, 마땅히 滋味(자미)가 薄한 것으로 해야 한다.

② 反胃는 마땅히 硫汞丸·狗米平胃丸·杵糠丸·九仙奪命丹·順氣和中湯·安中調氣丸·回生養胃丹·定生丹·安胃湯·太倉丸·奪命丹·附子散으로 한다.

❶ 소감원(蘇感元)(➡方藥合編·下98, 東醫寶鑑 529)
活套 : ① 赤痢로 腹內가 緊痛한 것을 治療한다.

(5) 噎膈

① 噎證은 血乾에서 發生을 한다.
② 무릇, 血이라는 것은 陰氣이다. 陰은 靜을 主한다.
③ 內外가 兩으로 靜을 하니, 즉 臟腑의 火가 일어나지 않고 金水의 二氣가 養을 하는 것이 있어 陰血이 스스로 生을 하고 腸胃의 津液(진액)이 傳化를 하여 마땅함에 合을 하니 어찌 噎이 있겠는가?
④ 가로되, 胃脘이 乾枯를 하면 과연 可히 治療를 하겠는가?
⑤ 가로되, 古方에서 人蔘을 사용하여 肺를 補를 하고, 御米[2100]로 解毒을 하며, 竹瀝(죽력)으로 痰을 淸하게 하고, 乾薑으로 血을 養을 하며, 粟米로 胃를 實하게 하고, 蜜로 潤燥를 하며, 薑으로 穢를 去하니, 바로 이것이 이 뜻이다.
⑥ 飮酒로 因한 경우에는 加 砂糖·驢[2101]尿를 하고 안에 넣어 服用을 하여 蟲이 發生을 하는 것을 防止를 한다.

2097) 일반적으로『東醫寶鑑』의 解毒湯은 대개가 黃連解毒湯을 말한다.
2098) 뒤에 李梴선생님께서 人乳를 사용하는 것에 대해서 批判을 많이 하셨다. 可能하면 牛乳로 하는 것이 좋다. 그 당시에는 우선 젖먹이들이 먹을 것이 없어서 죽기도 하였기 때문에 그것에 대한 비판도 있고, 또한 女子들의 경우에 성격의 조절이 안 되면 그것으로 人乳가 같이 영향을 받기 때문에 그렇게 한 것이다.
2099) 음식(飮食)을 삶고 지져서 만듦
2100) 御米 : 양귀비 씨. 설사(泄瀉), 경련(痙攣) 등(等)에 약재(藥材)로 씀
2101) 1. 당나귀 2. 나귀

⑦ 噎膈에는 마땅히 平蝍丸·神仙奪命丹·丁香透膈丸·五膈寬中散·棗肉平胃散·瓜蔞實丸·神奇散·當歸養血湯·生津補血湯·聖灰散·八仙膏로 한다.

❶ 신향산(神香散)(➡方藥合編·中47, 景岳全書 966)
活套 : ① 嘔噦(구얼)[2102]와 脹滿(창만)을 治療하고 痰飮과 膈噎을 治療한다.
② 寒이 있는 경우에는 薑湯으로 下를 한다.

(6) 食痹吐食[2103]

① 食痹는 이르기를 먹는 것이 마친 다음에 心下가 痛을 하는데 陰陰然[2104]을 하게 하여 이름을 하기가 不可한 것이다.
ⓐ 참을 수가 없다.
ⓑ 吐出을 하여야 痛이 이에 그친다.
ⓒ 이것은 胃氣가 逆한 것으로 下行을 하지 못하는 것이다.

② 아프고 嘔를 하는 것은 寒이 된다.
ⓐ 經에 이르기를, 寒氣가 腸胃에 客을 하고 厥逆(궐역)을 하여 上으로 出을 한다.
ⓑ 그렇기 때문에 痛을 하고 嘔를 하는 것이다.

③ 嘔吐를 하면서 脈이 弦한 경우에는 肝이 脾를 勝한 것이다.

④ 風痰이 脾胃(비위)의 사이에 羈絆(기반)[2105]을 한 것이다.
ⓐ 그렇기 때문에 惡心을 하고 吐를 하려고 하는 것이며 飮食이 不下를 하는 것이다.
ⓑ 마땅히 우선 그 脾土를 實하게 한다.
ⓒ 마땅히 茯苓半夏湯·麥天湯·白朮茯苓湯·金花丸·水煮金花丸으로 한다.

❶ 불환금정기산(不換金正氣散)(➡方藥合編·中15, 東醫寶鑑 1078, 醫學入門 1722·3078)
活套 : ① 肝디스토마·感冒·急性胃炎·柴胡劑의 異常反應 外에도 食毒·食中毒·自家中毒·便血·脚氣를 治療한다.
② 傷寒의 陰證으로 頭身痛이 있고 寒熱이 있는 것을 治療한다.
③ 外感 및 挾滯를 한 경우에는 모두 藿香正氣散의 治法에 依해서 治療한다.

2102) 비위(脾胃)에 사기(邪氣)가 있어 곡기(穀氣)가 소화되지 않아서 구토(嘔吐)와 딸꾹질을 하는 병증임
2103)『方藥合編』에서는 霍亂의 條文에 食痹로 인한 嘔吐를 記載하였으나『東醫寶鑑』編次에 따르면 嘔吐의 條文에 들어가야 한다.
2104) 은은히
2105) ①굴레 ②굴레를 씌우듯 자유(自由)를 얽매는 일

5. 嘔吐의 脈法

① 嘔吐는 별다른 것이 아니니 寸이 緊·滑·數을 한다.

② 微數(미삭)을 하면 血虛를 하는데 單浮[2106]를 하면 胃가 薄한 것이다.

③ 芤脈은 즉 瘀血인데, 濇弱을 한 것을 기장 꺼린다.

④ 脈의 陽이 緊을 하고 陰이 數을 하면 그 사람이 식사를 그치면 즉시 吐를 하게 된다.

⑤ 緊小[2107]를 하면 寒이 많은 것이고, 滑數(활삭)을 하면 痰이 많은 것이다.

⑥ 微數(미삭)을 하면 血이 虛한 것인데 胸中이 冷한 것이다.

⑦ 關이 浮를 하면 胃가 虛하여 嘔吐를 하고 噯氣(애기)를 하는 것이니, 먹지 못하고 두려워하게 되면 즉 죽게 된다.

⑧ 芤를 하면서 緊을 끼고 있으면 瘀(어)로 因하여 逆을 하는 것이다.

⑨ 脈이 緊·濇·小·弱을 하면서 自汗을 하게 되면 죽게 된다.

2106) 獨浮라고 한다. 다른 脈이 같이 없이 홀로 浮脈만 나오는 것을 말한다.
2107) 細脈을 말한다.

咳嗽[2108]

1. 咳嗽의 定義[2109]

① 咳嗽(해수)는 모름지기 痰과 聲으로 나누는데, 痰聲(담성)이 모두 있으면 脾·肺의 經이다[2110].

② 咳는 氣가 動을 하는 것으로 因한 것이니 聲이 되고, 嗽는 血로 化를 하는 것이니 痰이 된다.

③ 肺氣가 動을 하면 咳가 되고, 脾濕이 動을 하면 嗽가 된다.

④ 脾·肺가 모두 動을 하면 즉 咳嗽(해수)가 모두 된다.

⑤ 그렇지만, 肺로 爲主(위주)를 하기 때문에 대부분 咳를 말하면, 즉 嗽(수)를 그 안에 포함하는 것이다.

2. 咳嗽의 虛實

① 實한 경우에는 痰이 끈적거리고 소리가 또한 무겁다.

② 虛한 경우는 소리가 이롭고 痰이 역시 맑다.

③ 咳는 반드시 먼저 肺脈의 虛·實을 살펴야 한다.

ⓐ 實한 경우에는 浮大를 하면서 有力을 한다.

ⓑ 만약, 沈을 하면서 滑을 하면, 즉 痰氣가 盛한 것이다.

2108) 기침은 우리 몸의 중요한 방어작용의 하나이며, 가스, 세균 등의 해로운 물질이나 다양한 이물질이 기도 안으로 들어오는 것을 막아준다. 또한 흡입된 이물질이나 기도의 분비물이 기도 밖으로 배출되도록 하여 항상 기도를 깨끗하게 유지시키는 작용을 한다. 기침은 후두를 포함한 기도의 자극에 의해 반사적으로 발생하는 것이 대부분이며, 연기, 먼지, 이물 등의 외부물질의 흡입에 의한 기도 자극, 가래나 콧물, 위산 등의 내부 분비물질에 의한 자극으로도 유발 될 수 있으며, 각종 기도의 염증질환, 기도협착, 종양에 의한 기도침범이나 압박 등이 원인으로 유발될 수 있다. 심지어 귀의 고막 및 바깥쪽 귀의 자극에 의해서도 생길 수 있다. **[네이버 지식백과]** 기침 [cough] (서울대학교병원 의학정보, 서울대학교병원)

2109) 보통 3주 이내의 기침은 상기도 감염(감기, 급성 부비동염 등)이 가장 흔한 원인이며 이러한 상기도 감염 후에 8주까지 기침이 지속될 수도 있다. 하지만 기침이 8주 이상 계속되면 만성 기침이라고 하는데, 만성 폐쇄성 폐질환, 폐암, 만성 부비동염(축농증), 위-식도 역류증, 역류성 후두염 등의 질환이 원인이 되며 이 외에도 다양한 약물복용이 만성 기침의 원인이 될 수 있다. **[네이버 지식백과]** 기침 [cough] (서울대학교병원 의학정보, 서울대학교병원)

2110) 이것을 基準으로 하여 咳血과 嗽血을 區分을 한다.

ⓒ 虛한 경우에는 弦大로 無力을 한다.
ⓓ 만약, 沈細를 하면서 數을 낀 경우에는 火鬱이 極을 하는 것이다.

3. 咳嗽[2111]의 外因[2112]

(1) 風[2113]

① 風이 肺를 乘을 하여 咳를 하면 즉, 鼻塞으로 聲重(성중)을 하고 口乾을 하며 咽喉가 가렵다.

② 말을 다 하지 못하고 咳를 한다.
ⓐ 蔘蘇飮에 加 桑白皮[2114]·杏仁을 한다.
ⓑ 或은 柴胡半夏湯으로 한다.
ⓒ 後에 諸咳丸을 사용한다.

③ 가령 久咳·夜咳·冬咳로 風이 肺竅(폐규)에 들어간 경우에는 마땅히 薰蒸(훈증)[2115]을 한다.

(2) 寒[2116]

① 寒이 肺를 乘을 하여 咳를 하면 즉, 가슴이 緊急을 하고 목소리가 안 나온다.
ⓐ 二陳湯에 加 麻黃·杏仁을 한다.
ⓑ 或은 蘇沈九寶飮·華蓋散·單生薑丸으로 한다.
ⓒ 寒熱이 있는 경우에는 小柴胡湯으로 한다.

② 또한, 一種이 있는데 寒을 만나면 咳를 하는 경우를 寒喧(한훤)이라고 이름을 한다.
ⓐ 이에 寒包熱이다.
ⓑ 解表를 하면 즉, 除去가 된다.
ⓒ 桔梗湯에 加 麻黃·防風·杏仁·陳皮·紫蘇·木通·黃芩을 한다.

2111) 『東醫寶鑑』에서는 16種의 咳嗽로 區分을 하고 있다. 하지만, 臨床에서는 그렇게 區分을 하여 대처하기가 어렵다. 『醫學入門』의 法과 같이 우선 痰의 有無로 먼저 한번 정리를 하고, 그 다음에 外因·內因으로 나누어서 治療를 하는 것이 無難하다.
2112) 外因은 四氣가 時令을 따른다.
2113) 鼻塞聲重·惡風自汗이 가장 큰 鑑別點이다.
2114) 桑白皮를 넣는 경우에는 肺熱이라는 것이다. 당연히 去 人蔘을 하고, 대신 沙蔘을 넣어야 한다.
2115) 네블라이저 용으로 사용을 한다. 蔘蘇飮을 증류약으로 하는 것이 제일 좋다.
2116) 頭身痛·脈浮緊이 가장 큰 鑑別點이다.

③ 가령 風寒의 鬱熱로 밤에 기침을 하는 경우에는 三拗湯에 加 知母·黃芩을 한다.

(3) 暑[2117]

① 暑가 肺를 乘을 하여 咳를 하면 즉, 입이 마르고 聲嘶(성시)[2118]를 하며 吐沫을 한다.
② 六一散에 加 辰砂를 한다.
③ 血이 보이는 경우에는 枇杷葉散으로 한다.

(4) 濕[2119]

① 濕이 肺를 乘을 하여 咳를 하는 경우에는 몸이 무겁고 骨節이 煩疼(번동)하면서 洒淅(쇄석)[2120]으로 惡寒이 있다.
② 五苓散·不換金正氣散[2121]으로 한다.

(5) 四時

① 대개 春에 氣가 上升을 하면 潤肺를 하고 抑肝(억간)을 한다.
② 夏에 火가 上炎을 하면 淸金을 하고 降火를 한다.
③ 秋에 濕熱이 甚하면 淸熱을 하고 瀉濕을 한다.
④ 冬에 風寒이 重한 경우에는 解表를 하고 行痰을 한다.

4. 咳嗽의 內因[2122]

(1) 火咳[2123]

① 火咳는 소리는 많은데 痰이 적다.
ⓐ 五更에 기침이 많은 경우에는 食積의 濕熱로 火가 肺中으로 흘러 들어간 것이다.
㉠ 瀉白散에 加 知母를 한다.
㉡ 或은 古二母散으로 한다.

2117) 煩渴引飮이 가장 큰 鑑別點이다.
2118) [명사] 1. 목이 쉼. 2. 창병이나 후두 따위의 병으로 목이 쉬는 증세.
2119) 身重이 가장 큰 鑑別點이다.
2120) 오한이 나는 것이 마치 몸에 찬물을 뿌려 주거나 비를 맞을 때처럼 오싹오싹 춥다는 것을 이르는 말.
2121) 대개 雙金湯으로 한다.
2122) 內傷은 ㉮ 火, ㉯ 鬱, ㉰ 勞役, ㉱ 食積, ㉲ 七情이다.
2123) 咳嗽는 가래가 많은 것이 좋은 것이다. 가래가 많지 않으면 잘 낫지 않는다.

ⓑ 上半午[2124]에 咳가 많은 경우는 胃에 實火가 있는 것이다.
㉠ 單石膏丸에 加 知母·貝母를 한다.
㉡ 便閉를 하고 喘·渴이 있으면서 痰이 끈적거리는 경우에는 凉膈散·敗毒散·古芩半丸으로 한다.

ⓒ 下半午[2125]에 咳가 많은 경우는 陰虛이다.
㉠ 四物湯에 合 二陳湯을 하고, 加 知母·黃柏·麥門冬으로 順氣를 하여 下降을 하게 하여야 한다.
㉡ 가령, 陰虛로 火燥를 하고 寒熱과 盜汗(도한)이 있으면서 遺精이 있고 血이 보이는 경우는 四物湯에 加 竹瀝(죽력)을 한다. 或은 滋陰降火湯·加味二母丸으로 한다.

ⓓ 黃昏(황혼)[2126]에 咳가 많은 경우는 火가 肺로 浮越(부월)을 한 것이니, 潤肺丸으로 收斂(수렴)을 하여야 하고 순전히 凉藥을 사용하여서는 안 된다.

② 通用으로는 二陳湯에 去 半夏를 하고, 加 貝母·瓜蔞仁·青黛·山梔·黃芩·桑白皮를 한다.

(2) 鬱咳

① 鬱咳(울해)는 즉, 火咳가 오래된 것이다.
② 乾咳(건해)는 痰이 없으니, 이에 腎水가 焦枯를 하여 邪火가 홀로 肺로 炎上을 한 것이다.
③ 瀉白散에 加 桔梗으로 君을 삼아서 열어 준다.
④ 오래된 경우는 訶藜丸으로 한다.
⑤ 虛한 경우는 腎氣丸으로 한다.
⑥ 뜻을 얻지 못한 경우에는 霞天膏로 한다.
⑦ 가령, 肺가 燥하고 皮膚가 마르며 瘡瘍이 있고 便閉가 있는 경우에는 活血潤燥生津飮으로 한다.

(3) 勞咳

① 勞咳는 五勞의 虛咳이다.
ⓐ 疲極으로 傷肝을 하면 咳를 하면서 左脇이 쑤시고 小腹까지 당긴다.[2127]

2124) 1.오전. 상오. (밤 0시부터 낮 12시까지의 시간) 2.오전. (아침부터 정오까지의 시간)
2125) ①정오(正午)로부터 밤 열두 시까지의 동안. ②정오(正午)로부터 해가 질 때까지의 동안.
2126) ①해가 져서 어둑어둑할 무렵 ②쇠퇴(衰退)하여 종말(終末)에 이른 때

㉠ 二陳湯[2128]에 加 川芎·當歸·白芍藥·青皮·柴胡·龍膽草·黃芩·竹茹를 한다.
㉡ 或은 黃芪健中湯[2129]으로 한다.

ⓑ 勞神으로 傷心을 하면 咳를 하면서 咽乾(인건)를 하고 喀血이 있는 경우에
㉠ 怯勞散·夢受天王補心丹으로 한다.

ⓒ 勞倦(노권)으로 傷脾를 하여 咳를 하면서 氣가 短을 하고 無力을 하는 경우에
㉠ 調中益氣湯·補中益氣湯으로 한다.

ⓓ 叫呼[2130]로 傷肺를 하여 咳를 하면서 白沫을 嘔吐를 하고 口燥를 하며 聲嘶(성시)를 하는 경우에
㉠ 潤肺丸·人蔘淸肺飮으로 한다.

ⓔ 房勞로 傷腎을 하여 咳를 하면서 腰背가 아프고 寒熱이 있는 경우에
㉠ 二陳芎歸湯[2131]으로 한다.

② 또한, 一種의 傳疰·勞咳는 즉, 乾咳(건해)와 勞咳가 오래 된 것이니, 마땅히 蛤蚧·天靈蓋[2132]·雄黃·朱砂의 類를 하는데 모름지기 勞瘵의 條文을 參考하여야 한다.

(4) 食咳[2133]

① 食咳는 食積으로 因하여 痰이 發生을 하는 것이다.
ⓐ 痰氣가 胸을 上衝을 하여 腹滿이 되는 경우에는 二陳湯에 加 厚朴·山楂·麥芽를 한다.
ⓑ 生冷으로 傷을 하여 肺胃가 맑지 못한 것에 이르러서, 트림을 하면 신물이 올라오고 吐·瀉를 하면서 惡風寒을 하는 경우에는 五積散·理中湯·異功散으로 한다.
ⓒ 지지고 볶은 熱物에 傷한 경우에는 葶藶散으로 한다. 或은 三補丸에 加 知母·貝母를 한다.
ⓓ 술에 傷을 하고 食積이 있는 경우에는 香附瓜蔞青黛丸으로 한다.

2127) 左脇과 小腹은 肝이 主管을 하는 곳이다.
2128) 痰을 爲主로 보는 것이지만, 二四湯으로 하는 것이 좋다.
2129) 虛證으로 본 것이다. 대개, 韓醫院에 來院을 하는 경우에는 기침이 2주 以上이 된 경우가 많다. 그렇기 때문에 雙蘇飮을 基本으로 한다.
2130) 소리를 지르는 것을 말함.
2131) 역시 二四湯으로 하는 것이 無難하다.
2132) 李梴 선생님의 表現을 빌리자면, 결핵에 天靈蓋를 사용하여도 낫는 경우를 보지 못하였다고 하였다. 두개골을 말한다.
2133) 夜食을 먹는 것을 특히 忌하여야 한다. 藿香正氣散이 더욱 좋다.

(5) 七情咳

① 七情으로 臟氣가 不平을 하면 즉 기침을 하는데, 오랫동안 낫지를 않으면 六腑로 들어간다.

ⓐ 怒로 肝을 傷을 하여 咳를 하면 兩脇의 下가 滿을 하는데, 膽(담)으로 들어가면 苦汁을 嘔吐를 한다.

ⓑ 喜로 心을 傷을 하여 咳를 하면 心痛을 하고 咽腫을 하는데, 小腸으로 들어가면 즉 기침을 하면서 방귀가 같이 나온다.

ⓒ 思로 脾를 傷하여 咳를 하면 右脇이 肩背를 당기면서 아픈데, 甚하면 즉 움직일 수가 없다. 胃로 들어가면 痰沫(담말)을 嘔吐를 하고 長蟲[2134]이 나온다.

ⓓ 憂로 肺를 傷하여 咳를 하면 喘息(천식)이 있고 唾血을 하는데, 大腸으로 들어가면 즉 大便을 지린다.

ⓔ 恐으로 腎을 傷하여 咳를 하면 涎沫(연말)을 唾를 하고 腰背가 당기면서 아픈데, 膀胱(방광)으로 들어가면 즉 遺尿를 한다.

ⓕ 三焦로 들어가면 즉 腹滿을 하면서 먹지를 않으려고 한다.[2135]

② 始作은 肺에 관련이 되나 終乃[2136]는 즉 胃에서 모이기 때문이다. 마땅히 二陳湯에 加瓜蔞仁·蘿葍子를 한다.

③ 加味瀉白散·蔘蘇飮·四七湯·蘇子降氣湯·單蔘飮子·古橘甘散·古橘薑丸·加減三奇湯에서 選擇을 하여 사용을 한다.

5. 痰咳와 水咳

(1) 痰咳

① 痰咳는 胸滿을 한다. 痰咳[2137]는 痰이 나오면 咳가 그치는데, 胸膈이 滿을 하는 경우가 많다.

② 經에 이르기를, 가을에 濕에 傷하면 겨울에 반드시 咳嗽(해수)가 된다고 하였다.[2138]

ⓐ 濕이 心에 있으면, 熱痰이라고 이름을 한다.

ⓑ 濕이 肝에 있으면, 風痰이라고 이름을 한다.

2134) 구충병(九蟲病)의 하나. 대부분 비위(脾胃)가 허약한데다가 찬 것과 날것, 달고 기름진 음식 등을 마구 먹거나 불결한 과일과 채소를 마구 먹음으로써 발생한다.

2135) 대부분의 七情은 胸腹이 滿을 하면서 먹지를 않으려고 한다.

2136) 필경에. 마침내

2137) 痰嗽의 基本은 痰이 나오면 기침이 멈추는 것이다.

2138) 痰이 나온다는 것이 이미 脾를 動한 것이기 때문에 뒤에 五臟의 分類에서 脾臟이 빠진 것이다.

ⓒ 濕이 肺에 있으면, 氣痰이라고 이름을 한다.
ⓓ 濕이 腎에 있으면, 寒痰이라고 이름을 한다.

③ 肺로 痰이 들어간 경우에

ⓐ 오직 濕痰이 胃로 들어가 위로 肺에 干涉을 하면 즉, 반드시 咳가 된다. 마땅히 千緡湯·墜痰丸·半瓜丸을 選擇을 하여 사용을 한다.

ⓑ 痰鬱이 肺經에 있으면 기침이 나면서 涎이 많아진다.
㉠ 或은 結胸이 되는 경우에는 二陳湯에 加 桔梗·枳殼·瓜蔞仁·黃芩·貝母를 한다.
㉡ 甚한 경우에는 鶴頂丹으로 한다.

④ 痰積(담적)이 肺脘으로 流入이 되어 오랫동안 기침을 하여 잠을 잘 수가 없는 경우에는 兜鈴丸으로 한다.

⑤ 痰이 火로 因하여 動하는 경우에는 二陳湯에 加 黃芩·黃連을 한다.
ⓐ 或은 淸氣化痰丸으로 한다.

⑥ 痰이 宿食으로 因한 경우에는 化痰丸으로 한다.

⑦ 痰이 酒濕으로 因한 경우에는 蜂薑丸으로 한다.
ⓐ 온전히 酒로 因한 경우에는 瓜連丸으로 한다.

⑧ 가령 痰이 甚하여
ⓐ 식사는 하는데 便이 閉한 경우에는 小承氣湯으로 下를 한다.

ⓑ 식사를 못하면서 便이 閉한 경우에는 厚朴湯으로 한다.
㉠ 或은 滾痰丸으로 消導를 한다.

(2) 水咳

① 水咳는 心悸가 있다. 水咳는 茶나 물을 마신 것이 停蓄(정축)이 되어 涎이 이 위로 湧出[2139]을 하는 것이다.
ⓐ 몸에 熱이 나고 胸滿을 하면서 怔·悸가 있는 경우에는 小靑龍湯으로 한다.
ⓑ 몸이 寒하면서 脇이 단단한 경우에는 玄武湯으로 한다.
ⓒ 結胸이 있는 경우에는 小半夏湯으로 한다.

2139) 1. 용출; 솟아 나옴. 2. 비유적으로, 여기저기서 튀어나옴.

ⓓ 大便이 막힌 경우에는 十棗湯으로 한다.
ⓔ 小便이 澁한 경우에는 五苓散으로 한다.

② 詳細한 것은 傷寒의 水證에 있다.

6. 瘀血咳

① 瘀血이 氣를 막으면 脹을 하고 또한, 비린내가 난다. 瘀血咳는 즉, 喉間에 항상 비린내가 있는 것이다.
ⓐ 輕한 경우에는 瀉白散에 加 生地·山梔·牧丹皮·麥門冬·桔梗을 한다.
ⓑ 重한 경우에는 桃仁·大黃을 薑汁(강즙)으로 丸을 만들어서 服用을 한다.

② 或은 打撲으로 因한 損傷(손상)과 勞力으로 肺를 傷하여 風寒을 만나면 기침을 하고, 或은 紫黑色의 피가 보이는 경우
ⓐ 四物湯에 去 川芎을 하고, 加 大黃·蘇木을 末로 하여 酒로 타서 服用을 하며 心·肺의 間의 瘀血을 去하여 이롭게 하면 즉 그친다.
ⓑ 後에 人蔘養榮湯으로 調理를 한다.

③ 肺가 脹滿(창만)을 하면 즉, 痰과 瘀血이 氣를 막게 되니, 이것으로 움직이면 喘急(천급)이 있는데, 或은 左로 하고 或은 右로 하여 잠을 자려고 하면 한쪽으로 할 수가 없는 경우에는 이것이다.
ⓐ 四物湯에 加 桃仁·訶子·靑皮·竹瀝·薑汁을 한다.

④ 만약, 虛脹으로 喘을 하는 경우에는 單人蔘膏·古百花膏으로 한다.
⑤ 水가 停蓄(정축)2140)이 되어 脹이 있는 경우에는 물을 마시면 즉, 거슬러 傳을 하여서 마실 수가 없으니 三白湯에 加 澤瀉·桔梗·五倍子를 한다.

⑥ 만약, 火로 因하여 傷한 것이 極을 하게 되면 水가 升을 할 것이 없어 脹이 되는 경우에는, 반드시 乾咳(건해)로 痰이 없으니 訶藜丸을 머금어서 化를 하게 한다.
ⓐ 訶子는 收斂(수렴)을 하여 降火를 하는 功이 있기 때문이다.

2140) 물이 가득 괴는 일

7. 咳嗽의 治法大要

(1) 治療할 때에는 新久로 나누어서 그 本을 求한다.

① 新咳에 痰이 있는 경우에는 外感으로 때를 따라서 解散[2141]을 하면 된다.

② 新咳에 痰이 없는 경우에는 문득, 이것은 火熱이니 단지 마땅히 淸하게 한다.

③ 久咳에 痰이 있는 경우에는 燥脾를 하고 化痰을 하면 된다.

④ 久咳에 痰이 없는 경우에는 淸金을 하고 降火를 한다.

⑤ 대개, 外感이 오래되면 즉 鬱熱이 되고, 內傷이 오래되면 즉 火炎이 된다. 모두 마땅히 開鬱을 하고 潤燥를 한다.

⑥ 그것에 또한 七情으로 氣가 逆을 하는 경우가 있으니 즉, 枳殼·香附子로 順氣를 우선으로 한다.

⑦ 停水와 宿食이 있는 경우에는 즉, 南星·檳榔으로 分導를 하는 것으로 要點을 삼는다.

⑧ 氣血이 虛한 경우에는 補하고 收斂(수렴)을 한다.

ⓐ 本을 治療하지 않고 放蕩(방탕)하게 馬兜鈴·罌粟殼 等의 澀劑를 사용하게 되면 도리어 실타래가 엉키게 된다.

⑨ 肺는 嬌臟(교장)이라 쉽게 寒을 하고 쉽게 熱을 하는데, 비록 人蔘이 평탄한 藥이지만, 오직 氣虛한 경우에만 가장 마땅하다.

ⓐ 만약, 肺熱로 火가 있거나, 또한 風邪로 처음에 盛한 경우에는 모두 마땅히 沙蔘이나, 或은 玄蔘으로 代身을 해야 하는 것이다.

ⓑ 그렇기 때문에 咳는 寒에서 얽매이는 것은 아니다.

(2) 오래도록 甚한 경우

① 오래도록 甚한 경우에는 도리어 脾·腎을 安寧하게 하여야 한다.

ⓐ 오래된 咳로 일찍이 利·下를 經驗을 하였거나, 또한 勞倦(노권)으로 飢飽[2142]를 하여 肺胃가 寒을 하는 것에 이르러서 飮食을 조금 밖에 먹지 못하는 경우에는 단지 脾를 이롭게 하면 咳가 스스로 그친다.

ⓑ 그러나, 腎은 氣臟이 되어서 咳嗽(해수)가 發動을 하면 百骸(백해)[2143]를 당기게 되니, 스스로 느끼기에 氣가 배꼽 밑으로부터 逆奔(역분)을 하여 위로 올라온다고 하는 경우에는

2141) ①모였던 사람들이 흩어짐, 흩어지게 함 ②어떤 단체(團體)나 조직체(組織體)를 없앰
2142) 배고픔과 배부름을 통틀어서 일컬음.
2143) 몸에 있는 뼈를 통틀어서 일컬음.

腎虛로 氣가 歸源을 하지 못한 것이다.
㉠ 마땅히 服用하는 藥의 中에 加 補骨脂·五味子를 한다.
㉡ 或은 三味安腎丸으로 한다.
㉢ 陰虛인 경우에는 腎氣丸으로 한다.
㉣ 陽虛인 경우에는 黑錫丹으로 鎭壓(진압)을 하여야 한다.

② 무릇, 咳嗽(해수)가 肺脹으로 進行이 되거나, 咽瘡(인창)[2144]으로 목소리가 나오지 않는 경우에는 반드시 죽게 된다.

8. 咳嗽에 『東醫寶鑑』의 治法

① 秋에 濕으로 傷을 하면 冬에 반드시 咳嗽(해수)를 하는 것은, 대개 秋에 濕으로 傷을 하면 脾에 積을 하기 때문이다.
② 대저, 平素에 秋의 氣는 마땅히 淸을 하고 肅을 한다.
③ 만약, 반대로 動을 하면 즉, 氣가 반드시 衝上을 하고 咳嗽(해수)가 된다.
④ 甚하면 즉, 脾濕을 動하게 하여 痰이 되는 것이다.
⑤ 이것으로 脾는 濕이 留滯가 되지 않으면 즉, 비록 肺氣를 傷하더라도 역시 痰이 되지 않는 것을 알게 된다.
⑥ 가령, 痰이 있고 寒이 적으며 熱이 많다. 그렇기 때문에 咳嗽(해수)를 하는 것이다.

⑦ 咳嗽(해수)는 오로지 肺病으로 主하는 것이 아니니, 이것으로 肺가 皮毛를 主하고 外를 司令[2145]하는 것이다.
ⓐ 그렇기 때문에 風寒이 먼저 能히 傷하게 하는 것이다.

⑧ 經에 가로되, 五臟·六腑는 대개 能히 사람으로 하여금 咳를 하게 한다.
ⓐ 비단 홀로 肺만은 아니다.
ⓑ 각기 그 主하는 때로 하여 病을 받는 것이나.
ⓒ 그 때가 아니면 傳하여 주는 것이다.

⑨ 病이 되는 바가 同等을 하지 않으니, 寒·燥·濕·風·火가 대개 能히 사람으로 하여금 咳를 하게 한다. 오직, 濕病으로 痰飮이 上으로 들어가 留滯를 하고 行을 하지 않아 上으로 肺에

2144) 咽痛이 甚하게 되면 膿이 發生을 하여 瘡으로 進行이 된다. 이 경우는 應急의 상황이다. 急히 抗生劑가 필요하다.
2145) ①군대(軍隊)나 함선(艦船) 따위를 지휘(指揮), 감독(監督)함.

들어가면 즉, 咳를 하는 것이다.
ⓐ 濕이 心經에 있으면, 이르기를 熱痰이라고 한다.
ⓑ 濕이 肝에 있으면, 이르기를 風痰이라고 한다.
ⓒ 濕이 肺에 있으면, 이르기를 氣痰이라고 한다.
ⓓ 濕이 腎에 있으면, 이르기를 寒痰이라고 한다.
ⓔ 治療를 하는 바가 같지 않으니 각기 證을 따라서 用藥을 한다.

⑩ 咳·嗽·咳嗽의 差異
ⓐ 咳는 이르기를, 痰이 없이 聲이 있는 것이니, 肺氣가 傷하여 淸을 하지 못한 것이다.
ⓑ 嗽는 이르기를, 聲이 없이 痰이 있는 것이니, 脾濕이 動하여 痰이 되는 것이다.
ⓒ 咳嗽(해수)는 痰이 있고 聲도 있는 것이니, 肺氣가 傷한 것으로 因하여 脾濕이 動한 것이다. 그렇기 때문에 咳를 하고 兼하여 嗽를 하는 것이다.

⑪ 咳는 謦咳(경해)[2146]의 咳이다.
ⓐ 俗에서 이르기를 嗽라고 하는 것이 이것이다.
ⓑ 肺는 氣를 主한다.
ⓒ 形이 寒을 하고, 冷한 것을 마시게 되면 즉 傷을 한다.
ⓓ 氣로 하여금 上으로 하고 下를 하지 못하게 하니, 逆을 하여 收斂(수렴)을 하지 못하고 膈咽을 衝擊을 하여 하여금 喉中으로 淫淫[2147]을 하니 마치 痒을 한 것과 같고, 習習[2148]을 하여 마치 梗과 같은 것은, 이것이 冷嗽이다.
ⓔ 甚한 경우에는 續續[2149]을 하여 그치지 않고 連連[2150]을 하여 쉬지를 않으며 坐臥가 不安을 하고 言語가 마치지를 못하며 動을 하면 百骸(백해)를 당기게 되고 聲이 四隣에 들리게 된다.

⑫ 咳嗽(해수)에는 ⓐ 風嗽, ⓑ 寒嗽, ⓒ 熱嗽, ⓓ 濕嗽, ⓔ 鬱嗽, ⓕ 勞嗽, ⓖ 食積嗽, ⓗ 氣嗽, ⓘ 痰嗽, ⓙ 乾嗽, ⓚ 血嗽, ⓛ 酒嗽, ⓜ 久嗽, ⓝ 火嗽, ⓞ 夜嗽, ⓟ 天行嗽가 있다.
⑬ 通治는 咳嗽(해수)藥으로 한다.

(1) 勞嗽

① 虛勞의 咳嗽(해수)이다.

2146) 謦咳 : 지체가 높은 사람에게 뵙기를 청할 때 자기가 있음을 알리기 위하여 하는 기침. 또는 웃사람을 공경하여 그의 '기침 소리'나 '말씀'을 이르는 말. 경(謦)으로도 씀.
2147) 지나침.
2148) 사늘한 바람이 가볍고 보드랍게 잇달아 붊
2149) ①뒤를 이어 계속(繼續) ②자꾸
2150) '연련하다[2](죽 잇달려 있다)'의 어근.

ⓐ 勞嗽는 盜汗(도한)이 出을 하고, 兼하여 痰이 많으며 寒熱이 만들어진다.
㉠ 마땅히 補陰을 하고 淸金을 한다.
㉡ 四物湯에 加 竹瀝·薑汁을 한다.

ⓑ 陰虛火動으로 嗽를 하는 경우에는 四物湯에 合 二陳湯을 하고, 加 黃柏·知母를 한다.
ⓒ 陰虛로 喘嗽(천수)를 하고 或은 吐血을 하는 경우에는 四物湯에 加 黃柏·知母·五味子·麥門冬·桑白皮·地骨皮를 한다.
ⓓ 好色한 사람이 元氣가 虛弱을 하고 咳嗽(해수)가 낫지 않는 경우에는 마땅히 瓊玉膏로 한다. 虛勞로 因한 乾咳嗽[2151]를 治療하는 데에 가장 捷徑(첩경)[2152]이다.

② 勞嗽는 마땅히 人蔘淸肺湯·加味二母丸·人蔘芎歸湯·加味人蔘紫菀散·潤肺丸·補肺湯·溫金散·大寧嗽湯·知母湯·寧嗽膏·大阿膠元으로 한다.

③ 酒色이 過度를 하고 虛勞로 少血을 하며 津液(진액)이 內로 消耗가 되면, 心火가 스스로 炎上을 한다.
ⓐ 드디어, 하여금 燥熱이 肺를 乘을 하게 되어 膿血을 咳唾(해타)로 하게 되고 上氣로 涎潮[2153]를 하게 되니, 그 嗽가 連續을 하고 그치지 않게 된다.
ⓑ 모름지기 六味地黃丸에 加 橘紅·貝母·黃柏·知母를 한다.

❶ 육미지황원(六味地黃元)(➡方藥合編·上40, 東醫寶鑑 1242, 醫學入門 2800 六味地黃丸)

活套 : ① 諸腎疾患·膀胱疾患·佝僂病·바세도우氏病·白內障·便秘·四肢煩熱·肺結核을 治療한다. 腎水不足을 治療한다.
② 加 五味子 四兩을 하면 腎氣丸이라 이름을 한다. 이것은 이에 肺의 源을 滋養하여 腎水를 生하는 것이다.
③ 加 肉桂·附子炮 各一兩을 하면 八味元이라 이름을 한다. 命門의 陽虛를 治療한다.
④ 用法은 左를 末로 하여 蜜丸으로 梧子大로 하고 空心에 溫酒나 或은 鹽湯으로 五·七十丸을 먹는다.
⑤ 역시, 分作을 하여 二十貼으로 사용을 한다.
⑥ 傷寒에 過經을 하고 虛熱이 不退를 하여 口燥를 하고 舌乾를 하며 脈이 虛한 等症에는 倍 人蔘을 하고, 加 麥門冬·橘皮의 類를 한다.

❷ 고암심신환(古庵心腎丸)(➡方藥合編·上36, 東醫寶鑑 1239, 醫學入門 2806)

活套 : ① 腎虛로 熱이 있는 것을 治療한다.
② 怔忡과 盜汗(도한), 그리고 遺精을 治療한다.
③ 熱이 없는 경우에는 去 黃連·黃柏을 한다.
④ 咳嗽(해수)에는 加 橘皮·貝母를 한다.
⑤ 虛가 甚한 경우에는 倍 熟地黃·鹿茸을 하고, 加 人蔘을 한다.

2151) 乾咳嗽가 오래되면 결핵으로 進行이 된다.
2152) ①지름길 ②빠른 방법(方法)
2153) 입으로 거품이 섞인 침이 나오는 것. 풍증(風證) 때 볼 수 있다.

⑥ 或은 二十貼으로 해서 사용한다.

❸ 공진단(拱辰丹)(➡方藥合編·上38, 東醫寶鑑 1240)

活套 : ① 稟賦(품부)가 虛弱한 것을 治療한다.

② 단지, 天元의 一氣를 堅固하게 하고 水升火降을 하게 하여 百病이 生하지 않게 한다.

③ 加 蔘·熟을 하면 더욱 좋다.

④ 虛冷한 경우에는 加 桂·附를 한다.

⑤ 咳를 하는 경우에는 橘皮·貝母·五味子를 한다.

⑥ 麝香 대신 沈香이나 或은 木香을 넣는다.

❹ 육군자탕(六君子湯)(➡方藥合編·上69, 東醫寶鑑 369, 醫學入門 3034)

活套 : ① 胃弱·胃液分泌過多·胃下垂·胃炎·胃癌·胃潰瘍·脚氣·佝僂病·潰瘍性大腸炎·腺病質·手足冷·食慾不振·十二指腸潰瘍·胃酸過多 및 不足症·胃 아토니를 治療한다. 虛弱體質改善을 한다.

② 氣虛로 因한 痰盛을 治療한다.

③ 虛冷한 경우에는 加 薑·桂를 한다.

④ 땀이 많은 경우에는 加 桂枝·黃芪를 한다.

⑤ 血이 燥한 경우에는 加 熟地黃·當歸·白芍藥을 한다.

⑥ 咳嗽(해수)를 하는 경우에는 加 貝母·五味子를 한다.

⑦ 氣滯에는 加 香附子·木香을 한다.

⑧ 挾感(협감)에는 加 香附子·乾葛을 한다.

⑨ 挾食(협식)에는 加 神麯·砂仁·枳實을 한다.

❺ 사물탕(四物湯)(➡方藥合編·上68, 東醫寶鑑 308, 醫學入門 1550·3035·3166)

活套: ① 生理不順·血脚氣·乾性皮膚炎·貧血·腹痛·子宮出血·腹塊·胎動不安·産後惡露不下·下腹緊痛·肝斑·頭痛·無力體質·便秘·四肢煩熱·腎結石症·腎結核·乳汁缺乏症·紫斑症을 治療한다.

② 血病을 通治하는 藥이다.

③ 春에는 倍 川芎을 하고, 夏에는 倍 芍藥을 하며, 秋에는 倍 地黃을 하고, 冬에는 倍 當歸를 한다.

④ 春에는 加 防風을 하고, 夏에는 加 黃芩을 하며, 秋에는 加 天門冬을 하고, 冬에는 加 桂枝를 한다.

⑤ 合方을 하는 方法은 四君子湯을 보면 된다.

❻ 경옥고(瓊玉膏)(➡方藥合編·上61, 東醫寶鑑 207·228·466, 醫學入門 2814)

活套 : ① 精을 메우고 骨髓(골수)를 補하며 머리를 검게 하고 齒牙를 生하게 하며 萬神을 모두 充足을 시키고 百病을 없앤다.

② 一方에는 加 琥珀·沈香 各五錢을 하였다.

③ 加 天門冬·麥門冬·枸杞子 各一斤을 하면, 益壽永眞膏라고 이름을 한다.

④ 一方에는 加 天門冬·麥門冬·地骨皮 各八兩을 하였다.

(2) 風嗽2154)

① 風이 肺를 乘하면 즉, 鼻塞을 하고 聲이 重을 하며 口乾을 하고 喉가 痒을 하며 말을 마치지 못하고 咳를 한다.

2154) 鼻塞聲重·惡風自汗이 鑑別點이다.

② 傷風으로 咳를 하는 경우에는 脈이 浮를 하고 憎寒壯熱을 하며 自汗을 하고 惡風을 하고 口乾을 하며 煩燥(번조)를 하고 鼻에서 淸滯가 흐르며 말을 하고자 하나 마치지 못하고 咳를 한다.
③ 傷風으로 咳嗽(해수)를 하는 경우에는 마땅히 神朮散·款冬花散·人蔘荊芥散·金沸草散·三拗湯·五拗湯·加減三拗湯으로 한다.

❶ 삼소음(蔘蘇飮)(➡方藥合編·中26, 東醫寶鑑 1079, 醫學入門 1742·3046)
活套 : ① 感冒·氣管支炎·惡阻·氣鬱·肺炎·酒毒을 治療한다.
② 風寒으로 感觸이 되어 傷한 것으로 頭痛을 하고 發熱을 하며 咳嗽(해수)를 하는 것을 治療한다.
③ 또한, 內因의 七情으로 痰盛을 하고 潮熱을 하는 것을 治療한다.
④ 痰盛에는 加 三子를 한다.
⑤ 肺熱에는 換 沙蔘을 하고, 加 桑白皮·麥門冬을 한다.
⑥ 虛冷에는 倍 蔘을 하고, 加 桂枝를 한다.

(3) 寒嗽[2155]

① 寒邪가 肺를 傷한 경우에는 咳를 하면 즉, 胸이 緊[2156]을 하고 聲이 啞를 한다.
ⓐ 脈이 緊을 하고 增寒發熱을 하며 無汗을 하고 惡寒을 하며 煩燥(번조)를 하나 不渴을 하고 寒을 만나면 咳를 한다.

② 一種의 咳嗽(해수)는 風寒을 만나면 즉, 發作을 하니 이에 寒包熱을 한 것이다.
ⓐ 解表를 하면 熱이 스스로 除去가 된다.
ⓑ 枳梗湯·桔梗枳殼湯에 加 麻黃·防風·杏仁·陳皮·紫蘇葉·木通·黃芩을 한다.

③ 脾肺가 대개 寒邪를 받은 경우에는 즉, 面이 白을 하고 脈이 弦을 하며 약간 涎이 出을 하고 口가 甘을 한다.
ⓐ 水가 도리어 土를 侮한 것이니, 두려울 것이 없다.
ⓑ 腹中이 大寒을 하고 痰이 白을 하여 泡가 되며 口가 甘을 하고 涎沫(연말)이 되는 경우에는 胃中이 寒을 하여 不和를 하는 것이다.
ⓒ 辛·甘·熱한 것으로 去를 한다.

④ 寒嗽는 마땅히 九寶飮·華蓋散·杏子湯·紫蘇飮子·橘蘇散·薑桂丸·人蔘款花膏·半夏溫肺湯·杏蘇湯·白圓子·人蔘潤肺湯·溫肺湯·加味理中湯·八味款冬花散·飴薑元으로 한다.

❶ 이진탕(二陳湯)(➡方藥合編·中99, 東醫寶鑑 370·1639, 醫學入門 3036·3168)
活套 : ① 惡阻·嘔吐·眩暈·宿醉·頭痛·惡心·食傷·腦溢血·胃病·心悸亢進·消化不良·咳痰를 治療한다.

2155) 頭身痛·脈浮緊·惡寒發熱이 鑑別點이다.
2156) 가래 때문에 가슴이 답답한 것이다.

② 痰飮을 通治한다.

❷ 삼요탕(三拗湯)(➡方藥合編·中48, 東醫寶鑑 1293, 醫學入門 158)

活套 : ① 風寒에 感觸이 되어 咳嗽(해수)가 있고 鼻塞·聲重을 하며 失音을 하는 것을 治療한다.

② 加 荊芥·桔梗 各一錢을 하면 五拗湯이라 한다.

③ 熱이 있으면 黃芩을 加하고, 表鬱이 있으면 蘇葉을 加한다.

❸ 이중탕(理中湯)(➡方藥合編·上6, 東醫寶鑑 1069, 醫學入門 1842·3055)

活套 : ① 胃아토니·胃下垂·胃擴張·胃酸過多·減酸症·胃潰瘍·蛔蟲·急性慢性 胃카타르·胃腸性神經衰弱·肺結核·肋間神經痛·萎縮腎·帶下·陰症의 急性吐瀉病·四肢神經痛·自家中毒症을 治療한다.

② 太陰의 腹痛으로 自利를 하고 不渴을 하는 것을 治療하는 處方이다.

③ 加 陳皮·靑皮를 하면, 治中湯이라 이름을 한다.

④ 小建中湯을 合하면 建理湯으로 이름을 하는데 虛冷으로 積氣가 上攻을 하는 것을 治療한다.

⑤ 氣虛에는 倍 蔘을 하여 五·七錢까지 한다.

⑥ 泄瀉(설사)에는 加 肉荳蔲·車前子를 한다.

❹ 삼소음(蔘蘇飮)(➡方藥合編·中26, 東醫寶鑑 1079, 醫學入門 1742·3046)

活套 : ① 感冒·氣管支炎·惡阻·氣鬱·肺炎·酒毒을 治療한다.

② 風寒으로 感觸이 되어 傷한 것으로 頭痛을 하고 發熱을 하며 咳嗽(해수)를 하는 것을 治療한다.

③ 또한, 內因의 七情으로 痰盛을 하고 潮熱을 하는 것을 治療한다.

④ 痰盛에는 加 三子를 한다.

⑤ 肺熱에는 換 沙蔘을 하고, 加 桑白皮·麥門冬을 한다.

⑥ 虛冷에는 倍 蔘을 하고, 加 桂枝를 한다.

(4) 風寒嗽2157)

① 風寒으로 因한 경우에는 鼻塞을 하고 聲重(성중)을 하며 惡寒을 한다.

② 二陳湯에 加 麻黃·杏仁·桔梗을 한다.

❶ 삼요탕(三拗湯)(➡方藥合編·中48, 東醫寶鑑 1293, 醫學入門 158)

活套 : ① 風寒에 感觸이 되어 咳嗽(해수)가 있고 鼻塞·聲重을 하며 失音을 하는 것을 治療한다.

② 加 荊芥·桔梗 各一錢을 하면 五拗湯이라 한다.

③ 熱이 있으면 黃芩을 加 하고, 表鬱이 있으면 蘇葉을 加 한다.

❷ 금수육군전(金水六君煎)(➡方藥合編·上51, 景岳全書 963)

活套 : ① 脾腎의 虛寒으로 水가 넘쳐서 咳嗽(해수)로 喘急(천급)을 하는 것을 治療한다.

② 老人의 오래된 기침을 治療한다.

③ 便이 滑한 경우에는 去 歸를 하고, 加 山藥을 한다.

④ 痰인 경우에는 加 白芥子를 한다.

⑤ 陰寒인 경우에는 加 細辛을 五分을 한다.

2157) 風嗽와 寒嗽가 이미 『東醫寶鑑』에 記載가 되어 있는데, 『東醫寶鑑』에 없는 處方들을 記載하기 위해 風寒嗽의 條文을 만든 것 같다.

⑥ 氣虛한 경우에는 加 人蔘·胡桃를 한다.
⑦ 痰이 盛한 경우에는 加 貝母·杏仁을 한다.
⑧ 冷한 경우에는 加 薑·桂를 한다.
⑨ 氣가 歸源을 하지 않는 경우에는 加 破古紙·五味子를 한다.
⑩ 燥痰인 경우에는 加 瓜蔞仁을 한다.

❸ 육안전(六安煎)(➡藥合編·中49, 景岳全書 963)
活套 : ① 風寒으로 因한 咳嗽(해수)와 痰滯, 그리고 氣逆을 治療한다.
② 冬月에는 加 麻黃·桂枝를 한다.
③ 頭痛에는 加 川芎·白芷·葛根·荊芥를 한다.
④ 寒熱에는 加 柴胡·蘇葉을 한다.

❹ 오과다(五果茶)[2158](➡方藥合編·中52)
活套 : ① 老人의 氣虛로 因한 外感의 咳嗽(해수)를 治療한다.
② 蜜과 같이 하거나, 或은 砂糖과 같이 하면 더욱 좋다.
③ 外氣가 없는 경우에는 生栗을 去하고, 加 黃栗을 한다.

❺ 행소탕(杏蘇湯)(➡方藥合編·中50, 東醫寶鑑 1294)
活套 : ① 風寒으로 傷하여 咳嗽(해수)를 하고 痰盛을 하는 것을 治療한다.

(5) 鬱嗽

① 鬱嗽(울수)는 즉, 火咳가 甚한 것이다.

② 乾咳(건해)를 하고 痰이 없는 것이니, 이에 腎水가 焦枯를 하여 火邪가 홀로 肺로 炎上을 한 것이다.
ⓐ 마땅히 瀉白散·淸火丸·訶黎勒丸·霞天膏로 한다.

③ 火鬱인 경우에는 聲은 있고 痰이 적으며 面이 赤한 것이 이것이다.
ⓐ 마땅히 淸金降火湯으로 한다.

❶ 청금강화탕(淸金降火湯)(➡方藥合編·下34, 東醫寶鑑 1297)
活套 : ① 熱嗽를 治療한다.
② 能히 肺胃의 火를 瀉한다.
③ 火가 降을 하면 즉, 痰이 消하게 되고 咳가 止를 한다.

❷ 자음강화탕(滋陰降火湯)(➡方藥合編·中42, 東醫寶鑑 408·1176, 醫學入門 3100)

2158) 신체가 허약하여 감기에 자주 걸리고 기침이 잦을 때 달여서 마시면 효과가 좋다. 호두 10개 ·은행 15개 ·생률(生栗:밤) 7개(껍질째) ·대추 10개 ·생강 1개에 물 3컵을 붓고 뭉근한 불에 오래 달여서 반 정도로 줄었을 때, 체로 밭쳐서 3번에 나누어 마신다. 꿀을 타서 마셔도 좋으며, 감기에 걸리지 않았을 때에는 생률보다 황률(黃栗:말린 밤)을 사용하는 것이 더욱 좋다. [네이버 지식백과] 오과차 [五果茶] (두산백과)

活套 : ① 肺結核·乾性肋膜炎·急性氣管支炎·糖尿病·性的神經衰弱·膀胱尿道炎·腎盂炎·腎結核·淋疾·盜汗·嗄聲·失聲·咳喘을 治療한다.
② 陰虛火動으로 盜汗(도한)을 하고 午熱이 있으며 咳嗽(해수)를 하고 痰이 盛하며 喀血을 하고 살이 마르는 것을 治療한다.
③ 咳嗽(해수)가 甚한 경우에는 加 貝母·桑白皮를 한다.

❸ 사백산(瀉白散)(➡方藥合編·下33, 東醫寶鑑 402, 醫學入門 3132)
活套 : ① 肺熱·肺壞疽의 初期를 治療한다.
② 肺實을 治療한다.
③ 역시, 乾咳(건해)로 水가 마르고 火가 炎上을 하는 것을 治療한다.
④ 鼻瘡에는 加 黃芩·梔子·薄荷를 한다. 或은 加 桔梗·梔子·知母·貝母·麥門冬·生地黃을 한다.

❹ 신기환(腎氣丸)(➡方藥合編·上40, 東醫寶鑑 1243, 醫學入門 2800 六味地黃丸)
活套 : ① 六味地黃丸이다. 또한, 腎氣丸이라고 이름을 한다.
② 가령, 心氣가 不足하거나, 또는 瘀血이 있는 경우에는 加 牧丹皮를 八兩까지 한다.
③ 가령, 淋瀝(임력)이나 血腫이 있는 경우에는 加 澤瀉를 八兩까지 한다.
④ 가령, 脾胃(비위)가 弱한 경우에는 加 山藥을 八兩까지 한다.
⑤ 가령, 夢遺가 있고 頭昏이 있는 경우에는 加 山茱萸를 八兩까지 한다.
⑥ 가령, 痰火가 盛하고, 또한 小水[2159]가 不淸한 경우에는 加 茯苓을 八兩으로 한다.
⑦ 가령, 腎에 邪水가 없는데 遺精을 하는 경우에는 去 澤瀉·茯苓을 하고, 加 茯神 三兩, 益智仁·五味子·麥門冬 各 二兩으로 한다.

(6) 熱嗽[2160]

① 暑熱에 傷하여 咳를 얻는 경우에는, 즉 口가 燥를 하고 聲이 嘶[2161]를 하며 吐沫을 한다.
ⓐ 傷暑로 咳를 하는 경우에는, 脈이 數을 하고 煩渴(번갈)로 引飮을 하며 口燥를 하고, 或은 涎沫(연말)을 吐를 하며 聲이 嘶를 하고 咯血을 한다.

② 무릇, 咳嗽(해수)에 面赤을 하고 胸·腹·脇이 항상 熱이 있으며, 오직 足이 잠시 凉한 때가 있고, 그 脈이 洪滑을 하는 경우에는 熱痰이 內에 있는 것이다.
ⓐ 마땅히 小陷胸湯으로 한다. 能히 熱嗽로 胸滿을 한 것을 治療한다.

③ 熱嗽에는 마땅히 辰砂六一散·洗肺散·人蔘瀉肺湯·貝母散·蔘朮調中湯·芩半丸·小黃丸·黃連化痰丸·四汁膏로 한다.

❶ 진사익원산(辰砂益元散)(➡方藥合編·下16, 東醫寶鑑 1115)

2159) 小便을 말한다.
2160) 煩渴引飮이 鑑別點이다.
2161) 1.목이 쉬다. 2.(말이) 울다. 울부짖다. 3.'㗕(sī)'와 같음.

活套 : ① 傷寒에 熱이 不退를 하여 狂言을 하고 譫語(섬어)를 하는 것을 治療한다.

❷ 소조중탕(小調中湯)(➡方藥合編·下68, 東醫寶鑑 358, 醫學入門 3117)

活套 : ① 一切의 痰火, 및 諸般의 怪病에 脾胃(비위)를 잘 調理를 하는데 神效하다.

② 加 人蔘·白朮·白茯苓·當歸·川芎·生地黃·白芍藥을 하면 大調中湯이라고 이름을 하니, 卽 八物湯을 合한 것이다. 虛하면서 痰火가 있는 것을 治療한다.

③ 또한, 積熱과 吐血을 治療한다.

④ 매번 五錢을 煎服을 한다.

⑤ 陰虛에 痰火가 있으면, 合 六味元을 한다.

⑥ 血虛에 痰火가 있으면, 合 四物湯을 하거나, 或은 合 歸脾湯을 한다.

⑦ 一切의 痰火에는 合 導痰湯을 한다.

(7) 濕嗽[2162]

① 濕嗽는 濕이 肺를 勝한 것이다.

② 咳를 하면 즉, 身重을 하고 骨節이 煩疼(번동)[2163]을 하며 洒淅(쇄석)[2164]을 한다.

③ 濕으로 傷하여 咳를 하는 경우에는, 脈이 細를 하고 骨節이 煩疼(번동)을 하며 四肢가 重着을 하고, 或은 汗이 있으며 小便이 不利를 한다.

④ 濕嗽는 마땅히 不換金正氣散·白朮湯·白朮丸으로 한다.

❶ 오령산(五苓散)(➡方藥合編·下10, 東醫寶鑑 1099·1165, 醫學入門 152·1550·1833·3089)

活套 : ① 感冒·腸炎 等 熱病으로 因한 口渴·胃炎·浮腫·吐乳·淚囊炎·癲癎·陰囊水腫·龜頭赤腫·中暑·神經痛·宿醉·急性吐瀉病·消化不良·네프로제·胃擴張·胃아토니·糖尿病·急性膀胱炎·結膜炎·心臟病·頭痛·急性腎炎·排尿異常·浮腫·肥胖症·惡阻·夜盲症·尿毒症·小便不利·低血壓症·眩暈·血管神經浮腫을 治療한다.

② 太陽病이 入裏를 하여 煩渴(번갈)을 하고 小便이 不利한 것을 治療한다.

❷ 불환금정기산(不換金正氣散)(➡方藥合編·中15, 東醫寶鑑 1078, 醫學入門 1722·3078)

活套 : ① 肝디스토마·感冒·急性胃炎·柴胡劑의 異常反應 外에도 食毒·食中毒·自家中毒·便血·脚氣를 治療한다.

② 傷寒의 陰證으로 頭身痛이 있고 寒熱이 있는 것을 治療한다.

③ 外感, 및 挾滯를 한 경우에는 모두 藿香正氣散의 治法에 依해서 治療한다.

(8) 乾嗽[2165]

① 乾咳嗽는 痰은 없고 聲은 있는 것이 이것이다.

ⓐ 이 證은 氣澁에 本을 한다.

ⓑ 澁이 微를 하는 경우에는 咳를 연달아서 十數聲을 하는데, 바야흐로 痰이 出을 한다.

2162) 身重이 鑑別點이다.

2163) 인체의 한 부위가 타는 듯 하면서 동통(疼痛)이 있는 병증임.

2164) 洒淅惡寒을 말한다.

2165) 乾咳嗽는 대개 결핵으로 進行이 된다.

ⓒ 澁이 甚한 경우에는 비록 咳를 十數聲을 하더라도, 역시 痰이 出을 하는 것이 없다.
ⓓ 이것은 乾咳嗽가 된다.
ⓔ 乾咳(건해)는 肺中에 津液(진액)이 없는 것이다.

② 乾咳嗽는 極히 難治이다.
ⓐ 이것은 火鬱의 證으로 이어져 있는 것이니, 이에 痰鬱의 火邪가 肺의 中에 한 것이다.
ⓑ 苦桔梗[2166]을 사용하여 열어준다.
ⓒ 다음으로는 補陰을 하고 降火를 하는 藥을 사용한다.
ⓓ 낫지 않으면 즉, 勞瘵가 된다.
ⓔ 모름지기 倒倉法[2167]을 行을 한다.
ⓕ 이것은 志를 얻지 못한 경우에 있다.
ⓖ 四物湯에 加 竹瀝·炒黃柏의 類를 하여 사용한다.

③ 燥痰이 不出을 하는 경우에는 蜜水(밀수)를 사용하여 吐를 하게 한다.
ⓐ 蜜煎生薑湯·蜜煎陳皮湯·燒生薑胡桃方으로 한다.
ⓑ 대개, 痰이 없고 嗽를 하는 것을 治療하는 경우에는 辛甘으로 潤을 하게 한다.

④ 乾咳(건해)에는 마땅히 사용을 하는데 瓊玉膏·潤肺散·加味二母丸·訶黎勒丸·抑痰丸으로 한다.

❶ 사물탕(四物湯)(➡方藥合編·上68, 東醫寶鑑 308, 醫學入門 1550·3035·3166)
活套: ① 生理不順·血脚氣·乾性皮膚炎·貧血·腹痛·子宮出血·腹塊·胎動不安·産後惡露不下·下腹緊痛·肝斑·頭痛·無力體質·便秘·四肢煩熱·腎結石症·腎結核·乳汁缺乏症·紫斑症을 治療한다.
② 血病을 通治하는 藥이다.

(9) 火嗽[2168]

① 火嗽는 聲은 있고 痰이 적으며 面이 赤한 것이 이것이다.
② 或은 煩渴(번갈)로 引飮을 하고 脈이 洪數을 한다.
③ 火嗽는 마땅히 貝母散·淸肺散·柴胡枳桔湯·淸金降火湯·二母寧嗽湯·抑心淸肺丸·玄霜雪梨膏·人蔘淸鎭丸·滋陰淸化膏·海靑丸으로 한다.

❶ 청금강화탕(淸金降火湯)(➡方藥合編·下34, 東醫寶鑑 1297)
活套 : ① 熱嗽를 治療한다.

2166) 그냥 桔梗이다.
2167) 치료법의 하나. 위장(胃腸)에 몰려 있는 사기를 몰아내는 방법이다. 비위(脾胃)와 대 · 소장에 식적(食積)이나 담음(痰飮)이 있어서 뼈가 아픈 데, 비벽(痞癖), 황달, 비만(痞滿), 메스꺼움, 트림, 탄산 등에 쓴다. **[네이버 지식백과]** 도창법 **[倒倉法]** (한의학대사전, 2001. 6. 15., 도서출판 정담)
2168) 실제 臨床에서 火嗽와 熱嗽를 區分하는 方法은 無意味하다. 다만, 여름이면 熱嗽라고 한다.

② 能히 肺胃의 火를 瀉한다.
③ 火가 降을 하면 즉, 痰이 消를 하게 되고 咳가 止를 한다.

⑽ 氣嗽[2169)]

① 氣嗽는 七氣로 積傷[2170)]을 하여 咳嗽(해수)가 된 것이다.
ⓐ 痰涎이 凝結을 하여 或은 마치 敗絮(패서)[2171)]와 같고, 或은 마치 梅核과 같으며, 咽喉에 滯塞[2172)]을 하여 咯[2173)]을 하나 不出하고, 嚥을 하나 不下를 하니 婦人에게 많이 있다.

② 氣嗽는 마땅히 蘇子降氣湯·加味四七湯·團蔘飮子·靑龍散·三子養親湯·蘇子煎·玉粉丸·星香丸·橘薑丸으로 한다.

❶ 소자강기탕(蘇子降氣湯)(➡方藥合編·中87, 東醫寶鑑 242, 醫學入門 3111)
活套 : ① 上氣로 喘促(천촉)을 하는 것을 治療한다.
② 氣虛에는 加 人蔘 三·五錢, 麥門冬 二錢, 五味子 一錢을 한다.
③ 陰虛에는 加 熟地黃 五·七錢을 한다.

❷ 가미사칠탕(加味四七湯)(➡方藥合編·下70, 東醫寶鑑 265·360·702)
活套 : ① 痰氣가 鬱結을 하여 咽喉의 사이에 窒碍를 하고 咯을 하여도 出하지 않고 嚥을 하여도 下를 하지 않는 것을 이르기를 梅核氣라고 하는 것을 治療한다.

❸ 삼자양친탕(三子養親湯)(➡方藥合編·中53, 東醫寶鑑 1300, 醫學入門 2854)
活套 : ① 能히 飮食을 잘 먹게 하고 脾胃(비위)를 養하게 한다.
② 咳嗽(해수)로 因한 氣急을 治療하는데 養脾를 하여 進食을 하게한다.
③ 肺가 虛한 경우에는 生脈散을 合한다.
④ 表氣가 있는 경우에는 蔘蘇飮을 合한다.

⑾ 血嗽

① 血嗽는 瘀血로 咳嗽(해수)를 하는 것이다.
② 喉間에 腥氣(성기)가 있어, 或은 血瘀(혈어)를 吐하거나 唾를 한다.
③ 打撲으로 因한 損傷(손상)으로 이른 것이다.
④ 四物湯에 加 大黃·蘇木을 末로 하여 酒로 調服을 한다. 或은 水煎으로 服用을 한다.
⑤ 血嗽에는 마땅히 服用을 하는데 人蔘百合湯·桑皮散·當歸飮으로 한다.

❶ 인삼백합탕(人蔘百合湯)(➡方藥合編·中54, 東醫寶鑑 1303)

2169) 氣門·咽喉門·痰飮門의 等을 參考하면 된다.
2170) 積傷 : 오랜 근심으로 인(因)하여 마음이 매우 아픔
2171) 너무 오래 묵어서 못 쓰게 된 솜
2172) 걸리거나 쌓여서 막힘
2173) 칵 하고 내뱉다. →咯(kǎ)

活套 : ① 勞嗽로 吐紅을 하는 것을 治療한다.

❷ 사물탕(四物湯)(➡方藥合編·上68, 東醫寶鑑 308, 醫學入門 1550·3035·3166)

活套: ① 生理不順·血脚氣·乾性皮膚炎·貧血·腹痛·子宮出血·腹塊·胎動不安·産後惡露不下·下腹緊痛·肝斑·頭痛·無力體質·便秘·四肢煩熱·腎結石症·腎結核·乳汁缺乏症·紫斑症을 治療한다.
② 血病을 通治하는 藥이다.

(12) 夜嗽[2174]

① 夜間에 咳嗽(해수)를 하는 것은 陰虛에 屬한다.
ⓐ 마땅히 陰分의 火를 降을 하여야 한다.
ⓑ 陰分에 嗽를 하는 경우에는 많은 경우가 陰虛에 屬한다.
ⓒ 治療하는 데에 知母를 사용하여 嗽를 그치게 한다. 生薑을 사용해서는 안 되니, 그것이 辛으로 散을 하기 때문이다.

② 무릇, 夜嗽와 久嗽는 腎氣가 虧損(휴손)을 하여 火炎으로 水가 涸을 하는 것에 많이 屬한다.
ⓐ 或은 津液(진액)이 涌[2175]을 하여 痰이 된다.
ⓑ 모름지기 使用을 하기를 六味地黃元에 加 黃柏·知母·天門冬·貝母·橘紅을 하여 化源[2176]을 滋養을 한다.
ⓒ 滋陰降火湯도 역시 좋다.

③ 夜嗽는 마땅히 사용을 하기를 滋陰淸化膏·麻黃蒼朮湯으로 한다.

❶ 육미지황원(六味地黃元)(➡方藥合編·上40, 東醫寶鑑 1242, 醫學入門 2800 六味地黃丸)

活套 : ① 諸腎疾患·膀胱疾患·佝僂病·바세도우氏病·白內障·便秘·四肢煩熱·肺結核을 治療한다.
② 腎水의 不足을 治療한다. 加 五味子 四兩을 하면 腎氣丸이라 이름을 한다. 이것은 이에 肺의 源을 滋養하여 腎水를 生하는 것이다.
③ 加 肉桂·附子炮 各一兩을 하면 八味元이라 이름을 한다. 命門의 陽虛를 治療한다.
④ 用法은 左를 末을 하여 蜜丸으로 梧子大로 하고 空心에 溫酒나 或은 鹽湯으로 五·七十丸을 먹는다.
⑤ 分作을 하여 二十貼으로 사용을 한다.
⑥ 傷寒에 過經을 하고 虛熱이 不退를 하여 口燥를 하고 舌乾을 하며 脈이 虛한 等症에는 倍 人蔘을 하고, 加 麥門冬·橘皮의 類를 한다.

(13) 食積嗽[2177]

2174) 臨床에서는 食積으로 因한 夜嗽가 더욱 많다. 夜食을 줄여야 개선이 된다. 이것을 陰虛로 固執해서 六味地黃湯을 사용하면 더욱 痰이 많아진다. 도리어 藿香正氣散이 더욱 좋다.
2175) 1.(액체·기체가) 위로 솟다. 솟아오르다. 2.물이 솟아나다. 3.솟아나다. 일어나다.
2176) 달리 생화지원(生化之源) · 화생지원(化生之源)이라고도 부름. ① 발생 변화의 근원이라는 말. ② 비위(脾胃)를 말한다.

① 食積으로 因하여 痰이 生하여 咳嗽(해수)를 하고 胸滿을 하며 噯酸[2178]을 하는 경우에는 마땅히 二陳湯에 加 厚朴·山査子·麥芽를 한다.

ⓐ 食積嗽는 靑黛·瓜蔞實이 아니면 없어지지 않는다.

ⓑ 또한, 이르기를 食積이 있는 사람은 面이 靑·白·黃色을 하여 恒常(항상)되지 않고, 面上에 마치 蟹爪[2179]의 路와 같이 一은 黃을 하고 一은 白을 한 것이 이것이다.

② 食積으로 痰嗽(담수)를 하고 發熱을 하는 경우에는 半夏·南星을 아울러 製[2180]를 한 것으로 君을 하고, 瓜蔞實·蘿葍子로 臣을 하며, 靑黛·石礞으로 使를 하고, 薑汁(강즙)으로 糊를 하여 丸으로 하며 服用을 한다.

ⓐ 一方은 三補丸에 加 二母를 炒하여 末로 하고 水丸[2181]으로 椒核(초핵)의 大로 하여 竹瀝藕汁으로 呑을 한다.

③ 食積嗽는 마땅히 瓜蔞丸·淸金丸·二母寧嗽湯·溫脾湯·香附丸으로 한다.

❶ 이진탕(二陳湯)(➡方藥合編·中99, 東醫寶鑑 370·1639, 醫學入門 3036·3168)

活套 : ① 惡阻·嘔吐·眩暈·宿醉·頭痛·惡心·食傷·腦溢血·胃病·心悸亢進·消化不良·咳痰를 治療한다.

② 痰飮을 通治한다.

⒁ 痰嗽[2182]

① 痰嗽(담수)는 痰이 出을 하면 嗽가 그치는 것이다.

② 胸膈이 크게 滿을 한다.

③ 대개, 濕痰이 胃에 있어 上으로 肺를 干涉을 하면 즉 반드시 咳嗽(해수)를 한다.

④ 痰嗽(담수)는 嗽가 動을 하면 문득 痰聲(담성)이 있는 것이다.

⑤ 痰이 出을 하면 즉, 嗽가 그치는 것이다.

⑥ 痰이 肺經에 鬱滯(울체)가 되어 咳를 하면 즉, 痰이 많다.

ⓐ 二陳湯에 加 枳殼·桔梗·瓜蔞仁·黃芩·貝母를 한다.

ⓑ 또한, 半瓜丸으로 한다.

2177) 夜食으로 因해 더욱 나빠진다. 역류성 식도염은 화로 인한 비만을 가지고 있고, 담울적으로 진행되어 적취가 만져질 수 있으니, 역류성 식도염으로 因한 기침도 있다. 腹診을 하여 確診을 하는 것도 重要하다.

2178) 신내 나는 트림. 위중(胃中)에 습기가 막혀 쌓여서 오래되면 습에서 열이 생겨 간(肝)에서 산(酸)으로 바뀌어 일어남.

2179) 화필의 일종 (게의 발톱을 닮았으므로 이처럼 일컬음).

2180) 일반적으로 半夏는 薑製를 말하고, 南星은 牛膽南星을 말한다.

2181) 물로 丸을 만드는 것을 말한다. 옛날에는 가루를 낸 다음에 입으로 물을 뿌리고 재빨리 손으로 뭉쳐서 丸을 만들었다.

2182) 痰이 나오면 기침이 그치는 것을 말한다.

ⓒ 寒熱이 交作을 하면서 痰嗽(담수)를 하는 경우에는 小柴胡湯에 加 知母·白芍藥·五味子·桑白皮를 한다.
ⓓ 痰이 盛을 하고 熱이 있는 경우에는 마땅히 滾痰丸으로 한다.

⑦ 痰嗽(담수)는 마땅히 洗肺散·橘甘散·滴油散·二母散·玉芝元·澄淸飮·三聖丹·藍漆煎·安肺散·人蔘散으로 한다.

❶ 이진탕(二陳湯)(➡方藥合編·中99, 東醫寶鑑 370·1639, 醫學入門 3036·3168)
活套 : ① 惡阻·嘔吐·眩暈·宿醉·頭痛·惡心·食傷·腦溢血·胃病·心悸亢進·消化不良·咳痰를 治療한다.
② 痰飮을 通治한다.

⑮ 酒嗽[2183]

① 酒의 性質은 크게 熱하다.
ⓐ 因하여 傷을 하게 되면 마시는 것이 당기게 되는데, 冷하고 더불어 熱한 것이 胃中에 凝滯가 되고 흩어지지 않으면 濕이 된다.
ⓑ 그렇기 때문에 痰으로 咳嗽(해수)가 된다.

② 飮酒를 많이 하여 咳嗽(해수)를 하는 경우에는 靑黛·瓜蔞仁의 右를 末로 하여 薑汁(강즙)과 煉蜜(연밀)로 和丸을 하고 櫻桃大로 하여 항상 含化[2184]를 하면 肺毒을 흩어준다.

③ 酒로 肺를 傷하여 痰嗽(담수)가 되는 경우에는 竹瀝(죽력)으로 紫蘇를 끓여서 韭汁을 넣고 나아가 瓜蔞杏連丸을 呑을 한다.
ⓐ 또한, 마땅히 蜂薑丸으로 한다.

⑯ 久嗽

① 久嗽는 이에 積痰이 오랫동안 肺脘에 留滯를 하여 粘滯(점체)를 하는 것이 마치 膠와 같고 氣가 升降을 하지 못하는 것이다.
② 或은 濕과 酒를 끼고서 發作을 한다.
③ 久嗽는 마땅히 蜂薑丸·加味二母丸·人蔘淸肺湯·貝母湯·九仙散·人蔘款花散·天鼠散·淸肺湯·馬兜鈴丸·加味百花膏·潤肺除嗽飮으로 한다.

❶ 신기환(腎氣丸)(➡方藥合編·上40, 東醫寶鑑 1243, 醫學入門 2800 六味地黃丸)
活套 : ① 六味地黃丸이다. 또한, 腎氣丸이라고 이름을 한다.

2183) 알콜리즘으로 인한 기침은 後에 식도정맥류파열로 진행을 할 수가 있으니, 얼굴에 작은 혈관들이 다 드러나 있는 경우에는 항상 이 부분을 조심하여야 한다.
2184) 이것은 丸·丹을 口中에 머금어서 慢慢하게 溶化를 하여 咽下를 하는 것을 말한다.

② 가령, 心氣가 不足하거나 또는 瘀血이 있는 경우에는 加 牧丹皮를 八兩까지 한다.
③ 가령, 淋瀝(임력)이나 血腫이 있는 경우에는 加 澤瀉를 八兩까지 한다.
④ 가령, 脾胃(비위)가 弱한 경우에는 加 山藥을 八兩까지 한다.
⑤ 가령, 夢遺가 있고 頭昏이 있는 경우에는 加 山茱萸를 八兩까지 한다.
⑥ 가령, 痰火가 盛하고 또한 小水[2185]가 不淸한 경우에는 加 茯苓을 八兩으로 한다.
⑦ 가령, 腎에 邪水가 없는데 遺精을 하는 경우에는 去 澤瀉·茯苓을 하고, 加 茯神 三兩, 益智仁·五味子·麥門冬 各 二兩으로 한다.

(17) 水咳[2186]

① 물을 過飮을 하여 水結胸[2187]이 이루어져서 咳逆을 하는 것을 말한다.

❶ 소청룡탕(小靑龍湯)(➡方藥合編·中27, 東醫寶鑑 1079, 醫學入門 1733·3047)

活套 : ① 氣管支炎·喘息·肺炎·百日咳·腎炎·네프로제·膀胱炎·胃酸過多症·感冒·關節炎·結膜炎·浮腫·濕性筋膜炎·濕疹·痲疹·排尿異常·알레르기性 鼻炎·트라코마·肺氣腫·呼吸困難을 治療한다.
② 傷寒의 表證이 풀리지 않아 心下에 水氣가 있는 것으로 因하여 乾嘔로 氣逆을 하고 發熱을 하며 咳喘을 하는 것을 治療한다.
③ 이것을 服用을 하고 渴證(갈증)이 있는 경우에는 裏氣가 溫하게 되어 水가 흩어지려고 하는 것이다.

(18) 天行嗽[2188]

① 時令이 不正을 하여 사람이 感冒로 咳嗽(해수)를 많이 하는 경우에는 마땅히 人蔘飮子·一服散으로 한다.
② 四時의 感冒로 咳嗽(해수)를 하는 경우에는 마땅히 蔘蘇飮[2189]을 服用을 한다.

❶ 삼소음(蔘蘇飮)(➡方藥合編·中26, 東醫寶鑑 1079, 醫學入門 1742·3046)

活套 : ① 感冒·氣管支炎·惡阻·氣鬱·肺炎·酒毒을 治療한다.
② 風寒으로 感觸이 되어 傷한 것으로 頭痛을 하고 發熱을 하며 咳嗽(해수)를 하는 것을 治療한다.
③ 또한, 內因의 七情으로 痰盛을 하고 潮熱을 하는 것을 治療한다.
④ 痰盛에는 加 三子를 한다.
⑤ 肺熱에는 換 沙蔘을 하고, 加 桑白皮·麥門冬을 한다.
⑥ 虛冷에는 倍 蔘을 하고, 加 桂枝를 한다.

(19) 肺脹[2190]

2185) 小便을 말한다.
2186) 『東醫寶鑑』의 分類에는 포함이 되지 않았다.
2187) 心悸怔忡과 頭汗出이 鑑別點이다.
2188) 유행성 감기를 말한다.
2189) 기침에 가장 無難하면서도 가장 效果가 좋은 處方이다.
2190) 浮腫으로 因하여 腫喘이 되기도 하고 기침으로 因하여 腫喘이 되기도 한다. 이미 腫喘으로 進行이 된 경우라면 急히 흉부 엑스레이를 確認해야 하고, 심전도도 확인해야 한다. 갑작스럽게 應急으로 進行되는 경우가 많다.

① 咳를 하고 上氣를 하며 煩燥(번조)를 하는 경우에는 肺脹이 된다.

② 風水[2191]가 되려고 하는 것이니, 發汗을 하면 즉 낫는다.

③ 咳를 하고 上氣를 하는 경우에는 이것은 肺脹이 된다.

④ 그 사람이 喘을 하고 目이 마치 脫을 하는 狀과 같으며 脈이 浮大를 하는 경우에는 越婢加半夏湯으로 主한다.

⑤ 肺脹으로 咳를 하고 上氣를 하며 煩燥(번조)를 하고 喘을 하는데 脈이 浮를 하는 경우에는 心下에 水氣가 있는 것이다. 小青龍湯에 加 石膏를 하여 主한다.

⑥ 肺脹은 收斂(수렴)을 主한다.

ⓐ 訶子·青黛·杏仁을 사용을 한다.

ⓑ 佐를 하는 데에는 海粉·便香附·瓜蔞仁·半夏麯으로 하여 薑汁(강즙)으로 蜜과 더불어 調和를 하여 丸으로 만들어서 머금어 化를 한다.

⑦ 肺脹으로 嗽를 하는데 或은 左로 하고, 或은 右로 하여 잠을 못자는 것이다.

ⓐ 이것은 痰이 瘀血을 挾을 하여 氣를 障碍(장애)[2192]를 하고 病이 된 것이다.

ⓑ 마땅히 養血을 하여 이것으로 氣를 流動을 하게 하여야 하고, 降火를 하며 疏肝을 하여 痰을 淸하게 하여야 한다.

ⓒ 四物湯에 加 桃仁·訶子·青皮·竹瀝의 類로 한다.

⑧ 肺脹으로 痰嗽(담수)를 하고 睡가 不安한 경우에는 마땅히 淸化丸으로 한다.

❶ 소청룡탕(小青龍湯)(➡方藥合編·中27, 東醫寶鑑 1079, 醫學入門 1733·3047)

活套 : ① 氣管支炎·喘息·肺炎·百日咳·腎炎·네프로제·膀胱炎·胃酸過多症·感冒·關節炎·結膜炎·浮腫·濕性筋膜炎·濕疹·痲疹·排尿異常·알레르기性 鼻炎·트라코마·肺氣腫·呼吸困難을 治療한다.

② 傷寒의 表證이 풀리지 않아 心下에 水氣가 있는 것으로 因하여 乾嘔로 氣逆을 하고 發熱을 하며 咳喘를 하는 것을 治療한다.

③ 이것을 服用을 하고 渴證(갈증)이 있는 경우에는 裏氣가 溫하게 되어 水가 흩어지려고 하는 것이다.

❷ 사물탕(四物湯)(➡方藥合編·上68, 東醫寶鑑 308, 醫學入門 1550·3035·3166)

活套 : ① 生理不順·血脚氣·乾性皮膚病·貧血·腹痛·子宮出血·腹塊·胎動不安·產後惡露不下·下腹緊痛·肝斑·頭痛·

2191) 風水 : 수종병(水腫病)의 하나. 풍사(風邪)로 폐의 숙강 기능이 상실되어 수도(水道)가 불통(不通)되면서 수습(水濕)이 체내에 쌓여서 생기는 병증. 『諸病源候論』「水腫病諸候」에서는 '풍수병은 비기(脾氣)와 신기(腎氣)가 허약하기 때문이다. 신(腎)이 피로하면 허하여지고, 허하면 땀이 나는데 땀이 날 때 바람을 쐬어 풍기(風氣)가 안으로 들어가 신(腎)을 침입한데다가, 비(脾)가 허하여 수(水)를 제대로 통제하지 못하므로 수(水)가 흩어져 살갗으로 넘치고 또 풍습(風濕)과 엉키므로 풍수라 한다. 몸이 물주머니처럼 붓고 경맥(頸脈; 人迎脈)이 뛰며 때로 기침하고 부어오른 곳을 누르면 움푹 들어가 다시 솟아오르지 않으며, 뼈마디가 아프면서 바람을 싫어하는 것으로 맥이 부대(浮大)한 경우를 풍수라 한다. [네이버 지식백과] 풍수 [風水] (한국전통지식포탈)

2192) 1.장애물. 방해물. 2.방해하다. 막다. 장애하다. 저해하다.

無力體質·便秘·四肢煩熱·腎結石症·腎結核·乳汁缺乏症·紫斑症을 治療한다.
② 血病을 通治하는 藥이다.

⒇ 肺痿

① 熱이 上焦에 있는 경우에 咳를 한 것으로 因하여 肺痿(폐위)가 된다.
ⓐ 肺痿(폐위)의 病은 어떤 것을 따라서 얻는가?
ⓑ 師가 가로되
㉠ 或은 汗出을 따르기도 한다.
㉡ 或은 嘔吐를 따르기도 한다.
㉢ 或은 消渴로 小便이 利數을 한 것을 따르기도 한다.
㉣ 或은 便難을 따르기도 한다.
㉤ 또한, 快藥으로 下痢를 한 것으로 重하게 津液(진액)을 亡한 것이다.
㉥ 그렇기 때문에 얻는다.

② 肺痿(폐위)로 涎沫(연말)을 吐를 하나 咳를 하지 않는 경우에는 그 사람이 渴證(갈증)이 없으면 반드시 遺尿를 하고 小便이 數을 한다.
ⓐ 그런 까닭은 上이 虛한 것으로 因하여 下를 制御를 하지 못한 까닭이다.
ⓑ 이것은 肺의 中이 冷한 것이 되어 반드시 眩을 한 것이 많고 吐涎(토연)을 한다.
ⓒ 甘草乾薑湯으로 溫을 한다.

③ 肺痿(폐위)로 咳唾(해타)를 하는 것이 咽이 燥를 하고 飮水를 하려고 하는 경우에는 스스로 낫는다. 스스로 張口[2193]를 하는 경우에는 短氣[2194]이다.

④ 寸口의 脈이 數을 하고 그 사람이 咳를 하며 口中이 도리어 濁한 것이 있고 涎沫(연말)을 唾를 하는 경우에는 이것은 肺痿(폐위)로 因한 病이다.
ⓐ 만약, 口中이 辟辟(벽벽)[2195]을 하게 燥를 하고, 咳를 하면 胸中이 隱隱痛이 있으며 脈이 도리어 滑數(활삭)을 하는 경우에는 이것은 肺癰(폐옹)이 된다.

⑤ 肺痿(폐위)의 證
ⓐ 寒熱이 往來를 하고 自汗을 하며 咳唾(해타)를 하고 口中에 涎이 많다. 知母茯苓湯으로 主한다.
ⓑ 火가 盛한 경우에는 人蔘平肺散으로 主한다. 或은 丸으로 하여 含化를 한다.
ⓒ 喘急(천급)으로 面이 浮를 하는 경우에는 葶藶散으로 한다.

2193) 숨이 차서 입을 벌리고 숨을 쉬는 것을 말하는 것임
2194) 숨이 차서 호흡(呼吸)이 거칠고 그 횟수(回數)가 많은 증세(症勢)
2195) 마르고, 허물어지는 것을 말한다.

ⓓ 대개, 養肺를 하고 養氣를 하며 養血을 하고 淸金을 하며 降火를 한다.

⑥ 肺痿(폐위)는 장차 變을 하면 癰(옹)이 된다. 마땅히 紫菀[2196]散으로 한다.

⑦ 咳嗽(해수)를 하는데 濁한 것이 있고, 涎沫(연말)을 唾를 하며, 或은 咳嗽(해수)로 唾를 하는 中에 紅線의 膿血이 있다.

ⓐ 이름을 하여 가로되 肺痿(폐위)라고 한다.

ⓑ 熱이 上焦에 있기 때문이다.

ⓒ 마땅히 門冬淸肺飮·人蔘養肺湯·怯勞散·噙化仙方으로 한다.

❶ 길경탕(桔梗湯)(➡方藥合編·中128, 東醫寶鑑 705·706·1074·1292·1486, 醫學入門 3159)

活套 : ① 肺膿瘍·肺壞疽을 治療한다.

② 肺癰(폐옹)을 治療한다.

(21) 肺實[2197]

① 肺實證이 나타나면 胸滿을 하고 喘急(천급)을 한다.

② 즉, 過呼吸의 상태를 말한다.

❶ 사백산(瀉白散)(➡方藥合編·下33, 東醫寶鑑 402, 醫學入門 3132)

活套 : ① 肺熱·肺壞疽의 初期를 治療한다.

② 肺實을 治療한다.

③ 역시, 乾咳(건해)로 水가 마르고 火가 炎上을 하는 것을 治療한다.

④ 鼻瘡에는 加 黃芩·梔子·薄荷를 한다. 或은 加 桔梗·梔子·知母·貝母·麥門冬·生地黃을 한다.

9. 咳嗽의 脈法

① 咳嗽(해수)의 所因은 浮脈이면 風이고, 緊脈이면 寒이다.

② 數脈은 熱이고, 細脈은 濕인데, 房勞는 濇脈(색맥)이니 잘 낫지를 않는다.

③ 右側의 關部가 微를 하고 濡를 하면 飮食으로 脾를 傷한 것이다.

④ 左側의 關部가 弦을 하면서 短을 하면 肝極[2198]으로 疲勞가 甚한 것이다.

⑤ 肺脈이 浮短을 하면 咳嗽(해수)를 期約할 수가 있다.

2196) 오래 된 기침에는 紫菀을 같이 하는 것이 좋다.

2197) 『東醫寶鑑』 編次에는 없는 것이다. 일반적으로 肺實證이 나타나면 胸滿하고 喘急을 한다. 즉, 過呼吸의 상태를 말한다.

2198) 五勞·六極·七傷의 肝極을 말한다.

⑥ 五臟의 咳嗽(해수)는 각기 그 本脈에서 보인다.

⑦ 浮緊을 하면 虛寒을 하고, 沈數을 하면 實熱이다.

⑧ 洪滑을 하면 痰이 많은데 弦濇(현색)을 하면 血이 적다.

⑨ 形이 盛을 하는데 脈이 細를 하면 숨을 쉬는데 不足하게 된다.

⑩ 沈·小[2199]·伏·匿을 하면 대개 危險한 脈이다.

⑪ 오직, 浮大를 하면서 기침을 하면 살게 되니, 外證과 內脈을 參考를 하여 헤아리고 定해야 한다.

⑫ 外證에 肌가 瘦를 하고 肉이 脫을 하며 發熱이 있고 泄瀉(설사)를 하며 안으로 脈이 沈急을 하면 반드시 죽는다.

2199) 細脈을 말한다.

喘[2200]

1. 喘[2201]의 기준

① 喘急(천급)은 먼저 肺의 虛實[2202]을 나누어야 한다.

ⓐ 呼吸이 喘促(천촉)을 하는 것을 喘이라고 말을 한다.

ⓑ 响聲[2203]이 있는 것을 哮라고 한다.

ⓒ 虛한 경우에는 몸이 冷한 것이 마치 얼음과 같다.

ⓓ 實한 경우에는 氣가 雄壯(웅장)을 하고 胸滿을 하며 몸에 熱이 있고 便이 硬을 한다.

② 그 다음으로는 마땅히 火가 있고 없음을 알아야 한다.

ⓐ 經에 이르기를 諸逆으로 衝上을 하는 것은 대개 火에 屬한다고 하였다.

ⓑ 虛火는 마땅히 滋補를 하고 降氣를 해야 한다.

ⓒ 實火는 마땅히 淸肺를 하고 瀉胃를 해야 한다.

2. 喘의 實證

① 火炎은 먹게 되면 喘息(천식)이 잠시 그친다.

ⓐ 火炎으로 肺胃에 喘이 있는 경우에는 잠시 進行을 했다가 잠시 물러나는데, 먹는 것을 얻어서 稠痰(조담)을 墜下[2204]를 하면 즉 그친다.

ⓑ 먹는 것이 그쳐서 胃로 들어가면 도리어 火痰을 돕게 되니 上喘이 도리어 크게 發作을 한다.

2200) 천식이란 폐 속에 있는 기관지가 아주 예민해진 상태로, 때때로 기관지가 좁아져서 숨이 차고 가랑가랑하는 숨소리가 들리면서 기침을 심하게 하는 증상을 나타내는 병을 말하는데, 기관지의 알레르기 염증 반응 때문에 발생하는 알레르기 질환이다. 이런 증상들은 반복적으로, 발작적으로 나타나며 유전적 요인과 환경적 요인이 합쳐져서 나타난다. 공기가 흐르는 길인 기관지의 염증으로 기관지 점막이 부어 오르고 기관지 근육이 경련을 일으키면서 기관지가 막혀서 숨이 차게 된다. **[네이버 지식백과]** 천식 [asthma] (서울대학교병원 의학정보, 서울대학교병원)

2201) 喘息을 治療하는 경우에는 우선 發作期인지, 休止期인지를 區分을 하고, 그 다음에 外感의 與否를 確認하는 것이 重要하다.

2202) 虛實도 重要하지만, 治療에 있어서는 發作期에는 實한 것으로 理解를 하고, 休止期에는 虛한 것으로 理解를 하는 것이 重要하다.

2203) 대개는 '그르렁'거리거나 '색색'의 소리가 난다.

2204) 높은 곳에서 떨어져 내림

㉠ 마땅히 降火을 하고 淸金을 해야 한다.
㉡ 導痰湯에 加 黃芩·黃連·山梔·杏仁·瓜蔞仁을 한다.

ⓒ 가령, 胃에 實火가 있어서 膈上(격상)에 稠痰(조담)이 있는 경우에는 導水丸으로 한다.

② 痰喘(담천)에는 咽喉에서 마치 뜸부기 소리가 난다.
ⓐ 痰喘(담천)에는 반드시 痰盛이 있다.

ⓑ 風痰은 千緡湯[2205]으로 한다.
㉠ 或은 導痰湯을 合한다.

ⓒ 痰氣는 蘇子降氣湯·四磨湯으로 한다.
ⓓ 食積의 濕痰은 古二母散·神保丸·大蘿皀丸으로 한다.

③ 七情으로 氣急을 하는 경우에는 響聲(향성)이 없다.[2206]
ⓐ 驚·憂와 氣鬱이 되어서 惕惕(척척)[2207]을 하고 悶悶[2208]을 하면서 어깨를 들썩이면서 숨을 쉬고 코를 벌렁거리며 氣喘이 있으면서 呼吸이 喘急(천급)을 하고 痰聲(담성)이 없는 경우에
㉠ 四七湯[2209]·枳梗湯[2210]·分氣紫蘇飮[2211]·四磨湯[2212]으로 한다.
㉡ 補藥[2213]으로 因하여 喘을 하는 경우에는 三拗湯으로 한다.

④ 外感으로 裏가 逆을 하면 단지 氣가 거칠게 된다.[2214]
ⓐ 外感으로 表邪가 裏로 傳하는데 裏가 實을 하여 받지를 못하면 즉, 氣가 逆上을 한다.
ⓑ 傷寒篇에 잘 보인다.

ⓒ 일반적으로 感冒는 風寒이 서로 干涉하는데, 肺가 脹逆을 하면서 喘을 하는 경우에는 時令[2215]을 따라서 祛散을 하게 된다.

2205) 臨床에서는 아예 千緡導痰湯으로 한다.
2206) 숨만 차고 천식음이 없다는 것이다.
2207) 두려워하다. 무서워하다.
2208) 몸부림치며 괴로워하는 모양.
2209) 咽喉部에 不便感이 있는 경우에 사용을 한다.
2210) 가슴이 답답한 경우에 사용을 한다.
2211) 分心氣飮으로 하는 것도 無妨하다.
2212) 氣滯便秘 등과 같이 腹部에 脹滿感이 있는 경우에 사용을 한다.
2213) 蔘芪를 말한다. 대개 補中益氣湯의 副作用에 三拗湯을 사용한다.
2214) 韓醫學에서 喘息의 處方에 麻黃이 많이 들어가는데, 喘息患者들의 대부분이 흉부엑스레이상으로 心臟이 커져 있는 경우가 많다. 함부로 麻黃을 사용할 것은 아니다. 다만, 外感이 明確한 경우라면 麻黃을 사용해도 된다.

㉠ 風喘은 金沸草散·麻黃杏仁飮으로 한다.

㉡ 寒喘은 加減三拗湯으로 하거나, 藿香正氣散에 加 五味子·杏仁으로 한다. 或은 蘇沈九寶飮으로 한다.

㉢ 暑月에는 香薷湯으로 한다.

㉣ 熱證에는 小柴胡湯·凉膈散으로 한다.

⑤ 水喘은 怔忡이 있고 或은 腫脹이 있다.

ⓐ 水喘은 水氣가 漉漉[2216]을 하게 소리가 나는 것이다.

ⓑ 怔忡은 小靑龍湯·古葶棗散·白前湯으로 한다.

ⓒ 水腫과 水氣로 肺가 脹滿(창만)을 하면 喘이 된다.

ⓓ 그러나, 喘은 반드시 脹滿(창만)을 만들고, 脹滿(창만)은 반드시 喘을 만드니, 두 가지의 證狀은 서로 原因이 되는데 대개 小便이 不利를 한다.[2217]

ⓔ 肺는 氣를 主하는데, 먼저 喘을 한 以後에 脹이 되는 것은 마땅히 淸金을 하고 降火를 하고 나서, 그 다음으로 水를 行하게 하여야 한다.

ⓕ 脾는 濕을 主하는데, 먼저 脹을 하고 나서 後에 喘을 하니, 마땅히 燥濕을 하고 行水를 한 다음에, 淸金을 그 다음으로 해야 한다.

3. 喘의 虛證

① 以上의 여러 喘의 경우들은 대개 有餘(유여)를 하는데, 陰虛를 하면 火가 배꼽을 따라서 일어나게 된다.

ⓐ 陰虛로 喘한 경우에는 血이 虛하면 즉, 陽이 붙어 있을 根據(근거)가 없어서 上奔을 하게 된다.

㉠ 마땅히 四物湯에 倍 芍藥을 하고, 加 人蔘·五味子를 하여 收斂(수렴)을 하여야 한다.

ⓑ 小腹의 아래로 火가 일어나서 衝上을 하면서 喘을 하는 경우에는 마땅히 心火를 내리고 眞陰을 補를 하여야 한다.

㉠ 四物二陳湯에 加 知母·黃柏·枳殼·黃芩을 한다.

② 氣가 短을 하여 呼吸을 이을 수가 없다.

2215) 비록 外感이라고 하더라도 夏月에는 麻黃을 사용할 수가 없다.

2216) 젖은 모양. 흐르는 모양. 윤택한 모양.

2217) 이것을 腫喘이라고 한다. 喘息으로 因하여 浮腫이 發生을 하기도 하고, 浮腫으로 因하여 喘息이 發生을 하기도 한다. 水氣가 心에 이르게 되면 돌연사를 하는 경우가 많다. 반드시 흉부 엑스레이를 確認을 하고, 우선 分心氣飮의 정도로 하여야 한다. 갑작스럽게 峻下逐水劑를 사용하면 돌연사를 하는 경우가 있다.

ⓐ 오랜 病으로 氣가 短을 하여 接續이 안 되는 것으로, 마치 喘인 것 같으나 喘이 아닌 것 같은 경우에는 扶脾生脈散[2218]·調中益氣湯으로 한다.
ⓑ 勞涉[2219]이 지나친 경우에는 杏蘇散으로 한다.
ⓒ 飮食이 熱한 것으로 因한 경우에는 葶藶散으로 한다.
ⓓ 痰이 막아서 短氣한 경우에는 導痰湯으로 한다.
ⓔ 濁飮이 위에 있어 淸陽이 아래로 陷을 하여 喘咳(천해)를 하고 嘔吐를 하는 경우에는 加味瀉白散으로 한다.

③ 腎이 冷을 하면 元氣가 거두어지지 않는다.
ⓐ 下元이 虛冷을 하여 腎氣가 歸源을 하지 않는 경우에는 九味安腎丸·八味丸으로 한다.
ⓑ 甚한 경우에는 黑錫丹[2220]으로 鎭壓(진압)을 하여야 한다.
ⓒ 煩躁(번조)로 脈이 없고 몸이 冷을 하면서 神昏을 하는 경우에는 죽는다.

④ 擡肩擷肚(대견힐두)를 하는 것은 胃가 衰한 것이다.[2221]
ⓐ 胃虛가 極을 하면 氣가 上逆을 하게 되어 擡肩擷肚(대견힐두)를 하게 된다.
ⓑ 生脈散에 加 杏仁·陳皮·白朮을 한다.
ⓒ 或은 理中丸에 加 胡椒로 救한다.

4. 喘의 死證

① 仲景이 이르기를 發汗을 하는 것이 마치 기름과 같고, 땀이 나는 것이 마치 구슬과 같은데 흐르지 않으며, 擡肩擷肚(대견힐두)[2222]를 하게 되면서 喘이 쉬지 않고, 또한 胸前이 高起를 하고 脈絡이 散張[2223]을 하며 手足이 厥冷(궐랭)을 하면서 脈이 散을 하고 數을 하는 경우에는 대개 죽는다.
② 그러나, 婦人의 喘病이 더욱 亟[2224]을 하니, 産後에 榮이 枯渴(고갈)이 되면 衛氣가 根據(근거)가 없게 되어 홀로 肺에 모여서 喘息(천식)이 發作을 하는 경우에는 죽는 것이 速하다.[2225]

2218) 喘息을 적극적으로 치료하기 보다는 우선 脈을 먼저 살리고자 하는 意味이다.
2219) 勞役으로 因하여 干涉이 된 것을 말한다.
2220) 臨床에서 함부로 사용을 할 수가 없다. 破古紙·五味子로 하여야 한다.
2221) 擡肩擷肚가 나오면 대개 死證이다. 여기에 絶汗이 同伴되면 죽는다.
2222) 숨을 쉴 때에 어깨가 들썩이게 되고 배가 오르락내리락 하는 현상을 말한다.
2223) 천식이 오래 된 환자들의 경우에는 볼 쪽을 보면 血管이 다 드러나 있는 경우가 많다.
2224) 절박하게. 절실하게. 다급하게. 촉박하게. (시)급히. 긴급히. 조속히.
2225) 婦人이 産後에 喘急이 나타나면 대개 敗血症과 같은 危急證이 된다.

5. 喘의 治療原則[2226]

① 아직 發作을 하지 않은 경우에는 그 根本을 治療하는 것이다.

ⓐ 血이 虛하면 補血을 하고 氣가 虛하면 補氣를 하는데, 兼하여 淸金降火를 하고 順氣火痰을 한다.

② 이미 發作을 한 경우에는, 邪를 물리치고 痰火를 疏散을 하여야 한다.

ⓐ 喘은 風寒이 肺를 乘한 것이 아니면 즉, 痰火로 肺를 脹滿(창만)을 하게 한 것이다.

㉠ 風寒에는 祛散[2227]을 하고, 痰火는 消導를 한다.

㉡ 그러나, 火가 急甚을 하는 경우에는 역시 온전히 苦藥을 사용을 하여서는 안 되고 마땅히 溫한 것으로 刼을 하여야 한다.

㉢ 椒目[2228]를 五·七錢을 末로 하여 薑湯으로 下를 한다.

ⓑ 喘이 그친 後에 痰으로 因한 경우에는 痰을 治療하고, 火로 因한 경우에는 火를 治療한다.

ⓒ 諸喘이 그치지 않는 경우에는 小蘿皂丸·定息餠子·含奇丸·定喘化痰散으로 한다.

ⓓ 오래된 경우에는 人蔘淸肺飮에 罌粟殼을 倍로 하여 澁하게 한다.

③ 抑考를 하면 다음과 같다.

ⓐ 『內經』에 이르기를, 밤에 行을 하면 喘이 腎에서 出을 하는데, 陰氣가 肺를 病이 들게 한다.

ⓑ 떨어지거나 공포감이 있으면 喘이 肝에서 出을 하는데, 陰氣가 脾를 害를 한다.

ⓒ 놀라 두려우면 喘이 肺에서 出을 하는데, 陰氣가 心을 傷하게 한다.

ⓓ 물을 건너거나 跌仆(질부)[2229]를 하면 喘이 腎에서 出을 하는데, 陰氣가 肝을 損傷(손상)을 한다고 하였다.

ⓔ 또한, 말을 하기를 邪氣가 六腑로 들어가면 몸에 熱이 나고 喘呼가 있어서 누울 수가 없다고 하였다.

ⓕ 이것은 喘의 같은 이름인데, 感觸된 바가 각기 다를 따름이다.

2226) 비록 喘息을 八種으로 나누었지만, 실제 臨床에서는 發作을 하는 경우와 하지 않는 경우로 나누어서 接近을 하는 것이 제일 重要하다.

2227) 外感이 明確한 경우라야 비로소 麻黃을 사용한다.

2228) 산초나무 열매의 씨. 성질(性質)은 냉하고 맛이 쓴데, 이뇨(利尿) 해독(害毒)·살충제로 씀

2229) 넘어지는 것.

6. 喘에『東醫寶鑑』의 治法

(1) 喘哮[2230]

① 喘急(천급)은 氣가 火鬱로 因하여 이루어지는 것이다.
② 稠痰(조담)[2231]이 肺胃에 있는 것이다.
③ 喘은 火氣가 甚하면 즉, 氣가 盛하고 息이 麤[2232]한 것이다.
④ 呼吸이 喘促(천촉)을 하는 것을 이르기를 喘이라고 한다.
⑤ 喉中에 聲響(성향)[2233]이 있는 것을 이르기를 哮라고 한다.

(2) 喘의 虛實

① 虛한 경우에는 氣가 乏을 하고 身이 冷을 하며 痰이 마치 冰과 같다.
② 實한 경우에는 氣가 壯을 하고 胸이 滿을 하여 身이 熱을 하고 便이 硬을 한다.

(3) 喘의 機轉

① 喘이라는 것은 肺는 氣를 主한다.
② 形이 寒을 하고 冷한 것을 마시면 즉, 肺를 傷을 한다.
③ 그렇기 때문에 그 氣가 逆을 하고 上行을 하며 衝衝을 하여 氣가 急을 하고 喝喝[2234]을 하여 息이 數을 하고 張口[2235]를 하며 擡肩(대견)[2236]을 하고 搖身(요신)을 하며 滾肚(곤두)[2237]를 한다.
④ 이것이 喘이 되는 것이다.
⑤ 起居를 하는 것에 있어서 예전과 같고, 息을 하는데 音이 있는 것은, 이에 肺의 絡脈이 逆을 하고 經을 따라서 上·下를 하는 것을 얻지 못한 까닭이다.

(4) 喘과 火

2230) 단순하게 呼吸이 가쁜 것을 喘이라고 하고, 숨을 쉬는데 '그르렁'을 하거나 '색색'의 소리가 나는 것을 哮라고 한다. 쉽게 표현을 하자면 發作을 하는 상태를 哮라고 하고, 發作을 하지 않는 상태를 喘이라고 한다.
2231) 몹시 찐득찐득하고 걸쭉해진 담(痰)을 말한다. 교담(膠痰)과 같은 뜻으로 쓰인다.
2232) 1. 거칠다 2. 굵다 3. 섞이다 4. 추하다(醜--) 5. 매조미쌀
2233) 대부분 그르렁거리거나, 색색의 소리가 많다.
2234) 1.밥을 먹고 술을 마시다. 2.식사로 인간관계를 맺다. 지금은 의성어로 그르렁거리는 소리를 말한다.
2235) 숨이 차서 입을 벌리고 숨을 쉬는 것을 말하는 것임
2236) 숨이 몹시 차서 어깨를 들먹거리는 증상.
2237) 창자가 오물린 모습이다.

① 火氣가 甚하면 夏熱이 되고, 衰하면 冬寒이 된다.[2238]

② 그렇기 때문에, 病이 寒하면 즉 氣가 衰를 하여 息이 微를 하고, 病이 熱을 하면 즉 氣가 盛을 하여 息이 麤(추)를 하게 된다.

③ 또한, 寒水는 陰이 되어 遲緩(지완)[2239]을 主하고, 熱火는 陽이 되어 急數(급삭)[2240]을 主한다.

④ 이것으로 寒하면 즉 息이 遲를 하고 氣가 微를 하며, 熱을 하면 즉 息이 數을 하고 氣가 盛을 하여 喘이 된다.

(5) 喘의 外感과 痰火

① 喘은 風寒으로 肺를 傷한 것이 아니면 즉, 痰火로 脹肺를 한 것이다.[2241]

② 風寒으로 하면 즉 祛散을 하고, 痰火면 즉 消導를 한다.

③ 그러나, 火가 急한 경우에도 역시 순전히 苦寒을 사용해서는 不可하니 마땅히 溫한 것으로 劫을 하여야 한다.

④ 劫藥(겁약)은 아래에 보인다.

⑤ 무릇 喘이 아직 發作을 하지 않은 경우에는 正氣를 扶養(부양)을 하는 것으로 爲主(위주)를 한다.[2242]

⑥ 이미 發作을 한 경우에는 邪를 흩어주는 것으로 爲主(위주)를 한다.

7. 八種喘

① 喘에는 ㉮ 風寒喘, ㉯ 痰喘, ㉰ 氣喘, ㉱ 火喘, ㉲ 水喘, ㉳ 久喘, ㉴ 胃虛喘, ㉵ 陰虛喘이 있다.

② 여러 病으로 喘嗽(천수)가 發作을 하는 경우에는 通治를 하는 喘嗽藥으로 한다.

(1) 火喘

2238) 喘息의 發作有無를 먼저 살피고, 그 다음으로는 外感의 有無를 살핀다. 그리고 마지막으로 여름에 甚해지는지, 겨울에 甚해지는가를 살펴서 臨床에 接近을 하여야 한다.

2239) 呼吸이 微하는 것을 말한다.

2240) 呼吸이 喘促을 하는 것을 말한다.

2241) 外感으로 나빠진 것이 아니면 대개가 痰火로 因한 것이다. 다만, 여기에서 看過를 해서는 안 되는 것이 바로 喘息患者들은 몸이 힘들어지면 喘息이 나빠지는 것이다. 그렇기 때문에 비록 痰火라고 하여도 發作의 경우가 아니라면 補를 우선으로 하여야 한다.

2242) 1. 外感으로 惡化된 喘息이라면 麻黃定喘湯을 爲主로 한다. 2.發作期의 痰火라면 瓜蔞枳實湯을 爲主로 한다. 3. 休止期의 補藥이라면 蘇子降氣湯을 爲主로 한다. 4. 心臟이 이미 影響을 받은 경우라면 大補淸肺湯으로 한다.

① 手太陰의 脈

ⓐ 是動을 하면 즉 肺가 脹滿(창만)을 하고 膨膨[2243]을 하여 喘咳(천해)를 한다.

ⓑ 所生病은 咳嗽(해수)를 하고 上氣로 喘渴[2244]을 하며 煩心을 하고 胸滿을 한다.

② 이것은 대개 衝脈의 火가 胸中으로 行을 하여 만들어진 것이다.

ⓐ 平居를 하면 氣가 平和로운데, 行動을 하면 氣가 促을 하여 喘을 하는 경우에는, 이것은 衝脈의 火가 上攻을 하는 것이다.

③ 老人이 平素에 喘이 있는데, 或은 血痰을 吐·唾를 하고, 平居를 하면 즉 喘을 하지 않으며, 약간 行動을 하면 즉 氣促으로 喘急(천급)을 한다.

ⓐ 滋腎丸을 空心에 七·八十丸을 服用을 하면 그 證이 크게 減少를 한다.

ⓑ 이것은 衝脈의 火邪를 泄을 하는 것이다.

ⓒ 그렇기 때문에 그 效果가 이와 같이 있다.

④ 火가 肺胃[2245]로 炎上을 하고 喘을 하는 경우에는 때로 나아가고 때로 물러난다.

ⓐ 먹는 것을 얻으면 즉 減을 하고, 먹는 것이 그치면 즉 喘을 한다.

ⓑ 대개, 胃中에 實火[2246]가 있고 膈上(격상)에 稠痰(조담)[2247]이 있어 먹는 것이 咽으로 들어가면 稠痰(조담)을 墜下[2248]를 하여 喘이 즉 잠시 그치게 된다.

ⓒ 조금 오래 되어 먹는 것이 그치고 胃로 入을 하면, 도리어 그 火를 돕게 되니 痰이 다시금 升上을 하여 喘이 도리어 크게 發作을 한다.

ⓓ 俗에서 이것을 알지 못하고 胃虛로 하여 燥熱의 藥으로 治療를 하게 되면 火로 火를 救濟하는 것이다.

ⓔ 옛날에 葉都督이 이것을 앓아서 여러 藥으로 낫지 않았다. 後에 導水丸으로 五·六次를 利를 하고 便安하게 되었다.

⑤ 華佗가 이르기를 盛을 하면 즉 喘이 되고, 減을 하면 즉 枯가 된다고 하였다.

ⓐ 活人書에 이르기를 喘이 發作을 하는 경우에는 氣가 有餘(유여)한 것이라고 하였다.

ⓑ 무릇 文字를 볼 때에는 모름지기 本意를 얻어 理解를 하여야 한다.

ⓒ 肺氣가 만약 盛을 하고 有餘(유여)를 하면 즉, 마땅히 清肅(청숙)을 하고 下行을 하여 喘을 하지 않는다.

2243) ①분위기 따위가 한껏 부풀어 있음 ②피부(皮膚) 따위가 한껏 부풀어서 탱탱함

2244) 肺病은 그 안에 心火가 아니면 病이 들지 않는다. 그렇기 때문에 대개 喘이 나타나면 渴이 같이 오고 胸滿과 心煩이 同伴되는 경우가 많다.

2245) 咳嗽는 脾肺를 보지만, 喘息으로 進行이 되면 肺胃를 살펴야 한다.

2246) 實火라고 하지만, 대부분은 痰火이다.

2247) 몹시 찐득찐득하고 걸쭉해진 담(痰)을 말한다. 교담(膠痰)과 같은 뜻으로 쓰인다.

2248) 높은 곳에서 떨어져 내림

ⓓ 이것은 그 火가 肺에 入을 한 것이다.

ⓔ 衰를 하고 더불어 不足을 하여 喘이 되는 것이다.

ⓕ 그렇기 때문에 盛을 하다고 하는 것은 말하기를 肺中의 火가 盛을 한다는 것이다.

ⓖ 有餘(유여)한 것은 말하기를 肺中의 火가 有餘(유여)한 것이다.

ⓗ 그렇기 때문에 肺火를 瀉하는 경우에는 苦寒한 藥으로 하는 것이니, 實은 肺를 補를 하는 것이다.[2249]

⑥ 熱로 喘을 하는 경우에는 夏에 發作을 하고, 冬에 發作을 하지 않는다.[2250]

ⓐ 火喘은 白虎湯에 加 瓜蔞仁·枳殼·黃芩을 하여 煎服을 하면 神效하다.

ⓑ 또한, 雙玉散도 역시 效果가 있다.

⑦ 火喘은 導痰湯에 加 芩·連·梔子·杏仁·瓜蔞仁으로 하여 淸金을 하고 降火를 하며 消痰을 한다.

ⓐ 火喘은 마땅히 麥門冬湯·加減瀉白散·滋陰降火湯·加味生脈散·瀉火淸肺湯·玉液散·玉華散으로 한다.

❶ 백호탕(白虎湯)(➡方藥合編·下7, 東醫寶鑑 1066, 醫學入門 1550·1839·3048)

活套 : ① 熱性病·糖尿病·狂躁症·皮膚瘙痒症·冷症·丹毒·瘧疾·四肢倦怠·遺尿症·齒痛·火傷·黃疸·出血性 스피로헤타病을 治療한다.

② 陽明經病으로 汗多를 하고 煩渴(번갈)을 하며 脈이 洪大를 하는 것을 治療한다.

③ 加 人蔘 一錢을 하면, 이름을 하기를 人蔘白虎湯이라고 한다.

④ 加 蒼朮 一錢을 하면, 이름을 하기를 蒼朮白虎湯이라고 한다.

❷ 도담탕(導痰湯)(➡方藥合編·下3, 東醫寶鑑 357·1025, 醫學入門 2574)

活套 : ① 痰盛을 治療하는 基本 處方이다.

② 中風을 治療하는데 痰이 盛하여 言語가 乾澁(건삽)을 하고 眩暈(현훈)이 있는 것을 治療하는 處方이다.

③ 加 黃芩·黃連을 하면 淸熱導痰湯이다.

④ 加 羌活·白朮을 하면 祛風導痰湯이다.

⑤ 加 遠志·石菖蒲·黃連·黃芩·朱砂를 하면 寧神導痰湯이다.

⑥ 加 人蔘·石菖蒲·竹茹를 하면 滌痰湯이다.

⑦ 氣虛에 加 白朮·全蝎·白附子를 하고, 人蔘을 倍로 넣으면 導痰君子湯이라고 한다.

❸ 자음강화탕(滋陰降火湯)(➡方藥合編·中42, 東醫寶鑑 408·1176, 醫學入門 3100)

活套 : ① 肺結核·乾性肋膜炎·急性氣管支炎·糖尿病·性的神經衰弱·膀胱尿道炎·腎盂炎·腎結核·淋疾·盜汗·嗄聲·失聲·咳喘을 治療한다.

② 陰虛火動으로 盜汗(도한)을 하고 午熱이 있으며 咳嗽(해수)를 하고 痰이 盛하며 咯血을 하고 살이 마르는 것을 治療한다.

2249) 결국, 瀉白散으로 肺의 實을 瀉한다고 하지만, 실제 내용은 肺中의 火邪를 瀉하는 것이기 때문에 이것이 肺를 補하는 것이 된다.

2250) 그렇기 때문에 喘息患者들은 대개 여름에 甚하지 않으면 겨울에 甚한 경우가 가장 많다.

③ 咳嗽(해수)가 甚한 경우에는 加 貝母·桑白皮를 한다.

(2) 痰喘

ⓐ 痰喘(담천)은 무릇 喘을 하는데 문득 痰聲(담성)이 있는 것이다.
ⓑ 肺가 實하고 肺가 熱한 경우에는 반드시 壅盛(옹성)을 하고 胸滿을 하며 外로 鬨[2251]을 하고 上炎을 하는 狀이 있다.
ⓒ 痰喘(담천)은 마땅히 千緡湯·千緡導痰湯[2252]·加減三奇湯·貝母散·平肺散·紫蘇半夏湯·定喘化痰湯·潤肺膏·蘇子導痰降氣湯[2253]·大蘿皀丸·祛痰丸으로 한다.

❶ 천민도담탕(千緡導痰湯)(➡方藥合編·下35, 東醫寶鑑 1310)
活套 : ① 痰喘(담천)을 治療한다.

❷ 정천화담탕(定喘化痰湯)(➡方藥合編·下36, 東醫寶鑑 1310)
活套 : ② 咳嗽(해수)와 痰喘(담천)을 治療한다.

❸ 소자강기탕(蘇子降氣湯)(➡方藥合編·中87, 東醫寶鑑 242, 醫學入門 3111)
活套 : ① 上氣로 喘促(천촉)하는 것을 治療한다.
② 氣虛에는 加 人蔘 三·五錢, 麥門冬 二錢, 五味子 一錢을 한다.
③ 陰虛에는 加 熟地黃 五·七錢을 한다.

❹ 소자도담강기탕(蘇子導痰降氣湯)(➡方藥合編·下37, 東醫寶鑑 1310)
活套 : ① 痰喘(담천)으로 上氣를 하는 것을 治療한다.
② 陰虛한 경우에는 加 熟地를 五·七錢으로 한다.
③ 肺火인 경우에는 加 黃芩·桑白皮를 한다.

❺ 삼요탕(三拗湯)(➡方藥合編·中48, 東醫寶鑑 1293, 醫學入門 158)
活套 : ① 風寒에 感觸이 되어 咳嗽(해수)가 있고 鼻塞으로 聲重(성중)을 하며 失音을 하는 것을 治療한다.
② 加 荊芥·桔梗 各一錢을 하면 五拗湯이라 한다.
③ 熱이 있으면 黃芩을 加 하고, 表鬱이 있으면 蘇葉을 加한다.

❻ 신보환(神保丸)(➡方藥合編·下54, 東醫寶鑑 246·781 神保元, 醫學入門 159·2748)
活套: ① 諸氣로 注痛[2254]을 하는 것을 治療한다.
② 또한, 心膈痛과 腹脇痛, 그리고 腎氣痛을 治療한다.

(3) 氣喘

① 七情으로 上한 바가 있어 氣가 急하고 聲響(성향)이 없다.[2255]

2251) 1. 싸우다 2. 떠들다 a. 싸우다 (홍) b. 떠들다 (항)
2252) 風痰인 경우에 많이 사용을 한다.
2253) 氣痰인 경우에 많이 사용을 한다.
2254) 주심통(疰心痛)의 다른 이름.

② 驚·憂로 氣鬱을 하고 惕惕[2256]을 하며 悶悶[2257]을 하고 息을 당기고 鼻張[2258]을 하며 呼吸이 喘促(천촉)을 하고 痰聲(담성)이 없는 것이 이것이다.

③ 喘을 하는데 上氣로 急促을 하고 숨을 쉬는 것이 不能한 것을 이르는 것이다.

④ 氣虛를 하고 氣短을 하여 喘을 하는 경우에는 苦寒의 藥을 사용하는 것이 不可하다.

⑤ 火가 盛하기 때문이다.

⑥ 마땅히 사용을 하는데 人蔘·蜜灸黃柏·麥門冬·地骨皮의 類로 한다.

⑦ 氣가 實한 사람이 黃芪[2259]를 過多하게 服用을 한 것으로 因하여 喘을 하는 경우에는 三拗湯을 사용하여 그 氣를 瀉한다.

⑧ 氣喘에는 마땅히 加味四七湯[2260]·四磨湯·六磨湯[2261]·淸金湯·蘇子降氣湯[2262]·加味白朮散·定肺湯·杏仁半夏湯·杏蘇散·調降湯·加味四君子湯·沈香降氣湯으로 한다.

❶ 사칠탕(四七湯)(➡方藥合編·中82, 東醫寶鑑 239, 醫學入門 158·3107)

活套 : ① 七情이 凝結이 되어 마치 모양이 솜뭉치나 梅核과 같은 것이 吐를 하려고 해도 나오지 않고 삼키려고 해도 삼켜지지 않으며 胸痞가 있는 것을 治療한다.

(4) 陰虛喘[2263]

① 血이 虛하면 즉 陽이 依附[2264]를 할 바가 없어 上으로 奔을 한다.

ⓐ 마땅히 四物湯으로 한다.

ⓑ 倍 芍藥을 하고, 加 人蔘·五味子를 하여 救한다.

② 陰虛한 경우에는 氣가 臍下를 따라서 淸道로 直衝[2265]을 하고 上으로 한다.[2266]

ⓐ 마땅히 降氣를 하고 滋陰(자음)을 한다.

ⓑ 陰虛喘에는 마땅히 心火를 降을 하고 眞陰을 補를 하며 精血을 益을 하게 하여야 한다.

ⓒ 四物湯에 合 二陳湯[2267]을 하고, 加 枳殼·黃芩·知母·黃柏을 한다.

2255) 숨을 쉬는 것만 불편하고 천식음이 없는 것을 말한다.
2256) 두려워하다. 무서워하다.
2257) 민민; 몸부림치며 괴로워하는 모양.
2258) 콧구멍이 넓어진 것.
2259) 대개는 補中益氣湯의 副作用을 말한다.
2260) 咽喉部의 不便感을 爲主로 한다.
2261) 氣喘으로 因한 腹部의 脹滿感을 爲主로 한다.
2262) 대부분의 氣喘을 治療한다.
2263) 대개는 蘇子降氣湯에 熟地黃 五錢, 人蔘 三錢, 麥門冬 二錢, 五味子·杏仁 各一錢으로 하여 같이 治療를 한다.
2264) 1.부착하다. 달라붙다. 2.빌붙다. 의탁하다. 종속되다. 비슷한말:依赖(yīlài)
2265) [명사] 1. 곧바로 침. 2. 곧바로 충돌함.
2266) 대부분은 臍下動氣를 觀察할 수가 있다.
2267) 二四湯이라고 한다.

③ 陰虛火動은 痰喘(담천)이 소리가 끊어지지 않는 것이다.
ⓐ 急한 경우에는 즉 그 標를 治療하니, 마땅히 玄霜雪梨膏로 한다.
ⓑ 緩한 경우에는 즉 그 本을 治療하니, 마땅히 滋陰淸化膏로 한다.

④ 무릇 喘으로 잠을 잘 수가 없고, 그 脈이 浮를 하며 按[2268]을 하면 虛를 하고 澁을 한 경우에는 陰虛가 된다.
ⓐ 죽어 없어지는 것이 멀지 않다.
ⓑ 下를 하는 것은 愼重히 禁하여야 하니 반드시 죽는다.
ⓒ 마땅히 四物湯에 加 竹瀝·童便·靑黛·麥門冬·五味子·枳殼·紫蘇葉으로 한다.

⑤ 陰虛喘인 경우에는 마땅히 寧肺湯·潤肺豁痰寧嗽湯·人蔘五味子散으로 한다.

❶ 사물탕(四物湯)(➡方藥合編·上68, 東醫寶鑑 308, 醫學入門 1550·3035·3166)
活套 : ① 生理不順·血脚氣·乾性皮膚炎·貧血·腹痛·子宮出血·腹塊·胎動不安·産後惡露不下·下腹緊痛·肝斑·頭痛·無力體質·便秘·四肢煩熱·腎結石症·腎結核·乳汁缺乏症·紫斑症을 治療한다.
② 血病을 通治하는 藥이다.

(5) 胃虛喘[2269]

① 胃虛가 極을 하면 즉 氣가 上逆을 하여 擡肩擷肚(대견힐두)[2270]를 하고 喘을 하는 것이 쉬지를 않는다.
ⓐ 生脈散에 加 杏仁·陳皮·白朮을 하여 服用을 한다.

② 喘이 되는 것은 즉 身熱을 하고 煩을 한다.
ⓐ 經에 이르기를, 胃가 氣逆을 한다고 하였다.
ⓑ 또한, 이르기를, 賊風(적풍)과 虛邪를 犯을 하는 경우에는 陽이 받는다.
ⓒ 陽이 받으면 즉, 六腑로 入을 한다.
ⓓ 六腑로 入을 하면 즉, 身熱이 있고 잠을 때에 자지 못하게 되며 위로 喘呼[2271]가 된다.

③ 또한, 이르기를 陽明이 厥을 하면 즉 喘을 하고 惋을 한다.
ⓐ 惋[2272]을 하면 사람을 싫어한다.

2268) 대개 重按을 하는 것을 말한다.
2269) 대부분은 胃氣가 絶한 경우가 많기 때문에 强한 藥을 사용하지 못하고 扶脾生脈散의 경우처럼 일단 脈을 살리는 方法을 取한다.
2270) 숨을 쉴 때에 어깨가 들썩이고 배가 위·아래로 오르락내리락하는 것을 말한다.
2271) 喘哮를 말한다.
2272) 1. 한탄하다(恨歎·恨嘆--), 한하다(恨--: 몹시 억울하거나 원통하여 원망스럽게 생각하다)

④ 或은 喘을 하고 죽는 경우가 있고, 或은 喘을 하고 사는 경우가 있으니 어째서인가?
ⓐ 厥逆(궐역)을 하여 臟에 連結이 되면 즉 죽는다.
ⓑ 經에 連結이 되면 즉 산다.
ⓒ 이것은 胃喘이다.
ⓓ 마땅히 加減白虎湯의 類로 한다.

❶ 생맥산(生脈散)(➡方藥合編·上12, 東醫寶鑑 1137, 醫學入門 2649)

活套 : ① 여름철의 補氣劑·口渴·脈微弱·咳嗽(해수)를 治療한다.
② 暑月에 常服을 하는데 끓인 물 대신 마신다.
③ 加 黃芪·甘草를 各一錢을 하고, 或은 加 生黃柏 二分을 하면 사람으로 하여금 氣力을 湧出을 하게 한다.
④ 加 香薷·白扁豆를 하면 더욱 좋다.
⑤ 或은 醍醐湯과 合하면 역시 可하다.

❷ 이중탕(理中湯)(➡方藥合編·上6, 東醫寶鑑 1069, 醫學入門 1842·3055)

活套 : ① 胃아토니·胃下垂·胃擴張·胃酸過多·減酸症·胃潰瘍·蛔蟲·急性慢性 胃카타르·胃腸性神經衰弱·肺結核·肋間神經痛·萎縮腎·帶下·陰症의 急性吐瀉病·四肢神經痛·自家中毒症을 治療한다.
② 太陰의 腹痛으로 自利를 하는데 不渴을 하는 것을 治療하는 處方이다.
③ 加 陳皮·青皮를 하면 治中湯이라 이름을 한다.
④ 小建中湯을 合하면 建理湯으로 이름을 하는데, 虛冷으로 積氣가 上攻을 하는 것을 治療한다.
⑤ 氣虛에는 倍 蔘을 하여 五·七錢까지 한다.

(6) 風寒喘[2273)]

① 일반적으로 感冒로 風寒이 內鬱을 하여 肺가 脹逆을 하여 逆이 된 것이다.
② 風이면 마땅히 金沸草散·麻黃散·人蔘潤肺散·九寶飮으로 한다.
③ 寒이면 마땅히 加味三拗湯·人蔘定喘湯·小青龍湯·蔘蘇溫肺湯·五味子湯·九味理中湯·五虎湯·止喘元으로 한다.

④ 冷喘이면 즉, 寒을 만나면 發作을 하는 것이다.
ⓐ 肺寒을 하고 肺虛를 하면 반드시 氣乏[2274)]을 하고 表가 怯[2275)]을 한다.
ⓑ 冷痰이 마치 冰과 같은 證이다.

❶ 삼요탕(三拗湯)(➡方藥合編·中48, 東醫寶鑑 1293, 醫學入門 158)

活套 : ① 風寒에 感觸이 되어 咳嗽(해수)가 있고 鼻塞으로 聲重(성중)을 하며 失音을 하는 것을 治療한다.
② 加 荊芥·桔梗 各一錢을 하면 五拗湯이라 한다.

2273) 外感으로 因하여 나빠진 것을 말한다.
2274) 원기(元氣)가 모자람. 기력(氣力)이 없음
2275) 1. 겁내다, 무서워하다, 두려워하다 2. 겁많다 3. 약하다(弱--), 비겁하다(卑怯--),

③ 熱이 있으면 黃芩을 加하고, 表鬱이 있으면 蘇葉을 加한다.

❷ 팔미환(八味丸)(➡方藥合編·上40, 東醫寶鑑 408, 醫學入門 2800)

活套: ① 卽, 腎氣丸에 加 附子·桂心 各 一兩을 한 것이다.

② 老年에 水火가 모두 虧損(휴손)이 되고 下元이 冷憊(냉비)를 하며 臍腹痛과 腰痛이 있고 밤에 小便을 많이 보러가며 다리에 힘이 안 들어가고 몸이 倦怠로우며 얼굴이 黃色이고 或은 검은 것을 治療한다.

③ 또는, 虛勞의 不足으로 渴을 하여 飮水를 하고자하고 小便이 不利를 하는 一切의 濕熱의 等證을 아울러 모두 治療한다.

❸ 소청룡탕(小靑龍湯)(➡方藥合編·中27, 東醫寶鑑 1079, 醫學入門 1733·3047)

活套 : ① 氣管支炎·喘息·肺炎·百日咳·腎炎·네프로제·膀胱炎·胃酸過多症·感冒·關節炎·結膜炎·浮腫·濕性筋膜炎·濕疹·痲疹·排尿異常·알레르기性 鼻炎·트라코마·肺氣腫·呼吸困難을 治療한다.

② 傷寒의 表證이 풀리지 않아 心下에 水氣가 있는 것으로 因하여 乾嘔로 氣逆을 하고 發熱로 咳喘을 하는 것을 治療한다.

③ 이것을 服用을 하고 渴證(갈증)이 있는 경우에는 裏氣가 溫하게 되어 水가 흩어지려고 하는 것이다.

❹ 곽향정기산(藿香正氣散)(➡方藥合編·中14, 東醫寶鑑 1077, 醫學入門 153·1723·3078)

活套 : ① 中暑·胃腸炎·夏節感氣·吐瀉·泄瀉·産前産後의 神經性腹痛·小兒의 食滯로 因한 기침·眼疾·齒痛·咽喉痛을 治療한다. 傷寒陰證으로 頭痛身疼을 治療한다.

② 만약에 表裏證이 나누어지지 않은 경우에는 이 藥으로 經絡을 導引를 하여 變動이 없게 해야 한다.

③ 茯苓·厚朴·陳皮·半夏를 아울러서 一錢으로 하면 더욱 妙하다.

④ 外感에는 加 乾葛·便香附子·羌活을 한다.

⑤ 頭痛에는 加 川芎을 한다.

⑥ 肢節痛에는 加 木瓜를 한다.

⑦ 惡寒에는 加 桂枝를 한다.

⑧ 氣喘에는 加 蘇梗을 하면 역시 可하다.

(7) 水喘[2276)]

① 水氣가 漉漉[2277)]으로 有聲을 하고 怔忡을 하며 喘息(천식)을 하는 것이다. 마땅히 葶棗散으로 한다.

② 病人이 飮을 多를 하면 반드시 갑작스럽게 喘滿(천만)을 한다.

ⓐ 支飮으로 喘을 하여 숨을 쉴 수가 없는 경우에는 葶藶大棗瀉肺湯이 매우 效果가 있다.

③ 水腫으로 腹脹을 하고 喘을 하는 경우에는 대개 喘을 하면 반드시 脹이 生을 한다.[2278)]

ⓐ 脹을 하면 반드시 喘이 發生을 한다.

2276) 水喘인 경우에는 반드시 흉부엑스레이를 확인하여 肋間에 물이 찬 것인지를 確認해야 한다. 우측 肋間에 물이 찬 것도 문제지만, 좌측 肋間에 물이 찬 경우에는 危險하다. 洋方的인 처치가 우선된다.

2277) 젖은 모양. 흐르는 모양. 윤택한 모양.

2278) 腫喘으로 進行이 되는 경우에는 可能하면 전원을 하여야 한다.

ⓑ 二證이 서로 原因이 되는데, 대개 小便이 不利를 한다.
ⓒ 肺는 氣를 主한다. 먼저 喘을 하고 後에 脹을 하는 경우에는 마땅히 淸金降火를 하고, 行水를 하는 것을 다음으로 한다.
ⓓ 脾는 濕을 主한다. 먼저 脹을 하고 뒤에 喘을 하는 경우에는 마땅히 燥濕行水를 하고, 淸金을 다음으로 한다.

④ 支飮으로 喘을 하면서 잠을 못자는 경우에 더하여 短氣를 하고 倚息[2279]을 하며 그 脈이 平을 하면 小靑龍湯으로 主한다.

⑤ 무릇, 잠을 잘 수가 없고 자려고 하면 즉 喘을 하는 것은 이것은 水氣가 客을 한 것이다.
ⓐ 水는 津液(진액)을 따라서 흐른다.
ⓑ 腎은 水臟이다.
ⓒ 津液(진액)을 主하고 잠을 자는 것과 더불어 喘을 主한다.
ⓓ 마땅히 神秘湯으로 한다.

⑥ 濕熱로 喘을 하는 경우에는 마땅히 平氣散·加減瀉白散으로 한다.
⑦ 水喘에 停飮으로 胸膈이 滿悶을 하고 脚이 먼저 붓는 것이다. 마땅히 平肺湯·杏蘇飮으로 한다.

(8) 久喘

① 久病으로 氣短을 하여 接續을 할 수가 없는 것으로 喘과 類似(유사)하나 喘이 아닌 경우에는 單人蔘湯으로 한다.
ⓐ 或은 調中益氣湯으로 服用을 한다.

② 여러 喘이 오랫동안 그치지 않는 경우에는 마땅히 小蘿皀丸으로 한다.
ⓐ 或은 人蔘淸肺飮에 粟殼을 倍入을 하여 澁을 하게 한다.

③ 久喘이 아직 發作을 하지 않은 때에는 人蔘半夏丸을 服用을 한다.

④ 이미 發作을 하는 때에는 沈香滾痰丸을 服用을 한다.
ⓐ 즉 痰門의 滾痰丸으로 한다.
ⓑ 여러 번 效驗이 있었다.

2279) [명사] 숨이 차서 어떤 곳에 기대어 서서 숨을 쉬는 일.

⑤ 久喘에는 마땅히 人蔘紫菀湯·定喘湯·蠟煎散·金不換散·人參潤肺丸으로 한다.

8. 喘의 脈法

① 喘急(천급)의 脈은 沈을 하는데, 肺脹이 있고 停水가 있다.

② 氣逆을 하면 胸이 그득하게 되는데, 脈이 반드시 伏한 곳에서 取하게 된다.

③ 沈을 하면서 滑實을 하고 몸이 따뜻하면 쉽게 낫는데, 身冷을 하고 脈이 浮를 하며 尺에 濇脈(색맥)이 있으면 補를 하기 어렵다.

④ 手足이 溫暖을 하고 脈이 안정적이면서 滑을 하면 사는데, 몸이 冷을 하고 脈이 浮를 하고 濇을 하면 죽는다.

哮[2280]

1. 哮喘의 定義

① 哮는 즉, 痰喘(담천)이 甚해서 항상 發作을 하는 것이다.[2281]

2. 哮喘의 治法大要

① 哮喘은 喉中에 痰으로 소리가 나는 것이니, 吐法을 할 때에는 반드시 몸을 헤아려서 行을 하여야 한다.

ⓐ 몸이 實한 경우에는 紫金丹을 二十丸을 사용하여 그 痰을 吐를 하여야 한다.

ⓑ 虛한 경우에는 단지 二·三丸을 服用하게 하는데, 즉 吐를 하지 않고 發作을 할 때에 臨하여 이것을 사용을 하여 없앤다.

ⓒ 丹溪方에 去 豆豉를 하는 것이 더욱 妙하다.

ⓓ 一法에는 二陳湯에 加 蒼朮·黃芩을 해서 小胃丹을 服用을 한다.

ⓔ 몸이 虛한 경우에는 吐法이나 下法을 모두 忌한다.[2282]

ⓕ 모름지기 表를 낀 경우에 散法을 한다.[2283]

② 水를 끼거나 寒을 낀 경우에는, 表를 兼을 하여야 한다.

ⓐ 水哮는 어렸을 때에 물(水)에 피해를 받아서 肺에 停蓄(정축)[2284]이 되어서 痰이 된 것이다.

㉠ 마땅히 金沸草散으로 한다.

㉡ 小青龍湯에 倍 防己를 한다.

㉢ 或은 古葶棗散·導水丸으로 한다.

③ 寒包熱로 因한 경우에는 麻黃湯에 加 桔梗·紫蘇·半夏·黃芩을 한다.

2280) 쉽게 표현을 하면 發作을 하는 中인 喘이라고 생각을 하면 된다.

2281) 대개의 喘息은 發作期와 休止期가 있으나, 哮喘이 되면 休止期가 없이 계속 숨을 쉴 때에 천식음이 나타나는 것이다. 대개 喘息을 이야기 할 때에는 그 안에 哮喘이 있다고 理解를 하는 것이 臨床에서는 편하다.

2282) 실제 臨床에서 喘息患者들을 보면 도리어 痰火를 내려치는 藥보다는 補藥으로 하는 것이 豫後가 더욱 좋다.

2283) 外感이 있는 경우라야 麻黃을 사용한다.

2284) 물이 가득 괴는 일.

④ 風痰인 경우에는 千緡湯으로 한다.

ⓐ 或은 鷄子를 一枚를 사용하여 약간 두드려서 殼을 損傷(손상)시키는데 膜[2285]이 찢어지지 않게 해서 小便桶[2286]의 中에 三日의 밤을 放置를 하여 끓여서 服用을 하면 效果가 있다.

⑤ 무릇, 哮에는 모름지기 燥한 藥을 忌를 하는데, 역시 순전히 凉한 藥도 마땅하지 않고, 모름지기 항상 表를 껴야 한다.

⑥ 뿌리를 끊으려면 精氣를 扶養(부양)을 하고 金을 마땅히 淸을 하게 해야 한다.

ⓐ 뿌리를 끊으려고 하는 경우에는, 반드시 먼저 滋味(자미)[2287]를 淡淡[2288]하게 하여야 하고, 然後(연후)에 肺金을 淸을 하게 하는 藥을 服用을 하며, 精氣를 扶養(부양)을 하는 藥을 服用을 하여야 한다.

ⓑ 가령, 定喘湯·黃芩利膈丸이 이것이다.

ⓒ 厚味(후미)로 因하여 發作을 하는 경우에는 淸金丸으로 한다.

ⓓ 오랫동안 잠을 못자는 경우에는 兜鈴丸으로 한다.

ⓔ 單方으로는 猫兒頭骨을 燒灰(소회)[2289]를 하여 술에 타서 服用을 하는 것으로 二·三錢을 하는데, 한번 服用을 하면 즉 그친다.

3. 哮喘에 『東醫寶鑑』의 治法

① 哮는 聲響(성향)[2290]으로 말을 하는 것이고, 喘은 氣息[2291]으로 말을 하는 것이다.

② 喘促(천촉)에 喉中이 마치 水鷄[2292]의 聲과 같은 경우를 이르기를 哮라고 한다.

③ 氣가 促을 하고 連續을 하여 숨을 쉴 수가 없는 것을 이르기를 喘이라고 한다.

2285) 鳳凰殼, 혹은 鳳凰衣라고 한다.

2286) 1. 통(桶: 무엇을 담기 위하여 깊게 만든 그릇).

2287) 자양분(滋養分)이 많고 좋은 맛, 또는 그러한 음식(飮食)

2288) 욕심(慾心)이 없고 마음이 깨끗함

2289) 약제 등을 불에 가열하여 태워서 재로 만드는 것임.

2290) 喘의 發作期를 말하는 것으로 '그르렁'이나 '색색'의 소리가 있는 것을 말한다.

2291) 呼吸이 喘促을 하는 것을 말한다.

2292) 비오리. 오릿과의 물새, 뜸부기를 말한다. "뜸북뜸북 뜸북새 논에서 울고/ 뻐꾹뻐꾹 뻐꾹새 숲에서 울 제/ 우리 오빠 말 타고 서울 가시며/ 비단구두 사가지고 오신다더니// 기럭기럭 기러기 북에서 오고/ 귀뚤귀뚤 귀뚜라미 슬피 울건만/ 서울 가신 오빠는 소식도 없고/ 나뭇잎만 우수수 떨어집니다." 노랫말에는 뜸부기가 '뜸북뜸북' 우는 것으로 되어 있으나 실제 뜸부기가 '뜸북뜸북' 소리를 내며 울지는 않는다. 뜸부기가 우는 모습을 보면 정말 우는 것처럼 보인다. 처음에는 무척 힘겹게 기침을 하듯 목을 털며 '컥, 컥, 컥' 하는 소리로 시작하다 '컥' 소리가 '뜸' 소리로 바뀌며 '뜸, 뜸, 뜸뜸뜸…' 그렇게 운다. 김성호의 자연에 길을 묻다. 뜸북뜸북 뜸북새 중에서.

④ 哮는 즉, 痰喘(담천)이 甚하여 항상 發作을 하는 것이다.

⑤ 哮吼[2293]는 肺竅(폐규)의 中에 痰氣가 있는 것이다.

⑥ 哮를 治療하는 경우에는 오로지 痰을 主한다.

ⓐ 마땅히 吐法으로 한다.

ⓑ 吐藥의 中에 醋를 많이 사용을 한다.

ⓒ 凉藥을 사용을 하는 것은 不可하다.

ⓓ 반드시 表를 散하는 藥을 끼어야 한다.

ⓔ 이것은 寒包熱을 한 것이다.

ⓕ 반드시 모름지기 滋味(자미)[2294]를 薄하게 해야 한다.

⑦ 哮喘이 冷한 것을 만나면 즉 發作[2295]을 하는 경우에는 二證이 있다.

ⓐ 하나는 中·外에 屬하는 것이 대개 寒하다. 마땅히 東垣蔘蘇溫肺湯으로 한다.

ⓑ 하나는 寒包熱에 屬한 것이니, 越婢加半夏湯의 等으로 發表의 藥으로 한다.

㉠ 或은 八·九月의 아직 寒을 하지 않을 때에 承氣湯을 사용하여 그 熱을 下를 하게 되면, 冬至의 寒을 할 때에 熱을 可히 包를 할 것이 없어 스스로 發作을 하지 않는다.

ⓒ 한 少年이 病이 哮를 하는데 十月이면 즉, 一遍[2296]으로 發作을 하였다.

㉠ 正히 九月과 十月이 만나는 것을 當하여 이 疾患은 汗·泄을 얻을 수가 없다.

㉡ 마땅히 溫散을 하여야 한다.

㉢ 麻黃·黃芩을 每貼에 一錢半으로 하여 細末[2297]을 하고 薑汁(강즙)을 하여 水煎을 하며 잠을 잘 때에 臨迫(임박)[2298]을 하여 服用을 한다.

㉣ 小胃丹을 十二丸을 주어 津[2299]으로 嚥下를 하게 한다.

⑧ 哮病으로 氣가 實한 경우에는 紫金丹을 十二丸을 사용하여 그 痰을 去하게 한다.

ⓐ 去한 경우에는 단지 二·三丸을 服用을 하는데, 즉시 吐하지 않으면 發作을 할 때에 臨迫(임박)하여 이것을 사용하여 劫[2300]을 한다.

2293) 달리 효후(**哮吼**)·천갈(喘喝)이라고도 부름. 효천(哮喘)의 하나. 발작적으로 목에서 가래 끓은 소리가 나면서 숨이 찬 병증을 통틀어 말한다.

2294) 자양분(滋養分)이 많고 좋은 맛, 또는 그러한 음식(飮食)

2295) 본래 喘息에서도 여름에 甚한 경우와 겨울에 甚한 경우가 있으니 이것을 區分하여야 한다.

2296) 一遍 : 한 바퀴

2297) ① 한약 제형의 하나. 보드라운 가루약을 세말이라고 하였다. ② 아주 곱게 가루 낸다는 뜻으로도 쓰인다.

2298) 어떤 시기(時期)가 가까이 닥쳐 옴

2299) 唾液을 말한다.

2300) 1.강탈하다. 약탈하다. 2.협박하다. 위협하다. 으르다. 핍박하다. 강제하다.

ⓑ 丹溪의 方은 去 豆豉를 하였는데 더욱 妙하다.

⑨ 水哮는 어릴 때에 水가 肺에 쌓여서 痰이 된 것이다.
ⓐ 마땅히 金沸草散·小青龍湯으로 한다.
ⓑ 或은 葶棗散으로 한다.

⑩ 風痰으로 咽한 哮는 千緡導痰湯으로 한다.
⑪ 根을 끊으려고 하는 경우에는 마땅히 定喘湯·黃芩利膈丸으로 한다.
⑫ 厚味(후미)를 만나면 發作을 하는 경우에는 淸金丸으로 한다.
⑬ 오랫동안 잠을 못자는 경우에는 兜鈴丸으로 한다.
⑭ 哮喘에는 마땅히 奪命丹·立定散·解表二陳湯·五虎二陳湯·三白丸으로 한다.

❶ 정천탕(定喘湯)(➡方藥合編·中55, 東醫寶鑑 1316·1323, 醫學入門 2775·3118)
活套 : ① 哮喘의 神方이다.
② 그 表가 實한지를 살핀 然後에 可히 사용을 한다.

❷ 청상보하환(淸上補下丸)(➡方藥合編·上52)
活套 : ① 哮吼를 治療한다.
② 寒을 만나면 즉, 咳嗽(해수)가 發作을 하고 痰涎이 上으로 壅塞(옹색)을 하며 喘急(천급)을 하고 오랫동안 낫지 않는 것을 治療한다.
③ 湯으로 만들어도 역시 좋다.

❸ 해표이진탕(解表二陳湯)(➡方藥合編·中56, 東醫寶鑑 1323)
活套 : ① 哮喘을 治療한다.

❹ 천민도담탕(千緡導痰湯)(➡方藥合編·下35, 東醫寶鑑 1310)
活套 : ① 痰喘(담천)을 治療한다.

咳逆[2301]

1. 呃逆[2302]

① 餩逆은 不足과 有餘(유여)를 나누어야 한다.

ⓐ 不足은 內傷脾胃(비위) 및 大病을 後에 胃가 弱한 것으로 原因이 있으니, 얼굴이 푸르고 四肢가 冷을 하며 便이 軟을 하는 것이 많다.

ⓑ 有餘(유여)는 外感의 胃燥, 및 大怒와 크게 배가 부른 것으로 原因이 있으니, 얼굴이 붉고 四肢가 熱이 나며 便이 막힌 것이 많다.

② 有餘(유여)한 경우에는 可히 治療할 수가 있으나, 不足한 경우에는 危險하다.

2. 餩逆의 不足證

(1) 火炎으로 陰氣가 虛한 경우

① 不足은 火炎으로 陰氣가 虛한 것이다.

② 火는 이에 元氣의 賊이다.

ⓐ 사람의 陰氣는 胃氣에 根據(근거)[2303]를 하여 길러지는데 胃土가 損傷(손상)을 받으면 즉, 木氣가 侵犯을 하여 陰火가 乘을 하는 바가 된다.

ⓑ 안으로 지키지를 못하고, 木이 相火를 껴서 淸道를 直衝[2304]을 하여 上으로 올라가게 되는 것으로 이에 虛가 甚한 것이 된다.

③ 膏粱의 濕熱로 因한 경우에

2301) ① 기침하면서 기운이 치밀어 오르는 것(숨이 찬 것). ② 애역(呃逆)의 다른 이름. 反胃로 因한 噎膈과 混同을 하여 많이 사용이 된다.

2302) 불수의적인 횡격막 수축에 의하여 숨을 쉬고자 하나 갑자기 성문이 닫혀 특징적인 소리를 내는 것을 딸꾹질이라 한다. 보통은 경과가 양호하며 저절로 호전되는 성가심 정도에 불과하지만, 오랫동안 지속될 수 경우에는 심각한 질환의 증상일 수 있다. 인공호흡기로 치료 중인 환자에서 딸꾹질은 전체적인 호흡 순환의 이상을 초래하여 호흡성 알칼리증을 유발할 수 있다. **[네이버 지식백과]** 딸꾹질 [hiccup] (서울대학교병원 의학정보, 서울대학교병원)

2303) ①근본(根本) 되는 토대(土臺) ②의논(議論), 의견(意見)에 그 근본(根本)이 되는 의거(依據)

2304) [명사] 1. 곧바로 침. 2. 곧바로 충돌함.

ⓐ 十味小柴胡湯에 單黃柏丸을 먹는다.
ⓑ 或은 益元散을 調服을 한다.

④ 胃火로 잘 먹는 경우에는 小半夏湯에 加 山梔·黃芩으로 吐를 한다.
⑤ 火가 盛을 하는 경우에는 益元散에 加 黃連·黃柏을 한다.
⑥ 自利를 하는 경우에는 더욱 加 蔘·朮·白芍·陳皮를 한다.
⑦ 久病의 帶下(대하) 및 婦人의 産後에는 배꼽의 밑으로부터 逆上을 하는데, 夜分에 도리어 甚한 경우에는 대개 陰虛에 屬한다.
ⓐ 四物湯에 加 知·柏·陳皮·竹茹를 한다.

(2) 勞役傷脾

① 勞役으로 傷脾를 하였기 때문에 이와 같은 것이 있다.

② 貧苦로 크게 勞役을 하여 火가 動을 하니, 濁한 것이 升을 하고 淸한 것이 下陷(하함)을 하는 경우에
ⓐ 補中益氣湯으로 한다.
ⓑ 或은 合 生脈散에 加 黃柏·附子를 少許한다.

③ 房勞를 낀 경우에는 瓊玉膏로 한다.
④ 腎氣가 歸源을 하지 않는 경우에는 九味安腎丸으로 한다.

(3) 久病[2305)]

① 久病은 寒이 火와 얽어져서 病이 된 것이다.

② 極을 하면 이것은 危證이다.
ⓐ 脈이 數을 하는 것은 火가 金을 刑을 하는 것이니 반드시 죽는다.
ⓑ 무릇, 傷寒에 吐·下를 하고, 또한 雜病이 오래 되어, 매번 呃逆(애역)[2306)]을 하는 경우에는 대개 火는 上行을 하려고 하는데 胃中의 寒邪가 막은 바가 된다.
ⓒ 그렇기 때문에 얽어져서 소리가 나는 것이다.
ⓓ 모두 마땅히 丁香柿蒂湯·羌活附子湯으로 한다. 理中湯에 倍蔘을 한다.

2305) 대개 癌환자 末期에 나타나면 얼마 가지 않아 죽게 된다.
2306) ① 딸꾹질. 위기(胃氣)가 위로 치밀어 목구멍에서 짧게 연속적으로 나는 특수한 소리이다. 흘역(吃逆)·해역(咳逆)·흘특(吃忒)·얼역(噦逆)이라고도 한다.

③ 오래된 경우에는 三香散으로 한다.

ⓐ 或은 木瓜根을 煎湯을 하여 누른다.

④ 中虛로 昏瞶[2307]를 하면서 脈이 結한 경우에는 灸甘草湯으로 救한다.[2308]

3. 飽逆의 有餘證

① 有餘(유여)는 飽食을 하여 胸中을 塡塞(전색)[2309]을 하니 升降을 잃은 것이다.

② 二陳湯에 加 枳殼·砂仁을 한다.

(1) 痰鬱의 原因

① 痰이 上에서 막히고 火가 아래에서 動을 하면, 별다른 證狀이 없이 홀연히 胸中으로부터 일어나서 呃逆(애역)이 되는 경우에는 芩連二陳湯으로 한다.

ⓐ 或은 단지 陳皮·半夏를 薑煎(강전)을 하여 服用을 한다.

ⓑ 或은 人蔘蘆를 煎湯을 해서 吐를 하게 한다.

② 停痰이 或은 怒鬱(노울)과 瘀熱(어열)로 因한 경우에도 역시 마땅하다.

ⓐ 대개 蔘蘆(삼로)[2310]는 肺를 瀉하는데, 肺가 衰를 하면 氣는 降을 하게 되어, 火土가 그 位置로 回復하는 것이다.

③ 七情으로 氣鬱이 있는 경우에

ⓐ 木香勻氣散을 蘿菖煎湯으로 服用을 한다.

ⓑ 蘇子降氣湯으로 한다.

(2) 陽證

① 陽證은 失下를 하면 潮熱이 많다.

ⓐ 地道가 不通[2311]을 하니 因하여 呃逆(애역)이 된다.

ⓑ 마땅히 寒藥으로 下를 한다.

2307) 1. 죄다 보다, 샅샅이 보다 2. 눈동자가 없다 3. 눈에 정기(精氣)가 없다 4. 귀먹다
2308) 역시 일단은 脈을 살리고 보자는 意味이다.
2309) 빈 곳을 꽉 채워 막음. 메어서 막힘
2310) 人蔘의 蘆頭를 말한다. 涌吐劑는 본래 瓜蒂散을 사용하는데 虛證이라 사용을 할 수가 없으면 蔘蘆로 대신한다.
2311) 大·小便이 잘 나오지 않는 것을 말한다.

ⓒ 大柴胡湯으로 한다.[2312]

② 陽이 極을 하여 脈이 微를 하고 장차 脫을 하려고 하는 경우에는 마땅히 凉膈散[2313]·解毒湯[2314]으로 한다.
③ 陰을 기르고 陽을 물리려고 하는 경우에는 크게 下를 하면 안 된다.

(3) 胃熱

① 汗·吐·下를 한 後에 胃熱이 아직 없어지지 않는 것도 있다.
ⓐ 小柴胡湯에 加 橘皮·竹茹를 한다.
ⓑ 或은 橘皮竹茹湯·單瀉心湯으로 한다.

4. 飩逆[2315]에 有餘證의 治法

① 有餘(유여)는 湧吐와 泄을 한다.
② 平人이 먹을 것을 너무 빠르게 하고, 물을 마신 것이 肺로 들어가거나, 喜笑를 크게 많이 한 것은 역시 有餘(유여)에 屬한다.
③ 食飩이나 笑飩은 종이를 말아서 코로 재채기를 시켜야 한다.
④ 或은 오랫동안 氣를 막으면 可히 그친다.
⑤ 水飩[2316]은 小陷胸湯으로 한다.
⑥ 小靑龍湯에 去 麻黃을 하여 淸을 하고 利를 하면 될 뿐이다.

5. 飩逆에 不足證의 治法

① 不足은 補를 한다. 補에는 溫平한 것으로 하는데, 凉한 것도 拘礙(구애)[2317]를 받지는 않는다.
ⓐ 무릇 汗·吐·下를 하는데 凉藥을 過多하게 한 경우에는 마땅히 溫補를 하여야 한다.
ⓑ 脾胃(비위)의 陰火가 上衝을 하는 경우에는 마땅히 平補를 해야 한다.

2312) 함부로 承氣湯을 사용할 수가 없기 때문에 大柴胡湯을 먼저 사용을 하는 것이다.
2313) 大便이 實한 경우에 사용을 한다.
2314) 黃連解毒湯을 말한다. 大便이 實하지 않은 경우에 사용한다.
2315) 딸꾹질을 意味한다.
2316) 물(水)로 인하여 發生한 딸꾹질을 말한다.
2317) 거리끼거나 얽매임

② 熱을 낀 경우에는 마땅히 凉補를 해야 한다.

ⓐ 『局方』에서처럼 대개 丁·附의 溫煖한 것을 사용하면 火를 돕게 된다.

ⓑ 不足을 損을 하게하고, 有餘(유여)를 益을 하게 하여, 呃逆(애역)에 마땅히 이것으로 하면 반드시 죽는다.

6. 飽逆의 『東醫寶鑑』 治法[2318)]

① 咳逆은 다르게 가로되 吃逆이라고 한다.

② 이에 氣病이다.

③ 氣가 臍下로부터 바로 上衝을 하여 口에 出을 하고 聲이 만들어지는 것으로 이름을 한 것이다.

④ 『內經』에 가로되, 여러 逆으로 衝上을 하는 것은 대개 火에 屬한다고 하였다.

⑤ 古方에 대개 胃가 弱한 것으로 말을 하고 火에 대해서 言及(언급)을 하지 않으며, 또한 丁香·柿蒂·竹茹·陳皮의 等藥으로 治療를 하였다.[2319)]

ⓐ 어느 것이 降火를 하는 것이 되고, 어느 것이 補虛를 하는 것이 되는 것을 살피지 않았다.

ⓑ 사람의 陰氣는 胃를 依支(의지)[2320)]를 하여 養을 한다.

ⓒ 胃土가 虧損(휴손)이 되면 즉, 木이 來를 하여 侮(모)를 한다.

ⓓ 陰은 火가 乘한 바가 되어 內守를 얻을 수가 없으니, 木이 相火를 끼고 乘을 한다.

ⓔ 그렇기 때문에 淸道를 直衝[2321)]을 하여 上으로 하는 것이다.

ⓕ 말하기를, 胃弱이라고 하는 것은 陰이 弱한 것이고 虛가 甚한 것이다.

⑥ 孫眞人이 이르기를 咳逆은 方論을 두루 찾아보았는데 이러한 名稱은 없었다.

ⓐ 대개 咳逆이라는 것은 噦[2322)]逆(얼역)의 이름이다.

ⓑ 古人이 咳逆을 噦라고 하였을 따름이다.

2318) 딸꾹질을 멈추는 데 다음과 같은 방법을 시도해 볼 수 있다. ① 혀를 잡아당기면서 비인후부 자극, 티스푼으로 목젖 들어올리기, 비인후부에 대한 카테터 자극, 1티스푼의 설탕 먹기 ② 숨 참기, 재채기, 갑자기 놀래키기, 비닐봉지에 내쉰 숨을 재호흡하기 ③ 경동맥 마사지, 미주신경 자극하기 ④ 양 무릎을 가슴에 붙여서 횡격막 자극하기 ⑤ 위의 팽창을 감소시키기 위해 트림을 하거나 비위관을 삽입한다. ⑥ 클로프로마진, 페니토인, 카바마제핀, 로라제팜, 디이아제팜 등의 약물들로 치료를 시도할 수 있다. ⑦ 급성 딸꾹질은 저절로 호전되며 딸꾹질에 대한 요법을 시도해 볼 수 있다. 그러나 자주 재발하며 지속적인 딸꾹질은 심각한 질환의 소견일 수 있으므로 담당 주치의와 상담 받아야 한다.

[네이버 지식백과] 딸꾹질 [hiccup] (서울대학교병원 의학정보, 서울대학교병원)

2319) 대개는 丁香柿蒂湯에 蘇合香元을 같이 하지만, 일반적으로 癌말기 환자의 딸꾹질은 쉽게 治療가 되지 않고, 죽기 직전에 나오는 경우가 많다.

2320) ①다른 것에 몸을 기댐, 또는 기댈 대상(對象) ②무엇에 마음을 붙여 도움을 받음

2321) [명사] 1. 곧바로 침. 2. 곧바로 충돌함.

2322) 1. 천천히 가는 모양 a. 새소리 (얼) b. 말방울 소리 (얼) c. 딸꾹질 (얼)

ⓒ 대저, 咳逆이라는 것은 즉 『內經』에서 이른 바, 病이 甚한 경우에 그 聲이 噦를 한다고 하는 것이 이것이다.[2323]
ⓓ 晥[2324]이라는 것은 요즘 사람들이 이른바 乾嘔라고 하는 것이 이것이다.

⑦ 咳逆이라는 것은 氣가 逆을 하여 上衝을 하고 소리가 나는 것이다.
ⓐ 俗에서 이르기를 呃逆(애역)이라고 하는 것이 이것이다.
ⓑ 그것이 發作을 하는 데에 或은 三·五聲을 하고 그치고, 或은 七·八聲을 하고 그친다.
ⓒ 或은 連續을 하여 그치지 않아 거둔 氣가 돌아오지 않는 경우가 있고, 或은 病이 오래되어 脾胃(비위)가 衰敗(쇠패)[2325]를 하고 咳逆이 發生을 하며 額上에 汗이 出을 하고 소리가 연달아서 끊어지지 않는 경우가 있으니, 가장 惡候가 되고 이에 不治의 證이다.[2326]

❶ 정향시체산(丁香柿蒂散)(➡方藥合編·上54, 東醫寶鑑 1329, 醫學入門 2782)
活套 : ① 大病의 後에 胃中이 虛寒을 하여 咳逆을 하는 것을 治療한다.
② 或은 蘇合元과 같이 調服을 한다.

❷ 귤피죽여탕(橘皮竹茹湯)(➡方藥合編·中57, 東醫寶鑑 1329, 醫學入門 1764)
活套 : ① 胃虛로 膈熱이 있으면서 咳逆을 하는 것을 治療한다.

❸ 인삼복맥탕(人蔘復脈湯)(➡方藥合編·上53)
活套 : ① 咳逆으로 脈이 없는 것을 治療한다.

(1) 痢後咳逆

① 痢疾(이질)을 한 後에 咳逆을 하는 경우에는 人蔘·白朮을 煎湯으로 하여 益元散을 타서 頻繁(빈번)하게 服用을 하면 스스로 그친다.
② 胃氣가 不足을 하여 接續을 하지 못하고 噦가 되는 경우에는 마땅히 補中益氣湯에 加竹茹·生薑·炮附子 一片을 하고 煎服을 한다.
③ 氣가 臍下를 따라서 逆上을 하고 夜分[2327]으로 돌아 甚한 경우에는 四物湯에 加 黃柏·知母·陳皮·竹茹·生薑을 한다.
④ 무릇, 咳逆이 痢疾(이질)을 한 後에 많이 發生을 하는 것은 中氣가 虛한 것이 甚한 것으로 말미암은 것이나. 補中益氣湯·調中益氣湯을 많이 사용하면 더욱 좋다.

❶ 보중익기탕(補中益氣湯)(➡方藥合編·上22, 東醫寶鑑 1201, 醫學入門 162·1870·1881·2729·3057)
活套 : ① 疲勞狀態·肺結核·肋膜炎·腹膜炎·夏瘦·痔疾·脫肛·感氣·말라리아狀熱·胃下垂·子宮下垂·盜汗·自汗을 治

2323) 일반적인 딸꾹질이 아니라 죽기 직전의 딸꾹질을 말한다. 옛날 어른들은 '피기'라고 하였다.
2324) 건구(乾嘔)의 다른 이름.
2325) ①쇠하여서 패망(敗亡)함 ②늙어서 기력(氣力)이 약(弱)해짐
2326) 대개 癌말기 환자에게서 많이 보인다.
2327) 밤중

療한다.
② 勞役이 太甚을 하거나, 或은 飮食이 失節을 하여 身熱을 하고 自汗을 하는 것을 治療한다.
③ 久痢로 變하여 물로 나오는 경우에는 加 附子를 한다.
④ 痢疾(이질)을 한 後에 噦가 있는 경우에는 加 附子·竹茹·生薑을 한다.
⑤ 虛痢로 下重을 하는 경우에는 加 檳榔·木香·黃連을 하는데, 或은 加 吳茱萸를 한다.
⑥ 腹痛에는 加 桂心을 한다.
⑦ 熱이 있는 경우에는 加 大黃을 해서 약간 利를 한다.

(2) 食塞咳逆[2328)]

① 飮食이 胸中을 塡塞(전색)을 하였거나 或은 食物이 太甚을 하여 噎을 하고 不下를 하며 發作을 하여 咳를 하는 경우
ⓐ 마땅히 二陳湯에 加 枳殼·縮砂·紫蘇葉으로 한다.
ⓑ 或은 三香散으로 한다.

② 黃帝가 가로되, 사람이 噦[2329)]를 하는 것은 어떤 氣로 그렇게 되는 것인가?
ⓐ 岐伯이 가로되, 사람이 穀이 胃로 入을 하고 胃氣가 上으로 肺에 注를 하면 지금에 옛날의 寒氣와 더불어 새로운 穀氣(곡기)가 있다.
ⓑ 모두 돌아 胃로 入을 하게 되고 새로운 것과 옛것이 서로 어지러워지며, 眞邪가 서로 攻擊을 하고 氣가 아울러서 서로 거스르게 되니, 다시금 胃로 出을 한다.
ⓒ 그렇기 때문에 噦가 된다.
ⓓ 마땅히 服藥을 하는 경우가 있고, 또한 嚏[2330)]를 取하여 通하게 하는 것이 있다.[2331)]

(3) 痰閉咳逆

① 痰이 上으로 막히고 火가 下로 冬을 하여, 별다른 證이 없더라도 홀연히 噦가 發作을 하고 胸中을 따라서 일어나는 경우에
ⓐ 마땅히 사용하기를 二陳湯에 加 芩·連·桔梗·梔子薑汁炒를 하여 煎服을 한다.
ⓑ 或은 人蔘蘆를 煎湯을 하고 吐를 하면 즉 낫는다.[2332)]
ⓒ 대개, 人蔘의 蘆는 肺를 瀉하니, 肺가 衰를 하면 氣가 降을 하고 火土가 位를 回復을 하기 때문이다.

② 痰이 氣虛를 끼고 噦이 發作을 하는 경우에는 마땅히 六君子湯으로 한다.

2328) 대개 우리가 알고 있는 딸꾹질이다.
2329) 1. 천천히 가는 모양 a. 새소리 (얼) b. 말방울 소리 (얼) c. 딸꾹질 (얼)
2330) 1. 재채기 2. 재채기하다
2331) 딸꾹질을 할 때에 재채기를 유발하면 딸꾹질이 멈추는 경우가 있다.
2332) 實證이라면 瓜蒂散으로 한다.

(4) 水結咳逆

① 胃中이 虛冷을 하고 먹을 수가 없는 경우에는, 물을 마시면 즉 噦를 한다.

ⓐ 或은 飮水가 太過를 하여 水結胸이 이루어지고 噦를 하는 경우에는 마땅히 小陷胸湯으로 한다.

ⓑ 或은 小青龍湯에 去 麻黃을 하고, 加 炮附子를 하여 煎服을 한다.

ⓒ 飮水가 過多를 하여 吃逆을 하는 경우에 별다른 惡候가 없으면 五苓散으로 主한다.[2333)]

(5) 過笑咳逆

① 笑噦[2334)]와 食噦[2335)]는 대개 有餘(유여)의 證에 屬한다.

② 紙[2336)]를 말아서 鼻를 探[2337)]을 하여 嚏[2338)]를 하거나, 或은 오랫동안 閉氣[2339)]를 하면 可히 그친다.

7. 飽逆의 脈法

① 呃逆(애역)은 甚하게 危急한 것인데, 浮緩을 하게 되면 마땅하고, 弦急을 하면 반드시 죽게 된다.

② 結·代·促·微도 죽는다.

③ 弦急한 것은 木剋土이다.

④ 結·大·促·微는 元氣가 衰弱한 것이다.

2333) 水逆證으로 理解를 한 것이다.
2334) 웃다가 딸꾹질을 하는 것이다.
2335) 음식을 먹다가 딸꾹질을 하는 것이다.
2336) 1. 종이 2. 장(종이를 세는 단위) 3. 신문(新聞)
2337) 1. 찾다, 더듬어 찾다 2. 염탐하다(廉探--), 엿보다 3. 구명하다(究明--),
2338) 1. 재채기 2. 재채기하다
2339) 숨을 참는 것을 말한다.

積聚[2340]

1. 五積六聚

① 五積六聚는 대개 脾에 屬한다.
② 經에 이르기를 積聚(적취)와 癥瘕(징하)와 痞滿(비만)은 대개 太陰濕土의 氣이다.
③ 始作은 外感과 內傷과 氣鬱로 하였으나, 의사가 잘못 補를 하여 留滯를 하고 積이 된 것이다.
④ 積은 陰氣로 五臟이 主하니, 脈은 沈을 한다.[2341]
⑤ 或은 左로 하고 或은 右로 하여 뿌리가 있는 것이 發을 하고 痛證에는 恒常(항상)된 곳이 있다.

(1) 肝積

① 肝積은 左脇下에 있으니, 肥氣라고 말을 한다.
② 風氣가 有餘(유여)를 하여 血이 氣를 따라서 行하지 않는 것을 말한다.
③ 사람으로 하여금 脇痛이 있고 痎瘧(해학)이 있게 한다.

(2) 心積

① 心積은 臍上에 있으니, 伏梁이라고 말을 한다.
② 마치 心下에 대들보처럼 가로질러 있는 것을 말한다.
③ 사람으로 하여금 煩心을 하게 하니 이에 心火가 鬱한 것이다.
④ 熱藥과 뜸을 忌한다.
⑤ 또한, 腸癰(장옹)과 이것이 더불어 서로 類似(유사)한데, 단지 몸의 股·背가 腫이 있고 배꼽을 둘러서 痛證이 있는 경우에는 癰이다.

(3) 脾積

① 脾積은 胃脘에서 조금 右側에 있으니, 痞氣라고 말을 한다.

2340) 積聚라고 해서 다 癌腫은 아니다. 실제 臨床에서 積聚·癥瘕가 發見이 되었다고 해서 초음파상이나, 복부 C.T 상으로 癌이 아닌 경우가 더 많다. 함부로 速斷을 하여 미리 患者에게 이야기 할 것은 아니다.

2341) 沈脈으로 積聚가 나타나는 것은 속으로 끓는 경우이고, 弦脈으로 積聚가 나타나는 것이 참지 못하여 發生을 하는 경우가 많다. 細緊脈이 나타나면 痛證이 甚한 경우가 많다.

② 陽氣가 濕으로 쌓인 것을 말하는 것이다.
③ 사람으로 하여금 黃疸이 되고 倦怠가 있으며 飮食을 먹어도 肌膚[2342]가 되지 않으니 이에 熱藥을 忌한다.

(4) 肺積

① 肺積은 右脇下에 있으니, 息賁이라고 말을 한다.
② 喘急(천급)이 奔을 하여 上으로 行을 하는 것이니, 사람으로 하여금 咳嗽(해수)를 하고 肺癰(폐옹)이 된다.

(5) 腎積

① 腎積은 小腹에서 發生을 하는데, 或은 心下로 湊를 하게 되니 奔豚(분돈)이라고 말을 한다.
② 마치 돼지가 奔沖(분충)[2343]을 하는 것이 上·下로 때가 없는 것을 말한다.
③ 사람으로 하여금 喘逆을 하고 骨痿[2344]가 되게 하니 가장 難治이다.

(6) 諸積의 治療

① 여러 積에는 함부로 가볍게 吐·下를 하면 안 되니, 다만 眞氣를 損傷(손상)을 시키고 積이 역시 去하지 않게 되는데, 奔豚(분돈)은 더욱 吐法을 하면 안 된다.
② 五積은 옛날에는 五方[2345]이 있었으나, 지금은 增損五積丸이 더욱 妙하다.

③ 聚는 陽氣로 六腑로 이루어지니 脈이 沈結을 한다.
ⓐ 或은 隱을 하고 或은 보이며, 無根으로 發生을 하고 痛證에 恒常(항상)된 곳이 없다.
ⓑ 散聚湯·七氣湯[2346]·香棱丸·大阿魏丸으로 한다.
ⓒ 大安丸에 加 蔘을 한다.

2342) 살이 찌지를 않는다는 말이다.
2343) 질주하다. 돌진하다. 급습하다.
2344) 위증(痿證)의 하나. 신열(身熱)이 내부에 성하거나 혹은 열사에 의해 신(腎)이 손상됨으로 인해 음정(陰精)이 소모되고 골수가 메말라 공허해져 발생한다.
2345) 五積에 맞춰서 이름을 지은 處方을 말한다.
2346) 일반적으로 七氣湯·大七氣湯·大異香散의 順으로 藥을 사용한다. 무조건 强한 藥을 사용한다고 잘 되는 것은 아니다.

2. 積聚의 구분

(1) 病因別 區分

① 左·右·中間에 移動을 하거나, 移動을 하지 않는다.

② 氣는 덩어리를 만들지 못하여 聚를 이루니, 塊는 이에 痰과 食積이다.

③ 死血은 有形의 物로 이루어지니, 積聚·癥瘕는 하나이다.

④ 積聚(적취)가 있어 塊를 이루어서 移動을 할 수가 없는 것은 癥이라고 말을 하니, 堅硬을 하고 貞固[2347]를 한 것을 말하는 것이다.

⑤ 或은 있고 或은 없으며, 或은 위로 하고 或은 아래로 하는 것을 瘕라고 말을 하니, 血을 빌려서 蟄[2348]動을 하는 形體이고, 또한 活性[2349]이 있다는 것이다.

(2) 位置의 구분

① 左側은 死血이고, 右側은 氣積이다.

② 左를 治療할 경우에는 破血을 爲主(위주)로 한다.

ⓐ 海石丸으로 한다.

ⓑ 或은 當歸龍薈丸料 五錢에 加 桃仁·薑黃 各一兩을 하여 蜜丸으로 한다.

③ 右를 治療할 때에는 調氣를 한다.

ⓐ 靑皮湯·木香分氣丸으로 한다.

ⓑ 積이 있는 경우에는 消積正元散·紅丸子·小阿魏丸으로 한다.

ⓒ 或은 當歸龍薈丸·保和丸으로 한다.

ⓓ 모두 鵓鳩[2350]屎를 加한다.

④ 中에 當을 하였으면 痰이 한 덩어리로 結滯가 된 것이다.

ⓐ 中은 이에 水穀의 道路이다.

㉠ 飮食과 七情의 鬱積이 痰을 이룬 것이다.

㉡ 石礞丸·白芥丸으로 한다.

ⓑ 무릇, 痞塊(비괴)가 皮裏膜外에 있는 경우에는 모두 마땅히 二陳湯에 補氣·行氣를 하는

2347) ①마음이 곧고 굳음 ②정도(正道)를 굳게 지킴

2348) 1.(동물이) 겨울잠을 자다. 동면하다. 2.칩복(蟄伏)하다. 칩거하다.

2349) 흡착성[반응 능력]이 강하다. (반응 속도가) 활발하고 빠르다.

2350) 금조(禽鳥)의 하나. 집비둘기. 발(鵓).

藥을 加한다.

3. 有餘와 不足

(1) 有餘

① 有餘(유여)에는 消導를 하는데 新久로 나눈다.

ⓐ 積은 처음에는 寒을 하니, 마땅히 辛溫으로 消導를 한다.

㉠ 大七氣湯·烏白丸·大小溫中丸·退黃丸·阿魏撞氣丸으로 한다.

ⓑ 오래 되면 즉, 熱이 되는데 마땅히 辛寒으로 蕩滌(탕척)2351)을 한다.

㉠ 木香檳榔丸·通玄二八丹·消塊丸으로 한다.

ⓒ 通用으로는 纂積丹·生漆膏으로 한다.

ⓓ 蟲이 있는 경우에는 妙應丸으로 한다.

ⓔ 外治로는 三聖膏·三稜煎·神效阿魏散으로 한다.

(2) 不足

① 不足한 경우에는 平補를 하는 것이 上醫2352)이다.

② 陽虛에 積이 있는 경우는 易治하는데, 오직 陰虛는 峻補2353)를 하기가 어렵다.

③ 脾積은 또한 滯藥을 忌를 하니, 단지 마땅히 일찍이 滋補2354)를 하는 藥의 中에 加 鱉甲·龜板·秋石丹을 한다.

④ 午前에는 枳朮丸·大安丸을 服用하거나, 或은 醋鱉丸을 服用을 하면 잘 消化를 하고 融化를 하는데 妙하다.

⑤ 만약, 痞積이 冷으로 滯를 하여 배꼽을 두르는 것을, 잘못하여 沈寒痼冷으로 보고 薑·附의 熱藥을 服用을 하면 처음에 服用을 할 때에는 매우 病情2355)과 마땅하나, 오래되면 痞積이 더욱 甚하게 되고 眞氣가 傷을 하게 되어 陰血이 消爍(소삭)2356)을 하게 된다.

⑥ 모두 硫·附는 진실로 服用을 할 수가 없으나, 가령 知·柏·門冬의 寒凉한 藥도 脾를 傷을

2351) 더러운 것을 없애서 깨끗하게 하는 것.

2352) 좋은 治療法을 말한다.

2353) 보법을 준보(**峻補**)와 완보(緩補)로 나누는 데 준보는 보하는 작용이 센 약으로 급하게 보하는 것이고 완보는 보하는 작용이 평순한 약으로 완만하게 보하는 것을 말한다.

2354) 보법(補法)의 하나. 자음강장약(滋陰强壯藥)인 숙지황(熟地黃)·산수유(山茱萸)·토사자(菟絲子)·구기자(枸杞子)·귀판(龜版)·녹각교(鹿角膠) 등으로 신음(腎陰)을 자양하는 방법을 말한다.

2355) 병의 증상이나 상태.

2356) 열로 인하여 진액(津液) 등이 마르고 줄어든 상태임.

하게하고 氣를 滯를 하게하니, 역시 마땅한 바는 아니다.

⑦ 옛날에 이르기를 그 大半이 衰를 하면 그친다고 한 것이다.
ⓐ 또한, 이르기를 正氣를 기르면 積이 스스로 없어진다고 하였다.
ⓑ 대개 虛損으로 積이 되는 것을 말하는 것이다.

⑧ 平補를 하는 外에 문득 能히 厚味(후미)를 斷을 하고 色慾을 節을 하며 갑작스럽게 怒를 하는 것을 警戒를 하고 思慮(사려)를 올바르게 하여야지만 萬全[2357]에 가깝다.

4. 積聚의 活套鍼線

(1) 六鬱[2358]

① 六鬱은 積聚·癥瘕·痃癖의 本이 된다.
ⓐ 氣血이 冲和[2359]가 되면 百病이 發生을 하지 않는다.
ⓑ 하나라도 怫鬱(불울)이 되는 것이 있으면 諸病이 發生을 하게 된다.
ⓒ 鬱이라는 것은 病이 結滯가 되어 흩어지지 않는 것이다.

② 熱鬱이 되면 痰이 이루어지고, 痰鬱이 되면 癖이 이루어지며, 血鬱이 되면 癥이 이루어지고, 食鬱(식울)이 되면 痞滿(비만)이 이루어진다. 이것은 必然[2360]의 理致이다.

③ 또한, 氣鬱이 되면 濕滯가 되고, 濕滯가 되면 熱이 이루어지며, 熱鬱이 되면 痰이 이루어지고, 痰滯가 되면 血이 不行을 하고, 滯하면 食이 消化가 되지 않아 痞塊(비괴)가 이루어진다.
ⓐ 이 여섯 가지는 서로 原因이 되어 病이 되는 것이다.[2361]

④ 鬱이라는 것은 結聚를 하여 發越을 얻지 못하는 것이다.
ⓐ 마땅히 升을 하는 것이 升을 얻지를 못하고, 마땅히 降을 하는 것이 降을 얻지 못하며, 마땅히 變化[2362]를 하여야 하는 것이 變化를 얻지 못하는 것이다.

2357) ①완전(完全)하여 조금도 빠진 것이 없는 것 ②또는, 아주 안전(安全)한 것
2358) 積聚의 始作을 六鬱로 본 것이다.
2359) 성정(性情)이 담백하고 온화하다.
2360) 1.필연적이다. 2.필연. 3.분명히. 반드시. 꼭. 필연적으로.
2361) 실제 臨床에서는 六鬱이 순서대로 傳變을 하지 않기 때문에 境界를 定하기가 쉽지 않다. 다만, 血鬱이 되면 大便의 色이 黑하게 되기 때문에 이것을 기준으로 하여 氣分의 문제인지 血分의 문제인지를 確認하는 것이 중요한 鑑別點이 된다.

ⓑ 이것은 傳化[2363]가 失常을 하는 것이니, 六鬱의 病이 보이는 것이다.

⑤ 一은 가로되 氣鬱이라고 하고, 二는 가로되 濕鬱이라고 하며, 三은 가로되 熱鬱이라고 하고, 四는 가로되 痰鬱이라고 하며, 五는 가로되 血鬱이라고 하고, 六은 가로되 食鬱(식울)이라고 한다.

ⓐ 이것이 六鬱이다.

ⓑ 六鬱에서 風寒을 말을 하지 않은 것은 風寒이 鬱이 되면 즉, 熱이 되기 때문이다.

⑥ 鬱을 治療하는 法은 順氣를 우선으로 하고, 降火를 하며, 化痰을 하고, 消積을 하는데, 많고 적음으로 나누어서 治療를 한다.

ⓐ 蒼朮과 撫芎[2364]은 모두 여러 鬱을 풀어준다.

ⓑ 『內經』에 가로되, 木鬱은 達을 하고, 火鬱은 發을 하며, 土鬱은 奪을 하고, 金鬱은 泄을 하며, 水鬱은 折을 한다.

ⓒ 張子和의 法

㉠ 木鬱을 達을 하라는 것은 吐를 하는 것을 이름이니, 하여금 그것이 條達[2365]을 하는 것이다.

㉡ 火鬱은 發을 하라는 것은 發汗을 하는 것을 이름이니, 하여금 그것이 疏散을 하는 것이다.

㉢ 土鬱은 奪을 하라는 것은 下를 하는 것을 이름이니, 하여금 그것이 壅碍(옹애)가 없게 하는 것이다.

㉣ 金鬱은 泄을 하라는 것은 이르기를 滲泄을 하고 解表를 하며 小便을 이롭게 하는 것이다.

㉤ 水鬱은 折을 하라는 것은 이르기를 抑을 하는 것이니, 그 衝逆을 하는 것을 制壓(제압)을 하는 것이다.

㉥ 이것은 六鬱을 治療하는 大要일 따름이다.

⑦ 여러 鬱에는 通用을 하기를 六鬱湯·越鞠丸·越麴保和丸·加味越鞠丸으로 한다.

❶ 육울탕(六鬱湯)(➡方藥合編·下38, 東醫寶鑑 1338·1339, 醫學入門 3038)

活套 : ① 六鬱을 通治한다.

② 氣鬱에는 加 木香·檳榔·烏藥·紫蘇葉을 한다.

③ 濕鬱에는 加 白朮·羌活·防己를 한다.

2362) 物生謂之化, 物極謂之變이라고 한다. 즉 물건을 生하게 하는 것을 化라고 하고 물건이 極에 이르는 것을 變이라고 한다.

2363) 傳導를 하는 것과 變化가 되는 것을 말한다. 즉, 五臟六腑가 움직이는 것이 잘 傳導를 하여 飮食物과 공기를 精·氣·神으로 잘 變化시키는 行爲를 말한다.

2364) 川芎의 다른 이름이다. 일반적으로 사천성의 川芎을 川芎, 或은 土川芎이라고 하고 나머지의 川芎을 撫芎이나 芎藭이라고 부른다.

2365) 나뭇가지 같이 뻗어나감

④ 熱鬱에는 加 黃連·連翹를 한다.
⑤ 痰鬱에는 加 南星·瓜蔞仁·海粉을 한다.
⑥ 血鬱에는 加 桃仁·牧丹皮·韭汁을 한다.
⑦ 食鬱에는 加 山査子·神麴·麥芽를 한다.
⑧ 一方에는 神麴·連翹·貝母·枳殼·蘇葉이 없고, 加 砂仁·半夏를 하였다.
⑨ 비록, 六鬱을 나누어서 加減을 한다고 하지만, 六鬱이 대개 같이 오기 때문에 너무 얽매일 필요는 없다.

(2) 諸物傷成積

① 무릇, 사람이 脾胃(비위)가 虛弱을 하는데, 或은 飮食이 過하여 傷을 하거나, 或은 生冷한 것을 過度하게 하여 剋化(극화)[2366]를 할 수가 없어, 積聚(적취)와 結塊가 이루어지며 心腹이 脹滿(창만)을 하고 噯氣(애기)를 하며 呑酸(탄산)을 하고 面이 靑을 하고 肌가 瘦를 하게 된다.
② 一은 가로되, 食積이라고 한다.
③ 二는 가로되, 酒積이라고 한다.
④ 三은 가로되, 麵積이라고 한다.
⑤ 四는 가로되, 肉積이라고 한다.
⑥ 五는 가로되, 魚蟹積이라고 한다.
⑦ 六은 가로되, 果菜積이라고 한다.
⑧ 七은 가로되, 茶積이라고 한다.
⑨ 八은 가로되, 水積이라고 한다.
⑩ 九는 가로되, 血積이라고 한다.
⑪ 十은 가로되, 蟲積이라고 한다.

㉮ 食積

ⓐ 食이 消化가 되지 않아 積이 이루어지고 痞悶(비민)을 하는 경우에는 마땅히 사용을 하는데, 平胃散에 加 縮砂·香附子·神麴·麥芽를 하고, 生薑·紫蘇葉을 入을 하여 煎服을 한다.
ⓑ 食積에는 마땅히 사용을 하는데 保和丸·大安丸·連蘿丸·紅元子·佐脾丸으로 한다.

❶ 평위산(平胃散)(➡方藥合編·下22, 東醫寶鑑 417·1204, 醫學入門 157·1550·3103)

活套: ① 急性慢性 胃카타르·過食으로 인한 喘息·胃擴張症·腹鳴·食毒·食傷·胃弱·陰痿·齒痛·胎盤殘留·呑酸症의 等을 治療한다.
② 和脾를 하고 健胃를 하는데 胃氣가 和平해지면 즉, 服用을 그쳐야 하니 常服을 해서는 안 된다.
③ 加 白茯苓·丁香·白朮을 하면, 調胃散이라 이름을 한다.
④ 加 乾薑을 하면, 厚朴湯이라 이름을 한다.
⑤ 合 五苓散을 하면, 胃苓湯이라 이름을 한다.

2366) 어려움을 이기고 좋게 바꿈. 消化를 시키는 것을 말한다.

⑥ 加 藿香·半夏를 하면, 不換金正氣散이라 이름을 한다.
⑦ 加 神麯·麥芽를 하면, 加味平胃散이라 이름을 한다.
⑧ 食滯에는 加 山楂·神麯·麥芽·檳榔·枳實·蘿葍子·砂仁·草果의 類를 한다.

㉯ 酒積

ⓐ 酒로 傷하여 積이 된 경우에는 面이 黃黑을 하고 腹脹을 하며 때로 痰水를 嘔를 한다. 마땅히 사용을 하는데 加 葛根·赤茯苓·縮砂·神麯을 하여 煎服을 한다.
ⓑ 酒積에는 마땅히 사용을 하는데 麴蘗元·酒積丸으로 한다.
ⓒ 葛花解醒湯을 常服을 하는 것도 역시 좋다.
ⓓ 遇仙丹·保和丸·烏白丸은 아울러 酒積을 治療한다.

❶ 대금음자(對金飮子)(➡方藥合編·下28, 東醫寶鑑 1197, 醫學入門 153·3087)
活套 : ① 酒食傷을 治療한다.
② 加 乾葛 二錢, 赤茯苓·砂仁·神麯 各一錢을 하면 더욱 좋다.
③ 冷한 경우에는 加 良薑 二錢, 草豆蔻 一錢을 하면 역시 좋다.

㉰ 麵積

ⓐ 麵을 먹은 것이 過多하여 積이 된 경우에는 阿魏元을 取하여 蘿葍子를 濃煎을 한 것으로 呑下를 한다.
ⓑ 糍2367)糕2368)로 傷을 하여 積이 된 경우에 噯酸2369)을 하고 心腹이 作痛을 하며 百藥이 不效한 경우에는 青木香元을 三百粒을 하고 白丁香을 十粒(십립)을 하며 神麯을 二錢을 하여 같이 末로 하고 巴豆肉을 三粒을 넣고 다시 갈아 和匀2370)을 하여 蒸餠(증병)2371)을 하고 丸을 菉豆大로 하며 生薑橘皮湯으로 二·三十丸을 下를 하면 滯가 去를 하고 스스로 便安하게 된다.
ⓒ 平素에 粉2372)積이 있는 경우에는 紫蘇를 濃煎湯을 하여 杏仁泥를 加하고 服用을 하면 즉 흩어진다.

㉱ 魚蟹積

ⓐ 魚蟹를 먹은 것이 過多를 하여 傷을 하고 積이 된 경우에는 香蘇散에 生薑·木香을 많이 加하여 끓여서 服用을 한다.
ⓑ 妙應丹·遇仙丹도 아울러 좋다.

2367) 糍 : 찹쌀로 떡처럼 만들어 그늘에 말린 음식
2368) 糕 : 쌀가루나 밀가루 등으로 만든 떡
2369) 신내 나는 트림. 위중(胃中)에 습기가 막혀 쌓여서 오래되면 습에서 열이 생겨 간(肝)에서 산(酸)으로 바뀌어 일어남.
2370) 고르게 섞어서
2371) 밀가루를 더운물에 반죽한 다음 술을 뿌리고 삭혀서 찐 떡을 말한다. 상하떡이 증병에 속한다. 옛날에는 일부 한약가루를 증병에 반죽하여 환제를 만들었는데 이것을 증병환(蒸餠丸)이라고 하였다.
2372) 1.가루. 분말. 2.(화장용) 분. 3.밀가루.

❶ 향소산(香蘇散)(➡方藥合編·中17, 東醫寶鑑 1078·1440, 醫學入門 1742·3044)

活套: ① 感冒·頭痛·發熱·惡寒·神經症·蕁痲疹·神經衰弱·魚肉中毒·自家中毒·알레르기性鼻炎·鬱病·耳聾難聽을 治療한다.

② 四時의 傷寒으로 頭身痛이 있고 寒熱이 있는 것을 治療한다.

③ 傷風과 傷濕, 그리고 時氣로 因한 溫疫을 治療한다.

④ 加 川芎·白芷를 하면 芎芷香蘇散이라 이름을 한다.

㉮ 肉積

ⓐ 肉을 먹은 것이 過多를 하여 積이 된 것으로 마땅히 사용을 하는데 阿魏元·小阿魏丸·三稜煎元으로 한다.

㉯ 果菜積

ⓐ 果菜[2373])를 많이 먹어서 積이 이루어진 것으로 平胃散에 加 丁香·麝香을 末로 하여 熱鹽湯으로 타서 服用을 하는데 하루에 三回를 한다.

ⓑ 果菜積에는 마땅히 사용을 하는데 桂香丸·妙應丹으로 한다.

❶ 평위산(平胃散)(➡方藥合編·下22, 東醫寶鑑 417·1204, 醫學入門 157·1550·3103)

活套: ① 急性慢性 胃카타르·過食으로 인한 喘息·胃擴張症·腹鳴·食毒·食傷·胃弱·陰痿·齒痛·胎盤殘留·呑酸症의 等을 治療한다.

② 和脾를 하고 健胃를 하는데 胃氣가 和平하게 되면 즉, 服用을 그쳐야 하니 常服을 해서는 안 된다.

③ 加 白茯苓·丁香·白朮을 하면, 調胃散이라 이름을 한다.

④ 加 乾薑을 하면, 厚朴湯이라 이름을 한다.

⑤ 合 五苓散을 하면, 胃苓湯이라 이름을 한다.

⑥ 加 藿香·半夏를 하면, 不換金正氣散이라 이름을 한다.

⑦ 加 神麯·麥芽를 하면, 加味平胃散이라 이름을 한다.

⑧ 食滯에는 加 山楂·神麯·麥芽·檳榔·枳實·蘿葍子·砂仁·草果의 類를 한다.

⑨ 暑滯에는 合 香薷散을 하면 香平散이라 이름을 한다.

㉰ 水積

ⓐ 水漿을 많이 마셔서 積이 이루어지고 胸脇이 引痛을 하며 漉漉[2374])으로 有聲이 있는 경우에는 마땅히 十棗湯·三花神祐丸으로 한다.

ⓑ 芎夏湯에 破積導水丸을 服用을 한다.

❶ 궁하탕(芎夏湯)(➡方藥合編·中100, 東醫寶鑑 370)

活套: ① 逐水를 하고 飮을 이롭게 하는데 通用을 한다.

② 痰牽에는 加 白芥子·香附子를 한다.

③ 冷痰에는 加 乾薑·肉桂·小茴香을 한다.

2373) 과실(果實)과 채소(菜蔬)

2374) 젖은 모양. 흐르는 모양. 윤택한 모양.

④ 咳嗽(해수)에는 加 貝母·杏仁을 한다.

㉵ 茶積

ⓐ 茶를 마시는 것을 좋아하여 積이 이루어지고 癖이 이루어지며, 또한 乾茶를 마시는 경우에는 石膏·黃芩·升麻를 末로 하여 砂糖水에 調下를 한다.
ⓑ 茶積은 川椒를 取하여 末로 하고 神麯으로 和丸을 하여 梧子大로 하며 茶淸[2375]으로 十丸을 下를 한다.
ⓒ 茶癖과 茶積은 마땅히 사용을 하기를 星朮丸·磨積元으로 한다.

㉶ 血積[2376]

ⓐ 瘀血이 積이 된 것으로, 或은 打撲[2377]으로 因하고, 或은 墜落[2378]으로 因하여 胸腹에 쌓인 것으로 이르게 되어 面黃을 하고 糞이 黑을 한다.
ⓑ 마땅히 사용을 하는데 抵當湯·桃仁承氣湯·勝紅元·增味四物湯·三稜煎·三稜煎丸으로 한다.

❶ 도인승기탕(桃仁承氣湯)(➡方藥合編·下13, 東醫寶鑑 1105, 醫學入門 1740·3054)

活套: ① 月經不調·月經困難·婦人病·尋麻疹·急性大腸炎·膀胱炎·膀胱結石·喘息·血道症히스테리·打撲症·眩暈·齒痛·肩凝·腰痛·坐骨神經痛·眼病·痔疾·肛門周圍炎·月經痛·帶下·腦出血·高血壓症·動脈硬化症·赤痢·不姙症·凍傷·便秘·肥滿症·무좀·濕疹·腎結石·流産癖·人工流産後遺症·子宮內膜炎·子宮下垂 및 脫肛·子宮後屈·齒槽膿漏·脫疽·胎盤殘留·胞狀鬼胎·黃疸·出血·스피로헤타병·後陣痛을 治療한다.
② 膀胱(방광)에 血이 結滯가 되고 小腹이 急結을 하며 便이 黑을 하고 譫語(섬어)를 하는 것을 治療한다.
③ 물로 끓인 다음에 芒硝를 넣어서 溫服을 한다.
④ 腸胃의 熱結로 便秘가 있는 경우에는 檳榔·郁李仁末을 調服을 한다.

㉷ 蟲積

ⓐ 飮食의 積聚(적취)가 變化를 하여 蟲이 된 것으로 마땅히 사용을 하는데 妙應丸·溫白元·萬病元·紫金錠으로 한다.

❶ 만병해독단(萬病解毒丹)(➡方藥合編·解毒, 東醫寶鑑 465 紫金錠子, 醫學入門 2843·3170)

活套 : ① 一名은 紫金錠이다. 『東醫寶鑑』에서는 太乙紫金錠으로 記載되어 있다. 一名은 紫金錠이라 하고, 一名은 萬病解毒丹이라 한다.
② 蠱毒·挑牛毒·狐狸·鼠莽·惡菌·河豚·죽은 牛馬肉毒·山嵐瘴氣毒·諸藥의 金石草木毒·鳥獸白蟲의 一切의 여러 毒을 治療한다.
③ 加 石雄黃 一兩, 朱砂 五錢을 하면 玉樞丹이라 이름을 한다.
④ 『方藥合編』에서는 左末을 糯米糊丸으로 하여 一兩으로 三十丸을 만들어 매번 一錢을 薄荷湯으로 化를 하여 服用을 하라고 하였다.

2375) 차 달인 물
2376) 血積의 鑑別點은 上焦인 경우에는 水漱不欲嚥이고 下焦의 경우에는 大便이 黑한 것이다.
2377) 넘어지거나 얻어맞은 것
2378) 높은 곳에서 떨어짐

(3) 積聚

① 積聚(적취)의 左右

ⓐ 무릇, 痞塊(비괴)나 積聚(적취)가 中에 있는 것은 痰飮이 된다.

ⓑ 右側에 있는 경우에는 食積이 되고, 左側에 있는 것은 血積이 된다.

ⓒ 대저, 左는 血塊가 되고, 右는 食積이 되며, 中은 痰飮이 된다. 이 말은 眞實로 그러하다.

㉠ 左關은 肝膽의 部位이니, 血液을 貯藏하는 것을 主한다.

㉡ 右關은 脾胃(비위)의 部位이니, 飮食을 貯藏하는 것을 主한다.

㉢ 中間은 즉, 水穀이 出入을 하는 道路가 된다.

ⓓ 이런 까닭으로 左는 血塊가 되고, 右는 食積이 되며, 中은 痰飮이 되니, 그 理致가 昭然[2379]한 것이다.

② 有餘(유여)와 不足

㉮ 積을 治療하는 경우에는 마땅히 그 痛하는 바를 살펴서, 그 病의 有餘(유여)와 不足을 알아서 可히 補를 하고 可히 瀉를 하여야 한다.

㉯ 天時를 거스르는 것이 없어야 하고, 臟腑의 高·下를 詳細히 하여야 한다.

ⓐ 高한 경우에는 越을 한다.

ⓑ 結한 경우에는 散을 한다.

ⓒ 客한 경우에는 除를 한다.

ⓓ 留한 경우에는 行을 한다.

ⓔ 堅한 경우에는 削을 한다.

ⓕ 强한 경우에는 奪을 한다.

㉰ 鹹으로 軟을 하게하고, 苦로 瀉를 하며, 眞氣를 온전하게 하는 藥으로 補를 한다.

㉱ 그 利를 하는 바를 따라서 行을 하게하고, 飮食을 節度가 있게 하며, 起居를 愼重을 하게하고, 그 中·外를 和를 하게 하면, 可히 하여금 반드시 낫는다.

③ 積聚(적취)의 治療原則

ⓐ 무릇, 積病에는 下藥을 사용하는 것이 不可하다.

㉠ 단지, 眞氣를 損傷(손상)을 하고 病도 역시 물러나지 않는다.

2379) 昭然 : 일이나 이치(理致)에 밝음

㉡ 마땅히 사용을 하기를 消積을 하는 藥으로 하고, 하여금 融化[2380]를 하게 하면 즉, 스스로 根을 消除를 하게 된다.

ⓑ 經에 가로되, 積聚(적취)를 治療하는 경우에는 化積을 하고, 消積을 하며, 挨[2381]積을 하고, 磨積을 하는 것이 있으나, 下積을 하는 說은 없다.
㉠ 대게 바로 문득 下를 取하는 것이 不可한 것은 胃氣를 傷을 하기 때문이다.

ⓒ 여러 積에는 가볍게 吐·下를 해서는 안 되니, 단지 眞氣를 損傷(손상)을 하고 積도 역시 去를 하지 않는 것이다.
㉠ 奔豚(분돈)은 더욱 吐를 하는 것이 不可하다.
㉡ 五積에 옛날에는 五方이 있었으나, 지금은 增損五積丸이 더욱 妙하다.
㉢ 『內經』에 가로되, 破積을 하는 데에 毒藥을 사용하여 그 太半이 退를 하게 되면 藥을 그쳐야 한다.
㉣ 藥劑가 지나치면 즉 죽는다.

ⓓ 五積의 治療
㉠ 肝積은 肥氣丸으로 한다.
㉡ 心積은 伏梁丸으로 한다.
㉢ 脾積은 痞氣丸으로 한다.
㉣ 肺積은 息賁丸으로 한다.
㉤ 腎積은 奔豚丸으로 한다.

ⓔ 六聚는 마땅히 사용을 하는데 散聚湯·香棱丸·大七氣湯·大阿魏丸·大安丸으로 한다.
ⓕ 積의 처음에는 寒이 되니, 마땅히 辛溫으로 消導를 한다. 大七氣湯·烏白丸·阿魏丸으로 한다.
ⓖ 오래되면 즉 熱이 되니, 마땅히 辛寒으로 蕩滌(탕척)을 한다. 木香檳榔丸·通玄二八丹·消塊丸으로 한다.

ⓗ 積을 治療하는 要法은 싫어하는 바로 攻擊을 하고, 좋아하는 바로 誘惑[2382]을 하면 즉 쉽게 낫는다.
㉠ 硇砂·水銀은 肉積을 治療한다.
㉡ 神麯·麥芽는 酒積을 治療한다.
㉢ 水蛭·虻蟲은 血積을 治療한다.

2380) (얼음·눈 따위가) 녹다. 융해되다.
2381) 1. 밀치다 2. 등치다 3. 맞대다 4. 다가오다 5. 가까이 닥치다 6. 차례(次例) 7. 차례로
2382) ①남을 꾀어서 정신(精神)을 어지럽게 함 ②나쁜 길로 꾐

㉣ 木香·檳榔은 氣積을 治療한다.
㉤ 牽牛·甘遂는 水積을 治療한다.
㉥ 雄黃·膩粉은 痰積(담적)을 治療한다.
㉦ 礞石·巴豆는 食積을 治療하니, 각기 그 類를 따르는 것이다.
㉧ 三稜·蓬朮은 血積을 治療한다.
㉨ 香附·枳實은 食積을 治療한다.
㉩ 山楂·阿魏는 肉積을 治療한다.
㉪ 海粉·礞石은 痰積(담적)을 治療한다.
㉫ 雄黃·白礬은 蟲積을 治療한다.
㉬ 乾薑·巴豆는 寒積을 治療한다.
㉭ 黃連·大黃은 熱積을 治療한다.

ⓘ 五積과 六聚는 通用을 하는데 增損五積丸·消積正元散·肥氣丸·伏梁丸·痞氣丸·息賁丸·奔豚丸으로 한다. 또한 奔豚湯·散聚湯·香棱丸·大七氣湯·潰堅湯·潰堅丸·眞人化鐵湯으로 한다.

ⓙ 宿血과 滯氣가 凝結이 되어 癥瘕(징하)가 되고 腹中에 痞塊(비괴)가 되며 堅硬으로 아프게 되면, 마땅히 破氣藥으로 伐을 한다.
㉠ 或은 類로 相從[2383]을 하는 것으로 한다.
㉡ 가령, 敗梳[2384]는 虱[2385]瘕를 治療하고, 銅屑은 龍瘕[2386]를 治療하며, 麴蘖은 米瘕를 治療하고, 石灰[2387]는 髮瘕를 治療한다.

❶ 보화환(保和丸)(➡方藥合編·下39, 東醫寶鑑 1343·1352, 醫學入門 164·2733)
活套 : ① 一切의 飮食으로 傷한 것과, 또한 積聚(적취)와 痞塊(비괴)를 治療한다.
② 一方에는 山査肉 五兩, 神麯·半夏 各三兩, 赤茯苓·陳皮·蘿葍子·連翹·麥芽 各一兩으로 되어 있다.
③ 分作을 하여 二十貼으로 해도 역시 좋다.
④ 食鬱(식울)에는 加 檳榔 一錢, 木香 五分, 荷葉을 손바닥 만 한 것으로 한다.
⑤ 熱이 없는 경우에는 去 黃芩·黃連을 한다.

❷ 대칠기탕(大七氣湯)(➡方藥合編·下41, 東醫寶鑑 1346, 醫學入門 3108)
活套 : ① 七情이 相干을 하여 陰·陽이 升降을 얻지 못하고 氣道가 壅滯(옹체)를 하며 攻衝을 하여 쑤시는 것이 發生을 하는 것을 治療한다.
② 一方에는 三稜이 없고, 半夏麯이 있다.
③ 五積·六聚를 治療한다.
④ 心腹이 痛脹을 하고 二便이 不利를 하는 것을 治療한다.

2383) 서로 따르며 친(親)하게 지냄
2384) 1. 얼레빗(빗살이 굵고 성긴 큰 빗) 2. (머리를)빗다
2385) 1. 이(이목의 곤충을 통틀어 이르는 말)
2386) 교룡가(蛟**龍瘕**)와 같은 뜻으로 쓰인다.
2387) 1.석회. 2.생석회.

❸ 소적정원산(消積正元散)(➡方藥合編·下40, 東醫寶鑑 1345, 醫學入門 3106)

活套 : ① 가령, 上焦에 鬱火가 있는 경우에는 加 酒炒黃芩·黃連을 한다.

② 下焦의 火鬱에는 加 炒梔·柏을 한다.

③ 冷氣로 痛證이 發生을 하는 경우에는 加 沈香·木香을 갈아 물에 타서 服用을 한다.

④ 痰飮으로 氣血이 鬱結이 되고, 食積으로 氣가 升降을 하지 못하며, 積聚(적취)로 脹痛을 하는 것을 治療한다.

⑤ 一名은 開鬱正元散으로 枳實(지실)이 없고, 桔梗이 있다.

(4) 冷積[2388]

❶ 이중탕(理中湯)(➡方藥合編·上6, 東醫寶鑑 1069, 醫學入門 1842·3055)

活套 : ① 胃아토니·胃下垂·胃擴張·胃酸過多·減酸症·胃潰瘍·蛔蟲·急性慢性 胃카타르·胃腸性神經衰弱·肺結核·肋間神經痛·萎縮腎·帶下·陰症急性吐瀉病·四肢神經痛·自家中毒症을 治療한다.

② 太陰의 腹痛으로 自利를 하는데 不渴을 하는 것을 治療하는 處方이다.

③ 加 陳皮·靑皮를 하면 治中湯이라 이름을 한다.

④ 小建中湯을 合하면 建理湯으로 이름을 하는데, 虛冷으로 積氣가 上攻을 하는 것을 治療한다.

⑤ 氣虛에는 倍 蔘을 하여 五·七錢까지 한다.

⑥ 泄瀉(설사)에는 加 肉荳蔻·車前子를 한다.

❷ 계강양위탕(桂薑養胃湯)(➡方藥合編·中16, 東醫寶鑑 1077, 醫學入門 1742·3086)

活套 : ① 冷積인 경우에 人蔘養胃湯에 加 桂枝·乾薑炮 各二錢을 한 것을 이름을 하여 桂薑養胃湯이라고 한다.

❸ 오적산(五積散)(➡方藥合編·中13, 東醫寶鑑 1077, 醫學入門 153·3076)

活套: ① 坐骨神經痛·帶下·生理不順·慢性胃腸炎·慢性心臟病·류마티스·腰痛·神經痛·疝氣·胃카타르·婦人病·流行性感氣·脚氣·貧血·小腹冷感·小兒痲痺·食傷·心臟性喘息·心臟瓣膜症·子宮癌·虛弱體質·六味地黃元의 異常反應時를 治療한다.

② 風寒으로 感傷을 하여 頭痛·身疼을 하고 四肢가 逆冷을 하며 胸腹이 作痛을 하고 嘔吐·泄瀉를 하는 것을 治療한다.

③ 或은 內傷의 生冷과 外感의 風寒을 아울러 대개 治療를 한다.

④ 白芷·桂皮를 除하고 아울러 炒를 하면 즉, 熟料五積散이라 이름을 한다.

⑤ 外感의 挾滯에는 加 山楂·神麯·檳榔을 한다.

2388) 본래 寒條文의 沈寒痼冷과 같이 보아야 한다. 일반적으로 冷積은 아랫배가 차가운 것이 아니고, 積氣가 上攻을 해야 한다. 아래에 冷積이 위로 치받아 오르는 것이 중요하다.

5. 積聚의 脈

① 五積은 陰에 屬하니 沈伏을 하여 骨에 붙어야 나온다.
ⓐ 肝은 弦을 한다.
ⓑ 心은 芤를 한다.
ⓒ 腎은 沈·急·滑을 한다.
ⓓ 脾는 實을 하고, 또한 長을 한다.
ⓔ 肺는 浮를 하면서 갑작스럽게 急하게 나타난다.

② 六聚는 脈이 沈結을 하는데, 痼疾[2389]이 되면 浮結을 한다.

③ 또한, 癥瘕(징하)도 있으니 그 脈이 弦脈이 많다.
ⓐ 弦이 急을 하면 瘕疾이다.
ⓑ 弦이 細를 하면 癥이 堅固한 것이다.
ⓒ 沈重을 하면서 중간에 흩어지면 食으로 因한 痃癖(현벽)이다.
ⓓ 左轉[2390]을 하면서 沈重을 하면 氣癥(기징)이 胸前에 있는 것이다.
ⓔ 만약, 肉癥이면 右轉[2391]을 하면서 橫旋[2392]을 하게 된다.

④ 積·聚·癥·瘕에서 緊脈은 즉 痛症이 甚하다. 虛弱한 경우에는 죽고, 實强을 하면 可히 나을 수가 있다.

⑤ 脈이 沈伏을 하면서 細를 하는데, 寸에 있으면 積이 胸中에 있다.
ⓐ 微脈이 寸口에 있으면, 積이 喉中에 있는 것이다.
ⓑ 關上에 있으면, 積이 臍傍이 있는 것이다.
ⓒ 關部의 上에 있으면, 積이 心下에 있는 것이다.
ⓓ 微脈이 關 아래에 있으면, 積이 小腸에 있는 것이다.
ⓔ 尺이 微를 하면, 積이 氣衝에 있다.
ⓕ 脈이 右側에서 나오면, 積이 右側에 있다.
ⓖ 脈이 左側에서 나오면, 積이 左側에 있다.
ⓗ 脈이 양쪽에서 나오면, 積이 中央에 있는 것이니, 각기 그 部位로써 處한 것이다.

2389) 오래 끌면서 잘 낫지 않는 병.
2390) 脈이 반듯하게 나오는 것이 아니라 左側으로 틀어지는 것을 말한다. 橫脈이라고 한다.
2391) 脈이 반듯하게 나오는 것이 아니라 右側으로 틀어지는 것을 말한다. 橫脈이라고 한다.
2392) 가로질러서 旋轉을 하는 것을 말한다. 즉, 脈이 휜다는 것이다.

⑥ 五積의 脈

ⓐ 肝積은 脈이 弦을 하면서 細를 한다.

ⓑ 肺積은 脈이 浮를 하면서 毛를 한다.

ⓒ 腎積은 脈이 沈을 하면서 急滑을 한다.

ⓓ 心積은 脈이 沈을 하면서 芤(규)를 하여 上·下에 一定한 곳이 없다.

ⓔ 脾積은 脈이 實을 하면서 長을 하는 데 먹게 되면 吐하는 경우가 많다.

⑦ 『內經』의 論

ⓐ 赤脈[2393]이 올 때에 急을 하면서 堅을 하면 積이 中에 있는 것이니, 心痹라고 이름을 하고, 생각을 많이 하여 얻은 것이다.

ⓑ 白脈[2394]이 浮를 하면서 急을 하면 積이 胸中에 있는 것이니, 肺痹라고 이름을 하고, 醉한 다음에 房事를 해서 얻은 것이다. 喘이라고 하는 것은 脈이 이르는 것이 마치 갑작스럽게 喘息(천식)하는 모양과 같다는 것이다.

ⓒ 青脈[2395]이 長을 하면서 左右로 손에 부딪히는 것은 積氣가 心下에 있어서 그득한 것이니, 肝痹라고 이름을 하고 寒濕으로 얻은 것이니 疝과 같다.

ⓓ 黃脈[2396]이 大를 하면서 虛를 하면 積이 腹中에 있어서 厥疝이라 이름을 하니, 女子도 같은 것인데, 四肢가 땀이 나는데 바람을 맞아서 생긴 病이다.

ⓔ 黑脈[2397]은 위로는 堅固하고 크니, 積氣가 小腹과 陰部에 있는 것으로 腎痹라고 이름을 하고, 차가운 물에 목욕을 하고 누운 다음에 얻은 것이다.

⑧ 脈이 沈重을 하면서 가운데가 흩어지게 나오면 음식을 차갑게 먹어서 積이 發生을 하는 것으로, 脈이 左轉을 하면서 沈重을 하면 氣癥(기징)이라고 하는데 積이 胸中에 있는 것이다.

⑨ 脈이 右轉을 하면서 나오는데, 寸口에 이르지 않는 것을 肉癥이라고 한다.

ⓐ 轉이라고 하는 것은 橫脈을 말하는 것이니, 脈이 틀어져서 옆으로 나온다는 것이다.

ⓑ 腹에 積이 있거나, 或은 脇下에 있는 것이니 積聚(적취)의 脈과 크게 같다.

ⓒ 그렇기 때문에 『難經』에 이르기를, 結脈이 微하게 나오면 積도 微한 것이고, 結脈이 甚하게 나오면 積도 甚한 것이라고 하였다.

⑩ 脈이 伏結한 것은 積聚(적취)이고, 脈이 浮結한 것은 痼疾이다.

⑪ 가령, 積聚(적취)의 脈이 伏結을 하지 않거나, 痼疾의 脈이 浮結을 하지 않는다면 脈이

2393) 五臟을 色으로 表現을 한 것이다. 左寸을 말한다.
2394) 五臟을 色으로 表現을 한 것이다. 右寸을 말한다.
2395) 五臟을 色으로 表現을 한 것이다. 左關을 말한다.
2396) 五臟을 色으로 表現을 한 것이다. 右關을 말한다.
2397) 五臟을 色으로 表現을 한 것이다. 左尺을 말한다.

病과 不應한 것이니 죽는다.

浮腫[2398]

1. 水腫의 定義[2399]

① 水腫은 上·下로 陰陽이 微妙하다.

② 陽水는 外因으로 물을 건너고 비를 맞은 경우가 많고, 或은 風寒과 暑氣를 兼하여 陽證[2400]이 보인다.
ⓐ 陽水는 먼저 上體가 붓는데 肩·背·手·膊의 手三陽經이다.

③ 陰水는 內因으로 물, 또는 茶와 술을 過多하게 마신 경우가 많고, 或은 飢飽·勞役·房勞로 陰證[2401]이 보인다.
ⓐ 陰水는 먼저 下體가 붓는데 腰·腹·脛·跗의 足三陰經이다.

④ 그렇기 때문에 男子는 脚下를 따라서 浮腫이 올라오고, 女子는 머리 위로부터 浮腫이 올라오는 경우에는 逆이 된다.[2402]
⑤ 陰·陽의 微妙한 것이 이와 같다.

2398) 부종은 조직 내에 림프액이나 조직의 삼출물 등의 액체가 고여 과잉 존재하는 상태를 의미하는 용어이다. 피부와 연부 조직에 부종이 발생하면 임상적으로 부풀어 오르고, 푸석푸석한 느낌을 갖게 되며, 누르면 피부가 일시적으로 움푹 들어간다. **[네이버 지식백과]** 부종 [edema] (서울대학교병원 의학정보, 서울대학교병원)

2399) ① 전신 부종(전신적으로 몸이 부은 상태): 심장 질환(울혈성 심부전, 교착성 심낭염, 제한성 심장 근육 병증), 간경변, 신장질환(신부전, 신증후군) ② 국소 부종(피부와 연부 조직의 일부가 부은 상태): 피부와 연부 조직의 염증성 질환(봉소염 등), 국소 손상(화상, 벌레 물림, 세균 감염 등), 정맥이나 림프관의 환류 장애(정맥류 등) **[네이버 지식백과]** 부종 [edema] (서울대학교병원 의학정보, 서울대학교병원)

2400) 發熱을 爲主로 살펴보아야 한다.

2401) 알부민의 상태를 살펴보아야 한다.

2402) 굳이 이것으로 얽매일 것은 아니다.

2. 水腫[2403]의 關鍵[2404]

① 濕熱의 變化가 모두 脾에 屬한다.

② 사람 몸의 眞水와 眞火는 萬物을 消化를 하여 養生을 한다.[2405]

③ 脾病에 물은 흘러 濕이 되고, 火는 炎上을 하여 熱이 된다.

④ 오래되면 즉, 濕熱이 鬱滯(울체)가 되어 經絡이 다하면 대개 腐濁한 氣가 되고, 津液(진액)과 血이 역시 化를 하여 물이 된다.

3. 水腫의 種類

① 처음 일어날 때에 目下에 약간 부어서 마치 臥蠶(와잠)[2406]과 같은 것이, 미치어 膜外로 물이 부어 올라오게 되면 즉 膚脹이 된다.

② 아래로 흐르게 되면 즉 浮腫이 된다. 손으로 누르면 손을 따라서 일어나는데 마치 물을 싸 놓은 모양과 같다.

ⓐ 손으로 그리면 글자가 이루어지는 것을 燥水라고 한다.

ⓑ 글자가 이루어지지 않는 것은 濕水라고 한다.

ⓒ 눌러서 물소리가 나는 경우에는, 이에 氣虛로 宣·泄이 되지 않은 것이니, 오래되면 水瘕가 만들어진다.

4. 水腫의 上·下

(1) 水腫의 下

① 腎經으로 下注를 하면 陰囊(음낭)과 발등이 붓는다.

② 腎은 물을 主한다.

③ 오직 脾가 病이 들면 즉, 飮食을 化를 하여 眞水를 滋養을 하지 못한다.

2403) 단순하게 하루 이틀 발생하는 것은 큰 문제가 없지만, 지속되는 浮腫의 경우에는 반드시 혈액검사를 실시하여야 한다.

2404) 원인 질환에 따른 근본적인 치료가 중요하다. 전신적인 부종의 경우 증상 치료로 이뇨제 사용과 염분 섭취 제한을 할 수 있다.

2405) 眞水와 眞火는 形而上學的인 水火로 象徵的인 意味가 있는 것이기 때문에 臨床에서 사용을 할 수가 없는 水火이다. 人體의 根源이 되는 水火를 말한다.

2406) 자고 있는 누에

④ 비단 오직 腎精이 損削(손삭)[2407]을 하여 濕熱이 下注를 하고 陰囊(음낭)과 발등이 홀로 붓는 경우가 있는 것은 아니다.

⑤ 甚하면 즉, 온 몸으로 泛濫(범람)을 하여 돌아갈 곳이 없으니, 반드시 土를 實하게 한 以後(이후)에 足(족)히 邪水를 收攝(수섭)[2408]을 하면 腎氣가 歸源[2409]을 한다.

(2) 水腫의 上

① 上升을 하면 氣喘을 하니, 肺가 홀로 危險하다.

② 金이 水를 生하는데, 오직 脾가 病이 들면 즉 肺金이 滋養을 잃게 된다.

③ 비단 오직 肺家가 홀로 危險을 하여 下降을 잃게 되어서 滲道[2410]를 不通을 하게 하는 것이 아니다.

④ 또한, 濕熱의 濁氣가 上升을 하면 喘이 되고 咳가 되니, 반드시 土를 實하게 한 이후에 肺金이 淸肅(청숙)[2411]을 하게 되어 化源[2412]을 滋養을 하는 것이다.

⑤ 或이 말하기를 홀로 寒濕이 없겠는가? 라고 하였다.

⑥ 寒하면 土가 堅固하고 水가 맑아지게 된다. 간혹 있더라도 역시 문득 쉽게 治療된다.

5. 陽水[2413]

(1) 陽水[2414]

① 陽水는 熱[2415]을 하고 渴證(갈증)이 있으며 二便이 閉를 한다.

② 汗·下로 分消를 하면 마땅한 것을 얻게 된다.

③ 經에 이르기를, 여러 浮腫과 疼酸은 대개 火에 屬한다고 하였다.[2416]

2407) 덜 손. 깎을 삭.

2408) 삼가다, 다잡다.

2409) 根源으로 돌아가는 것을 말한다.

2410) 小便이 나오는 길을 말한다.

2411) 폐(肺)의 생리적 기능으로 기(氣)를 맑게하고 정제(整齊)하는 것을 뜻함.

2412) 달리 생화지원(生化之源) · 화생지원(化生之源)이라고도 부름. ① 발생 변화의 근원이라는 말. ② 비위(脾胃)를 말한다.

2413) 韓醫學에서 구분을 하는 陽水腫은 단순하게 자고 일어나서 얼굴이 붓는 것이 아니다. 사구체신염을 말하는 것이기 때문에 臨床에서 接近을 할 때에 輕重을 살펴가면서 接近을 해야 한다.

2414) 신장의 사구체에 범발성으로 일어나는 염증성 질환. 급성 사구체신염은 주로 연쇄상구균감염증에 연속해서 발생하며, 항원항체반응에 의하여 발생하는 비만성의 신장질환이다. 상기도감염의 1~2주 후에 혈뇨, 부종, 고혈압 등을 동반하며 발병한다. 만성 사구체신염은 잠재적으로 발생하며, 만성으로 경과하는 원발성 사구체신염에 대한 총칭이다. 증상은 다양하며, 단백뇨, 부종, 고혈압 등을 보인다. 사구체 장애가 진행되면 신증후군이나 신부전의 병상을 보인다. **[네이버 지식백과]** 사구체신염 [glomerulonephritis, 絲球體腎炎] (영양학사전, 1998. 3. 15., 아카데미서적)

2415) 陽水腫은 發熱이 가장 重要하다.

④ 또한 이르기를, '結陽은 肢腫이 맞다.' 라고 하였다.
⑤ 治療는 水證과 濕證이 크게 같다.

⑥ 大法에 腰의 以上이 붓는 것은 汗法이 마땅하고, 腰의 以下가 붓는 것은 下法이 마땅하다고 하였다.
ⓐ 表證에 喘咳(천해)가 있으면 小青龍湯·越婢湯·古痲甘湯·桂枝苦酒湯으로 한다.
ⓑ 裏證에 腹이 腫을 하고 脇이 硬을 하면 十棗湯·澤瀉湯·澤瀉牡蠣湯·導水丸·三花神祐丸·濬川丸·布海丸으로 한다.

⑦ 그러나, 證이 비록 可히 下를 한다고 할지라도 또한, 마땅히 그 輕重을 權衡(권형)[2417]을 하여야 한다.
⑧ 만약, 나이가 오래 되고 病이 오래되며 또한, 虛한 경우에는 黃米丸으로 한다.

⑨ 처음 일어날 때에는 단지 마땅히 上·下로 그 濕을 分消를 하는 것이 마땅하다.
ⓐ 五苓散에 桂枝를 사용을 하고, 六一散에 合을 하며, 加 橘皮·木香·檳榔·生薑을 煎服을 한다.
ⓑ 或은 單山梔丸을 木香·白朮 煎湯으로 服用을 한다.
ⓒ 兼하여 黃疸이 있는 경우에는 茵蔯五苓散으로 滲利를 한다.

(2) 陽證

① 陽證은 食毒과 瘡痍[2418]를 兼한다.
ⓐ 食積은 香平丸·枳朮丸으로 한다.
ⓑ 酒로 因한 경우에는 小羅皀丸으로 한다.
ⓒ 毒水를 마시고 붓는 경우에는 水蠱라고 이름을 하니, 漆雄丸으로 한다.
ⓓ 不服水土[2419]를 하는 경우에는 胃苓湯으로 한다.
ⓔ 膿瘡에 搭[2420]藥을 하여 나은 다음에 浮腫이 發生을 하면 敗毒散으로 한다.[2421]
ⓕ 便閉에는 升痲和氣飮으로 한다.
ⓖ 乾瘡에 洗浴을 해서 水氣가 腹으로 들어간 경우에는 赤小豆湯[2422]으로 한다.

2416) 疼酸은 病状의 이름이다. 酸楚로 適合하지 않은 것을 말한다.『素問·至眞要大論』: "诸病胕肿, 疼酸惊骇, 皆属于火。"라고 하였다.
2417) ①저울 ②저울추와 저울대 ③사물(事物)의 가볍고 무거움을 고르게 함
2418) 상처가 생긴 다음에 炎症으로 因하여 浮腫이 發生을 하는 것이다.
2419) (어느 지역의) 음식이나 기후 등에 적응을 하지 못하다.
2420) 1.널다. 걸치다. 걸다. 2.받치다. 괴다. 치다. 세우다. 가설하다. 놓다. 만들다. 붙이는 약을 말한다.
2421) 실제 臨床에서 天疱瘡의 虛證에 連翹敗毒散에 合 五苓散을 하여 治療한 經驗이 있다.
2422) 天疱瘡의 實證에 赤小豆湯을 사용했어야 하는데 藥이 부담이 되어 連翹敗毒散에 合 五苓散을 하여 治療에 失敗한 經驗이 있다.

ⓗ 瘡이 오래되어서 권태롭고 嗜臥(기와)하면서 붓는 경우에는 五苓散에 加 橘皮·木香·檳榔·滑石·甘草·枳殼·大腹皮·砂仁을 薑煎(강전)으로 溫服을 한다.

6. 陰水[2423]

(1) 陰水

① 陰水는 몸이 冷을 하고 大便이 利를 하니 補中을 하고 行濕을 하면서, 或은 升提를 한다.

② 經에 이르기를, 陰이 안에 쌓이면 水氣로 腫滿(종만)을 한다고 하였으니 이것이다.

③ 治療하는 것은 마땅히 脾土를 補를 하여 運化의 常을 回復을 하고 心火를 淸하게 하며 肺金을 降하게 하여 肝木으로 하여금 制壓(제압)을 받게 하면 滲道[2424]가 또한 開通[2425]을 하게 하는 것이다.

ⓐ 이것이 補中을 하고 行濕을 兼하여 온전하게 하는 것이니, 虛를 하면서 濕熱이 있는 경우에 가장 마땅하다.

ⓑ 만약, 中이 寒한 경우에는 溫補를 하면 氣가 煖하게 되고 小便이 스스로 通을 하게 된다.

ⓒ 氣가 下陷(하함)을 하는 경우에 升提를 하면 즉, 陽이 들어져서 陰이 스스로 降하게 된다.

ⓓ 그렇기 때문에 말을 하기를, 行濕이라는 것은 五苓散이나 三花神祐丸을 말하는 것이 아니라고 하는 것이다.[2426]

㉠ 中氣를 補하는 것은 六君子湯에 加 木香을 한다.

㉡ 泄瀉(설사)를 하는 경우에는 蔘苓白朮散·升陽除濕防風湯으로 한다.

㉢ 嘔하는 경우에는 赤茯苓湯[2427]으로 한다.

㉣ 中이 寒한 경우에는 玄武湯·實脾散[2428]으로 한다.

2423) 陰水腫은 대개 알부민 수치가 低下가 되어서 나타나는 경우가 많다. 하지만, 대개의 陰水腫을 治療하는 處方이 附子가 들어가기 때문에 실제 臨床에서 BUN·크레아틴 수치가 나쁜 경우에 함부로 附子를 사용하기가 어렵다. 그렇기 때문에 오랜 기간에 治療를 하는 것을 목표로 하여 補中治濕湯으로 接近을 하는 方法이 가장 無難하다.

2424) 小便이 나오는 길을 말한다.

2425) ①새로 낸 도로(道路), 철로 등(等)의 통행(通行)을 시작(始作)함

2426) 陰水腫으로 老人들이 일시적으로 알부민 수치가 떨어지는 경우에는 도리어 鹿茸을 사용하면 알부민수치가 上升을 하면서 좋은 效果를 보인다. 그렇지 않은 경우에는 長期間의 治療가 필요하니 補中治濕湯이 가장 無難한 處方이 된다. 다만, 3년 정도의 治療를 이야기 하여야 한다.

2427) 頭汗出이 鑑別點이다.

㉤ 食積을 낀 경우에는 緊皮丸·千金養脾丸으로 한다.
㉥ 濕熱을 낀 경우에는 中滿分消湯·丸으로 한다.
㉦ 濕이 甚한 경우에는 退黃丸으로 한다.[2429)]
㉧ 虛가 甚하여 氣가 陷을 하고 입에 맛이 없는 경우에는 六君子湯에 加 升麻·柴胡로 升提를 한다. 復元丹으로 한다.

④ 一切의 淡味로 滲下[2430)]를 하는 것을 忌한다.
⑤ 腎虛로 허리가 무겁고 다리가 부어 濕熱이 있는 경우에는 加味八味丸·滋腎丸[2431)]으로 한다.
⑥ 陽虛로 小便이 不利를 하는 경우에는 古沈附湯으로 한다.
⑦ 二便이 모두 利를 하는 경우에는 朮附湯·復元丹으로 한다.

(2) 陰證

① 陰水는 久病이 많은데, 或은 産後[2432)]로 한다.

② 久病으로 喘咳(천해)를 하고 瘧痢(학리)를 하거나, 或은 차가운 藥을 잘못 服用을 하여 浮腫에 이른 경우에는 危證이다. 마땅히 補脾를 爲主(위주)로 한다.
ⓐ 대개, 喘[2433)]을 낀 경우에는 分氣紫蘇飮·五皮飮·葶藶丸으로 한다.
ⓑ 久痢는 加味八味丸으로 한다.
ⓒ 久瘧은 退黃丸으로 한다.

③ 産後의 浮腫은 반드시 大補氣血을 하여 水로 하여금 스스로 降을 하게 하여야 한다.
ⓐ 八物湯에 加 蒼朮·陳皮·半夏·香附子를 한다.
ⓑ 熱이 있으면, 加 麥門冬·黃芩을 한다.
ⓒ 氣가 不順을 하면, 加 木香·砂仁을 한다.
ⓓ 姙娠을 하여 氣가 水道를 막아서 붓는 경우에는 去 半夏를 하고, 加 紫蘇·大腹皮를 한다.
ⓔ 飮食에 障碍(장애)가 없는 경우에는 비록 藥을 먹지 않아도, 이미 出産을 하면 스스로 없어지게 된다.[2434)]

2428) 가장 陰水腫에 適合한 處方임에도 불구하고 현실적으로 陰水腫의 患者가 腎機能이 좋지 않기 때문에 附子를 사용하기가 쉽지 않다.
2429) 黃疸이 發生을 한 것이다. 肝硬化를 疑心하여야 한다. 腫喘이 發生이 되면 急히 전원을 하여야 한다.
2430) 利水滲濕을 말한다.
2431) 渴症이 없는 경우에 사용을 한다.
2432) 産後의 浮腫도 역시 鹿茸을 하여야 浮腫이 治療가 잘 된다.
2433) 喘은 腫을 만들고, 腫은 喘을 만든다. 腫喘이 같이 나오는 경우에는 分心氣飮으로 治療를 하는데 可能하면 洋方으로 전원을 하여야 한다.

7. 風腫·氣腫·瘀血腫

(1) 風腫

① 風腫은 走注[2435])를 하는데 皮가 痲木이 있다.

ⓐ 陽水와 陰水腫의 以外에 또한 風腫·氣腫·血腫이 있다.

ⓑ 오직 腸覃·石瘕는 이에 婦人病이다.[2436])

② 風腫은 즉, 痛風의 浮腫이다.[2437])

ⓐ 얼굴이 붓는 것은 風熱이 많고 다리가 붓는 것은 風濕이 많다.

ⓑ 關脈이 浮·洪·弦을 하는 경우에는 風·熱·濕의 三氣가 鬱을 하여 腫이 된 것이다.

ⓒ 脾土가 不足한 것으로 因하여 木火가 크게 盛을 하면 胃中이 순전히 風氣가 되니, 이른바 淸氣가 不升을 하면 腹이 脹을 하게 되고, 濁氣가 下降을 하지 못하면 大便이 閉澁을 하게 된다.

ⓓ 經에 이르기를, 中滿을 하면 안을 瀉를 하라고 한 것이 이것이다.

③ 外證은 走注를 하면서 疼痛이 있고 얼굴의 皮膚가 거칠며 痲木으로 不仁을 하니, 먼저 三和散[2438])을 하고, 다음에 小續命湯으로 한다.

ⓐ 大便이 閉를 하면 去 附子를 하고, 加 檳榔·牽牛를 한다.

ⓑ 날이 오래된 경우에는 金丹을 사용하니, 風이 寒을 따라 흩어지기 때문이다.

ⓒ 虛弱[2439])을 하여 감히 汗法을 사용하지 못하는 경우에는 四君子湯에 加 升麻·柴胡·蒼朮·防風으로 한다.

ⓓ 땀이 많은 경우에는 防己黃芪湯으로 한다.

(2) 氣腫

① 氣腫은 氣를 따라서 消長[2440])을 한다.

2434) 식사를 하게 되어 榮養이 供給되면 문제가 되지 않는다는 말이지만, 補藥을 사용하는 것이 더욱 좋다.

2435) 한 곳에 머물지 않고 돌아다니는 것을 말함.

2436) 난소낭종으로도 浮腫이 發生을 하는 경우가 있으니, 자궁질환이 의심이 되면 초음파를 같이 시행하여야 한다.

2437) 대개 蒼朮·黃柏·葛根을 많이 사용을 한다.

2438) 腹部에 脹滿이 있는 경우에 사용을 한다.

2439) 虛弱을 하면 자연스럽게 自汗出이 있기 때문에 당연히 發汗을 하지 못하는 것이다.

② 七情으로 涎이 停滯가 되면 鬱로 濕熱이 된다.

③ 脾·肺가 모두 病이 들고 四肢가 瘦削(수삭)[2441]을 하며 腹脇이 膨脹을 하여 水氣와 더불어 비슷하다.

ⓐ 그러나, 손으로 누르면 오목하게 들어가서 즉시 일어나지 않는 경우에는 濕이다.

ⓑ 눌렀는데 피부가 厚하여 오목하게 들어가지 않는 경우에는 氣이다.

④ 六君子湯에 加 木香·木通을 한다.

⑤ 喘이 있는 경우에는 木香流氣飮으로 한다.

⑥ 大便이 閉를 하는 경우에는 三和散[2442]·六磨湯[2443]·木香檳榔丸으로 한다.

⑦ 小便이 閉를 하는 경우에는 分心氣飮[2444]으로 한다.

⑧ 嘔滿을 하는 경우에는 四炒枳殼丸으로 한다.

⑨ 泄瀉(설사)를 하는 경우에는 單香附丸으로 한다.

⑩ 痰을 껴서 腹이 脹滿(창만)을 하는 경우에는 加味枳朮湯·控涎丹으로 한다.

(3) 瘀血腫[2445]

① 瘀血의 浮腫은 皮膚에 붉은 실 같은 血痕이 있다.

ⓐ 四物湯에 加 桃仁·紅花를 한다.[2446]

ⓑ 或은 續斷飮·加味八味丸으로 한다.

② 婦人의 經閉로 因하여 敗血로 붓는 경우에[2447]

ⓐ 腎氣丸에 加 紅花를 한다.

ⓑ 或은 紅礬丸으로 한다.

ⓒ 詳細한 것은 婦人의 經候에 있다.

2440) 쇠하여 사라짐과 성(盛)하여 자라감.

2441) 1.빼빼 마르다. 앙상하다. 2.글씨가 가늘면서도 힘이 있다.

2442) 腹部에 가스가 많이 차는 경우에 사용을 한다.

2443) 실제 大便이 잘 나오지 않는 경우에 사용을 한다.

2444) 腫喘으로 脇痛이 있는 경우에 사용을 한다.

2445) 浮腫이 있는 皮膚에 血管이 드러나는 것이다. 脹滿이 같이 同伴이 되는 경우에는 血脹으로 接近을 하여야 한다. 人蔘芎歸湯이나 散血消腫湯으로 한다.

2446) 大便이 黑한 경우에 사용을 한다.

2447) 氣分인 경우에는 當歸芍藥散으로 하고, 血分인 경우에는 桂枝茯苓丸으로 한다.

8. 陰囊水腫[2448]

① 陰莖[2449]과 陰囊(음낭)이 붓는 것도 또한, 陰陽의 徵候(징후)[2450]가 있다.

ⓐ 玉莖(옥경)과 陰囊(음낭)은 伸縮을 하고 痿强[2451]을 하니 이에 몸 중에 陰陽의 機가 있는 것이다.

② 陽火가 있어서 玉莖(옥경)이 腫脹을 하고 勃起가 되는 것이 쉬지 않는 경우에는 柴靑瀉肝湯으로 한다.

③ 濕熱이 下流를 하는 경우에는 四苓散에 加 山梔·木通·金櫻子를 한다.

④ 陰莖과 陰囊(음낭)이 붓고 通明[2452]한 경우에는 木香流氣飮에 加 木通을 하여 끓인 다음에 靑木香丸을 먹는다.

⑤ 暴風의 客熱로 陰挺이 腫脹을 하는 경우에는 龍膽瀉肝湯으로 한다.

⑥ 膀胱(방광)의 熱이 甚하여 陰囊(음낭)이 붓고 二便이 不通을 하는 경우에는 三白散·八正散으로 한다.

⑦ 붓고 아픈 경우에는 小茴香·全蝎·穿山甲·木香을 等分을 하여 末을 한 다음에 매번 二錢을 空心에 술로 마신다.

⑧ 陰部가 寒濕으로 붓고 痿弱을 하는 경우에는 五苓散에 加 小茴香을 한다. 或은 八味丸으로 한다.

⑨ 外腎이 붓는 것이 마치 말과 같은 경우에는 荔核散으로 한다.

⑩ 上熱下虛로 玉莖(옥경)이 붓고 아픈 경우에는 淸心蓮子飮으로 한다.[2453]

⑪ 陰囊(음낭)이 붓는 것이 마치 말(斗)과 같이 붓고, 睾丸이 아픈 경우에는 馬鞭草를 搗爛(도란)을 하여 붙인다. 或은 마른 地龍을 末로 해서 鷄子淸에 버무려서 붙인다.

⑫ 陰囊(음낭)이 부드러운 경우에는 可히 治療할 수가 있다.

⑬ 婦人의 陰腫으로 便秘가 있는 경우에는 枳橘로 熨를 한다.

2448) 음낭수종은 음낭 안의 고환초막에 액체가 고이는 질환이다. 초막은 고환 전체를 둘러싸고 있기 때문에 초막 안에 액체가 고이면 음낭에서 주머니 모양의 혹(낭성종물)이 만져진다. 초막이 고환 상부의 정삭까지 확장되면 서혜부나 음낭 상부에서 낭성종물이 만져지기도 한다. **[네이버 지식백과]** 음낭수종 [hydrocele] (서울대학교병원 의학정보, 서울대학교병원)

2449) 자지. 남자(男子)의 외성기

2450) 어떤 일이 일어날 조짐(兆朕)

2451) 萎縮이 되고 勃起가 되는 것을 말한다.

2452) 매우 밝다. 아주 환하다.

2453) 小便이 混濁한 것을 治療한다.

9. 水腫의 通治와 禁忌[2454]

(1) 治療原則

① 무릇 陽水는 마땅히 辛寒으로 散結을 하고 行氣를 하며, 苦寒으로 瀉火를 하고 燥濕을 한다.

② 陰水는 마땅히 苦溫으로 燥脾를 한다. 或은 辛熱로 導氣를 한다.

(2) 禁忌

① 甘한 藥으로 濕을 도와 脹滿(창만)에 이르는 것을 極히 忌를 한다.

② 鍼으로 刺를 하는 것을 더욱 忌하니, 犯을 하게 되면 물이 흘러서 죽게 된다.

(3) 通用

① 通用으로는 二陳湯에 去 甘草[2455]를 하고, 加 蒼朮·白朮로 君을 한다.

ⓐ 豬苓·澤瀉·山梔로 佐를 하여 濕熱을 消를 한다.

ⓑ 麥門冬·黃芩으로 使를 하여 淸肺를 하고 制肝을 한다.

㉠ 腹脹에는 加 厚朴을 한다.

㉡ 泄瀉(설사)에는 加 肉荳蔲·訶子를 한다.

㉢ 喘急(천급)에는 加 桑白皮·杏仁을 한다.

㉣ 氣壅(기옹)에는 加 香附子를 한다.

㉤ 食積에는 加 山楂·麥芽를 한다.

㉥ 陽水로 便閉를 하면 加 甘遂를 약간 한다. 陰水로 氣가 弱하면 加 人蔘을 한다.

㉦ 風腫에는 加 羌活·防風·白芷를 한다.

㉧ 夏月에는 加 香薷를 한다. 寒은 加 薑·桂를 한다.

㉨ 氣腫에는 加 蘿葍子·枳殼을 한다.

㉩ 血에는 加 歸·芎을 한다.

㉪ 痰에는 加 貝母를 한다.

㉫ 上體가 붓는 경우에는 加 蘇葉을 한다. 下體가 붓는 경우에는 加 防己·木瓜를 한다.

㉬ 陰囊(음낭)이 붓는 경우에는 加 小茴香·木香을 한다.

㉭ 外腎이 마치 돌과 같고 脇을 당기면서 아픈 경우에는 加 巴戟을 한다.

2454) 단것과 皮膚를 刺鍼을 하는 것을 忌한다.
2455) 浮腫 때문에 甘草를 去한 것이다.

(4) 六經浮腫[2456]

① 또한, 太陽腫證에는 加 藁本·赤小豆를 한다.

② 少陽腫證에는 加 芫花·雄黃·木通을 한다.

③ 陽明腫證에는 加 茯苓·椒目을 한다.

④ 太陰腫證에는 加 甘遂·葶藶을 한다.

⑤ 少陰腫證에는 加 澤瀉·連翹·巴戟을 한다.

⑥ 厥陰腫證에는 加 大戟·吳茱萸를 한다.

⑦ 이것은 옛 法을 미루어 넓힌 것이니 함부로 妄靈되게 사용하면 안 된다.

(5) 本草의 禁忌

① 甘遂·大戟·芫花는 損氣를 하고 破血을 한다.

② 巴豆는 腎의 陰氣를 損傷(손상)을 한다.

③ 輕粉은 齒牙를 損傷(손상)시키고, 腸胃에 毒이 남게 한다.

④ 土狗[2457]는 劫奪(겁탈)을 하게 해서 다시 浮腫이 생기게 한다.

⑤ 그렇기 때문에 愼重(신중)하게 사용을 하여야 한다.

(6) 浮腫 治療의 難治

① 무릇, 먼저 腹이 붓고 以後에 四肢로 흩어지는 경우에는 可히 治療를 할 수가 있다.

② 먼저 四肢가 붓고 以後에 腹으로 들어가는 경우에는 難治이다.

(7) 浮腫 治療의 死證

① 만약에 肌肉이 崩壞를 하고 足脛에 물이 흐르며 입술이 검어지고 귀가 뜨거우며 缺盆(결분)이 평편하고 배꼽이 突出이 되며 등(背)이 평평하고 手足의 掌이 평평하며 살이 단단하고 배에 靑筋이 많으며 大便이 滑泄을 하면 不治이다.

ⓐ 얼굴이 검은 경우에는, 肝이 죽은 것이다.

ⓑ 兩手에 指紋이 없는 경우에는, 心이 죽은 것이다.

ⓒ 배꼽이 突出한 경우에는, 脾가 죽은 것이다.

ⓓ 양 어깨가 突出한 경우에는, 肺가 죽은 것이다.

ⓔ 下注를 하여 다리가 붓는 경우에는, 腎이 죽은 것이다.

2456) 浮腫의 證狀에 六經의 形證이 나오는 것으로 鑑別을 하지만, 크게 얽매일 것은 아니다.
2457) 누고(螻蛄)를 말한다.

10. 水腫의『東醫寶鑑』治法

(1) 水病의 定義

① 水病에서 下로는 䯒(행)[2458]이 腫을 하고 腹이 大를 하며, 上으로는 喘呼를 하고 잠을 잘 수가 없는 경우에는 標本[2459]이 모두 病이 든 것이다.
② 그렇기 때문에 肺는 喘呼가 되고 腎은 水腫이 되니, 肺가 逆이 되어 잠을 잘 수가 없는 것이다.
③ 濕이 勝을 하면 濡泄[2460]을 하고, 甚하면 즉 水가 閉를 하여 浮腫이 된다.

(2) 水病의 症狀

① 그 狀이 目胞의 上·下로 微腫을 하여 마치 裹[2461]水를 한 것과 같고 通身이 浮腫이 있으며 喘咳(천해)를 하고 怔忡을 하며 股[2462]間이 淸冷을 하고 小便이 澁黃을 하며 皮가 薄을 하고 光澤이 있으며 手로 按을 하면 窟이 되고 擧手를 하면 즉 滿을 한다.
② 이것이 浮腫이다.

(3) 水病의 五種

① 水病에는 五種이 있다.
ⓐ 一은 가로되 風水라고 하니, 그 脈이 스스로 浮를 하고 外證으로는 骨節이 疼痛을 하며 惡風[2463]을 한다.
ⓑ 二는 가로되 皮水라고 하니, 脈이 역시 浮를 하고 外證으로는 浮腫이 있으며 누르면 指가 들어가고 惡風을 하지 않으며 그 腹이 마치 鼓와 같고 渴證(갈증)이 없으니 마땅히 그 汗을 發하게 한다.
ⓒ 三은 가로되 正水라고 하니, 그 脈이 沈遲(침지)를 하고 外證은 스스로 喘을 한다.

ⓓ 四는 가로되 石水라고 하니, 그 脈이 스스로 沈을 하고 外證은 腹滿을 하나 喘을 하지 않는다.
㉠ 또한, 石水라는 것은 腎水가 臍下에 停滯가 된 것이 있어 小腹이 腫大를 하고 硬結[2464]을

2458) 1. 정강이뼈(정강이의 무릎에 가까운 부분) 2. 정강이의 무릎에 가까운 부분(部分)
2459) 대개 本은 腎을 말하고 標는 肺를 말한다.
2460) 습이 성하여 비(脾)를 손상시켜 발생하는 설사. 하루에도 여러 차례 설사가 물같이 나오나 배는 아프지 않거나 아파도 미약하게 아픔.
2461) 1. 싸다 2. 얽다 3. 그치다 4. 꾸러미 5. 꽃송이 6. 풀의 열매
2462) 1. 넓적다리 2. 정강이
2463) 대개 惡風을 하는 것은 안에 炎症이 發生을 한 것이다.

하는 것이 마치 石과 같다.

㉡ 그렇기 때문에, 이르기를 石水라고 한다.

ⓔ 五는 가로되 黃汗이라고 하니, 그 脈이 沈遲(침지)를 하고 身이 發熱을 하며 胸滿을 하고 四肢와 頭面이 腫을 한다.

㉠ 오랫동안 낫지를 않으면 반드시 癰膿(옹농)에 이르게 된다.

㉡ 또한, 가로되 오래 되면 즉 肌肉이 潰爛(궤란)[2465]을 하고 陰囊(음낭)과 足脛에 水가 出을 한다.

(4) 五臟水[2466]

① 五臟의 水가 있다.

ⓐ 心水는 그 身이 重을 하고 少氣를 하며 잠을 잘 수가 없고 煩을 하며 躁[2467]를 하고 그 陰이 크게 腫을 한다.

ⓑ 肝水는 그 腹이 大를 하고 스스로 轉側[2468]을 할 수가 없으며 脇下와 腹中이 痛을 하는데, 때로 津液(진액)이 약간 發生을 하며 小便이 連續을 하여 通을 한다.

ⓒ 肺水는 身이 腫을 하고 小便이 難을 하는데 때로 鴨溏(압당)[2469]을 한다. 肺水는 皮膚에 流溢을 하고 遍身이 대개 腫을 하나, 단지 腹이 옛날과 같이 滿을 하지 않고 역시 渴證(갈증)이 없는 것이다.

ⓓ 脾水는 그 腹이 大를 하고 四肢가 重한 것으로 苦痛스러우며 津液(진액)이 生을 하지 않고 단지 少氣로 苦痛스럽고 小便이 難을 한다.

ⓔ 腎水는 그 腹이 大를 하고 臍가 腫을 하며 腰痛을 하고 小便을 얻을 수가 없으며 陰下가 濕을 하는 것이 마치 소(牛)의 코에 땀이 나는 것과 같으며 그 足이 逆冷을 하고 黃瘦[2470]를 한다.

(5) 陰水와 陽水[2471]

① 陰水와 陽水가 있다.

ⓐ 陽水는 外因으로 因한 것이 많은데, 水를 건너고 雨에 感觸이 되거나, 或은 風·寒·暑·濕에 感觸이 된 것이다.

2464) 단단하게 굳어 뭉침
2465) 썩어 문드러짐
2466) 臨床에서는 굳이 五臟水까지 分類를 할 필요는 없고, 陰陽水만으로도 充分하다.
2467) 신체를 계속해서 움직이며 초조, 불안해하거나 혹은 손발을 어지럽게 움직이는 증상.
2468) [명사] 1. 방향을 바꿈. 2. 구르거나 자빠짐. 3. 자다가 돌아누움.
2469) 오리 똥을 일컫는데, 찌빗찌빗하게 진흙처럼 나오는 사람의 무른 변을 비유한 용어임.
2470) 몸이 누렇게 뜨면서 마르는 증상
2471) 陰水腫·陽水腫인 경우에는 기본적인 혈액검사를 施行하여야 한다. 단순히 腎機能 뿐 만 아니라, 肝機能으로도 浮腫이 發生을 하기도 하고, 老人의 경우에는 알부민수치가 떨어져도 浮腫이 發生을 한다.

㉠ 그 證은 먼저 上體의 肩·背·手·臂가 腫을 하고 熱[2472)]·渴이 되며 二便이 閉를 한다.
㉡ 煩渴(번갈)을 하고 小便이 赤澁을 하며 大便이 秘結을 하는 것은 이것은 陽水가 된다.

ⓑ 陰水는 內因으로 因한 경우가 많은데 飮水를 하고, 또한 茶酒를 하며 飢飽를 하고 勞役을 하며 房勞를 한 것이다.
㉠ 그 證은 먼저 下體의 腰·腹·脛·跗가 腫을 하고 身이 凉을 하며 大便이 利를 한다.
㉡ 煩渴(번갈)을 하지 않고 大便이 溏을 하며 小便이 赤澁을 하지 않는 것은 이것은 陰水가 된다.

(6) 水蠱

① 水蠱는 水毒의 氣가 內에 結聚를 하고 하여금 腹이 점차 大를 하며 動搖를 하는 데에 聲이 있고 항상 飮水를 하려고 하며 皮膚가 麤(추)[2473)]하고 惡하다.

(7) 水腫의 氣血虛

① 朝가 되면 寬[2474)]을 하고 暮가 되면 急[2475)]을 하면 血虛이다.
② 暮가 되면 寬을 하고 朝가 되면 急을 하면 氣虛이다.
③ 朝暮에 急을 하면, 氣血이 모두 虛한 것이다.

㉮ 陰水

ⓐ 陰水에는 마땅히 實脾散[2476)]·胃苓湯[2477)]·復元丹으로 한다.

❶ 실비산(實脾散)(➡方藥合編·中58, 東醫寶鑑 1365, 醫學入門 2679)
活套 : ① 陰水로 浮腫이 發生하는 경우에는 마땅히 먼저 脾土를 實하게 한다.
② 陰水浮腫에는 먼저 脾土를 實하게 한다.

❷ 장원탕(壯原湯)(➡方藥合編·上55, 赤水玄珠·水脹通論)
活套 : ① 脚氣·腹水·浮腫·腎炎·心不全을 治療한다.
② 下焦의 虛寒으로 中滿을 하고 腫脹을 하며 小便이 不利를 하고 上氣로 喘急(천급)을 하며 囊腿腫을 治療한다.
③ 咳를 하면 加 桑白皮를 한다.
④ 脚面이 腫을 하는 경우에는 加 薏苡仁을 한다.

2472) 陽水腫에는 發熱이 가장 重要하다.
2473) 일반적인 浮腫은 대개 皮膚가 光澤이 난다.
2474) 浮腫이 甚하지 않은 것을 말한다.
2475) 浮腫이 甚해지는 것을 말한다.
2476) 가장 이상적인 處方이지만, 실제 臨床에서 附子를 사용하기가 어렵다.
2477) 胃實證이 있는 경우라면 胃苓湯을 사용하지만, 胃實證이 없다면 理中湯을 合方을 한 理苓湯을 사용한다.

⑤ 中氣가 不運을 하면 加 木香·厚朴을 한다.
⑥ 氣鬱에는 加 沈香·烏藥을 한다.
⑦ 虛한 경우에는 加 人蔘 三錢, 附子 一錢을 한다.
⑧ 汗이 있는 경우에는 加 桂枝·芍藥을 한다.
⑨ 夏月이 되어서 喘乏을 하고 汗이 많은 경우에는 加 麥門冬·五味子를 한다.
⑩ 轉側을 할 수 없는 경우에는 加 蒼朮·澤瀉를 한다.
⑪ 濕이 盛한 경우에는 加 赤小豆·桑白皮를 한다.

❸ 복원단(復元丹)(➡方藥合編·上56, 東醫寶鑑 1366, 醫學入門 2679)

活套 : ① 浮腫·心不全·腎臟炎을 治療한다.

② 心腎의 眞火는 能히 脾肺의 眞土를 生한다. 지금 眞火가 이미 虧損(휴손)을 하여 眞土를 滋養을 하지 못한다. 그렇기 때문에 土가 水를 制御를 하지 못하여 腹脹을 하고 喘息(천식)을 하며 股가 冷을 하고 舌이 乾을 하며 小便이 閉를 한다.

③ 氣虛한 경우에는 加 人蔘 三·五錢을 한다.

❹ 신기환[2478](腎氣丸)(➡方藥合編·上40, 東醫寶鑑 1243, 醫學入門 2800 六味地黃丸)

活套 : ① 六味地黃丸이다. 또한, 腎氣丸이라고 이름을 한다.

② 가령, 心氣가 不足하거나 또는 瘀血이 있는 경우에는 加 牧丹皮를 八兩까지 한다.

③ 가령, 淋瀝(임력)이나 血腫이 있는 경우에는 加 澤瀉를 八兩까지 한다.

④ 가령, 脾胃(비위)가 弱한 경우에는 加 山藥을 八兩까지 한다.

⑤ 가령, 夢遺가 있고 頭昏이 있는 경우에는 加 山茱萸를 八兩까지 한다.

⑥ 가령, 痰火가 盛하고 또한 小水[2479]가 不淸한 경우에는 加 茯苓을 八兩으로 한다.

⑦ 가령, 腎에 邪水가 없는데 遺精을 하는 경우에는 去 澤瀉·茯苓을 하고, 加 茯神 三兩, 益智仁·五味子·麥門冬 各 二兩으로 한다.

❺ 이중탕(理中湯)(➡方藥合編·上6, 東醫寶鑑 1069, 醫學入門 1842·3055)

活套 : ① 胃아토니·胃下垂·胃擴張·胃酸過多·減酸症·胃潰瘍·蛔蟲·急性慢性 胃카타르·胃腸性神經衰弱·肺結核·肋間神經痛·萎縮腎·帶下·陰症急性吐瀉病·四肢神經痛·自家中毒症을 治療한다.

② 太陰腹痛으로 自利를 하고 不渴을 하는 것을 治療하는 處方이다.

③ 加 陳皮·靑皮를 하면 治中湯이라 이름을 한다.

④ 小建中湯을 合하면 建理湯으로 이름을 하는데, 虛冷으로 積氣가 上攻을 하는 것을 治療한다.

⑤ 五苓散을 合하면 理苓湯이라 이름을 하는데 陽虛浮腫을 治療한다.

⑥ 氣虛에는 倍 蔘을 하여 五·七錢까지 한다.

㉯ 陽水[2480]

ⓐ 陽水에는 마땅히 八正散[2481]으로 한다.

ⓑ 或은 人蔘敗毒散에 加 麻黃·防風·黃芩·梔子를 하여 服用을 한다.

2478) 浮腫을 治療하는 경우에는 土克水를 이용하는 方法으로 해야 한다. 잘못 六味地黃湯을 사용하면 浮腫이 더 甚해지게 된다.

2479) 小便을 말한다.

2480) 臨床的으로는 柴苓湯이 더 效果가 좋다.

2481) 大小便이 같이 不通을 한 경우를 治療한다.

㉰ 腫喘[2482]

ⓐ 久喘을 앓은 後에 水氣가 있으면 마땅히 分氣飮·葶藶丸으로 한다.

❶ 분심기음(分心氣飮)(➡方藥合編·中83, 東醫寶鑑 240, 醫學入門 159·3109)

活套: ① 呑酸噯氣·惡心·嘔吐吃逆·心頭昏眩·四肢倦怠·顔色萎黃·口苦舌乾·食慾不振·神經衰弱·浮腫·腹膜炎·不食病·乳房痛을 治療한다.

② 七情의 痞滯를 治療하는데 大·小便을 通利하게 하고 淸하게 하면서 爽快(상쾌)하게 疏通(소통)[2483]을 하게 한다.

㉱ 暑腫[2484]

① 瘧·痢를 앓은 後에는 五皮散을 通用을 한다.

❶ 청서육화탕(淸暑六和湯)(➡方藥合編·中36, 東醫寶鑑 1141)

活套 : ① 香茹散도 역시 暑病에 사용하지만, 暑病의 특징인 熱을 瀉하기 위하여 黃連을 加한 黃連香茹散을 사용한다.

② 역시, 六和湯에 比해서 熱이 있는 경우에 사용을 한다.

③ 또한, 暑病으로 吐를 하고 泄을 하는 경우에는 縮脾飮과 合方을 해서 사용한다.

㉲ 瘡腫

ⓐ 瘡疥(창개)가 變을 하여 水腫이 되는 경우에는 마땅히 赤小豆湯[2485]으로 한다.

❶ 적소두탕(赤小豆湯)(➡方藥合編·下42, 東醫寶鑑 1367, 醫學入門 3092)

活套 : ① 浮腫·呼吸促迫을 治療한다.

② 年少者가 氣血이 모두 熱을 하여 瘡疥(창개)가 나고 變을 하여 腫滿(종만)이 되는 것을 治療한다.

㉳ 風腫[2486]

ⓐ 대저, 腫이 되는 水는 이에 汚濁[2487]의 氣가 經絡에 滲透(삼투)를 하여 溪谷(계곡)에 流注를 하고 隧道[2488]에 灌入을 하는 것이다.

ⓑ 血도 역시 이것으로 因하여 水로 化를 하는 것이다.

ⓒ 脾土를 빌려 制壓(제압)을 하고 腎氣를 引導를 하여 이를 하려고 하나, 누가 脾가 病이 들면 즉 金氣가 衰를 하고 木이 두려워하는 바가 없어 와서 侮土를 하는 것을 알지 못하겠는가?

2482) 浮腫으로 因하여 喘息이 同伴이 되는 것을 말한다. 대개 危急證이다.
2483) 1.(도랑·강바닥 따위를) 쳐내다. 준설하다. 2.의견을 소통시키다. 화해시키다.
2484) 暑病은 瘧疾과 痢疾이 대표적이다.
2485) 赤小豆湯은 實證이라야 可能하다. 虛證의 경우에는 連翹敗毒散 合 五苓散으로 한다.
2486) 風이 侵犯한 것은 木剋土로 因하여 土克水를 하지 못하여 發生을 하는 것이다.
2487) 더럽고 흐림
2488) 평지나 산, 바다, 강 따위의 밑바닥을 뚫어서 굴로 만든 철도(鐵道)나 도로

ⓓ 脾가 病이 들고 싶지 않아도 얻을 수가 없는 것이다.
ⓔ 治法은 마땅히 心經의 火를 淸을 하게하고 脾土를 補養을 하여 運化의 職責(직책)을 온전하게 하며 肺氣가 下降을 하게하고 滲道를 開通을 하게하며, 하여금 敗濁의 氣가 약간 淸을 하게하면, 回復을 하여 氣가 되고 血이 되며 津液(진액)이 되는 것이다.
ⓕ 甚한 경우에는 上에 있으면 汗이 되고, 下에 있으면 尿가 되어 이것으로 점차 分消가 되는 것이다.

❶ 대강활탕(大羌活湯)(➡方藥合編·下6, 東醫寶鑑 1040·1057, 醫學入門 1718·3044)
活套: ①『醫學入門』의 大羌活湯은 지금의 關節痛風을 治療하는 大羌活湯이 아니고 傷寒을 治療하는 處方이다.『東醫寶鑑』에서 비로소 지금의 大羌活湯이 記載되어 있다. 또한,『東醫寶鑑·寒條文』에서는『醫學入門』에서 記載된 傷寒에 사용하는 大羌活湯이 記載되어 있다.
② 風濕이 相搏[2489]해서 肢節이 腫痛하고 屈伸을 할 수가 없는 것을 治療한다.

㉯ 通治
ⓐ 腫脹을 治療하는 大法은 마땅히 補中을 하고 行濕을 하며 小便을 이롭게 하는 것이다.
ⓑ 人蔘·白朮로 君을 한다.
ⓒ 蒼朮·陳皮·茯苓으로 臣을 한다.
ⓓ 黃芩·麥門冬으로 使를 하여 肝木을 制壓(제압)한다.
ⓔ 약간 厚朴을 加하여 腹脹을 消하게 한다.
ⓕ 氣가 不運을 하는 경우에는 加 木香·木通을 한다.
ⓖ 氣가 下陷(하함)을 하는 경우에는 加 升麻·柴胡를 한다.
ⓗ 이것이 補中治濕湯의 處方이다.

❶ 보중치습탕(補中治濕湯)(➡方藥合編·中60, 東醫寶鑑 1365)
活套 : ① 腹水·肝硬變症·慢性腎炎을 治療한다.
② 水病을 通治를 하는데 補中을 하고 行濕을 하며 利水를 한다.
③ 氣虛한 경우에는 蔘을 倍로 하고, 熱이 없으면 黃芩을 去한다.

❷ 곽령탕(藿苓湯)(➡方藥合編·中14, 醫學入門 3090)
活套 : ① 浮腫이 있는 경우에 藿香正氣散에 合 四苓散을 한 것을 이름을 하기를 藿苓湯이라고 한다.
② 氣喘인 경우에는 加 蘇梗을 하면 역시 可하다.

❸ 사령오피산(四苓五皮散)(➡方藥合編·下43)
活套 : ① 浮腫을 治療한다.

2489) 얽힌 것이다.

11. 水腫의 脈

① 水腫의 證狀은 陰이 있고 陽이 있다.

② 陰은 脈이 沈遲(침지)를 하고 그 色이 靑白을 하며 渴症이 없고 泄瀉(설사)를 하며 小便이 淸을 하는데 澁을 한다.

③ 脈이 或은 沈數을 하면 色이 赤을 하고 黃을 하는데 燥糞(조분)[2490]이 있고 赤色의 小便이 있으며 渴症이 있으면 陽이다.

④ 沈細를 하면 반드시 죽게 되는데 浮大를 하면 無妨하다.

⑤ 陽脈은 반드시 陽證이 보이고, 陰脈은 반드시 陰證이 보인다.

⑥ 沈細를 하면 水가 더욱 盛을 하게 되어 制御가 안 되는 것이다.

⑦ 浮大를 하면 즉, 心火가 土를 發生을 하여 水가 制御가 되는 것이다.

2490) 燥屎를 말한다.

脹滿[2491]

1. 鼓脹의 虛實[2492]

① 鼓脹(고창)에 虛는 軟을 하고 實은 堅固하다.
② 鼓脹(고창)은 가운데가 비어 있고, 밖은 堅固하니 마치 북과 같다.
③ 또한, 말을 하기를 蠱라고도 하는데 마치 벌레가 侵蝕[2493]을 한다는 뜻과 같다.

(1) 虛脹

① 虛脹은 陰寒으로 邪가 된 것으로 吐利를 하고 不食을 하는데, 때로는 脹을 하고 때로는 減을 한다.
② 누르면 즉, 陷沒(함몰)이 되어서 軟을 한다.

(2) 實脹

① 實脹은 陽熱로 邪가 되는데 身熱을 하고 咽乾(인건)을 하며 항상 脹滿(창만)이 있고 안으로는 아프다. 누르면 陷沒(함몰)이 되지 않고 단단하다.
② 대개, 肥人은 氣虛로 寒濕이 많고, 瘦人은 血虛로 濕熱이 많다.

2. 鼓脹의 病機

① 모두 脾濕으로 運布(운포)가 되지 않기 때문이다. 脾는 中에 居하여 能히 心肺의 陽과 肝腎의 陰을 升降을 할 수가 있다.

2491) 일반적으로 肝硬化를 말한다. 臨床을 별로 하지 않은 한의사들이 단순히 가스가 차는 것으로 생각을 하는데, 대개 肝硬化로 因한 腹水나 기타 證狀이다.

2492) 간경변증의 증상은 매우 다양하게 나타난다. 피부에 붉은 반점이 거미 모양으로 나타나거나(거미혈관종), 호르몬 대사의 이상으로 손바닥이 정상인보다 붉어지고, 남성에서는 가슴이 커지며 성기능이 저하될 수 있다. 비장이 커지면서 왼쪽 옆구리에서 만져질 수 있고, 복수가 차고 양쪽 다리가 부을 수 있으며, 피부 바깥쪽까지 확장된 혈관이 튀어나올 수 있다. 또한 간기능의 저하로 황달이 나타날 수 있고, 간성혼수(hepatic coma)로 인해 인격이 변하거나 의식을 잃을 수도 있다. 식도정맥류 출혈 등이 발생하면 피를 토하거나 흑변, 혈변이 보일 수도 있다. **[네이버 지식백과]** 간경변증 [liver cirrhosis] (서울대학교병원 의학정보, 서울대학교병원)

2493) 차츰차츰 먹어 들어감

② 지금, 內傷과 外感으로 脾陰이 傷을 받아서 痰飮이 結聚가 되니, 飮食의 精華2494)를 傳布2495)를 할 수가 없어, 위로 肺로 들어갈 수가 없고 아래로 膀胱(방광)으로 들어갈 수가 없다.

③ 그렇기 때문에, 濁氣가 아래에 있어서 化를 하여 瘀血이 되고, 鬱이 오래되면 熱이 되며, 熱이 化를 하여 濕이 되니, 濕熱이 서로 얽히면 鼓脹(고창)이 된다.

④ 或은 臟腑의 外에 있고 或은 榮衛의 分에 있으며 或은 胸膈에 있고 或은 皮膚에 있다.

⑤ 비록 각자의 臟腑에 證狀이 나타나더라도, 역시 모두 脾에 歸結이 되는 것이다.

3. 鼓脹의 證狀

① 煩渴(번갈)을 하고 喘滿(천만)을 하며 嘔吐를 하고 泄瀉(설사)를 하며 腰·脇이 아프고 胃痛이 있으며 癃閉(융폐)가 있고 小腹이 처진다.

ⓐ 心脹이면 煩心을 한다.

ⓑ 肝脹이면 脇痛이 있다.

ⓒ 脾脹이면 嘔噦(구얼)을 잘 한다.

ⓓ 肺脹이면 咳喘을 한다.

ⓔ 腎脹이면 腰痛이 있다.

ⓕ 胃脹이면 胃脘이 아프다.

ⓖ 大腸脹이면 腸鳴과 飱泄이 있다.

ⓗ 小腸脹이면 小腹이 당기면서 腰痛이 있다.

ⓘ 膀胱脹이면 小便이 癃閉가 있다.

ⓙ 三焦脹이면 氣滿으로 皮膚에 한다.

ⓚ 膽脹이면 口苦를 한다.

4. 鼓脹의 外感과 內傷

(1) 外感

① 外感이면 寒으로 하는데, 鬱이 되면 裏邪2496)가 된다.

② 外感의 風寒이 陽明裏分으로 傳을 하여 大實·大滿을 하는 경우에는 承氣湯으로 한다. 옛

2494) ①물건(物件) 속의 깨끗하고 아주 순수(純粹)한 부분(部分) ②뛰어나게 우수(優秀)함 ③광채(光彩)

2495) [명사] 같은 말 : 전파[3](傳播)(1. 전하여 널리 퍼뜨림).

2496) 大便이 나오지 않는 것을 말한다.

날에 이르기를 下를 하면 脹이 그친다는 것이 이것이다.

③ 感風으로 脹이 된 경우에는
ⓐ 升麻葛根湯에 加 蒼朮을 한다.
ⓑ 或은 升麻胃風湯[2497]으로 한다.

④ 感寒으로 脹한 경우에는 不換金正氣散[2498]에 加 檳榔·枳殼·乾薑을 한다.
⑤ 風寒의 兩感으로 脹을 하는 경우에는 五積散으로 한다.

⑥ 暑脹
ⓐ 二便이 不利를 하는 경우에는 香茹散에 加 滑石·枳殼·黃連으로 한다.
ⓑ 二便이 利를 하는 경우에는 六和湯으로 한다.

⑦ 濕脹
ⓐ 腰重을 하거나 或은 嘔를 하는 경우에는 除濕湯으로 한다.
ⓑ 泄瀉(설사)를 하는 경우에는 三白湯으로 한다.

(2) 內傷

① 內傷으로 氣滯가 되면 閉를 하거나, 또는 利를 한다.
② 七情의 鬱塞[2499]으로 氣道가 막히고 升降이 失常을 하며 腹脹이 크고 四肢가 마르는 경우가 많으면 四七湯[2500]·七氣湯[2501]·四炒枳殼丸[2502]으로 한다.

③ 怒로 因하여 肝을 傷하고 脾를 勝한 경우에는 痞滿(비만)으로 喘急(천급)을 한다.
ⓐ 平肝飮子으로 한다.
ⓑ 甚한 경우에는 當歸龍薈丸으로 한다.
ⓒ 虛한 경우에는 禹餘粮丸으로 한다.

④ 怒로 因하여 肝이 肺를 乘하고 大腸으로 傳하여진 경우에는, 腹鳴이 있고 氣가 走하면서 소리가 나는데 二便이 或은 閉를 하거나 或은 溏을 한다.

2497) 얼굴이 붓는 경우에 사용한다.
2498) 가장 무난한 處方이다.
2499) 기분(氣分)이 답답하여 막힘
2500) 咽喉部의 不便感을 治療한다. 肝硬化 患者의 咽喉部 不便感은 함부로 지나쳐서는 안 된다. 식도정맥류로 因한 大量出血이 야기가 될 수가 있다.
2501) 大便을 보고 싶으나 大便을 보지 못하는 證狀이 있을 경우를 治療한다.
2502) 脹滿이 甚한 경우에 사용을 한다.

ⓐ 六君子湯에 加 蘇子·大腹皮·木香·草果·厚朴·枳實을 한다.[2503]
ⓑ 便이 閉하는 경우에는 三和散[2504]·四磨湯[2505]으로 한다.

⑤ 憂思로 氣가 鬱한 경우에는 木香化滯湯·木香枳朮丸·溫膽湯·退熱淸氣湯으로 한다.
⑥ 恐로 因하여 腎을 傷을 하고 精氣가 怯却을 하여 上升을 하지 못하니 下焦가 脹을 하는 경우에는 補中益氣湯에 加 木香·檳榔·破古紙를 한다.[2506]

5. 脹의 種類

(1) 食脹

① 食脹은 熱이 있는데 역시 寒도 있다.

② 고기와 과일, 그리고 채소를 먹은 것이 消化가 되지 않은 것으로 因한 것을 食脹이라고 한다.
ⓐ 처음 일어날 때에, 寒濕이 많은데 自利를 하고 不食하는 경우에
㉠ 胃苓湯에 加 山楂·麥芽를 한다.
㉡ 或은 人蔘養胃湯에 加 香附子·砂仁을 한다.
㉢ 甚한 경우에는 治中湯에 加 丁香을 하거나, 或은 厚朴·附子의 二味를 끓여서 服用을 한다.

ⓑ 오래되면, 즉 濕熱이 脾를 乘을 하니 大便이 乾燥한 경우에는 保和丸[2507]으로 한다.

ⓒ 肉食으로 傷한 경우에
㉠ 黃連·阿膠를 等分을 하여 醋로 浸을 한 다음에 쪄서 餠을 만들어 丸으로 한다.
㉡ 或은 三補丸을 香附子·山楂로 煎湯을 하여 服用을 한다.

ⓓ 여러 과일을 먹고 傷을 한 경우에는 古桂香丸으로 한다. 或은 鹽湯으로 探吐를 한다.

ⓔ 膏粱厚味로 大便이 閉한 경우에

2503) 虛證의 경우를 治療한다.
2504) 腹部에 가스가 많이 찬 것을 治療한다.
2505) 실제 大便이 나오지 않는 것을 治療한다.
2506) 恐則氣下를 말한다. 補中益氣湯으로 氣가 下陷을 한 것을 끌어 올리는 作用을 하지만, 腹脹이기 때문에 木香·檳榔을 사용하여 大·小便이 이롭게 하고자 하는 뜻이고, 거기에 더하여 破古紙를 한 것은 浮越하는 正氣를 引火歸源을 하게 하고자 하는 뜻이다.
2507) 泄瀉가 없는 경우라면 가장 無難한 處方이다.

㉠ 大承氣湯에 加 桂를 한다.
㉡ 或은 厚朴湯으로 한다.

ⓕ 積熱이 있는 경우에는 牽牛丸으로 한다.
ⓖ 虛한 경우에는 木香檳榔丸·滋腎丸으로 한다.

(2) 穀脹

① 穀脹은 痞滿(비만)이 있고 心臟이 마치 食醋처럼 시큰하다.[2508)]
ⓐ 穀食(곡식)이 不化한 것으로 因한 것을 穀脹이라고 한다.

② 아침에는 陽이 盛을 하여 能히 食事를 하고 저녁에는 陽이 衰를 하여 食事를 하지 못하는 경우에는 大異香散[2509)]·五膈寬中散으로 한다.

③ 濕熱인 경우에는 古萸連丸·淸膈蒼莎丸으로 한다.
ⓐ 모두 穀芽煎湯으로 먹는다.
ⓑ 或은 單鷄醴散[2510)]이 가장 妙하다.

(3) 蟲積[2511)]

① 蟲積이면 善食을 하는데 癥瘕(징하)가 있으면 잠을 잘 못 잔다.
② 蟲積으로 因한 脹이면 腹痛이 있고 茶와 鹽을 잘 먹는다. 千金散·雷公丸으로 한다.
③ 小兒는 使君子丸으로 한다.
④ 大人은 虛한 경우에는 木香檳榔丸·靈檳散·化蟲丸으로 한다.
⑤ 積塊·癥瘕에서 心腹이 堅硬을 하고 咳嗽(해수)를 하면서 잠을 못자는 경우에는 廣朮潰堅湯·保安丸·紅丸子로 한다.
⑥ 輕한 경우에는 枳朮丸·鱉甲丸으로 한다.

2508) 胃酸이 올라오기 때문이다.
2509) 모든 脹滿에 가장 마지막에 사용을 하기에 無難한 處方이다.
2510) 가장 마지막에 특별히 사용할 것이 없는 경우에 사용을 한다. 옛날에는 암컷의 똥은 동그랗고 수컷의 똥은 뾰쪽해서 수컷의 똥만을 사용한다고 하지만, 사실 낭설이다. 그냥 뾰족하게 올라온 닭의 똥에서 흰 부분만 긁어서 사용을 하면 된다. 그냥 사용을 하기에는 냄새가 甚하기 때문에 炒를 하여 사용을 한다.
2511) 간디스토마는 개나 고양이에게도 감염된다. 증상은 서서히 만성으로 진행되며 소화불량, 복부팽만, 간비대, 비장종대, 황달, 야맹증 등이 나타나고 중증에서는 간경변증에서 보는 여러 증상이 나타난다. 예방을 위해 민물고기를 날것으로 먹는 것을 피해야 하고 제1중간숙주인 쇠우렁이를 없애야 한다. 극동 지역에 분포하며 특히 중국, 베트남, 대만, 한국 등에서 감염률이 높다. 한국에서는 낙동강·영산강·섬진강 유역에 사는 사람들에게 많이 감염된다. **[네이버 지식백과]** 간디스토마 [oriental liver fluke] (두산백과)

(4) 水脹

① 水脹은 漉漉[2512]으로 有聲을 하고, 瘀血脹은 便으로 한다.

② 水飮이 停滯가 되어서 茶와 술이 흩어지지 않는 것을 水脹이라고 한다.
ⓐ 腸中에 漉漉으로 有聲이 있고 怔忡이 있으며 喘急(천급)이 있다.
ⓑ 二陳湯에 加 桔梗·檳榔을 하거나, 消飮丸으로 한다.

③ 酒脹은 桂苓甘露飮으로 한다.

④ 瘀血脹은 便黑이 있으니, 跌撲(질박)[2513] 및 産後로 因한 경우가 많다.[2514]
ⓐ 人蔘芎歸湯·散血消腫湯으로 한다.

(5) 中滿

① 일반적인 中滿證은 약간 輕하다. 俗에 이르기를 倒飽[2515]라고 한다.

② 氣虛[2516]가 있는 경우에는 六君子湯에 加 黃芪·厚朴·木香으로 한다.[2517]
ⓐ 食積에는 加 山楂·麥芽로 한다.
ⓑ 濕熱을 낀 경우에는 加 黃連·靑皮·白芍·木香을 한다.

③ 淸氣가 陷한 경우에는 木香順氣湯으로 한다.[2518]

④ 血虛[2519]가 있는 경우에는 四物湯에 加 白朮·木通·厚朴으로 한다.[2520]
ⓐ 濕熱을 낀 경우에는 加 黃芩·黃連으로 한다.

⑤ 食滯가 있는 경우에는 平胃散에 加 山楂·麥芽를 한다. 或은 枳朮丸으로 한다.

2512) 젖은 모양. 흐르는 모양. 윤택한 모양.
2513) 넘어지거나 부딪쳐서 상한 것. 타박과 같은 뜻으로도 쓰인다.
2514) 脹滿이 일어난 곳에 血管이 드러난 경우가 많다.
2515) 일반적으로 倒飽脹이라고 한다. 원래는 食後倒飽를 말하는 것으로 본래 식사를 하면 卒然昏到를 하고 人事不省을 하는 것을 말하지만, 지금은 배가 가스가 많이 차는 것으로 바뀌었다.
2516) 午前에 甚한 것을 말한다.
2517) 일반적으로 香砂六君子湯으로 한다.
2518) 대개 濁氣가 上으로 올라간 경우를 말한다.
2519) 午後에 甚한 것을 말한다.
2520) 머릿속으로는 倒飽脹의 血證이라고 하면 血分藥을 사용하는 것이 原則이지만, 실제 臨床에서는 함부로 選擇을 하기가 쉽지가 않다. 保和丸과 같이 나가는 것이 제일 無難하다.

⑥ 무릇, 虛脹 및 久病으로 瘧痢(학리)가 되어서 脹이 있는 경우에는 모두 이것을 根據(근거)를 하여 氣血을 나누어 調理를 하여 治療를 한다.

6. 鼓脹의 治法[2521]

① 補中行濕하는 法이 서로 같다.

ⓐ 무릇, 脹이 처음 일어날 때에는 氣이나, 오래되면 水[2522]가 된다. 治療를 하는 것이 水腫에 비하여 더욱 어렵다.

ⓑ 대개, 水腫은 飮食은 如常을 하는데, 鼓脹(고창)은 飮食이 平素에 미치지 못하니 病의 뿌리가 깊고 堅固한 것이다. 반드시 三·五年의 以後에 이루어지는 것이다.[2523]

ⓒ 腫을 治療할 경우에는 補中을 하고 行濕을 하면 족한데, 脹을 治療할 경우에는 반드시 補中을 하고 行濕을 하는 것에 兼하여 消積[2524]을 해야 한다.

ⓓ 더욱이 소금과 漿, 그리고 音樂과 妄想을 끊어야 하고 빠른 效果를 責하지 않아야 이에 可히 萬全을 기할 수가 있다.

② 만약에 홀로 배가 脹大를 하고 四肢가 지극히 마른 경우에는 蜘蛛蠱[2525]라고 이름을 한다.

ⓐ 古方에 비록 八物湯에 去 地黃을 하고, 倍 蔘·朮을 한 다음에, 加 黃連·厚朴을 하고, 또한 四柱散·諸蠱保命丹·蝦蟆煮肚法으로 한 處方이 있다.

ⓑ 그러나, 이것은 대개 脾氣가 虛極[2526]을 하여 本經의 自病이 되어, 더욱 相生을 하고 相制를 하는 것이 없는 것이니, 이에 眞臟病으로 不治이다.

③ 補中에는 六君子湯에 去 甘草를 한다.

ⓐ 加 大腹皮·厚朴으로 君을 한다.

ⓑ 佐는 澤瀉로 하여 利濕을 한다.

ⓒ 黃芩·麥門冬으로 制肝을 한다.

2521) 이미 鼓脹으로 進行이 된 경우라면 빠른 治療를 進行하면 안 된다. 적어도 3년 以上을 治療한다고 생각을 하고 接近하여야 한다.

2522) 腹水가 찬다는 말이다.

2523) 그 만큼 治療를 오래 하여야 한다. 대개 肝硬化의 경우에는 肝硬化로 사망에 이르는 경우가 많고, 肝癌으로 進行이 되어 사망에 이르는 경우가 많기 때문에 단순 혈액검사만으로 GOT·GPT 만을 보고 證狀의 호전정도를 확인하면 안 되고, 혈액검사는 1달에 1회, 복부초음파는 3개월에 한번, 복부시티는 6개월에 한번 정도는 적어도 進行을 하여야 한다.

2524) 일반적으로는 肝硬化로 因하여 右側에 積이 發生을 하지만, 病이 進行을 하면 脾臟까지 腫大가 되어 左側에 積이 發生을 하는 경우도 있다.

2525) 이 정도 進行을 하면 거의 回復을 할 수가 없다.

2526) 정기가 약한 것이 극에 달함

ⓓ 朝는 寬하고 暮는 急한 것은 血虛가 되니, 去 蔘을 하고, 合 四物湯을 한다.
ⓔ 朝는 急하고 暮는 寬한 것은 氣虛가 되니, 倍 蔘·朮을 한다.
ⓕ 朝暮가 모두 急한 경우에는 氣血이 모두 虛한 것이니, 合 八物湯으로 한 한다.
ⓖ 肥人은 濕이 많으니, 平胃散을 合한다.
ⓗ 瘦人은 火가 많으니, 加 香附子·黃連을 한다. 寒이면 加 附子·厚朴을 한다.
ⓘ 熱이면 加 大黃을 한다.
ⓙ 食脹이면 加 砂仁·神麯을 한다.
ⓚ 痰脹이면 倍 半夏를 하고, 加 檳榔·豬苓을 한다.
ⓛ 瘀血이면 加 桃仁·五靈脂를 한다.
ⓜ 積聚(적취)가 堅硬을 하면, 加 三稜·莪朮을 한다.
ⓝ 大怒를 하면 加 蘆薈·山梔를 한다.
ⓞ 氣脹, 및 蟲積이면 加 木香·檳榔을 한다.
ⓟ 氣가 下陷(하함)을 하면 加 升麻·柴胡를 한다.

④ 무릇 下法을 議論을 할 때에는, 모름지기 脈이 實을 하고 사람이 盛을 하며 눌러서 堅固한 경우에 먼저 補藥을 주고, 그 다음에 약간 消導를 하며, 後에 또한 補를 한다.[2527)]
ⓐ 그렇지 않으면 단지 일시적으로 快를 하더라도 그 脹이 더욱 甚하게 된다.
ⓑ 經에 이르기를, 臟이 寒을 하면 脹이 發生을 한다고 하였는데 寒脹이 항상 많고 熱脹이 항상 적다.

⑤ 通用으로는 中滿分消丸·古龍虎丹·寬中健脾丸·禹餘粮丸·單鷄醴散·內消散·外敷神膏로 한다.

7. 脹滿의『東醫寶鑑』治法

(1) 七種의 脹病

① 대저, 脹은 대개 臟腑의 外에 있는 것이니, 臟腑를 밀어내고 胸脇의 가장자리로 하며 皮膚를 脹을 하게 한다.
ⓐ 그렇기 때문에 命名[2528)]을 하기를 脹이라고 한다.

② 脹에는 ㉮ 寒脹, ㉯ 熱脹, ㉰ 穀脹, ㉱ 水脹, ㉲ 氣脹, ㉳ 血脹, ㉴ 鼓脹이 있다.
ⓐ 脹病은 역시 이르기를 鼓脹(고창)이라고 한다.

2527) 대개의 患者들이 大小便을 시원하게 빼면 편할 거 같다고 임의대로 둘코락스나 라식스 계열을 몰래 服用을 하는 경우가 있다. 반드시 注意하여야 한다.
2528) 사람이나 물건(物件)에 이름을 지어 붙임

ⓑ 그것이 脇痛을 하고 面黑을 하면, 이것이 氣鼓[2529]이다.
ⓒ 脇滿을 하고 小腹이 脹滿(창만)을 하며 身上으로 血絲縷(혈사루)[2530]가 있는 것은, 이것이 血鼓이다.
ⓓ 噯氣(애기)로 作酸(작산)을 하고 飽悶[2531]을 하며 腹脹을 하면, 이것이 食鼓이다.
ⓔ 惡寒을 하고 手足이 厥冷(궐랭)을 하며 淸水를 泄瀉(설사)를 하여 나가는 것은, 이것이 水鼓이다.
ⓕ 胸腹이 脹滿(창만)을 하고 塊가 마치 鼓와 같은 것은, 이것이 痞가 散을 하여 鼓가 된 것이다.

㉮ 穀脹

ⓐ 失饑를 하여 傷飽를 한 다음에 痞悶(비민)을 하고 停酸(정산)을 한 것이다.
ⓑ 朝가 되면 즉 陰이 消하고 陽이 長을 하며 穀氣(곡기)가 쉽게 行한다. 그렇기 때문에 能히 먹게 된다.
ⓒ 暮가 되면 陰이 長을 하고 陽이 消를 하여 穀氣(곡기)가 消化가 되기 어렵다. 그렇기 때문에 먹을 수가 없다.
ⓓ 이것은 穀脹이 된다.
ⓔ 마땅히 鷄矢醴散·大異香散[2532]으로 한다.

❶ 대이향산(大異香散)(➡方藥合編·下44, 東醫寶鑑 1378, 醫學入門 3108)
活套 : ① 穀脹을 治療하는데 역시 氣脹을 治療한다.

㉯ 氣脹

ⓐ 七情의 鬱結로 氣道가 閉塞이 되어, 上으로 하여 降을 얻지 못하고 下로 하여 升을 얻지 못하며, 身體가 腫大를 하고 四肢가 瘦削(수삭)[2533]을 한다.
ⓑ 이것이 氣脹이다.
ⓒ 마땅히 三和湯[2534]·分心氣飮[2535]·氣鍼元·金蟾散으로 한다.

❶ 삼화탕(三和湯)(➡方藥合編·下45, 東醫寶鑑 438·541·1379, 醫學入門 155·3093)
活套 : ① 氣脹으로 大·小便이 不利를 하는 것을 治療한다.

㉰ 血脹[2536]

2529) 鼓脹을 鼓라고만 이름을 한 것이다.
2530) 脹滿이 된 곳에 血管이 드러나는 것을 말한다.
2531) 음식을 배부르게 먹어서 가슴이 답답한 증상임.
2532) 大異香散에 鷄矢醴散을 같이 調服을 한다.
2533) 1.빼빼 마르다. 앙상하다. 2.글씨가 가늘면서도 힘이 있다.
2534) 腹部에 가스가 찬 것을 治療한다.
2535) 大小便이 不利를 하고 腫喘을 하면서 脇痛이 있는 것을 治療한다.
2536) 脹滿이 發生을 하는 곳에 血管이 드러나는 것이 特徵이다. 上焦에 發生을 하면 水漱不欲嚥을 하고,

ⓐ 煩燥(번조)를 하여 漱水(수수)를 하고 迷妄[2537]으로 驚狂을 하며 痛悶[2538]으로 嘔逆을 하고 小便이 多를 하며 大便이 黑을 하는데 婦人에게 많이 있다.
ⓑ 이것이 血脹이 된다.
ⓒ 마땅히 人蔘芎歸湯[2539]·散血消腫湯[2540]·桃奴丸으로 한다.

❶ 인삼궁귀탕(人蔘芎歸湯)(➡方藥合編·中61, 東醫寶鑑 1297·1379, 醫學入門 3094)
活套 : ① 血脹을 治療한다.
② 入門에서는 去 烏藥을 하고, 加 芍藥을 하여 散血消腫湯이라 이름을 하였다. 血脹으로 因한 煩燥(번조)로 漱口[2541]하는 것을 治療한다.

㉣ 寒脹

ⓐ 寒脹은 腹이 滿濡를 하는데 때로 減을 하고 吐利를 하며 厥冷(궐랭)을 하는 것이다.
ⓑ 마땅히 溫하게 하여야 한다.
ⓒ 中滿分消湯·溫胃湯·順氣木香散·厚朴橘皮煎으로 한다.

❶ 중만분소탕(中滿分消湯)(➡方藥合編·中62, 東醫寶鑑 1380, 醫學入門 2678)
活套 : ① 中滿과 寒脹으로 大·小便이 不通을 하는 것을 治療한다.

㉤ 熱脹

ⓐ 熱脹이라는 것은 陽으로 陰과 아우르면 즉, 陽이 實을 하고 陰이 虛를 하게 된다.
ⓑ 陽이 盛을 하면 外熱이 發生을 하게 되고, 陰이 虛를 하면 內熱이 發生을 하게 된다.
ⓒ 脈은 반드시 浮數(부삭)을 하니, 浮하면 즉 虛가 되고, 數하면 즉 熱이 된다.
ⓓ 陰이 虛하니, 宣導를 할 수가 없고, 飮食은 예전과 같으며, 腹中이 脹滿(창만)을 하는 것은 熱脹이 된다.
ⓔ 마땅히 七物厚朴湯·枳殼剉散·中滿分消丸으로 한다.

❶ 칠물후박탕(七物厚朴湯)(➡方藥合編·下46, 東醫寶鑑 1380)
活套 : ① 熱脹을 治療한다.

㉥ 蠱脹(고창)[2542]

ⓐ 마땅히 消蠱湯·消脹飮子·諸蠱保命丹으로 한다.

❶ 소창음자(消脹飮子)(➡方藥合編·下47, 東醫寶鑑 1381)

下焦에 發生을 하면 大便이 黑을 한다.
2537) 사리(事理)에 어두워 갈피를 잡지 못하고 헤맴
2538) 아프고 번민한 증상임
2539) 腹部의 血管이 드러난 것을 治療한다.
2540) 水漱不欲嚥을 治療한다.
2541) 양치질하다. 입을 가시다.
2542) 요즘의 간디스토마와 類似하나, 근래에는 민물고기회를 잘 먹지 않기 때문에 거의 없다.

活套 : ① 鼓脹(고창)과 單腹脹을 治療한다.
② 氣虛한 경우에는 人蔘을 倍로 하고, 尿가 不利한 경우에는 澤瀉를 倍로 한다.
③ 冷한 경우에는 加 桂·附를 한다.

㉶ 水脹2543)

ⓐ 脾土가 濕을 받으면 水가 腸胃에 漬2544)를 하여 皮膚로 溢을 하고 漉漉으로 有聲을 하며 怔忡을 하고 喘息(천식)을 한다.
ⓑ 이것은 水脹이 된다.
ⓒ 마땅히 防已椒藶丸·木香散·椒豉元으로 한다.

(2) 濁氣在上則生䐜脹

①『內經』에 가로되, 淸氣가 下에 있으면 즉 飱泄이 生하고 濁氣가 上에 있으면 즉 䐜脹이 된다.
ⓐ 註에 가로되 濁氣는 寒氣이다.
ⓑ 寒氣가 上焦에 있으면 즉, 水穀의 精微한 氣가 運化를 할 수가 없어 鬱結이 되어 脹滿(창만)이 된다.

② 한 사람이 脹을 앓았는데, 夜分2545)에 더욱 甚하였다.
ⓐ 脈은 弦을 하고 細를 하니 바로 이것이 濁氣가 上에 있어 䐜脹을 한 것이다.
ⓑ 먼저 中脘에 灸를 하여 胃中에 生發의 氣를 당겨 陽道로 上行을 하게하고, 後에 木香順氣湯2546)으로 服用을 하였더니 잘 나았다.

③ 吳茱萸湯·沈香交泰丸도 역시 이 證을 治療한다.

❶ 목향순기탕(木香順氣湯)(➡方藥合編·中63, 東醫寶鑑 1384, 醫學入門 2682)
活套 : ① 濁氣가 上에 있어 䐜脹이 發生을 하는 것을 治療한다.
② 마땅히 먼저 中脘에 灸를 하고 後에 이것을 服用을 한다.

2543) 腹水가 찬 것이 喘息과 같이 오는 경우에는 대개 危急證이다.
2544) 1. 담그다 2. 적시다 3. 물들이다 4. 잠기다 5. 앓다 6. 젖다(물이 배어 축축하게 되다)
2545) 밤(夜)을 말한다.
2546)『醫學入門』에서는 淸氣가 在下하는 것으로 說明하고 있으나, 淸氣가 下에 있으면 飱泄을 한다.

8. 鼓脹의 脈

① 脹滿(창만)의 脈은 弦을 하니, 脾가 肝의 制御를 받은 것이다.

② 洪數을 하면 熱脹이고, 遲弱을 하면 陰寒이다.

③ 浮를 하면 虛脹이고, 緊을 하면 中이 實한 것이다.

④ 浮大를 하면 可히 살지만, 虛小[2547]를 하면 危急한 것이다. 關으로써 爲主(위주)를 한다.

2547) 細脈을 말한다.

消渴[2548]

1. 消渴[2549]의 定義[2550]

① 消渴은 먼저 氣血[2551]을 나누는 것을 明確(명확)하게 하여야 한다.

② 經에 이르기를 二陽의 結을 消渴이라고 한다.

③ 二陽[2552]이라는 것은, 手陽明大腸은 津液(진액)을 主하고 足陽明胃는 血은 主한다.

④ 津液(진액)이 不足을 하여 發作을 하면 消渴이 된다.

⑤ 또한, 燥結이 있는 경우에는 肺와 大腸이 表裏가 된다.

ⓐ 氣分에 消渴이 있는 경우에 外感으로 因하여 裏로 傳을 하였거나, 或은 服食으로 燥를 더하여, 熱이 津液(진액)을 耗散[2553]을 하고 冷水를 마시기는 것을 좋아하는 경우에는 마땅히 寒凉의 滲劑를 投與를 하여 그 熱을 淸利를 하게 한다.[2554]

㉠ 熱이 去하면 陰이 發生을 하니, 渴證(갈증)이 스스로 그친다.

ⓑ 血分에 消渴이 있는 경우에는 內傷의 勞役으로 因하여 精神이 耗散을 하고 胃氣가 不升을 하는 것이다.

㉠ 或은 病을 한 後에 胃虛로 津液(진액)이 亡을 하고, 或은 餘熱(여열)이 肺에 있으며 口乾으로 渴證(갈증)이 發生을 하고 熱湯을 마시기를 좋아하면 마땅히 甘·溫·酸劑를 投與를 하여 그 陰을 滋益을 하게 한다.[2555]

2548) 당뇨병은 인슐린의 분비량이 부족하거나 정상적인 기능이 이루어지지 않는 등의 대사질환의 일종으로, 혈중 포도당의 농도가 높아지는 고혈당을 특징으로 하며, 고혈당으로 인하여 여러 증상 및 징후를 일으키고 소변에서 포도당을 배출하게 된다. **[네이버 지식백과]** 당뇨병 [diabetes mellitus] (서울대학교병원 의학정보, 서울대학교병원)

2549) 현재 양방에서는 1형당뇨와 2형당뇨로 접근을 하지만, 韓醫學에서는 口渴引飮으로 始作을 한다.

2550) 당뇨병은 제1형과 제2형으로 구분되는데, 제1형 당뇨병은 이전에 '소아 당뇨병'이라고 불렸었으며, 인슐린을 전혀 생산하지 못하는 것이 원인이 되어 발생하는 질환이다. 인슐린이 상대적으로 부족한 제2형 당뇨병은 인슐린 저항성(insulin resistance; 혈당을 낮추는 인슐린 기능이 떨어져 세포가 포도당을 효과적으로 연소하지 못하는 것)을 특징으로 한다. 제2형 당뇨는 식생활의 서구화에 따른 고열량, 고지방, 고단백의 식단, 운동 부족, 스트레스 등 환경적인 요인이 크게 작용하는 것으로 보이지만, 이외에 특정 유전자의 결함에 의해서도 당뇨병이 생길 수 있으며, 췌장 수술, 감염, 약제에 의해서도 생길 수 있다. **[네이버 지식백과]** 당뇨병 [diabetes mellitus] (서울대학교병원 의학정보, 서울대학교병원)

2551) 血分으로 들어가게 되면 자연스럽게 便秘가 誘發이 된다. 氣血分을 깊이로 區分을 하기도 하지만, 上下로 區分을 하는 方法도 있다.

2552) 陽明을 말한다.

2553) (열 따위가) 방산(放散)하다. 흩어지다. 산실(散失)되다. 소실되다. 소모하다.

2554) 대개는 白虎湯으로 始作을 한다.

ⓛ 陰이 生을 하면 燥가 除去가 되니, 渴證(갈증)이 스스로 그친다.

2. 消渴의 三消

(1) 三消의 공통점

① 모두 火炎이니, 질문이 필요가 없다.

ⓐ 消는 탄다는 것이다.

ⓑ 마치 불로 물건을 삶거나 태우는 것과 같은 理致이다.

ⓒ 三消는 上消나 中消에서 이미 平定을 하면 다시금 아래로 傳하여지지 않는 것이다.

ⓓ 上은 輕을 하고, 中은 重을 하며, 下는 危險하다.

② 모두 대개 肺가 火邪를 받아서 薰蒸(훈증)을 한 것이 날이 오래되어 氣血이 凝滯가 된 것이다.

③ 그렇기 때문에 能食을 하는 경우에는 끝내 癰疽(옹저)[2556]로 傳을 하게 되는 것이니, 물이 스스로 넘치는 것이다.

④ 不能食을 하는 경우에는 끝내 脹滿(창만)으로 傳을 하는 것이니, 火가 스스로 炎上을 하는 것이다. 대개 危險하다.[2557]

(2) 上消[2558]

① 上消는 引飮을 하는데 便[2559]은 如常하다.

ⓐ 熱이 上焦의 心肺에 있으면 煩躁(번조)가 되고 舌이 赤을 하며 脣이 紅을 하는데, 적게 먹고 引飮을 하며 小便이 數한 경우에는 四物湯에 合 生脈散을 하고 加 天花粉·地黃汁·藕汁·乳汁을 한다.

ⓑ 酒客이면 加 葛汁[2560]을 한다.

② 能食을 하는 경우에는 白虎加蔘湯으로 한다.

2555) 血分의 熱이 盛한 경우에는 調胃承氣湯으로 한다. 勞役으로 因한 경우에는 補中益氣湯으로 한다. 陰을 滋益하는 경우에는 四物湯이나 腎氣丸으로 한다.

2556) 당뇨발의 等을 말한다.

2557) 당뇨병의 順證은 식사를 잘하고 살이 마르며 便秘가 있는 燥證이다. 그러나 당뇨환자가 식사를 못하고 泄瀉를 하며 浮腫이 發生을 하는 경우에는 燥證을 거스르게 되는 것이니 惡後이다.

2558) 口渴引飮이 鑑別點이다.

2559) 上焦의 氣分에 있기 때문에 便秘가 없다.

2560) 葛根을 사용할 때에는 밝은 色을 사용하면 전분이 많아서 糖이 더 올라가는 일이 發生을 한다. 어두운 葛根을 사용하는 것이 좋다. 또한 칡즙이 더욱 좋다.

③ 不食하는 경우에는 錢氏白朮散[2561]·淸心蓮子飮[2562]으로 한다.
④ 또한, 膈이 滿한 경우에는 膈消라고 한다. 門冬飮子로 한다.
⑤ 火가 肉分에 停留가 되어 變을 하여 癰腫이 되는 경우에는 忍冬藤丸[2563]·黃芪六一湯[2564]·益元散[2565]으로 한다.

(3) 中消[2566]

① 中消는 善飢(선기)[2567]하는데 尿糞이 없다.
② 熱이 中焦의 脾胃(비위)에 쌓이면 消穀으로 善飢(선기)를 하고 甚한 渴證(갈증)은 없으며 小便이 赤數을 하고 大便이 硬[2568]을 하는 경우에는 四物湯에 加 知母·黃柏·石膏·黃芩·滑石으로 降火를 한다.
③ 熱이 甚한 경우에는 調胃承氣湯·三黃丸으로 한다.
④ 처음 病에는 寒中인데, 陰이 勝을 하고 陽이 鬱을 하면 後에 變하여 熱中이 되는 경우에는 升麻葛根湯·瀉黃散으로 한다.
⑤ 濕이 쌓여서 毒이 된 경우에는 消渴痞丸으로 한다.
⑥ 虛한 경우에는 錢氏白朮散[2569]으로 한다.
⑦ 便閉한 경우에는 當歸潤燥湯으로 한다.
⑧ 泄瀉(설사)인 경우에는 白朮芍藥湯으로 한다.
⑨ 上中의 二消인 경우에는 蘭香飮子으로 한다.
⑩ 心火가 脾를 乘한 경우에는 黃連猪肚丸으로 한다.
⑪ 肝이 氣의 上衝을 받아서 肌熱이 있고 不食을 하며 飮食을 먹으면 즉 蛔蟲을 吐하는 경우에는 烏梅丸·鐵粉丸으로 한다.
⑫ 蟲이 있어서 그 津液(진액)이 耗損(모손)이 되는 경우에는 單苦楝湯으로 한다.
⑬ 水가 아래에 停滯가 되어 變을 하여 浮腫이 되는 경우에는 五苓散에 或은 桂를 去하고, 加 人蔘을 하면 더욱 妙하다[2570].

(4) 下消[2571]

2561) 泄瀉를 하는 경우에 사용을 한다.
2562) 上消에서 不能食을 하면서 渴症을 하는 경우에 사용을 한다.
2563) 당뇨발에 사용하여 탁월한 效果가 있었다.
2564) 諸虛不足으로 胸中이 煩悸하고 消渴이 있는 것을 治療한다. 或은 먼저 渴證이 있고 나서 瘡이 나오려고 하거나 或은 癰疽病이 發生한 이후에 渴證이 나는 경우에도 마땅하다.
2565) 虛證으로 진물이 나오는 경우에 사용을 한다.
2566) 消穀善飢가 鑑別點이다.
2567) [명사] 배가 자주 고픈 증상. 주로 위열(胃熱)로 인하여 생기며 소갈이 있을 때에 나타난다.
2568) 中消부터 便秘가 많이 나오게 된다.
2569) 泄瀉를 하는 경우에 사용을 한다.
2570) 春澤湯이라고 한다. 당뇨에 浮腫이 同伴이 되는 경우에는 危險하다.

① 腎消는 小便이 濁하고 陰莖이 뻣뻣하게 된다.

ⓐ 熱이 아래의 腎分에 潛伏(잠복)이 되면 精이 枯渴(고갈)이 되어서 물을 스스로 求하고 이어서 즉 小便이 나오는데, 小便이 混濁한 것이 마치 膏淋(고림)과 같고 腿膝이 枯細를 하며 얼굴이 검어지고 귀(耳)가 憔悴(초췌)[2572]를 하며 形이 마르는 경우에는 四物湯에 加 知母·黃柏·五味子·玄蔘·人乳汁으로 水火를 잘 調節을 한다.

ⓑ 或은 補陰丸·腎氣丸·先坎離丸으로 한다.

ⓒ 八味丸에 去 附子를 하고 加 五味子를 한다.

ⓓ 玄菟丹·鹿菟丹·夢受天王補心丹·威喜丸·妙香散·單繭絲湯으로 한다.

ⓔ 或은 十全大補湯에 去 桂를 하고 倍 地黃을 하고 加 知母·黃柏을 한다.[2573]

② 上熱을 하고 下가 冷한 경우에는 淸心蓮子飮으로 한다.

③ 五石을 過度하게 한 경우에는 眞氣가 이미 다한 것이니, 濁氣가 홀로 머물러서 陽道가 興强[2574]을 하고 交接을 하지 않아도 精이 泄을 하는 경우에는 强中이라고 말을 한다.

ⓐ 小便이 或은 油膩을 하고 或은 赤黃을 하며 或은 泔[2575]白을 한다.

ⓑ 或은 渴을 하면서 또한 利를 하고, 或은 渴을 하면서 不利를 하며, 或은 不渴을 하면서 利를 한다.

ⓒ 飮食의 滋味(자미)[2576]가 腹으로 들어가면, 마치 湯으로 눈을 녹이듯이 小便을 따라서 나오는데, 오줌통에 떨어지면 結晶이 되는 것이 마치 백색기름과 같고 肌膚가 날로 마르니 治療할 方法이 없다.

3. 消渴治法의 大要

(1) 保肺滋腎을 하면 脾가 스스로 運化가 된다.

① 消渴을 治療할 때에는 처음에 마땅히 肺를 滋養을 하고 心을 降을 하게 한다.

② 오래되면 즉, 滋腎을 하고 養脾를 한다.

③ 대개 本은 腎이고 標는 肺에 있다.

ⓐ 腎이 暖을 하면 즉 氣가 上升을 하여 肺를 潤을 하게 된다.

2571) 小便如膏가 鑑別點이다.
2572) 1.(얼굴이) 초췌하다. 파리하다. 까칠하다. 2.(식물 따위가) 말라서 시들다.
2573) 결국 消耗性질환이기 때문에 鹿茸을 加하는 것이 더욱 좋다.
2574) 過亢된 性慾을 말한다.
2575) 1. 뜨물(곡식을 씻어 내 부옇게 된 물) 2. (쌀뜨물에)담그다
2576) 자양분(滋養分)이 많고 좋은 맛, 또는 그러한 음식(飮食)

ⓑ 腎이 冷을 하면 즉 氣가 不升을 하여 肺가 마른다.
ⓒ 그렇기 때문에 腎氣丸이 消渴의 良方이 되는 것이다.

④ 그러나, 心·腎이 대개 脾에서 通하기 때문에 脾를 滋養을 하면 즉, 津液(진액)이 스스로 發生을 하니 蔘苓白朮散이 이것이다.
⑤ 三消에 通用으로는 單文蛤을 末로 하여 물에 타서 服用을 하면 津液(진액)이 돌아서 渴證(갈증)을 그치게 한다.
⑥ 單瓜蔞根丸은 消渴의 神藥이다.
⑦ 크게 忌를 하는 것은 半夏의 燥劑이다.

(2) 抑論하면 물이 天地를 包括하고 있는데 人身의 臟腑도 역시 津液의 眞水가 包括하는 것이다.

① 그러나, 形體가 있는 경우에는 무릇 水이고 兌이며 坤이다.2577)
② 形體가 없는 경우에는 天一이 生한 바의 水氣이니, 坎이고 乾이다.
③ 能히 無形의 水로 無形의 火를 물을 댈 수가 있으니, 이것이 旣濟(기제)를 말하는 것이다.
④ 雜病에 渴證(갈증)이 많은 것은 虛熱이 많은데 實熱도 적지 않다.
⑤ 무릇 消渴이 생긴 後에는 鍼灸를 忌하니, 瘡口에서 물이 나오면 죽는다.

4. 消渴의『東醫寶鑑』治法

(1) 上消

① 上消는 舌上이 赤裂을 하고 大渴로 引飮을 하며 膈2578)이 消를 하는 것이 이것이다.
ⓐ 白虎加人蔘湯으로 主한다. 즉 人蔘白虎湯이다. 能히 먹으면서 渴을 하는 것을 治療한다.
ⓑ 만약, 먹지를 못하고 渴을 하는 경우에는 마땅히 加味錢氏白朮散2579)으로 한다.

② 또한, 麥門冬飮子2580)·降心湯·人蔘石膏湯·淸心蓮子飮2581)·和血益氣湯·生津養血湯·黃芩湯

2577) 水는 坎卦를 말하는 것으로 腎을 말한다. 兌는 肺를 말한다. 坤은 脾를 말한다.
2578) 膈이 滿한 경우에는 膈消라고 한다. 門冬飮子로 한다. 心肺에 火가 들어가서 氣機의 흐름이 원활하지 못하기 때문에 胸膈이 滿하게 되는 것이다.
2579) 본래 能食을 하면서 渴을 하면 人蔘白虎湯으로 하고 不能食을 하면서 渴을 하면 淸心蓮子飮으로 하였다. 그리고 泄瀉를 하면 錢氏白朮散으로 하였는데 萬病回春의 加味錢氏白朮散을 許浚 선생님이 引用을 하면서 不能食으로 하고 泄瀉를 하는 경우를 같이 본 것이다. 가미전씨백출산(加味錢氏白朮散) : 『東醫寶鑑』乾葛 二錢, 人蔘·白朮·白茯苓·藿香·甘草 各一錢, 木香·柴胡·枳殼·五味子 各五分, 右剉, 作一貼, 水煎服. [方解] 消渴로 먹을 수가 없는 것을 治療한다. 또한, 消中으로 善飢를 하는 것을 治療한다.

도 대개 上消를 治療한다.

❶ 청심연자음(淸心蓮子飮)(➡方藥合編·中64, 東醫寶鑑 1390, 醫學入門 164)

活套 : ① 心火의 上炎으로 口乾을 하고 煩渴(번갈)을 하며 小便이 赤澁을 하는 것을 治療한다.
② 또한, 小便을 따라서 白物이 마치 精과 같은 것이 나오는 것을 治療한다.
③ 마땅히 心火를 降을 하여야 한다.
④ 역시, 赤白濁을 治療한다.
⑤ 이것은 식사를 하지 못하면서 渴證(갈증)이 나는 것을 治療한다.
⑥ 식사를 하면서 渴證(갈증)이 나는 것은 人蔘白虎湯이다.

❷ 생진양혈탕(生津養血湯)(➡方藥合編·中65, 東醫寶鑑 1390)

活套 : ① 糖尿病을 治療한다.
② 上消를 治療한다.

❸ 인삼백호탕(人蔘白虎湯)(➡方藥合編·下7, 東醫寶鑑 1066)

活套: ① 能食을 하면서 渴症이 나는 것을 治療한다.

❹ 전씨백출산(錢氏白朮散)(➡方藥合編·上120, 東醫寶鑑 1718 白朮散, 醫學入門 3100)

活套 : ① 一名은 錢氏白朮散이다. 一名은 淸寧散이다.
② 吐瀉(토사)가 日久를 하여 津液(진액)이 마르고 煩滿(번만)을 하며 引飮을 하고 慢驚(만경)이 되려고 하는 것을 治療한다.
③ 泄瀉(설사)를 하는 경우에는 加 山藥·白扁豆·肉豆蔲를 한다.
④ 매번 二錢을 水煎을 하여 任意대로 服用을 한다.
⑤ 或은 木香·甘草를 各五分으로 減을 하여 煎服을 하여도 可하다.
⑥ 大人과 小兒가 泄瀉(설사)로 氣脫한 경우에는 倍蔘을 하는데 三·五·七錢까지 해도 된다.
⑦ 그리고, 加 肉荳蔲·破古紙·金櫻子·吳茱萸의 類를 한다.
⑧ 尿가 不利를 하는 경우에는 加 澤瀉·車前子를 한다.

(2) 中消

① 中消는 잘 먹으면서 마르고 自汗을 하며 大便이 硬을 하고 小便이 數을 하는 것이다.
② 이른바 癉이 이루어져서 消中이 된다고 하는 것이 이것이다. 調胃承氣湯[2582]·加減三黃丸으로 主한다.
③ 또한, 蘭香飮子·生津甘露湯·順氣散·人蔘散·黃連猪肚丸·藕汁膏는 대개 可히 사용을 한다.

❶ 조위승기탕(調胃承氣湯)(➡方藥合編·下8, 東醫寶鑑 1081, 醫學入門 1550·1830)

活套 : ① 傷寒의 裏證으로 大便이 硬을 하고 小便이 赤을 하며 譫語(섬어)로 燥熱을 하는 것을 治療한다.

2580) 膈消를 治療한다.
2581) 不能食을 하면서 渴을 하는 것을 治療한다.
2582) 便秘가 甚해야 사용을 한다.

(3) 下消

① 下消는 煩渴(번갈)로 引飮을 하고 耳輪이 焦乾[2583]을 하며 小便이 마치 膏와 같고 腿膝이 枯細를 한다.

② 이른바 焦煩을 하여 水가 쉽게 虧損(휴손)이 되는 것이 이것이다. 六味地黃丸[2584]으로 主한다.

③ 또한, 마땅히 人蔘茯苓散·加減八味元·加減腎氣丸·補腎地黃元·鹿茸丸으로 한다.

❶ 육미지황원(六味地黃元)(➡方藥合編·上40, 東醫寶鑑 1242, 醫學入門 2800 六味地黃丸)

活套 : ① 諸腎疾患·膀胱疾患·佝僂病·바세도우氏病·白內障·便秘·四肢煩熱·肺結核을 治療한다.

② 腎水의 不足을 治療한다. 加 五味子 四兩을 하면 腎氣丸이라 이름을 한다. 이것은 이에 肺의 源을 滋養을 하여 腎水를 生하는 것이다.

③ 加 肉桂·附子炮 各一兩을 하면 八味元이라 이름을 한다. 命門의 陽虛를 治療한다.

④ 用法은 左를 末로 하여 蜜丸으로 梧子大로 하고 空心에 溫酒나 或은 鹽湯으로 五·七十丸을 먹는다.

⑤ 역시 分作을 하여 二十貼으로 사용을 한다.

⑥ 加減八味元은 消渴에 久服을 하면 영원히 消渴의 疾患을 없앤다고 하니 즉, 腎氣元이다.

(4) 實熱

① 熱氣가 上騰을 하고 心이 虛하여 받으면, 心火가 散漫을 하고 收斂(수렴)을 할 수가 없으며 胸中이 煩燥(번조)를 하고 舌이 赤을 하며 脣이 紅을 한다.

② 이것으로 渴證(갈증)이 되어 引飮을 하는 것이 항상 많고 小便이 數을 하면서 적으니 病이 上焦에 있다.

③ 이르기를 消渴이라고 한다.

❶ 인삼백호탕(人蔘白虎湯)(➡方藥合編·下7, 東醫寶鑑 1066)

活套: ① 能히 먹으면서 渴證(갈증)이 있는 것을 治療한다.

(5) 通治

① 養肺를 하고 降火를 하며 生血을 爲主(위주)로 하고 上·中·下를 나누어서 治療를 한다.

② 三消는 血虛로 津液(진액)을 發生을 하지 못하는 것에 屬하는 것이 많다.

③ 마땅히 四物湯으로 하여 爲主(위주)로 治療를 한다[2585].

ⓐ 上消에는 加 人蔘·五味子·麥門冬·天花粉을 하고 끓여서 牛乳汁·生地黃汁·生藕汁을 넣는다. 酒客은 生葛根汁으로 調服을 한다.

2583) 닳아 마르고

2584) 『醫學入門』에서는 六味地黃丸을 대개 腎氣丸으로 理解를 한다. 腎氣丸으로 하는 것이 좋다.

2585) 四物湯의 加減을 固執하는 것 보다는 證狀에 맞춰서 하는 것이 편하다.

ⓑ 中消에는 加 知母·石膏·寒水石·滑石을 한다.
ⓒ 下消는 加 黃柏·知母·熟地黃·五味子를 한다.

④ 消渴의 病은 小便이 도리어 많으니, 가령 飮水를 一斗를 하면 小便도 역시 一斗를 한다.[2586]
ⓐ 腎氣丸으로 主한다.

❶ 활혈윤조생진음(活血潤燥生津飮)(➡方藥合編·中66, 東醫寶鑑 1393, 醫學入門 3100)
活套 : ① 消渴을 通治한다.

❷ 생혈윤부음(生血潤膚飮)(➡方藥合編·中39, 東醫寶鑑 1157)
活套 : ① 燥證으로 皮膚가 屑起를 하고 出血을 하는 것을 治療한다.
② 消渴에는 加 天花粉을 한다.

❸ 가감팔미환(加減八味丸)(➡東醫寶鑑 408, 醫學入門 3025)
活套 : ① 消渴에 久服을 하면 永遠토록 消渴을 없앨 수가 있다는 處方이다. 즉, 腎氣元이다.

❹ 사물탕(四物湯)(➡方藥合編·上68, 東醫寶鑑 308, 醫學入門 1550·3035·3166)
活套 : ① 生理不順·血脚氣·乾性皮膚炎·貧血·腹痛·子宮出血·腹塊·胎動不安·產後惡露不下·下腹緊痛·肝斑·頭痛·無力體質·便秘·四肢煩熱·腎結石症·腎結核·乳汁缺乏症·紫斑症을 治療한다.
② 血病을 通治하는 藥이다.

(6) 消渴須豫防癰疽[2587]

① 消渴의 사람은 항상 모름지기 大癰을 앓는 것을 念慮(염려)를 하여야 한다.
② 반드시 骨節의 間에 忽然히 癰疽(옹저)가 發生을 하고 죽는다.[2588]
③ 모름지기 豫防(예방)을 하여야 한다.[2589]

2586) 물을 마시는 量보다 小便의 量이 더 많으면 危證이다.

2587) 당뇨병으로 인한 만성 합병증은 눈의 망막에 이상이 생기는 망막병증(일부 만성 질환(당뇨, 고혈압 등)은 인체의 작은 혈관들을 손상시키는데, 망막의 작은 혈관들이 손상된 것을 말함.), 신장(콩팥)에 이상이 생기는 신장병증, 신경에 이상이 생기는 신경병증이 대표적입니다. 이외에도 당뇨병이 있는 사람은 혈관이 좁아지거나 막혀서 심장질환(협심증, 심근경색증 등)이나 뇌혈관 질환(뇌졸중), 말초혈관질환(다리로 가는 혈관이 좁아지거나 막히는 것)이 생길 위험이 높습니다. **[네이버 지식백과]** 당뇨병성 족부병증 (국가건강정보포털 의학정보)

2588) 당뇨병성 족부병증이란 당뇨병을 가진 사람의 발에 생기는 모든 문제를 말합니다. 당뇨병 환자의 발에 생길 수 있는 가장 대표적인 문제는 발의 피부 또는 점막조직이 헐어서 생기는 발 궤양입니다. 당뇨병으로 인한 신경병증이나 말초혈관질환이 당뇨병으로 인한 발 궤양을 일으키거나 악화시키는 중요한 원인입니다. **[네이버 지식백과]** 당뇨병성 족부병증 (국가건강정보포털 의학정보)

2589) 조기 발견과 치료보다 더욱 중요한 점은 족부병증의 발생을 미리 예방하는 것이며, 발을 정기적으로 관찰하는 것만으로도 많은 경우에서 예방이 가능합니다. 전문 의료진에 의한 관찰 및 세심한 관리도 중요하지만, 환자 스스로 매일 자신의 발을 관찰하고, 앞서 언급한 위험 요인이 있는지를 스스로 평가하는 습관은 하지 절단으로 인한 고통과 장애를 예방할 수 있는 가장 효율적인 방법입니다. **[네이버 지식백과]** 당뇨병성 족부병증 (국가건강정보포털 의학정보)

④ 마땅히 加減八味元·黃芪六一湯[2590]·忍冬元[2591]을 長服을 하면 妙하다.

⑤ 또한, 益元散[2592]을 井華水[2593]에 調服[2594]을 한다.

❶ 익원산(益元散)(➡方藥合編·下16, 東醫寶鑑 1139·1263, 醫學入門 1724)

活套 : ① 一名은 六一散이다. 一名은 天水散이다.

② 中暑로 吐瀉(토사)를 하고 下利를 하는 것을 治療한다.

③ 渴證(갈증)을 그치게 하고 煩을 없앤다.

④ 百藥과 酒食의 邪毒을 풀어준다.

5. 消渴의 脈

① 消渴은 肝病인데, 心部가 滑을 하면서 微를 한다.

② 或은 緊·洪·數을 하면 陽이 盛을 하고 陰이 고달픈 것이다.

③ 血虛가 되면 濡를 하면서 散을 하고, 勞를 하면 浮를 하고 遲를 하게 된다.

④ 短浮를 하면 治療가 안 되는데 數·大를 하면 고치기 어렵다.

⑤ 浮를 하면 즉 衛가 虛한 것이고, 短을 하면 榮이 枯渴(고갈)이 된 것이기 때문에 不治를 하는 것이다.

⑥ 數大를 하는 경우에는 火炎이니 역시 不治를 한다.

⑦ 그러나, 叔和가 또한 이르기를, 消渴의 脈이 數大를 하면 살고 虛小를 하면 죽는다고 하여 헛되이 노력한다고 한 것은 무엇인가?

ⓐ 대개, 初起에는 數大를 하면서 堅實을 하지 않은 것이니, 火가 도리어 屈伏될 수 있는 것이다.

ⓑ 虛小[2595]를 하면 즉, 浮短을 한 것이다.

ⓒ 그 뜻을 會通[2596]을 하자면 역시 相反된 것은 아니다.

2590) 癰疽로 因한 渴症이나, 渴症이 있은 다음에 發生을 하는 癰疽를 治療한다.

2591) 癰疽가 發生이 되는 경우에 사용을 한다.

2592) 진물이 나오는 경우에 사용을 한다.

2593) 『東醫寶鑑』에 나오는 물의 한 종류. 이른 새벽에 처음 길은 우물물을 말하는데, 『東醫寶鑑』에 나오는 여러 물(水) 중에 으뜸으로 꼽힌다.

2594) ① 약 먹는 방법의 하나. 산제를 물이나 술 · 미음 등에 타서 먹는 것을 말한다. ② 어떤 약에 다른 약을 넣어서 먹는 것을 말한다.

2595) 細脈을 말한다.

2596) 화해소통(和會疏通)의 준말. 언뜻 보기에 서로 모순되고 어긋나는 것 같은 여러 가지 주장을 모아 한 뜻으로 돌아가게 하는 것.

黃疸[2597]

1. 黃疸의 定義[2598]

① 黃疸은 모름지기 濕과 乾이 있는 것을 알아야 한다.
② 黃疸이 되는 것은 比喩를 하자면 盦[2599]麯(암국)과 같다.
③ 五疸은 모두 濕熱에 歸結이 된다.[2600]

④ 대개, 濕熱이 薰蒸(훈증)을 하여 血이 熱을 하면 土色이 上으로 頭面으로 行을 하고 미치어 爪甲과 身體가 모두 黃하게 된다. 黃을 하면 즉 疸이다.
ⓐ 乾黃은 熱이 勝을 하는 것이니, 色이 黃을 하며 밝고 大便이 燥結을 한다.
ⓑ 濕黃은 濕이 勝을 하는 것이니, 色이 黃을 하며 어둡고 大便이 潤利[2601]를 한다.

⑤ 濕病[2602]과 黃病은 濡瀉를 한다.
ⓐ 濕病은 表에 있어서 一身이 모두 아프다.
ⓑ 黃病은 裏에 있어서 一身이 아프지 않다.

2. 黃疸의 危證

① 渴證(갈증)이 많고 喘滿(천만)이 있으면 治療를 하기가 어렵다.[2603]

2597) 황달은 혈색소(헤모글로빈)와 같이 철분을 포함하고 있는 특수 단백질이 체내에서 분해되는 과정에서 생성되는 황색의 담즙색소(빌리루빈)가 몸에 필요 이상으로 과다하게 쌓여 눈의 흰자위(공막)나 피부, 점막 등에 노랗게 착색되는 것을 말한다. 빌리루빈은 체내에 들어온 물질이 분해되는 과정에서 생성되는 독성 물질이며, 보통은 간에서 해독작용을 거친 후 담즙으로 배설된다. **[네이버 지식백과]** 황달 [jaundice] (서울대학교병원 의학정보, 서울대학교병원)
2598) 황달이 발생하는 것은 1) 빌리루빈이 체내에서 필요 이상으로 과다하게 생성되거나, 2) 생성된 빌리루빈이 몸 밖으로 제대로 배출되지 못하기 때문이다.
2599) 1. 뚜껑 2. 덮다.
2600) 洋方에서는 膽汁의 문제로 보기 때문에 肝·膽·脺를 위주로 보고, 韓醫學에서는 濕熱로 보아서 脾臟을 먼저 생각을 한다. 木剋土로 理解를 하면 된다.
2601) 황달 시 경우에 따라 대변 색이 연해지기도 하는데, 이는 담즙이 배출되는 통로가 막혀 배설이 제대로 이뤄지지 않아 담즙이 대변에 섞여 나오지 않기 때문이다. 대변에 흰색 물감이나 비지 같은 물질이 섞여 나오는 경우도 있는데, 이는 담즙이 전혀 분비되지 않고 있다는 것을 알 수 있는 손쉬운 방법이다. **[네이버 지식백과]** 황달 [jaundice] (서울대학교병원 의학정보, 서울대학교병원)
2602) 濕病으로도 黃證이 나타나기 때문에 黃疸과 비교하기 위해서 나온 것이다. 대개 濕病은 痛證이 없으나 濕이 風과 같이 얽히면 痛證이 發生을 한다.

② 무릇, 黃疸은 十八日을 期限으로 한다.

③ 十日이 넘어가면 腹으로 들어가서 喘滿(천만)을 하고 渴證(갈증)이 많은데 面黑이 되는 경우에는 죽는다.

④ 요지컨대 黃疸은 雜證을 兼하는 경우가 가장 많으니, 脾胃(비위)가 조금 實을 하여 더욱 厚味(후미)를 끊으면 可히 治療를 할 수가 있다.

⑤ 酒色으로 傷하고 口腹2604)을 放恣(방자)하게 하는 경우에는 難治이다.

3. 黃疸의 證狀2605)

① 땀과 小便이 모두 黃色으로 나오고 身體가 붓는다.

② 땀이 나와서 옷을 더럽히게 되는데 역시 黃色이고 몸이 붓는 경우에는 黃汗이라고 말을 한다.2606)

ⓐ 陽明의 表熱로 因하여 땀이 많은 것인데 땀이 난 채로 물에 들어간 것이다.

ⓑ 桂枝苦酒湯·二陳湯으로 한다.

③ 小便이 적고 面目·牙齒·肢體가 마치 黃金2607)과 같은 것을 黃疸이라고 한다.

ⓐ 暴熱로 冷水를 사용하여 洗浴을 한 것으로 因하여 熱이 胃中에 留滯2608)한 것이기 때문에 식사를 마쳐도 잘 배가 고프고 便安하게 누워 있으려고 하며 動作이 懶怠(나태)를 한다.2609)

2603) 肝硬化로 인한 腹水가 進行이 된 것이다.

2604) 口腹 : 음식을 섭취하는 일

2605) 황달이 발생했을 때 가장 먼저 나타나는 증상은 소변의 색깔이 짙어지는 것이다. 이는 혈액으로 넘쳐 나오는 빌리루빈이 소변으로 배설되기 때문이며, 빌리루빈으로 인해 소변이 진한 갈색을 띠게 된다. 이후 피부에 색소침착이 시작되면 가장 먼저 눈의 흰자위(공막)이 황색으로 변하는 것이 발견된다. 가끔 당근이나 오렌지를 많이 섭취하여 손발이 노랗게 변하는 경우가 있는데, 이는 비타민 A의 전구물질인 카로틴(carotene)이 피부에 침착되어 나타나는 증상이다. 이 경우에 피부는 황색을 띠고, 각막이나 소변 색은 보통 정상이므로 황달과 쉽게 구분할 수 있다. **[네이버 지식백과]** 황달 [jaundice] (서울대학교병원 의학정보, 서울대학교병원)

2606) 황달이 생기면 경우에 따라 피부 가려움증을 동반하기도 한다. 이 경우에는 빌리루빈 자체가 원인은 아니고 담즙으로 배설되어야 할 어떤 화학물질이 피부의 신경말단을 자극하여 발생한다고 추정되며, 증상 완화를 목적으로 하는 치료를 시행할 수 있지만 근본적으로 황달이 호전되어야 증상이 좋아질 수 있다. **[네이버 지식백과]** 황달 [jaundice] (서울대학교병원 의학정보, 서울대학교병원)

2607) 노란 색을 말한다.

2608) 체한 것이 몸 안에 계속 남아있는 병증임.

2609) 황달이 피로감, 식욕부진, 구역질 등의 증상과 동반 되는 경우는 급성 간염을 시사한다. 복통, 발열 등과 함께 황달이 나타난다면 염증(담도염)을 의심해 볼 수 있으며 전신쇠약, 체중감소와 함께 서서히 황달이 나타나는 경우에는 간이나, 주위 장기에 종양의 발생 가능성을 고려해 보아야 한다. **[네이버 지식백과]** 황달 [jaundice] (서울대학교병원 의학정보, 서울대학교병원)

ⓑ 마땅히 茵蔯三物湯에 加 木通·瓜蔞仁·石膏를 한다.
ⓒ 或은 單桃根煎湯을 服用을 한다.

4. 黃疸의 種類

(1) 穀疸[2610]과 酒疸[2611]

① 頭眩이 있고 懊惱(오뇌)[2612]가 있으면서 赤斑이 發生을 한다.

② 식사를 마치고 頭眩이 있고 腹脹이 있으니 穀疸(곡달)이라고 말을 한다.
ⓐ 胃熱로 크게 배고픈 데에 過食을 한 것으로 因하여 胸膈에 停滯가 된 것이다.
㉠ 마땅히 小柴胡湯에 加 穀芽·枳實·山梔를 한다.
㉡ 或은 穀疸丸·紅丸子으로 한다.

ⓑ 冷食에 傷하여 肢厥을 한 경우에는 四逆湯에 加 茵蔯을 한다.

③ 心胸이 懊惱(오뇌)를 하고 吐를 하려고 하면서 먹지를 못하며 배가 마치 물과 같고 足心이 熱하며 다리가 그득하게 붓고 얼굴에 赤斑이 發生을 하며 눈이 黃色이고 鼻癰[2613]이 있으면 酒疸이라고 말을 한다.
ⓐ 크게 醉한 다음에 風을 當하고 물에 들어가서 酒毒이 淸道에 留滯가 된 것으로 因한 것이다.
ⓑ 처음 일어날 때에 病患으로 하여금 먼저 물을 머금게 하고 後에 瓜蒂末을 一字로 搐鼻(휵비)를 하면 黃水가 吐出을 하는데, 다음에 葛朮湯을 服用을 하여 探吐를 하여도 역시 可하다.
ⓒ 熱한 경우에는 小柴胡湯에 加 茵蔯·白朮·豆豉·乾葛·黃連·澤瀉를 한다.

ⓓ 便閉한 경우에
㉠ 梔豉枳實湯에 加 大黃을 한다.
㉡ 或은 酒蒸黃連丸으로 한다.

ⓔ 가령, 술을 마신 後에 犯房을 하여 瘀熱(어열)이 心으로 들어가 黃疸이 된 경우에는 妙

2610) 滯한 것을 放置를 하게 된 경우에 發生을 한다.
2611) 알콜성으로 因한 肝疾患으로 發生한 것을 말한다.
2612) 가슴이 몹시 답답하고 괴로워 못견디는 것. 오뇌(懊憹)와 같은 뜻으로 쓰인다.
2613) 폐기(肺氣)는 코에 통하니, 만약 폐장(肺臟)이 풍랭(風冷)의 침습을 받으면 코의 기 운행이 순조롭지 못하게 되어 진액(津液)이 쌓여 생긴 병증임.

香散으로 한다.

ⓕ 痰火가 肺로 들어가서 黃疸이 된 경우에는 咳嗽(해수)에 피가 보이고 목에서 비린내가 난다.[2614]

ⓖ 또한, 婦人의 血崩에는 龍腦鷄蘇散으로 한다.

(2) 女勞疸[2615]

① 甚하면 즉 額이 검어지고 小腹이 滿을 한다.

② 額上이 검고 약간 땀이 나면서 手·足心이 熱을 하는데, 날이 저물 때가 되면 즉시 發生을 하고 膀胱(방광)으로 小便이 不利를 하는 것을 女勞疸이라고 말을 한다.

③ 大熱에 犯房을 하고 물에 들어간 것으로 因하여 腎虛로 脾氣를 따라서 上行을 한 것이다.

④ 虛한 경우에는 瀉白湯·秦艽飮子·小兎絲子丸으로 한다.

⑤ 熱한 경우에는 古礬硝散·滋腎丸[2616]으로 한다.

5. 黃疸의 陰陽虛實

(1) 黃疸의 陰陽

① 陰經은 嘔吐를 하고 陽經은 惡寒發熱이 있다.

ⓐ 陰經에 發生한 경우에는 반드시 嘔吐가 있다. 小半夏湯으로 한다.

ⓑ 陽經에 發生한 경우에는 반드시 惡寒·發熱이 있다. 小柴胡湯에 加 山梔를 한다.

(2) 黃疸의 虛實

① 虛勞를 하면 입(口)이 淡淡하게 되고 다리가 軟弱을 한다.

② 內虛로 黃疸이 發生하는 경우에는 입(口)이 淡淡을 하고 怔忡이 있으며 耳鳴이 있고 脚이 軟을 하며 微汗과 發熱이 있고 白濁이 있다.

ⓐ 氣虛에는 四君子湯으로 한다.

ⓑ 血虛에는 四物湯에 合 四苓散을 하고, 加 茵蔯·麥門冬을 한다.

ⓒ 氣血이 俱虛를 하면 人蔘養榮湯·八味丸으로 한다.

2614) 식도정맥류를 確認하여야 한다.

2615) 房勞를 過多하게 하면 腎水가 枯渴이 되어 水生木을 할 수가 없기 때문에 肝火가 動하게 되니 木剋土로 因하여 黃疸이 發生을 한다. 이때에는 土克水로 因하여 黑色으로 나타나게 된다.

2616) 渴症이 없는 경우에 사용한다.

ⓓ 가령, 飮食과 勞役이 失節을 하여 中寒으로 黃疸이 發生을 하는 경우에는 黃芪健中湯·理中湯으로 한다.
ⓔ 食積인 경우에는 二陳湯에 加 砂仁을 한다.

6. 黃疸의 外感과 瘀血

① 外感과 瘀血은 傷寒에 詳細하다.
② 무릇, 時行의 感冒 및 伏暑(복서)로 解毒이 未盡(미진)[2617]을 하여 蓄熱(축열)이 안에 있거나 또한 宿食이 消하지 않으면 대개 能히 黃疸이 된다.

③ 大要는 時疫으로 因한 瘧痢(학리)로 發黃을 하면 瘴疸丸으로 한다.
ⓐ 風證은 色이 黃을 하는데 靑色을 띠니 小柴胡湯에 加 茵蔯을 한다.
ⓑ 寒證은 色이 黃을 하는데 어두운 色을 띠니 理中湯에 加 茵蔯·靑皮·枳實을 한다.
ⓒ 無汗한 경우에는 麻黃 三錢을 술로 끓여서 溫服을 하여 發汗을 시킨다.[2618]
ⓓ 暑濕證은 色이 黃을 하는데 赤色을 띠니 五苓散에 加 茵蔯을 하면 가장 妙하다.
ⓔ 瘀血로 因하여 黃疸이 發生을 하는 경우에는 喜狂을 하고 善忘을 하며 便이 검다.

④ 傷寒에 詳細하다.

7. 黃疸의 治法大要

(1) 表裏에 따른 治法

① 治療에는 表裏를 나누어서 滲을 하는 것이 妙하다.
ⓐ 表證은 小柴胡湯으로 微汗을 한다.
ⓑ 表證이 적고 裏證이 많은 경우에는 茵蔯五苓散으로 滲을 한다.
ⓒ 半表裏의 경우에는 梔子柏皮湯·茵蔯三物湯·一淸飮子로 和를 한다.
ⓓ 裏急한 경우에는 茵蔯湯으로 하니, 그 가운데서도 특히 滲利를 하는 功이 더욱 妙하다.

ⓔ 通用으로는 五苓散을 爲主(위주)로 한다.

2617) ①아직 다하지 못함 ②아직 충분(充分)하지 못함
2618) 위험한 方法이다.

㉠ 濕이 많으면 茵蔯을 倍로 한다.
㉡ 食積에는 加 三稜·莪朮·砂仁·神麯을 한다.
㉢ 熱이면 加 黃芩·黃連·草龍膽을 한다.
㉣ 小便이 不利를 하면 加 山梔를 한다.
㉤ 胃가 弱하면 合 平胃散을 하는데, 去 厚朴을 하고, 加 茵蔯·黃連·山梔·防己·枳實을 한다.

(2) 溫中·補肝腎

① 溫中을 하는데 兼하여 肝과 腎을 補를 한다.
② 黃疸은 脾胃(비위)에 屬하니, 갑작스럽게 凉한 藥을 사용하면 胃가 傷한다.
③ 가벼우면 嘔噦(구얼)이 있고, 무거우면 喘滿(천만)이 있다.
④ 또한, 酒疸을 下를 하면 즉 黑疸이 된다.

⑤ 渴證(갈증)이 없으면서 便利가 있는 경우에
ⓐ 모두 六君子湯에 加 茵蔯·蒼朮·山藥으로 溫中을 한다.
ⓑ 甚한 경우에는 小溫中丸·大溫中丸·退黃丸으로 한다.

⑥ 만약에 虛損이 있으면 더욱 마땅히 肝과 腎을 滋養을 하여야 하니 진실로 陽의 精이 한 번 升을 하면 火邪가 스스로 收斂(수렴)을 한다.
⑦ 만약, 반드시 茵蔯[2619]을 사용해서 억지로 利小便을 하면 肝의 津液(진액)과 腎의 물이 枯渴(고갈)이 된다.
⑧ 즉, 黃疸病이 僥倖(요행)히 낫는다고 하더라도 雀目(작목)이나 腫脹이 또한 만들어지니 愼重(신중)하게 하여야 한다.

8. 黃疸의 『東醫寶鑑』 治法

① 五疸은 모두 濕熱이니, 마침내 寒·熱의 差異(차이)는 없다.
② 身痛을 하고 色이 微黃을 하며 齒가 垢黃을 하고 爪甲의 上으로 黃을 한 것은 대개 黃疸이다.
③ 尿가 黃赤을 하고 便安하게 잠을 자는 것은 가로되 黃疸이라고 한다.
④ 註에 가로되, 安臥를 하고 尿가 黃赤을 한 것이다. 目이 黃한 경우에 가로되 黃疸이라고

2619) 初期에는 茵蔯을 사용하는데 아낄 것이 아니고 三錢 정도를 하여야 한다. 뒤에는 도리어 鹿茸을 사용하는 것이 더욱 좋다. 肝수치가 1000이 넘는 黃疸환자의 경우에 初期에 和肝平正散에 加 茵蔯 三錢으로 하고 뒤에 陰陽雙補湯, 去 熟地黃, 代 生地黃, 加 鹿茸으로 하여 肝수치를 60까지 1달 안에 治療한 經驗이 있다.

한다.

⑤ 이미 食事(식사)를 하였는데 마치 배가 고픈 것과 같은 것은 胃疸이라고 한다.

⑥ 疸病에는 五種이 있다.

㉮ 一은 가로되, 黃疸이라고 한다.

㉯ 二는 가로되, 酒疸이라고 한다.

㉰ 三은 가로되, 穀疸(곡달)이라고 한다.

㉱ 四는 가로되, 女勞疸이라고 한다.

㉲ 五는 가로되, 黃汗이라고 한다.

(1) 黃疸2620)

① 黃疸이라는 것은 小便과 面目, 그리고 牙齒와 支節2621)이 마치 金2622)과 같은 것이다.

② 暴熱로 因하여 冷水로 洗浴을 하여 熱이 胃中에 留滯가 된 것이다.

③ 그렇기 때문에 食事를 마치고도 잘 배가 고픈 것이고 安臥2623)를 하며 動作이 懶怠(나태)한 것이다.

④ 食事를 마치고 마치 배가 고픈 것과 같고 단지 便安하게 자려고만 하며 小便이 마치 黃柏汁과 같은 것을 가로되 黃疸이라고 한다.

⑤ 마땅히 茵蔯五苓散·茵蔯三物湯·陶氏茵蔯湯·加減胃苓湯·茵蔯散으로 한다.

❶ 인진오령산(茵蔯五苓散)(➡方藥合編·下48, 東醫寶鑑 1404, 醫學入門 1735)

活套 : ① 流行性肝炎·네프로제·腎炎의 浮腫·宿醉·腹膜炎·發熱·口渴·初生兒黃疸를 治療한다.

② 濕熱로 因한 黃疸을 治療한다.

③ 虛한 경우에는 加 人蔘 三·五錢을 하고, 冷한 경우에는 加 薑·附를 하며 鬱熱인 경우에는 加 山梔를 한다.

❷ 대분청음(大分淸飮)(➡方藥合編·下81, 景岳全書 964·971)

活套 : ① 積熱로 因한 閉結을 治療한다.

② 小水가 不利를 하고 黃疸과 尿血, 그리고 淋閉를 治療한다.

③ 疸에는 加 茵蔯을 한다.

④ 去 木通·車前子를 하고, 加 薏苡仁·厚朴을 한 것을 이름을 하기를 小分淸飮이라고 한다.

⑤ 濕熱이 滯를 하여 補를 받을 수가 없는 것을 治療한다.

2620) 洋方에서는 고단백의 식사를 하라고 하지만, 실제 黃疸환자를 보면 膽汁의 문제 때문에 도리어 消化障碍를 많이 呼訴를 한다. 그렇기 때문에 굳이 患者가 먹을 것을 원하지 않으면 굶겨도 된다. 다만, 水液을 꼭 많이 달아 주는 것이 좋다.

2621) 팔다리의 모든 마디이다.

2622) 노란 色을 말한다.

2623) 편안(便安)히 누움

❸ 가감위령탕(加減胃苓湯)(➡方藥合編·下49, 東醫寶鑑 1369·1404)
活套 : ① 黃疸로 飮食이 無味를 하고 脈이 濇을 하면서 濡한 것을 治療하는 處方이다.

(2) 酒疸

① 病이 酒로 하여 黃疸이 發生을 한 것이다.
② 반드시, 小便이 不利를 하고, 그 徵候(징후)[2624]가 心中이 熱을 하며, 足下가 熱을 하면, 이것이 그 證이다.
③ 心中이 懊憹(오뇌)[2625]를 하고 熱을 하며 食事를 할 수가 없고 때로 吐를 하려고 하는 것을, 이름을 하여 가로되 酒疸이라고 한다.
④ 酒疸은 色이 黃을 하고 心中에 結熱을 하여 煩을 한다.
⑤ 飮酒를 하는 것이 항상 많고, 飮食을 먹는 것이 항상 적으며, 心中에 懊憹(오뇌)를 하고 鼻가 燥를 하며 足이 熱을 한다. 이것을 이르기를 酒疸이라고 한다.
⑥ 마땅히 半溫半熱湯·梔子大黃湯·葛朮湯·酒蒸黃連丸으로 한다.
⑦ 酒를 한 後에 犯房을 하여 疸이 된 경우에는 마땅히 辰砂妙香散으로 한다.

❶ 주증황련환(酒蒸黃連丸)(➡方藥合編·下17, 東醫寶鑑 304·1142·1197, 醫學入門 2757)
活套 : ① 伏暑(복서)로 해(年)가 깊은 것을 治療한다.

(3) 女勞疸

① 額上이 黑을 하고 微汗이 出을 하며 手足의 心이 熱을 하고 薄暮[2626]가 되면 즉, 發作을 하며 膀胱(방광)이 急을 하고 小便이 自利를 하는 것을, 이름을 하여 가로되 女勞疸이라고 한다.
② 大勞를 한 것을 當하여 慾[2627]을 하고 大熱을 하는데 交接[2628]을 하여 發熱·惡寒이 되고 小腹이 滿急을 한다. 이것을 이르기를 色疸이라고 한다. 역시, 가로되 女勞疸이라고 한다.
③ 마땅히 礬硝散·石膏散·秦艽飮子·腎疸湯으로 한다.

❶ 사신환(滋腎丸)(➡方藥合編·下80, 東醫寶鑑 476, 醫學入門 2715)
活套 : ① 渴證(갈증)이 없으면서 小便이 막힌 것을 治療한다.

(4) 穀疸

2624) 어떤 일이 일어날 조짐(兆朕)
2625) 달리 심중오뇌(心中**懊憹**)라고도 부른다. 가슴이 몹시 답답하여 괴로워서 참기 힘든 증상.
2626) 薄暮 : 해가 진 뒤로 껌껌하기 전까지의 어둑어둑하여 지는 어둠, 땅거미, 황혼(黃昏)
2627) 너무 힘이 들었는데 性慾을 느낀 것이다.
2628) ①서로 마주 닿아 접촉(接觸)함 ②교제(交際) ③성교(性交), 교미(交尾)

① 穀疸(곡달)로 病이 되면, 寒熱로 不食을 한다.
② 食을 하면 즉, 頭眩을 하고 心中이 不安을 하며 오래도록 黃疸이 된다.
③ 穀疸(곡달)은 食事를 마치면, 頭眩을 하고 腹脹을 한다.
④ 胃熱로 因하여 大饑를 하고 過食을 하여 停滯가 되어 이른 바이다.
⑤ 먹으면 腹滿을 하고 怫鬱(불울)을 하며 眩暈(현훈)을 하고 心忪[2629]을 한다. 이것을 이르기를 穀疸(곡달)이라고 한다.
⑥ 마땅히 茵蔯梔子湯·茵蔯湯·牛黃散子·紫金丹·穀疸丸·小溫中丸·鍼砂丸으로 한다.

(5) 黃汗

① 黃汗의 病은 身腫을 하고 發熱을 하며 汗出을 하면서 渴을 하는데 汗이 出을 하면 옷을 물들이는 것이 色이 바로 黃色으로 마치 黃柏汁과 같다.
② 이것은 汗이 出을 하는 때에 水에 入을 하여 沐浴을 하고 얻은 것이다.
③ 發熱로 不渴을 하고 身이 腫을 하면서 汗을 하는데 汗이 마치 黃柏汁과 같은 것을 가로되 黃汗이라고 한다.
④ 마땅히 芪蔯湯·桂枝黃芪湯으로 한다.[2630]

(6) 陰黃

① 陰黃은 身·面이 모두 黃을 하고 肢體가 沈重[2631]을 하며 背寒을 하고 身冷을 하며 心下가 痞硬을 하고 自汗을 하며 小便이 利를 하고 脈이 緊細를 하며 空虛를 하는데, 이것은 寒冷이 過度를 하여 陽이 變을 하고 陰이 된 것이다.
② 或은 太陽과 太陰이 司天을 하는 歲를 만나서 寒濕이 太過를 하면, 역시 變을 하여 이 疾患이 된다.
③ 治療하는 데에 마땅히 茵蔯湯에 加入을 하는 六方[2632]을 하고, 또한 茵蔯附子乾薑湯으로 한다.
④ 理中湯에 加 茵蔯·茯苓을 하여도 역시 效果가 있다.

❶ 인진사역탕(茵蔯四逆湯)(➡方藥合編·中67, 東醫寶鑑 1408)
活套 : ① 黃疸을 治療한다. 陰黃으로 肢體가 厥冷(궐랭)을 하고 自汗을 하는 것을 治療한다.

❷ 팔미환(八味丸)(➡方藥合編·上40, 東醫寶鑑 408, 醫學入門 2800)
活套: ① 卽, 腎氣丸에 加 附子·桂心 各 一兩을 한 것이다.

2629) 정신적으로 자극을 받았거나 심(心)이 허(虛)할 때 가슴이 심하게 두근거리는 병증임
2630) 止汗을 우선으로 하면서 始作해야 한다.
2631) ①성질(性質)이 가라앉아서 진득함. 병세(病勢)가 위독(危篤)함
2632) ① 茵蔯茯苓湯, ② 茵陳橘皮湯, ③ 茵陳附子湯, ④ 茵陳四逆湯, ⑤ 茵蔯薑附湯, ⑥ 茵蔯吳茱萸湯을 말한다.

② 老年에 水火가 모두 虧損(휴손)이 되고 下元이 冷憊(냉비)를 하며 臍腹痛과 腰痛이 있고 밤에 小便을 많이 보러가며, 다리에 힘이 안 들어가고 몸이 倦怠로우며 얼굴이 黃色이고, 或은 검은 것을 治療한다.
③ 또는, 虛勞의 不足으로 渴을 하여 飮水를 하고자 하고 小便이 不利를 하는 一切의 濕熱에 等證을 아울러 모두 治療한다.

❸ 군령탕(君苓湯)(➡方藥合編·下10)

活套 : ①『方藥合編』의 處方은 五苓散에 合 四君子湯을 한 것이다.
②『方藥合編』에서는 陰虛浮腫을 治療하는 것으로 記載되어 있으나 氣虛浮腫이 맞다.
③『方藥合編』의 又方은 四苓散에 合 六君子湯을 한 것이다. 浮腫을 治療한다.

❹ 이중탕(理中湯)(➡方藥合編·上6, 東醫寶鑑 1069, 醫學入門 1842·3055)

活套 : ① 胃아토니·胃下垂·胃擴張·胃酸過多·減酸症·胃潰瘍·蛔蟲·急性慢性 胃카타르·胃腸性神經衰弱·肺結核·肋間神經痛·萎縮腎·帶下·陰症急性吐瀉病·四肢神經痛·自家中毒症을 治療한다.
② 太陰의 腹痛으로 自利를 하고 不渴을 하는 것을 治療하는 處方이다.
③ 加 陳皮·靑皮를 하면 治中湯이라 이름을 한다.
④ 五苓散을 合하면 理苓湯이라 이름을 하는데 陽虛浮腫을 治療한다.
⑤ 陰疸에는 理苓湯에 加 茵蔯을 한다.

9. 黃疸의 脈

① 五疸은 實熱이 많은데, 脈은 반드시 洪數을 한다.
② 그 간에 간혹 微濇를 하는 것은 證이 虛弱에 屬한다.
③ 陽明經의 안에 蓄熱(축열)로 因하고, 或은 渴證(갈증)으로 因하여 물을 마시며, 或은 自汗으로 沐浴을 하고, 或은 시간을 놓쳐서 배가 너무 고픈 나머지 飽食을 하여 傷을 한 것이며, 或은 醉를 하고 배부른 상태에서 性행위를 하여서 黃疸이 오는 경우에는 그 脈이 沈을 하는 경우가 많다.
④ 갑작스러운 熱로 因하여 차가운 물에 沐浴을 하고 술을 마신 다음에 바람을 맞으면, 그 脈이 浮한 경우가 많다.
⑤ 대개 酒疸은 沈弦(침현)을 하고, 或은 細를 하며 오래되면 黑疸이 된다.
⑥ 趺陽脈(부양맥)[2633]이 遲를 하면 飮食을 배부르게 먹을 수 없고, 或은 緊數을 하는 것은 胃熱로 消穀을 하는 것이다.
⑦ 寒을 끼게 되면 飮食을 못 먹음에도 불구하고, 도리어 飽滿感을 느끼게 된다. 穀疸(곡달)이라 이름을 한다.
⑧ 尺脈이 浮를 하면 腎이 傷한 것이고, 趺陽脈(부양맥)이 緊을 하면 脾가 傷한 것이다.
⑨ 무릇, 黃疸의 徵候(징후)가 寸口脈이 손바닥에 이르러 脈이 없고, 口鼻가 黑色인 경우에는 不治이다.

2633) 右關脈을 말한다.

瘧疾[2634]

1. 瘧疾[2635]의 定義[2636]

(1) 瘧疾의 陽證[2637]

① 陽은 外感의 邪氣이다.

② 그 사이에 陽은 風이 되는데, 暑는 땀이 나게 된다.

③ 陽은 氣虛가 된다.

④ 陽은 升을 하는 것이니, 春夏에 發生을 한다.

⑤ 陽은 腑가 되고 邪氣가 얕은 것이니, 榮衛와 아울러서 行하기 때문에 一日에 一發을 한다.

⑥ 陽은 낮에 發을 하니 邪氣가 얕은 것으로 榮衛와 같이 背와 脊으로 낮에 行을 하기 때문이다.

⑦ 陽은 子時에서부터 巳時까지가 된다.

(2) 瘧疾의 陰證

① 陰은 寒이 되는데, 濕은 無汗을 한다.

② 陰은 內傷의 正氣가 虛한 것이다.

③ 陰은 血虛가 된다.

④ 陰은 降을 하는 것이니, 秋冬에 發生을 한다.

⑤ 陰은 臟이 되어서 邪氣가 깊은 것이니, 募·原과 橫連을 하여 正氣가 아울러서 行할 수가 없기 때문에 間日에 蓄積(축적)이 된 다음이라야 發을 하는데, 或은 三·四日에 한번 發을

2634) 말라리아를 일으키는 말라리아 원충은 얼룩날개 모기류(Anopheles species)에 속하는 암컷 모기에 의해서 전파되는데, 우리나라에서는 중국 얼룩날개 모기(Anopheles sinensis) 암컷이 말라리아 원충을 전파시킨다. 말라리아 원충에 감염된 모기에게 물린 후 인체에서 감염 증상이 나타날 때까지는 2주~수개월의 시간이 소요된다. 오한, 발열, 발한의 전형적인 감염 증상이 나타나는데 원인 병원체의 종류에 따라 증상 및 특징이 다르다. 우리나라의 토착 말라리아는 3일열 원충(Plasmodium vivax)으로 1970년대에 사라졌다가 1993년 이후 다시 유행하기 시작하였다. **[네이버 지식백과]** 말라리아 [malaria] (서울대학교병원 의학정보, 서울대학교병원)

2635) 원래 방역사업이 잘 되어서 1970년도에 다 사라진 것으로 되었다가. 근래에는 북한과 인접한 곳에서 환자가 아주 간혹 발생을 하는 것으로 알려져 있다.

2636) 학질(瘧疾)은 먼저 陰陽을 定하는 것이 要點이다.

2637) 옛날에는 處暑가 지나면 모기가 입이 삐뚤어져서 피를 빨지 못한다고 하였다. 그렇기 때문에 處暑가 지나기 前에 發生을 하는 것을 陽瘧이라고 하고, 處暑가 지난 다음에 發生을 하는 것을 陰瘧이라고 한다.

한다.

⑥ 오래 되면 반드시 瘧母(학모)가 된다.

⑦ 陰은 밤에 發을 하는데, 邪氣가 깊어서 榮衛와 더불어 胸과 腹으로 밤에 行을 하기 때문이다.

⑧ 陰은 午時에서부터 亥時까지가 된다.

(3) 陰陽不分

① 二日에 연달아서 發을 하거나, 하루 종일 머무르고, 또한 낮과 밤에 각기 한번 發을 하는 경우는 이에 氣血이 모두 病을 받은 것이다.

② 가령, 寅時에 發을 하여 申·未時에 물러나거나 或은 未·申時에 發을 하여 子·丑時에 물러나는 것은 대개 陰陽不分이라고 말을 하니, 證狀을 따라서 藥을 쓰는데 미리 끊어야 한다[2638].

③ 或은 時間이 移動이 되면 陰陽을 나눈 然後(연후)에, 陽瘧은 截住(절주)[2639]를 하고, 陰瘧은 升散을 한다.

④ 오늘날 世俗에서 類似瘧疾을 잘못 治療를 하고 變하여 溫瘧이 되게 하니, 陰陽을 나누는 것을 잘못한 것이다.

ⓐ 누가 瘧疾(학질)이 凌虐(릉학)[2640]한 모양이 있음을 알지 못하겠는가?

ⓑ 傷寒에 있어서는 오래되면 愧[2641]症이 되고, 內傷에 있어서는 오래되면 勞瘵가 되니 어찌 좋은 病이라고 하겠는가?

ⓒ 무릇, 陽瘧은 쉽게 治療가 되지만 陰瘧은 낫기가 어렵다.

2. 瘧疾의 證狀

① 陽은 熱하고 陰은 寒한 것은 마치 期約[2642]한 것처럼 應을 한다.

② 陽邪는 榮과 더불어 싸우니 邪火가 밖에서 發을 하면 즉 熱이 된다.

③ 陰邪는 衛와 더불어 싸우니 正氣가 안으로 물러나면 즉 寒을 한다.

④ 衛가 虛하면 즉 먼저 寒을 하고, 榮이 虛하면 즉 먼저 熱을 한다.

⑤ 表邪가 많으면 즉 寒이 많고, 裏邪(리사)가 많으면 熱이 많다. 表裏가 相半을 하면 寒熱

2638) 瘧疾의 基本은 發作을 하는 時間이 一定하기 때문에 미리 鍼을 놓거나, 미리 韓藥을 사용을 하는 것이 좋다. 대개 1시간 전에 服藥을 하거나, 鍼을 놓는 것이 좋다.

2639) 막다. 저지하다.

2640) 침범(侵犯)하여 학대(虐待)함.

2641) 부끄럽다. 창피하다. 송구스럽다. 겸연쩍다. 양심에 거리끼다.

2642) 항상 一定한 時間에 發作을 한다. 그 時間이 變하게 되면 病이 다른 經絡을 탄 것이다.

이 서로 比等하다.

⑥ 여러 瘧의 中에서 오직 食積痰火는 寒이 그치면 다시 熱이 되고 熱이 그치면 다시 寒이 되니 寒熱이 서로 아울렀다고 말을 한다.2643)

ⓐ 暑瘧은 단지 熱을 한다.
ⓑ 濕瘧은 단지 寒을 한다.
ⓒ 寒瘧은 먼저 寒을 하고, 後에 熱을 한다.
ⓓ 風瘧은 먼저 熱을 하고, 後에 寒을 한다.
ⓔ 나머지는 대개 먼저 寒을 하고, 後에 熱을 한다.

⑦ 陰陽·寒熱이 明確해야 瘧을 治療하는 데에 本을 알 수가 있는 것이다.

3. 六經瘧2644)

(1) 寒瘧

① 寒瘧은 太陽이다.
② 寒瘧은 腰·背·頭·頂이 모두 아프니, 太陽에 屬하고 寒多熱少를 하며 汗出을 하는데 낫지 않는 경우에는 柴胡加桂湯으로 한다.
③ 단지, 寒을 하고 땀이 없는 경우에는 五積散·古果附湯으로 한다.

(2) 熱瘧

① 熱瘧은 陽明이다.
② 熱瘧은 눈이 아프고 코가 마르며 턱을 떠는데 陽明에 屬하고, 熱多寒少를 하며 煩渴(번갈)이 있고 小便이 붉은 경우에는 柴苓湯으로 한다.
③ 暑月은 黃連香薷散으로 한다.
④ 熱이 氣分을 傷하여 단지 熱을 하면서 渴證(갈증)이 있는 경우에는 白虎加蔘湯으로 한다.
⑤ 或은 黃芩湯에 桂를 약간 加한다.

2643) 대개 外感의 惡寒發熱은 惡寒과 發熱이 같이 發生을 하는 것인데, 瘧疾은 發熱이 지나간 다음에 惡寒이 發生을 하고, 惡寒이 그친 다음에 다시 發熱을 한다. 臨床에서 함부로 發熱惡寒을 寒熱往來라고 진료기록부에 記載를 하는 경우가 있는데 이것은 注意하여야 한다.

2644) 그냥 六經瘧으로만 分類를 했으면 그렇게 어렵지 않았으나, 뒤에 太陽瘧을 寒瘧으로, 陽明瘧을 熱瘧으로, 少陽瘧을 風瘧으로 區分을 하면서 『東醫寶鑑』이나 『方藥合編』에서는 重複된 이름으로 分類를 하게 되어 昏亂을 惹起하였다.

(3) 風瘧

① 風瘧은 少陽이니, 寒熱이 아우른다.

② 風瘧은 口苦를 하고 嘔吐를 하며 惡心을 하고 脇痛이 있어 少陽에 屬하고, 寒熱이 서로 比等한 경우에는 柴胡桂枝湯으로 한다.

③ 風이 盛을 하여 筋脈이 抽搐(추휵)[2645]을 하는 경우에는 烏藥順氣散에 加 柴胡·黃芩을 한다.

④ 몸이 쑤시는 경우에는 敗毒散으로 한다.

⑤ 咳嗽(해수)가 있는 경우에는 蔘蘇飮으로 한다.

⑥ 以上은 三陽의 氣分에서 病을 받은 것이다.[2646]

⑦ 發을 하는 것이 處暑의 以前에 있는 경우에는 모두 暴瘧(폭학)이라고 이름을 하는데, 이에 傷한 것이 淺을 한 것이다.

(4) 少陰瘧

① 少陰은 四正日에 發을 한다.

② 少陰瘧은 子·午·卯·酉의 四正日에 發을 하는데, 舌乾을 하고 口燥를 하며 嘔吐를 하면서 문과 창문을 닫으려고 한다.

③ 輕한 경우에는 小柴胡湯에 倍 半夏를 한다.

④ 重한 경우에는 四物湯을 合한다.

(5) 厥陰瘧

① 厥陰은 四旁日에 發을 한다.

② 厥陰瘧은 寅·申·巳·亥의 四旁日에 發을 하는데, 小腹痛이 陰部[2647]까지 당겨서 마치 淋과 같다.

③ 輕한 경우에는 小建中湯으로 한다.

④ 重한 경우에는 四物湯에 加 玄胡索·金鈴子·附子를 한다.

(6) 太陰瘧

① 太陰은 辰·戌·丑·未日에 發을 한다.

② 太陰瘧은 腹滿을 하고 自利를 하며 善嘔를 하는데 嘔가 그치면, 이에 衰하게 된다.

2645) 팔다리의 근육이 줄어들기도 하고 늘어나기도 하며 계속 움직이는 병증.

2646) 陽瘧이라고 한다.

2647) 사람의 생식기(生殖器)가 있는 곳

③ 輕한 경우에는 異功散으로 한다.
④ 重한 경우에는 理中湯으로 한다.
⑤ 가령, 濕이 陰分에 偏僻이 되어 單[2648]寒을 하고 氣虛로 泄瀉(설사)를 하는 경우에는 古棗附湯·附子理中湯으로 한다.
⑥ 몸이 무겁고 腹脹이 있는 경우에는 五苓散·朮附湯으로 한다.
⑦ 浮腫이 있는 경우에는 退黃丸으로 한다.
⑧ 以上은 三陰의 血分에 病을 받은 것이다.
⑨ 發을 하는 것이 處暑의 以後에 있는 경우에는 모두 溫瘧이라고 이름을 하였다.
⑩ 이에 겨울을 지나서 溫氣에 感觸이 되면 腎과 骨髓(골수)에 貯藏이 되었다가 夏·秋에 거듭 새로운 邪氣에 感觸이 되어서 發生을 하는 것이다.
⑪ 臟으로부터 腑로 지나가게 되어, 이에 傷한 것에 重한 것이다.

4. 其他 實證의 瘧과 治療原則

(1) 瘴瘧

① 瘴瘧은 山嵐[2649]이다.
② 瘴瘧은 山溪에서 蒸毒을 하여 사람으로 하여금 迷困을 하게하고 發狂을 하면서, 或은 벙어리가 되며, 잠시 寒을 하다가 잠시 熱을 하며 잠시 있다가 잠시 없는 경우에는 凉膈散에 加 柴胡·檳榔을 한다.
③ 不服水土[2650]를 한 경우에는 人蔘養胃湯[2651]으로 한다.[2652]

(2) 疫瘧

① 疫瘧은 한 地方에서 發生을 한다.
② 疫瘧은 한 地方의 長幼가 서로 비슷한데, 모름지기 運氣를 參考를 하여 寒熱의 用藥을 한다.
③ 대개, 不換金正氣散으로 하거나 五積交加散에 加減을 한다.
④ 如意丹이 가장 妙하다.

2648) 오로지
2649) 저녁나절에 멀리 보이는 산 같은 데서 떠오르는 푸르스름하고 흐릿한 기운.
2650) 체질상 특성으로 하여 다른 지방에 가면 그곳의 물과 풍토에 적응되지 않아서 생기는 여러 가지 증을 말한다.
2651) 반드시 柴胡·黃芩이 들어가야 한다.
2652) 본래 不服水土는 不換金正氣散으로 하지만, 지금은 瘴瘧이기 때문에 草果가 들어간 人蔘養胃湯으로 한 것이다.

(3) 鬼瘧

① 鬼瘧은 卒然히 感觸이 되어 性情이 異常하게 된다.

② 鬼瘧은 卒然히 鬼疰·客忤에 感觸이 되어 寒熱이 낮에 發을 하고 자고 깨는 것이 詳細하지 못하며 恐怖(공포)가 많이 생기고 言動이 異常하다.

③ 마땅히 辟邪丹·雄朱丹으로 한다.

④ 或은 燒人場[2653]의 흙으로 丸을 만들어서 男左·女右로 귀를 막는다.

(4) 治療原則

① 發汗·和解

ⓐ 詳細히 寒熱을 나누어서 發汗과 또는 和解를 하여야 한다.

ⓑ 外感에 寒이 많으면, 草果·厚朴이 아니면 溫散을 할 수가 없다.

ⓒ 外感에 熱이 많으면, 柴胡·黃芩이 아니면 淸解를 할 수가 없다.

ⓓ 陽瘧에 無汗을 하면, 모름지기 柴胡·蒼朮·葛根을 加를 하는데 甚하면 麻黃을 加한다.

ⓔ 陰瘧에 無汗을 하면 모름지기 柴胡·升麻·川芎을 加를 한다.

㉠ 有汗을 하면 모름지기 白朮·烏梅를 加를 하여 和를 하여야 한다.

② 吐·下

㉮ 或은 吐를 하고 或은 下를 하려면 모름지기 몸이 盛을 하여야 한다.

㉯ 陽瘧이 처음 일어날 때 痰이 위에 있는 경우에는 祛邪丸으로 한다.

ⓐ 그러나, 역시 三·五 차례 發을 한 다음에 시간이 移動을 한 다음이라야 可히 사용할 수가 있는 것이지, 일찍 하면 늘릴 수가 있다.

㉰ 조금 오래 되어서 감히 吐를 할 수가 없는 경우에는 勝金丹으로 한다.

㉱ 三陰瘧에 便閉가 있는 경우에는 마땅히 下를 해서 截을 하여야 한다.

㉲ 暑瘧은 黃連香薷散에 加 大黃·靑皮·烏梅를 煎服을 한다.

㉳ 寒瘧은 二陳湯에 加 靑皮·良薑을 하여 끓인 다음에, 神保丸을 五粒을 삼킨다.

㉴ 痰熱로 胸滿을 하고 便閉를 하는 경우에는 大柴胡湯으로 한다.

㉵ 瘀血로 發狂을 하면서 잘 잊는 경우에는 桃仁承氣湯[2654]으로 한다.

2653) 화장터를 말한다.

2654) 小腹이 急結을 하고 大便이 黑을 하여야 한다.

㉶ 虛하여 閉한 경우에는 麻子仁丸으로 한다.
㉷ 모두 맑은 새벽에 한번 服用을 하여 아래로 惡水가 나오면 즉 그친다.

5. 虛證의 瘧과 治療原則

(1) 七情

① 內傷에 食事를 잘하는 것은 오직 七情이다.2655)
② 內傷의 痎瘧(해학)은 不食을 하는데, 오직 七情은 善食을 하고 多汗을 한다.
③ 五臟의 氣가 不和를 하는데, 약간 外邪를 받아서 痰이 動한 것이다. 마땅히 瀉水飮으로 한다.
④ 몸의 虛實을 헤아려서 各經에 開鬱을 하고 行氣를 하는 藥을 加를 한다.

(2) 勞役

① 勞瘧은 微微하게 되는데 虛損의 證2656)이 있다.

② 勞瘧은 微微하게 惡寒과 發熱이 있는데, 寒中에 熱이 있고 熱中에 寒이 있으니 가장 調理를 하기가 어렵다.

ⓐ 或은 半月이나 十日에 조금만 勞力을 하여도 다시 오고 오랫동안 낫지 않는 경우에는 芎歸鱉甲散으로 主한다.
㉠ 熱이 많은 경우에는 生犀散으로 한다.

ⓑ 痞滿(비만)이 있는 경우에는 鱉甲丸으로 한다.
ⓒ 氣虛로 汗多를 하면서 無力을 하고 飮食을 먹지 못하는 경우에는 六君子湯으로 한다.
ⓓ 勞役에 昏倦2657)한 것으로 因하여 식사가 줄게 되는 경우에는 補中益氣湯에 加 黃芩·半夏를 한다.
ⓔ 血虛로 밤에 發을 하는 경우에는 小柴胡湯에 合 四物湯을 하고, 加 升麻·紅花·知母·黃柏을 하여 물로 끓인 다음에 發作을 하는 時間에 앞서 露服을 한다. 낫지 않으면 勝金丹으로

2655) 주면 먹을 수가 있다는 것이니, 七情도 역시 食慾은 떨어지게 된다.
2656) ① 먹는 것이 줄어든다. ② 精神이 昏迷를 한다. ③ 精을 藏하지 못한다. ④ 허리와 등, 그리고 胸脇의 筋骨이 아프다. ⑤ 潮熱이 있다. ⑥ 汗出이 있다. ⑦ 痰嗽가 있는 證狀이 원래 虛證이다. ⑧ 그러나, 이것이 다 보여야 虛證이라고 하지 않고, 단지 한 두 가지만 보여도 虛證이라고 한다.
2657) 정신이 희미하고 팔다리가 노작지근해지는 것.

截을 한다.

ⓕ 痞滿(비만)이 있는 경우에는 陰瘧丸으로 한다.

ⓖ 가령, 陰虛火動으로 午後에 寒熱이 있으면서 늦게 이르러서 약간 땀이 나면서 풀리는 것은 瘧과 類似(유사)하나 瘧이 아니다.
㉠ 마땅히 加味逍遙散에 加 地骨皮를 한다.
㉡ 만약, 잘못하여 瘧疾(학질)의 藥을 사용하면 반드시 죽는다.

ⓗ 氣血이 모두 虛를 하여 小便이 頻數(빈삭)을 하고 식사가 줄며, 或은 遺精이 있고 咳嗽(해수)를 하는 경우에는 人蔘養榮湯에 加 地骨皮·烏藥·麥門冬을 한다.

ⓘ 或은 薄厥(박궐)[2658]로 人事不省이 되는 경우에는 十全大補湯에 加 柴胡·黃芩을 한다.
㉠ 陽이 虛하면 去 柴胡·黃芩을 하고, 加 附子를 하여 黑錫丹을 服用을 한다.

ⓙ 痞滿(비만)이 있는 경우에는 橘皮煎丸으로 한다.

(3) 痰多[2659]

① 痰瘧은 嘔吐涎沫을 하는데 昏迷(혼미)한 경우가 많다.

② 痰瘧은 外感·內傷으로 鬱聚(울취)를 하여 痰이 된 것으로, 熱이 많고 머리가 쑤시고 살이 跳動[2660]을 하며 먹은 것과 涎沫(연말)을 嘔吐를 한다.
ⓐ 甚하면 즉, 昏迷(혼미)를 하여 卒倒[2661]를 한다. 마땅히 柴陳湯에 加 草果를 한다.
ⓑ 嘔吐를 하는 경우에는 二陳湯에 草豆蔻를 倍加를 하여 三焦를 流行을 하게 하면 嘔와 瘧이 스스로 그친다.
ⓒ 氣虛로 嘔한 경우에는 單人蔘湯으로 한다. 或은 常山을 炒를 하여 사용한다.
ⓓ 오랫동안 낫지 않는 경우에는 露薑飮으로 截[2662]을 한다.

(4) 食傷

① 食瘧은 腹脹이 있고, 寒熱이 아우른다.

2658) 궐증(厥證)의 하나. 갑자기 팔다리가 싸늘해지면서 머리가 아프며 정신을 잃고 넘어지는 중한 병증을 말한다.
2659) 瘧疾은 痰이 없으면 發生을 하지 않는다. 말라리아 원충을 痰으로 理解를 한 것이다.
2660) 1.뛰다. 도약하다. 깡충 뛰다. 2.(심장·눈꺼풀 등이) 두근거리다. 뛰다. 고동치다.
2661) 심한 충격(衝擊)이나 피로(疲勞) 따위로 정신(精神)을 잃음.
2662) 1.자르다. 끊다. 절단하다. 2.차단하다. 가로막다. 멈추게 하다. 저지하다.

② 食瘧은 飮食이 쌓여서 痰火를 이룬 것으로 因하니, 寒이 그치면 다시 熱이 나고 熱이 그치면 다시 寒이 나며, 寒熱이 서로 아우른다.

ⓐ 배가 고파서 괴로우나 飮食을 먹지 못하고 먹으면 즉, 痰을 吐를 하고 胸滿·腹脹이 있는 경우에

㉠ 二陳湯에 合 小柴胡湯을 한다.

㉡ 或은 平胃散으로 한다.

㉢ 모두 枳實·白朮·山楂·神麯·靑皮를 加한다.

ⓑ 寒熱이 있는 경우에는 淸脾飮2663)으로 한다.

ⓒ 寒이 많은 경우에는 人蔘養胃湯2664)으로 한다.

ⓓ 腹痛이 있는 경우에는 紅丸子으로 한다.

ⓔ 腹脹이 濕痰으로 因을 하거나, 或은 瘧氣가 腹으로 들어간 경우에는 古龍虎丹을 杏仁煎湯을 사용하여 發作을 하는 때를 기다려서 服用을 한다.

ⓕ 오랫동안 낫지 않는 경우에는 辰砂·阿魏를 等分을 하여 糊丸으로 皀子大로 하고 매번 一丸을 人蔘煎湯으로 먹어서 截을 한다.

(5) 治療原則

① 淸痰을 하고 땀을 收斂(수렴)을 하며 脾胃(비위)를 補를 하여야 한다.

② 瘧은 痰이 없으면 이루어지지 않으니, 內傷으로 脾胃(비위)가 虛寒을 하면 마땅히 濕痰을 淸利를 하는 것으로 爲主(위주)를 하여야 한다.

③ 內傷瘧은 대개 땀이 많다.

ⓐ 陽瘧은 蔘·朮·黃芪로 收斂(수렴)을 하고, 陰瘧은 歸·地·知·柏·芍藥으로 收斂(수렴)을 한다.

ⓑ 대저, 有汗을 하면 止汗이 要點이 되어 그 虛를 補를 하는 것이고, 無汗을 하면 發汗이 要點이 되어서 그 邪를 흩어주는 것이다.

ⓒ 조금 오래된 경우에는, 한번 補를 하고 한번 瀉를 하여야 한다.

ⓓ 오래도록 虛한 경우에는 補中益氣湯에 加 山楂·麥芽를 하여 扶脾(부비)를 하면, 스스로 그치니 極히 吐法이나 截法(절법)2665)을 忌한다.

④ 利水를 하고 消瘀를 하면 瘧母(학모)는 깨끗하게 된다.

ⓐ 무릇, 瘧이 오랫동안 낫지 않게 되면 老瘧이라고 이름을 하는데, 반드시 痰水와 瘀血이 있어 痞塊(비괴)를 結成을 하게 되어 腹脇2666)에 貯藏이 되어서 脹을 하고, 또한 痛을 하게

2663) 대개 實한 경우에 사용을 한다.
2664) 대개 虛한 경우에 사용을 한다.
2665) 학질이 발작하지 못하도록 하는 법
2666) 결국에 肝脾腫大가 된다.

되니 이것이 瘧母(학모)이다.

ⓑ 비록, 內虛한 경우에도 常山[2667]·檳榔이 아니면 결코 除去를 할 수가 없다.

ⓒ 그러나, 모름지기 法製를 능숙(能熟)하게 하면 즉, 胃를 損傷(손상)을 하지 않으니 老瘧丸이 이것이다.

㉠ 血虛[2668]한 경우에는 鱉甲丸으로 한다.

㉡ 體가 盛을 하고 水癖이 있는 경우에는 잠시 芫花丸을 사용한다.

㉢ 이에 모름지기 補脾를 하고 化痰을 하는 湯藥으로 輔佐를 하여야 한다.

㉮ 老瘧飮으로 한다.

㉯ 마땅히 氣血의 虛實을 헤아려서 加減을 하여야 한다.

⑤ 瘧疾(학질)을 한 後에 痢疾(이질)이 서로 兼하는 때가 있다.[2669]

ⓐ 或은 瘧疾(학질)을 한 後에 痢疾(이질)을 하고, 痢疾(이질)을 한 後에 瘧疾(학질)을 하거나, 或은 瘧疾(학질)과 痢疾(이질)이 아울러서 생기는 경우에는, 모두 柴苓湯·六和湯으로 하거나, 淸脾飮의 加減으로 分利를 한다.

ⓑ 虛한 경우에는 補脾를 하고 和血을 한다. 三白湯에 加 黃連·木香·當歸·砂仁으로 한다. 或은 四獸飮·補中益氣湯으로 한다.

6. 瘧疾治療의 大要[2670]

(1) 治療原則

① 要點을 總括(총괄)하여 보면 祛邪[2671]와 扶正[2672]이다.

② 外感은 汗·吐·下·和解로 祛邪를 爲主(위주)로 한다.

③ 內傷은 收斂(수렴)을 하고 補를 하며 養正을 爲主(위주)로 한다.

④ 內外가 서로 兼을 하면 또한, 마땅히 參酌[2673](참작)을 해야 한다.

⑤ 抑論을 해보자면, 經에 이르기를 夏에 暑로 傷하면 秋에 빈드시 痎瘧(해학)을 힌다고 하였다. 또한, 말을 하기를 여러 瘧은 대개 風에서 發生을 한다고 하였다.

2667) 毒하기 때문에 臨床에서 함부로 사용할 藥은 아니다.

2668) 夜間에 甚하게 된다.

2669) 瘧과 痢는 같이 暑病의 代表的인 것이다.

2670) 현재 臨床에서 瘧疾을 보기는 어렵다. 그렇기 때문에 類似瘧疾이 대부분이다. 類似瘧疾의 實證인 경우에는 實脾飮으로 하고, 虛證인 경우에는 人蔘養胃湯에 加 柴胡·黃芩 各一錢으로 하면 된다.

2671) 병사(病邪)를 몰아내는 것으로, 그 목적은 공하(攻下)하면서도 정기(正氣)를 보전하려는데 있다.

2672) 정기(正氣)를 북돋는 것으로, 정기를 강하게 함으로써 병사를 제거하는 방법을 말함.

2673) ①이리저리 비교(比較)해 알맞게 헤아림 ②참고(參考)하여 알맞게 헤아림

⑥ 『局方』은 傷食을 爲主(위주)로 하였고, 丹溪는 痰을 爲主(위주)로 하였다.

⑦ 그 實은 夏에 傷暑를 하여 秋에 風濕을 感觸한 것이 七情·飮食·鬱痰을 만나서 發을 한 것이다.

⑧ 대개, 비록 三因이 섞여서 이르게 되면 氣血이 錯亂(착란)[2674]을 하지만, 그러나 暑에서 始作을 해서 痰에서 이룬 것이다. 그렇기 때문에 捷徑(첩경)[2675]은 祛暑와 消痰을 要點으로 삼았다.

(2) 通用

① 通用으로는 二陳湯[2676]으로 한다.

② 外感에 無汗하면 去 茯苓을 하고, 加 柴胡稍·川芎·葛根·蒼朮을 한다.

③ 太陽이면 加 羌活·防風·藁本을 한다.

④ 陽明이면 加 葛根·升麻·白芷를 한다.

⑤ 少陽이면 加 柴胡·黃芩·青皮를 한다.

⑥ 少陰이면 加 芎·歸·黃連·黃柏을 한다.

⑦ 太陰이면 加 二朮·柴胡를 한다. 이 세 가지 味는 瘧家(학가)에 반드시 사용하는 것이다.

⑧ 厥陰이면 加 桂枝·薑·附를 한다.

⑨ 渴證(갈증)이 있으면 加 知母·麥門冬을 한다.

⑩ 大便이 閉를 하면 加 大黃·桃仁을 한다.

⑪ 小便이 赤을 하면 加 澤瀉·山梔를 한다.

⑫ 瘴瘧이면 加 檳榔을 한다.

⑬ 截瘧(절학)에는 加 常山·檳榔·貝母를 한다.

⑭ 內傷의 無汗에는 加 柴胡·川芎을 한다.

⑮ 氣虛에는 合 四君子湯으로 한다.

⑯ 血虛에는 合 四物湯으로 한다.

⑰ 汗多를 하면 加 黃芪를 한다.

⑱ 食少를 하면 加 山楂·麥芽를 한다.

⑲ 勞瘧이면 加 地骨皮·鱉甲을 한다.

⑳ 七情이면 加 紫蘇·香附子를 한다.

㉑ 痰이면 加 南星·薑汁을 한다.

㉒ 食積이면 加 莪朮을 한다.

㉓ 久瘧이면 倍 蔘·朮을 한다.

2674) ①뒤섞여서 어수선함 ②머리가 혼란(混亂)함

2675) ①지름길 ②빠른 방법(方法)

2676) 瘧疾은 痰이 아니면 生하지 않는다.

㉔ 寒이 甚을 하면 加 桂·附·草果를 한다.
㉕ 夜瘧이면 加 升麻·柴胡로 升提를 한다.
㉖ 停水를 하면 倍 半夏를 한다.
㉗ 瘀血이면 加 桃仁·紅花를 한다.
㉘ 吐·瀉에 不食을 하고 腫脹인 경우에는 不治이다.

7. 瘧疾의『東醫寶鑑』治法

① 夏에 暑로 傷을 하면[2677], 秋에 반드시 瘧病(학병)이 된다.
② 처음에는 어떤 經絡이 病을 받은 것인지를 알지 못하니, 그 받은 것을 따라서 取를 한다.

③ 그 中에 三陽이 있고, 그 中에 三陰이 있다. 대저, 經中에 邪氣는 그 證이 각기 다르다.
ⓐ 太陽經에 있는 경우에는 이르기를 寒瘧이라고 한다. 治療는 汗을 하는 것을 많이 한다.
ⓑ 陽明經에 있는 경우에는 이르기를 熱瘧이라고 한다. 治療는 下를 하는 것을 많이 한다.
ⓒ 少陽經에 있는 경우에는 이르기를 風瘧이라고 한다. 治療는 和解를 하는 것을 많이 한다.

ⓓ 이것은 三陽이 病을 받은 것이다.
㉠ 대개 이르기를 暴瘧(폭학)이라고 한다.
㉡ 發生을 하는 것이 夏至의 後와 處暑의 前에 있다.
㉢ 이것은 이에 傷한 것이 淺을 한 것이고 近을 하며 暴을 하는 것이다.

ⓔ 陰經에 있는 경우에는 즉, 三陰을 나누지 않고 대개 이르기를 溫瘧이라고 한다.
㉠ 그 發하는 것이 處暑의 後와 冬至의 前에 있다.
㉡ 이것은 이에 傷한 것이 重한 것이고 遠을 하며 深을 한 것이다.

④ 痎瘧은 老瘧이다. 그렇기 때문에 이르기를 久瘧이라고 한다.

⑤ 傷寒에 餘熱(여열)이 未淨(미정)[2678]을 하고, 거듭 寒에 感觸을 하면 變을 하여 瘧이 된다.
ⓐ 이름을 하여 가로되 溫瘧이라고 한다.
ⓑ 역시 가로되 風瘧이라고 한다.

2677) 處暑를 기준으로 하여 여름에 학질모기에 물린 것이다.
2678) 아직 깨끗하게 나은 것이 아닌 것을 말한다.

ⓒ 이것은 傷寒의 壞病2679)이 된다.
ⓓ 그 證이 먼저 熱을 하고 後에 寒을 한다.

⑥ 瘧이 三陽에 屬하는 경우에는 마땅히 汗을 하고, 마땅히 吐를 한다.
⑦ 瘧이 三陰에 屬하는 경우에는 마땅히 下를 하고, 마땅히 和를 하며, 마땅히 溫을 한다.

(1) 太陽

① 太陽瘧은 마땅히 桂枝羌活湯·麻黃羌活湯으로 한다.
② 太陽陽明의 合病은 桂枝芍藥湯·桂枝石膏湯으로 한다.
③ 三陽의 合病은 마땅히 桂枝黃芩湯으로 하여 和解를 한다.

❶ 오적산(五積散)(➡方藥合編·中13, 東醫寶鑑 1077, 醫學入門 153·3076)

活套: ① 坐骨神經痛·帶下·生理不順·慢性胃腸炎·慢性心臟病·류마티스·腰痛·神經痛·疝氣·胃카타르·婦人病·流行性感氣·脚氣·貧血·小腹冷感·小兒痲痹·食傷·心臟性喘息·心臟瓣膜症·子宮癌·虛弱體質·六味地黃元의 異常反應時를 治療한다.
② 風寒으로 感傷을 하여 頭痛·身疼을 하고 四肢가 逆冷을 하며 胸腹이 作痛을 하고 嘔吐·泄瀉를 하는 것을 治療한다.
③ 或은 內傷의 生冷과 外感의 風寒을 아울러 대개 治療를 한다.
④ 白芷·桂皮를 除하고 아울러 炒를 하면 즉, 熟料五積散이라 이름을 한다.
⑤ 外感의 挾滯에는 加 山楂·神麯·檳榔을 한다.

❷ 고과부탕(古果附湯)(➡方藥合編·中68, 醫學入門 2651)

活套 : ① 脾寒으로 因한 瘧疾(학질)로 面靑을 하고 振寒을 하는 것을 治療한다.

(2) 陽明

① 陽明瘧은 마땅히 人蔘白虎湯·柴苓湯으로 한다.

❶ 시령탕(柴苓湯)(➡方藥合編·下14, 東醫寶鑑 1105, 醫學入門 3021)

活套 : ① 感冒·急性胃腸炎·신우염·신염·네프로제·暑疫·말라리아·浮腫·肝硬化症을 治療한다.
② 傷寒의 陽證을 治療한다.
③ 몸이 熱을 하고 脈이 數을 하며 煩渴(번갈)이 있고 自利를 하는 것을 治療한다.
④ 虛熱로 煩渴(번갈)하는 경우에는 倍蔘을 하고, 加 麥門冬을 한다.
⑤ 이것은 卽, 小柴胡湯에 合 五苓散을 한 것이다.
⑥ 重數와 加減은 參酌(참작)해서 사용을 한다.

(3) 少陽

2679) 正常的인 瘧疾이 아닌 것이다.

① 少陽瘧은 마땅히 柴胡桂枝湯·柴胡加桂湯으로 한다.

❶ 오약순기산(烏藥順氣散)(➡方藥合編·中10, 東醫寶鑑 1029·1033, 醫學入門 151·3061)

活套: ① 腦溢血·手足疼痛·半身不隨·顏面神經痛·肩甲痛·脚氣脚弱을 治療한다.

② 一切의 風疾을 治療를 하는데, 먼저 이 藥을 服用을 하여 氣道를 疏通시키고 나서 風藥을 먹게 한다.

③ 또한, 癱瘓(탄탄)과 歷節風을 治療한다.

④ 氣虛로 인한 痰盛에는 去 麻黃을 하고, 合 六君子湯을 하거나, 或은 導痰湯을 合한다.

❷ 인삼패독산(人蔘敗毒散)(➡方藥合編·中19, 東醫寶鑑 1079, 醫學入門 1743·2933·3050)

活套 : ① 諸瘡·感冒·毒感을 治療한다.

② 傷寒의 時氣로 發熱과 頭痛을 하고 項强(항강)이 있으며 肢體가 煩疼(번동)하는 것을 治療한다.

③ 또한, 傷風으로 咳嗽(해수)를 하면서 鼻塞으로 聲重(성중)을 하는 것을 治療한다.

❸ 삼소음(蔘蘇飮)(➡方藥合編·中26, 東醫寶鑑 1079, 醫學入門 1742·3046)

活套 : ① 感冒·氣管支炎·惡阻·氣鬱·肺炎·酒毒을 治療한다.

② 風寒으로 感觸이 되어 傷한 것으로 頭痛을 하고 發熱을 하며 咳嗽(해수)를 하는 것을 治療한다.

③ 또한, 內因의 七情으로 痰盛을 하고 潮熱을 하는 것을 治療한다.

④ 痰盛에는 加 三子를 한다.

⑤ 肺熱에는 換 沙蔘을 하고, 加 桑白皮·麥門冬을 한다.

⑥ 虛冷에는 倍 蔘을 하고, 加 桂枝를 한다.

(4) 太陰

① 三陰의 溫瘧은 마땅히 白虎桂枝湯·麻黃白朮湯으로 한다.

② 或은 小柴胡湯에 合 四物湯으로 하는데, 이름을 하여 가로되 柴胡四物湯이라고 한다.

❶ 이공산(異功散)(➡方藥合編·上64, 東醫寶鑑 417·1773, 醫學入門 3147)

活套 : ① 食慾不振·胃下垂·胃腸虛弱症·痔出血·他藥으로 無效한 半身不隨·貧血·心腹脹滿·腸鳴下痢·嘔吐吃逆·脾衰肺損·體廋面黃·胃潰瘍·小兒吐乳을 治療한다.

❷ 이중탕(理中湯)(➡方藥合編·上6, 東醫寶鑑 1069, 醫學入門 1842·3055)

活套 : ① 胃아토니·胃下垂·胃擴張·胃酸過多·減酸症·胃潰瘍·蛔蟲·急性慢性 胃카타르·胃腸性神經衰弱·肺結核·肋間神經痛·萎縮腎·帶下·陰症急性吐瀉病·四肢神經痛·自家中毒症을 治療한다.

① 太陰의 腹痛으로 自利를 하고 不渴을 하는 것을 治療하는 處方이다.

② 加 陳皮·靑皮를 하면 治中湯이라 이름을 한다.

③ 小建中湯을 合하면 建理湯으로 이름을 하는데, 虛冷으로 積氣가 上攻을 하는 것을 治療한다.

(5) 少陰

❶ 소시호탕(小柴胡湯)(➡方藥合編·中25, 東醫寶鑑 1068, 醫學入門 153·1549·1835·3050)

活套: ① 感冒·肺結核·膽囊炎·肝炎·말라리아·扁桃腺炎·中耳炎·乳房炎·氣管支喘息·肺炎·肋膜炎·淋巴炎·耳下腺炎·瘰癧·頸腺炎·黃疸·膽石·胃炎·胃痛·神經質·노이로제·癲癎·産褥熱·百日咳·眼科疾患을 治療한다.

② 少陽의 半表裏로 往來寒熱을 治療한다. 一名은 三禁湯이다.
③ 食瘧에는 合 平胃散을 한다. 或은 合 養胃湯을 한다.

(6) 厥陰

❶ 소건중탕(小建中湯)(➡方藥合編·上45, 東醫寶鑑 341·1248, 醫學入門 1843·3056)

活套 : ① 腺病質·神經衰弱·心悸亢進症·扁桃腺肥大症·아데노이드·瘰癧·肺門淋巴腺腫脹·結核性腹膜炎·胃아토니·胃下垂·胃酸過多症·胃潰瘍·胃癌·消化不良·腹痛·黃疸·脫腸·脫肛·夜尿症·喘息·鼻血·夜啼·脚氣·低血壓症·高血壓症·紫斑病·眼底出血·프리크텐性結膜炎·關節炎·貧血·肺結核·結核性諸疾患·虛弱兒感冒를 治療한다.
② 虛勞로 裏急을 하고 腹痛이 있으며 夢遺가 있고 咽乾(인건)을 하는 것을 治療한다.
③ 自汗에는 加 黃芪를 하여, 이름을 하기를 黃芪健中湯이라 한다.
④ 血虛하면 加 當歸를 하여, 이름을 하기를 當歸建中湯이라 한다.
⑤ 合 理中湯을 하여 이름을 하기를 建理湯이라 하는데, 虛冷으로 因한 腹痛을 治療한다.
⑥ 虛가 甚한 경우에는 加 人蔘을 三·五錢을 한다.

❷ 사물탕(四物湯)(➡方藥合編·上68, 東醫寶鑑 308, 醫學入門 1550·3035·3166)

活套: ① 生理不順·血脚氣·乾性皮膚炎·貧血·腹痛·子宮出血·腹塊·胎動不安·産後惡露不下·下腹緊痛·肝斑·頭痛·無力體質·便秘·四肢煩熱·腎結石症·腎結核·乳汁缺乏症·紫斑症을 治療한다.
② 血病을 通治하는 藥이다.

(7) 諸瘧證治[2680)]

○ 瘧에는 ㉮ 風瘧, ㉯ 寒瘧, ㉰ 熱瘧, ㉱ 濕瘧, ㉲ 痰瘧, ㉳ 食瘧, ㉴ 老瘧, ㉵ 鬼瘧, ㉶ 疫瘧, ㉷ 瘴瘧, ㉸ 痞瘧, ㉹ 老瘧이 있다.

① 寒瘧

ⓐ 寒에 感觸이 된 것으로부터 얻은 것으로 寒이 多를 하고 熱이 少를 한다.
ⓑ 다른 이름으로는 牝瘧(빈학)이라고 한다.
ⓒ 마땅히 人蔘養胃湯·交解飮·草附湯·草果飮·柴胡桂薑湯으로 한다.

❶ 고과부탕(古果附湯)(➡方藥合編·中68)

活套 : ① 脾寒으로 因한 瘧疾(학질)로 面靑을 하고 振寒을 하는 것을 治療한다.

❷ 보음익기전(補陰益氣煎)(➡方藥合編·上10, 景岳全書 959)

活套 : ① 補中益氣湯에 去 黃芪·白朮을 하고 加 熟地黃·山藥을 한 것을 補陰益氣煎이라고 한다.
② 補中益氣湯에 滋陰(자음)을 하는 熟地黃과 山藥을 加한 것이다.
③ 『方藥合編』의 又方은 陰虛에 外感으로 寒熱이 있는 것을 治療한다. 痎瘧(해학)과 秘結이 陰이 不足한 것으로 邪가 外部로부터 侵犯한 경우에 神效하다.

2680) 이미 六經瘧에 寒瘧·熱瘧·風瘧이 있는데 다시 새롭게 分類를 하였다.

④ 外邪가 없으면 去 柴胡를 한다.
⑤ 火가 浮越을 하면 去 升麻를 한다.

❸ 마계음(麻桂飮)(➡方藥合編·中31, 景岳全書 968)

活套 : ① 傷寒과 瘟疫을 治療하고 陰暑와 瘧疾(학질)을 治療한다.
② 무릇, 陰寒의 邪氣가 흩어질 수가 없는 경우에는 이것이 아니면 不可하다.
③ 夏月에 不可하다고 말하면 안 된다.
④ 이것은 즉 麻黃·桂枝二湯의 變方이니, 그 神效한 것이 커서 超出을 한 것이다.

❹ 인삼양위탕(人蔘養胃湯)(➡方藥合編·中16, 東醫寶鑑 1077, 醫學入門 1742·3086)

活套 : ① 胃腸性感氣·急慢性胃腸炎·夏節食傷·瘧疾·腸티푸스를 治療한다.
② 傷寒의 陰證을 治療한다.
③ 또한, 風寒으로 外傷을 한 것과 生冷으로 內傷을 한 것으로 憎寒·壯熱을 하고 頭痛·身疼이 있는 것을 治療한다.
④ 陳皮·厚朴·半夏를 俗方에서는 모두 一錢으로 하여 사용을 한다.
⑤ 滯한 경우에는 加 山楂 二錢, 神麯·檳榔 各一錢, 枳實(지실) 七分을 한다.
⑥ 外感의 경우에는 加 葛根·便香附子 各一錢, 蘇葉 七分을 한다.
⑦ 鬱熱에는 加 豆豉 三五十粒을 한다.
⑧ 熱이 甚한 경우에는 또한 山梔를 五七分을 한다.
⑨ 暑에는 加 香薷·白扁豆를 하면, 香薷養胃湯이라 이름을 한다.
⑩ 泄瀉(설사)에는 加 澤瀉·車前子·豬苓의 類를 한다.
⑪ 瘧疾(학질)에는 加 神麯·枳殼·川黃連 各一錢, 唐木香 五分, 檳榔末 一錢을 調服을 한다.
⑫ 瘧疾(학질)에는 加 柴胡 二錢, 黃芩·檳榔 各一錢, 倍 草果를 한다.
⑬ 勞瘧의 경우에는 二兩의 무게를 가지고 이슬을 맞춘 다음에 薑汁(강즙)으로 調服을 한다.

② 濕瘧

ⓐ 雨濕[2681]에 冒襲(모습)[2682]을 하고 寒이 出을 하는데, 澡浴(조욕)[2683]을 한 것으로 因하여 얻은 것이다.
ⓑ 寒熱이 相半을 하고 小便이 不利를 한다.
ⓒ 마땅히 五苓散에 加 蒼朮·川芎·羌活을 한다.

❶ 오령산(五苓散)(➡方藥合編·下10, 東醫寶鑑 1099·1165, 醫學入門 152·1550·1833·3089)

活套 : ① 感冒·腸炎 等 熱病으로 인한 口渴·胃炎·浮腫·吐乳·淚囊炎 癲癎 陰囊水腫·龜頭赤腫·中暑·神經痛·宿醉·急性吐瀉病·消化不良·네프로제·胃擴張·胃아토니·糖尿病·急性膀胱炎·結膜炎·心臟病·頭痛·急性腎炎·排尿異常·浮腫·肥胖症·惡阻·夜盲症·尿毒症·小便不利·低血壓症·眩暈·血管神經浮腫을 治療한다.
② 太陽病이 入裏를 하여 煩渴(번갈)을 하고 小便이 不利를 하는 것을 治療한다.
③ 去 桂를 하고, 加 人蔘을 하면 春澤湯이라 이름을 한다.
④ 暑熱로 煩渴(번갈)을 하는 것을 治療한다.

2681) 비 때문에 생긴 습기(濕氣)
2682) [명사] 남의 집안의 대를 이음. 지금은 感冒와 侵襲을 말한다.
2683) [명사] 몸을 씻어 깨끗이 함.

③ 熱瘧

ⓐ 暑에 熱이 勝을 한 것으로 因하여 많이 얻는다.

ⓑ 다른 이름으로는 瘅[2684]瘧이라고 하고 역시 가로되 暑瘧이라고 한다.

ⓒ 마땅히 人蔘白虎湯·柴苓湯·柴胡知母湯·爭功散·龍虎湯으로 한다.

❶ 쟁공산(爭功散)(➡方藥合編·下50, 東醫寶鑑 1425)

活套 : ① 熱瘧을 治療하는데 많은 效果가 있다.

② 效果가 없는 경우에 加 過路葛藤을 五寸을 한다.

❷ 소시호탕(小柴胡湯)(➡方藥合編·中25, 東醫寶鑑 1068, 醫學入門 153·1549·1835·3050)

活套: ① 感冒·肺結核·膽囊炎·肝炎·말라리아·扁桃腺炎·中耳炎·乳房炎·氣管支喘息·肺炎·肋膜炎·淋巴炎·耳下腺炎·瘰癧·頸腺炎·黃疸·膽石·胃炎·胃痛·神經質·노이로제·癲癇·産褥熱·百日咳·眼科疾患을 治療한다.

② 少陽의 半表裏로 往來寒熱을 治療한다. 一名은 三禁湯이다.

③ 食瘧에는 合 平胃散을 한다. 或은 合 養胃湯을 한다.

❸ 백호탕(白虎湯)(➡方藥合編·下7, 東醫寶鑑 1066, 醫學入門 1550·1839·3048)

活套 : ① 熱性病·糖尿病·狂躁症·皮膚瘙痒症·冷症·丹毒·瘧疾·四肢倦怠·遺尿症·齒痛·火傷·黃疸·出血性 스피로헤타病을 治療한다.

② 陽明經病으로 汗多를 하고 煩渴(번갈)을 하며 脈이 洪大를 하는 것을 治療한다.

③ 加 人蔘 一錢을 하면, 이름을 하기를 人蔘白虎湯이라고 한다.

④ 加 蒼朮 一錢을 하면, 이름을 하기를 蒼朮白虎湯이라고 한다.

④ 痰瘧

ⓐ 外感과 內傷으로 因하여 鬱聚(울취)가 되어 痰이 되고 頭痛을 하며 肉이 跳를 하고 먹은 것을 吐를 하며 涎沫(연말)을 嘔를 한다.

ⓑ 甚하면 즉, 昏迷(혼미)[2685]를 하고 卒倒[2686]를 한다.

㉠ 마땅히 柴陳湯에 加 草果[2687]를 한다.

㉡ 或은 四獸飮·冷附湯으로 한다.

㉢ 오랫동안 그치지 않는 경우에는 露薑飮으로 截을 한다.

ⓒ 사람이 있어 홀연히 瘧疾(학질)을 얻어 嘔吐를 하고 平常時와 달랐다.

㉠ 二陳湯에 加 人蔘·縮砂를 하고 白荳蔲를 倍로 사용하여 一·二貼을 먹게 하였더니 자연히 寒熱이 發作을 하지 않았다.

2684) 1. 앓다 2. 괴롭히다 3. 노여워하다 4. 황달(黃疸) 5. 학질(瘧疾: 말라리아와 같은 열병) 6. 악성(惡性) 부스럼 a. 고달프다 (다)

2685) ①정신(精神)이 흐리고 멍하게 됨 ②사리(事理)에 어두운 상태(狀態)

2686) 심한 충격(衝擊)이나 피로(疲勞) 따위로 정신(精神)을 잃음

2687) 草果는 胃腸管을 活性化시키기 때문에 瘧疾에 반드시 들어가야 한다.

㉡ 대개, 白荳蔻[2688]는 能히 消를 하고 能히 磨를 하며 三焦를 流行을 하고 榮衛를 一轉을 하게 하니 寒熱이 스스로 平을 하는 것이다.

❶ 시평탕(柴平湯)(➡方藥合編·中77, 東醫寶鑑 1430)

活套 : ①『醫學入門』에서는 平胡飮子로 記載되어 있다.

② 平胃散에 合 小柴胡湯을 한 것이다.

③ 瘧으로 寒熱이 相等을 하는 것을 治療한다.

④『東醫寶鑑』에서부터 柴平湯으로 記載되어『方藥合編』에서도 柴平湯으로 記載가 되어 있다.

⑤ 여러 瘧疾(학질)을 治療한다.

⑥『方藥合編』의 又方은 小柴胡湯과 平胃散을 合方을 한 것이다. 寒熱을 治療한다. 역시 瘧疾(학질)을 治療한다.

❷ 이진탕(二陳湯)(➡方藥合編·中99, 東醫寶鑑 370·1639, 醫學入門 3036·3168)

活套 : ① 惡阻·嘔吐·眩暈·宿醉·頭痛·惡心·食傷·腦溢血·胃病·心悸亢進·消化不良·咳痰를 治療한다.

② 痰飮을 通治한다.

❸ 시진탕(柴陳湯)(➡方藥合編·中69, 東醫寶鑑 743·1425, 醫學入門 1781)

活套: ① 말라리아를 治療한다.

② 痰瘧을 治療한다.

③ 역시, 痰熱을 治療한다.

④ 挾食(협식)을 한 경우에는 加 檳榔·草果·神麯의 類를 한다.

⑤ 暑에는 加 香薷·白扁豆를 한다.

❹ 냉부탕(冷附湯)(➡方藥合編·上58, 東醫寶鑑 1425)

活套 : ① 말라리아를 治療한다.

② 瘧疾(학질)이 지나가는 것이 없는 것은 이것이 痰實을 하고 脾가 弱하며 胸膈에 停滯가 된 것이다.

❺ 사수음(四獸飮)(➡方藥合編·上57, 東醫寶鑑 1425, 醫學入門 155·2650)

活套 : ① 七情으로 痰이 모이고 五臟의 氣虛로 瘧이 오랫동안 낫지 않는 것을 治療한다.

② 虛가 甚한 경우에는 蔘을 倍로 하거나 三·五錢을 한다.

③ 寒이 많은 경우에는 生薑을 倍로 하거나 五·七錢을 한다.

❻ 노강음(露薑飮)(➡方藥合編·中70, 東醫寶鑑 1425, 醫學入門 156·2651)

活套 : ① 脾胃(비위)에 痰이 모여서 寒熱이 發生을 하는 것을 크게 治療한다.

② 무릇, 中風·中氣·中暑·中毒·乾霍亂의 等에 한 가지로 卒暴을 하는 證狀에는 童便과 같이 合을 하여 사용을 하면 바로 可히 解散을 한다.

③ 대개, 生薑은 能히 痰을 열어주고 童便은 能히 火를 내리기 때문이다.

④ 痰瘧을 治療한다.

⑤ 熱이 甚하여 煩躁(번조)가 있는 경우에는 淸心元을 一丸을 같이 調服을 한다.

2688)『醫學入門』에서는 草豆蔻의 作用으로 記載되어 있다. 胃에서 作用을 보는 것은 草豆蔻이고, 大腸의 作用을 보는 것은 白荳蔻이다.

⑤ 食瘧

ⓐ 다른 이름으로는 胃瘧이다.

ⓑ 飮食이 失節을 한 것으로 因하여 飢飽로 傷을 한 것이 있어 이른 바이다.

ⓒ 寒이 그치면 다시 熱을 하고, 熱이 그치면 다시 寒을 하여 寒熱이 交併(교병)[2689]을 한다.

ⓓ 饑를 하여 고통스러우나 먹을 수가 없고, 먹으면 즉 痰을 吐를 한다.

ⓔ 經에 가로되, 寒熱을 하고 善飢(선기)[2690]를 하나 먹지를 못하며 먹는 것을 마치면 支滿[2691]을 하고 腹脹을 하며 病이 매일 發作을 한다.

㉠ 이름을 하여 가로되 胃瘧이라고 하니, 이것이다.

ⓕ 마땅히 平陳湯에 加 枳實·白朮·山梔子·神麯·靑皮를 한다.

ⓖ 或은 淸脾飮·小淸脾湯으로 한다.

ⓗ 또한, 二陳湯에 加 靑皮·檳榔·縮砂·白荳蔲를 하면 역시 좋다.

❶ 인삼양위탕(人蔘養胃湯)(➡方藥合編·中16, 東醫寶鑑 1077, 醫學入門 1742·3086)

活套 : ① 胃腸性感氣·急慢性胃腸炎·夏節食傷·瘧疾·腸티푸스를 治療한다.

② 傷寒의 陰證을 治療한다.

③ 또한, 風寒으로 外傷을 한 것과 生冷으로 內傷을 한 것으로 憎寒·壯熱을 하고 頭痛·身疼이 있는 것을 治療한다.

④ 陳皮·厚朴·半夏를 俗方에서는 모두 一錢으로 해서 사용을 한다.

⑤ 瘧疾(학질)에는 加 柴胡 二錢, 黃芩·檳榔 各一錢, 倍 草果를 한다.

⑥ 勞瘧의 경우에는 二兩의 무게를 가지고 이슬을 맞춘 다음에 薑汁(강즙)으로 調服을 한다.

❷ 청비음(淸脾飮)(➡方藥合編·中72, 東醫寶鑑 1425, 醫學入門 156·3085)

活套 : ① 食瘧을 治療한다.

② 이 處方은 이에 小柴胡湯·平胃散·二陳湯을 合하여 加減을 한 것이다.

③ 一方에는 茯苓을 倍로 하거나 五錢으로 하고, 加 常山 二錢을 하여 薑煎(강전)을 한 다음에 露服을 한다.

④ 五更에 截瘧(절학)을 하면 사람으로 하여금 吐를 하지 않게 하는 妙法이 된다.

⑤ 다른 이름은 淸脾湯이다.

⑥ 瘧疾(학질)에 많이 사용하지만, 肝脾腫大에도 사용을 하고 급성 췌장염에도 사용을 하면 많은 效果가 있다.

❸ 평진탕(平陳湯)(➡方藥合編·中71, 東醫寶鑑 1425)

活套 : ① 食瘧을 治療한다.

② 挾滯인 경우에는 加 山楂·神麯·檳榔·草果·烏梅를 한다.

2689) 서로 아우르는 것을 말한다.

2690) [명사] 배가 자주 고픈 증상. 주로 위열(胃熱)로 인하여 생기며 소갈이 있을 때에 나타난다.

2691) [명사] 속이 치받는 것 같으면서 그득한 증상.

③ 熱이 있는 경우에는 加 柴胡 二·三錢을 하고 黃芩을 一·二錢을 한다.

⑥ 老瘧

ⓐ 痞瘧이라는 것은 老瘧이다.

ⓑ 이것은 그 間隔[2692]이 三日에 한번 發作을 하는 것으로 綿綿(면면)[2693]을 하여 없어지지 않는 것이다.

ⓒ 무릇, 瘧이 해(年)가 지나도록 낫지 않는 경우에는 이르기를 老瘧이라고 한다.

ⓓ 반드시 痰水와 瘀血이 있어서 結成을 하고 痞塊(비괴)가 되어 腹脇에 藏을 하여 脹을 하고, 또한 痛을 하니 이에 瘧母(학모)이다.

ⓔ 비록, 內가 虛하더라도 常山·檳榔이 아니면 결단코 除去를 할 수가 없다.

ⓕ 그러나, 모름지기 製法이 熟練이 되면 즉, 胃를 損傷(손상)을 하지 않으니 즉, 老瘧丸이 이것이다.

ⓖ 血이 虛한 경우에는 鱉甲丸으로 한다.

ⓗ 水癖이 있는 경우에는 잠시 消癖元으로 한다.

ⓘ 補脾를 하고 化痰을 하는 湯藥으로 補助를 한다.

ⓙ 또한, 虛實을 헤아려서 老瘧飮을 사용한다.

ⓚ 老瘧에는 마땅히 七棗湯·鱉甲飮子·蔘歸鱉甲散·秘方淸脾丸·經效瘧丹·黃甲丸으로 한다.

❶ 궁귀별갑산(芎歸鱉甲散)(➡方藥合編·中73, 東醫寶鑑 1426, 醫學入門 3087)

活套 : ① 勞瘧을 治療한다.

❷ 노강음(露薑飮)(➡方藥合編·中70, 東醫寶鑑 1425, 醫學入門 156·2651)

活套 : ① 痰瘧을 治療한다.

② 熱이 甚하여 煩躁(번조)가 있는 경우에는 淸心元을 一丸을 같이 調服을 한다.

⑦ 風瘧

ⓐ 風에 感觸[2694]이 된 것으로부터 얻은 것이다.

ⓑ 먼저 熱을 하고, 後에 寒을 한다.

ⓒ 마땅히 麻黃白朮湯으로 한다.

ⓓ 無汗을 하면 즉, 마땅히 散邪湯으로 한다.

ⓔ 有汗을 하면 즉, 마땅히 正氣湯으로 한다.

❶ 소시호탕(小柴胡湯)(➡方藥合編·中25, 東醫寶鑑 1068, 醫學入門 153·1549·1835·3050)

活套 : ① 感冒·肺結核·膽囊炎·肝炎·말라리아·扁桃腺炎·中耳炎·乳房炎·氣管支喘息·肺炎·肋膜炎·淋巴炎·耳下腺炎·瘰癧·頸腺炎·黃疸·膽石·胃炎·胃痛·神經質·노이로제·癲癎·産褥熱·百日咳·眼科疾患을 治療한다.

② 少陽의 半表裏로 往來寒熱을 治療한다. 一名은 三禁湯이다.

2692) ①물건(物件)과 물건(物件)과의 거리(距離). 뜬 사이. 간각(間刻). 간통(間通)

2693) 면면; 끊이지 않고 끝없이 이어 있음.

2694) ①감응(感應)하여 접촉(接觸)함 ②외계(外界)의 자극(刺戟)에 닿는 느낌

③ 食瘧에는 合 平胃散을 한다. 或은 合 養胃湯을 한다.
④ 暑에는 加 香薷·白扁豆를 한다.
⑤ 兼하여 痢를 하는 경우에는, 또한 加 檳榔·黃芩을 한다.
⑥ 兼하여 泄을 하는 경우에는, 또한 加 澤瀉·猪苓을 한다.

❷ 사청환(瀉靑丸)(➡方藥合編·下106, 東醫寶鑑 385·1714, 醫學入門 152·2719)

活套 : ① 小兒의 靑便을 治療한다. 痘毒과 驚搐(경휵)을 治療한다.
② 心肝의 熱을 瀉하여 肝風이 스스로 없어지게 하는 경우에는 瀉靑丸으로 하고, 小便을 이롭게 해서 熱이 炎上하지 않게 하는 경우에는 導赤散으로 한다.
③ 少陽風瘧에는 三·五丸을 薑茶[2695]로 化下[2696]를 하면 神效하다.
④ 春에 傷風하여 夏에 이르러서 暴瀉를 하는 경우에는 三·五丸을 藁本煎湯으로 化下한다.

⑧ 虛瘧[2697]

ⓐ 癆瘧은 즉, 久瘧[2698]이다.
ⓑ 寒熱이 微微하다.
ⓒ 寒中에 熱이 있고 熱中에 寒이 있으니, 가장 調治를 하기가 어렵다.
ⓓ 表裏가 모두 虛하고 眞元이 아직 回復이 되지 않은 것이다.
ⓔ 病이 비록 잠시 그치더라도 약간 勞를 하면 다시 오고 해(年)가 지나더라도 낫지를 않는다.
ⓕ 마땅히 芎歸鱉甲散·常山飮·五勞元·六和湯·烏頭七棗湯·露薑養胃湯·十將軍丸·一補一發丸·辰砂元·養胃丹으로 한다.

❶ 육군자탕(六君子湯)(➡方藥合編·上69, 東醫寶鑑 369, 醫學入門 3034)

活套 : ① 胃弱·胃液分泌過多·胃下垂·胃炎·胃癌·胃潰瘍·脚氣·佝僂病·潰瘍性大腸炎·腺病質·手足冷·食慾不振·十二指腸潰瘍·胃酸過多 및 不足症·胃아토니·虛弱體質改善을 治療한다.
② 氣虛로 因한 痰盛을 治療한다.
③ 虛冷한 경우에는, 加 薑·桂를 한다.
④ 땀이 많은 경우에는, 加 桂枝·黃芪를 한다.
⑤ 血이 燥한 경우에는, 加 熟地黃·當歸·白芍藥을 한다.
⑥ 咳嗽(해수)를 하는 경우에는, 加 貝母·五味子를 한다.
⑦ 氣滯에는, 加 香附子·木香을 한다.
⑧ 挾感(협감)에는, 加 香附子·乾葛을 한다.
⑨ 挾食(협식)에는, 加 神麯·砂仁·枳實을 한다.

❷ 보중익기탕(補中益氣湯)(➡方藥合編·上22, 東醫寶鑑 1201, 醫學入門 162·1870·1881·2729·3057)

活套 : ① 疲勞狀態·肺結核·肋膜炎·腹膜炎·夏瘦·痔疾·脫肛·感氣·말라리아狀熱·胃下垂·子宮下垂·盜汗·自汗을 治療한다.

2695) 생강을 편으로 썰어서 꿀이나 당류로 만든 차.
2696) 녹여서 服用을 하는 것을 말한다.
2697) 『東醫寶鑑』의 分類에는 虛瘧은 없다. 癆瘧이 있어서 癆瘧으로 대신을 하였다.
2698) 久瘧은 『東醫寶鑑』에서도 癆瘧은 즉 久瘧이라고 하고 痞瘧은 즉 老瘧이라고 하였다.

② 勞役이 太甚을 하거나 或은 飮食이 失節을 하여 身熱을 하고 自汗을 하는 것을 治療한다.
③ 加 黃柏 三分, 紅花 二分을 하여 入心養血[2699]을 한다.

❸ 십전대보탕(十全大補湯)(➡方藥合編·上33, 東醫寶鑑 1237, 醫學入門 161·3122)

活套: ① 體力補强·營養補給·貧血衰弱·精力減退·視力減退·失血·産後·手術後·肺結核·카리에스·痔瘻·瘰癧·白血病·脫肛·精神衰弱·遺精·全身衰弱·結核性關節炎·淋巴腺炎·骨結核症·關節炎·佝僂病·倦怠感·氣血虛·多汗症·瘧疾·不姙症·産後脚氣·腎結核·心臟瓣膜症·顔色異常·眼昏·月經異常·胃 및 十二指腸潰瘍·耳鳴·脊髓炎·骨髓炎·齒槽膿漏·脫疽·胞狀鬼胎·肛門周圍炎을 治療한다.
② 一切의 虛損에 대개 可히 證狀을 따라서 加減을 한다.

❹ 귤피전환(橘皮煎丸)(➡方藥合編·上39, 東醫寶鑑 1241 橘皮煎元, 醫學入門 2810)

活套 : ① 脾腎이 모두 虛한 것을 治療한다.
② 또한 久瘧과 久痢를 治療한다.
③ 陽起石은 燥血을 하는 憂慮(우려)가 있어서 去한다. 人蔘과 熟地黃을 倍로 加하면 더욱 妙하다. 이것은 南原의 任應會의 法이다.
④ 나누어 二十貼으로 해도 역시 좋다.

❺ 노강양위탕(露薑養胃湯)(➡方藥合編·中74, 東醫寶鑑 1426)

活套 : ① 久瘧으로 三·五日에 한번 發作을 하는 것을 治療한다.

❻ 십장군환(十將軍丸)(➡方藥合編·下51, 東醫寶鑑 1426)

活套 : ① 久瘧 및 瘧母(학모)를 治療한다.

❼ 휴학음(休瘧飮)(➡方藥合編·上59, 景岳全書 962)

活套 : ① 말라리아를 治療한다.
② 瘧을 治療하는데 가장 妙하다.
③ 汗散을 이미 많이 하여 元氣가 回復되지 않은 것을 治療한다.

❽ 우슬전(牛膝煎)(➡方藥合編·中78, 景岳全書 984)

活套 : ① 截瘧(절학)을 하는데 크게 效驗이 있다.
② 邪가 흩어지고 氣血이 微虛한 것을 治療한다.

❾ 추학음(追瘧飮)(➡方藥合編·中79, 景岳全書 985)

活套 : ① 截瘧(절학)을 하는데 매우 效驗이 있다.
② 氣血이 아직은 衰하고, 여러 번 散을 한 後에도 그치지 않는 것을 治療한다.

❿ 하인음(何人飮)(➡方藥合編·中60, 景岳全書 984)

活套 : ① 말라리아를 治療한다.
② 截瘧(절학)을 하는 것이 마치 神과 같다.
③ 무릇, 氣血이 俱虛를 하고 久瘧이 그치지 않는 것을 治療한다.

2699) 『方藥合編』에서 『東醫寶鑑』을 引用하는데 완전히 引用을 하지 못하고 '黃柏 三分을 하면 以滋腎水를 한다.'는 것을 누락했다.

⑨ 瘴瘧[2700]

ⓐ 山溪[2701]에 嵐瘴[2702]의 蒸毒[2703]을 하는 氣를 낀 것으로 사람으로 하여금 迷困(미곤)[2704]을 하게하고 發狂을 하게 한다.

ⓑ 或은 啞[2705]가 된다.

ⓒ 때로 寒을 하고 때로 熱을 하며, 때로 있고 때로 없다.

ⓓ 南方에 이러한 病이 많다.

ⓔ 마땅히 雙解飮子·地龍飮·羌活蒼朮湯·瘴疸丸·觀音元으로 한다.

❶ 쌍해음자(雙解飮子)(➡方藥合編·中75, 東醫寶鑑 1427)

活套 : ① 瘴瘧과 또한 寒瘧을 治療하는데 神效하다.

② 다른 이름은 交解飮이다.

③ 또 다른 이름은 生熟飮이다.

❷ 불환금정기산(不換金正氣散)(➡方藥合編·中15, 東醫寶鑑 1078, 醫學入門 1722·3078)

活套 : ① 肝디스토마·感冒·急性胃炎·柴胡劑의 異常反應 外에도 食毒·食中毒·自家中毒·便血·脚氣를 治療한다.

② 傷寒의 陰證으로 頭身痛이 있고 寒熱이 있는 것을 治療한다.

③ 外感 및 挾滯를 한 경우에는 모두 藿香正氣散의 治法에 依해서 治療한다.

⑩ 鬼瘧

ⓐ 尸疰[2706]와 客忤(객오)로 因하여 寒熱이 日로 發作을 하고 夢寐[2707]가 不祥[2708]을 하며 恐怖(공포)가 많이 發生을 하는 것을 治療한다.

ⓑ 마땅히 辟邪丹·雄朱丹으로 한다.

ⓒ 或은 燒人場土[2709]를 丸으로 하여 男子는 左側의 鼻中을 막고, 女子는 右側의 鼻中을 막는다.

⑪ 疫瘧

ⓐ 一方의 長幼[2710]가 서로 類似(유사)하는데, 或은 時行에 感觸을 한 것이 變을 하여 寒熱이 되는 것이다.

ⓑ 모름지기 運氣를 參考를 하여 藥을 사용한다.

2700) 이런 경우는 대개 밀림지역에서 발생을 하는 것이다.
2701) 산골짜기의 개울
2702) 산중의 덥고 습한 기운으로, 사람에게 해를 끼치는 사기(邪氣)를 말함.
2703) 밑에서 찌어 올라가는 毒을 말한다.
2704) 昏迷하여 困倦하는 것을 말한다.
2705) ① 벙어리를 말한다. ② 음(瘖)과 같은 뜻으로도 쓰인다.
2706) 노채(勞瘵)와 같은 뜻으로 쓰인다.
2707) 잠을 자며 꿈을 꿈
2708) 상서(祥瑞)롭지 못함. 불길(不吉)함
2709) 화장터의 흙을 말한다.
2710) 어른과 어린아이를 한데 아울러서 일컬음.

ⓒ 마땅히 不換金正氣散·如意丹·五瘟丹·瘴疸丸으로 한다.

(8) 通治

① 『內經』에서는 暑風을 主로 하였고, 『局方』에서는 食傷을 主로 하였으며, 丹溪는 痰을 主로 하였다.

ⓐ 비록, 三因이 섞여서 이르러서 氣血이 錯亂(착란)을 하더라도 그러나, 捷徑(첩경)은 祛暑를 하고, 消痰을 하는 것으로 爲主(위주)를 한다.

② 通用으로는 二陳湯[2711]으로 한다.

ⓐ 無汗을 하면 加 葛根·柴胡를 한다.

ⓑ 氣虛한 경우에는 加 蔘·朮을 한다.

ⓒ 熱이 甚한 경우에는 加 芩·連을 한다.

ⓓ 寒이 많은 경우에는 加 草果를 한다.

ⓔ 口渴인 경우에는 加 烏梅를 한다.

③ 無汗인 경우에는 要點은 有汗을 하게하고 散邪를 하는 것을 爲主(위주)로 하며 補를 낀다.

④ 有汗인 경우에는 要點은 無汗을 하게하고 扶正을 爲主(위주)로 하며 散邪를 하는 것을 낀다. 마땅히 散邪湯·正氣湯으로 한다.

⑤ 寒瘧은 草果·厚朴이 아니면 溫散을 할 수가 없다.

⑥ 熱瘧은 柴胡·黃芩이 아니면 淸解를 할 수가 없다.

⑦ 陽瘧에 無汗을 하면 모름지기 柴胡·蒼朮·乾葛을 한다.

⑧ 陰瘧에 無汗을 하면 모름지기 柴胡·升麻·川芎을 한다.

⑨ 汗이 多를 하면 모름지기 白朮·烏梅로 收斂(수렴)을 한다.

⑩ 먼저 熱을 하고 뒤에 寒을 하는 경우에는 마땅히 小柴胡湯으로 한다.

⑪ 먼저 寒을 하고 뒤에 熱을 하는 경우에는 마땅히 柴胡加桂湯으로 한다.

⑫ 熱이 많으면시 딘지 熱을 하면 마땅히 白虎桂枝湯으로 헌다.

⑬ 寒이 많으면서 단지 寒을 하면 마땅히 柴胡桂薑湯으로 한다.

⑭ 桂枝湯은 太陽을 治療하고, 白虎湯은 陽明을 治療하며, 小柴胡湯은 少陽을 治療한다. 뜻이 매우 明顯[2712]하다.

ⓐ 痰을 挾한 경우에는 合 二陳湯을 한다.

2711) 瘧疾은 痰이 없으면 發生을 하지 않는다.
2712) 뚜렷이 나타남

ⓑ 食積인 경우에는 合 平胃散을 한다.
ⓒ 尿가 澁한 경우에는 合 五苓散을 한다.
ⓓ 便이 閉한 경우에는 合 大柴胡湯을 한다.
ⓔ 無汗인 경우에는 加 乾葛·蒼朮을 한다.
ⓕ 有汗인 경우에는 加 黃芪·白朮을 한다.
ⓖ 夜에 發作을 하는 경우에는 加 桃仁·赤芍藥을 한다.
ⓗ 日久한 경우에는 加 常山·檳榔으로 吐를 하게 한다.

⑮ 瘧을 治療하는 法이 다 한 것이다.

❶ 육화탕(六和湯)(➡方藥合編·中36, 東醫寶鑑 1141·1426, 醫學入門 154)
活套 : ① 傷暑心脾로 嘔瀉(구사)를 하는 것을 治療한다.
② 或은 霍亂(곽란)으로 轉筋(전근)하거나, 或은 腫瘧(종학)을 治療한다.
③ 加 黃連 一錢을 하면 淸暑六和湯이라 이름을 한다.
④ 嘔吐·泄瀉(설사)에는 合 縮脾飮을 한다.
⑤ 暑瘧에는 柴胡 一·二·三錢, 黃芩·檳榔·草果 各一錢을 한다.
⑥ 暑痢에는 去 人蔘·縮砂仁을 하고, 加 檳榔·枳殼·木香의 類를 한다.

❷ 정시호음(正柴胡飮)(➡方藥合編·中24, 景岳全書 968)
活套 : ① 風寒에 感觸이 되어 發熱을 하고 惡寒을 하며 頭痛이 있는 것을 治療한다.
② 痎瘧(해학)을 治療한다.
③ 口渴이 있는 경우에는 加 乾葛을 한다.

❸ 시평탕(柴平湯)(➡方藥合編·中77, 東醫寶鑑 1430)
活套 : ①『醫學入門』에서는 平胡飮子로 記載되어 있다.
② 平胃散에 合 小柴胡湯을 한 것이다.
③ 瘧으로 寒熱이 相等을 하는 것을 治療한다.
④『東醫寶鑑』에서부터 柴平湯으로 記載되어『方藥合編』에서도 柴平湯으로 記載가 되어 있다.
⑤ 여러 瘧疾(학질)을 治療한다.
⑥『方藥合編』의 又方은 小柴胡湯과 平胃散을 合方을 한 것이다. 寒熱을 治療한다. 역시 瘧疾(학질)을 治療한다.

❹ 인출탕(茵朮湯)(➡方藥合編·下52)
方解 : ① 여러 瘧을 治療한다.
② 胃가 弱한 경우에는 가볍게 服用을 해서는 안 된다.

❺ 가감청비음(加減淸脾飮)(➡方藥合編·中76, 醫宗金鑑 687)
活套 : ① 여러 瘧을 治療한다.

8. 瘧疾의 脈

① 瘧의 脈은 스스로 弦을 한다.
② 弦數을 하면 熱이 많고, 弦遲(현지)를 하면 寒이 많으며, 弦微을 하면 虛乏[2713]을 한다.
③ 弦遲(현지)를 하면 溫法이 마땅하고, 緊小[2714]를 하면 下奪[2715]을 하는 것이며, 弦浮를 하면 吐를 하게하고, 弦緊을 하면 發汗을 하게 한다.
④ 역시 死證의 脈이 있으니, 散을 하면서 또한 쉬는 것이다.
⑤ 瘧은 비록 病이 오래되어 虛極[2716]을 하더라도 脈이 微를 하여 마치 弦脈과 같지 않다.
⑥ 그러나, 반드시 虛數을 하는 中에 弦脈이 보인다. 그러나 손에 치지는 않을 따름이다.
⑧ 무릇, 汗·吐·下에 있어서 脈이 弦을 하면서 小緊을 하고 肌肉과 相得[2717]을 하여 오래 유지되며 至極(지극)하게 되는 경우에는 下法이 마땅하다.
⑨ 弦을 하면서 遲를 하는 경우에는 溫法이 마땅하고, 弦緊을 하는 경우에는 發汗과 鍼灸가 마땅하며, 浮大를 하는 경우에는 吐法이 마땅하고, 弦數을 하는 경우에는 風이 發한 것이니, 飮食의 消息[2718]으로 그치게 해야 한다.
⑩ 이 汗·吐·下의 法은 百病으로 미루어 보아도 대개가 그러하다.

2713) 배가 몹시 고파 기운(氣運)이 없음.
2714) 小脈은 細脈을 말한다.
2715) 병을 약화시키는 방법으로 설사시키는 것임.
2716) 정기가 약한 것이 극에 달함
2717) 상득하다. 서로 의기투합하다. 서로 사이좋게 지내다.
2718) 병정(病情)의 진퇴(進退)에 따라 약물이나 음식물로 조리하는 것.

邪祟[2719]

1. 邪祟의 定義[2720]

① 妄靈(망령)[2721]된 말을 하고 보지 못한 것을 말하여 마치 鬼神이 든 것 같은 것은 邪祟이니, 痰으로 由來가 되어서 만들어진 災殃(재앙)이다.
② 視·聽·言·動이 모두 妄靈(망령)된 것을 邪祟라고 말을 한다.
③ 甚하면 즉, 能히 平生을 보고 듣지 못한 일과 또한 五色의 鬼神을 말한다.[2722]

④ 이것은 이에 氣血이 虛極을 하여 神光이 不足을 하거나, 或은 痰火의 壅盛(옹성)을 껴서 神昏을 하고 不定을 한 것이지, 진실로 妖邪(요사)[2723]스러운 鬼祟(귀수)[2724]는 아니다.
ⓐ 猪心血로 丸을 만들어 服用을 하면 역시 可하다.
ⓑ 婦人이 밤에 鬼神이 와서 交接을 하는 경우에는 定志丸料에 加 赤小豆를 하여 水煎服을 한다.[2725]

ⓒ 婦人의 月水와 崩漏가 過多를 하여 血氣가 心을 迷惑을 하게 하거나, 或은 産後에 惡露가 上衝을 하여 言語가 錯亂(착란)을 하고 神志[2726]가 不守를 하는 경우에는 이것은 血虛로 神이 耗散된 것이다.
㉠ 마땅히 寧神膏로 한다.
㉡ 그러나, 역시 순전히 補心을 하고 斂神을 하는 藥을 사용해서는 안 된다.

ⓓ 血熱인 경우에는 小柴胡湯에 加 生薑·生地를 煎服을 하는데, 百餘貼이면 즉 便安해 진다.

2719) 編次上으로 瘧疾의 다음에 『東醫寶鑑』에서는 溫疫이 나왔으나, 『方藥合編』에서는 寒의 범주에 溫疫을 넣었기 때문에 方藥合編의 法을 따랐다.
2720) 1.악령. 귀신. 2.(좋은 일을 방해하는) 요사스러운 사물이나 세력. 진정한 邪祟는 夢中鬼交를 이야기 한다. 癲狂症과 比較하여야 한다.
2721) 늙거나 정신(精神)이 흐려져서 말과 행동(行動)이 정상(正常)에서 어그러지는 상태(狀態)
2722) 일반적인 狂症은 밥을 먹지 않아도 기운이 나고 스스로를 尊貴하다고 하는 것에 反하여 邪祟의 경우에는 도리어 기운이 넘치지 못하고 환자가 예언의 능력이 있다고 말을 한다. 특히 데자뷰를 많이 이야기를 한다.
2723) 요망(妖妄)하고 간사(奸邪)스러움
2724) 귀신(鬼神)의 빌미로 난다는 병증(病症)
2725) 다른 癲狂症과의 差異가 바로 이 夢中鬼交이다. 대개 患者가 꿈에 산신령이나 기타 등등이 와서 性행위를 하고 간다고 이야기를 한다.
2726) 지각과 의식. 정신. 의식.

ⓔ 血이 心包를 迷惑하게 하여 담장을 넘고 집 위로 올라가며 無時로 歌唱을 하는 경우에는 逍遙散에 加 遠志·桃仁·紅花·蘇木을 한다.
㉠ 服用을 한 後에 病이 물러나면, 平胃散에 厚朴을 조금 사용하고 白朮·升麻를 倍加를 하여 常服을 하면 病의 뿌리를 끊을 수가 있다.

ⓕ 또한, 男子가 瘀血을 낀 경우에는 陶氏當歸活血湯으로 한다.
ⓖ 卒中과 屍惡(시악)으로 吐利를 하는 것이 마치 乾霍亂의 證狀과 같거나, 或은 狂譫(광섬)[2727]을 하는 것이 마치 醉한 사람 같고, 마음에 일어나면 먼저 그 始作을 알게 되거나[2728], 或은 이미 죽은 것처럼 口噤을 하고 열지를 않는 경우에는 급히 傷寒門의 追魂湯을 사용해서 灌[2729]을 하면 즉, 蘇生(소생)을 한다.
ⓗ 外法으로는 辟邪丹·灌鼻法을 사용한다.

2. 邪祟에『東醫寶鑑』의 治法

❶ 성향정기산(星香正氣散)

活套 : ① 卒中風으로 人事不省이다가 약간 깨어나서 關節活動을 한 後에 이것을 사용하여 理氣를 한다.
② 保元에는 加 當歸·防風을 하였다.
③ 食厥에는 加 山楂·神麯·檳榔·枳實을 한다.
④ 暑厥(서궐)에는 加 香薷·白扁豆·黃連을 한다.
⑤ 風厥에는 淸心元을 調服한다.
⑥ 氣厥에는 蘇合香元을 調服한다.

❷ 만병해독단(萬病解毒丹)(➡方藥合編·解毒, 東醫寶鑑 465 紫金錠子, 醫學入門 2843·3170)

活套 : ①『東醫寶鑑』에서는 太乙紫金錠으로 記載되어 있다. 一名은 紫金錠이라고 하고, 一名은 萬病解毒丹이라고 한다.
② 蠱毒·挑生毒·狐狸·鼠莽·惡菌·河豚·죽은 牛馬肉毒·山嵐瘴氣毒·諸藥의 金石草木毒·鳥獸白蟲의 一切의 여러 毒을 治療한다.
③ 加 石雄黃 一兩, 朱砂 五錢을 하면 玉樞丹이라 이름을 한다.
④『方藥合編』에서는 左末을 糯米糊丸으로 하여 一兩으로 三十丸을 만들어서 매번 一錢을 薄荷湯으로 化를 하여 服用을 하라고 하였다.

❸ 소합향원(蘇合香元)(➡方藥合編·中90, 東醫寶鑑 251, 醫學入門 2834 蘇合香丸)

活套 : ① 一切의 氣疾을 治療한다.

2727) 미친 듯이 헛소리를 함. 또는 그런 헛소리.
2728) 데자뷰를 말한다.
2729) 1. 물을 대다 2. 따르다, 붓다(액체나 가루 따위를 다른 곳에 담다) 3. 흘러들다

3. 邪祟의 脈

① 邪祟의 脈은 無常[2730]을 하여 때로는 短을 하고 때로는 長을 하는데, 大·小[2731]·促·結이 대개가 痰으로 病이 된 것이다.

② 遁尸의 脈은 緊을 하니 證과 더불어 다르다.

③ 邪祟의 脈은 長短·大小·促結이 無常을 한다.

④ 무릇 五尸와 鬼邪, 그리고 遁疰(둔주)는 病證이 脈과 전부 相應(상응)을 하지 않는다.

2730) 상주(常住)하는 것이 없다는 뜻.

2731) 細脈을 말한다.

癰疽諸瘡[2732]

癰疽

1. 癰疽의 定義

① 癰疽(옹저)의 毒에 要點이 되는 것은 氣血이 勝한 것이니, 內·外의 原因이 대개 濕熱이 凝滯가 된 것이다.

ⓐ 癰은 壅[2733]한 것이다.
㉠ 陽이 되고 六腑에 屬한다.
㉡ 毒이 外로 沸騰(비등)[2734]을 하여 그것이 發을 하는 것이 暴急을 하고, 患을 하는 바가 浮를 하여 淺을 하니 筋骨을 傷하지 않는다.

ⓑ 疽는 沮[2735]인 것이다.
㉠ 陰이 되고 五臟에 屬한다.
㉡ 毒이 內를 攻擊을 하여 그 發을 하는 것이 緩을 하고 患을 하는 바가 沈을 하여 深을 하니 筋을 傷을 하고 骨을 蝕[2736]을 한다.

2. 癰疽의 壯·老

① 무릇 年壯은 氣血이 毒을 勝을 하니 즉, 順을 한다.
② 年老은 毒이 氣血을 勝을 하니 즉, 險을 한다.

2732) 癰疽諸瘡의 다음으로는 諸傷·解毒·救急·怪疾·雜方이 있으나, 현재 臨床에 맞지 않아서 記載를 하지 않았다.
2733) 1.막히다. 가리다. 2.쌓여 있다. 쌓이다. 퇴적되다. 쌓아올리다. 퇴적하다.
2734) ①액체(液體)가 끓어오름 ②물 끓듯 떠들썩하여짐.
2735) 1. 막다 2. 꺾이다 3. 새다 4. 적시다 5. 그치다 6. 담그다 7. 물의 이름
2736) 1. 좀먹다 2. 갉아 먹다 3. 일식 4. 월식

3. 癰疽의 胃氣

① 內因의 飮食으로 因하여 毒이 된 경우에는, <經>에 가로되 膏粱(고량)의 變은 足에 大疔2737)이 發生을 한다고 하였다.
② 榮氣가 從을 하지 않으면 肉理에 거스르는 것이다.
③ 榮氣는 즉, 胃氣이다.
④ 胃가 和를 하면 즉, 榮衛가 順을 하고 皮膚를 滋養을 한다.

(1) 膏粱珍味

① 膏粱(고량)을 하고 金石을 하며 厚衣로 烘2738)被를 하여 蘊熱이 臟腑에 이르게 하면, 濕熱이 모여 下로 하고, 腎水를 燒爍(소삭)을 하니, 陰火가 熾盛(치성)을 하여, 八脈이 沸騰(비등)을 하고 經隧2739)가 凝滯를 한다.
② 그렇기 때문에 水穀의 精微가 上行을 할 수가 없으니, 陽道가 反을 하여 逆을 하고, 肉의 腠理(주리)에 모여서 癰이 된다.

(2) 外感

① 外感의 風·寒·濕·溫으로 毒이 된 경우에는, <經>에 가로되 地의 濕氣가 感觸을 하면 즉, 사람의 皮肉을 害를 하게 된다고 하였다.
② 또한, 가로되 여러 癰腫으로 筋攣2740)을 하고 骨痛을 하는 것은, 이것은 寒氣의 腫이 되고, 八風2741)이 變을 한 것이라고 하였다.
③ 대개, 風濕이 外侵을 하여 鬱한 것이 久를 하여 熱이 되면, 膀胱(방광)으로부터 左遷을 하여 小腸에게 熱을 轉移2742)를 하고 小腸은 膽에게 熱을 轉移를 한다.
④ 風性은 上으로 衝을 하니, 瘡形이 高를 하고 色赤으로 作痛을 한다.
⑤ 小를 하면 즉 癤이 되고, 大하면 즉 癰이 될 따름이다. 疽가 裏로부터 하는 것과 같지 않다.

2737) 정창(疔瘡)의 크기가 큰 것을 말하는 용어임
2738) 1.(불에) 말리다. 쪼이다. 쬐다. 데우다. 덥히다. 굽다.
2739) ① 경락이 통하는 길. 경맥의 한 종류라는 뜻으로도 쓰인다. ② 몸에서 기혈이 통하는 길이라는 뜻과 오장과 육부가 서로 연계되는 대락(大絡)이라는 뜻으로도 쓰인다. 경수는 오장 육부의 대락이다. 대락의 항을 참조. **[네이버 지식백과]** 경수 [經隧] (한의학대사전, 2001. 6. 15., 도서출판 정담)
2740) 몸의 근맥(筋脈)이 오그라들고 땅겨 마음대로 펴고 굽히지 못하는 것을 말함.
2741) 팔풍 [八風] ① 8가지 방위에서 불어오는 바람. 남풍·서남풍·서풍·서북풍·북풍·동북풍·동풍·동남풍을 말한다.
2742) ①위치(位置) 등(等)을 다른 곳으로 옮기는 것. 이동(移動)

(3) 濕熱

① 心氣가 鬱結을 하고 飢飽를 하며 勞役을 하고 房室[2743]이 過度한 것으로 因한 것이 있어, 水가 竭을 하고 火가 炎을 하며 痰이 凝을 하고 氣가 滯를 하여 이루어진다.
② 이른바, 相火는 能히 瘡瘍이 된다고 하고, 여러 痛·痒·瘡·瘍은 대개가 心火에 屬한다고 하니, 이것을 말하는 것이다.
③ 火는 君·相이 있는 것으로 因하니, 瘡은 微·甚으로 나눈 것이다.
④ 或은 鬱을 하여 痛을 하고 甚하게 腫을 하지 않으며, 或은 虛를 하여 腫을 하고 甚하게 痛을 하지 않는다.
⑤ 비록, 그렇지만 病은 三因에 該當을 하니 總括(총괄)한 것은 대개가 濕熱이다.

(4) 寒濕과 火熱

① <丹溪>가 이르기를, 人身의 血은 脈中을 行을 하고 氣는 脈外를 行을 하여, 氣血이 周流를 하고 不息을 한다.
② 오직 寒濕이 搏[2744]을 하면 즉, 凝滯를 하고 行을 하는 것이 遲하게 된다.

③ 火熱이 搏을 하면 즉, 沸騰(비등)을 하고 行을 하는 것이 速하게 된다.
ⓐ 氣는 邪鬱이 되면, 津液(진액)은 痰이 되고 飮이 되니, 積久를 하면 脈中으로 滲入[2745]을 하여 血이 濁을 하게 된다.
㉠ 이것은 陰이 陽에 滯를 하여 癰이 되는 것이다.

ⓑ 血이 邪鬱이 되면, 隧道가 或은 溢을 하고 或은 結을 하니 積久를 하면 脈外로 溢出을 하여 氣가 亂을 하게 된다.
㉠ 이것은 陽이 陰에 滯를 하여 疽가 되는 것이다.

④ 대개, 陽氣는 無形을 하고 陰血은 質이 있다.
ⓐ 반드시 濕熱이 血을 泣을 하고 이후에 發하여 癰疽(옹저)가 된다.

⑤ 그렇기 때문에 『局方』에 가로되, 癰疽(옹저)는 대개 熱이 血을 勝을 한 것이라고 하였다.

(5) 二熱相搏

2743) 성생활을 달리 이른 말임.
2744) 싸운다고 解釋을 하면 안 되고 얽힌다고 解釋을 하여야 한다.
2745) (물 따위가) 스며듦

① 또한, 가로되 二熱이 相搏을 하면, 熱이 化를 하여 膿이 된다고 하였다.
② 대개 熱은 濕이 아니면 즉, 肌肉을 腐潰(부궤)을 하여 膿이 되지 않는다.
③ 比喩를 하자면 夏熱은 여러 物이 대개 潰爛(궤란)[2746]을 하지 않는 것이다.
④ 潰爛(궤란)이라는 것은 交秋[2747]에 濕熱이 大行을 하는 때에 한다.
⑤ 이것의 理致는 매우 明確한 것이다.

4. 癰疽의 陰陽

(1) 純陰·純陽·半陰半陽

① 純陽은 焮[2748]赤(흔적)을 하고 潰[2749]가 收斂(수렴)을 쉽게 한다.
② 純陰은 色이 黯[2750]을 하고 온전히 疼을 하지 않는다.
③ 半陰半陽은 腫·痛·滿을 한다.
④ 用藥을 하여 回陽을 하면 이에 可히 살게 된다.

(2) 陽發·陰發·半陰半陽·變陽·投陰

① 癰疽(옹저)는 大를 하고 낫는 것이 있고, 微를 하여 마치 豆와 같으나 죽는 경우가 있다.

② 陽發은 初起에 皮는 薄을 하고 熱이 만들어지며 色이 赤을 하고 焮[2751]腫(흔종)을 하며 疼痛을 한다.
ⓐ 潰를 한 後에 肉色이 紅活을 한다. 이것은 外發이 된다.
ⓑ 더욱 加하여 身이 健壯[2752]을 하고 能食을 하며 發熱을 하고 便秘가 있으며 脈이 數을 하고 有力을 하면 純陽이 되니 쉽게 治療가 된다.

③ 陰發은 初起에 皮는 厚하고 不熱을 하며 色이 黯을 하고 微腫을 하며 硬한 것이 마치 牛皮와 같으나, 不痛을 하고 陷軟을 하며 膿이 만들어지지 않고 潰를 하지 않는다.
ⓐ 약간 開潤[2753]을 하여 破를 한 後에 肉色이 紫黑을 한다. 이것은 內發이 된다.

2746) 썩어 문드러짐
2747) 여름이 가을과 만나는 때를 말한다. 이때에 더 잘 潰爛을 한다는 意味이다.
2748) 1. 태우다 2. 비추다 3. 빛나다
2749) ① 창양(瘡瘍)이 헐어서 헤진 것.
2750) 1. 검다, 시커멓다 2. 어둡다, 캄캄하다 3. 슬퍼하다 4. 흐려서 밝지 못한 모양
2751) 1.타다. 연소하다. 불사르다. 2.(피부가 염증으로) 붓다. 부어오르다.
2752) 몸이 튼튼하고 기운(氣運)이 셈
2753) 1.넓다. 2.넓다. 광활하다. 3.멀다. 아득하다. 오래다.

ⓑ 아직은 臟腑를 潰를 하지 않은 것이니 已前에 潰爛(궤란)을 한 것이다.
ⓒ 더욱 加하여 身倦[2754]을 하고 少食을 하며 不熱을 하고 便이 利를 하며 脈이 軟을 하고 無力을 하면 純陰이 되니 不治이다.

④ 半陰半陽이 있으면 마치 腫을 하나 腫이 아니고, 마치 痛을 하나 痛이 아니며, 마치 赤을 하나 赤이 아니고, 마치 潰를 하나 潰가 아니며, 脈이 數을 하나 無力을 한다.
ⓐ 가령, 陽이 多를 하고 陰이 少를 하면 用藥에 托裏(탁리)[2755]를 한다.

⑤ 變陽을 하는 경우에는 산다.
ⓐ 陰이 多를 하고 陽이 少를 하면 用藥에 托을 하더라도 역시 일어나지 못한다.

⑥ 投陰을 하면 반드시 죽는다.
ⓐ 그중에서도 더욱 有熱을 하고 無熱을 하는 것으로 死·生의 妙訣이 된다.

(3) 陰證과 陽證

① 대개 陽證은 有熱을 하니 즉, 氣血이 行을 하고 肌를 生을 한다.
② 陰證은 無熱을 하니 즉, 氣血이 滯를 하고 收斂(수렴)을 하지 않는다.
③ 有熱을 만난 경우에는 절대로 退熱을 하는 것이 不可하다.[2756]
④ 단지 마땅히 溫藥으로 하고 淸滲[2757]을 한다. 다소간의 癤毒은 無熱을 하더라도 역시 無妨하다.

5. 癰疽의 原因

(1) 風·氣·濕·食

① 風으로 하면 즉, 痒이 많다.
② 氣로 하면 즉, 痛을 한다.
③ 濕으로 하면, 腫을 한다.
④ 食으로 하면 즉, 熱寒이 增을 한다.[2758]

2754) 몸이 困倦을 한 것을 말한다.
2755) 기혈(氣血)을 보하는 약으로 정기(正氣)를 보하면서, 창양(瘡瘍) 안에 들어 차있는 고름이나 독을 밖으로 내보내는 것임.
2756) 熱이 있는 경우에는 陽氣가 運行을 하기 때문에 좋다는 것이다. 다만, 高熱이 發生하는 경우에는 혈액검사를 통하여 敗血症에 빠지는 것을 確認하여야 한다.
2757) 맑게 스며들거나 흐르게 함.
2758) 惡寒發熱이 甚해지는 것을 말한다.

(2) 癰疽의 風·氣·濕·食

① 癰疽(옹저)는 비록 단지 發을 하는 것이 一經으로 하거나, 或은 兼하여 二經을 하더라도, 風을 挾을 하고, 濕을 挾을 하며, 痰을 挾을 하고, 氣를 挾을 하며, 血을 挾을 하고, 陰虛를 挾을 한 等證이 많다.

② 크게 비교를 하는데 風·氣·食의 三種이 갖추어진 경우라면 不換金正氣散에 加 川芎·木香으로 主를 한다.

ⓐ 兼하여 風을 하여 痒을 하는 것이 많으면 加 祛風藥을 한다.

ⓑ 兼하여 氣를 하여 痛을 하는 것이 많으면 加 調氣藥을 한다.

ⓒ 兼하여 食을 하여 寒熱을 발하는 것이 많으면 加 消積藥을 한다.

ⓓ 兼하여 濕을 하여 腫을 하는 것이 많으면 加 滲濕藥을 한다.

(3) 熱·虛·風寒

① 熱瘡은 焮痛(흔통)을 한다.

② 虛瘡은 淡白을 한다.

③ 風寒은 瘡口가 白을 낀다고 하였다.

(4) 癰疽의 內·外因

① 外因의 四氣에 單用을 하는데 大黃을 半生·半熟을 하고 甘草節을 等分을 하여 末로 하고, 매번 空心[2759]에 酒로 一匙를 하여 利를 하는 것으로 定度를 삼는다.

② 內因의 七情은 單用을 하는데 遠志를 末로 하고 酒로 타는 것을 二錢을 하여 澄淸[2760]을 하고 服用을 하며 渣[2761]로 患處에 붙인다.

③ 內·外因으로 하지 않고 金石[2762]으로 하고 炙煿(자박)[2763]으로 하며 房勞로 하면 國老膏를 한다.

ⓐ 一切의 熱毒은 槐花酒로 한다.

ⓑ 藥毒으로 堅硬을 하면 마치 石과 같은 것이 있다.

ⓒ 金石의 藥으로 毒을 하면 즉, 堅硬을 하는 것이 마치 石과 같고 不痛을 한다.

ⓓ 마땅히 甘草黑豆煎湯으로 풀어야 한다.

2759) 빈속. 소화가 다 되어 위(胃) 내용물이 소장 · 대장으로 내려가고 위 속이 빈 때를 말한다.
2760) 물 같은 것이 몹시 맑고 깨끗함
2761) 1. 찌꺼기 2. 강(江)의 이름
2762) 대개 興陽之劑가 많다.
2763) 전(煎), 초(炒), 작(炸), 고(烤), 폭(爆)과 같은 종류의 조리 방법임

6. 癰疽의 虛證

① 虛痩를 하고 重著을 하면 潮[2764]·蒸을 두려워한다.

ⓐ 虛勞로 瘦弱을 하여 榮衛가 否[2765]澁을 하고 患處가 重著을 하여 마치 石을 짊어진 것과 같으면, 因하여 그것이 骨蒸(골증)과 燥熱이 있는 것이다.

ⓑ 治療는 마땅히 滋補를 한다.

② 그렇기 때문에 賽命丹 等의 香燥를 하고 疎泄을 하는 藥을 사용하는 것이 不可하고, 역시 降火를 하고 滯脾를 하는 藥을 많이 사용을 하는 것이 不可하다.

③ 오직, 腎氣丸·托裏散으로 하면 매우 그 마땅함을 얻는 것이다.

④ 또한, 古方에 이르기를 藥毒으로 勞·蒸을 하면 癰疽(옹저)가 極히 危重을 한다고 하였다.

7. 癰疽의 樣相

① 骨에 가까우면 蟲이 發生을 하고, 虛한 것에 가까우면 漏를 한다.

② 骨에 가까이 하는 것은 冷한 것이 많다.

③ 久를 하면 즉, 化血을 하여 蟲이 된다.

ⓐ 痒을 많이 하고, 痛은 少를 한다.

④ 虛에 가까운 경우에는 熱이 많다.

ⓐ 久를 하면 즉, 傳氣를 하여 漏가 된다.

ⓑ 痛이 많고, 痒이 적다.

2764) 潮熱이 나게 되면 敗血症으로 進行이 되는 경우가 많다.

2765) 否塞으로 不通을 말함.

8. 癰疽의 發病位置에 따른 分類

(1) 部位別 分類[2766)]

① 腦發은 督脈과 足太陽經에 屬한다.

② 鬢發은 手·足少陽經이다.

③ 眉發은 手·足太陽과 少陽經이다.

④ 頤髮과 髭發은 足陽明經이다.

⑤ 腮發은 手陽明經이다.

⑥ 背發은 中은 督脈에 屬하고, 나머지는 대개 足太陽經이다.

⑦ 腋發은 手太陽經이다.

⑧ 乳癰은 內는 陽明으로 하고, 外는 少陽經으로 한다.

⑨ 乳頭는 足厥陰經이다.

⑩ 臀癰은 足太陽經이다.

⑪ 外臀癰은 足厥陰經이다.

⑫ 腿發은 外는 足三陽으로 하고, 內는 足三陰經으로 한다.

⑬ 喉癰과 臍癰은 任脈과 足陽明經이다.

⑭ 穿檔發은 督·衝·任의 三脈이다.

⑮ 騎馬癰과 囊癰은 足厥陰經이다.

⑯ 內疽의 肺癰(폐옹)은 手太陰經이다.

⑰ 腸癰(장옹)은 手太陽과 陽明經이다.

⑱ 胃脘癰은 足陽明經이다.

(2) 六經分類

① 오직, 少陽·少陰·太陰은 多氣少血이다.

② 厥陰·太陽은 多血少氣이다. 肉은 대개 平을 하기가 어렵다.

③ 오직, 手·足陽明은 氣血이 모두 많다.

④ 分經[2767)]을 하여 用藥을 하면 즉, 經禁과 病禁을 犯하지 않게 되어, 妄靈되게 下를 하고 妄靈되게 汗을 하는 것에 이르지 않게 된다.

(3) 癰疽의 危急證

2766) 韓方에서는 癰疽諸瘡이 나타나는 部位에 따라서 經絡을 이용하여 治療를 하는 特徵이 있다.
2767) 癰疽가 發生이 된 位置를 經絡에 따라 나누는 것을 말한다.

① 한 瘡이 腎經에 屬하는 경우에는 가장 危重하다.
② 脾·肺의 二經은 다음으로 한다.
③ 他經의 경우에는 또한 다음으로 한다.
④ 腦는 이에 諸陽이 있는 바이다.
⑤ 咽喉는 飮食이 通하는 바이다.[2768]
⑥ 腎兪는 命根이 關係된 바이나. 내개 至極히 危險한 곳이다.
⑦ 또한, 艾灸를 많이 附着을 하는 것이 不可하다.
⑧ 俗方에 오로지 人形의 瘡樣으로 그림을 하고[2769], 經絡을 소홀히 하니 잘못된 것이다.

9. 癰疽의 治療

(1) 外因

① 外因의 寒熱은 마땅히 表를 散을 하게 한다.
② 毒이 外感으로 因하여 發을 하는 경우에는, 內에 便·溺[2770]가 阻隔을 하고 外에 六經의 形證이 있는 것이다.

③ 腫痛이 비록 甚하더라도 飮食이 如常을 하고 脈은 浮數(부삭)을 하니, 邪가 表에 있는 것이다. 마땅히 托裏(탁리)로 微汗을 하여 表로 散을 하는 것이다.
ⓐ 가령 腦·項·背의 部分에 發을 하면 黃連消毒飮으로 한다.
ⓑ 尻·臀의 部分에 하면 內托羌活湯으로 한다.
ⓒ 臂上으로 하면 白芷升麻湯으로 한다.
ⓓ 乳·胸으로 하면 內托升麻湯으로 한다.
ⓔ 兩脇으로 하면 十味中和湯으로 한다.
ⓕ 腿의 外側으로 하면 內托酒煎湯으로 한다.
ⓖ 腿의 內로 하여 膝股에 가까이 하면 內托芪柴湯으로 한다.
ⓗ 通用은 敗毒散·九味羌活湯으로 한다.
ⓘ 辛熱은 手·足太陰의 經分으로 自汗을 하고 浮腫을 하며 四肢로 流注를 한다. 附子六物湯으로 한다.
ⓙ 辛溫은 發熱을 하면 十六味流氣飮·賽命丹으로 한다.
ⓚ 暑月은 內托復煎散으로 한다.
ⓛ 寒月은 內托十宣散으로 하거나, 或은 不換金正氣散으로 한다.

2768) 咽喉에 瘡이 發生을 하면 식사나 藥을 服用을 할 수가 없기 때문에 더욱 危險하다.
2769) 癰疽의 모양에만 집착을 한 것을 말한다.
2770) 小便을 말한다.

ⓜ 丹溪는 形이 實을 하고 脈이 浮數(부삭)을 하며 冬月에 背가 紅腫이 發生을 하고, 또한 胛骨의 下로 痛을 하는 것을 治療하는 경우에 사용을 하는데, 桂麻各半湯에 加 生附·酒栢·瓜蔞仁·甘草節·羌活·青皮·人蔘·黃芩·半夏로 하여 薑煎(강전)을 하고, 六貼을 服用을 하여 나았다. 이것은 바로 內托[2771]의 法인 것이다.

ⓝ 이르기를, 瘡家가 身痛을 하면 汗을 하는 것이 不可하다고 한 것이 있다. 汗을 하면 즉, 痓를 發을 하는 것은 邪가 表에 있는 것이 아니니 誤汗을 한 것이다.

(2) 內因

① 內熱로 痛·秘를 하면 急히 疎行[2772]을 한다. 內傷의 飮食으로 積毒을 한 경우에는 腫痛이 異常을 한 것이다.

ⓐ 外는 六經의 形證이 없고, 內는 便·溺[2773]가 阻隔[2774]를 하고 口渴을 하며 煩躁(번조)를 하고, 脈이 沈實을 하여 邪가 裏에 있는 것이다.

ⓑ 急히 寒凉한 것을 投與를 하여 攻裏를 한다.

ⓒ 內疎黃連湯·瀉心湯·活命飮·四順淸凉飮으로 한다.

② 輕한 경우에는 淸熱消毒飮에 加 紫草를 하거나, 或은 淸心散으로 滲[2775]을 한다.

③ 內로 熱毒이 積을 하고, 外로 또한 邪에 感觸을 한 경우에는 마땅히 發表를 하고 攻裏를 한다. 五香連翹湯·防風痛聖散으로 한다.

④ 毒이 盛한 경우에는 解毒湯으로 神芎丸을 下를 한다.

⑤ 濕이 盛한 경우에는 除濕丹으로 한다.

(3) 勞傷

① 勞傷으로 氣鬱을 하면 表·裏가 없으니, 邪가 經中에 있으면 衛榮를 和하게 한다.

② 毒이 內傷으로 因하여 虛損을 하고 房勞를 하며 鬱怒를 하여 發을 하는 경우에는, 形이 비록 腫痛을 하나 外는 六經의 形證이 없고 內는 便溺의 阻隔이 없으니, 邪가 經에 있는 것을 알게 된다.

③ 妄靈되게 汗·下를 하는 것이 不可하다.

④ 단지 마땅히 形氣를 하고 經脈을 調理를 하며 榮衛를 和하게 한다. 或은 오로지 脾胃

2771) 큰 종기(腫氣)를 짼 뒤에 약을 먹어 몸을 보하는 일
2772) 疏通을 하여 行하게 하는 것을 말한다.
2773) 小便을 말한다.
2774) 막혀서 서로 통(通)하지 못함
2775) ① 이뇨 작용이 약한 약으로 몸 안의 수습(水濕)을 소변으로 나오게 하는 것을 말한다. ② 새어 나간다, 스며 나간다는 뜻으로 쓰인다.

(비위)를 補하는 것이 可한 것이다.
ⓐ 鬱怒를 하는 경우에는 十六味流氣飮으로 한다.
ⓑ 虛勞인 경우에는 托裏消毒散·內托復煎散·補中益氣湯으로 한다.

ⓒ 古人은 癰을 治療하는 것에 寒藥으로 하는 것은 正治法[2776]이라고 하였다.
㉠ 疽를 治療하는 것에 熱藥으로 하는 것은 從治法[2777]이라고 하였다.

ⓓ 대개, 藥性이 熱을 하면 開行을 하고, 寒을 하면 즉 疎泄[2778]을 한다.
㉠ 疽는 이에 有形의 物이니, 熱藥으로 從治를 하는 것이 아니면 어찌 能히 行을 하겠는가?
㉡ 이것은 內托을 하고 內疎(내소)를 하여 正治를 하고 從治를 하는 뜻인 것이다.

10. 癰疽가 潰를 한 다음의 治法

(1) 托裏·排膿

① 潰를 한 後에 托裏(탁리)를 하고 膿毒을 排[2779]를 하며 膿이 盡을 하면 肌肉이 自然히 平을 하는 것이다.
ⓐ 潰를 한 後에 氣血이 크게 虛하다.
ⓑ 오직 毒이 陷을 할까 두려우니 托裏(탁리)의 法으로 한다.
ⓒ 一日이라도 缺을 하는 것이 不可한 것이다.

② 古方은 托裏散·托裏淸中湯·托裏溫中湯·托裏和中湯·托裏建中湯·托裏仰靑湯·托裏益黃湯·托裏益氣湯을 選用을 한다.

③ 대개 托裏(탁리)를 하면 즉, 氣血이 壯을 하고 脾胃(비위)가 盛을 하니, 膿穢가 스스로 排出을 하고, 毒氣가 스스로 풀리며, 死肉이 스스로 潰를 하고, 新肉이 스스로 生을 하며, 瘡口가 스스로 收斂(수렴)을 한다.
ⓐ 만약, 補托(보탁)에 힘을 쓰지 않고 寒凉한 것을 잘못 사용을 하게 되면, 도리어 邪火를 돕게 되고 膿이 많아지며 臭穢가 된다.
ⓑ 甚하면 즉, 脈이 洪을 하고 大渴을 하며 眞氣가 虛하고 죽게 된다.

2776) 달리 정치(正治) · 정치법(**正治法**)이라고도 함. 치료법의 하나. 병증의 성질이나 사기(邪氣)의 성질과 반대되는 성질의 약물이나 방법으로 치료하는 것을 말한다.
2777) 달리 반치(反治) · 반치법(反治法)이라고도 부름. 치료법의 하나. 병증의 가짜 증상에 따라서 치료하는 방법을 말한다.
2778) 막힌 곳을 뚫어서 통하게 하는 것.
2779) 排膿을 말한다.

(2) 滋補

① 丹溪가 이르기를, 단지 腫痛이 보이면 脈證을 參考를 하여 虛弱을 하면 더욱 더불어 滋補를 하여야 이에 可히 萬全을 한다고 하였다.

② 또한, 氣質이 平素에 實하고 또한, 蔘·芪가 中을 滿하게 하여 痰을 滯하게 하는 것에 반드시 얽매일 것은 아니다.

③ 단지, 처음 潰를 하는 때에 사이에 熱毒이 있어 盛을 하는 경우에는 헤아려 加를 하는데 消毒의 淸劑[2780]를 한다.

ⓐ 가령, 發背로 搭[2781]肩(탑견)을 하고 膜을 破를 하여 穿[2782]心을 하면 반드시 죽는다.

④ 더욱 마땅히 托裏(탁리)를 하여 毒이 陷을 하는 것에 이르는 것을 免하게 하여야 한다.

ⓐ 托裏(탁리)는 즉 護心[2783]을 하는 것이다.

ⓑ 만약, 毒氣가 上攻을 하여 心神이 昏悶[2784]을 하고 嘔를 하려고 하는 경우에는 사이에 護心散을 服用을 하여 救하여야 한다.

ⓑ 가령, 表邪를 껴서 面赤의 等證을 하고 熱이 아직은 甚하게 일어나지 않는 경우에는 內托復煎散으로 하거나, 或은 內托十宣散을 잠시 服用을 한다.

⑤ 만약, 熱毒의 表邪가 없고, 단지 穢氣(예기)로 觸犯[2785]을 하여 虛熱을 하고 少食을 하며 不睡를 하는 것이 보이는 경우에는, 문득 人蔘黃芪湯을 服用을 한다.

⑥ 단지, 膿이 多를 하고 心煩을 하며 少睡(소수)를 하는 것이 보이는 경우에는 문득 聖愈湯을 服用을 한다.

⑦ 단지, 脾虧를 하여 氣弱을 한 것으로 生肌를 하여 收斂(수렴)을 할 수가 없는 것이 보이는 경우에는 문득 補中益氣湯을 服用을 한다.

⑧ 단지, 腎虛를 하여 消潰[2786]를 하였으나 收斂(수렴)을 할 수가 없거나, 或은 晡熱[2787]로 渴이 만들어 지는 것이 보이는 경우에는 문득 八味丸을 服用을 하거나, 或은 腎氣丸으로 한다.

⑨ 緊急을 하여 丸을 만드는 것에 미치지 못하면 大料로 煎服을 하여 預防을 하고 救危를

2780) 십팔제(十八劑)의 하나. 열증(熱證) 증상을 치료하는 성질이 찬 약으로 조성된 처방.
2781) 1. 타다 2. 태우다, 싣다 3. 치다, 때리다 4. 걸다, 매달다 5. 섞다 6. 박다, 베끼다.
2782) 1. 뚫다 2. 꿰뚫다 3. 뚫어지다 4. 개통하다(開通--) 5. 통과하다(通過--) 6. 관통하다(貫通--) 7. (실을)꿰다 8. (신발을)신다 9. (옷을)입다 10. 구멍 11. 묘혈(墓穴)
2783) 心臟에 毒氣가 들어가지 않게 하는 것이다.
2784) 혼미가 비교적 가벼운 일종의 의식불명 상태.
2785) 접촉되어 침범당한 것을 일컫는 것임.
2786) 癰疽가 潰를 하여 消滅을 하는 것을 말함.
2787) 日晡의 潮熱을 말한다. 癰疽의 潮熱은 豫後가 좋지 않다.

하니 始終으로 妙劑이다.

⑩ 만약, 本을 겨우 하는 것에 힘을 쓰지 않고 오로지 사용을 하는데 敷圍[2788]를 하고 生肌를 하는 藥으로 하면 즉, 斂口가 太速[2789]을 하여 毒이 도리어 內攻을 하거나, 或은 傍邊[2790]에 再發을 하여 一癰을 하는 경우가 있다.

ⓐ 或은 나은 後에 惡證이 頓[2791]起(돈기)를 하고 大命이 隨去(수거)[2792]를 하는 경우가 있다.

⑪ 오직, 힘써 內治를 하고, 外治를 貴하게 하지 않는 것이 高名한 것이다.[2793]

11. 癰疽의 外治[2794]

(1) 灸

① 外治는 初起에 灸를 하는 것이 가장 妙하다.
② 形이 傷을 하면 즉, 痛을 한다.
③ 氣가 傷을 하면 즉, 腫을 한다.
④ 먼저 痛을 하고 後에 腫을 하면, 血에 傷한 것이다.
⑤ 먼저 腫을 하고 後에 痛을 하면, 氣에 傷한 것이다.
⑥ 腫痛이 竝攻을 하면, 氣血이 俱傷을 한 것이다.
⑦ 대개 臟腑가 不和를 한 것으로 因한 것이고, 外治로 能히 調理를 하는 것이 아니다.

⑧ 古法은 隔蒜灸法·豆豉餠으로 한다.
ⓐ 오직 外傷으로 瘡이 된 경우에는 마땅하지 않은 것이다.
ⓑ 스스로 內發을 하는 경우에는 痛을 하면 즉, 灸가 不痛을 하는 것에 이른다.[2795]
ⓒ 不痛을 하면 즉, 灸를 하여 痛을 하는 때에 이르러서 바야흐로 멈춘다.
ⓓ 일찍이 하여 覺을 하고 일찍이 하여 灸를 하면 좋은 것이 된다.

2788) 癰疽의 周圍에 膏藥을 붙이는 것을 말한다.
2789) 毒氣가 다 빠지지 않았는데 바로 瘡口가 收斂이 된 것을 말한다.
2790) 이미 癰疽가 나온 주변을 말한다.
2791) 1. 조아리다 2. 넘어지다 3. 꺾이다 4. 머무르다 5. 패하다(敗--) 6. 무너지다. 갑작스러운 것을 말한다.
2792) 따라서 없어지는 것을 말한다.
2793) 하지만, 內治만을 固執하면 너무 늦게 된다. 洋方처치와 같이 하는 것이 좋다.
2794) 洋方외과와 병행치료를 하는 것이 좋다. 특히 드레싱이 필요한 경우에는 外科的인 處置가 必要하다.
2795) 灸를 하여도 痛證을 느끼지 못하는 것을 말한다.

ⓔ 一日·二日을 하여 十灸를 하면 十活을 한다.
ⓕ 三日·四日을 하여 十灸를 하면 七活을 한다.
ⓖ 五日·六日을 하여 十灸를 하면 四活을 한다.
ⓗ 七日을 지나면 즉 灸를 하는 것이 不可하다.
ⓘ 그 나머지는 點·割·敷·透를 하여 사이에 毒이 盛한 것이 있는 경우에는 헤아려서 사용을 하면 즉 可하다.

(2) 鍼

① 熱痛을 하고 半이 軟을 하면 鍼을 서로 마땅히 한다.
② 癰疽(옹저)의 毒氣가 이미 成을 하면 마땅히 托裏(탁리)를 하여 그 膿을 速하게 한다.

③ 膿이 盛을 하는 경우에는 마땅히 그 生·熟을 徵驗을 하고 淺·深으로 하여 鍼으로 한다.
ⓐ 만약, 腫이 高를 하고 軟(연)한 경우에는 血脈에서 發을 한 것이다.
ⓑ 腫이 下를 하고 堅을 한 경우에는 筋脈에서 發을 한 것이다.
ⓒ 肉色이 不變을 하는 경우에는 骨에 붙은 것이다.
ⓓ 按을 하여 熱을 한 경우에는 膿이 있고, 不熱을 하는 경우에는 膿이 없는 것이다.
ⓔ 按을 하여 바로 痛을 하는 경우에는, 膿이 淺(천)을 한 것이다.
ⓕ 大按을 하여야 바야흐로 痛이 있는 경우에는, 膿이 深(심)을 한 것이다.
ⓖ 按을 하여 陷을 하고 不起를 하는 경우에는, 膿이 아직은 成을 한 것이 아니다.
ⓗ 按을 하여 다시금 起를 하고 痛을 하는 경우에는, 膿이 이미 成을 한 것이다.
ⓘ 按을 하여 다 軟을 하는 경우에는, 膿이 없는 것이다.
ⓙ 不痛을 하는 경우에는 血瘤가 되고, 痛을 하는 경우에는 氣瘤(기류)[2796]가 된다.
ⓚ 按을 하여 一邊(일변)이 軟을 하는 경우에는 膿이 있는 것이다.

④ 만약, 膿이 發生을 하나 鍼을 사용하면 氣血이 이미 泄을 한 것이니, 膿이 도리어 成을 하기가 어렵다.
⑤ 膿이 熟을 하나 鍼을 하지 않으면 腐潰(부궤)가 더욱 深을 하니, 瘡口가 收斂(수렴)을 하기가 어렵다.
⑥ 만약, 瘡이 深을 하나 鍼이 淺을 하면, 內의 膿이 不出을 하고 外의 血이 도리어 泄을 한다.
⑦ 瘡이 淺을 하나 鍼이 深을 하면, 內의 膿이 비록 出을 하나 良肉이 傷을 받는다.
⑧ 元氣가 虛한 경우에는 반드시 먼저 補를 하고, 이후에 그 膿을 鍼으로 하면 諸證(제증)이 스스로 물러난다.

2796) 류(瘤)의 하나. 허로(虛勞)로 폐기(肺氣)가 상한 데다 외사(外邪)가 침입하여 생긴다. 종물(腫物)이 연하고 무르며 피부색은 정상이고 오한이나 발열은 없다.

⑨ 만약, 瘡毒이 熾盛(치성)을 하고 中에 肉黯[2797]이 있는 경우에는, 마땅히 內로 脾胃(비위)를 壯하게 하고 外로 單巴豆膏를 塗를 하여, 하여금 그 黯處가 점차로 低[2798]를 하고 赤處가 점차로 高를 하며 六·七日의 間에 赤黯의 處가 裂紋(열문)[2799]이 있어 마치 刀로 劃한 狀과 같다.

⑩ 黯肉(암육)이 점차 潰를 하면 마땅히 사용을 하는데 披鍼[2800]으로 이롭게 剪을 하고 徐徐히 하여 引去를 한다.

⑪ 만약, 膿이 出을 하고 肉이 腐를 하며 腫痛이 이에 만들어지면 반드시 內에 筋의 間隔[2801]이 있으니, 마땅히 다시금 引을 하고 急히 脾胃(비위)를 補를 한다.

⑫ 不痛을 하는 경우에는 純用을 하는데 補藥으로 하면 거의 可히 收斂(수렴)을 한다.

⑬ 만약, 妄靈되이 鍼刀를 施行을 하여 傷肉을 하고 出血을 하며 斷을 하여 그치지를 않는 경우에는 바로 危險하다.

⑭ 그 披鍼은 사용을 하는데 馬啣[2802]鐵로 한다.

(3) 敷圍·點瘀

① 敷圍를 하고 點瘀를 하는 것은 부득이 한 것이다.

② 人身의 氣血은 溫을 만나면 즉 散을 하고, 寒을 만나면 즉 凝을 한다.

③ 대개 寒凉한 것을 붙이면 腠理(주리)를 閉塞을 하여 氣凝을 하고 血瘀(혈어)를 하니, 舊肉(구육)이 不潰를 하고 新肉이 不生을 하여 즉, 毒이 도리어 하여 內攻을 하고 潰·斂을 하는 것이 어렵게 된다.

④ 甚하면 즉, 不起를 하니 반드시 內로 陰·陽을 나누어서 用藥을 하며 外로 陰陽을 나누어서 敷圍[2803]를 하면, 內·外가 來攻을 하여 藥氣가 相通을 하니 妙한 것이 된다.

(4) 其他

① 陽證은 內服으로 內疎黃連湯·淸熱消毒飮의 類로 하고, 外敷[2804]를 하는데 抑陽散으로 한다.

② 半陰半陽證은 內服으로 托裏消毒飮으로 하고, 外敷를 하는데 陰陽散으로 한다.

③ 純陰證은 內服으로 補中益氣湯에 加 薑·附를 하여, 酒를 넣어 煎을 하고, 外敷를 하는데

2797) 1. 검다, 시커멓다 2. 어둡다, 캄캄하다 3. 슬퍼하다 4. 흐려서 밝지 못한 모양.
2798) 1.(높이가) 낮다. 2.(등급이) 낮다. 3.(정도가) 낮다. 뒤떨어지다.
2799) 갈라 터진 것.
2800) 곪은 데를 째는 침. 길이 네 치, 너비 두 푼 반 가량이고 양쪽 끝에 날이 있다. ≒파침(破鍼)·피침(披鍼).
2801) ①물건(物件)과 물건(物件)과의 거리(距離). 뜬 사이. 간각(間刻). 간통(間通)
2802) 1. 재갈을 머금다.
2803) 周圍를 둘러 붙이는 것을 말한다.
2804) (연고 등을) 환부에 바르다. 외용(外用)하다. 도포(涂布)하다. 반대말:內服(nèifú)

抑陰散으로 한다.

④ 點瘀는 爐灰膏로 하여 惡肉을 去한다.

⑤ 藥線은 三品錠子로 하여 膿管을 透를 한다.

⑥ 대개, 敗腐가 다 除去를 하고자 하여 筋骨을 浸蝕(침식)[2805]을 하는 것에 이르지 않게 하는 것이니 부득이 하게 사용을 하는 것이다.

12. 癰疽의 調治

(1) 癰疽의 治法

① 止痛을 하고 斂口을 하면 開張[2806]을 免을 한다.

② 癰疽(옹저)는 不痛을 하는 것이 不可하고, 大痛을 하는 것이 不可하다.

③ 未潰를 하는 데에 앞서서 痛을 하는 경우에는 熱毒으로 便秘가 된다.

ⓐ 마땅히 內疎黃連湯·解毒湯으로 한다.

④ 膿痛이 되는 경우에는 排膿을 한다.

⑤ 膿으로 脹痛을 하는 경우에는 鍼으로 한다.

(2) 初期

① 이미 潰를 하여 膿이 出을 하고, 도리어 痛을 하는 경우에는 虛한 것이다.

ⓐ 氣虛를 하면, 四君子湯에 加 歸·芪를 한다.

ⓑ 血虛를 하면, 四物湯에 加 蔘·芪를 한다.

ⓒ 氣血이 俱虛를 하면, 托裏益氣湯으로 한다.

ⓓ 脾虛한 경우에는 托裏和中湯으로 한다.

ⓔ 腎虛한 경우에는 腎氣丸으로 한다.

② 癰疽(옹저)의 外感

ⓐ 登厠[2807]한 것으로 因하여 穢氣(예기)를 犯을 하고 觸을 한 경우에는 藥의 中에 加 乳香·芷·芎의 類를 하여 和를 한다.

ⓑ 風寒으로 逼迫(핍박)을 받은 경우에는 加 防風·桂枝의 類로 하여 溫散을 한다.

2805) 빗물이나 냇물·바람 등(等)이 땅이나 암석(巖石) 등(等)의 지반(地盤)을 깎는 작용(作用)
2806) 瘡口가 벌어지는 것을 말한다.
2807) 화장실에 간 것을 말한다.

ⓒ 燥한 경우에는 潤하게 한다.
ⓓ 濕한 경우에는 導를 한다.
ⓔ 과연, 瘀血에 聯系(연계)를 하고 惡肉으로 凝滯를 한 경우라야 바야흐로 可한 것이다. 乳香止痛散으로 和를 한다.

(3) 癰疽의 虛證

① 瘡口가 不斂을 하는 것은, 肌肉이 不生을 한 것으로 말미암은 것이다.
② 肌肉이 不生을 하는 것은, 腐肉이 不去를 한 것으로 말미암은 것이다.
③ 腐肉이 不去를 하는 것은, 脾胃(비위)가 不壯을 한 것으로 말미암은 것이다.
④ 氣血이 不旺을 하면, 반드시 補托(보탁)을 爲主(위주)로 하고 佐를 하여 行經을 하며 活血의 藥으로 하면 즉, 肌肉이 毒을 받는 경우에는 스스로 살게 되고, 죽는 경우에는 스스로 潰를 한다. 또한 어찌 點[2808]·割[2809]을 기다리겠는가?

(4) 大要

① 氣虛를 하고 體가 倦을 하며 食少를 하는 경우에는 補中益氣湯으로 한다.
② 血虛를 하여 晡熱[2810]을 하는 경우에는 四君子湯에 加 歸·地·牧丹皮를 한다.

③ 膿水가 淸稀[2811]를 한 경우에는 氣血이 俱虛한 것이다.
ⓐ 十全大補湯으로 한다.

④ 或은 不痛을 하고, 或은 赤痛을 하며, 或은 不赤을 하고, 或은 內膿이 不潰를 하며, 或은 外肉이 不腐를 하는 경우에는 氣血이 虛敗를 한 것이다.
ⓐ 桑枝灸法으로 한다.

⑤ 十全大補湯에 加 薑·桂를 하여, 그 陽氣를 壯을 하게 하면 즉 四畔[2812]이 바로 消를 하고, 瘡頭가 바로 腐를 한다.
⑥ 만약, 脾胃(비위)가 虛弱을 하고 慢腫을 하며 不赤을 한 경우에는 六君子湯에 倍 白朮을 한다.

⑦ 만약, 初起에 腫痛을 하거나, 或은 因하여 剋伐[2813]을 하고, 또한 入房을 하여 色이 黯

2808) 點瘀를 말한다.
2809) 鍼刀로 찢는 것을 말한다.
2810) 日晡에 潮熱을 말한다.
2811) 맑고 稀薄한 것을 말한다.
2812) 癰疽의 네 둘레를 말한다.

한 것에 이르고 不痛을 하는 경우에는, 이에 陽이 脫을 하여 變陰을 한 것이다.
ⓐ 急用을 하는데 古蔘附湯으로 하여 救를 한다.

⑧ 사이에 血分으로 虛熱을 하는 경우에는 瘡口의 肉色이 반드시 赤을 한다.
ⓐ 四物湯에 加 山梔·連翹를 한다.

⑨ 氣分에 虛熱로 煩渴(번갈)을 하는 경우에는 竹葉黃芪湯으로 한다.

(5) 要知

① 瘡口가 收斂(수렴)을 하는 것이 어렵거나, 或은 점차로 大를 하고, 점차로 開를 하여 出血을 하는 경우에는 危重하다.

② 俗에 대개 腫痕이 이른 바로 暈[2814]이라고 하나, 眞暈은 아닌 것이다.
ⓐ 暈은 瘡口의 畔[2815]에 發生을 하고, 狀은 마치 紅筋과 같다.
ⓑ 二暈을 하고 三暈을 하는 것은 아직은 可하나, 四暈을 하고 五暈을 하는 경우에는 죽는다.

13. 癰疽의 洗法[2816]과 貼膏法[2817]

① 洗를 하는 것은 能히 疎[2818]毒을 하고, 血氣를 活을 하게 한다.
ⓐ 洗藥은 氣血을 疎通[2819]을 한다.
ⓑ 膿血이 焮을 하여 聚를 하는 때에 依賴(의뢰)를 하는 바가 되면 朝夕으로 煖醋로 하여금 敗肉을 蘸[2820]洗을 하거나, 或은 洗毒散으로 하고 肉汁湯으로 한다.
ⓒ 風冷으로 瘡口가 白한 경우에는 乾艾煎湯도 역시 좋다.

② 貼膏를 하면 風寒의 傷을 받지 않는다.
ⓐ 膏藥은 多熱을 하니 輕小의 瘡癤(창절)에 貼을 하면 즉, 消를 한다.
ⓑ 發表는 熱을 멀리 하지 않는다는 뜻이다.

2813) 억지로 자기에게 복종시킴
2814) 癰疽를 눌러서 옆에 色이 變하는 테두리를 말한다.
2815) 1.(강·호수·도로 등의) 가. 가장자리. 부근. 2.토지의 경계.
2816) 瘡口의 感染을 항상 注意해야 한다.
2817) 요즘은 좋은 반창고가 많기 때문에 굳이 옛날의 것을 固執할 것은 아니다.
2818) 1. 성기다(물건의 사이가 뜨다) 2. 트이다 3. 나누다 4. 멀다 5. 멀리하다
2819) 순조롭고 막힘이 없이 통하도록 하는 효능임
2820) 1. 담그다 2. 물건(物件)을 물속에 넣다.

ⓒ 만약, 大毒의 初起에 사용을 하면 迷塞[2821]을 하고 凝滯를 하여 禍(화)[2822]가 되는 것이 적지 않다.
ⓓ 오직, 潰를 한 後에 단지 사용을 하는데 白蠟膏·太乙膏로 하거나, 或은 水粉膏로 한다.
ⓔ 外護를 하여 風寒을 被傷[2823]을 하는 것에 이르지 않게 한다.

14. 婦·幼의 癰疽

① 婦·幼가 이것을 앓고 餘他[2824]의 다른 것이 없으면, 婦는 마땅히 調血을 하고 幼는 마땅히 淸을 한다.

② 婦人은 調血을 하고 開鬱을 爲主(위주)로 한다.
ⓐ 닥쳐서 經閉를 하거나, 또한 潰를 한 後에 月水가 또한 發을 하고, 疾患의 곳이 堅硬을 하며 不破를 하고 不腫을 하며 不疼을 하는 경우에는 凶하다.

③ 小兒는 主로 胎毒을 去한다.
ⓐ 或은 飮食으로 積熱이 있는 경우에는 藥은 마땅히 약간 淸凉한 것으로 한다.
ⓑ 가령, 平素에 稟受(품수)[2825]를 한 것이 體가 薄을 하고, 또한 稍長을 하여 久病으로 한 경우에는 이에 이것으로 氣血을 補托(보탁)을 하고 脾胃(비위)를 爲主(위주)로 하여 治療를 한다.

15. 癰疽의 雜證

① 雜證은 이에 瘡으로 爲主(위주)를 하니 潰를 아직 하지 않으면 淸心[2826]을 하는데, 重要한 것은 斟酌(짐작)을 하여 헤아려야 한다.

② 脈·證이 모두 熱한 경우에
ⓐ 아직 潰를 하기 前이면, 內消를 하고 解毒을 한다.
ⓑ 이미 潰를 한 後이면, 托裏(탁리)를 하고 消毒을 한다.

2821) 迷惑을 하여 막힘.
2822) 1. 재앙(災殃) 2. 재화(災禍) 3. 사고(事故) 4. 허물 5. 죄(罪)
2823) 상처를 입음
2824) [명사] 그 밖의 다른 것.
2825) [명사] 같은 말 : 품부(선천적으로 타고남).
2826) 破傷風을 막기 위한 方法이다.

③ 脈·證이 모두 虛한 경우에

ⓐ 아직 潰를 하기 前이면, 托裏(탁리)하고 消毒을 한다.

ⓑ 이미 潰를 한 後이면, 托裏(탁리)하고 補中을 한다.

ⓒ 그 瘡을 治療하면 諸證(제증)이 스스로 물러난다.

④ 瘡은 本을 하고 病은 表로 한다.

⑤ 만약, 病이 急하고 元氣가 實하면 잠시 그 標를 治療한다.

⑥ 病이 緩을 하고 元氣가 虛를 하면 단지 그 本을 治療한다.

⑦ 心은 여러 竅(규)를 通하게 하니 臟腑가 包를 한 바는 一膜일 따름이다.

⑧ 만약, 憂·驚이 心으로 入을 하여 膜을 破하면 반드시 죽는다.

⑨ 藥의 中에 항상 加 茯神·遠志를 하면 妙한 것이 된다.

16. 癰疽의 五善과 七惡

(1) 五善

① 五善은 能食을 하고 便이 調順[2827]을 하며 膿이 鮮을 하고 不臭를 하며 聲音이 長을 한다.

ⓐ 動息이 스스로 安寧을 하고 飮食에 味를 아는 것이 一이다.

ⓑ 便이 利를 하고 調勻을 二이다.

ⓒ 膿이 潰를 하고 腫이 消를 하며 水가 鮮을 하고 不臭를 하는 것을 三이다.

ⓓ 神彩가 精明을 하고 語音이 淸朗[2828]을 하는 것이 四이다.

ⓔ 體氣가 和平을 하는 것이 五이다.

② 이것은 腑證에 屬하니 病이 微를 하고 邪가 淺을 한다.

③ 만약, 能히 愼節[2829]을 하면 藥을 하지 않더라도 스스로 낫는다.

(2) 七惡

ⓐ 七惡은 대개 眞氣가 損한 것으로 原因을 한다.

ⓑ 七惡은 이에 五臟의 虧損(휴손)의 證이다.

2827) 가탈이 없이 순조로움.
2828) [명사] 맑고 명랑함.
2829) 남의 병(病)을 높여 이르는 말. 지금은 愼重히 節制를 하여야 한다는 말이다.

ⓒ 外는 마치 有餘(유여)한 것과 같으나, 內는 實은 不足이다.
ⓓ 法은 마땅히 온전하게 胃氣를 補를 하면 많은 경우에 可히 살 수가 있다.
ⓔ 그 惡한 것으로 因하여 遂棄(수기)[2830]를 하고 不治를 하는 것이 不可하다.
ⓕ 대저, 元氣가 虛弱을 하고, 或은 膿水가 出하는 것이 多를 하여 氣血이 虧損(휴손)을 하며, 或은 汗·下가 失宜[2831]를 하여 榮衛가 消爍(소삭)[2832]을 하고, 或은 寒凉으로 剋伐[2833]을 하여 氣血이 不足을 하며, 或은 峻厲(준려)[2834]의 猛劑로 胃氣가 受傷을 하여 眞氣가 虛하게 이르고 邪氣가 實한 것이다.

① 一惡
㉮ 煩躁(번조)를 하고 口乾을 하며 渴이 非常을 하는데, 或은 泄을 하고, 或은 閉를 하며, 或은 淋瀝(임력)을 한다.
㉯ 大渴을 하고 發熱을 하며, 或은 泄瀉(설사)로 淋閉를 하는 경우에는 邪火가 內淫을 한 것이니 一惡이다.

ⓐ 무릇, 瘡腫에 發熱을 하고 潮·煩을 하며, 或은 失血이 過多를 하고, 或은 潰膿이 大泄을 하며, 或은 汗多로 亡陽을 하고, 或은 下多로 亡陰을 하여 陰血이 耗散을 하고 陽이 附하는 바가 없는 것에 이르니, 肌表에 浮越(부월)을 한 것으로 火가 아닌 것이다.
㉠ 만약 發熱을 하여 不寢을 하면 虛熱이다.
㉡ 聖愈湯으로 한다.

ⓑ 兼하여 汗이 不止를 하면 氣虛이다.
㉠ 單人蔘湯으로 한다.

ⓒ 發熱을 하고 煩躁(번조)를 하며 肉瞤(육순)[2835]을 하고 筋惕(근척)[2836]을 하면 氣血이 俱虛한 것이다.
㉠ 八物湯으로 한다.

ⓓ 大渴을 하고 面赤을 하며 脈이 洪大를 하고 虛를 하면 陰虛로 發熱을 한 것이다.
㉠ 古歸芪湯으로 한다.

2830) 쫓아버린다는 말이다.
2831) 마땅하지 않다. 타당하지 않다. 부적당하다. 합당하지 않다.
2832) 화(火)가 동(動)하여 신(腎)을 소락(消爍)하여 열(熱)이 방광(膀胱)으로 전입되어 생기는 소아 소갈 병증임
2833) 억지로 자기에게 복종시킴
2834) '준려하다(성질이나 품성 따위가 엄격하고 거칠다)'의 어근.
2835) 근육이 발작적으로 떪. 筋惕.
2836) 근육이 수축하여 바르르 떪. 또는 그런 현 상.

ⓔ 微熱을 하고 煩躁(번조)를 하며 面赤을 하고 脤이 沈을 하며 微를 하면 陰盛으로 發躁(발조)[2837]를 한 것이다.
㉠ 四君子湯에 加 薑·附를 한다.

ⓕ 무릇, 渴은 오로지 火에 얽매이는 것은 不可하다.
㉠ 만약, 焮痛(흔통)을 하고 發熱을 하나 便이 利를 하고 調和를 하는 경우에는 竹葉石膏(석고)湯으로 한다.

ⓖ 腫痛을 하고 發熱을 하며 大便이 秘澁을 하는 경우에는 四順淸凉飮으로 한다.
ⓗ 焮痛(흔통)을 하고 熾盛(치성)을 하는 경우에는 活命飮으로 한다.
ⓘ 膿水가 多한 경우에는 聖愈湯으로 한다.
ⓙ 胃傷를 하여 內로 津液(진액)을 亡하는 경우에는 錢氏白朮散으로 한다.
ⓚ 腎水가 乾涸한 경우에는 八味丸으로 한다.

ⓛ 먼저 渴을 하고 小便이 頻數(빈삭)을 하며, 이후에 疽를 앓는 경우가 있다.
㉠ 或은 나은 後에 渴이 만들어지고, 或은 舌이 黃을 하여 乾硬을 하고 小便이 頻數(빈삭)을 하며 以後에 疽를 앓는 경우에는 더욱 그것이 惡한 것이다.
㉡ 마땅히 豫防을 하여 服用을 하는데 八味丸·補中益氣湯으로 하여 化源[2838]을 滋養을 하면 이 疾患을 可히 免할 수가 있다.

ⓜ 대개, 癰疽(옹저)는 腎虛로 因하지 않고 만들어지는 것이 없다.
㉠ 一切로 知母·黃栢을 忌하니, 損陽을 하면 즉, 陰氣가 말미암아 살아나는 것이 없다.

ⓝ 泄瀉(설사)가 寒凉으로 因하여 傷脾를 하는 경우에는 六君子湯에 加 砂仁을 하거나, 或은 托裏建中湯·托裏溫中湯으로 한다.
ⓞ 脾虛로 下陷(하함)을 하는 경우에는 補中益氣湯에 二神丸을 呑을 한다.
ⓟ 命門의 火가 衰를 하는 경우에는 八味丸의 料를 煎을 하여 四神丸을 呑[2839]을 한다.
ⓠ 腎虛로 不固를 하는 경우에는 古薑附湯에 加 吳茰·五味子를 한다.
ⓡ 大孔이 痛을 하는 경우에는 附子理中湯·四逆湯으로 한다.
ⓢ 무릇, 癰疽(옹저)로 嘔·瀉를 하고 腎脈[2840]이 虛한 경우에는 죽는다.
ⓣ 便秘가 熱毒으로 因하여 臟으로 入을 하면, 嘔啘[2841]을 하고 心逆[2842]을 하며 發熱을 하

2837) 신체를 계속해서 움직이며 초조, 불안해하거나 혹은 손발을 어지럽게 움직이는 증상.
2838) 덕화(德化)의 근본(根本). 교화(敎化)의 근원(根源)
2839) 1. 삼키다 2. 싸다 3. 감추다 4. 경시하다(輕視--) 5. 안중에 두지 아니하다
2840) 元氣를 보는 것이다.
2841) 달리 완(啘)이라고도 일컬음. 헛구역질. 위(胃) 내용물은 나오지 않는다. 거품이 섞인 느침(길게

고 腫硬을 하며 秘結을 하니, 진실로 마땅히 通을 한다.

ⓤ 또한, 伏熱이 있는 것으로 因하여 陽氣가 沸鬱을 하고 面赤을 하며 便秘가 되는 경우에는 邪火가 經에 있는 것이다. 마땅히 汗으로 하여 發을 한다.

ⓥ 潰를 한 後에 氣虛를 하고 血이 涸(고)[2843]를 하여 便秘를 하는 경우에는 十全大補湯으로 한다.

㉠ 或은 入房을 하여 傷腎을 한 것으로 因하여 便秘를 하는 경우에는 加 薑·附를 하여 陽氣를 回復을 하게 하면 즉, 大便이 스스로 潤을 하게 된다.

㉡ 무릇, 便秘를 하고 能食을 하며 肚腹[2844]이 不脹을 하는 경우에는 一切로 下를 하는 것이 不可하다.

㉢ 만약, 腹이 痞脹을 하고 秘를 하는 경우에는 猪膽法으로 한다.

㉣ 사용을 하는데 猪膽(저담)을 一枚를 하여 剪(전)[2845]을 하는데 去頭를 하고 鹽·醋를 넣는데 少許[2846]를 하여 鵝管으로 膽中에 插入을 하며 穀道의 內에 灌(관)을 하면 須臾(수유)[2847]에 스스로 通을 하게 된다.

ⓦ 小便이 淋瀝(임력)을 하고 頻數(빈삭)을 하며 短少를 하거나, 或은 莖中이 澁痛을 하면 대개 腎虛의 惡證이다.

ⓧ 四卷의 淋類 八四葉에 詳細하다.

② 二惡

ⓐ 潰를 한 後의 腫痛은 臭가 堪當(감당)을 하기가 어렵다.

㉠ 膿血이 이미 泄을 하나 腫痛이 더욱 甚하고 膿色이 臭敗[2848]를 하는 경우에는, 胃虛를 하고 火盛을 하니 二惡인 것이다.

ⓑ 人蔘黃芪湯으로 하거나, 或은 十全大補湯에 加 麥門冬·五味子을 한다.

③ 三惡

ⓐ 黑睛이 緊小를 하면 白이 靑·赤을 한다.

ⓑ 目視가 不正을 하고 黑睛이 緊小를 하며 白睛이 靑赤을 하고 瞳人이 上視를 하는 경우에는, 肝腎이 陰虛를 하고 目係가 急을 하니 三惡인 것이다.

질질 흐르는 끈적끈적한 침)을 토하는 때도 있다.

2842) 惡心을 말한다.

2843) 1. 얼다 2. 엉기다(한 덩어리가 되면서 굳어지다)

2844) 심장 밑에서 배꼽 위까지의 하복부를 말함.

2845) 1.(가위 등으로) 자르다. 깎다. 끊다. 절단하다. 2.자르다. 끊다. 절단하다.

2846) ①얼마 안 되는 적은 분량(分量) ②얼마 안 되는 동안

2847) 잠시(暫時)

2848) ①썩음 ②냄새가 나도록 부패(腐敗)함 ③부패(腐敗)하여 무용지물(無用之物)이 됨

ⓒ 腎氣丸料로 하거나, 或은 八物湯에 모두 加를 하는데 炒山梔·麥門冬·五味子를 한다.

④ 四惡

ⓐ 喘急(천급)을 하고 恍惚(황홀)을 하며 臥床[2849]을 하기를 좋아 한다.

㉠ 喘粗[2850]를 하고 短氣를 하며 恍惚(황홀)을 하고 嗜臥(기와)를 하는 경우에는 脾肺의 虛火이니 四惡인 것이다.

㉡ 六君子湯에 加 薑·棗[2851]를 하거나, 或은 補中益氣湯에 加 麥門冬·五味子를 한다.

ⓑ 心火가 肺金을 剋을 하면 人蔘平肺散으로 한다.

ⓒ 陰火가 傷肺를 하면 腎氣丸料에 加 五味子를 하여 煎服을 한다.

⑤ 五惡

ⓐ 虛惡을 하면 肩背와 四肢가 重하게 된다.

㉠ 肩背가 不便을 하고 四肢가 沈重을 하는 경우에는 脾腎이 虧損(휴손)한 것이니 五惡인 것이다.

ⓑ 補中益氣湯·十全大補湯에 모두 加 山藥·山茱萸·五味子를 한다.

⑥ 六惡

㉮ 食少를 하고 藥을 嘔를 하면 傷寒으로 凉한 것이다.

㉯ 먹은 것과 服藥을 한 것을 내릴 수가 없어 嘔를 하고, 食이 味를 알 수가 없는 경우에는 胃氣가 虛弱한 것이니 六惡인 것이다.

ⓐ 六君子湯에 加 木香·砂仁을 한다.

ⓑ 甚하면 加 附子를 한다.

㉰ 挾痰을 한 경우에는 托裏淸中湯으로 한다.

㉱ 挾火를 한 경우에는 托裏益黃湯으로 한다.

㉲ <抑論>을 하자면, 瘡腫이 때로 嘔를 하는 것은 熱毒이 攻心[2852]을 한 것이다.

ⓐ 潰의 때에 嘔를 하면 陰虛이다.

2849) 자리에 누움; 몸져누움.

2850) 숨이 가쁠 때 숨소리가 거칠고 크게 나는 것을 말함.

2851) 薑三棗二를 말한다.

2852) 危急證으로 들어간다.

ⓑ 潰를 한 後에 嘔를 하면 脾虛인 것이다.

㉶ 가령, 熱盛으로 焮痛(흔통)을 하면 活命飮·護心散으로 한다.
㉷ 膿을 만들고 焮痛(흔통)을 하면 托裏消毒散으로 한다.
㉸ 膿熟을 하고 脹痛을 하면 托裏散으로 하거나, 或은 鍼으로 하여 泄을 한다.
㉹ 焮痛(흔통)을 하고 便秘를 하는 경우에는 內疎黃連湯으로 한다.

㉺ 寒涼으로 胃를 傷한 경우에는 六君子湯에 加 乾薑·木香을 한다.
ⓐ 木이 土位를 乘을 하면 加 芍藥·柴胡를 한다.
ⓑ 胃脘에 停痰을 하면 加 桔梗을 한다.
ⓒ 脾虛로 自病을 하거나, 或은 水가 侮土를 하면 加 益智仁·砂仁을 한다.
ⓓ 鬱結로 脾를 傷하면 加 川芎·山梔·蒼朮·香附를 한다.
ⓔ 濕氣가 侵胃를 하면 倍 白朮을 한다. 白朮은 生肌를 하고 斂口를 하는 妙劑이다.
ⓕ 또한, 登厠[2853]으로 觸穢를 하여 嘔를 하는 경우에는 이에 마땅히 補胃를 해야 한다.

⑦ 七惡
㉮ 聲嘶(성시)를 하고 脣鼻(순비)가 靑色으로 變하며 面目과 四肢가 腫을 하고, 또한 黃을 한다.

㉯ 脾肺가 모두 虛하면 七惡인 것이다.
ⓐ 補中益氣湯에 加 薑·棗를 하거나, 或은 六君子湯에 加 炮薑을 한다.
ⓑ 甚하면 加 附子를 하거나, 或은 十全大補湯에 加 炮薑을 한다.

17. 癰疽의 陰陽虛

(1) 陽虛[2854]

1) 八惡

① 陽虛로 寒戰을 하면 腹疼이 甚하고 自汗을 하며 饐逆[2855]을 하고 腸에 雷鳴이 있다.

2853) 화장실에 가는 것을 말함.
2854) 본래 惡症을 七惡으로 해서 마무리를 했는데, 거기에 더하여 陽虛로 한 다음에 八惡과 九惡을 追加하였다.
2855) 딸꾹질을 말함.

② 陽虛는 대개 寒凉한 것을 잘못 服用을 하거나, 或은 潰를 한 後에 勞役을 하고, 或은 吐·瀉를 한 後이며, 或은 잘못 入房을 하여 夢遺[2856]를 하고, 或은 外邪가 乘을 한 바이다.
③ 初로 하면 즉, 虛火로 假證[2857]을 하니, 이에 發熱을 하고 頭疼을 한다.

④ 良久를 하면 寒戰으로 咬牙를 하고 腹痛으로 雷鳴을 하며 泄瀉(설사)를 하고 飽逆[2858]을 하며 自汗을 하고 盜汗(도한)을 하야 陽虛로 寒氣가 乘한 바의 證이니 八惡인 것이다.
ⓐ 急히 사용을 하는데 托裏溫中湯으로 하고, 後에 사용을 하는데 六君子湯에 加 附子를 하거나, 或은 加 薑·桂를 한다.
ⓑ 甚한 경우에는 사용을 하는데 大劑의 蔘·芪·歸·朮로 하고, 薑·附를 倍加로 하여 手足이 溫한 것으로 定度를 삼는다.

2) 九惡

① 虛極으로 發躁(발조)를 하면 井에 앉으려고 하고 驀然(맥연)을 하여 痓[2859]로 變을 하니 身이 反張[2860]을 한다.

② 潰를 한 後에 發熱을 하고 惡寒을 하며 作渴을 하고 怔忡을 하며 睡臥가 不寧을 하면 陽이 衰하고 陰이 盛하니 發躁(발조)를 하고 脈이 洪大를 하며 按을 하면 微細를 하거나, 或은 無를 한다.
ⓐ 이것은 陽虛가 極한 것이다.

③ 驀然(맥연)[2861]을 하여 牙關이 緊急을 하고 腰背가 反張을 하며, 變을 하여 痓痙[2862]가 되고 陰縮[2863]을 한다.
ⓐ 或은 無汗을 하고 惡寒을 하며, 或은 有汗을 하고 不惡寒을 하니 九惡인 것이다.

④ 모두, 마땅히 八味丸料에 加 蔘·芪·歸·朮의 大劑를 하여 煎服을 한다.

2856) 꿈속에서 사정(射精)하는 것. 유정(遺精)의 일종.
2857) 거짓 증명
2858) 딸꾹질을 말함.
2859) 『東醫寶鑑』에 치(痓)와 경(痙)을 일반적으로 파상풍이라고 하였는데 경은 근육이 몹시 뻣뻣해지면서 유연하지 못한 것이고, 치는 이를 악물고 활등처럼 몸을 뒤로 잦히는 것이라고 하였다.
2860) 角弓反張을 말한다.
2861) 맥연; 돌진하는 모양; 또, 갑자기 일어나는 모양.
2862) 치(痓)와 경(痙)을 한데 아울러서 일컬음. 경풍(驚風)에 속하는데 치는 손발이 얼음같이 차고 경은 온 몸이 뻣뻣해지는 것이다. 치는 음유(陰柔)를, 경은 양강(陽剛)을 의미한다.
2863) 외생식기가 줄어드는 병증.

(2) 陰虛

1) 晡熱 · 不寐 · 消渴 · 汚血

① 陰虛로 晡熱을 하고 夜에 寐(매)를 하지 못하며 消渴을 하고 便이 汚血을 하여 藏을 하기가 어렵다.

② 原稟[2864]이 瘦怯[2865]을 하거나, 或은 房慾으로 竭精을 하고, 或은 瘡에 膿이 出한 것이 많으며, 或은 汗·下를 잘못하여 日晡(일포)에 潮熱을 하고 口乾을 하며 作渴을 하고 夜寐가 不著[2866]을 하며 瘡에 紫血을 出을 하는 것에 이르게 되면 四物湯·托裏益氣湯·腎氣丸으로 主한다.

③ 便이 汚黑을 한 경우에는 不治이다.

④ 便血을 하고 瘀滯를 하는 경우에는 犀角地黃湯으로 救한다.

2) 錯經妄行

① 瘡瘍이 때로 或은 나은 後에 口鼻로 吐衄(토뉵)을 하고 牙宣을 하며 齦[2867]이 露(로)를 하는 경우에는, 대개 原因이 瘡瘍으로 出血을 하여 虛火가 動을 하고 錯經[2868]으로 妄行을 하니 마땅히 經을 救하여야 한다.

② 그 原因을 살펴서 治療를 하여야 한다.

ⓐ 肝이 熱을 하면 즉, 血이 妄行을 한다. 四物湯에 加 山梔·牧丹皮·黃芩·白朮을 한다.

ⓑ 肝이 虛를 하면 즉, 藏血을 할 수가 없다. 腎氣丸으로 한다.

ⓒ 心火가 生血을 할 수가 없으면 四物湯에 加 炒黃連·牧丹皮·芩·朮을 한다.

ⓓ 脾의 虛熱로 統血을 할 수가 없으면 四君子湯에 加 炒山梔·牧丹皮를 한다.

ⓔ 脾經이 鬱結을 한 경우에는 歸脾湯에 加 五味子를 한다.

ⓕ 脾肺의 氣虛인 경우에는 補中益氣湯에 加 五味子를 한다.

ⓖ 氣血이 모두 虛한 경우에는 十全大補湯으로 한다.

ⓗ 陰火가 動한 경우에는 腎氣丸에 加 五味子를 한다.

3) 失血過多할 경우

① 대체적으로 보건데, 失血이 過多를 하여 煩熱을 하고 發渴의 等證이 보이면 그 脈을 論하지 말고 急히 사용을 하는데 單人蔘湯으로 補를 한다.

2864) 본래 稟賦를 받은 것을 말한다.

2865) 瘦弱한 것을 말한다.

2866) 달라붙지도 않는 것을 말함.

2867) 잇몸.

2868) ① 월경 때마다 대변이나 소변에 피가 섞여 나오는 것. 차경(蹉經)과 같은 뜻으로 쓰인다. ② 월경 때마다 입이나 코로 피가 나오는 것. 역경(逆經)과 같은 뜻으로 쓰인다. 지금은 정상적으로 經絡을 타지 않는 것을 말한다.

② 經에 이르기를, 血은 氣에서 發生을 한다고 하였다.
ⓐ 어찌 甘溫의 蔘·芪·歸·朮의 類가 아니면, 心·肝의 血을 發生을 하는 것은 결단코 나을 수가 없는 것이다.
ⓑ 만약, 發熱을 하고 脈이 大한 경우에는 죽는다.

18. 癰疽의 豫候

① 五善에 三이 보이면 容易하게 治療가 되고, 七惡에 四가 보이면 眞正으로 惡瘡이다.
② 『正傳』에 善은 順이 되고, 惡은 逆이 된다고 하였다.
③ 瘡瘍은 이에 倒·陷을 忌한다.
④ 또한, 더하여 九逆[2869]이 되니 특별히 理由가 있다.

19. 癰疽의 其他

(1) 無名腫

① 一般의 無名腫이 있다.

② 癰이 아니고 疽가 아니며 瘡이 아니고 癬이 아니며, 狀이 마치 惡瘡과 같으나, 或은 瘥를 하고, 或은 劇을 한다.
ⓐ 이름을 하여 가로되 無名腫毒이라고 한다.

③ 그 보이는 證을 따라서 表에 있고 裏에 있으며 經에 있는 것으로 用藥을 한다.
④ 外는 槐枝煎湯으로 洗淨을 한 後에 赤小豆·吳萸·白膠香·黃連·黃栢·貝母·硫黃·糯米·黃丹·輕粉으로 末로 하여 麻油로 버무려서 搽[2870]을 한다.
⑤ 一切의 惡瘡에 사람이 알지 못하는 바는 대개 같다.

(2) 癤·癌·瘭·痼

① 癤·癌·瘭·痼도 역시 같은 方法으로 한다.

2869) 八惡과 九惡을 말한다.
2870) 1. 칠하다 2. 바르다

ⓐ 潰이 一寸으로 二寸에 이르면 癤이 된다.
ⓑ 二寸으로 五寸에 이르면 癰이 된다.
ⓒ 五寸으로 一尺에 이르면 疽가 된다.
ⓓ 一尺으로 二尺에 이르면 竟體疽[2871]가 된다.
ⓔ 아직 潰를 하지 않았는데 色이 紫黑을 하고 堅硬을 하며, 이미 潰를 하였는데 深陷을 하여 마치 岩과 같으면 癌이 된다.
ⓕ 四畔[2872]에 生을 하는 것이 마치 牛脣과 같아 黑硬을 하면 瘭가 된다.
ⓖ 頭面이 없고 色이 淡紅을 하면 痼가 된다.

② 이것으로 알기를 腫이 起를 하면 癰이 되고 沈潰를 하면 疽가 되는 것이다.
③ 發이 外로 出을 하는 경우에는 外發이 된다.
④ 腸胃에 隱伏(은복)을 하는 경우에는 內疽가 된다.
⑤ 癤은 癰疽(옹저)에 비하여 더욱 輕하다.
⑥ 癌·瘭·痼는 難治가 많다.

⑦ 癌은 乳·脇·臀·膀에 많이 發生을 한다.
ⓐ 온전하게 마땅히 大補氣血을 하고 調理脾胃를 한다.
ⓑ 또한, 蠟礬丸으로 護膜을 하고 生肌를 하면 그것이 萬一[2873]을 圖謀[2874]하게 된다.
ⓒ 瘭·痼는 後의 周身部를 보면 된다.

20. 癰疽의 『東醫寶鑑』 治法

(1) 初發

① 癰疽(옹저)가 된 初起의 경우이다.
② 처음에는 약간 아프다가 곪을 때에는 痛證이 甚하고, 다 곪으면 痛證이 줄고 惡寒도 난다.

❶ 연교패독산(連翹敗毒散)(➡方藥合編·中19, 東醫寶鑑 1476)
活套 : ① 諸瘡·感冒·毒感을 治療한다.
② 荊防敗毒散에 加 連翹·金銀花를 하면 連翹敗毒散이라 이름을 한다.

2871) 봉와발(蜂窩發)이 악화하여 창형(瘡形)의 길이가 1척(尺)정도로 근핵이 횡적으로 파급되어 있는 형태.
2872) 癰疽의 네 둘레를 말한다.
2873) 있을지도 모르는 뜻밖의 경우(境遇)
2874) 앞으로 할 일을 이루기 위(爲)하여 수단(手段)과 방법(方法)을 꾀함

③ 癰疽(옹저)의 初發에 寒熱이 甚해서 마치 傷寒과 같은 것을 治療한다.

❷ 삼인고(三仁膏)(➡方藥合編·下144, 赤水玄珠·痘疹心印小引, 仁端錄·治案)

活套 : ① 癰疽(옹저)의 初發을 治療하는데 神效하다. 加 眞末[2875]·麪末을 하면 더욱 妙하다.

② 毒이 甚한 경우에는 加 蒼耳子燒存性·木鱉子·白殭蠶·木綿子仁을 한다.

③ 挾痰을 한 경우에는 加 南星·半夏을 한다.

④ 熱腫인 경우에는 加 大黃을 한다.

⑤ 瘡口가 破를 하려는 경우에는 加 紫金錠·白丁香을 한다.

⑥ 促膿을 하고자 하는 경우에는 加 桂心을 한다.

⑦ 通經絡을 하는 경우에는 加 草烏를 한다.

❸ 탁리소독음(托裏消毒飮)(➡方藥合編·上93, 東醫寶鑑 1480)

活套 : ① 癰疽(옹저)를 治療한다. 未成한 경우에는 消를 하게 되고, 已成한 경우에는 潰하게 된다.

② 膿이 약간 이루어졌으나, 氣虛한 경우에는 加 人蔘을 三·五錢을 한다.

③ 虛冷한 경우에는 또한 加 肉桂를 한다.

(2) 始終

① 發病을 할 때부터 完治가 될 때까지 사용을 할 수 있는 處方이다.

❶ 국로고(國老膏)(➡方藥合編·上96, 東醫寶鑑 1476·1492, 醫學入門 2954)

活套 : ① 腫潰를 不拘하고 懸癰(현옹)[2876]을 治療한다. 두 번 服用을 하면 즉 낫는다.

②『萬病回春』에서는 國老湯으로 記載되어 있다. 懸癰(현옹)을 治療한다.

③『東醫寶鑑』의 處方은 癰疽(옹저)를 治療하는 處方이다. 能히 消腫을 하고 逐毒(축독)을 한다. 하여금 內攻을 하지 않게 한다. 能히 惡毒을 消導를 한다.

④『東醫寶鑑』의 又方은 懸癰(현옹)을 治療하는 處方이다. 이 藥은 비록 즉시 消滅을 하지 않더라도 二十日이 지난 後에는 반드시 다 없어진다. 사람이 이 癰을 앓았는데 이미 破를 한 後에 兩貼을 服用을 하였는데 瘡이 즉 合하였으니 매우 妙하다. 懸癰(현옹)을 治療한다.

(3) 潰後

① 癰疽(옹저)가 터진 後에 治療하는 藥이다.

❶ 가미십전탕(加味十全湯)(➡方藥合編·上94, 東醫寶鑑 1479)

活套 : ① 癰疽(옹저)가 潰한 後에 補氣血하고 排膿을 하며 生肌를 돕는 處方이다.

❷ 십전대보탕(十全大補湯)(➡方藥合編·上33, 東醫寶鑑 1237, 醫學入門 161·3122)

活套 : ① 體力補强·營養補給·貧血衰弱·精力減退·視力減退·失血·産後·手術後·肺結核·카리에스·痔瘻·瘰癧·白血病·脫肛·精神衰弱·遺精·全身衰弱·結核性關節炎·淋巴腺炎·骨結核症·關節炎·佝僂病·倦怠感·氣血虛·多汗症·瘧疾·不姙症·産後脚氣·腎結核·心臟瓣膜症·顔色異常·眼昏·月經異常·胃 및 十二指腸潰瘍·耳鳴·脊髓炎·骨髓炎·齒槽膿

2875) 眞末 : 밀가루

2876) ① 전음과 후음 사이 회음혈(會陰穴) 부위에 생긴 옹(癰).

漏·脫疽·胞狀鬼胎·肛門周圍炎을 治療한다.
② 一切의 虛損에 대개 可히 證狀을 따라서 加減을 한다.
③ 무릇 癰疽(옹저)에 邪가 아직은 깨끗해지지 않은 경우에 加 金銀花·皂角子·穿山甲의 類를 한다.
④ 或은 膿이 흐르는 것이 淸水와 같고, 或은 오래 되어서 收斂(수렴)을 하지 않는 경우에는 倍 蔘·桂·黃芪를 하고, 加 薑·附·蓮肉의 類를 한다.

❸ 자신보원탕(滋腎保元湯)(➡方藥合編·上95, 醫宗金鑑 918)
活套 : ① 癰疽(옹저)가 潰를 한 後에 收斂(수렴)이 늦는 것을 治療한다.

(4) 癰疽煩渴

① 熱毒이 바야흐로 盛을 하면, 或은 大渴이 發生을 한다. 이것은 이에 毒氣가 心을 攻擊을 한 것이다.
ⓐ 하여금 舌乾을 하고 煩渴(번갈)을 한다.
ⓑ 단지 사용을 하기를 心氣를 補하는 藥을 사용을 하여 補를 하면 즉 그친다.

② 癰疽(옹저)에 渴證(갈증)이 發生을 하는 경우에는 이에 氣血이 兩虛를 한 것이다.
ⓐ 八物湯에 加 黃芪·麥門冬·山茱萸·五味子를 한다.

ⓑ 加減八味元은 癰疽(옹저)로 因한 渴疾을 治療한다.
㉠ 首尾[2877]로 通用을 하는데 가장 좋다.
㉡ 老人은 더욱 마땅하다.

ⓒ 淸膻竹葉湯·竹葉黃芪湯·人蔘黃芪湯·黃芪六一湯·金銀花散·五味子湯·忍冬丸·忍冬湯으로 하는데 選擇을 하여 사용을 한다.

❶ 팔물탕(八物湯)(➡方藥合編·上32, 東醫寶鑑 1236, 醫學入門 3036)
活套 : ① 貧血·胃弱·食慾不振·全身衰弱·不姙症·病後衰弱을 治療한다.
② 虛勞로 氣血이 兩虛한 것을 治療하는데 能히 陰陽을 調和한다.
③ 氣血兩虛를 治療한다. 一名은 八珍湯이라 한다.

(5) 毒氣上攻[2878]

① 아직 潰를 하지 않았을 때에 嘔를 하는 경우에는 마땅히 毒氣가 上攻을 하는 것으로 治療를 한다.
ⓐ 潰를 한 다음에는 마땅히 陰虛한 것이니 補를 한다.

2877) 1.서두와 말미. 처음과 끝. 시말(始末). 수미. 2.시종. 시작부터 끝까지.
2878) 癰疽의 患者가 嘔逆을 始作하거나 呼吸喘促이 發生하면 急히 혈액검사를 시행하여 敗血症의 與否를 確認하여야 한다.

② 만약, 年老한 사람이 潰를 한 後에 먹을 수가 없는 경우에는 마땅히 蔘苓白朮膏로 補를 한다.

ⓐ 河澗이 이르기를 瘡瘍으로 嘔를 하는 경우에는 濕氣가 胃에 侵犯을 한 것이라고 하였다.

ⓑ 마땅히 倍 白朮을 한다.

③ 癰疽(옹저)와 또한 疔瘡(정창)과 惡瘡에 毒氣가 攻心을 하면 즉, 嘔逆을 많이 한다.

ⓐ 마땅히 乳粉托裏散·生薑甘桔湯으로 한다.

④ 먹은 것이 내려갈 수가 없고 服藥을 하면 嘔를 하는 경우에는 六君子湯에 加 木香·縮砂를 한다.

ⓐ 或은 獨蔘湯을 사용을 하면 즉 낫는다.

❶ 육군자탕(六君子湯)(➡方藥合編·上69, 東醫寶鑑 369, 醫學入門 3034)

活套 : ① 胃弱·胃液分泌過多·胃下垂·胃炎·胃癌·胃潰瘍·脚氣·佝僂病·潰瘍性大腸炎·腺病質·手足冷·食慾不振·十二指腸潰瘍·胃酸過多 및 不足症·胃 아토니를 治療한다. 虛弱體質改善을 한다.
② 氣虛로 因한 痰盛을 治療한다.
③ 虛冷한 경우에는 加 薑·桂를 한다.
④ 땀이 많은 경우에는 加 桂枝·黃芪를 한다.
⑤ 血이 燥한 경우에는 加 熟地黃·當歸·白芍藥을 한다.
⑥ 咳嗽(해수)를 하는 경우에는 加 貝母·五味子를 한다.
⑦ 氣滯에는 加 香附子·木香을 한다.
⑧ 挾感(협감)에는 加 香附子·乾葛을 한다.
⑨ 挾食(협식)에는 加 神麯·砂仁·枳實을 한다.
⑩ 浮腫에는 合 四苓散을 한다.

(6) 癰疽痰盛

① 癰疽(옹저)로 痰이 生하는 것은 두 가지가 있다.

ⓐ 하나는 胃寒이다.

ⓑ 둘은 鬱熱이다.

ⓒ 모두 마땅히 二陳湯으로 한다. 或은 榮衛返魂湯에 加 南星·半夏로 한다.

② 痰盛으로 喘急(천급)을 하면 六君子湯에 加 薑·棗를 하여 煎服을 한다[2879]. 或은 補中益氣湯에 加 麥門冬·五味子·桑白皮를 煎服을 한다.

❶ 반혼탕(返魂湯)(➡方藥合編·中154, 東醫寶鑑 1497·1507 榮衛返魂湯, 醫學入門 2998)

2879) 急히 전원을 하여야 한다.

活套 : ① 一切의 痰飮으로 疾患이 된 것을 治療한다.
② 오로지 痰腫을 治療한다.
③ 加 忍冬을 하면 매우 妙하다.
④ 虛하면 加 附子를 한다.
⑤ 實하면 加 大黃을 한다.
⑥ 痰이면 加 南星·半夏를 한다.
⑦ 腫硬에는 加 川芎·麻黃·葱白·全蝎·穿山甲을 한다.
⑧ 流注에는 加 獨活을 한다.
⑨ 氣虛에는 加 人蔘을 한다.
⑩ 痰結에는 加 白芥子를 한다.
⑪ 冷한 경우에는 加 薑·附를 한다.

(7) 癰疽寒熱

① 癰疽(옹저)가 아직 낫지 않는 사이에 먼저 嘔痰을 하고 寒熱을 하면 汗出을 하여 그치게 한다.
ⓐ 或은 連日을 하고, 或은 間日을 하는 경우에는 마땅히 加味不換金正氣散[2880]으로 한다.

② 癰疽(옹저)의 虛證으로 寒戰을 하는 경우에는 明乳香을 細硏[2881]을 하는데 半兩을 하고, 매번 一錢을 熱水로 타서 먹는다.
③ 寒戰은 肝에서 發生을 하는데 乳香은 肝에 附着[2882]을 하여 溫하게 하는 것이니 寒戰이 따라서 그치게 된다.

(8) 癰疽作痛

① 癰疽(옹저)는 아프지 않는 것이 不可하지만 역시 大痛이 不可하다.
② 아직 潰를 하기 前에 痛을 하는 것은 熱毒이 된다.
③ 便秘가 있는 경우는 內疎黃連湯으로 한다.
④ 膿이 脹痛을 하는 경우에는 鍼으로 한다.
⑤ 이미 潰를 하여 膿이 出을 하였으나, 도리어 痛을 하는 경우에는 虛한 것이다.

⑥ 癰疽(옹저)는 寒·熱·虛·實에 대개 能히 痛이 된다.
ⓐ 만약, 熱邪로 痛을 하는 경우에는 寒凉한 藥으로 그 熱을 折[2883]을 한다.

2880) 加味不換金正氣散 : 癰疽일 때 惡寒과 身熱이 왔다가 갔다가 하거나 風邪가 겹쳤거나 속으로 氣가 虛해진 것을 治療한다.
2881) ① 약을 갈아서 가루를 내는 것을 말한다. 세연(細硏)이라고도 한다. ② 약을 가루 내는 기구의 이름.
2882) 딱 붙어서 떨어지지 않음
2883) 종법(從法)을 써도 낫지 않으면 절법(折法)을 쓰며 절법을 써도 낫지 않으면 속법(屬法)을 쓴다.

ⓑ 만약, 寒邪로 痛을 하는 경우에는 溫熱한 藥으로 그 寒을 熨[2884]를 한다.
ⓒ 虛하면서 痛을 하는 경우에는 補를 한다.
ⓓ 實하면서 痛을 하는 경우에는 瀉를 한다.

⑦ 膿이 潰를 한 後에 도리어 痛을 하는 경우에는 虛한 것이다. 마땅히 補를 한다.
⑧ 穢氣(예기)로 感觸된 바에는 마땅히 和解를 한다.

⑨ 風冷이 逼迫(핍박)을 한 경우에는 마땅히 溫散을 한다.
ⓐ 補하는 경우에는 當歸·黃芪의 類로 한다.
ⓑ 和解를 하는 경우에는 乳香·芍藥의 類로 한다.
ⓒ 溫散을 하는 경우에는 防風·桂枝의 類로 한다.

⑩ 膿血이 이미 泄을 하고 腫痛이 더욱 甚한 경우에는 人蔘黃芪湯으로 한다.
ⓐ 或은 十全大補湯에 加 麥門冬·五味子로 한다.
ⓑ 止痛當歸湯·二仙散·香靈散으로 하는데 選擇을 하여 사용을 한다.

(9) 癰疽泄瀉

① 癰疽(옹저)에 泄瀉(설사)를 하는 경우에는 마땅히 乳粉托裏散으로 하는데 木香·白茯苓 煎湯으로 타서 먹는다. 加味不換金正氣散으로 佐를 한다.
② 腹痛으로 泄瀉(설사)를 하고 咳逆을 하며 昏憒(혼궤)[2885]를 하는 경우에는 急히 사용을 하는데 托裏溫中湯으로 한다. 或은 사용을 하는데 六君子湯에 加 炮附子를 한다.

(10) 癰疽調理 및 禁忌法[2886]

① 避風邪
② 少睡臥
③ 勿驚憂
④ 勿嗔怒
⑤ 徐動行
⑥ 省言語
⑦ 戒閨房
⑧ 絶思慮(절사려)

2884) 다리다 또는 찜질하다. 라는 뜻을 가진 용어로 주로 찜질의 의미를 가리키는 용어임.
2885) 정신이 흐리멍덩해져서 주위에서 벌어지는 일을 가리지 못하는 것.
2886) 癰疽(옹저)를 앓을 때에 調理法이다.

⑨ 防觸穢

⑩ 聽好事

⑪ 瘡頻洗

⑫ 藥常助

⑬ 盥[2887]漱聞香

⑭ 二便順序

⑮ 擇飮食內充, 無飢飽失度

⑯ 敷藥, 運掉屈伸, 瘡口常加愛護

⑰ 妄用惡草, 愈滋其毒.

(11) 五臟癰[2888]

1) 肝癰

① 期門[2889]의 部位가 隱隱하게 痛證이 있는 것은 肝疽이다.

② 上으로 肉이 약간 起를 하는 경우에는 肝癰이다.

③ 脇癰(협옹)은 肝心의 火盛으로 말미암은 것이니, 마땅히 柴胡淸肝湯으로 한다.

④ 潰를 한 後에 바야흐로 可히 淸熱을 하고 托裏(탁리)를 하는데 熱藥을 忌한다.

⑤ 肝癰은 兩胠가 滿을 하고 누우면 즉, 驚을 하며 小便을 얻지 못한다.

⑥ 小柴胡湯에 證을 따라서 加減을 한다.

❶ 소시호탕(小柴胡湯)(➡方藥合編·中25, 東醫寶鑑 1068, 醫學入門 153·1549·1835·3050)

活套 : ① 感冒·肺結核·膽囊炎·肝炎·말라리아·扁桃腺炎·中耳炎·乳房炎·氣管支喘息·肺炎·肋膜炎·淋巴炎·耳下腺炎·瘰癧·頸腺炎·黃疸·膽石·胃炎·胃痛·神經質·노이로제·癲癎·産褥熱·百日咳·眼科疾患을 治療한다.

② 少陽의 半表裏로 往來寒熱을 治療한다. 一名은 三禁湯이다.

2) 心癰

① 巨闕[2890]의 部位가 隱隱하게 痛證이 있는 경우에는 心疽이다.

2887) 盥 : 대야 관.

2888) 五臟의 癰은 대개 나타나는 穴位가 있다. 또한 五臟의 癰이 모두 癌腫을 意味하는 것은 아니다.

2889) 달리 간모(肝募)라고도 부름. 족궐음간경(足厥陰肝經)의 혈자리. 간(肝)의 모혈(募穴)이며, 족궐음·족태음(足太陰)·음유맥(陰維脈)의 회혈(會穴)이다. 중쇄골선상에서 6늑간에 있다. 간(肝)의 모혈로 간병, 혈병(血病), 옆구리가 아픈 증세, 담낭염, 담석증에 쓰고 회혈로 구역질, 구토, 소화 장애, 설사, 위신경증, 젖분비 장애, 소변이 시원스럽게 잘 안 나오는 데 쓴다. 침은 4~5푼 깊이로 놓고 뜸은 3~5장씩 뜬다. **[네이버 지식백과]** 기문 **[期門]** (한의학대사전, 2001. 6. 15., 도서출판 정담)

2890) 또 심모(心募)라고도 일컬음. 임맥(任脈)의 혈자리. 심(心)의 모혈(募穴)이다. 검상돌기(劍狀突起) 끝에서 아래로 1치 되는 곳인데 배꼽 중심에서 6치 위에 있다. 심통(心痛), 번위(反胃), 탄산(呑酸), 건망증, 정신병, 소아 간질, 심계 항진, 심한 가슴 두근거림, 위완통(胃脘痛), 심장 신경증, 기침, 객혈, 토혈, 딸꾹질 등에 쓴다. 침은 5~7푼 깊이로 놓고 뜸은 5~7장씩 뜬다. **[네이버 지식백과]** 거궐 **[巨闕]** (한의학대사전, 2001. 6. 15., 도서출판 정담)

② 上으로 肉이 약간 起를 한 경우에는 心癰인 것이다.

③ 心癰은 心經에 熱이 있고, 或은 飮酒를 좋아하며, 或은 熱物을 좋아하여 積聚(적취)가 熱이 되고 凝滯를 하여 生한 것이다.

④ 먼저, 凉血飮으로 하고 다음에는 加味十奇散으로 한다.

⑤ 心癰이 胸乳의 間에 生을 하여 蜂窠[2891]로 癰이 發을 하는 경우에는 靈樞經(영추경)에 이른바 一名은 井疽이다.

ⓐ 狀은 마치 豆大와 같으며 三·四日이면 일어나는데 일찍 治療를 하지 않으면 즉, 腹에 入을 하여 七日이면 죽는다.

ⓑ 急히 사용을 하는데 心火를 消導를 하는 藥으로 한다.

ⓒ 마땅히 사용을 하기를 清心丸·清心散·內固清心散·瀉心湯으로 한다.

3) 胃脘癰

① 中脘은 胃에 屬한다.

② 隱隱하게 痛證이 있는 경우에는 胃脘癰이다.

ⓐ 많은 原因은 飮食과 또한, 七情의 火鬱로 하고 다시금 風寒에 感觸을 하여, 하여금 熱濁한 氣가 胃脘을 塡塞(전색)[2892]을 한 것이니, 胃氣가 下陷(하함)을 한 것이다.

ⓑ 그렇기 때문에 胃脈이 沈細를 한다.

ⓒ 오직, 寒氣가 隔한 바이다.

ⓓ 그렇기 때문에 人迎이 緊盛을 한다.

ⓔ 이 二脈이 있는 경우에는 진실로 胃脘癰인 것이다.

③ 外證으로 寒熱로 如瘧을 하고 胃濁을 하면 즉, 肺金이 失養을 한다.

ⓐ 그렇기 때문에 身皮가 甲錯을 하고, 或은 咳를 하며, 或은 嘔를 하고, 或은 膿血을 唾를 한다.

ⓑ 射干湯으로 主한다.

ⓒ 千金內消散·來蘇沃雪湯·東垣托裏散도 대개 可히 服用을 한다.

㉠ 또한 雲母膏로 丸을 만들어서 이것을 桔梗甘草湯으로 呑下를 한다.

㉡ 太乙膏도 역시 좋다.

4) 肺癰

① 中府[2893]의 部位가 隱隱하게 痛證이 있는 경우에는 肺疽이다.

2891) 벌집.

2892) 빈 곳을 꽉 채워 막음. 메어서 막힘

② 上으로 肉이 약간 起를 하는 경우에는 肺癰(폐옹)인 것이다.
③ 肺가 癰이 되는 것은 喘을 하면서 兩胠[2894]이 滿을 한다.
④ 肺癰(폐옹)은 吐膿을 하는 것이 마치 糯米粥[2895]과 같으며 咽乾(인건)을 하고 振寒을 한다.
⑤ 振寒으로 寒熱을 하고 寸脈이 滑數(활삭)을 하며 咳唾(해타)膿血을 하고 그 사람의 飮食과 起居가 옛날과 같은 경우에는 이것은 癰腫이 된다.
⑥ 膿이 胸中에 있으면 肺癰(폐옹)이 된다.

⑦ 그 脈이 緊數을 하면 膿이 아직 이루어지지 않은 것이다.
ⓐ 緊이 去를 하고, 단지 數을 하면 膿이 이미 이루어진 것이다.

⑧ 肺癰(폐옹)으로 吐膿을 한 後에 그 脈이 短을 하고 澁을 하는 경우에는 스스로 낫는다.
ⓐ 浮大를 하는 경우에는 難治이다.
ⓑ 그 面色이 白을 하는데 도리어 赤을 한 경우에는, 이것은 火克金을 한 것이니 治療를 하는 것이 不可하다.
ⓒ 크게 무릇 肺癰(폐옹)에서 마땅히 喘咳(천해)를 하고 短氣를 하며 胸滿을 하는데 때로 膿血을 唾를 하고 오래 되어서 마치 糯米(나미)의 粥과 같은 경우에는 難治이다.
ⓓ 그 膿을 嘔를 하고 스스로 그치는 경우에는 스스로 낫는다.
ⓔ 始萌을 하는 경우에는 可히 救하는 수가 있으나, 膿이 이루어진 경우에는 많은 경우에 죽는다.

⑨ 肺癰(폐옹)은 이에 風寒의 氣가 內로 肺에 舍[2896]를 하여 만들어진 것이다.
ⓐ 먼저 모름지기 發表를 한다. 마땅히 蔘蘇飮으로 한다.

ⓑ 肺癰(폐옹)으로 咳를 하고 胸膈이 隱痛을 하며 때로 濁唾로 腥臭가 나는 것을 吐를 하는 경우에
㉠ 實한 경우에는 먼저 蔘蘇飮을 四貼을 投與를 한다.
㉡ 虛한 경우에는 먼저 小靑龍湯을 四貼을 投與한다.

2893) 달리 폐모(肺募) · 응수(膺兪) · 응중수(膺中兪)라고도 부름. 수태음폐경(手太陰肺經)의 혈자리. 폐(肺)의 모혈(募穴)이며 수족태음경(手足太陰經)의 교회혈(交會穴)이다. 쇄골(鎖骨) 아래에 있는 오훼돌기(烏喙突起)의 안쪽 기슭을 내리그은 선과 아랫기슭을 지나는 수평선과의 교차점이며 앞정중선으로부터 6치 옆으로 나가서 제1늑간에 있다. 폐의 모혈로서 기침, 천식, 가슴 답답감, 흉통(胸痛)에 쓰고, 족태음비경의 병인 얼굴 및 다리의 부종, 복부 팽만 등과 국소 작용으로 견통(肩痛), 팔 안쪽이 아픈 증세 등에 쓴다. 침은 5~8푼 깊이로 놓고 뜸은 5장 정도씩 뜬다. [네이버 지식백과] 중부 [中府] (한의학대사전, 2001. 6. 15., 도서출판 정담)
2894) 1.옆구리. 2.옆에서부터 비틀어 열다.
2895) 찹쌀로 쑨 죽.
2896) 1. 집, 가옥(家屋) 2. 여관 3. 버리다 4. 포기하다(抛棄--) 5. 폐하다(廢--)

⑩ 肺癰(폐옹)으로 口燥를 하고 咽乾(인건)을 하며 胸中에 隱痛을 하고 二便이 赤澁을 하며 咳唾(해타)로 膿血을 하는데 腥臭가 나고 水中에 놓으면 즉 沈을 하는 경우에는 마땅히 사용을 하는데 桔梗湯·消腫飮·葦葉湯·黃昏湯·五香白朮散·牧丹皮湯·蔘芪補肺湯·蔘朮補脾湯으로 한다.

⑪ 肺癰(폐옹)의 證은 男子는 氣를 爲主(위주)로 하니 얻으면 十에 一·二를 救할 수가 있고, 女子는 血을 爲主(위주)로 하니 얻으면 十에 七·八을 온전하게 한다.

ⓐ 여러 차례 試驗을 했는데 여러 차례 效驗이 있었다.

ⓑ 雲母膏를 丸으로 만들어서 服用을 한다.

ⓒ 太乙膏도 역시 可하다.

❶ 길경탕(桔梗湯)(➡方藥合編·中128, 東醫寶鑑 705·706·1074·1292·1486, 醫學入門 3159)

活套 : ① 肺膿瘍·肺壞疽을 治療한다. 肺癰(폐옹)을 治療한다.

❷ 삼소음(蔘蘇飮)(➡方藥合編·中26, 東醫寶鑑 1079, 醫學入門 1742·3046)

活套 : ① 感冒·氣管支炎·惡阻·氣鬱·肺炎·酒毒을 治療한다.

② 風寒으로 感觸이 되어 傷한 것으로 頭痛을 하고 發熱을 하며 咳嗽(해수)를 하는 것을 治療한다.

③ 또한, 內因의 七情으로 痰盛을 하고 潮熱을 하는 것을 治療한다.

④ 痰盛에는 加 三子를 한다.

⑤ 肺熱에는 換 沙蔘을 하고, 加 桑白皮·麥門冬을 한다.

⑥ 虛冷에는 倍 蔘을 하고, 加 桂枝를 한다.

❸ 소청룡탕(小靑龍湯)(➡方藥合編·中27, 東醫寶鑑 1079, 醫學入門 1733·3047)

活套 : ① 氣管支炎·喘息·肺炎·百日咳·腎炎·네프로제·膀胱炎·胃酸過多症·感冒·關節炎·結膜炎·浮腫·濕性筋膜炎·濕疹·痲疹·排尿異常·알레르기性 鼻炎·트라코마·肺氣腫·呼吸困難을 治療한다.

② 傷寒의 表證이 풀리지 않아 心下에 水氣가 있는 것으로 因하여 乾嘔로 氣逆을 하고 發熱을 하며 咳喘을 하는 것을 治療한다.

③ 이것을 服用하고 渴證(갈증)이 있는 경우에는 裏氣가 溫하게 되어 水가 흩어지려고 하는 것이다.

5) 腎癰

① 京門[2897]의 部位가 隱隱하게 痛證이 있는 경우에는 腎疽이다.

② 上으로 肉이 약간 起를 하는 경우에는 腎癰인 것이다.

③ 腎癰은 胠[2898]下로 小腹에 이르기까지 滿을 한다.

④ 腎癰은 이에 더불어 內腎과 相對를 한다.

2897) 달리 신모(腎募)·기부(氣府)·기수(氣兪)라고도 부름. 족소양담경의 혈자리. 신(腎)의 모혈(募穴)이다. 제12늑골 끝에서 1㎝ 정도 앞에 있다. 몸이 붓고 소변이 나오지 않는 데, 신염, 신결석, 늑막염, 복부 팽만, 설사, 허리와 옆구리 통증 등에 쓴다. 침은 5푼~1치 깊이로 놓고 뜸은 3~7장씩 뜬다. **[네이버 지식백과]** 경문 [京門] (한의학대사전, 2001. 6. 15., 도서출판 정담)

2898) 1. 겨드랑이 2. 오른편 진(陣) 3. 열다 4. 가로막다 a. 겨드랑이 (겁) b. 겨드랑이 (협)

⑤ 대개 腎氣가 衰敗(쇠패)를 한 것으로 말미암아 이루어진 것이다.

⑥ 突起를 하고 皮가 赤을 하는 경우에는 쉽게 便安하게 된다.

⑦ 陷入을 하고 皮가 黑을 하는 경우에는 낫는 것이 어렵다.

⑧ 마땅히 加減八味丸·加味十奇散으로 한다.

⑨ 五臟의 癰疽(옹저)는 모두 마땅히 十六味流氣飮으로 하고 或은 托裏散에 加 山梔仁·黃芩·杏仁·連翹를 한다.

⑩ 또한, 더불어 癰疽(옹저)의 通治法으로 서로 參考를 하여 사용을 한다.

❶ 팔미환(八味丸)(➡方藥合編·上40, 東醫寶鑑 408, 醫學入門 2800)

活套 : ① 卽, 腎氣丸에 加 附子·桂心 各 一兩을 한 것이다.

② 老年에 水火가 모두 虧損(휴손)이 되고, 下元이 冷憊(냉비)를 하며 臍腹痛과 腰痛이 있고 밤에 小便을 많이 보러가며, 다리에 힘이 안 들어가고 몸이 倦怠로우며 얼굴이 黃色이고, 或은 검은 것을 治療한다.

③ 또는, 虛勞의 不足으로 渴을 하여 飮水를 하고자 하고 小便이 不利를 하는 一切의 濕熱에 等證을 아울러 모두 治療한다.

⑿ 懸癰

① 穀道의 前後로 癰이 生하는 것을 이르기를 懸癰(현옹)이라고 한다.

② 이 病은 穀道와 外腎의 사이에 生한다. 처음 發生을 하는 경우에는 마치 松子大로 하는데 매우 가렵고 점차로 蓮子와 같다.

③ 數十日의 後에는 비로소 느끼기 始作을 하는데 赤腫을 하는 것이 마치 桃子와 같으면 즉, 破를 한다.

④ 만약, 破를 하고 大·小便이 대개 中을 따라서 出을 하는 경우에는 難治가 된다. 마땅히 國老膏를 服用을 한다.

❶ 국로고(國老膏)(➡方藥合編·上96, 東醫寶鑑 1476·1492, 醫學入門 2954)

活套 : ① 腫潰를 不拘하고 懸癰(현옹)을 治療한다. 두 번 服用을 하면 즉 낫는다.

⒀ 附骨疽

① 附骨疽는 더불어 白虎飛尸와 歷節로 대개 相類이다.

ⓐ 歷節痛은 즉, 走注를 하여 不定을 한다.

ⓑ 白虎飛尸는 痛이 淺을 하여 按을 하면 바로 그친다.

ⓒ 附骨疽는 痛이 깊어서 按을 하더라도 無益하다.

② 白虎飛尸는 역시 能히 膿을 만드는데 骨에 붙어서 發生을 하고, 미치어 그것이 不止를 하는 경우에는 碎骨(쇄골)2899)을 하여 出을 하는 것이 다하면 바야흐로 낫는다.

2899) [명사] 뼈를 부숨.

ⓐ 그러하면 즉, 같이 이것으로 한 病이다.
ⓑ 그러나, 淺深이 같지 않을 따름이다.

③ 附骨疽는 筋骨의 內로 하여 痛證이 마치 錐로 刺를 하는 것과 같다.
ⓐ 外로 하면 즉, 赤腫과 突起가 全無하다.

④ 처음에 原因은 風冷에 露臥[2900]를 하고, 或은 冷한 것으로 浴水를 하여 寒濕이 깊게 被襲(피습)을 받은 것이다.
⑤ 初起에는 痛證으로 轉을 할 수가 없고, 寒熱로 無汗을 하며, 오래 지난 다음에 寒이 鬱滯(울체)가 되어 熱이 되고 變하여 膿이 된다.

⑥ 膿이 이루어지게 되면 즉 火鍼을 사용을 하여 하여금 毒으로 內潰를 하지 않게 해야 한다.
ⓐ 初起에는 마땅히 漏蘆飮子·五香連翹湯으로 疎下를 한다.
ⓑ 다음으로는 內疏升麻湯으로 한다.
ⓒ 尻臀(고둔)[2901]에 있는 경우에는 마땅히 內托羌活湯으로 한다.
ⓓ 腿內에 있는 경우에는 羌活防己湯으로 한다.
ⓔ 腿外에 있는 경우에는 托裏黃芪湯·黃連消毒飮으로 한다.
ⓕ 潰를 한 後에 오랫동안 낫지 않는 경우에는 마땅히 蟾蜍膏·赤朮元·平肌散으로 한다.

⑦ 初起에 大痛을 하고 肉色이 變하지 않는 경우에는 이름을 하기를 附骨癰이라고 한다.
ⓐ 三生散이 가장 妙하다.
ⓑ 兼하여 靑皮·甘草節의 二味를 煎服을 한다.

⑧ 附骨疽는 더불어 緩疽[2902]·石瘕·賊風과 相類이다. 마땅히 分辨을 하여 治療를 해야 한다.

❶ 반혼탕(返魂湯)(➡方藥合編·中154, 東醫寶鑑 1497·1507 榮衛返魂湯, 醫學入門 2998)
活套 : ① 一切의 痰飮으로 疾患이 된 것을 治療한다.
② 오로지 痰腫을 治療한다.
③ 加 忍冬을 하면 매우 妙하다.

2900) 눈이나 비 따위를 가리지 아니하고 한데에 그대로 누움
2901) 궁둥이짝; 볼기짝.
2902) 緩疽와 石疽는 대개 寒氣가 骨髓에 伏을 한 것이다. 그러나, 緩疽는 그 熱이 緩慢하고 色이 紫黯을 하며 久하면 즉 皮肉이 모두 爛을 한다. 石疽는 腫을 하고 皮肉으로 더불어 서로 類似하며 疼痛이 堅硬을 하여 마치 石과 같다. 二者는 初起에 문득 마땅히 溫熱을 하고 托裏를 하며 補虛를 한다. 다음으로는 이에 證을 따라서 調治를 한다.

④ 虛하면 加 附子를 한다.
⑤ 實하면 加 大黃을 한다.
⑥ 痰이면 加 南星·半夏를 한다.
⑦ 腫硬에는 加 川芎·麻黃·葱白·全蝎·穿山甲을 한다.
⑧ 流注에는 加 獨活을 한다.
⑨ 氣虛에는 加 人蔘을 한다.
⑩ 痰結에는 加 白芥子를 한다.
⑪ 冷한 경우에는 加 薑·附를 한다.

❷ 이진탕(二陳湯)(➡方藥合編·中99, 東醫寶鑑 370·1639, 醫學入門 3036·3168)

活套 : ① 惡阻·嘔吐·眩暈·宿醉·頭痛·惡心·食傷·腦溢血·胃病·心悸亢進·消化不良·咳痰를 治療한다.
② 痰飮을 通治한다.

諸瘡

1. 大風瘡[2903]

(1) 癩의 定義

① 癩는 즉 『內經』의 癘風이다.

② 天地間의 肅殺하는 風氣가 酷烈(혹열)[2904]을 하고 暴悍(폭한)[2905]을 한 것을 받은 것이니, 가장 可히 畏를 한다.

(2) 大風瘡의 原因

① 一因은 風毒이, 或은 汗出을 하여 解衣[2906]를 하고 水에 入을 하며, 或은 酒를 한 後에 風에 當한 것이다.

② 二因은 濕毒이, 或은 坐臥濕地를 하고, 或은 雨露에 冒를 한 것이다.

③ 三因은 傳染(전염)이다.

④ 그러나, 반드시 대개 外[2907]로 말미암은 것은 아니다.

⑤ 內傷으로 飮食을 하여 熱毒이 過甚[2908]을 하니, 大寒을 하고 大熱을 하며 房勞를 하고 穢汚[2909]를 하여 火動에 이르고 血熱을 한다.

⑥ 더욱 加를 하는데 外感의 風寒을 하고 冷濕으로 하여 發生을 한 것이다.

(3) 大風瘡의 症狀

① 初起는 身上이 虛痒을 하고, 或은 白屑(백설)이 起를 하며, 紫雲을 하여 마치 癜風[2910]을 하는 것과 같다.

2903) 나균에 의해 감염되는 만성 전염성 질환을 한센병이라고 한다. 6세기에 처음 발견된 병이며, 현재는 전 세계적으로 24개국을 제외한 나머지 지역에서 연간 1만 명당 1건 미만으로 발생하는 드문 질환이다. 나균이 피부, 말초신경계, 상기도의 점막을 침범하여 조직을 변형시킨다. [네이버 지식백과] 한센병 [leprosy] (서울대학교병원 의학정보, 서울대학교병원)

2904) ①매우 혹독(酷毒)하고 심(甚)함 ②냄새나 기운(氣運)이 지독(至毒)함

2905) 사납고 모진

2906) 옷을 벗다.

2907) 外感을 말한다.

2908) 〖吏〗 괘씸. 괘씸함. 과하게 심함.

2909) 지저분하고 더러움

2910) 자전풍(紫癜風)과 백전풍(白癜風)을 함께 일컫는 병증.

② 或은 紫疱가 發生을 하고 疙瘩(흘탑)[2911]을 하며 膿이 있다.
ⓐ 上으로 먼저 보이는 경우에는 氣分이 受病을 하니, 上體가 반드시 많다.
ⓑ 下로 먼저 보이는 경우에는 血分이 受病을 하니, 下體가 반드시 많다.
ⓒ 上下가 모두 보이는 경우에는 氣血이 久病을 한 것이다.
ⓓ 上을 따라서 下로 하는 경우에는 順風이 된다.
ⓔ 下를 따라서 上으로 하는 경우에는 逆風이 된다.
ⓕ 그러나, 上으로 따르고 下로 따라서 이것으로 점차로 오는 것은 可治이나 頓[2912]發[2913]을 하는 경우에는 낫는 것이 어렵다.

② 治療에 그 法을 잃으면 다음과 같은 結果가 된다.
ⓐ 皮가 死하는 것에 이르게 되니, 痲木으로 不仁을 한다.
ⓑ 脈이 死를 하면, 血이 潰를 하여 膿이 된다.
ⓒ 肉이 死를 하면, 割切(割切)[2914]을 하더라도 不痛을 한다.
ⓓ 筋이 死를 하면, 手足이 緩縱[2915]을 한다.

ⓔ 骨이 死를 하면, 鼻梁(비양)이 崩塌(崩塌)[2916]을 하고 더불어 대저 眉가 落을 하고 眼昏을 하며 脣이 翻을 하고 聲嗄를 한다.
㉠ 甚하면 즉, 眼目이 蝕傷을 하고 玉莖(옥경)이 腐爛(부란)[2917]을 하며 肢體가 攣拳을 한다.
㉡ 病이 이것에 이르면 天刑으로 풀리기가 어렵다.

(4) 大風瘡의 治療

① 모두 이것은 陽明의 血熱로 化를 한 것이다.
ⓐ 熱이 甚하면 痰瘀로 腐를 하여 蟲이 된다.
ⓑ 追蟲을 하고 取涎을 하는 藥을 반드시 첫 번째로 한다.

② 胃는 더불어 大腸으로 物이 받지 않는 것이 없다.
ⓐ 脾는 肌肉을 主하고 肺는 皮毛를 主한다.

③ 그러나, 瘡痂는 비록 皮肉에 보이더라도 熱毒은 반드시 腸胃에 돌아가게 된다.

2911) 1.종기. 뾰두라지. 구진(丘疹). 부스럼. 2.덩이. 덩어리. 뭉치. 매듭.
2912) 1.잠시 멈추다. 잠깐 쉬다. 2.(발을) 구르다. 3.주둔하다.
2913) 갑작스럽게 發生을 하는 것을 말한다.
2914) (칼 등으로) 자르다.
2915) 늘어지는 것을 말함.
2916) 무너져서 빠지거나 떨어짐
2917) 썩어 문드러짐

④ 그렇기 때문에 法에 반드시 먼저 陽明을 治療한다고 하였다.

⑤ 初起는 마땅히 하는데 防風通聖散으로 한다.
ⓐ 上에 있으면 사용을 하는데 麻黃으로 하여 이것으로 外毒을 去한다.
ⓑ 下에 있으면 사용을 하는데 硝·黃으로 하여 이것으로 內毒을 去한다.
ⓒ 上·下가 모두 보이는 경우에는 사용을 하는데 正料의 防風通聖散으로 하여 이것으로 解表를 하고 攻裏를 한다.

⑥ 三·五日의 後에 즉, 服用을 하는데 醉仙散으로 하여 이것으로 惡涎을 吐하게 하고, 服用을 한 後에 또한 服用을 하는데 防風通聖散에 去 硝·黃·麻黃을 한다.
⑦ 多服을 하고 久服을 하여 胃氣가 약간 安定이 되기를 기다리면 사용을 하는데 再造散으로 하여 그 蟲을 下를 한다.

⑧ 또한, 마땅히 먼저 下蟲을 하고 以後에 吐涎(토연)을 하는 경우가 있다.
ⓐ 吐·下를 한 後에 이에 이것으로 防風通聖散에 헤아려서 加를 하는데 蔘·芪·熟地를 하고 이것으로 氣血을 堅固하게 한다.
ⓑ 或은 脾胃(비위)가 弱한 경우에는 白朮을 마땅히 倍用을 한다.

⑨ 蟲이 이미 臟을 蝕을 하면 五形[2918]을 무너뜨리니, 淸肝을 하고 凉血을 하며 火를 모름지기 瀉를 한다.
ⓐ 蟲은 火盛으로 因하여 氣血이 沸騰(비등)[2919]을 하고 經絡을 充滿을 하게 한다. 外로 瘡이 延蔓(연만)을 하고 內로 蟲이 攻注를 한다.
㉠ 肝을 蝕하면 眉가 脫을 한다.
㉡ 心을 蝕하면 足底가 穿을 한다.
㉢ 脾를 蝕하면 聲이 啞를 한다.
㉣ 肺를 蝕하면 鼻가 崩을 한다.
㉤ 腎을 蝕하면 耳鳴이 마치 雷와 같다.

ⓑ 마땅히 먼저 服用을 하는데 瀉靑丸으로 하여, 이것으로 肝火를 瀉하고 다음으로는 證을 따라서 救하여 治療를 한다.
㉠ 虛痒[2920]인 경우에는 四物湯에 加 酒芩을 하여 浮萍末(부평말)을 타서 服用을 한다.
㉡ 痒이 甚하면 加 荊芥·蟬退를 한다.
㉢ 搔痒(소양)을 하고 皮가 皴을 하며 白屑(백설)을 하는 경우에는 白花蛇丸으로 한다.

2918) 면상(面相)의 오형(**五形**)을 말한다.
2919) ①액체(液體)가 끓어 오름 ②물 끓듯 떠들썩하여짐
2920) 긁으면 가려운 것이 덜하면 虛痒이다.

ⓒ 眉가 落을 하는 것이 發生을 하는 경우에는 三蛇丹으로 하거나, 或은 栢葉煎으로 한다.

ⓓ 眉가 脫을 하고 鼻가 崩을 하는 경우에는 換肌散·補氣瀉榮湯으로 한다.

ⓔ 蝕眼을 하는 경우에는 蘆薈丸으로 한다.

ⓕ 肢節이 廢한 경우에는 蠲痹散으로 한다.

⑩ 通用을 하는데 凌霄花散·胡麻散·加味苦蔘丸·大楓丸·換骨丸·大麻風丸·紫雲風丸·活神丹·腎氣丸·四聖不老丹·八物湯으로 한다.

⑪ 外治는 摩風膏·浴癩方으로 한다.

⑫ 髮落으로 不生을 하는 경우에는 우선 사용을 하는데 生薑으로 擦을 三次로 하고, 後에 사용을 하는데 半夏를 末로 하여 麻油[2921]로 버무려서 搽을 한다.

⑬ 더욱 더불어 前卷의 面鬚髮(면수발)의 條를 參考하여 보아라.

❶ 방풍통성산(防風通聖散)(➡方藥合編·下4, 東醫寶鑑 1027·1180, 醫學入門 151·1549·1723·3066)

活套 : ① 腦出血·高血壓症·動脈硬化症·便秘症·酒齇鼻·痔疾·皮膚病·蓄膿症·眼病·糖尿病·喘息·肥滿症·脚氣·丹毒·禿頭·脂肪肝·慢性腎炎을 治療한다.

② 여러 風熱을 治療한다. 或은 瘡疹으로 黑陷(흑함)을 治療하고, 或은 風熱로 因한 瘡疥(창개)를 治療한다. 머리에 白屑(백설)이 있고 面鼻가 紫黑을 하며 肺風瘡과 大風癩疾을 治療한다.

③ 或은 熱結로 二便이 不通하는 것을 治療한다.

④ 아울러 酒毒을 풀어준다.

⑤ 滑石·芒硝를 去하고 아울러서 酒炒를 하면 酒製通聖散으로 이름을 한다.

⑥ 癮疹(은진)瘙痒에는 加 金銀花·玄蔘·蟬退를 한다.

2. 楊梅瘡[2922]

(1) 楊梅瘡의 原因

① 楊梅瘡은 原因을 하는데 風·濕·熱로 하거나, 或은 氣分으로 傷을 하고, 或은 傷血을 한다.

② 楊梅瘡은 原因과 治療가 더불어 癩[2923]로 크게 같다.

③ 많은 것이 肝·腎·脾의 內에 風·濕·熱의 毒으로 말미암은 것이고, 사이에 天行의 濕毒으로

2921) 딴 이름은 향유(香油) · 청유(淸油) · 생유(生油) · 호마유(胡**麻油**) · 지마유(脂**麻油**)이다. 참깨과 식물인 참깨 Sesamum indicum L.의 여문 씨에서 짠 기름이다.

2922) 매독은 스피로헤타(spirochete)과에 속하는 세균인 트레포네마 팔리듐균(Treponema pallidum)에 의해 발생하는 성병이다. 매독균은 성관계에 의해 주로 전파되지만 모체에서 태아에게로 전파되는 경우도 있다. 병의 전파는 성관계를 통해 이루어지지만 전반적인 신체 장기에 염증성 질환을 일으킬 수 있다. **[네이버 지식백과]** 매독 [syphilis] (서울대학교병원 의학정보, 서울대학교병원)

2923) 1. 나환자(癩患者: 나병을 앓고 있는 사람)

傳染(전염)을 한 것이다.

④ 그러나, 各俗의 呼名이 하나가 아니다.

⑤ 부르기를 楊梅(양매)를 天疱[2924]라고 하는 경우가 있고, 부르기를 楊梅(양매)를 大痲風이라고 하는 경우가 있다.

(2) 楊梅瘡은 定義

① 理致로 推論을 하자면 形이 마치 楊梅(양매)와 같은 것이다.

② 焮紅을 하고 濕爛을 하며 痒痛을 하니 心에 屬한다.

③ 乳脇에 많이 發生을 하고 形이 마치 鼓釘[2925](고정)과 같으며 黃豆와 같은 경우에는 脾에 屬한다.

④ 滿面에 發生을 하는 것을 이르기를 大風痘라고 한다.

⑤ 形이 마치 綿花[2926]와 같으니 肺에 屬한다.

⑥ 毛髮에 많이 發生을 하고 形이 마치 紫葡萄(자포도)와 같으며 按을 하는데 緊痛을 하는 경우에는 肝·腎에 屬한다.

⑦ 尻臀(고둔)[2927]에 많이 叢生(총생)을 하고 筋骨의 處에 미치어, 形이 마치 魚疱와 같으며 內에 白水가 많고 按을 하면 不緊을 하는 경우에는 이르기를 天疱瘡이라고 한다. 이에 이 類의 輕한 것이다.

(3) 楊梅瘡의 症狀

① 가령, 發을 하는 것이 鬢·額·口·鼻·穀道[2928]의 邊으로 하는 경우에는 陽明에 屬하고 미치어 少陽·太陽으로 한다.

② 가령, 發을 하는 것이 足經에 하고 陰莖으로 하며 脇肋으로 하는 경우에는 肝·腎에 屬하고 미치어 太陰으로 한다.

③ 대저, 上이 먼저 보이는 경우에는 氣分이 病을 받은 것이니, 上體가 많다.

④ 下가 먼저 보이는 경우에는 血分이 病을 받은 것이니, 下體가 반드시 많다.

⑤ 上下가 모두 보이는 경우에는 氣血이 모두 病이 든 것이다.

2924) 천포창은 피부와 점막에 수포를 형성하는 만성적인 물집 질환이다. 대부분의 환자는 혈액 내에 각질형성 세포 항원에 대한 자가항체를 가지고 있는데, 이 자가항체가 천포창의 발병에 직접적으로 관여한다. 크게 표피 내에서 수포가 형성되는 위치, 임상 소견, 자가항원에 따라 보통 천포창과 낙엽 천포창으로 나뉠 수 있으며, 이 외에도 약물유발 천포창, 종양수반 천포창 등이 있다. **[네이버 지식백과]** 천포창 [pemphigus] (서울대학교병원 의학정보, 서울대학교병원)

2925) 1. 못(목재 따위의 접합이나 고정에 쓰는 물건) 2. 융기물(隆起物) 3. (못을)박다.

2926) 면화; 목화.

2927) 궁둥이짝; 볼기짝.

2928) 큰창자와 항문(肛門)

(4) 楊梅瘡의 治療

○ 初는 마땅히 疎瀉를 하고 久는 補虛를 하니, 癰癬(옹선)이 되고 더불어 漏缺(루결)이 되는 것을 免하게 하는 것이다.

1) 初期

① 初起는 즉, 服用을 하는데 防風通聖散을 一貼을 하니 去 麻黃을 하고, 사용을 하는데, 硝·黃을 하여 이것으로 內毒을 去한다.
② 胃氣가 조금 安定이 되는 것을 기다려서 다시금 두 번째로 一貼을 하니, 去 硝·黃을 하고 사용을 하는데, 麻黃으로 發汗을 하여 이것으로 外毒을 去한다.
③ 以後에 사용을 하는데 加減通聖散·丸으로 한다.
④ 이 處方을 많이 服用을 하면 臟腑를 內通을 하고 經絡을 外發을 하니, 首尾[2929]의 要藥이 된다.
⑤ 輕한 경우에는 이것의 一劑를 服用을 하고, 더욱 可히 搽洗를 하면 足한 것이다.
⑥ 重한 경우에는 十貼을 한 後에 마땅히 服用을 하는데 化毒散을 三日을 하고 바로 사용을 하는데 吹藥을 三日을 하면 瘡이 乾을 하고 痂[2930]가 脫落을 하려고 한다.

⑦ 다시금 服用을 하는데 化毒散을 三日을 하고, 後에 量을 헤아려서 사용을 하는데 防風通聖散의 加減으로 한다.
ⓐ 上體가 多한 경우에는 兼하여 服用을 하는데 敗毒散에 加 荊防·鉤藤을 한다.
ⓑ 下體가 多한 경우에는 兼하여 服用을 하는데 龍膽瀉肝湯으로 한다.

⑧ 鼻準을 따라서 腫이 起를 하고 遍身에 生瘡을 하며 面上에 더욱 多한 경우에는 樺皮散으로 한다.
⑨ 便이 燥한 경우에는 搜風順氣丸으로 한다. 이것으로 調理를 하면 斷根을 한다.

2) 久

① 失治를 하여 久를 하면 즉, 風毒이 經絡으로 深入을 한다.
ⓐ 濕을 挾(협)하여 頑癬(완선)[2931]이 된다.
ⓑ 或은 氣血이 虛敗를 하여 漏가 된다.
ⓒ 或은 輕粉·水銀을 誤服을 하고, 또한 禁戒를 따르지 않아서 風堆[2932]로 腫爛[2933]이 이루어져서 膿이 流를 하고 汁이 出을 하니 이르기를 癰이라고 한다.

2929) 1.서두와 말미. 처음과 끝. 시말(始末). 수미. 2.시종. 시작부터 끝까지.
2930) 1. 딱지(헌데가 아물어 생기는 딱지) 2. 옴(옴진드기가 기생하여 일으키는 전염 피부병)
2931) 손바닥 만한 둥글고 붉은 헌데가 나고 몹시 가려워지는 피부병(皮膚病)의 한 가지.
2932) 1. 쌓다 2. 쌓이다 3. 놓다 4. 흙무더기 5. 언덕
2933) 피부가 붓고, 부스럼의 상태가 심해져서 형체를 잃고 문드러지는 증상임.

ⓓ 病이 여기에 이르게 되면 역시 眼鼻를 蝕傷을 하고 玉莖(옥경)이 腐爛(부란)[2934]을 하며 肢體가 拳攣[2935]을 하여 더불어 癩로 差異가 없는 경우가 있다.

② 治療는 마땅히 消毒을 하고 兼하여 이것으로 補虛를 한다.

ⓐ 消毒

㉮ 頑癬(완선)[2936]의 경우에는 皁根丸으로 한다.

㉯ 筋骨이 痛을 하는 경우에는 皁子丸으로 하고 換骨丸으로 한다.

㉰ 漏가 되는 경우에는 象牙丸으로 한다.

㉱ 腫塊의 경우에는 仙遺粮丸으로 한다.

㉲ 通用을 하는데 加味苦蔘丸·大風丸·蠟礬丸·單苦蔘酒로 한다.

ⓑ 消毒과 補虛는 仙遺粮湯[2937]에 加 鉤藤을 하거나, 或은 補氣瀉營湯·胡麻散으로 한다.

ⓒ 補虛

㉮ 氣虛의 경우에는 單人蔘湯·補中益氣湯으로 한다.

㉯ 血虛의 경우에는 四物湯에 加 山梔·鉤藤·金銀花·甘草節을 하거나, 或은 腎氣丸·四聖不老丹으로 한다.

㉰ 氣血이 모두 虛한 경우에는 八物湯·八味丸·單仙遺粮丸으로 한다.

ⓓ 外貼은 太乙膏·白蠟膏로 한다.

❶ 선유량탕(仙遺粮湯)(➡方藥合編·下146, 東醫寶鑑 1522, 醫學入門 2982)

活套 : ① 楊梅風毒을 治療한다. 또한, 잘못 輕粉을 服用을 하여 癱瘓(탄탄)에 이르게 하고 筋骨이 疼痛을 하며 動履[2938](동리)를 할 수가 없는 것을 治療한다. 或은 肌肉이 壞를 하고 骨이 傷한 경우에 마땅히 이것으로 豫防을 한다.

② 가령, 氣虛한 경우에는 加 蔘·芪를 한다.

③ 血虛한 경우에는 加 芎·歸·熟地·牛膝을 한다.

④ 肺가 熱한 경우에는 去 土茯苓을 하고, 倍 薏苡仁·金銀花를 한다.

⑤ 楊梅風毒을 治療한다.

⑥ 또한, 잘못 輕粉을 服用을 하여 癱瘓(탄탄)에 이르게 하고 筋骨이 疼痛을 하며 肌肉을 毁損(훼손)[2939]을 하고 骨이 傷한 것을 治療한다.

2934) 썩어 문드러짐

2935) 屈曲을 하여 얻어 伸展을 하지 못하는 것이다.

2936) 오래가면서 잘 낫지 않는 버짐. 만성 피부병의 하나이다. 풍(風), 습(濕), 열(熱), 충(蟲)으로 앓게 된다.

2937) 水銀中毒을 같이 治療한다.

2938) 움직이고 걷는 것을 말한다.

2939) ①체면(體面)·명예(名譽)를 손상(損傷)함 ②헐거나 깨뜨리어 못 쓰게 만듦

⑦ 이것을 服用을 하면 根을 除去를 하여 永遠토록 後患이 없다.
⑧ 楊梅風毒을 治療한다.

❷ 단분환(丹粉丸)(➡方藥合編·下147, 普濟方·泄痢(설리)門)

活套 : ① 楊梅瘡을 治療한다.
② 먼저 腦後를 傷한 경우에는 荊芥湯에 加 藁本을 一錢을 한다.
③ 頂前인 경우에는 加 獨活을 한다.
④ 足心인 경우에는 加 桂皮를 한다.
⑤ 陰處인 경우에는 加 青皮를 한다.
⑥ 支節인 경우에는 加 穿山甲을 한다.
⑦ 乳下인 경우에는 加 柴胡를 한다.
⑧ 口鼻인 경우에는 加 枳殼을 한다.
⑨ 用藥을 한 다음에 喉症이 出을 하는 경우에는 仙遺粮湯을 三十貼을 服用을 한다.
⑩ 加 麝香 二分을 하면 不痛을 하고 不痒을 하며 喉症이 發生을 하지를 않는다.
⑪ 옛날에는 이것으로 水銀中毒이 많이 發生을 하였다. 그렇기 때문에 仙遺粮湯을 이어서 服用을 한 것이다.

❸ 방풍통성산(防風通聖散)(➡方藥合編·下4, 東醫寶鑑 1027·1180, 醫學入門 151·1549·1723·3066)

活套 : ① 腦出血·高血壓症·動脈硬化症·便秘症·酒皶鼻·痔疾·皮膚病·蓄膿症·眼病·糖尿病·喘息·肥滿症·脚氣·丹毒·禿頭·脂肪肝·慢性腎炎을 治療한다.
② 여러 風熱을 治療한다. 或은 瘡疹으로 黑陷(흑함)을 治療하고, 或은 風熱로 因한 瘡疥(창개)를 治療한다. 머리에 白屑(백설)이 있고 面鼻가 紫黑을 하며 肺風瘡과 大風癩疾을 治療한다. 或은 熱結로 二便이 不通하는 것을 治療한다. 아울러 酒毒을 풀어준다.
③ 滑石·芒硝를 去하고 아울러서 酒炒를 하면 酒製通聖散으로 이름을 한다.
④ 癮疹瘙痒에는 加 金銀花·玄蔘·蟬退를 한다.

3. 瘰癧2940)

(1) 瘰癧의 定義

① 瘰癧(나력)과 馬刀2941)는 少陽에 屬하니, 風熱과 痰氣가 結核을 하고 囊을 한다.
② 頸前에 生히고 項側의 結核이 마치 大豆와 같고 마치 銀杏과 같다. 가로되 瘰癧(나력)이라고 한다.
③ 胸脇에 發生을 하고 腋下에 堅硬을 한 것이, 마치 石形과 같고, 마치 馬刀蟲2942)과 같

2940) 임파선염은 임파선이 비대해지거나 임파선에 염증 반응이 일어나는 증상이다. 대부분 특별한 치료가 필요하지 않은 양성이거나 일시적인 바이러스 감염증 등에 의한 경우가 많다. 일부에서는 치료가 필요한 결핵이나 악성종양에 의한 임파선염인 경우도 있다. **[네이버 지식백과]** 임파선염 [lymphadenopathy] (서울대학교병원 의학정보, 서울대학교병원)

2941) 생긴 모양이 말조개와 비슷하다고 하여 마도(**馬刀**) 또는 마도창이라고 하였다. 흔히 귀 아래에서 결분혈(缺盆穴) 부위까지, 또는 어깨에서 겨드랑이까지 생기는 데 길쭉하고 단단하다.

다. 가로되 馬刀라고 한다.

④ 多氣少血의 病이다. 모두 대개 手·足少陽의 相火로 發生을 하는 바이다.

(2) 部位別 分類

① 대개 耳의 前後는 缺盆·肩上·胛下와 더불어 足少陽의 部分에 屬한다.

② 蔓延[2943]을 하여 미치는데 顏項으로 하고 頰車로 하는 경우에는 頸과 더불어 足陽明의 部分에 屬한다.

③ 蔓延(만연)을 하여 미치는데 胸中에 中府와 雲門에 하는 것은 肺經의 部分이니 죽는다.[2944]

(3) 原因別 分類

① 風癧은 尖을 하고 小를 한다.

② 熱癧은 焮腫(흔종)을 하고 赤色을 하니, 또한 이름을 하기를 血癧이라고 한다.

③ 痰癧은 推動[2945]을 하면 滑軟을 한다.

④ 氣癧은 圓하고 動을 한다.

⑤ 또한, 鼠殘癧(서잔력)이 있으니 大小가 하나가 아니다.

(4) 瘰癧(나력)의 治法

① 實한 경우에는 化痰을 하고 經脈을 通하게 하며 淸肝을 하고 養血을 하니 이것은 上方이다.

ⓐ 痰이 없으면 核이 되지 않는다.

ⓑ 여러 瘰의 初起에 實한 경우에는 대개 化痰으로 爲主(위주)를 한다.

ⓒ 通用을 하는데 二陳湯에 加 防風·桔梗·黃芩·竹瀝으로 한다.

ⓓ 胸緊을 하는 경우에는 이것으로 探吐를 하면 더욱 妙하다.

② 經脈을 通하게 하는 것은 반드시 사용을 하는데 斑猫(반묘)[2946]로 하여야 小便을 疏滲을 하고 이것으로 心火를 瀉한다.

2942) 돌조개과에 딸린 큰 조개. 길이 30㎝쯤으로 거무튀튀하게 생겼는 데, 살은 별 맛이 없고, 껍데기는 진주(眞珠) 광택(光澤)이 나서 공예(工藝) 재료(材料)로 많이 씀. 민물에서 삶

2943) 1.만연하다. (사방으로) 널리 번지다[퍼지다]. 2.(풀·덩굴 따위가) 만연하다.

2944) 이런 경우에는 대개 결핵성 임파선염으로 진행이 된 것이다.

2945) 어떤 일을 추진(推進)하기 위(爲)하여 고무(鼓舞)하고 격려(激勵)함

2946) 湯劑로 함부로 사용할 것이 아니다. 잘못하면 小便으로 핏덩이가 나오는 것을 確認할 수가 있다. 腎臟에 치명적이다.

③ 古方에 必効散·立應散으로 하는 것이 이것이다.
ⓐ 그러나, 이 二藥은 매우 峻하다. 服用을 한 後에 마땅히 體를 헤아려서 調治[2947]를 한다.
ⓑ 體實을 하고 風熱이 盛한 경우에는 이어서 宣熱丹으로 服用을 한다.
ⓒ 體虛한 경우에는 托裏益氣湯으로 하거나, 或은 八物湯에 合 二陳湯을 많이 服用을 한다.

④ 瘡口가 스스로 斂을 하고, 또한 虛가 甚한 것이 있는 경우에는 마땅히 먼저 健脾藥을 服用을 하고, 이후에 二散[2948]을 服用을 한다.
ⓐ 輕한 경우에는 단지 사용을 하는데 斑雞丸으로 한다.

⑤ 便이 堅을 하고 胃가 盛을 하는 경우에는 白蠶丸으로 하거나, 或은 追膿化毒散·軟硬皁子丸으로 한다.
⑥ 少陽의 分에 한 경우에는 柴胡通經湯으로 한다.
⑦ 陽明의 分에 한 경우에는 升麻調經湯으로 한다.

⑧ 少陽·陽明의 二經으로 하면 二湯[2949]을 合服을 하여 調理를 한다.
ⓐ 誤下를 하면 즉 經禁과 病禁을 犯한다.

⑨ 淸肝을 하는 경우에는 膽이 肝과 더불어 合病을 하면 즉, 筋이 累累[2950]하여 마치 貫珠를 하는 것과 같고 寒熱로 焮痛(흔통)을 하니, 이에 肝氣가 動을 하여 病이 된 것이다.
ⓐ 마땅히 肝火를 淸하게 하는 것을 爲主(위주)로 하고 佐는 養血로 한다.

⑩ 만약, 寒熱이 그치었으나 瘡이 낫지를 않는 경우에는, 이에 肝血이 燥를 하고 病이 된 것이다.
ⓐ 마땅히 養血을 爲主(위주)로 하고 佐는 淸肝으로 한다.
ⓑ 淸肝益榮湯·柴胡淸肝湯을 選擇을 하여 사용을 한다.

⑪ 虛久를 하면 滋潤을 하는데 肺·脾·腎으로 한다.
ⓐ 瘡이 마치 豆粒과 같아 附筋을 하고 肉色이 不變을 하며 內熱을 하고 口乾을 하며 精神이 倦怠를 하고 久를 하나 消潰를 하지 않는다.

⑫ 또한, 肝脈이 弦緊을 하고 腎脈이 洪數을 하면 이에 腎水가 木을 生을 할 수가 없어 肝血이 火動을 한 것에 이르러 筋攣을 하는 것이다.

2947) [명사] 같은 말 : 조리(調理) (1. 건강이 회복되도록 몸을 보살피고 병을 다스림).
2948) 二散 : 必效散과 立應散을 意味한다.
2949) 柴胡通經湯·升麻調經湯을 말한다.
2950) 1.초췌하고 초라한 모양. 같은말:儽儽(léilléi) 2.많이 달려 있다. 주렁주렁하다.

ⓐ 風藥으로 燥肝을 하는 것을 忌한다.

⑬ 經久[2951]를 하여 爛破를 하고 膿血이 大泄을 하는 경우에는 脾腎이 더욱 虧(휴)를 하여 火炎이 肺에 한 것이다.
ⓐ 대개 마땅히 腎氣丸·補中勝毒餠으로 爲主(위주)를 한다.
ⓑ 兼하여 服用을 하는데 逍遙散에 加 桔梗·麥門冬·玄蔘을 하여 肺火를 淸하게 한다.

⑭ 多怒를 하여 肝火가 있는 경우에는 淸肝解鬱湯으로 한다.
⑮ 寒熱이 있는 경우에는 單夏枯草散으로 한다.
⑯ 肝火가 旺한 것이 甚을 하거나, 或은 筋骨의 處에 蟲이 生하여 痒이 되는 경우에는 蘆薈丸으로 한다.
⑰ 通用을 하는데 貓頭丸·海藻散堅丸으로 한다.
⑱ 外治는 銀右散·蠶繭散·貓蝠散으로 한다.
⑲ 虛弱한 경우에는 單夏枯草[2952]膏로 한다. 內服을 하고 外貼에는 加 麻油를 한다.

(5) 瘻의 治法

① 瘻(루)가 되면 瀉水를 하고 補를 하며, 또한 豫防을 한다.
ⓐ 瘻(루)는 즉, 漏인 것이다.
ⓑ 經年을 하여 漏가 되는 경우에는 더불어 痔漏(치루)의 漏로 서로 같다.
ⓒ 단지 經에 있으면 즉, 가로되 瘰漏(라루)라고 한다.
ⓓ 痔에 있으면 즉, 가로되 痔漏(치루)라고 한다.
ⓔ 治法은 즉 하나이다.

② 初起의 경우에는 마땅히 風冷을 溫散을 하고, 또한 腎經의 濕熱과 邪水를 行을 하게 한다.
③ 久를 하면 즉, 氣血을 大補하고 兼하여 사용을 하는데, 薰洗(훈세)[2953]를 하고 平肌를 하며 塞竅(색규)를 하는 藥으로 한다. 古方에 白蛇散으로 한다.
④ 瘰癧(나력)으로 成漏를 한 것을 治療하려면, 그것에 牽牛가 있어 能히 腎經의 惡水를 이롭게 하고 淋瀉와 穿血(천혈)에 이르는 것을 免하게 한다.
⑤ 단지 痔漏(치루)는 마땅히 몸을 헤아려서 調治를 한다.
⑥ 酒·色·財·氣를 懇切(간절)[2954]히 節制를 하여야 한다.

2951) 오래 됨을 말한다.
2952) 임파선과 갑상선의 질환에 둘 다 좋다.
2953) 약물을 끓여 수증기를 쬐게함
2954) 지성(至誠)스럽고 절실(切實)함

⑦ 九漏의 治療는 漏의 條文에 詳細하다.

(6) 瘰癧의 婦人의 治法

① 女人이 經閉를 하면 潮[2955]가 있고 죽는다.

② 經이 調를 하고, 또한 經閉를 하여 潮가 없는 경우에는 可治이다.

③ 經이 閉를 하고 潮가 있으며, 或은 咳를 하는 경우에는 죽는다.

ⓐ <古方>은 사용을 하는데 玉燭散[2956]으로 하여 瘰癧(나력)을 治療하고 和血을 하여 通經을 하니 服用을 하면 스스로 消滅이 된다.

㉠ 日服에 一服을 하는데 七·八日을 하면 效果를 본다.

ⓑ 便이 不閉를 하는 경우에는 柴胡通經湯·升麻調經湯으로 한다.

ⓒ 久閉[2957]를 하는 경우에는 加味逍遙散·淸肝益榮湯으로 하고, 或은 사용을 하는데 二陳湯에 合 四物湯을 하고 加 牡蠣·柴胡·黃芩·玄蔘·神麯을 하여 末로 하며 桑椹膏로 搗丸을 하여 菉豆大로 하고 매번 五十丸을 溫酒로 下를 한다.

㉠ 或은 腎氣丸도 더욱 妙하다.

(7) 瘰癧의 男子의 治法

① 男子가 潮·咳를 하면 이것은 眞正으로 傷한 것이다.[2958]

② 瘰癧(나력)은 傷證의 標인 것이다. 그렇기 때문에 勞瘵[2959]의 類이다.

③ 있어 가로되, 腹中에 塊(괴)가 있고 頸上에 核이 있으면 가장 難治가 된다.

④ 하물며 潰漏를 하나, 淸金을 하고 降火를 하며 滋腎을 하고 健脾를 하지 않으며 病人은 또한, 淸心을 하고 淡口[2960]를 하지 않으면 즉, 潮·汗·咳·瀉의 惡證이 蜂起[2961]를 하니 그것이 可히 살(生) 수가 있겠는가?

⑤ 단지 그 目内에 赤脈이 瞳人을 貫通을 하는 것을 보는데 몇 條가 있는지를 보면 즉, 그것이 몇 년에 죽는지를 알게 된다.[2962]

2955) 婦人의 病에 經閉를 하면서 潮熱이 있으면 대개가 難治이다.
2956) 婦人의 雜病은 우선 子宮疾患을 治療하는 것이 原則이다.
2957) 오랫동안 막히는 것을 말함.
2958) 咳嗽에 潮熱을 하면 대개가 결핵이다.
2959) 결핵을 말한다. 결핵성 임파선염을 말한다.
2960) 식사를 하는데 淡淡하게 하는 것을 말한다.
2961) 벌 떼처럼 일어나다. 봉기하다.
2962) 이것은 眼科에서 나오는 것으로 굳이 결핵의 죽는 예후를 말할 필요는 없다. 대개 결핵으로 죽는 경우에는 五虛證이 同伴이 되면 죽는다.

⑥ 面色이 晄[2963]白을 하면 金剋木을 하고 脈이 洪大를 하면 元氣가 虛敗를 하니 모두 不治가 된다.

⑦ 그렇기 때문에 가로되, 實한 경우에는 可히 治療를 하고 虛한 경우에는 可히 念慮가 된다고 하였다.

❶ 치자청간탕(梔子淸肝湯)(➡方藥合編·下148, 東醫寶鑑 1527, 醫學入門 2931)

活套 : ① 三焦와 또한 足少陽經의 血虛로 因하여 肝火의 風熱로 耳內가 痒을 하는 것을 治療한다.

② 或은 瘡이 生을 하여 水가 出을 하는 것을 治療한다.

③ 或은 頸·項·胸·乳 等의 處가 痛證이 만들어지는 것을 治療한다.

④ 或은 寒熱이 晡에 甚한 것을 治療하고 自汗을 治療하며 口苦를 治療한다.

⑤ 或은 目脣(목순)이 搐動(휵동)[2964]을 하는 等證을 治療한다.

⑥ 가령, 作痛을 하는데, 或은 寒熱을 하면 加 酒炒芩·連을 한다.

⑦ 焮을 하는 것이 太陽에 連結이 되고, 或은 頭痛을 하는 경우에는 加 羌活을 한다.

⑧ 肝·膽의 火盛으로 耳後와 頸·項·胸·乳의 等處에 結核으로 腫痛을 하고 寒熱을 하는 것을 治療한다.

⑨ 肝·膽의 火盛으로 耳後와 頸·項·胸·乳의 等處에 結核을 治療한다.

❷ 하고초산(夏枯草散)(➡方藥合編·中155, 方藥合編·下111, 東醫寶鑑 611·622·1527)

活套 : ① 一名은 補肝散이다.

② 肝虛로 目睛이 疼하고 冷淚를 治療한다.

4. 結核[2965]

(1) 結核의 症狀

① 痰核이 頸에 있으면 전혀 痛을 하지 않는다.

② 頸項에 核이 發生을 하여 不紅을 하고 不痛을 하며 作膿을 하지 않고 推를 하면 즉 動을 하니, 이에 痰이 聚를 하여 不散을 한 것이다.

③ 瘰癧藥을 잘못 사용하는 것이 不可하다.

(2) 結核의 治療

① 治療는 마땅히 二陳湯에 加 大黃·連翹·柴胡·桔梗을 한다.

② 體가 薄한 경우에는 二陳湯에 加 桔梗·黃芩·玄蔘·麥門冬을 한다. 또한, 防風을 少許[2966]를 하고 竹瀝을 넣어 多服을 하면 스스로 消滅이 된다.

2963) 1. 밝다, 환하다 2. 빛나다 3. 빨리 지나가다.
2964) 1. 당기다 2. 경련하다(痙攣--) 3. 어둡다 4. 쥐가 나다 a. 경련하다(痙攣--) (축)
2965) 결핵을 말하는 것이 아니고 대개 痰核을 말한다.
2966) ①얼마 안 되는 적은 분량(分量) ②얼마 안 되는 동안

③ 가령, 耳後에 하고 더불어 項間에 각기 一塊가 있는 경우에는 含化丹으로 한다.

④ 臂에 있으면, 或은 痛을 하나 역시 不紅을 한다.
ⓐ 臂核이, 或은 微痛이 되는 경우에는 內에 膿이 없다.
㉠ 散外를 하여 비록 腫을 하더라도 不紅을 한다.

ⓑ 或은 背膊에 發生을 하더라도 대개 그렇다.
ⓒ 마땅히 陳皮·半夏·茯苓·防風·酒芩 各一錢, 連翹 二錢, 皂角刺 一錢半, 川芎·蒼朮 各五分, 甘草 三分으로 하여 水煎을 하고 服用을 한다.

⑤ 遍身2967)이 結塊를 하면 痰注2968)가 많고, 濕痰이 下體로 하면 도리어 마땅히 通을 하게 하여야 한다.

⑥ 무릇 遍身이 塊가 있으면 이것이 痰注가 많다.
ⓐ 그러나, 上體에 있으면 風熱을 兼한 경우가 많다.
ⓑ 下體에 있으면 濕熱을 兼한 경우가 많다.
ⓒ 마땅히 加味小胃丹·竹瀝達痰丸으로 한다.
ⓓ 體의 虛實을 헤아려서 服用을 한다.
ⓔ 通用을 하는데 海帶丸으로 한다.

❶ 개기소담탕(開氣消痰湯)(➡方藥合編·下74, 東醫寶鑑 366·1534)
活套 : ① 胸中의 胃脘으로부터 咽門에 이르기까지 狹窄이 되어 疼痛을 하고, 또한 手足이 모두 核이 있어 마치 胡桃와 같을 것을 治療한다.

❷ 이진탕(二陳湯)(➡方藥合編·中99, 東醫寶鑑 370·1639, 醫學入門 3036·3168)
活套 : ① 惡阻·嘔吐·眩暈·宿醉·頭痛·惡心·食傷·腦溢血·胃病·心悸亢進·消化不良·咳痰를 治療한다.
② 痰飮을 通治한다.

5. 癭瘤2969)

(1) 癭瘤의 定義

① 癭瘤(영류)는 五가 있으니 五臟에 應한다.
② 옛날에는 五癭로 나누고, 六瘤로 나누었다.

2967) 온몸. 전신.
2968) 痰이 注入이 되는 것이다.
2969) 갑상선종, 갑상선 기능 항진증의 등과 비교하여 임상에 적용을 한다.

③ 오직 薛立齋[2970]는 단지 말을 하기를 五瘤(오류)라고 하였다.
④ 대개, 癭瘤(영류)는 本을 하여 共히 一種으로 하니, 대개 痰氣가 結成을 한 것이다.
⑤ 오직 形은 大小가 있으니, 또한 頸項에 發生을 하고 遍身에 生을 하는 것이 다를 뿐이다.

⑵ 五瘤 - 薛立齊의 法

① 肝은 筋을 統率을 하고 怒는 肝火를 動하니, 血이 燥하면 筋攣을 한다. 가로되 筋瘤(근류)라고 하였다.
② 心은 血을 主하고 勞役은 火를 動을 하니, 陰火가 沸騰(비등)을 하여 外邪가 搏한 바가 되고 腫이 된다. 가로되 血瘤라고 한다.
③ 脾는 肉을 主하고 鬱結은 脾를 傷을 하니, 肌肉이 消薄을 하여 外邪가 搏을 하고 腫이 된다. 가로되 肉瘤라고 한다.
④ 肺는 氣를 主하고 勞는 元氣를 動을 하니, 腠理(주리)가 不密을 하여 外邪가 搏을 하고 腫이 된다. 가로되 氣瘤(기류)라고 한다.
⑤ 腎은 骨을 主하고 勞는 腎水를 傷을 하니, 榮骨을 할 수가 없고 腫이 된다. 가로되 骨瘤라고 한다.
⑥ 瘤의 名에 五가 있는 것은 이것이다.

⑶ 五癭 - 仁齋의 法

① 筋脈이 呈露(정로)[2971]을 하는 것을 가로되, 筋瘤(근류)라고 한다.
② 赤脈이 交絡[2972]을 하는 것을 가로되, 血癭이라고 한다.
③ 皮色이 不變을 가로되, 肉癭라고 한다.
④ 憂愁(우수)를 따라서 消長[2973]을 하는 것을 가로되, 氣癭(기영)라고 한다.
⑤ 堅硬을 하여 移를 하지 않는 것을 가로되, 石癭라고 한다.
⑥ 癭의 名에 五가 있는 것은 이것이다.
⑦ 癭瘤(영류)는 모두 內로 五臟에 應을 하니 藥治가 서로 같다.

⑷ 癭瘤의 차이

① 瘤은 赤을 하여 遍身[2974]으로 하고 癭는 頸項으로 한다. 癭瘤(영류)는 그런 까닭으로

2970) 명대(明代)의 의사이다. 자(字)는 신보(新甫)이고 호(號)는 입재(立齋)이다. 오현[吳縣: 지금의 강소성(江蘇省) 소주(蘇州)] 사람이다.
2971) 드러나거나 나타남. 또는 드러내거나 나타냄
2972) 서로 엮음
2973) 쇠하여 사라짐과 성(盛)하여 자라감
2974) 온몸. 전신.

두 이름이 있는 것이다.

② 瘿은 形이 마치 櫻桃와 같아 一邊(일변)이 縱大를 하고 역시 마치 槌(퇴)[2975]와 類似(유사)하니, 槌(퇴)를 하고 垂를 하며 皮는 寬을 하고 不急을 한다.

ⓐ 原因은 憂恚(우에)가 發生을 한 바이다.

ⓑ 그렇기 때문에 또한, 가로되 瘿氣라고 한다.

ⓒ 오늘날 이른바 影囊이라고 하는 것이 이것이다.

③ 瘤는 初起에 마치 梅李와 같아 皮는 嫩(눈)[2976]을 하고 光을 하며 점차로 마치 石榴와 같고 瓜瓠[2977]의 狀과 같다.

ⓐ 原因은 七情으로 勞慾을 하고, 다시금 外邪를 받아 痰을 生을 하며 聚瘀를 하고 氣를 따라서 留住[2978]를 한다.

ⓑ 그렇기 때문에 또한, 가로되 瘤贅(유췌)[2979]라고 한다.

(5) 瘿瘤의 原因

① 總括(총괄)的으로는 대개 氣血이 凝滯를 하여 結成을 한 것이다.

② 오직 憂恚(우에)[2980]로 心肺를 耗傷을 한 것이다. 그렇기 때문에 瘿은 많은 경우가 頸項과 또한 肩에 붙게 된다.

③ 勞慾의 邪氣가 經의 虛를 乘을 하고 住를 한다. 그렇기 때문에 瘤는 處[2981]를 따라서 붙는다.

(6) 瘿瘤의 治療

① 비록 痛痒(통양)이 없더라도 虛實이 있으니, 散堅을 하고 行氣를 하는 것을 妄靈되게 하는 것이 不可하다.

② 瘿瘤(영류)는 或은 軟을 하고, 或은 硬을 하며, 無痛을 하고, 無痒을 한다.

③ 體가 實한 경우에는 海藻散堅丸·海帶丸으로 한다

ⓐ 痰火가 盛을 하는 경우에는 舐掌散·神効開結散으로 한다.

2975) 1. 망치 2. 치다 3. 던지다 4. 망치 따위로 때리다 5. 내던지다 6. 짤막한 몽둥이
2976) 1. 어리다 2. 연약하다(軟弱--) 3. 미숙하다(未熟--) 4. (색깔이)엷다 5. 경미하다(輕微--)
2977) 오이나 박 같은 넝쿨식물
2978) (손님을) 만류하여 묵게 하다. 만류하다. 잡아 두다.
2979) 1. 혹(병적으로 불거져 나온 살덩어리) 2. 군더더기 3. 데릴사위
2980) 걱정스러워하고 화가 나는 것임.
2981) 虛한 곳을 따르는 것이다.

④ 이것은 대개 化痰을 하고 行氣를 하며 破堅을 하는 藥劑이다.
⑤ 久虛한 경우에는 妄靈되게 服用을 하는 것이 不可하다.

(7) 五瘤의 治法

① 虛한 경우에
ⓐ 筋瘤(근류)
㉠ 腎氣丸으로 하거나, 或은 八物湯에 加 山梔·木瓜炒黑·龍膽草로 한다.
㉡ 肝火가 盛을 한 경우에는 사이로 하여 蘆薈丸을 잠시 服用을 한다.

ⓑ 血瘤는 四物湯에 加 茯苓·遠志를 한다.
ⓒ 肉瘤는 歸脾湯·補中益氣湯으로 한다.
ⓓ 氣瘤(기류)는 補中益氣湯으로 한다.
ⓔ 骨瘤는 腎氣丸·補中益氣湯으로 한다.

(8) 癭瘤의 通治

① 初起에는 十六味流氣飮·單蜘蛛方으로 한다.
ⓐ 조금 오래된 경우에는 蠟礬丸을 常服을 하면 自然히 縮小를 하고 消磨(소마)[2982]를 한다.

② 外敷로는 南星膏로 한다.
ⓐ 절대 가볍게 사용을 하는데 鍼刀로 決破를 하는 것이 不可하다.

③ 破를 하면 즉, 膿血이 崩潰(붕궤)를 하고 滲漏[2983]가 그치지를 않으니 반드시 殺人에 이르게 된다.

④ 그러나, 一種의 脂瘤가 있으니 紅粉色은 온전히 이것이 痰結이다.
ⓐ 사용을 하는데 利刀로 脂粉을 破去를 하면 즉 낫는다.
⑤ 或은 마치 茄와 같아 垂下[2984]를 하고 根이 매우 小한 경우에는 用藥으로 그 蒂(체)를 點하고 茄[2985]가 落을 하는 것을 기다리면 즉시 사용을 하는데, 生肌를 하고 斂口의 藥으로 敷[2986]를 하여 그 出血을 豫防을 한다.

2982) 닳아서 없어지거나 또는 닳아서 없어지게 함
2983) 수습(水濕)이 조금씩 스며나가는 것.
2984) (아래로)죽 늘어지거나 늘어뜨림
2985) 1. 연줄기 2. 가지
2986) (梔子) 적량을 밀가루와 같이 짓찧어 약간의 술과 같이 개어 아픈 곳에 발라 주는 것 등이다. ②

❶ 십육미유기음(十六味流氣飮)(➡方藥合編·中140, 東醫寶鑑 1488, 醫學入門 3156)
活套 : ① 奶巖(내암)을 治療한다.
② 加 靑皮를 一錢을 한다.

6. 頭瘡

① 頭瘡은 마땅히 하는데 內服은 酒歸飮으로 하고, 外用은 雄黃·水銀을 各等分으로 하여 末로 하는데 臘月(납월)의 猪脂(저지)를 半은 生으로 하고 半은 熟으로 하여 和匀을 하며 洗淨으로 하여 붙인다.
② 濕爛을 하는 경우에는 사용을 하는데 燕窠土·黃栢을 末로 하여 乾糝을 한다.
③ 痂가 高한 경우에는 사용을 하는데 黃蠟·瀝靑을 같이 熬를 하여 붙인다.

❶ 주귀음(酒歸飮)(➡方藥合編·下149, 東醫寶鑑 1544, 醫學入門 2939)
活套 : ① 頭瘡을 治療한다.

7. 陰蝕瘡

① 婦人의 陰瘡은 鬱火로 肝·脾의 損傷(손상)에 이른 것이니 濕熱이 注를 한 것이다.
ⓐ 마치 蛇와 같고, 마치 菌과 같으며, 마치 雞冠(계관)[2987]과 같고, 蟲이 生을 하여 腫痛을 하고, 痒을 하며, 脫墜(탈추)[2988]를 한다.
ⓑ 陰戶에 生瘡을 하는 것은 이에 七情의 鬱火로 肝脾를 傷損을 하여 濕熱이 下注를 한 것이다.

② 陰中에 挺이 出을 한다.
ⓐ 一條를 하고 尺의 정도로 하며, 마치 蛇와 같고 痛墜를 하며 出水를 하고 溺澁[2989]을 하는 경우에
㉠ 朝服을 하는데 補中益氣湯으로 한다.
㉡ 晩服을 하는데 龍膽瀉肝湯으로 한다.
㉢ 外塗는 藜蘆膏로 하여 收縮을 한다.

바른다는 뜻으로도 쓰인다. 예를 들면 부약(敷藥). 바르는 약을 말하며 약을 바른다는 뜻으로도 쓰인다.
2987) 닭벼슬
2988) 빠져나와 下墜를 하는 것을 말한다.
2989) 小便이 澁을 한 것을 말한다.

ⓑ 陰中이 突出을 하여, 마치 菌과 같고, 마치 雞冠(계관)과 같으며, 四圍가 腫痛을 하는 경우에는, 이에 肝鬱을 하고 脾虛를 하여 下陷(하함)을 한 것이다.

㉠ 먼저, 補中益氣湯에 加 山梔·茯苓·車前子·青皮를 하여, 이것으로 肝火를 淸하게 하고 兼하여 脾氣를 升하게 한다.

㉡ 점차 나으면 다시금 歸脾湯에 加 山梔·茯苓·川芎을 하는 것으로 하여 調理를 한다.

㉢ 外塗는 藜蘆膏로 한다.

ⓒ 陰戶가 突을 하는 것이 勞力으로 因한 경우에

㉠ 血虛로 하면 四物湯에 加 龍骨을 한다.

㉡ 氣虛로 하면 補中益氣湯으로 한다.

③ 陰中에 蟲이 發生을 하고 蠶이 마치 小蛆(소저)[2990]와 같은 경우에는, 이에 濕熱이 甚하고 心氣가 또한 鬱을 하며 氣血이 凝滯를 하여 發生을 하는 것이다.

㉠ 마땅히 藿香養胃湯·補心湯·古硫鯉丸으로 한다.

㉡ 外用을 하는데 生艾汁으로 雄黃末을 버무려서 燒烟을 하고 薰을 한다.

㉢ 더욱 사용을 하는데 雄黃銳散을 陰中에 納을 한다.

④ 陰中에 細蟲이 發生을 하여 痒을 하는 것으로 참는 것이 不可하고 臟腑를 먹어 들어가면 즉 죽는다.

ⓐ 하여금 사람으로 寒熱이 發作을 하고 더불어 勞證으로 서로 類似(유사)하다.

ⓑ 먼저 蛇床子를 煎湯을 하여 洗淨을 하고 拭乾(식건)[2991]을 하며 後에 사용을 하는데 梓樹皮를 焙乾(배건)을 하여 末로 하며 枯礬(고반)을 四分의 一로 넣고 麝香을 넣는데 少許로 하여 敷를 하면 바로 效驗이 있다.

⑤ 陰腫

ⓐ 陰戶의 兩傍이 腫痛을 하고 手足의 舒伸(서신)[2992]이 不能한 경우에는 사용을 하는데 四物湯에 乳香末을 넣어 같이 搗를 하여 成餠을 하며 陰中에 安着을 하면 바로 效驗이 있다.

ⓑ 陰腫을 하고 痛이 極하며 便秘를 하고 죽으려고 하는 경우에는 枳橘熨(지귤위)를 한다.

ⓒ 단지 腫痛을 하는 경우에는 四物湯에 加 藁本·防風을 한다.

ⓓ 陰戶가 腫痛을 하고 不閉를 하는 경우에는 逍遙散·十全大補湯으로 한다.

ⓔ 腫이 消를 하나 閉를 하지 않는 경우에는 補中益氣湯으로 한다.

ⓕ 腫墜를 하는 경우에는 加 山梔·牡丹皮를 한다.

2990) 1. 구더기(파리의 애벌레)
2991) 닦아서 마르게 함.
2992) 펴다. 펼치다. 뻗다. 벌리다.

ⓖ 濕痒으로 水가 出을 하고 또한 痛을 하는 경우에는 憂思가 過한 것이다.
㉠ 歸脾湯에 加 柴胡·山梔·牡丹·芍藥·生甘草를 한다.

ⓗ 潰爛(궤란)[2993]을 하는 경우에는 逍遙散으로 한다.

⑥ 內證으로 熱倦을 하고 經이 不調를 하며 食이 少를 하고 胸이 滿을 하며 尿가 澁滯를 한다.
ⓐ 陰戶가 腫痛을 하고 不閉를 하며 寒熱을 하고 溺澁을 하며 體倦을 하고 少食을 하는 경우에는 補中益氣湯에 加 升麻·柴胡를 一錢에 이르게 하고, 헤아려서 茯苓·山梔를 넣는다.
ⓑ 陰戶가 不閉를 하고 小便이 淋瀝(임력)을 하며 腹中에 一物이 攻動을 하여 脹痛을 하는 경우에는 逍遙散에 加 柴胡·山梔·車前子를 한다.

⑦ 또한, 交接血이 즉 來를 하는 것이 있으면 凉藥으로 하고, 房勞를 마땅히 禁忌를 하여야 한다.
ⓐ 交接出血은 이에 房室로 肝脾를 傷한 것이 있어 虛를 하고 藏血을 하지 못하는 것이다. 補中益氣湯으로 한다.
ⓑ 外用을 하는데 熱艾를 帛裹(백과)[2994]를 하여 陰中에 넣거나, 或은 사용을 하는데 亂發·靑皮를 燒灰(소회)를 하여 敷[2995]를 한다.
ⓒ 만약, 出血이 過多를 하고 難證이 보이는 경우에는 肝脾를 調補를 하면 스스로 낫는다.

❶ 용담사간탕(龍膽瀉肝湯)(➡方藥合編·下137, 東醫寶鑑 667, 醫學入門 2930)
活套 : ① 急性尿道炎·淋疾·膣炎·膀胱炎·帶下·子宮內膜症炎·陰部痒痛·睾丸部濕疹·肝硬化證·口內炎·口內潰瘍·睾丸炎·卵巢疾患·丹毒·糖尿病·流行性耳下腺炎·陰囊水腫을 治療한다.
② 肝經의 濕熱로 男子는 陰挺이 腫脹을 하고, 女子는 陰挺이 瘡瘍을 하는 것을 治療한다.

❷ 팔정산(八正散)(➡方藥合編·下79, 東醫寶鑑 475, 醫學入門 164·3130)
活套 : ① 膀胱炎·尿道炎·小便不通을 治療한다.
② 膀胱(방광)의 積熱로 小便이 癃閉를 하면서 不通을 하는 것을 治療한다.

8. 臁瘡[2996]

① 臁瘡은 腫痛을 하고 濕熱이 甚한 것이다.

2993) 썩어 문드러짐
2994) 비단으로 쌈
2995) (梔子) 적량을 밀가루와 같이 짓찧어 약간의 술과 같이 개어 아픈 곳에 발라 주는 것 등이다. ② 바른다는 뜻으로도 쓰인다. 예를 들면 부약(敷藥). 바르는 약을 말하며 약을 바른다는 뜻으로도 쓰인다.
2996) 정강이 뼈에 생기는 부스럼으로 양쪽 다리가 붓고 짓무르며 악취가 나는 등 병세가 위중함

ⓐ 兩膁의 上에 發生을 한다.[2997]

② 初起에 焮腫(흔종)을 하고 作痛을 하며 寒熱을 하는 경우에
ⓐ 外邪의 濕熱에 屬한다. 檳蘇散·敗毒散으로 主한다.
ⓑ 毒이 盛을 하고 寒熱이 發生을 하는 경우에는 活命飮으로 한다.

③ 慢腫[2998]으로 寒熱을 하면 陰分이 虧(휴)를 한 것이다.

ⓐ 慢腫으로 作痛을 하거나, 或은 不腫을 하고 不痛을 하면 三陰의 虛에 屬하는 것이다. 或은 寒熱이 發生을 한다.
㉠ 모두 마땅히 하는데 八物湯·十全大補湯으로 한다.

ⓑ 脾虛로 表邪를 挾(협)한 경우에는 補中益氣湯에 加 桔梗·白芷를 한다.

ⓒ 脾虛로 濕熱을 하여 膿이 있고 口乾을 하며 少食을 하는 경우에는 補中益氣湯에 加 茯苓·芍藥을 한다.
㉠ 晡熱에는 加 炒黑黃栢·熟地를 한다.
㉡ 怒氣를 挾한 경우에는 加 山梔·川芎을 한다.

ⓓ 鬱이 있는 경우에는 歸脾湯에 加 山梔·柴胡를 한다.

ⓔ 만약, 患處가 黑黯을 하고 肢體가 惡寒을 하며 飮食이 먹을 생각이 적은 경우에는 肝腎이 虛敗한 것에 屬한다.
㉠ 마땅히 八味丸으로 한다.

ⓕ 內熱로 口乾을 한 경우에는 腎氣丸으로 한다.
ⓖ 오랫동안 낫지 않는 경우에는 大苦蔘丸으로 한다.
ⓗ 腎臟에 虛風을 하면 四生散·黃芪丸으로 한다.

④ 外의 足三陽은 外治가 必要하고, 內의 足三陰은 더욱 治療를 하기가 어렵다.
ⓐ 外治는 外膁瘡이 風濕으로 因한 경우에는 洗를 하여 蔥湯으로 하고, 다음에는 사용을 하는데 龍骨膏로 貼을 한다.
ⓑ 風熱인 경우에는 馬齒膏로 한다.
ⓒ 濕熱인 경우에는 窯土膏로 한다.

2997) 살이 별로 없는 부위이기 때문에 瘡이 發生을 하면 잘 낫지 않는다.
2998) 미만성(彌漫性)으로 부은 종기.

ⓓ 血氣가 凝滯를 하는 것으로 因한 경우에는 小駐車丸에 加 乳香을 少許를 하여 糝[2999]을 한다.

⑤ 內臁瘡

ⓐ 初起는 洗를 하는데 鹽湯으로 하고, 다음에는 蠟礬紙(납반지)[3000]로 貼을 한다.
㉠ 重한 경우에는 桐油膏(동유고)로 한다.
㉡ 痒이 甚한 경우에는 蘄艾膏(기애고)로 한다.

ⓑ 오랫동안 낫지를 않는 경우에는 內外로 通用을 하는데, 爐灰膏(노회고)로 點을 하여 瘀肉을 去를 한 後에 黃蠟膏(황랍고)를 貼을 한다.
㉠ 그러나, 內로 반드시 體를 헤아려서 服藥을 한다.
㉡ 잘못 사용을 하여 攻伐을 하여 胃를 傷하는 경우에는 역시 能히 殺人을 한다.

❶ 팔물탕(八物湯)(➡方藥合編·上32, 東醫寶鑑 1236, 醫學入門 3036)
活套 : ① 貧血·胃弱·食慾不振·全身衰弱·不姙症·病後衰弱을 治療한다.
② 虛勞로 氣血이 兩虛를 한 것을 治療하는데 能히 陰陽을 調和를 한다.
② 氣血의 兩虛를 治療한다. 一名은 八珍湯이라고 한다.

❷ 인삼패독산(人蔘敗毒散)(➡方藥合編·中19, 東醫寶鑑 1079, 醫學入門 1743·2933·3050)
活套 : ① 諸瘡·感冒·毒感을 治療한다. 傷寒의 時氣로 發熱과 頭痛을 하고 項强(항강)이 있으며 肢體가 煩疼(번동)하는 것을 治療한다.
② 또한, 傷風으로 咳嗽(해수)를 하면서 鼻塞·聲重을 하는 것을 治療한다.
③ 荊防敗毒散에 加 連翹·金銀花를 하면 連翹敗毒散이라고 이름을 한다. 癰疽(옹저)의 初發에 寒熱이 甚하여 마치 傷寒과 같은 것을 治療한다.
④ 斑疹으로 因한 腫毒에는 荊芥·防風·玄蔘·黃芩·黃連·惡實·山楂·金銀花를 隨證으로 加減을 한다.

9. 腎風瘡

① 腎臟風瘡은 癬과 같은 경우가 있다.
ⓐ 初起는 脛上으로 하나 遍身으로 攻擊을 한다.
ⓑ 이것은 臁瘡이 아니고 역시 外腎의 風瘡이 아니니, 이에 腎虛로 火가 있어 血燥를 하거나, 或은 思色을 하나 精이 不出을 하고 內로 敗를 한 것이다.
ⓒ 初起는 兩足이 때로 熱을 하고 脚跟이 作痛을 한다. 많은 것이 內脛에 하거나, 或은 臁上(겸상)으로 痒이 極을 하여 抓破(조파)를 하고 瘡이 發生을 한 것이다.

2999) 1. 나물죽(--粥) 2. 국(채소 따위에 물을 많이 붓고 간을 맞추어 끓인 음식) 3. 쌀알 4. 차질다(밥, 떡 따위가 끈기가 많으며 질다) 5. 끈끈하다 6. 섞다 7. 섞이다
3000) 창(瘡)을 빨리 아물게 하는 처방임

ⓓ 久를 하면 즉, 能히 점차로 延開를 한다.
ⓔ 失治를 하면 延을 하여 腰·股·遍身에 미치는 경우가 있다.

② 外證은 瘙痒(소양)을 하고 膿水가 点滴3001)을 하며 內證은 潮·汗을 하고 痰을 하며 倦怠로운 것과 같다.
ⓐ 內證은 晡熱을 하고 盜汗(도한)을 하며 口燥를 하고 咽乾(인건)을 하며 吐痰을 하고 體가 瘦를 하며 腰脚(요각)이 倦怠(권태)를 한다.
㉠ 治療는 腎氣丸으로 爲主(위주)를 한다. 佐는 四生散으로 한다.
㉡ 만약, 脾胃(비위)가 虛한 경우에는 補中益氣湯으로 爲主(위주)를 한다. 佐는 腎氣丸·四生散으로 한다.
㉢ 또한, 遍身3002)이 生瘡을 하고 膿水가 淋瀝(임력)을 하며 兩腿가 더욱 甚하고 體倦으로 作痒을 하며 經年3003)을 하더라도 낫지를 않으니, 이에 腎의 虛火인 것이다. 八味丸으로 主한다.

ⓑ 外治는 謝傳傷手瘡方·白膠香散으로 한다.

❶ 활혈구풍탕(活血驅風湯)
活套 : ①『東醫寶鑑』에서는 活血驅風散으로 記載가 되어 있다.
② 腎臟風을 治療한다. 囊下의 濕痒으로 脚에 瘡癬(창선)이 發生을 한 것을 治療한다.
③『方藥合編』과 用量이 차이가 난다.
④ 腎臟風瘡으로 痒痛을 하는 것을 治療한다. 이것은 肝腎이 虛한 것으로 말미암아 風濕이 侵犯을 한 바이다.

❷ 신기환(腎氣丸)(➡方藥合編·上40, 東醫寶鑑 1243, 醫學入門 2800 六味地黃丸)
活套 : ① 六味地黃丸이다. 또한, 腎氣丸이라고 이름을 한다.
② 가령, 心氣가 不足하거나 또는 瘀血이 있는 경우에는 加 牧丹皮를 八兩까지 한다.
③ 가령, 淋瀝(임력)이나 血腫이 있는 경우에는 加 澤瀉를 八兩까지 한다.
④ 가령, 脾胃(비위)가 弱한 경우에는 加 山藥을 八兩까지 한다.
⑤ 가령, 夢遺가 있고 頭昏이 있는 경우에는 加 山茱萸를 八兩까지 한다.
⑥ 가령, 痰火가 盛하고 또한 小水가 不淸한 경우에는 加 茯苓을 八兩으로 한다.
⑦ 가령, 腎에 邪水가 없는데 遺精을 하는 경우에는 去 澤瀉·茯苓을 하고 加 茯神 三兩, 益智仁·五味子·麥門冬 各 二兩으로 한다.

❸ 사물탕(四物湯)(➡方藥合編·上68, 東醫寶鑑 308, 醫學入門 1550·3035·3166)
活套 : ① 生理不順·血脚氣·乾性皮膚病·貧血·腹痛·子宮出血·腹塊·胎動不安·産後惡露不下·下腹緊痛·肝斑·頭痛·無力體質·便秘·四肢煩熱·腎結石症·腎結核·乳汁缺乏症·紫斑症을 治療한다.

3001) 1.아주 작다[조금이다·미소하다]. 자질구레하다. 소소하다. 2.사소한 것.
3002) 온몸. 전신.
3003) 해를 보냄. 해가 지나감

② 血病을 通治하는 藥이다.
③ 虛痒에는 加 黃芩을 해서 浮萍草末을 調服을 한다.

10. 諸瘡의 通治

❶ 승미갈근탕(升麻葛根湯)(➡方藥合編·中22, 東醫寶鑑 1126 1198, 醫學入門 1720 1824 3045)

活套 : ① 感冒·流行性感氣·痲疹·鼻血·眼充血·扁桃腺炎·皮膚病·尋痲疹을 治療한다.
② 溫疫, 및 時令의 感冒를 治療한다.
③ 胃風으로 面腫을 하는 경우에는 消風散을 合한다.
④ 癮疹(은진)으로 因한 風毒에는 加 山楂·樺皮·金銀花·玄蔘·牛蒡子·犀角·荊芥·防風의 類를 加한다.
⑤ 或은 四物湯을 合한다.

❷ 인삼패독산(人蔘敗毒散)(➡方藥合編·中19, 東醫寶鑑 1079, 醫學入門 1743·2933·3050)

活套 : ① 諸瘡·感冒·毒感을 治療한다.
② 傷寒의 時氣로 發熱과 頭痛을 하고 項强(항강)이 있으며 肢體가 煩疼(번동)하는 것을 治療한다. 또한, 傷風으로 咳嗽(해수)를 하면서 鼻塞으로 聲重(성중)을 하는 것을 治療한다.
③ 荊防敗毒散에 加 連翹·金銀花를 하면 連翹敗毒散이라 이름을 한다. 癰疽(옹저)의 初發에 寒熱이 甚해서 마치 傷寒과 같은 것을 治療한다.
④ 斑疹으로 因한 腫毒에는 荊芥·防風·玄蔘·黃芩·黃連·惡實·山楂·金銀花를 隨證加減을 한다.

婦人[3004]

1. 經病

(1) 經病의 原因

① 經病의 百端은 血이 滯를 하고 枯한 것이다.
② 婦人은 血로 爲主(위주)를 한다.
③ 天眞의 氣가 隆盛[3005]을 하여 壬癸의 水가 合을 하면 腎氣가 온전하게 盛을 하고 血脈이 流行을 하니 항상 三旬[3006]으로 한다.
④ 一見을 하여 象으로 하니, 月[3007]이 盈하면 즉 虧를 한다. 그렇기 때문에 가로되 月經이라고 한다.

⑤ 經行이 産後와 더불어 一般이다.
ⓐ 만약, 그 時에 餘血의 一點이 未淨(미정)[3008]을 하거나, 或은 外로 風寒을 被襲(피습)[3009]을 하고, 또한 濕冷과 暑熱의 邪氣를 被襲(피습)을 하며, 或은 內傷으로 生冷을 하고 七情이 鬱結을 하여 痰이 되고 瘀가 되며 中에 凝積이 되는 것을 가로되 血滯라고 한다.
ⓑ 或은 經이 止를 한 後에 用力이 太過를 하고 入房이 太甚을 하며, 또한 服食이 燥熱을 하여 火動에 이르며 邪氣가 盛을 하고 津血이 衰를 하는 것을 가로되 血枯라고 한다.

⑥ <良方>에 이르기를, 經을 한 後에 驚을 被襲(피습)을 하면 즉, 血氣가 錯亂(착란)[3010]을 하여 妄行을 한다.
ⓐ 上에 逆을 하면 즉, 口鼻를 따라서 出을 한다.
ⓑ 身에 逆을 하면 즉, 水血이 서로 얽혀서 變을 하고 水腫이 된다.
ⓒ 恚怒(에노)[3011]를 하면 즉, 氣血이 腰腿(요퇴)에 逆을 하고 心·腹·背·脅·手足의 사이가 重痛을 하니 經이 行하면 즉 發을 하고, 期를 지나치면 즉 止를 한다.

3004) 『東醫寶鑑』에서는 子宮疾患의 경우에 藏府쪽으로 하여 胞라고 分類를 하였으나, 『醫學入門』의 法을 따라서 子宮疾患을 다 婦人門에 分類를 하였다.
3005) ①기운(氣運)이 기운(氣運)차게 일어남 ②기세(氣勢)가 성(盛)함
3006) ①상순(上旬)과 중순(中旬)과 하순(下旬). 삼한(三澣)
3007) 女子의 生理는 그렇기 때문에 보름달에 비유를 한다.
3008) 아직 깨끗하여지지 않은 것을 말한다.
3009) 습격(襲擊)을 당(當)함
3010) ①뒤섞여서 어수선함 ②머리가 혼란(混亂)함
3011) 매우 화나는 감정임.

ⓓ 怒가 極을 하여 肝을 傷하면 즉, 眩暈·嘔血·瘰癧·血風·瘡瘍의 等病이 더하게 되니, 經血이 그 사이에 滲漏[3012]를 하여 드디어 竅穴[3013]에 生瘡을 이루게 되고 淋瀝(임력)이 不斷을 하게 된다고 하였다.

⑦ 濕熱이 서로 얽히면 드디어 崩·帶가 된다.
⑧ 血이 內에 結滯를 하면 變을 하여 癥瘕(징하)가 된다.
⑨ 무릇, 이 證의 百出이 血滯와 더불어 血枯에 不過할 따름이다.
⑩ 그러나, 血滯도 역시 虛熱이 있고, 血枯도 역시 虛熱이 있다.
⑪ 그렇기 때문에 重을 하면 즉 經閉를 하여 不通을 하니 滯·枯로 나누어서 말한다.
⑫ 輕을 하면 즉 經水가 不調를 한다[3014].
⑬ 단지 말을 하기를 虛를 하고 더불어 熱일 따름이다.

(2) 月經不通[3015]

1) 血滯와 血枯

① 滯는 마땅히 破血을 하고 枯는 虛를 補를 한다.

② 血滯로 經閉를 하여 마땅히 破를 하는 경우에는, 原因이 飮食의 熱毒이거나, 或은 暴怒로 積痰이 凝積을 한 것이다.
ⓐ 바로 모름지기 乾漆·大黃의 類로 하여 推陳[3016]을 하고 致新[3017]을 하며, 하여금 舊血이 消를 하고 新血이 生을 하게 하는 것이다.

③ 만약, 氣는 旺을 하고 血은 枯를 하여 勞役과 憂思가 起를 하면, 도리어 마땅히 溫和의 滋補를 한다. 或은 兼을 하여 痰火의 濕熱이 있으면, 더욱 마땅히 淸을 하게하고 凉을 하게 한다.
ⓐ 매번, 肉桂로 佐를 하는 것은 熱을 하면 즉 血이 行을 하는 것이다.

3012) 물기나 액체(液體)가 배거나 새어 나옴
3013) 陰部를 말한다.
3014) 潮熱이 發生을 하면 重한 것이다.
3015) 조기 폐경이란 40세 이전에 폐경이 되는 경우로서 전 여성의 1%에서 발생하며, 30세 이전의 경우도 1,000명당 한 명이 발생하는 비교적 흔한 질환으로 알려져 있다. 이러한 질환에 노출이 되는 경우에는 에스트로겐의 조기 결핍으로 인한 골다공증, 심혈관계 질환 등의 전신 질환뿐만 아니라, 예상치 못한 불임으로 인한 심리적인 문제점 또한 발생한다. **[네이버 지식백과]** 조기 폐경 [premature ovarian failure] (서울대학교병원 의학정보, 서울대학교병원)
3016) 옛것을 밀어냄.
3017) 새 것을 이르게 함.

④ 그러나, 순전히 峻藥을 服用을 하여 陰道를 耗散을 하게 하여서는 不可하다.

ⓐ 耗氣를 하고 益血을 한다는 說은 비록 女科의 要法이다.

ⓑ 그러나, 血은 氣의 配[3018]가 되니, 氣가 熱을 하면 즉 熱을 하고, 氣가 寒을 하면 즉 寒을 하며, 氣가 升을 하면 즉 升을 하고, 氣가 降을 하면 즉 降을 하며, 氣가 行을 하면 즉 行을 하고, 氣가 滯를 하면 즉 滯를 하는 것이다.

⑤ 가령, 과연 鬱火로 氣가 血에 盛을 한 경우에는 바야흐로 可히 單香附丸·散으로 하고 抑氣散으로 하는데, 항상 加 木香·檳榔·枳殼을 하여 開鬱을 하고 行氣를 한다.

ⓐ 만약, 氣가 亂을 하면 즉 調를 하게하고, 氣가 冷을 하면 즉 溫을 하게하며, 氣가 虛를 하면 補를 한다.

ⓑ 男·女의 一般이 陽이 生을 하면 즉 陰이 스스로 長을 하고, 氣가 衰를 하면 즉 血도 역시 涸을 한다. 어찌 可히 오로지 그 氣를 耗損(모손)을 하겠는가!

⑥ 論者가 많이 얽매이기를 <叔和>가 血이 旺을 하고 氣가 衰를 한다고 하며, <叔和>가 論하기를 肝·肺의 二脈이 즉 마땅히 肝이 肺보다 旺盛하다고 한 것이라고 한 것을 알지 못하였다.

ⓐ 그 實은 氣血이 和平을 하여야 孕(잉)을 하는 것이다.

ⓑ 그렇기 때문에 繼承(계승)을 하여 가로되 兩臟[3019]이 通和(통화)[3020]를 한다고 한 것이다.

⑦ 그러나, 婦人은 所見[3021]이 偏僻(편벽)[3022]을 하고 性이 鄙陋(비루)[3023]를 하여 婢妾(비첩)[3024]이 志가 언어 펼쳐지지 못하면, 鬱怒가 때로 일어나게 된다.

ⓐ 그렇기 때문에 香附는 女人의 仙藥이 된다.

ⓑ 經에 가로되, 邪氣가 盛을 하면 즉 實을 하고, 正氣가 奪을 하면 즉 虛를 한다고 하니, 可히 저것을 깨닫지 못하겠는가!

2) 血滯의 原因

① 滯의 原因은 外感과 傷冷으로 鬱을 한 것이다.

ⓐ 經行에 登厠[3025]을 하여 風寒이 內[3026]로 入하고 凝澁에 이른 경우에는 小溫經湯으로

3018) 1. 나누다 2. 짝짓다 3. 짝 지어 주다 4. 걸맞다
3019) 肝·肺를 말한다.
3020) 화합과 소통
3021) 보고 헤아리는 생각, 올바로 인식(認識)하거나 올바로 처리(處理)할 수 있는 능력(能力)
3022) 외지다. 궁벽하다. 구석지다. 비슷한말:背静(bèijing)
3023) ①(행동(行動)이나 성질(性質)이)더럽고 추저분함 ②행실(行實)이 야하고 더러움.
3024) 종으로 첩(妾)이 된 계집
3025) 화장실에 간 것을 말한다.

한다.

ⓑ 經行이 適來[3027]에, 或은 寒熱을 얻어서 이에 閉로 不通을 하거나, 或은 寒을 하고, 或은 暑를 한 것을, 모두 이르기를 熱入血室이라고 한다.[3028]
㉠ 小柴胡湯에 加 生地를 한다.
㉡ 或은 黃芩芍藥湯에 加 生地를 한다.

ⓒ 經行에 生冷한 것을 過食을 하거나, 或은 外로 冷濕을 被襲(피습)을 하여 瘀血이 凝結에 이른 경우에는 五積散에 去 麻黃을 하고, 加 牧丹皮·紅花를 한다.

② 七情으로 心氣가 鬱結을 하여 不行하는 경우에
ⓐ 分心氣飮에 去 羌活·半夏·桑皮·靑皮를 하고, 加 川芎·當歸·香附·莪朮·玄胡索을 한다.
ⓑ 火가 있는 경우에는 더욱 加 黃芩을 하거나, 或은 小調經散·單香附丸으로 한다.

③ 또한, 盛實을 하여도 宣疎(선소)[3029]가 안 되는 경우가 있다. 氣血이 盛實을 하더라도 經絡이 遏[3030]閉를 한다.
ⓐ 或은 時로 痰을 挾(협)한 경우에는 單大黃膏로 한다.
ⓑ 或은 馬鞭草를 汁을 取하여 熬膏[3031]를 하고 丸을 한다.
ⓒ 或은 燒存性으로 하여 紅花當歸煎湯으로 下를 한다.

3) 血枯의 原因

① 枯는 勞·食으로 傷을 하거나, 或은 泄로 된 것이다.

② 飮食으로 內傷을 하고 勞倦(노권)으로 損傷(손상)을 하면, 脾胃(비위)의 氣가 弱을 하여 體가 勞倦(노권)을 하고 發熱을 하며 腹痛을 하고 腸鳴을 하며 飮食이 減少를 하여 血을 發生을 할 수가 없다.
ⓐ 補中益氣湯에 加 川芎·生地·天花粉을 한다.

③ 腸鳴이 있고 月水가 오지 않는 경우에는 病이 胃에 있는 것이다. 胃虛를 하여 氣血을 生할 수가 없으면, 마땅히 單厚朴을 五錢으로 하여 空心에 水煎을 하거나, 或은 單蒼朮膏를 한다.

3026) 子宮을 말한다.
3027) 막 오려고 하는 때를 말한다.
3028) 대개 柴胡四物湯이 더 좋다.
3029) 宣通과 疏通을 말한다.
3030) 1. 막다, 저지하다(沮止--) 2. 가리다, 은폐하다(隱蔽--) 3. 끊다, 단절하다(斷切·斷截--)...
3031) 볶아서 고형(膏形)으로 만든다는 뜻.

④ 水泄을 하고 少食을 하는 경우에는 升陽益胃湯으로 한다.

⑤ 泄이 없고 少食을 하는 경우에

ⓐ 二陳湯에 加 白朮·黃芪·便製香附·當歸·芍藥·牧丹皮·麥門冬·山査·麥芽를 한다.

ⓑ 飮食으로 因한 積은 더욱 加 莪朮·枳殼을 한다.

4) 經病의 胖 · 癯

① 濕痰으로 血海의 地位에 粘住[3032]를 하여 經閉를 하는 경우에는 導痰湯[3033]에 加 川芎·黃連을 한다.

ⓐ 地黃을 服用을 하는 것이 不可하니 膈에 泥滯[3034]를 하기 때문이다.

ⓑ 가령, 使用을 하는 경우에는 모름지기 薑汁(강즙)으로 炒를 거친 다음에 한다.

② 胃熱로 消渴을 하여 善食을 하고 점차로 瘦를 하며 津液(진액)이 熱로 燥渴이 되는 경우에는 마땅히 胃熱을 瀉를 한다.

ⓐ 四物湯에 合 調胃承氣湯을 한다. 이름을 하기를 玉燭散이라고 한다.

ⓑ 다시 合하여 凉膈散을 하면, 이름을 하기를 三和散이라고 한다.

ⓒ 輕한 경우에는 小柴胡湯에 合 四物湯을 하는데, 去 人蔘·半夏를 하고, 加 天花粉을 한다.

③ 平素에 虛를 하여 形이 瘦를 하고 口燥를 하며 厚味(후미)를 잘 먹어 鬱을 하고 痰火가 된다.

ⓐ 潮熱이 있는 경우에는 逍遙散에 加 黃芩을 한다.

ⓑ 潮熱이 없는 경우에는 四物湯에 加 桃仁·紅花를 한다. 或은 加味養榮丸으로 한다.

ⓒ 대개, 肥人은 氣弱이 많고 濕痰이 있다. 瘦人은 血怯[3035]이 많고 火가 있다.

5) 胞氣竭과 傷血의 原因

① 脫血을 하여 入房을 하면, 胞氣가 竭을 한 것이다.

② 少年이 大脫血을 하거나, 或은 醉를 한 後에 入房을 하면, 氣가 竭을 하고 肝이 傷을 하여 月事가 衰少(쇠소)를 한 경우에는 烏賊丸으로 한다.

③ 或은 産育[3036]을 많이 하고 過勞로 수고로운 것이다.

ⓐ 墮胎(타태)[3037]를 하고, 또한 多産을 하여 傷血을 하거나, 或은 汗·下의 剋伐을 하는 藥

3032) 달라붙다.

3033) 『醫學入門』에서 導痰湯에 加 川芎·黃連으로 한다고 하였는데 『東醫寶鑑』에서는 加 川芎·黃連·當歸를 한다고 하였다. 『東醫寶鑑』의 法이 더욱 좋다.

3034) 끈적여서 체함.

3035) 1. 겁내다, 무서워하다, 두려워하다 2. 겁많다 3. 약하다(弱--), 비겁하다(卑怯--),

3036) 아이를 낳아서 기르는 것임.

을 誤服을 한 것으로, 血이 衰를 하고 氣가 乏한 것에 이르러 不行을 하는 경우에는 十全大補湯으로 한다.

6) 月經不通의 原因

① 不通은 대개 단지 이와 같다.

ⓐ 虛·熱·痰·氣의 四證일 따름이다.

ⓑ 不調도 역시 크게 相同이다.

ⓒ 隨證으로 調治를 하고 飮食이 調和를 하면 自然히 血氣가 流通을 한다.

② 더욱 凝滯를 한 然後(연후)라야 可히 紅花當歸散·紫葳散·通經丸·導經丸의 類를 使用을 한다.

③ 虛한 경우에는 단지 사용을 하더라도 當歸散으로 通을 하게 한다.

④ 通을 한 後에 또한, 모름지기 養血을 하고 益陰을 하며 하여금 津液(진액)으로 流通을 하게 한다.

ⓐ 어찌 氣血이 充和한 것에 힘을 쓰지 않고 오직 毒藥으로 攻逼(공핍)[3038]을 하겠는가?

ⓑ 이것은 千金을 乞丐(걸개)[3039]에게 求하는 것이니 반드시 죽을 따름이다.

⑤ 以上은 經水가 不通을 하는 것을 말한 것이고, 아래는 經水가 不調를 하는 것을 말한 것이다.

(3) 月經不調[3040]

1) 月經不調[3041]를 할 때에 經의 色

① 不調를 하여 前·後로 하면 色은 어떠한가?

ⓐ 期日로 말을 하기를, 期日에 맞춘 경우에는 性이 和를 하고 血이 足을 하여 쉽게 來를 하는 것이다.

3037) 복약(服藥)하거나 기타의 인위적인 수단(手段)에 의(依)하여 생활력(生活力) 있는 태아(胎兒)를 분만기(分娩期)가 되기 전(前)에 모체(母體)밖으로 떨어지게 함

3038) 攻擊을 하여 逼迫(핍박)을 한 것이다.

3039) 거지. 남에게 빌어먹고 사는 사람

3040) 생리 불순이란 일반적으로 불규칙한 생리를 일컫는 용어이다. 의학적으로 정확히 대응되는 용어는 없으며, 무배란 및, 희소배란에 의해 나타날 수 있는 증상으로 본다.

3041) 희소 배란 또는 무배란을 일으킬 수 있는 질환들 : 다낭성 난소 증후군, 스트레스나 섭식 장애(거식증 또는 폭식증)로 인한 배란 장애, 뇌하수체 종양, 부신 종양, 골반내 양성 종양, 악성 생식기 종양, 갑상선기능항진증, 갑상선기능저하증, 고프로락틴혈증 등과 같은 내분비 질환 등 **[네이버 지식백과]** 생리불순 [menstrual irregularity] (서울대학교병원 의학정보, 서울대학교병원)

② 或은 단지 一·二日의 차이가 나는 경우에는 역시 害가 되지 않는다.

③ 色으로 말을 하기를 心은 血을 主하고 陰은 陽을 따른다.
ⓐ 그렇기 때문에 色이 紅을 한 것으로 正이 된다.

④ 期日에 맞추지를 못하나, 色이 正한 경우에는 쉽게 調理가 된다.

⑤ 風熱은 色이 紫를 하나 甚하면 즉 黑을 한다. 淡은 痰滯로 因한 것이고, 濕은 模糊(모호)[3042]한 色이다.
ⓐ 色이 紫를 하는 것은 風이다.
㉠ 대개 紫를 하는 경우에는 四物湯에 加 防風·白芷·荊芥를 한다.

ⓑ 黑을 하는 것은 熱이 甚한 것이다.
㉠ 黑을 하는 경우에는 四物湯에 加 芩·連·香附를 한다.

ⓒ 淡白한 것은 虛한 것이다.
㉠ 淡白을 하는 경우에는 古芎歸湯에 加 蔘·芪·白芍·香附를 한다.

ⓓ 或은 挾痰을 하여 停水를 하면 이것으로 混濁(혼탁)[3043]하게 된다.
㉠ 痰이 있는 경우에는 二陳湯에 加 芎·歸를 한다.

ⓔ 마치 煙塵水와 같고, 마치 屋漏水와 같으며, 마치 豆汁과 같거나, 或은 黃한 것을 띄고 混濁을 하여 模糊(모호)한 경우에는 濕痰이다.
㉠ 마치, 煙塵과 같은 경우에는 二陳湯에 加 秦艽·防風·蒼朮을 한다.
㉡ 마치, 豆汁과 같은 경우에는 四物湯에 加 芩·連을 한다.

ⓕ 塊를 이루고 片이 만들어지며 色이 不變을 하는 경우에는 氣滯이다.
㉠ 或은 風冷이 乘을 한 것이다.
㉡ 塊를 이루는 경우에는 四物湯에 加 香附·玄胡索·枳殼·陳皮를 한다.

ⓖ 色이 變하여 紫黑을 하는 경우에는 血熱이다. 隨證을 하여 選用을 한다.
ⓗ 通用을 하는데 琥珀調經丸·百子附歸丸·墨附丸으로 한다.

2) 期日을 뒤로 하고 來가 少하면 血이 不足한 것이다.

3042) 모호하다, 분명하지 않다
3043) ①(기체(氣體)·액체(液體) 따위가 불순물(不純物)이 섞이어)맑지 않고 흐림

① 期日을 뒤로 하여 三·五日이 되는 경우에는 血虛가 된다.

ⓐ 四物湯에 加 蔘·芪·白朮·陳皮·升麻를 한다.

② 瘦人은 단지 이것은 血이 少를 한 것이다.

ⓐ 四物湯에 倍 歸·地를 하고, 약간 桃仁·紅花를 加한다.

③ 肥人은 多痰이다.

ⓐ 二陳湯에 加 南星·蒼朮·滑石·芎·歸·香附를 한다.

④ 來가 少를 하고, 色이 和를 하는 경우에는 四物湯으로 한다.

⑤ 點滴[3044]을 하여 閉를 하려고 하고, 潮·煩을 하며, 脈이 數을 하는 경우에는 四物湯에 去 芎·地를 하고, 加 澤蘭葉을 三倍를 하며, 甘草를 약간 한다.

ⓐ 十味香附丸으로 한다.

⑥ 內寒으로 血이 澁을 하여 來가 少를 하고, 或은 日이 少를 하며 五·六日의 以上으로 하는 경우에는 四物湯에 加 桃仁·紅花·牧丹皮·葵花를 한다.

3) 期日을 먼저 하고 來가 多하면 血이 有餘한 것이다.

① 期日을 먼저 하여 三·五日을 하는 경우에는 血熱이다.

ⓐ 四物湯에 加 芩·連을 한다. 肥人은 加 痰藥을 한다.

② 먼저 十數日을 하는 경우에는 血氣가 모두 熱한 것이다.

ⓐ 四物湯에 加 黃芩·柴胡·香附를 한다.

ⓑ 肥人은 淸海蒼莎丸에 加 黃連·白朮을 한다.

③ 來가 多를 하거나 或은 日이 多를 하여 五·六日의 以上으로 하는 경우에는 內熱을 하여 血이 散헌 것이다.

ⓐ 四物湯에 加 芩·朮을 한다.

④ 瘦人으로 火가 있는 경우에는 固經丸으로 한다.

ⓐ 肥人으로 多痰한 경우에는 淸海蒼莎丸으로 한다.

4) 或은 前으로 하고 或은 後로 하면 氣血이 亂한 것이다.

3044) ①낱낱의 물방울, 또는 처마에서 떨어지는 빗물 방울

① 或은 前을 하고 或은 後를 하며, 或은 多를 하고 或은 少를 하며, 或은 逾月(유월)[3045]을 하여 不至를 하고 或은 一月에 再至를 한다.
② 當歸散·調經散·單丹蔘散으로 한다.

5) 淋瀝이 不斷하면 邪가 아직은 踈한 것이 아니다.

① 때로 作을 하고 때로 止를 하며, 淋瀝(임력)[3046]으로 不斷을 하고, 腹中이 作痛을 하면, 이에 寒·熱의 邪氣가 胞中에 客을 하고 血海[3047]에 留滯를 하여 外로 疼을 하는 것이다.
② 가령, 積이 있고 下痢가 不定을 하는데, 去를 한 바가 있으면 즉 낫는다.

③ 臍下의 逆氣가 上攻을 하여 胸膈으로 하고 嘔를 하려고 하는 경우에는 桃仁散으로 한다.
ⓐ 或은 當歸를 四錢으로 使用을 하고, 乾漆(건칠)을 三錢으로 하여 蜜丸으로 服用을 한다.

④ 가령, 腰·臍·腹痛이 있는 경우에는 牛膝散으로 한다.
⑤ 或은 行을 하고 或은 止를 하며, 心痛이 있는 경우에는 失笑散으로 한다.
⑥ 經水가 適來[3048]를 하고 適斷[3049]을 하며 往來寒熱을 하는 경우에는, 우선 小柴胡湯에 加 地黃을 服用을 하고, 뒤에는 四物湯으로 和를 한다.[3050]
⑦ 月事가 頻數(빈삭)한 것이 있는 경우에는 四物湯에 倍 芍藥을 하고, 加 黃芪[3051]를 한다.

⑧ 經行이 不止하는 경우에는 四物湯에 加 地楡·阿膠·荊芥를 한다.
ⓐ 熱한 경우에는 倍 黃芩을 하거나, 或은 固經丸을 呑한다.

6) 經病의 內 · 外證

① 外證은 潮熱이 있고, 內는 腹痛이 있다.
ⓐ 月水가 循環을 하니, 纖痾(섬아)[3052]를 하면 子息을 만들 수가 없다.

② 만약, 兼하여 潮·疼을 하고, 重하면 즉 더하여 咳血을 하고 汗·嘔를 한다. 或은 瀉를 한다.

3045) 그 달의 그믐을 넘김. 달을 넘김
3046) 뚝뚝 떨어지는 모양
3047) 子宮을 말함.
3048) 막 오려고 하는 것을 말한다.
3049) 막 그치려고 하는 것을 말한다.
3050) 그냥 柴胡四物湯으로 바로 사용을 하여도 無妨하다.
3051) 補氣를 하여 血을 調節을 하고자 하는 것이다.
3052) 고질병을 말함.

ⓐ 潮·汗[3053]이 있으면 즉, 血이 더욱 消耗를 한다.
ⓑ 咳·嘔를 하면 즉, 氣가 往을 하여 上行을 한다.
ⓒ 瀉를 하면 즉, 津이 後[3054]로 偏僻을 한 것이다.
ⓓ 疼을 하면 즉, 積이 中에 結滯를 한 것이다.

③ 이것으로 반드시 먼저 病을 去하고, 以後에 可히 滋血을 하며 調經을 한다.
ⓐ 특별히 潮熱을 하고 疼痛을 하는 것은 더욱 婦女의 常病이 된다.[3055]

④ 대개, 血滯를 하여 積이 骨髓(골수)로 入을 하면 문득 骨蒸(골증)이 된다.
⑤ 血滯를 하여 中에 積을 하고, 日의 新血을 發生한 것으로 相搏[3056]을 하면 즉 疼痛이 된다.
⑥ 血이 枯를 하여 百骸(백해)[3057]를 滋養을 할 수가 없으면 즉 外로 蒸을 하여 熱한 것이다.
⑦ 血이 枯를 하여 胞絡이 火盛을 하거나, 或은 痰·氣와 食積을 挾을 하고 寒冷의 外邪를 挾(협)을 하면 즉 疼痛이 된다.

⑧ 潮熱에 有時를 하면 內傷이 되고, 虛가 된다. 無時를 하면 外感이 되고, 實이 된다.
ⓐ 虛한 경우에는 大溫經湯으로 한다.
ⓑ 熱한 경우에는 四物湯에 加 柴·芩으로 한다.
ⓒ 經閉를 한 경우에는 滋血湯으로 한다.
ⓓ 骨蒸(골증)인 경우에는 大胡連丸·大烏鷄丸으로 한다.
ⓔ 五心의 潮는 四物湯에 加 黃連·胡黃連으로 한다.
ⓕ 無汗의 경우에는 茯苓補心湯으로 한다.
ⓖ 有汗의 경우에는 逍遙散[3058]으로 한다.

ⓗ 經前에 潮를 하는 경우에는 血虛를 하여 滯가 있는 것이다.
㉠ 逍遙散에 加 牧丹皮·桃仁·玄胡索을 한다.

ⓘ 經後에 潮한 경우에는 血虛에 熱이 있는 것이다.
㉠ 逍遙散에 去 柴胡를 하고, 地骨皮로 換을 하며, 加 生地·便炒黃芩을 한다.
㉡ 이 方은 能히 加減을 한다.

3053) 婦人病은 潮熱이 있으면 대개 發汗이 같이 同伴이 된다.
3054) 大便을 말한다.
3055) 婦人의 病에 潮熱이 있으면 제대로 婦人病이 되어서 쉽게 治療가 되지 않는다.
3056) 서로 얽힌다는 뜻이다. 싸운다고 해석을 하면 안 된다.
3057) 몸에 있는 뼈를 통틀어서 일컬음.
3058) 潮熱이 없다면 歸脾湯으로 한다.

㉢ 退熱의 聖藥이다.
㉣ 咳가 있으면 加 桑白皮·貝母·桔梗·知母·麥門冬을 한다.
㉤ 咳血을 하면 加 生地·山梔·牧丹皮를 한다.
㉥ 嘔吐를 하면 加 陳皮·半夏·旋覆花를 한다.
㉦ 嘈雜(조잡)을 하면 加 薑炒黃連을 하거나 或은 芩連二陳湯으로 한다.

ⓙ 일반적으로 潮熱인 경우에는 腎氣丸·大造丸으로 한다.
㉠ 或은 四物湯料에 加 便炒黃芩을 各一 兩을 하고, 四製香附를 各一斤을 하여 蜜丸으로 服用을 한다.

7) 經行痛[3059)]

① 痛·滯를 하면 經의 前으로 하고, 虛를 하면 後로 한다고 부른다. 이것은 腹痛을 말한 것이다.
ⓐ 經事가 行을 하려고 하는데, 臍腹이 絞痛을 하는 경우에는 血滯가 된다.
㉠ 四物湯料를 四錢으로 하고, 加 玄胡索·苦楝·木香·檳榔을 各一兩으로 한다.

ⓑ 痛이 甚한 경우에는 萬痛丸으로 한다.

ⓒ 經水가 行을 하는 때에 臨하여 痛한 경우에는 氣滯가 된다.
㉠ 烏藥湯으로 한다.

ⓓ 氣가 滯를 하고 血이 瘀를 하는 경우에는 大玄胡索散으로 하거나, 或은 四物湯에 加 桃仁·紅花·莪朮·玄胡索·香附·木香을 한다.
㉠ 發熱에는 加 柴·芩을 한다.

ⓔ 經水가 장차 來를 하여 陣痛[3060)]을 하고, 陣痛이 그치는 경우에는 血實이 된다. 四物湯에 加 玄胡索·木香·黃連·香附를 한다.

② 腿腹이 痛한 경우에는 內補當歸丸으로 한다.
ⓐ 經水가 장차 行을 하는 데에, 風冷을 被襲(피습)한 것으로 서로 얽히고, 繞臍(요제)가 疝痛을 하는 경우에는, 이에 寒氣가 血室[3061)]에 客을 한 것이다.
㉠ 大溫經湯·桂枝桃仁湯으로 한다.

3059) 經行痛은 『東醫寶鑑』보다 『醫學入門』이 더욱 詳細하다.
3060) ①아이를 낳을 때 주기적(週期的)으로 오는 아픈 통증(痛症) ②사물(事物)을 완성(完成)하기 직전(直前)에 겪는 어려움의 비유(比喩 · 譬喩)
3061) 子宮을 말함.

ⓑ 經水가 日來에 時痛하는 경우에는 四物湯에 加 陳皮·玄胡索·牧丹皮·甘草를 한다.

ⓒ 經을 한 後의 痛인 경우에는 血虛가 된다.
㉠ 八物湯·小烏鷄丸으로 한다.

ⓓ 歷年[3062]으로 血寒을 하여 積이 胞門에 結滯를 하고 嘔吐를 하며 涎唾를 하고 臍·脅이 酸痛(산통)[3063]을 하며 陰冷을 하고 徹引을 하여 腰脊으로 하고 痛을 하는 경우에는 酒煮當歸丸·大溫經湯[3064]으로 한다.
ⓔ 通用을 하는데 交加地黃丸·滋陰百補丸·七製香附丸으로 한다.

③ 血風은 身痛을 하고, 皮膚가 痹를 한다.
ⓐ 血風은 이에 氣血이 虛하고, 風冷을 被襲(피습)을 하며, 身體가 歷節痛을 한다.
㉠ 大芎窮散·麒麟竭丸·趁痛散·血風丸으로 한다.

ⓑ 經閉를 하고 身痛을 하며 溺澁[3065]을 하는 것은 陰虛를 하여 濕熱이 甚한 것이다.
㉠ 四物湯에 加 蒼朮·陳皮·牛膝·甘草를 하여 水煎을 하고 頻服[3066]을 한다.
㉡ 사이에 사용을 하는데 蒼莎丸에 加 蒼耳·白芍을 한다.

④ 經이 先期를 하는 경우에는 加 蒼耳·白芍·龜板·金毛狗脊을 한다.
⑤ 經이 後期를 하는 경우에는 逍遙散으로 한다.

⑥ 皮膚가 搔痒을 하는 경우에는 四物湯에 加 荊芥를 한다.
ⓐ 古烏荊丸으로 한다.

⑦ 肌肉이 頑痲(완마)[3067]를 하는 경우에는 烏頭丸으로 한다.
⑧ 上攻을 하여 頭目으로 暈倒를 하는 경우에는 單蒼耳散으로 한다.
⑨ 頭·項·脊이 痛을 하는 경우에는 柴胡調經湯으로 한다.
⑩ 頭身痛을 하고 寒熱을 하며 咳嗽(해수)를 하고 怔悸[3068]를 하여 一切의 雜證은 人蔘荊芥散으로 한다.

3062) ①여러 해를 지냄. 또는, 그 햇수(-數) ②한 왕조(王朝)가 왕업(王業)을 누린 햇수(-數)
3063) 대개 산동(酸疼)이란 술어로 나옴. 경락이 추철(抽掣)해서 시큰거리는 것이 산(痠)이고, 산이 더 심하고 아픈 게 동(疼)임. 피부의 보통 통증과 구별됨.
3064) 男子의 疝痛과 類似하다. 實證인 경우에는 五積散도 좋고, 虛證인 경우에는 煖肝煎도 좋다.
3065) 尿澁을 말함.
3066) 약 먹는 방법의 하나. 자주 먹는 것을 말한다. 병이 상반신에 있으면 약을 달여서 조금씩 여러 번에 나누어 자주 먹는다. 예를 들면 목이 아플 때 자주 머금고 있다가 넘기는 것 등이다.
3067) 피부에 감각이 없는 상태임.
3068) 心悸·怔忡을 말함.

⑪ 平素에 虛한 경우에는 女金丹·國公浸酒方으로 한다.
⑫ 胎前과 產後는 대개 같다.

8) 經行浮腫

① 水는 腫이 經의 前으로 하고, 血은 腫이 後로 한다.

② 經水가 斷을 하고 以後에 腫을 하는 것은, 이름을 하여 가로되 血分이라고 한다.
ⓐ 이에, 瘀血이 水로 化를 하고 胞門을 閉塞을 한 것이니, 水腫에 比하여 더욱 難治이다.
ⓑ 그러나, 能히 그 經을 調理를 하면 즉, 水가 스스로 없어진다.
ⓒ 小調經散·葶歸丸으로 한다.

③ 먼저 浮腫을 하고, 이후에 經水가 不通을 한 것은, 이름을 하여 가로되 水分이라고 한다.
ⓐ 이에, 脾가 制血을 할 수가 없고 水와 더불어 아울러 肌肉을 浮를 하게 하니, 虛腫이 된다.
ⓑ 紅礬丸으로 한다.

④ 通用을 하는데 腎氣丸으로 한다.[3069]
ⓐ 水分은 澤瀉를 君으로 하고, 加 防己·葶藶·木通을 한다.
ⓑ 血分은 牧丹皮를 君으로 하고, 加 牛膝·紅花를 한다.

⑤ 經閉에 脚腫을 하는 경우에는 桑皮散으로 한다.

9) 經病治療의 原則

① 養胃를 하고 通心[3070]을 하는 것은 眞實로 要法이다.
② <經>에 가로되, 二陽의 病은 心脾를 發을 한다고 하였다.
③ 대개 衝은 血海가 된다. 任은 胞胎를 主한다.

④ 二脈이 胞內에서 起를 하여 經絡의 海가 된다.
ⓐ 더불어 手太陽小腸과 手少陰心은 表裏가 되어 上으로 乳汁이 되는 것을 主하고 下로 月水가 되는 것을 主한다.

⑤ 月水는 이에 經絡의 餘이다.

3069) 水分인 경우에는 當歸芍藥散을 같이 服用을 하고, 血分인 경우에는 桂枝茯苓丸을 같이 服用을 한다.
3070) 通心은 柴胡·梔子의 組合과 黃連·川芎의 組合으로 한다.

⑥ 衝任의 氣가 盛하면 즉, 血이 때[3071]에 依據(의거)를 하여 下를 한다.

⑦ 憂思로 心血을 耗傷하여 火炎에 이르게 하고, 血이 肝으로 돌아가서 出納의 用이 되지 못하여, 이미 竭을 하면 母가 하여금 子를 虛하게 하니, 脾도 역시 磨를 하지 못하여 食이 적게 된다.
ⓐ 食이 少를 하면 즉, 肺金이 失養을 하여 水가 生化의 源을 絶을 하고 經閉를 하여 不調를 하게 된다.

⑧ 治療를 하는 경우에는 모름지기 心은 氣血의 主가 되는 것을 알아야 한다.
⑨ 心氣가 鬱結을 하는 경우에는 마땅히 心血을 調理를 하여야 하니, 心經을 通하면 血이 스스로 行을 하는 것이다.[3072]
⑩ 脾胃(비위)는 氣血의 運이 된다.
⑪ 飮食과 勞倦(노권)으로 그 中氣를 損傷(손상)을 하여 血이 少를 하고 不行을 하거나, 或은 行을 하더라도 間斷[3073]을 하는 경우에는, 단지 마땅히 平胃散[3074]과 四君子湯[3075]의 類로 하여 脾胃(비위)를 補養을 하면 氣血이 自生을 하고 自運을 하니, 이에 標本을 兼治를 하여야 法의 良한 것이다.

10) 婦人의 治療를 할 때에 室女와 寡居[3076]의 차이

① 室女는 扶陰을 하는데, 寡居(과거)는 억눌러야 한다.

② 女子는 十四에 衝任이 盛을 하여 月事가 下를 한다.
ⓐ 반드시 二十에 가까워야 바야흐로 可히 匹配[3077]를 하니, 可히 陰氣가 難成을 하는 것을 볼 수가 있다.
ⓑ 或은 放恣[3078]하게 鹹·酸·煎·炒·熱·燥를 먹어 氣血이 上으로 壅을 하여 不通에 이르는 경우에는 紅花當歸散·紫葳散·單大黃膏로 한다.

ⓒ 가령, 逾年(유년)[3079]을 하더라도 아직 시집을 가지 않았거나, 或은 年이 未及[3080]을 하

3071) 대부분 달(月)의 영향을 받는다.
3072) 柴胡·梔子의 組合으로 하거나, 黃連·川芎의 組合을 하여 心火를 내려서 血을 通하게 하는 方法으로 한다.
3073) [명사] 잠시 그치거나 끊어짐.
3074) 氣中에 血分을 보는 것이다.
3075) 氣中에 氣分을 보는 것이다.
3076) 寡居 : 과부(寡婦)로 지냄
3077) 1.결혼하다. 배필로 맺어지다. 2.(부품 등을) 정합(整合)하다.
3078) 어려워하거나 삼가는 태도(態度)가 없이 건방짐
3079) 結婚을 할 때가 지난 것을 말한다.
3080) 결혼을 할 나이가 되지 않은 것을 말한다.

였는데 男子를 생각하여 思로 心血을 傷을 하고, 火炎으로 脾는 虧를 하며 肺는 爍를 하고 腎은 枯를 하여, 血이 閉를 하고 勞가 되는 경우에는 十分이 難治이다.
㉠ 마땅히 四物湯에 加 黃芩·柴胡를 하거나, 或은 逍遙散에 加 山梔·芩·連을 하여 養血을 하고 凉血을 하며 降火를 하거나, 或은 腎氣丸에 加 子芩·紅花를 하고 養陰栢子丸도 역시 좋다.
㉡ 사람이 怒逆[3081]을 하는 경우에는 四製香附丸에 加 黃芩·生地를 한다.
㉢ 驚으로 因한 경우에는 抱膽丸으로 한다.
㉣ 經이 絶을 하여 不通을 하는 경우에는 瓦松散으로 한다.

③ 寡婦(과부)는 鬱悶이 百端이다.
ⓐ 或은 慕夫[3082]를 하여 頓忘[3083]을 할 수가 없고, 或은 門戶를 支持[3084]를 할 수가 없으며[3085], 或은 子孫이 昌盛[3086]을 하는 것을 바라기 때문에 心火가 때로 일어나는 것이다.
ⓑ 더하여 飮食이 厚味(후미)로 하면, 드디어 痰火가 이루어진다.

ⓒ 그 證은 惡風을 하고 體倦을 하며 때로 寒을 하고 때로 熱을 하며 面이 赤을 하고 心煩을 하거나, 或은 때로 自汗을 한다.
㉠ 肝脈이 弦長을 하면 마땅히 肝의 陰氣를 누른다.
㉮ 柴胡抑肝湯·抑陰地黃丸·越麯丸으로 한다.

㉡ 가령, 貧苦를 하고 淡食을 하는 경우에는 四製香附丸으로 主한다.
㉢ 每日의 上午에 神思[3087]가 昏憒(혼궤)를 하고 明處(명처)[3088]를 보는 것을 두려워하며 사람의 말을 듣는 것을 싫어하고 午後에 이르러야 바야흐로 可하다.
㉣ 또한, 頭昏을 하고 腹痛을 하며 驚惕(경척)[3089]을 한다.
㉤ 약간 勞動을 涉[3090]을 하면 더불어 月經이 來를 하는 때에, 그 證이 더욱 極烈하게 된다.
㉥ 이것은 志를 이루지 못한 때문이다.
㉦ 마땅히 淸神을 하고 養榮을 한다.
㉧ 四物湯에 加 人蔘·茯神·陳皮·柴胡·羌活·甘草·香附를 한다.

ⓓ 鬼와 더불어 交通[3091]을 하는 경우에는 神이 집을 지키기 못한 것으로 말미암은 것이다.

3081) 거스름
3082) 죽은 남편을 사모하는 것을 말함.
3083) [명사] 1. 갑자기 잊음. 2. 까맣게 잊어버림.
3084) ①붙들어서 버티는 것. 또는, 부지하여 지니는 것
3085) 남편 없이 가문을 지키는 것을 말한다.
3086) 성하여 잘 되어 감. 번창(繁昌)함
3087) [명사] 1. 신(神)의 마음. 2. 같은 말 : 정신[12](精神)(1. 육체나 물질에 대립되는 영혼이나 마음).
3088) 밝은 곳을 말함.
3089) [명사] 몹시 놀라고 두렵게 함.
3090) 1.(걸어서) 물을 건너다. 2.강을 건너다. 물을 건너다. 3.겪다. 경험하다.

㉠ 或은 때로 홀로 笑를 하고 或은 泣을 하며 脈이 遲伏(지복)을 하고 或은 마치 雀啄(작탁)[3092]으로 하여 度數를 알지 못하고 顏色이 不變을 한다.

㉡ 마땅히 茯神·羌活·蔓荊子·防風·薏苡仁·黃芪·五味子·麥門冬·石菖蒲·黃芩·甘草를 하여 水煎을 하고 服用을 한다.

2. 崩漏[3093]

(1) 崩漏의 原因別[3094] 證狀[3095]과 治法

① 崩漏는 虛한 것이 있으나, 역시 熱을 하는 것도 있다.

ⓐ 熱을 하면 즉 流通을 하고, 虛를 하면 溜[3096]泄(유설)을 한다.

② 血이 熱을 하면 즉 流를 하고, 虛를 하면 즉 溜를 한다.

ⓐ 무릇 때가 아닌 때에 血이 行을 하고 淋瀝(임력)[3097]을 하며 그치지 않는 것을 이르기를 漏下라고 한다.

3091) 夢中鬼交를 말한다.

3092) 『東醫寶鑑』에 **작탁맥**은 근육 사이에서 뛰는 데 연이어 손끝에 마주치다가 갑자기 멎는 것이 마치 참새가 모이를 쪼는 모양과 같은 감을 주는 맥이라고 하였다.

3093) 질 출혈은 속옷이나 생리대에 피가 묻거나 소변을 볼 때 피가 보이는 경우 쓰이는 말이다. 질 출혈은 주로 여성 생식기(자궁 및 자궁경부, 질, 나팔관, 난소)에서 기인한 출혈을 모두 통칭한 말이지만, 방광 및 요도에서 기인한 출혈이 질 출혈로 나타나는 경우도 있다. **[네이버 지식백과]** 질 출혈 [vaginal bleeding] (서울대학교병원 의학정보, 서울대학교병원)

3094) ① 신생아: 에스트로겐 관련, ② 초경 전: 이물질, 외상, 성폭력, 감염, 요도 탈출, 난소낭종, 사춘기 조숙증, ③ 초경 초기: 무배란, 출혈소인, 스트레스, 임신, 감염, ④ 가임기: 무배란, 임신, 암, 폴립, 자궁근종, 자궁선근증, 감염, 내분비 기능 이상(갑상선, 다낭성난소증후군 뇌하수체 선종), 출혈소인, 약물 관련(피임약 등), ⑤ 폐경 이행기: 무배란, 폴립, 자궁근종, 자궁선근증, 암, ⑥ 폐경기: 위축성, 암, 에스트로겐 치료, **[네이버 지식백과]** 질 출혈 [vaginal bleeding] (서울대학교병원 의학정보, 서울대학교병원)

3095) ① 자궁체부: 폴립, 자궁내막증식증, 자궁선근증, 자궁근종, 자궁내막암, 자궁육종, 자궁내막염, 무배란성 질 출혈, ② 자궁경부: 폴립, 외반증, 자궁내막증, 자궁경부암, 전이성암(자궁암, 융모막암), 감염(경부염), ③ 외음부: 콘딜로마(condyloma), 혈관각화증, 피지선 낭종, 외음부암, 성병, ④ 질: 가드너씨관 낭종(gartners duct cyst), 폴립, 선증식증, 질암, 세균성 질염, 성병, 위축성질염, ⑤ 나팔관, 난소: 나팔관암, 난소암, 골반감염증, ⑥ 임신 관련: 절박유산, 태반박리, 전치태반, ⑦ 외상성: 성교, 성폭력, 질 및 자궁 내 이물질, 교통사고 등 사고, ⑧ 약물 관련: 피임약, 여성호르몬 치료, 항응고제, 타목시펜(tamoxifen), 스테로이드, 항암제, ⑨ 전신 질환 관련: 외음부를 침범한 크론병, 베체트 병(Behcet disease), 펨피구스(pemphigus), 펨피고이드(pemphigoid), 미란성 편평태선, 임파선암, 폰 빌레브란트병(von Willebrand disease), 혈소판 이상증, 백혈병, 진행성 간질환, 갑상선 질환, 유즙분비호르몬 과다증, 신장질환, 스트레스, 흡연, ⑩ 비뇨기계: 요도염, 방광암, **[네이버 지식백과]** 질 출혈 [vaginal bleeding] (서울대학교병원 의학정보, 서울대학교병원)

3096) 1. 낙숫물(落水-: 처마 끝에서 떨어지는 물) 2. 낙수받이(落水--: 낙숫물을 받는 그릇)...

3097) 뚝뚝 떨어지는 모양

③ 忽然(홀연)히 暴下를 하여 마치 山이 무너지는 것과 같을 것을 이르기를 崩中이라고 한다.

④ 五色이 있어 五臟에 應을 한다.[3098)]

⑤ 虛한 경우에는 房勞를 하고 火邪를 낀 경우가 많다.

ⓐ 經行에 犯房을 하고, 또한 勞役이 過度를 하여 衝任을 損傷(손상)을 하고 氣血이 모두 虛를 하며 經血을 制約[3099)]을 할 수가 없어 忽然(홀연)히 暴下를 한다.

㉠ 마땅히 大補氣血을 한다.

㉡ 大溫經湯으로 한다.

ⓑ 氣虛한 경우에는 四物湯에 加 蔘·芪를 한다.

ⓒ 血虛한 경우에는 四物湯에 加 膠·艾·炒乾薑을 한다.

ⓓ 오랫동안 그치지 않는 경우에는 百子附歸丸·墨附丸으로 한다.

ⓔ 虛寒을 하여 臍腹이 冷痛한 경우에는 伏龍肝散으로 한다.

ⓕ 一切의 虛證은 內灸散으로 한다.

ⓖ 虛火는 凉血地黃湯·生地芩連湯·補陰丸으로 한다.

ⓗ 오래된 경우에는 當歸龍骨丸·大烏鷄丸·小烏鷄丸으로 한다.

⑥ 熱한 경우에는 단지 飮食을 調節을 하지 않은 것이다.

ⓐ 膏粱(고량)의 厚味(후미)로 因하여, 脾濕이 下流를 한 것에 이르고, 腎에 相火와 더불어 合하여 濕熱이 되어 迫[3100)]經을 한 것이다.

㉠ 그 色은 紫黑을 하고 腐臭를 한다.

㉡ 마땅히 解毒四物湯·凉血地黃湯·膠艾四物湯에 加 黃芩을 한다.

㉢ 或은 單芩心丸·四物坎离丸·固經丸으로 한다.

ⓑ 飮食이 失節을 한 것으로 因하여 火가 脾胃(비위)를 乘을 하고 下陷(하함)을 하면 顔容이 마치 病이 없는 것과 같다.

㉠ 外로 보이는데 脾가 困倦을 하고 煩熱을 하며 잠을 자지 못하는 等證을 하고, 經水가 때가 아닌 때에 暴至를 하거나, 或은 適[3101)]來를 하고 適斷을 한다.

㉢ 단지 마땅히 脾胃(비위)를 擧養[3102)]을 하고 加하여 心火[3103)]를 鎭墜(진추)[3104)]를 하는

3098) 五色으로 하여 五臟을 맞추는 것은 牽强附會가 많다. 靑色이나 고동색의 경우에는 感染에 의한 것이 많기 때문에 검사를 하는 것이 더욱 좋다.

3099) ①사물(事物)의 성립(成立)에 필요(必要)한 조건(條件)이나 규정(規定)

3100) 1. 핍박하다(逼迫--) 2. 닥치다 3. 줄어들다 4. 가까이하다 5. 궁하다(窮--:

3101) 適合한 때를 말한다.

3102) 升擧를 하여 기르는 것을 말한다.

3103) 心火가 動을 하면 出血이 더 많아진다.

藥을 하며 補陰을 하고 瀉陽을 하면 스스로 그친다.
㉣ 升陽調經湯·升陽擧經湯으로 한다.

⑦ 崩漏의 外感
ⓐ 或은 四氣로 因하여 苦痛스럽고 서로 侵犯을 한다.
ⓑ 子宮은 四氣가 相搏[3105]을 하면 즉, 血도 역시 停止를 하기가 어렵다.

ⓒ 대개, 風冷이 搏動[3106]을 하는 경우에
㉠ 五積散에 去 麻黃을 하고, 醋를 入하여 煎服을 한다.
㉡ 或은 不換金正氣散에 加 川芎·官桂를 한다.
㉢ 或은 四物湯에 加 荊芥를 한다.

ⓓ 寒冷이 乘을 한 바가 되고, 또한 年老를 하여 오랫동안 崩漏를 하는 경우에는 伏龍肝散에 加 附子·鹿茸·阿膠·蒲黃·糯米를 하여 糊丸을 하고 服用을 한다.
ⓔ 暑月은 單芩心丸을 하거나, 或은 益元散에 加 百草霜을 한다.
ⓕ 濕한 경우에는 升陽除濕湯으로 한다.

⑧ 崩漏의 內傷
ⓐ 或은 悲憂가 되고 心이 痛切을 한다.
㉠ 悲哀가 甚하면 즉, 包絡이 絶한다.
㉡ 包絡이 絶하면 즉, 陽氣가 內動을 한다.
㉢ 發하면 즉, 心下가 崩을 하고 여러 번 溲血(수혈)[3107]을 한다.
㉣ 마땅히 備金散·四製香附丸·烏藥湯·古橘歸丸으로 한다.

ⓑ 憂鬱이 먼저 富를 하고 後에 貧을 하며, 먼저 順을 하고 後에 逆을 한 것으로 因하여 心事가 不足을 하고 鬱火가 血脈의 中에 旺盛을 한 것이다.[3108]
㉠ 마땅히 四物湯에 加 香附·白朮을 各一錢을 하고 地楡·黃芪·人蔘을 各五分을 하며 升麻를 各二分을 한다.
㉡ 甚한 경우에는 加 棕櫚灰를 하여 酒로 타서 服用을 한다.

ⓒ 心痛이 甚한 경우에는 이름을 하되 殺[3109]血心痛이라고 한다.

3104) 心火를 鎭壓을 하여 내리는 것을 말한다.
3105) 서로 얽히는 것을 말한다.
3106) 박동; (심장의) 고동.
3107) 요혈(尿血)의 다른 이름. 지금은 下血을 말한다.
3108) 脫榮失精으로 인한 것을 말한다.
3109) 1. 죽이다 2. 죽다 3. 없애다 4. 지우다 5. 감하다(減--) 6. 얻다

㉠ 小産[3110]을 한 後에 血이 過多를 하고 心痛을 하는 경우에는 역시 烏賊魚墨炒를 같이 사용하고 末로 하여 醋로 湯을 하고 調를 하여 服用을 한다.

⑨ 崩漏의 急證
ⓐ 勢가 急하면 모름지기 마땅히 止를 하고 또한 行을 한다.
ⓑ <經>에 가로되, 陰이 陽을 얽은 것을 이르기를 崩이라고 한다.
ⓒ 말을 하기를 熱에 屬한 경우가 많다고 하였다.
ⓓ 崩은 이에 經血이 錯亂(착란)[3111]을 하여 옛 길을 따르지 않고 빠지고 넘쳐서 妄行을 한다.
ⓔ 갑작스럽게 그치면 문득 積瘀가 있고 凝結을 하여 窠臼(과구)[3112]가 된다.

ⓕ 그치지 않고 또한 昏暈을 하는 것이 두려우면 반드시 먼저 五靈脂末을 一錢을 服用을 한다.
㉠ 그 性이 能이 行을 하고 能이 止를 한다.
㉡ 然後에 虛熱을 나누어서 氣血을 調和하는 藥을 一·二貼을 사용한다.
㉢ 後에 다시금 單五靈脂散을 服用을 하면 옛 것이 去를 하고 새로운 것이 發生을 한다.
㉣ 가령, 더욱 그치지 않으면 烏紗帽散·十灰散·古黑神散·單夏枯草膏로 한다.
㉤ 火가 있는 경우에는 固經丸으로 한다.
㉥ 虛한 경우에는 女金丹으로 한다.

(2) 崩漏의 治法

① 養胃를 하고 安心을 하면 舊血이 돌아온다.

② 血崩이 止한 後에 마땅히 四物湯에 加 炒乾薑으로 調理를 한다.
ⓐ 氣弱을 하면 加 蔘·芪를 한다.
ⓑ 鬱이 있으면 加 香附를 한다.
ⓒ 挾火를 하면 加 芩·連을 少許를 하고 더욱 二宜丸을 服用을 한다.
ⓓ 四物湯은 舊血을 돌아오게 하여 孤陽에 이르는 것을 免하게 하니, 그 再發을 하는 것을 防止를 한다.

③ 가령, 脾胃(비위)의 氣가 弱한 경우에는 補中益氣湯으로 한다.
④ 心神이 不安한 경우에, 心火가 亢甚한 경우에는 만약 일찍 治療를 하지 않으면 變을 하

3110) 임신 12주-28주 사이 태아가 이미 형성된 이후에 자연적으로 유산이 발생하는 것.
3111) ①뒤섞여서 어수선함 ②머리가 혼란(混亂)함
3112) 상투(常套). (문장이나 예술 작품 따위의) 기존의 틀[서식]. 정형화된 패턴.

여 白濁이 되고 白淫이 되며 血枯가 되고 發熱을 하니, 治療를 할 수가 없다.

3. 帶下[3113)]

(1) 帶下의 定義

① 帶下(대하)의 赤白은 대개 濕熱이다.

② 臍腹痛이 甚하면 濕熱이 結滯된 것이다.

③ <經>에 가로되, 小腹이 寃熱을 하면 溲(수)[3114)]가 出을 하는데 白液으로 한다고 하였다.

④ 寃이라는 것은 濕熱이 屈抑(굴억)[3115)]을 하여 凝滯를 하고 任脈에 結滯를 한 것이다.

⑤ 胞의 上으로부터 帶脈을 지나가서 大·小腸의 部分으로 出을 하고, 淋瀝(임력)[3116)]을 하여 아래로 한다. 그렇기 때문에 가로되 帶下(대하)라고 한다.

⑥ 赤은 血에 屬하고, 白은 氣에 屬한다.[3117)]

⑦ 그 證은 頭昏을 하고 目眩을 하며 口苦를 하고 舌乾을 하며 咽嗌[3118)]을 하고, 大便이 或은 閉를 하며 或은 溏을 하고, 小便이 澁을 하니 대개 熱證이다.

⑧ 가령, 赤白의 痢·濁(리탁)은 一般이다. 그러나 不痛을 할 따름이다.

⑨ 間에 痛이 있는 경우에는 濕熱이 怫鬱(불울)을 한 것이다.

⑩ 甚하면 즉, 肚腹[3119)]이 引痛을 한다.

⑪ 婦人의 服食[3120)]이 燥熱을 하고 性行이 乖戾[3121)]를 하여 肝이 旺을 한 것에 이르러 脾

3113) 냉이란 질 분비물을 이르는 말로, 냉이 많을 경우 대하증이라고 하기도 한다. 냉은 여성에게 나타나는 일반적인 생리적 현상이며, 개인에 따라 다르게 나타난다. 생리적인 냉은 대개 에스트로겐 자극에 의해 나타나며, 질 내 환경의 화학적 균형을 맞추려는 현상으로도 나타날 수 있다. 개인에 있어 냉의 양상이 달라지는 이유는 주로 감염, 악성 질환, 호르몬 변화 때문이다. **[네이버 지식백과]** 냉 [leukorrhea] (서울대학교병원 의학정보, 서울대학교병원)

3114) 小便을 말한다.

3115) 억누름

3116) 뚝뚝 떨어지는 모양

3117) 병 때문에 생기는 냉은 매우 다양한 원인에 의해서 생기고, 그 증상도 다양하여 질 분비물 증상만으로는 어떠한 질병인지 진단하기 힘들다. 냉은 질이나 자궁경부에 염증이 있는 경우에 많이 생기며, 세균성질염의 경우 질 분비물은 누런 색이나 회색을 띠고 생선 냄새가 나는 경우가 많다. 트리코모나스 감염에 의한 질 분비물은 양이 매우 많고 악취가 나며 종종 외음부 가려움을 동반한다. 칸디다 감염증인 경우는 질 분비물이 흰색을 띠고 질 주위가 가렵거나 따가운 증상이 함께 생긴다. **[네이버 지식백과]** 냉 [leukorrhea] (서울대학교병원 의학정보, 서울대학교병원)

3118) 인두(咽頭)의 다른 이름. 목이 메인다는 말이다.

3119) 심장 밑에서 배꼽 위까지의 하복부를 말함.

3120) 의복(衣服)과 음식물(飮食物)

가 虧損(휴손)을 하며 濕熱이 發生을 한다.
ⓐ 熱을 하면 즉, 流通을 한다.

⑫ 古人은 導水丸을 使用을 하여 下를 하고 이어서 淡劑로 滲을 하니 或은 苦楝丸·大玄胡索散으로 調理를 한다.

⑬ 가령, 臍腹이 痛한 경우에는 잠시 辛溫으로 開導를 한다.
ⓐ 가령, 大溫經湯·補經固眞湯·龜柏薑梔丸이 이것이다.

(2) 帶下의 原因別 分類[3122)]

① 熱이 多를 하면 婦가 瘦를 하고 반드시 潮·煩[3123)]을 한다.

② 瘦人은 多熱을 하고 脈이 數을 한다.
ⓐ 外證은 潮·煩을 하니 이에 陰虛를 하여 火盛을 한 것이다.
㉠ 芩栢樗皮丸으로 한다.

ⓑ 帶가 그치지 않는 경우에는 사용을 하는데 地骨皮를 一兩을 하고 生地를 五兩을 하며 酒를 十盞을 하고 煎을 하여 三盞이 이르게 하는데 三次로 나누어서 한다.
㉠ 或은 白芷散·單益母丸으로 한다.

ⓒ 白帶가 兼을 하여 痛風을 하는 경우에는 二陳湯에 加 蒼·栢·南星·牛膝·川芎을 한다.
ⓓ 兼하여 頭風을 하고 鼻涕를 하는 경우에는 蒼栢辛芎散으로 한다.
ⓔ 兼하여 七情을 하는 경우에는 側栢樗皮[3124)]丸으로 한다.

③ 濕이 勝을 하면 肥黃을 하고 痰이 만들어 진다.
ⓐ 肥人은 濕이 많다.

ⓑ 身이 黃을 하고 脾는 緩을 하며 陰戶가 마치 氷과 같아, 或은 痛을 하고 白帶를 한다.
㉠ 升陽燥濕湯·四物固眞丹으로 한다.

3121) 사리(事理)에 어그러져 온당(穩當)하지 않음
3122) 냉은 세균성질염과 같은 감염에 의해 생기는 경우가 많지만, 자궁경부암과 같은 비감염성 원인에 의해서도 발생한다. 자궁경부암에 동반된 냉은 악취가 심하고 피가 같이 섞여 나오는 경우도 있지만, 단순히 냉의 양이 많아지는 경우도 있다. 폐경 여성에서도 간혹 냉을 호소하는 경우가 있는데, 이 경우는 대개 위축성 질염으로 인해 화농성 질 분비물이 생긴 경우이다. **[네이버 지식백과]** 냉 [leukorrhea] (서울대학교병원 의학정보, 서울대학교병원)
3123) 潮熱과 心煩을 말한다.
3124) 일반적으로 蒼朮·樗根白皮의 組合으로 많이 한다.

ⓒ 濕痰이 下로 흘러 膀胱(방광)으로 滲入을 한다. 마땅히 二陳湯에 加 二朮·升麻·柴胡를 하거나, 或은 蒼栢樗皮丸으로 한다.

ⓓ 가령, 結痰을 하여 白帶를 하고 淋瀝(임력)이 그치지 않는 경우에는 먼저 小胃丹을 半은 饑[3125]를 하고 半은 飽[3126]를 하여, 津液(진액)[3127]으로 下를 하는데 數丸을 한다.
㉠ 鬱積이 開를 하는 것을 기다려 服用을 하는데 苓朮芍葵丸으로 한다.

④ 通用을 하는데 五苓散에 合 四物湯을 한다.[3128]
ⓐ 氣虛를 하면 加 蔘·朮·陳皮를 한다.
ⓑ 火動을 하면 加 黃栢을 한다.
ⓒ 滑이 久를 하면 加 龍骨·赤石脂를 한다.
ⓓ 性이 燥를 하면 加 黃連을 한다.
ⓔ 腹痛을 하는 경우에는 加 乾薑을 한다.

⑤ 사이에 虛寒이 있으면 帶下(대하)가 臭腥을 하고 陰中이 冷痛을 하니, 어찌 일찍이 쉬겠는가?
ⓐ 虛한 것으로 因하여 月水가 淋瀝(임력)을 하여 그치지 않고, 或은 崩中으로 暴下를 하며, 或은 産後에 去血이 過多를 하여 陰이 虧(휴)한 것에 이르러, 陽이 竭을 하여 榮氣가 不升을 하고, 經脈이 凝泣[3129]을 하며, 衛氣가 下陷(하함)을 하고, 精氣가 下焦에 여러 차례 留滯를 하며, 蘊積(온적)을 하고 白滑이 되어, 마치 涕가 下流를 하는 것과 같은데 腥臭를 하는 경우에는 黃芪建中湯에 去 桂[3130]를 하고, 加 當歸를 하여 水煎을 하고 苦練丸을 먹는다.
ⓑ 오랫동안 그치지 않고 臍·腹이 陰으로 당기며 冷痛을 하는 경우에는 東垣固眞丸으로 한다.
ⓒ 虛中에 火가 있는 경우에는 補經固眞湯·大烏鷄丸으로 한다.

ⓓ 常用
㉠ 氣虛를 하면 四君子湯으로 한다.
㉡ 血虛를 하면 四物湯으로 한다.
㉢ 火가 있으면 加 黃栢을 한다.

3125) 배가 고픈 때에 服用을 하는 것을 말한다.
3126) 배가 부른 때에 服用을 하는 것을 말한다.
3127) 唾液을 말한다.
3128) 五苓散에 合 不換金正氣散으로 하고 白芷를 一錢하는 것도 좋은 方法이다. 온전하게 血分의 病만 있는 것이 아니라, 血中의 氣病이 있기 때문이다.
3129) 혈 또는 진액이 인체에서 정상적으로 순행하지 못하고 울체되어 뭉쳐지는 증상임.
3130) 燥할까 두려워 桂를 去하는 것이다.

㉣ 寒이 있으면 加 桂·附를 한다.
㉤ 寒은 始作을 하는데 사람으로 하여금 亡血을 하고, 다시금 그 陽을 亡을 하게하며, 陽氣가 虛極을 하여 帶下(대하)가 腥臭를 한다.
㉥ 悲를 많이 하고 樂을 하지 않으면 附桂湯으로 한다.
㉦ 腹痛을 하고 陰冷을 하는 경우에는 四物湯에 加 附·桂를 한다.
㉧ 常用을 하는데 酒煮當歸丸·小烏鷄丸·螽斯丸·琥珀調經丸으로 한다.

ⓔ 外感은 風邪가 各經에 傳을 하는 것이다.
㉠ 風邪가 胞門에 入을 하거나, 或은 經脈에 的中을 하여 臟腑에 流傳을 한다.
㉡ 만약, 肝經을 傷을 하면 靑을 한 것이 마치 泥[3131]色과 같다.
㉢ 心經으로 하면 赤한 것이 마치 紅津과 같다.
㉣ 肺經를 하면 白形이 마치 涕와 같다.
㉤ 脾經으로 하면 黃이 마치 爛瓜와 같다.
㉥ 腎經으로 하면 黑이 마치 衃血과 같다.
㉦ 마땅히 胃風湯으로 한다. 或은 五積散에 去 麻黃으로 하여 主한다.
㉧ 通用을 하는데 單地楡散으로 한다.

(3) 白淫[3132]

① 一種의 白淫은 思慮(사려)를 끊어야 한다.
② 思想이 無窮을 하고 所願이 不得을 하여 意가 外로 淫을 하고, 入房이 太甚을 하면 發을 하여 筋痿(근위)가 되고 오래 되면 白淫이 된다.
③ 이르기를 白物이 淫을 하는 것이 마치 白精의 狀과 같다고 하였다.
④ 白帶인 것으로 잘못을 하여 熱藥을 過服을 하여서는 안 된다.
⑤ 또한, 가로되 日夜에 流津이 마치 淸米泔[3133]과 같거나, 或은 마치 黐(리)[3134]膠와 같은 경우에는 이르기를 白崩이라고 한다.
⑥ 白淫과 더불어 크게 같으나 憂思가 過度하여 이른 바가 많으니 진실로 治療가 어렵다.
⑦ 마땅히 平補鎭心丹으로 한다.

⑧ 사람이 생각을 하여 脾胃(비위)를 傷한 경우에
ⓐ 四七湯으로 白丸子를 服用을 한다.

3131) 1. 진흙, 오니(汚泥: 더러운 흙) 2. 진창(땅이 질어서 질퍽질퍽하게 된 곳) 3. 수렁
3132) 帶下가 많이 쏟아지는 것이다. 白淫으로 進行이 될 정도면 거의 매일 패드를 着用할 정도이다. 쉽게 治療가 되지 않는다.
3133) 맑은 쌀뜨물을 말한다.
3134) 1. 끈끈이(작은 새나 벌레, 파리 따위를 잡는 데 쓰는 끈끈한 물질) 2. 새 잡는 풀

ⓑ 或은 歸脾湯으로 한다.

⑨ 痞悶(비민)을 하고 少食을 하는 경우에는 沈香降氣湯으로 한다.
⑩ 勞로 腎氣를 傷한 것으로 因하여 心神이 不交를 하는 경우에는 金鎖正元丹·小兎絲子丸·葳喜丸·硫苓丸으로 한다.

(4) 室女와 孕婦의 治法[3135]

① 室女는 胎產의 法과 서로 같다.

② 室女는 經水가 처음에 下를 하는데, 一時로 驚悸를 하거나, 或은 浴을 하여 冷水로 하거나, 或은 當風을 하고 取凉을 한 것이다.
ⓐ 그렇기 때문에 經水가 그치고 즉, 帶下(대하)를 앓는다.
ⓑ 마땅히 琥珀朱砂丸으로 한다.

③ 孕婦의 帶下(대하)는 온전히 이것은 濕熱이다.
ⓐ 마땅히 芩[3136]朮樗皮丸으로 한다.
ⓑ 平時에 陰陽이 過多를 하고, 또한 產後의 亡血로 下虛를 하는데 風邪가 虛를 타서 包絡에 入한 것이다.
ⓒ 마땅히 煖宮丸에 加 薑·附·吳茰를 하거나, 或은 黃芪建中湯에 去 桂를 하고, 加 當歸를 하여 水煎을 하고 苦練丸을 먹는다.

(5) 帶下의 治法

① 補衛[3137]를 하고 調脾를 하면 옛 軌道를 따른다.
② 무릇, 崩中과 帶下(대하)에 或은 使用을 하는데 升提를 하니 가령 升陽調經湯으로 한다.
③ 或은 使用을 하는데 收澀(수삽)을 하여 가령 伏龍肝散·白芷散으로 한다.
④ 그러나, 잠시 그치게 하나 마침내 그치지 않는 경우에는 대개 衛가 開闔(개합)[3138]을 司令[3139]을 하여 榮血의 主가 된다.
⑤ 脾胃(비위)는 血海가 되고 水液의 會가 되니, 衛氣가 胃氣와 더불어 모두 虛하면 즉 血液이 約制[3140]을 할 바가 없다.

3135) 婦人治法에서 出產의 與否와 結婚의 與否는 무척 重要하다. 반드시 問診을 할 때에 살펴야 한다.
3136) 濕熱을 治療할 때에 黃芩으로 하는 경우가 있고, 黃柏으로 하는 경우가 있으니 잘 살펴야 한다.
3137) 말은 補衛라고 하지만, 실제로는 衛氣는 胃에서 出을 하기 때문에 補中益氣의 法을 따른다.
3138) 1. 열고 닫는 것.
3139) ①군대(軍隊)나 함선(艦船) 따위를 지휘(指揮), 감독(監督)함 ②사령관(司令官)
3140) 制約을 말한다.

⑥ 이것으로 古方에 桂枝湯에 加 附子를 하여, 衛氣를 堅固하게 하는 경우가 있다.

ⓐ 或은 使用을 하는데 理中湯에 加 陳皮·半夏를 한다.

ⓑ 或은 單半夏丸을 使用을 하여 芎歸煎湯으로 下를 한다.

ⓒ 或은 補中益氣湯3141)·平胃散3142)으로 한다.

⑦ 대개 衛를 補를 하고 脾를 厚하게 하면, 하여금 氣血로 스스로 옛 軌道3143)를 따르게 하니, 오로지 收澀(수삽)을 하여 劫奪(겁탈)을 하는 것이 아니다.

4. 癥瘕3144)

(1) 癥瘕의 定義3145)

① 癥瘕(징하)는 男子에 積聚(적취)의 條와 더불어 參看(참간)3146)을 한다.

ⓐ 癥瘕(징하)는 冷熱이 모두 이것이 瘀이다.

ⓑ 或은 食積으로 因하고 或은 鬱怒로 因한다.

② 癥은 堅을 하고 不移를 한다. 瘕는 堅을 하고 能히 移動을 한다.

ⓐ 七癥이라고 하고 八瘕라고 하는 것은 經에 역시 詳細하지 않다.

ⓑ 비록 蛇·蛟·鱉·肉·髮·蝨·米에 等의 이름이 있으나, 食物이 相感을 하고 假血3147)을 한 것으로 因하여 形을 이룬 것일 따름이다.

ⓒ 瘕(하)는 癥(징)에 比하여 약간 輕을 한다.

ⓓ 그것이 病이 되는 것은 그런 까닭으로 男子와 다른 것이다.

ⓔ 대개, 産後로 말미암고, 또한 經水가 行을 하는 때에, 或은 飮食이 生冷을 하여 脾虛에

3141) 升擧를 하고자 하는 것이다.

3142) 胃熱을 내리고자 하는 것이다.

3143) ①차가 지나다니는 길 ②물체(物體)가 일정(一定)한 힘에 의(依)해 움직이는 경로(經路)

3144) 자궁근종은 자궁을 대부분 이루고 있는 평활근(smooth muscle)에 생기는 종양이며 양성질환이다. 자궁근종은 자궁 내에 발생하는 위치에 따라 장막하, 점막하, 근층내 근종으로 나뉜다. 자궁근종은 여성에서 매우 흔하게 발생하는 질병이며, 35세 이상의 여성의 40~50%에서 나타난다. **[네이버 지식백과]** 자궁근종 [myoma uteri] (서울대학교병원 의학정보, 서울대학교병원)

3145) 자궁근종의 원인은 아직 밝혀진 것이 없다. 여러 연구에서 자궁의 평활근을 이루는 세포 중 하나가 비정상적으로 증식하여 하나의 자궁근종을 이루는 것으로 보고되었다. 자궁근종을 가지고 있는 가족 구성원이 있는 경우 자궁근종의 발생 위험도가 경도로 증가하는 것으로 알려져 있다. **[네이버 지식백과]** 자궁근종 [myoma uteri] (서울대학교병원 의학정보, 서울대학교병원)

3146) [명사] 같은 말 : 참관(어떤 자리에 직접 나아가서 봄).

3147) 血에 붙은 것을 말한다.

이르고 瘴氣[3148]와 더불어 相結[3149]을 하거나, 或은 七情이 氣鬱을 하여 痰을 發生을 한다.
ⓕ 대개, 반드시 瘀血을 挾을 하고 以後에 成形을 한다.

③ 要知를 하자면, 癥瘕·痃癖·石瘕·腸覃·食癥·血癥·食瘕·血瘕은 種種이 하나가 아니다.
ⓐ 대개가 다 痞塊(비괴)의 異名일 따름이다.

④ <經>에 이르기를, 大腸은 小腸에 移熱을 하고, 小腸은 大腸에 移熱을 하여, 兩熱이 서로 얽히면 즉, 血이 溢을 하고 伏瘕(복하)가 되며 月事가 不利를 한다고 하였다.[3150]
ⓐ 이것으로 推論을 하면, 癥瘕(징하)는 대개 熱이 있는 것이다.
ⓑ 대개, 瘀血도 역시 熱燥가 있어 逼迫(핍박)[3151]을 하여 이루어지는 것이다.
ⓒ 하물며 陽氣의 怒火가 蘊聚를 하고 飮食의 濕熱이 怫鬱(불울)을 하여 結成을 하니, 아직은 可히 오로지 하여 寒冷으로 論을 하는 것은 아니다.

⑤ 대개, 虛冷을 하는 경우에는 內炙散·琥珀丸·溫白丸으로 한다.
⑥ 熱한 경우에는 消塊丸·連蘿丸으로 한다.
⑦ 外貼은 三聖膏·神效阿魏散으로 한다.
⑧ 오랫동안 낫지 않는 경우에는 猪肝丸·辰砂一粒丹·神聖代鍼散으로 한다.

⑨ 瘀血
ⓐ 四物湯에 加 桃仁·韭汁을 한다.
ⓑ 甚한 경우에는 加 蜀葵根을 하고, 玄明粉을 入을 하여 下를 한다.
ⓒ 或은 桂枝桃仁湯으로 한다.
ⓓ 外는 韭菜(구채)으로 搗를 하고 餠(병)[3152]을 하여 痛處(통처)를 熨(위)[3153]를 한다.
ⓔ 或은 萬痛丸·桃奴散으로 한다.

⑩ 食積
ⓐ 三菱煎·保和丸·紅丸子로 한다.
ⓑ 虛한 경우에는 白朮膏·補中益氣湯으로 한다.
ⓒ 熱한 경우에는 大承氣湯에 加 黃連·芍藥·川芎·乾薑·甘草를 한다.

3148) 축축하고 더운 땅에서 생기는 독기(毒氣)
3149) 서로 結滯가 되는 것을 말한다.
3150) 그렇기 때문에 婦人에 있어서 癥瘕積聚의 治法은 生理를 따라서 나오게 하는 것이 重要하다. 그렇기 때문에 이미 閉經이 된 다음의 子宮筋腫은 治法에 큰 의미가 없으니, 지속적인 추적관찰로 癌으로 바뀌는 것만 確認하면 된다.
3151) 핍박하다. 옥죄어 재촉하다.
3152) 1. 떡(찌거나 빚어서 만든 음식) 2. 밀가루떡 3. 밀국수 4. 먹다
3153) 다리다 또는 찜질하다 라는 뜻을 가진 용어로 주로 찜질의 의미를 가리키는 용어임.

㉠ 或은 單黃連丸·小調中湯에 加 貝母를 하여 薑汁(강즙)으로 糊丸을 하여 服用을 한다.

⑪ 鬱氣는 白葱散·蟠葱散·七製香附丸·當歸龍薈丸으로 한다.
⑫ 痰飮은 潤下丸으로 하거나, 或은 二陳湯에 加 香附·枳殼·桔梗으로 한다.
⑬ 痰瘀로 食積인 경우에는 白芥丸·海石丸으로 한다.

(2) 癥瘕의 證狀[3154)]

① 腹痛을 하고 經閉를 하여 마치 懷胎(회태)[3155)]를 한 것과 같으며, 面黃을 하고 寒熱을 하며 夢이 헤아릴 수가 없이 많다.
② 癥瘕(징하)가 冷을 얻으면 즉, 腹痛이 發生을 하고 支滿[3156)]을 하며 胸脇이 腰背로 相引[3157)]을 하고 四肢가 疼痛을 하며 月事가 不調를 하여, 마치 懷胎(회태)를 한 形狀과 같다.
③ 邪氣가 매우 盛을 하면 하여금 사람으로 恍惚(황홀)을 하게하고 夜에 異夢을 많이 하게 하며 寒熱이 往來를 하고 四肢가 不擧를 하며 陰中에 瘡이 發生을 한다.
④ 甚한 경우에는 小便이 淋瀝(임력)을 하거나, 或은 兼하여 帶下(대하)를 하고 小腹이 重痛을 하며 面色이 黃黑을 한다.
⑤ 子臟에 入을 하면 즉, 絶産을 한다.
⑥ 包絡에 入을 하면 즉, 經閉를 한다.
⑦ 마땅히 人蔘荊芥散·小溫經湯·逍遙散·通經丸·古斑玄丸으로 選用을 한다.

⑧ 血이 氣와 더불어 아우르면, 心腹의 痛이 腰·脇·背·膂와 連結이 된다.
ⓐ 甚하면 즉, 搐搦(휵닉)[3158)]을 하고 經候가 不調를 한다.
ⓑ 이르기를 血氣라고 한다.
ⓒ 玄胡索散·手拈散·失笑散·單乾漆丸으로 한다.

⑨ 數證이 痰瘀와 氣積으로 因한 경우에는 上의 諸方과 더불어 通用을 한다.[3159)]

3154) 증상이 없는 경우가 절반 정도 되고, 증상이 있는 경우에는 자궁근종의 위치나 크기에 따라 다양한 증상이 생길 수 있다. 월경과다가 가장 흔한 증상이며, 골반 통증, 월경통, 성교 시 통증, 골반 압박감, 빈뇨 등이 나타날 수도 있다. **[네이버 지식백과]** 자궁근종 [myoma uteri] (서울대학교병원 의학정보, 서울대학교병원)
3155) 임신한 것을 말한다.
3156) [명사] 속이 치받는 것 같으면서 그득한 증상.
3157) 서로 끌어 당김
3158) 펴지고 오그라지기를 그치지 않는 것이 계종인데 속칭 휵닉(**搐搦**)이라 한다.(瘈者, 筋急而縮也, 瘲者, 筋緩而伸也. 或伸縮而不止者, 瘈瘲也. 俗謂之**搐搦**.)"라고 하였다.
3159) 크게 약물적 치료와 수술적 치료로 나뉘는데, 환자의 연령, 폐경 여부, 증상 유무, 환자의 선호도에 따라 치료 방법을 선택하게 된다. 대부분의 증상 없는 근종은 그 경과를 관찰하기만 한다. 근종이 크거나 증상을 유발하는 경우 치료를 시행해야 하는데, 향후 임신을 위해 자궁을 보존하고자 하는 경

5. 痃癖[3160]

(1) 痃癖의 定義[3161]

① 痃癖(현벽)[3162]의 病은 治療가 자못 서로 같다.

② 痃은 腹內에 近臍의 左右로 하여, 각기 一條가 있고 筋脈이 急痛을 하며, 마치 臂와 같고, 마치 指와 같으며, 마치 弦의 形狀과 같다.
ⓐ 이름을 하여 가로되 痃이라고 한다.

③ 癖은 偏僻을 하여 兩肋의 間에 하고 때가 있어 痛을 한다.
ⓐ 이름을 하여 가로되 癖이라고 한다.
ⓑ 대개, 陰陽이 不和를 하고 飮食이 停滯를 하여 冷氣가 서로 얽히어서 이루어진다.
ⓒ 역시 冷을 얻으면 즉 發을 한다.

우에는 호르몬 주사(생식샘자극호르몬분비호르몬 작용제)를 사용해 볼 수 있다. 호르몬 주사의 경우 그 작용이 일시적이므로 치료가 끝나면 다시 근종의 크기가 커질 수 있고 여성 호르몬의 감소에 따른 부작용이 있을 수 있다. **[네이버 지식백과]** 자궁근종 [myoma uteri] (서울대학교병원 의학정보, 서울대학교병원)

3160) 난소 낭종은 난소에 발생하는 낭성 종양(cystic tumor)으로, 내부가 수액 성분으로 차 있는 물혹을 의미한다. 이는 배란과 관련하여 발생하는 생리적 낭종과 양성 난소 신생물(혹)을 통칭하는 개념으로, 내부의 수분은 종양의 종류에 따라 장액성, 점액성 액체인 경우도 있고 혈액이나 지방, 농양 등일 수도 있다. 기능성(생리적) 난소 낭종은 여포 낭종, 황체 낭종, 난포막 황체화 낭종(theca lutein cyst) 등이 해당되며, 가임기 여성의 배란 과정 중에 흔히 발생하여 관찰될 수 있다. **[네이버 지식백과]** 난소낭종 [ovarian cystic tumor] (서울대학교병원 의학정보, 서울대학교병원)

3161) 8cm를 초과하는 경우는 드물고 대개 수주에서 수개월 내에 자연 소실된다. 양성 난소 신생물(혹)은 자궁 내막종, 기형종, 장액성 또는 점액성 난소 낭종, 농양 등이 이에 해당되는 것으로 다양한 크기와 임상경과를 보일 수 있다. 이 밖에 암(난소암)으로도 확인될 수 있다. **[네이버 지식백과]** 난소낭종 [ovarian cystic tumor] (서울대학교병원 의학정보, 서울대학교병원)

3162) 난소 낭종은 기능성 낭종과 양성 난소 종양으로 구분하여 그 원인을 살펴볼 수 있다. 1)기능성 낭종: 배란 과정에서 발생 가능하며 배란 과정에 장애가 있을 때에 생기는 경우가 많다. 출혈성 황체 낭종의 경우에는 임부가 출혈 성향을 가진 경우 발생 빈도가 높고 출혈이 심할 수 있다. 2)양성 난소 종양: 자궁 내막종, 기형종, 장액성 또는 점액성 난소 낭종 등의 원인은 뚜렷하지 않으며, 염증성 낭종(농양)은 골반염증이 원인이 된다. **[네이버 지식백과]** 난소낭종 [ovarian cystic tumor] (서울대학교병원 의학정보, 서울대학교병원)

(2) 痃癖의 證狀[3163]과 治療[3164]

① 腹脹을 하고 不食을 하는 경우에도 역시 可히 두렵다.

② 紅丸子·猪肝丸·小烏鷄丸·葱白散으로 한다.

6. 腸覃[3165]

① 腸覃(장담)은 可히 按을 하고, 血이 스스로 通을 한다[3166].

② 腸覃(장담)은 이에 寒氣가 大腸에 客을 하고, 胃와 더불어 서로 얽힌다.

③ 大腸은 肺의 傳送이 된다.

ⓐ 肺는 氣를 主한다.

ⓑ 氣가 熱을 얻으면 즉 行을 하고, 冷을 얻으면 즉 凝滯를 한다.

ⓒ 凝滯를 하면 즉, 淸氣가 散을 하고 濁氣가 結滯를 하여 瘕覃(하담)이 된다.

④ 날이 延長을 하는 것이 오래 되어 그치지 않으면 瘜肉이 이에 發生을 한다.

⑤ 始作은 마치 鷄卵과 같고, 오래하면 마치 懷胎(회태)[3167]를 하는 것과 같다.

⑥ 按을 하면 堅을 하고, 推를 하면 移를 한다.

⑦ 月事가 時로 下를 하는데, 或은 多를 하고 或은 少를 한다.

⑧ 氣는 病을 하나 血은 아직 病을 하지 않았다.

3163) 기능성 난소 낭종인 경우에는 대부분 자각 증상을 느끼지 못한다. 또 난소 종괴가 크지 않을 때에도 자각 증상이 없다. 물론 증상이 나타나기도 하는데, 난소 종괴로 인해 가장 흔하게 나타날 수 있는 증상은 다음과 같다. ① 복부 팽만과 불편감, ② 복통, ③ 복부 압박 증상, ④ 대소변시의 불편감, ⑤ 소화불량, ⑥ 호르몬을 분비하는 종양이 생겼을 때에는 질 출혈이 나타나기도 함, 드문 경우이긴 하지만, 종괴(혹)가 꼬이거나 복강 내에서 파열되면 복강 내 출혈과 급성 복통을 일으킬 수 있다. **[네이버 지식백과]** 난소낭종 [ovarian cystic tumor] (서울대학교병원 의학정보, 서울대학교병원)

3164) 1) 수주에서 수개월 이내에 저절로 소실되는 것이 보통이므로 난소의 물혹이 생리적 낭종으로 의심되는 경우에는 일단 경과를 관찰하게 된다. 이 때 먹는 피임약을 복용할 수도 있다. 이후에도 지속적으로 관찰될 경우 크기와 형태상의 악성도 및 임상적 양상을 근거로 수술의 필요성을 고려하게 된다. 단, 가족이나 본인이 유방암, 자궁 내막암, 난소암 등을 앓았던 경험이 있거나 종괴가 점점 커지는 경우에는 수술을 고려한다. 2) 폐경 이후라면 수술하는 것이 원칙이다. 그러나 크기가 작고 증상이 없으면서, 초음파상 단순 물혹, 즉 양성이라 판단될 때에는 경과를 지켜볼 수 있다. 3) 종괴가 큰 경우, 낭종의 파열이나 염전(꼬이는 것)이 의심되는 경우, 또 초음파 등 영상검사상 악성으로 의심될 경우에는 수술을 하게 된다. **[네이버 지식백과]** 난소낭종 [ovarian cystic tumor] (서울대학교병원 의학정보, 서울대학교병원)

3165) 아랫배에 단단한 종물(腫物)이 있는 병증. 기혈이 몰려 종물이 생긴다. 초기에는 아랫배 속에 단단한 종물이 생겨서 점차 커져 임신한 것처럼 배가 불러오른다. 누르면 단단하고 밀면 밀려간다.

3166) 腸覃(장담)과 石瘕의 중요한 鑑別點은 生理의 有無이다. 生理를 하는 경우에는 腸覃(장담)으로 보고, 生理를 하지 않는 경우에는 石瘕로 본다.

3167) 임신한 것을 말한다.

⑨ 마땅히 二陳湯에 加 香附를 하여 이것으로 開를 하거나, 或은 香粉丸으로 한다.

7. 石疝[3168)]

① 石疝은 胞를 막아서 經이 길이 없다.
② 女子의 癥瘕(징하)와 疝氣는 發을 하면 즉 腹痛을 한다.
③ 逆氣가 上衝을 하면, 이에 胞中에 傷損을 하여 瘀血이 結成을 한 것이다.
④ 오래 하면 즉, 堅硬이 마치 石과 같아 子門을 막으니, 大한 것은 마치 懷胎(회태)를 한 것과 같다.
⑤ 月事가 不下를 하니, 이에 먼저 寒氣에 感觸을 하고, 이후에 血이 壅滯(옹체)를 하여 흐르지 않아서 이른 바이다.
⑥ 血瘕는 石礞丸으로 한다.
⑦ 氣血瘕는 散聚湯으로 한다.
⑧ 疝瘕는 麝香丹·古硝黃膏로 한다.
⑨ 石瘕는 見晛丹으로 主를 한다. 或은 通經丸에 加 紅花를 하면 더욱 妙하다.

8. 蠱病[3169)]

① 血蠱와 氣蠱는 堅이 마치 石과 같고 水蠱는 腫滿(종만)[3170)]을 하니 모두 難治이다.
② 蠱(고)는 三蟲이 聚를 하여 食血을 하는 象이다. 즉, 癥瘕(징하)의 甚한 것이다.
③ 肚腹이 急硬을 하여 마치 石과 같고, 腫滿(종만)이 마치 水와 같으니, 이에 瘀가 胞門을 結滯를 하거나, 或은 産後에 水가 되고 血과 더불어 얽힌다.
④ 通用을 하는데 四香散·千金桃仁煎·內消散·蝦蟆煮肚法·抱甕丸·黃米丸으로 한다.
⑤ 홀로 腹에 蠱脹(고창)[3171)]이 되는 경우에는 大腹皮飮으로 救를 한다.
⑥ 男科에 腫脹의 類에 詳細히 하였다.

3168) 石瘕로 이해를 하는 것이 좋다.
3169) 卵巢癌이나 子宮癌으로 因한 下腹部의 水腫을 말한다.
3170) 子宮癌이나 卵巢癌의 경우에도 下腹部에 水腫이 發生을 한다. 腹水의 與否를 반드시 確認해야 한다.
3171) 창만(脹滿)을 일으키는 증세(症勢)의 하나.

9. 婦人諸般痞塊의 治法

① 調氣를 하고 破血을 하면 점차로 消除[3172]를 한다.
② 虛한 경우에는 돌아 마땅히 補脾胃를 한다.

③ 癥瘕(징하)를 잘 治療하는 경우에는, 그 氣를 調理를 하고 그 血을 破를 한다.
ⓐ 그 食을 消를 하고 그 痰을 豁을 하게하면, 그 太半을 衰하게 하여 그친다.

④ 猛攻을 하고 峻施를 하여 元氣를 傷하게 하는 것이 不可하다.

⑤ 脾의 正氣를 安寧이 되게 扶養(부양)을 하여 그 스스로 化를 하는 것을 기다린다.
ⓐ 이것은 開鬱正元散이 이름을 한 緣由이다.

⑥ 나은 後에 마땅히 大小烏鷄丸·八珍湯·交加散·交加地黃丸으로 調理를 한다.
⑦ 무릇, 攻擊의 藥은 病이 重을 하면 病이 受를 하나, 病이 輕하면 胃氣가 受를 하여 傷을 하게 된다.
⑧ 或은 이르기를 塊가 消盡[3173]을 하는 것을 기다리고, 以後(이후)에 補養을 하면 즉 胃氣가 存을 한다고 하나 거의 稀薄하다.

10. 胎前의 病[3174]

(1) 胎前病의 治療原則

① 胎前은 淸熱을 하고, 더불어 養血을 한다.
② 婦人이 無病을 하는데 月事가 때로 下를 하면 이에 能히 受孕(수잉)을 한다.

③ 氣血이 充實을 하면 즉, 可히 十月을 保全하여 分娩(분만)을 한다.
ⓐ 子母가 無虞를 한다.

④ 만약, 衝任이 不充을 하고 偶然으로 하여 受孕(수잉)을 하면 氣血이 不足하니, 그 胎를

3172) 없애다. 해소하다. 풀다. 제거하다. 일소하다. 청산하다. 퇴치하다.
3173) 아주 사라져 다 없어짐
3174) 胎前의 病은 胎動·胎漏·惡阻·子煩·子懸·子癎·子淋·子瘖이다.

營養을 한다.

⑤ 마땅히 豫防으로 服用을 하는데 八珍湯으로 하여 氣血을 補養을 하고, 이것으로 豫防을 하여야 그 墜墮를 免할 수가 있다.

⑥ 或은 원래 有熱을 하는데 熱을 하고 이후에 受孕(수잉)을 하거나, 或은 孕을 한 後에 挾熱(협열)을 하고, 또한 七情과 勞役으로 動火를 하여, 輕을 하면 즉 胎動으로 不安을 하고, 重을 하면 즉 三·五·七의 陽月을 만나서 반드시 墮胎(타태)[3175]를 하니, 火는 能히 消物을 하기 때문이다.

ⓐ 마땅히 安胎丸을 常服을 하여 그 熱을 淸하게 한다.

ⓑ 熱이 淸을 하면 즉, 血이 循經을 하여 妄行을 하지 않으니, 이런 까닭으로 養胎를 한다.

ⓒ 諺에 이르기를 胎前은 熱을 하는 것이 마땅하지 않다고 하니, 진실로 까닭이 있다.

(2) 半産[3176]

① 半産은 모름지기 三·七月에 豫防을 한다.

② 半産은 三·五個月에 많이 있고, 또한 七個月의 內에 있다.

③ 만약 前의 차례에 三個月로 하여 墮胎(타태)[3177]를 하면 즉, 다음 차례에 반드시 마치 期로 하여 다시금 그렇다[3178].

④ 무릇, 半産을 한 後에 모름지기 多服을 하는데 氣血을 滋養하고 胎元(태원)을 堅固하게 하는 藥으로 하여 그 虛損을 補를 한다.

⑤ 다음 차례로 胎가 있으면 먼저 兩個月半의 後에 즉, 淸熱을 하고 安胎를 하는 藥을 數貼을 服用을 하여 三月의 墮胎(타태)를 防止를 한다.

⑥ 四箇半月의 後에 이르러서 再服을 하는데 八·九貼을 하는 것으로 豫防을 하여 五月이 지나게 한다.

⑦ 또한, 六個半月을 한 後에 이르러서 再服을 하는데 五·七貼을 하여 七月을 豫防을 한다.

⑧ 미치어 九個月에 이르러야 可히 保全을 하는데 근심이 없다.

(3) 姙娠의 中에 外感과 雜病

3175) 정상적으로 出血이 있는 流産은 대개 姙娠을 하고 3,5,7月의 陽月에 하는 경우가 많으나, 近來의 稽留流産은 姙娠을 하고 2개월째에 하는 경우도 많다. 특히, 稽留流産의 경우에는 習慣性流産으로 進行을 하는 경우에 많다. 한번 稽留流産이 된 患者에게는 반드시 다음 번에 姙娠을 하면 習慣性流産을 防止하는 韓藥을 미리 服用하게 하여야 한다.

3176) 유산이란 태아가 생존이 가능한 시기 이전에 임신이 종결되는 것을 말한다. 크게 자연유산과 인공유산의 두 가지로 분류할 수 있다.

3177) 임신 3개월 이전, 태아가 형상을 갖추기 전에 유산되는 것.

3178) 그렇기 때문에 習慣性流産을 防止하기 위해서는 이전에 流産된 달의 前으로 해서 流産防止藥을 복용을 하여야 한다.

① 사이에 感傷을 하고 아울러 雜證을 한다. 姙孕(임잉)의 傷寒은 三卷에 詳細히 보인다.

② 外感[3179]

ⓐ 일반적으로 感風으로 咳嗽(해수)를 하고 頭痛을 하며 發熱을 한다.
㉠ 蔘蘇飮에 去 半夏를 하고 熱服을 한다.
㉡ 하여금 肌體가 微潤하게 할 따름이다.
㉢ 風熱이 甚한 경우에는 雙解散에 去 硝·黃·麻黃·石膏를 한다.

ⓑ 感寒으로 胸滿을 하고 欲嘔를 하며 腹滿痛으로 苦痛스럽고 大便이 淸한 경우에는 大正氣散에 去 半夏를 하고, 加 吳茰·阿膠를 한다.
ⓒ 感暑로 眩冒를 하고 煩渴(번갈)을 하며 尿赤을 하고 驚惕[3180]을 하며 嘔吐를 하고 臍下가 急한 것으로 苦痛스러운 경우에는 香茹散에 合 古芩朮湯[3181]을 하거나, 或은 十味香茹散으로 한다.
ⓓ 感濕으로 腹脹을 하고 身重을 하는 경우에는 平胃散[3182]으로 한다.

ⓔ 泄을 하는 경우에는 三白湯에 加 砂仁·厚朴·蒼朮을 한다.
㉠ 內熱을 하면 加 黃芩을 한다.

③ 內傷

ⓐ 內傷으로 七情의 氣滯를 하여 不行을 하는 경우에는 紫蘇飮[3183]으로 한다.

ⓑ 內傷의 勞役으로 小腹이 常墜[3184]를 하는 것에 이르고 甚하면 즉, 子宮이 墜出을 하는 경우에는 氣가 陷을 한 것이다[3185].
㉠ 補中益氣湯으로 한다.
㉡ 가령, 房勞로 因한 경우에는 八物湯에 加 酒炒黃芪로 君을 하고 防風·升麻로 使를 한다.

ⓒ 內傷의 飮食으로 胸脇이 滿痛을 하는 경우에는 平胃散에 換 白朮을 하고, 加 山査·麥芽·黃連을 한다.

ⓓ 內傷으로 薑·椒·熱酒·腥·膻·炙·煿를 하여 胎熱에 이른 경우로, 하여금 母의 兩目이 失明을

3179) 芎蘇散이 가장 無難하다.
3180) [명사] 몹시 놀라고 두렵게 함.
3181) 모든 安胎의 基本方이다.
3182) 『方藥合編』에서는 厚朴이 姙娠禁忌藥으로 되어 있으나, 『醫學入門』이나 『東醫寶鑑』에서는 대개 平胃散을 많이 사용을 한다.
3183) 모든 氣滯를 풀어주는 것에 가장 無難하다.
3184) 항상 밑으로 빠지는 느낌이 있는 것을 말한다.
3185) 經驗上으로 八珍湯의 加減이 더 效果가 좋았다.

하고 頭痛을 하며 腮腫을 하고 項强(항강)을 하는 경우에
㉠ 消風散으로 한다.
㉡ 或은 四物湯에 加 芩·連·荊·防을 한다.

ⓔ 內傷으로 生冷을 하여 氷血을 하거나, 或은 外로 또한 感寒을 하여 胎冷에 이르고 不轉을 하며 臍腹이 絞痛[3186]을 하고 腸鳴을 하며 泄瀉(설사)를 하는 경우에는 마땅히 從權[3187]을 하여 理中湯의 劑로 治療를 한다.
㉠ 泄이 甚하면 加 木香·訶子·陳皮·白芍·粟米를 한다.
㉡ 中病을 하면 즉, 그친다.

ⓕ 因하여 感傷을 하여 胎가 虛寒에 이른 경우에는 八物湯에 加 吳萸·阿膠를 한다.
ⓖ <病源>에 이르기를, 風冷이 子臟을 傷을 하여 墮胎(타태)에 이른 것이라고 하였다.
㉠ 이 類도 역시 있으나 常法은 아니다.

④ 雜病은 男子와 더불어 하나로 같다.
ⓐ 그러나, 孕婦는 服藥에 禁忌를 犯하지 않으면 즉, 動[3188]을 하지 않는다.
ⓑ 胎가 마치 子瘧과 같아 熱多를 하면 淸脾飮에 去 半夏를 한다.
ⓒ 寒多를 하면 人蔘養胃湯에 去 半夏를 한다.
ⓓ 오랫동안 낫지 않는 경우에는 勝金丹으로 截을 한다.
ⓔ 胎가 痢를 하기 前에 熱한 경우에는 古芩朮湯·黃芩湯으로 한다.
ⓕ 虛한 경우에는 胃風湯·香連丸으로 한다.
ⓖ 傷冷으로 瘧·痢가 交代로 發作을 하는 경우에는 醒脾飮子로 한다.
ⓗ 胎驚을 하여 心中이 怔忡을 하고 睡臥가 不寧을 하며 熱한 경우에는 朱砂安神丸으로 한다.
ⓘ 虛한 경우에는 定志丸으로 한다.

⑤ 나머지도 可히 類推를 한다.

(4) 胎前治療의 原則

① 調治에 모름지기 三禁法을 알아야 한다.
② 婦人은 天癸가 아직 行을 하지 않으면 少陽에 屬하고, 天癸가 이미 行을 하면 厥陰에 屬하며, 天癸가 이미 絶을 하면 太陰[3189]에 屬한다.

3186) [명사] 비트는 것처럼 몹시 아픈 증상.
3187) 그때그때의 형편(形便)에 따라 알맞게 변통(變通)함
3188) 胎動을 말한다.
3189) 老陰이라고 한다.

③ 胎産의 病은 厥陰經을 治療하는 것이다. 이것은 造化[3190]의 源이다.

④ 治療를 하는 데에 胃氣를 犯하지 않게 하고, 또한 上의 二焦를 犯하지 않아야 하니 三禁이 된다.

ⓐ 汗·下·利小便이 不可하니 이것이다.

⑤ 汗을 하면 즉 痞滿(비만)을 하고, 下를 하면 즉 傷脾를 하며, 小便을 滲利를 하면 즉 津液(진액)을 亡을 하게 된다.

ⓐ 옛날에는 四物湯으로 爲主(위주)를 하였다.

ⓑ 가령, 傷寒의 各經에 加減法例로 하였다.

⑥ 外感의 時氣는 四物湯에 合 小柴胡湯을 한 것만 한 것이 없다[3191].

⑦ 陰證은 四物湯에 合 理中湯을 한다.

⑧ 古芎朮湯이 傷寒의 가장 妙한 것이다.

⑨ 雜病은 四物湯·四君子湯·二陳湯에 加減을 한다.

⑩ 사이에 毒藥을 服用을 한 것이 있더라도 胎動에 이르지 않는 경우에는 이것은 病邪가 重을 하고 胎元(태원)[3192]이 實을 하는 것이다.

ⓐ 어찌 可히 常法으로 보겠는가?

ⓑ 또한, 陰陽이 和를 하고 以後에 胎가 있다.

ⓒ 무릇, 胎家에 有病을 하면 역시 太攻을 하는 것이 不必要하다.

⑪ <經>에 가로되, 婦人이 重身[3193]을 하여 毒을 하였는데 緣故[3194]가 있으면 殞(손)이 없다고 하였다.

ⓐ 그러나, 그 太半이 衰를 하면 그친다.

ⓑ 가령, 陰陽이 調和를 하는 경우에는 妄靈되게 藥餌(약이)[3195]를 服用을 하는 것이 不可하다.

ⓒ 三·五月의 前에 一毫라도 辛散을 하고 滑利를 하는 것을 禁하여 使用을 한다.

ⓓ 七·八月의 사이에 하여 秘結이 있으면, 이에 감히 滑利를 하나, 또한 마땅히 그것이 平素에 習慣的으로 墮胎(타태)를 하고, 또한 難産을 한 것을 살펴서 斟酌을 하여야 한다.

3190) 만물(萬物)을 낳고 자라게 하고 죽게 하는, 영원(永遠) 무궁(無窮)한 대자연(大自然)의 이치(理致)

3191) 柴胡四物湯이 가장 無難하다.

3192) ① 태(胎). ② 태아를 자라게 하는 원기. ③ 태반을 말한다.

3193) 姙娠을 말한다.

3194) ①까닭 ②사유(事由) ③어떤 인연(因緣)으로 맺어진 관계(關係)

3195) ① 약으로 쓰이는 음식물. ② 몸을 튼튼하게 하고 장수하려고 쓰는 약물과 식료품을 두루 일컬음.

(5) 胎動

① 胎動의 常例

ⓐ 胎動은 心腹과 腰[3196]에 疼이 되는 것이다.

㉠ 甚하면 즉, 下血을 하는 것이 마치 經行을 하는 것과 같다.

㉡ 或은 七情으로 因하여 氣가 不順을 하는 것이다.

㉢ 或은 外感의 風寒으로 因하여 凝滯가 되는 것이다.

ⓑ 受胎를 하였는데 堅固하지 않거나, 或은 驚恐[3197]으로 因하고, 或은 喜怒가 不常한 것으로 因하며, 或은 衝任의 二經이 원래 風寒을 挾한 것으로 因하여 受胎를 하고, 或은 登厠[3198]을 하여 風冷이 攻擊을 하여 陰戶로 入을 하여 胎動에 이르게 하고 母의 心腹이 痛이 되는 것이다.

㉠ 甚하면 즉, 腰痛으로 下血을 한다.

㉡ 마땅히 安胎를 하고 母가 스스로 安靜이 되게 한다.

ⓒ 胎動에 七情의 氣逆으로 心腹이 脹滿(창만)을 하고 疼痛을 하는 경우에는 紫蘇飮으로 한다.

ⓓ 外感으로 因하여 發熱을 하고 頭痛을 하며 嘔逆을 하고 胸脇이 脹滿(창만)을 하는 경우에는 安胎飮에 加 柴胡·大腹皮를 한다.

ⓔ 氣血이 虛한 경우에는 安胎飮에 倍 蔘·朮을 한다.

ⓕ 虛熱인 경우에는 固胎飮으로 한다.

ⓖ 腹痛에 安胎藥을 服用을 하였는데 그치지 않는 경우에는 黃芩湯으로 한다.

ⓗ 血虛로 胎動을 하는 경우에는 四物湯으로 한다.

㉠ 或은 平胃散에 加 蘇·鹽煎湯으로 二宜丸을 먹는다.

ⓘ 氣虛로 痛을 하는 경우에는 四君子湯에 加 芍藥·當歸를 한다.

ⓙ 氣實로 心腹이 脹痛을 하는 경우에는 사용을 하기를 香附·枳殼을 等分을 하여 末로 하고, 空心에 白湯으로 下를 한다.

ⓚ 心痛

3196) 腰는 腎이 主管을 하고, 腎은 命門과 連結이 되어 胞와 連繫가 되었기 때문에 胎動에 腹痛은 그리 큰 문제가 없지만, 胎動에 腰痛이 同伴이 되는 경우에는 대개 流産이 된다.

3197) ① 놀라는 것과 겁내는 것을 한데 아울러서 일컬음. 병의 원인이 될 수 있다. ② 무서워하고 잘 놀라는 증상.

3198) 화장실에 가는 것을 말함.

㉠ 寒인 경우에는 艾葉·小茴·川楝을 等分을 하여 空心에 水煎을 하거나, 或은 草豆蔻丸으로 한다.
㉡ 熱한 경우에는 二陳湯에 去 半夏를 하고, 加 山梔·黃芩을 한다.

ⓛ 心腹痛이 平素에 冷氣가 있고 腹痛으로 衝心을 하며 마치 刀刺를 하는 것과 같은 경우에는, 四物湯에 去 地黃을 하고, 加 茯苓·厚朴·人蔘·吳茰·桔梗·枳殼·甘草를 하여 水煎服을 한다.
ⓜ 心腹이 大痛을 하고 氣가 끊어지려고 하는 경우에는 古芎歸湯에 加 茯苓·厚朴을 等分을 하여 水煎服을 한다.

ⓝ 單方은 사용을 하는데 鯉魚를 마치 食治를 하는 것과 같이 하고, 大棗를 十四枚를 넣으며, 炒鹽을 一錢을 하고, 酒를 약간 하여 煮汁으로 마신다.
㉠ 飮酒를 못하는 경우에는 사용을 하는데 鯉魚를 粳米·薑·葱로 같이 하여 煮粥을 하여 十日에 一食을 하면 能히 잘 護胎[3199]를 하고 長胎를 한다.

ⓞ 腰痛으로 가장 緊急을 하고 酸痛(산통)[3200]을 하는 경우에는 반드시 産出을 하려고 하는 것이다.
㉠ 七情으로 因한 경우에는 紫蘇飮에 加 杜仲·續斷을 한다.
㉡ 閃挫으로 因한 경우에는 使用을 하는데 破古紙를 二錢으로 末로 하고 胡桃肉을 一箇로 研勻[3201]을 하여 空心에 酒로 服用을 한다.
㉢ 平素에 虛하여 痛을 하는 경우에는 青娥丸으로 한다.
㉣ 腰痛이 마치 折을 하는 것과 같아 轉側을 할 수가 없는 경우에는 사용을 하는데 鹿角을 五錢을 하여 火煅(화하)[3202]로 酒淬(주쉬)[3203]를 하고 再煅를 하며 再淬를 하여 이것이 碎[3204]를 하는 것으로 定度를 하고 研末[3205]을 하여 酒로 調服을 한다.

ⓟ 胎動으로 下血을 하는 경우에는 膠艾芎歸湯으로 한다.
㉠ 或은 加 砂仁·秦艽·卷柏·桑螵蛸·桑寄生·杜仲을 한다.

ⓠ 下血을 하고 腹痛이 참을 수가 없거나, 或은 黃汁이 下를 하는 것이 마치 漆과 같고 마치 豆汁과 같은 경우에는 野苧根·金銀花根을 各五錢으로 하고 水·酒를 各一盞으로 하여 煎服을 한다.

3199) 임산부의 태반 및 태아를 보호하는 효능임
3200) (몸이) 시큰시큰 쑤시고 아프다.
3201) 골고루 가는 것을 말한다.
3202) 불에 달구거나 굽는 것을 가리키는 용어임.
3203) 주제(酒製)의 하나. 광물성 한약을 벌겋게 달구었다가 신속하게 술에 담금질하는 것.
3204) 1. 부수다 2. 부서지다 3. 깨뜨리다 4. 잘다 5. 부스러기
3205) 갈아서 만든 가루를 뜻하는 용어임.

ⓡ 下血을 하고 産門이 痛을 하는 경우에는 使用을 하는데 單黃連末을 一錢으로 하고 酒로 타서 服用을 한다.

② 胎로 因하지 않은 胎動은

ⓐ 或은 母病으로 因하고 或은 壓·墜으로 因한다.

ⓑ 母病으로 因하여 胎動에 이른 것이 있는 경우에는, 단지 母病을 治療하여 胎가 스스로 便安해 진다.

㉠ 가령, 母가 宿疾이 있고 胎가 旺盛을 하지 않은 경우에는 長胎白朮丸으로 한다.

ⓒ 羸瘦(리수)를 하고 挾痰을 하며 氣血이 枯渴(고갈)를 하고 胎가 마침내 保全을 하는 것이 不可한 경우에

㉠ 使用을 하는데 牛膝을 四分으로 하고 瞿麥·桂心·蟹爪를 各二分으로 하여 末로 하고 空心에 溫酒로 調服을 하여 下를 하면 그 分娩(분만)의 害를 免할 수가 있다.

㉡ 또한, 사용을 하는데 紅酒麯을 五兩으로 하여 漬酒(지주)[3206]를 十盞을 하고 앞의 것을 二沸를 하여 渣를 除去를 하며 五等分으로 나누어서 服用을 한다.

㉮ 隔宿(격숙)[3207]으로 먹지를 말고 다음날 아침에 再服을 하면 그 子가 마치 糜[3208]와 같다.

㉯ 하여금 母가 肥盛을 하게하고 無疾을 하게 한다.

㉢ 或은 麥芽·神麴로 煎服을 한다.

㉣ 일반적으로 古芎歸湯이 가장 妙하다.

ⓓ 孕婦가 或은 從高을 하여 墜下를 하고 重物로 壓(압)을 한 바가 있어 胎元(태원)[3209]을 觸動[3210]을 하며 心腹의 痛이 甚하고 下血을 하는 경우에는 사용을 하는데, 砂仁을 略炒[3211]를 하지만, 焦[3212]를 하지 말게 하여 末로 하며 熱酒·鹽湯·艾湯으로 대개 可히 타서 服用을 한다.

㉠ 腹中이 熱하는 것을 느끼면, 그 胎가 즉 便安하세 된다.

㉡ 胎家에 治療를 하지 못하는 바가 없으니 功이 芩·朮과 같다.[3213]

3206) 술에 담금
3207) 하룻밤을 묵게 하는 것.
3208) 流産이 되어 나온 것을 말한다.
3209) ① 태(胎). ② 태아를 자라게 하는 원기. ③ 태반을 말한다.
3210) 어떤 사건이나 사물에 접촉하여 애노희락(愛怒喜樂) 등의 감정이 일게되는 것임.
3211) 살짝 볶음
3212) 1.눋다. 2.바삭바삭하다. 3.메마르다. 건조하다. 타다.

㉢ 가령, 去血이 過多를 하는 경우에는 古芎歸湯에 加 膠·艾를 한다.

③ 胎動治療의 原則

ⓐ 健脾를 하고 養血을 하면 모두 安寧하게 된다.

ⓑ 通用을 하는데 古芩朮湯에 加 阿膠를 한다.

㉠ 外感의 風邪는 加 生薑·豆豉를 한다.

㉮ 寒은 加 葱白을 한다. 或은 乾生薑을 少許를 한다.

㉯ 熱은 加 天花粉을 한다.

㉰ 寒熱은 加 柴胡를 한다.

㉡ 項强(항강)은 加 葱白을 한다.

㉢ 濕熱로 腹痛을 하면 加 白芍을 한다.

㉣ 腹脹은 加 厚朴을 한다.

㉤ 下血은 加 艾葉·地楡를 한다.

㉥ 腰痛은 加 杜仲을 한다.

㉦ 驚悸는 加 黃連을 한다.

㉧ 煩渴(번갈)은 加 麥門冬·烏梅를 한다.

㉨ 思慮(사려)가 過를 하면 加 茯神을 한다.

㉩ 痰嘔는 加 旋覆花·半夏麯을 한다.

㉪ 勞役은 加 黃芪를 한다.

㉫ 氣喘은 去 白朮을 하고, 加 香附를 한다.

㉬ 便이 燥를 하면 加 麻子仁을 한다.

㉭ 平素에 習慣的으로 難産을 하는 경우에는 加 枳殼·蘇葉을 한다.

㉮ 平素에 習慣的으로 墮胎(타태)를 하는 경우에는 加 杜仲을 한다.

㉯ 平素에 血虛를 하면 加 芎·歸를 한다.

㉰ 이것은 安胎의 聖藥이다.

ⓒ 무릇, 갑작스럽게 下를 하는 바가 急을 하면 즉 一日에 三·五服을 하고, 緩을 하면 즉 五日과 十日에 一服을 한다.

㉠ 항상 服用을 하면, 安胎를 하고 易産을 한다.

㉡ 生하는 바의 男女가 또한 胎毒이 없다.

3213) 그렇기 때문에 芩朮湯이 安胎의 妙藥이 되지만, 실제 臨床에서는 黃芩·白朮·砂仁을 같이 하여 사용을 한다.

㉢ 대개, 姙孕(임잉)[3214]은 脾土의 運化가 遲滯(지체)를 하면 즉 濕을 發生을 한다.
㉣ 濕을 하면 熱을 發生을 한다.
㉤ 그렇기 때문에 사용을 하는데 黃芩으로 淸熱을 하여 養血을 하고, 白朮로 健脾를 하여 燥濕을 한다.

ⓓ 安胎丸·金櫃當歸散·加味養榮丸으로 한다.
ⓔ 대개 이 方으로 하여 推論을 한다.

(6) 胎漏[3215]

① 胎漏의 定義
ⓐ 胎漏는 下血을 하고, 腹이 不痛을 한다.
ⓑ 心腹이 痛을 하고 下血을 하는 경우에는 胎動이 되고, 不痛을 하는 경우에는 胎漏가 된다.

② 胎漏의 區分
ⓐ 血이 多한 경우에는 熱이 되고, 少한 경우에는 虛가 된다.
ⓑ 熱한 경우에는 下血이 반드시 많다.

ⓒ 內熱로 渴이 되는 경우에는 四物湯에 加 白朮·芩·連·益母草를 한다.
㉠ 或은 金櫃當歸散·加味養榮丸으로 한다.

ⓓ 血이 黑을 하고 片이 되는 경우에는 三補丸에 加 香附·白芍을 한다.

ⓔ 血이 虛하고 來가 少한 경우에는 古膠艾湯에 合 四物湯을 한다.
㉠ 長胎白朮丸으로 한다.

ⓕ 氣虛한 경우에는 四君子湯에 加 黃芩·阿膠를 한다.
ⓖ 勞役으로 因하여 感寒을 하여 氣虛에 이르러 下血을 하고 墜胎(추태)[3216]를 하려고 하는 경우에는 芎歸補中湯으로 한다.
ⓗ 下血이 마치 月信[3217]과 같아 胞가 乾한 것에 이르고 子母가 모두 損傷(손상)을 한 경우에는, 사용을 하는데 熟地·炒乾薑을 各二錢을 하고 末로 하여 米飮으로 타서 服用을 한다.

3214) 잉태함. 아이를 뱀
3215) 胎動과 胎漏는 腹痛의 有無로 區分을 하지만, 胎漏가 되어 胎動으로 進行이 되는 경우가 많기 때문에 현재 臨床의 여건상 湯藥을 달인 그 다음날 찾아가거나 택배, 或은 원외탕전을 이용하기 때문에 미리 胎動의 범주에 넣어 治療하는 것도 좋다.
3216) 반산(半産)과 같은 뜻으로 쓰인다.
3217) 月經을 말한다.

③ 胎漏의 禁忌

ⓐ 오직, 犯房을 한 것이 있으면 救하기가 어렵다.

ⓑ 胎漏도 역시 肥盛의 婦人이 있다.

ⓒ 月水가 마땅히 來를 하는 경우에 或은 登厠[3218]한 것으로 因하여 風이 陰戶를 攻擊한 것이다.

ⓓ 비록, 服藥을 하지 않더라도 역시 걱정이 없다.

ⓔ 그러나, 胎漏를 하는데 갑작스럽게 澀藥을 사용하여 治療를 하면 도리어 墮胎(타태)를 한다.

ⓕ 오직 犯房을 하여 下血을 하는 경우에는 이에 眞漏胎이다.[3219]

ⓖ 八物湯에 加 膠·艾를 하여 救를 한다.

④ 胎漏와 尿血

ⓐ 偶然히 尿血을 하더라도 模糊(모호)한 것은 아니니다.

ⓑ 尿血은 尿門으로부터 下血을 한다.

ⓒ 胎漏는 人門으로부터 下血을 한다.

ⓓ 姙娠의 尿血은 胞熱에 屬하는 경우가 많다.

ⓔ 四物湯에 加 山梔·髮灰[3220]를 한다. 單苦蕒菜飮도 역시 妙하다.

ⓕ 暑로 因한 경우에는 益元散에 加 升麻煎湯으로 下를 한다.

ⓖ 약간 虛한 경우에는 膠艾四物湯으로 한다.

ⓗ 久한 경우에는 사용을 하는데 龍骨을 一錢을 하고 蒲黃을 五錢을 하여 末로 하고 酒로 타서 服用을 한다.

(7) 惡阻[3221]

① 惡阻[3222]의 定義

3218) 화장실에 간 것을 말한다.

3219) 眞胎漏가 되면 대개 流産을 한다.

3220) 털재의 한약(韓藥) 이름. 머리털을 살라 만든 재. 털재

3221) 입덧이란 임신 중에 느끼는 구역 및 구토 증상으로, 주로 임신 초기에 발생하는 소화기 계통의 증세를 말한다. 이른 아침 공복 때의 구역질이나 가벼운 구토 외에 식욕부진과 음식물에 대한 기호의 변화 등이 나타난다. 전체 임신부의 70~85%에서 나타나며, 병이라기보다는 일종의 생리적인 현상이다. 보통 임신 9주 내에 시작되고 임신 11~13주에 가장 심하며 대부분 14~16주면 사라지지만 20~22주 이후까지 지속되는 경우도 있다. **[네이버 지식백과]** 입덧 [emesis gravidarum] (서울대학교병원 의학정보, 서울대학교병원)

3222) 임신 중의 구역 및 구토의 원인은 명확하지 않아 원인에 따른 치료법이 있지는 않다. 하지만 다음과 같은 식습관의 조절로 증상이 어느 정도 호전될 수는 있다. 만약 구역 및 구토가 너무 심하여 물도 먹을 수 없거나 탈수가 된 것 같으면 입원 치료가 필요할 수 있으므로 담당의사와 상의해야 한다. 입원을 하면 심각한 구토를 유발할 수 있는 다른 원인들을 감별한 후 수액요법, 영양요법, 항구토제 투여 등을 시행하게 된다. **[네이버 지식백과]** 입덧 [emesis gravidarum] (서울대학교병원 의학정보, 서

ⓐ 惡心으로 阻食[3223]을 이름을 하기를 惡阻라고 한다.
ⓑ 或은 大吐를 하고, 或은 時로 淸水를 吐를 하며, 食臭를 맡는 것을 싫어한다.
ⓒ 子宮은 經絡으로 말미암아 胃口에 絡을 한다.
ⓓ 그렇기 때문에 食氣를 만나면 당겨 精氣를 動을 하게 하여 衝上을 하니, 반드시 食을 吐를 하여 다한 다음이라야 以後에 精氣가 이에 安靜이 된다.
ⓔ 역시, 잘못 交合[3224]을 하여 子宮에 穢가 盛한 경우에는 百日이 지나면 즉 낫는다.

② 惡阻[3225]의 肥·瘦와 氣血虛에
ⓐ 瘦人은 熱이 많고, 肥人은 痰이 많다.
㉠ 二陳湯에 加 竹茹·生薑를 한다.
㉡ 熱을 하면 加 芩·連을 한다.
㉢ 怒로 因한 경우에는 單黃連丸을 茯苓煎湯으로 下를 한다.

ⓑ 역시 無陰한 것이 있고, 아울러 氣가 弱한 것이 있다.
㉠ 無陰을 하면 즉 嘔를 하는 경우에는, 左脈이 반드시 弱을 하고 頭疼을 하며 온전히 먹지를 못하는 경우에는 八物湯에 合 二陳湯을 하고, 加 枳·梗을 한다.
㉡ 氣弱한 경우에는 四君子湯에 加 陳皮·麥門冬·厚朴·竹茹를 한다.
㉢ 日久를 하여 水漿이 입으로 들어가지 않고 淸水를 吐하는 경우에는 아울러 加 丁香을 한다.
㉣ 食氣를 맡는 것을 싫어하고 잠을 많이 자며 起寢(기침)[3226]을 적게 하는 경우에는 旋覆花散으로 한다.

③ 胎動으로 因한 惡阻에
ⓐ 或은 胎動으로 因하여 別證이 兼을 한다.

ⓑ 三·四個月에 病이 惡阻를 하는 경우에는 胎動으로 因하여 不安을 하는 것이다.
㉠ 或은 兼하여 腰·腹이 疼痛을 하는 경우에는 保胎飮으로 한다.
㉡ 兼하여 瘧·痢를 하고 口中이 無味를 하며, 또한 일찍이 風冷에 傷을 한 경우에는 醒脾飮子로 한다.
㉢ 兼하여 傷食을 하는 경우에는 二陳湯에 加 砂仁·香附를 한다.
㉣ 或은 單白朮로 丸을 하거나, 或은 單砂仁으로 末을 하여 米飮으로 下를 한다.

울대학교병원)
3223) 밥을 먹지 못하는 것을 말한다.
3224) 姙娠中에 性행위를 말함.
3225) 惡阻治療는 半夏가 들어가 있는가와 안 들어가져 있는 가로 大別이 된다. 可能하면 半夏가 없는 藥으로 治療하는 것이 좋다. 너무 有故無損을 믿어서는 안 된다.
3226) ①잠자리에서 일어남 ②한 밤중에 일어나 부처에 배례(拜禮)하는 일

㉤ 甚한 경우에는 紅丸子가 至極히 效驗이 있다.

(8) 子煩

① 子煩의 定義

ⓐ 子煩은 躁悶을 하고, 心神을 亂을 하게 한다.

ⓑ 火가 盛을 하여 剋肺를 하면 嗔[3227]이 잘 發生을 한다.

ⓒ 姙孕(임잉)[3228]을 하여 心煩을 하고 躁悶을 이르기를 子煩이라고 한다.

ⓓ 受胎를 많이 하여 四·五個月의 사이에는 相火가 用事를 한다.

ⓔ 或은 天令에 應을 하여 五·六月의 間은 君火가 大行을 하니, 모두 能히 乘肺를 하여 煩躁(번조)에 이르게 하고 胎動을 하여 不安을 한다.

② 君火와 相火

ⓐ 대저, 相火가 盛한 경우에는 單知母를 末로 하여 蜜丸으로 芡實大로 하고 매번 三丸을 酒로 下를 한다.

ⓑ 日月이 아직 充足을 하지 않은데 産을 하려고 하고, 또한 難産을 하는 경우에도 역시 效驗이 있다.

㉠ 君火가 盛한 경우에는 單黃連丸으로 한다.

㉡ 心神이 不安한 경우에는 朱砂安神丸으로 한다.

㉢ 煩이 甚하고 恐으로 胎를 傷한 경우에는 竹胎散으로 한다.

㉣ 一切의 虛煩藥으로 治療를 하는 것이 不可하다.

③ 停痰

ⓐ 或은 停痰이 있어 胸膈이 滯를 하면, 역시 하여금 煩躁(번조)[3229]를 하여 사람에게 마땅하지 않다.

ⓑ 或은 停痰이 있고 積飮이 있어 胸膈의 사이에 滯한 것이라도, 역시 하여금 煩躁(번조)를 하고 胎動을 하여 不安한 경우에는, 사용을 하는데 茯苓·防風·麥門冬·黃芩으로 等分을 하고 竹葉을 減半[3230]을 하여 水煎을 하고 竹瀝(죽력)을 넣으며 調服을 한다.

(9) 子懸

① 子懸(자현)은 心腹이 脹滿痛이 있으니, 胎氣가 湊心(주심)[3231]을 하고 相火가 鬩[3232]을

3227) 1. 성내다 2. 책망하다(責望--), 원망하다(怨望--) a. (기운이)성(盛)한 모양 (전)
3228) 잉태함. 아이를 뱀
3229) 가슴속이 달아오르면서 답답하고 편안치 않아서 팔다리를 가만히 두지 못하는 증상.
3230) 대부분 各等分으로 한 것을 一錢으로 하고 減半으로 하는 것은 五分으로 한다.
3231) 心에 흘러 들어가는 것,

한다.

② 姙孕(임잉)이 四·五個月을 하면 이것으로 相火가 來를 하여 養胎를 하니, 이것으로 胎熱에 이르게 하고 氣가 逆을 하여 湊心(주심)을 하며 胸膈이 脹滿(창만)을 하고 疼痛을 한다. 이르기를 子懸(자현)이라고 한다.

ⓐ 미땅히 紫蘇飮으로 한다.

ⓑ 鬱이 있어 心腹이 脹滿(창만)을 하는데 甚한 경우에는 加 莪朮을 하고, 또한 丁香을 少許를 한다.

ⓒ 不食을 하는 경우에는 古芩朮湯에 倍 白朮을 하고, 加 芍藥을 한다.

ⓓ 甚하면 즉, 悶絶[3233]을 하여 사람을 傷하게 하고자 하는 것이다.

ⓔ 火가 盛極을 하면 一時에 心氣가 絶을 하여 죽는다.

㉠ 紫蘇飮을 連進[3234]을 하여 救한다.

ⓕ 誤藥을 하면 子가 死를 하여 動을 할 수가 없다.

ⓖ 이 證은 兩尺의 脈이 絶한 것이다.

ⓗ 誤服을 하여 動胎를 하는 藥이 있다.

ⓘ 子가 腹中에 죽으면 즉, 增寒을 하고 手指·唇·爪가 모두 靑을 한다.[3235]

㉠ 온전하게 舌로 證驗을 한다.

㉡ 古芎歸湯으로 救한다.

⑽ 子腫[3236]

① 子腫의 定義와 治療

ⓐ 胎水는 遍身이 虛를 하여 腫浮[3237]를 한다.

ⓑ 姙孕(임잉)을 하여 經血이 閉를 하고 이것으로 養胎를 한다.

ⓒ 胎中에 水濕을 挾을 하고 血로 더불어 서로 얽히면, 濕氣가 流溢[3238]을 한다.

3232) 1. 싸우다 2. 떠들다 a. 싸우다 (홍) b. 떠들다 (항)
3233) 지나치게 번민(煩悶)하여 정신(精神)을 잃고 까무러침
3234) 연달아 服用을 함.
3235) 子死腹中을 한 경우에는 급히 수술을 하여 제거를 하여야 한다.
3236) 임신 기간 동안 다리와 발목이 자주 붓습니다. 다리의 부종은 자궁이 커지면서 혈액순환을 방해하고 체액 속의 물질이 불균형해지기 때문에 발생합니다. 부종은 푹 쉬고 나면 회복되기 때문에 크게 걱정할 필요는 없습니다. 하지만 얼굴이나 손에 오는 부종은 단백뇨, 혈압 상승 등을 수반하는 임신 중독증일 가능성이 높으므로 전문의의 상담을 받아야 합니다. **[네이버 지식백과]** 부종 - 얼굴, 손의 부종은 진료를 받아야 (차병원 임신정보, 차병원)
3237) 浮腫을 말함.
3238) (액체나 기체가) 흘러넘치다. 발산하다. 퍼지다. 내뿜다.

㉠ 그렇기 때문에 하여금 面目·肢體·遍身이 浮腫을 한다.
㉡ 이름을 하여 가로되 胎水라고 한다.
㉢ 또한, 가로되 子腫을 한다.

ⓓ 五·六個月에 많이 있다.

ⓔ 原因은 煩渴(번갈)을 하여 引飮이 太過를 하거나, 或은 泄瀉(설사)로 脾胃(비위)를 損傷(손상)을 하여 脾虛로 水를 制御할 수가 없으니, 血이 化를 하여 水로 制를 하는 바가 된다.
㉠ 마땅히 五皮散에 倍加 白朮을 하여 君으로 한다.
㉡ 氣喘을 하고 小便이 不利한 경우에는 防己散으로 한다.
㉢ 濕熱이 盛한 경우에는 單山梔를 炒하여 末로 하고 米飮으로 타서 服用을 한다. 或은 單山梔丸으로 한다.

② 子腫의 危證

ⓐ 腹이 大를 하여 異常을 하면 역시 堪히 憂를 한다. 姙孕(임잉)이 五·六個月을 하는데 腹이 大하여 異常을 하고 高가 心胸을 지나며 氣가 逆을 하여 不安을 하면 胎中에 蓄水가 이른 바이다.
ⓑ 만약, 早治를 하지 않으면 반드시 그렇게 되는데, 그 子가 手足이 軟短을 하고 形體가 殘疾(잔질)[3239]을 한다.
ⓒ 或은 살아서 下[3240]를 하나 즉, 죽는다.
ⓓ 子母를 保全을 하기가 어렵다.
ⓔ 마땅히 鯉魚湯[3241]으로 服用을 하는데 腫이 消하는 것에 이르고, 水가 散을 하는 것으로 定度를 삼는다. 이에 항상 鯉魚粥을 煮를 하여 먹는다.

③ 皺脚腫

ⓐ 또한, 脚腫을 하는 것이 있으니, 或은 出水를 하면 胞漿(포장)[3242]이 大盛을 한 것이다. 그렇기 때문에 下流를 한다.

ⓑ 姙孕(임잉)을 하여 七·八個月의 以來로 兩脚이 浮腫을 하고 頭面이 不腫을 하면, 이에 胞漿(포장)의 水濕이 下流를 하여 微腫을 하는 경우에는 易産을 한다.
㉠ 이름을 하여 가로되 皺脚腫(추각종)이라고 한다.
㉡ 甚한 경우에는 平胃散에 加 木瓜를 한다.

3239) 몸에 병(病)이나 탈이 남아 있는 일
3240) 出産을 말한다.
3241) 鯉魚湯은 姙娠의 동안에 항상 좋다.
3242) 양수(羊水)를 말한다.

ⓒ 外感을 挾한 경우에는 檳蘇散으로 한다.

ⓓ 脚面[3243]으로부터 腫을 하여 膝腿(슬퇴)에 이르고 喘悶을 하며 妨食[3244]을 한다.
㉠ 甚하여 足指間에 이르게 하여 黃水가 出을 하는 경우에는, 이르기를 子氣라고 한다.
㉡ 마땅히 天仙藤散으로 한다.
㉢ 가령, 脚腰가 腫을 하는 경우에는 腎著湯으로 한다.
㉣ 手脚이 腫한 경우에는 사용을 하는데 赤小豆·桑白皮를 等分을 하여 水煎을 하고 服用을 한다.
㉤ 重한 경우에는 加 商陸을 한다.

(11) 子癎[3245]

① 姙孕(임잉)의 中風을 이름을 하여 子癎이라고 한다.
② 단지, 體가 薄한 것으로 因하여 風寒을 받은 것이다.
③ 發을 하면 즉 口噤을 하고 痰涎이 壅을 하며 때가 있어 昏暈을 하니, 胎가 平安하기가 어렵다.

④ 體虛로 風을 받아 太陽의 經絡이 傷하고, 後에 다시금 風寒을 만나서 서로 얽히고 發作을 하면 즉, 口噤을 하고 背强을 하며, 痰涎이 壅盛(옹성)을 하여 昏暈을 하고 사람을 알아보지 못하며, 때로 醒(성)[3246]을 하고 때로 發作을 한다.
ⓐ 이르기를 兒暈(아훈)이라고 한다.
ⓑ 가로되, 子癎이라고 한다.
ⓒ 또한, 가로되 痓라고 한다.

ⓓ 甚하면 즉, 角弓反張을 한다.[3247]

3243) 발등. →脚背(jiǎobèi)
3244) 식사를 하지 못하게 하는 것을 말한다.
3245) 전자간증 (임신중독증)은 임신과 합병된 고혈압성 질환을 말한다. 임신과 합병된 고혈압이란 임신 중 고혈압이 발견되는 경우라 할 수 있다. 임신 전부터 고혈압이 있거나 임신 20주 이전에 고혈압이 발견되는 경우는 만성 고혈압이라 하고, 임신 20주 이후에 새로이 고혈압이 발견되고 출산 후에 정상화되는 경우 임신성 고혈압이라고 한다. 고혈압과 동반되어 소변에서 단백 성분이 나오거나 혈소판 감소, 간 기능 저하, 신 기능의 악화, 폐부종, 두통, 흐린 시야 등의 동반 증상이 생기면 전자간증 또는 자간전증이라 하며 이는 질병이 더 진행한 형태이다. 자간증이라는 것은 임신 중에 고혈압 성 질환을 원인으로 경련, 발작을 일으키는 경우를 말한다.**[네이버 지식백과]** 전자간증 [pre-eclampsia] (서울대학교병원 의학정보, 서울대학교병원)
3246) 1.잠에서 깨다. 2.(취기·마취나 혼미한 상태에서) 깨다. 깨어나다.
3247) 실제 姙娠5개월에 中風을 맞는 경우를 딱 한번 보았다. 그 당시에는 실력이 微賤하여 治療를 할 엄두를 내지 못하고 상담만 한 기억이 있다.

㉠ 小續命湯으로 하면 바로 낫는다.
㉡ 重한 경우에는 羚羊角湯으로 한다.
㉢ 輕한 경우에는 四物湯에 加 葛根·牧丹皮·秦艽·細辛·防風·竹瀝을 한다.
㉣ 痰은 加 貝母·陳皮·茯苓·甘草을 한다.
㉤ 或은 古芎活散으로 한다.

ⓔ 가령, 風寒에 的中[3248]을 하고 犯觸[3249]을 하여 身體가 盡疼[3250]을 하고 잠시 寒을 하며 잠시 熱을 하여 胎가 不安을 하고, 항상 頭眩痛으로 苦痛을 하며 遶臍로 下寒을 하고 때때로 小便이 白을 하여 마치 米泔으로 하거나, 或은 靑黃으로 하고 寒慄을 하며 腰가 冷痛으로 苦痛스럽고 目의 視가 睆睆을 하는 경우
㉠ 四君子湯에 去 茯苓을 하고, 加 當歸·厚朴·韭白을 하여 薑으로 煎을 하고 酒를 入을 하여 타서 服用을 한다.

ⓕ 不省人事을 하는 경우에는 單荊芥散으로 한다.

⑿ 子淋[3251]

① 子淋은 溺[3252]가 澀을 하여 膀胱(방광)의 熱이다.

② 姙孕(임잉)의 飮食으로 積熱이 膀胱(방광)으로 하여 小便이 閉澁을 하게 이른 것이다.
ⓐ 또한, 이르기를 子滿이라고 한다.

③ 마땅히 古芎歸湯에 加 木通·麥門冬·人蔘·甘草·燈心을 한다.
ⓐ 臨月에 加 滑石으로 君을 한다.
ⓑ 熱이 甚한 경우에는 五淋散으로 한다.

ⓒ 原因이 房勞로 內傷을 하고 胞門의 衝任이 虛한 경우에

3248) ①목표(目標)에 꼭 들어맞음 ②잘 들어맞는 일 ③과녁에 들어 맞음
3249) 感觸이 되어 犯하게 됨.
3250) 다 쑤시는 것을 말함.
3251) 임신초기에는 골반 내 자궁의 압박에 의해, 임신말기에는 태아 머리의 압박에 의해 소변이 자주 마려울 수 있습니다. 그러나 소변을 볼 때에 통증이 동반된다면 요도염(尿道炎, urethritis : 요도에서 생기는 염증. 주로 임균, 대장균, 연쇄 구균, 포도상 구균 등의 세균에 의한 경우가 많으나, 질 트리코모나스, 바이러스 등에 의한 경우도 있다. 또 기계적, 화학적 자극으로 일어나는 수도 있다)이나 방광염(膀胱炎, cystitis : 방광에서 생기는 염증)이 있을 수 있으므로 소변검사를 통한 치료여부 결정이 필요합니다. 특히 임신시 방광염은 증상이 없더라도 추후에 신우신염을 일으킬 가능성이 높으므로 반드시 치료가 필요합니다. **[네이버 지식백과]** 임신 중인데 소변을 볼 때 간혹 아프고, 소변이 자주 마렵습니다. (국가건강정보포털 건강칼럼, 국가건강정보포털)
3252) 小便을 말한다.

㉠ 四物湯에 合 六君子湯[3253])으로 한다.
㉡ 或은 腎氣丸[3254])으로 한다.

④ 甚하면 즉, 大·小便이 閉結을 한다.
ⓐ 臟腑의 積熱로 大便이 不通을 하는 경우에는 赤茯苓·枳殼을 等分을 하고, 大腹皮·甘草를 減半[3255])을 하며, 葱白으로 煎湯을 한다.
ⓑ 或은 四物湯에 加 黃芩·厚朴·枳殼을 한다.

⑤ 胞熱로 小便이 不通을 하고 身重을 하며 惡寒을 하고 頭眩을 하는 경우에는, 사용을 하는데 冬葵子·赤茯苓을 等分을 하여 末로 하고 米飮으로 타서 服用을 한다.

⒀ 轉脬

① 轉脬(전포)는 溺[3256])가 閉를 하니, 痛이 堪當을 하기가 어렵다.
② 轉脬(전포)는 脬系가 轉戾(전려)[3257])를 하고 臍下가 急痛을 하며 小便이 不通을 한다.
③ 禀弱[3258])을 하는 것이 많고 性이 急한 것이 많으며 厚味(후미)가 많은 경우가 있다.

④ 姙孕(임잉)는 脬가 胎로 壓을 하여 一邊(일변)으로 퍼져 있는 것이다.
ⓐ 脬系가 轉戾를 한다.
ⓑ 단지, 그 胎를 升擧를 하면 脬가 轉을 하여 水道가 스스로 通한다.
ⓒ 마땅히 四物湯에 合 六君子湯을 하고, 去 茯苓을 하여 探吐를 하며, 이것으로 提[3259])를 한다.

⑤ 無孕을 하더라도 역시 動을 하니, 오로지 滑滲의 藥을 사용하는 것이 不可하다.

⑥ 平素에 肥盛을 하고 홀연히 瘦(수)를 하며 兩尺의 脈이 絶한 것이 있는 경우에는 陰虛이다.
ⓐ 腎氣丸으로 主를 한다.
ⓑ 甚한 경우에는 冬葵子·赤茯苓·赤芍藥으로 等分을 하여 水煎을 하고 髮灰(발회)를 넣는 것을 少許를 한다.

3253) 半夏가 姙娠中에 禁忌藥이다.
3254) 牧丹皮가 姙娠中에 禁忌藥이다.
3255) 역시 各等分은 一錢으로 하고, 減半은 五分으로 한다.
3256) 小便을 말하는 경우에는 '뇨'라고 읽는다.
3257) 비틀다
3258) 태어나기를 弱하게 태어난 것을 말한다.
3259) 1.(아래에서 위로) 끌어올리다. 높이다. 2.(손잡이나 끈이 있는 물건을) 들다[쥐다].

ⓒ 熱이 있는 경우에는 古芩朮湯에 合 益元散으로 服用을 한다.

⑦ 一法은 장차 姙孕(임잉)가 倒竪[3260]을 하여 起를 하면 그 胎가 不墜를 하고 그 溺[3261]가 스스로 出을 한다.
⑧ 産後에 脬轉[3262]를 하거나 或은 脬가 出하는 경우에는 葱白을 搗爛(도란)을 하고 臍上으로 하여 炙를 하면 바로 效驗이 있다.
⑨ 가령, 服藥을 하려고 하면 胎前과 더불어 크게 같다.

⒁ 遺尿

① 遺尿는 赤·白으로 마땅히 分別을 한다.
② 姙孕(임잉)의 遺尿는 古方에 사용을 하는데, 白薇·白芍을 等分을 하여 末로 하고 매번 三錢을 酒로 타서 服用을 한다.

③ 그러나, 역시 虛한 것이 있고, 熱한 것이 있다.
ⓐ 赤한 경우에는 熱에 屬한다. 古芩朮湯에 加 山茱萸·五味子를 少許[3263]를 한다.
ⓑ 白한 경우에는 虛에 屬한다. 安胎飮을 하거나, 或은 鷄肶胵散으로 한다.

⒂ 子瘖

① 子瘖은 腹鳴이 스스로 笑를 하고 悲를 한다.

② 姙孕(임잉)에 三·五個月의 以來로 홀연히 失音을 하고 不語를 하는 경우에는 胞絡의 脈이 絶한 것이다.
ⓐ 胞가 腎에 繫를 하고, 腎의 脈은 舌에 貫을 한다.
ⓑ 藥으로 可히 治療를 하는 것이 아니고, 分娩(분만)을 한 後에 즉 스스로 能히 言을 한다.

③ 腹中에 鐘鳴을 하거나, 或은 哭을 하는 경우에는 多年에 空房의 下로 있는 鼠穴(서혈)의 中에 土를 末로 하여, 酒로 下를 하거나, 或은 乾을 하여 噙(금)[3264]을 하면 즉 그친다.
④ 腹中에 兒가 啼를 하는 경우에는 黃連을 煎을 하여 濃汁으로 呷[3265]을 하거나, 或은 靑黛도 역시 좋다.

3260) 1.수직의. 2.세로의. 3.똑바로[곧게] 세우다. 즉, 물구나무를 서는 것을 말한다.
3261) 小便을 말한다.
3262) 잉부전포를 말한다.
3263) ①얼마 안 되는 적은 분량(分量) ②얼마 안 되는 동안
3264) 1. (입에)머금다
3265) 1. 마시다 2. (여럿이)함께 울다 3. 큰소리 4. 옷이 펄럭이는 모양

⑤ 臟躁로 因하여 悲傷을 하여 慘戚(참척)[3266]을 하고 漏下를 하는 경우에는 小麥·甘草·棗를 煎을 하여 服用을 한다.
⑥ 스스로 哭을 하고 스스로 笑를 하는 경우에는 紅棗(홍조)를 燒存性을 하여 米飮으로 타서 服用을 한다.

⒃ 姙娠雜證

① 諸證(제증)은 濕痰으로 하고 風熱로 하며 虛로 한다.
② 去邪를 하고 保胎[3267]를 하면 진실로 口訣이다.

③ 孕婦는 脾土가 不運을 하면 濕이 發生을 한다. 濕은 痰을 發生을 하고, 痰은 熱을 發生을 하며, 熱은 風을 發生을 한다.
ⓐ 가령, 子腫은 濕이다.
ⓑ 惡阻는 痰이다.
ⓒ 子煩과 子淋은 熱이다.
ⓓ 子癎은 風이다.
ⓔ 子懸(자현)은 氣이다.
ⓕ 轉脬(전포)는 虛이다.

④ 淸熱을 하고 滲濕을 하며 消痰을 하고 順氣를 하며 踈風을 하고 補虛를 한다.
⑤ 或은 兼하여 雜證이라도 去邪를 하고 保胎의 二法을 並行을 하면 子母가 모두 平安하게 된다.

⒄ 飮食의 禁忌[3268]

① 飮食의 禁忌는 역시 모름지기 알아야 한다.
ⓐ 鷄肉을 糯米(나미)와 合하여 먹으면, 하여금 子로 寸白蟲을 發生을 하게 한다.
ⓑ 犬肉을 먹으면, 하여금 子로 無聲을 하게 한다.
ⓒ 鮎[3269]鯉를 같이 하여 鷄子로 먹으면, 하여금 子로 疳蝕瘡을 發生을 하게 한다.
ⓓ 兎肉을 먹으면, 하여금 子로 缺脣[3270]을 하게 한다.
ⓔ 羊肝을 먹으면, 하여금 子로 倒生[3271]을 하고 心寒[3272]을 한다.

3266) 슬프고 처량하다.
3267) (유산되지 않도록) 태아를 보호하다.
3268) 꼭 다 맞는 것은 아니지만, 굳이 나쁘다는 것이 억지로 할 필요는 없다.
3269) 1. 메기(메깃과의 민물고기) 2. 은어(銀魚: 바다빙엇과의 민물고기)
3270) 언청이. 선천적(先天的)으로 윗입술이 세로로 찢어진 사람. 또는 그렇게 찢어진 입술
3271) 거꾸로 생겨 남. 逆産을 말한다.
3272) 가슴속이 찬 감을 느끼는 것, 또는 속이 차서 떨리는 것.

ⓕ 鱓魚[3273]와 같이 田鷄[3274]를 먹으면, 하여금 子로 瘖瘂(음아)[3275]를 하게 한다.
ⓖ 雀肉을 같이 豆醬으로 먹으면, 하여금 子로 雀子斑[3276]을 發生을 하게 한다.
ⓗ 螃蟹[3277]를 먹으면, 橫生[3278]을 한다.
ⓘ 薑芽를 먹으면, 하여금 子로 多指[3279]를 하게 한다.
ⓙ 氷漿[3280]을 먹으면, 하여금 絶産을 한다.
ⓚ 雀肉을 먹고 飮酒를 하면, 하여금 子로 多淫을 하고 無恥를 하게 한다.
ⓛ 茨菰(자고)[3281]를 먹으면 胎氣를 消하게 한다.
ⓜ 驢[3282]·馬의 肉을 먹으면 過月[3283]을 하고 難産을 하게 한다.
ⓝ 豆醬를 藿菜과 合하여 먹으면 墮胎(타태)를 한다.
ⓞ 山羊肉을 먹으면, 하여금 子로 多病을 하게 한다.
ⓟ 鰍鱔[3284]와 같은 無鱗魚[3285]를 먹으면 難産을 한다.
ⓠ 諸般의 菌을 먹으면 나은 子가 驚風을 하여 夭折(요절)[3286]을 한다.
ⓡ 雀腦를 먹으면, 하여금 子로 雀目(작목)을 앓게 한다.

② 妄靈되게 湯藥을 服用을 하지 말고, 妄靈되게 鍼灸를 使用을 하지 말며, 酒漿(주장)[3287]을 過하게 마시지 말고, 무거운 것을 들고 높은 곳에 오르지 말며, 險한 곳에 오르지 말아야 한다.

③ 心에 大驚을 한 것이 있으면 子가 반드시 癲癎을 한다.

④ 睡臥[3288]를 많이 하여서는 안 되니, 모름지기 때때로 약간 걷고 움직여서 血脈을 和하게 하여야 한다.

⑤ 勞力을 지나치게 하여 傷하게 하여서는 안 되니, 하여금 腎氣가 不足을 하여 子가 반드시 解顱(해로)를 하고 腦가 破를 하여 不合을 한다.

⑥ 衣는 太溫하게 하지 말고, 食은 太飽하게 하지 말아야 한다.

3273) 드렁허리. 드렁허릿과의 민물고기
3274) 참개구리
3275) 말을 하지 못하는 병(病).
3276) 기미. 화(火)가 손락(孫絡)인 혈분(血分)에 뭉친데다 풍사(風邪)를 받아 엉겨 머무르거나 폐경(肺經)의 풍열(風熱)로 일어나는데, 대개 얼굴, 목덜미, 손등 등에 잘 생긴다.
3277) 게. 십각목의 갑각류를 통틀어 이르는 말
3278) 횡산(橫産)의 다른 이름.
3279) 육손이를 말한다.
3280) 얼음물
3281) 1.자고. 쇠귀나물. 2.자고의 땅속줄기.
3282) 1. 당나귀 2. 나귀
3283) 滿月이 지나도 出産을 하지 않는 것이다.
3284) 미꾸라지
3285) 비늘이 없는 물고기.
3286) 나이 젊어서 죽음
3287) 맛 좋은 술을 뜻한다.
3288) 누워서 자는 것을 뜻하는 용어임.

⑦ 만약, 脾胃(비위)가 不和를 하고 榮衛가 虛損을 하면, 子가 반드시 利水를 하고 多病을 한다.
⑧ 警戒를 하여야 할 것이다.

11. 産後

(1) 産後治療의 原則

① 産後는 반드시 모름지기 먼저 逐瘀(축어)[3289]를 한다.
② 正産을 하고 體實을 하여 無病을 하면 藥을 먹지 않더라도 可하다.[3290]
③ 그러나, 難産으로 氣가 衰를 하고 瘀血이 停留[3291]를 하면, 藥이 아니면 行을 하지 않는다.

④ 古法에 한번 出産을 한 後에, 古芎歸湯에 加 童便을 一半을 하여 服用을 한다고 하였다.
ⓐ 가령, 童便이 없으면 淡醋(담초)로 磨墨(마묵)을 하여 하나의 小盞(소잔)으로 하고 앞의 藥을 넣더라도 역시 좋다.

⑤ 服藥을 한 後에 또한, 閉目을 하고 약간 앉은 然後(연후)에 上床[3292]을 하여 仰臥[3293]를 하며 側臥를 하지 않는다.
ⓐ 마땅히 立膝을 하고 伸足을 하는 것이 不可하다.
ⓑ 高枕을 하고 厚蓐(후욕)[3294]을 하여 四壁으로 風이 없게 한다.

⑥ 때로 다른 사람이 心으로부터 臍下에 이르기까지 括(과)[3295]을 하는데 이와 같이 三日을 한다.

⑦ 또한, 크게 깊숙하게 잠을 자지 않게 한다.
ⓐ 마땅히 頻繁(빈번)을 하게 불러서 깨우고 때로 醋炭(초탄)[3296]을 놓거나, 或은 乾漆(건

3289) 이것 때문에 대개 처음에 生化湯을 10貼을 服用하고 補虛湯으로 하는 경우가 많은데, 그냥 人蔘養榮湯으로 하면, 그 안에 肉桂가 있어서 다 같이 볼 수가 있다.
3290) 大補氣血을 하는 것이 마땅하다.
3291) 1.(잠시) 머물다. 묵다. 체류하다. 멈추다. 2.정체하다. 침체하다. 제자리걸음하다.
3292) 1.침대에 오르다. 2.성관계를 갖다.
3293) 반듯하게 누움
3294) 이부자리를 두껍게 하는 것을 말한다.
3295) 1.묶다. 동여매다. 2.포괄하다. 포함하다. 3.괄호를 치다. 긁어 내리는 것을 말한다.
3296) 식초탄

칠)을 燒하게 하고 더불어 舊漆器를 燒하게 하여 이것으로 血迷[3297]를 하고 血暈을 하는 것을 防止를 한다.

⑧ 夏月의 房中이라도 太熱을 하게 하는 것이 不可하다.
⑨ 역시, 사람이 氣가 盛한 것이 많게 하여 熱이 過하게 이르는 것이 不可하니, 즉 氣가 耗散[3298]을 하여 送血[3299]을 할 수가 없다.
⑩ 또한, 太飽를 하는 것이 不可하니, 때로 더불어 白粥으로 하여 마신다.[3300]
⑪ 날(日)을 점차로 加를 하여 더불어 一月의 內에 鍼線[3301]의 勞役을 하면 當時에 大害를 하는 것을 느끼지 못하나, 月을 한 後에 즉 蓐勞(욕노)[3302]가 되어 手脚과 또한 腰腿(요퇴)가 酸痛(산통)[3303]을 한다.

⑫ 역시, 脫衣를 하고 洗浴을 하며 强起[3304]를 하여 離床[3305]을 太早[3306]를 하게 하는 것이 不可하니, 外感에 이르면 身이 强을 하고 角弓反張을 한다.
ⓐ 이름을 하여 가로되 蓐風[3307]이라고 한다.

⑬ 가령, 陰陽의 交合을 하면 하여금 下部가 終身으로 虛疾[3308]을 한다.
ⓐ 장차 百日로 지난 다음이라야 이에 可하다.

⑭ 모름지기 産後의 百病은 대개 血虛로 火가 盛을 하고, 瘀血이 妄行할 따름이라는 것을 알아야 한다.
⑮ 사이에 內傷의 飮食을 하고 外感의 風寒을 한다.
⑯ 그러나, 역시 먼저 逐瘀(축어)를 하고 補虛를 爲主(위주)로 한다.

(2) 産後瘀血

3297) 임산부들이 출산할 때 정신을 잃다.
3298) 진액(津液)이나 정기(正氣)가 소모되고 흩어지는 것임.
3299) 피를 보내는 것을 말한다.
3300) 본래 중국에서는 出産을 한 다음에 바로 고기를 먹는 것을 禁하였으나, 우리나라에서는 出産을 한 다음에 바로 소고기 미역국을 먹는다. 아마 미역의 작용 때문에 고기를 바로 먹게 하는 것 같다.
3301) 바느질을 말함.
3302) 산후허로(産後虛勞)의 다른 이름.
3303) (몸이) 시큰시큰 쑤시고 아프다.
3304) 억지로 일어나는 것을 말함.
3305) 1. 기상(起床); 잠자리를 떠남. 2. 병이 다 나아 자리를 털고 일어남.
3306) 썩 빠름
3307) 이것이 요즘 말하는 산후풍이다.
3308) 虛勞의 疾患을 말한다.

① 瘀消를 한 然後에 堪히 補助[3309]를 한다.

② 瘀消를 한 以後(이후)라야, 바야흐로 可히 補를 行할 수가 있다.

③ 가령, 左脈이 弱하면 補血藥을 加를 하고, 右脈이 弱하면 補氣藥을 加를 한다.

④ 가령, 逐瘀(축어)를 하지 않고 갑작스럽게 蔘·芪의 甘美를 使用을 하고 停滯의 劑를 使用을 하면, 瘀血이 攻心을 한 것이 있어 즉시 죽는다.[3310]

⑤ 肉을 먹는 것이 太早를 하더라도 역시 그렇다.[3311]

⑥ 瘀가 衝을 하면 眩暈(현훈)을 하고 腹心疼을 한다.

⑦ 去血이 過多를 하면, 眼花를 하고 頭眩을 하며 昏悶[3312]을 하고 煩躁(번조)를 한다.[3313]

ⓐ 或은 頭汗이 보이는 경우에는 古芎歸湯에 童便을 넣는다.

ⓑ 甚한 경우에는 加 炒乾薑·人蔘을 한다.

ⓒ 汗多를 하면 加 黃芪를 한다. 或은 八味黑神散·單五靈脂散·返魂丹으로 한다.

ⓓ 胃弱을 하여 血虛를 하고 發厥을 하면 倉公散으로 하고 白薇湯으로 한다.

ⓔ 臨産에 用力을 하고 勞心을 하여 氣虛를 하고 暈을 하는 경우에는, 사용을 하는데 人蔘을 一兩으로 하고 蘇木을 五錢으로 하며 水로 煎을 하고 童便을 넣어서 타서 服用을 한다.

ⓕ 氣血이 俱虛를 하여 痰火가 泛[3314]上을 하고 暈이 되는 경우에는 八物湯에 合 二陳湯으로 하고, 去 白芍[3315]을 한다.

ⓖ 火가 血上에 載를 하여 昏暈을 하거나, 或은 風邪를 낀 경우에는 淸魂散으로 한다.

ⓗ 驚을 한 것으로 被害(피해)를 받은 경우에는 抱膽丸·朱砂安神丸으로 한다.

ⓘ 腹心이 疼痛을 하면 온전하게 이것은 瘀血이다.

㉠ 八味黑神散·四味散·失笑散으로 한다.

ⓙ 寒熱이 있는 경우에는 當歸鬚散으로 한다.

ⓚ 虛寒으로 心痛을 하는 경우에는 桂心湯으로 한다.

ⓛ 感寒을 한 경우에는 理中湯으로 한다.

ⓜ 七情으로 心痛을 하는 경우에는 木檳湯으로 한다.

ⓝ 食滯를 하여 寒熱을 하고, 心腹이 痛을 하는 경우에는 熟料五積散에 加 莪朮을 한다.

3309) ①물질적(物質的)으로 보태어 도움 ②보충(補充)하여 돕는 것
3310) 이것 때문에 억지로 生化湯을 먼저 할 必要는 없다.
3311) 韓國은 소고기 미역국을 먹기 때문에 큰 문제는 없다.
3312) 혼미가 비교적 가벼운 일종의 의식불명 상태
3313) 급히 수혈을 하여야 한다.
3314) 1. 뜨다 2. 넓다 a. 물소리 (핍) b. 엎다 (봉) c. 전복시키다(顚覆---) (봉)
3315) 産後에는 3가지 藥材를 조심하여야 한다. ① 人蔘을 多量 사용하는 경우에는 혹시 出産을 한 다음에 몸 안에 炎症이 있는 경우에 發熱이 甚해진다. ② 熟地黃을 多量 사용하는 경우에는 泥滯의 憂慮가 있다. ③ 白芍藥을 多量 사용하거나 酒炒를 하지 않는 경우에는 瘀滯가 잘 풀리지 않는 憂慮가 있다.

ⓞ 小腹이 痛한 경우에는 이름을 하기를 兒枕痛이라고 한다.
㉠ 單五靈脂散으로 한다.
㉡ 或은 加 桃仁을 하여 醋糊(초호)를 하고 丸으로 한다.3316)
㉢ 氣虛를 하면 四君子湯에 下를 하고, 血虛를 하면 四物湯에 下를 한다.

ⓟ 産門에 臍下가 虛痛3317)을 하는 경우에는 大溫經湯·羊肉湯으로 한다.

⑧ 通用을 하는데 女金丹·加味益母丸으로 한다.

(3) 産後血虛

① 血虛를 하고 火動을 하면, 寒熱이 서로 한다.
② 産後에 血虛를 하면 發熱을 한다.
③ 氣虛를 하면 惡寒을 한다.
④ 氣血이 모두 虛하면, 發熱을 하고 惡寒을 한다.
ⓐ 寒은 절대로 發表를 하는 것이 不可하다.

⑤ 陰虛로 血弱을 하는 경우에는 四物湯으로 한다.
ⓐ 小熱을 하면 加 茯苓을 君으로 한다.3318)
ⓑ 熱이 甚하면 加 炒乾薑으로 佐를 한다.
ⓒ 去血이 過多를 하여, 外로 熱을 하고 內로 煩을 하며, 短氣3319)를 하고 悶亂3320)을 하는 경우에는 人蔘當歸散으로 한다.
ⓓ 蒸乳(증유)3321)를 하고 發熱을 하는 경우에는 四物湯에 加 蔘·芪·白朮·天花粉을 한다.
ⓔ 發熱을 하는데, 晝는 靜을 하고 夜는 劇3322)을 하는 경우에는 四物湯에 去 芍藥을 하고, 量을 헤아려서 加 柴胡를 한다.

3316) 식초와 풀로 환을 만드는 것을 말한다.
3317) 대개 少陰虛가 많다. 즉, 腎虛이다.
3318) 淡滲을 하여 熱을 내리고자 하는 것이다.
3319) 呼吸이 喘促을 하면 急히 전원을 하여야 한다.
3320) 가슴이 답답하면서 불안한 병증.
3321) 달리 유증(乳蒸) · 유팽(乳膨)이라고도 함. 산후에 젖이 울체(鬱滯)된 증. 젖 분비가 너무 많거나 갓난아이에게 젖을 빨리지 않아서 생긴다. 유방이 단단해지고 아프며 때로 열이 난다. 젖이 너무 많을 때에는 갓난아이에게 젖을 먹인 다음 나머지 젖을 잘 짜 버린다. 젖이 울체되었을 때에는 울체된 젖을 풀면서 젖을 짜 준다. 약으로는 향부자(香附子) · 천화분(天花粉) · 통초(通草) · 진피(陳皮) 등을 달여 먹는다. 갓난아이가 없을 때에는 젖이 분비되지 않도록 하는 데 맥아(麥芽) 40g을 볶아서 가루 내어 물에 타서 먹는다. 또는, 맥아가루를 사물탕(四物湯) 달인 물로 먹는다. [네이버 지식백과] 증유 [蒸乳(증유)] (한의학대사전, 2001. 6. 15., 도서출판 정담)
3322) 熱이 極烈해지는 것을 말한다.

ⓕ 氣血이 俱虛를 하여 寒熱을 하는 경우에는 補虛湯으로 한다.[3323]

⑥ 産後에 진실로 凉한 것이 마땅하지 않다.

(4) 産後內傷勞役

① 內傷의 勞役이면 점차 虛羸하게 된다.

② 産後에 勞役이 過度한 것을 이름을 하여 가로되 蓐勞(욕노)[3324]라고 한다.

③ 그 證은 虛羸를 하여, 마치 起를 한 것과 같고, 마치 臥를 한 것과 같으며, 飮食이 不消를 하고, 때로 咳嗽(해수)가 있으며, 頭目이 昏痛을 하고, 發渴을 하며, 盜汗(도한)을 하고, 寒熱로 如瘧을 하며, 臂膊[3325]이 拘急을 한다.

④ 마땅히 十全大補湯에 去 芎을 하고, 加 續斷·牛膝·鱉甲·桑寄生·桃仁을 하여 末로 하며 猪腎을 一對를 하는데 脂膜을 去를 하고 薑을 一片을 하며 棗를 三枚를 하고 水로 二盞을 하여 煎을 하고 一盞에 이르게 하며 앞의 藥末을 二錢을 넣고 葱을 三寸을 하며 烏梅를 半個로 하고 荊芥를 五穗를 하여 같이 水煎을 하고 空心으로 服用을 한다.

⑤ 身痛을 하고 寒熱을 하는 경우에는 當歸羊肉湯·腰子湯으로 한다.

(5) 産後食滯[3326]

① 食滯로 脾家를 하면 瀉를 하고, 또한 吐를 한다.

② 무릇, 寒熱에 腹痛이 있는 경우에는 瘀血이 된다.

③ 가령, 腹痛을 하고 胸滿을 하며 嘔·瀉를 하면 반드시 傷食을 兼한 것이다.

④ 食肉이 太早[3327]를 하여 瘀滯를 한 경우에는 熟料五積散으로 한다.

ⓐ 痛이 甚하면 加 莪朮을 한다.

ⓑ 嘔를 하면 加 砂仁을 한다.

ⓒ 瀉를 하면 加 薑·附·人蔘을 한다.

ⓓ 泄瀉(설사)가 不止를 하고 臍腹이 痛한 경우에는 理中丸에 加 肉荳蔻를 한다.

⑤ 挾寒을 하여 腹痛을 하고 腸鳴을 하며 小便이 淸白을 하고 不渴을 하는 경우에는 四君子湯에 合 五苓散을 하고, 加 肉荳蔻炒·白芍으로 한다.

3323) 産後補藥의 3代 處方은 ① 人蔘養榮湯, ② 加味補血湯, ③ 補虛湯이다. 다만, 이 3가지의 處方은 각기 장점도 있고 단점도 있으니 處方을 選擇할 때에 잘 하여야 한다.
3324) 산후 허로(虛勞) 해산 뒤 몸이 허약해지는 것.
3325) 위팔과 팔뚝을 두루 일컬음.
3326) 일단 체물이 내려가는 것을 기다리고 그 다음에 안 되면 理脾湯으로 한다.
3327) 썩 빠름

⑥ 挾熱(협열)을 하여 腸垢[3328]를 하고 便이 澁을 하며, 痛一陣을 하고 瀉一陣을 하며, 口渴을 하는 경우에는 四君子湯에 合 四苓散을 하고, 加 酒炒黃連과 또한 木通을 少許를 하거나, 或은 益元散으로 한다.
⑦ 挾濕을 하여 身重을 하고 腹脹을 하는 경우에는 胃苓湯으로 한다.
⑧ 嘔吐가 因하여 敗血이 虛를 타서 胃로 入을 하고 脹滿(창만)을 하는 경우에는 六君子湯에 加 澤蘭葉·赤芍·乾生薑으로 한다.
⑨ 腹脹으로 胃氣가 不和한 경우에는 桔梗·半夏·陳皮를 等分을 하여 薑煎(강전)으로 服用을 한다.
⑩ 脾脈(비맥)이 弦을 하는 경우에는 三白湯에 加 乾薑·陳皮·黃芪·滑石·甘草를 한다.
⑪ 飮食으로 積痞가 된 경우에는 內灸散·睍睆丸으로 한다.

⑫ 霍亂(곽란)으로 吐瀉(토사)를 하고 煩渴(번갈)을 하며 肢冷을 하는 경우에는 理中湯에 加 陳皮·麥門冬을 하고 薑煎(강전)을 한다.
ⓐ 厥冷한 경우에는 加 附子를 한다.
ⓑ 渴한 경우에는 五苓散으로 한다.
ⓒ 轉筋(전근)을 하는 경우에는 木萸散으로 한다.

(6) 産後外感[3329]

① 外感으로 寒熱이 때로 停止[3330]를 하는 것이 없으면, 補中을 하고 表를 끼는데 過度하게 하여서는 안 된다.
② 産後의 外感은 離床[3331]을 하는 것을 太早하게 하거나, 或은 換衣[3332]에 襲을 하여 風冷이 下部에 入을 한 것이다.

③ 하여금 사람으로 寒熱을 하여 마치 瘧(학)과 같고 頭疼이 쉬지를 않는다.
ⓐ 血虛한 경우에는 古芎歸湯에 加 人蔘·紫蘇·乾葛을 한다.
ⓑ 血氣가 虛한 경우에는 補虛湯에 加 陳皮·乾薑을 한다.
ⓒ 寒熱이 甚한 경우에는 熟料五積散으로 한다.
ⓓ 熱이 그치지 않는 경우에는 黃龍湯으로 主를 한다.
ⓔ 가령, 體가 盛을 하나 發熱을 하고 惡寒을 하며, 또한 瘧·痢를 하는 경우에는 小柴胡湯에 合 四君子·四物湯하고, 加 黃芪를 하는데, 이름을 하기를 三分散이라고 한다.

3328) 이질 때 곱이 섞인 대변이 나오는 것. 『東醫寶鑑』에는 냉열(冷熱)이 장위(腸胃) 속에 몰려서 점액이 섞인 대변이 줄줄 나오는 것을 장구라고 하는데 이것을 바로 열리(熱痢)라고 하였다.
3329) 全身痛으로 오는 경우에는 交加散으로 하고, 熱이 甚한 경우에는 柴胡四物湯으로 한다.
3330) 寒熱이 停止를 하면 外感이 아니니다.
3331) 자리에서 일어나는 것을 말한다.
3332) 옷을 갈아입다가 썰렁하게 된 것을 말한다.

④ 절대로 傷寒의 治法으로 하는 것은 不可하다.

⑤ 일찍이 잘못 服用을 하여 熱藥을 過多하게 한 경우에, 熱證이 大見을 하고 오래 하여 便이 閉한 경우에는 柴胡破瘀湯으로 하거나, 或은 四物湯에 加 大黃·芒硝를 잠시 服用을 하고 즉 調理를 하여 補를 한다.

⑥ 産後의 傷寒은 三卷에 詳細하다.

(7) 産後身痛[3333)]

① 身痛을 하고 筋攣을 하며 虛를 하여 渴·煩을 한다.

② 出産으로 因하여 走動을 하고 氣血의 升降이 失常을 하여 關節에 留滯[3334)]를 하며 筋脈이 急引을 하거나, 或은 手足이 拘攣(구련)을 하고 遍身의 肢節이 走痛[3335)]을 하는 경우에는 趁痛散으로 한다.

③ 或은 餘血이 不盡을 하고 遍身[3336)]에 流注를 하여 腰脚(요각)의 關節이 痛이 만들어지는 경우에는 五積散에 去 麻黃을 하고, 加 人蔘·香附子·小茴·桃仁·木香을 等分을 하여 薑煎(강전)을 하고 服用을 한다.

④ 産後의 諸風으로 痿弱을 하고 筋攣을 하며 無力을 하는 경우에는 血風丸으로 하거나, 或은 煎服을 한다.

⑤ 煩渴(번갈)로 氣虛한 경우에는 生脈散으로 한다.

⑥ 血虛한 경우에는 四物湯에 加 天花粉·麥門冬으로 한다.

⑦ 氣血이 모두 虛하여 渴證(갈증)이 만들어지고 頭眩을 하며 脚弱(각약)을 하고 飮食이 맛이 없는 경우에는, 使用을 하는데 人蔘을 二錢을 하고 麥門冬을 一錢半을 하며 熟地를 七分을 하고 天花粉을 三錢을 하며 甘草를 五分을 하고 糯米(나미)로 薑·棗煎을 하여 服用을 한다.

⑧ 虛煩(허번)을 하는 경우에는, 사용을 하는데 人蔘·麥門冬·小麥·茯苓을 各一錢을 하고 竹茹를 一彈丸으로 하며 半夏를 八分을 하고 甘草를 二分을 하며 薑煎(강전)을 하여 服用을 한다. 心虛로 驚悸를 하는 경우에도 역시 마땅하다.

(8) 産後多汗[3337)]

3333) 發熱의 有無를 같이 確認을 하여 發熱이 甚하면 乳腺炎이나, 其他의 炎症을 疑心하여야 한다. 기본적인 혈액검사를 통하여 백혈구수치를 확인 하는 것이 重要하다.

3334) [명사] 한곳에 오래 머물러 있음.

3335) 온몸에 아픈 곳이 이동하면서 있는 것

3336) 온몸. 전신.

3337) 갑작스러운 上熱感과 心悸怔忡이 같이 同伴이 되고 손이 떨리는 경우에는 出産으로 因한 호르몬의 變化로 因하여 甲狀腺에 문제가 發生이 되는 경우가 있으니, 人蔘養榮湯에 加 黃芪蜜 一錢半, 黃芪 一錢半, 麻黃根·浮小麥·牡蠣粉 各一錢으로 해결이 되지 않는 경우에는 甲狀腺 호르몬 검사를 施行하는 것

① 汗多를 하면 大便이 偏僻되게 閉固를 한다.[3338]

② 産後에 發熱을 하고 自汗을 하는 경우에는 古歸芪湯으로 한다.[3339]
ⓐ 汗이 甚하면 加 白朮·防風·牡蠣·麥門冬·熟地·茯苓·甘草으로 한다.
ⓑ 或은 黃芪建中湯으로 한다.

③ 自汗을 하고 兼하여 腫滿(종만)을 하는 경우에는 大調經散으로 한다.
④ 自汗을 하고 肢體가 疼痛을 하는 경우에는 當歸羊肉湯으로 한다.
⑤ 發熱을 하고 盜汗(도한)을 하는 경우에는 사용을 하는데 猪腰子를 一枚를 하고 糯米(나미)[3340]를 半合을 하며 合 葱白을 二莖을 하고 煮를 하여 米가 熟하면 淸汁을 一盞을 取하며 人蔘·當歸를 各一錢을 넣어 煎服을 한다.
⑥ 大便이 閉한 경우에는 古芎歸湯에 加 防風·枳殼·甘草를 한다.

⑦ 閉澁을 하는 경우에
ⓐ 麻子仁丸으로 한다.
ⓑ 或은 蘇麻粥으로 한다.

⑧ 대개 産後에 去血이 多를 하면 즉, 鬱冒를 한다.
ⓐ 鬱冒를 하면 즉, 多汗을 한다.
ⓑ 多汗을 하면 즉, 大便이 閉를 한다.
ⓒ 대개 血虛이다.
ⓓ 鬱冒를 하면 즉, 血暈을 한다.

⑨ 小便이 不通을 하고 腹이 脹滿(창만)을 하는 경우에는 사용을 하는데 鹽(염)을 臍中에 塡을 하고 葱白을 一束(일속)[3341]을 하여 切斷을 하며 一指의 厚[3342]로 만들고 鹽上(염상)에 놓아 艾炷(애주)로 灸를 한다.
ⓐ 熱氣가 腹에 入을 하면 즉 通을 한다.
ⓑ 熱을 한 경우에는 六一散에 加 檳榔·枳殼·木通·麻子仁·葵子를 하여 水煎을 하고 服用을 한다.

도 좋다.
3338) 産後가 아니라면 調胃承氣湯으로 한다.
3339) 대개 人蔘養榮湯의 加減으로 한다.
3340) 찹쌀. 같은말:江米(jiāngmǐ)
3341) ①한 묶음 ②총괄(總括)
3342) 두께를 말함.

(9) 産後不語

① 不語를 하는 것은 敗血을 하고 濕痰이 迷를 한 것이다.

② 産後에 敗血이 停蓄(정축)[3343]을 하여 上으로 心을 干涉을 하고 心氣가 閉澀(폐삽)을 하며 舌强을 하고 言語를 할 수가 없는 경우에는 七珍散·四味散으로 한다.

③ 臨産[3344]에 있어 湯藥을 服用한 것이 過多를 하고 胃濕으로 그렇게 된 경우에는 熟料五積散·六君子湯으로 한다.

④ 痰熱이 迷心을 하여 不語를 하는 경우에는 導痰湯으로 한다.

⑤ 或은 痰氣로 鬱滯(울체)를 하여 閉目을 하고 不語를 하는 경우에는, 사용을 하는데 生白礬末을 一錢을 하고 熟水로 煎服을 한다.

(10) 産後譫語

① 잠시 鬼神이 보이는 것은 邪氣가 거스른 것이 아니다.

② 産後에 잠시 鬼神이 보이는 경우에는 血虛로 勞動을 하고, 肝·心의 敗血이 攻衝[3345]을 한 것으로 말미암아 邪가 心에 侵淫을 하고 胡言[3346]과 亂語를 하니, 風寒으로 한 것이 아니고 鬼祟(귀수)[3347]로 한 것도 아니다.

③ 小調經散에 加 龍腦를 少許[3348]를 하거나, 或은 妙香散에 加 當歸·地黃·黃連을 한다.

④ 瘀血이 迷心을 하여 心虛로 譫妄(섬망)[3349]을 하고 昏暈을 하는 경우에

ⓐ 八物湯에 去 芍藥[3350]을 하고, 加 琥珀·栢子仁·遠志·朱砂·金銀으로 하여 煎服을 한다.

ⓑ 甚한 경우에는 黑龍丹으로 한다.

⑤ 産後에 血少를 하고 怔忡을 하며 睡臥[3351]가 不寧한 경우에

ⓐ 十味溫膽湯으로 한다.

ⓑ 或은 寧神膏·定志丸으로 한다.

(11) 産後淋瀝遺尿

3343) 물이 가득 괴는 일.
3344) 해산(解産)할 때를 당(當)함
3345) 공격하고 찌르는 것임.
3346) 1.허튼소리하다. 함부로[되는대로] 지껄이다. 2.허튼소리. 터무니없는 말.
3347) 귀신(鬼神)의 빌미로 난다는 병증(病症)
3348) ①얼마 안 되는 적은 분량(分量) ②얼마 안 되는 동안
3349) 헛소리. 이열(裏熱)이 몹시 성하거나 담화(痰火)가 울체(鬱滯)되어 생긴다. 의식이 똑똑치 않고 순서 없이 말하며 환각, 착각이 있거나 심하게 흥분하기도 한다.
3350) 역시 瘀滯가 잘 풀리지 않기 때문에 芍藥을 去한 것이다.
3351) 누워서 자는 것을 뜻하는 용어임.

① 또한, 惡露가 항상 淋淋[3352]을 하거나, 或은 脬[3353]가 損한 것으로 因하여 더욱 멈추기가 어렵다.

② 産後의 五淋은 白茅湯으로 한다.

③ 敗血[3354]로 淋瀝(임력)을 하여 끊어지지 않는 경우에는 烏金散으로 한다.

④ 淋이 오래하여 그치지를 않고 四肢가 乏力[3355]을 하며 沈困[3356]을 하는 경우에는 牡蠣散으로 한다.

⑤ 生産[3357]을 하는 때에 있어 洗母[3358]가 잘못하여 尿脬를 損傷(손상)을 하고 日夜로 淋瀝(임력)을 하는 것에 이른 경우에

ⓐ 四君子湯에 加 黃芪·陳皮·桃仁을 사용을 하여 猪尿脬[3359]를 煮를 하고 淸汁으로 煎을 하여 溫服을 한다.

ⓑ 血虛한 경우에는 加 芎·歸를 한다.

⑿ 産褥風[3360]과 産後浮腫

① 任意대로 이것은 蓐風으로 하고 아울러 腫浮로 한다.

② 産後의 中風을 이름을 하여 가로되 蓐風이라고 한다.

ⓐ 口噤을 하고 牙關이 緊急을 하며 手足이 瘈瘲(계종)[3361]을 하고, 또한 血暈을 하며 强直[3362]을 하고 築[3363]心을 하며 眼이 倒를 하고 吐瀉(토사)를 하며 죽으려고 하는 경우에는 單荊芥散·古荊歸湯으로 한다.

ⓑ 血虛로 勞動이 太早를 하고 風邪가 虛를 타서 入을 하는 경우에는 小續命湯·羌活愈風湯으로 한다.

3352) ①비가 오는 모양(模樣) ②물방울이 떨어지는 모양(模樣)
3353) 오줌통. 뇨포(尿脬). 뇨포(尿胞).
3354) 혈관에서 나와 조직 사이에 몰려 있는 궂은 피로 악혈(惡血)과 같은 뜻으로 쓰임
3355) 1.(완전히 지쳐서) 기력[힘]이 없다. 2.능력이 모자라다[없다·부족하다·떨어지다].
3356) 물에 빠진 것같이 무겁고 피곤한 증상임
3357) ①아이나 새끼를 낳음
3358) 産婆를 말함.
3359) 실제 産後遺尿에 돼지 방광을 넣기 전과 넣은 다음을 비교해 보니 확실히 넣은 것이 더 좋은 效果가 있었다.
3360) 본래의 産褥風은 出産을 하고 나서 나타나는 中風의 상황인데, 요즘은 無難하게 産後의 모든 虛證을 産後風으로 하여 말하고 있다.
3361) 달리 추축(抽搐) · 축닉(搐搦) · 추풍(抽風)이라고도 부름. 근육이 뻣뻣해지면서 오그라들거나 늘어지는 증상이 번갈아 나면서 오랫동안 되풀이되는 증.
3362) 목과 팔다리 및 몸이 매우 뻣뻣하여 마음대로 움직이지 못하는 것을 말함.
3363) 1. 쌓다 2. 다지다 3. 짓다 4. 날개를 치다 5. (절구, 방아의)공이(절구나 방아확에 든 물건을 찧거나 빻는 기구)

ⓒ 가령, 口噤을 하고 反張을 하며 涎·潮가 多한 경우에
㉠ 交加散[3364]으로 한다.
㉡ 或은 大黑豆를 半升을 하여 炒를 하고 하여금 烟이 起를 하게하며 酒의 二碗으로 沃[3365]을 하고 磁器의 內에 넣어, 매번 사용을 하는데 酒를 半碗을 하고 獨活을 五錢을 넣어 同煎을 하며 溫服을 한다.

③ 産後에 汗이 多를 하여 風이 搏[3366]을 하고 痓가 되는 경우에는 難治이다.

④ 産後에 敗血이 停蓄(정축)을 하여 水로 化를 하고 循經을 하여 流入을 하며 四肢가 浮腫을 하는 경우에
ⓐ 小調經散으로 한다.
ⓑ 血氣가 虛한 경우에는 四君子湯에 加 蒼朮을 한다.
㉠ 或은 女金丹으로 한다.

ⓒ 血虛[3367]한 경우에는 補虛湯에 少加 蒼朮·茯苓을 하여, 하여금 水가 스스로 利를 하게 한다.
㉠ 峻劑로 攻利를 하는 것을 忌한다.

(13) 産後雜證

① 一切의 雜證은 榮衛를 補한다.
② 産後의 雜病은 男子와 더불어 하나로 같다.
③ 단지, 항상 兼하여 補를 하고 兼하여 逐瘀(축어)를 하면 즉, 病이 낫지 않을 것이 없다.
④ <丹溪>가 이르기를, 大補榮衛를 爲主(위주)로 하니, 비록 雜病이 있다고 하더라도 末로 治療를 한다고 하였으니 이것이다.

⑤ 가령, 月裏[3368]에 痢疾(이질)을 하고 惡露가 未盡(미진)을 하는 경우에는 瘀가 腸胃에 凝滯를 하는 것이 많은데, 經을 한 後에 더불어 血이 滯를 하여 痢를 하는 것으로 하나로 같다.
ⓐ 四物湯에 加 桃仁·黃連·木香으로 主를 한다.
ⓑ 裏急이 甚한 경우에는 通玄二八丹으로 한다.

3364) 五積交加散을 말한다.
3365) 1. 기름지다, 비옥하다(肥沃--) 2. (물을)대다, 관개하다(灌漑--) 3. (손을)씻다
3366) 1.(맨손·칼·몽둥이 등으로) 갈기다. 후려치다. 2.덮쳐 잡다. 3.박동하다.
3367) 대개 産後浮腫은 虛證이 많다. 人蔘養榮湯에 當歸芍藥散으로 같이 하는 것이 좋다. 억지로 利水를 해서는 안 된다. 도리어 鹿茸을 넣으면 더욱 좋다.
3368) 출산을 한지 한 달의 안쪽을 말한다.

⑥ 咳嗽(해수)[3369]를 하는 것은 이것이 瘀血이 肺로 入한 경우가 많다.
ⓐ 古二母散에 加 桃仁·杏仁·人蔘·茯苓을 하여 水煎을 한다.

⑦ 그 나머지는 뜻으로 理解를 하면 可하다.

⒁ 産後의 惡證

① 오직 鼻衄(비뉵)이 있어 黑한 것이 마치 煤와 같다.
ⓐ 産後에 氣血이 散亂을 하여 諸經에 入을 하고 還元[3370]을 얻을 수가 없다.
ⓑ 그렇기 때문에 口鼻가 黑이 起를 하고 이에 變을 하여 鼻衄(비뉵)이 된다.
ⓒ 대개 産後에 虛熱로 因하여 이른 바이다.
ⓓ 胃가 絶을 하고 肺가 敗를 한 것이다.
ⓔ 犀角地黃湯으로 救한다.

② 發喘을 하고 聲이 高를 하면 救護를 하기가 어렵다.[3371]
ⓐ 産後에 氣喘을 하는 것은 榮血이 暴竭(폭갈)한 것으로 말미암아 氣가 主하는 바가 없는 것이니, 홀로 肺에 聚를 하여 喘急(천급)을 한다.
ⓑ 孤陽을 하고 絶陰을 하여 不治를 하는 證이 된다.
ⓒ 單人蔘湯으로 한다. 或은 加 蘇木을 少許를 하여 救한다.
ⓓ 만약, 敗血이 停滯를 하여 脹肺를 하고 喘을 하는 경우에는, 使用을 하는데 血竭·沒藥을 等分을 하고 末로 하여 酒를 入을 하고 水로 타서 服用을 한다.
ⓔ 兼하여 使用을 하는데 奪命丹으로 한다.

⒂ 産後陰脫

① 陰門이 腫突을 하고 腸이 不收를 한다.
ⓐ 産後에 陰肉의 兩旁이 舒伸(서신)을 하는 경우에는, 사용을 하는데 四季葱[3372]을 乳香末을 넣어 같이 搗를 하고 餠을 만들며 陰戶의 兩旁에 넣으면 오래 지나서 즉 낫는다.
ⓑ 産을 하는 것에 用力이 過多한 것으로 因하여, 陰門이 突出을 하는 경우에는 四物湯에 加 龍骨末을 少許를 하고 連進을 二服을 한다.
ⓒ 外로 사용을 하는데 萆麻子를 搗爛(도란)을 하여 頂에 貼을 하는데, 약간 收斂(수렴)을 하면 즉 萆麻를 去한다.

3369) 단순한 咳嗽는 별다른 문제가 되지 않으나, 産後에 喘促을 하면 危急證이 된다.
3370) ①본디의 상태(狀態)로 되돌리는 일
3371) 喘急이 나타나면 急히 전원을 하여야 한다.
3372) 파, 대파, 굵은파 등으로 부른다.

ⓓ 出産을 한 後에 生腸이 不收를 하면 八物湯에 加 防風·升麻를 한다.[3373)]

ⓔ 모름지기 使用을 하는데 酒炒黃芪를 君으로 하고, 外는 荊芥·藿香·樗皮로 煎湯을 하여 熏洗를 한다.

② 子宮의 脂膜은 羞惡[3374)]를 하면 안 된다.

ⓐ 産後에 一物이 下를 하는데, 마치 合鉢(합발)[3375)]의 狀과 같고 二岐[3376)]가 있는 경우에는 子宮이다.

㉠ 補中益氣湯에 去 柴胡를 하고, 연달아 二·三의 大劑를 服用을 한다.

㉡ 一嚮을 하여 收를 하고, 後에 四物湯에 加 人蔘을 하여 調理를 한다.

ⓑ 産後에 一物이 下를 하는데, 마치 帕[3377)]約을 하는 것과 같고, 重量이 斤餘[3378)]를 하는 경우에는 臨産을 하여 勞役을 한 것으로 因하거나, 或은 肝痿로 이른 바이다.

㉠ 粘席[3379)]을 하여 上으로 얻지 못하는 것이 있는 경우에는 이에 脂膜으로 無妨한 것이다.

㉡ 補中益氣湯에 去 柴胡를 하고, 연달아 服用을 二貼을 하면 즉 收斂(수렴)을 한다.

ⓒ 臨産[3380)]에 驚動을 하고 用力이 太過를 하여, 肓膜이 傷을 한 것에 이르고 垂出을 하여 肉線의 一條를 하는데, 대략 三·四尺의 長으로 하고 心腹을 牽引을 하여 痛이 참을 수가 없으며, 手로 微動을 하면 즉 痛苦로 죽으려고 한다.

㉠ 먼저 服用을 하는데 失笑散을 數貼을 하고, 이에 生薑을 三片을 사용하여 洗淨을 하고 搗爛(도란)을 하며 淸油[3381)]를 二斤으로 하여 拌匀을 하고 炒를 하며 하여금 油가 乾焦을 하는 것으로 定度를 삼는다.

㉡ 바로 사용을 하는데 熟絹(숙견)을 五尺을 하여 數層으로 摺作(접작)을 하고, 바야흐로 하여금 婦人을 穩重[3382)]을 하고 輕輕[3383)]하게 盛起를 하며 肉線으로 屈曲[3384)]을 하게 하여 一團으로 만들고 水道의 口에 있게 넣는다.

3373) 모든 子宮이 밑으로 빠지는 證狀에 有意하다.
3374) 부끄러워하고 미워함
3375) 1. 바리때(승려의 밥그릇) 2. 사발(沙鉢: 사기로 만든 국그릇이나 밥그릇)
3376) 1. 갈림길 2. 산(山)의 이름 3. 날아가는 모양 4. 자라나는 모양 5. 지각이 드는 모양.
3377) 帕 : 1. 머리띠 2. 머리동이(머리가 아플 때 머리를 둘러 동이는 물건) 3. 싸다 4. 싸매다 a. 머리띠 (파) b. 배띠, 복대(腹帶) (파) c. 휘장(揮帳: 피륙을 여러 폭으로 이어서 빙 둘러치는 장막) (파) d. 보자기 (파)
3378) 한 斤이 넘는 것을 말한다.
3379) 粘着을 한다는 말이다.
3380) 달리 임욕(臨蓐) · 임분(臨盆) · 임월(臨月) · 임초(臨草) · 와욕(臥蓐) · 좌욕(坐蓐) · 좌초(坐草) · 상초(上草)라고도 함. 임신 말기나 해산 초기를 말한다.
3381) 참기름(Sesamum indicum(=Sesamum orientale))으로, 조(燥)한 것을 촉촉하게 하고 장(腸)을 매끄럽게 하며 혈맥(血脈)을 잘 통하게 하는 효능을 가진 약재임
3382) '온중하다[2](성격이 조용하며 침착하다)'의 어근.
3383) 아주 경솔(輕率)함
3384) 이리저리 꺾이고 굽음

㉢ 바로 사용을 하는데 絹[3385]袋[3386]로 兜(두)를 하여 前의 油·薑을 약간 溫을 하게 하여 肉의 線上에 붙이고 熏(훈)을 하는데, 薑이 冷한 것을 느끼면 또한 사용을 하는데 다리미의 火로 熨熱을 하고, 항상 하여금 薑氣가 있게 한다.
㉮ 가령, 薑氣가 이미 다하면 또한 사용을 하는데 新薑으로 한다.

㉣ 이와 같이 薰熨(훈위)을 一日一夜로 하면, 그 肉線이 이미 縮을 하여 一半이 들어간다.
㉤ 다시금 前法으로 使用을 하여 兩日을 넘기면 肉線이 다 들어간다.
㉥ 즉, 다시 服用을 하는데 失笑散·古芎歸湯으로 調理를 한다.

ⓓ 하여금 肉線을 斷을 하여 兩截을 하는 것이 不可하니, 즉 可히 治療를 할 수가 없다.

⒃ 産後乳汁不通[3387]

① 乳汁이 不通을 하면, 血氣이 虛한 것이다.
② 氣가 滯塞[3388]을 한 경우에는 鬱怒를 警戒를 한다.

③ 産後에 氣血이 虛弱을 하여 乳汁이 少를 하는 경우에
ⓐ 鐘乳粉을 二錢을 하고 漏蘆를 煎湯을 하여 調服을 한다.
ⓑ 或은 服用을 하는데 猪懸蹄[3389]를 一隻을 하고 通草를 五兩을 하여 煮汁을 하고 먹는다.
ⓒ 或은 鯽魚·木通을 煮汁을 하여 먹으면 역시 좋다.
ⓓ 氣滯를 하여 乳少한 경우에는 漏蘆散으로 한다.
ⓔ 氣塞을 하여 乳少한 경우에는 湧泉散으로 한다.

④ 無子로 食乳를 하여 消가 필요한 경우에는[3390], 사용을 하는데 麥芽를 二兩으로 하여 炒를 하고 末로 하며, 四物湯으로 타서 服用을 하면 즉 그친다.[3391]
⑤ 무릇, 乳母가 단지 느끼기를 小水[3392]가 短少를 하면 즉, 이것이 病이 發生을 하는 것이다.

3385) 1. 비단(緋緞) 2. 명주(明紬: 명주실로 무늬 없이 짠 피륙) 3. 견직물(絹織物)
3386) 1.(~儿) 봉지. 부대. 자루. 주머니. 2.(~儿) 부대. 자루. 포대. 가마니. 봉지.
3387) 産後에 通草를 사용하면 도리어 腎毒性이 나타나는 경우가 있다. 가능하면 王不留行으로 하는 것이 좋다.
3388) 걸리거나 쌓여서 막힘
3389) 先考는 족발을 사용하지 않고, 돼지발톱을 사용하였다.
3390) 出産을 하였는데, 갑자기 아이를 잃어서 젖을 먹일 수가 없는 경우를 말한다. 요즘은 직장 때문에 소유를 원하는 경우가 많다.
3391) 여러 번 試驗을 해 보았는데, 잘 되는 경우도 있지만, 역시 안 되는 경우도 있다. 굳이 韓方을 固執할 필요는 없다.
3392) 小便을 말한다.

⑥ 문득, 모름지기 服藥을 하여 調理를 하는데 脾·胃·肝·腎을 한다.
⑦ 가령, 낫지 않는 경우에는 반드시 氣滯를 하고, 또한 逆을 한다.

⑧ 대개 婦人은 무릇 일에 오로지 行하는 것을 얻지 못하고 憂·思·忿·怒가 많다.
ⓐ 憂思가 過하면 즉, 氣가 結을 하여 血도 역시 結滯를 한다.
ⓑ 忿怒가 過하면 즉, 氣가 逆을 하여 血도 역시 逆을 한다. 甚하면 즉 乳가 硬을 하고 脇痛을 하며 煩熱을 한다.

⑨ 要約을 해보면, 女子의 病은 대개 氣血이 鬱結을 한 原因이다.
⑩ 그런 까닭으로 古方에 많이 사용을 하는데 香附·砂仁·木香·檳榔·青皮·枳殼을 하는 경우에는 行氣를 하기 때문이다.

(17) 懸乳

① 怪疾로 乳가 長을 하여 尺에 有餘(유여)를 하면, 先賢의 治法이 이에 詳細하게 갖추어져 있다.

② 産後에 瘀血이 上攻을 하여, 或은 兩乳가 伸長을 하고 細小를 하여 마치 腸과 같으며 直한 것이 지나쳐서 小腹으로 하고 痛이 참을 수가 없다.
ⓐ 이름을 하여 가로되 乳懸이라고 한다.
ⓑ 危證이다.
ⓒ 使用을 하는데 川芎·當歸를 各一斤을 하여 水煎을 하고 濃湯을 하여 不時로 溫服을 한다.
ⓓ 다시 사용을 하는데 二斤을 逐旋을 하고 燒烟을 하여 病人의 面前에 있게 두고 卓者의 下로 하며, 하여금 病人으로 曲身을 하고 低頭를 하며 장차 口·鼻와 또한 病이 든 乳로 항상 烟氣를 吸을 하게 한다.
ⓔ 아직 甚하게 縮을 하지 않았으면, 다시금 사용을 하는데 一料를 하면 즉, 瘀血이 消를 하고 乳頭가 스스로 回復을 한다.
ⓕ 만약, 다시금 옛날처럼 回復을 하지 않으면 使用을 하는데 萆麻子를 搗爛(도란)[3393]을 하여 頂上에 붙이고 잠시 후에 收斂(수렴)을 하면 즉, 씻어 버린다.

3393) 도쇄(搗碎)의 다른 이름.

12. 婦人의 活套鍼線

(1) 月候不調

① 月候가 不調를 하는 것으로 말미암아, 或은 前으로 하고 或은 後로 하며, 或은 多하고 或은 少를 한다.

② 무릇, 行을 하는 後에 痛이 되는 경우에는 虛한 것이다.

③ 少를 하고 淡한 경우에는 血虛인 것이다. 多를 하는 경우에는 氣虛인 것이다.

④ 그것이 장차 行을 하려고 하는데 痛을 하거나, 또한 凝塊[3394]를 하여 흩어지지 않는 경우에는 滯한 것이다.

⑤ 紫黑色인 경우에는 滯를 하고 熱을 挾한 것이다.

⑥ 月候가 不調를 하는 中에, 兼하여 疼痛이 있는 경우가 있고, 兼하여 發熱을 하는 경우가 있다.

ⓐ 그것이 不調를 하는 中에 趲[3395]前(찬전)을 하는 경우가 있고, 뒤로 물러나는 경우가 있다.

㉠ 즉 趲前(찬전)을 하는 것은 熱이 된다.

㉡ 뒤로 물러나는 것은 虛가 되는 것이다.

ⓑ 疼痛을 하는 中에 常時로 痛證이 만들어지는 경우가 있고, 經前과 經後에 痛證이 만들어지는 경우가 있다.

㉠ 즉 常時로 하는 것과 더불어 經의 前에 痛證이 만들어 지는 경우에는 血積이 된다.

㉡ 經의 後인 경우에는 血虛가 되는 것이다.

ⓒ 發熱을 하는 中에 常時로 發熱을 하는 경우가 있고, 經行의 中에 發熱을 하는 경우가 있다.

㉠ 즉 常時로 하는 것은 血虛에 積이 있는 것이다.

㉡ 經行은 血虛에 熱이 있는 것이다.

⑦ 經水를 治療하는 데에, 或은 前으로 하고 或은 後로 하며, 或은 多로 하고 或은 少로 하며, 或은 逾月(유월)[3396]을 하여 不至를 하고 或은 一月에 再至를 하는 것은, 대개 不調를

3394) 응고(凝固)하여 된 덩어리

3395) 1.서두르다. 급히 가다. (주로 조기 백화문에 쓰임) 2.독촉하다. 다그치다. 재촉하다.

3396) ① 월경을 해야 할 시기에 하지 않고 달을 건너는 것을 말한다. ② 해산을 해야 할 시기에 하지

하기 때문이다.

ⓐ 마땅히 調經散3397)으로 한다.

ⓑ 다른 곳에서는 이르기를, 經候가 不調를 하는 경우에는 마땅히 四物湯을 爲主(위주)로 하여 治療를 한다고 하였다.

⑧ 經이 行을 하는 것에 臨하여 腹痛을 하는 경우에는, 이것은 血이 澁을 한 것이기 때문이다.

ⓐ 마땅히 淸熱調經湯으로 한다.

ⓑ 또한, 四物湯에 加 玄胡索·苦練根·蓬朮·香附子·桃仁·紅花·黃連으로 한다.

⑨ 經이 行을 한 다음에 腹痛을 하는 경우에는 이것은 虛中에 熱이 있는 것이다. 八物湯의 加減으로 한다.

⑩ 期日에 먼저 하여 오는 경우에는 이에 氣血이 모두 熱한 것이다.

ⓐ 마땅히 淸經四物湯으로 한다.

ⓑ 또한, 四物湯에 加 柴胡·黃芩·黃連을 한다.

⑪ 期日을 지나서도 오지 않는 경우에는 이것은 血이 虛한 것이다.

ⓐ 마땅히 通經四物湯으로 한다.

ⓑ 또한, 四物湯에 加 黃芪·陳皮·升麻·人蔘으로 한다.

⑫ 月候가 不調를 하는 경우에는 通用으로는 煮附丸·黑附丸·四製香附丸·七製香附丸으로 한다.

❶ 조경산(調經散)(➡方藥合編·上97, 東醫寶鑑 435, 醫學入門 2859)

活套 : ① 帶下·不姙症·魚鱗乾癬·노이로제·生理不順·子宮出血·更年期障害·卵巢機能不全·流産癖·神經症·凍傷·月經期間中下利. 月候가 不調를 한 것을 治療한다.

② 一名은 溫經湯이다. 一名은 千金調經湯이다.

③ 氣虛를 하면 倍蔘을 한다.

④ 加 附子를 하면 더욱 妙하다.

❷ 사제향부환(四製香附丸)(➡方藥合編·下152, 東醫寶鑑 436, 醫學入門 2860)

活套 : ① 月經이 不調를 하는 것을 治療한다.

❸ 칠제향부환(七製香附丸)(➡方藥合編·下153, 東醫寶鑑 436, 醫學入門 2860)

活套 : ① 諸虛로 因한 百損과 氣血이 不調를 하고 月水가 前後로 어그러지며 結滯가 되어 癥瘕(징하)가

않고 달을 건너는 것.

3397) 가장 基本的인 處方이다. 金基澤 선생님의 溫經湯이 더욱 좋다.

되는 것을 治療한다.
② 或은 骨蒸(골증)으로 發熱을 하고 四肢가 無力한 것을 治療한다.
③ 月經이 不調를 하고 結滯가 되어 癥瘕(징하)가 되는 것을 治療한다.
④ 或은 骨蒸(골증)으로 發熱을 하는 것을 治療한다.

❹ 사물탕(四物湯)(➡方藥合編·上68, 東醫寶鑑 308, 醫學入門 1550·3035·3166)
活套 : ① 生理不順·血脚氣·乾性皮膚病·貧血·腹痛·子宮出血·腹塊·胎動不安·産後惡露不下·下腹緊痛·肝斑·頭痛·無力體質·便秘·四肢煩熱·腎結石症·腎結核·乳汁缺乏症·紫斑症을 治療한다.
② 血病을 通治하는 藥이다.
③ 血虛로 經水가 不調한 경우에는 加 香附子·益母草·吳茱萸·肉桂·人蔘의 類를 한다.

❺ 대영전(大營煎)(➡方藥合編·上47, 景岳全書 959)
活套 : ① 眞陰이 虧損(휴손)된 것을 治療한다.
② 또한, 婦人이 生理가 늦어지고 血이 少한 것을 治療한다.
③ 筋骨과 心腹이 疼痛한 것을 治療한다.

(2) 血閉

① 月事가 오지 않는 경우에는 胞脈이 閉를 한 것이다.
② 胞脈은 心에 屬하여 胞中에 絡을 한 것이다.
③ 지금은 氣가 上으로 肺에 逼迫(핍박)[3398]을 하여 心氣가 얻어 下로 通을 하지 않는다.[3399]
④ 그렇기 때문에 月事가 오지 않는 것이다.
⑤ 小腸이 大腸에 熱을 轉移를 하는 경우에는 伏瘕(복하)가 되고 沈이 된다.
⑥ 註에 가로되, 血이 澁을 하여 不利을 한 것이니 즉, 月事가 沈滯를 하여 不行을 하는 것이다.

⑦ 『內經』에서 가로되, 二陽의 病은 心脾를 發한다.
ⓐ 얻어 隱曲을 하지 못하는 것이 있으면, 女子는 不月을 한다고 하였다.
ⓑ 대개, 衝任은 經絡의 海가 된다.
ⓒ 더불어 手太陽小腸·手少陰心은 表裏가 된다.
ⓓ 衝任의 氣가 盛하면 즉, 血이 때를 依據(의거)를 하여 下를 한다.
ⓔ 만약, 憂思로 傷心을 하면 즉, 生血을 할 수가 없다.
ⓕ 脾는 心의 子이다.
ⓖ 脾가 滋養을 하는 바를 잃으면 즉, 食이 少를 하게 되어 生化[3400]의 源을 絶을 하게 되니, 經閉를 하고 不調를 하는 것이다.

3398) ①(사람을) 억누르고 괴롭히는 것
3399) 心氣를 내리는 組合은 ① 梔子·柴胡의 組合과 ② 黃連·川芎의 組合으로 한다.
3400) [명사] 태어나고 자라는 일. 또는 생성하고 변화하는 일.

ⓗ 모름지기 心은 氣血의 主가 되고, 脾胃(비위)는 氣血의 本이 되는 것을 알아야 한다.

⑧ 經閉로 不行을 하는 것은 세 가지가 있다.
ⓐ 하나는 胃弱을 하고 形이 瘦를 하여 氣血이 衰를 하고 津液(진액)이 發生을 하지 않아 經水가 斷絶이 되는 것이다.
㉠ 이름을 하여 가로되 血枯經絶이라고 한다.
㉡ 이것은 中焦의 胃에 熱이 結滯가 된 것이다.

ⓑ 둘은 心包의 脈이 洪數을 하고 때로 躁가 만들어 지며 大·小便이 不利를 하면서 經水가 閉絶을 하는 것이니 이에 血海가 乾枯를 한 것이다.
㉠ 이것은 下焦의 胞脈에 熱이 結滯를 한 것이다.

ⓒ 셋은 或은 因하여 勞心을 하여 心火가 上行을 하고 月事가 오지 않는 것이다.

⑨ 세상에는 室女와 童男이 생각이 쌓여서 心에 있어 思慮(사려)가 過度를 하고 많은 경우에 勞損을 이르게 된다.
ⓐ 男子는 즉 神色[3401]이 먼저 흩어지고, 女子는 즉 月水가 먼저 閉를 한다.
ⓑ 대개 憂愁(우수)와 思慮(사려)를 하면 즉, 傷心을 하여 血이 逆竭을 한다.
ⓒ 그렇기 때문에 神色이 먼저 흩어지고 月水가 먼저 閉를 한다.
ⓓ 또한, 心病으로 脾를 滋養을 할 수가 없다.
ⓔ 그렇기 때문에 먹는 것을 좋아하지 않는다.
ⓕ 脾가 虛하면 즉, 金이 虧損(휴손)이 된다.
ⓖ 그렇기 때문에 嗽가 發作을 하는 것이다.

⑩ 胞脈이 閉를 하여 月事가 오지를 않으면 먼저 服用을 하는데, 心火를 降하는 藥으로 한다.
ⓐ 마땅히 三和湯[3402]·玉觸散[3403]으로 한다.
ⓑ 다음에는 服用을 하는데 五補元으로 한다.
ⓒ 後에 衛生湯[3404]으로 補脾를 하고 養血을 한다.
ⓓ 二陽의 病은 月事가 오지를 않으니, 먼저 心火[3405]를 瀉하면 血이 스스로 下를 한다.

3401) 표정. 안색. 기색. 얼굴빛. 비슷한말:神情(shénqíng)神气(shénqì)
3402) 『東醫寶鑑』의 處方은 四物湯·調胃承氣湯·凉膈散을 合方한 것으로 熱結로 血閉가 된 것을 治療하는 處方이다.
3403) 四物湯 合 調胃承氣湯을 한 것을 이름을 하기를 玉觸散이라고 한다. 다시금 合 凉膈散을 하면 이름을 하기를 三和散이라고 한다.
3404) 衛生湯 : 補脾養血을 한다. 黃芪 二錢, 當歸·白芍藥·甘草 各一錢, 右剉, 作一貼, 水煎服.
3405) 通經의 基本은 祛瘀가 아니고 心火를 내리는 것이다.

ⓔ 역시 위의 藥을 사용을 한다.

⑪ 氣가 上으로 하여 肺를 逼迫(핍박)을 하면 月事가 오지를 않는다.
ⓐ 마땅히 導痰을 하고 降火를 하면 즉, 心氣가 下로 通을 하여 月事가 오는 것이다.
ⓑ 마땅히 通經湯[3406]으로 한다.

⑫ 先賢이 血閉를 治療하는 法은 대개 主로 補血을 하고 瀉火를 한다.
ⓐ 補血을 하는 경우에는 四物湯으로 한다.
ⓑ 瀉火를 하는 경우에는 調胃承氣湯으로 한다.
ⓒ 즉, 玉觸散[3407]이다.

⑬ 胃가 弱을 하고 血이 枯를 하여 經이 斷을 하는 경우에는 마땅히 補中益氣湯에 加 川芎·生地黃·天花粉으로 한다.
⑭ 正産이나 半産을 한 後에, 失血이 많아서 經閉를 하는 경우에는 마땅히 十全大補湯으로 한다.

⑮ 濕痰이 粘住(점주)[3408]를 하여 經이 閉한 경우에는 導痰湯에 加 川芎·當歸[3409]·黃連으로 한다.
ⓐ 地黃을 服用을 해서는 안 된다.

⑯ 室女가 勞心을 하여 血이 閉한 경우에는 마땅히 柏子仁丸·澤蘭[3410]湯으로 한다.
⑰ 氣血이 盛을 하고 實을 하여, 經血이 遏[3411]閉를 한 경우에는 마땅히 萬痛丸·血極膏로 한다.
⑱ 血海가 疼痛을 하는 경우에는 마땅히 烏藥湯으로 한다.
⑲ 血閉를 하는 경우에는 通用으로 增味四物湯·導經丸·瑞金散·六合湯으로 한다.
⑳ 脾胃(비위)의 鬱火로 耗血을 하여 不通을 하는 경우에는 마땅히 歸脾湯으로 한다.

3406) 가장 나중에 하는 方法이다.
3407) 便秘와 煩燥가 있어야 사용을 한다. 쉽게 말해서 潮熱이 있는 제대로의 婦人病을 治療한다.
3408) 달라붙다.
3409) 『醫學入門』에서는 當歸가 없다. 臨床的으로는 當歸를 넣는 것이 더욱 좋다.
3410) 딴 이름은 호란(虎蘭) · 용조(龍棗) · 호포(虎蒲)이다. 꿀풀과 식물인 쉽싸리 *Lycopus lucidus* Turcz.의 전초를 말린 것이다. 각지의 산과 들의 습한 곳에서 널리 자란다. 여름철 꽃이 피는 시기에 전초를 베어 햇볕에서 말린다. 맛은 쓰고 달고 매우며 성질은 약간 따뜻하다. 삼초경(三焦經) · 비경(脾經) · 간경(肝經)에 작용한다. 혈액 순환을 촉진하고 어혈을 없애며 월경을 순조롭게 하고 소변이 잘 나오게 한다. 약리 실험에서 강심(强心) 작용, 진통 작용, 지혈 작용이 밝혀졌다. 산후 복통과 부종, 월경 장애, 상처, 타박상, 부스럼 등에 쓴다. 하루 6~9g을 탕제 · 산제 · 환제 형태로 만들어 먹는다. 외용약으로 쓸 때는 짓찧어 붙이거나 달인 물로 씻는다. **[네이버 지식백과]** 택란 [澤蘭] (한의학대사전, 2001. 6. 15., 도서출판 정담)
3411) 1. 막다, 저지하다(沮止--) 2. 가리다, 은폐하다(隱蔽--) 3. 끊다, 단절하다(斷切 · 斷截--)

㉑ 肝脾의 鬱怒로 血이 傷하여 不通을 하는 경우에는 마땅히 加味歸脾湯으로 한다.

㉒ 室女의 月經不行은 女子는 十四歲가 되면 衝任脈이 盛을 하여 血이 스스로 下를 한다.
ⓐ 만약, 時期가 지났으나 不通을 하는 경우에는 즉, 마땅히 紅花當歸散·血極膏·三神丸·牧丹皮湯·通經丸으로 한다.
ⓑ 或은 四物湯에 加 蓬朮·桃仁·牧丹皮·玄胡索·紅花酒焙를 한다.

1) 氣迫上肺

① 氣가 上으로 하여 肺를 逼迫(핍박)을 하면 月事가 오지를 않는다.
② 마땅히 導痰을 하고 降火를 하면 즉, 心氣가 下로 通을 하여 月事가 오는 것이다.
③ 마땅히 通經湯으로 한다.

❶ 통경탕(通經湯)(➡方藥合編·下154, 東醫寶鑑 438)
活套 : ① 月閉를 治療한다.

2) 肝脾鬱怒

① 肝脾의 鬱怒로 血이 傷을 하여 不通을 하는 경우에는 마땅히 加味歸脾湯으로 한다.

❶ 가미귀비탕(加味歸脾湯)(➡方藥合編·上98, 醫宗金鑑 1156·1158, 景岳全書 998)
活套 : ① 神經衰弱·不眠症·盜汗·健忘症·神經性心悸亢進症·胃弱·熱病回復期·月經不順·血道症을 治療한다.
② 肝脾의 怒鬱(노울)로 月經이 不通을 하는 것을 治療한다.
③ 加 便香附子를 하면 더욱 좋다.

3) 胞脈閉

① 胞脈이 閉를 하여 月事가 오지를 않으면 먼저 服用을 하는데 心火를 降하는 藥으로 한다.
ⓐ 마땅히 三和湯·玉觸散으로 한다.
ⓑ 다음에는 服用을 하는데 五補元으로 한다.
ⓒ 後에 衛生湯[3412]으로 補脾를 하고 養血을 한다.

② 二陽의 病은 月事가 오지를 않으니 먼저 心火를 瀉하면 血이 스스로 下를 한다. 역시 위의 藥을 사용을 한다.

❶ 보중익기탕(補中益氣湯)(➡方藥合編·上22, 東醫寶鑑 1201, 醫學入門 162·1870·1881·2729·3057)
活套 : ① 疲勞狀態·肺結核·肋膜炎·腹膜炎·夏瘦·痔疾·脫肛·感氣·말라리아狀熱·胃下垂·子宮下垂·盜汗·自汗을 治療한다.
② 勞役이 太甚을 하거나, 或은 飮食이 失節을 하여 身熱을 하고 自汗을 하는 것을 治療한다.

3412) 衛生湯 : 補脾養血을 한다. 黃芪 二錢, 當歸·白芍藥·甘草 各一錢, 右剉, 作一貼, 水煎服.

4) 産後閉

① 正産이나 半産을 한 後에 失血이 많아서 經閉를 하는 경우에는 마땅히 十全大補湯으로 한다.

❶ 십전대보탕(十全大補湯)(➡方藥合編·上33, 東醫寶鑑 1237, 醫學入門 161·3122)

活套 : ① 體力補强·營養補給·貧血衰弱·精力減退·視力減退·失血·產後·手術後·肺結核·카리에스·痔瘻·瘰癧·白血病·脫肛·精神衰弱·遺精·全身衰弱·結核性關節炎·淋巴腺炎·骨結核症·關節炎·佝僂病·倦怠感·氣血虛·多汗症·瘡疾·不姙症·產後脚氣·腎結核·心臟瓣膜症·顔色異常·眼昏·月經異常·胃 및 十二指腸潰瘍·耳鳴·脊髓炎·骨髓炎·齒槽膿漏·脫疽·胞狀鬼胎·肛門周圍炎을 治療한다.
② 一切의 虛損에 대개 可히 證狀을 따라서 加減을 한다.

5) 濕痰

① 濕痰이 粘住를 하여 經이 閉한 경우에는 導痰湯에 加 川芎·當歸·黃連으로 한다.
② 地黃을 服用을 해서는 안 된다.

❶ 도담탕(導痰湯)(➡方藥合編·下3, 東醫寶鑑 357·1025, 醫學入門 2574)

活套 : ① 痰盛을 治療하는 基本 處方이다.
② 中風을 治療하는데 痰이 盛을 하여 言語가 乾澁(건삽)을 하고 眩暈(현훈)이 있는 것을 治療하는 處方이다.

6) 脾胃鬱火

① 脾胃(비위)의 鬱火로 耗血을 하여 不通을 하는 경우에는 마땅히 歸脾湯[3413]으로 한다.

❶ 귀비탕(歸脾湯)(➡方藥合編·上66, 東醫寶鑑 268, 醫學入門 163·3115)

活套 : ① 憂思로 勞傷心脾를 하여 健忘을 하고 怔忡을 하는 것을 治療한다.
② 또한, 매번 感觸이 되면 遺精을 하는 것을 治療한다.
③ 氣가 升降을 하지 못하는 경우에는 加 便香附子를 한다.
④ 不眠에는 加 熟地黃 五·七錢을 한다.

(3) 月經痛

1) 經行腹痛

① 痛·滯를 하면 經의 前으로 하고, 虛하면 後로 한다고 부른다. 이것은 腹痛을 말한 것이다.

② 經事가 行을 하려고 하는데 臍腹이 絞痛[3414]을 하는 경우에는 血滯가 된다.

3413) 加味歸脾湯으로 한다.
3414) [명사] 비트는 것처럼 몹시 아픈 증상.

ⓐ 四物湯料를 四錢으로 하고, 加 玄胡索·苦楝·木香·檳榔을 各一兩으로 한다.
ⓑ 痛이 甚한 경우에는 萬痛丸으로 한다.

③ 經水가 行하는 때에 臨을 하여 痛한 경우에는 氣滯가 된다. 烏藥湯으로 한다.

④ 氣가 滯를 하고 血이 瘀를 한 경우에는 大玄胡索散으로 하거나, 或은 四物湯에 加 桃仁·紅花·莪朮·玄胡索·香附·木香을 한다.
ⓐ 發熱에는 加 柴·芩을 한다.

⑤ 經水가 장차 來를 하여 陣痛을 하고 陣痛이 止를 하는 경우에는 血實이 된다.
ⓐ 四物湯에 加 玄胡索·木香·黃連·香附를 한다.

⑥ 疼痛을 하는 中에 常時로 痛證이 만들어지는 경우가 있고 經前과 經後에 痛證이 만들어지는 경우가 있다.
ⓐ 즉 常時[3415]로 하는 것과 더불어 經의 前에 痛證이 만들어 지는 경우에는 血積이 된다.
ⓑ 經의 後인 경우에는 血虛가 되는 것이다.

⑦ 經을 行하는 것에 臨하여 腹痛을 하는 경우에는 이것은 血이 澁한 것이기 때문이다.
ⓐ 마땅히 淸熱調經湯으로 한다.
ⓑ 또한, 四物湯에 加 玄胡索·苦楝根·蓬朮·香附子·桃仁·紅花·黃連으로 한다.

⑧ 經行을 한 다음에 腹痛을 하는 경우에는 이것은 虛中에 熱이 있는 것이다.
ⓐ 八物湯의 加減으로 한다.

2) 經行腿腹痛

① 腿腹이 痛한 경우에는 內補當歸丸으로 한다.
ⓐ 經水가 장차 行을 하는 데에 風冷을 被襲(피습)으로 서로 얽히고 繞臍(요제)가 疝痛을 하는 경우에는 이에 寒氣가 血室에 客을 한 것이다.
ⓑ 大溫經湯·桂枝桃仁湯으로 한다.

② 經水가 日來에 時痛하는 경우에는 四物湯에 加 陳皮·玄胡索·牧丹皮·甘草를 한다.
③ 經後의 痛인 경우에는 血虛가 된다. 八物湯·小烏鷄丸으로 한다.

3) 經行嘔吐

① 歷年으로 血寒을 하여 積이 胞門에 結滯를 하고 嘔吐를 하며 涎唾를 하고 臍·脅이 酸痛

3415) 임시(臨時)가 아닌 관례(慣例)대로의 보통(普通) 때

(산통)을 하며 陰冷을 하고 徹[3416]引을 하여 腰脊으로 하고 痛을 하는 경우에는 酒煮當歸丸·大溫經湯[3417]으로 한다.

② 通用을 하는데 交加地黃丸·滋陰百補丸·七製香附丸으로 한다.

4) 經行身痛

① 血風은 身痛을 하고 皮膚가 痹를 한다.

② 血風은 이에 氣血이 虛하고 風冷을 被襲(피습)을 하며 身體가 歷節痛을 한다.

ⓐ 大芎窮散·麒麟竭丸·趁痛散·血風丸으로 한다.

③ 經閉를 하고 身痛을 하며 溺[3418]澁을 하는 것은 陰虛를 하여 濕熱이 甚한 것이다.

ⓐ 四物湯에 加 蒼朮·陳皮·牛膝·甘草를 하여 水煎을 하고 頻服[3419]을 한다.

ⓑ 사이에 사용을 하는데 蒼莎丸에 加 蒼耳·白芍을 한다.

④ 經이 先期를 하는 경우에는 加 蒼耳[3420]·白芍·龜板·金毛狗脊을 한다.

⑤ 經이 後期를 하는 경우에는 逍遙散으로 한다.

⑥ 皮膚가 搔痒을 하는 경우에는 四物湯에 加 荊芥를 한다. 古烏荊丸으로 한다.

⑦ 肌肉이 頑痲(완마)를 하는 경우에는 烏頭丸으로 한다.

⑧ 上攻을 하여 頭目으로 暈倒를 하는 경우에는 單蒼耳散[3421]으로 한다.

⑨ 頭·項·脊이 痛한 경우에는 柴胡調經湯으로 한다.

⑩ 頭身痛을 하고 寒熱을 하며 咳嗽(해수)를 하고 怔悸[3422]를 하여 一切의 雜證은 人蔘荊芥散으로 한다.

⑪ 平素에 虛한 경우에는 女金丹으로 하고 國公浸酒方으로 한다.

⑫ 胎前[3423]과 産後는 대개 같다.

❶ 오적산(五積散)(➡方藥合編·中13, 東醫寶鑑 1077, 醫學入門 153·3076)

活套 : ① 坐骨神經痛·帶下·生理不順·慢性胃腸炎·慢性心臟病·류마티스·腰痛·神經痛·疝氣·胃카타르·婦人病·流行性感氣·脚氣·貧血·小腹冷感·小兒痲痹·食傷·心臟性喘息·心臟瓣膜症·子宮癌·虛弱體質·六味地黃元의 異常反應時를 治療한다.

② 風寒으로 感傷을 하여 頭痛·身疼하고 四肢가 逆冷을 하며 胸腹이 作痛을 하고 嘔吐·泄瀉(설사)를 하는

3416) 1.통하다. 꿰뚫다. 관통하다. 2.(Chè) 성(姓).

3417) 男子의 疝痛과 類似하다. 實證인 경우에는 五積散도 좋고 虛證인 경우에는 煖肝煎도 좋다.

3418) 小便을 말한다.

3419) 약 먹는 방법의 하나. 자주 먹는 것을 말한다. 병이 상반신에 있으면 약을 달여서 조금씩 여러 번에 나누어 자주 먹는다. 예를 들면 목이 아플 때 자주 머금고 있다가 넘기는 것 등이다.

3420) 頭痛이 있는 경우를 치료한다.

3421) 대개 生理痛이 頭痛을 呼訴하는 경우에는 加 蒼耳子微炒 一錢으로 한다.

3422) 心悸·怔忡을 말한다.

3423) 임신하여 분만하기 전까지의 임신 기간

것을 治療한다.
③ 或은 內傷의 生冷과 外感의 風寒을 아울러 대개 治療를 한다.

(4) 血結成瘕

① 衝脈과 任脈은 대개 胞中에서 起를 하여 血의 海가 된다.
② 血이 溢을 하여 生[3424]을 하지 못하면 즉, 瘕가 되고 痛이 만들어진다.
③ 任脈이 病이 되면 男子는 七疝이 되고, 女子는 瘕聚[3425]가 된다.
④ 月事가 不行을 하면 血結이 되어 瘕가 된다.
⑤ 마땅히 歸朮破癥湯·增味四物湯·四物調經湯·立效散·地黃通經元·無極丸·桃仁煎으로 한다.

❶ 귀출파징탕(歸朮破癥湯)(➡方藥合編·下155, 東醫寶鑑 440)
活套 : ① 子宮筋腫을 治療한다.
② 經閉로 腹中에 積塊가 있어 痰痛을 하는 것을 治療한다.

(5) 崩漏

①『內經』에 가로되, 陰虛로 陽이 얽어지면 이르기를 崩이라고 한다.
ⓐ 註에 가로되, 陰脈이 不足을 하고 陽脈이 盛을 하여 얽어지면 즉, 內로 崩이 되어 血이 漏下를 하는 것이다.
ⓑ 悲哀가 太甚을 하면 즉, 胞絡이 絶을 하고 胞絡이 絶을 하면 즉, 陽氣가 內動을 한다.
ⓒ 發을 하면 즉, 心下가 崩을 하고 여러 차례 溲血(수혈)[3426]을 한다.

② 대개, 悲哀를 하면 즉, 心系가 急하게 되고 肺의 布葉이 擧를 하며 上焦가 不通을 하고 榮衛가 흩어지지 않으며 熱氣가 中에 있게 된다.
ⓐ 그렇기 때문에 胞絡이 絶을 하면 陽氣가 內로 鼓動을 하니, 發을 하면 즉 心下가 崩을 하여 여러 차례 溲血(수혈)[3427]을 하는 것이다.
ⓑ 心下가 崩을 하는 것을 이르기를, 心包가 內로 崩을 하여 下血을 하는 것이라고 한다.

③ 때가 아닌 경우에 血이 下를 하는 것이 淋瀝(임력)[3428]을 하여 그치지를 않으면, 이르기를 漏下라고 한다.
④ 홀연히 暴下를 하여 마치 山이 崩을 하는 것과 같으면, 이르기를 崩中이라고 한다.

3424) 生育을 말한다.
3425) 대개 慣習的으로 男子는 積聚라고 하고, 女子는 癥瘕라고 한다.
3426) 血尿를 말한다. 지금은 子宮出血을 의미한다.
3427) 질 출혈은 속옷이나 생리대에 피가 묻거나 소변을 볼 때 피가 보이는 경우 쓰이는 말이다. 질 출혈은 주로 여성 생식기(자궁 및 자궁경부, 질, 나팔관, 난소)에서 기인한 출혈을 모두 통칭한 말이지만, 방광 및 요도에서 기인한 출혈이 질 출혈로 나타나는 경우도 있다.
3428) [명사] 물방울 또는 빗방울이 뚝뚝 떨어지는 모양.

⑤ 崩漏[3429]가 그치지 않는 경우에는 세 가지가 있다.

ⓐ 하나는 脾胃(비위)가 虛損을 하여 腎에 下陷(하함)을 하고 더불어 相火와 相合을 하여 濕熱이 下迫을 하니 經漏가 그치지 않는 것이다.

㉠ 그 色은 紫黑으로 한다.

㉡ 或은 腰痛을 하고, 或은 臍下痛으로 한다.

ⓑ 둘은 或은 옛날에 貴를 하였는데 세력을 빼앗기고, 或은 먼저 富를 했다가 後에 貧을 하여, 心氣가 不足을 하면 그 火가 크게 熾盛(치성)을 하니 血脈에 旺을 하게 된다.[3430]

㉠ 또한, 飮食이 失節을 하고 그 容顔이 마치 病이 들지 않은 것과 같은 경우에는 이것은 心病인 것이다.

㉡ 診察에 行을 하지 않고, 그 經水가 때가 아닌 경우에 下를 하는데, 或은 適來를 하는 데에 適斷을 하고, 或은 暴下를 하면 그치지를 않는다.

㉢ 마땅히 먼저 惡死[3431]를 하는 말을 說明을 하여 하여금 心이 動을 하지 않게 하고, 이것으로 氣血을 大補를 하는 藥으로 하여 脾胃(비위)를 擧養을 하며, 약간 心火를 鎭墜(진추)를 하는 藥을 加를 하여 補陰을 하고 陽을 瀉를 하면 經이 스스로 그치게 된다.

ⓒ 셋은 悲哀가 太甚을 하면 즉, 胞絡이 絶을 한 것이다. 이에 대한 言及은 위에 있다.

⑥ 血崩은 이에 經血이 錯亂(착란)을 하여 淖(뇨)[3432]가 溢을 하고 妄行을 하는 것이다.

ⓐ 갑자기 그치게 하면 즉, 문득 積瘀가 凝成을 하고 窠臼(과구)[3433]를 하여 그치지 않게 되니 즉, 또한 昏暈이 될까 두려운 것이다.

ⓑ 반드시 먼저 五靈脂末을 一錢을 溫酒에 타서 服用을 하는데 이름을 하기를 獨行散이라고 한다.

ⓒ 그 性이 能히 行血을 하고 止血을 한다.

ⓓ 然後(연후)에 사용을 하는데 五積散에 加 防風·荊芥를 한 것에 醋를 入한 것을 煎服을 하는데 一·二貼을 한다.

ⓔ 後에 다시금 服用을 하는데 五靈脂散으로 하여 去故生新[3434]을 한다.

ⓕ 가령, 다시금 그치지 않으면 이에 사용을 하는데 五灰散·十灰散으로 한다.

⑦ 悲哀가 太甚을 하여 崩漏를 하는 경우에는 마땅히 備金散·四製香附丸으로 한다.

3429) 대개의 下血에서 心臟이 빨리 뛰게 되면 당연히 出血量이 많아진다.
3430) 脫榮失精을 말한다.
3431) 好生惡死를 말한다. 살기를 좋아하고 죽기를 싫어함.
3432) ① 습(濕)이 성한 것. ② 부드럽고 윤활한 것.
3433) 상투(常套). (문장이나 예술 작품 따위의) 기존의 틀[서식]. 정형화된 패턴.
3434) 去舊生新을 말한다.

⑧ 經行을 하는데 犯房[3435]을 하여 衝任이 損傷(손상)이 되면 經血이 暴下를 한다.
ⓐ 마땅히 溫經湯으로 한다.

⑨ 濕熱이 下迫[3436]을 하면 崩漏가 된다.
ⓐ 그 色은 紫黑으로 腐臭가 난다.
ⓑ 마땅히 解毒四物湯·凉血地黃湯·固經丸으로 한다.

⑩ 憂愁(우수)를 하고 또한 먼저 富를 하고 後에 貧을 하여 崩漏가 되는 경우에는 마땅히 開鬱四物湯으로 한다.
⑪ 胃氣가 下陷(하함)을 하여 經水가 暴下를 하는 경우에는 마땅히 升陽調經湯·益胃升陽湯·升陽除濕湯·柴胡調經湯으로 한다.

⑫ 血崩에 急하면 즉 그 標를 治療한다.
ⓐ 白芷湯에 百草霜末을 타서 服用을 한다.
ⓑ 甚한 경우에는 棕櫚灰를 하거나, 或은 狗頭骨灰를 한다.
ⓒ 或은 五靈脂를 半은 生으로 半은 炒를 하여 末로 한 다음에 모두 술에 타서 服用을 한다.
ⓓ 後에 사용을 하는데 四物湯에 加 芩·連·蔘·芪·香附·乾薑으로 調理를 한다.

⑬ 婦人이 四十의 以上이 되어, 悲哀가 太甚을 하고 血이 走하여 崩이 되는 경우에는 삼가 燥熱의 藥을 愼重하게 하여야 한다.
ⓐ 먼저 사용을 하는데 黃連解毒湯으로 한다.
ⓑ 後에 三和湯[3437]으로 하여 調治를 한다.

⑭ 室女가 男子를 생각을 하여 血崩에 이르러서 勞가 되는 경우에는 十分으로 難治이다.
ⓐ 마땅히 四物湯에 加 柴胡·黃芩을 한다.
ⓑ 或은 加味逍遙散으로 한다.

⑮ 무릇 崩漏에 寒이 있는 경우에는 伏龍肝散·丁香膠艾湯으로 한다.
⑯ 熱이 있는 경우에는 凉血地黃湯·解毒四物湯으로 한다.

3435) 남자와 여자가 성생활을 하는 것을 말함.
3436) 이질 때 나타나는 주요 증상의 하나. 뒤가 무직한 것을 말한다. 이급후중(裏急後重)과 같은 뜻으로 쓴다. 지금은 아래로 逼迫을 하는 것을 말한다.
3437) 四物湯·調胃承氣湯·凉膈散을 合方한 것으로 熱結로 血閉가 된 것을 治療하는 處方이다.

⑰ 通用은 當歸芍藥湯·奇效四物湯3438)·煮附丸으로 한다.

ⓐ 四物湯에 加 荊芥·條芩을 하면 止血에 神效하다.

⑱ 黑藥은 能히 止血을 한다.

ⓐ 마땅히 五灰散·十灰丸·如聖散·立效散으로 한다.

⑲ 崩漏가 過多하여 昏暈을 하는 경우에는 마땅히 生地芩連湯·全生活血湯으로 한다.

1) 胃氣下陷

① 胃氣가 下陷(하함)을 하여 經水가 暴下를 하는 경우에는 마땅히 升陽調經湯·益胃升陽湯·升陽除濕湯·柴胡調經湯으로 한다.

❶ 익위승양탕(益胃升陽湯)(➡方藥合編·上23, 東醫寶鑑 444·1202, 醫學入門 1880·3059)

活套 : ① 經水不調·血脫後脈弱食少·水泄日二三行·陽虛·便血·元氣不足을 治療한다. 內傷의 諸證(제증)을 治療한다.

② 대개 血脫에 益氣를 하는 것은 옛 聖人의 法이다.

③ 먼저, 胃氣를 이롭게 해서 生發을 하는 氣를 돕는데 이 藥으로 主한다.

④ 崩帶가 오래된 경우에는 倍 人蔘을 하여 三·五錢으로 하고, 或은 加 熟地黃·乾薑炒黑·荊芥炒黑·地楡의 類를 한다.

⑤ 역시, 날이 오래된 便血이 過多하여 元氣가 下陷(하함)하는 것을 治療한다.

❷ 거원전(擧元煎)(➡方藥合編·上65, 景岳全書 960)

活套 : ① 氣虛로 下陷(하함)을 하여 血崩을 하고 血脫을 하는 것을 治療한다.

② 歸3439)·地3440)로 이롭지 않은 것을 治療한다.

2) 崩漏昏暈3441)

❶ 전생활혈탕(全生活血湯)(➡方藥合編·中156, 東醫寶鑑 445)

活套 : ① 子宮의 出血로 因한 頭痛과 人事不省을 治療한다.

② 崩漏가 過多를 하여 昏冒를 하고 不省을 하는 것을 治療한다.

③ 이것은 補血을 하고 養血을 하며 生血을 하고 益陽을 하여 手·足厥陰을 補하는 것이다.

❷ 복원양영탕(復元養榮湯)

活套 : ① 崩漏가 過多를 하여 心神이 恍惚(황홀)을 하고 虛暈을 하는 것을 治療한다.

② 陰陽이 모두 虛한 경우에는 倍 蔘을 하고, 加 熟地黃 三·五錢을 한다. 或은 肉桂·附子·吳茱萸를 한다.

3438) 臨床에서 가장 效果가 많다.

3439) 壽脾煎은 當歸가 主가 되는 處方이다.

3440) 鎭陰煎은 熟地黃이 主가 되는 處方이다.

3441) 崩漏로 精神을 잃을 정도가 되면 급히 헤모글로빈 수치를 확인하여야 한다. 8이하로 떨어지면 수혈을 생각하여야 하고 5-6정도까지 떨어진 경우라면 急히 수혈을 하여야 한다.

3) 脾胃虛損

① 脾胃(비위)가 虛損을 하여 腎에 下陷(하함)을 하고 더불어 相火와 相合을 하여 濕熱이 下迫을 하니 經漏가 그치지 않는 것이다.
② 그 色은 紫黑으로 한다.
③ 或은 腰痛을 하고, 或은 臍下痛으로 한다.

❶ 수비전(壽脾煎)(➡方藥合編·上99,景岳全書 976)
活套 : ① 一名은 攝營煎(섭영전)이다. 脾虛로 攝血(섭혈)을 할 수가 없는 것을 治療한다.
② 或은 攻伐을 하는 것을 잘못 사용을 하여 脾陰을 犯損을 한 것을 治療한다.
③ 或은 婦人이 火가 없어 崩淋을 하는 것의 等證을 治療한다.
④ 血이 그치지 않는 경우에는 加 烏梅를 하거나, 或은 地楡를 한다.
⑤ 滑脫에는 加 文蛤을 한다. 或은 加 鹿角霜을 한다.
⑥ 虛한 경우에는 加 黃芪를 한다.
⑦ 氣陷을 하는 경우에는 加 升麻를 하거나, 或은 白芷를 한다.
⑧ 陽虛한 경우에는 加 附子를 한다.

❷ 삼령백출산(蔘苓白朮散)(➡方藥合編·上25, 東醫寶鑑 1217, 醫學入門 3104)
活套 : ① 胃腸虛弱·食慾不振·全身倦怠·嘔吐下痢·胃部肥滿·心悸·崩漏·帶下·腸結核·慢性胃腸炎을 治療한다.
② 大病을 한 後에 調理脾胃(비위)를 한다.
③ 下血의 날짜가 오래된 경우에는 加 地楡炒黑·荊芥炒黑·乾薑炒黑·烏梅를 한다.
④ 氣陷에는 加 升麻·防風을 한다.

❸ 비원전(秘元煎)(➡方藥合編·上63, 景岳全書 978)
活套 : ① 遺精과 帶濁을 治療한다.
② 虛한 경우에는 加 黃芪를 한다.
③ 熱한 경우에는 加 苦蔘을 한다.

4) 脫榮失精

① 或은 옛날에 貴를 하였는데 세력을 빼앗기고 或은 먼저 富를 했다가 後에 貧을 하여 心氣가 不足을 하면 그 火가 크게 熾盛(치성)을 하니 血脈에 旺하게 된다.
② 또한, 飮食이 失節을 하고 그 容顔[3442]이 마치 病이 들지 않은 것과 같은 경우에는 이것은 心病인 것이다.
③ 診察에 行을 하지 않고[3443], 그 經水가 때가 아닌 경우에 下를 하는데, 或은 適來[3444]를 하는 데에 適斷[3445]을 하고, 或은 暴下를 하면 그치지를 않는다.
④ 마땅히 먼저 惡死[3446]를 하는 말을 說明을 하여 하여금 心이 動을 하지 않게 하고, 이

3442) 용안; 얼굴(한문투의 말씨).
3443) 診察을 하는데 적극적이지 않은 것을 말한다.
3444) 딱 맞추어서 오는 것을 말한다.
3445) 딱 맞추어서 끊어지는 것을 말한다.

것으로 氣血을 大補를 하는 藥으로 하여 脾胃(비위)를 擧養을 하며, 약간 心火를 鎭墜(진추)를 하는 藥을 加를 하여 補陰을 하고 陽을 瀉하면 經이 스스로 그치게 된다.

❶ 귀비탕(歸脾湯)(➡方藥合編·上66, 東醫寶鑑 268, 醫學入門 163·3115)

活套 : ① 憂思로 勞傷心脾를 하여 健忘을 하고 怔忡을 하는 것을 治療한다.

② 또한, 매번 感觸이 되면 遺精을 하는 것을 治療한다.

③ 氣가 升降을 하지 못하는 경우에는 加 便香附子를 한다.

④ 虛火로 吐血을 하는 경우에는 加 熟地黃 五·七錢, 乾薑炒黑 一·二錢을 한다.

⑤ 崩帶가 日久하면 倍蔘을 하고 加 地楡·荊芥·防風·升麻의 類를 한다.

⑥ 不眠에는 加 熟地黃 五·七錢을 한다.

(6) 帶濁

① 任脈으로 病이 되면 女子는 帶下(대하)와 酸臭가 된다.

② 註에 가로되 任脈은 胞上으로부터 帶脈을 지나서 臍上에 貫을 한다. 그렇기 때문에 帶脈이 된다.

③ 帶脈은 肋間의 章門穴[3447]에서 起를 하여 마치 帶를 束한 것과 같은 狀으로 한다.

④ 지금 濕熱이 寃[3448]結을 하여 不散을 한 것이다. 그렇기 病이 되는 것이다.

⑤ 寃이라는 것은 結한 것이고 屈을 하는 것이다.

⑥ 屈滯[3449]를 하여 病이 되어 不散을 한 것이다.

⑦ 赤한 것은 熱이 小腸으로 入을 한 것이다.[3450]

ⓐ 白한 것은 熱이 大腸으로 入을 한 것이다.

⑧ 원래 그 本은 대개 濕熱이 脈에 結滯를 한 것이다.

ⓐ 그렇기 때문에 津液(진액)이 涌溢[3451]을 한 것이다.

ⓑ 이것은 赤白帶下(대하)가 되고, 臍下가 痛을 하며 陰中으로 綿綿하게 下를 하는 것이다.

⑨ 小腹이 寃熱을 하여 任脈에 結滯가 되어 胞上으로부터 帶脈을 지나서 大·小腸의 分으로 出을 하고 溲[3452]를 하는데 白液을 出을 하며 淋瀝(임력)으로 下를 한다.

3446) 好生惡死를 말한다.

3447) 족궐음간경(足厥陰肝經)의 혈로, 비(脾)의 모혈(募穴), 장회(臟會), 족소양, 족궐음의 교회(交會)혈이고, 제11부 늑골 끝에서 1㎝ 정도 앞에 있는 혈자리임.

3448) 속이 답답하고 괴로운 것. 예를 들면 번민, 울민, 고민 등. 원열(寃熱)의 항을 참조.

3449) 屈曲이 되어 滯한 것을 말한다.

3450) 자궁경부암에 동반된 냉은 악취가 심하고 피가 같이 섞여 나오는 경우도 있지만, 단순히 냉의 양이 많아지는 경우도 있다.

3451) (액체가) 넘쳐흐르다.

3452) 小便을 보는 것을 말한다.

ⓐ 그렇기 때문에, 가로되 帶下(대하)라고 한다.
ⓑ 더불어 赤白濁과 一般이다.
ⓒ 단지, 아프지 않을 따름이다.

⑩ 婦人의 帶下(대하)는 이것이 一等의 病이다.
ⓐ 하여금 사림으로 産育을 하지 못하게 한다.
ⓑ 마땅히 急히 治療를 하여야 한다.
ⓒ 扁鵲이 邯鄲(감단)[3453]을 지나다가 婦人을 貴하게 여긴다는 말을 듣고 그런 까닭으로 專門으로 하여 帶下醫가 된 것이다.
ⓓ 婦人의 帶下(대하)에 脈이 浮를 하고 惡寒을 하면서 下를 하는 경우에는 不治이다.

⑪ 帶下(대하)와 崩漏는 모두 이것이 胃中에 痰이 積을 하여 流下를 하는 것이 膀胱(방광)으로 滲入을 하여 大·小腸으로 出을 하는 것이다.
ⓐ 마땅히 升提를 하여야 한다.
ⓑ 甚한 경우에는 위로 반드시 湧吐를 하고, 아래로는 사용을 하기를 二陳湯에 加 蒼朮·白朮·升麻·柴胡를 하거나, 或은 蒼白樗皮丸[3454]을 한다.

⑫ 婦人의 月事가 不調를 하고 暮가 되면 즉, 發熱을 하며 小腹이 裏急을 하고 手掌이 煩熱을 하며 脣口가 乾燥를 한 것은 어찌된 것입니까?
ⓐ 師가 가로되 이 病은 帶下(대하)에 屬한다.
ⓑ 어찌하여 그런가?
ⓒ 일찍이 半産[3455]을 經驗을 하여 瘀血이 小腹에 있어 去하지 않은 것이다.
ⓓ 어찌하여 아는가?
ⓔ 그 證狀이 脣이 乾燥를 한다. 그렇기 때문에 아는 것이다.
ⓕ 溫經湯으로 主한다.

⑬ 赤白帶는 마땅히 伏龍肝散·苦楝丸·白芍藥散으로 한다.
ⓐ 肥人의 白帶는 이것은 濕熱이다. 마땅히 黃柏樗皮丸으로 한다.
ⓑ 瘦人은 이것은 熱이다. 마땅히 芩柏樗皮丸으로 한다.
ⓒ 通用으로는 補經固眞湯·白蘞元·補宮丸·四神丸·淸白散으로 한다.

3453) 중국(中國) 하북성(河北省) 남서부(南西部) 태행(太行) 산맥(山脈)의 동쪽 기슭에 있는 도시(都市)

3454) 子宮의 炎症을 治療할 때에는 黃芩·樗根白皮의 組合이 있고, 黃柏·樗根白皮의 組合이 있다. 가장 무난한 組合은 蒼朮·黃柏·樗根白皮의 組合니다.

3455) 달리 소산(小産) · 반생(半生) · 실태(失胎) · 혁산(革産) · 상신(傷娠) · 손신(損娠)이라고도 함. 임신 3개월 이후에 저절로 중절되는 것. 즉 자연 유산, 자연 조산을 말한다.

⑭ 오랜 帶下(대하)로 陽氣가 虛極[3456]을 하고 下流를 하는 것이 白滑을 하여 마치 涕와 같으며 腥臭[3457]가 많고 슬퍼서 기뻐하지 않은 경우에는 마땅히 酒煮當歸丸·固眞丸·桂附湯으로 한다.

⑮ 孕婦의 白帶는 마땅히 芩朮樗皮丸으로 한다.

⑯ 室女의 帶下(대하)는 마땅히 琥珀朱砂丸으로 한다.

⑰ 帶下(대하)에는 반드시 모름지기 厚味(후미)를 끊어야 한다.

❶ 비원전(秘元煎)(➡方藥合編·上63, 景岳全書 978)

活套 : ① 遺精과 帶濁을 治療한다.

② 虛한 경우에는 加 黃芪를 한다.

③ 熱한 경우에는 加 苦蔘을 한다.

❷ 육린주(毓麟珠)(➡方藥合編·上102, 景岳全書 982)

活套 : ① 婦人의 氣血이 모두 虛한 것을 治療한다.

② 或은 帶濁을 治療한다.

③ 무릇 種子[3458]의 여러 處方이 加히 이것에 더할 것이 없다.

❸ 가미이진탕(加味二陳湯)(➡方藥合編·下53, 東醫寶鑑 228·361·365·703·1272)

活套 : ① 濕痰이 흘러서 遺精이 되는 것을 治療하는 處方이다.

② 『方藥合編』의 加味二陳湯은 『東醫寶鑑』의 又方을 따랐다.

❹ 보중익기탕(補中益氣湯)(➡方藥合編·上22, 東醫寶鑑 1201, 醫學入門 162·1870·1881·2729·3057)

活套 : ① 疲勞狀態·肺結核·肋膜炎·腹膜炎·夏瘦·痔疾·脫肛·感氣·말라리아狀熱·胃下垂·子宮下垂·盜汗·自汗을 治療한다.

② 勞役이 太甚을 하거나, 或은 飮食이 失節을 하여 身熱을 하고 自汗을 하는 것을 治療한다.

❺ 위풍탕(胃風湯)(➡方藥合編·中106, 東醫寶鑑 506, 醫學入門 1550·3115)

活套 : ① 潰瘍性大腸炎·慢性腸炎·直腸炎·下痢·直腸癌을 治療한다.

② 腸風과 濕毒의 泄瀉(설사)를 治療한다.

③ 瀉下를 하는 것이 마치 黑豆汁과 같은 것을 治療한다.

④ 또한, 春에 風으로 傷하여 夏에 이르러서 갑작스럽게 泄瀉(설사)를 하는 것을 治療한다.

⑤ 陰毒으로 因한 下血에는 加 地楡·烏梅·荊芥를 한다.

❻ 오적산(五積散)(➡方藥合編·中13, 東醫寶鑑 1077, 醫學入門 153·3076)

活套 : ① 坐骨神經痛·帶下·生理不順·慢性胃腸炎·慢性心臟病·류마티스·腰痛·神經痛·疝氣·胃카타르·婦人病·流行性感氣·脚氣·貧血·小腹冷感·小兒痲痹·食傷·心臟性喘息·心臟瓣膜症·子宮癌·虛弱體質·六味地黃元의 異常反應時를 治療한다.

② 風寒으로 感傷하여 頭痛身疼하고 四肢가 逆冷하며 胸腹이 作痛하고 嘔吐泄瀉를 하는 것을 治療한다.

③ 或은 內傷의 生冷과 外感의 風寒을 아울러 대개 治療를 한다.

3456) 정기가 약한 것이 극에 달함

3457) 비린내. 날콩이나 물고기, 동물의 피 따위에서 나는 역겹고 매스꺼운 냄새

3458) 求嗣를 말한다.

(7) 求嗣[3459]

① 사람을 生하는 道는 求子[3460]에서 始作을 한다.

② 求子의 法은 調經에 먼저 하는 것이 없다.

③ 매번, 婦人이 無子를 하는 경우에는, 그 經이 반드시 或은 前을 하고 或은 後를 하며, 或은 多를 하고 或은 少를 하며, 或은 장차 行을 하려고 하는 경우에 痛證이 만들어지거나, 或은 行을 한 後에 痛證이 만들어지며, 或은 紫를 하고 或은 黑을 하며, 或은 淡을 하고 或을 凝을 하여, 不調를 하는 것이다.

ⓐ 不調를 하면 즉, 氣血이 乖爭(괴쟁)[3461]을 하니 孕을 할 수가 없는 것이다.

④ 求嗣의 道는 婦人은 調經이 重要하고 男子는 神足[3462]이 重要하다.

ⓐ 또한, 寡慾(과욕)을 하고 淸心을 하는 것이 上策이다.

ⓑ 寡慾(과욕)을 하면 즉, 妄靈되게 交合을 하지를 않으니, 積氣를 하고 精을 貯藏을 하여 때를 기다려서 動을 한다.

ⓒ 그렇기 때문에 能히 자식을 둘 수가 있는 것이다.

ⓓ 이것으로 寡慾(과욕)을 하면 즉 神이 完全하게 되니 오직 多子를 하는 것만 아니라, 抑亦[3463]을 하면 長壽를 하게 된다.

⑤ 男子의 陽精이 微薄(미박)을 하면 즉, 비록 血海가 虛靜을 한 것을 만나더라도 흘러서 子宮에 바로 射出이 되지 않으니, 많은 경우에 成胎를 할 수가 없다.

ⓐ 대개 因하여 平素에 嗜慾(기욕)[3464]이 不節을 하고 施泄[3465]을 하는 것을 많이 한 것이다.

ⓑ 마땅히 精元을 補를 하여야 한다.

ⓒ 兼하여 사용을 하는데 靜工[3466]으로 存養을 하여, 하여금 火가 動을 하지 않게 하고, 陽精이 充實하게 되는 것을 기다려서, 때에 依據(의거)를 하여 交合[3467]을 하면, 一擧에 이루어지는 것이다.

3459) 달리 구자(求子)라고도 일컬음. ① 임신을 못하는 여성이 임신할 것을 바라는 것. ② 임신 못하는 원인을 찾아 그에 해당한 치료를 하여 임신을 하게 하는 것을 말한다.
3460) 본래는 아들을 낳는 것을 말하지만, 지금은 그냥 出産을 意味한다.
3461) 뜻이 맞지 않아서 다투는 것.
3462) 神이 充足을 한 것을 말한다.
3463) 抑亦 : '아니면', '그렇지 않다면'의 뜻이다.
3464) 기호(嗜好)의 욕심(慾心). 즐기고 좋아하는 욕심(慾心)
3465) 射精을 말한다.
3466) 몸을 멈추어하는 것.
3467) 1.서로 연결되다. 함께 이어지다. 2.교배하다. 성교하다. 교미하다.

ⓓ 男子가 陽脫로 痿弱을 하고 精이 冷을 하여 薄하면, 마땅히 固本健陽丹·續嗣丹·溫腎丸·五子衍宗丸으로 한다.

ⓔ 男子의 脈이 微弱을 하고 澁을 하면 無子를 하니, 精氣가 淸冷한 것이다. 마땅히 陽起石元으로 한다.

⑥ 女子의 경우에도 마땅히 微陽을 鼓動을 하여야 한다. 마땅히 玉鑰啓榮丸·螽斯丸·煖宮螽斯丸으로 한다.

ⓐ 婦人의 無子는 많은 것이 血이 少를 하여 攝養을 할 수가 없는 것이다.

㉠ 마땅히 經血에 助陽을 하여야 한다.

㉡ 마땅히 百子附歸丸·琥珀調經丸·加味養榮丸·加味益母丸·濟陰丹·勝金丹·調經種玉湯[3468]·先天歸一湯·神仙附益丹·調經養血元·溫經湯으로 한다.

ⓑ 婦人의 陰血이 衰弱을 하면 비록 眞精이 投入이 되더라도, 子宮으로 攝入을 할 수가 없다.

㉠ 비록 交合을 하더라도 姙娠을 할 수가 없고, 비록 姙娠을 하더라도 産育[3469]을 할 수가 없다.

㉡ 이것으로 男女의 配合은 반드시 마땅히 그 年[3470]으로 한다.

⑦ 無子의 婦人이 瘦怯을 하는 경우에는 이에 子宮이 乾澁(건삽)을 한다.

ⓐ 마땅히 滋陰養血을 하여야 한다.

ⓑ 四物湯에 加 香附·黃芩을 한다.

⑧ 肥盛을 한 경우에는 軀[3471]脂가 子宮에 滿溢을 한 것이다.

ⓐ 마땅히 行濕을 하고 燥痰을 하여야 한다.

ⓑ 南星·半夏·川芎·滑石·防己·羌活을 하거나, 或은 導痰湯[3472]으로 한다.

❶ 조경종옥탕(調經種玉湯)(➡方藥合編·上101, 東醫寶鑑 1631)

活套 : ① 月經異常·不姙症을 治療한다.

② 婦人의 無子를 治療한다.

③ 經이 不調를 하는 것을 治療한다.

④ 經이 이르는 날을 기다려서 服用을 하는데 間日에 一貼을 하여 藥이 다하면 交媾를 한다.

3468) 姙娠禁忌藥이 들어가 있어 生理를 始作하는 날부터 服用을 始作을 하여 排卵日의 前에 服藥을 다 마쳐야 한다.

3469) 열 달 동안 배에서 기르는 것을 말한다.

3470) 男子는 八八六十四를 기준으로 하고 女子는 七七四十九를 기준으로 하여 그 以上으로 나이차이가 벌어지게 되면 문제가 發生이 된다.

3471) 1. 몸, 신체(身體) 2. 좌(座: 불상을 세는 말) 3. 허우대 4. (말을 몰아 앞으로)나아가다

3472) 加 黃連·川芎·當歸 各一錢으로 하여야 한다.

❷ 부익지황환(附益地黃丸)(➡方藥合編·上103)

活套 : ① 血虛로 因한 月水의 不調로 姙娠을 할 수가 없는 것을 治療한다.

❸ 육린주(毓麟珠)(➡方藥合編·上102,景岳全書 982)

活套 : ① 婦人의 氣血이 모두 虛한 것을 治療한다.
② 或은 帶濁을 治療한다.
③ 무릇, 種子[3473]의 여러 處方이 加히 이것에 더할 것이 없다.

❹ 사물황구환(四物黃狗丸)(➡方藥合編·上104)

活套 : ① 經血이 不調를 한 것을 治療한다.
② 養血의 功效가 크게 있다.

❺ 사물탕(四物湯)(➡方藥合編·上68, 東醫寶鑑 308, 醫學入門 1550·3035·3166)

活套 : ① 生理不順·血脚氣·乾性皮膚病·貧血·腹痛·子宮出血·腹塊·胎動不安·產後惡露不下·下腹緊痛·肝斑·頭痛·無力體質·便秘·四肢煩熱·腎結石症·腎結核·乳汁缺乏症·紫斑症을 治療한다.
② 血病을 通治하는 藥이다.
③ 血虛로 經水가 不調한 경우에는 加 香附子·益母草·吳茱萸·肉桂·人蔘의 類를 한다.

❻ 도담탕(導痰湯)(➡方藥合編·下3, 東醫寶鑑 357·1025, 醫學入門 2574)

活套 : ① 痰盛을 治療하는 基本 處方이다.
② 中風을 治療하는데 痰이 盛해서 言語가 乾澁(건삽)하고 眩暈(현훈)이 있는 것을 治療하는 處方이다.

(8) 胎前

1) 惡阻[3474]

① 惡阻는 이르기를 嘔吐를 하고 惡心을 하며 頭眩을 하고 惡食을 하며 飮食을 가리는 것이 이것이다.
② 婦人이 먹을 수가 없고 寒熱이 없으면 이름을 하기를 姙娠이라고 한다.
③ 法에 六十日에 마땅히 이러한 證이 있다고 하였다.
④ 가령, 醫師가 거슬러서 治療를 하는 것이 있는 경우에는, 도리어 一月을 하여도 더하여 吐·下를 하게 되니 즉, 絶을 하여야 한다.
⑤ 註에 가로되 絶이라는 것은 그 醫師의 治療를 絶을 하는 것이다. 그것이 스스로 便安해지는 것을 기다려야 한다.
⑥ 姙娠을 하였는데 稟受(품수)를 받은 것이 怯弱[3475]을 하면 문득, 阻病이 있게 된다.

3473) 求嗣를 하는 것을 말한다.
3474) 藥을 服用할 때에는 차갑게 服用을 하는 것이 좋고, 한 번에 服用을 해서는 안 되며 나눠서 服用을 해야 한다.
3475) 겁이 많고 연약하다.

⑦ 그 狀은 顔色이 옛날과 같고 脈息이 和順을 하나 단지 肢體가 沈重을 하는 것을 느끼고 頭目이 昏眩을 하며 飮食을 가리게 되고 음식냄새를 맡는 것을 싫어하며 鹹酸한 것을 좋아한다.[3476].

ⓐ 甚한 경우에는, 或은 寒熱이 만들어지고 心中에 潰悶을 하며 痰水를 嘔吐를 하게 된다. 恍惚(황홀)을 하여 支持를 할 수가 없다.

ⓑ 巢氏(소씨)가 이르기를 惡阻라고 한다.

⑧ 惡阻라는 것은, 或은 大吐를 하고, 或은 때로 淸水를 吐하며, 음식 냄새를 맡는 것을 싫어하는 것이다.

ⓐ 子宮의 經絡은 胃口와 連絡을 하는 것으로 말미암은 것이다.

ⓑ 그렇기 때문에 음식냄새를 맡으면 精氣를 引動을 하여 衝上을 하니, 반드시 먹은 것을 다 吐를 하고 以後에 精氣가 이에 便安하게 된다.

ⓒ 역시, 잘못 交合을 하여 子宮에 더러운 것이 그득한 경우도 있다.

ⓓ 百日이 지나면 즉, 낫는다.

⑨ 姙娠의 初起에 經脈이 內로 閉를 하여 育養을 하고 胎息을 하며 腸胃가 沮洳(저여)[3477]를 하고 散入을 하며 膈을 焦를 하게 된다.

ⓐ 만약, 平素에 痰飮이 있으면 즉, 飮과 더불어 血이 얽어서 飮食을 갑작스럽게 吐하게 되고, 頭目이 眩暈(현훈)을 하며, 음식 냄새를 맡기를 憎惡를 하고, 酸鹹(산함)을 하는 것을 먹기를 좋아하며, 四肢가 倦怠롭고, 많이 자고 적게 일어나며, 厭厭[3478]을 하여 困懶(곤라)[3479]를 한다. 이름을 하여 가로되 惡阻라고 한다.

ⓑ 이미 産[3480]을 한 다음에는 胞外의 餘血이 敗瘀를 하고 流利를 한다. 이름을 하여 가로되 惡露[3481]라고 한다.

ⓒ 대개 惡라는 것은 善을 하지 않고 깨끗하지 않은 뜻이다.

㉠ 阻라는 것은 阻節[3482]의 阻이다. 血이 痰飮과 얽어지게 되면 마땅히 점차 없어져야 한다.

㉡ 露라는 것은 露水의 露이다. 마땅히 急히 逐을 한다.

㉢ 이것으로 말미암아 和를 하게 된다.

㉣ 胎前을 가로되 惡阻라고 한다. 産後를 가로되 惡露라고 한다.

㉤ 古人이 命名을 하는 경우에 깊은 것이 이것으로 있는 것이다.

3476) 姙娠의 證狀을 말한다.
3477) 沮洳 : 썩은 식물이 퇴적하여 이루어진 낮고 물기가 많은 늪[수렁·소택지].
3478) 1. 싫으나 할 수 없이; 마지못해서
3479) 勞困을 하여 늘어짐.
3480) 出産을 말한다.
3481) 惡阻의 惡와 惡露의 惡를 說明하고자 하는 것이다.
3482) 막히어 통하지 않는다의 뜻임.

⑩ 惡阻라는 것은 이르기를 姙娠을 하여 惡心을 하는 것이다.
ⓐ 그 飮食을 阻를 하는 것이 이것인 것이다.
ⓑ 痰을 따라서 治療를 하는 것이 많다.
ⓒ 肥한 경우에는 痰이 있다. 瘦한 경우에는 熱이 있다.
ⓓ 瘦人은 熱을 하고 肥人을 痰을 하니, 모두 마땅히 二陳湯에 加 竹茹·生薑을 한다. 熱한 경우에는 加 芩·連을 한다.
ⓔ 날이 오래되어 水漿이 不入을 하고 淸水를 嘔吐를 하는 경우에는 마땅히 蔘橘散·白朮散·保生湯3483)으로 한다.
ⓕ 惡阻에는 마땅히 사용을 하는데 半夏茯苓湯·芩連半夏湯·歸原散·竹茹湯으로 한다.

⑪ 姙娠을 한 경우에, 一物을 먹는 것을 좋아하는 경우에는 이에 一臟이 虛한 것이다.
ⓐ 가령, 氣血이 弱을 하여 肝을 榮養을 할 수가 없는 경우에는 肝이 虛한 것이다.
ⓑ 그렇기 때문에 酸物을 먹는 것을 좋아한다.
ⓒ 姙婦가 惡食을 하고, 단지 이것으로 생각을 하는 바의 물건이 있으면 任意대로 주어야 한다.
ⓓ 반드시 낫는다.3484)

❶ 보생탕(保生湯)(➡方藥合編·上105, 東醫寶鑑 1639)
活套 : ① 惡阻를 治療한다.
② 或은 음식 냄새를 맡는 것을 싫어하고, 或은 淸水를 吐하는 것을 治療한다.
③ 虛한 경우에는 加 人蔘을 한다.
④ 嘔를 하는 경우에는 加 白荳蔲·竹茹를 한다.

❷ 이진탕(二陳湯)(➡方藥合編·中99, 東醫寶鑑 370·1639, 醫學入門 3036·3168)
活套 : ① 惡阻·嘔吐·眩暈·宿醉·頭痛·惡心·食傷·腦溢血·胃病·心悸亢進·消化不良·咳痰를 治療한다.
② 痰飮을 通治한다.

2) 胎動3485)

① 胎漏는 이르기를 胎가 있는데 血이 漏下를 하는 것이다.

② 氣虛로 因한 熱이 있는 것에 屬한다.
ⓐ 四物湯에 加 阿膠珠·白朮·條芩·縮砂·香附子炒黑·艾葉을 약간 한다.
ⓑ 加 糯米(나미)를 하여 煎服을 한다.

3483) 가장 無難하고 좋은 處方이다. 굳이 二陳湯을 固執할 필요는 없다.
3484) 대개 시간이 지나가면 改善이 된다. 지나치게 식사를 하지 못하여 영양공급에 문제가 없으면 된다. 자신감 있게 處方을 하여도 된다.
3485) 요즘은 湯煎의 制約 때문에 膠艾四物湯으로 할 수 밖에 없다.

③ 犯房을 하여 下血을 하는 것은 진정한 漏胎이다.[3486]
ⓐ 八物湯에 加 阿膠珠·艾葉으로 救한다.

④ 胎漏와 胎動은 대개 下血을 하는 것이나, 胎動은 腹痛[3487]이 있는 것이고, 胎漏는 腹痛이 없는 것이다. 이것으로 差異가 되는 따름이다.
ⓐ 胎漏는 마땅히 淸熱을 한다.
ⓑ 胎動은 마땅히 行氣를 한다.
ⓒ 胎漏라는 것은 人門으로부터 下血을 하는 것이다.
ⓓ 尿血이라는 것은 尿門으로부터 下血을 하는 것이다.

⑤ 胎動으로 不安한 경우에는 衝任經이 虛한 것으로 말미암아 受胎를 한 것이 不實한 때문이다.
ⓐ 역시, 飮酒와 房室로 하여 傷한 경우가 있고, 觸犯을 하여 傷한 경우도 있으며, 喜怒로 하여 傷한 경우가 있고, 熱藥을 服用을 하여 傷한 경우가 있다.
ⓑ 母病으로 因하여 胎動을 하는 경우에는 단지 母病을 治療를 하면 그 胎는 스스로 便安하게 된다.
ⓒ 胎가 堅固를 하지 못하고 動을 하게 되어 母病에 이르게 된 경우에는 단지 마땅히 安胎를 하게 되면 그 母가 스스로 낫는다.

⑥ 胎漏와 胎動은 대개 하여금 墮胎(타태)[3488]를 하게 된다.
⑦ 胎漏는 마땅히 사용을 하는데 枳殼湯·小膠艾湯·膠艾湯·膠艾芎歸湯·膠艾四物湯[3489]·當歸寄生湯·桑寄生散으로 한다.
⑧ 胎動으로 不安한 경우에는 마땅히 사용을 하는데 杜續丸·當歸地黃湯·安胎散·安胎飮[3490]·黃芩湯·內補丸·獨聖散·知母丸·生地黃粥·葱粥·葱白湯으로 한다.

❶ 안태음(安胎飮)(➡方藥合編·上108, 東醫寶鑑 1643, 醫學入門 3140)
活套 : ① 流産을 豫防한다.
② 胎動이 五·六個月에 하는 것을 治療한다.
③ 常服을 하는데 數貼을 한다.
④ 或은 加 阿膠를 한다.
⑤ 冷한 경우에는 去 芩을 한다.
⑥ 虛한 경우에는 加 人蔘을 한다.

3486) 眞胎漏는 대개 流産이 된다.
3487) 腰痛으로 進行이 되면 대개 流産을 한다.
3488) 胎漏와 胎動을 急히 治療하지 않으면 바로 流産이 된다.
3489) 姙娠 3개월에는 膠艾四物湯을 사용을 한다.
3490) 姙娠 5개월부터는 安胎飮으로 사용을 한다.

3) 胎漏

❶ 교애궁귀탕(膠艾芎歸湯)(➡方藥合編·上106, 東醫寶鑑 1642, 醫學入門 2887)

活套 : ① 子宮出血·血尿·肛門出血·外傷內出血·紫斑病을 治療한다.

② 胎動으로 下血을 하는 것을 治療한다.

③ 또한, 半産으로 下血을 하는 것을 治療한다.

④ 加 杜仲·續斷·白朮·人蔘을 하면 더욱 좋다.

❷ 교애사물탕(膠艾四物湯)(➡方藥合編·上107, 東醫寶鑑 1642, 醫學入門 2870)

活套 : ① 姙娠中의 子宮出血을 治療한다.

② 膠艾四物湯은 胎漏로 因한 腹痛을 治療한다.

4) 小腹常墜[3491]

① 孕婦가 內傷으로 勞役을 하여 이것으로 小腹이 常墜를 하게 되는 것이 이르고 甚하면 즉, 子宮이 墜出을 하는 경우에는 氣가 陷을 한 것이다.

② 마땅히 補中益氣湯으로 한다.

③ 가령, 原因이 房勞로 因한 경우에는 八物湯에 加 酒炒黃芪를 君으로 하고, 防風·升麻를 使로 한다.[3492]

❶ 보중익기탕(補中益氣湯)(➡方藥合編·上22, 東醫寶鑑 1201, 醫學入門 162·1870·1881·2729·3057)

活套 : ① 疲勞狀態·肺結核·肋膜炎·腹膜炎·夏瘦·痔疾·脫肛·感氣·말라리아狀熱·胃下垂·子宮下垂·盜汗·自汗을 治療한다.

② 勞役이 太甚을 하거나, 或은 飮食이 失節을 하여 身熱을 하고 自汗을 하는 것을 治療한다.

❷ 팔물탕(八物湯)(➡方藥合編·上32, 東醫寶鑑 1236, 醫學入門 3036)

活套 : ① 貧血·胃弱·食慾不振·全身衰弱·不姙症·病後衰弱을 治療한다.

② 虛勞로 氣血이 兩虛한 것을 治療하는데 能히 陰陽을 調和한다.

③ 氣血兩虛를 治療한다. 一名은 八珍湯이라고 한다.

5) 半産

① 墮胎(타태)를 하는 것은 이에 氣血이 虛損을 하여 榮養을 할 수가 없어 스스로 墜를 하는 것이다.

② 마치 가지가 마르면 즉 果가 떨어지는 것과 같고, 藤이 萎[3493]를 하면 즉 花가 墜를 하

3491) 경관부전증, 경관무력증에 대해서 임신중기에 행하여지는 수술. 내자궁구의 높이로 봉합하는 실로 카법에 비해서 효과는 불확실 하나, 수술방법은 간단하다. 즉 자궁질부의 가능한 한 내자궁구에 가까운 부분에서 나일론실, 폴리에틸렌계 또는 견사로 자궁경을 윤상 봉합한다. 봉합사는 임신말기에 제거한다. **[네이버 지식백과]** 맥도날드수술 [McDonald's operation, ~手術] (간호학대사전, 1996. 3. 1., 한국사전연구사)

3492) 臨床에서 補中益氣湯으로 치료했다가 失敗한 經驗이 있으나, 그 후에 八珍湯에 加 升麻·防風 各一錢으로 하여 2 케이스에 결쳐서 成功을 한 經驗이 있다. 한명은 이미 맥도날드 수술을 받았으나 다시 小腹이 빠지는 느낌이 들어서 投藥한 결과 무리가 없이 出産을 하였고, 다른 한명은 바로 밑이 빠지는 것으로 因하여 來院을 하여 成功을 하였다.

는 것과 같다.

③ 原因이 房勞로 傷精을 하여 內火가 문득 動을 하고 역시 能히 墮胎(타태)를 하는 경우가 있으니, 마치 風이 그 나무를 撼(감)[3494]을 하면 사람이 그 가지를 折을 하는 것과 같은 것이다.

④ 火는 能히 물건을 消滅을 하는 것이 自然의 調和이다.

⑤ 病源에서 이에 이르기를, 風冷이 子臟을 傷하게 한 것이라고 하였다.

ⓐ 이것은 病情을 아직은 얻은 것이 아닌 것이다.

ⓑ 대저, 虛에 屬하고 熱에 屬한 것이니, 마땅히 그 輕重을 보아서 治療를 하여야 한다.

⑥ 正産의 一證은 正히 마치 果의 重에 밤(栗)이 熟을 하면 그 殼이 스스로 열려서 양쪽으로 損傷(손상)을 하는 바가 없는 것이다.

⑦ 半産은 즉, 비유를 하자면 햇밤을 採斫(채작)[3495]을 하고 그 膚殼을 碎를 하여 그 皮膜을 傷하게 한 것이다.

ⓐ 그런 然後(연후)에 그 實을 取하여 얻은 것이니, 이것으로 그 胎臟이 損傷(손상)을 하고 胞系가 斷去를 하여, 後에 胎가 墜下를 하는 것이다.

ⓑ 대저, 半産을 하면 모름지기 十倍를 加하여 調治를 하여야 한다.

⑧ 다시금 市井과 村落의 사이에 放恣하게 情을 通하고 妄靈되게 만들어서 生[3496]을 가볍게 하는 것으로 不正을 한 것이 있고, 或은 男女[3497]가 많아서 養育을 厭을 하여 왕왕 草藥으로 毒하게 하거나, 놀라는 것을 보게 하였으나, 敗血이 下를 하지 않고 衝心을 한 것으로 悶亂을 하고 喘汗[3498]이 交作을 하여 죽는 것이 記錄을 할 수가 없을 정도이니, 모름지기 解毒을 하고 行血을 하는 藥으로 빨리 救하여야 한다.

ⓐ 마땅히 사용을 하는데 白扁豆散으로 한다.

⑨ 婦人이 姙娠을 하였는데 三·五·七의 陽月을 만나면 반드시 墮胎(타태)를 한다.

ⓐ 마땅히 服用을 하는데 芩朮湯·安胎丸으로 하여, 이것으로 그 熱을 淸하게 한다.

ⓑ 만약, 氣血이 不足을 하면 즉, 미리 服用을 하는데 八物湯[3499]으로 하여 이것으로 墮落을 豫防하여야 한다.

3493) 1. 시들다 2. 마르다 3. 쇠미하다(衰微--: 쇠잔하고 미약하다) 4. 앓다
3494) 撼 : 1. 흔들다 2. 흔들리다 3. 움직이다 4. 요동시키다(搖動---)
3495) 1. 베다 2. 자르다 3. 치다 4. 무지하다(無知--) 5. 어리석다 6. 찍다 7. 때리다.
3496) 姙娠을 하여 아이가 뱃속에 있는 것을 말한다.
3497) 이미 子女가 많은 것을 말한다.
3498) 呼吸이 喘促을 하면서 絶汗이 나타나게 되면 죽는다.
3499) 加味八珍湯을 말한다.

⑩ 半産을 하는 것은 많은 경우에 三·五·七月의 內로 한다.

ⓐ 만약에 前의 차례에 三箇月의 內로 하여 墮를 하면 즉, 그 後에 반드시 如期[3500]를 하여 다시금 그렇게 된다.

ⓑ 무릇, 半産을 한 後에 모름지기 氣血을 기르고 胎元(태원)[3501]을 堅固하게 하는 藥을 많이 服用을 하여 그 虛한 것을 補를 하여야 한다.

ⓒ 그 後에 胎가 있으면 먼저 兩個月의 半을 지난 다음에 바로 淸熱安胎藥을 數貼을 服用을 하여, 이것으로 三月의 墮胎(타태)를 防止를 하여야 한다.

ⓓ 四箇月半의 後에 이르러서는, 다시금 八·九貼을 服用을 하여 五月의 허물을 防止를 하여야 한다.

ⓔ 또한, 六個月半의 後에 다시금 服用을 하는데 五·七貼을 하여, 이것으로 七月을 防止를 하여야 한다.

ⓕ 미치어 九箇月에 이르게 되어야 可히 保産[3502]을 하여 걱정이 없게 된다.

⑪ 半産을 하는 경우에는 마땅히 사용을 하는데 金櫃當歸散[3503]·芎歸補中湯·安榮湯·千金保胎丸·五味安胎丸·火痛湯으로 한다.

❶ 금궤당귀산(金匱當歸散)(➡方藥合編·上109, 東醫寶鑑 1645, 醫學入門 2886)

活套 : ① 養血을 하고 淸熱을 하는 處方으로 孕婦는 마땅히 常服을 하여야 한다.
② 가령, 瘦人이 血은 적고 熱이 있는데 胎動으로 不安을 하고 平素에 일찍이 半産이 있는 경우에는 대개 마땅히 服用을 하여 그 源을 淸하게 하면 後患이 없는 것이다.
③ 平素에 習慣性 流産이 되는 경우에 姙娠을 하면 그 流産된 달을 미리 하여 사용하면 된다.

❷ 팔물탕(八物湯)(➡方藥合編·上32, 東醫寶鑑 1236, 醫學入門 3036)

活套 : ① 貧血·胃弱·食慾不振·全身衰弱·不姙症·病後衰弱을 治療한다.
② 虛勞로 氣血이 兩虛한 것을 治療하는데 能히 陰陽을 調和한다.
③ 氣血兩虛를 治療한다. 一名은 八珍湯이라고 한다.

(9) 胎病(産前諸證)

1) 子癎

① 姙婦가 中風으로, 頸項이 强急을 하고 筋脈이 攣急(연급)을 하며 口噤을 하고 語澁을 하며 痰盛으로 昏迷(혼미)를 하는 것이, 때로 發作을 하고 때로 그치게 된다. 或은 發搐(발

3500) 예를 들면 이번에 姙娠 3개월에 流産을 하면 다음번 姙娠을 하면 역시 3개월이 되어서 流産을 하는 것을 말한다.
3501) ① 태(胎). ② 태아를 자라게 하는 원기. ③ 태반을 말한다.
3502) 산모를 안전하게 보호하고 건강하게 관리하는 방법임.
3503) 習慣性流産을 治療하는데 妙藥이다. 해당 月의 前에 服用을 하게 한다.

휵)[3504]을 하며 人事不省을 한다.

ⓐ 이름을 하여 가로되, 子癎이라고 한다.

ⓑ 역시, 가로되 兒暈(아훈)이라고 한다.

② 甚하면 즉, 角弓反張을 한다.

ⓐ 마땅히 羚羊角湯으로 한다.

ⓑ 輕한 경우에는 四物湯에 加 葛根·牧丹皮·秦艽·細辛·防風·竹瀝을 한다.

❶ 영양각탕(羚羊角湯)(➡方藥合編·下157, 東醫寶鑑 1039·1657, 醫學入門 2889)

活套 : ① 子癎을 治療한다.

❷ 사물탕(四物湯)(➡方藥合編·上68, 東醫寶鑑 308, 醫學入門 1550·3035·3166)

活套 : ① 生理不順·血脚氣·乾性皮膚病·貧血·腹痛·子宮出血·腹塊·胎動不安·産後惡露不下·下腹緊痛·肝斑·頭痛·無力體質·便秘·四肢煩熱·腎結石症·腎結核·乳汁缺乏症·紫斑症을 治療한다.

② 血病을 通治하는 藥이다.

2) 子煩

① 孕婦[3505]가 心煩을 하고 躁悶[3506]을 하는 것을 이르기를 子煩이라고 한다.

② 많은 경우에 受胎를 한 後에 四·五個月의 間에 相火가 用事를 하거나, 或은 天令이 君火가 大行을 하는 때에 닥쳐서, 暑熱의 때에 모두 能히 煩燥(번조)를 發을 하게 한다. 或은 胎動으로 不安을 하게 한다.

③ 마땅히 사용을 하는데 竹葉湯·竹瀝湯으로 한다.

❶ 죽력탕(竹瀝湯)(➡方藥合編·中158, 東醫寶鑑 1658)

活套 : ① 子煩을 治療한다.

3) 子腫

① 孕婦가 胎中에 水가 있는 것으로 因하여, 많은 경우 五·六個月에 이것으로 遍身에 浮腫이 이르게 되어 腹脹을 하고 喘息(천식)을 한다.

ⓐ 或은 腹이 大를 하여 異常하게 되고 높이 心胸으로 지나가게 되니, 氣逆으로 不安을 한다.

ⓑ 만약, 治療를 하지 않으면 반드시 그 胎를 損傷(손상)을 하게 된다.

ⓒ 마땅히 사용을 하는데 鯉魚湯으로 한다.

ⓓ 因하여 항상 鯉魚粥을 먹는다.

ⓔ 또한, 茯苓湯·防己湯·全生白朮散으로 하는 것도 역시 加하다.

3504) 추축(抽搐)의 증상이 나타나는 것임
3505) 임신(姙娠)한 부녀(婦女)
3506) (마음이)조급(躁急)하여 가슴이 답답하고 괴로움

② 或은 頭面이 붓지를 않고 兩脚에 약간 浮腫이 있으며, 甚하면 즉 脚面[3507]으로부터 腫을 하고 膝退에 이르게 되며, 足指間에 黃水가 出을 하는 경우에는 이르기를 子氣라고 한다.

ⓐ 역시 가로되, 脆[3508]脚이라고 한다.

ⓑ 平胃散에 加 赤茯苓·桑白皮를 煎服을 한다.

❶ 이어탕(鯉魚湯)(➡方藥合編·上114, 東醫寶鑑 1658, 醫學入門 1517)

活套 : ① 妊娠의 五·六月에 胎水로 腹大를 하여 異常하고 높이 心胸에 지나치는 것을 治療한다.

② 子腫을 治療한다.

❷ 곽령탕(藿苓湯)(➡方藥合編·中14, 醫學入門 3090)

活套 : ① 浮腫이 있는 경우에 藿香正氣散에 合 四苓散을 한 것을 이름을 하기를 藿苓湯이라고 한다.

② 氣喘인 경우에는 加 蘇梗을 하면 역시 可하다.

❸ 평위산(平胃散)(➡方藥合編·下22, 東醫寶鑑 417·1204, 醫學入門 157·1550·3103)

活套 : ① 急性·慢性胃카타르·過食으로 因한 喘息·胃擴張症·腹鳴·食毒·食傷·胃弱·陰痿·齒痛·胎盤殘留·呑酸症을 治療한다.

② 和脾를 하고 健胃를 하는데 胃氣가 和平하게 되면 즉, 服用을 그쳐야 하니 항상 服用을 해서는 안 된다.

③ 孕婦의 諸證(제증)에는 白朮로 바꾸는데 단지 半夏·神麯 等의 藥을 忌한다.

4) 子淋

① 孕婦의 熱이 膀胱(방광)에 積을 하거나, 或은 胎氣가 墜滿을 하면 小便이 淋澁을 하고 痛證이 된다.

ⓐ 이름을 하여 가로되, 子淋이라고 한다.

ⓑ 또한, 이르기를 子滿이라고 한다.

ⓒ 마땅히 澤瀉湯·安榮散·地膚子湯·葵子茯苓散·忘憂散으로 한다.

ⓓ 或은 芎歸湯에 加 木通·麥門冬·人蔘·燈心·甘草를 한다.

ⓔ 臨月에는 加 滑石을 하여 煎服을 한다.

❶ 고궁귀탕(古芎歸湯)(➡方藥合編·上112, 醫學入門 2890)

活套 : ① 陣痛과 催産에 사용한다.

② 産前産後의 여러 疾患을 治療한다.

③ 또한, 血暈으로 人事不省을 하고, 橫生을 하며, 逆産을 治療하고, 死胎가 不下하는 것을 治療하며, 血崩이 그치지 않는 것을 治療한다.

④ 出産을 하는 달에 臨迫(임박)을 하여 服用을 하면 즉, 縮胎(축태)를 하여 쉽게 出産을 하게 한다.

⑤ 産後에 服用을 하면 즉, 惡血이 스스로 나온다.

3507) 달리 족부(足趺) · 족배(足背) · 각면(**脚面**)이라고도 함. 발등을 말한다.

3508) 1. 연하다(軟--: 재질이 무르고 부드럽다) 2. 가볍다 3. 무르다 4. 부드럽다

❷ 보중익기탕(補中益氣湯)(➡方藥合編·上22, 東醫寶鑑 1201, 醫學入門 162·1870·1881·2729·3057)

活套 : ① 疲勞狀態·肺結核·肋膜炎·腹膜炎·夏瘦·痔疾·脫肛·感氣·말라리아狀熱·胃下垂·子宮下垂·盜汗·自汗을 治療한다.

② 勞役이 太甚을 하거나 或은 飮食이 失節을 하여 身熱을 하고 自汗을 하는 것을 治療한다.

5) 孕婦轉胞

① 轉脬(전포)의 一證은 胎婦[3509]의 稟受(품수)가 弱한 경우로 하고 憂悶이 많은 경우로 하며 性品이 急躁를 한 경우로 하고 食味가 厚한 경우에 대개는 있다.

② 因하여 생각을 하기에 胞[3510]는 胎가 壓을 하는 바가 되면, 一邊(일변)으로 存을 하니 胞系가 了戾[3511]를 하여 不通을 할 따름이다.

③ 胎가 만약 擧起(거기)[3512]를 하여 中央에 懸을 하게 되면 胞系가 疎泄을 얻게 되니 즉, 水道가 스스로 行을 하게 된다.

④ 마땅히 사용을 하는데 蔘朮飮으로 하여 空心[3513]에 煎을 하고 飮을 하며 따라서 손으로 探吐[3514]를 하여 起가 安定이 되기를 기다린 다음에, 또한 주어서 또한 吐하게 하면 小便이 바로 通하게 한다.

⑤ 여러 번 試驗을 해 보았는데 여러 번 效驗이 있었다.

⑥ 姙婦가 轉脬(전포)를 하여 小便을 볼 수가 없는 경우에는 腎氣丸으로 主한다. 즉, 八味丸[3515]이다.

❶ 삼출음(蔘朮飮)(➡方藥合編·上115, 東醫寶鑑 479·1659)

活套 : ① 婦人의 轉脬(전포)로 小便이 不通하는 것을 治療한다.

② 處方의 내용으로 보면 人蔘·白朮·當歸·芍藥·陳皮·半夏·甘草 各一錢으로 하는 것이 合當한 것 같다.

❷ 육미지황원(六味地黃元)(➡方藥合編·上40, 東醫寶鑑 1242, 醫學入門 2800 六味地黃丸)

活套 : ① 諸腎疾患·膀胱疾患·佝僂病·바세도우氏病·白內障·便秘·四肢煩熱·肺結核을 治療한다.

② 腎水不足을 治療한다.

③ 加 五味子 四兩을 하면 腎氣丸이라 이름을 한다. 이것은 이에 肺의 源을 滋養하여 腎水를 生하는 것이다.

加 肉桂·附子炮 各一兩을 하면 八味元이라 이름을 한다. 命門의 陽虛를 治療한다.

④ 加 肉桂·附子炮 各一兩을 하면 八味元이라 이름을 한다. 命門의 陽虛를 治療한다.

⑤ 陰虛로 浮腫을 하면 加 牛膝·車前子를 하면 金匱腎氣丸이라 이름을 한다.

⑥ 老人과 또한 孕婦의 轉脬(전포)에는 倍 澤瀉를 한다.

3509) 姙産婦를 말한다.
3510) 膀胱을 말한다.
3511) 어그러진 것을 말함.
3512) 들다,
3513) 속이 빈 것임. 소화가 다 되어 위(胃) 내용물이 소장, 대장으로 내려가고 위 속이 빈 상태임.
3514) 토법(吐法)의 하나. 약을 쓰지 않고 목구멍을 자극하여 토하게 하는 방법이다. 옛 의학서에는 손가락이나 오리털 같은 것으로 목구멍을 자극해서 토하게 하는 것을 탐토라고 하였다.
3515) 附子를 去한 것을 말한다. 다만, 牧丹皮와 肉桂가 姙娠禁忌藥이기 때문에 함부로 사용을 할 것은 아니다.

❸ 군령탕(君苓湯)(➡方藥合編·下10)

活套 : ①『方藥合編』의 處方은 五苓散에 合 四君子湯을 한 것이다.

②『方藥合編』에서는 陰虛浮腫을 治療하는 것으로 記載되어 있으나 氣虛浮腫이 맞다.

③『方藥合編』의 又方은 四苓散에 合 六君子湯을 한 것이다. 浮腫을 治療한다.

❹ 팔미환(八味丸)(➡方藥合編·上40, 東醫寶鑑 408, 醫學入門 2800)

活套 : ① 卽, 腎氣丸에 加 附子·桂心 各 一兩을 한 것이다.

② 老年에 水火가 모두 虧損(휴손)이 되고, 下元이 冷憊(냉비)를 하며 臍腹痛과 腰痛이 있고 밤에 小便을 많이 보러가며, 다리에 힘이 안 들어가고 몸이 倦怠로우며 얼굴이 黃色이고 或은 검은 것을 治療한다.

③ 또는, 虛勞의 不足으로 渴을 하여 飮水를 하고자 하고 小便이 不利를 하는 一切의 濕熱에 等證을 아울러 모두 治療한다.

6) 子嗽[3516)]

① 妊娠에 外感의 風寒으로 久嗽가 不止를 하는 것을 이르기를 子嗽라고 한다.

② 마땅히 紫菀湯·兜鈴散·天門冬飮으로 한다.

❶ 자완탕(紫菀湯)(➡方藥合編·中159, 東醫寶鑑 929·1660)

活套 : ① 妊娠의 咳嗽(해수)로 胎가 不安한 것을 治療한다.

7) 子痢

① 妊娠의 赤白을 下利를 하는 것으로 腹中이 疞[3517)]痛(교통)을 하고 裏急으로 後重을 하는 것이다.

ⓐ 이름을 하여 가로되, 子痢라고 한다.

ⓑ 마땅히 當歸芍藥湯[3518)]·白朮湯·雞黃散·鴨子煎으로 한다.

② 妊娠의 泄瀉(설사)는 마땅히 사용을 하는데 訶朮散·大寧散으로 한다.

❶ 당귀작약탕(當歸芍藥湯)(➡方藥合編·下159, 東醫寶鑑 445·1660)

活套 : ① 子痢를 治療한다.

② 白痢를 하며 腹痛을 하는 경우에는 去 芩·連을 하고, 加 乾薑을 한다.

③ 暑에는 加 香薷·白扁豆를 한다.

④ 胎가 不安한 경우에는 加 人腹皮·砂仁을 한다.

⑤ 대저, 産前의 여러 證狀에는 大科門에 依據(의거)를 하여 證에 따라서 加減을 한다.

❷ 조중이기탕(調中理氣湯)(➡方藥合編·下96, 東醫寶鑑 528)

活套 : ① 虛痢로 氣가 弱하고 困倦한 것을 治療한다.

② 이것은 痢를 治療하고 調理를 하는 藥이다.

3516) 芎蘇散에 紫菀을 加하는 것이 좋다.

3517) 1. 급성(急性) 복통(腹痛) 2. 혹(병적으로 불거져 나온 살덩어리)

3518) 姙産婦의 食滯로 因한 泄瀉에도 좋은 處方이다.

③ 虛痢로 氣가 弱한 것을 治療한다.
④ 暑에는 加 香薷·白扁豆를 한다.
⑤ 尿가 不利를 하는 경우에는 加 猪苓·澤瀉·燈心을 한다.
⑥ 熱에는 加 黃連을 한다.
⑧ 腹痛에는 加 桂心·吳茱萸를 한다.
⑨ 역시, 子痢를 治療한다.

❸ 위풍탕(胃風湯)(➡方藥合編·中106, 東醫寶鑑 506, 醫學入門 1550·3115)
活套 : ① 潰瘍性大腸炎·慢性腸炎·直腸炎·下痢·直腸癌을 治療한다.
② 腸風과 濕毒의 泄瀉(설사)를 治療한다.
③ 瀉下를 하는 것이 마치 黑豆汁과 같은 것을 治療한다.
④ 또한, 春에 風으로 傷하여 夏에 이르러서 갑작스럽게 泄瀉(설사)를 하는 것을 治療한다.
⑤ 陰毒으로 因한 下血에는 加 地楡·烏梅·荊芥를 한다.

❹ 향련환(香連丸)(➡方藥合編·下101, 東醫寶鑑 532, 醫學入門 2654)
活套 : ① 赤白으로 膿血을 下利를 하며 脹痛이 있는 것을 治療한다.
② 또한, 여러 痢疾(이질)을 治療한다.
③ 氣虛에는 加 人蔘을 하고 腹痛에는 加 桂心을 한다.

8) 子懸

① 姙婦의 胎氣가 不和를 하여 心胸에 逆上을 하고 脹滿(창만)을 하며 疼痛을 하는 것을 이르기를 子懸(자현)이라고 한다.
② 마땅히 사용을 하기를 紫蘇飮·葱白湯으로 한다.

❶ 자소음(紫蘇飮)(➡方藥合編·中160, 東醫寶鑑 1661, 醫學入門 3139)
活套 : ① 子懸(자현)을 治療한다.
② 또한, 氣結로 難産을 하는 것을 治療한다.
③ 倍로 하여 芎·歸를 二·三錢을 하는 것도 역시 좋다.
④ 或은 加 砂仁 一錢을 하면 더욱 妙하다.

9) 子瘖

① 『內經』에 가로되 사람이 姙娠을 하였는데 九月이 되어 말을 못하게 되었다. 이것은 어찌하여 病이 된 것인가?
② 岐伯이 對答을 하여 가로되, 胞의 絡脈이 絶한 것이다.
③ 胞絡은 腎에 連繫가 되어 있다.
④ 少陰의 脈이 腎을 貫을 하고 舌本에 連繫가 되어 있다.
⑤ 그렇기 때문에 말을 할 수가 없는 것이다.
⑥ 治療를 하지 않아도 된다. 마땅히 十月이 되면 回復을 한다.
⑦ 註에 가로되 分娩(분만)을 하면 즉, 스스로 能히 말을 한다. 藥을 하지 않아도 可한 것이다.

⑧ 孕婦가 喑啞[3519]를 하여 말을 할 수가 없는 경우에는 四物湯에 加 大黃·芒硝를 各一錢으로 하여, 水煎을 하고 去渣(거사)[3520]를 하며, 蜜을 약간을 넣어 沈冷[3521]을 하게하고 때때로 呷[3522]服을 한다.

⑨ 心火가 下降을 하면 肺金이 스스로 淸을 하게 되니 즉, 能히 말을 할 수가 있다.

❶ 사물탕(四物湯)(➡方藥合編·上68, 東醫寶鑑 308, 醫學入門 1550·3035·3166)

活套 : ① 生理不順·血脚氣·乾性皮膚病·貧血·腹痛·子宮出血·腹塊·胎動不安·産後惡露不下·下腹緊痛·肝斑·頭痛·無力體質·便秘·四肢煩熱·腎結石症·腎結核·乳汁缺乏症·紫斑症을 治療한다.

② 血病을 通治하는 藥이다.

10) 孕婦傷寒

① 孕婦의 傷寒은 産前에는 安胎를 하고, 産後에는 補血을 爲主(위주)로 한다.

② 治法은 胃氣를 犯하지 말고 미치어 上·下의 二焦를 犯하지 않아야 하니, 三禁이 된다.

③ 이르기를 不可汗·不可下·不可利小便인 것이다.

④ 단지 마땅히 和解를 하여야 하니, 小柴胡湯으로 主한다. 一名은 三禁湯이다.

⑤ 孕婦가 風寒으로 感冒를 하여 頭痛을 하고 煩熱을 하면 마땅히 芎蘇散[3523]·黃龍湯·保安白朮散·葱白湯으로 한다.

⑥ 孕婦의 熱病으로 黑斑[3524]이 發을 하는 경우에는 사용을 하는데 梔子大靑湯으로 한다.

⑦ 熱病의 護胎方은 浮萍·朴硝·大黃·蛤粉·藍根을 等分으로 하여 末로 하고 臍上에 붙이면 安胎에 極히 妙하다.

❶ 궁소산(芎蘇散)(➡方藥合編·中21, 東醫寶鑑 1227·1662, 醫學入門 1809)

活套 : ① 孕婦의 傷寒으로 頭痛과 寒熱이 있고 咳嗽(해수)를 하는 것을 治療한다.

② 濟生方에는 黃芩·前胡가 없다.

❷ 소시호탕(小柴胡湯)(➡方藥合編·中25, 東醫寶鑑 1068, 醫學入門 153·1549·1835·3050)

活套 : ① 感冒·肺結核·膽囊炎·肝炎·말라리아·扁桃腺炎·中耳炎·乳房炎·氣管支喘息·肺炎·肋膜炎·淋巴炎·耳下腺炎·瘰癧·頸腺炎·黃疸·膽石·胃炎·胃痛·神經質·노이로제·癲癎·産褥熱·百日咳·眼科疾患을 治療한다.

② 少陽의 半表裏로 往來寒熱을 治療한다. 一名은 三禁湯이다.

⑽ 妊娠通治

3519) ❶벙어리. ②말이 나오지 않음.
3520) 찌꺼기를 버린다는 뜻임.
3521) 식혀서 가라앉힌다는 말이다.
3522) 1. 마시다 2. (여럿이)함께 울다 3. 큰소리 4. 옷이 펄럭이는 모양
3523) 가장 無難한 處方이다. 妊娠中에 鼻炎에도 사용을 한다.
3524) 危險한 狀態이다. 대개 高熱이 同伴이 되어 皮膚에 黑斑이 發生이 되면 熱을 急히 떨어뜨려야 하니 전원을 하여야 한다.

❶ 가미팔진탕(加味八珍湯)(➡方藥合編·上110, 景岳全書 1191, 醫宗金鑑 628)

活套 : ① 평소에 稟賦(품부) 받은 것이 虛弱하여 胎元(태원)이 不固한 것을 治療하는데, 이에 氣血을 壯陽하여 終始에 이 處方으로 많이 사용한다.

② 虛가 甚한 경우에는 이에 人蔘을 넣는다.

③ 또한, 杜仲·續斷·桑寄生[3525]을 넣는 것도 역시 좋다.

④ 胎가 七·八月에 이르면 加 大腹皮를 한다.[3526]

⑤ 九月에 이르면 또한 加 蘇葉을 한다.[3527]

❷ 고궁귀탕(古芎歸湯)(➡方藥合編·上112, 醫學入門 2890)

活套 : ① 陣痛·催産을 治療한다.

② 産前産後의 여러 疾患을 治療한다.

③ 또한, 血暈으로 人事不省을 하고, 橫生을 하며, 逆産을 治療하고, 死胎가 不下를 하는 것을 治療하며, 血崩이 그치지 않는 것을 治療한다.

④ 出産을 하는 달에 臨迫(임박)하여 服用을 하면 즉, 縮胎(축태)를 하여 쉽게 出産을 하게 한다.

⑤ 産後에 服用을 하면 즉, 惡血이 스스로 나온다.

(11) 保産[3528]

① 難産을 하는 婦人은 대개 이것은 八·九個月의 內에 慾[3529]을 삼가 할 수가 없어, 이것으로 氣血이 虛한 것에 이르기 때문이다.

② 크게 무릇 生産을 하는 데에 스스로 時候가 있는 것이다.

③ 一切 억지로 催生을 하고 滑胎를 하는 等의 藥을 服用을 하는 것은 不可하다.

④ 또한, 坐草[3530]에 너무 일찍 하여서는 不可하다.

⑤ 또한, 하여금 坐婆(좌파)[3531]가 어지럽게 手法을 사용을 해서도 不可하다.

⑥ 세상에 難産을 하는 데에, 많은 경우가 富貴를 하고 安逸을 하는 사람에게 보인다.[3532] 그 貧賤을 하고 辛苦를 하는 경우에는 있는 경우가 없다.

⑦ 古方에 瘦胎飮이라는 것이 있으니 즉, 枳殼散이다.

ⓐ 본래 湖陽公主를 위해 만들 것이다.

㉠ 그것이 奉養을 厚하게 하고 氣가 盛을 하기 때문인 것이다.

㉡ 그렇기 때문에 이 處方을 만들어서 그 氣를 耗散을 하게 하는 것이다.

3525) 이미 續斷이 있기 때문에 굳이 桑寄生을 넣지 않아도 된다.
3526) 浮腫이 없으면 加하지 않아도 無妨하다.
3527) 胎兒의 逆位도 治療한다. 藿香正氣散과 같이 보면 더욱 좋다.
3528) 산모를 안전하게 보호하고 건강하게 관리하는 방법임.
3529) 대개는 性慾이다. 韓醫學에서는 姙娠中의 性생활을 忌하고 있다.
3530) 달리 임욕(臨蓐) · 임분(臨盆) · 임월(臨月) · 임초(臨草) · 와욕(臥蓐) · 좌욕(坐蓐) · 좌초(**坐草**) · 상초(上草)라고도 함. 임신 말기나 해산 초기를 말한다.
3531) [명사] '조산사(해산을 돕거나 임산부와 신생아를 돌보는 일을 하는 사람)
3532) 별로 움직이지 않기 때문이다.

㉢ 實로 至極한 것으로 論하는 것이 아니다.

ⓑ 한 婦人이 難産으로 苦生(고생)을 하였는데, 後에 胎孕을 만나게 되었으니 즉, 感觸을 하면 죽게 되었다.
㉠ 내가 大全[3533]의 紫蘇飮에 補氣藥을 加를 하여 十餘貼을 주었다.
㉡ 後에 得男을 하였는데 매우 快하게 하였다.
㉢ 因하여 그 處方을 이름을 하기를 가로되 達生散이라고 하였다.

⑧ 懷孕(회잉)[3534]을 한 婦人은 일찍이 行動과 舒伸(서신)을 하지 않고 痛證을 참으려고 曲身을 하고 側臥를 한다.
ⓐ 그렇기 때문에 子가 腹中에 있어 轉動을 할 수가 없는 것이다.
ⓑ 이것으로 橫生과 逆産에 이르는 것이고 甚하면 즉, 子가 腹中에서 죽게 된다. 삼가 하여야 한다.

⑨ 무릇, 月水가 滿足을 하였는데, 바야흐로 腹痛을 느끼게 되면 驚動을 하여 너무 일찍이 하는 것이 不可하다.
ⓐ 하여금 産母가 恐怖[3535]를 한다.
ⓑ 대개 恐을 하면 즉 氣怯을 하고, 怯을 하면 즉 上焦가 閉를 하며, 下焦가 脹을 하니, 氣가 이에 不行을 하여 難産에 이르게 된다.
ⓒ 急히 紫蘇飮을 服用을 하여 그 氣를 實하게 하여야 한다.

⑩ 子가 母의 腹中에 있는 경우에는 온전하게 漿水[3536]에 依支를 하여 滋養을 한다.
ⓐ 十月의 數가 充足을 하게 되면 血氣가 완전을 하게 되니, 形神이 모두 갖추어진다.
ⓑ 홀연히 마치 꿈속에서 깬 것과 같아 스스로 能히 胞를 折을 하고 길을 求하여 나오는 것이다.

⑪ 무릇, 胞漿(포장)[3537]이라는 것은 본래 胞內에서 兒를 기르는 水인 것이다.
ⓐ 만약 胎元(태원)[3538]이 壯健을 하는 경우에는 胞가 이미 折破(절파)[3539]를 하면 즉 漿을 따라서 下를 한다.
ⓑ 그렇기 때문이 易産을 하는 것이다.

3533) ①충분(充分)히 갖추어 모자람이 없음
3534) 임신(妊娠)의 다른 이름.
3535) 1.공포를 느끼다. 전율을 느끼다. 무섭다. 두렵다. 2.아주 무섭다. 3.공포 분위기.
3536) 羊水를 말한다.
3537) 양수(羊水)를 말한다.
3538) ① 태(胎). ② 태아를 자라게 하는 원기. ③ 태반을 말한다.
3539) 꺾어 부숨

ⓒ 그것이 困弱을 하는 경우에는 轉頭3540)가 遲慢3541)을 하여 胞漿(포장)이 이미 마르게 되고 汚血이 道路를 閉塞을 하게 되니, 이것으로 難産을 하는 것이다.

ⓓ 急히 사용을 하는데 催生如聖散·催生丹·神效乳珠丹·佛手散·如神散·黑神散·二退散·三退散·三退六一散·兎腦丸·龍脫散·黑龍丹·催生散으로 한다.

⑫ 臨産을 하는 경우에는 暄3542)鬨(훤홍)을 해서는 不可하다. 또한, 粥飯을 먹는 것도 不可하다.

⑬ 하여금 사람으로 부축을 하여 서서히 行을 하게 한다. 만약 그렇게 얻지를 못하는 경우에는 물건에 凭3543)을 하여 세운다.

⑭ 痛陣이 轉密3544)을 하게 되면 産候가 장차 이른 것이다. 然後에 坐草3545)를 한다. 또한, 催生을 하는 藥을 服用을 하게 한다.

⑮ 兒가 産門을 逼迫(핍박)을 하는 것을 바로 기다려서 한 번에 用力을 하여 내리면 자연히 쉽게 出産을 한다.

⑯ 坐草3546)를 하는 경우에 驀然(맥연)3547)을 하게 目이 飜을 하고 口噤을 하며 吐沫을 하는 경우에는 마땅히 사용을 하는데 霹靂丹으로 한다.

❶ 달생산(達生散)(➡方藥合編·中157, 東醫寶鑑 1648)

活套 : ① 孕婦가 산달이 되어서 二十餘貼을 服用을 하면 易産을 하고 無病을 한다.

❷ 고궁귀탕(古芎歸湯)(➡方藥合編·上112, 醫學入門 2890)

活套 : ① 陣痛·催産을 治療한다.

② 産前産後의 여러 疾患을 治療한다.

③ 또한, 血暈으로 人事不省을 하거나 橫生을 하거나 逆産을 治療하고 死胎가 不下를 하는 것을 治療하며 血崩이 그치지 않는 것을 治療한다.

④ 出産을 하는 달에 臨迫(임박)하여 服用을 하면 즉, 縮胎(축태)를 하여 쉽게 出産을 하게 한다.

⑤ 産後에 服用을 하면 즉, 惡血이 스스로 나온다.

❸ 자소음(紫蘇飮)(➡方藥合編·中160, 東醫寶鑑 1661, 醫學入門 3139)

活套 : ① 子懸(자현)을 治療한다.

② 또한, 氣結로 難産을 하는 것을 治療한다.

③ 倍로 하여 芎·歸를 二·三錢을 하는 것도 역시 좋다.

④ 或은 加 砂仁 一錢을 하면 더욱 妙하다.

3540) 머리를 회전하는 것을 말한다.
3541) 더디고 느림.
3542) 1.(햇볕이) 따뜻하다. 따스하다. 2.보드랍다. 부드럽다. 폭신폭신하다. 말랑말랑하다.
3543) 凭 : 기댈 빙.
3544) 진통이 오는 간격이 짧아지는 것을 말한다.
3545) 出産을 준비하는 것이다.
3546) 달리 임욕(臨蓐) · 임분(臨盆) · 임월(臨月) · 임초(臨草) · 와욕(臥蓐) · 좌욕(坐蓐) · 좌초(坐草) · 상초(上草)라고도 함. 임신 말기나 해산 초기를 말한다.
3547) 맥연; 돌진하는 모양; 또, 갑자기 일어나는 모양.

❹ 불수산(佛手散)(➡方藥合編·上111, 東醫寶鑑 701·705·1643·1648·1655)

活套 : ① 難産·催産·陣痛微弱을 治療한다.
② 臨月에 服用을 하면 縮胎(축태)를 하고 易産을 한다.
③ 익을 때에 술을 약간을 넣는다.
④ 加 益母草를 三錢을 하면 더욱 妙하다.
⑤ 臨産에 加 大腹皮·砂仁·蘇葉을 한다.
⑥ 氣虛한 경우에는 加 人蔘 三·五錢을 한다.
⑦ 血虛한 경우에는 加 鹿茸 三·五錢을 한다.
⑧ 더불어 紫蘇飮과 參考를 하여 본다.

❺ 단녹용탕(單鹿茸湯)(➡方藥合編·上113)

活套 : ① 胞는 腎에 聯系(연계)를 하고 있다.
② 이것으로 腎液을 補充을 하면 難産에 가장 奇效가 있다. 連服을 한다.

❻ 곽향정기산(藿香正氣散)(➡方藥合編·中14, 東醫寶鑑 1077, 醫學入門 153·1723·3078)

活套 : ① 中暑·胃腸炎·夏節感氣·吐瀉·泄瀉·産前産後의 神經性腹痛·小兒의 食滯로 因한 기침·眼疾·齒痛·咽喉痛을 治療한다.
② 傷寒의 陰證으로 頭痛·身疼을 治療한다.
③ 子懸(자현), 및 臨産에는 加 砂仁을 하면 더욱 좋다.

⑿ 下死胎[3548]

① 死胎가 不下를 하는 경우에는 마땅히 사용을 하는데 佛手散·三退散·香桂散·桂香丸·奪命丸·烏金散·催生散으로 한다.

❶ 평위산[3549](平胃散)(➡方藥合編·下22, 東醫寶鑑 417·1204, 醫學入門 157·1550·3103)

活套 : ① 急性·慢性胃카타르·過食으로 因한 喘息·胃擴張症·腹鳴·食毒·食傷·胃弱·陰痿·齒痛·胎盤殘留·呑酸症을 治療한다.
② 和脾를 하고 健胃를 하는데 胃氣가 和平해지면 즉, 服用을 그쳐야 하니 항상 服用을 해서는 안 된다.
③ 孕婦의 諸證(제증)에는 白朮로 바꾸는데, 단지 半夏·神麯 等의 藥을 忌한다.

⒀ 産後의 諸證

1) 産後虛勞

① 産後에 아직 달이 가득하지 않은 경우에는 七情과 勞倦(노권)으로 行動을 하는 것을 많이 사용을 해서는 안 된다.

3548) 洋方的으로 處置를 하는 것이 좋다.
3549) 본래 萬病回春의 平胃散으로 해야 한다. 蒼朮米泔浸·陳皮·厚朴薑汁炒·甘草, 右剉一劑, 酒水煎. 加朴硝 再煎一二沸, 溫服. 如因難産, 或大寒時, 急以大油紙捻, 徐徐斷其臍帶, 雖兒已死, 令暖氣入腹, 多得復生, 切不可用刀斷之.

② 或은 鍼工[3550]을 하고 放恣(방자)하게 生冷을 하며 粘硬(점경)[3551]을 하는 물건을 먹거나, 또한 風寒에 感觸을 하면 當時에는 아직 느끼지를 못하나, 그 다음에 즉 勞蓐(노욕)[3552]이 이루어진다.

ⓐ 무릇, 産後에 百日을 가득하여야 이에 可히 交合을 한다.

ⓑ 그렇지 않으면 죽거나 虛羸에 이르게 되고, 百病이 滋長을 하게 되니 삼가를 하여야 한다.

③ 産後에 勞傷이 過度를 한 것을 이름을 하여 가로되 蓐勞(욕노)라고 한다.

ⓐ 그 證은 虛羸[3553]를 하고 때로 일어나나 때로 눕게 되며 飮食이 不消를 하고 때에 咳嗽(해수)가 있으며 頭目이 昏痛을 하고 渴證(갈증)이 發生을 하며 盜汗(도한)을 하고 寒熱이 마치 瘧과 같다.

㉠ 十全大補湯에 去 川芎을 하고, 加 續斷·牛膝·鱉甲·桑寄生·桃仁을 하여, 麤末을 하며, 먼저 장차 豬腎을 一對를 하여 薑을 一片을 하고 棗를 三枚를 하여 水를 三盞으로 하며 一盞半이 될 때까지 煎을 하고 앞의 藥末을 三錢을 넣어, 또한 蔥白(총백)을 三寸을 하며 烏梅를 一箇를 하고 荊芥를 五穗를 하여 다시금 煎을 七分으로 하여 去滓를 하고 空心에 溫服을 한다.

ⓑ 産後에 蓐勞는 마땅히 사용을 하는데 當歸羊肉湯·當歸建中湯·增損四物湯·人蔘鱉甲散·熟乾地黃散으로 한다.

❶ 보허탕(補虛湯)(➡方藥合編·上116, 東醫寶鑑 1677, 醫學入門 2896)

活套 : ① 産後에 마땅히 大補氣血을 하니 비록 雜證이 있더라도 끝내 治療를 한다.

② 熱이 輕한 경우에는 倍加 茯苓을 하고, 熱이 甚한 경우에는 加 酒芩[3554]을 한다.

③ 熱이 甚한 경우에는 乾薑炒黑을 하여 藥을 끌고 肝으로 들어가서 血을 生을 하게 한다.

④ 氣가 虛하여 發生하는 喘息(천식)에는 人蔘을 倍加하여 一·二兩까지 하는데, 加 桂·附를 하고 乾薑을 炒黑하여, 貼數를 계산하지 않고 連續으로 服用을 하여 救하면 된다.

⑤ 眩暈(현훈)을 兼하는 경우에는 加 荊芥를 한다.

⑥ 煩熱이 있는 경우에는 加 柴胡를 한다.

⑦ 무릇, 産後의 百病에 隨證加減을 하는 것은 오로지 이 藥에 있다.

❷ 당귀양육탕(當歸羊肉湯)(➡方藥合編·上117, 東醫寶鑑 1677, 醫學入門 2897)

3550) 재단하여 바느질함. 또는 그 사람

3551) 쉽게 消化가 되지 않는 물건을 말한다.

3552) 産後의 虛勞를 말한다.

3553) 허하여 몸이 야위는 병증.

3554) 『東醫寶鑑』에서는 乾薑炒黑을 하라고 되어 있다. 일찍이 熱藥 및 熱食을 잘못 服用한 경우에는 酒芩을 약간 加하여 잠시 服用한다.

活套 : ① 蓐勞를 治療한다.

❸ 십전대보탕(十全大補湯)(➡方藥合編·上33, 東醫寶鑑 1237, 醫學入門 161·3122)

活套 : ① 虛勞의 自汗을 治療한다. 一名은 十補湯이라 하고, 又名은 十全散이라 한다.
② 黃芪健中湯과 八物湯을 合하여 一方을 한 것이다.
③ 氣血이 모두 衰를 하고 陰陽이 아울러 弱한 것을 治療한다.
④ 天地의 成數를 法한 것이다.

2) 兒枕痛[3555]

① 胎의 側[3556]에 形塊가 이룬 것이 있어 兒枕이 된다.
② 子가 生을 하려는 때에 枕이 破를 하여 下를 한 것이다.
③ 만약, 敗血이 不下를 하면 즉, 成塊를 하여 痛證이 되니 참을 수가 없다.
④ 이에 血瘕인 것이다.
⑤ 마땅히 사용을 하는데 失笑散·紫金丸·三聖散·黑龍丹·花蘂石散·起枕散·立效散으로 한다.
⑥ 芎歸湯에 加 三稜·蓬朮·玄胡索·牧丹皮·桃仁·紅花를 하여 煎服을 하면, 즉 效驗이 있다.

❶ 실소산(失笑散)(➡方藥合編·下160, 東醫寶鑑 1663, 醫學入門 160·2647)

活套: ① 産을 한 後에 兒枕痛으로 因한 臍腹痛으로 죽으려고 하는 것을 治療한다고 되어 있다.
② 或은 湯으로 만들어서 사용을 하는데, 끓인 후에 좋은 식초 한 숟가락을 넣어 調服을 한다.
③ 或은 倍加 川芎·當歸를 하고 加 山楂·玄胡索·桂心·澤蘭葉의 類를 한다.

❷ 기침산(起枕散)(➡方藥合編·下161, 東醫寶鑑 1663)

活套 : ① 産後陣痛·人工流産後遺症을 治療한다.
② 兒枕痛을 治療한다.

❸ 사물탕(四物湯)(➡方藥合編·上68, 東醫寶鑑 308, 醫學入門 1550·3035·3166)

活套 : ① 生理不順·血脚氣·乾性皮膚病·貧血·腹痛·子宮出血·腹塊·胎動不安·産後惡露不下·下腹緊痛·肝斑·頭痛·無力體質·便秘·四肢煩熱·腎結石症·腎結核·乳汁缺乏症·紫斑症을 治療한다.
② 血病을 通治하는 藥이다.

❹ 육군자탕(六君子湯)(➡方藥合編·上69, 東醫寶鑑 369, 醫學入門 3034)

活套 : ① 胃弱·胃液分泌過多·胃下垂·胃炎·胃癌·胃潰瘍·脚氣·佝僂病·潰瘍性大腸炎·腺病質·手足冷·食慾不振·十二指腸潰瘍·胃酸過多 및 不足症·胃 아토니를 治療한다. 虛弱體質改善을 한다.
② 氣虛로 因한 痰盛을 治療한다.

3) 血崩[3557]

① 産後에 血崩이 不止를 하는 것은 이것을 이르기를 重傷이라고 한다.
② 마땅히 大劑의 芎歸湯에 加 芍藥을 하여, 煎服을 하고 救한다.

3555) 産後調理를 하는 處方에 山査炒黑을 二錢을 하는 것이 좋다.
3556) 1.엷. 곁. 편. 측면. 2.기울다. 치우치다. 한쪽으로 쏠리다.
3557) 갑작스러운 shock이 나타날 수가 있기 때문에 急히 전원을 해야 한다.

③ 만약, 小腹이 滿痛[3558]을 하는 경우에는 이것은 肝臟이 이미 壞를 한 것으로 難治이다.
④ 産後에 血崩이 不止를 하는 경우에는 四物湯에 加 蒲黃·生地黃汁·阿膠·薊根·陳皮·白芷를 煎服을 한다.
⑤ 産時에 下血이 過多를 하여 危急을 한 경우에는, 마땅히 사용을 하는데 濟危上丹으로 한다.
⑥ 小産을 한 後에 下血이 不止를 한 경우에는 마땅히 사용을 하는데 補氣養血湯으로 한다.
⑦ 血崩에는 마땅히 五灰散·十灰丸으로 한다.

❶ 고궁귀탕(古芎歸湯)(➡方藥合編·上112, 醫學入門 2890)
活套 : ① 陣痛과 催産에 사용한다.
② 産前·産後의 여러 疾患을 治療한다.
③ 또한, 血暈으로 人事不省을 하고 橫生을 하며 逆産을 治療하고 死胎가 不下를 하는 것을 治療하며 血崩이 그치지 않는 것을 治療한다.
④ 出産을 하는 달에 臨迫(임박)하여 服用을 하면 즉, 縮胎(축태)를 하여 쉽게 出産을 하게 한다.
⑤ 産後에 服用을 하면 즉, 惡血이 스스로 나온다.

❷ 사물탕(四物湯)(➡方藥合編·上68, 東醫寶鑑 308, 醫學入門 1550·3035·3166)
活套 : ① 生理不順·血脚氣·乾性皮膚病·貧血·腹痛·子宮出血·腹塊·胎動不安·産後惡露不下·下腹緊痛·肝斑·頭痛·無力體質·便秘·四肢煩熱·腎結石症·腎結核·乳汁缺乏症·紫斑症을 治療한다.
② 血病을 通治하는 藥이다.

4) 血暈[3559]

① 産後의 血暈은 氣血이 暴虛를 한 것으로 말미암아 血이 氣를 따라서 上으로 하여 心神을 迷亂[3560]을 한 것이다.
ⓐ 그렇기 때문에 眼前에 生花를 한다.
ⓑ 甚하면 悶絶을 하고 口噤을 하며 神昏을 하고 氣冷을 한다.
ⓒ 마땅히 사용을 하는데 淸魂散으로 한다.

② 産後의 血暈은 두 가지가 있다.
ⓐ 下血을 많이 하여 暈을 하는 경우가 있으니, 단지 昏悶을 하고 煩亂(번란)을 할 따름이다.
㉠ 마땅히 補血을 한다.
㉡ 마땅히 사용을 하는데 芎歸湯으로 한다.

3558) 몸에 기가 몰리고 막혀 그득 차 있거나 그득한 느낌이 들며 아픈 것
3559) 반드시 헤모글로빈 수치를 確認해야 한다.
3560) 정신(精神)이 혼미(昏迷)하여 어지러움

ⓑ 下血은 적은데 暈을 하는 경우가 있으니, 이에 惡露가 心에 上搶[3561]을 한 것이다.
㉠ 心下가 滿急[3562]을 하고 神昏을 하며 口噤을 하여 절대로 사람을 알아보지 못한다.
㉡ 마땅히 破血을 하고, 行血을 하게 한다.
㉢ 마땅히 奪命散·花蘂石散으로 한다.

③ 産後에 血暈에는 마땅히 사용을 하는데 四味湯·荊芥散·醋墨法으로 한다.

❶ 형개산(荊芥散)(➡方藥合編·中161, 東醫寶鑑 1664, 醫學入門 2900 單荊芥散)
活套 : ① 血暈을 治療하는데 神效하다.

❷ 고궁귀탕(古芎歸湯)(➡方藥合編·上112, 醫學入門 2890)
活套 : ① 陣痛과 催産에 사용한다.
② 産前産後의 여러 疾患을 治療한다.
③ 또한, 血暈으로 人事不省을 하고 橫生을 하며 逆産을 治療하고 死胎가 不下를 하는 것을 治療하며 血崩이 그치지 않는 것을 治療한다.
④ 出産을 하는 달에 臨迫(임박)하여 服用을 하면 즉, 縮胎(축태)[3563]를 하여 쉽게 出産을 하게 한다.
⑤ 産後에 服用을 하면 즉, 惡血이 스스로 나온다.

❸ 전생활혈탕(全生活血湯)(➡方藥合編·中156, 東醫寶鑑 445)
活套 : ① 子宮의 出血로 因한 頭痛과 人事不省을 治療한다.
② 崩漏가 過多를 하여 昏冒를 하고 不省을 하는 것을 治療한다.
③ 이것은 補血을 하고 養血을 하며 生血을 하고 益陽을 하여 手·足厥陰을 補하는 것이다.

❹ 화예석산(花蘂石散)(➡方藥合編·諸傷, 東醫寶鑑 297·1253·1563·1656, 醫學入門 2988)
活套 : ① 一切의 金刃으로 斫傷을 하거나, 또한 打撲의 損傷(손상)과 牛馬가 咬[3564]踢[3565](교척)을 하여 或은 죽으려고 하는 것을 治療한다.
② 急히 傷處에 糝藥(삼약)[3566]을 하면 그 血이 化를 하여 黃水가 되는데, 再服을 하면 문득 살아난다.

5) 衄血[3567]

① 産後에 口鼻가 黑色이 일어나고, 또한 鼻衄(비뉵)을 하는 경우에는 이름을 하여 가로되 胃絶肺敗라고 한다.
② 이 證은 治療가 不可하다.

3561) 1.빼앗다. 탈취하다. 약탈하다. 2.서두르다. 돌격하다. 다그치다. 급히하다.
3562) 몹시 그득해지고
3563) 달리 축아태(縮兒胎) · 속태(束胎) · 수태령이산(瘦胎令易産)이라고도 함. 제달에 순산하게 하는 방법.
3564) 1. 물다(=嚙) 2. 깨물다 3. 새 지저귀다 4. 새소리 a. 난잡(亂雜)한 소리 (요)
3565) 1. 차다 2. 발로 차다 3. 출척 4. 짐승의 이름
3566) 불에 데어 벌겋게 되었다가 물집이 생기는 증상을 치료하는 처방임. 여기에서는 약을 뿌린다는 말이다.
3567) 難治이다. 다행이 근래에는 産婦人科에서 出産을 하기 때문에 우리가 볼 기회는 없다.

③ 急히 사용을 하는데 荊芥散으로 하고, 또한 禳法(양법)[3568]으로 한다.
④ 産後에 氣血이 散亂을 하여 여러 經에 入을 하면 還元을 할 수가 없다.
⑤ 그렇기 때문에 口鼻가 黑色이 일어나고, 또한 雙으로 鼻衄(비뉵)이 된다.
⑥ 이름을 하여 가로되 胃絶肺敗라고 한다.
⑦ 마땅히 사용을 하는데 犀角地黃湯으로 救한다.

❶ 서각지황탕(犀角地黃湯)(➡方藥合編·下60, 東醫寶鑑 293, 醫學入門 1740·3113)
活套 : ① 衄血과 吐血이 그치지 않고, 또한 上焦의 瘀血로 面이 黃을 하고 大便이 黑을 하는 것을 治療한다.
② 能히 瘀血을 消化한다.
③ 回春에서는 加 黃芩·黃連·當歸를 하였다.

❷ 형개산(荊芥散)(➡方藥合編·中161, 東醫寶鑑 1664, 醫學入門 2900 單荊芥散)
活套 : ② 血暈을 治療하는데 神效하다.

6) 喘嗽[3569]

① 産後의 喘은 極히 危險하니, 죽는 경우가 많다.
② 産後에 喉中의 氣가 急하여 喘促(천촉)을 하는 경우에는 因하여 下를 한 것이 過多를 한 것이다.
③ 榮血이 暴竭(폭갈)을 하고 胃氣가 主를 하는 것이 없으니, 홀로 肺의 中에 聚를 한 것이다.
④ 그렇기 때문에 하여금 喘을 하는 것이다.
⑤ 이것을 이름을 하기를 孤陽絶陰이라고 한다. 難治가 된다.
⑥ 마땅히 大劑의 芎歸湯·小蔘蘇飮으로 한다.

⑦ 産後의 喘急(천급)은 命이 須臾(수유)[3570]에 있는 것이다.
ⓐ 마땅히 사용을 하는데 奪命散을 童便과 好酒를 各半盞으로 하고, 調和를 하여 熱服을 하면, 惡血이 즉 下를 하고, 喘이 스스로 安定이 된다.
ⓑ 或은 사용을 하기를 獨蔘湯도 역시 可하다.
ⓒ 或은 人蔘茯苓을 水煎을 하여 服用을 한다.

⑧ 産後의 咳嗽(해수)는 많은 것이 이것은 瘀血이 肺로 入을 한 것이다.
ⓐ 二母散으로 한다.
ⓑ 感冒에는 마땅히 旋覆花湯으로 한다.

3568) 재액을 막거나 물리치는 방법.
3569) 대개 출혈과다로 인한 shock의 상태이거나, 或은 폐혈증 등의 原因이다. 急히 전원을 하여야 한다.
3570) 시간적 개념으로서 잠깐 동안을 이르는 말. 건강한 사람이 30여 번 정도 숨쉬는 시간에 해당하는 1분 30초 정도의 시간을 말한다.

❶ 소삼소음(小蔘蘇飮)(➡方藥合編·中162, 東醫寶鑑 1666)

活套 : ① 産後에 敗血이 肺로 入을 하여 面이 黑을 하고 喘이 發作을 하여 죽으려고 하는 것을 治療한다.

❷ 고궁귀탕(古芎歸湯)(➡方藥合編·上112, 醫學入門 2890)

活套 : ① 陣痛과 催産에 사용한다.

② 産前産後의 여러 疾患을 治療한다.

③ 또한, 血暈으로 人事不省을 하고 橫生을 하며 逆産을 治療하고 死胎가 不下를 하는 것을 治療하며 血崩이 그치지 않는 것을 治療한다.

④ 出産을 하는 달에 臨迫(임박)하여 服用을 하면 즉, 縮胎(축태)를 하여 쉽게 出産을 하게 한다.

⑤ 産後에 服用을 하면 즉, 惡血이 스스로 나온다.

7) 不語

① 敗血이 心을 干涉을 한 것으로 말미암아 心氣가 閉塞을 한 것이다.

ⓐ 그렇기 때문에 舌强을 하고 不語를 하는 것이다.

ⓑ 마땅히 七珍散·四味散으로 한다.

② 痰熱이 心을 迷惑[3571]하게 하여 말을 못하는 경우에는 마땅히 孤鳳散으로 한다.

③ 産後의 失音으로 言이 不出을 하는 경우에는 마땅히 茯苓補心湯으로 한다.

❶ 복령보심탕(茯苓補心湯)(➡方藥合編·中93, 東醫寶鑑 296·344, 醫學入門 3139)

活套 : ① 妄想症·히스테리·不安을 治療한다.

② 勞心으로 吐血하는 것을 治療하는 것이다.

③ 莎芎散과 合하면 더욱 妙하다.

④ 熱이 있는 경우에는 沙蔘으로 바꾸고, 加 生地黃·黃芩·黃連의 類를 한다.

8) 譫語

① 産後에 鬼神을 보고 言語가 顚倒[3572]를 하는 경우에는, 이것은 敗血이 心을 干涉[3573]을 하는 것으로 말미암은 것이다.

ⓐ 蘇合香元 一錢을 童便에 調服을 하면 바로 覺醒(각성)[3574]을 한다.

ⓑ 小調經散도 역시 좋다. 加 龍腦를 少許를 하여 服用을 한다.

② 瘀血이 心을 迷惑을 하여 言語가 譫妄(섬망)[3575]을 하고 昏暈을 하는 경우에는 마땅히

3571) 마음이 흐려서 무엇에 홀림

3572) ①엎어져서 넘어짐 ②위와 아래를 바꾸어서 거꾸로 함

3573) ①(남의 일에, 또는 어떤 사람에게) 이래라저래라 하면서 영향(影響)을 주려고 하는 것.

3574) ①눈을 떠서 정신(精神)을 차림 ②사람의 주의(注意)를 환기(喚起)시킴

3575) 헛소리. 이열(裏熱)이 몹시 성하거나 담화(痰火)가 울체(鬱滯)되어 생긴다. 의식이 똑똑치 않고 순서 없이 말하며 환각, 착각이 있거나 심하게 흥분하기도 한다.

八物湯에 去 芍藥[3576]을 하고, 加 琥珀·柏子仁·遠志·朱砂·金銀을 하여 煎服을 한다.

ⓐ 交感地黃煎도 역시 妙하다.

③ 産後에 昏冒로 人事不省을 하고 瞑目(명목)[3577]을 하여 아는 바가 없는 경우에는, 대개 原因이 血이 暴亡을 하여 心神이 奉養[3578]을 받을 것이 없기 때문이다.

ⓐ 甚하면 즉, 循衣[3579]를 하고 撮空[3580]을 하며 錯語[3581]를 하고 失神[3582]을 한다.

ⓑ 마땅히 生地芩連湯·全生活血湯·寧神膏·茯苓散·柏子仁散으로 한다.

❶ 소합향원(蘇合香元)(➡方藥合編·中90, 東醫寶鑑 251, 醫學入門 2834 蘇合香丸)

活套 : ① 一切의 氣疾을 治療한다.

❷ 팔물탕(八物湯)(➡方藥合編·上32, 東醫寶鑑 1236, 醫學入門 3036)

活套 : ① 貧血·胃弱·食慾不振·全身衰弱·不姙症·病後衰弱을 治療한다. 虛勞로 氣血이 兩虛한 것을 治療하는데 能히 陰陽을 調和한다.

② 氣血兩虛를 治療한다. 一名은 八珍湯이라 한다.

9)發熱[3583]

① 産後에 血이 虛하여 熱이 血室로 入을 하면, 發熱과 煩燥(번조)[3584]에 이르게 된다.

ⓐ 晝는 輕을 하고 夜는 重을 한다.

ⓑ 或은 譫語(섬어)를 하여 마치 鬼神을 보는 것과 같고, 或은 寒熱이 往來를 한다.

ⓒ 마땅히 사용을 하는데 柴胡四物湯[3585]·凉血地黃湯·牛黃膏로 한다.

② 産後의 發熱에는 다섯 가지가 있다.

ⓐ 하나는 去血이 過多한 경우이니, 脈이 반드시 虛大를 하고 無力을 하며 腹內에는 痛證이 없다. 마땅히 芎歸調血飮으로 한다.

ⓑ 둘은 惡露가 不盡을 한 경우가 있으니, 반드시 大·小腹에 塊가 있고 痛證이 만들어 진다. 마땅히 黑神散으로 한다.

ⓒ 셋은 飮食에 傷을 한 경우이니, 마땅히 消導를 한다.

3576) 瘀血이 빠져나가지 못하기 때문에 芍藥을 去한 것이다.

3577) 눈을 감고 뜨려고 하지 않는 것. 대개 환자가 발열하여 심번((心煩)하고 현훈(眩暈)이 있을 때 눈을 감고 잠깐의 안정을 취하고자 하는 상태에서 볼 수 있다

3578) 어버이나 할아버지, 할머니를 받들어 모시고 섬김

3579) 병이 위중할 때 정신이 혼미하여 손으로 옷 솔기를 만지작거리거나 더듬는 것. 순의모상(循衣摸床)의 항을 참조.

3580) 열병으로 음혈(陰血)이 몹시 허하여 정신 없이 허공에서 무엇을 잡으려는 것처럼 헛손질을 하는 증상.

3581) ①착오(錯誤)가 있는 언어(言語) ②틀리는 말

3582) ①본 정신(精神)을 잃음. 상신(喪神)

3583) 産後의 發熱은 백혈구 수치를 確認하는 것이 原則이다.

3584) 손과 발을 가만히 두지 못할 만큼 마음과 몸이 답답하고 몹시 열(熱)이 높음

3585) 全身痛이 있는 경우에는 五積交加散으로 하고, 熱만 있는 경우에는 柴胡四物湯으로 한다.

ⓓ 넷은 風寒에 感觸을 한 경우이니, 마땅히 發散을 한다.

ⓔ 다섯은 蒸乳(증유)[3586]를 하는 경우이니, 乳가 반드시 脹痛을 한다. 단지 乳汁을 揑[3587]去를 하면 스스로 낫는다.[3588]

③ 産後에 傷寒으로 因하여 發熱을 하고 熱이 血室에 入을 한 경우에 或은 瘀血이 있으면 마땅히 柴胡破瘀湯으로 한다. 或은 柴胡地黃湯으로 한다.

④ 産後에 發熱을 하는데 風寒으로 因한 경우에는 즉 마땅히 사용을 하는데 柴胡防歸湯·竹葉防風湯으로 한다.[3589]

⑤ 産後에 熱渴이 되는 경우에는 마땅히 熟地黃湯·人蔘當歸散으로 한다.

⑥ 大[3590]·小産[3591]을 하여 熱이 血實에 入을 한 경우에는 小柴胡湯에 加 五靈脂를 하고, 佐는 黃連·赤茯苓으로 하여, 淸心을 하고 養血을 하면 즉, 效驗이 있다.

❶ 시호사물탕(柴胡四物湯)(➡方藥合編·中163, 東醫寶鑑 1420·1668)

活套 : ① 産褥熱·月經異常·血道症·腎盂炎·感氣後의 血熱症을 治療한다.

② 産後의 發熱, 및 熱入血室을 治療한다. 一名은 三元湯이다.

③ 血熱이 甚한 경우에는 牛黃膏를 調服을 한다.

❷ 우황고(牛黃膏)(➡方藥合編·下162, 東醫寶鑑 1668)

活套 : ① 産後의 熱入血室을 治療한다.

❸ 소시호탕(小柴胡湯)(➡方藥合編·中25, 東醫寶鑑 1068, 醫學入門 153·1549·1835·3050)

活套 : ① 感冒·肺結核·膽囊炎·肝炎·말라리아·扁桃腺炎·中耳炎·乳房炎·氣管支喘息·肺炎·肋膜炎·淋巴炎·耳下腺炎·瘰癧·頸腺炎·黃疸·膽石·胃炎·胃痛·神經質·노이로제·癲癎·産褥熱·百日咳·眼科疾患을 治療한다.

② 少陽의 半表裏로 往來寒熱을 治療한다. 一名은 三禁湯이다.

❹ 오적산(五積散)(➡方藥合編·中13, 東醫寶鑑 1077, 醫學入門 153·3076)

活套 : ① 坐骨神經痛·帶下·生理不順·慢性胃腸炎·慢性心臟病·류마티스·腰痛·神經痛·疝氣·胃카타르·婦人病·流行性感氣·脚氣·貧血·小腹冷感·小兒痲痹·食傷·心臟性喘息·心臟瓣膜症·子宮癌·虛弱體質·六味地黃元의 異常反應時를 治療한다.

② 風寒으로 感傷을 하여 頭痛·身疼을 하고 四肢가 逆冷을 하며 胸腹이 作痛을 하고 嘔吐·泄瀉를 하는 것을 治療한다.

③ 或은 內傷의 生冷과 外感의 風寒을 아울러 대개 治療를 한다.

❺ 소요산(逍遙散)(➡方藥合編·中166, 東醫寶鑑 1682, 醫學入門 166·3133)

3586) 乳腺炎을 말한다. 出産을 한 後에 子宮의 炎症만이 있는 것이 아니라 授乳를 하는 中에 乳腺炎이 같이 發生을 한다. 그렇기 때문에 産後의 發熱은 乳腺炎을 確認하는 것도 重要하다.

3587) 1.(엄지손가락과 다른 손가락으로) 집다. 잡다. 2.(손으로) 빚다. 빚어 만들다.

3588) 芷貝散을 같이 이용을 한다.

3589) 全身痛이 있으면 五積交加散으로 하는 것이 無妨하고, 發熱이 甚하면 柴胡四物湯으로 우선하는 것이 좋다.

3590) 正産을 말한다.

3591) 半産을 말한다.

活套 : ① 血道症·月經不調·不眠症·神經衰弱을 治療한다.
② 月經不調 및 血虛로 五心·煩熱을 하고 寒熱이 마치 瘧疾(학질)과 같은 것을 治療한다.
③ 血熱에는 加 鱉甲을 하면 더욱 좋다.

10) 陰脫

① 産後에 陰門이 脫出을 하는 것은 대개 用力이 太過를 하여 이른 바이다.
ⓐ 만약, 脫肛의 證狀이 있고, 逼迫(핍박)을 하여 腫痛을 하며, 淸水가 續續[3592]을 하고, 小便이 淋露[3593]를 하는 경우에는 마땅히 사용을 하는데 當歸黃芪飮으로 한다.
ⓑ 外用으로는 硫黃·烏賊骨을 各五錢으로 하고 五倍子를 二錢半으로 하여 末로 하고 患處에 붙이면, 즉시 效驗이 있다.

② 産後에 生腸[3594]이 不收를 하는 경우에는 八物湯[3595]에 加 防風·升麻를 한다.
ⓐ 모름지기 사용을 하는데 酒炒黃芪를 君으로 하여 煎服을 한다.
ⓑ 外用은 樗根白皮를 五錢으로 하고 荊芥·升麻·藿香을 各二錢으로 하여 煎湯을 하고 患處를 熏洗를 하면 즉 들어간다.
ⓒ 또한, 枳殼을 二兩으로 하고 煎湯으로 하여 溫浸을 하면 오래 되면 스스로 들어간다.

③ 産後에 陰戶가 突出을 한 경우에는 四物湯에 加 龍骨을 하는데 連服을 二貼을 하고, 外는 香油[3596]로 湯에 和를 하여 患處를 씻는다.
ⓐ 또한, 如聖膏를 取하여 頂上에 貼을 한다.

④ 産後에 陰戶의 兩傍이 腫痛을 하고 手足을 舒伸(서신)을 할 수가 없는 경우에는 사용을 하는데 四季葱[3597]에 乳香末을 넣어 같이 搗를 하여 餠을 하고, 陰戶의 兩傍에 넣으면 오래 되면 즉 낫는다.
⑤ 子宮이 大痛을 하여 참을 수가 없는 경우에는 五倍子·白礬을 等分으로 하여 煎湯으로 하고 熏洗를 한다. 또한, 末로 하여 붙인다.
⑥ 産後에 玉門이 不斂을 하는 경우에는 마땅히 사용을 하는데 硫黃湯으로 한다.
⑦ 一法은 香油를 五斤으로 하여 煎熱을 하는데 盆에 가득하게 하고, 그 中에 앉아서 一食頃[3598]을 하며 皂角末로 吹鼻(취비)를 하여 재채기를 만들어지면 즉, 效驗이 있다.
⑧ 또한, 大紙를 取하여 撚[3599]을 하고 油에 点滴[3600]을 하여 點火[3601]를 하며 바람을 불

3592) ①뒤를 이어 계속(繼續) ②자꾸
3593) (1) 땀이 이슬처럼 맺혀 나오는 것. (2) 산후에 오로(惡露)가 나와 멎지 않는 증후.
3594) 子宮을 말한다.
3595) 補中益氣湯으로 하는 方法보다는 八珍湯이 더욱 效果가 있다.
3596) ①향기(香氣)로운 냄새가 나는 기름. 주(主)로 머리 치장에 쓰임 ②참깨로 짜낸 기름. 참기름
3597) 가하[加賀, 천주:千住, 구조:九條: 일본(日本)], 파, 대파, 굵은파 등으로 부른다.
3598) 밥 한 그릇 먹을 시간
3599) 1. 비틀다 2. 손끝으로 비비다 3. (실, 노, 종이 따위를)비비어 꼬다 4. 반죽하다

어 끈 다음에 産母의 鼻를 熏蒸[3602])을 하면 즉, 上으로 한다.

❶ 당귀황기탕(當歸黃芪湯)(➡方藥合編·上118,景岳全書 1005·1186)

活套 : ① 産後에 陰脫을 治療한다.

② 升麻를 滅을 하여 사용을 하는 것도 역시 可하다.

③ 虛가 甚하면 倍 人蔘을 한다.

❷ 사물탕(四物湯)(➡方藥合編·上68, 東醫寶鑑 308, 醫學入門 1550·3035·3166)

活套 : ① 生理不順·血脚氣·乾性皮膚病·貧血·腹痛·子宮出血·腹塊·胎動不安·産後惡露不下·下腹緊痛·肝斑·頭痛·無力體質·便秘·四肢煩熱·腎結石症·腎結核·乳汁缺乏症·紫斑症을 治療한다.

② 血病을 通治하는 藥이다.

❸ 보중익기탕(補中益氣湯)(➡方藥合編·上22, 東醫寶鑑 1201, 醫學入門 162·1870·1881·2729·3057)

活套 : ① 疲勞狀態·肺結核·肋膜炎·腹膜炎·夏瘦·痔疾·脫肛·感氣·말라리아狀熱·胃下垂·子宮下垂·盜汗·自汗을 治療한다.

② 勞役이 太甚을 하거나 或은 飮食이 失節을 하여 身熱을 하고 自汗을 하는 것을 治療한다.

③ 孕婦가 小腹이 밑으로 내려오고 氣가 陷한 경우에는 加 升麻·防風을 한다.

❹ 팔물탕(八物湯)(➡方藥合編·上32, 東醫寶鑑 1236, 醫學入門 3036)

活套 : ① 貧血·胃弱·食慾不振·全身衰弱·不姙症·病後衰弱을 治療한다.

② 虛勞로 氣血이 兩虛한 것을 治療하는데 能히 陰陽을 調和한다.

③ 氣血兩虛를 治療한다. 一名은 八珍湯이라 한다.

❺ 실소산(失笑散)(➡方藥合編·下160, 東醫寶鑑 1663, 醫學入門 160·2647)

活套 : ① 産後에 兒枕痛으로 因한 臍腹痛으로 죽으려고 하는 것을 治療를 한다고 되어 있다.

② 或은 湯으로 만들어서 사용을 하는데 끓인 후에 좋은 식초 한 숟가락을 넣어 調服을 한다.

③ 或은 倍加 川芎·當歸를 하고 加 山楂·玄胡索·桂心·澤蘭葉의 類를 한다.

❻ 고궁귀탕(古芎歸湯)(➡方藥合編·上112, 醫學入門 2890)

活套 : ① 陣痛과 催産에 사용한다. 産前·産後의 여러 疾患을 治療한다.

② 또한, 血暈으로 人事不省을 하고 橫生을 하며 逆産을 治療하고 死胎가 不下를 하는 것을 治療하며 血崩이 그치지 않는 것을 治療한다.

③ 出産을 하는 달에 臨迫(임박)하여 服用을 하면 즉, 縮胎(축태)를 하여 쉽게 出産을 하게 한다.

④ 産後에 服用을 하면 즉, 惡血이 스스로 나온다.

11) 食滯와 泄痢[3603])

① 食滯로 脾家를 하면 瀉를 하고 또한 吐를 한다.

② 무릇, 寒熱에 腹痛이 있는 경우에는 瘀血이 된다.

3600) 1.아주 작다[조금이다·미소하다]. 자질구레하다. 소소하다. 2.사소한 것.

3601) ①불을 켬 ②장마 때 방안의 습기(濕氣)를 말리기 위(爲)하여 불을 때는 일

3602) ① 외치법의 하나. 약을 태우는 연기나 약을 끓일 때 생기는 김을 몸에 쏘여서 창상이나 버짐 기타 질병들을 치료하는 방법을 말한다.

3603) 일단 먹는 것을 찾을 때까지는 식사를 하지 않는 것이 좋다.

③ 가령, 腹痛을 하고 胸滿을 하며 嘔·瀉를 하면 반드시 傷食을 兼한 것이다.

④ 産後의 泄瀉(설사)에는 的奇散으로 한다.

⑤ 産後에 月의 內로 痢疾(이질)을 하는 경우에는 마땅히 鴨子煎으로 한다.

⑥ 또한, 四物湯에 加 桃仁·黃連·木香으로 主한다.

⑦ 當歸芍藥散[3604]도 역시 可하다.

❶ 이비탕(理脾湯)

活套 : ① 産後에 傷食으로 胸膈이 飽悶을 하고 寒熱을 하며 먹을 생각이 없는 것을 治療한다.
② 泄을 하는 경우에는 加 白朮·赤茯苓을 한다.
③ 便閉를 하는 경우에는 加 桃仁·紅花를 한다.
④ 尿澁을 하는 경우에는 加 大腹皮·車前子를 한다.
⑤ 麥芽는 이미 消乳를 하는 性이 있으니 즉, 대개 사용을 하는 것이 不必要하다.

❷ 오적산(五積散)(➡方藥合編·中13, 東醫寶鑑 1077, 醫學入門 153·3076)

活套 : ① 坐骨神經痛·帶下·生理不順·慢性胃腸炎·慢性心臟病·류마티스·腰痛·神經痛·疝氣·胃카타르·婦人病·流行性感氣·脚氣·貧血·小腹冷感·小兒痲痹·食傷·心臟性喘息·心臟瓣膜症·子宮癌·虛弱體質·六味地黃元의 異常反應時를 治療한다.
② 風寒으로 感傷을 하여 頭痛·身疼을 하고 四肢가 逆冷을 하며 胸腹이 作痛을 하고 嘔吐·泄瀉(설사)를 하는 것을 治療한다.
③ 或은 內傷의 生冷과 外感의 風寒을 아울러 대개 治療를 한다.
④ 産後의 挾滯에 瘀血로 腹痛이 있는 경우에는 去 麻黃을 하고, 加 山楂 二錢, 玄胡索 一錢을 한다.

❸ 사물탕(四物湯)(➡方藥合編·上68, 東醫寶鑑 308, 醫學入門 1550·3035·3166)

活套 : ① 生理不順·血脚氣·乾性皮膚病·貧血·腹痛·子宮出血·腹塊·胎動不安·産後惡露不下·下腹緊痛·肝斑·頭痛·無力體質·便秘·四肢煩熱·腎結石症·腎結核·乳汁缺乏症·紫斑症을 治療한다.
② 血病을 通治하는 藥이다.

❹ 당귀작약탕(當歸芍藥湯)(➡方藥合編·下159, 東醫寶鑑 445·1660)

活套 : ① 子痢를 治療한다.
② 白痢를 하며 腹痛을 하는 경우에는 去 芩·連을 하고, 加 乾薑을 한다.
③ 暑에는 加 香薷·白扁豆를 한다.
④ 胎가 不安한 경우에는 加 大腹皮·砂仁을 한다.
⑤ 대저, 産前의 여러 證狀에는 大科門에 依據(의거)를 하여 證에 따라서 加減을 한다.

12) 鬱冒[3605]

① 婦人이 月水가 滴下를 하는데, 그 汗을 發하게 되면 즉 鬱冒를 하여 사람을 알아보지 못하는 것은 어째서 인가?

3604) 姙娠中에는 當歸芍藥散이 좋고, 出産을 한 다음의 泄瀉는 理脾湯이 좋다.
3605) 굳이 鬱冒로 고집하지 말고, 産後調理를 하는 藥으로 하는 것이 제일 無難하다. 일단 精神을 차리게 하는 것이 急하다.

ⓐ 師가 가로되, 經水가 下를 한다.
ⓑ 그렇기 때문에 裏가 虛한 것이니, 그 汗을 發을 하게 되면 즉, 表가 역시 虛하게 된다.
ⓒ 이것은 表裏가 모두 虛한 것이다.
ⓓ 그렇기 때문에 하여금 鬱冒를 하는 것이다.

② 産後에 亡血을 하여 昏冒를 하고 人事不省을 하는 경우에 때를 移動을 하여야 바야흐로 깨어난다.
ⓐ 이름을 하여 가로되 鬱冒라고 한다.
ⓑ 역시, 이름을 하기를 血厥이라고 한다.
ⓒ 마땅히 사용을 하는데 倉公散으로 하여 搐鼻(휵비)를 하고 하여금 嚏(체)[3606]를 하게 한다.
ⓓ 內服으로는 白薇湯으로 한다.

③ 婦人의 産後에 亡血을 하여 昏冒로 人事不省을 하고 瞑目(명목)[3607]으로 아는 바가 없다.
ⓐ 대개, 原因이 血이 暴亡을 하여 心神이 養을 할 바가 없기 때문이다.
ⓑ 瞑目(명목)을 하고 合眼[3608]을 하는 病은 다 屬을 하기를 陰으로 한다.
ⓒ 亡血을 하는데 補血을 하는 것은, 또한 어찌 疑心을 하겠는가?
ⓓ 全生活血湯으로 主한다.

❶ 전생활혈탕(全生活血湯)(➡方藥合編·中156, 東醫寶鑑 445)
活套 : ① 子宮出血로 因한 頭痛과 人事不省을 治療한다.
② 崩漏가 過多를 하여 昏冒를 하고 不省을 하는 것을 治療한다.
③ 이것은 補血을 하고 養血을 하며 生血을 하고 益陽을 하여 手·足厥陰을 補하는 것이다.

13) 風痓[3609]

① 무릇, 産後에 發熱을 하는데, 만약 舌이 乾澁(건삽)을 하고 脣이 急을 하며 手指가 微動을 하면 문득 風痓로 하여 治療를 한다.
ⓐ 마땅히 歸荊湯·獨活酒로 한다.

② 産後의 中風을 이름을 하여 가로되 蓐風이라고 한다.
ⓐ 口噤을 하고 牙緊을 하며 手足이 瘈瘲(계종)[3610]을 하여 죽으려고 한다.

3606) 1. 재채기 2. 재채기하다
3607) 눈을 감고 뜨려고 하지 않는 것.
3608) 눈을 감는 것을 말한다.
3609) 破傷風의 염려가 있기 때문에 전원을 하는 것이 좋다.
3610) 달리 추축(抽搐) · 축닉(搐搦) · 추풍(抽風)이라고도 부름. 근육이 뻣뻣해지면서 오그라들거나 늘어지는 증상이 번갈아 나면서 오랫동안 되풀이되는 증.

ⓑ 마땅히 愈風散·歸荊湯으로 한다.
ⓒ 가령, 口噤을 하고 反張을 하며 涎潮를 하는 경우에는 痓가 된다.
ⓓ 마땅히 交加散·豆淋酒·紫湯으로 한다.

③ 産後의 痓는 血氣가 大虛를 하니, 發表를 하는 것이 마땅하지가 않다.
ⓐ 단지, 사용을 하기를 防風當歸散이 가장 妙하다.
ⓑ 産後의 風病은 마땅히 血風湯으로 한다.

④ 産後의 痓는 原因이 虛를 하여 風을 만난 것이니, 痰을 挾(협)을 하고 만들어 진다.
ⓐ 마땅히 服用을 하는데 人蔘·竹瀝의 類로 한다.
ⓑ 또한, 竹瀝(죽력) 一升을 頻服[3611]을 하면 크게 效驗이 있다.

⑤ 産後의 中風은 마땅히 大補氣血을 한다.
ⓐ 然後에 痰을 治療를 한다.
ⓑ 절대로 風으로 하여 治療를 하여 發表를 하고 汗出을 하는 藥으로 하는 것이 不可하다.
ⓒ 八物湯에 加減으로 사용을 하는 것이 可하다.

⑥ 産後에 汗多를 하여 風이 入을 하고 痓가 된 경우에는 難治이다.

❶ 유풍탕(愈風湯)(➡方藥合編·中164, 景岳全書 1083)
活套 : ① 産後中風을 治療한다. 一名은 擧卿古拜散이라고 한다.

❷ 두림주(豆淋酒)(➡方藥合編·中165, 東醫寶鑑 1672·1852)
活套 : ① 産後風을 治療한다.

❸ 팔물탕(八物湯)(➡方藥合編·上32, 東醫寶鑑 1236, 醫學入門 3036)
活套 : ① 貧血·胃弱·食慾不振·全身衰弱·不姙症·病後衰弱을 治療한다.
② 虛勞로 氣血이 兩虛한 것을 治療하는데 能히 陰陽을 調和한다.
③ 氣血의 兩虛를 治療한다. 一名은 八珍湯이라 한다.

❹ 사물탕(四物湯)(➡方藥合編·上68, 東醫寶鑑 308, 醫學入門 1550·3035·3166)
活套 : ① 生理不順·血脚氣·乾性皮膚病·貧血·腹痛·子宮出血·腹塊·胎動不安·産後惡露不下·下腹緊痛·肝斑·頭痛·無力體質·便秘·四肢煩熱·腎結石症·腎結核·乳汁缺乏症·紫斑症을 治療한다.
② 血病을 通治하는 藥이다.

⒁ 頭痛[3612]

3611) 약 먹는 방법의 하나. 자주 먹는 것을 말한다. 병이 상반신에 있으면 약을 달여서 조금씩 여러 번에 나누어 자주 먹는다. 예를 들면 목이 아플 때 자주 머금고 있다가 넘기는 것 등이다.
3612) 産後調理를 하는 藥에 川芎·白芷·荊芥·防風을 하는 것이 좋다.

① 무릇, 産後에 發熱을 하고 身痛을 하며 頭疼을 하는 경우에는 문득 感冒로 治療를 해서는 안 된다.

ⓐ 이것의 等은 많은 경우가 이것이 血虛이거나, 或은 敗血로 梗塞(경색)[3613]이 된 것이다.

ⓑ 마땅히 玉露散으로 한다.

ⓒ 或은 四物湯에 加 柴胡를 하여 煎服을 한다.

② 産後의 頭痛은 마땅히 사용을 하는데 一奇散으로 한다.

ⓐ 즉, 芎歸湯인 것이다. 加 荊芥穗 二錢을 하여 煎服을 하면 반드시 效驗이 있다.

③ 한 婦人이 出産을 한 後에 頭痛과 心痛이 더불어 서로 만들어 졌다.

ⓐ 苦痛이 極甚을 하여 죽으려고 하였다.

ⓑ 사용을 하여 黑龍丹을 三丸을 하였다.

ⓒ 下를 하는 것이 마치 蝗蟲[3614]子와 같은 惡物을 三升의 정도로 하고 즉시 나았다.

❶ 사물탕(四物湯)(➡方藥合編·上68, 東醫寶鑑 308, 醫學入門 1550·3035·3166)

活套 : ① 生理不順·血脚氣·乾性皮膚病·貧血·腹痛·子宮出血·腹塊·胎動不安·産後惡露不下·下腹緊痛·肝斑·頭痛·無力體質·便秘·四肢煩熱·腎結石症·腎結核·乳汁缺乏症·紫斑症을 治療한다.

② 血病을 通治하는 藥이다.

❷ 고궁귀탕(古芎歸湯)(➡方藥合編·上112, 醫學入門 2890)

活套 : ① 陣痛과 催産에 사용한다.

② 産前·産後의 여러 疾患을 治療한다.

③ 또한, 血暈으로 人事不省을 하고 橫生을 하며 逆産을 治療하고 死胎가 不下를 하는 것을 治療하며 血崩이 그치지 않는 것을 治療한다.

④ 出産을 하는 달에 臨迫(임박)하여 服用을 하면 즉, 縮胎(축태)를 하여 쉽게 出産을 하게 한다.

⑤ 産後에 服用을 하면 즉, 惡血이 스스로 나온다.

⒂ 遺尿[3615]

① 婦人이 産을 한 다음에 不順을 하여 傷에 이르러 遺尿가 無時로 나오는 경우에는 마땅히 蔘朮膏로 한다.

② 産後에 淋을 하는 경우에는 마땅히 사용을 하는데 茅根湯으로 한다.

③ 産後에 遺尿를 하는 경우에는 마땅히 桑螵蛸散·黃芪芍藥湯으로 한다.

❶ 삼출고(蔘朮膏)(➡方藥合編·上119, 東醫寶鑑 1674)

3613) 1.(소통되지 않고) 막히다. 2.경색되다. 동맥 일부가 막혀서 피가 흐르지 않다.

3614) 메뚜기과에 속한 곤충인 누리의 한자 명칭.

3615) 대개 出産을 하면서 膀胱을 다친 것이다. 韓藥으로 해보고 정 안되면 요실금 수술을 하는 것이 편하다. 돼지방광이 의외로 效果가 좋다.

活套 : ① 産後에 脬를 傷하여 淋이 된 것을 治療한다.

⒃ 便秘[3616)]

① 産後에는 三種의 疾患이 있다.

② 鬱冒는 즉, 多汗을 한 것이다.

③ 汗이 多를 하면 즉, 大便이 難을 하게 된다.

④ 대개 새롭게 出産을 하면 血이 虛하게 되어 多汗을 하니, 胃가 燥하게 되어 津液(진액)이 亡을 한다. 그렇기 때문에 大便이 秘結을 한다.

⑤ 마땅히 蘇麻粥으로 한다. 또한, 滋腸五仁丸으로 한다.

⑥ 産後에 大便이 不通을 하여, 膨脹을 하고 氣가 急하며 坐臥[3617)]를 하는 것이 어려운 경우에는 麥蘗末을 取하여 酒로 調下[3618)]를 하는데 一合을 한다.

❶ 고궁귀탕(古芎歸湯)(➡方藥合編·上112, 醫學入門 2890)

活套 : ① 陣痛과 催産에 사용한다.

② 産前·産後의 여러 疾患을 治療한다.

③ 또한, 血暈으로 人事不省을 하고 橫生을 하며 逆産을 治療하고 死胎가 不下를 하는 것을 治療하며 血崩이 그치지 않는 것을 治療한다.

④ 出産을 하는 달에 臨迫(임박)하여 服用을 하면 즉, 縮胎(축태)를 하여 쉽게 出産을 하게 한다.

⑤ 産後에 服用을 하면 즉, 惡血이 스스로 나온다.

❷ 사마탕(四磨湯)(➡方藥合編·下104, 東醫寶鑑 541·1311, 醫學入門 2773)

活套 : ① 氣滯便秘를 治療한다.

② 加 大黃·枳殼을 하면 六磨湯이라 이름을 하는데 熱秘를 治療한다.

③ 血燥에는 合 四物湯을 하면 역시 産後의 便秘를 治療한다.

④ 寒結에는 加 薑·附를 한다.

❸ 팔물탕(八物湯)(➡方藥合編·上32, 東醫寶鑑 1236, 醫學入門 3036)

活套 : ① 貧血·胃弱·食慾不振·全身衰弱·不姙症·病後衰弱을 治療한다.

② 虛勞로 氣血이 兩虛한 것을 治療를 하는데 能히 陰陽을 調和한다.

③ 氣血의 兩虛를 治療한다. 一名은 八珍湯이라고 한다.

❹ 가미소요산(加味逍遙散)(➡方藥合編·下62, 東醫寶鑑 299·1683, 醫學入門 3133)

活套 : ① 『醫學入門』의 加味逍遙散은 痰中帶血을 治療하는 處方이다. 일반적으로 痰中帶血을 治療한다고 하지만 陰虛火動이나 女人의 七情鬱結에도 사용을 한다. 특히 柴胡劑가 사용이 어려운 경우에 많이 쓰인다. 『醫學入門』의 又方은 潮熱이 나고 땀이 나면서 咳嗽(해수)를 하는 것을 治療하는 處方이다. 이런 경우의 땀은 自汗보다는 盜汗(도한)의 경우가 많다. 虛가 甚한 경우에는 加 山藥·破古紙·枸杞子를 한다. 나머지

3616) 대개 津液이 不足한 경우이기 때문에 大補氣血의 方法으로 하는 것이 좋다. 특히 汗出이 甚한 경우에는 汗出을 막아주어야 한다.

3617) 좌와; 기거(起居); 동작; 일상생활

3618) 타서 服用을 한다.

는 勞瘵와 加減이 같다.
②『萬病回春』의 加味逍遙散은 女人의 癲狂(전광)에 사용하는 處方이니 지금의 痰中帶血에 사용하는 處方과는 다르다. 뒤에 나오는『東醫寶鑑』의 加味逍遙散도 역시 처음 나오는 牧丹皮가 들어가 있는 處方은 痰中帶血을 治療하는 處方이고, 又方은 血虛로 煩熱이 있으면서 潮熱이 있고, 盜汗(도한)이 나면서 痰嗽(담수)를 하는 것이 마치 五勞와 같은 것을 治療하는 處方이다.
③『方藥合編』에서는 痰中帶血을 治療하는데 火가 있는 경우라야 비로소 사용할 수가 있다고 하였다. 白芍藥보다는 赤芍藥을 사용하는 것이 좋고, 오래된 咳嗽(해수)로 痰中帶血이 나타나는 것이기 때문에 青皮를 加한『方藥合編』의 處方이 臨床的으로 좋다.

(17) 産後浮腫[3619]

① 産後의 浮腫은, 이것은 敗血이 傳經을 하여 四肢에 流入을 한 때문이다.
② 血이 行을 하면 腫이 消를 하니 즉 낫는다.
③ 或은 敗血이 停蓄(정축)을 하고 血이 化를 하여 水가 되어 浮腫이 되는 것이다.
④ 마땅히 大調經散·小調經散·正脾散으로 한다.

⑤ 産後의 浮腫은 반드시 大補氣血을 爲主(위주)로 한다.
ⓐ 四君子湯에 加 蒼朮을 하여 煎服을 한다. 峻利를 하는 藥을 忌한다.
ⓑ 或은 使用을 하는데 五味白朮散으로 한다.

⑥ 産後에 風腫과 水腫은 마땅히 사용을 하는데 澤蘭[3620]散으로 한다.

❶ 이중탕(理中湯)(➡方藥合編·上6, 東醫寶鑑 1069, 醫學入門 1842·3055)
活套 : ① 胃아토니·胃下垂·胃擴張·胃酸過多·減酸症·胃潰瘍·蛔蟲·急性慢性 胃카타르·胃腸性神經衰弱·肺結核·肋間神經痛·萎縮腎·帶下·陰症의急性吐瀉病·四肢神經痛·自家中毒症을 治療한다.
② 太陰의 腹痛으로 自利를 하고 不渴을 하는 것을 治療하는 處方이다.
③ 加 陳皮·青皮를 하면 治中湯이라 이름을 한다.
④ 小建中湯을 合하면 建理湯으로 이름을 하는데, 虛冷으로 積氣가 上攻을 하는 것을 治療한다.
⑤ 五苓散을 合하면 理苓湯이라 이름을 하는데, 陽虛浮腫을 治療한다.
⑥ 氣虛에는 倍 蔘을 하여 五·七錢까지 한다.
⑦ 泄瀉(설사)에는 加 肉荳蔻·車前子를 한다.

3619) 産後調理를 하는 藥에 氣分의 경우에는 當歸芍藥散으로 하고, 血分인 경우에는 桂枝茯苓丸으로 한다. 鹿茸을 사용하면 더욱 붓기가 잘 빠진다.
3620) 딴 이름은 호란(虎蘭) · 용조(龍棗) · 호포(虎蒲)이다. 꿀풀과 식물인 쉽싸리 *Lycopus lucidus* Turcz.의 전초를 말린 것이다. 각지의 산과 들의 습한 곳에서 널리 자란다. 여름철 꽃이 피는 시기에 전초를 베어 햇볕에서 말린다. 맛은 쓰고 달고 매우며 성질은 약간 따뜻하다. 삼초경(三焦經) · 비경(脾經) · 간경(肝經)에 작용한다. 혈액 순환을 촉진하고 어혈을 없애며 월경을 순조롭게 하고 소변이 잘 나오게 한다. 약리 실험에서 강심(强心) 작용, 진통 작용, 지혈 작용이 밝혀졌다. 산후 복통과 부종, 월경 장애, 상처, 타박상, 부스럼 등에 쓴다. 하루 6~9g을 탕제 · 산제 · 환제 형태로 만들어 먹는다. 외용약으로 쓸 때는 짓찧어 붙이거나 달인 물로 씻는다. **[네이버 지식백과] 택란 [澤蘭] (한의학대사전, 2001. 6. 15., 도서출판 정담)**

❷ 사군자탕(四君子湯)(➡方藥合編·上64, 東醫寶鑑 244, 醫學入門 157·1550·3033·3165)

活套 : ① 食慾不振·胃下垂·胃腸虛弱症·痔出血·他藥으로 無效한 半身不隨·貧血·心腹脹滿·腸鳴下痢·嘔吐吃逆·脾衰肺損·體廋面黃·胃遺瘍·小兒吐乳를 治療한다.

② 眞氣가 虛弱한 것을 補한다.

③ 氣短과 氣少한 것을 治療한다.

④ 虛損에는 加 當歸·黃芪를 하는데, 人蔘黃芪湯이라고 이름을 한다.

⑤ 合 四物湯을 하면 八物湯이라 이름을 한다.

⑥ 또한, 加 黃芪·肉桂 各一錢을 하면 十全大補湯이라 이름을 한다.

⑦ 加 陳皮를 하면 異功散이라 이름을 한다.

⑧ 加 陳皮·半夏를 하면 六君子湯이라 이름을 한다.

⑨ 虛泄에는 加 黃芪·升麻·柴胡·防風을 한다.

⑩ 冷한 경우에는 加 肉桂·附子를 한다.

⑪ 腫에는 加 豬苓·澤瀉를 한다.

⑫ 暑에는 加 香薷·白扁豆·紫檀香을 한다.

⑬ 虛泄에는 合 五苓散을 한다.

⑱ 産後主治

① 産後에 마땅히 大補氣血[3621]을 우선을 한다.

② 마땅히 사용을 하는데 補虛湯으로 한다. 비록 雜證이 있다고 하더라도 이것으로 다 治療를 한다.

③ 또한, 이르기를 胎前에는 滯를 하게 하지 말고, 産後에는 虛를 하게 하지 말아야 한다.

④ 産後에는 절대로 發表를 해서는 不可하다.

⑤ 또한, 芍藥을 사용을 하는 것은 不可하다.

ⓐ 이것은 性味가 酸寒을 하기 때문에 能히 生發의 氣를 伐하기 때문이다.[3622]

⑥ 産後에는 먼저 逐瘀(축어)를 하고 補虛를 하는 것으로 爲主(위주)를 한다.

⑦ 瘀를 消한 然後에야 바야흐로 可히 補를 行할 수가 있다.

⑧ 가령, 瘀를 逐을 하지 않은 다음에 갑작스럽게 蔘·芪의 屬을 服用을 하면, 或은 瘀血이

3621) 産後調理藥의 3代 處方은 ① 金基澤 선생님의 人蔘養榮湯, ② 孫錫煥 선생님의 加味補血湯, ③ 마지막으로 補虛湯으로 한다. ① 金基澤 선생님의 人蔘養榮湯은 白芍藥이 君藥으로 瘀滯가 풀리지 않는 短點이 있으나, 그 處方의 안에 肉桂가 있어 이것을 防止를 하고, 茯苓이 있어 産後浮腫을 잘 治療한다. 다만, 惡露가 甚한 경우에는 孫錫煥 선생님의 加味補血湯으로 한다. ② 加味補血湯은 熟地黃이 君藥으로 되어 있어 惡露가 있는 경우에 사용을 한다. 다만, 泥滯의 염려가 있다. ③ 補虛湯은 人蔘이 君藥으로 되어 있어, 조금이라도 炎症이 있는 경우에는 産褥熱이 甚하게 되는 副作用이 있다. 이 세 가지의 處方을 잘 選擇하여 사용을 하여야 한다.

3622) 人蔘養榮湯에서는 白芍藥을 酒炒를 하여 사용하고 그 處方의 안에 麥門冬·肉桂가 들어가 있어 白芍藥의 副作用을 같이 補完을 수가 있다.

心을 攻擊(공격)을 하는 것에 이르게 하여 즉시 危急하게 된다.[3623]

⑨ 産後에는 補虛湯을 사용을 한다.
ⓐ 가령, 發熱이 輕을 하면 즉, 加 茯苓으로 淡滲(담삼)[3624]을 하게 한다.
ⓑ 重한 경우에는 즉, 加 乾薑을 한다.

⑩ 或이 묻기를, 大熱에는 使用을 하는데 乾薑[3625]을 하는 것은 어째서인가?
ⓐ 가로되, 이것은 有餘(유여)의 邪가 아니다.
ⓑ 이에 陰虛를 하여 內熱이 生을 한 따름이다.
ⓒ 대개, 乾薑은 能히 肺分으로 入을 하여 肺氣를 이롭게 한다.
ⓓ 또한, 能히 肝經으로 入을 하여 여러 藥을 끌고 生血을 한다.
ⓔ 그러나, 반드시 더불어 補陰을 하는 藥과 같이 사용을 한다.
ⓕ 이것이 造化[3626]의 妙이니 天下에 至神이 아니면 그것이 能히 더불어 이와 같이 하겠는가?

⑪ 대저, 産病에 天行[3627]을 하면 즉 사용을 하는데 柴胡를 增損(증손)을 하여 한다. 즉, 小柴胡湯인 것이다.

⑫ 雜病으로 하면 즉, 사용을 하는데 四物을 加減으로 하여 한다. 즉 四物湯인 것이다.
ⓐ 四物의 加減法은 春에는 川芎을 倍로 하고 夏에는 芍藥을 倍로 하며 秋에는 地黃을 倍로 하고 冬에는 當歸를 倍로 한다.

❶ 보허탕(補虛湯)(➡方藥合編·上116, 東醫寶鑑 1677, 醫學入門 2896)
活套 : ① 産後에 마땅히 大補氣血을 하니, 비록 雜證이 있더라도 끝내 治療를 한다.
② 熱이 輕한 경우에는 倍加 茯苓을 하고, 熱이 甚한 경우에는 加 酒芩을 한다.
③ 熱이 甚한 경우에는 乾薑炒黑을 하여 藥을 끌고 肝으로 들어가서 血을 生하게 한다.
④ 氣가 虛하여 發生하는 喘息(천식)에는 人蔘을 倍加하여 一·二兩까지 하는데, 加 桂·附를 하고 乾薑을 炒黑을 하여 貼數를 계산하지 않고 連續으로 服用을 하여 救하면 된다.
⑤ 眩暈(현훈)을 兼하는 경우에는 加 荊芥를 한다.
⑥ 煩熱이 있는 경우에는 加 柴胡를 한다.
⑦ 무릇, 産後의 百病에 隨證加減을 하는 것은 오로지 이 藥에 있다.

3623) 이것으로 因하여 生化湯을 고집할 필요는 없고, 人蔘養榮湯은 肉桂가 있어서 祛瘀를 같이 한다.
3624) 淡味로 利水滲濕을 하는 것을 말한다.
3625) 炒黑을 하는 것이 좋다.
3626) 만물(萬物)을 낳고 자라게 하고 죽게 하는, 영원(永遠) 무궁(無窮)한 대자연(大自然)의 이치(理致)
3627) 傳染(전염)性 疾患을 意味한다. 일반적으로 子宮과 관련이 된 發熱은 柴胡四物湯으로 하는 것이 제일 無難하다. 다만, 全身痛이 甚한 경우에는 五積交加散으로 한다.

小兒[3628]

1. 客忤·中惡

① 客忤(객오)는 小兒의 神氣[3629]가 軟弱을 하여 홀연히 일상적이지 않은 물건이 있고, 或은 알지 못하는 사람을 感觸을 하게 되며, 或은 神廟(신묘)[3630]나 佛像을 지나가서 더불어 鬼神氣와 서로 忤[3631]를 하는 것이다.

ⓐ 그렇기 때문에, 이르기를 客忤(객오)라고 한다.

ⓑ 그 證狀은 靑·黃의 白沫을 嘔吐를 하고, 或은 鮮雜한 水穀을 下를 하며, 面에 五色이 變을 하고, 腹痛으로 反側(반측)[3632]을 하며, 瘈瘲(계종)[3633]을 하여 證狀이 마치 驚癎과 같으나, 단지 眼이 上竄[3634]을 하지 않을 따름이다.

ⓒ 그 口中에 懸壅(현옹)[3635]이 左·右로 마치 少少[3636]한 腫核이 있으면 즉, 竹鍼으로 刺를 하여 潰[3637]를 한다. 或은 指爪로 摘[3638]破를 한다.

ⓓ 急히 醋炭(초탄)을 만들어 皂角(조각)을 燒烟을 하여 熏을 한다.

ⓔ 바로 蘇合香元[3639]을 服用을 하는데, 薑湯으로 調化[3640]를 하여 頻繁(빈번)하게 주어 服用을 한다.

ⓕ 다음으로는 雄麝散을 服用을 하는데, 兼하여 黃土散을 사용을 한다.

② 中惡이라는 것은 그 證狀이 卒然히 心腹이 刺痛을 하고 悶亂[3641]을 하여 죽으려고 하는 것이다.

3628) 小兒에 있어서 新生兒에 該當이 되는 救急法이나, 撮口·噤口·臍風은 省略을 하고 客忤·中惡부터 始作을 하였다. 또한 현재 볼 수가 없는 痘疹도 역시 記載를 하지 않았다.

3629) ① 정신 의식 활동을 표현한 말이다. ② 생명 활동의 기능을 통틀어 표현한 말이다. 옛 의학서에는 망진 때 신기를 보아서 병의 예후를 판단하는데 참고로 하였다.

3630) 조상(祖上)의 신주(神主)를 모신 사당(祠堂)

3631) 어기다. 거스르다. 위배[위반]하다. 범하다. 거역하다. 저촉하다.

3632) 시름에 잠기거나 잠이 오지 않거나 하여 누워서 이리저리 몸을 뒤척거림.

3633) 달리 추축(抽搐) · 축닉(搐搦) · 추풍(抽風)이라고도 부름. 근육이 뻣뻣해지면서 오그라들거나 늘어지는 증상이 번갈아 나면서 오랫동안 되풀이되는 증.

3634) 일반적으로 驚氣를 하는 경우에는 눈이 위로 치켜뜨게 된다. 이것이 驚風과 客忤(객오)를 區分하는 鑑別點이다.

3635) 목젖. 목구멍의 안쪽 뒤 끝에 위에서부터 아래로 내민 둥그스름한 살

3636) 소소; 조금; 약간; 사소

3637) 1. 무너지다 2. 흩어지다 3. 문드러지다 4. 무너뜨리다 5. 어지럽다 6. 이루다

3638) 1. (손가락으로)따다 2. 들추어내다 3. 손가락질하다, (손가락으로)가리키다

3639) 臨床的으로는 抱龍丸과 같이 服用을 하는 것이 좋다.

3640) 타서 녹이는 것을 말한다.

3641) 가슴이 답답하면서 불안한 병증.

ⓐ 人中이 青黑을 하게 되니, 즉시 蘇合香元을 服用을 한다.
ⓑ 아직 覺醒(각성)[3642]을 하지 않으면 皂角末로 吹鼻를 하고, 兼하여 사용을 하는데 辟邪膏를 한다.
ⓒ 또한, 唾로 麝香을 一錢을 和를 하여 무겁게 硏을 하고 醋를 一合을 같이 하여 服用을 하면 즉 낫는다.

③ 客忤(객오)는 豉를 三合을 取하고, 水濕으로 搗(도)를 하여 丸을 雞子大로 만들어서 兒의 顖上과 또한 手足의 心을 각기 五·六遍을 摩를 한다.
ⓐ 다음으로는 臍心과 또한 上·下를 摩를 하는데, 오래하면 中에 스스로 毛가 있게 되니 路上에 즉 擲을 한다.
ⓑ 馬의 汗氣에 的中을 하고, 或은 馬鳴으로 驚忤를 한 경우에는 馬尾를 取하여 燒烟을 하여 兒의 面에 熏을 하는데 낫는 것으로 정도를 한다.

❶ 소합향원(蘇合香元)(➡方藥合編·中90, 東醫寶鑑 251, 醫學入門 2834 蘇合香丸)
活套 : ① 一切의 氣疾을 治療한다.

2. 夜啼[3643]

① 小兒의 夜啼에는 四證이 있다.
ⓐ 하나는 가로되 寒이다.
ⓑ 둘은 가로되 熱이다.
ⓒ 셋은 가로되 口瘡과 重舌이다.
ⓓ 넷은 가로되 客忤(객오)이다.

② 寒하면 즉, 腹痛을 하고 啼를 하며 面이 青白을 하고 口에 冷氣가 있으며 手足이 冷을 하고 腹도 역시 冷을 하며 曲腰를 하고 啼[3644]를 한다.
ⓐ 또한, 가로되 下半에 夜啼를 하는 경우에는, 대개 夜를 하면 즉 陰이 盛을 하니 寒을 하면 즉 痛證이 된디.
ⓑ 그런 까닭으로 夜半의 後에 啼를 하는 것이다.
ⓒ 마땅히 사용을 하는데 六神散·益黃散[3645]으로 한다.

3642) ①눈을 떠서 정신(精神)을 차림 ②사람의 주의(注意)를 환기(喚起)시킴
3643) 100일이 안 된 아이가 熱이 甚하지 않은 夜啼를 하는 경우에는 반드시 입안을 確認해 보는 것이 좋다. 대개 입안에 상처가 있어서 불편한 것으로 因하여 우는 경우가 많다. 조금 큰 아이의 경우에는 安神과 風痰을 없애는 藥으로 한다. 熱이 있는 경우에는 熱의 原因을 찾아야 한다.
3644) 1. 울다 2. (새나 짐승이)울부짖다 3. 소리내어 울다 4. 눈물
3645) 性交를 한 다음에 젖을 먹여 吐하고 慢驚의 等證을 治療하는데 神效하다.

③ 熱하면 즉, 心燥를 하고 啼를 하니 面이 赤을 하고 小便이 赤을 하며 口中이 熱을 하고 腹이 煖(난)을 하거나, 或은 땀이 있으며 仰身[3646]을 하고 啼를 한다.

ⓐ 또한, 가로되 上半夜에 仰身을 하고 땀이 있으며 啼(제)를 하고 面赤을 하며 身熱을 하는 경우에는 반드시 痰熱인 것이다.

ⓑ 새벽에 이르러야 바야흐로 쉬게 된다.

ⓒ 導赤散[3647]에 加 黃芩을 하여 煎服을 하고, 通心飮도 역시 可하다.

ⓓ 口瘡과 重舌을 하면 즉, 吮[3648]乳(연유)[3649]를 하는 것이 얻지를 못하게 되니, 口에 乳가 上으로 到達(도달)을 하게 되면 즉 啼를 하고 身額[3650]이 대개 微熱을 한다.

ⓔ 急히 燈을 取하여 口에 비추어 보아야 한다.

㉠ 만약, 瘡이 없으면 즉 舌이 반드시 거듭된 것이다.

㉡ 口瘡과 重舌의 類를 보아서 治療를 하면 그 啼가 스스로 그친다.

④ 客忤(객오)인 경우에는 客忤(객오)를 犯하여 夜啼를 하는 것이다.

ⓐ 或은 人氣를 觸生[3651]을 하면 忤를 犯하여 啼를 하는데 있어, 가로되 啼驚이라고 한다.

㉠ 錢氏安神丸으로 主한다.

㉡ 客忤(객오)의 法에 依據(의거)를 하여 治療를 한다.

ⓑ 月內에 夜啼를 하면서 驚搐(경휵)[3652]을 하는 경우에는 이에 胎中에서 驚을 받아서 이른 바이다.

㉠ 마땅히 猪乳膏·鎭驚散으로 한다.

㉡ 痰이 있는 경우에는 抱龍丸[3653]으로 한다.

⑤ 小兒의 夜啼는 心經에 熱이 있고 虛가 있는 것으로 만들어서 治療를 한다.

ⓐ 마땅히 사용을 하는데 燈心散·黃連飮·蟬花散으로 한다.

ⓑ 夜啼가 그치지 않으면 蟬退를 二七枚로 하여 足을 去하고, 末로 하여 朱砂末을 一字를 넣고 蜜로 타서 送下를 한다.

3646) 仰臥를 말한다.

3647) 男子 아이의 경우에는 性器를 확인해서 앞에 炎症이 있는 경우에는, 이 炎症이 타고 올라가는 경우가 있으니, 急히 서둘러야 한다.

3648) 1. (입으로)빨다 2. (입으로)핥다 a. (입으로)빨다 (연) b. (입으로)핥다 (연)

3649) 입에 상처가 있으니 젖을 빨지를 못하는 것이다. 대개 젖을 빨지 않으려고 하는 경우에는 입 안을 벌려서 확인하는 것이 좋다.

3650) 1. 이마(앞머리) 2. 머릿수

3651) 感觸을 하여 發生을 하는 것을 말한다.

3652) 어린아이가 놀라거나 불안해 하면서 팔다리에 경련이 이는 병증을 말한다. 열이 심하여 내풍(內風)을 일으키거나 심(心) · 간(肝)을 상해서 생긴다.

3653) 抱龍丸을 홀로 사용하는 것보다는 蘇合香元이랑 같이 사용을 하는 것이 더욱 좋다.

Ⓒ 또한, 法은 雞窠草[3654]를 몰래 取하여서 小兒에 臥床의 밑에 놓으면 즉 그친다.

⑥ 初生의 月內에 많이 啼를 하는 경우에는 吉한 것이다.
⑦ 胎熱·胎毒·胎驚이 대개 이것을 따라서 흩어지니, 또한 奇疾이 없어진다.

❶ 포룡환(抱龍丸)(➡方藥合編·中175, 東醫寶鑑 1716, 醫學入門 2328)
活套 : ① 驚風으로 因한 潮熱과 搐搦(휵닉)을 治療를 하고 身熱과 昏睡(혼수)를 治療한다.
② 能히 痰熱을 내리니, 이에 心·肺·肝의 藥이다.
③ 內局에서는 天竺黃을 去하고, 釣鉤藤으로 代身하여 사용을 하였다.

❷ 도적산(導赤散)(➡方藥合編·下78, 東醫寶鑑 391·421, 醫學入門 164·3131)
活套 : ① 小腸의 熱로 小便이 不利한 것을 治療한다.
② 合 四苓散을 하면, 이름을 하기를 移熱湯이라고 한다.
③ 口糜가 心胃의 壅熱로 口瘡을 하는 것을 治療한다.
④ 一方은 竹葉이 있고, 燈心이 없다.
⑤ 熱이 甚한 경우에는 加 黃芩·黃連·麥門冬을 한다.

3. 驚風[3655]

① 小兒의 病에 急·慢驚風은 더불어 대저 痘疹의 等證으로 가장 苛酷[3656]한 疾病이다.
② 또한, 그 急하고 凶한 것이 손바닥을 뒤집듯이 하여 生·死가 須臾(수유)[3657]에 하기 때문인 것이다.
③ 小兒의 驚風[3658]은 세 번 發作을 하면 즉, 癎이 되니 이에 惡證인 것이다.
④ 小兒의 疾患에 가장 危急한 것으로는 驚風의 證狀을 넘는 것이 없다.
⑤ 驚에는 急驚·慢驚·慢脾風의 세 가지의 다름이 있다.

❶ 소합향원(蘇合香元)(➡方藥合編·中90, 東醫寶鑑 251, 醫學入門 2834 蘇合香丸)
活套 : ① 一切의 氣疾을 治療한다.

❷ 사청환(瀉青丸)(➡方藥合編·下106, 東醫寶鑑 385·1714, 醫學入門 152·2719)
活套 : ① 小兒의 青便을 治療한다.
② 肝實을 治療한다.
③ 痘毒과 驚搐(경휵)을 治療한다.

3654) 雞窠草 : 宋嘉祐, 大明曰, 小兒夜啼. 安席下, 勿令母知.
3655) 눈을 위로 치켜뜨는 것이 驚風이다. 心은 驚을 主管을 하고 肝은 風을 주관을 하기 때문에 痙攣發作이 있으면 그것을 風이라고 하고, 없으면 그냥 驚氣라고 이야기를 한다.
3656) 매우 혹독(酷毒)함
3657) 수유; 잠시 동안
3658) 熱性痙攣이 아닌 驚風은 반드시 뇌파검사를 하여 미리 癎疾인지 確認을 하여야 한다.

④ 心肝의 熱을 瀉하여 肝風이 스스로 없어지게 하는 경우에는 瀉青丸으로 하고, 小便을 이롭게 하여 熱이 炎上을 하지 않게 하는 경우에는 導赤散으로 한다.

❸ 용뇌안신환(龍腦安神丸)(➡方藥合編·下57, 東醫寶鑑 272, 醫學入門 2907)

活套 : ① 五種의 癲癎을 治療한다.
② 發作에 때가 없고, 또한 虛勞로 發熱을 하고 咳嗽(해수)를 하며 말이 澁을 하고 舌强을 하는 것을 治療한다.
③ 五種의 癲癎을 治療를 한다.
④ 新久와 遠近을 不問을 한다.
⑤ 痘後의 餘熱(여열)로 因한 여러 證狀에도 역시 可하다.

❹ 우황포룡환(牛黃抱龍丸)(➡方藥合編·中176, 東醫寶鑑 1722, 醫學入門 2828)

活套 : ① 急·慢驚風으로 痰嗽(담수)를 하고 潮搐을 하는 것을 治療한다.
② 抱龍丸에 加 珍珠·琥珀 各一錢, 牛黃 五分, 金箔 十片을 한 處方이다.

❺ 포룡환(抱龍丸)(➡方藥合編·中175, 東醫寶鑑 1716, 醫學入門 2328)

活套 : ① 驚風으로 因한 潮熱과 搐搦(휵닉)을 治療하고, 身熱과 昏睡(혼수)를 治療한다.
② 能히 痰熱을 내리니 이에 心·肺·肝의 藥이다.
③ 內局에서는 天竺黃을 去하고, 釣鉤藤으로 代身하여 사용을 하였다.

4. 肝氣

① 小兒가 消化不良으로 食欲이 없어지고 얼굴이 해쑥해지며 젖을 吐하고 악취가 나는 푸른 大便을 보며 자꾸 울고 보채는 證狀을 말한다.

❶ 작약감초탕(芍藥甘草湯)(➡方藥合編·上86, 東醫寶鑑 764·1091·1094, 醫學入門 1754)

活套 : ① 甘은 己이다. 酸은 甲이다. 甲己가 化土가 된다. 이것은 仲景의 妙法이다. 酸으로 收斂(수렴)을 하고 甘으로 緩하게 한다.
② 小兒의 肝氣에는 加 青皮·釣鉤藤·木瓜를 한다.
③ 乳滯에는 加 陳皮·麥芽를 한다.
④ 感氣를 挾한 경우에는 加 乾葛·蘇葉·忍冬의 類를 한다.
⑤ 俗名으로는 甲己湯이라 한다.

5. 慢驚[3659]

① 慢驚風은 大病을 하고 난 끝에 얻고, 吐瀉(토사)를 한 後에 얻으며, 또한 寒涼한 藥을

3659) 대개 脾胃(비위)의 不足으로 본다.

지나치게 服用을 한 다음에 얻는다.

② 그 證狀은 眼이 慢하게 騰騰[3660]을 하고, 或은 露睛[3661]을 하며, 手足이 瘈瘲(계종)[3662]을 하고, 面色이 靑白을 하며, 渾身[3663]의 四肢가 冷하고, 黙黙하여 소리를 내지 못하며, 그 脈이 沈遲(침지)를 한다.

③ 사용을 하기를 白朮散으로 하고, 益黃散에 加 防風·冬瓜仁을 煎服을 한다.

❶ 전씨백출산(錢氏白朮散)(➡方藥合編·上120, 東醫寶鑑 1718 白朮散, 醫學入門 3100)

活套 : ① 一名은 錢氏白朮散이다. 一名은 淸寧散이다.

② 吐瀉(토사)가 日久를 하여 津液(진액)이 마르고 煩滿(번만)을 하며 引飮을 하고 慢驚(만경)이 되려고 하는 것을 治療한다.

③ 泄瀉(설사)를 하는 경우에는 加 山藥·白扁豆·肉豆蔲를 한다.

④ 慢驚(만경)에는 加 天麻·細辛·白附子를 한다. 매번 二錢을 水煎을 하여 任意대로 服用을 한다. 或은 木香·甘草를 各五分으로 減을 하여 煎服을 하여도 可하다.

⑤ 大人과 小兒가 泄瀉(설사)로 氣脫한 경우에는 倍蔘을 하는데 三·五·七錢까지 해도 된다. 그리고 加 肉荳蔲·破古紙·金櫻子·吳茱萸의 類를 한다.

⑥ 尿不利에는 加 澤瀉·車前子를 한다.

⑦ 傷寒으로 餘熱(여열)이 未淨(미정)하고 泄瀉(설사)를 하는 데에 역시 마땅하다.

6. 痓痙[3664]

① 痓(치)와 더불어 痙은 역시 驚風의 類이다.

② 痓(치)라는 것은 手足이 冰冷을 한 것이고, 痙이라는 것은 擧身[3665]에 强直을 한 것이다.[3666]

③ 痙痓는 본래 하나의 病이다.

④ 마땅히 陽剛陰柔로 分別을 한다.

3660) '등등하다(기세가 무서울 만큼 높다)'의 어근.

3661) 눈동자가 드러나는 것을 말함.

3662) 달리 추축(抽搐) · 축닉(搐搦) · 추풍(抽風)이라고도 부름. 근육이 뻣뻣해지면서 오그라들거나 늘어지는 증상이 번갈아 나면서 오랫동안 되풀이되는 증.

3663) 온 몸을 말한다. 예를 들면 혼신통(**渾身**痛)은 온 몸이 아픈 것을 말한다.

3664) 인플루엔자간균에 의한 수막염은 최근 백신의 개발로 많이 감소하였고, 과거에는 2개월~7세의 소아에게서 주로 나타났지만, 최근에는 50세 이상의 성인에게서 많이 발생하고 있다. 수막구균 감염에 의한 수막염은 주로 어린이와 청소년에게서 발생하며, 50대 이후에는 급격히 감소한다. 폐렴연쇄구균에 의한 수막염은 젊은 연령과 40대 이후에서 많이 발생한다. 그 외에 단구성 리스테리아균(Listeria monocytogenes) 감염은 성인의 비외상성, 비수술성 세균수막염에서 종종 발생한다. **[네이버 지식백과]** 뇌수막염 [meningitis] (서울대학교병원 의학정보, 서울대학교병원)

3665) 들린 몸

3666) 高熱·嘔吐·頭痛을 호소하면 急히 전원을 하여야 한다.

ⓐ 强한 것은 無汗을 하고, 柔한 것은 有汗을 한다.

ⓑ 그 證狀은 肢體가 强直을 하고 腰身이 反張을 하는 것이 風癎보다 甚하다. 대저 不治이다.

ⓒ 身이 軟을 하고 때로 覺醒(각성)을 하는 경우에는 癎이 되고, 身이 反張을 하고 强直을 한 것이 마치 弓과 같으며 때로 覺醒(각성)을 하지 않는 것은 痓가 된다.

㉠ 열에 하나가 살지를 않는다.

ⓓ 證候의 治法은 風門에 詳細히 갖추어져 있다.

❶ 이중탕(理中湯)(➡方藥合編·上6, 東醫寶鑑 1069, 醫學入門 1842·3055)

活套 : ① 胃아토니·胃下垂·胃擴張·胃酸過多·減酸症·胃潰瘍·蛔蟲·急性慢性 胃카타르·胃腸性神經衰弱·肺結核·肋間神經痛·萎縮腎·帶下·陰症의急性吐瀉病·四肢神經痛·自家中毒症을 治療한다.

② 太陰의 腹痛으로 自利를 하고 不渴을 하는 것을 治療하는 處方이다.

③ 加 陳皮·青皮를 하면 治中湯이라 이름을 한다.

④ 小建中湯을 合하면 建理湯으로 이름을 하는데, 虛冷으로 積氣가 上攻을 하는 것을 治療한다.

❷ 소속명탕(小續命湯)(➡方藥合編·中1, 東醫寶鑑 1011, 醫學入門 3063)

活套 : ① 腦溢血·腦充血·小便失禁·浮腫을 治療한다.

② 一切의 風이 初中에 無汗하고 表가 實한 것을 治療한다.

③ 一方에는 防已·附子가 없고, 當歸·石膏가 있다.

④ 熱이 있는 경우에는 附子를 去하고 白附子를 사용한다.

⑤ 六經이 섞여 있으면서 肢節이 痲木하는 경우에는 加 羌活·連翹를 한다.

⑥ 手足이 拘攣(구련)을 하는 경우에는 加 薏苡仁 一兩을 한다.

⑦ 中風의 初證에 外感과 挾滯를 많이 낀 경우에는 星香正氣散 一·二貼을 먼저 사용한 후에 그 虛實을 살펴서 이것을 사용한다.

❸ 오약순기산(烏藥順氣散)(➡方藥合編·中10, 東醫寶鑑 1029·1033, 醫學入門 151·3061)

活套 : ① 腦溢血·手足疼痛·半身不隨·顔面神經痛·肩甲痛·脚氣脚弱을 治療한다.

② 一切의 風疾을 治療하는데, 먼저 이 藥을 服用을 하여 氣道를 疏通을 시키고 나서 風藥을 먹게 한다.

③ 또한, 癱瘓(탄탄)과 歷節風을 治療한다.

④ 氣虛의 痰盛에는 去 麻黃을 하고, 合 六君子湯을 하거나, 或은 導痰湯을 合한다.

7. 癲癎[3667]

① 驚風[3668]이 세 번 發作을 하면 즉, 癎이 된다.

② 癎은 小兒의 惡病[3669]인 것이다.

③ 大人은 가로되 癲(전)이라고 하고, 小兒는 가로되 癎(간)이라고 한다.

④ 그 實은 하나이다.

⑤ 또한, 가로되 十歲의 以上은 癲이 되고, 十歲의 以下는 癎이 된다고 하였다.

❶ 자상환(紫霜丸)(➡方藥合編·中177, 東醫寶鑑 1727, 醫學入門 167·2909)

活套 : ① 食癎을 治療하고, 또한 痰癖으로 嘔를 하고 吐를 하는 것을 治療한다.

8. 疳疾[3670]

① 疳(감)이라는 것은 乾인 것이다.

② 瘦瘁(수췌)[3671]를 하고 少血을 하는 것이다.

③ 兒童에 二十歲의 以下를 가로되 疳이라고 한다.

④ 二十歲의 以上을 가로되 勞[3672]라고 한다.

⑤ 대개 氣血이 虛憊를 한 것으로 말미암아 臟腑가 受傷을 한 것이다.

⑥ 그렇기 때문에 五臟疳의 外에 있어 蛔疳·脊疳·腦疳·乾疳·疳渴·疳瀉·疳痢·腫脹疳·無辜疳·丁奚疳·哺露疳이 있는 것이고, 治療를 하는 데에 각기 그 處方이 있다.

⑦ 그 病은 많은 原因이 乳哺(유포)가 失常[3673]을 하고, 肥甘[3674]이 不節을 하며, 腸胃에 積滯를 하여 얻은 것이다.

3667) 뇌는 사람의 생각이나 행동을 조절하는 기관으로 의식적으로 행동을 하거나 심장 박동과 같이 무의식적인 기관의 움직임과 관련되며 감각을 받아들이고 반응할 뿐만 아니라 의사 결정을 하고 감정을 전달하는 일을 한다. 사람의 뇌에는 많은 수의 뇌세포들이 존재하며 전기적인 신호를 주고 받는다. 그러나 다양한 원인들로 뇌세포들은 비정상적인 전기적 신호를 보내기도 하는데 이 때 나타나는 비정상적인 움직임(경련)이나 감각이상 증상을 간질성 발작이라고 한다. 간질은 위와 같은 간질성 발작이 반복적으로 나타날 때를 의미한다. **[네이버 지식백과]** 소아간질 [epilepsy in childhood] (서울대학교병원 의학정보, 서울대학교병원)

3668) 熱性痙攣을 제외한 驚風은 무조건 뇌파검사를 시행하여야 한다.

3669) 고치기 어려운 나쁜 병(病)

3670) 어른의 경우에는 勞瘵라고 하기 때문에 결핵으로 理解를 하여도 된다. 요즘은 小兒의 희귀난치질환을 이것으로 이해를 하여 接近을 해도 無妨하다.

3671) 파리하게 여위고 고달픈 것을 말함.

3672) 勞瘵를 말한다.

3673) 평소의 정상정인 상태를 잃어버리고 병리적인 상태가 된 증상임.

3674) ①살지고 맛이 좋음 ②또는 그런 고기.

ⓐ 그렇기 때문에 그것이 證狀이 되는 것은, 頭皮가 光急을 하고, 毛髮이 焦稀(초희)[3675]를 하며, 腮(시)[3676]가 縮을 하고, 鼻가 乾을 하며, 口가 淡을 하고, 脣이 白을 하며, 兩眼이 昏爛(혼란)을 하고, 揉[3677]鼻를 하며, 撏[3678]目(잠목)을 하고, 脊(척)이 聳(용)[3679]을 하며, 體가 重을 하고, 鬪[3680]甲(투갑)을 하며, 咬牙[3681]를 하고, 焦渴[3682]을 하며, 自汗을 하고, 漩[3683]이 白을 하며, 瀉[3684]가 酸을 하고, 肚가 脹을 하며, 腸鳴을 하고, 結癖[3685]을 하며, 潮熱을 한다.

ⓑ 或은 몸에 瘡疥(창개)가 많고, 瓜果·酸鹽·炭米·泥土를 苛酷[3686]하게 좋아하며, 飮水를 많이 하는 것이 이것이다.

⑧ 오직 腎疳이 사람을 해치는 것이 가장 速하다.

ⓐ 대개, 腎虛로 邪를 받으면 疳이 上焦로 奔을 한다.

ⓑ 그렇기 때문에 走馬로 比喩를 한다.

ⓒ 처음에는 口臭가 만들어지고 다음으로 傳하면 齒가 黑을 하고 齦이 爛을 하며 熱血이 迸[3687]出을 하게 된다.

ⓓ 甚하면 즉 齒가 脫하게 된다.

ⓔ 마땅히 急히 治療를 하여야 마침내 온전하게 살 수가 있다.

ⓕ 齒는 다시 나지는 않는다.

❶ 비아환(肥兒丸)(➡方藥合編·中167, 東醫寶鑑 1735, 醫學入門 2374)

活套 : ①小兒의 腺病質·蛔虫症·消化不良을 治療한다.

② 여러 疳을 通治한다.

③ 六味元을 半劑를 合하면, 이름을 하기를 水土丹이라고 한다.

❷ 오복화독단(五福化毒丹)(➡方藥合編·中178, 東醫寶鑑 1732, 醫學入門 167·2613)

活套 : ① 熱疳로 瘡癤(창절)이 많이 發生을 하는 것을 治療한다.

② 또한, 痘瘡의 餘毒으로 口齒에 涎血이 出을 하고 臭氣를 하며 雀目(작목)을 하는 것을 治療한다.

❸ 팔물탕(八物湯)(➡方藥合編·上32, 東醫寶鑑 1236, 醫學入門 3036)

活套 : ① 貧血·胃弱·食慾不振·全身衰弱·不姙症·病後衰弱을 治療한다.

3675) 毛髮이 타고 드문드문 한 것을 말함.
3676) 1. 뺨 2. 볼 3. 아가미 a. 뺨 (새) b. 볼 (새) c. 아가미 (새)
3677) 1. 주무르다 2. 순하게 하다 3. 섞이다 4. 휘다 5. 바로잡다.
3678) 1. 따다 2. 가지다 3. 뽑다 4. 뽑아내다 a. 뜯다 (섬)
3679) 1.치솟다. 우뚝 솟다. 2.주의를 불러일으키다. 주의를 끌다. 놀라게 하다.
3680) 1. (두 병사가 손에 병기를 들고)싸우다 2. 싸우게 하다 3. 승패를 겨루다
3681) 1.이를 악물다. 이를 악물고 참다. 2.이를 갈다.
3682) 타서 渴症을 호소하는 것을 말한다.
3683) 1. 소용돌이 2. 소용돌이치다. 小便을 말한다.
3684) 泄瀉(설사)를 말한다.
3685) 덩어리나 멍울이 뭉친 것을 말하는 병증임.
3686) 매우 혹독(酷毒)함
3687) 1. 흩어져 달아나다 2. 세차게 내뿜다 3. 솟아나다 4. 물리치다

② 虛勞로 氣血이 兩虛한 것을 治療하는데 能히 陰陽을 調和한다.
③ 氣血의 兩虛를 治療한다. 一名은 八珍湯이라 한다.

9. 諸熱[3688)]

① 肝熱·心熱·脾熱·肺熱·腎虛熱·潮熱·驚熱·痘熱·變蒸熱·疳熱·積熱·胎熱·骨蒸熱·痰熱·瘡熱·風寒熱·壯熱·實熱·虛熱이 있다.

② 面上으로 左腮는 肝이 되고, 右腮는 肺가 되며, 額上은 心이 되고, 鼻는 脾가 되며, 頦은 腎이 된다. 赤色인 경우에는 熱인 것이다.
ⓐ 證狀을 따라서 治療를 한다.
ⓑ 身熱을 하지만 물을 먹지 않으려고 하는 경우에는 熱이 外에 있는 것이다.
ⓒ 身熱을 하면서 물을 먹는 경우에는 熱이 內에 있는 것이다.

③ 小兒의 熱病은 六一散으로 하니 妙한 藥이다. 寒水石散도 역시 좋다.

④ 무릇, 熱證에 疎利[3689)]를 한 後에, 或은 和解를 한 後에, 虛證이 없으면 溫補[3690)]를 하여서는 안 된다.
ⓐ 熱이 반드시 따라서 發生을 한다.

⑤ 諸熱의 通用으로는 小兒淸心丸·天乙丸[3691)]으로 한다.

❶ 소아청심환(小兒淸心丸)(➡方藥合編·中168, 東醫寶鑑 1738)
活套 : ① 諸熱을 治療한다.
② 또한, 驚熱로 因한 煩燥(번조)를 治療한다.
③ 內局에서는 加 犀角·牛黃을 하였다.

❷ 천을환(天乙丸)(➡方藥合編·中179, 東醫寶鑑 1738, 醫學入門 2912)
活套 : ① 治病에 水道를 通利를 하는 것으로 捷徑(첩경)이 된다.
② 蘊熱·丹毒·驚風·痰熱·變蒸·發熱·嘔吐·泄瀉를 하는 病에 治療를 하지 않는 것이 없다.

3688) 小兒의 發熱이 가장 힘들다. 洋方에서는 해열제로 進行을 하는데 韓方에서는 原因을 찾아야 治療가 可能하기 때문에 머리에서 발끝까지 다 確認을 하는 버릇을 들여야 한다.
3689) 막힌 것을 소통시키는 효능임
3690) 보법(補法)의 하나. 성질이 더운 보약으로 허한증(虛寒證)을 치료하는 방법이다. 예를 들면 비위허한증(脾胃虛寒證)에는 이중탕(理中湯)을 쓰는 것 등이다.
3691) 무조건 熱을 끄고자 하는 處方이다. 이런 식의 접근 方法은 좋은 것이 아니다.

(1) 肝熱

① 肝熱인 경우에는 手尋(수심)[3692]으로 衣領(의령)[3693]을 하고 物을 亂捻(난념)[3694]을 하며 左腮[3695]가 赤을 한다.
② 瀉靑丸으로 主한다.

❶ 사청환(瀉靑丸)(➡方藥合編·下106, 東醫寶鑑 385·1714, 醫學入門 152·2719)
活套 : ① 小兒의 靑便을 治療한다.
② 肝實을 治療한다.
③ 痘毒과 驚搐(경휵)을 治療한다.
④ 心肝의 熱을 瀉하여 肝風이 스스로 없어지게 하는 경우에는 瀉靑丸으로 하고, 小便을 이롭게 하여 熱이 炎上하지 않게 하는 경우에는 導赤散으로 한다.

(2) 心熱

① 心熱인 경우에는 口中의 氣가 溫을 하고, 或은 合面[3696]을 하여 臥를 하며, 또한 眼이 上竄[3697]을 하고, 額이 赤을 하며, 搖頭[3698]를 하고, 咬牙[3699]를 한다.
② 導赤散으로 主한다.

❶ 도적산(導赤散)(➡方藥合編·下78, 東醫寶鑑 391·421, 醫學入門 164·3131)
活套 : ① 小腸의 熱로 小便이 不利를 하는 것을 治療한다.
② 合 四苓散을 하면, 이름을 하기를 移熱湯이라고 한다. 口糜가 心胃의 壅熱로 口瘡을 하는 것을 治療한다.
③ 一方은 竹葉이 있고, 燈心이 없다.
④ 熱이 甚한 경우에는 加 黃芩·黃連·麥門冬을 한다.

(3) 脾熱

① 脾熱인 경우에는 面黃을 하고 腹大를 하며 息이 惰[3700]를 하고 嗜臥(기와)[3701]를 하며

3692) 1. 찾다, 캐묻다 2. 탐구하다(探求--), 연구하다(硏究--) 3. 쓰다, 사용하다
3693) 옷깃을 말함.
3694) 1. 비틀다, 비꼬다(끈 따위를 비비 틀어서 꼬다) 2. 꼬다, 드리다 3. 집다,
3695) 1. 뺨 2. 볼 3. 아가미 a. 뺨 (새) b. 볼 (새) c. 아가미 (새)
3696) 仰面의 반대말이다. 몸을 엎드린다는 말이다.
3697) 소아 경풍(驚風) 때 눈알이 위로 돌아가 치뜨는 것. 검은자위가 위로 올라가고 흰자위만 보이는 것을 말한다.
3698) 머리가 저절로 흔들리는 것. 풍증(風證) 때 볼 수 있다.
3699) 1.이를 악물다. 이를 악물고 참다. 2.이를 갈다.
3700) 1. 게으르다, 나태하다(懶怠--) 2. 소홀(疏忽)히 하다, 업신여기다
3701) 피로권태하여 잠만 자려하고, 순식간에 잠드는 증상. 대부분 습승(濕勝), 비허(脾虛), 담열(痰熱)로 인해 발생한다.

身熱로 飮水를 하고 鼻가 赤色으로 한다.

② 瀉黃散으로 主한다.

(4) 肺熱

① 肺熱인 경우에는 咳嗽(해수)로 寒熱을 하고 壯熱[3702]로 飮水를 하며 喘悶[3703]을 하고 右腮가 赤色을 한다.

② 瀉白散으로 主한다.

❶ 사백산(瀉白散)(➡方藥合編·下33, 東醫寶鑑 402, 醫學入門 3132)

活套 : ① 肺熱·肺壞疽의 初期를 治療한다.

③ 肺實을 治療한다.

④ 역시 乾咳(건해)로 水가 마르고 火가 炎上하는 것을 治療한다.

⑤ 鼻瘡에는 加 黃芩·梔子·薄荷를 한다. 或은 加 桔梗·梔子·知母·貝母·麥門冬·生地黃을 한다.

(5) 腎熱

① 腎虛로 熱한 경우에는 下竄[3704]을 하고 畏明[3705]을 하며 頦(해)[3706]가 赤色을 한다.

② 地黃元으로 主한다.

❶ 육미지황원(六味地黃元)(➡方藥合編·上40, 東醫寶鑑 1242, 醫學入門 2800 六味地黃丸)

活套 : ① 諸腎疾患·膀胱疾患·佝僂病·바세도우氏病·白內障·便秘·四肢煩熱·肺結核을 治療한다.

② 腎水不足을 治療한다.

③ 加 五味子 四兩을 하면 腎氣丸이라 이름을 한다. 이것은 이에 肺의 源을 滋養하여 腎水를 生하는 것이다.

④ 用法은 左를 末로 하여 蜜丸으로 梧子大로 하고 空心에 溫酒나, 或은 鹽湯으로 五·七十丸을 먹는다.

⑤ 腎氣丸은 五味子를 俗에 一兩을 한 것이다. 역시 分作을 하여 二十貼으로 사용을 한다.

(6) 潮熱

① 潮熱을 하는 경우에는, 마치 潮를 하여 有信[3707]을 하는 것과 같이 매일 應하는 때에 發作을 한다. 때가 지나면 즉, 그친다.

② 마땅히 사용을 하는데 通心飮·甘露飮·梨漿飮으로 한다.

3702) ① 주로 실증(實證) 때 나타나는 높은 열. ② 고열이 지속되는 것.

3703) 호흡이 빠르고 촉박해 답답한 병증

3704) ① 경련 때 눈동자가 아래로 내려간 것.

3705) 밝은 것을 두려워 함.

3706) 1. 아래턱 2. 턱밑 3. 볼 4. 추하다(醜--) 5. 보기 흉하다(凶--)

3707) 일정한 時間으로 해서 潮熱이 發生을 하는 것을 말한다.

(7) 胎熱

① 胎熱인 경우에는 胎中에 熱을 받은 것이니, 낳아 놓았는데 面이 赤을 하고 眼을 閉를 하며 大便이 秘를 하고 小便이 赤黃을 하며 飮乳를 하지 않으려고 한다.
② 마땅히 사용을 하는데 生地黃湯으로 하고, 또한 釀乳方으로 하여 이것으로 喂(위)[3708]를 한다.

(8) 骨蒸熱

① 骨蒸熱인 경우에는 肌瘦를 하고 頰赤을 하며 口乾을 하고 潮熱을 하며 盜汗(도한)을 하고 五心이 煩躁(번조)를 한다.
② 마땅히 사용을 하는데 地仙散으로 한다.

(9) 痰熱

① 痰熱인 경우에는 面赤을 하고 身熱을 하며 喘咳(천해)를 하고 胸膈[3709]이 不利를 하며 咽喉에 痰聲(담성)[3710]이 있다.
② 마땅히 抱龍丸으로 한다.

❶ 포룡환(抱龍丸)(➡方藥合編·中175, 東醫寶鑑 1716, 醫學入門 2328)
活套 : ① 驚風으로 因한 潮熱과 搐搦(휵닉)을 治療하고 身熱과 昏睡(혼수)를 治療한다.
② 能히 痰熱을 내리니, 이에 心·肺·肝의 藥이다.
③ 內局에서는 天竺黃을 去하고, 釣鉤藤으로 代身하여 사용을 하였다.

(10) 瘧熱

① 瘧熱인 경우에는 一日에 一發을 하거나, 或은 二·三日에 一發을 하여 寒熱往來를 한다.
② 마땅히 梨漿飮으로 한다.

(11) 風寒熱[3711]

① 風寒熱인 경우에는 發熱이 쉬지를 않고 身熱을 하며 口中의 氣가 熱을 하고 呵欠을 하며 鼻塞을 한다.
② 마땅히 人蔘羌活散[3712]으로 한다.

3708) 喂 : 1. 두렵다 a. 부르는 소리 (외) 젖을 먹이다.
3709) ①심장(心臟)과 비장(脾臟) 사이의 가슴 부분(部分) ②마음속. 가슴 속
3710) 喘息音을 말한다.
3711) 感氣로 因한 熱을 말한다.
3712) 人蔘敗毒散의 小兒分量이다.

❶ 인삼강활산(人蔘羌活散)(➡方藥合編·中169, 東醫寶鑑 1027·1738, 醫學入門 3144)

活套 : ① 小兒가 四氣에 感冒가 된 것을 治療한다.

② 또한, 疹頭가 風痰으로 壅盛(옹성)을 하여 煩熱이 있고 渴證(갈증)이 나며 頭痛이 있고 項强(항강)이 있으며 몸이 두루 拘急을 하고 四肢가 煩疼(번동)을 하는 것을 治療한다.

⑿ 壯熱[3713)]

① 壯熱인 경우에는 遍身에 發熱을 하고, 한가지로 熱로 向하여 그치지를 않는다. 甚하면 즉, 驚搐(경휵)[3714)]이 發作을 한다.

② 마땅히 通心飮·人蔘羌活散으로 한다.

⒀ 實熱

① 實熱인 경우에는 身熱을 하고, 飮水를 하며 大·小便이 秘澁[3715)]을 한다.

② 마땅히 淸凉飮子로 한다.

⒁ 虛熱

① 虛熱인 경우에는 身熱을 하고, 飮水를 하지 않으며 大·小便은 如常을 한다.

② 마땅히 地骨皮散으로 한다.

10. 吐瀉

① 小兒가 吐瀉(토사)를 하는데 黃色으로 泄을 하는 경우에는 熱乳에 傷한 것이다.

② 吐瀉(토사)를 하는데 靑色으로 泄을 하는 경우에는 冷乳에 傷한 것이다. 대개 마땅히 下를 하여야 한다.

ⓐ 白餠子로 主한다.

ⓑ 下를 한 後에

㉠ 熱乳로 傷한 경우에는 玉露散으로 한다.

㉡ 冷乳로 傷한 경우에는 益黃散으로 하여 服用을 한다.

③ 初生의 月內에 吐瀉(토사)를 하는 경우에는 마땅히 朱砂丸으로 하고, 後에 朱沈煎으로

3713) 38도가 넘어가면 痙攣發作을 하는 경우가 있으니 急히 서둘러서 治療를 하고 안 되면 전원을 하여야 한다.

3714) 어린이가 의식을 잃고 경련을 일으키는 병증.

3715) 大小便의 秘澁으로 實證을 確認한다.

調理를 한다.

④ 初生이 吐瀉(토사)를 하는 경우에, 大便의 色의 白을 하면 乳가 停滯를 한 것이다.
ⓐ 紫霜丸으로 下를 한다.
ⓑ 後에 使用을 하는데 香橘餠으로 한다.

⑤ 吐瀉(토사)를 하는데, 昏睡(혼수)[3716]를 하고 露睛을 하는 경우에는 胃의 虛熱인 것이다.
ⓐ 마땅히 白朮散으로 하고, 和中散으로 한다.

⑥ 吐瀉(토사)를 하는데, 昏睡(혼수)를 하고 露睛[3717]을 하지 않는 경우에는 胃의 實熱인 것이다.
ⓐ 마땅히 益元散·玉露散으로 한다.

⑦ 暑月에 吐瀉(토사)를 하는데, 身熱을 하면 玉露散으로 한다.
ⓐ 或은 五苓散에 益元散을 各半으로 하여 타서 服用을 한다.

⑧ 寒月에 吐瀉(토사)를 하는데, 身이 冷하면 마땅히 益黃散·理中湯으로 한다.
⑨ 吐瀉(토사)에 寒痰이 있는 경우에는 半粟散으로 主한다.

⑩ 小兒의 初生에 口中의 穢惡를 拭口(식구)[3718]를 하는 것을 다하지 않아 喉中으로 嚥入을 한 것이다.
ⓐ 그렇기 때문에 吐가 不止를 한다.
ⓑ 마땅히 木瓜丸으로 한다.

⑪ 가령, 갑작스럽게 吐를 하고, 或은 完穀을 泄瀉(설사)를 하는 경우에는 傷風이 甚한 것이다.
ⓐ 무릇, 傷風을 하는데 많은 경우에 吐瀉(토사)를 하는 것은, 木이 脾土를 侵犯을 하는 것을 좋아하기 때문이다.
ⓑ 마땅히 大靑膏로 한다.

⑫ 吐瀉(토사)가 不止를 하고 危急한 것이 甚한 경우에는 사용을 하는데 燒鍼丸으로 한다.

3716) ①혼혼하여 잠이 듦 ②의식(意識)이 없어지고 인사(人事) 불성(不省)이 됨
3717) 눈동자가 드러나는 것을 말함.
3718) 아이가 갓 태어나면 부드러운 솜을 손가락에 껴 입 안의 더러운 것을 깨끗이 닦아 주는 것임.

⑬ 해(年)가 지난 吐瀉(토사)로 眼이 慢을 하고 糞穢[3719]가 筋膜에 있는 경우에는, 이에 父母가 交感[3720]을 하는 때에 喫乳(끽유)[3721]를 하여 이른 바이다.

ⓐ 이름을 하여 가로되 交精吐妳[3722]라고 한다.

ⓑ 마땅히 사용을 하는데 益黃散·五疳保童元으로 한다.

⑭ 吐瀉(도사)가 오래되어 장차 慢驚風이 되려고 하는 경우에는 和胃丸·雙金元으로 한다.

⑮ 小兒의 吐瀉(토사)에는 通用을 하는데 助胃膏가 가장 妙하다.

❶ 소침환(燒鍼丸)(➡方藥合編·中180, 東醫寶鑑 1742, 醫學入門 2357)

活套 : ① 이 藥은 清鎮을 하는 것이니, 오로지 吐逆을 主하고, 또한 瀉를 主한다. 大人도 역시 마땅하다. 小兒의 吐瀉(토사)를 治療한다.

② 內傷의 乳食으로 吐瀉(토사)가 그치지 않아 危急한 것이 甚한 것을 治療한다.

❷ 이중탕(理中湯)(➡方藥合編·上6, 東醫寶鑑 1069, 醫學入門 1842·3055)

活套 : ① 胃아토니·胃下垂·胃擴張·胃酸過多·減酸症·胃潰瘍·蛔蟲·急性慢性 胃카타르·胃腸性神經衰弱·肺結核·肋間神經痛·萎縮腎·帶下·陰症의急性吐瀉病·四肢神經痛·自家中毒症을 治療한다.

② 太陰의 腹痛으로 自利를 하고 不渴을 하는 것을 治療하는 處方이다.

③ 加 陳皮·靑皮를 하면 治中湯이라 이름을 한다.

④ 小建中湯을 合하면 建理湯으로 이름을 하는데, 虛冷으로 積氣가 上攻을 하는 것을 治療한다.

⑤ 五苓散을 合하면 理苓湯이라 이름을 하는데 陽虛浮腫을 治療한다.

⑥ 氣虛에는 倍 蔘을 하여 五·七錢까지 한다.

⑦ 泄瀉(설사)에는 加 肉荳蔻·車前子를 한다.

❸ 사군자탕(四君子湯)(➡方藥合編·上64, 東醫寶鑑 244, 醫學入門 157·1550·3033·3165)

活套 : ① 食慾不振·胃下垂·胃腸虛弱症·痔出血·他藥으로 無效한 半身不隨·貧血·心腹脹滿·腸鳴下痢·嘔吐吃逆·脾衰肺損·體瘦面黃·胃潰瘍·小兒吐乳를 治療한다.

② 眞氣가 虛弱한 것을 補한다.

③ 氣短과 氣少한 것을 治療한다.

④ 虛損에는 加 當歸·黃芪를 하는데 人蔘黃芪湯이라고 이름을 한다.

⑤ 合 四物湯을 하면 八物湯이라 이름을 한다.

⑥ 또한, 加 黃芪·肉桂 各一錢을 하면 十全大補湯이라 이름을 한다.

⑦ 加 陳皮를 하면 異功散이라 이름을 한다.

⑧ 加 陳皮·半夏를 하면 六君子湯이라 이름을 한다.

⑨ 虛泄에는 加 黃芪·升麻·柴胡·防風을 한다.

⑩ 冷한 경우에는 加 肉桂·附子를 한다.

⑪ 腫에는 加 豬苓·澤瀉를 한다.

⑫ 暑에는 加 香薷·白扁豆·紫檀香을 한다.

3719) 눈곱을 말한다.
3720) 性행위를 말한다.
3721) 젖을 먹이는 것을 말한다.
3722) 1. 너 2. 당신(當身) a. 젖 (내) b. 유모(乳母) (내) c. 어머니 (내) d. 낮잠 (내)

⑬ 虛泄에는 合 五苓散을 한다.

❹ 평위산(平胃散)(➡方藥合編·下22, 東醫寶鑑 417·1204, 醫學入門 157·1550·3103)

活套 : ① 急性·慢性胃카타르·過食으로 因한 喘息·胃擴張症·腹鳴·食毒·食傷·胃弱·陰痿·齒痛·胎盤殘留·呑酸症을 治療한다.

② 和脾를 하고 健胃를 하는데 胃氣가 和平하게 되면 즉, 服用을 그쳐야 하니 항상 服用을 해서는 안 된다.

③ 加 白茯苓·丁香·白朮을 하면 調胃散이라 이름을 한다.

④ 加 乾薑을 하면 厚朴湯이라 이름을 한다.

⑤ 合 五苓散을 하면 胃苓湯이라 이름을 한다.

⑥ 加 藿香·半夏를 하면 不換金正氣散이라 이름을 한다.

⑦ 加 神麯·麥芽를 하면 加味平胃散이라 이름을 한다.

⑧ 食滯에는 加 山楂·神麯·麥芽·檳榔·枳實·蘿葍子·砂仁·草果의 類를 한다.

⑨ 暑滯에는 合 香薷散을 하면 香平散이라 이름을 한다.

⑩ 만약, 泄瀉(설사)를 하는 경우에는 合 四苓湯을 한 다음에 加 燈心·車前子의 類를 하는데 마땅함을 따라서 加減을 한다.

❺ 백호탕(白虎湯)(➡方藥合編·下7, 東醫寶鑑 1066, 醫學入門 1550·1839·3048)

活套 : ① 熱性病·糖尿病·狂躁症·皮膚瘙痒症·冷症·丹毒·瘧疾·四肢倦怠·遺尿症·齒痛·火傷·黃疸·出血性 스피로헤타病을 治療한다.

② 陽明經病으로 汗多하고 煩渴(번갈)하며 脈이 洪大를 하는 것을 治療한다.

③ 加 人蔘 一錢을 하면 이름을 하기를 人蔘白虎湯이라고 한다.

④ 加 蒼朮 一錢을 하면 이름을 하기를 蒼朮白虎湯이라고 한다.

❻ 이공산(異功散)(➡方藥合編·上64, 東醫寶鑑 417·1773, 醫學入門 3147)

活套 : ① 食慾不振·胃下垂·胃腸虛弱症·痔出血·他藥으로 無效한 半身不隨·貧血·心腹脹滿·腸鳴下痢·嘔吐吃逆·脾衰肺損·體廋面黃·胃遺瘍·小兒吐乳을 治療한다.

❼ 보중익기탕(補中益氣湯)(➡方藥合編·上22, 東醫寶鑑 1201, 醫學入門 162·1870·1881·2729·3057)

活套 : ① 疲勞狀態·肺結核·肋膜炎·腹膜炎·夏痩·痔疾·脫肛·感氣·말라리아狀熱·胃下垂·子宮下垂·盜汗·自汗을 治療한다.

② 勞役이 太甚을 하고, 或은 飮食이 失節을 하여 身熱을 하고 自汗을 하는 것을 治療한다.

③ 滑泄에는 加 訶子·肉荳蔲를 한다.

❽ 전씨백출산(錢氏白朮散)(➡方藥合編·上120, 東醫寶鑑 1718 白朮散, 醫學入門 3100)

活套 : ① 一名은 錢氏白朮散이다. 一名은 淸寧散이다.

② 吐瀉(토사)가 日久를 하여 津液(진액)이 마르고 煩滿(번만)을 하며 引飮을 하고 慢驚(만경)이 되려고 하는 것을 治療한다.

③ 泄瀉(설사)를 하는 경우에는 加 山藥·白扁豆·肉豆蔻를 한다.

④ 慢驚(만경)에는 加 天麻·細辛·白附子를 한다. 매번 二錢을 水煎을 하여 任意대로 服用을 한다. 或은 木香·甘草를 各五分으로 減을 하여 煎服을 하여도 可하다.

⑤ 大人과 小兒가 泄瀉(설사)로 氣脫한 경우에는 倍蔘을 하는데 三·五·七錢까지 해도 된다. 그리고 加 肉荳蔲·破古紙·金櫻子·吳茱萸의 類를 한다.

⑥ 尿不利에는 加 澤瀉·車前子를 한다.
⑦ 傷寒으로 餘熱(여열)이 未淨(미정)을 하고 泄瀉(설사)를 하는 데에 역시 마땅하다.

11. 感冒風寒[3723]

① 貪睡(탐수)[3724]를 하고 口中의 氣가 熱을 하며 呵欠[3725]을 하고 煩悶(번민)을 하는 경우에는 傷風의 證인 것이다.
② 頭目이 疼痛을 하고 사람을 두려워하며 寒을 두려워하는 경우에는 傷寒證인 것이다.
③ 頭痛을 하고 體痛을 하며 鼻塞으로 流涕를 하고 咳嗽(해수)를 하며 噴嚏(분체)[3726]를 하고 頰이 赤을 하며 眼이 澁을 하고 山根[3727]이 青色을 하는 것은 대개 風寒에 傷한 것이다.
④ 傷風에는 마땅히 사용을 하기를 大青膏·雄黃膏로 한다.
⑤ 感冒風寒에는 通用을 하는데 人蔘羌活散·蔘蘇飮·惺惺散으로 한다.

❶ 인삼강활산(人蔘羌活散)(➡方藥合編·中169, 東醫寶鑑 1027·1738, 醫學入門 3144)
活套 : ① 小兒가 四氣에 感冒가 된 것을 治療한다.
② 또한, 疹頭가 風痰으로 壅盛(옹성)을 하여 煩熱이 있고 渴證(갈증)이 나며 頭痛이 있고 項强(항강)이 있으며 몸이 두루 拘急하고 四肢가 煩疼(번동)하는 것을 治療한다.

❷ 작약감초탕(芍藥甘草湯)(➡方藥合編·上86, 東醫寶鑑 764·1091·1094, 醫學入門 1754)
活套 : ① 甘은 己이다. 酸은 甲이다. 甲己가 化土가 된다. 이것은 仲景의 妙法이다. 酸으로 收斂(수렴)을 하고 甘으로 緩하게 한다.
② 小兒의 肝氣에는 加 青皮·釣鉤藤·木瓜를 한다.
③ 乳滯에는 加 陳皮·麥芽를 한다.
④ 感氣를 挾한 경우에는 加 乾葛·蘇葉·忍冬의 類를 한다.
⑤ 俗名으로는 甲己湯이라 한다.

❸ 삼소음(蔘蘇飮)(➡方藥合編·中26, 東醫寶鑑 1079, 醫學入門 1742·3046)
活套 : ① 感冒·氣管支炎·惡阻·氣鬱·肺炎·酒毒을 治療한다.
② 風寒으로 感觸이 되어 傷한 것으로 頭痛을 하고 發熱을 하며 咳嗽(해수)를 하는 것을 治療한다.
③ 또한, 內因의 七情으로 痰盛을 하고 潮熱을 하는 것을 治療한다.
④ 痰盛에는 加 三子를 한다.
⑤ 肺熱에는 換 沙蔘을 하고, 加 桑白皮·麥門冬을 한다.
⑥ 虛冷에는 倍 蔘을 하고, 加 桂枝를 한다.

3723) 小兒의 感冒에서 熱이 38도가 넘어가는 경우에는 해열제를 같이 服用을 하여야 한다.
3724) 잠을 탐하다.
3725) 하품.
3726) [명사] 같은 말 : 재채기(코 안의 신경이 자극을 받아 갑자기 코로 숨을 내뿜는 일).
3727) ①골상학(骨相學)에서 '콧마루와 두 눈썹 사이'를 일컫는 말.

12. 痰涎喘嗽

① 痰은 이에 風의 苗이다.

② 火가 靜을 하면 즉, 脾에 伏을 한 것이다. 火가 動을 하면 즉, 肺에 壅滯(옹체)를 한 것이다.

③ 痰火가 交作을 하면 즉, 咳嗽(해수)로 喘急(천급)을 한다.

④ 마땅히 瀉白散에 合 導痰湯을 煎服을 한다.

⑤ 寒嗽는 마땅히 華蓋散으로 한다.

⑥ 熱水는 마땅히 淸金降火湯으로 한다.

⑦ 脾肺는 子母인 것이다.

ⓐ 二臟이 모두 虛한 경우에는 즉, 頑涎(완연)[3728]을 發生을 하게 된다.

ⓑ 頑涎(완연)은 脾肺에서 出을 하는 바인 것이다.

ⓒ 涎을 하면 즉 咽喉에 流溢을 한 것이다.

ⓓ 마치, 水鷄[3729]의 聲과 같다.

ⓔ 喘嗽(천수)로 煩悶(번민)을 하면 마땅히 抱龍丸·奪命散으로 한다.

⑧ 馬脾風에는 마땅히 사용을 하는데 馬脾風散·牛黃奪命散·保生丹으로 한다.

❶ 사백산(瀉白散)(➡方藥合編·下33, 東醫寶鑑 402, 醫學入門 3132)

活套 : ① 肺熱·肺壞疽의 初期를 治療한다.

② 肺實을 治療한다.

③ 역시, 乾咳(건해)로 水가 마르고 火가 炎上하는 것을 治療한다.

④ 鼻瘡에는 加 黃芩·梔子·薄荷를 한다. 或은 加 桔梗·梔子·知母·貝母·麥門冬·生地黃을 한다.

❷ 도담탕(導痰湯)(➡方藥合編·下3, 東醫寶鑑 357·1025, 醫學入門 2574)

活套 : ① 痰盛을 治療하는 基本處方이다.

② 中風을 治療하는데 痰이 盛을 하여 言語가 乾澁(건삽)을 하고 眩暈(현훈)이 있는 것을 治療하는 處方이다.

❸ 청금강화탕(淸金降火湯)(➡方藥合編·下34, 東醫寶鑑 1297)

活套 : ① 熱嗽를 治療한다.

② 能히 肺胃의 火를 瀉한다.

③ 火가 降을 하면 즉, 痰이 消를 하게 되고 咳가 止를 한다.

❹ 포룡환(抱龍丸)(➡方藥合編·中175, 東醫寶鑑 1716, 醫學入門 2328)

3728) 해수 천식과 그르렁거리는 소리를 나게 하는 타액임

3729) 뜸부기.

活套 : ① 驚風으로 因한 潮熱과 搐搦(휵닉)을 治療하고 身熱과 昏睡(혼수)를 治療한다.
② 能히 痰熱을 내리니 이에 心·肺·肝의 藥이다.
③ 內局에서는 天竺黃을 去하고, 釣鉤藤으로 代身하여 사용을 하였다.

13. 泄痢[3730)]

① 小兒의 疳痢(감리)는 靑·白·黃의 沫[3731)]水를 瀉를 한다.
② 痢色이 變易(변역)[3732)]을 하고 無常을 한다.
③ 疳은 즉, 膿瀉(양사)이다. 膿은 즉, 脹인 것이다.
④ 그 證狀은 目의 胞가 腫을 하고 腹脹을 하며 痢色이 無常을 하고 飮水를 좋아하며 점차 더하여 瘦瘠(수척)[3733)]을 하게 된다.
⑤ 赤痢에는 마땅히 黃芩芍藥湯으로 한다.
⑥ 虛滑인 경우에는 마땅히 固腸丸으로 한다.
⑦ 白痢에는 마땅히 益元散·溫六丸으로 한다.
⑧ 赤白痢에는 마땅히 黃連阿膠元·六神丸으로 한다.
ⓐ 疳痢의 腹痛에는 마땅히 蘇感元으로 한다.

⑨ 八痢의 危證
ⓐ 一은 가로되 赤痢이다.
ⓑ 二는 가로되 白痢이다.
ⓒ 三은 가로되 赤白痢이다.
ⓓ 四는 가로되 食積痢이다.
ⓔ 五는 가로되 驚痢이다.
ⓕ 六은 가로되 脾虛痢이다.
ⓖ 七은 가로되 時行痢이다.
ⓗ 八은 가로되 疳痢이다.

⑩ 通用으로는 小駐景元·眞人養臟湯으로 한다.
⑪ 小兒의 痢에서 穀道[3734)]가 不閉[3735)]를 하고 黃汁[3736)]이 長流를 하는 경우에는 不治이

3730) 大人의 泄利는 하루 이틀 정도는 큰 문제가 되지 않으나, 小兒의 泄利는 서둘러서 치료를 하여야 한다. 그리고 항상 脫水를 예방해야 한다.
3731) 1.(~儿) 거품. 포말. 2.침. 타액.
3732) 변(變)하여 바뀜. 변(變)하여 바꿈
3733) (얼굴이나 몸이)야위어 건강(健康)하지 않게 보이는 상태(狀態)에 있음
3734) 大腸과 肛門을 아울러 이르는 용어임.
3735) 肛門이 열린 것을 말한다.

다.

❶ 황금작약탕(黃芩芍藥湯)(➡方藥合編·下93, 東醫寶鑑 522, 醫學入門 1756 黃芩湯)

活套 : ① 急性腸炎을 治療한다.

② 下痢로 膿血을 하는 것을 治療하는데, 몸에 熱이 있고 腹痛이 있으면서 脈이 洪數을 하는 것을 治療한다.

③ 腹痛이 甚한 경우에는 加 桂心을 三分을 한다.

④ 暑에는 加 香薷·白扁豆·黃連을 한다.

⑤ 尿가 澁한 경우에는 加 猪苓·澤瀉·燈心의 類를 한다.

❷ 익원산(益元散)(➡方藥合編·下16, 東醫寶鑑 1139·1263, 醫學入門 1724)

活套 : ① 一名은 六一散이다. 一名은 天水散이다.

② 中暑로 吐瀉(토사)를 하고 下利를 하는 것을 治療한다.

③ 渴證(갈증)을 그치게 하고 煩을 없앤다.

④ 百藥과 酒食의 邪毒을 풀어준다.

❸ 육신환(六神丸)(➡方藥合編·下102, 東醫寶鑑 535, 醫學入門 2655)

活套 : ① 眞實로 痢疾(이질)을 調理하는 要藥이다. 모든 痢疾(이질)을 治療하는 要藥이다.

14. 腹痛·腹脹·盤腸內釣[3737)]

① 小兒의 腹痛에 曲腰[3738)]를 하고, 乾啼[3739)]를 하며, 눈물이 없고, 面이 靑白을 하고, 脣이 黑을 하며, 肢冷을 하고, 或은 大便의 色이 靑을 하여, 實하지 않는 경우에는 盤腸內釣가 된다.

ⓐ 急히 葱을 煎을 하여 그 湯으로 腹을 淋洗를 하고 蔥白(총백)을 揉(유)[3740)]를 하여 臍腹의 間을 熨를 하면 한참을 지나서 尿가 스스로 出을 하게 되고 그 痛이 바로 그치게 된다.

ⓑ 이어서 乳香散을 服用을 한다.

② 小兒의 腹痛은 많은 경우에 이것이 乳食으로 傷한 바이다.

ⓐ 마땅히 사용을 하기를 消食散·消積丸으로 한다.

ⓑ 面이 靑白을 하고 身冷을 하며 水瀉를 하고 冷痛을 하는 것이 되는 경우에는 마땅히 理中湯으로 한다.

3736) 泄瀉를 말한다.

3737) 小兒가 極烈하게 腹痛을 호소하면 반드시 복부 엑스레이를 하여야 한다. 장마비·장중첩이나 탈장인 경우가 있다.

3738) [명사] 조선 시대에, 아전(衙前)이 수령 앞에서 허리를 구부리던 예의.

3739) 어린아이가 눈물 없이 우는 것.

3740) 1. 주무르다 2. 순하게 하다 3. 섞이다 4. 휘다 5. 바로잡다

③ 積痛·食痛·虛痛·蟲痛은 大同小異를 하는데, 오직 蟲痛은 小兒에 많이 있다.

ⓐ 그 證이 心腹이 痛을 하고 叫哭(규곡)[3741]을 하며 倒身을 하고 撲手(박수)[3742]를 하며 淸水와 涎沫(연말)을 嘔吐를 하고 面色이 靑黃을 하는데, 때로 發作을 하고 때로 그치게 되며 口脣이 紫黑色인 경우에는, 이것은 蛔厥(회궐)인 것이다.

ⓑ 마땅히 사용을 하는데 安蟲散·安蟲丸으로 한다.

④ 腹脹을 하는 경우에는 脾胃(비위)가 虛를 하고 氣가 攻擊(공격)을 하여 만들어진 것이다. 마땅히 사용을 하는데 搨氣丸·消積丸·十全丹으로 한다.

❶ 황금작약탕(黃芩芍藥湯)(➡方藥合編·下93, 東醫寶鑑 522, 醫學入門 1756 黃芩湯)

活套 : ① 急性腸炎을 治療한다.

② 下痢로 膿血을 하는 것을 治療하는데 몸에 熱이 있고 腹痛이 있으면서 脈이 洪數을 하는 것을 治療한다.

③ 腹痛이 甚한 경우에는 加 桂心을 三分을 한다.

④ 暑에는 加 香薷·白扁豆·黃連을 한다.

⑤ 尿가 澁한 경우에는 加 猪苓·澤瀉·燈心의 類를 한다.

❷ 이중탕(理中湯)(➡方藥合編·上6, 東醫寶鑑 1069, 醫學入門 1842·3055)

活套 : ① 胃아토니·胃下垂·胃擴張·胃酸過多·減酸症·胃潰瘍·蛔蟲·急性慢性 胃카타르·胃腸性神經衰弱·肺結核·肋間神經痛·萎縮腎·帶下·陰症의急性吐瀉病·四肢神經痛·自家中毒症을 治療한다.

② 太陰의 腹痛으로 自利를 하고 不渴을 하는 것을 治療하는 處方이다.

③ 加 陳皮·靑皮를 하면 治中湯이라 이름을 한다.

④ 小建中湯을 合하면 建理湯으로 이름을 하는데, 虛冷으로 積氣가 上攻을 하는 것을 治療한다.

⑤ 五苓散을 合하면 理苓湯이라 이름을 하는데 陽虛浮腫을 治療한다.

❸ 안회이중탕(安蛔理中湯)(➡方藥合編·上70, 醫學入門 1789)

活套 : ① 脾虛로 因한 蟲痛을 治療한다.

② 虛冷한 경우에는 倍 蔘·薑을 하고 加 桂心을 한다.

③ 或은 加 龍眼肉 三·五錢을 한다.

❹ 연진탕(楝陳湯)(➡方藥合編·下76)

活套 : ① 小兒의 蛔厥(회궐)을 治療한다.

② 挾滯를 한 경우에는 加 山楂·神麯·檳榔을 한다.

③ 痛이 甚한 경우에는 加 使君子·烏梅를 한다.

❺ 육군자탕(六君子湯)(➡方藥合編·上69, 東醫寶鑑 369, 醫學入門 3034)

活套 : ① 胃弱·胃液分泌過多·胃下垂·胃炎·胃癌·胃潰瘍·脚氣·佝僂病·潰瘍性大腸炎·腺病質·手足冷·食慾不振·十二指腸潰瘍·胃酸過多 및 不足症·胃 아토니를 治療한다. 虛弱體質改善을 한다.

② 氣虛로 因한 痰盛을 治療한다.

3741) 1. 부르짖다 2. (크게)외치다 3. 부르다 4. (큰소리로)울다 5. 불다.

3742) (씨름에서) 손바닥으로 상대방의 얼굴이나 목 둘레를 치는 수(두 손으로 동시에 치지 못함).

③ 虛冷한 경우에는 加 薑·桂를 한다.
④ 땀이 많은 경우에는 加 桂枝·黃芪를 한다.
⑤ 血이 燥한 경우에는 加 熟地黃·當歸·白芍藥을 한다.
⑥ 咳嗽(해수)를 하는 경우에는 加 貝母·五味子를 한다.
⑦ 氣滯에는 加 香附子·木香을 한다.
⑧ 挾感(협감)에는 加 香附子·乾葛을 한다.
⑨ 挾食(협식)에는 加 神麯·砂仁·枳實을 한다.
⑩ 浮腫에는 合 四苓散을 한다.

❻ 소합향원(蘇合香元)(➡方藥合編·中90, 東醫寶鑑 251, 醫學入門 2834 蘇合香丸)
活套 : ① 一切의 氣疾을 治療한다.

15. 小兒先天病[3743]

① 小兒先天病[3744]은 五軟·五硬·解顱·顖塡·顖陷·語遲·行遲·髮不生齒不生·龜背·龜胸·滯頤를 말한다.

(1) 五軟

① 五軟은 頭項이 軟을 하고 手軟을 하며 脚軟을 하고 身軟을 하며 口軟을 하는 것이 이것이다.
ⓐ 頭項軟이라는 것은 天柱骨[3745]이 倒를 하는 것이다.
㉠ 通用을 하는데 健骨散으로 한다.
㉡ 外로는 生筋散을 貼을 한다.

ⓑ 手軟이라는 것은 힘으로 움직일 수가 없는 것이다.
㉠ 마땅히 菍薏丸으로 한다.

3743) 小兒先天病의 基本은 消化器가 좋은 경우에는 腎氣丸으로 하고, 消化器가 좋지 않은 경우에는 補中益氣湯으로 한다.

3744) 뇌성마비는 하나의 질병이 아니라 비슷한 임상적 특징을 가진 증후군들을 집합적으로 일컫는 개념이다. 즉, 미성숙한 뇌에 출생 시 또는 출생 후의 여러 원인인자에 의해 비진행성 병변이나 손상이 발생하여 임상적으로 운동과 자세의 장애를 보이게 되는 임상군을 말하며, 일부 임상적 유형은 성장함에 따라 변화할 수 있게 된다. 미성숙한 뇌의 기준에 대해서는 절대적인 시기를 규정하는 것은 어려우나 보통 생후 만 5세까지로 규정 짓는다. **[네이버 지식백과]** 뇌성마비 [cerebral palsy] (서울대학교병원 의학정보, 서울대학교병원)

3745) 달리 선대골(旋臺骨) · 경골(頸骨) · 옥주골(玉柱骨)이라고도 부름. 제4, 5, 6경추를 통틀어서 일컬음.

ⓒ 脚軟이라는 것은 行이 느린 것이다.

ⓓ 身軟이라는 것은 肉이 消를 한 것으로 皮膚가 스스로 離를 하는 것이며, 或은 遍身의 筋이 軟한 것이다.
㉠ 鹿茸四斤丸에 加 當歸·靑鹽으로 服用을 한다.

ⓔ 口軟이라는 것은 語가 늦는 것이다.

② 以上은 五軟이다.
③ 대개 稟受(품수)3746)가 不足을 하거나, 或은 吐瀉(토사)로 因한 것이다.
④ 만약 治療를 하지 않으면 반드시 危篤(위독)3747)한 疾患이 된다.

⑤ 語遲를 하는 경우에는 五軟의 中에 口軟이 이것이다.
ⓐ 兒가 胎에 있을 때에 母가 驚怖(경포)3748)를 한 것이 있어, 驚氣가 心包絡에 入을 하여 하여금 神氣3749)가 不足을 하게하고 舌本이 不通을 한다.
ⓑ 마땅히 服用을 하는데 菖蒲丸으로 한다.
ⓒ 小兒가 諸病을 한 後에 말을 할 수가 없는 경우에는 鷄頭丸으로 한다.

⑥ 하나의 小兒가 五歲가 되어서도 말을 할 수가 없었다. 다 같이 이것으로 廢人이 된다고 하였다.
ⓐ 사용을 하기를 六味地黃丸에 加 五味子·鹿茸을 하고, 또한 補中益氣湯으로 하였다.
ⓑ 장차 半年이 되어 한 두 言語를 하기 시작을 하였는데, 一年에 이르러서 비로소 言語가 日常的으로 되었다.

⑦ 行遲는 脚軟이 이것이다.
ⓐ 氣血이 不充을 하고 骨髓(골수)가 不滿을 하여, 軟弱을 하고 行을 할 수가 없는 것이다.
ⓑ 或은 肝腎이 모두 虛한 것이다.
ⓒ 肝은 筋을 主하니 筋이 弱하면 骨을 束을 할 수가 없다.
ⓓ 마땅히 六味地黃元에 加 鹿茸·牛膝·五味子·五加皮를 하여 오랫동안 服用을 한다.
ⓔ 虎骨丸도 역시 좋다.
ⓕ 或은 사용을 하는데 五加皮散으로 한다.

3746) [명사] 같은 말 : 품부(선천적으로 타고남).
3747) 병세(病勢)가 매우 중하여 생명(生命)이 위태(危殆)로움
3748) 놀라서 눈이 휘둥그래지는 것.
3749) ① 정신 의식 활동을 표현한 말이다. ② 생명 활동의 기능을 통틀어 표현한 말이다. 옛 의학서에는 망진 때 신기를 보아서 병의 예후를 판단하는데 참고로 하였다.

⑧ 무릇, 小兒의 行遲·齒遲·解顱·五軟·鶴膝·睛白多愁는 대개 原因이 稟受(품수)를 한 腎氣가 不足을 한 것이다.

ⓐ 마땅히 六味地黃丸에 加 鹿茸을 하여 補를 한다.

ⓑ 或은 사용을 하는데 助元散으로 한다.

⑨ 小兒의 鶴膝(학슬)은 稟受(품수)를 받은 것이 不足을 하고 血氣가 不充을 한 것이다.

ⓐ 그렇기 때문에 肌肉이 瘦瘠(수척)[3750]을 하고 骨節이 呈露(정로)[3751]를 하여 마치 鶴의 膝(슬)과 같으니 이에 腎虛로 얻은 것이다.

ⓑ 마땅히 六味地黃元에 加 當歸·牛膝·鹿茸으로 久服을 한다.

ⓒ 이에 大南星炮를 末로 하여 醋에 버무려서 烘熱을 한 채로 貼을 하면 매우 좋다.

❶ 보중익기탕(補中益氣湯)(➡方藥合編·上22, 東醫寶鑑 1201, 醫學入門 162·1870·1881·2729·3057)

活套 : ① 疲勞狀態·肺結核·肋膜炎·腹膜炎·夏瘦·痔疾·脫肛·感氣·말라리아狀熱·胃下垂·子宮下垂·盜汗·自汗을 治療한다.

② 勞役이 太甚을 하고, 或은 飮食이 失節을 하여 身熱을 하고 自汗을 하는 것을 治療한다.

❷ 신기환(腎氣丸)(➡方藥合編·上40, 東醫寶鑑 1243, 醫學入門 2800 六味地黃丸)

活套 : ① 六味地黃丸이다. 또한, 腎氣丸이라고 이름을 한다.

② 가령, 心氣가 不足하거나 또는 瘀血이 있는 경우에는 加 牧丹皮를 八兩까지 한다.

③ 가령, 淋瀝(임력)이나 血腫이 있는 경우에는 加 澤瀉를 八兩까지 한다.

④ 가령, 脾胃(비위)가 弱한 경우에는 加 山藥을 八兩까지 한다.

⑤ 가령, 夢遺가 있고 頭昏이 있는 경우에는 加 山茱萸를 八兩까지 한다.

⑥ 가령, 痰火가 盛하고 또한 小水가 不淸한 경우에는 加 茯苓을 八兩으로 한다.

⑦ 가령, 腎에 邪水가 없는데 遺精을 하는 경우에는 去 澤瀉·茯苓을 하고, 加 茯神 三兩, 益智仁·五味子·麥門冬 各 二兩으로 한다.

❸ 사군자탕(四君子湯)(➡方藥合編·上64, 東醫寶鑑 244, 醫學入門 157·1550·3033·3165)

活套 : ① 食慾不振·胃下垂·胃腸虛弱症·痔出血·他藥으로 無效한 半身不隨·貧血·心腹脹滿·腸鳴下痢·嘔吐吃逆·脾衰肺損·體瘦面黃·胃遺瘍·小兒吐乳를 治療한다.

② 眞氣가 虛弱을 하는 것을 補한다.

③ 氣短과 氣少를 하는 것을 治療한다.

(2) 解顱

① 年이 大한 小兒[3752]가 頭縫[3753]이 不合을 하여 마치 開解[3754]를 하는 것과 같다.

3750) (얼굴이나 몸이)야위어 건강(健康)하지 않게 보이는 상태(狀態)에 있음

3751) 드러나거나 나타남. 또는 드러내거나 나타냄

3752) 나이가 찬 아이를 말한다.

3753) 달리 천문(天門)이라고도 부름. 경외기혈(經外奇穴). 앞머리털 경계 부위와 옆머리털 경계 부위가 서로 교차하는 점이다.

3754) 도리(道理)를 깨달아 알아냄. 여기에서는 열려서 풀리는 것을 말한다.

ⓐ 그렇기 때문에 가로되 解顱(해로)라고 한다.
ⓑ 이것은 腎氣가 不足한 것으로 말미암아 된 것이기 때문이다.
ⓒ 身은 骨髓(골수)를 主하고, 腦는 髓(수)의 海가 된다.
ⓓ 腎氣가 不成을 하면 즉, 腦髓(뇌수)가 不足을 한다.
ⓔ 그렇기 때문에 合을 할 수가 없는 것이다.
ⓕ 무릇, 이 疾病을 얻은 경우에는 千日이 지나지 않아 그 間에 역시 여러 歲가 있다고 하더라도 이에 廢人이 된다.

② 낳아 놓았는데 顖이 不合을 하는 경우에는 腎氣가 不成을 한 때문이다.
ⓐ 長을 하면 반드시 웃는 것이 적고 문득 目이 白을 하고 睛이 많게 되며 面이 㿠白色으로 하고 瘦瘠(수척)한 경우가 있으며 많은 경우에 근심이 많고 기쁜 것이 적다.
ⓑ 마땅히 六味地黃元으로 한다.
ⓒ 或은 八物湯에 加 酒炒芩·連을 하여 煎服을 한다.
ⓓ 外貼으로는 三神散·天南星散으로 한다.
ⓔ 또한, 頭巾(두건)[3755]으로 裹遮(과차)[3756]를 하여 保護를 하면 스스로 合을 한다.
ⓕ 역시 良法인 것이다.

❶ 팔미환(八味丸)(➡方藥合編·上40, 東醫寶鑑 408, 醫學入門 2800)
活套 : ① 卽, 腎氣丸에 加 附子·桂心 各 一兩을 한 것이다.
② 老年에 水火가 모두 虧損(휴손)이 되고, 下元이 冷憊(냉비)를 하며 臍腹痛과 腰痛이 있고 밤에 小便을 많이 보러가며, 다리에 힘이 안 들어가고 몸이 倦怠로우며 얼굴이 黃色이고, 或은 검은 것을 治療한다.
③ 또는, 虛勞의 不足으로 渴을 하여 飮水를 하고자하고 小便이 不利를 하는 一切의 濕熱 等證을 아울러 모두 治療한다.

❷ 십전대보탕(十全大補湯)(➡方藥合編·上33, 東醫寶鑑 1237, 醫學入門 161·3122)
活套 : ① 體力補强·營養補給·貧血衰弱·精力減退·視力減退·失血·産後·手術後·肺結核·카리에스·痔瘻·瘰癧·白血病·脫肛·精神衰弱·遺精·全身衰弱·結核性關節炎·淋巴腺炎·骨結核症·關節炎·佝僂病·倦怠感·氣血虛·多汗症·瘧疾·不姙症·産後脚氣·腎結核·心臟瓣膜症·顔色異常·眼昏·月經異常·胃 및 十二指腸潰瘍·耳鳴·脊髓炎·骨髓炎·齒槽膿漏·脫疽·胞狀鬼胎·肛門周圍炎을 治療한다.
② 一切의 虛損에 대개 可히 證狀을 따라서 加減을 한다.

❸ 신기환(腎氣丸)(➡方藥合編·上40, 東醫寶鑑 1243, 醫學入門 2800 六味地黃丸)
活套 : ① 六味地黃丸이다. 또한, 腎氣丸이라고 이름을 한다.
② 가령, 心氣가 不足하거나 또는 瘀血이 있는 경우에는 加 牧丹皮를 八兩까지 한다.
③ 가령, 淋瀝(임력)이나 血腫이 있는 경우에는 加 澤瀉를 八兩까지 한다.
④ 가령, 脾胃(비위)가 弱한 경우에는 加 山藥을 八兩까지 한다.
⑤ 가령, 夢遺가 있고 頭昏이 있는 경우에는 加 山茱萸를 八兩까지 한다.
⑥ 가령, 痰火가 盛하고 또한 小水가 不淸한 경우에는 加 茯苓을 八兩으로 한다.

3755) 남자(男子) 상제(喪制)가 상중(喪中)에 쓰는 베로 만든 쓰개
3756) 감싸서 가리는 것을 말한다.

⑦ 가령, 腎에 邪水가 없는데 遺精을 하는 경우에는 去 澤瀉·茯苓을 하고, 加 茯神 三兩, 益智仁·五味子·麥門冬 各 二兩으로 한다.

❹ 팔물탕(八物湯)(➡方藥合編·上32, 東醫寶鑑 1236, 醫學入門 3036)

活套 : ① 貧血·胃弱·食慾不振·全身衰弱·不姙症·病後衰弱을 治療한다.

② 虛勞로 氣血이 兩虛한 것을 治療하는데 能히 陰陽을 調和한다.

③ 氣血의 兩虛를 治療한다. 一名은 八珍湯이라고 한다.

(3) 五硬

① 五硬이라는 것은 頭項이 硬을 하고 手가 硬을 하며 脚이 硬을 하고 身이 硬을 하며 口가 硬을 하는 것이다.

② 硬이라는 것은 强直을 하고 冰冷을 하는 것이다.

③ 이에 肝이 風邪를 받은 것이다.

④ 마땅히 사용을 하기를 烏藥順氣散으로 한다.

❶ 오약순기산(烏藥順氣散)(➡方藥合編·中10, 東醫寶鑑 1029·1033, 醫學入門 151·3061)

活套: ① 腦溢血·手足疼痛·半身不隨·顔面神經痛·肩甲痛·脚氣脚弱을 治療한다.

② 一切의 風疾을 治療하는데 먼저 이 藥을 服用해서 氣道를 疏通시키고 나서 風藥을 먹게 한다.

③ 또한, 癱瘓(탄탄)과 歷節風을 治療한다.

④ 氣虛痰盛에는 去 麻黃을 하고, 合 六君子湯을 하거나, 或은 導痰湯을 合한다.

(4) 顖塡[3757)]

① 顖塡(신전)이라는 것은 顖門(신문)[3758)]이 腫起[3759)]를 한 것이다.

② 因하여 乳哺(유포)[3760)]가 失常을 하고, 或은 寒熱이 乘脾를 하여 그 氣가 上衝을 하면 즉, 顖이 高를 하고 突을 한다.[3761)]

③ 또한, 肝이 盛한 것이 있으면 風熱이 交攻을 하니, 역시 顖塡(신전)으로 突起를 하는 것

3757) 뇌에는 뇌척수액(cerebrospinal fluid, CSF)이라는 맑은 체액이 뇌의 안과 밖을 채운 채 순환하고 있다. 뇌의 안쪽에는 뇌실(ventricles)이라는 작은 빈 공간들이 있으며 이 곳에 있는 맥락총 혈관(choroids plexus vessels)에서 뇌척수액이 만들어진다. 뇌척수액은 혈액에서 적혈구나 백혈구 세포들이 제거된 혈장과 비슷한 액체이며, 생성된 뇌척수액은 뇌실의 구역을 따라 흘러서 소뇌 주변의 제4뇌실의 출구(basal foramina: foramina of Luschka and Magendie)를 통하여 뇌의 바깥쪽으로 나오게 된다. **[네이버 지식백과]** 수두증 [hydrocephalus] (서울대학교병원 의학정보, 서울대학교병원)

3758) 숫구멍

3759) 부어서 오른다는 말이다.

3760) 젖을 먹이는 것을 말한다.

3761) 어떤 원인에 의하여 뇌실 내 맥락총 혈관에서 마지막 상시상 정맥동에 이르는 뇌척수액의 순환로가 일부 막히게 되면 뇌척수액이 두개강이나 척추강에 비정상적으로 축적되게 된다. 뇌척수액의 축적은 대부분의 경우 뇌압의 상승으로 이어지며 이로 인한 증상과 뇌 발달의 장애를 일으킨다. 급격한 뇌압 상승은 생명을 위협할 수도 있다. **[네이버 지식백과]** 수두증 [hydrocephalus] (서울대학교병원 의학정보, 서울대학교병원)

에 이르게 되고, 汗出을 하며, 毛髮이 黃을 하게 되고, 短을 하게 되는 것이 이것이다.

④ 만약, 寒氣가 上衝을 하면 즉 牢[3762]硬(뇌경)을 하게 되고, 熱氣가 上衝을 하면 즉 柔軟을 하게 된다.

⑤ 마땅히 風熱을 瀉(사)를 하여야 한다.

⑥ 마땅히 사용을 하기를 瀉靑丸으로 한다.

❶ 보중익기탕(補中益氣湯)(➡方藥合編·上22, 東醫寶鑑 1201, 醫學入門 162·1870·1881·2729·3057)

活套 : ① 疲勞狀態·肺結核·肋膜炎·腹膜炎·夏瘦·痔疾·脫肛·感氣·말라리아狀熱·胃下垂·子宮下垂·盜汗·自汗을 治療한다.

② 勞役이 太甚을 하고, 或은 飮食이 失節을 하여 身熱을 하고 自汗을 하는 것을 治療한다.

❷ 사청환(瀉靑丸)(➡方藥合編·下106, 東醫寶鑑 385·1714, 醫學入門 152·2719)

活套 : ① 小兒의 靑便을 治療한다.

② 肝實을 治療한다.

③ 痘毒과 驚搐(경휵)을 治療한다.

④ 心肝의 熱을 瀉하여 肝風이 스스로 없어지게 하는 경우에는 瀉靑丸으로 하고, 小便을 이롭게 하여 熱이 炎上하지 않게 하는 경우에는 導赤散으로 한다.

(5) 顖陷[3763]

① 顖陷(신함)[3764]을 하는 경우에는 顖門(신문)이 坑(갱)[3765]이 된 것이다.

② 臟腑가 熱한 것으로 因하여 渴로 水漿[3766]을 당기게 되고 泄利가 되는 것에 이르게 되면 즉, 氣血이 虛弱을 하여 위로 腦髓(뇌수)에 交를 할 수가 없다.

③ 그렇기 때문에 顖陷(신함)을 하여 마치 坑(갱)과 같은 것이다.

④ 平滿을 얻지 못하면 마땅히 사용을 하는데 黃狗頭骨을 灸黃을 하여 末로 하고 鷄子淸으로 타서 붙인다.

❶ 보중익기탕(補中益氣湯)(➡方藥合編·上22, 東醫寶鑑 1201, 醫學入門 162·1870·1881·2729·3057)

3762) 1.감옥. 감방. 2.견고하다. 오래 가다. 단단하다. 3.우리. 외양간.

3763) 비타민 D는 칼슘과 인의 대사를 좌우하는 중요한 호르몬이다. 비타민 D가 부족한 때 발생하는 증상은, 칼슘과 인의 혈액 내 농도가 충분히 높아지지 못하여 뼈에 축적되지 못함으로써 골격이 약해지고 점차 부하되는 압력을 이기지 못하여 뼈가 휘게 된다. 특히, 뼈의 골양조직(osteoid)의 기질과 연골은 계속 만들어지는데 뼈의 석회화가 이루어지지 않아 뼈 끝이 비대해지고 아이들 머리에 있는 숨구멍(대천문)이 생후 18개월 이후에도 닫히지 않게 된다. **[네이버 지식백과]** 구루병 [rickets] (서울대학교병원 의학정보, 서울대학교병원)

3764) 구루병의 증상 중 가장 일찍 나타나는 것은 '두개로(craniotabes)'이다. 빠르면 생후 3개월 경에도 나타나는데 두개골, 특히 후두골과 측두골의 뼈가 얇고 물러서 손가락으로 누르면 탁구공처럼 들어갔다가 다시 나오기도 한다. 아기 머리 꼭대기에 흔히 숨구멍이라고 부르는 대천문도 닫히는 것이 늦으며, 전두골, 측두골의 중앙부가 튀어나와 머리 전체가 사각형 모양을 나타낸다. **[네이버 지식백과]** 구루병 [rickets] (서울대학교병원 의학정보, 서울대학교병원)

3765) 1.(사람을) 함정[곤경]에 빠뜨리다. 2.(~儿) 구멍. 구덩이. 웅덩이. 움푹 패인 곳.

3766) 腦척수액을 말한다.

活套 : ① 疲勞狀態·肺結核·肋膜炎·腹膜炎·夏瘦·痔疾·脫肛·感氣·말라리아狀熱·胃下垂·子宮下垂·盜汗·自汗을 治療한다.
② 勞役이 太甚을 하고, 或은 飮食이 失節을 하여 身熱을 하고 自汗을 하는 것을 治療한다.

❷ 십전대보탕(十全大補湯)(➡方藥合編·上33, 東醫寶鑑 1237, 醫學入門 161·3122)

活套 : ① 體力補强·營養補給·貧血衰弱·精力減退·視力減退·失血·産後·手術後·肺結核·카리에스·痔瘻·瘰癧·白血病·脫肛·精神衰弱·遺精·全身衰弱·結核性關節炎·淋巴腺炎·骨結核症·關節炎·佝僂病·倦怠感·氣血虛·多汗症·瘧疾·不姙症·産後脚氣·腎結核·心臟瓣膜症·顔色異常·眼昏·月經異常·胃 및 十二指腸潰瘍·耳鳴·脊髓炎·骨髓炎·齒槽膿漏·脫疽·胞狀鬼胎·肛門周圍炎을 治療한다.
② 一切의 虛損에 대개 可히 證狀을 따라서 加減을 한다.

(6) 齒不生

① 髮이 不生을 하는 경우에는 因하여 稟受(품수)를 받은 血氣가 不足을 하여 髮을 榮養을 할 수가 없는 것이다.

ⓐ 마땅히 服用을 하는데 菘蓉元으로 한다.

② 齒가 不生을 하는 경우에는, 齒가 骨의 마치는 바에 말미암은 것이고[3767], 髓(수)가 養을 하는 바에 말미암은 것이다.

ⓐ 稟氣가 不足을 하면 즉, 髓(수)가 骨에 充을 할 수가 없다.

ⓑ 그렇기 때문에 마땅히 服用을 하는데 芎黃散으로 한다.

③ 齒가 오랫동안 發生을 하지 않는 경우에는 사용을 하는데 雄雌散으로 한다.

④ 齒를 長을 하게하고, 牙를 發生을 하게 하는 것은 雄鼠의 骨末[3768]로 依支(의지)를 한다.

ⓐ 大老鼠를 取하고 肉을 去한 다음에 脊骨을 取하여 末로 하고, 牙齦(아은)의 上을 擦[3769]을 하는데 日에 二次를 하면 效驗이 있다.

❶ 십전대보탕(十全大補湯)(➡方藥合編·上33, 東醫寶鑑 1237, 醫學入門 161·3122)

活套 : ① 體力補强·營養補給·貧血衰弱·精力減退·視力減退·失血·産後·手術後·肺結核·카리에스·痔瘻·瘰癧·白血病·脫肛·精神衰弱·遺精·全身衰弱·結核性關節炎·淋巴腺炎·骨結核症·關節炎·佝僂病·倦怠感·氣血虛·多汗症·瘧疾·不姙症·産後脚氣·腎結核·心臟瓣膜症·顔色異常·眼昏·月經異常·胃 및 十二指腸潰瘍·耳鳴·脊髓炎·骨髓炎·齒槽膿漏·脫疽·胞狀鬼胎·肛門周圍炎을 治療한다.
② 一切의 虛損에 대개 可히 證狀을 따라서 加減을 한다.

❷ 신기환(腎氣丸)(➡方藥合編·上40, 東醫寶鑑 1243, 醫學入門 2800 六味地黃丸)

3767) 齒牙는 骨의 餘이기 때문이다.
3768) 흰 뼛가루
3769) 1. 문지르다 2. 마찰하다(摩擦--) 3. 비비다.

活套 : ① 六味地黃丸이다. 또한, 腎氣丸이라고 이름을 한다.
② 가령, 心氣가 不足하거나 또는 瘀血이 있는 경우에는 加 牧丹皮를 八兩까지 한다.
③ 가령, 淋瀝(임력)이나 血腫이 있는 경우에는 加 澤瀉를 八兩까지 한다.
④ 가령, 脾胃(비위)가 弱한 경우에는 加 山藥을 八兩까지 한다.
⑤ 가령, 夢遺가 있고 頭昏이 있는 경우에는 加 山茱萸를 八兩까지 한다.
⑥ 가령, 痰火가 盛하고 또한 小水가 不淸한 경우에는 加 茯苓을 八兩으로 한다.
⑦ 가령, 腎에 邪水가 없는데 遺精을 하는 경우에는 去 澤瀉·茯苓을 하고, 加 茯神 三兩, 益智仁·五味子·麥門冬 各 二兩으로 한다.

(7) 龜背·龜胸[3770)]

① 龜背(귀배)인 경우에는 初生을 하는 데에 背를 保護를 할 수가 없어, 風이 脊骨로 入을 한 것이다.
ⓐ 或은 앉는 것을 너무 일찍 한 것도 역시 傴僂(구루)[3771)]에 이르게 된다.
ⓑ 背가 높은 것이 마치 龜(귀)와 같으며 痼疾[3772)]이 된다.
ⓒ 마땅히 服用을 하는데 松蘂丹·枳殼丸으로 한다.
ⓓ 또한, 龜尿를 取하여 脊骨節의 上으로 点滴을 하면 즉, 平하게 된다.

② 龜胸[3773)]인 경우에는 胸이 高를 하여 脹滿(창만)을 하는데 그 狀이 마치 龜와 같다.
ⓐ 이것은 肺臟이 熱을 받아서 이른 바이다.
ⓑ 或은 乳母가 五辛을 많이 먹고, 또한 酒麵을 過度하게 하거나, 或은 夏月에 熱乳를 많이 한 것이다.
ⓒ 마땅히 服用을 하는데 百合丹으로 한다.

③ 龜胸은 이에 肺熱로 脹滿(창만)을 한 것이니, 胸膈[3774)]을 攻擊(공격)을 하여 된 것이다.
ⓐ 마땅히 瀉白散에 加 片芩·梔子를 하여 煎服을 한다.

❶ 사백산(瀉白散)(➡方藥合編·下33, 東醫寶鑑 402, 醫學入門 3132)
活套 : ① 肺熱·肺壞疽의 初期를 治療한다.
② 肺實을 治療한다.

3770) 구루병은 4개월~2세 사이의 아기들에게서 잘 발생하는 것으로 알려진 비타민 D 결핍증으로, 머리, 가슴, 팔다리 뼈의 변형과 성장 장애를 일으킨다.
3771) ①곱사등이 ②늙거나 병들거나 하여 등(等)이 앞으로 꼬부라짐
3772) ①오래도록 낫지 않아 고치기 어려운 병(病). 불치병(不治病), 고질병(**痼疾**病),
3773) 가슴에서 늑골의 골-연골 접합부가 염주 모양으로 튀어나오는 것을 '구루병 염주'라고 한다. 흉골은 앞으로 돌출하여 새가슴을 이루고 횡격막 부착부에 따라 흉벽에 우묵하게 들어간 홈이 생기게 된다. 또한 오목가슴이나 척추의 변형(후만, 전만, 측만 등)을 초래하기도 한다. 팔다리는 손목, 발목 부위 뼈 부분이 두꺼워지면서 두드러지게 만져지고, 약해진 다리로 몸무게를 지탱할 수 없어 다리가 휘어지며(안짱다리 또는 밭장다리), 구루병으로 성장 자체에 문제가 생기기도 한다. **[네이버 지식백과]** 구루병 [rickets] (서울대학교병원 의학정보, 서울대학교병원)
3774) ①심장(心臟)과 비장(脾臟) 사이의 가슴 부분(部分) ②마음속. 가슴 속

❷ 이진탕(二陳湯)(➡方藥合編·中99, 東醫寶鑑 370·1639, 醫學入門 3036·3168)

活套 : ① 惡阻·嘔吐·眩暈·宿醉·頭痛·惡心·食傷·腦溢血·胃病·心悸亢進·消化不良·咳痰를 治療한다.

② 痰飮을 通治한다.

(8) 滯頤3775)

① 小兒의 滯頤는 口角이 流涎을 한 것이 이것이다.

② 涎은 脾의 液이니, 頤上으로 流出을 하여 積을 한 것이다.

③ 이것은 脾胃(비위)가 虛冷을 한 것으로 말미암아, 그 津液(진액)을 制壓(제압)을 할 수가 없기 때문이다.

④ 法에 마땅히 溫脾를 한다.

⑤『內經』에 論하기를, 舌이 縱을 하고 涎이 下를 하는 것은, 대개 熱에 屬한다고 하였다.

ⓐ 可히 冷·熱로 分辨을 하여 治療를 한다.

㉠ 熱涎인 경우에는 胃火가 炎上을 한 것이다. 마땅히 사용을 하는데 通心飮으로 한다.

㉡ 冷涎인 경우에는 胃虛인 것이다. 마땅히 사용을 하는데 木香半夏丸으로 한다.

㉢ 滯頤의 冷證은 마땅히 사용을 하는데 溫脾丹으로 한다.

16. 丹毒·諸瘡

(1) 丹毒3776)

① 小兒의 丹毒은 이에 熱毒의 氣가 더불어 血과 서로 얽인 것이고 風이 乘을 한 것이다.

ⓐ 그렇기 때문에 赤腫을 한다.

ⓑ 그것이 遍身3777)에 流注를 하는 것은, 또한 이름을 하기를 赤遊風이라고 한다.

ⓒ 腎에 入을 하고 腹에 入을 하면 즉, 殺人을 한다.

ⓓ 小兒의 丹毒이 百日의 內에 發作을 하는 경우에는 반드시 죽는다.

ⓔ 急히 救하여야 한다.

② 金絲瘡은 一名은 紅絲瘡이라고 한다.

3775) 脾虛로 보아 益黃散으로 하는 것이 제일 無難하다. 만약 泄瀉를 자주 한다면 錢氏白朮散으로 하는 것이 좋다.

3776) 高熱이 同伴이 되면서 숨이 가쁜 경우에는 急證이다. 빨리 전원을 하여야 한다.

3777) 온몸. 전신.

ⓐ 그 狀이 마치 線과 같은 것이 巨·細가 하나가 아니다.
ⓑ 經에 이르기를 丹毒이라고 하였으니 이것이다.

③ 丹毒이 腹內로 부터 發生을 하여 四肢로 出을 하면 즉, 쉽게 낫는다.
ⓐ 四肢로부터 腹으로 入을 하면 즉, 治療가 어렵다.
ⓑ 毒氣가 入裏를 하여 腹脹을 하면 즉, 죽는다.
ⓒ 毒氣가 主하는 바의 곳으로 하여, 經을 截을 하고 刺를 하여 出血을 한다.
ⓓ 다른 곳에서 이르기를, 急히 細鍼으로 刺를 하여 惡血을 出을 하게 하면 즉, 消를 한다고 하였다.

④ 丹毒에는 마땅히 服用을 하는데 犀角地黃湯·四順淸涼飮으로 한다.
ⓐ 外用은 拔毒散·冰黃散·泥金膏를 塗를 한다.
ⓑ 또한, 溝渠(구거)[3778]의 中에 小蝦(소하)[3779]를 찧어서 붙인다.
ⓒ 또한, 伏龍肝을 鷄子淸과 같이 하여 塗[3780]를 한다.
ⓓ 또한, 鯉魚血·鱔魚[3781]血·芭蕉[3782]根汁·藍葉[3783]汁·水中苔[3784]를 塗를 하면 대개 可하다. 蜞[3785]鍼(기침)으로 惡血을 吸出을 하면 가장 妙하다.

❶ 서각지황탕(犀角地黃湯)(➡方藥合編·下60, 東醫寶鑑 293, 醫學入門 1740·3113)
活套 : ① 衄血과 吐血이 그치지 않고, 또한 上焦의 瘀血로 面이 黃을 하고 大便이 黑을 하는 것을 治療한다.
② 能히 瘀血을 消化를 한다.
③ 回春에서는 加 黃芩·黃連·當歸를 하였다.

❷ 승마갈근탕(升麻葛根湯)(➡方藥合編·中22, 東醫寶鑑 1126·1198, 醫學入門 1720·1824·3045)
活套 : ① 感冒·流行性感氣·痲疹·鼻血·眼充血·扁桃腺炎·皮膚病·蕁麻疹을 治療한다.
② 溫疫, 및 時令의 感冒를 治療한다.
③ 胃風으로 面腫을 하는 경우에는 消風散을 合한다.
④ 癮疹(은진)으로 因한 風毒에는 加 山楂·樺皮·金銀花·玄蔘·牛蒡子·犀角·荊芥·防風의 類를 加한다. 或은 四物湯을 合한다.

❸ 서각소독음(犀角消毒飮)(➡方藥合編·下130, 東醫寶鑑 792·1760, 醫學入門 3149)

3778) 개골창, [명사] 1. 수채 물이 흐르는 작은 도랑. 2. '개울(골짜기나 들에 흐...)'의 방언(경북, 전북).
3779) 대하(大蝦)의 새끼
3780) 1. 칠하다 2. 칠하여 없애다 3. 지우다 4. 더럽히다 5. 매흙질하다
3781) Monopterus albus의 고기 또는 전체로, 원기(元氣)를 회복시키고 풍사(風邪)를 없애고 습사(濕邪)를 없애며 근골(筋骨)을 강하게 하는 효능을 가진 약재임
3782) 1.파초. (파초과 파초속에 딸린 바나나와 유사한 다년생 초본 식물.
3783) 쪽[료람(蓼藍)]의 잎을 말린 것이다.
3784) 물 속의 이끼.
3785) 수질(水蛭)의 딴 이름.

活套: ① 丹毒을 治療한다.
② 또한, 斑疹과 癮疹(은진)을 治療한다.
③ 或은 敗毒散과 合하면 역시 可하다.

(2) 諸瘡[3786]

① 小兒가 初生에 月의 안에 여러 疾患은 이에 胎毒이 淺을 하는 것이다.
② 만약 一·二歲의 後에 發生을 하는 바의 疾患은 이에 胎毒이 甚한 것이다.[3787]
③ 마땅히 法에 依據(의거)하여 治療를 하여야 한다.[3788]

④ 小兒가 惡瘡[3789]을 하는데 天氣가 溫和한 때에는 頻繁(빈번)하게 澡洗[3790]를 하고 更衣[3791]를 한다.

3786) 아토피 피부염은 주로 유아기 혹은 소아기에 시작되는 만성적이고 재발성의 염증성 피부질환으로 소양증(가려움증)과 피부건조증, 특징적인 습진을 동반한다. 유아기에는 얼굴과 팔다리의 펼쳐진 쪽 부분에 습진으로 시작되지만, 성장하면서 특징적으로 팔이 굽혀지는 부분과 무릎 뒤의 굽혀지는 부위에 습진의 형태로 나타나게 되며, 많은 경우에 성장하면서 자연히 호전되는 경향을 보인다. 어른의 경우 접히는 부위 피부가 두꺼워지는 태선화(lichenification)가 나타나고, 유소아기에 비해 얼굴에 습진이 생기는 경우가 많다. 아토피 피부염은 세계적으로 증가하는 추세이며 유병률이 인구의 20%라는 보고도 있다. **[네이버 지식백과]** 아토피 피부염 [atopic dermatitis] (서울대학교병원 의학정보, 서울대학교병원)

3787) 아토피 피부염의 발병 원인은 아직 확실하게 알려져 있지 않은 상태이다. 임상 증상도 피부건조증, 습진 등으로 다양하게 나타나기 때문에 발병 원인이 어느 한 가지로만 설명될 수는 없지만, 환경적인 요인과 유전적인 소인, 면역학적 반응 및 피부보호막의 이상 등이 주요 원인으로 여겨지고 있다. 환경적인 요인으로는 산업화로 인한 매연 등 환경 공해, 식품첨가물 사용의 증가, 서구식 주거 형태로 인한 카펫, 침대, 소파의 사용 증가, 실내 온도 상승으로 인한 집먼지 진드기 등의 알레르기를 일으키는 원인 물질(알레르겐)의 증가 등이 있다.또한 실내에서 애완동물을 키우는 일이 많아지면서 원인 물질에 노출되는 것도 원인이 된다. 한편 아토피 피부염이 유전적인 영향을 받는 점은 많은 아토피 피부염 환자들이 가족력이 있다는 사실에서 알 수 있다. **[네이버 지식백과]** 아토피 피부염 [atopic dermatitis] (서울대학교병원 의학정보, 서울대학교병원)

3788) 한국인 아토피 피부염의 진단 기준(2005): 주 진단기준 중 적어도 2개 이상, 보조 진단 기준 중 4가지 이상에 해당하는 경우 아토피 피부염으로 진단한다. 1) 주진단 기준, ① 소양증(가려움증), ② 특징적인 피부염의 모양 및 부위, ③ 2세 미만의 환자: 얼굴, 몸통, 팔다리 바깥 펼쳐진 부위의 습진, ④ 2세 이상의 환자: 얼굴, 목, 사지 안쪽 접힌 부위의 습진 ⑤ 천식, 알레르기성 비염, 아토피 피부염의 개인 및 가족력 2) 보조 진단 기준, ① 피부건조증, ② 백색 비강진(백버짐, 원형 또는 타원형의 인설성 저색소성 반점이 얼굴이나 목 어깨 등에 발생), ③ 눈 주위의 습진성 병변 혹은 색소침착, ④ 귀 주위의 습진성 병변, ⑤ 구순염(입술 가려움증, 건조, 균열, 부종, 딱지가 생기고 양쪽 입술 끝 부위가 짓무르며 갈색 침착이 생김), ⑥ 손, 발의 비특이적 습진, ⑦ 두피 비듬, ⑧ 모공 주위 피부의 두드러짐, ⑨ 유두 습진, ⑩ 땀을 흘릴 경우의 소양증(가려움증), ⑪ 백색 피부묘기증(긁으면 하얗게 변함), ⑫ 피부단자시험 양성반응, ⑬ 혈청 면역글로불린 E(IgE)의 증가, ⑭ 피부 감염의 증가, **[네이버 지식백과]** 아토피 피부염 [atopic dermatitis] (서울대학교병원 의학정보, 서울대학교병원)

3789) 아토피 피부염은 나이가 들면서 호전되거나 없어지는 경우가 많지만 호전된 후에도 특정 물질이나 자극에 의해 쉽게 가렵거나 염증 반응이 나타나는 경향이 있고, 성인기에 손 습진이 나타나는 경우가 많다. 성인기까지 아토피 피부염이 남는 경우에는 몸의 피부 증상은 호전되는 반면 얼굴에 홍반과 홍조 및 습진이 나타나는 경향이 있고, 접히는 부위는 오랫동안 긁어 피부가 두껍게 보이는 태선화 피부가 나타난다. **[네이버 지식백과]** 아토피 피부염 [atopic dermatitis] (서울대학교병원 의학정보, 서울대학교병원)

3790) 목욕을 하는 것을 말한다.

ⓐ 이름을 하여 가로되 外宣이라고 한다.
ⓑ 역시 모름지기 服藥을 할 필요는 없다.[3792]
㉠ 春에는 柳條와 荊芥를 사용한다.
㉡ 夏에는 棗葉과 槐枝를 사용한다.
㉢ 秋에는 苦蔘을 사용하여 煎湯을 하고 溫洗를 한다.

⑤ 一·二歲의 아이가 遍身에 生瘡을 하는 경우에는 먼저 五福化毒丹·犀角地黃湯으로 한다.[3793]
ⓐ 外用으로는 父親의 熱한 小便을 鷄羽[3794]로 蘸(잠)[3795]을 하여 洗를 하고, 靑黛末로 糝을 하면 妙하다.

⑥ 小兒의 面瘡으로 온 面이 壞亂[3796]을 하여, 온전한 皮膚가 없고 膿水가 흘러서 百藥이 效果가 없는 경우에는 臘猪脂[3797]로 付[3798]를 하면 神效하다.
ⓐ 白楊木枝를 燒를 하여 瀝을 取하고 붙이면 역시 效驗이 있다.

⑦ 小兒의 癩頭瘡에는 防風通聖散을 酒製를 하여 末로 하고 매번 一錢을 水煎으로 服用을 하면, 三十貼이면 效驗을 볼 수가 있다.
ⓐ 또한, 諸瘡門에 詳細하니 可히 參考를 하여야 한다.

3791) 1.옷을 갈아입다. 2.화장실에 가다.
3792) 어떠한 피부 자극도 아토피 피부염을 악화시키는 요소가 될 수 있으므로 악화요인을 잘 이해하여 아토피 피부염의 악화를 예방해야 한다. 1) 지나친 목욕, 과다한 비누 사용, 습도가 낮은 환경에서 악화될 수 있다. 2) 면제품이 아닌 속옷, 거친 화학섬유 옷 등과 목욕 시 타올로 밀거나 손으로 긁는 자체가 병변을 유발 또는 악화시킬 수 있다. 3) 세탁 후 옷에 세제가 남지 않도록 잘 헹구는 것이 좋으며 모직이나 나일론 등의 합성섬유로 된 의류는 가능한 한 피하는 것이 좋다. 4) 가족 간이나 학교에서의 긴장 상태, 입시준비에 대한 긴장감 등 스트레스가 긁는 행위를 유발할 수 있다. 5) 피부 감염 특히 피부의 황색포도상구균(Staphylococcus aureus) 감염이 피부 병변을 악화시킬 수 있다. 6) 더운 실내 환경, 두꺼운 이불, 밀봉이 강한 의복, 기타 땀을 유발하는 상태와 고열 등이 아토피 피부염의 악화 요인이 된다. 7) 알레르겐(원인 알레르기 물질)이 악화시킬 수 있다. 아토피 피부염의 알레르겐으로는 집먼지 진드기가 중요하고, 일부에서는 음식물이 원인이다. 대표적으로 우유, 계란, 밀, 견과, 해산물 등이 있고, 식품첨가물, 방부제 등도 이에 속한다. 추정되는 물질을 먹은 후 30분에서 수시간 이내에 피부에 가려움증과 발신을 일으킬 수 있다. **[네이버 지식백과]** 아토피 피부염 [atopic dermatitis] (서울대학교병원 의학정보, 서울대학교병원)
3793) 피부건조는 가려움증을 유발하고 악화시킨다. 낮 동안에는 간헐적으로 가렵다가 대개 초저녁이나 한밤중에 심해진다. 가려워서 긁게 되면 습진성 피부 병변(병리적 변화)이 생기고 이러한 병변이 진행되면서 다시 더 심한 가려움이 유발되는 악순환이 반복된다. **[네이버 지식백과]** 아토피 피부염 [atopic dermatitis] (서울대학교병원 의학정보, 서울대학교병원)
3794) [명사] 닭의 깃.
3795) 1. 담그다 2. 물건(物件)을 물속에 넣다
3796) 무너뜨려 어지럽게 함
3797) Sus scrofa domesticus의 지방(脂肪)으로 몸이 허약한 것을 보충해주고 독(毒)을 풀어주며 건조한 것을 부드럽게 하는 약재임
3798) 1.교부하다. 넘겨주다. 2.돈을 지급[지불]하다. 3.'副(fù)'와 같음. 지금은 붙인다는 말이다.

⑧ 小兒의 口中에 百病으로 미치어 口瘡·重舌·重腭·喉痹腫塞인 경우에는 마땅히 사용을 하는데 牛黃散으로 한다.

⑨ 胎熱·血熱·風熱諸瘡으로 遍身[3799]이 痒痛을 하는 경우에는 마땅히 사용을 하는데 大連翹飮·生料四物湯으로 한다.

❶ 방풍통성산(防風通聖散)(➡方藥合編·下4, 東醫寶鑑 1027·1180, 醫學入門 151·1549·1723·3066)

活套 : ① 腦出血·高血壓症·動脈硬化症·便秘症·酒皶鼻·痔疾·皮膚病·蓄膿症·眼病·糖尿病·喘息·肥滿症·脚氣·丹毒·禿頭·脂肪肝·慢性腎炎을 治療한다.
② 여러 風熱을 治療한다.
③ 或은 瘡疹으로 黑陷(흑함)을 治療하고, 或은 風熱로 因한 瘡疥(창개)를 治療한다.
④ 머리에 白屑(백설)이 있고 面鼻가 紫黑을 하며 肺風瘡과 大風癩疾을 治療한다.
⑤ 或은 熱結로 二便이 不通하는 것을 治療한다.
⑥ 아울러 酒毒을 풀어준다.
⑦ 滑石·芒硝를 去하고, 아울러서 酒炒를 하면 酒製通聖散으로 이름을 한다.
⑧ 癮疹瘙痒에는 加 金銀花·玄蔘·蟬退를 한다.

❷ 서각지황탕(犀角地黃湯)(➡方藥合編·下60, 東醫寶鑑 293, 醫學入門 1740·3113)

活套 : ① 衄血과 吐血이 그치지 않고, 또한 上焦의 瘀血로 面이 黃을 하고 大便이 黑을 하는 것을 治療한다.
② 能히 瘀血을 消化한다.
③ 回春에서는 加 黃芩·黃連·當歸를 하였다.

❸ 오복화독단(五福化毒丹)(➡方藥合編·中178, 東醫寶鑑 1732, 醫學入門 167·2613)

活套 : ① 熱感으로 黃瘦雀目(황수작목)이 되는 경우에는 陳粟米의 뜨물로 服用을 하는데, 食後에 잠을 자기 전에 服用을 한다.
② 牙疳으로 因하여 瘡癤(창절)이 많이 생기는 것을 治療한다.
③ 또한, 痘瘡의 餘毒으로 因하여 口臭에 침과 피가 나오는데, 臭氣가 있는 것을 治療한다.
④ 或은 雀目(작목)으로 밤에 사물이 보이지 않는 것을 治療한다.
⑤ 熱疳로 瘡癤(창절)이 많이 發生을 하는 것을 治療한다.
⑥ 또한, 痘瘡의 餘毒으로 口齒에 涎血이 出을 하고 臭氣를 하며 雀目(작목)을 하는 것을 治療한다.

❹ 생료사물탕(生料四物湯)(➡方藥合編·中170, 東醫寶鑑 1751)

活套 : ① 여러 瘡을 治療한다.
② 熱毒에는 加 惡實·金銀花를 한다.

❺ 우황해독단(牛黃解毒丹)

活套 : ① 小兒의 胎瘡으로 인한 諸熱을 治療한다.
② 一方에는 加 蟬退를 하였다.

3799) 온몸. 전신.

찾아보기(처방편)

『신증보대역 동의보감』은 『동의보감』 탄생 400년 역사 이래 45,000여 항 이상의 근거를 밝혀 현대적 가치를 부여한 최고의 임상도구서입니다.
주석, 도가, 향약명, 출전, 편집, 감수에서 『신증보대역 동의보감』만한 장점을 지닌 『동의보감』 번역본은 없습니다.

총 25년 동안 6번에 걸쳐 재해석과 증보를 한 완결편이다!!

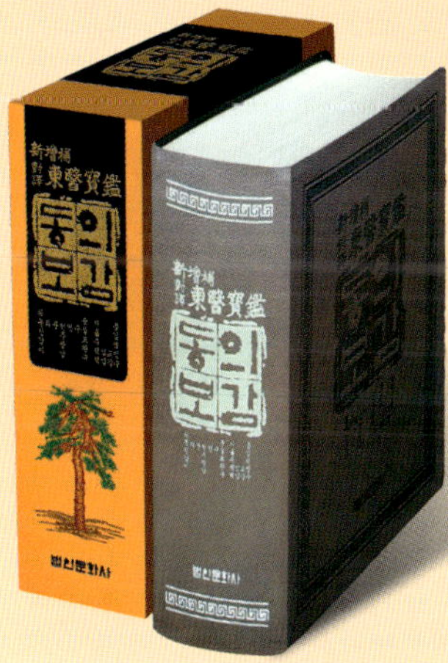

신증보대역 동의보감

허 준 지음, **동의문헌연구실** 옮김, **진주표** 주석
이남구 책임감수, **강창환** 책임교정

4×6배판 / 총 2612쪽 / 최고급중성지 사용 / 고급표지 사용
고급케이스 입 / 책값 390,000원

법인문화사 발행

『신증보대역 동의보감』은 법인문화사가 1993년부터 20년간 치밀한 계획을 세워 현직 한의대 교수와 한의사, 문학 · 사학 · 철학 등을 전공한 100여 명의 전문학자들이 직접 참여하여 번역 · 연구주석 · 수정 · 교정 · 검증 · 감수하여 완성한 최고의 『동의보감』 번역본입니다. 『신증보대역 동의보감』은 원저자의 의도를 십분 헤아리고 원자자의 기대치를 훨씬 능가하는 세밀한 연구번역과 3339항에 이르는 연구주석, 7146항의 출전표시 등 총 45,000여 항 이상의 근거를 밝혀줌으로써 『동의보감』의 가치를 절정의 상태로 끌어 올렸습니다.

『신증보대역 동의보감』의 특장점

- ▶ 21세기형 좌우대역편집으로 원문과 번역문을 곧바로 대조하면서 읽도록 하여 이해도를 향상시키도록 하였다.
- ▶ 평이한 어휘를 선택하여 원문에 따른 철저한 번역을 해줌으로써 『동의보감』의 원뜻을 이해하는 데 부족함이 없도록 하였다.
- ▶ 한의사들이 임상활용도를 한껏 높일 수 있도록 해당 병증과 처방에 『방약합편』의 방 번호(2747곳)를 넣어주었다. 이는 『방약합편』 처방의 병증별 운용을 역추적할 수 있는 길잡이가 될 것이다.
- ▶ 『소문』 750곳, 『영추』 405곳, 『난경』 98곳, 『상한론』 139곳, 『금궤요략』 88곳, 『하간의집』 131곳, 『자화의집』 68곳, 『동원의집』 482곳, 『단계의집』 627곳, 『의학정전』 309곳, 『의학강목』 863곳, 『의학입문』 2737곳, 『만병회춘』 449곳 등 총7146항의 출전의 근거를 밝혀주어 깊은 이해를 원하는 독자에게 길잡이 역할을 할 수 있도록 하였다.
- ▶ 도가 관련 내용을 많이 실어 '양생'과 '내단술'에 대한 이해를 돕도록 하였다. 이는 기존 번역서에 비해 허준의 본래 취지를 잘 살릴 수 있도록 하기 위한 것으로, 도가 양생과 내단술의 내용을 부록으로 실어 설명하고, '신형 · 정 · 기 · 신'門에 집중적인 주석을 달았다. 더욱이 『道書全集』이 『東醫寶鑑』에 미친 영향'에 대해 『동의보감』 전편에 걸쳐 해당부분에 각주를 달아 밝히는 한편, 해당 논문을 부록으로 실어주어 『동의보감』을 심층적으로 이해할 수 있는 자료로 삼도록 하였다.
- ▶ '단방'에 소개된 약물(1864개)과 「탕액편」에 실린 약물(1403개)에 번호를 부여하고, 해당 약재가 쓰인 『동의보감』 안의 처방을 예시하였다. 그리고 『향약구급방』(고려)과 『향약채취월령』(조선 · 세종)에 실린 향약명을 표기해주었다. 이렇게 상호 연계하여 봄으로써 약물의 활용도를 높이고, 향약에 대한 이해를 높일 수 있도록 하였다.
- ▶ **「탕액편」에 본초의 기원 · 학명 · 이명 · 성상 · 성미 · 성분 · 약리 · 채취법제 · 효능주치 및 약물활용에 가장 적합한 내용을 기입하여 현대적 연구에 보탬이 되고자 하였으며, 『증류본초』에 실린 일부 본초그림을 옮겨 실어주었다.**
- ▶ 상세한 목차와 색인(목차가나다색인 2665개 항목, 병증색인 1535개 항목, 처방색인 4140개 항목, 본초색인 2149개 항목, 경혈색인 522개 항목)을 실어주어 해당 부분을 찾아보고 활용하기에 편리하도록 하였다.
- ▶ 3339개의 각주를 달아 아(痾) · 채(瘵) · 병(病)(201쪽), 탱당실(撐黨實)(859쪽) 등 사전으로도 해결되지 않는 여러 난제까지 명쾌하게 풀어놓았음은 물론, 도가의 양생과 내단술, 인용 원문에 대한 교감, 약량의 증감과 그 의미, 병증과 처방의 학술적 · 임상적 의미 등을 밝힌 연구주석을 실어줌으로써 『동의보감』을 심층적으로 이해하는 데 부족함이 없도록 하였다.

육기 중심의 서술 방식인 『의학입문』은 정 · 기 · 신 중심의 서술 방식인 『동의보감』과 서로 떨어질 수 없는 상보적인 관계의 필독 의서이다. **『개정증보신대역 편주의학입문』**은 정밀한 번역과 1651자의 글자교감, 1413항목의 출전표시, 3440항목의 역자해설, 7267항의 처방수록 페이지 표시 등 총 24,400여 항 이상의 근거를 밝혀주어 45,000항목 이상의 근거를 밝혀준 **『신증보대역 동의보감』**과 쌍벽을 이루는 최고의 연구 번역서이다.

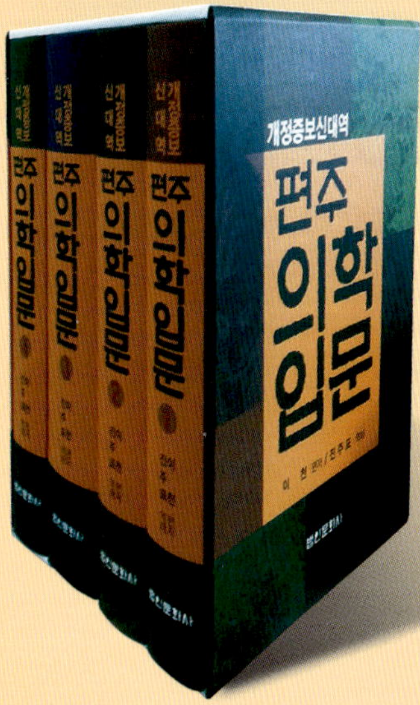

개정증보신대역

편주의학입문

이 천 편저 / **진 주 표** 역해

4×6배판/ 고급케이스입/ 책값 330,000원

3288쪽(2256쪽 1권 도서를 재해석과 추가 증보 재편집) 전4책

법인문화사 발행

『개정증보신대역 편주의학입문』의 특장점

▶ 內局重校戊寅改刊本(순조18년)을 저본으로 하여 번역하되, 만력 을해년 初刊本과 숭정 9년 補刻本을 저본으로 삼아 교정한 인쇄본 및 이천이 인용한 책들을 직접 찾아서 총 1650여 글자를 교감하였다. 이 중 초간본과 보각본에 의거하여 고친 內局本의 글자가 661개이고, 나머지는 초간본과 보각본을 교정한 것으로 990여 개다.

▶ 번역문 중에서 인용한 책들의 출전을 1413항목에 걸쳐 밝혀 주었다.

▶ 3440항목의 역자 해설 부분을 두어 문의를 풀기도 하고, 잘못된 곳을 지적하기도 하였으며, 다른 텍스트의 내용과 대조해본 결과를 밝히기도 하는 등 이해를 돕는 데 힘썼다.

▶ 『의학입문』은 『동의보감』에서 2737차례 인용될 만큼 그 임상적 가치가 후대 의가들에 의해 높이 평가되고 있는 의서이다. 이 책에서는 『동의보감』에서 인용된 해당 부분에 『동의보감』의 내용을 싣고, 『의학입문』과 『동의보감』을 비교 · 분석한 설명 199항목을 실어 도움이 되도록 하였다.

▶ 처방을 쉽게 찾아볼 수 있도록 처방이 수록된 쪽수(7267항목)를 표기해주고, 「通用古方詩括」에는 해당처방을 옮겨 수록하여 활용에 편리하도록 하였다.

▶ 「본초분류」에는 총 1055개의 본초가 수록되어 있는데, 이는 『본초강목』에 수록된 약물의 절반 수준으로서 굉장히 풍부한 설명을 접할 수 있다. 개개의 본초에 『중약대사전』의 학명에 따라 가능한 일일이 한글 명칭을 붙여 접근에 용이하게 하는 한편, 각 본초마다 '기원', '이명', '성상', '성미', '채취 · 법제', '효능 · 주치' 항목을 부록으로 실어주어 그 본초에 대해 학명을 비롯한 현대적 실질을 파악하는 데 도움이 되도록 하였으며, 특히 '효능 · 주치' 항목에서는 '꽃', '종자', '열매', '줄기', '잎', '뿌리', '껍질' 및 가공품을 구분하여 설명함으로써 그 본초의 총체적인 연계 운용을 살펴 총괄적인 藥性을 이해할 수 있도록 하였다. 아울러 『重修政和經史證類備用本草』에 수록된 본초 그림을 실어주어 참고가 되도록 하였다.

▶ 상세한 목차(5445항목)와 분류색인-의가색인(214항목), 병증색인(864항목), 처방색인(2475항목), 본초색인(1110항목), 경혈색인(372항목), 기타색인(144항목)-을 붙여주어 활용도를 높였다.

▶ 원문과 번역문을 대조하면서 보기에 편리하도록 좌우대역편집을 하고, 가결의 독송에 편리하도록 편집하여 가독성을 극도로 높였다.

"의사는 脈에 연유하여 經絡의 虛實을 알고, 經絡의 虛實에 연유하여 藥의 君臣佐使와 針灸穴法을 결정하니, 診脈은 바로 의사가 제일 먼저 힘써야 할 일이다."(『의학입문 · 진맥』에서)

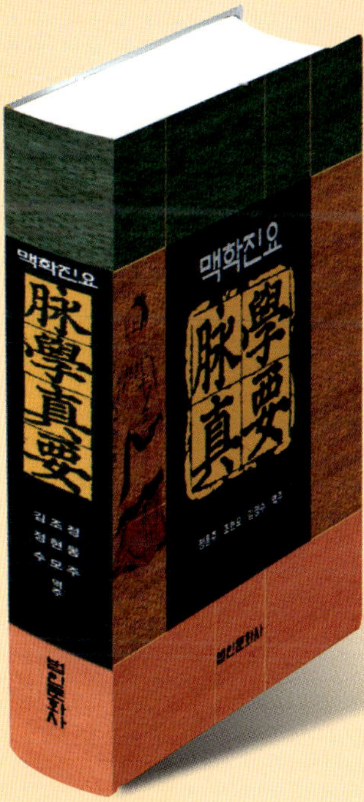

맥학진요

脈學眞要

정동주 · 조현모 · 김정수 역주

4×6배판 / 책값 40,000원

법인문화사 발행

의사가 의업을 하기 위해서 가장 힘써야 하는 것이 바로 맥이다. 하지만 맥학(脈學)의 특성상 도제식으로 이루어질 수밖에 없기 때문에 많은 한의사들이 그 배움을 얻지 못해 근래에는 맥의 전승이 끊어질 상황에 처하게 되었다.

이에 맥학을 널리 보급하려는 취지에서, 50여 년의 임상경험을 가진 정동주 박사가 강의한 맥학을 바탕으로, 3대째 가업을 계승하고 20여 년의 임상경험을 가진 조현모 박사가 『의학입문』의 틀 안에서 엮은 것을 한의사 김정수가 책의 형태로 만들게 되었다.

이 책은 『의학입문』「진맥」편의 처음에서부터 「총간삼부맥법」까지를 정리한 것으로, 『의학입문』의 대자와 소자에 모두 현토를 하고 번역을 하였으며, 그에 따라 역자의 주를 따로 달아 특히 '맥리'를 위주로 하여 처방을 도출해나가는 과정에 대해서 자세하게 언급하였다. 그리고 맥과 증상에 따라 처방을 배합하는 데에 가장 큰 목표를 두었다. 그래서 맥과 처방이 따로 가는 방식이 아니라, 임상에서 바로 적용하기에 편하도록 구성하였다.

또한 '용약편'을 수록하여 '맥리편'에 나오는 처방들을 『의학입문』, 『만병회춘』, 『동의보감』, 『방약합편』의 순서대로 기재하고, 그 처방에 따른 해설을 붙여 처방의 변천사와 오기 부분에 대한 설명을 하였기 때문에 임상 현장의 한의사들에게 도움이 될 것이다.

이 책은 처음 맥을 공부하는 입문서가 될 뿐만 아니라 맥을 공부하면서 그 증상에 대한 맥리를 어떻게 이해해야 할지 몰라서 혼란스러운 한의학도 및 한의사들에게 좋은 길잡이가 될 것이다. 또한 맥과 맥리, 그리고 증상을 이해하고도 어떤 처방을 선택해야 하는가에 대해 고민스러워하는 임상가들에게 도움이 될 것이다.

현토·주석 경악전서

명 · 장개빈 저 / 이남구 현토 · 주석

4×6배판 / 책값 85,000원

본서는 1989년 인민위생출판사에서 간행한 것을 저본으로 사고전서와 비교하여 교감을 하고, 문의에 따라 현토하였으며, 난해한 문구에는 주석(6704항목)을 붙여 이해를 높이고자 하였다. 그리고 색인을 '일반적인 · 본초색인 · 처방색인'으로 구분하여 만들어 줌으로써 더욱 편리하게 이용될 수 있도록 하였다.

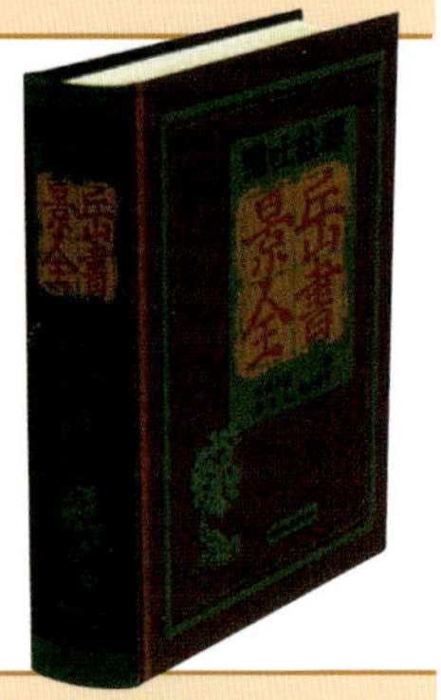

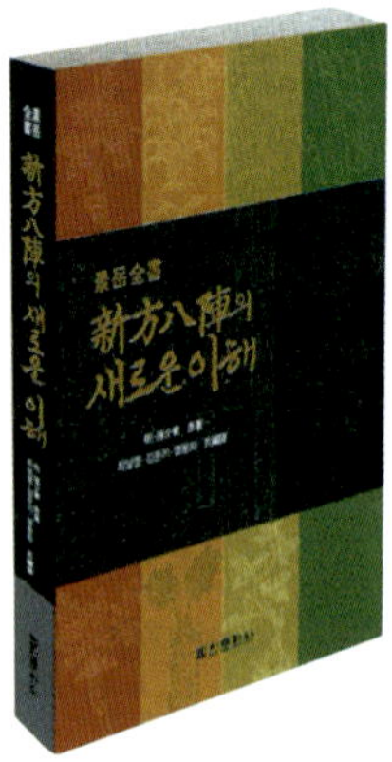

경악전서 신방팔진의 새로운 이해

명 · 장개빈 원저 / 최달영 · 김준기 · 염용하 공역

신국판 / 책값 20,000원

「신방팔진」은 경악이 창제한 신방 189수를 보(補)·화(和)·산(散)·공(攻)·한(寒)·열(熱)·고(固)·인(因)이라는 팔진의 분류에 따라 편집한 것이다. 이것은 그가 평생에 걸쳐 사용한 처방 가운데서 효과가 뛰어난 것들을 엄선한 것으로, 후학들에게 훌륭한 귀감이 되는 것들이다. 이러한 내용의 「신방팔진」의 원문을 싣고 그에 따라 충실한 번역과 해설을 하면서 『의문보감』 『제중신편』 『마과회통』 『의종손익』 『방약합편』 『의감중마』 『동의수세보원』 등 의서와의 관련성을 밝힘과 동시에 전 처방을 도표화함으로써 시각적인 효과를 높였다.

표점·색인 어찬의종금감

청 · 오겸 등 편 / 동의문헌연구실 재편집

4×6배판 / 책값 55,000원

청나라 조정의 명에 따라 오겸 등이 편찬한 『어찬의종금감』은 90권으로 된 종합의서로서, 상한론 · 금궤요략 · 산보명의방론 등을 포함한 교과서적인 최상의 임상주석서이다. 『표점 · 색인 어찬의종금감』은 상세한 목차와 '병증색인, 처방색인'을 붙여주어 『의종금감』을 임상서로서 이용하는 데 불편함이 없을 것이다.

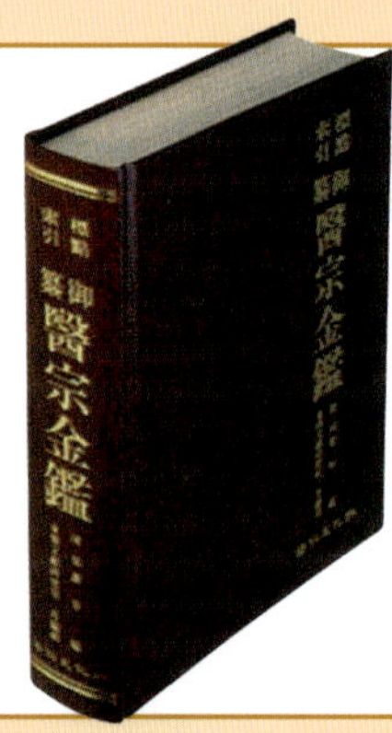

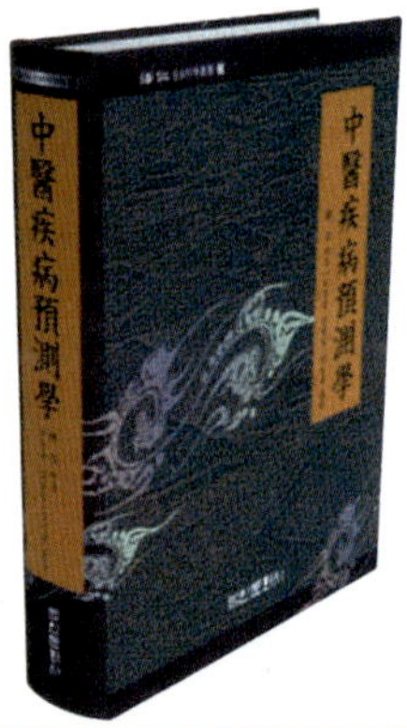

중의질병예측학

양력 저 / 박경남 · 김남일 · 김정규 공역

4×6배판 / 책값 60,000원

이 책은 내과에서 흔히 볼 수 있는 질병을 위주로 하여, 인류에게 가장 큰 위협을 가하는 질병(예를 들면 중풍·종양·관상동맥질환·당뇨병·심근염·간염·에이즈 등)의 전조증에 대한 이론적인 기초, 전조증의 특징·법칙, 전조증의 특이한 부위와 전조증의 표현방식 등 여러 방면에 걸쳐 논술하였으며, 그것에 대하여 광범위하게 이론과 임상경험을 결합해서 상세히 분석하고, 치교의 방안과 경험처방을 중점적으로 진단학적 체계와 의학적 내용을 담아 논술하였다.